内脏病康复学

第 2 版

主　编　燕铁斌

副主编　金冬梅　何晓阔　商晓英　吴建贤

编　委　吕　晓　刘忠良　李　琨　吴建贤

　　　　何晓阔　张　芸　金冬梅　郭友华

　　　　黄继义　章马兰　商晓英　燕铁斌

人民卫生出版社
·北京·

图书在版编目（CIP）数据

内脏病康复学 / 燕铁斌主编. -- 2 版. -- 北京 ：
人民卫生出版社，2025. 5. -- ISBN 978-7-117-37667-9

Ⅰ. R49

中国国家版本馆 CIP 数据核字第 2025BK9973 号

人卫智网	**www.ipmph.com**	医学教育、学术、考试、健康，
		购书智慧智能综合服务平台
人卫官网	**www.pmph.com**	人卫官方资讯发布平台

内脏病康复学
Neizangbing Kangfuxue
第 2 版

主　　编：燕铁斌

出版发行：人民卫生出版社（中继线 010-59780011）

地　　址：北京市朝阳区潘家园南里 19 号

邮　　编：100021

E - mail：pmph @ pmph.com

购书热线：010-59787592　010-59787584　010-65264830

印　　刷：人卫印务（北京）有限公司

经　　销：新华书店

开　　本：889×1194　1/16　　印张：57

字　　数：1642 千字

版　　次：2012 年 4 月第 1 版　　2025 年 5 月第 2 版

印　　次：2025 年 6 月第 1 次印刷

标准书号：ISBN 978-7-117-37667-9

定　　价：319.00 元

打击盗版举报电话：010-59787491　E-mail：WQ @ pmph.com

质量问题联系电话：010-59787234　E-mail：zhiliang @ pmph.com

数字融合服务电话：4001118166　　E-mail：zengzhi @ pmph.com

参编人员 (按姓氏笔画为序)

丁呈彪　王　俊　王小雪　王烈成　冯小军　吕　晓　庄　雄　刘　奕
刘　娟　刘忠良　刘贵容　孙　巨　李　琨　李　舜　李永朝　杨　宁
杨　宁　杨　晖　杨湘英　肖　晗　肖灵君　吴　鸣　吴建贤　何晓阔
闵　瑜　沈显山　张　芸　张金牛　张顺喜　张爱华　陈　伟　陈　曦
陈和木　陈瑞全　陈慧娟　林子玲　林阳阳　罗庆禄　罗爱华　金冬梅
周玉妹　录欣欣　赵　凯　赵俊红　胡伟平　钟鸿斌　洪永锋　贾　勤
徐　梅　高　民　郭友华　黄伟新　黄继义　章马兰　商晓英　梁云霞
彭　源　董红琳　蒋建华　谢　莉　谢　辉　蔡　庆　谭志梅　燕铁斌
魏　妮

秘　书

李　敏　丁丽娟

主编简介

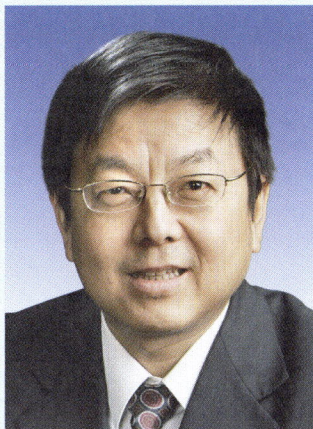

燕铁斌 博士，教授，主任医师，博士生导师，中山大学孙逸仙纪念医院康复医学科前任主任。1983年安徽医学院临床医学本科毕业后先后在安徽医科大学、中山大学的附属医院从事康复医学的临床医疗、教学、科研工作。1991~1992年作为WHO访问学者在澳大利亚悉尼大学卫生科学院研修半年，2000~2001年在香港大学东华医院神经内科任研究员，2001年获香港理工大学康复科学系博士学位。

主持国家自然科学基金6项，国家科技攻关计划项目子课题3项，省部级课题16项。获国家卫生健康委员会脑卒中防治工程委员会突出贡献专家奖、宝钢优秀教师奖、全国优秀科技工作者等荣誉称号。作为第一申报者获得中国康复医学会科技进步奖一等奖2项、二等奖1项、三等奖3项，以及教学成果奖一等奖1项，省市科技进步奖三等奖3项，广东省康复医学会科技进步奖一等奖2项、二等奖1项，国际发明专利2项，中国发明专利2项，国家专利16项。主编（副主编）专著30余本，国家级规划教材2本，"十二五"及"十三五"规划教材3本。发表中英论文200多篇。多次应邀在国际会议上报告并担任分会场主席。培养博士后8人，博士生20人，硕士生30人。

现任全国高等学校康复治疗本科专业规划教材评审委员会主任委员，中国康复医学会副会长，中国康复医学会标准委员会主任委员，广东省康复医学会创会会长，广东省康复与养老工程技术研究中心主任，以及中文《中华物理医学与康复杂志》《中国康复医学杂志》《中国康复》《康复学报》等多家核心期刊的副主编。曾任中华医学会物理医学与康复学分会第七届、第八届副主任委员，中国康复医学会康复治疗专业委员会第五届、第六届主任委员，广东省康复医学会第一届和第二届会长。曾担任细胞出版社（Cell Press）旗下的 *Heliyon* 杂志副编辑，*Journal of Clinical Medicine* 客座编辑，*Neurorehabilitation* 编辑。

副主编简介

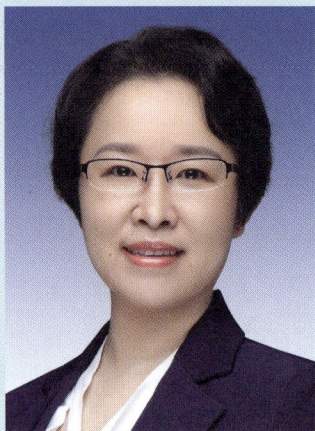

金冬梅　医学博士,美国西北大学芝加哥康复研究所博士后,副主任医师,硕士生导师。中山大学孙逸仙纪念医院康复医学科神经康复专科主任。在中山大学完成硕士和博士的学习,并于西北大学芝加哥康复中心进行了半年的访问学者学习和1年的博士后研究。目前兼任中华医学会物理医学与康复学分会康复治疗学组副组长,中国康复医学会康复治疗专业委员会副主任委员,中国康复医学会脑功能检测与调控康复专业委员会常务委员,中国神经科学学会神经毒素分会委员,广东省康复医学会理事、康复治疗分会会长、呼吸功能分会常务委员。

工作10余年,一直从事神经系统疾病的临床和基础研究。对脑卒中、颅脑损伤、脊髓损伤、周围神经损伤的康复治疗有深入的研究。对昏迷等神经系统重症疾病的康复有丰富的经验,擅长神经系统疾病的运动功能障碍康复,擅长本专科特色技术如肉毒毒素注射治疗眼肌、面肌痉挛和肢体痉挛,肉毒毒素治疗瘢痕、神经痛和鼻咽癌放射治疗后吞咽困难等。为肉毒毒素在神经疾病的应用做积极的培训和推广,在学会的支持下多次举办肉毒毒素注射技术的临床应用培训班,培养了省内外400余名医生掌握此项技术。

目前主持国家自然科学基金青年科学基金项目1项和广东省自然科学基金项目2项,参与多项国家级和省级课题。发表论文共20余篇,其中SCI收录10余篇。在教学方面,作为全国高等学校康复治疗专业教材评审委员会和编写委员会秘书,参与了人民卫生出版社康复治疗本科专业规划教材第1~3版教材的组织协调工作,并参与规划教材的编写。主编专著1部、副主编专著3部,参编多部。

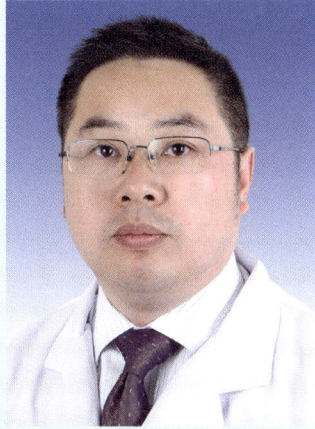

何晓阔 医学博士，教授，主任医师，硕士生导师，厦门市第五医院康复医学科主任。入选"福建省引进高层次人才"。

从事康复医学临床医疗、教学、科研工作24年。擅长神经系统疾病的基础与临床康复研究，包括中枢神经系统疾病，特别是瘫痪康复（如偏瘫、截瘫、肢体瘫痪）及其相关并发症（神经源性下尿路功能障碍、神经源性肠道等）的神经调控的基础和临床研究。擅长非侵入性脑刺激技术，包括经颅磁刺激、电磁成对刺激技术、经颅直流电刺激、骶神经根电／磁刺激技术；精通神经肌肉电刺激、超声及膀胱镜定向靶肌肉肉毒毒素注射技术及神经电生理检测技术等。

现任中国康复医学会康复治疗专业委员会副主任委员，中国康复医学会脑功能检测与调控康复专业委员会副主任委员，福建省海峡医药卫生交流协会康复医学专业委员会常务副主任委员。

参与国家自然科学基金4项，"十二五"国家科技支撑计划项目2项；主持省部级课题8项，市级及院级课题多项。以第一作者或通信作者发表SCI论文及中文核心期刊发表论文数十篇。副主编《康复治疗指南》《实用瘫痪康复》《神经康复技术》《脊髓损伤居家康复指导》等专著多部，获得专利8项。获中国康复医学会科学技术奖一等奖、中国康复医学会科学技术奖二等奖、获厦门市医学会十大创新技术奖、获厦门市科学技术奖二等奖等。

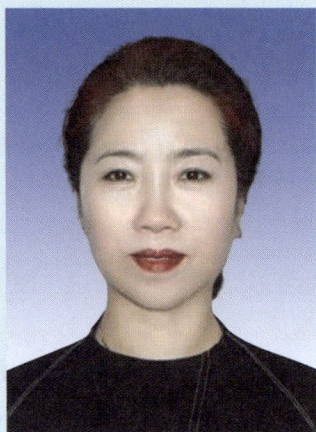

商晓英 主任医师,硕士生导师,哈尔滨工业大学兼职教授,首届"龙江名医"(省级)。黑龙江省医院原副院长兼老年病医院院长,黑龙江省医院欧美同学会会长。

从医 40 年,从事中西医结合内科、康复医学、老年医学的临床研究和医院管理工作,主要研究方向为中西医结合神经康复和老年康复。

2001 年组建黑龙江省综合医院首家康复医学科。曾到中国香港、中国台湾、德国、俄罗斯参访交流,多次到日本学习深造,师从日本康复医学会会长,引进日本先进的康复理念与技术。现任中国医师协会康复医师分会副会长兼老年康复学组组长;中国康复医学会老年康复专业委员会副主任委员;中国康复医学会特殊环境作业损伤防治与康复专业委员会副主任委员;中国老年学和老年医学学会康复医学分会副会长;《中国伤残医学》杂志副主任编委;《中华物理医学与康复杂志》和《中华老年医学杂志》审稿专家;黑龙江省医学会物理医学与康复分会主任委员;黑龙江省委保健委员会干部保健专家;黑龙江省健康管家导师等职。曾任中国康复医学会第五、六届神经康复专业委员会副主任委员、黑龙江省康复医学会常务副会长兼中西医结合康复专业委员会主任委员等职。荣获全国最美康复科技工作者、全国优秀康复医师、全国科普先进个人、黑龙江省归国留学人员报国奖、黑龙江省五一巾帼先进个人等荣誉及黑龙江省科技进步奖三等奖、黑龙江省医药卫生科学技术奖二等奖等,主持和指导省级和厅局级获奖课题 10 余项。以第一作者和通信作者发表中英文专业论文 30 余篇。曾任国家卫生健康委《全国医疗服务价格项目技术规范》康复专业论证组组长,参与制订与修改全国《综合医院康复医学科建设与管理指南》,参编《内脏病康复学》《老年康复》、"十三五"规划教材《社区康复学》以及《中国脑血管病康复指南》《膝骨关节炎康复指南》《残疾康复评定与治疗技术操作规范》《新型冠状病毒感染者恢复期中西医结合康复方案专家共识》等多部专著、指南、共识和教材。

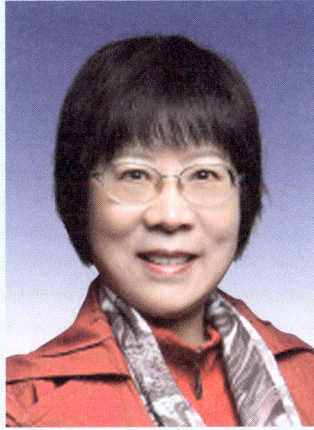

吴建贤　主任医师,教授,博士研究生导师。安徽医科大学第二附属医院康复与运动医学科技术主任,安徽医科大学康复医学系副主任,安徽省康复医学质控中心副主任。兼任安徽省体育科学学会副理事长,安徽省医学会运动医学分会主任委员,安徽省全科医学会常务理事、康复医学分会主任委员。中国康复医学会理事、手功能康复专业委员会第一届乳腺癌手功能康复学组长。中国医师协会康复医师分会理事;中国残疾人康复协会理事。

从事康复医学教育和康复临床工作 49 年,其中受国家卫生健康委派遣在国外从事康复医疗工作 10 年。研究方向为神经康复、儿童康复等。荣获安徽医科大学最受学生欢迎教师教学奖、全国医药卫生系统创先争优先进个人,以及 2023 年中国康复医学会最美科技工作者奖,是国家科技奖励专家库成员。

研究课题有安徽省科技厅重点项目 2 项、安徽省教育厅重点项目 6 项、安徽省卫生健康委省级项目 8 项等。“十三五”规划教材《内外科疾病康复学》(第 3 版)副主编。《中国康复医学杂志》编委。以第一作者和通信作者发表论文 92 篇,其中 SCI 论文 10 篇。

内容介绍

　　本书分相关基础和临床应用上下两篇，共十七章。系统介绍了内脏病康复评定和各种治疗技术。书中包含除了肌肉骨骼疾病和神经疾病以外的其他脏器疾病康复，包括循环系统、呼吸系统、消化系统、泌尿系统、生殖系统、血液系统、代谢内分泌系统、风湿性、口腔、眼耳鼻喉、皮肤等疾病康复以及器官移植术后康复等。内容编排以疾病为章，从临床表现与处理到康复评定与治疗，并结合健康教育和居家康复来介绍每一种疾病。本书适用于各级医院临床各学科关注对内脏病康复的医护人员、从事内脏病疾病康复的专业人员，也可以作为康复治疗专业和在职培训的教学参考书。

前言（第 2 版）

十年磨一剑！

《内脏病康复学》自 2012 年推出第 1 版，已经过去 10 年了！

10 年来，国内康复医学的发展进入了一个快速、全方位发展的时期！康复医学与临床学科的不断融合，推进了康复医疗工作的介入由疾病的稳定期、恢复期前移到了疾病的急性期，包括重症医学科、急诊科的急危重症患者的超早期介入，以及临床各个学科的全方位介入；康复服务的对象也从只服务于康复科的患者（以神经系统疾病和肌肉骨骼系统疾病为主）前移到临床学科的所有患者，康复医疗与临床学科的融合达到了一个前所未有的发展阶段。在康复全方位发展的过程中，发展快且最具发展潜力的当属内脏病康复了。鉴于此，十余年前出版的《内脏病康复学》已经不能满足临床康复的需求，因此，根据国内内脏病康复医疗的发展需求，我们启动了《内脏病康复学》第 2 版的编写工作。

内脏病康复是康复医疗中涉及学科最多的领域。本书第 1 版界定的内脏病康复是指除了神经系统疾病和肌肉骨骼疾病之外的其他所有脏器和器官疾病的康复。鉴于目前国内神经康复、肌骨骨骼康复的书籍比较多，而涉及内脏病康复的书籍虽较 10 年前有所增加，但仍匮乏，本书第 2 版中所指的内脏病康复仍然沿用了原版的界定范畴，包括循环系统、呼吸系统、消化系统、泌尿系统、生殖系统、血液系统、代谢内分泌系统、风湿性、口腔、眼耳鼻喉、皮肤等疾病康复以及器官移植术后康复等。可见涉及学科之多，服务患者人数之多，发展潜力之大！

承蒙临床相关学科同道 10 余年来对本书的厚爱，在本书第 1 版的使用过程中提出了很多具有建设性的宝贵意见，我们在第 2 版的编写过程中均加以考量并采用。总体上，第 2 版的内容比第 1 版更加系统。全书分为上、下两篇，共十七章。上篇相关基础篇中增加了内脏病康复评定和内脏病康复治疗技术两章，弥补了第 1 版这方面的不足，从第 1 版以关注疾病的康复治疗到关注疾病影响功能的康复治疗，提高了第 2 版的临床实用和可操作性；下篇临床应用篇保留了第 1 版介绍的内脏病康复知识，增加了内脏病康复近 10 年来的主要进展，特别是在每一种疾病康复中都结合了《健康中国 2030 规划纲要》中提出的健康教育和主动健康的最新理念，介绍了适合内脏病患者居家康复、远程康复的中西医结合的有效方法。为了方便读者高效利用此书，在书末的参考文献中还增加了近年来国内外有关内脏病康复方面的专家共识、指南等文献,方便读者查找。

此书第 2 版的编写过程正值国内暴发新型冠状病毒感染,虽然影响了此书的编写进度,但全体专家仍然克服重重困难,多次举行线上会议讨论第 2 版内容,力争编写的内容能满足临床内脏病康复的需求。但学科的发展日新月异,新知识、新技术不断出现,书中难免仍然存在错漏,祈请读者斧正。

感谢全体参编人员的辛勤付出,感谢人民卫生出版社的大力支持!希望《内脏病康复学》第 2 版的出版能进一步推进康复医学科与临床学科的无缝对接和融合,推动国内内脏病康复的全方位发展。

燕铁斌于中山大学孙逸仙纪念医院

2023 年 12 月 18 日

前言(第1版)

弹指一挥间。

国内现代康复已经走过30余年的历程了!

20世纪70年代末、80年代初,随着改革开放,老一代医学专家采取不同的形式走出国门,在学习和考察国外现代医学的发展和管理模式的同时,也将现代康复的理念带回到了国内,从而开始了现代康复医学的普及和推广工作。

国内现代康复医学的发展历程与国外相似,初期也是以骨骼肌肉疾病的康复为主;20世纪90年代,随着国际上"脑的十年"的研究进展,国内神经疾病康复开始受到重视。并于21世纪的第一个10年内逐步发展,目前仍然呈现良好的发展势头。可以说,国内骨骼肌肉疾病和神经疾病这两大系统疾病的康复基本成熟。

国外内脏病康复几乎与骨骼肌肉疾病康复同时起步。仅以心脏病康复为例,早在20世纪60年代,WHO就制订了一个冠心病的康复方案,如对急性心肌梗死的患者,在排除重要的并发症(如心源性休克、严重心律失常、急性心力衰竭)之后,患者在入院第2天就可以开始床边康复,但这种康复治疗并不是让患者即刻离开床开始活动,而是做一些轻微的活动,如让患者在床上活动肢体的远端关节,包括主动非抗阻运动、床上半卧位体位或床边做起等。国内在20世纪80年代急性心肌梗死的临床教学和治疗还在强调"绝对卧床休息",直至90年代初,个别条件比较好的大医院才开始实施心肌梗死的3周康复方案。因此,与国外相比,国内内脏病的康复至少滞后30年。

近年来,随着各级政府对康复工作的重视和康复理念的普及与深入,康复已经从省市级医院拓展到县区级医院,康复对象也从骨骼肌肉疾病、神经系统疾病逐渐拓展到其他系统疾病,由此,内脏病的康复开始受到关注。由于国内一直没有开展这方面的宣传和普及工作,知识急需更新,专业技术急需传播,但专业书籍几近空白。为了推动国内内脏病康复的发展,在人民卫生出版社的策划和支持下,我们组织了国内一批致力于内脏病康复的专家编写了这本《内脏病康复学》。

鉴于人民卫生出版社已经出版了《骨科康复学》《神经康复学》,因此,本书所涉及的内脏病康复对象是指除了肌肉骨骼疾病和神经疾病以外的其他脏器疾病的康复,包括循环系统、呼吸系统、消化系统、泌尿系统、生殖系统、血液系统、代谢内分泌系统、风湿性、口腔、眼耳鼻喉、皮肤等疾病康复以及器官移植术后康复等。在内容编排上,本书以疾病为章,从临床表现与处理到康复评定与治疗,并结合健康教育来介绍每一种疾病;为了保持知识的连续性,本书将相关脏器的解剖和生理放于第一章和第二章,以帮助读者简要复习相关的基础知识,以便更好地掌握内脏病康复知识和技能。

本书的涉及面广,涉及的学科多,虽然全体编写人员尽了最大的努力,但由于国内这方面的工作尚未开展,参考资料有限,因此,对所有参加编写的专家来说即是一次学习,更是一次挑战。希望读者在使用本书时,对书中的错漏之处加以指正,以便再版时修正。随着社会人口的老龄化和疾病谱的变化,内脏病的对象几乎涉及每一个家庭。因此,开展内脏病康复,改善内脏病患者受累器官的功能,提高患者生活自理能力和生存质量是一个造福人类的"幸福工程"。让我们启动这一工程,通过《内脏病康复学》来构建内脏病康复的大舞台,更新专业知识,提高专业技能,为广大的内脏病患者提供优质服务。

燕铁斌于中山大学孙逸仙纪念医院

2011 年 12 月

目　录

上篇　相关基础篇

下篇　临床应用篇

上篇

相关基础篇

01 | 第一章
概 论

第一节 康复与内脏病康复

一、康复概念及其进展

(一)康复的形成及发展

1. 健康(health) 1946年世界卫生大会通过的世界卫生组织(World Health Organnization,WHO)宪章,对健康给出了一个全新的概念:"健康不仅是疾病或羸弱的消除,而是身体、精神和社会生活的完美状态。"即健康不仅仅是指躯体有没有疾病,还包括心理上是否健康、能否适应社会生活,三者相互依存、相互促进、有机结合。只有这几方面同时健全时,才算得上是真正的健康。身体无病只是健康的最基本条件,心理健康是人生一切的保证,而社会适应是个体健康的和谐体现。因此,病、伤、残后虽然躯体的完整性受到了影响,但人们仍然希望能有一个健康的心理和完整的社会生活,至少在功能上达到可以自理,不需要或尽可能少地依赖他人。

2. 康复(rehabilitation)的最初概念 20世纪60年代末,世界卫生组织成立了康复专家委员会。并于1969年首次将康复定义为"综合协调地应用医学、社会、教育、职业以及其他措施,对病、伤、残者进行训练或再训练,以提高其活动能力。"这是国际上第一次出现的关于现代康复的概念。此概念包含了下列4个要素。

(1)描述了康复的对象:是"病、伤、残者",包括了各种病患者、各类伤者以及先天和后天致残者、失能者,其中也包括了内脏病患者。但限于当时专业人员的技术能力和数量,无法实现对内脏病患者系统和全面的康复,导致内脏病康复未能与其他系统的康复,如神经疾病康复和肌肉骨骼疾病康复同步发展。

(2)指出了康复所涉及的领域:包括"医学、社会、教育、职业"四个方面。这一概念的提出和框架的形成奠定了医学、社会、教育、职业康复四大领域的基础,催生了后来发展起来的医学(医疗)康复、社会康复、教育康复、职业康复。

(3)明确了康复所使用的主要手段:是通过"训练或再训练",而非单纯药物和手术。这些训练或再训练强调了患者的主动参与,是现代康复赖以生存和发展的基础,使临床专业人员在救治患者时关注到患者的功能缺损,并同时考虑采取什么样的治疗措施去改善和提高患者残存的功能。

(4)确定了康复的目的:临床救治的目的是明确诊断,抢救生命,治疗或治愈疾病本身,而康复的目的是挖掘病伤残者的潜力,最大限度地提高病伤残者的功能,这也是人类生存的最基本的需求。只有改善了活动能力,才有可能拓展人类生存的空间,提高生活自理能力和生存质量。

3. 现代康复概念的变化 随着全球经济的发展和人们物质水平的提高,20世纪末,康复的概念再次发生了重要转变,提出了综合协调地应用各种措施,最大限度地发展病、伤、残者的潜能,提高身体、心理、社会、职业方面的功能,强调教育/周围环境等的适应性。康复的目的也有了进一步的拓展,从"提高病伤残者的功能,重返社会"到"回归社会(social integration)、提高生存质量(quality of life,QOL)"。这一康复概念从多维角度赋予了康复的内涵,强调了功能的适应性和环境对个体的影响,与 21 世纪初 WHO 形成的《国际功能、残疾和健康分类》(International Classification of Functioning,Disability and Health,ICF)相呼应。

(二) 医学(医疗)康复的发展

医学康复(medical rehabilitation)或称为医疗康复,是康复的重要组成部分和康复理念在医学领域中的应用,是指通过医学或医疗的手段来解决病、伤、残者的功能障碍,或者说是通过医学的手段来达到康复的目的。医学康复涵盖了整个医学范畴,但着重于临床医学。因此,临床上手术或非手术的方法均属于医学康复的范畴。在某种意义上,医疗康复等同于临床医学,尤其是现代医学,二者最大的区别在于临床医学更多地关注救命治病,医疗康复更多关注的是对那些救治过来的对象如何改善其功能。

由此可见,医疗康复是康复在医学领域中的体现,随着医疗康复在临床医学中的发展,逐渐衍生出了一个新兴的专科——康复医学。

(三) 康复医学的发展

1. 概念　康复医学(rehabilitation medicine)源自医疗康复。是临床医学的一个重要分支,是以研究病、伤、残者功能障碍的预防、评定和治疗为主要任务,以改善躯体功能、提高生活自理能力、改善生存质量为目的的一个医学专科。

2. 对象　医疗康复的对象很广泛,包括所有需要救治的患者,涉及临床各学科。康复医学的对象包括以下几个方面。

(1)各种原因引起的功能障碍者:由于康复医学是以研究功能障碍的预防和治疗为导向的一门医学专科,因此康复医学的对象包括不能正常发挥身体、心理和社会功能的各种疾病,如躯体、内脏、精神、心理等方面的疾病。引起功能障碍的原因是多方面的,可以是现存的或潜在的、先天性的或后天性的、可逆的或不可逆的、部分的或完全的。功能障碍可以与疾病并存,也可以是疾病的后遗症。这些功能障碍问题临床医学往往难以全部解决。

(2)亚健康状态者:亚健康是身体处于健康和疾病之间的一种临界状态。一般是指机体无明显的临床症状和体征,或者有病症感觉而无临床检查证据,但已有潜在的发病倾向,各种适应能力不同程度减退,处于一种机体结构退化和生理功能减退的体质与心理失衡状态。现有的医学检测技术难以发现这类人群存在任何疾病,但确实存在不同程度的功能障碍。例如,不明原因的体力疲劳、性功能下降和月经周期紊乱;不明原因的情感障碍、焦虑或神经质;以及对工作、生活、学习等环境难以适应,人际关系难以协调。亚健康状态如果处理得当,则身体可向健康状态转化;反之,则容易患上各种各样的疾病。

(3)老年人群:人口老化是国际性问题。身体障碍与年龄老化一般成正比,年龄越大,各种疾病或功能障碍的发生率越高。《2022 年度国家老龄事业发展公报》发布,截至 2022 年末,全国 60 周岁及以上老年人口 28 004 万人,占总人口的 19.8%;全国 65 周岁及以上老年人口 20 978 万人,占总人口的 14.9%。2035 年左右,60 岁及以上老年人口将突破 4 亿,在总人口中的占比将超过 30%,进入重度老龄化阶段。据推算,我国老年人中长期卧床、生活不能自理的约有 2 700 万人,半身不遂的约有 70 万人,82 万老年性痴呆患者中约有 24 万人长期卧床。因此,老年人群将成为康复医学的主要对象。

二、康复医学的临床应用

(一) 肌肉骨骼疾病康复最先发展

1. 国外发展　肌肉骨骼疾病康复,简称肌骨康复(musculoskeletal rehabilitation)或称为骨科康复(orthopedic rehabilitation),是康复医学最早发展起来的领域。国际上许多著名的康复专家都曾经是骨科医生或由骨科医生转为康复医生。其主要原因应该归结于骨科医生对施救对象功能恢复的关注,例如,骨折处理的基本原则是"复位、固定、功能锻炼"。其中功能锻炼正是康复的体现。一个上肢或下肢骨折的患者如果只有解剖结构的对位和对线（复位），力学结构的稳定（固定），但却没有功能的恢复或改善，如上肢不能发挥手的功能，下肢不能行走，那么这种手术对患者的意义并不大。近20年来，国外对于慢性颈、肩、腰、腿痛的患者，首先考虑的不是手术，而是各种形式的功能锻炼，正确的人体工效学指导等，这些内容正是肌肉骨骼康复的核心要素。

2. 国内发展　国内康复医学的发展与西方国家相同，最初也是骨科康复先起步。因为肌肉骨骼康复成效快，风险小，投入也相对少。目前，国内骨科康复正呈现向两头发展的趋势。一方面，康复医学科积极向骨科渗透，康复医疗工作向骨科临床前移，对骨科急症手术的患者，采取手术后早期介入康复；对择期手术的患者，给予手术前康复指导。另一方面，骨科医生的康复意识日渐增强，除了欢迎康复科的介入，还主动转介患者到康复科接受康复治疗，形成了一个骨科 - 康复共同发展的和谐环境。

（二）神经疾病康复发展迅速

1. 国外发展　国外神经疾病康复，简称神经康复（neurological rehabilitation）与肌肉骨骼疾病康复几乎同时起步，但发展相对缓慢，其主要原因是神经系统本身结构的复杂性和疾病或伤残后神经功能恢复的持久性。目前国内神经康复普遍应用的神经康复技术（如神经发育学疗法：包括 Bobath 技术、Brunnstrom 技术、Rood 技术等）源自20世纪50年代欧美不同国家。这些技术对推动神经康复具有积极的作用。神经发育学疗法（neurodevelopment therapy，NDT）是从临床实践经验中产生出来的有效的康复治疗方法，属于经验总结。20世纪90年代国际 "脑的十年（ten years of the brain）" 的研究成果，使人们认识到脑在损失后具有强大的功能重组能力，自然界 "用进废退" 的法则同样适用于人体神经系统。20世纪90年代以后在国际上逐渐发展起来的神经康复治疗方法，如运动再学习法（motor relearning program，MRP）、强制性运动疗法（constraint induced movement therapy，CIMT）、丰富环境疗法（enriched environment therapy）、想象疗法（imagery therapy，IT）、功能性电刺激疗法（functional electrical stimulation，FES）等，其产生都是从理论到实践，按照循证医学的方法得出并应用于临床，属于现代神经康复方法。

2. 国内发展　国内神经疾病康复于20世纪90年代才开始在一些大型综合医院中开展，但也是疾病的后遗症期。例如，在一些条件比较好的三级医院，脑卒中患者发病后一直在神经内科救治，通常在发病后的半年甚至1年以后才有可能会被神经内科介绍到康复科诊治，错过了早期介入的时机。虽然有多方面原因，但最主要是康复科医生管理神经疾病的临床经验薄弱，缺乏有效治疗神经疾病的手段。进入21世纪后，国内神经疾病的康复发展迅速，不仅康复科有能力主动收治神经疾病的早期患者，就连神经科的医生也开始积极引入早期康复的理念，让康复科早期介入神经科的床边治疗，甚至是重症监护病房（intensive care unit，ICU）的床边治疗。脑卒中患者发病后只要病情稳定，3d 内就可以介入康复治疗已经成为神经科和康复科的共识。

三、内脏病康复

（一）内脏病康复起步晚，发展快

总体来说，国内内脏病康复（visceral disease rehabilitation）的起步明显滞后于国外，也滞后于国内骨骼肌肉疾病康复和神经疾病康复。

1. 可能原因　一是内脏病涵盖的器官多，如心血管系统、呼吸系统、消化系统、泌尿系统、内分泌系统、生殖系统等。这些相关学科专业人员的精力在于疾病的诊断和治疗，忙于临床日常诊疗，观念没有及时转变。二是这些内脏病多半起病缓慢，病程比较长，对器官和个体造成的功能障碍不明显，没有及时受到关注。三是康复科的学科发展滞后，亚专科或亚专业的发展不能跟上内脏病康复的需求，专业人员的专业素质还不能承接所有内脏病康复。

2. 心血管病康复起步早　内脏病康复中也有起步比较早的疾病，如心脏病中的冠心病（coronary heart

disease,CHD）。早在 20 世纪 60 年代，WHO 就曾经发布指南指出对于没有严重并发症（如心源性休克、严重心律失常、心力衰竭等）的急性心肌梗死（acute myocardial infarction，AMI），入院 24h 后就可以开始康复治疗。这种康复治疗并非一般所想象的那些活动，而是那些不会明显增加心脏负担（如屏气、用力等）、活动量很小的动作。例如，患者在床上主动活动肢体的远端、在帮助下坐在床边、自己用毛巾擦脸等。这些活动突破了传统医疗模式中"心肌梗死患者绝对卧床 4~6 周"的禁忌。

3. 国内内脏病康复时机成熟　随着骨骼肌肉疾病康复和神经疾病康复的发展和不断成熟，国内对这两大系统疾病的康复覆盖面日渐扩大，已经从综合医院的早期介入向外拓展，康复医疗服务开始从三级医院（省市）拓展到二级医院（县级区），在经济发展比较快的大城市和沿海城市，康复已经开始向街道和镇一级医院发展。康复治疗水平日益提高，新技术、新设备的引入、消化、吸收的功能日渐增强。"医院 - 社区 - 家庭"一体化康复的理念逐渐形成，康复网络的构架正在形成。

与此同时，随着人们生活水平的提高和对健康认识的转变，专业人员开始关注其他内脏病（神经与肌肉骨关节疾病以外）患者的康复问题和生存质量的改善，内脏病康复的时机已经到来。

（二）内脏病康复架构

1. 内脏病康复对象　顾名思义，内脏病康复的对象应该是所有内脏病的患者，这种分类的方法是基于内脏器官而言，不分性别和年龄。由于人民卫生出版社已经出版了《骨科康复学》和《神经康复学》，因此，本书所涉及的内脏病康复的对象是指除了肌肉骨骼疾病和神经疾病以外的其他脏器疾病的康复，包括循环系统、呼吸系统、消化系统、泌尿系统、生殖系统、血液系统、代谢内分泌系统、风湿性、口腔、眼耳鼻喉、皮肤等疾病康复以及器官移植术后康复等。涉及面广，涉及的对象及家庭更多。因此，开展内脏病康复是一项造福人类的"幸福工程"。

2. 内脏病康复方法　与神经疾病康复和骨骼肌肉康复一样，内脏病的康复方法包括功能评定和综合治疗。具体介绍见下一节。

3. 内脏病康复展望　由于内脏病几乎包含了所有的器官，患者人数众多，因此，康复市场巨大，不同的脏器受累，临床表现不同，影响的功能不同，康复治疗的方法也不同，对专业人员来说内脏病康复具有挑战性。此外，与国外相比，国内内脏病康复刚刚起步，经验缺乏或不足，专业书籍难以寻觅，此时，理念的转变、专业技术的普及和指导仍是推动内脏病康复的基本保证。因此，本书的出版具有积极的指导意义。

第二节　内脏病康复评定

一、康复评定基础知识

（一）内脏病康复评定概念

内脏病在接受康复治疗前，诊断基本上已经明确，因此，康复评定不是解决内脏病的诊断问题。从概念上，内脏病的康复评定是在内脏病临床检查的基础上（如临床查体、实验室检查、影像学检查等），对患者的功能状况进行客观、准确的定性或定量评价，并对其结果做出客观、合理的解释。因此，临床检查是内脏病康复评定不可缺少的部分。但仅有临床检查对康复来说远远不够，因为临床检查和康复评定的侧重点不同。临床检查侧重于内脏病的诊断方面，往往忽略了患者的器官功能、个体参与活动和生活自理能力以及患者的生存质量；而康复评定侧重于患者所具有的能力和可能恢复的潜力，正好弥补了临床检查在这方面的不足。

（二）内脏病康复评定目的

1. 确定患者受累脏器的功能水平　通过评定，明确脏器功能障碍的部位和严重程度，确定该项功能障碍在康复治疗中所能达到的功能水平。例如，一个先天性心脏病的患者，通过查体和心脏彩色多普勒超声（简称彩超）等检查发现有房间隔或室间隔缺损，但由于心脏彩超是在检查室，非患者日常生活状态下的检查，其结果可能会提示心肌收缩功能正常。而患者在日常生活中或日常运动时会出现胸闷、心慌，说明患者的活动能力还是受到限制，生活质量受到影响。

2. 帮助制订康复治疗方案　任何内脏病患者康复治疗方案的制订都是以康复评定的结果作为主要的参考依据，而不是凭经验或想象来制订治疗方案。没有经过康复评定就制订出来的康复治疗方案一定不是一个理想的方案，有时还会存在潜在的风险。

3. 确定内脏病康复目标　与其他器官的康复治疗一样，内脏病的康复目标也包括短期（近期）目标和长期（远期）目标。

（1）短期目标：又称为近期目标。是指在短期内（一般为 1 周或 2 周）经过积极的康复治疗能够达到的一个或几个治疗效果。

（2）长期目标：又称为远期目标。是指需要经过较长时间的康复治疗（一般为 1 个月或以上），才可能达到的治疗效果。

短期目标的完成和实现是到达长期目标的可靠保证，短期目标不能如期完成，说明治疗方案的制订有问题，或短期目标的制订脱离实际，此时，需要及时调整。否则，很容易影响患者参与康复治疗的积极性。

4. 评价康复治疗效果　理论上，一个正确的康复治疗方案一定有效，但由于患者的个体差异和康复治疗方案实施过程中的多变性，一个有效的治疗方案未必能对所有患者有效，这就需要在经过一个阶段或一个疗程的治疗后进行再次评定，对比治疗前与治疗后的结果，以评估治疗方案的优劣，并提出是否需要修改治疗计划。

5. 判断预后　内脏病涉及的系统多，病情的性质、范围和严重程度不同，通过不同时间的评定，特别是治疗前后的评定，有助于对功能障碍进行预测，帮助患者和家属了解内脏病的功能和恢复潜力。

（三）内脏病康复评定时间

1. 初期评定　也称为治疗前评定。在制订康复治疗方案前完成，初期评定主要确定患者是否存在内脏器官的功能障碍；如果存在，其性质和严重程度如何；是否需要接受康复治疗；如果需要治疗，应给予什么样的康复治疗；其短期目标是什么等。

2. 中期评定　也称为治疗中评定。一般在患者完成治疗每个疗程后分别给予评定。中期评定主要确定患者的治疗方案是否有效；如果有效，是维持原治疗方案，还是调整治疗方案；如果无效，是维持原治疗方案（可能治疗时间或疗程不够），还是要调整治疗方案。中期评定需要反复进行，其间隔时间视不同脏器对治疗的反应而定，治疗反应比较明显的内脏病患者可以在治疗方案实施后的 1 周内再次评定 1 次，以后间隔 1~2 周；如果治疗反应不明显的内脏病患者，可以在治疗方案实施后的 2 周内再次评定 1 次，以后间隔 2~4 周。

3. 后期评定　也称为终期评定。是指患者完成整个治疗过程或因各种原因不能继续治疗所完成的评定。后期评定主要是总结已完成的治疗方案，对需要进一步治疗的患者提供合理的建议或给予合适的健康教育。

二、内脏病康复评定内容和方法

（一）内脏病康复评定内容

1. 基于 ICIDH 的评定　ICIDH 是指《国际残损、残疾和残障分类》（international classification of impairment, disability and handicap, ICIDH），是 WHO 在 1980 年颁布的国际残疾分类法，该方法将病伤发

展的后果描述为残损→残疾→残障,其功能障碍发生的层次分别为器官水平的残损(impairment)、个体水平的残疾(disability)和社会水平的残障(handicap),再针对不同层次的障碍,制订出不同的康复对策,是长期以来国内外康复界普遍使用的功能分类法。内脏病康复评定如果采用 ICIDH 分类,评定时需要从以下几个方面考虑。

(1)器官水平(残损):是指组织器官的损害,发生在器官水平。如先天性心脏病的房间隔缺损,乳腺癌患者乳房切除术后等,前者的心脏结构不完整,后者的乳房缺如,这些均属于器官水平的损害。器官水平(残损)功能障碍康复的目的主要是改善器官功能。理想的康复方案是对有器官结构损害者,如果能修复器官结构,首先应考虑手术修复(如修补房间隔的缺损),在修复器官的基础上,再最大限度地促进器官的功能恢复(如心脏功能),同时预防和治疗各种并发症。

(2)个体水平(残疾):是指由于残损所导致的个体能力的受限或丧失,发生在个体水平。如上述残损里面提到的先天性心脏病的房间隔缺损,在“残损”层面仅表现为心脏的结构受损,而在“残疾”的层面则表现为心脏功能受到影响,患者活动受限,严重者生活不能自理。因此,对于有功能受限的残疾,康复治疗目的主要是提高个体的生活自理能力。如通过适应和代偿,或利用辅助器、自助具以提高日常生活的活动能力。

(3)社会水平(残障):是指由于残损或残疾,限制了患者完成在正常情况下能完成的社会作用。如先天性心脏病的房间隔缺损,由于心脏功能受限,活动受限,生活不能自理,导致患者不能参与家庭和社区活动,不能发挥应有的功能。此时,康复治疗的目的主要是尽可能减轻功能障碍,提高生存质量。社会活动障碍的康复往往需要政府多部门的参与,采取各种措施,如积极改造公共设施(如房屋、街道、交通等)和社会环境,方便残障者出行、平等地参与活动。

虽然 ICIDH 的分类较之传统的“病因 - 病理 - 临床表现 - 治疗”的模式有了很大的飞跃,但由于这一分类方法仍然是从疾病或病变的单一方向看患者受损或病变的部位,而不是关注患者的能力(ability)或潜力(potential),同时“残损、残疾、残障”这些词语不论是英文或中文都带有一定的贬义,因此,2001 年 WHO 又颁布了一个新的分类标准,《国际功能、残疾和健康分类》(ICF),将 ICIDH 中的残损、残疾、残障分别由“身体结构(body structure)”“活动受限(activity limitation)”和“参与限制(participation limitation)”代替。

2. 基于 ICF 的评定   ICF 是“International Classification of Functioning, Disability and Health”的简称,是 2001 年第 54 届世界卫生大会通过的新标准。ICF 与 ICIDH 分类的最大区别是 ICF 强调了功能 - 障碍的双向变化,即通过评定身体结构来反映器官损伤、评定活动与活动限制来反映残疾、评定参与和参与受限来反映残障;同时强调了情景因素即影响健康的环境因素(environmental factor)和个人因素(personal factor)的作用。此外,ICF 的用语属于中性,容易为专业和非专业人员所接受,可以作为一种普适性的评定工具。鉴于 ICF 越来越受到临床医学和康复医学工作者的关注,临床使用日益广泛,本书各章疾病的康复评定内容在编写时采用 ICF 的框架。但由于 ICF 在国内的临床应用时间不长,可供借鉴的经验不多,因此,各章节疾病康复评定中虽然尽可能采用 ICF 的框架模式,但具体的描述可能会或多或少存在不足,其目的也只是“抛砖引玉”,希望国内同行关注 ICF 在内脏病中的应用。有关 ICF 在内脏病康复中的具体应用见后述。

(二)内脏病康复评定方法

根据评定项目和范围的不同,从 ICIDH 分类来看,内脏病的康复评定可以分为器官水平的评定、个体水平的评定和社会水平的评定;从 ICF 的分类来看,与其相对应的是身体结构的评定、活动能力的评定、参与程度(还包括个人因素和环境因素的影响)的评定。

1. 器官水平或身体结构的评定   是针对某一器官功能的评定。例如心脏功能、呼吸功能、消化功能、泌尿系功能、内分泌功能等。这一类评定多依赖于临床评定或实验室检查,例如,在此水平上的心脏病康复评定,可以给予心电图(electrocardiogram,ECG)、超声心动图检查等。呼吸疾病的康复评定可以给予呼吸功能检查等。

2. 个体水平或活动能力评定　是针对日常生活活动(activities of daily living,ADL)能力的评定。包括基础性 ADL 和工具性 ADL。前者是维持人类生存最基本的活动,如穿衣、进食、洗漱、大小便控制、行走等;后者是在前者的基础上,还包括一些需要使用器械的活动,如家务劳动、理财、外出购物、探亲访友等。这一类评定多依赖于临床评定量表,如改良 Barthel 指数(modified Barthel Index,MBI)等。

3. 社会水平或参与程度评定　是指对个体和社会功能状态进行复杂层面的评定,包括身体状况、活动能力、言语功能、认知功能、社会交往能力、社会活动能力及社会地位等。这一类评定多采用通用量表或专项量表,如 WHOQL 世界卫生组织生活质量 -100 量表(WHO Quality of Life-100,WHO-QOL-100),健康调查量表 36(36-Item Short Form Health Survey,SF-36)等。

4. 环境和个人因素的评定　ICF 强调个人因素和环境因素对个体的活动和参与社会活动的影响,因此,内脏病评估还应该考虑个人因素和环境因素对个体的影响。由于这方面的评定国内尚未完全展开,特别是在内脏病方面,没有或甚少经验,因此,值得探讨。

三、ICF 评定是内脏病康复评定的核心

(一) ICF 评定模式

ICF 从身体功能或结构、活动受限、参与限制三个层面上提供了评定的整体架构(图 1-1)。使用 ICF 评定可以按照身体水平、个体水平和社会水平三个层面进行评定。包括活动和参与能力,包括生活自理能力、家庭生活、从事一般任务、主要生活领域和社会活动。背景性因素包括环境因素和个人因素,环境因素是评定的主要内容,它包括个人用品和技术、自然环境和对环境的人为改变、支持和相互联系、态度、服务、体制和政策等。

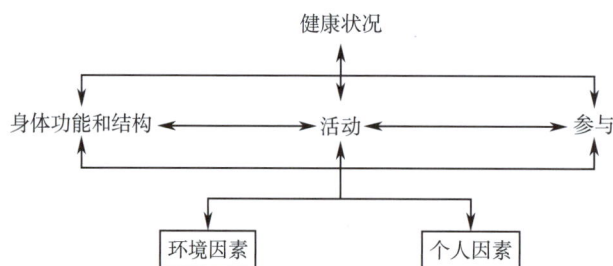

图 1-1　ICF 架构图

根据 ICF 给出的模式,内脏病的身体结构是指器官的解剖部位,例如,循环系统(如心脏、血管等)、呼吸系统(如气管、支气管、肺等)、消化系统(如食管、胃、大小肠等)、泌尿系统(如肾脏、输尿管、膀胱等)等。内脏病的身体功能指的是内脏器官及其各系统的生理功能(包括心理功能)。损伤是身体功能或结构上出现了变异或缺失。利用 ICF 的模式,内脏病对个体的影响可以理解为一种健康因素和情境因素(即环境和个人因素)之间交互作用而出现的结果,在某一水平上进行干预可以使其他因素发生变化。

(二) ICF 评定内脏病的优势

1. 从全方位评定患者　ICF 最大的特点是打破了临床上长期以来常规使用的一维或二维的评定模式,采取多维评定、全方位评定的思路和方法。例如,在评定心脏病患者时,传统的评定只注重于心脏功能,而 ICF 则既注重患者心脏结构与心脏功能,又考虑到因心功能受限对患者活动的影响,还考虑患者因

活动受限所导致的社会参与下降,同时还兼顾环境因素对患者的作用。因此,这是一种全新的评定概念和评定体系,也是内脏病康复评定的核心。

2. 评估的描述更显人性化 ICF 体系中摒弃了 ICIDH 文字描述中对患者的消极用语,从只关注患者的能力受限,如"残损、残疾、残障",到关注患者存在的能力,采用中性、积极的专业用语。例如,用"身体结构和功能"代替"残损",用"活动受限"代替"残疾",用"参与限制"代替"残障"。这些中性或积极的描述充分体现了医学对有功能障碍者的重新认识,更显人性化。

3. 强调背景因素的影响 ICF 评定内脏病患者的背景因素是指患者生活的全部背景,包括环境因素和个人因素,对健康上有问题的个体和该个体的健康状况及与健康相关的状况可能会产生的影响。这是迄今为止任何康复评定都没有或无法涵盖的内容,是将评定从单纯的医学模式拓展为社会模式的重大突破。

(1)环境因素:对患者而言,环境因素虽然是一些外部而非内在的因素,但却是构成患者赖以生活的基本元素。由于患者是生活在真实的环境中,各种环境因素与患者的身体功能和结构,以及患者的活动和参与等各构成成分之间存在着交互的作用,因此,环境因素对患者作为社会个体的活动表现、活动能力以及身体功能与结构必然会产生积极或消极的影响。

(2)个人因素:内脏病功能障碍的特点是个体健康状况、个人因素及其生活环境之间发生复杂的联系。个人因素是个体生活与生存的特殊背景,由不属于个体直接健康状况的个体特征所构成。这些因素包括性别、种族、年龄、体能、生活方式、习惯、教养、应对方式、社会背景、教育、职业以及过去与现在的经历、整体行为方式和性格类型、个体心理优势和其他特征。个人因素在内脏病的发生和发展的任何环节以及内脏病康复的过程中均发挥着重要作用。重视个人因素在内脏病康复中的作用,通过促进个人因素对内脏病康复的有利因素,改善不利或消极因素,是内脏病康复是否有效、能否成功的可靠保证。

(三)ICF 在内脏病评估中的应用

1. 作为健康和疾病的分类系统 ICF 是一种多方位的健康和疾病评价系统,可用于不同学科认识和健康研究,为与健康相关的问题提供一种通用语言的国际交流工具,有利于不同国家之间在不同卫生保健学科领域进行比较,为卫生信息系统提供一种系统的编码程序。

2. 作为内脏病康复普适性的评定方式 ICF 用于内脏病康复评定,可以根据具体疾病的状况选用适宜的治疗方式;也可用于评定康复效果及预测预后;还可以作为社会政策评定方式,用于社会保障计划、赔偿系统和政策的制定与实施;更可以作为研究方式,分析或比较治疗效果,评定生活质量或环境因素。

第三节 内脏病康复技术

一、治疗原则

(一)药物使用原则

1. 不可随意停用原有药物 所有的内脏病患者几乎无一例外地需要服用药物来控制原发疾病,这是因为所有内脏病患者都存在一种或多种内脏疾病,控制好原发疾病是内脏病康复能否取得良好疗效的前提。因此,药物治疗是内脏病康复治疗的基础,只有控制好了原发的内脏疾病,才有可能在确保患者安全的前提下参加或接受康复治疗。例如,糖尿病(diabetes mellitus,DM)患者在参加康复治疗时,必须同时服用正在使用的降糖药(口服或使用胰岛素),控制好血糖;高血压(hypertension)患者在参加康复治疗中,仍然需要服用控制血压的药物,控制好血压。内脏病康复中必须摒弃那种认为“康复治疗可以替代药物治疗”的错误观点。

2. 根据康复效果适当调整药物剂量 内脏病患者参加康复治疗后,当康复治疗显效,在不影响治疗效果的前提下,根据医生的意见可以逐渐减少药物的用量,最终以最少的药物达到最佳的控制状态。例如,糖尿病患者经过一段时间的康复治疗,可以根据血糖水平适当调整口服降糖药的剂量,或减少皮下注射胰岛素的剂量;高血压病患者在参加康复治疗后,根据血压的监控,适当调整降压药的种类和剂量。内脏病患者切忌参加康复治疗后停用所有的药物,以免加重原有病变。

(二) 手术处理原则

1. 是否需要手术 内脏病患者是否需要手术以及采取什么样的手术应由相关的临床专科医生确定。有的内脏病患者需要手术治疗,例如,某些心脏病患者需要放置心脏起搏器(cardiac pacemaker),某些心肌梗死患者需要在冠状动脉血管内放置支架,肿瘤患者需要手术切除瘤体等。这些手术处理对患者来说是必需的,但手术不是内脏病康复治疗的禁忌证。接受手术的患者同样适合康复治疗,或者说更需要参加康复治疗。

2. 手术后康复 对接受手术治疗的患者,实施康复治疗前应该仔细询问患者的手术情况,如果可能最好能查阅手术记录,了解详情。在详细检查患者、全面评定患者后,再制订出一个个体化的康复治疗方案。切忌在不了解手术的情况下给患者制订出一个康复方案,这种康复方案具有很大的风险。在制订康复治疗方案前,安全性永远是第一考虑的要素。

(三) 康复治疗原则

与任何非内脏病疾病的康复治疗一样,内脏病康复治疗的总体原则同样强调早期介入,主动参与,循序渐进,长期坚持。

1. 早期介入 内脏病患者当病情稳定后即可以开始接受康复治疗。在发作期,需要病情稳定后再参与康复治疗;如果是非发作期,由于病情一般稳定,可以直接进入康复治疗的流程。例如,肺气肿患者在急性发作期主要以药物控制感染和休息为主,康复治疗特别是呼吸肌训练和心肺耐力训练要等患者发作控制后再开始实施。消化性溃疡(peptic ulcer,PU)或类风湿性关节炎患者,在非发作期可以在医生的指导下直接开始康复治疗,如选择适宜的运动锻炼、参与传统的太极拳、登山、骑车等。

2. 主动参与 与大多数神经疾病的康复治疗不同,内脏病康复治疗的特点之一是患者需要主动参与康复。许多适宜的康复治疗方法只有患者主动参与才能发挥治疗作用。例如,糖尿病患者康复治疗中,运动锻炼是一个有效的方法,当医生根据患者的病情给出了适宜的运动处方后,患者需要按照医生制订的康复方案,主动参与方能见效。

3. 循序渐进 所谓循序渐进是指在确保患者安全参与治疗的基础上,逐渐增加康复治疗的强度。对于大多数内脏病患者,特别是老年患者,循序渐进是确保康复治疗安全、有效的可靠保证。在考虑安全性和有效性时,安全性始终要放在首位。不安全的有效康复治疗除了会加重患者的病情,也会使患者及其家属失去对康复的信心。在实施循序渐进时需要考虑以下几点。

(1)治疗项目:对于初次参加康复治疗的患者,先参与或接受1~2种方法,等积累经验或显出效果后再逐渐增加或调整新的项目。

(2)治疗时间:初次参加康复治疗的患者,时间不宜过长。如果是主动锻炼的项目,需要掌握“三阶段”原则,即开始时的准备或适应阶段(约5min)、活动或有效阶段(20~25min)、结束前的整理或放松阶段(约5min)。经过一段时间的锻炼,身体适应了所从事的主动活动后可以逐渐延长总时间。

(3)治疗难度:刚参加康复治疗的内脏患者,应该选择一些比较容易参与的项目,逐渐提高难度。难度的改变可以通过增加治疗项目或延长治疗时间来调整。

4. 长期坚持 除了一些被动接受的治疗,如物理治疗、作业治疗或手法、针灸等,可以短时间接受,其他任何一种需要主动参与的治疗都应该长期坚持,特别是一些有益于健康的主动性锻炼的方法,如心脏病的医疗行走、肺部疾病的呼吸训练、糖尿病或骨质疏松患者的主动锻炼等,都需要长期坚持,才能长期保持治疗效果。

二、治疗方法

(一)主动锻炼

1. 主动锻炼是所有内脏病康复治疗的基本要素 患者通过主动参与康复治疗,掌握康复的方法。例如,糖尿病患者在饮食控制和药物治疗的基础上,通过参与适宜的主动锻炼,如跑步、游泳等,可以促进糖代谢和糖原转化,提高胰岛功能,更好地发挥药物降低血糖的效果。冠心病患者病情稳定后通过主动参加适宜的锻炼,如医疗行走、太极拳锻炼等可以促进心脏的冠脉循环,增加心肌营养,改善心脏功能。慢性阻塞性肺疾病的患者在急性发作期后,通过积极的呼吸功能训练,有助于增强肺通气功能,提高呼吸肌功能,纠正病理性呼吸模式,改善肺换气功能,从而提高日常生活活动能力和社会交往能力。

2. 优先考虑等张运动和非抗阻运动 主动运动的方式包括等长运动和等张运动,抗阻运动和非抗阻运动,以及等速运动。

(1)等长运动和等张运动:肌肉主动收缩,但关节不发生运动,这种活动方式属于等长收缩(运动)。等长运动时由于肌肉发生了主动收缩,可以挤压肌肉中的血管,具有促进血液和淋巴循环的作用。例如,乳腺癌切除手术后早期,患者在床上做手术侧上肢的肌肉收缩但上肢没有发生移动;老年妇女由于盆底肌肉松弛导致尿失禁,指导患者进行提肛运动,属于盆底肌肉的等长运动。如果肌肉主动收缩时,关节发生了运动,则属于等张收缩(运动)。等张运动由于关节发生了运动,因此,可以改善关节活动范围。例如,乳腺癌手术后,手术侧的肩关节由于活动减少,很容易出现关节活动受限等肩周炎的表现,此时,指导患者做一些肩关节的主动活动,有助于改善肩关节的活动范围。

(2)抗阻运动和非抗阻运动:运动时肌肉收缩要克服外界的阻力才能使关节发生可见的运动为抗阻运动,不需要克服外界阻力就可以完成的运动称为非抗阻运动。根据是否发生可见的运动,抗阻运动又可以分为抗阻等长运动(关节没有发生可见的运动)和抗阻等张运动(关节发生了可见的运动)。例如,乳腺癌手术后患者出现手术侧上肢肌肉萎缩,需要进行屈肘肌群的肌肉力量训练,可以让患者在坐位手持哑铃做屈肘动作,以增强肱二头肌的肌力。由于在抗阻运动过程中可以产生瞬间的闭气,诱发 Valsava 现象,对有心血管疾病的患者慎用。

(3)等速运动:肌肉收缩引起肢体的关节活动,关节活动的速度在任何一个角度都相等,一般需要借助智能化设备才能产生等速运动。由于等速运动时的许多参数都是可调的,因此,是一种比较理想的锻炼使用设备。

3. 以耐力运动为主 耐力运动是指那些周期性、节律性的运动,如健身走、慢跑、游泳、骑自行车等,其目的是增强心血管功能,比较适合心肺疾病或体质比较弱的患者。

4. 个体锻炼和集体锻炼相结合 根据内脏病患者参与康复的人数,主动锻炼形式可以分为患者自己锻炼和结成小组锻炼两种形式。

(1)以个体为单位锻炼:患者在医生的指导下,掌握了适合自己病情和健康状况的锻炼方法后自己实施锻炼,可以选择的项目包括慢跑、骑自行车、游泳、登山、呼吸锻炼等。这种锻炼形式的优点是时间比较灵活,患者可以根据自己的喜好和时间选择锻炼项目,对设备的依赖性小,容易开展;缺点是一个人的锻炼相对来说比较枯燥,容易受内外因素的影响而中断锻炼,难以坚持下去。

(2)以小组为单位锻炼:这种形式近年来比较流行,是将有相同疾病的患者组织起来一起活动或锻炼。由于参与锻炼患者的病情相同或相近,大家便于交流和分享经验;同时,小组活动具有一定的趣味性和竞争性,可以相互影响,氛围比个人锻炼好,患者也容易坚持。可以选择的项目包括集体参加的医疗体操、登山活动和太极拳锻炼等。例如,将心脏病患者组织起来,进行有距离的医疗行走或登山活动,将慢性阻塞性肺疾病的患者组织成一个小组共同参与呼吸功能的训练;或将患者组织起来练习太极拳等,都是很好的小组活动方法。

(二) 物理因子治疗

物理因子治疗是康复医学的重要手段,是指利用物理因子作用于人体,达到治疗疾病的方法。治疗内脏病的物理因子常用的如声、光、电、磁、水、手法、牵引等。大多数物理因子应用于内脏病患者都是采取被动实施的方式。由于这些物理因子具有良好的消炎、止痛、消肿、促进血液循环等作用,深受患者的欢迎。不同的物理因子对不同的内脏病的治疗方法不同,具体使用方法见各章节。

(三) 中医康复

中医康复是采用中医的理论和方法治疗内脏病患者,包括中药、针灸、按摩、传统的锻炼方法。中医强调综合治理,调节阴阳,扶正祛邪等,由于其副作用小,临床疗效比较满意,深受内脏病患者的欢迎。

1. 传统锻炼方法 是中医系统的主动锻炼方法,经过几千年的提炼,传统锻炼方法包括太极拳、八段锦、五禽戏等,都比较适宜于内脏病患者,可以在医生的指导下,根据内脏病患者的身体状况和个人喜好而选择,其中太极拳锻炼对内脏病患者的影响引起国外学者的关注,有关这方面的研究时有报道。

2. 手法治疗 是传统医学中的重要组成部分,包括按摩和自我按摩。

(1)按摩:又称为推拿。是在病变内脏的体表穴位上实施的一种中医手法治疗。例如,婴儿因消化不良产生的腹泻,通过按摩腹部、背部和四肢的特定穴位,可以促进肠道血液循环,缓解肠道激惹症状,效果比较明显;产后急性乳腺炎的早期,在未形成脓肿前,通过按摩乳房,有助于疏通乳腺,促进排出淤积的乳汁。

(2)自我按摩:是在专业人员的指导下,针对内脏病患者的不同病情教授给患者的按摩方法。方便患者在家庭开展和坚持。如消化性溃疡的患者,按摩上腹部有助于胃肠蠕动,促进胃肠的血液循环,缓解胃痛症状或减少发作。

3. 中药 由中医师根据内脏病患者的病情实施。

4. 针灸 由专业人员根据内脏病患者的病症,辨证实施。

第四节　内脏病康复健康教育

一、健康观念的转变

(一) 健康与亚健康

1. 健康 1946 年世界卫生大会通过的世界卫生组织(WHO)宪章中对健康的概念是:"健康不仅是疾病或羸弱的消除,而是身体、精神和社会生活的完美状态。" 即一个人是否健康不仅仅是看有没有病患,还包括心理健康和社会适应,三者相互依存、相互促进、有机结合,缺一不可。只有当人体在这几方面同时健全时,才算得上是真正的健康。身体无病只是健康的最基本条件,心理健康是人生一切的保证,而适应社会是个体健康的和谐体现。

2. 亚健康 是身体处于健康和疾病之间的一种临界状态,一般是指机体无明显的临床症状和体征,或者有病症感觉而无临床检查证据,但已有潜在的发病倾向,各种适应能力不同程度减退,处于一种机体结构退化和生理功能减退的低质与心理失衡状态。亚健康状态如果处理得当,则身体可向健康状态转化;

反之,则容易患上各种各样的疾病。

3. 健康分类　WHO认为人类的健康可以根据其所处的功能而分为三种状态。

(1)健康:是健康的第一种状态。个体能发挥正常的生理、心理和社会功能。

(2)疾病:是健康的第二状态。个体不能发挥正常的生理、心理和社会功能。

(3)亚健康:第一和第二状态人群不足2/3,另有1/3以上的人群是处于健康和患病之间的一种过渡状态,称为第三状态,即亚健康状态。

调查显示,我国亚健康人群发生率在45%~70%,发生年龄主要在35~60岁。人群分布特点为:中年知识分子和从事脑力劳动为主的白领人士、领导干部、企业家、影视明星是亚健康高发的人群,青少年亚健康问题令人担忧,老年人亚健康问题复杂多变,特殊职业人员亚健康问题突出。

(二)亚健康原因

目前认为引起亚健康状态的主要原因来自下列四个方面。

1. 过度紧张和压力　研究表明,长期处于紧张和压力状态,容易引发急、慢性应激反应,直接损害心血管系统和胃肠系统,造成应激性溃疡和血压升高、心率增快、加速血管硬化进程和心血管事件的发生;容易引发脑应激疲劳和认知功能下降;容易破坏人体生物钟,影响睡眠质量;同时,还容易导致免疫功能下降,增加了恶性肿瘤和感染的机会。

2. 不良生活方式和习惯　如高盐、高脂和高热量饮食,大量吸烟和饮酒及久坐不运动是造成亚健康的最常见原因。

3. 环境污染的不良影响　如水源和空气污染、噪声、微波、电磁波及其他化学、物理因素污染是防不胜防的健康隐性杀手。

4. 不良精神、心理因素刺激　这是导致躯体亚健康和心理亚健康的重要因素之一。

(三)现代社会的健康标准

1. 健康标准　按照WHO的标准,可从以下10个方面来观察,其中前4条为心理健康的内容,后6条则为生物学方面(生理、形态)的内容。①有足够充沛的精力,能够从容不迫地应对日常生活和工作的压力而不感到过分紧张。②善于休息,能保持良好的睡眠质量。③处事乐观,态度积极;严于律己,宽以待人。④有较强的应变能力,能够较好地适应不同环境及其发生的各种变化。⑤有良好的抗病体质,对一般感冒和传染病有抵抗能力。⑥体重符合标准,身材匀称,站立时身体各部位协调。⑦眼睛明亮,反应敏捷。⑧头发有光泽,无头屑或头屑较少。⑨牙齿清洁,无龋齿、无疼痛,牙龈色正常且无出血现象。⑩肌肉、皮肤有弹性,走路感觉轻松。

2. 亚健康与亚临床的区别　尽管亚健康状态与健康和疾病有部分重叠,属于个体从健康状态向疾病状态过渡的中间状态,但亚健康与亚临床存在着本质的区别。亚临床是有客观检查证据而没有主观临床表现,如中老年人常见的颈动脉硬化,颈动脉超声检查发现有比较明显的颈动脉内膜增厚,甚至有斑块形成,但个体没有临床表现;而亚健康状态相反,有主观临床表现但缺乏客观检查证据,如亚健康状态者经常有头痛、头晕和胸闷不适的主诉,但血管心脏超声及心电图检查都未发现异常。

亚健康也不同于慢性疲劳综合征,二者的区别主要为慢性疲劳综合征具有国际统一的诊断标准,亚健康至今还没有建立统一的判断标准;慢性疲劳综合征在18岁以上的发生率为0.004%,而亚健康状态可以高达70%;再者亚健康状态通过积极的干预多数可以恢复健康,而慢性疲劳综合征仅有30%可以恢复健康状态。

二、内脏病健康教育内容

(一)健康教育的概念

1. 健康教育　是一种以健康为中心的全民教育,它旨在通过保健知识和技术的传播,影响人们的认识态度和价值观念,鼓励人们建立正确的健康意识,养成积极的社会心理态度,提高自我保健能力,有效地培养健康的生活方式,终止不健康的行为,消除危险因素,预防疾病,促进健康。

2. 内脏病的健康教育 是一种以疾病的防治为中心的专科教育,其主要内容是针对某一内脏病患者及其相关人群,开展针对性的健康教育。包括预防疾病的复发,按照医嘱用药及随诊,改变不良的生活习惯,保持健康的生活方式等。

(二)健康教育对健康的影响

1. 有助于疾病的预防 世界卫生组织的一项研究报告指出:人类 1/3 的疾病通过预防保健是可以避免的,1/3 的疾病通过早期发现是可以得到有效控制,1/3 的疾病通过信息的有效沟通能够提高治疗效果。

现代人类所患疾病中有 45%~47% 与生活方式有关,而死亡的因素中有 60% 与生活方式有关。如食物过于精细、食盐和油脂摄入过多、体力活动减少、精神压力增大、烟酒消耗量增加等,这些不利于健康的生活方式导致了高血压、冠心病、肥胖、糖尿病、恶性肿瘤、高脂血症、高胆固醇血症等慢性疾病患病率的升高。要预防控制这些慢性病,降低其对健康的损害程度,只有依靠广泛的健康教育,帮助人们了解健康知识,建立健康的生活方式,才能有效地预防、减少或推迟慢性病的发生。因此,开展健康教育,普及健康知识对改善人类健康至关重要。

2. 有助于建立健康的生活方式 一个人的行为与知识有关,也与其价值观和信念有关,更与长期的生活环境有关。知识是基础,但知识转变成行为尚需要外界条件,而健康教育就是这种促进知识转变成行为的重要外界条件。健康教育可通过信息传播、认知教育和行为干预,帮助个人和群体掌握卫生保健知识和技能,树立健康观念,自愿采纳有利于健康的行为和生活方式。

3. 有助于提高生存质量 随着国家经济的发展和人民群众生活水平、教育水平的提高,人们对医疗保健服务的要求也越来越高。人们越来越重视心理健康,不仅要求能够预防疾病、使身体免患疾病,而且要求能解决精神和心理方面的问题,获得指导。而心理教育是健康教育的重要内容之一。因此,提供健康教育服务将是适应人民群众卫生保健需求的重要方面。

三、内脏病健康教育方法

(一)举办健康讲座

对健康的维护不仅仅是对疾病的治疗,更重要的是疾病没有到来之前的预防。借助于媒体如网络、电视、报纸等形式是获得健康教育的有效途径。在网络上,可以浏览一些关于健康的专题,了解一些健康知识;在电视上,可以收看一些健康讲座;阅读健康类报纸,获得最新的健康信息;不定期在社区组织针对某一内脏病的预防和治疗的专题健康讲座或活动,邀请内脏病患者及其家属参加,以获得贴近生活的健康知识。

(二)建立患者之家

将某一类疾病的患者组织起来,成立"×××康复之家"(如心脏病康复之家)或"×××病友俱乐部"(如糖尿病病友俱乐部),不定期地开展宣教活动,解答患者及其家属共有的一些问题,并组织患者参加一些公益性的活动。

(燕铁斌)

02 | 第二章
内脏病康复解剖学基础

第一节　心血管系统

　　心血管系统(cardiovascular system)由心、动脉、毛细血管和静脉组成。心和血管构成血液运输的网络，心是动、静脉之间的枢纽和血液循环的"动力泵"，提供动力推动血液在其中循环流动；血管将营养物质和氧输送至全身各处，并将二氧化碳等代谢产物运至肺、肾和皮肤，进而排出体外，以保证机体新陈代谢的不断进行；运送体内分泌的激素和生物活性物质至相应的靶器官，以实现体液调节及维持人体内环境的相对稳定。

　　血液循环可分为体循环和肺循环(图 2-1)。体循环指血液由左心室搏出，经主动脉及其分支到达全身毛细血管进行物质和气体交换，再通过各级静脉，最后经上、下腔静脉和冠状窦返回右心房，其路程长，流经范围广，以动脉血滋养全身各处，并将代谢产物和二氧化碳运回心脏。肺循环指血液由右心室搏出，经肺动脉干及其分支到达肺泡毛细血管进行气体交换，再经肺静脉流入左心房，其路程较短，只通过肺，主要使静脉血转变为氧饱和的动脉血。

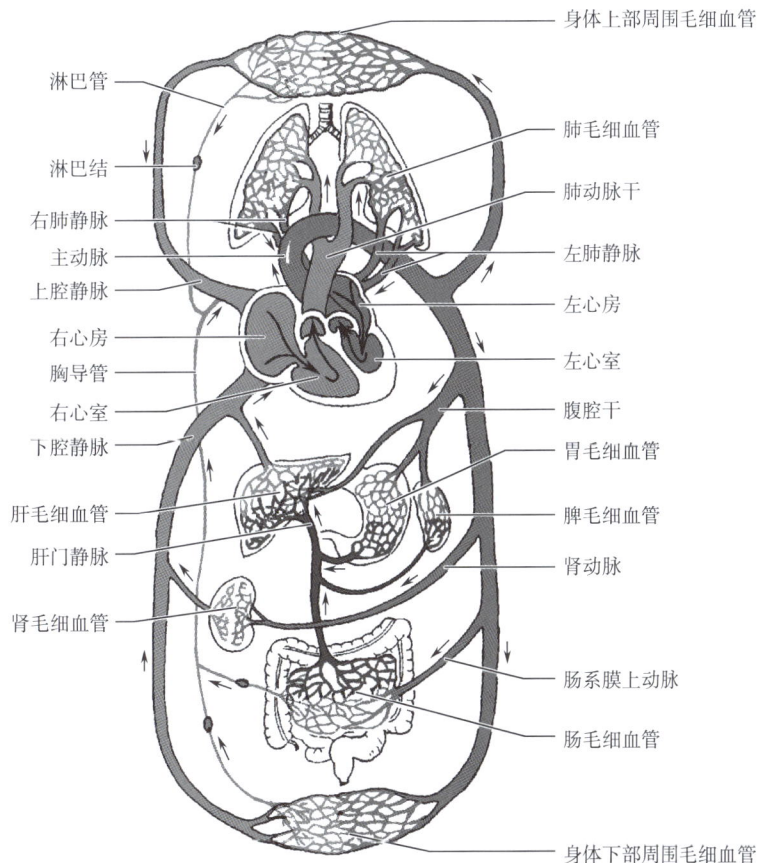

图 2-1　血液循环示意图

人体血管间除经动脉 - 毛细血管 - 静脉相连外,动脉与动脉之间、静脉与静脉之间甚至动脉与静脉之间可借血管支直接连通,形成血管吻合,具有缩短循环时间、调节局部血流量和体温、保证血流通畅等作用。部分血管主干在行程中发出侧副管,并相互吻合。侧副管一般较细小,但当主干阻塞时可逐渐增粗并建立侧支循环(collateral circulation),使血流能到达阻塞部位以下的血管主干,以不同程度地恢复血管受阻区的血液循环,对于保证器官在病理状态下的血液供应具有重要意义。

一、心

(一) 心的位置、外形和构造

1. 位置 心脏位于胸腔中纵隔内,约 2/3 位于正中矢状面的左侧,1/3 位于右侧。

2. 外形 心是中空的肌性纤维性器官,呈前后稍扁的倒置圆锥体形,体积约相当于本人握拳大小(图 2-2)。心底朝向右后上方;心尖朝向左前下方,位于左侧第 5 肋间隙锁骨中线内侧 1~2cm 处。心的表面有 4 条沟可作为 4 个心腔的表面分界。冠状沟近似环形,前方被肺动脉干所中断,是心房和心室的表面

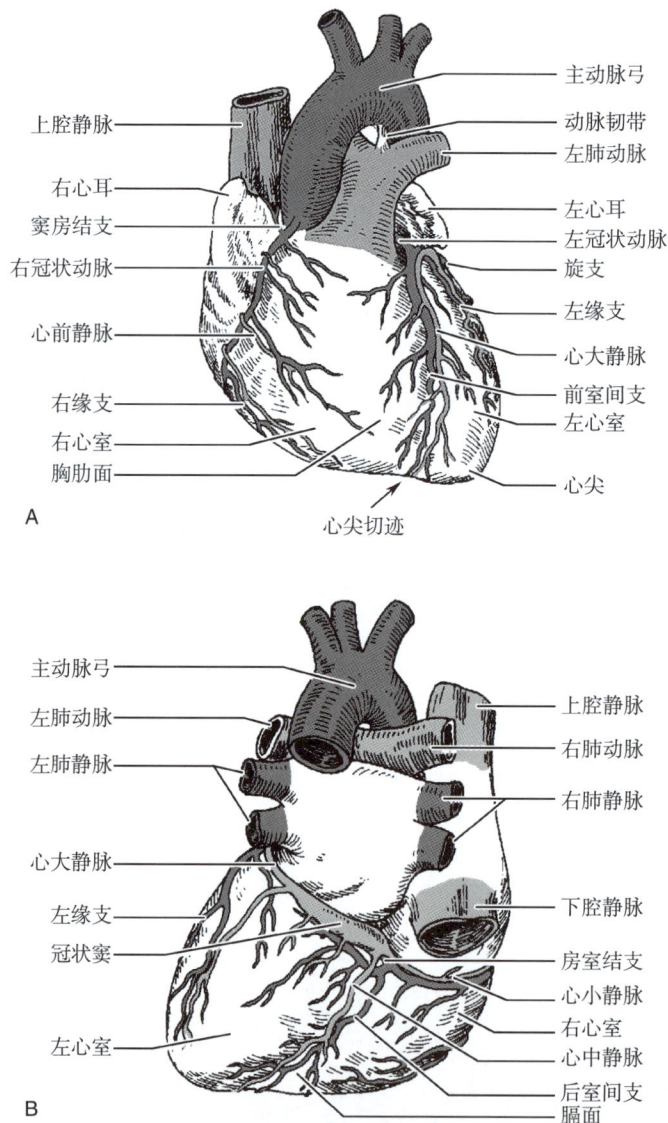

图 2-2 心的外形和血管
A. 前面观;B. 后下面观。

分界；前室间沟和后室间沟分别在心的前面和后下面自冠状沟走向心尖右侧，是左、右心室在心表面的分界，两沟汇合处稍凹陷，称心尖切迹；后房间沟位于心底，为右心房与右上、下肺静脉交界处的浅沟，是左、右心房在心表面的分界。后房间沟、后室间沟与冠状沟的相交处称房室交点，是左、右心房与左、右心室在心表面相互交接处。

3. 构造　心壁由心外膜、心肌层和心内膜组成。心外膜即浆膜心包脏层，与出入心的大血管外膜相连。心肌层构成心壁的主体，包括心房肌和心室肌，也有一些心肌参与构成主动脉、肺动脉和上腔静脉的管壁。心内膜被覆于心腔内面，与大血管内膜相续，并向心腔折叠形成心瓣膜。心肌的收缩不受意志支配，心率由心脏内在的特化心肌细胞——起搏细胞（又称 P 细胞）控制，心房肌和心室肌附着于心纤维性支架，被其分开而不延续，故心房和心室可不同时收缩。

（二）心腔

心被心间隔分为互不相通的左、右两半，每半又各分为心房和心室，故心有左、右心房和左、右心室 4 个腔。两侧心房之间为房间隔，两侧心室之间为室间隔，同侧心房和心室借房室口相通（图 2-3）。

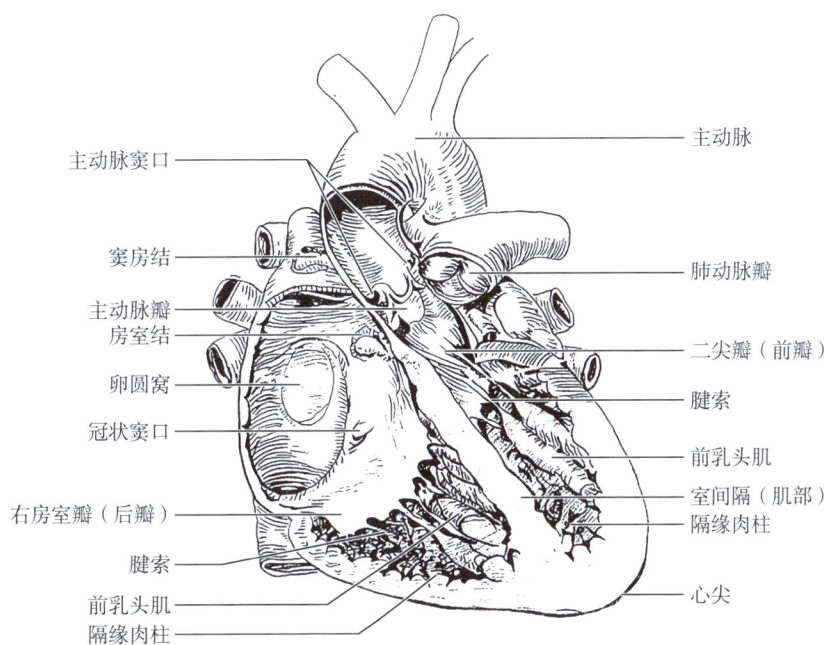

图 2-3　心腔

1. 右心房　位于心的右上部，右心房的右前方为右心耳，后部内有上、下腔静脉和冠状窦的开口，前下部有右房室口通向右心室。房间隔构成右心房内侧壁的后部，其右侧面中下部的卵圆形薄弱凹陷称卵圆窝，为胚胎时期卵圆孔闭合后的遗迹。

【房间隔缺损】先天性的房间隔畸形通常以卵圆孔未完全关闭的形式存在，好发部位在卵圆窝，称之为房间隔缺损。卵圆窝也是心导管穿刺时由右心房进入左心房的理想部位。15%~25% 的成年人在卵圆窝上部有探针大小的通道。这些小的缺口不会引起血液动力异常，一般不产生临床症状。大的房间隔缺损使来自肺的氧化血液经缺损处从左心房向右心房分流，引起右心房和右心室扩大并使得肺动脉干扩张，加重了右肺血管系的负担，造成右心房、右心室扩大以及肺动脉高压。

2. 右心室　位于右心房前下方。右心室前壁较薄，供应血管相对较少，通常是右心室手术的切口部位。入口为右房室口，此处附着有三尖瓣，借腱索连于乳头肌；在前乳头肌根部有隔缘肉柱（又称节制索）横过心室腔至室间隔下部，其内含有心传导系的右束支，可防止心室过度扩张。出口为肺动脉口，附着有肺动脉瓣,向上通肺动脉干。

3. 左心房 位于右心房左后方,构成心底的大部。其前方为升主动脉和肺动脉,后方毗邻食管。临床上可行食管钡餐造影以间接判断左心房有无扩大。左心房前部为左心耳,为胚胎时期原始左心房残余的附属结构,突向左前方,左心房后壁两侧各有一对肺静脉开口,前下部借左房室口通左心室。

【左心耳封堵术】左心耳内有丰富的梳状肌及肌小梁,表面不光滑,易使血流产生漩涡和流速减慢。57%的瓣膜性房颤和90%的非瓣膜性房颤血栓均来自左心耳。左心耳形成的血栓易脱落,栓子随血流运往全身。脑栓塞是房颤患者致残率最高的并发症,一半以上的血栓会掉入脑血管,引起脑栓塞,导致偏瘫甚至死亡。还有的血栓会造成肾梗死、肠梗死或下肢坏死。左心耳封堵是在局部麻醉下,穿刺股静脉,将导丝最终置入左心耳处,放置左心耳封堵器,可有效预防房颤时在左心耳形成血栓及该部位血栓脱落,降低患者出现残疾及死亡的风险,同时还可消除患者对长期口服抗凝药的依赖。

4. 左心室 位于右心室左后方。其前壁介于前室间沟、左冠状沟和左冠状动脉旋支的左缘支三者之间的区域内血管较少,是左心室手术的入路部位。入口为左房室口,此处附着有二尖瓣,借腱索连于乳头肌;出口为主动脉口,附着有主动脉瓣,向上通主动脉。分隔左、右心室的室间隔大部分为肌性组织,称为肌部;室间隔上部有一薄的膜性区域,称为膜部。

心作为血液循环的"动力泵",其内的二、三尖瓣和主、肺动脉瓣就像"阀门"一样,顺血流而开放,逆血流而关闭,从而保证血液的单向流动。一旦瓣膜发生病变(狭窄或关闭不全),可导致心腔内血流紊乱,产生特征性的心脏杂音。

(三)心传导系

心传导系位于心壁内,由特殊心肌细胞构成,具有产生兴奋和传导冲动、维持心正常节律性活动的功能,包括窦房结、结间束、房室结、房室束、左束支、右束支和浦肯野纤维等(图2-4)。

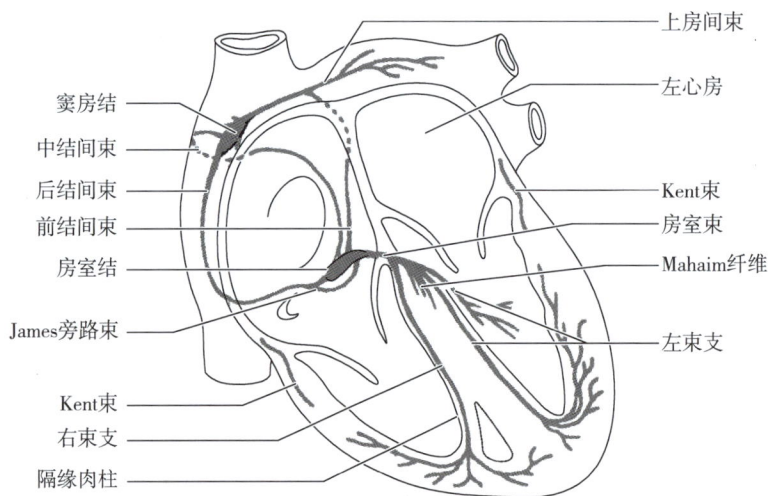

图 2-4 心传导系模式图

窦房结是心的正常起搏点,位于上腔静脉与右心房交界处的心外膜深面;房室结是最重要的次级起搏点,位于冠状窦口与右房室口之间的心内膜深面,将窦房结传来的兴奋延搁再传至心室,使心房肌和心室肌依次交替收缩。

(四)心的血管和神经

1. 心的血管 心本身的血液循环称为冠脉循环。

(1)冠状动脉:发自升主动脉起始部。左冠状动脉主干短而粗,随即分为前室间支和旋支,分布于右心室部分前壁、心尖、左心室前壁、侧壁和部分后壁、左心房、室间隔前 2/3 以及心传导系的右束支和左束支前半等,约 40% 的人发出窦房结支分布于窦房结;右冠状动脉沿冠状沟走行,分布于右心房、右心室前壁大部以及全部侧壁和后壁、左心室部分后壁、室间隔后 1/3 以及左束支后半、房室结和窦房结等。

【冠状动脉粥样硬化及心肌梗死】冠状动脉主干突然被血栓封堵,被封堵血管供应的心肌区域形成梗死(实际供血中断)并迅速变性(组织死亡或坏死),心脏缺血性疾病最主要的原因是冠状动脉粥样硬化导致的冠状动脉功能不全。冠状动脉粥样硬化在步入成年即开始,并慢慢导致冠状动脉腔的闭锁。在粥样硬化的过程中,冠状动脉内壁形成了脂肪堆积。由于主动脉硬化呈进行性,连接冠状动脉之间的侧支循环会扩张,容许适当的灌流继续进行。尽管存在这个代偿性机制,但当心脏必须进行增量活动时,心脏仍然可能得不到足够的血氧供应。例如剧烈的运动增加心脏活动对氧的需求,心肌缺血会导致心肌某一区域的坏死,即心肌梗死。冠状动脉任何一支阻塞还可导致心传导系不同部分的血液供应障碍,从而引起相应的心绞痛或心律失常。

(2)心的静脉:可分为浅、深两组。浅静脉起自心肌各部,大部分经冠状窦汇入右心房,小部分可直接注入各心腔;深静脉也起自心肌层,直接汇入心腔,以入右心房者居多。冠状窦位于心膈面、左心房与左心室之间的冠状沟内,起自左房斜静脉与心大静脉汇合处,止于右心房的冠状窦口,主要属支有心大、中、小静脉。

心的静脉间吻合非常丰富,冠状窦属支之间以及属支和心前静脉之间在心表面均有广泛的吻合。

2. 心的神经　包括交感神经、副交感神经和感觉神经。

(五) 心包

心包为圆锥形纤维浆膜囊,包裹心和出入心的大血管根部,可分为外层的纤维心包和内层的浆膜心包。后者又可分脏层和壁层,在大血管根部相互移行,其间潜在性腔隙,即心包腔,内含少量浆液起润滑作用。在心包腔内,浆膜心包脏层和壁层反折处的间隙,称心包窦。主要有心包横窦、心包斜窦及心包前下窦,前下窦位于心包腔前下部、心包前壁与膈之间的交角处,为人体直立或半卧位时心包腔最低处,临床上心包穿刺术常在此处进行。

二、血管

人体血管分布有其规律性,一般与人体各部结构、发育和功能相适应。动脉是从心运送血液到全身各器官的血管,多与静脉和神经相伴行(图 2-5)。静脉则是运送血液回心的血管,始于毛细血管,止于心房;其数量较多,管腔较大,由于静脉压低,所以静脉的管壁比伴行的动脉壁薄;腔内可有静脉瓣,保证血液向心流动并防止血液逆流;静脉间吻合较动脉丰富(图 2-6),较大的静脉常常吻合成静脉丛,静脉系统比动脉系统更容易出现变异。

【肌静脉泵】当肢体的骨骼肌收缩时,肌腹向外扩展,由于受到包裹肌肉的深筋膜的限制,肌肉间压力增大,进而挤压静脉,促使血液向心脏回流,此种效应称为肌静脉泵。

(一) 体循环的血管

体循环(又称为大循环)是心血管循环系统中,携带充氧血离开心脏,进入身体各部位进行气体交换及运输养分后,将缺氧血带回心脏的部分。体循环的途径:动脉血从左心室泵出→主动脉→各级动脉分支→全身各部毛细血管→静脉血经各级静脉→上、下腔静脉和冠状窦→右心房。

1. 动脉　主动脉是体循环的动脉主干,全程可分为升主动脉、主动脉弓和降主动脉三段。

(1)升主动脉:起自左心室,向右前上方行至第 2 胸肋关节。其在起始部发出左、右冠状动脉。

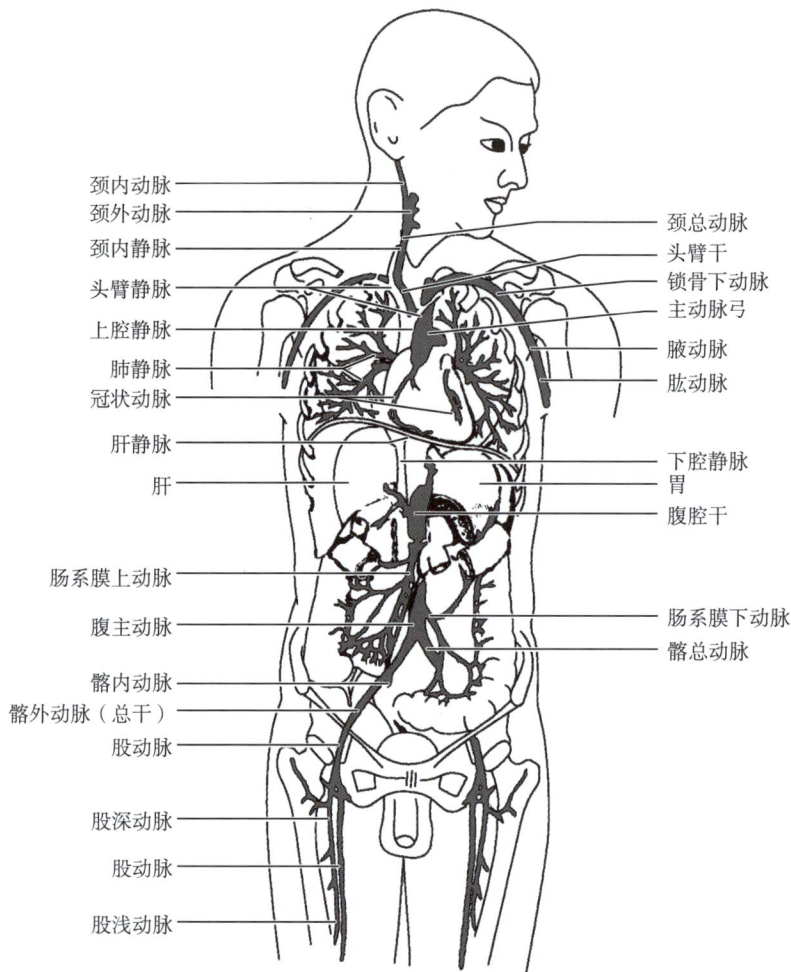

图 2-5　全身动脉模式图

（2）主动脉弓：呈弓状弯向左后方，行至第 4 胸椎体下缘。主动脉弓壁内丰富的游离神经末梢为压力感受器，可感受血压变化；主动脉弓下方有 2~3 个粟粒状主动脉小球，为化学感受器，可感受动脉血中氧和二氧化碳含量及 pH 的变化。自主动脉弓凸侧从右向左依次发出头臂干、左颈总动脉和左锁骨下动脉 3 大分支，头臂干上行至右胸锁关节后方分为右颈总动脉和右锁骨下动脉。

颈总动脉：是头颈部的动脉主干。发出后，经胸锁关节后方入颈部，沿食管、气管和喉的外侧上行至甲状软骨上缘高度分为颈内、外动脉。颈总动脉上段位置表浅，在活体上可触及其搏动。

颈内动脉在颈部无分支，穿颈动脉管入颅腔，分支分布于视器和脑；颈外动脉上行穿腮腺至下颌颈处分为颞浅动脉和上颌动脉两终支，沿途还分出甲状腺上动脉、面动脉等。

【颈动脉搏动】可在颈侧部气管和舌骨下肌群之间的沟内摸到颈总动脉的搏动。通常在胸锁乳突肌前缘的深面，甲状软骨上缘水平容易触摸到。在心肺复苏中常检查此动脉的搏动。颈动脉搏动的消失提示心脏停搏。

【颈动脉触诊】在颈动脉窦高敏感性的人群中，外力压迫颈动脉可引起心跳减慢、血压降低和心脏缺血而造成晕厥。各种类型晕厥中的症状均是由于大脑血流供应的骤减而造成的，因此不提倡用颈动脉触诊法测量在心脏康复中的心脏疾病患者的颈动脉脉搏，由于多种血管疾病均可影响颈动脉窦的敏感性，所以通常测量腕部桡动脉的脉搏。

锁骨下动脉：自胸锁关节后方呈弓状向外侧穿斜角肌间隙至第 1 肋外侧缘延续为腋动脉，沿途发出椎动脉、甲状颈干和胸廓内动脉等，分布于脑和脊髓、甲状腺、胸前壁等处。

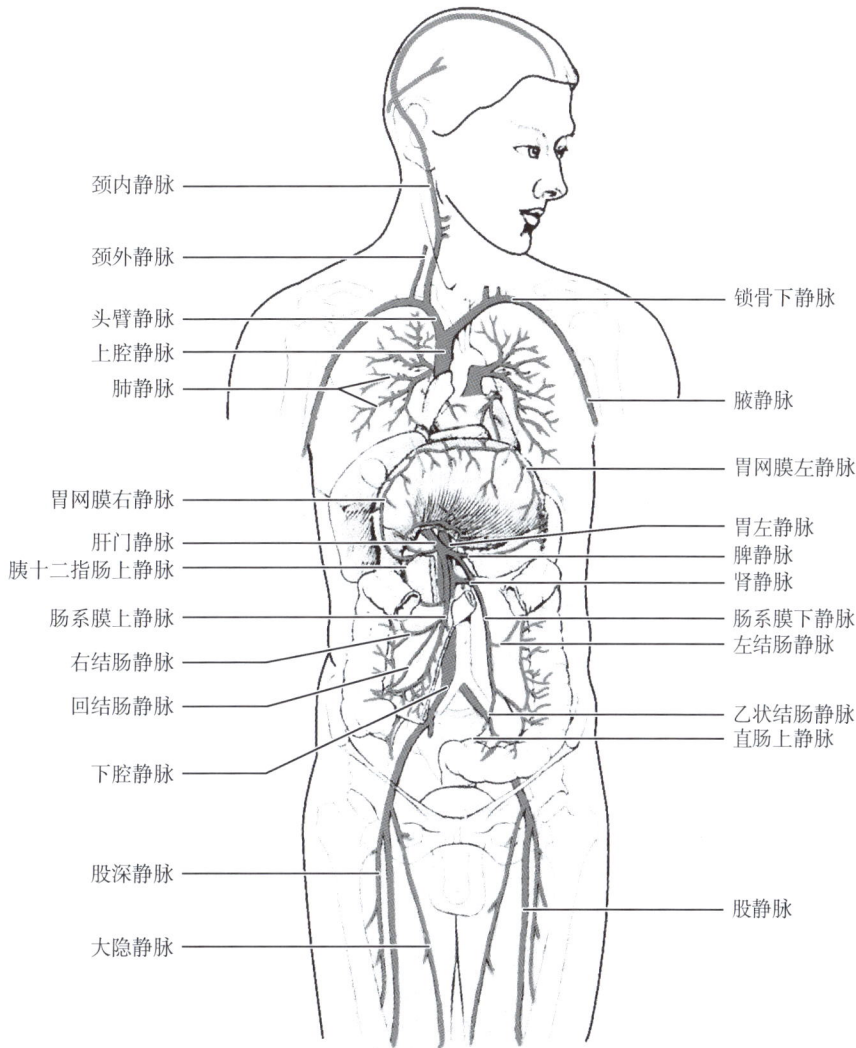

图 2-6　全身静脉模式图

颈内静脉
颈外静脉
头臂静脉
上腔静脉
肺静脉
胃网膜右静脉
肝门静脉
胰十二指肠上静脉
肠系膜上静脉
右结肠静脉
回结肠静脉
下腔静脉
股深静脉
大隐静脉

锁骨下静脉
腋静脉
胃网膜左静脉
胃左静脉
脾静脉
肾静脉
肠系膜下静脉
左结肠静脉
乙状结肠静脉
直肠上静脉
股静脉

　　腋动脉是上肢的动脉主干,经腋窝至大圆肌和背阔肌的下缘移行为肱动脉;后者沿肱二头肌内侧下行至肘窝,平桡骨颈高度分为尺、桡动脉;尺动脉和桡动脉分别沿前臂肌前群尺、桡侧部下行,末端在手部相互吻合形成掌浅弓和掌深弓,以保证手在捏、持、抓、握等多种功能位上正常的血液循环。

　　(3)降主动脉:沿脊柱左前方下行,在第 12 胸椎高度穿膈的主动脉裂孔入腹腔,至第 4 腰椎体下缘前方分为左、右髂总动脉,后者沿腰大肌内侧下行至骶髂关节处分为髂内、外动脉。降主动脉以主动脉裂孔为界分为胸腔内的胸主动脉和腹腔内的腹主动脉。

　　胸主动脉:是胸部的动脉主干,发出肋间后动脉、肋下动脉、支气管支、食管支和心包支等营养胸壁以及胸腔内部分器官等。

　　腹主动脉:是腹部的动脉主干,沿途分支较多。其中壁支分布于膈、腹壁和脊髓及其被膜等。脏支分为成对的和不成对的脏支,成对脏支有肾上腺中动脉、肾动脉和睾丸或卵巢动脉,至相应器官;不成对脏支有腹腔干、肠系膜上动脉和肠系膜下动脉,主要分布至胃肠道、肝、胰、脾等腹腔内不成对的脏器。

　　髂内动脉:是盆部的动脉主干,沿盆腔侧壁下行,发出闭孔动脉和臀上、下动脉等壁支以及阴部内动脉、直肠下动脉和子宫动脉等脏支,分布于盆壁、盆腔脏器、会阴部和部分大腿肌等。

　　髂外动脉:沿腰大肌内侧缘下行,经腹股沟韧带中点深面至股前部,移行为股动脉。后者是下肢的动脉主干,在股三角内下行,经收肌管、穿收肌腱裂孔至腘窝,移行为腘动脉。腘动脉在腘窝深部下行至腘肌下缘处分为胫前、后动脉。

胫前动脉和胫后动脉：胫前动脉穿小腿骨间膜至小腿前面，在小腿肌前群之间下行，至踝关节前方移行为足背动脉；胫后动脉在小腿肌后群之间下行，经内踝后方转至足底，分为足底内、外侧动脉两终支。

【股动脉触诊】当患者仰卧时可触诊到股动脉搏动。股动脉在腹股沟韧带处起始，穿髂前上棘和耻骨联合之间的中点。紧按腹股沟韧带中点下方可触诊到股动脉搏动。正常时搏动强而有力；但是如果髂总动脉或髂内动脉腔内部分阻塞，搏动可能减弱。将股动脉直接向后压向耻骨上支、腰大肌和股骨头，可能会实现股动脉压迫止血。临床上股动脉常作为血气分析及脑血管造影穿刺部位。

全身主要各部出血后压迫部位和血管见表 2-1。

表 2-1　全身主要各部出血后压迫部位和血管

出血部位	压迫止血部位	血管名称
头面部	胸锁乳突肌前缘、平环状软骨高度，将动脉向后内侧压向第 6 颈椎的颈动脉结节	颈总动脉
面颊部	咬肌前缘与下颌体下缘相交处，将动脉压向下颌骨	面动脉
颞区	外耳门前上方、颧弓根部，将动脉压向颞骨	颞浅动脉
整个上肢	在锁骨中点上方的锁骨上大窝处，将动脉向后下方压向第 1 肋	锁骨下动脉
前臂和手部	在臂中部，将动脉压向肱骨	肱动脉
手指	在指根部两侧，将动脉压向近节指骨	指掌侧固有动脉
下肢	在腹股沟韧带稍下方，将动脉压向耻骨上支	股动脉
足背部	在内、外踝连线中点，踇长伸肌腱和趾长伸肌腱之间，将动脉压向深部	足背动脉

【动脉硬化及缺血性心脏病】动脉硬化是动脉最易罹患的疾病。其特点是动脉管壁增厚和丧失弹性（动脉壁变硬），动脉硬化最常见的原因是动脉粥样硬化，即与脂质（主要是胆固醇）在动脉壁内的沉积有关。钙盐沉积形成动脉粥样硬化斑块，在动脉管壁内膜面由于脂类沉积形成的黄色肿胀区界限十分明显。随着弹性动脉及肌动脉内膜硬化损伤的发展，可以导致血栓（血凝块）的形成，以致血管腔闭塞。动脉硬化后可因供血不足引起缺血性心脏病和心肌梗死、缺血性脑梗死以及肢体远端的坏疽。

2. 静脉　可分为浅、深两类。浅静脉位于浅筋膜内，不与动脉伴行，又称皮下静脉，最后注入深静脉。浅静脉是临床上注射、输液、输血、取血和插入导管等的部位。深静脉位于深筋膜深面，与动脉伴行，又称伴行静脉，收集范围、行程和名称与伴行动脉大体一致。

体循环的静脉包括上腔静脉系、下腔静脉系和心静脉系。

（1）上腔静脉系：由上腔静脉及其属支组成。收集头颈部、上肢、胸壁和部分胸腔脏器（心、肺除外）的静脉血，最后注入左心房。

1）头颈部静脉：浅静脉包括面静脉、颞浅静脉和颈外静脉等。深静脉包括颅内静脉、颈内静脉和锁骨下静脉等。面静脉在口角平面以上缺乏静脉瓣，并可通过眼上、下静脉，面深静脉和翼静脉丛等与颅内海绵窦相交通，故面部发生化脓性感染时，切忌在鼻根至两侧口角的"危险三角"内挤压，避免发生颅内感染的可能。颈内静脉与锁骨下静脉在胸锁关节后方汇合成头臂静脉，此汇合处称静脉角，是淋巴导管的注入部位。

【颈外静脉的重要意义】颈外静脉可作为"体内压力计"。当静脉的压力正常时，仅可在锁骨上方见到一小段颈外静脉。然而当静脉压力上升时（如心力衰竭），颈外静脉的全长均可在颈侧部显现。因此体格检查时常规观察颈外静脉的凸显为心力衰竭、上腔静脉阻塞（如肿瘤压迫）、锁骨上淋巴结肿大或胸腔内压力升高提供诊断信息。

2)上肢静脉：浅静脉包括起自手背静脉网的头静脉、贵要静脉以及肘正中静脉等。深静脉多为2条，伴同名动脉走行，最后汇入腋静脉；后者收集上肢全部浅、深静脉的血液，向上内侧行至第1肋外侧缘处续为锁骨下静脉。上肢浅、深静脉之间交通丰富，均具有静脉瓣，以深静脉更多见。

3)胸部静脉：主要有头臂静脉、上腔静脉、奇静脉及其属支等。两侧头臂静脉在右侧第1胸肋结合处后方汇合成上腔静脉，垂直下行至右侧第3胸肋关节下缘注入右心房。奇静脉由右腰升静脉延续而来，沿途收集半奇静脉和副半奇静脉等，至第4胸椎体高度向前注入上腔静脉。故奇静脉系是沟通上、下腔静脉系的重要通道之一。此外，脊柱静脉丛也是沟通上、下腔静脉系之间和颅内、外静脉之间的重要通道。

(2)下腔静脉系：由下腔静脉及其属支组成。收集下肢、盆部、会阴和腹部的静脉血，最后注入左心房。

1)下肢静脉：瓣膜较上肢静脉多，浅、深静脉之间交通丰富。浅静脉主要有起自足背静脉弓的大、小隐静脉及其属支，其中大隐静脉经内踝前方处位置表浅且固定，是静脉切开和输液的常用部位。深静脉与同名动脉伴行，最后汇入股静脉，后者在腹股沟韧带稍下方位于股动脉内侧。股静脉收集下肢全部浅、深静脉的血液，经腹股沟韧带深面入盆腔续为髂外静脉。

【静脉曲张】当静脉壁失去弹性后就会变得薄弱。变薄的静脉壁因承受静脉血的重力作用而扩大，这就导致了静脉曲张的产生，即静脉的异常膨大和扭曲，这种情况最常见于下肢，尤其是大隐静脉及其属支。曲张的静脉管径比正常的大，它们的瓣膜缘彼此不能接触或由于炎症而受到破坏。由于瓣膜的功能丧失，回心的血液量减少，造成血液在静脉内的淤积，淤积的血液对已经变得薄弱的静脉管壁的压力增大，进一步加重了静脉曲张的程度。深筋膜的变性也会发生静脉曲张，由于变性的筋膜不能再限制肌肉收缩时肌腹的扩大，因此，肌静脉泵就失去了作用。

【下肢静脉血栓形成】下肢骨折后，下肢静脉易形成静脉血栓。静脉淤血是血栓形成的一个重要原因。长期住院卧床或绷带过紧使静脉管壁受压，可引起静脉淤血，肌肉不活动又加重了静脉淤血。静脉血栓形成后，在静脉周围可发生炎症（血栓性静脉炎）。当血栓从下肢静脉脱落运行到肺时，在某些患者中可引起肺动脉血栓栓塞，大的血栓可阻塞主要肺动脉并引起心跳呼吸骤停而死亡。

2)盆部静脉：主要有髂外静脉、髂内静脉和髂总静脉及其属支。髂外静脉沿骨盆上口上行至骶髂关节前方，与髂内静脉汇合成髂总静脉；两侧髂总静脉继续上行至第5腰椎体右前方汇合成下腔静脉。盆腔器官的静脉在器官壁内或表面形成丰富的静脉丛（如膀胱、子宫和直肠静脉丛等），从而在盆腔器官扩张或受压迫时有助于血液回流。

3)腹部静脉：主要有下腔静脉和肝门静脉及其属支。下腔静脉沿脊柱右前方和腹主动脉右侧上行，经肝的腔静脉沟，穿膈的腔静脉孔进入胸腔，注入右心房。其属支分壁、脏支两种，多与同名动脉伴行。肝门静脉及其属支组成肝门静脉系，无瓣膜，两端均与毛细血管相连，收集腹、盆部不成对器官（肝除外）的静脉血。

4)肝门静脉：多由肠系膜上静脉和脾静脉在胰颈后方汇合而成。向右上方经肝十二指肠韧带行至肝门，分为2支分别进入肝左、右叶，并在肝内反复分支，最终注入肝血窦。肝血窦的静脉血最终汇合成肝左、中、右静脉，在腔静脉沟上端注入下腔静脉。门静脉的属支包括肠系膜上静脉、脾静脉、肠系膜下静脉、胃左静脉、胃右静脉、胆囊静脉和附脐静脉等，多与同名动脉伴行（图2-7）。肝门静脉系与上、下腔静脉之间存在丰富的吻合。

【门静脉高压】当肝硬化（liver cirrhosis）或肿瘤等导致肝门静脉阻塞，静脉血回流受阻，门静脉及其属支的血液压力增高形成门静脉高压，则血液经上述交通形成侧支循环，通过上、下腔静脉系回流，进而可致食管末端静脉曲张，出现呕血、便血，脐周静脉曲张形成"海蛇头"体征等；若此侧支循环失代偿，可致相应器官淤血，出现脾大、腹水等。

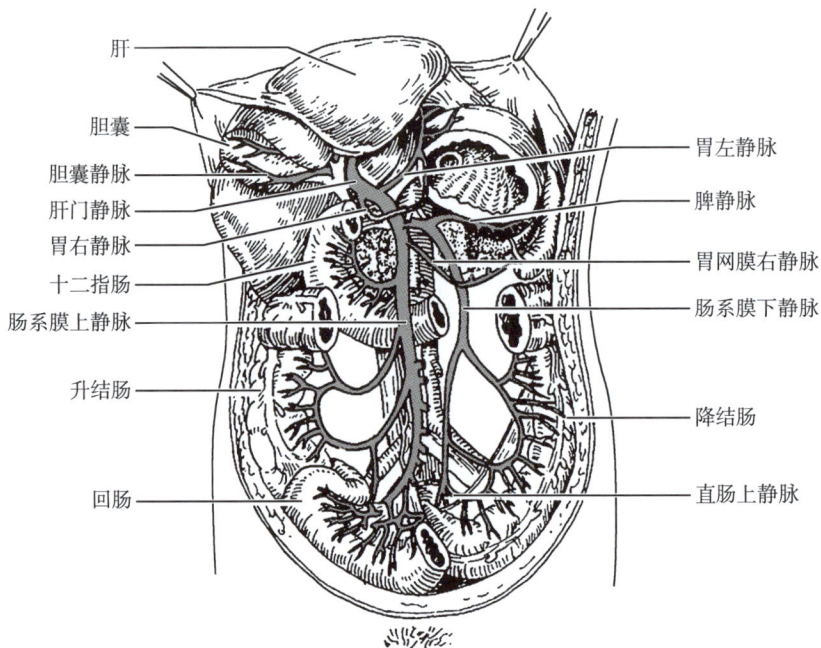

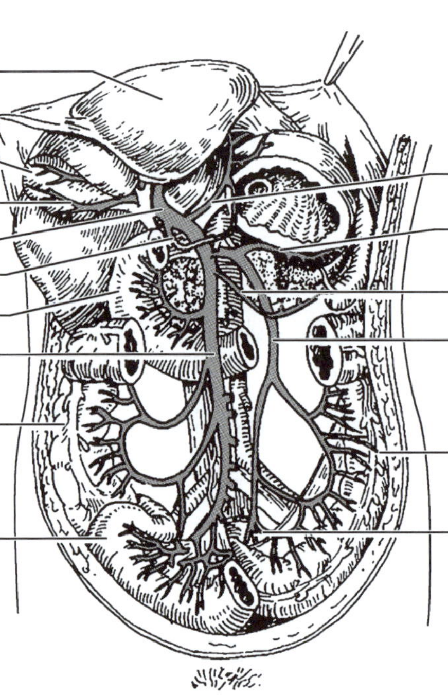
肝
胆囊
胆囊静脉
肝门静脉
胃右静脉
十二指肠
肠系膜上静脉
升结肠
回肠
胃左静脉
脾静脉
胃网膜右静脉
肠系膜下静脉
降结肠
直肠上静脉

图 2-7　肝门静脉及其属支

（二）肺循环的血管

肺循环（又称为小循环）是心血管循环系统中，携带缺氧血离开心脏，进入肺部进行气体交换后，将含氧血带回心脏的部分。肺循环的途径：体循环返回右心房血泵入→右心室→肺动脉→经其分支达肺毛细血管→肺静脉→左心房。

1. 动脉　肺动脉干（pulmonary trunk）起自右心室，行至主动脉弓下方分为左、右肺动脉；后者行至肺门处再分支入各肺叶，并在肺实质内反复分支直至肺泡壁，形成毛细血管网。在左肺动脉起始部，有一结缔组织索连至主动脉弓下缘，称动脉韧带，是胚胎时期动脉导管闭锁后的遗迹。若出生后 6 个月动脉导管仍未闭锁，则称动脉导管未闭，是常见的先天性心脏病之一。

2. 静脉　肺静脉每侧 2 条，起自肺门，注入左心房后部两侧。

【肺栓塞】体循环的各种栓子脱落阻塞肺动脉及其分支引起肺循环障碍的临床综合征，是死亡的常见原因，常见的为下肢静脉中有血栓、脂肪球或气泡在血流内运行时，血栓运行至心脏，再通过肺动脉到肺，堵塞肺动脉或分支，形成肺血栓性栓塞。结果部分或全部阻断了至肺的血流，造成部分肺虽有通气功能，但却没有血液灌流。当大的栓子堵塞了肺动脉时，患者出现急性呼吸窘迫，甚至心搏骤停（sudden cardiac arrest，SCA）。由于血液的氧化急剧减少，会致患者在数分钟内死亡。中等大小的栓子阻断了供应支气管肺段的动脉，可造成血栓性坏死，即局部肺组织的坏死。

三、淋巴系统

淋巴系统是循环系统的一部分，是由淋巴管连接而成的一个巨大的网络，包括淋巴管、淋巴结、淋巴组织和淋巴器官，如脾等。淋巴系统收集多余的组织液作为淋巴液。淋巴细胞（lymphocyte）经过一个或几个淋巴结后进入较大的淋巴管和淋巴干，淋巴干再汇合成右淋巴导管和胸导管，右淋巴导管收集身体右上 1/4 的淋巴（右半头颈部、右上肢和胸部及右侧胸廓），胸导管起自腹部的乳糜池，沿胸椎上行，进入左颈内静脉和左锁骨下静脉的汇合处左静脉角，收集身体其他部分的淋巴。淋巴是指淋巴管内运输的组织液，通常为清亮的水样液体，与血浆的成分相似。淋巴的主要功能有引流组织液到静脉系统，吸收和运输脂类，参与机体防御机制。

【淋巴管炎、淋巴结炎和淋巴水肿】淋巴管炎和淋巴结炎分别是指淋巴管和淋巴结的炎症，当炎症细

胞通过淋巴组织扩散时常发生上述疾病。机体某一部分的淋巴引流不畅可能会导致淋巴水肿和组织间液的积聚。例如手术取出腋窝中的癌细胞转移的淋巴结后,上肢可能会出现淋巴水肿。癌变时,紧密的癌细胞团可能扩散至淋巴管形成小的细胞栓,阻断淋巴引流并进一步侵入局部淋巴结,通过这种方式,癌细胞可以通过淋巴系统转移至其他的组织和各器官。

第二节 呼 吸 系 统

呼吸系统(respiratory system)由呼吸道和肺组成(图 2-8)。呼吸道包括鼻、咽、喉、气管和各级支气管。临床上常将鼻、咽、喉合称为上呼吸道,气管和各级支气管合称为下呼吸道。肺由实质组织和间质组织组成,前者包括支气管树和肺泡,后者包括结缔组织、血管、淋巴管和神经等。呼吸系统的主要功能是进行气体交换,此外还有发音、嗅觉以及内分泌功能等。

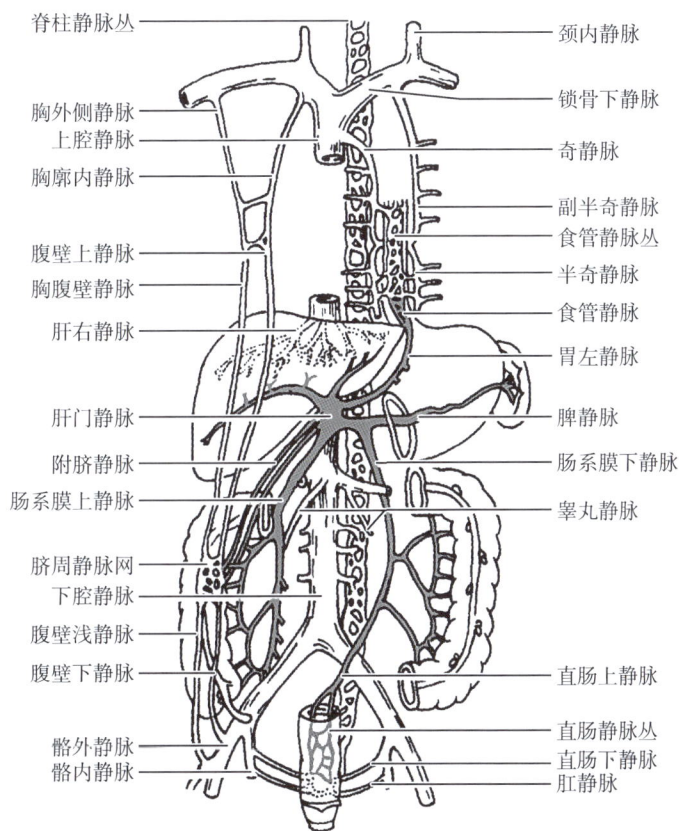

图 2-8 呼吸系统全貌

一、呼吸道

(一)上呼吸道

1. 鼻 包括外鼻、鼻腔和鼻旁窦。鼻是呼吸道的起始部和嗅觉器官。

(1)外鼻:以鼻骨和鼻软骨为支架,外被皮肤,内覆黏膜。骨部的皮肤薄而松弛;软骨部的皮肤厚而富有皮脂腺和汗腺,痤疮、酒渣鼻和疖肿好发于此。外鼻自上而下由鼻根、鼻背和鼻尖组成。鼻尖向两侧扩大为鼻翼。鼻翼向下外侧至口角的浅沟,称鼻唇沟。

(2)鼻腔：由骨和软骨及其表面被覆的黏膜和皮肤围成。被鼻中隔分为左、右两半,向前经鼻孔通外界,向后经鼻后孔通鼻咽。每侧鼻腔以鼻阈为界,分为鼻前庭和固有鼻腔。

【鼻中隔偏曲】常见原因是青春期或成年时受外伤所致,也可见于产伤。严重偏曲鼻中隔与鼻腔侧壁接触,若影响呼吸需要手术治疗。鼻中隔偏曲也是鼻出血的常见原因之一。

1)鼻前庭：内壁被覆皮肤,生有鼻毛,可滤过、净化空气;皮肤富有皮脂腺和汗腺,故为疖肿的好发部位。

2)固有鼻腔：内侧壁即鼻中隔,由筛骨垂直板、犁骨和鼻中隔软骨被覆黏膜组成,常偏向一侧;其前下部血管丰富且位置表浅,为易出血区,约90%的鼻出血发生于此。外侧壁上有上、中、下鼻甲及各自下方的相应鼻道,其中上鼻甲后上方与蝶骨体之间的凹陷为蝶筛隐窝,下鼻道的前上部有鼻泪管开口。顶壁由筛板为支架,邻接颅前窝,底壁即口腔的顶。

【鼻炎】上呼吸道感染及过敏反应(如花粉症)时,鼻腔黏膜肿胀、发炎。鼻黏膜血流丰富,鼻炎时容易肿胀。鼻腔感染可扩散到鼻咽腔和咽后软组织、鼻旁窦、泪器和结膜;还可透过筛板扩散到颅前窝;或经咽鼓管扩散到中耳。

【鼻出血】鼻黏膜血供丰富,易发生鼻出血。最常见的原因是外伤,出血部位主要是鼻中隔的前2/3部分,鼻出血还与感染及高血压有关。鼻腔动脉损伤常会导致喷射性出血,挖鼻孔会撕破鼻前庭的静脉,导致轻度鼻出血。

(3)鼻旁窦：又称副鼻窦。为鼻腔周围含气颅骨的内腔,衬黏膜,可温暖、湿润空气并对发音产生共鸣。鼻旁窦共4对,即额窦、筛窦、蝶窦和上颌窦。额窦位于眉弓深面,开口于中鼻道前部;筛窦位于筛骨迷路内,其中前、中群窦开口于中鼻道,后群开口于上鼻道;蝶窦位于蝶骨体内,开口于蝶筛隐窝;上颌窦位于上颌骨体内,开口于中鼻道。

【鼻窦炎】鼻腔和鼻旁窦通过窦口交通,鼻腔的炎症可向鼻旁窦扩散,导致鼻旁窦黏膜肿胀和局部疼痛,肿胀的黏膜可阻塞一个或多个鼻窦口。如果几个鼻窦同时感染,称为全窦炎。

【上颌窦感染】上颌窦开口于窦内侧壁,位置较高,不利引流,最易被感染。上颌窦黏膜充血常阻塞上颌窦口,上颌窦口位置较高,直立时,上颌窦口插管也可更好的引流。只有窦内积液蓄满时才可引流。而且上颌窦口位于鼻腔内侧壁(左、右窦口相对),头倾斜时,位于高处的上颌窦口才可引流。通过鼻孔经上颌窦口插管也可更好的引流。

【牙与上颌窦的关系】来自上颌神经的上牙槽神经支配上颌的牙齿及上颌窦黏膜,上颌窦黏膜感染常伴有磨牙痛,上颌窦底骨质较薄时更为明显。故上颌窦与牙的炎症或肿瘤可互相累及。

2. 咽(pharynx) 是呼吸道与消化管的共同通道,为前后稍扁的漏斗形肌性管道,位于第1~6颈椎前方,上起自颅底,下至第6颈椎下缘或环状软骨高度移行为食管;前壁不完整,自上而下分别与鼻腔、口腔和喉腔相通(图2-9)。咽以腭帆游离缘和会厌上缘平面为界,分为鼻咽、口咽和喉咽。

(1)鼻咽(nasopharynx)：介于颅底与腭帆游离缘平面之间,向前经鼻后孔通鼻腔。在其侧壁上,咽鼓管咽口位于下鼻甲后方约1cm处,借咽鼓管通鼓室;该口的前、上、后方的弧形隆起为咽鼓管圆枕,是寻找咽鼓管咽口的标志;咽隐窝为咽鼓管圆枕后上方的深窝,是鼻咽癌的好发部位。

(2)口咽(oropharynx)：介于腭帆游离缘与会厌上缘平面之间,向前经咽峡通口腔。其前壁主要为舌根后部,借舌会厌正中襞与会厌相连;该襞两侧的深窝为会厌谷,是异物易停留处。口咽部侧壁的扁桃体窝内容纳腭扁桃体,其与鼻咽上壁后部内的咽扁桃体、咽鼓管咽口附近黏膜内的咽鼓管扁桃体和舌根背面黏膜内的舌扁桃体共同构成咽淋巴环,对呼吸道和消化管具有防御功能。

【腺样体炎】咽扁桃体的炎症,阻碍空气自鼻腔经后鼻孔向鼻咽运送,导致张口呼吸。肿大的咽扁桃体感染可蔓延至咽鼓管扁桃体,引起咽鼓管膨胀和关闭。鼻腔和咽鼓管的堵塞可能会导致听力下降。如鼻咽部的感染扩散至中耳,可导致中耳炎,引起暂时性或永久性听力丧失。

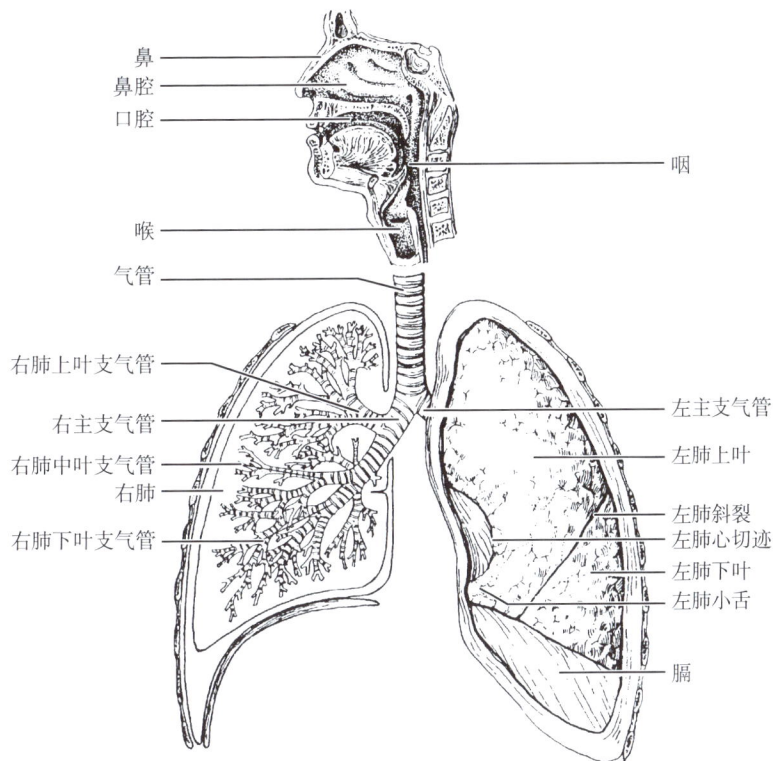

图 2-9 头颈部正中矢状切面

（3）喉咽（laryngopharynx）：介于会厌上缘与第 6 颈椎体下缘平面之间，向前经喉口通喉腔，向下续为食管。梨状隐窝为喉口两侧的深窝，是异物（如鱼刺等）常滞留之处（图 2-10）。

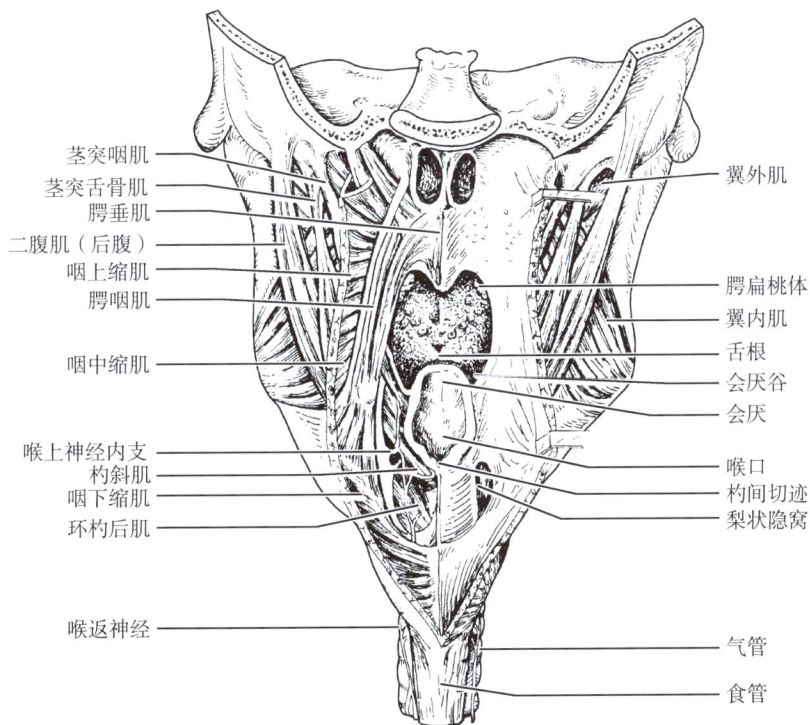

图 2-10　咽腔（切开咽后壁）

3. 喉（larynx） 是呼吸的管道和发音器官。主要由喉软骨和喉肌构成,位于第 3~6 颈椎前方,上起自会厌上缘,下至环状软骨下缘续为气管。喉可随吞咽和发音而上下移动。

(1)喉软骨及其连接:喉软骨构成喉的支架,包括甲状软骨、环状软骨、会厌软骨和成对的杓状软骨(图 2-11)。其中环状软骨是喉和气管内唯一完整的软骨环,可维持呼吸道通畅,损伤后可致喉狭窄。

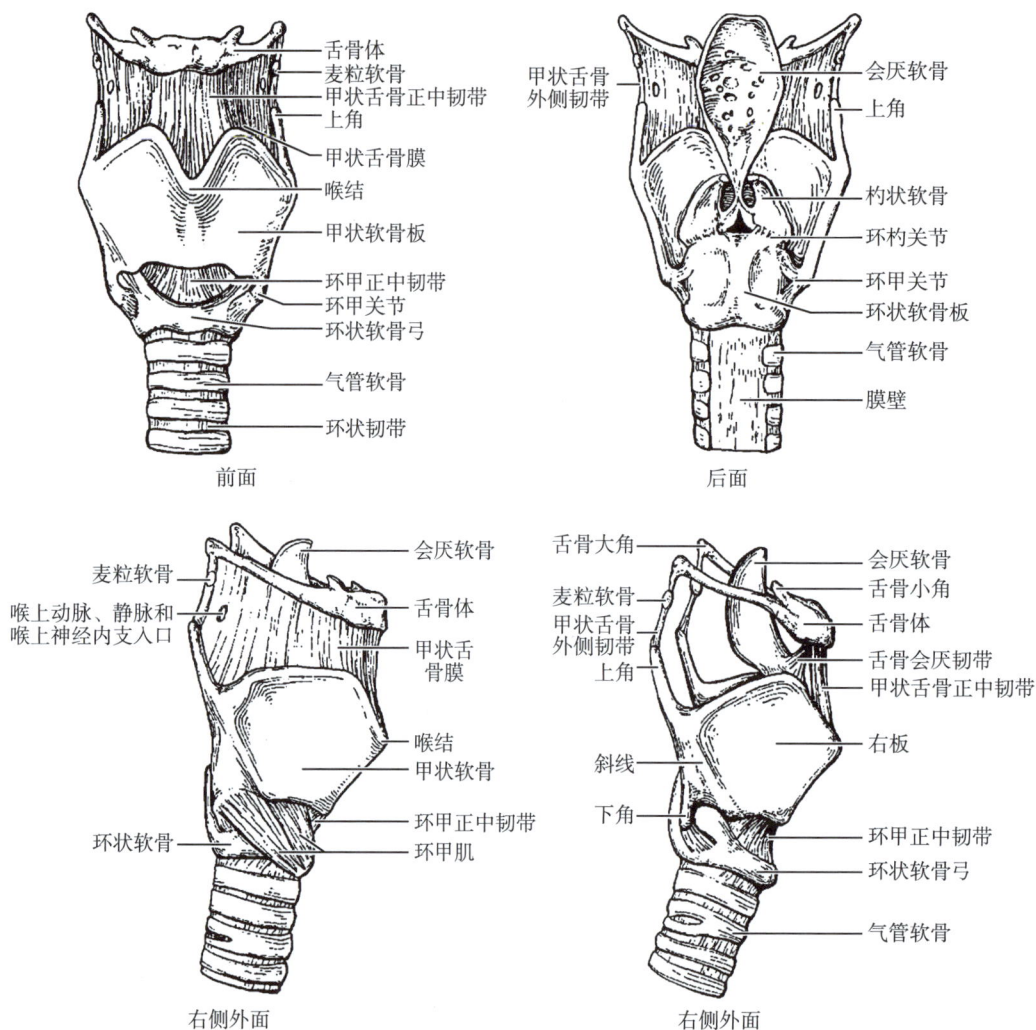

图 2-11　喉的连接

喉的连接位于喉软骨之间以及与舌骨、气管和喉之间,主要有甲状舌骨膜、环甲关节、环杓关节、方形膜、弹性圆锥和环状软骨气管韧带等。其中弹性圆锥上缘游离增厚为声韧带,长于甲状软骨与杓状软骨声带突之间;前部正中增厚的部分为环甲正中韧带,急性喉阻塞时可在此处穿刺或切开以建立暂时性通气道,须注意勿伤及环甲动脉吻合弓。

(2)喉肌:为骨骼肌。是发音的呼吸器官。运动时可作用于喉的连接以紧张或松弛声带、开大或缩小声门并缩小喉口。喉肌按部位可分为内、外两群,按功能可分为声门开大肌和声门括约肌,主要有环甲肌、环杓后肌、环杓侧肌、甲杓肌和杓肌等。其中环甲肌由喉上神经外支支配,其余均受喉返神经支配。

【喉神经损伤】喉返神经的终末支喉下神经支配声襞,该神经损伤可导致声襞瘫痪。由于瘫痪侧的声襞不能靠近健侧的声襞,就导致发声障碍。当双侧声襞瘫痪时,由于声襞不能内收,则出现失声。喉上神经损伤会引起喉上黏膜的麻痹,其结果是防止异物进入喉部的保护结构不能发挥作用,异物很容易入喉。

(3)喉腔:向上经喉口通喉咽,向下连气管。喉口朝向后上方,由会厌上缘、杓状会厌襞和杓间切迹围成。喉腔侧壁上有两对黏膜皱襞,即上方的前庭襞和下方的声襞,从而将喉腔自上而下分为喉前庭、喉中间腔和声门下腔三部分。声门下腔黏膜下组织疏松,炎症时易引起喉水肿,在婴幼儿更易发生急性喉水肿而致喉阻塞,引起呼吸困难。

两侧声襞及杓状软骨底和声带突之间为声门裂,是喉腔最狭窄处,分为前 2/3 的膜间部和后 1/3 的软骨间部。声带由声韧带、声带肌和喉黏膜构成,与声门裂合称为声门。

【异物吸入及救治】口腔异物偶尔会经喉口吸入到喉前庭,停留到喉部,常引起剧烈咳嗽,以排除异物,如果咳不出异物,则会停留在声门裂导致窒息。由于肺内仍含有空气,对腹部的突然挤压可迫使膈肌上提,增加胸腔内压,肺内空气经气管压迫到喉,使落入的异物或食物排出喉部。在用海姆立克手法(Heimlich maneuver)急救时,急救人员常在膈下猛击腹部以排除喉内异物,步骤是首先握紧拳头,使掌的底部朝内,放在患者的肚脐及胸骨剑突之间的腹部,另一只手握紧此拳,向内上方猛力挤压腹部,使膈肌上提,造成人工咳嗽,常可将异物排出。有时需要多次挤压腹部才可。如果仍不能排出异物则常需进行环甲膜穿刺术或气管切开术。

(二)下呼吸道

1. 气管(trachea) 在食管前方,上接喉,下至胸骨角平面分为左、右主支气管。分叉处称气管杈,此处内面有半月状的气管隆嵴,略偏向左侧,是支气管镜检查时的重要标志。气管由 14~17 个 C 形透明软骨环、平滑肌和结缔组织构成;弹性纤维和平滑肌组成膜壁,封闭气管软骨环后壁缺口。

【气管切开术】对于伴有上呼吸道阻塞或呼吸衰竭(respiratory failure,RF)的患者,通过颈部皮肤和气管前壁做横切口建立人工气道的过程称为气管切开术。操作时,将舌骨下肌群向外侧拉开,将甲状腺峡部分开或向上翻起,在第 1 和第 2 气管软骨环之间或经第 2~4 气管软骨环做一切口,然后将气管套管置入气管内并固定在颈部。

2. 支气管(bronchi) 为气管分出的各级分支,其中一级分支即左、右主支气管。左主支气管细长而斜行,右主支气管短粗而直行,故气管异物易坠入右主支气管。主支气管在肺门处分为肺叶支气管,继而再分为肺段支气管。支气管在肺内反复分支,其形如树,故称为支气管树,最终连于肺泡。

二、肺

(一)位置与形态

1. 位置 肺在胸腔内,位于膈的上方、纵隔两侧,借肺根和肺韧带连于纵隔。

2. 形态 肺呈圆锥形,左肺狭长,借斜裂分为上、下两叶;右肺宽短,以斜裂和水平裂分为上、中、下 3 叶。肺尖钝圆,经胸廓上口突入颈根部,超出锁骨内侧 1/3 段 1~4cm。肺底凹向上方,与膈穹窿一致。肺的内侧面毗邻纵隔,又称纵隔面,其中央的椭圆形凹陷即肺门(第一肺门),有主支气管、血管、淋巴管和神经等出入,这些结构由结缔组织包裹,称肺根。肺根内诸结构的排列自前向后依次为上肺静脉、肺动脉、主支气管和下肺静脉;自上而下左肺根内依次为肺动脉、主支气管、上肺静脉和下肺静脉,右肺根内依次为上叶支气管、肺动脉、中、下叶支气管、上肺静脉和下肺静脉。各肺叶支气管和肺血管的分支或属支等结构出入肺叶的部位称第二肺门。

肺呈海绵状,质软而轻,富有弹性;在幼儿呈淡红色,随年龄增长,因空气尘埃沉积,颜色逐渐变为灰暗或蓝黑色,吸烟者尤甚。

3. 胸膜 由连续性浆液性的两层膜组成的胸膜囊覆盖并包围每侧的肺。胸膜的组成为脏胸膜(肺胸膜)、壁胸膜、肋胸膜、纵隔胸膜、膈胸膜和颈胸膜。脏胸膜和壁胸膜在肺门处相连续,二者之间潜在的腔隙为胸膜腔。

【气胸、胸腔积液及血胸】由于壁胸膜的贯通伤或肺的破裂,如枪弹伤、肋骨骨折等,空气进入胸膜腔造成肺萎陷,称为气胸。由于胸膜的大量渗出,如胸膜炎等,大量液体积聚在胸膜腔内,称为胸腔积液。胸部创伤,肺撕裂导致的肋间血管损伤,血液也可能进入胸膜腔,称为血胸。

(二) 支气管肺段

支气管肺段简称肺段,是每一肺段支气管及其分支分布区的全部肺组织的总称。呈圆锥形,尖朝向肺门,底朝向肺的表面。肺段构成肺的形态学和功能学的独立单位,也是临床上行肺段切除术的解剖学基础。通常左、右肺各有 10 个肺段,但有时因左肺出现共干肺段支气管,如尖段与后段、内侧底段与前底段支气管共干,此时左肺只有 8 个肺段(图 2-12)。

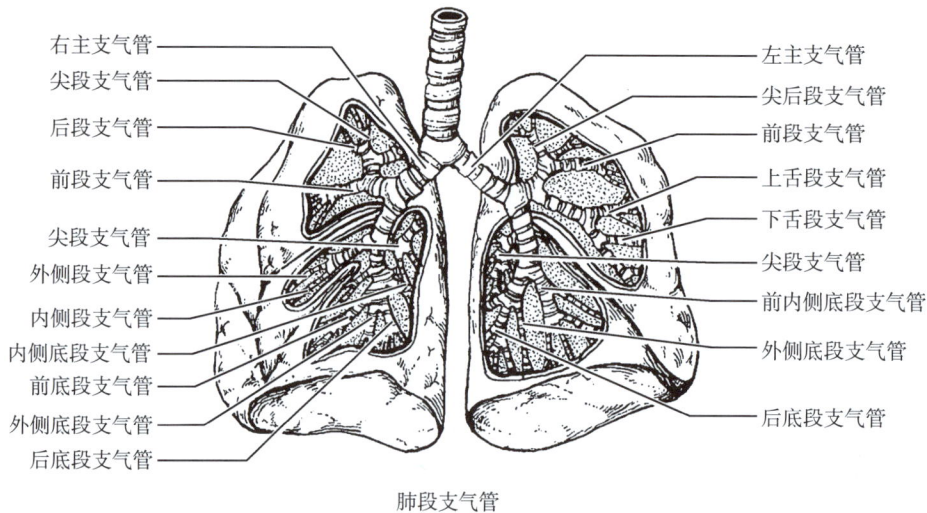

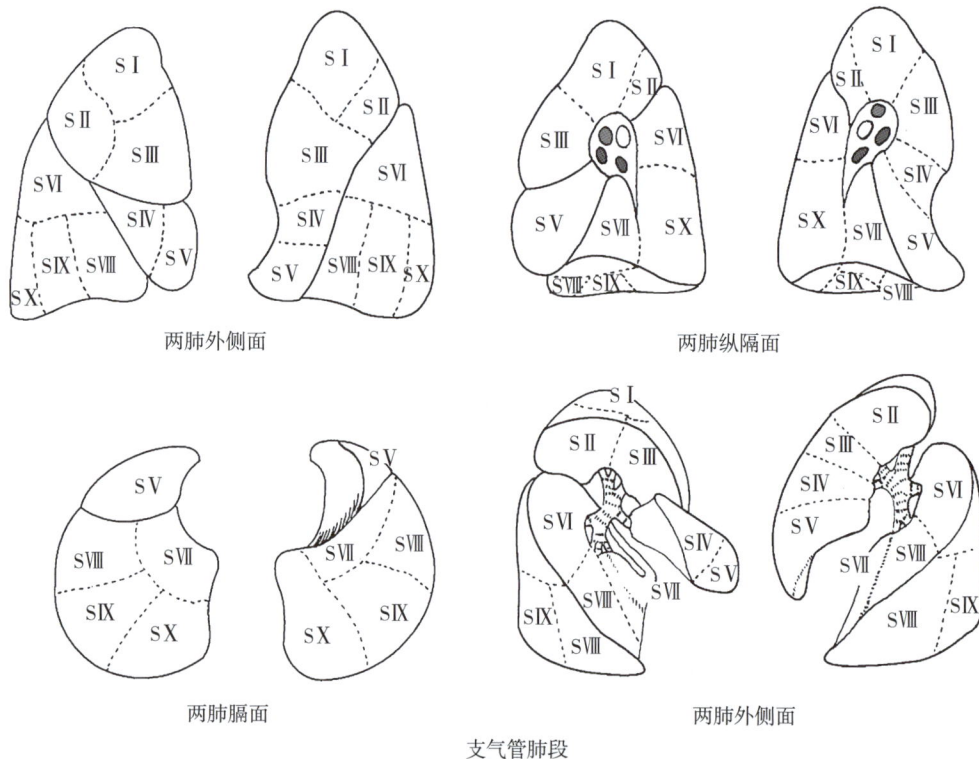

图 2-12 肺段支气管与支气管肺段

（三）肺实质的微细结构

自主支气管至肺泡约有 24 级分支，依次为肺叶支气管、肺段支气管、小支气管、细支气管、终末细支气管、呼吸性细支气管、肺泡管、肺泡囊和肺泡等。每一细支气管及其分支直至肺泡组成一个肺小叶，呈圆锥形，尖朝向肺门，底朝向肺的表面。50~80 个肺小叶组成 1 个肺叶。肺实质可分为 2 部，即肺叶支气管至终末细支气管的各级分支为导气部，呼吸性细支气管至肺泡的各级分支为呼吸部。细支气管和终末细支气管的壁内环行平滑肌增多，可在内脏神经的支配下舒缩而调节进入肺小叶的气流量，也是哮喘的发病部位。

（四）肺的血管、淋巴引流和神经

1. 血管　肺有 2 套血管系统。肺动、静脉为功能性血管，参与气体交换；支气管动、静脉为营养性血管，供给肺氧气和物质交换。肺动脉与支气管动脉的终末支间存在吻合，一般在支气管入肺后第 4~8 级分支处，共同分布于肺泡壁，从而使体循环与肺循环相交通。

2. 淋巴引流　浅淋巴管在脏胸膜深面，深淋巴管在各级支气管周围，其间吻合主要在肺门处，回流至支气管肺门淋巴结。肺泡壁无淋巴管。

3. 神经　由内脏神经支配。交感神经来自脊髓胸 2~5 节段侧角；副交感神经来自迷走神经，在肺根处形成肺丛，经肺根分布于肺。内脏感觉纤维分布于脏胸膜、肺泡及各级支气管黏膜，随迷走神经处至脑。

第三节　消 化 系 统

消化系统（alimentary system）由消化管和消化腺组成。消化管包括口腔、咽、食管、胃、小肠（十二指肠、空肠和回肠）和大肠（盲肠、阑尾、结肠、直肠和肛管）。临床上常将口腔至十二指肠这部分管道称为上消化道，空肠及以下部分称为下消化道。消化腺包括小消化腺和大消化腺，前者位于消化管壁内，分泌的消化液直接排入消化管腔内，如胃腺和肠腺等；后者位于消化管壁外，分泌的消化液经导管流入消化管腔内，如大唾液腺、肝和胰。消化系统的主要功能是摄取食物并消化、吸收，最终排除食物残渣。

一、消化管

（一）上消化道

1. 口腔（oral cavity）　是消化管起始部，前壁为上、下唇，侧壁为颊，上壁为腭，下壁为口腔底；向前经口裂通外界，向后经咽峡通口咽。口腔借上、下牙弓和牙龈分为前外侧的口腔前庭和后内侧的固有口腔，两者借第 3 磨牙后方的间隙相交通（图 2-13）。

（1）口唇：游离缘为皮肤与黏膜的移行部，称唇红，内含皮脂腺，是体表毛细血管最丰富的部位之一。人中是上唇外面中线处的纵行浅沟，为人类所特有。

（2）颊：上颌第 2 磨牙牙冠相对的颊黏膜上有腮腺管乳头，腮腺管即开口于此。

（3）腭：分前 2/3 的硬腭和后 1/3 的软腭。软腭后份斜向后下称腭帆。其后缘游离，中部有垂向下方的腭垂（又

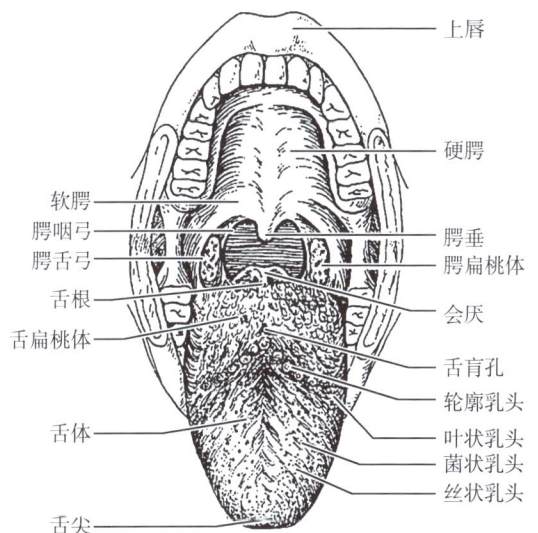

图 2-13　口腔及咽峡

称悬雍垂);自腭帆两侧各向下方分出两条黏膜皱襞,即前方的腭舌弓和后方的腭咽弓,两弓之间为容纳腭扁桃体的扁桃体窝。腭垂、腭帆游离缘、两侧的腭舌弓及舌根共同围成咽峡,是口腔和咽的分界。

【腭裂】腭裂伴或不伴唇裂,新生儿女性多见。腭裂可能只限于腭垂,使腭垂出现鱼尾样外观;或贯穿整个软腭、硬腭。伴唇裂的严重病例中,双侧上颌骨的牙槽突以及口唇均出现裂隙。腭裂的遗传学基础是外侧腭突内的间质细胞未能与对侧外侧腭突、鼻中隔以及正中腭突融合。

(4)牙:镶嵌于上、下颌骨的牙槽内,为人体内最坚硬的器官,具有咀嚼食物和协助发音等作用。人的一生中先后有两组牙发生。第1组为乳牙,6个月时开始萌出,到3岁左右出齐,共20个;第2组为恒牙,6岁左右开始逐渐替代乳牙,到14岁左右出齐(第3磨牙除外),全部出齐共32个。牙根据其形状和功能可分切牙、尖牙和磨牙3种。后者在恒牙又分为磨牙和前磨牙。牙在外形上分为牙冠、牙颈和牙根三部分。牙冠暴露于口腔,牙根嵌于牙槽内,两者之间的部分为牙颈。牙的内腔称牙腔或髓腔,容纳牙髓,可分为牙冠和牙颈内的牙冠腔以及牙根内的牙根管,后者开口于牙根尖端的牙根尖孔。牙由牙质、牙釉质、牙骨质和牙髓组成。牙周组织包括牙周膜、牙槽骨和牙龈。

【牙龈炎】牙和牙龈缝隙间残存的食物以及细菌常导致牙龈感染、红肿,即为牙龈炎。若不治疗,炎症会扩散向包括牙槽骨在内的支持组织,形成牙周炎,即牙槽骨、牙周膜和牙根周围组织的炎症和损伤,牙周炎形成的牙槽脓肿可从口腔引流。

【牙髓炎及牙周脓肿】龋齿未经治疗可慢慢侵蚀牙髓腔,深部龋齿侵袭牙髓腔常刺激牙髓引起感染、疼痛,称作牙髓炎。由于牙髓腔体积固定,肿胀的牙髓组织常引起剧烈疼痛,若未作处理,肿胀组织挤压根管内的小血管导致坏死,感染组织通过根尖孔进入牙周组织,牙髓腔感染常波及牙周膜,损伤牙周膜以及牙槽孔周围骨质。感染通过根管扩散到牙槽骨,形成脓肿,牙槽脓肿使周围软组织肿胀(牙龈肿胀)。上颌磨牙周围脓肿内的脓液可进入鼻腔或上颌窦,因此,牙髓腔感染可导致鼻窦炎,鼻窦炎也可刺激进入牙的神经,引起牙痛。上颌尖牙周围脓肿常渗透到内侧眼角正下方的面区,引起的组织肿胀常阻碍内眦静脉回流,使感染组织进入眼上静脉,进而回流入海绵窦。

(5)舌:邻近口腔底,由骨骼肌被覆黏膜构成。有协助咀嚼和吞咽食物、感受味觉、辅助发音等功能。舌分为前2/3的舌体和后1/3的舌根,二者间以V形界沟为界。舌体背面黏膜呈淡红色,表面许多小突起合称为舌乳头,包括丝状乳头、菌状乳头、轮廓乳头和叶状乳头4种。其中丝状乳头仅具一般感觉;后3种以及软腭、会厌等处的黏膜上皮含有味觉感受器,即味蕾。舌根背面黏膜内有舌扁桃体。舌下面的正中线处有舌系带连于口腔底前部,舌系带根部两侧的黏膜隆起称舌下阜,舌下襞为舌下阜向后外侧延续的带状黏膜皱襞。舌肌为骨骼肌,分舌内肌和舌外肌。前者起、止点均在舌内,收缩时可改变舌的形态;后者起自舌周围各骨,止于舌内,收缩时可改变舌的位置,如颏舌肌和舌骨舌肌等。

【舌系带切断术】舌系带过度肥大可限制舌的运动并影响语言功能;舌系带过短则很少影响进食或语言功能。特殊情况下,为保证婴儿正常的语言功能,可对婴儿行舌系带切断术。

2. 咽 见呼吸系统。

3. 食管(esophagus) 为前后扁平的肌性管道,上端在第6颈椎体下缘高度续于咽,下端在第11胸椎体高度连于胃,全长约25cm。食管有3处生理性狭窄,为食管异物易滞留和食管癌(esophageal cancer)的好发部位。第一狭窄为食管起始处,平第6颈椎体下缘,距中切牙约15cm;第二狭窄为食管在左主支气管后方与其交叉处,平第4、5胸椎体之间,距中切牙约25cm;第三狭窄为食管穿过膈肌食管裂孔处,平第10胸椎体,距中切牙约40cm。

4. 胃(stomach) 是消化管中最膨大的部分。上口为贲门,接食管;下口为幽门,续十二指肠;容量约1 500mL。胃具有容纳食物、分泌胃液和内分泌等功能。胃的位置与形态常因体型、体位和充盈程度等不同而有较大变化。胃在中等程度充盈时,大部分位于左季肋区,小部分位于腹上区;但贲门和幽门的位置较恒定,分别位于第 11 胸椎体左侧和第 1 腰椎体右侧。胃可分为贲门部、胃底、胃体和幽门部四部分。贲门部位于贲门附近;胃底位于贲门平面以上,内含吞咽时进入的空气约 50mL,在临床上也称胃穹窿或胃泡;胃体位于胃底以下至角切迹之间;幽门部位于幽门附近,可借大弯侧的中间沟分为右侧的幽门管和左侧的幽门窦,胃溃疡(gastric ulcer,GU)和胃癌(gastric cancer)多发生于幽门窦近胃小弯处。

5. 十二指肠(duodenum) 为小肠中长度最短、管径最大、位置最深且最为固定的部分。全长约 25cm,呈 C 形包绕胰头,可分为上部、降部、水平部和升部四部分。上部近侧与幽门相接的十二指肠球长约 2.5cm,腔面光滑平坦,是溃疡及穿孔的好发部位。降部中份的后内侧壁上有一纵行皱襞,称十二指肠纵襞,其下端有十二指肠大乳头,是肝胰壶腹(又称 Vater 壶腹)的开口处,距中切牙约 75cm;大乳头近侧 1~2cm 处有时可见十二指肠小乳头,是副胰管的开口处。水平部又称下部,位于腹主动脉与肠系膜上血管之间,在某些情况下,肠系膜上动脉可压迫该部引起十二指肠梗阻。升部与空肠的转折处为十二指肠空肠曲,其上后壁被十二指肠悬肌固定于右膈脚上。十二指肠悬肌和包绕其下段表面的腹膜皱襞共同构成十二指肠悬韧带(又称 Treitz 韧带),是腹部手术时确认空肠起始的重要标志。

【十二指肠溃疡】十二指肠溃疡(duodenal ulcer,DU)绝大多数(约 95%)发生于十二指肠上部(第 1 段)的后壁。偶尔溃疡会穿孔,导致内容物进入腹膜腔引起腹膜炎。由于十二指肠上部与肝及胆囊的关系十分密切,故其中任何一个器官都会由于十二指肠溃疡而与其粘连并形成溃疡。十二指肠溃疡引起的位于十二指肠上部后面的胃十二指肠动脉的破溃会导致腹膜腔内大量出血和腹膜炎。

(二) 下消化道

1. 空肠和回肠 上端起自十二指肠空肠曲,下端接盲肠,在腹腔内迂曲盘旋形成小肠袢,被肠系膜悬系于腹后壁,合称为系膜小肠。空、回肠的形态结构不完全一致,但变化是逐渐发生的,两者间无明显界限。一般将近侧 2/5 段称为空肠,位于左腰区和脐区;远侧 3/5 段称为回肠,位于脐区、右髂区和盆腔内。肠壁内有孤立和集合淋巴滤泡,前者分散存在,后者常位于回肠下部。肠伤寒的病变发生于集合淋巴滤泡,可并发肠穿孔或肠出血。

2. 大肠 围绕在空、回肠周围,可分为盲肠、阑尾、结肠、直肠和肛管五部分,全长约 1.5m。大肠的主要功能是吸收水分、无机盐和维生素,并将食物残渣形成粪便排出体外。除阑尾、直肠和肛管外,结肠和盲肠具有结肠带、结肠袋、肠脂垂 3 种特征性结构,是腹部手术时区别大、小肠的标志。

(1)盲肠和阑尾:临床上常将盲肠、阑尾和回肠末端合称为回盲部。因盲肠管径较回肠粗,且二者间以"端侧"形式相连,成角约 90º,故易形成肠套叠,以小儿多见。

盲肠是大肠的起始部,位于右髂窝内,为腹膜内位器官。其体表投影位于腹股沟韧带外侧半的上方。回盲口为回肠末端向盲肠的开口,此处有上、下两片半月形的回盲瓣,可控制小肠内容物进入盲肠的速度,使食物在小肠内充分消化吸收,并可阻止大肠内容物逆流至小肠。

阑尾常与盲肠一起位于右髂窝内,是肠管的盲囊样憩室,长约 6~10cm,从回盲肠连接处的下方的回肠后内侧壁向外突出,有一个短的三角形的阑尾系膜。阑尾的解剖位置决定了阑尾感染时产生的症状和发生肌痉挛及肌紧张的部位。阑尾的根部开口于回盲口后下方约 2cm 处,体表投影点常在脐与右髂前上棘连线的中、外 1/3 交点处,即麦氏点(McBurney point);有时在两侧髂前上棘连线的中、右 1/3 交点处,即兰氏点(Lanz point)。因 3 条结肠带汇聚于阑尾根部,故临床上阑尾手术时,可沿结肠带向下追踪,这是寻找阑尾的可靠方法。

(2)结肠:呈 M 形围绕在空、回肠周围,可分为升结肠、横结肠、降结肠和乙状结肠四部。升、降结肠均无系膜,活动度甚小,属腹膜间位器官;横结肠和乙状结肠借相应系膜连于腹后壁或盆腔左后壁,活动度较大,属腹膜内位器官。

(3)直肠和肛管:在第 3 骶椎前方起自乙状结肠,沿骶、尾骨前面下行,终于肛门。直肠和肛管的分界一直存有分歧。从组织结构和胚胎发生角度,以齿状线作为分界标志,肛管为齿状线以下至肛门的一段,长约2cm;从形态与功能角度,以直肠穿过盆膈处作为分界标志,肛管为自盆膈至肛门的一段,长约4cm,为肛提肌和肛门括约肌所包绕。全国自然科学名词审定委员会公布的《人体解剖学名词》(1991)采用的是后一种分法,并将肛管从直肠中独立出来。

直肠在矢状面上有两个弯曲,即上方的骶曲和下方的会阴曲,分别距肛门7~9cm和3~5cm;在冠状面上有3个弯曲,但不恒定。直肠内面有3个直肠横襞,分别距肛门11cm、7cm、5cm。临床上行直肠镜或乙状结肠镜检查时,必须注意这些结构特点;中直肠横襞位置恒定,相当于直肠前壁腹膜反折处,是检查时确定肿瘤与腹膜腔位置关系的标志。

肛管被括约肌包绕,平时处于收缩状态,可控制排便。肛门内括约肌由肠壁环形平滑肌增厚形成,仅可协助排便,环绕肛管上3/4段,白线为其下界标志;肛门外括约肌为骨骼肌,受意识支配,有较强的控制排便功能,按部位分为皮下部、浅部和深部。齿状线上、下的肠管在胚胎发生、覆盖上皮以及动、静脉、淋巴和神经等均不相同。

【直肠检查】与直肠前下部毗邻的许多结构都可以通过直肠指诊检查(如男性的前列腺和精囊,女性的子宫颈)。骶骨和尾骨的骨性标志,以及坐骨棘和坐骨结节在男女均可触及。髂内淋巴结肿大、输尿管病理性增厚、坐骨肛门窝饱满(如坐骨肛门窝脓肿、男性直肠膀胱陷凹或女性直肠子宫陷凹的积液)也可以触及。如果发炎的阑尾坠入小骨盆(直肠旁窝),则可通过直肠检查到压痛。直肠镜可以检查直肠的内部情况,并可对病变部位进行活检,直肠横襞虽可作为检查的标志,但也会暂时阻碍直肠镜的通过。

二、消化腺

(一) 唾液腺

唾液腺(salivary glands)位于口腔周围,可分泌唾液并排向口腔。唾液腺分大、小两类,大唾液腺有腮腺、下颌下腺和舌下腺3对;小唾液腺位于口腔各部黏膜内,如唇腺、颊腺和腭腺等。

1. 腮腺　最大,形状不规则。其浅部位于耳郭前下方,上达颧弓,下至下颌角;深部位于下颌支与胸锁乳突肌间的下颌后窝内。腮腺管自腮腺浅部前缘发出,在颧弓下一横指处向前横越咬肌表面,至咬肌前缘处向内侧斜穿颊肌,开口于颊黏膜上的腮腺管乳头。

【腮腺感染】腮腺可通过血流受到感染而发生腮腺炎。腮腺感染可引起腮腺炎症和肿胀。由于腮腺鞘限制腮腺肿胀,疼痛剧烈。增大的腺体包绕下颌支的后缘,张口时被压向颞骨乳突,所以通常在咀嚼时疼痛加剧。腮腺炎病毒也可以引起腮腺管发炎,造成腮腺乳头(标志颊黏膜内通向口腔的腮腺管开口的小的乳头状突起)发红。腮腺炎引起的痛可能被误认为牙痛,腮腺乳头发红通常是腺体疾病(而不是牙疾)的早期症状。由于耳颞神经不仅发出感觉纤维到腮腺,而且发出感觉纤维到达颞窝和耳郭的皮肤,故腮腺疾病经常引起耳郭、外耳道、颞区和颞下颌关节疼痛。

2. 下颌下腺　呈扁椭圆形,位于下颌下三角内。导管发自腺体内侧面,沿口腔底黏膜深面前行,开口于舌下阜。

3. 舌下腺　最小,位于口腔底、舌下襞深面。导管有大、小两种,大管有1条,与下颌下腺管共同开口于舌下阜;小管有5~15条,直接开口于舌下襞表面。

(二) 肝

肝是最大的消化腺。质软而脆,外力冲击时易破裂而致大出血。血液供应极为丰富,有肝动脉和肝门静脉双重来源。肝的主要功能是参与机体物质代谢、分泌胆汁、吞噬和防御以及在胚胎时期造血等。

1. 位置与形态　肝大部分位于右季肋区和腹上区,小部分位于左季肋区。其上界与膈穹窿一致;下界在右侧与肋弓一致,中部超出剑突下约3cm,左侧被肋弓掩盖。呼吸时,肝可随膈的运动而上下移动,其范围在平静呼吸时为 2~3cm。

肝呈不规则楔形。上面膨隆，又称膈面，有矢状位的镰状韧带附着；其后部为肝裸区，无腹膜覆盖。下面凹凸不平，又称脏面，中部有略呈 H 形的 3 条沟，其中左侧纵沟包括前部的肝圆韧带裂和后部的静脉韧带裂，右侧纵沟包括前部的胆囊窝和后部的腔静脉沟，横沟即肝门（第一肝门），有肝左、右管，肝固有动脉左、右支，肝门静脉左、右支和淋巴管、神经等出入，这些结构被结缔组织包绕构成肝蒂。第二肝门位于腔静脉沟上端，是肝左、中、右静脉出肝后注入下腔静脉处；第三肝门位于腔静脉沟下端，是肝右后下静脉和尾状叶静脉出肝后注入下腔静脉处。

肝在膈面借镰状韧带分为左、右两叶，在脏面借 H 形沟分为左叶、右叶、方叶和尾状叶。

2. 分叶与分段　肝内有 4 套管道，形成两个系统，即 Glisson 系统和肝静脉系统。肝门静脉、肝固有动脉和肝管的各级分支在肝内的走行、分支、配布基本一致，并由 Glisson 囊包裹，形成 Glisson 系统。Couinaud 根据 Glisson 系统在肝内的分布情况，将肝分为两半肝、五叶、八段。Glisson 系统位于肝叶和肝段内，肝静脉的各级属支行于肝段之间。门静脉常由肠系膜上静脉和脾静脉在胰颈的后方汇合而成，然后在下腔静脉的前方上行。

3. 肝外胆道系统　是指走出肝门之外的胆道系统，包括胆囊和输胆管道。这些管道与肝内管道一起将肝分泌的胆汁输送至十二指肠腔。

（1）胆囊（gallbladder）：呈梨形。位于肝下面的胆囊窝内，可贮存和浓缩胆汁。胆囊分底、体、颈、管四部，其中胆囊底的体表投影在右锁骨中线与肋弓交点附近；胆囊管与肝总管、肝的脏面围成胆囊三角（又称 Calot 三角），其内常有胆囊动脉通过（61.67%），故该三角是胆囊手术中寻找胆囊动脉的标志。

（2）输胆管道：包括肝左管、肝右管、肝总管和胆总管。其中胆总管在肝十二指肠韧带内下行于肝固有动脉右侧、肝门静脉前方，至十二指肠降部后内侧壁内与胰管汇合形成肝胰壶腹，开口于十二指肠大乳头。肝胰壶腹周围有括约肌包绕，调控胆汁进入十二指肠腔。

【胆结石嵌顿】肝胰壶腹的末端是胆总管最狭窄部分，也是胆结石常见的嵌塞部位。胆囊漏斗（又称 Hartmann 囊）是胆结石的另一个常见的嵌塞部位。胆结石也可滞留于肝管内。超声和计算机体层成像（computed tomography，CT）是定位胆结石常用的无损伤检查手段。胆结石也可能嵌顿在胆囊管内而引起胆绞痛（上腹部疼痛）。当胆囊松弛后，结石有可能返回胆囊。如果结石阻塞胆囊管，会引起胆汁积聚和胆囊扩张而发生胆囊炎。疼痛开始发生在上腹部，然后转移至第 9 肋软骨与腹直肌鞘外侧缘相交处的右季肋区。炎症可刺激膈肌引起后腹壁或右肩部疼痛。若胆汁不能从胆囊中排出，胆汁将进入血液导致黄疸。

（三）胰

胰（pancreas）是人体第二大消化腺。由外、内分泌部组成。外分泌部分泌胰液，可分解、消化营养物质；内分泌部即胰岛（见内分泌系统）。

1. 位置　横向位于腹上区和左季肋区，紧贴腹后壁。胰上缘约平脐上 10cm，下缘约平脐上 5cm。胰位置较深，前方有胃、横结肠和大网膜等遮盖，故病变时早期腹壁体征常不明显，从而增加了诊断的难度。

2. 分部　胰质地柔软，可分为头、颈、体、尾四部，各部间无明显界限。胰头为十二指肠呈 C 形包绕，其下部有向左后上方的钩突，后者与胰头、颈之间夹有肝门静脉起始部和肠系膜上血管；胰颈后方通过有肠系膜上静脉和肝门静脉起始部；胰体略呈三棱柱形，占胰的大部分；胰尾与脾血管一起位于脾肾韧带两层之间。

3. 胰管　在胰实质内走行与胰的长轴一致，开口于十二指肠大乳头。在胰头上部常可见副胰管，主要引流胰头前上部的胰液，开口于十二指肠小乳头。

【胰腺炎】胰管发生梗阻导致胰腺炎。胆汁从肝胰壶腹反流入胰管，也可能是发生胰腺炎的另一个原因。胰头肿胀（炎症所致）阻塞胰管而导致胰体和胰尾发炎。如果副胰管与主胰管相通，且开口于十二指肠,它就可以缓解由于主胰管的梗阻或肝胰壶腹括约肌痉挛而引起的胆汁反流。

三、腹膜和腹膜腔

(一) 腹膜

腹膜是连续的浆膜,半透明且光滑,衬于腹、盆腔内面和脏器的表面,由相互延续的两层构成:壁腹膜和脏腹膜。均由间皮组成,肠系膜及大小网膜均为两层腹膜延续而成。

1. 腹膜内位器官　这些器官几乎全部为腹膜所包被,如胃、脾等。

2. 腹膜外位或腹膜后位器官　这些器官位于腹膜腔外,即位于壁腹膜外或后部,器官仅有一部分被腹膜包被(常为一个面),如肾脏。

(二) 腹膜腔

位于腹腔内,与盆腔相连续,是腹膜壁层和脏层之间潜在的不含血管的腔隙,内无器官,仅含有少量的液体,该液体对腹膜起润滑作用,并可消除内脏器官相互移位时的摩擦,同时有利于消化器官的运动。男性的腹膜腔几乎完全封闭,女性则通过输卵管、子宫和阴道与外界相通,成为外界感染的潜在途径。

【腹水】在某些病理条件下,如腹膜炎和门静脉淤血时,可发生浆液的渗出和积聚,此时腹膜腔会因为含有数升异常液体即腹水而扩张。癌细胞广泛转移至腹部脏器是腹水中则含有癌细胞和被污染的血液。

【内脏牵涉痛】脏器痛如胃的疼痛可以是钝性痛,也可以是剧烈的疼痛,但是内脏痛很难定位。疼痛可向皮区放射,因为感受该皮区的脊神经节细胞也接受来自相应器官的内脏传入纤维。例如来自胃溃疡的内脏牵涉痛可放射至上腹部,这是因为胃的痛觉传入纤维经内脏大神经至 $T_7 \sim T_8$ 背根神经节和相应的脊髓节段。而上腹区皮肤也是由同一背根神经节和脊髓节段支配,因此产生错觉,好像疼痛来自上腹区皮肤。来自壁腹膜的疼痛属于躯体性疼痛,腹部一般较严重。其起源部位可以定位。定位此类疼痛的解剖学基础是壁腹膜内分布着由胸神经发出的躯体感觉神经,而内脏如阑尾则分布着由内脏小神经发出的内脏传入纤维。感染的壁腹膜对牵拉刺激很敏感。当手指施压于感染的腹前外侧壁时,壁腹膜受到牵拉,然后突然将手指移开,患者可感到剧烈的疼痛,此称为反跳痛。

第四节　泌尿生殖系统

泌尿生殖系统(urogenital system)由泌尿器官和生殖器官组成(图 2-14)。泌尿器官包括肾、输尿管、膀胱和尿道,主要功能是排出新陈代谢产生的废物和多余的水,维持机体内环境的平衡与稳定。生殖器有男、女之分,但均由内、外生殖器组成。内生殖器官包括生殖腺、生殖管道和附属腺,外生殖器以两性交接器官为主;生殖器官的主要功能是繁衍后代、形成并保持第二性征。

一、泌尿器官

在泌尿器官中,肾生成尿液,经输尿管输送至膀胱内储存,最后经尿道排出体外。肾还有内分泌功能,可产生促红细胞生成素(erythropoietin,EPO)、肾素和 1,25- 二羟胆钙化醇等重要活性物质。

(一) 肾

1. 位置　肾位于脊柱两侧、腹膜后隙内,属腹膜外位器官。左肾在第 11 胸椎体下缘至第 2~3 腰椎间盘之间,右肾在第 12 胸椎体上缘至第 3 腰椎体上缘之间;两侧肾门约在第 1 腰椎体平面,相当于第 9 肋软骨前端附近。肾区位于竖脊肌外侧缘与第 12 肋的夹角处,为肾门在腰背部的体表投影点。触压或叩击肾病患者此处可引起疼痛。

【肾下垂】由于肾筋膜前后两层在下方愈合不牢固，故不能很好地固定肾，所以肾脏会向下异常游走。当直立时，其下降可能超过 3cm。当肾脏向下游走时，肾上腺仍停留在原位置上，这是因为肾上腺位于独立的筋膜间隔内并且与膈紧密黏着。肾下垂与异位肾是有区别的：前者输尿管长度正常，但由于肾与膀胱的距离短，故松散地盘绕或扭转。输尿管扭转不会引起严重后果，但牵拉肾血管常会引起肾区的间歇性疼痛，平卧位疼痛可缓解。

2. 形态 形如蚕豆，上端宽薄，下端窄厚；前面凸向前外侧，后面紧贴腹后壁；外侧缘隆凸，内侧缘中部的凹陷，称肾门。有肾血管、淋巴管、神经和肾盂出入。这些结构为结缔组织包绕构成肾蒂，肾蒂主要结构由前向后依次为肾静脉、肾动脉和肾盂，从上而下依次为肾动脉、肾静脉和肾盂。肾门向肾内凹陷形成肾窦，容纳肾血管、肾小盏、肾大盏、肾盂和脂肪等。

3. 被膜 由内向外依次为纤维囊、脂肪囊和肾筋膜。纤维囊为薄层致密结缔组织膜，紧贴肾表面，正常情况下易被剥离；脂肪囊又称肾床，起弹性垫样作用，临床上肾囊封闭即是将药液注入囊内；肾筋膜分前、后两层，包被肾和肾上腺的周围。肾前、后筋膜之间为肾周间隙，内有肾上腺、肾、脂肪和营养肾周脂肪的肾包膜血管等。

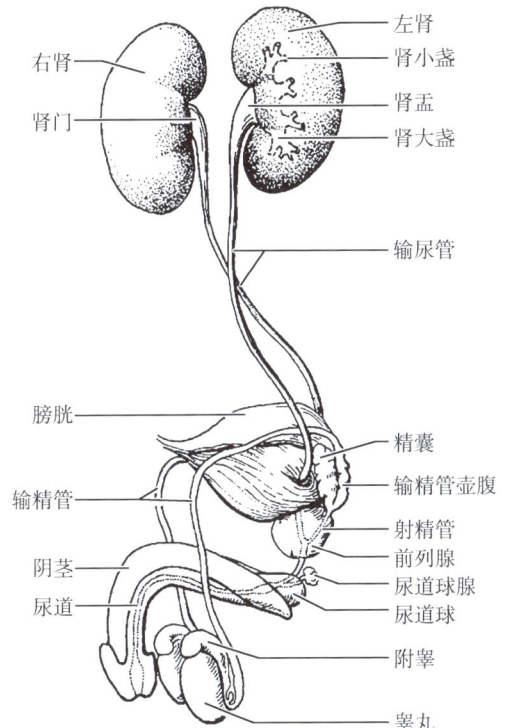

图 2-14 泌尿生殖系统全貌（男性）

4. 结构 肾实质分为浅层的肾皮质和深层的肾髓质。肾柱为肾皮质深入肾髓质的部分。肾髓质内有 15~20 个肾锥体，2~3 个肾锥体尖端合并成肾乳头，并突入肾小盏。肾小盏有 7~8 个，合成 2~3 个肾大盏，最后汇合成一个肾盂。在显微镜下，肾实质主要由肾单位和集合管组成。肾单位包括肾小体和肾小管，是尿液形成的结构和功能单位；集合管是收集、浓缩尿液的部位，开口于肾小盏。肾小管和集合管合称泌尿小管。

5. 血管 肾动脉在肾门处分前、后两支，再分为 5 支肾段动脉。每支肾段动脉分布到一定区域的肾实质构成肾段，包括上段、上前段、下前段、下段和后段。肾段间为血管分布和吻合支较少。肾内静脉无节段性，吻合丰富。

（二）输尿管

输尿管（ureter）在腹膜后方，于第 2 腰椎上缘水平起自肾盂末端，在腰大肌表面下行至小骨盆入口处，沿盆腔侧壁行至膀胱底斜穿入膀胱壁内。其全长可分为腹部、盆部和壁内部 3 部。输尿管全程有 3 处狭窄，即肾盂输尿管移行处，骨盆上口、跨越髂血管处，壁内部。这些狭窄是输尿管结石容易嵌顿部位。

【肾与输尿管先天性异常】分叉肾盂及分叉输尿管十分常见。分叉肾盂或输尿管可发生在单侧，也可发生在双侧，但都分别开口于膀胱。输尿管芽的不完全分裂形成分叉输尿管，完全分裂则形成多囊肾。一种罕见的异常是下腔静脉后输尿管，这种输尿管离开肾后，行于下腔静脉后方。在发生早期，两肾在骨盆内是在一起的。大约有 1/600 的肾胚，双侧肾的下端（上端很稀少）会发生融合，形成马蹄肾。马蹄肾可不产生任何症状，只有当肾和肾盂同时发生异常时，才引起肾积水。

（三）膀胱

膀胱（urinary bladder）是储存尿液的囊状肌性器官，形状、大小、位置和壁的厚度随尿液充盈程度而异。正常成人膀胱容量为 350~500mL,最大可达 800mL。

1. 位置与形态 膀胱前方为耻骨联合;后方为精囊、输精管壶腹和直肠(男)或子宫和阴道(女);下方邻接前列腺(男)或尿生殖膈(女)。膀胱在空虚时不超过耻骨联合上缘,充盈时可高出耻骨联合以上,此时可在耻骨联合上方行穿刺术,不会伤及腹膜和污染腹膜腔。膀胱空虚时呈三棱锥体形,分尖、体、底、颈四部,其间无明显界限。

2. 内面结构 膀胱内面被覆黏膜,膀胱壁收缩时,黏膜聚集成膀胱襞;而在膀胱底内面,两侧输尿管口与尿道内口间的膀胱三角因缺少黏膜下层,黏膜与肌层紧密相连,因此不论膀胱空虚或充盈时始终保持平滑。膀胱三角是肿瘤、结核和炎症的好发部位,膀胱镜检查时应特别注意。两侧输尿管口间横行的输尿管间襞是膀胱镜检查时寻找输尿管口的标志。

(四) 尿道

尿道(urethra)在男性兼具排尿、排精功能,在女性仅有排尿功能。

1. 男性尿道 起自膀胱的尿道内口,终于阴茎头的尿道外口,全长 16~22cm,管径平均 5~7mm。依其行程分为前列腺部、膜部和海绵体部。临床上常将前列腺部和膜部合称后尿道,海绵体部称前尿道。尿道在行径中粗细不一,有 3 个狭窄、3 个膨大和 2 个弯曲。3 个狭窄即尿道内口、尿道膜部和尿道外口;3 个膨大即前列腺部、尿道球部和尿道舟状窝;2 个弯曲即凸向下后方的耻骨下弯和凸向上前方的耻骨前弯。其中耻骨下弯是恒定的,而耻骨前弯在阴茎勃起或向上提起阴茎时可消失。了解上述男性尿道的特点对于导尿或膀胱镜检查等临床操作有重要意义。

【男性尿道损伤和尿外渗】骨盆骨折,特别是耻骨联合和耻骨前列腺韧带分离,常使尿道膜部断裂。这部分尿道断裂可导致尿液和血液向上和向腹膜外渗入前列腺和膀胱周围会阴深隙。尿道海绵体破裂后尿液外渗的位置通常是阴茎球。这类损伤常由会阴部受到强力打击("骑跨伤")引起,或者经尿道插入导管未能顺利通过阴茎球部尿道的角度(错误插入)。阴茎海绵体和尿道海绵体的断裂常导致尿液渗入会阴浅隙。尿液可能渗入阴囊和阴茎周围的疏松结缔组织,向上可渗入腹前下壁皮下组织的膜性层。

2. 女性尿道 起自膀胱的尿道内口,行向前下方,穿过尿生殖膈,开口于阴道前庭的尿道外口,长 3~5cm,直径约 6mm。女性尿道较男性短、宽且较直,故易引起逆行尿路感染(urinary tract infection,UTI)。

二、男性生殖器

(一) 内生殖器

1. 生殖腺 即睾丸。可产生精子和分泌雄激素。睾丸位于阴囊内,左右各一;呈微扁的椭圆形,表面光滑。睾丸表面被覆坚厚的白膜,其在睾丸后缘增厚并凸入睾丸内形成睾丸纵隔;后者发出许多睾丸小隔,将睾丸实质分为 100~200 个睾丸小叶。小叶内有 2~4 条生精小管,其上皮能产生精子;生精小管汇合成精直小管,进入睾丸纵隔后交织成睾丸网。由睾丸网发出 12~15 条睾丸输出小管,出睾丸后缘上部进入附睾。

睾丸和附睾的血液供应来自腹主动脉发出的睾丸动脉;静脉汇合成蔓状静脉丛,经精索入盆腔后汇合成睾丸静脉,左侧以直角注入左肾静脉,右侧以锐角注入下腔静脉。因解剖等因素,可发生精索静脉曲张,多见于左侧,严重时可致不育。

2. 输精管道 包括附睾、输精管、射精管和男性尿道。睾丸所产生的精子运至附睾内贮存,并进一步成熟,射精时经输精管、射精管和尿道排出体外。

(1)附睾:呈新月形。紧贴睾丸上端和后缘,分头、体、尾三部。附睾尾向上弯曲移行为输精管。精子暂时储存在附睾内,并由附睾提供营养以促进其进一步成熟。附睾为结核的好发部位。

(2)输精管:依其行程可分为睾丸部、精索部、腹股沟管部和盆部 4 部。其中精索部位于皮下,在睾丸上端与腹股沟管浅环之间,又称皮下部。输精管结扎术常在此进行。输精管经输尿管末端前方至膀胱底后面,在此两侧输精管逐渐靠近,并膨大形成输精管壶腹,后者末端变细,与同侧精囊的排泄管汇合成射精管。

(3)射精管:由输精管末端与精囊排泄管汇合而成。向前下穿前列腺实质,开口于尿道前列腺部。

精索呈柔软的圆索状,介于睾丸上端与腹股沟管深环之间,由输精管、睾丸动脉、蔓状静脉丛、输精管血管、淋巴管、神经和鞘韧带等组成。精索表面包有 3 层被膜,从内向外依次为精索内筋膜、提睾肌和精索外筋膜。

3. 附属腺 包括精囊、前列腺和尿道球腺。附属腺分泌液参与组成精液,有利于精子活动并提供精子营养。

(1)精囊:又称精囊腺。位于膀胱底后面、输精管壶腹下外侧,左右各一,呈长椭圆形,表面凹凸不平。

(2)前列腺(prostate):位于膀胱与尿生殖膈之间,尿道从其中央穿过。前列腺呈前后略扁的栗子形,分为底、体、尖三部。其后面正中的纵行浅沟为前列腺沟,直肠指诊时可触及此沟,前列腺肥大时,此沟可变浅或消失,前列腺肥大最常见于中叶,增大后压迫尿道内口,使尿液排出困难。前列腺排泄管开口于尿道前列腺部后壁上。前列腺血液供应来自阴部内动脉、膀胱下动脉和直肠下动脉的分支,静脉丛经膀胱下静脉汇入髂内静脉,淋巴引流至髂内淋巴结和骶淋巴结。

(3)尿道球腺:位于会阴深横肌内,左右各一,呈豌豆大小,其排泄管开口于尿道球部。

精液由输精管道各部及附属腺的分泌物组成,内含精子;呈乳白色,弱碱性,适于精子的生存和活动。正常生育期男性一次射精为 2~5mL,含精子 1 亿 ~2.5 亿个。

(二) 外生殖器

1. 阴囊 位于阴茎后下方,呈囊袋状,容纳睾丸和附睾。阴囊壁由皮肤和肉膜组成。肉膜为浅筋膜,内含平滑肌纤维,可随局部温度的变化而舒缩,以调节阴囊内温度,适宜精子的发育。

2. 阴茎 为男性的性交器官,由后向前分为根、体、头三部。阴茎根固定于耻骨下支和坐骨支,阴茎体以韧带悬于耻骨联合前下方,阴茎头的尖端有矢状位的尿道外口。阴茎由 2 条阴茎海绵体和 1 条尿道海绵体被覆深、浅筋膜和皮肤组成。海绵体内部由许多海绵体小梁和腔隙构成,腔隙与血管相通。当腔隙充血时,阴茎即变粗、变硬而勃起;反之则变细、变软。

【勃起、排精和射精】男性受到性刺激时,动、静脉吻合支会关闭,在正常情况时血液通过这些吻合支绕过了阴茎海绵体内潜在的"空"腔或窦。副交感神经(S_2~S_4 前列腺丛的海绵体神经)受到刺激引起纤维小梁和螺旋动脉的平滑肌松弛,结果螺旋动脉变直,管腔扩大,血液流入并充满阴茎海绵体的海绵体腔隙。球海绵体肌和坐骨海绵体肌压迫阴茎海绵体根部的静脉丛,阻止静脉血的回流。因而,阴茎海绵体和尿道海绵体变大、变硬,阴茎勃起。

在排精过程中,精液先通过输精管和精囊的蠕动,再通过射精管排入尿道前列腺部。排精是个交感反射过程(L_1 和 L_2),前列腺的平滑肌收缩将前列腺液排入精液内。

在射精过程中,精液通过尿道外口排出尿道。射精由以下几个因素引起:膀胱颈部的膀胱括约肌收缩(L_1 和 L_2 交感神经支配)、尿道肌收缩(S_2~S_4 副交感神经支配)、球海绵体肌收缩(S_2~S_4 阴部神经支配)。

射精后,交感神经兴奋使螺旋动脉的平滑肌收缩,阴茎便逐渐变松软。球海绵体肌和坐骨海绵体腔隙内的血液逐渐回流入阴茎背深静脉。

三、女性生殖器官

女性生殖器官具有明显的年龄变化,在青春期前生长缓慢;青春期开始后迅速生长发育并成熟,卵巢开始排卵、分泌性激素,月经来潮,出现第二性征,并有生育能力;45~55 岁进入更年期,卵巢功能逐渐减退；此后，月经停止，生殖器逐渐萎缩，进入绝经期。

（一）内生殖器官

1. 生殖腺　即卵巢。可产生卵细胞和分泌女性激素。其位于小骨盆侧壁的髂内、外动脉夹角处，左右各一，呈扁卵圆形。上端毗邻输卵管伞，并借卵巢悬韧带（又称骨盆漏斗韧带）连于骨盆上口，韧带内有卵巢血管、淋巴管和神经等；下端借卵巢固有韧带（又称卵巢子宫索）连至输卵管与子宫结合处后下方；前缘借卵巢系膜连于子宫阔韧带后层。卵巢血液供应来自腹主动脉发出的卵巢动脉和髂内动脉发出的子宫动脉的卵巢支；静脉与动脉基本伴行，左侧汇入左肾静脉，右侧汇入下腔静脉；淋巴引流至腰淋巴结。

2. 输卵管道　包括输卵管、子宫和阴道（图 2-15）。卵子成熟后，即突破卵巢表面至腹膜腔，经输卵管腹腔口进入输卵管；在输卵管内受精后游移至子宫，植入子宫内膜发育成胎儿；分娩时，胎儿出子宫口，经阴道娩出。

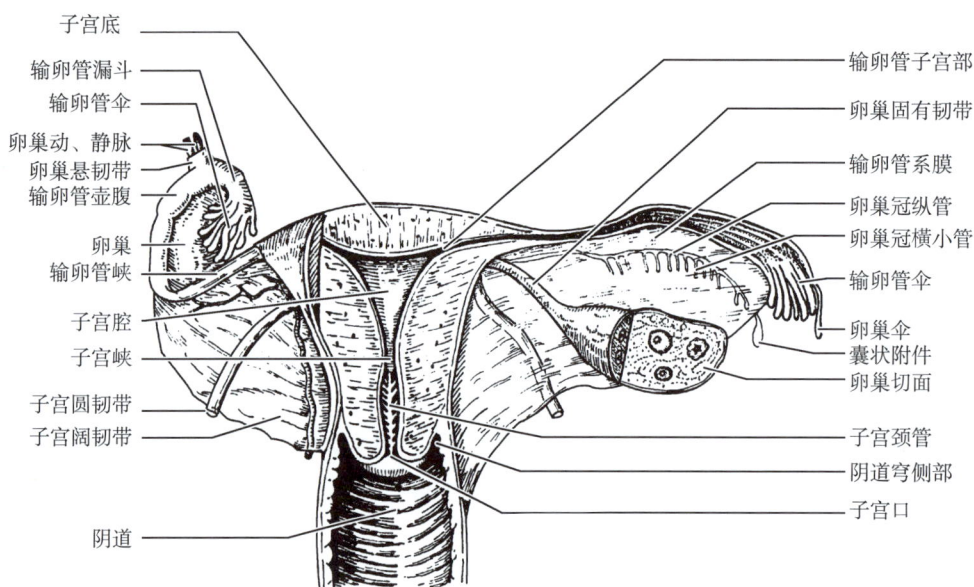

图 2-15　女性内生殖器（冠状切面）

（1）输卵管：由卵巢上端连于子宫底两侧，在子宫阔韧带上缘内，外侧端以输卵管腹腔口开口于腹膜腔，内侧端借输卵管子宫口通子宫腔。输卵管由外侧向内侧分为输卵管漏斗、输卵管壶腹、输卵管峡和输卵管子宫部四部。其中输卵管壶腹常为卵细胞受精所在，输卵管峡是输卵管结扎术的常选部位。

【输卵管妊娠】输卵管炎症可导致脓液在输卵管积聚，输卵管可因此粘连而引起部分阻塞，精子可到达受精部位，但正在分裂的受精卵（zygote）却有可能无法通过输卵管到达子宫，这样胚泡就可能种植在输卵管黏膜上而形成输卵管妊娠。最常发生的部位是输卵管壶腹。输卵管妊娠是宫外孕最常见的类型，在怀孕 8 周内输卵管妊娠会引起输卵管破裂出血，血液可流入腹腔和盆腔内。输卵管妊娠破裂及其引起的出血可导致胚胎死亡并会危及母亲的生命。在右侧，阑尾常紧邻卵巢和输卵管，这就是输卵管破裂常被误诊为急性阑尾炎的原因。两者可引起壁腹膜同一部位的炎症，疼痛都在右下腹。

（2）子宫：是产生月经和孕育胎儿的肌性器官，壁厚而腔小。

1）位置：位于骨盆中央、膀胱和直肠之间，下接阴道，两侧有输卵管和卵巢，属腹膜间位器官。当膀胱空虚时，成人子宫呈轻度的前倾前屈位。人体的体位以及膀胱和直肠的充盈程度均可影响子宫的位置。

2）形态：成人未孕子宫呈前后略扁、倒置的梨形，分底、体、颈三部。子宫颈是肿瘤的好发部位，根据其与阴道的关系分为阴道部和阴道上部。子宫颈、体连接处较狭细的部分称子宫峡，非妊娠时仅 1cm，妊娠时可延展形成子宫下段,至妊娠末期可达 7~11cm,产科常在此行剖宫术,可避免进入腹膜腔,减少感染机会。子宫内腔较狭窄,分为两部,即子宫体内的子宫腔和子宫颈内的子宫颈管,后者的下口称子宫口,接阴道。

3)固定装置:子宫正常位置的维持依靠韧带、阴道、尿生殖膈和盆底肌等,其中韧带主要有 4 对,即限制子宫向两侧倾倒的子宫阔韧带、维持子宫前倾位的子宫圆韧带、固定子宫颈并防止脱垂的子宫主韧带和维持子宫前屈位的子宫骶韧带。若上述结构薄弱或受损,可致子宫位置异常,如子宫脱垂等。

4)血管和淋巴引流:子宫血液供应来自髂内动脉的子宫动脉,并与卵巢动脉间存有吻合;子宫静脉丛经子宫静脉汇入髂内静脉;子宫底和体上部的淋巴引流至腰淋巴结和腹股沟浅淋巴结,子宫体下部和颈的淋巴引流至髂内、外淋巴结、闭孔淋巴结和骶淋巴结。

(3)阴道:是女性的性交器官,也是排出月经和娩出胎儿的通道。阴道位于小骨盆中央,前邻膀胱和尿道,后邻直肠。阴道上端包绕子宫颈阴道部并形成阴道穹,分为前部、后部和两侧部,其中阴道穹后部最深,与直肠子宫陷凹仅隔以阴道后壁和腹膜;下端以阴道口开口于阴道前庭。

3. 附属腺　即前庭大腺,又称 Bartholin 腺。位于前庭球后端深面,导管向内侧开口于阴道前庭、阴道口两侧。其分泌物可润滑阴道口。

(二)外生殖器

女性外生殖器即女阴,包括阴阜、大阴唇、小阴唇、阴道前庭和阴蒂。其中阴道前庭的前部有尿道外口,后部有阴道口,后者两侧各有一个前庭大腺导管开口;阴蒂由 2 条阴蒂海绵体构成,表面有阴蒂包皮,阴蒂头露于表面,富有感觉神经末梢。

第五节　内分泌系统

内分泌系统(endocrine system)由内分泌腺和内分泌组织组成。内分泌腺无排泄管,分泌的激素直接进入血液被输送至全身,作用于相应的靶器官;内分泌组织以细胞团为单位散在分布于消化管、呼吸道、神经组织、性腺等处。内分泌系统是机体内重要的信息传递系统,与神经系统相辅相成,共同维持机体内环境的平衡与稳定,调节机体生长发育和各类代谢活动,并影响和调控生殖和行为。

人体主要的内分泌腺和内分泌组织有垂体、松果体、甲状腺、甲状旁腺、胸腺、肾上腺、胰岛和性腺等。本节主要介绍甲状腺、甲状旁腺、肾上腺和胰岛。

一、甲状腺

甲状腺(thyroid gland)位于颈前部,略呈 H 形,由左、右两侧叶和中间的峡组成。甲状腺侧叶位于喉和气管的前外侧,上平甲状软骨中部,下至第 6 气管软骨;甲状腺峡多位于第 2~4 气管软骨的前方,7% 缺如。甲状腺表面被覆纤维囊,并深入腺实质内将其分成许多不明显的小叶,小叶内有多个滤泡,滤泡间有少量结缔组织和丰富的有孔毛细血管,共同构成甲状腺间质,其内有滤泡旁细胞。纤维囊外有颈筋膜中层形成的腺鞘。后者增厚形成甲状腺悬韧带,将甲状腺固定于喉和气管壁上,吞咽时甲状腺可随喉上、下移动。当甲状腺肿大时,可向后压迫气管、食管而致呼吸、吞咽困难,压迫喉返神经致声音嘶哑,向后外侧压迫交感干致霍纳综合征(Horner syndrome)。

甲状腺的血液供应主要有来自颈外动脉的甲状腺上动脉和来自锁骨下动脉的甲状腺下动脉,当手术需要结扎两动脉时,应注意避免损伤伴行的喉上神经外支和喉返神经。甲状腺浅面和气管前面形成的静脉丛汇合成甲状腺上、中、下静脉,分别注入颈内静脉和头臂静脉。

【异位甲状腺】在某些异常状态下,甲状腺不能从其胚胎的起始部位舌底处下降,从而形成舌甲状腺。如是不完全的下降,则导致甲状腺位于颈部较高的位置,如在舌骨的水平或恰位于其下方。位于颈部中线的异位甲状腺实际上是仅存的甲状腺组织。故在临床上区分异位甲状腺和甲状舌管瘘就显得非常重要,否则就可能切除正常的甲状腺,使患者永久服用甲状腺激素类药物。偶尔可见甲状腺组织和甲状舌管瘘相连的情况。

二、甲状旁腺

甲状旁腺(parathyroid gland)通常有上、下两对。呈棕黄色、扁椭圆形,位于甲状腺侧叶后面、纤维囊外,有时也可位于甲状腺实质内或气管周围。一般上甲状旁腺位置较恒定,多在甲状腺侧叶后缘上、中 1/3 交界处;下甲状旁腺位置变异较大,多在甲状腺侧叶下 1/3 后方。甲状旁腺分泌甲状旁腺激素,调节钙磷代谢,维持血钙平衡。

三、肾上腺

肾上腺(suprarenal gland)左右各一,左侧呈半月形,右侧呈三角形,大小、重量随年龄和功能状态而变。肾上腺位于腹膜后隙内、脊柱两侧,紧贴于肾的上端,并一起为肾筋膜所包裹。肾上腺实质由周围的皮质和中央的髓质构成。皮质来自中胚层,依其细胞形态结构和功能等特点自外向内分为球状带、束状带和网状带;髓质来自外胚层,受内脏大神经节前纤维支配,形成交感神经 - 肾上腺髓质系统。

肾上腺的血液供应丰富,有不同来源的动脉 3 支,即分别来自膈下动脉、腹主动脉和肾动脉的肾上腺上、中、下动脉。肾上腺实质内的血窦汇合成中央静脉,出肾上腺后为肾上腺静脉,左侧注入左肾静脉,右侧注入下腔静脉。

四、胰岛

胰岛(pancreatic islet)是胰的内分泌部,为许多大小不一、形状各异的细胞群,周围裹以薄膜,散在于胰实质内,多见于胰尾。胰岛主要分泌胰岛素和胰高血糖素,调节血糖浓度。胰岛素分泌不足时可致糖尿病。

第六节　感觉器官——视器和前庭蜗器

感觉器官(sensory organ)是机体感受刺激的装置,包括感受器及其附属结构。感受器广泛分布于人体各部,可接受机体内、外环境的各种不同刺激,并将其转变为神经冲动,经感觉神经传入中枢,由中枢整合分析后产生感觉,再由高级中枢发出神经冲动,经运动神经传至效应器,对刺激做出反应。感受器是机体认识世界和探索世界的最初步的器官。

根据感受器所在位置、接受刺激的来源和特化程度分为外感受器、内感受器和本体感受器。外感受器分布于皮肤、黏膜、视器和听器等处,感受外界环境变化的刺激,如温度觉、触觉、痛觉、味觉、光波和声波等;内感受器分布于内脏器官和心血管等处,接受机体内环境变化的刺激,如渗透压、离子和化合物浓度等;本体感受器分布于肌、腱、关节和内耳的位觉器等处,接受机体运动和平衡变化时产生的刺激。

一、视器

视器即眼,由眼球和眼副器组成。大部分位于眶内,是感受可见光刺激的视觉器官。当眼平视正前方时,眼球前面和后面的正中点分别称前极和后极,前、后极的连线称眼轴。光线经瞳孔中央至视网膜黄斑中央凹的连线称视轴,与视线方向一致。

（一）眼球

眼球是视器的主要部分,可将感受的光波刺激转变为神经冲动,经视觉传导通路至大脑皮质视觉中枢,产生视觉。眼球由眼球壁及其内容物组成。

1. 眼球壁　自外向内依次分为纤维膜、血管膜和视网膜三层。

（1）纤维膜:由坚韧而致密的纤维结缔组织构成。可支持和保护眼球。纤维膜可分为角膜和巩膜两部分。

1）角膜:为纤维膜的前1/6。无色透明,曲度较大,富有弹性,具有屈光作用,无血管但富有感觉神经末梢,触觉和痛觉敏锐。

【散光】正常角膜表面曲率各个方向是一致的,若不同方向的曲率出现差异,可导致眼球不同经线方向的屈光度不等,称为散光。

2）巩膜:为纤维膜的后5/6。呈乳白色、不透明,质地厚而坚韧,可维持眼球形态并保护眼球内容物。在近角膜缘处的巩膜实质内有环形的巩膜静脉窦,是房水流出的通道。巩膜前部露于睑裂的部分,正常呈乳白色,黄色常是黄疸的重要体征。老年人的巩膜可因脂肪物质沉着略呈黄色,先天性薄巩膜呈蔚蓝色。

（2）血管膜:位于纤维膜内面,富有血管、神经和色素细胞,呈棕黑色,故又称色素膜或葡萄膜。血管膜自前向后分为虹膜、睫状体和脉络膜三部分。

1）虹膜:为血管膜的最前部。呈冠状位的圆盘形薄膜,其中央的圆孔为瞳孔,是光线进入眼球的通道。虹膜基质内有两种不同方向排列的平滑肌纤维,即瞳孔括约肌和瞳孔开大肌,可缩小或开大瞳孔。在强光下或视近物时,瞳孔缩小;在弱光下或视远物时,瞳孔开大。

2）睫状体:位于角膜与巩膜移行部的内面。在眼球水平切面上呈三角形,其后部平坦称睫状环,前部较厚称睫状突。由睫状突发出睫状小带连于晶状体。睫状体内的平滑肌称为睫状肌,在副交感神经的支配下可调节晶状体的曲度。

3）脉络膜:占血管膜的后2/3。富有血管和色素,其后部有视神经穿过。脉络膜具有营养视网膜、吸收眼球内散射后的多余光线避免扰乱视觉的功能。

（3）视网膜:位于血管膜内面。从前向后可分为虹膜部、睫状体部和脉络膜部三部分。前两部无感光作用,合称为盲部;脉络膜部又称视部,为视器接受光波刺激并将其转变为神经冲动的部分。

在视网膜视部,视神经起始处有乳白色圆形隆起,称视神经盘。其中央凹陷处有视网膜中央动、静脉穿过。视神经盘处无感光细胞,称生理性盲点。在视神经盘颞侧约3.5mm稍偏下方有一淡黄色区域,称黄斑。黄斑的中央凹陷,称中央凹,此区无血管,由密集的视锥细胞构成,是感光最敏锐处。上述结构在活体上可用检眼镜窥见。

视网膜视部可分为内、外两层。其间存有潜在性间隙,临床上视网膜脱离即发生于此隙内。外层即色素上皮层,由大量的单层色素上皮细胞构成。内层为神经层,是视网膜的固有结构,由3层神经细胞组成,由外向内依次为感光细胞(视杆和视锥细胞)、双极细胞和神经节细胞。视杆细胞主要分布于视网膜周边部,仅感受弱光,不能辨色,在夜间或暗处视物时起主要作用;视锥细胞主要分布于视网膜中央部,可感受强光和颜色,在白天或明亮处视物时起主要作用。双极细胞将来自感光细胞的神经冲动传至神经节细胞,后者的轴突向视神经盘处汇集,穿过脉络膜和巩膜,构成视神经。

2. 眼球内容物　包括房水、晶状体和玻璃体。这些结构无色透明、无血管,均具有屈光作用,与角膜合称为眼的屈光装置,能使所视物体在视网膜上清晰成像,这种视力称为正视。

【近视和远视】若眼轴较长或屈光装置的屈光率过强,则物象落在视网膜前,称之为近视;反之则称为远视。

(1)眼房和房水:眼房为角膜和晶状体之间的间隙,被虹膜分为较大的前房和较小的后房,前、后房经瞳孔相交通。在前房周边,虹膜与角膜交界处构成的环形区域称虹膜角膜角(又称前房角)。

房水是睫状体产生的无色透明液体,充填于眼后房,经瞳孔至眼前房,再经虹膜角膜角进入巩膜静脉窦,最后借睫前静脉汇入眼静脉。房水除屈光作用外,还可营养角膜、晶状体和玻璃体,维持眼压。我国成人眼压为 1.47~2.79kPa,平均为 2.13kPa。眼压的相对稳定有利于保持眼球尤其是角膜的正常形态和屈光能力。

【青光眼】虹膜与晶状体粘连、虹膜角膜角狭窄或巩膜静脉窦的房水回流明显减少等原因导致房水循环障碍,可引起眼压增高,压迫视网膜,导致视力减退或失明。

(2)晶状体:位于虹膜与玻璃体之间。形如双凸透镜,后面曲度较前面曲度大;无血管和神经,无色透明而有弹性。晶状体实质的中央部为较硬的晶状体核,周围部为较软的晶状体皮质,外面包裹有晶状体囊。晶状体周缘借辐射状排列的睫状小带连于睫状体。

【白内障】晶状体若因疾病或创伤而变混浊。晶状体是屈光装置的主要的也是唯一可调节的组分。视近物时,睫状肌收缩,向前内牵引睫状突使之变厚,睫状小带松弛,晶状体由于自身弹性而变凸,特别是前部凸度增大,晶状体曲度增加,屈光度加强,使进入眼球的光线恰能聚焦于视网膜上,以适应看近物;视远物时,与此相反。

【老视】晶状体随年龄增长可逐渐变硬、弹性减退,睫状肌逐渐萎缩,睫状肌对晶状体的调节能力减弱,看近物时,晶状体屈光度不能相应增大,导致视物不清。

(3)玻璃体:是无色透明的胶状物质,填充于晶状体与视网膜之间,对视网膜起支撑作用。若支撑作用减弱,可导致视网膜脱离;若视网膜和血管膜病变,可导致玻璃体营养障碍而混浊,进而影响视力。

(二)眼副器

眼副器位于眼球的周围或附近,包括眼睑、结膜、泪器、眼球外肌以及眶内的筋膜和脂肪等,有保护、运动和支持眼球的作用。

1. 眼睑　位于眼球前方,是保护眼球的屏障。眼睑可分为上睑和下睑,其间的裂隙称睑裂。睑裂两侧上、下眼睑结合处的交角分别称内眦和外眦。

眼睑的组织结构由浅至深依次分为皮肤、皮下组织、肌层、睑板和睑结膜五层。皮下组织疏松,缺乏脂肪,故可因积水或出血而发生肿胀。睑板上、下各一,对眼睑有支撑作用;其中睑内侧韧带前方有内眦血管通过,后方有泪囊,是手术时寻找泪囊的标志。睑板内有许多与睑缘垂直排列的睑板腺,分泌油脂性液体可润滑睑缘并防止泪液外溢。

【睑板腺囊肿和睑腺炎】若睑板腺导管阻塞,分泌物在腺内潴留,可形成睑板腺囊肿(又称霰粒肿);睑腺组织的化脓性炎症,即睑腺炎(又称麦粒肿)。

2. 结膜　是一层菲薄的黏膜。光滑透明,富含血管,覆于眼睑后面和眼球前面,形成一个扁平的结膜囊,其开口即睑裂。根据组织结构和所在部位可分为睑结膜、结膜穹窿和球结膜三部分。结膜各部组织结构不完全相同,病变一般常局限于某一部位,如沙眼好发于睑结膜和结膜穹窿,疱疹则多见于球结膜。

3. 泪器　由泪腺和泪道组成。后者包括泪点、泪小管、泪囊和鼻泪管。泪腺位于眶上壁前外侧部的泪腺窝内,持续分泌泪液,具有湿润、清洁角膜、冲洗微尘和灭菌作用。多余的泪液流向泪湖,经泪点、泪小管进入泪囊,再经鼻泪管到鼻腔下鼻道。

4. 眼球外肌 为骨骼肌,包括上睑提肌与运动眼球的 4 块直肌和 2 块斜肌(图 2-16)。上睑提肌收缩可上提上睑,开大睑裂;上、下、内、外 4 块直肌收缩可使瞳孔分别转向上内方、下内方、内侧和外侧;上、下斜肌收缩可使瞳孔分别转向下外方和上外方。眼球的运动是相当灵活、复杂的,平时眼球向各个方向的灵活转动,是两眼数条肌共同参与、协同作用的结果。

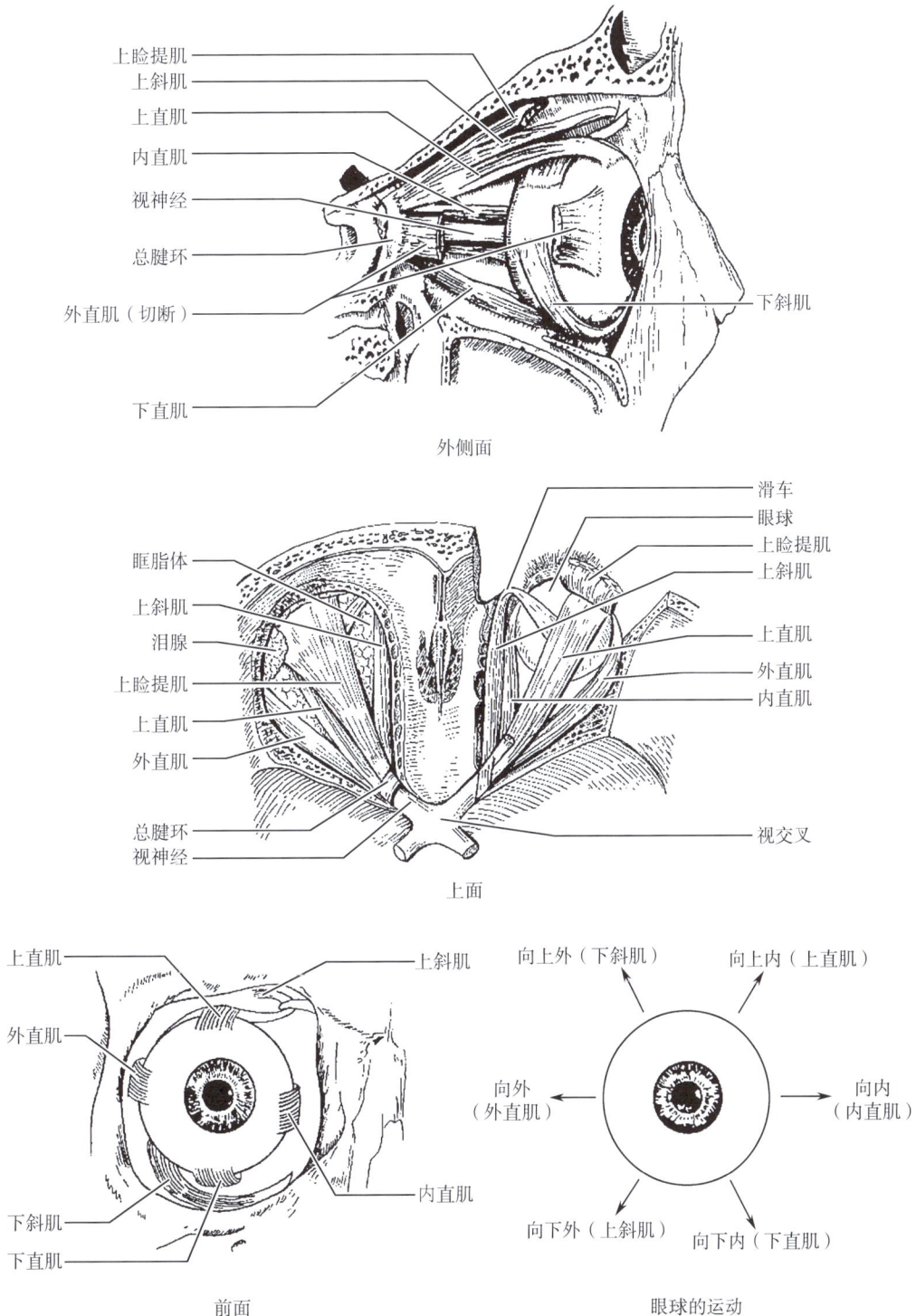

图 2-16 眼球外肌

【斜视和复视】若某一肌麻痹,在其拮抗肌的作用下,眼球向相反方向偏位,形成斜视;这样,同一目标的物像不能投射到两眼视网膜的对应点上,视觉中枢不能将两眼传入的信息融合,从而造成将同一物体视作分离的两个物体,此即复视。

【眼外肌麻痹】脑干疾病或头部损伤可能造成一条或多条眼外肌麻痹,进而导致复视。一块肌肉的麻痹可通过此肌作用范围内眼的运动受到限制而表现出来,也可由试图使用此肌时产生的双影像而反应出来。当展神经支配的外直肌麻痹时,患者患侧的瞳孔不能外展。由于与内直肌相拮抗的外直肌作用丧失,瞳孔完全内收。

5. 眶脂体与眶筋膜　眶脂体充填于眼球、眼肌与眶骨膜之间,可固定眶内各种软组织,对眼球、视神经、血管和泪器起弹性软垫样保护作用。眶筋膜是眶内筋膜组织的总称。眶脂体与眼球后外部之间的致密纤维膜,称眼球筋膜鞘(Tenon 囊)。此鞘内面光滑,与眼球之间存有巩膜外隙,内有疏松结缔组织,眼球在鞘内可灵活活动。

【眶肿瘤】由于视神经紧邻蝶窦和后筛窦,这些窦内的恶性肿瘤可以侵蚀薄的眶骨壁,压迫视神经和眶的内容物。眶内肿瘤可以造成眼球突出。颅中窝内的肿瘤最易通过眶上裂进入眶腔;颞窝和颞下窝内的肿瘤可通过眶下裂进入眶腔。虽然由于眶的外侧壁向前外侧延伸,使其几乎与内侧壁一样长,但它向前延伸的距离却不如内侧壁的长,内侧壁基本上处于矢状面。这样,当瞳孔尽可能地向内旋转时,将近有2.5cm 长的眼球会暴露出来,这就是为什么外侧壁适合作为眼球手术入路的原因。

(三)视器的血管和神经

1. 血管　颈内动脉穿出海绵窦后发出眼动脉,经视神经管入眶,在眶内分支,分布于眼球和眶内结构等。其中最重要的分支为视网膜中央动脉,是供应视网膜内层的唯一动脉。临床上可借助于检眼镜直接观察视网膜中央动脉分支的形态,以协助对某些疾病的诊断和预后的判断。

眼的静脉主要有眼上、下静脉,其属支的收集范围与眼动脉分支的分布范围一致。其中眼上静脉注入海绵窦,眼下静脉分 2 支分别注入眼上静脉和翼静脉丛。眼静脉无静脉瓣,向前与内眦静脉有吻合,向后注入海绵窦,故面部感染可经眼静脉侵入海绵窦引起颅内感染。

2. 神经　视器的神经支配来源较多。视神经连于眼球传导视觉;动眼神经支配上睑提肌和上、内、下直肌以及下斜肌,滑车神经支配上斜肌,展神经支配外直肌;瞳孔括约肌和睫状肌由动眼神经的副交感纤维支配,瞳孔开大肌由交感神经支配;感觉神经来自三叉神经的眼神经;泪腺分泌由面神经的副交感纤维支配。

【支配眼睑的神经损伤】由于动眼神经支配上睑提肌损伤时会引起肌肉瘫痪以及上睑下垂。面神经损伤可以引起眼轮匝肌瘫痪,眼睑不能完全闭合,不能进行正常的快速、保护性眨眼。同时因下睑的肌张力松弛,使眼睑从眼的表面分离,造成角膜干燥,不能保护其免受灰尘和微粒的伤害。因此,失去保护的眼球受刺激可导致过度、但无效的流泪(泪液生成)。当泪液的引流装置阻塞时,也可造成泪液过多,从而阻碍泪液向眼下部运送。再经常不停地擦拭眼睛中的眼泪,又可造成进一步的刺激。

【瞳孔对光反射】在神经系统检查中,用电筒来测试瞳孔的对光反射。此反射有视神经和动眼神经参与,光照后可引起瞳孔缩小。当光线进入一侧眼时,由于每侧视网膜向双侧视束发出纤维,两侧瞳孔均缩小。瞳孔括约肌由副交感神经纤维支配;因此,当这些纤维阻断时,由于瞳孔开大肌的作用,可引起瞳孔扩张。动眼神经压迫的首要症状是同侧瞳孔对光反射迟钝。

二、前庭蜗器

前庭蜗器又称为耳或位听器。按部位可分为外耳、中耳和内耳三部。外耳和中耳是前庭蜗器的附属器,具有收集和传导声波的作用;内耳是位觉和听觉感受器的所在,其中位觉感受器感受头部位置变动、重力变化和运动速度刺激,听觉感受器感受声波刺激。

（一）外耳

外耳包括耳郭、外耳道和鼓膜三部。

1. 耳郭　位于头部两侧。除耳垂外，其余大部以弹性软骨为支架，外覆软骨膜和皮肤。耳郭皮肤较薄，缺乏皮下组织，但血管神经丰富。

2. 外耳道　是自外耳门至鼓膜的 S 形弯曲管道。外侧 1/3 为软骨部，内侧 2/3 为骨性部。检查外耳道和鼓膜时，应向后上方牵拉耳郭，可使外耳道变直；而婴儿外耳道几乎全由软骨支持，短而直，鼓膜近于水平位，检查时则需将耳郭向后下方牵拉。

外耳道表面被覆薄层皮肤，内有丰富的感觉神经末梢、毛囊、皮脂腺及耵聍腺；皮下组织极少，皮肤与软骨膜或骨膜紧贴，故外耳道疖肿时，因张力较大而疼痛剧烈。

3. 鼓膜　为椭圆形半透明薄膜。介于外耳道与鼓室之间，其外侧面向前下外侧倾斜。鼓膜中心凹向鼓室，称鼓膜脐，其内侧面为锤骨柄末端附着处。鼓膜分为上 1/4 的松弛部和下 3/4 的紧张部，后者前下部的三角形反光区称光锥。部分中耳疾病可引起光锥改变或消失。鼓膜能随声波振动而振动，故能把声波刺激传到中耳。

（二）中耳

中耳为含气的不规则小腔隙，主要位于颞骨岩部内，包括鼓室、咽鼓管、乳突窦和乳突小房。各部均内衬黏膜并相互延续，故病变可相互蔓延。

1. 鼓室　位于颞骨岩部内。前方借咽鼓管通鼻咽，后方借乳突窦与乳突小房相交通。

鼓室形态结构不规则，大体呈六面体形。上壁由颞骨岩部的鼓室盖构成，分隔鼓室与颅中窝；下壁为一薄层骨板，分隔鼓室与颈内静脉起始部；前壁即颈动脉管后壁，其上部有鼓膜张肌半管口和咽鼓管鼓室口；后壁上部有乳突窦的开口，后者内侧有外骨半规管凸，下方的锥隆起内藏镫骨肌；外侧壁大部分由鼓膜构成；内侧壁是内耳的外侧壁，其中部的圆形隆起称岬，岬的后下方和后上方分别有蜗窗（又称圆窗）和前庭窗（又称卵圆窗），在前庭窗后上方有面神经管凸，内藏面神经。

鼓室内有听小骨、韧带、肌、血管和神经等。听小骨共 3 块，自外侧向内侧依次为锤骨、砧骨和镫骨。3 骨连接成听小骨链，组成杠杆系统。声波振动鼓膜可引起听小骨链运动，使镫骨底在前庭窗作向内或向外的运动，将声波的振动转换成机械能传入内耳。炎症等原因引起听小骨粘连、韧带硬化等而活动受限，可使听觉减弱。

运动听小骨的肌肉共 2 条，即鼓膜张肌和镫骨肌。鼓膜张肌受下颌神经支配，收缩时可紧张鼓膜；镫骨肌由面神经支配，收缩时可减低迷路内压并解除鼓膜紧张状态。

2. 咽鼓管　连通鼻咽部与鼓室，长 3.5~4.0cm。作用是使鼓室内气压与外界大气压相等，以保持鼓膜内、外两面的压力平衡。

咽鼓管外侧 1/3 段为骨部，内侧 2/3 段为软骨部，两部交界处为咽鼓管峡，最为狭窄。咽鼓管咽口和软骨部平时处于闭合状态，当吞咽或尽力张口时开放，空气便经咽鼓管进入鼓室，鼓膜内外气压平衡，有利于鼓膜振动。小儿咽鼓管短而宽，近乎水平位，故咽部感染可经咽鼓管侵入鼓室。

3. 乳突窦和乳突小房　乳突窦位于鼓室上隐窝后方，向前开口于鼓室后壁上部，向后下方通乳突小房；后者位于颞骨乳突内，为许多大小、形状不等而互相连通的含气小腔隙。

【乳突炎】中耳感染常通过乳突小房扩散到乳突窦，引起乳突炎。儿童的乳突炎可以通过岩鳞缝向上扩散到颅中窝，引起鼓室盖骨髓炎。在该位置行外科手术时，必须注意避免损伤面神经。鼓室手术入路之一是经乳突。

（三）内耳

内耳又称迷路。居颞骨岩部的骨质内，位于鼓室内侧壁和内耳道底之间，由迂曲复杂的管道组成。内耳包括骨迷路和膜迷路两部分。骨迷路是骨性隧道,膜迷路是位于骨迷路内的膜性管道,两者形态基本一致。骨迷路与膜迷路之间充满外淋巴,膜迷路内充满内淋巴,内、外淋巴互不相通。

1. **骨迷路** 由颞骨岩部骨密质构成,包括相互通连的耳蜗、前庭和骨半规管三部分。自前内侧向后外侧沿颞骨岩部长轴排列。

(1)耳蜗:形如蜗牛壳,蜗顶朝向前外侧,蜗底朝向后内侧,正对内耳道底。耳蜗由蜗轴和蜗螺旋管构成。在蜗螺旋管内,自蜗轴伸出螺旋形的骨螺旋板,不完全分开蜗螺旋管,空缺处由蜗管填补封闭,从而将蜗螺旋管分为近蜗顶侧的前庭阶、中间的蜗管和近蜗底侧的鼓阶3部。前庭阶和鼓阶内均含有外淋巴,在蜗顶处经蜗孔相通。

(2)前庭:略似椭圆形。其前壁较窄,有一孔通耳蜗;后壁较宽,有5个小孔通3个半规管;外侧壁即鼓室内侧壁,存有镫骨底封闭的前庭窗和第二鼓膜封闭的蜗窗;内侧壁即内耳道底,借此与内耳道分隔,壁上有自前上向后下弯曲的前庭嵴,嵴的后上方有椭圆囊隐窝,前下方有球囊隐窝,分别容纳膜迷路的椭圆囊和球囊。

(3)骨半规管:是3个彼此相互垂直的半环形骨管,即前骨半规管、后骨半规管和外骨半规管。每个骨半规管有2个骨脚,其中骨脚细小者称单骨脚,骨脚膨大者称壶腹骨脚,此膨大部称骨壶腹。因前、后骨半规管的单骨脚合成1个总骨脚,故3个骨半规管共有5个孔与前庭连通。

2. **膜迷路** 是套在骨迷路内封闭的膜性管和囊,借纤维束固定于骨迷路壁上。膜迷路包括相互通连的椭圆囊和球囊、膜半规管以及蜗管三部分。

(1)椭圆囊和球囊:位于骨迷路的前庭内。其内有感觉上皮,分别称为椭圆囊斑和球囊斑,均为位觉感受器,感受头部静止的位置及直线变速(加速或减速)运动引起的刺激。此两斑表面平坦,上皮呈高柱状,由支持细胞和毛细胞组成,毛细胞表面有动、静纤毛。支持细胞分泌的糖蛋白在表面形成耳石膜,因其比重远大于内淋巴,在直线变速运动或重力作用下,刺激纤毛而使毛细胞兴奋,继而经突触传入神经末梢。

【运动性眩晕】膜迷路囊斑主要是静止器官,其毛细胞间埋藏有小的致密颗粒即耳石,重力作用下,耳石压弯毛细胞,刺激前庭神经,感受头部的位置;毛细胞还感受快速的水平运动和直线加速及减速运动。运动性眩晕主要是由囊斑的波动性刺激引起的。

(2)膜半规管:为3个半环形膜性细管,形态与骨半规管相似,分别套于同名骨半规管内。各膜半规管在骨壶腹内亦有相应膨大部,称膜壶腹。其壁内的壶腹嵴也是位觉感受器,感受头部旋转变速运动的刺激。壶腹嵴的上皮由支持细胞和毛细胞组成,毛细胞的游离面有动、静纤毛。支持细胞分泌糖蛋白形成圆锥形胶质结构的壶腹帽,动、静纤毛插入壶腹帽基部。3个膜半规管内的壶腹嵴相互垂直,可将人体在三维空间中的运动变化转变成神经冲动向中枢传递。

(3)蜗管:位于蜗螺旋管内,介于骨螺旋板和蜗螺旋管外侧壁之间。蜗管轴切面呈三角形,上壁为前庭膜,分隔前庭阶和蜗管;外侧壁为蜗螺旋管内表面骨膜的增厚部分;下壁即基底膜,与鼓阶相隔,在膜上有突向蜗管内腔的隆起,称螺旋器(又称Corti器),是听觉感受器,能感受声波刺激。螺旋器由支持细胞和毛细胞组成。支持细胞可分为柱细胞和指细胞,主要起支持作用;毛细胞游离面向管腔内伸出许多静纤毛,称为听毛。螺旋器上方覆有盖膜,常与听毛接触。基底膜中有许多从蜗轴向外呈放射状排列的胶原样细丝,称听弦。其长度自蜗底到蜗顶逐渐增长。长、短不等的听弦,对不同频率的声波可产生相应共振。

3. **声波传导途径** 声波传入内耳感受器有空气传导和骨传导两条途径,正常情况下以前者为主。空气传导的途径是耳郭收集声波→外耳道→鼓膜→听小骨链→前庭窗→前庭阶外淋巴→前庭膜→蜗管内淋巴→基底膜螺旋器→鼓阶外淋巴→蜗窗第二鼓膜。外淋巴波动可通过前庭膜使内淋巴波动,也可以直接振动基底膜,刺激螺旋器并产生神经冲动,经蜗神经传入中枢,产生听觉。当鼓膜穿孔时,外耳道内空气振动可直接波及第二鼓膜,引起鼓阶内外淋巴波动,使基底膜振动以兴奋螺旋器,这样也能产生一定程度的听觉。骨传导是声波直接引起颅骨振动,再引起耳蜗内淋巴的振动,亦可使螺旋器产生神经兴奋。但其敏感性远较空气传导低得多,故在正常听觉中所起作用甚微。外耳和中耳疾病可引起传导性聋,此时空气传导途径受阻,但骨传导尚可部分代偿,故为不完全性耳聋;内耳、蜗神经、听觉传导通路和听觉中枢疾病则引起神经性耳聋,此时空气和骨传导途径虽正常,但不能引起听觉,故为完全性耳聋。

4. 内耳道　位于颞骨岩部后面中部。自内耳门至内耳道底,有前庭蜗神经、面神经和迷路动脉通过。内耳道底邻接骨迷路内侧壁,有一横嵴将其分为上、下两部。上部的前分为面神经区,呈一圆形的孔,有面神经通过;后份为前庭上区,有前庭神经上支通过,分布于椭圆囊斑和前、外膜半规管的壶腹嵴。下部的前份呈螺旋孔列,有蜗神经通过;后份为前庭下区,有前庭神经下支通过,分布于球囊斑;前庭下区的后份有一单孔,有前庭神经后支通过,分布于后膜半规管的壶腹嵴。

【眩晕和耳聋】周围听力系统损伤常导致三种症状:耳聋(多为传导性聋)、伤及半规管导致的眩晕、伤及内耳导致的耳鸣。听觉系统的外周和中枢损伤均可导致耳鸣和耳聋,耳聋分为:传导性耳聋,主要是外耳和中耳损伤,妨碍前庭窗和蜗窗的运动,患者说话声音很低,因为对他们来说,自己的声音已远高于背景声音;神经性耳聋,主要是损伤耳蜗、蜗神经、脑干,或与皮质间的联系。

【梅尼埃综合征】与蜗管堵塞有关,主要病理变化为膜迷路积水,特点是反复发作的耳鸣、耳聋和眩晕,伴眼压升高、声音失真和对噪声敏感。患者蜗管、椭圆囊和球囊部呈气球样膨大,内淋巴量增加。

第七节　体被系统——皮肤和乳腺

体被系统(integumental system)包括皮肤及其衍生物毛、甲、汗腺、皮脂腺和乳腺等。

一、皮肤

皮肤被覆于全身表面,是人体最大的器官,约占体重的16%,具有保护、排泄、吸收、感觉、调节体温和参与免疫应答等功能。人体各部皮肤厚薄不一,1.5~4.0mm不等,一般腹侧面较薄,背侧面较厚,但在手、足则相反;面积因体重、身高而异,总面积为1.2~2.0m²。皮肤由表皮和真皮组成,并借结缔组织纤维束连于深面的浅筋膜。浅筋膜即皮下组织,由疏松结缔组织和脂肪构成,其厚度随年龄、性别、体型和部位等而异。皮肤内还有毛、皮脂腺、汗腺和指/趾甲等附属器。

(一)表皮

表皮厚约0.1mm,主要由角化的复层扁平上皮构成。表皮内无血管,但细胞间存有间隙,自基膜渗入的组织液在此与表皮细胞进行物质交换。组成表皮的细胞有角质形成细胞和非角质形成细胞两类。在基底部的角质形成细胞不断增殖以补充表面脱落的细胞,并在向浅层移动过程中,细胞形态、结构发生进行性改变,最终从多边形的活细胞变为扁平的充满角蛋白的死细胞,即角质形成。

1. 角质形成细胞　在厚表皮由深至浅依次分为基底层、棘层、颗粒层、透明层和角质层五层;而在薄表皮常缺少透明层,颗粒层亦不明显。

2. 非角质形成细胞　数量少,散在分布,与表皮角化无直接关系,主要有黑色素细胞、朗格汉斯细胞和梅克尔细胞等。黑色素细胞多散在于基底层,少数位于真皮内;胞质内有丰富的特征性黑色素小体,内含酪氨酸酶,可将酪氨酸转化为黑色素,从而吸收和散射紫外线,使基底层幼稚细胞免受辐射损害,并可决定皮肤的颜色差异。白化病患者的黑色素细胞内缺乏酪氨酸酶,不能将酪氨酸转化为黑色素,故皮肤和毛发缺乏黑色素。

（二）真皮

真皮由结缔组织构成。位于表皮深面并牢固相连。真皮分为乳头层和网织层,二者间无明显界限。

1. 乳头层　紧邻表皮基底层,具有丰富的毛细血管和游离神经末梢,在指腹等触觉敏锐处有触觉小体。乳头层的结缔组织常突出表皮形成许多嵴状或乳头状凸起,称皮嵴或真皮乳头。皮嵴间为皮沟,两者相间分布,即皮纹,如指纹、掌纹、足纹等。皮纹排列模式是多基因遗传,对于人类学和法医学研究具有重要作用。

2. 网织层　居乳头层深部。较厚,粗大的胶原纤维束密集成网,弹性纤维夹杂其间,使皮肤具有良好的韧性和弹性。该层内有许多血管、淋巴管、神经以及汗腺、皮脂腺和毛囊,常可见环层小体。

（三）皮肤附属器

皮肤附属器均由表皮衍生而来,包括毛、甲、皮脂腺、汗腺和乳腺等。

1. 毛　广泛分布于除手掌、足底、乳头、阴茎头以外的人体各部,其长短、粗细、寿命各异。毛分为毛干、毛根和毛球三部。毛干露于皮肤外面;毛根埋在皮肤内,外包以上皮和结缔组织构成的毛囊;毛根和毛囊下端膨大形成毛球,是毛和毛囊的生长点。结缔组织随神经、血管伸入毛球底内,形成毛乳头,起营养作用并能诱导毛的生长。

毛和毛囊与皮肤表面成一定角度,在钝角侧有一斜行平滑肌束连于毛囊和真皮乳头层,称竖毛肌。受交感神经支配,收缩时可使毛竖立。

2. 指／趾甲　由甲体、甲床、甲襞等组成。甲体是在指／趾末节背面的外露部分,其近侧端埋在皮肤内,称甲根。甲体周缘的皮肤称甲襞,其间的浅沟为甲沟。甲床位于甲体深面,此处甲母质分裂活跃,是甲体的生长区。当指／趾甲受损或拔除后,如甲母质保留,则仍可再生。

3. 皮脂腺　一般位于毛囊和竖毛肌间,为泡状腺,由1个或数个囊状腺泡与1个短导管构成。腺泡中心的细胞解体并与其内脂滴一同排出,即为皮脂。导管多开口于毛囊上段,少数直接开口于表皮。皮脂可润滑、保护皮肤和毛,并有抑菌作用。皮脂腺的分泌受性激素调节,青春期分泌旺盛且较稠厚,易阻塞导管形成粉刺。

4. 汗腺　为单曲管状腺,分为外泌汗腺和顶泌汗腺两种。外泌汗腺又称小汗腺,分布广泛,分泌的汗液可湿润皮肤、调节体温和排泄代谢产物等;顶泌汗腺又称大汗腺,主要分布于腋窝、乳晕和会阴等处,分泌的黏稠乳状液被细菌分解后可产生特殊气味,严重时即俗称的狐臭。

（四）皮肤的血管和神经

1. 血管　皮肤血管随发育与衰老、正常与疾病以及不同部位等而动态变化。真皮深层有动静脉吻合,是微动、静脉间的快捷通路,主要参与体温调节,在手指、足趾、甲床和耳郭等部最为丰富。

2. 神经　皮肤可感受体内外各种刺激,并引起相应神经反射,以维持机体健康以及与内、外环境的协调。感觉神经末梢的分布在皮肤不同部位差异较大,故各部皮肤对刺激的定位和分辨的精确性以及感受阈值亦有不同。一般四肢末端最敏感,口周围、肛门和外生殖器亦较敏感,而胸、腹、头部较迟钝。

运动神经末梢可来自脑神经和脊神经,主要支配表情肌;亦可来自内脏神经系统,支配竖毛肌、血管平滑肌和腺体,其中竖毛肌、顶泌汗腺和血管舒缩主要由肾上腺素能神经支配,而外泌汗腺受肾上腺素能和胆碱能神经双重支配。

二、乳腺

乳腺来自变异的汗腺,是皮肤中最大的腺体。

（一）女性乳腺

女性乳腺构成女性第二性征。乳腺无分泌活动时称静止期乳腺;在妊娠期和哺乳期有泌乳活动,称活动期乳腺。

1. 形态与位置　乳腺位于乳房内。成年未哺乳女性乳房呈半球形,中央有乳头,常位于第4肋间隙或第5肋与锁骨中线相交处;乳头周围环形皮肤区的颜色较深,呈粉红色至深褐色不等,称为乳晕。女性乳腺青春期后开始生长发育,妊娠期和哺乳期乳腺明显增大,分泌乳汁;停止哺乳后,乳腺萎缩,体积变小;绝经后,乳腺萎缩退化,逐渐被结缔组织替代,但仍保留少量导管。

乳房位于胸前壁浅筋膜内,上起第2~3肋,下至第6~7肋,内侧至胸骨旁线,外侧达腋中线。乳腺体后面包膜与胸大肌表面的深筋膜之间为乳腺后间隙,内有疏松结缔组织,无大血管,隆乳术时常将假体植入此隙。

2. 结构　结缔组织将乳腺分隔成15~20叶,每叶又分为若干乳腺小叶。每一乳腺叶有一排泄管,称为输乳管,开口于乳头。乳腺叶及其输乳管均以乳头为中心呈放射状排列,故乳房手术时应作放射状切口,以减少对乳腺叶和输乳管的损伤。

胸壁浅筋膜发出许多小纤维束,连于皮肤与胸筋膜之间,可支持和固定乳房,称为乳房悬韧带(又称Cooper韧带)。当癌细胞侵入使其缩短时,牵引皮肤凹陷,称为橘皮样变。

（二）男性乳腺

男性乳腺为静止性器官,终生保持幼稚状态,在青春期可有暂时性轻微增生,乳晕发育良好,乳头相对较小。青春期后,男性乳腺体和间质若共同增生,可致乳腺单侧或双侧肥大,多因雌、雄激素平衡失调所致。

【乳腺癌及其转移】了解乳腺淋巴的引流对预测乳腺癌的转移至关重要。乳腺癌几乎全都是源于乳腺小叶内末端导管腺上皮的腺癌,癌细胞进入静脉系统之前,通常先要进入淋巴管并穿经两或三群淋巴结。

受到乳腺癌影响的淋巴引流可致使乳头偏移,产生皮革样增厚的皮肤外观。由于淋巴液的回流障碍造成水肿,引起皮肤变厚或"膨胀"并伴有很多微孔,如同橘皮样(橘皮征)。因为腺组织癌的入侵以及纤维化造成乳房悬韧带缩短,还可以形成一些稍大的窝。乳晕下乳腺癌由于相同的机制可能引起乳头内陷。

奇静脉和半奇静脉系沿椎体走行,接受肋间后静脉的静脉血并注入上腔静脉。通过此途径,乳腺的癌细胞可能扩散到椎骨,并经椎骨到达颅腔和脑。乳腺的癌细胞侵及乳腺后间隙时,附着或侵入胸大肌上的胸深筋膜,或转移至胸肌间淋巴结后,当肌肉收缩时乳房会升高。这种现象是乳腺癌进一步发展的临床征兆。为观察此向上的运动现象,医师会嘱咐患者将双手置于臀部并按压绷紧的胸肌。

经淋巴管从乳腺运送的癌细胞主要到腋淋巴结。这些细胞滞留在淋巴结内,形成癌细胞(转移)的巢穴。丰富的淋巴通路之间以及在腋、颈和胸骨旁淋巴结之间的交通可致癌细胞从乳房转移,并可能向锁骨上淋巴结、对侧乳房或者腹部扩散。因为腋淋巴结是最常见的乳腺癌转移部位,在女性该部位触摸到增大的淋巴结则提示有患乳腺癌的可能性,这是早期诊断的重要线索。但是,无增大的腋淋巴结并不能保证乳腺癌没有转移,因为恶性癌细胞可能已经扩散到其他部位的淋巴结,如锁骨下淋巴结和锁骨上淋巴结等。

（郭友华）

03 第三章
内脏病康复生理学基础

第一节 心血管系统

血液在心血管系统中按一定方向周而复始流动。心脏为血液流动提供动力,血管是血液运输的管道和物质交换的场所。心血管系统主要功能是完成体内的物质运输,即借助于血液运输机体所需要的 O_2、各种营养物质及代谢产物等;运输激素及生物活性物质实现体液调节;运输起防御功能的各种免疫物质及白细胞;运输具有治疗作用的各种药物;还运输热量以维持机体体温的相对恒定等。

一、心脏生理

(一) 心动周期

心动周期(cardiac cycle)是心脏每收缩和舒张 1 次构成的 1 个机械活动周期。每分钟心动周期的次数称为心率(heart rate)。正常成人安静时的心率为 60~100 次 /min,平均 75 次 /min。心率有明显个体差异,并受年龄、性别及其他生理因素的影响。新生儿心率可超过 130 次 /min,随年龄增长逐渐减慢,青春期时接近成人水平;成人中女性稍快于男性;睡眠时减慢,运动或情绪激动时加快。

以成人心率 75 次 /min 计算,心动周期为 0.8s。在一个心动周期中,心房收缩历时 0.1s,心房舒张历时 0.7s;当心房开始舒张时,两心室进入收缩期,约 0.3s,然后两心室舒张,历时 0.5s。心室舒张的前 0.4s,心房也处于舒张期,这段时间称为全心舒张期,该期利于静脉内的血液通过心房流入心室。心室舒张期的最后 0.1s 心房开始收缩,使心室进一步充盈,然后进入了下一个心动周期。由于推动血液流动主要依靠心室的舒缩活动,故临床常把心室的收缩期和舒张期作为心脏的收缩期和舒张期,简称心缩期和心舒期。

(二) 心脏的泵血过程

左、右心室的泵血过程基本一致。根据心动周期中室内压力和容积等的变化,把心脏的泵血过程分为以下几个时期。

1. 心室收缩期

(1)等容收缩期:心房由收缩转入舒张后,心室开始收缩,室内压力迅速增高,当室内压超过房内压时,房室瓣关闭。此时,室内压低于动脉压,主动脉瓣处于关闭状态。即心室肌虽在持续收缩,但心室容积并不改变,故称等容收缩期,历时约 0.05s。

(2)射血期:随着心室继续收缩,室内压力继续上升,当超过大动脉压时,血液冲开主动脉瓣,迅速射入动脉,称为射血期,历时约 0.25s。

2. 心室舒张期

(1)等容舒张期:心室开始舒张后室内压下降,当下降到低于大动脉压时,主动脉瓣关闭。但此时室内压高于房内压,房室瓣仍处于关闭状态,心室容积不变,称为等容舒张期,历时 0.06~0.08s。

(2)充盈期:心室肌继续舒张,室内压继续下降,当降到低于房内压时,心房内血液推开房室瓣,流入心室,使心室充盈,称为充盈期(历时约 0.33s)。心室舒张期的最后 0.1s 心房又开始收缩,进一步促进心室的充盈。

3. 心房收缩期　心房收缩时,房内压力升高,心房容积减小,使心房内的血液流入心室,心室充盈的血量进一步增多,随后进入心房舒张期。心房收缩期流入心室的血量,只占一个心动周期中由心房流入心室总血量的 30% 左右,故发生心房颤动时,对心脏的射血和充盈功能影响较小。

(三)心音

心音(heart sound)是心动周期中,心肌收缩、瓣膜开闭、血液流动等因素引起的机械振动所产生的声音。用听诊器放在胸壁某些部位即可听到。多数情况下在一个心动周期中只能听到第一、第二心音。某些健康儿童和青少年可听到第三心音,40 岁以上的人也可能听到第四心音。

多种先天性心脏病、心肌病变或心瓣膜开闭发生障碍等,均可出现心脏杂音。

(四)心输出量

1. 每搏输出量和每分输出量　每搏输出量(stroke volume,SV)是指 1 次心跳一侧心室射出的血液量,简称搏出量。正常成人安静时为 60~80mL。每分输出量(minute volume)是指每分钟一侧心室射出的血液量,简称心输出量(cardiac output,CO),等于心率与搏出量的乘积。正常成人安静时为 4.5~6.0L,左右两心室的输出量基本相等。

2. 心指数　正常人安静时的心输出量与体表面积成正比,每平方米体表面积的心输出量称为心指数(cardiac index,CI)。中等身材的成年人,在安静和空腹时的心指数为 $3.0~3.5L/(min \cdot m^2)$。它是分析比较不同个体心功能常用的评定指标。

3. 影响心输出量的因素

(1)心室舒张末期容积(end-diastolic volume,EDV):即心肌前负荷,是静脉回心血量和射血后留在心室内的剩余血量之和。在一定范围内,静脉回心血量增加,心室舒张末期容积增加,即心肌前负荷增大,心肌纤维初长度增长,心肌收缩力增强,每搏输出量增多;反之,则每搏输出量减少。这种由于心肌纤维初长度的改变来调节心肌收缩力的调节方式,称为心肌异长自身调节。

(2)心肌收缩能力:是指心肌不依赖于前、后负荷而能改变其力学活动的一种内在特性。心肌收缩能力受兴奋收缩耦联过程中多个环节的影响,如兴奋时胞质内钙离子浓度、横桥活化的数量、ATP 酶的活性等。

(3)大动脉血压:为心肌后负荷。在其他因素不变的条件下,动脉血压升高,即心肌后负荷增大时,主动脉瓣及肺动脉瓣,开放推迟,等容收缩期延长,射血期缩短,射血速度减慢,使每搏输出量减少。但每搏输出量减少又造成心室内剩余血量增多,如果此时静脉回流量不变,则心室舒张末期容积增加,心肌初长增加,然后通过心肌异长自身调节来增强心肌收缩力,使每搏输出量恢复到正常水平。如果动脉血压长期升高,心室肌则因长期处于收缩加强状态而逐渐肥厚,病情进一步发展可致泵血功能减退。临床治疗这类患者时,应考虑适当使用血管扩张药以降低动脉血压,减轻心肌后负荷,增加每搏输出量,对改善心功能是有益的。

(4)心率:在一定范围内变动时,心输出量随之增减。但如果心率太快(超过 170~180 次 /min),因心舒期明显缩短,心室充盈量显著减少,将引起心输出量减少;心率过慢(低于 40 次 /min),心输出量亦明显减少。

4. 心力储备　心输出量随机体代谢需要而增加的能力称为心力储备(cardiac reserve)。健康人有相当大的心力储备,强体力活动时最大心输出量可达 25~30L,为安静时的 5~6 倍。某些心脏疾病患者,安静时心输出量与健康人几乎相等,但活动增强时心输出量却不能相应增加,因而不能满足代谢增强的需要,表明心力储备已减弱。

(五)心肌细胞生理特性

1. 心肌细胞的生物电现象　根据生物电特点可将心肌细胞分为两大类,一类是普通的心肌细胞,又称工作细胞,包括心房肌和心室肌,有收缩性、兴奋性和传导性,但没有自律性,因而属于非自律细胞;另一类是组成特殊传导系统的心肌细胞,如窦房结起搏细胞和浦肯野细胞等,有兴奋性、传导性和自律性,故又称自律细胞,无收缩功能。

(1)心室肌细胞的生物电现象:①静息电位(resting potential),是心室肌细胞处于安静状态下,细胞膜内外的电位差,约为 −90mV。②动作电位(action potential),是心室肌细胞兴奋时表现的膜电位变化,与神经纤维动作电位相比较有很大差别。表现为复极化过程有明显特征。

(2)窦房结起搏细胞的生物电现象:该细胞的动作电位分为 0、3、4 期。0 期去极化由 Ca^{2+} 内流所致,其去极化的速度较慢,幅度较小(约 70mV)。此后,Ca^{2+} 内流逐渐减少而 K^+ 外流逐渐增多,形成复极化3 期。4 期膜电位不稳定,由于膜对 K^+ 的通透性逐渐降低而引起 K^+ 外流逐渐减少是形成此期最主要的离子基础,此外尚有逐渐增强的 Na^+ 内流和少量的 Ca^{2+} 内流,从而导致膜内正电荷逐渐增多而产生自动去极化。

2. 心肌的生理特性　心肌的生理特性有自动节律性(autorhythmicity)、兴奋性(excitability)、传导性(conductivity)和收缩性(contractility)。前 3 者是以心肌生物电活动为基础,故属电生理特性,后者属机械特性。

(1)自动节律性:指心脏在没有任何外来刺激的作用下,能自动发生节律性兴奋的特性。心脏的自动节律性(简称自律性)来源于自律细胞,自律细胞在单位时间(每分钟)自动发生兴奋的频率是衡量自律性高低的指标。心脏特殊传导系统各部位自律性的高低不等,其中窦房结的自律性最高。正常情况下,由于窦房结自律性最高,它主导着整个心脏的兴奋和跳动,称为心脏的正常起搏点。以窦房结为起搏点的心跳节律,称为窦性心律。其他传导组织的自律性均低于窦房结,故自身的自律性不能表现出来,称为潜在起搏点。潜在起搏点的存在,一方面是一种安全因素,当窦房结不能发生兴奋或兴奋下传受阻时,潜在起搏点能以较低的频率发生节律性兴奋,使心脏不致停跳;但它也是一种潜在的危险因素,当潜在起搏点的自律性增高到超过窦房结时,将导致心律失常,甚至危及生命,这时的潜在起搏点称为异位起搏点。由异位起搏点引起的心跳节律,称为异位心律。

(2)兴奋性:心肌细胞均具有兴奋性。一次兴奋过程中,心肌细胞兴奋性的发生周期性变化。其兴奋性变化分为有效不应期(包含绝对不应期和局部反应期)、相对不应期、超常期几个时期(图 3-1)。

心肌细胞兴奋性变化的特点是有效不应期特别长,相当于机械收缩的整个收缩期和舒张早期。只有在舒张早期之后,兴奋性变化才进入相对不应期,对阈上刺激才能产生兴奋。这一特性,使心肌不会产生完全强直收缩,始终保持收缩与舒张交替进行,以实现心脏的泵血功能。

在正常情况下,心脏是按照窦房结发出的兴奋频率进行节律性活动。在心室的有效不应期之后,如受到窦房结以外的刺激,心室可产生一次正常节律以外的兴奋和收缩,它发生在下一次窦房结兴奋产生之前,称为期前兴奋和期前收缩。由于期前兴奋本身也存在有效不应期,紧接在期前收缩后的一次窦房结兴奋传

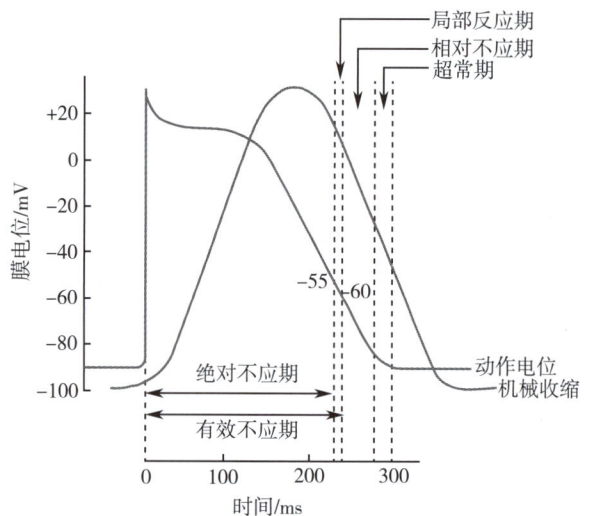

图 3-1　心室肌细胞动作电位、收缩曲线

到心室时,常落在期前兴奋的有效不应期内,因而不能引起心室兴奋和收缩。必须等到下次窦房结的兴奋传来,才能发生收缩。所以一次期前收缩之后通常有一段较长的心脏舒张期,称为代偿间歇。

(3)传导性:心肌细胞之间的闰盘为低电阻的缝隙连接,兴奋很容易以局部电流的形式通过缝隙连接,引起相邻细胞的兴奋,实现同步化活动,使心房和心室各自形成一个功能合胞体。心内兴奋传导的途径是:由窦房结发出兴奋,通过心房肌传布到两心房,并沿心房优势传导通路以较快速度传到房室交界,再经房室束及其左、右束支和浦肯野纤维网迅速传到心室,引起两心室兴奋。兴奋在心内各部位的传导速度不相同,其中房室交界区很慢,又以结区最慢。房室交界是正常兴奋由心房传至心室的必经途径,交界区这种缓慢传导称为房室延搁(atrioventricular delay),其重要生理意义在于使心房兴奋和收缩完毕之后,心室才开始兴奋和收缩,这有利于心室得到充分血液充盈,保证足够射血量。但当心脏传导兴奋的功能发生障碍时,房室交界又常是传导阻滞的好发部位。

(4)收缩性:心肌工作细胞有收缩性。心肌的收缩原理与骨骼肌基本相同,但因心肌的组织结构和电生理特性与骨骼肌不完全相同,因此其收缩性也具有一些自身的特点。①同步收缩:心房和心室各自形成一个功能合胞体,所有的心房肌细胞或心室肌细胞同步收缩,表现出"全或无"式收缩。这种方式的收缩力量大,有利于心脏射血。②不产生强直收缩:在正常情况下,心脏不会发生完全强直收缩,而是始终保持收缩与舒张交替进行的节律性活动。这对于保证心脏正常射血与充盈的交替,维持心脏正常的泵血功能具有重要的意义。③对细胞外液中的 Ca^{2+} 有明显依赖性:心肌细胞终池很不发达,贮 Ca^{2+} 量比骨骼肌少,故心肌细胞收缩所需的 Ca^{2+},在很大程度上依赖细胞外液提供。

(六)体表心电图

在每个心动周期中,由窦房结发出的兴奋依次传向心房和心室,伴随兴奋产生和传播的电变化可通过周围组织传到体表。将心电图机测量电极放置在人体体表一定部位记录出来的心电位变化的波形,称为心电图。它是反映心脏兴奋的产生、传导和恢复过程的电位变化,而与心脏的机械收缩活动无直接关系。

在记录心电图时,引导电极安放的位置和连接方式称为导联。不同导联记录的心电图波形虽各有特点,但基本相似。现以标准Ⅱ导联的正常心电图波形为例进行讨论(图 3-2)。

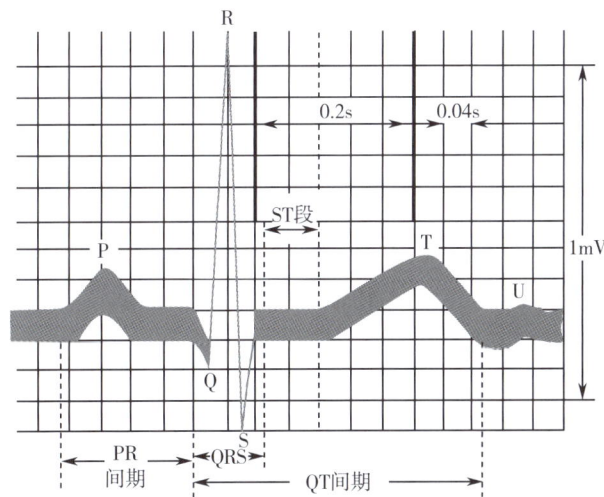

图 3-2　正常人心电图

1. P 波　反映左、右两心房的去极化过程。P 波波形小而圆钝,历时 0.08~0.11s,波幅不超过 0.25mV。

2. QRS 波群　反映两心室去极化过程。典型的 QRS 波群包括 3 个紧密相连的电位波动:第 1 个向下的波称 Q 波;紧接着是向上,且高而尖峭的 R 波;最后是向下的 S 波。在不同导联中,这 3 个波不一定都出现,各波的幅度变化也较大。历时 0.06~0.10s。

3. T 波　反映两心室复极化过程。T 波的波幅一般为 0.1~0.8mV。在 R 波较高的导联,T 波不应低于 R 波的 1/10。T 波的时程明显长于 QRS 波。

4. PR 间期（或 PQ 间期）　指从 P 波起点到 QRS 波群起点之间的时间。代表由窦房结产生的兴奋，经心房、房室交界、房室束及其分支传到心室，并引起心室开始兴奋所需的时间，正常为 0.12~0.20s。在房室传导阻滞时，PR 间期延长。

5. ST 段　指 QRS 波群终点与 T 波起点之间的线段，一般与基线平齐。它代表心室各部分心肌细胞均处于动作电位的平台期（2 期），各部分之间没有电位差存在，曲线又恢复到基线水平。冠脉供血不足或心肌梗死等情况发生时，ST 段常偏离基线，并超过一定范围。

6. QT 间期　指从 QRS 波群起点到 T 波终点之间的时程。代表心室开始兴奋（去极化）到完全复极再到静息状态的时间。

7. U 波　T 波后 0.02~0.04s 可能出现一个与 T 波方向一致的低宽 U 波，U 波常见原因有低血钾，使用了洋地黄类药物及甲状腺功能亢进（hyperthyroidism，简称甲亢）等。

二、血管生理

（一）动脉血压

1. 血压　血压是指血管内流动的血液对于单位面积血管壁的侧压力。

2. 动脉血压　动脉血压是指动脉血管内流动的血液对单位面积动脉管壁的侧压力。尚有毛细血管血压、静脉血压。通常所说的血压是指动脉血压。在每个心动周期，心室收缩，动脉血压升高到的最高值称为收缩压（systolic pressure）；心室舒张，动脉血压下降到的最低值称为舒张压（diastolic pressure）；收缩压与舒张压之差称为脉搏压（pulse pressure），简称脉压。一个心动周期中动脉血压的平均值，称为平均动脉压（mean arterial pressure），约等于舒张压 +1/3 脉压。

正常人在安静状态下动脉血压比较稳定，但有个体差异，并随年龄、性别而不同。我国健康年轻人在安静状态下收缩压为 100~120mmHg（1mmHg=133.32Pa），舒张压为 60~80mmHg，脉压为 30~40mmHg，平均动脉压接近 100mmHg。

3. 动脉血压的形成　循环系统内有足够的血液充盈是形成动脉血压的前提；心室收缩射血和外周阻力是形成动脉血压的两个基本因素。心室收缩所释放的能量一部分作为动能推动血液射入动脉，并向前流动。血液流经小动脉和微动脉所遇到的阻力称为外周阻力，由于外周阻力的作用，心缩期 1 次射血量中仅有 1/3 流向外周，尚有 2/3 贮存在主动脉和大动脉内，使血管壁扩张，形成势能。在心舒期时，大动脉弹性回缩，推动血液在血管内连续流动。

4. 影响动脉血压的因素　凡能影响动脉血压形成的因素，都能影响动脉血压。

（1）每搏输出量：如果其他因素不变，每搏输出量增多，心缩期射入主动脉的血量增多，管壁所受的张力更大，故收缩压升高。由于收缩压升高使血流速度加快，流向外周血量增多，到心舒末存留在大动脉内的血量增加不多，故舒张压升高不如收缩压升高明显，脉压增大。当每搏输出量减少时则主要使收缩压降低，脉压减小。以上说明收缩压能反映每搏输出量的多少。

（2）心率：其他因素不变，若心率加快，心舒期则缩短明显，在心舒期内流向外周血量减少，使该期末存留在大动脉内血量增多，故舒张压升高。因动脉血压升高而使血流速度加快，在心缩期内流向外周血量较多，故收缩压升高不如舒张压升高明显，脉压减小。当心率减慢时，舒张压降低明显，脉压增大。

（3）外周阻力：如果心输出量不变而外周阻力加大，则心舒期中血液向外周流动的速度减慢，心舒期末存留在主动脉中的血量增多，故舒张压升高。在心缩期，由于动脉血压升高使血流速度加快，因此收缩压的升高不如舒张压的升高明显，故脉压减小。可见，在一般情况下，舒张压的高低主要反映外周阻力的大小。外周阻力的改变，主要是由于骨骼肌和腹腔器官阻力血管口径的改变。原发性高血压的发病，主要是由于阻力血管口径变小而造成外周阻力过高。另外,血液黏滞度也影响外周阻力。如果血液黏滞度增高,外周阻力就增大,舒张压就升高。

(4)大动脉管壁的弹性:大动脉管壁弹性因能缓冲动脉血压的变化而使收缩压不致过高,舒张压不致过低,减小脉压。若单纯大动脉硬化,其弹性贮器作用减弱,故脉压增大。但老年人的小动脉往往伴有硬化而致口径变小,使外周阻力增大,故舒张压也升高。

(5)循环血量与血管容积:正常情况下循环血量与血管容积相适应,保持血管内有足量血液充盈,这是形成动脉血压的重要前提。大出血引起循环血量减少,如果血管系统的容量改变不大,则体循环平均充盈压必然降低,结果动脉血压降低。在某些情况下如中毒性休克或过敏性休克,循环血量不变但血管系统容量增大,导致血压下降。

上述为单一因素改变对动脉血压的影响。在各种不同的生理情况下,上述影响动脉血压的因素可同时发生改变,因此某种生理情况下动脉血压的变化往往是多种因素相互作用的综合结果。

(二)静脉血压

1. 外周静脉压　各器官或肢体的静脉血压称为外周静脉压(peripheral venous pressure,PVP)。当心脏射血功能减弱而使中心静脉压升高时,静脉回流将会减慢,较多的血液滞留在外周静脉内,使外周静脉压升高。

2. 中心静脉压　腔静脉或右心房内的血压称为中心静脉压(central venous pressure,CVP),正常变动范围为 $4\sim12cmH_2O$($1cmH_2O=98.066\ 5Pa$)。中心静脉压的高低取决于心射血能力和静脉回心血量。如心脏射血能力较强,能及时将回流入心脏的血液射入动脉,中心静脉压就较低。反之,心脏射血能力减弱时,中心静脉压就升高。另一方面,如静脉回流速度加快,中心静脉压也会升高。故测定中心静脉压可反映静脉回心血量和心功能状态。临床上给休克患者进行输液治疗时,应观察中心静脉压的变化情况。当中心静脉压超过 $16cmH_2O$ 时,提示输液过快、过多或心功能减弱,应减慢输液速度或暂停输液;如果中心静脉压低于正常,表明输液量不足,应加快输液速度。

3. 影响静脉回心血量的因素　单位时间内由静脉回心的血量称为静脉回心血量。静脉回心血量取决于外周静脉压和中心静脉压之差,以及静脉对血流的阻力。故凡能影响外周静脉压、中心静脉压以及静脉阻力的因素,都能影响静脉回心血量。

(1)心脏收缩力:心脏收缩力增强,每搏输出量增多,心舒期室内压低,有利于静脉血回心;心脏收缩力减弱,如右心衰竭时,右心室收缩力减弱,搏出量减少,心舒期室内压增高,使血液淤积在右心房和腔静脉内,因而中心静脉压升高,静脉回心血量减少,由于体循环静脉回流受阻,患者可出现颈静脉怒张、肝大、下肢水肿等体征;若左心衰竭,则引起肺静脉回流受阻,造成肺淤血、肺水肿。

(2)重力和体位:平卧体位,全身各部分血管与心脏基本处在同一水平,重力大致相等。当人体由卧位变为直立位时,因受重力影响,心脏以下的静脉血管扩张充盈,所容纳的血液约增多 500mL,则静脉回心血量减少。长期卧床或体弱久病患者,从卧位或蹲位突然站立时,其下肢静脉血管因紧张性降低而更易扩张,加之下肢肌肉收缩无力,挤压静脉的作用减弱,故而容纳更多血液,造成静脉回心血量比正常人更少,心输出量减少,便可引起眼发黑(视网膜缺血)、头晕(脑缺血)等症状。

(3)骨骼肌的挤压作用:骨骼肌收缩时,位于肌肉内和肌肉间的静脉受挤压,促使静脉血回流。四肢静脉内有向心脏方向的静脉瓣,使静脉血液只能向心脏流动而不能倒流。节律性骨骼肌的挤压作用对人体下垂肢体的静脉血液回流起很大的促进作用,但强直性骨骼肌收缩会阻碍局部血液的回流。

(4)呼吸运动:胸膜腔内压低于大气压,为负压。吸气时胸膜腔内负压值增大,使胸腔内的大静脉和右心房更加扩张,由于容积增大,中心静脉压下降,促进静脉血回心;呼气时相反,使静脉回心血量减少。

三、心血管活动的调节

（一）神经调节

1. 心脏和血管的神经支配

（1）心脏的神经支配

1）心交感神经及其作用：起始于脊髓胸段（T_1~T_5）侧角神经元，其节后纤维支配窦房结、心房肌、房室交界、房室束和心室肌。节后纤维末梢释放去甲肾上腺素，与心肌细胞膜上 β_1 受体结合后加强心脏的活动。使心率加快、心肌收缩力增强、房室传导速度加快，引起心输出量增多，血压升高。

2）心迷走神经及其作用：起始于延髓的心迷走神经，其节后纤维支配窦房结、心房肌、房室交界、房室束及其分支，心室肌也有少量心迷走神经纤维支配。节后纤维末梢释放的递质是乙酰胆碱，与心肌细胞膜上 M 受体结合后抑制心脏的活动。表现为心率减慢、心肌收缩力减弱、房室传导速度减慢，甚至出现传导阻滞，引起心输出量减少，血压下降。

（2）血管的神经支配

1）缩血管神经：绝大多数血管只受交感缩血管神经的支配。它发自脊髓胸、腰段侧角，其节后纤维支配全身血管平滑肌，在小动脉和微动脉分布的纤维密度最高。节后纤维末梢释放去甲肾上腺素。血管平滑肌细胞有 α 和 β 两类肾上腺素能受体，去甲肾上腺素与 α 肾上腺素能受体结合，可导致血管平滑肌收缩；与 β 肾上腺素能受体结合，则导致血管平滑肌舒张。去甲肾上腺素与 α 肾上腺素能受体结合的能力较与 β 肾上腺素能受体结合强，故缩血管纤维兴奋时引起缩血管效应。

2）舒血管神经：舒血管纤维分为交感舒血管神经纤维和副交感舒血管神经纤维。前者支配骨骼肌血管，其末梢释放乙酰胆碱，使骨骼肌血管舒张，但只是在惊恐、激动或剧烈运动时该神经才有冲动发放，安静时无紧张性活动；后者支配脑、唾液腺、胃肠腺体和外生殖器的血管，其末梢释放乙酰胆碱，使血管舒张，起调节局部组织器官血流量的作用。

2. 心血管中枢　中枢神经系统（central nervous system，CNS）内与调节心血管活动有关的神经元集中的部位，统称为心血管中枢。分布在脊髓、脑干、下丘脑、小脑和大脑皮层的一定部位。

一般认为，调节心血管活动的基本中枢在延髓。延髓心血管中枢的神经元是指位于延髓内的心迷走神经元和心交感神经、交感缩血管神经活动的神经元。这些神经元在平时都有紧张性活动，分别称为心迷走紧张、心交感紧张和交感缩血管紧张。在机体处于安静状态时，这些延髓神经元的紧张性活动表现为心迷走神经纤维和交感神经纤维持续的低频放电活动，并存在交互抑制现象。

3. 心血管反射

（1）颈动脉窦和主动脉弓压力感受器反射：颈动脉窦和主动脉弓血管壁有对牵张刺激敏感的压力感受器。颈动脉窦压力感受器的传入神经为窦神经，主动脉弓压力感受器的传入神经为主动脉神经，并分别加入舌咽神经和迷走神经进入延髓。

当动脉血压升高时，颈动脉窦和主动脉弓压力感受器所受牵张刺激增强，沿窦神经和主动脉神经传入延髓的冲动增多，使心迷走中枢紧张性增强而心血管交感中枢紧张性减弱，经心迷走神经传至心脏的冲动增多，经心交感神经传至心脏的冲动减少，故而心率变慢，心肌收缩力减弱，心输出量减少；由交感缩血管神经传至血管的冲动减少，故血管舒张，外周阻力降低。因心输出量减少，外周阻力降低，使动脉血压回降至正常水平，故这一反射又称为减压反射。相反，如果动脉血压降低，压力感受器所受牵张刺激减弱，沿相应传入神经传入冲动减少，使心血管交感中枢紧张性增强而心迷走中枢紧张性减弱，则引起心输出量增多，外周阻力增大而使血压回升。故压力感受器反射的重要生理意义在于保持动脉血压的相对稳定。

（2）颈动脉体和主动脉体化学感受器反射：颈动脉体和主动脉体分别位于颈总动脉分叉处和主动脉弓

区域,可感受血液中某些化学成分变化的化学感受器。其传入纤维分别行走于窦神经和迷走神经内。化学感受器反射对呼吸具有经常性调节作用,对心血管活动的调节作用在平时不明显,只有当机体处于缺氧、窒息、动脉血压过低以及酸中毒等情况下才发挥作用。此外,存在于心房、心室壁内膜下和肺动脉分叉处的血管壁内的感受器以及身体其他感受器,当接受相应刺激后,冲动沿传入神经传至心血管中枢,亦可引起心血管活动的改变。

（二）体液调节

1. 肾上腺素和去甲肾上腺素　血液中的肾上腺素和去甲肾上腺素主要由肾上腺髓质分泌,两者对心脏和血管的作用,既有共性,又有特殊性,这是因为它们与心肌和血管平滑肌细胞膜上不同的肾上腺素能受体结合能力不同所致。

肾上腺素与心肌细胞膜上的相应受体结合后,使心率加快,心肌收缩力增强,心输出量增多,临床常作为强心急救药;与血管平滑肌细胞膜上相应受体结合后,使皮肤、肾、胃肠的血管收缩,但对骨骼肌和肝脏的血管,生理浓度使其舒张,大剂量时使其收缩,故正常生理浓度的肾上腺素,对外周阻力影响不大。去甲肾上腺素也能显著地增强心肌收缩力,使心率增快,心输出量增多;使除冠状动脉以外的小动脉强烈收缩,引起外周阻力明显增大而血压升高,故临床常作为升压药应用。可是,在完整机体静脉注射去甲肾上腺素后,通常会出现心率减慢。这是由于去甲肾上腺素能使外周阻力明显增大而升高血压,机体通过压力感受器反射而使心率减慢,从而掩盖了去甲肾上腺素对心脏的直接作用。

2. 肾素 - 血管紧张素　肾素是由肾球旁细胞合成和分泌的。因失血引起循环血量减少或肾脏疾病导致肾血流量减少等,均可促进肾素分泌。肾素进入血液后,使血液中由肝脏生成的血管紧张素原水解为血管紧张素 I,它随血液流经肺循环时,受肺所含的转化酶作用,被水解为血管紧张素 II,部分血管紧张素 II 受血浆和组织液中血管紧张素酶 A 的作用,被水解为血管紧张素 III。

血管紧张素中最重要的是血管紧张素 II。它能使全身小动脉收缩而升高血压,此外,还可促进肾上腺皮质分泌醛固酮。醛固酮作用于肾小管,起保钠、保水、排钾作用,从而引起血量增多,血压升高。

3. 组胺　机体内许多组织的肥大细胞中均含组胺。当组织受损伤、炎症或过敏反应时,均可引起组胺释放。能使局部血管舒张,毛细血管和微静脉管壁通透性增大,引起局部组织充血、水肿。

4. 组织代谢产物　代谢产物如腺苷、CO_2、H^+、乳酸等具有舒血管作用。组织细胞代谢增强或组织血流量不足时,可造成组织中代谢产物增多、堆积,使该处微血管舒张,以增加局部血流量。

此外,血管升压素可引起血管强烈收缩,但在正常情况下不参与血压调节。当机体处于失血等情况而使循环血量减少时,该激素在血液中浓度将显著升高,对保持循环血量和维持动脉血压起一定作用;缓激肽和血管舒张素是已知的最强烈的舒血管物质,可以使器官局部血管舒张,血流量增加,还可使毛细血管通透性增高。

第二节　呼　吸　系　统

在高等动物和人体,呼吸过程由 3 个相互衔接并且同时进行的环节来完成:①外呼吸,包括肺通气(外界空气与肺之间的气体交换过程)和肺换气(肺泡与肺毛细血管之间的气体交换过程);②气体在血液中的运输;③内呼吸或组织换气,即血液与组织、细胞之间的气体交换过程,有时也将细胞内的氧化过程包括在内。呼吸的生理作用主要是维持机体内环境中 O_2 和 CO_2 含量的相对稳定,确保新陈代谢正常进行。呼吸过程的任何一个环节发生障碍,均可导致机体缺 O_2 和 / 或 CO_2 聚积,使内环境稳态遭破坏,影响细胞的代谢和功能,甚至危及生命。

一、肺通气

肺通气(pulmonary ventilation)是指肺与外界环境间的气体交换过程。参与这一过程的器官主要有呼吸道、肺泡和胸廓等。呼吸道不仅是气体进出肺泡的必经之道,而且对吸入气体起加温、湿润和过滤清洁等作用。肺泡是肺泡气与血液进行气体交换的场所,而胸廓的节律性扩大和缩小则是实现肺通气的动力。呼吸频率(respiratory rate,RR)是指每分钟呼吸运动的次数。正常成人安静状态下呼吸频率为 12~18 次 /min,可因年龄、性别、肌肉活动和情绪变化等不同而变化。

(一)呼吸道的主要功能

1. 调节气道阻力 通过调节气道阻力从而调节进出肺的气体的量、速度和呼吸功。

2. 保护功能 具有对吸入气体进行加温、湿润、过滤、清洁和防御反射等保护功能。呼吸道受到机械或化学刺激时,可以引起防御性反射。

(二)肺通气的原理

1. 肺通气的动力 气体进出肺是由大气和肺泡气之间存在着压力差的缘故。呼吸肌的收缩和舒张所引起的呼吸运动是肺通气的原动力,由呼吸运动所造成的肺内压(intrapulmonary pressure)与大气压之间的压力差则是实现肺通气的直接动力。

(1)呼吸运动(expiratory movement):是由呼吸肌舒缩所引起的胸廓扩大和缩小,包括吸气运动和呼气运动。呼吸运动分为平静呼吸和用力呼吸两种类型。根据参与活动的呼吸肌的主次和用力程度不同分为胸式呼吸和腹式呼吸。

1)平静呼吸:指人体在安静时平和而均匀的呼吸,它由膈肌和肋间外肌的舒缩引起。平静吸气时,膈肌收缩,膈顶下降,胸廓上下径增大;同时肋间外肌收缩,牵动肋骨上提并略外展,胸骨也随着向前上方移动,使胸廓前后径和左右径增大,肺随之扩张而容积增大,引起吸气;平静呼气时,膈肌和肋间外肌舒张,膈顶、肋骨和胸骨均回位,使胸廓和肺容积缩小,产生呼气。

2)用力呼吸:指人体在劳动或运动时,用力而加深的呼吸运动。用力吸气时,除膈肌和肋间外肌收缩加强外,其他辅助吸气肌(如胸锁乳突肌、胸大肌等)也参加收缩,使胸廓进一步扩大,吸气量增加。用力呼气时,除吸气肌舒张外,尚有肋间内肌和腹肌等呼气肌参加收缩,使胸廓和肺容积更加缩小,呼气量增加。

3)胸式呼吸:是由肋间肌舒缩引起肋骨和胸骨的运动,表现为以胸壁的起伏为主的呼吸。

4)腹式呼吸:是由膈肌的升降引起的腹内压周期性变化,导致腹壁起伏为主的呼吸。

正常成年人为混合型呼吸,在妊娠后期或有腹水、腹腔肿瘤时,膈肌活动受限,可呈胸式呼吸;胸膜炎或胸腔积液等疾病,肋间肌活动减弱,呈腹式呼吸。

(2)肺内压:存在于肺内气道和肺泡内的压力称为肺内压。在呼吸暂停(apnea)、声带开放、呼吸道畅通时,肺内压与大气压相等。吸气之初,肺容积增大,肺内压暂时下降,低于大气压,空气在此压力差推动下进入肺泡,随着肺内气体逐渐增加,肺内压也逐渐升高,至吸气末,肺内压已升高到和大气压相等,气流也就停止。反之,在呼气之初,肺容积减小,肺内压暂时升高并超过大气压,肺内气体便流出肺,使肺内气体逐渐减少,肺内压逐渐下降,至呼气末,肺内压又降到和大气压相等。正是由于呼吸过程中肺内压呈现出这种周期性的升降,造成肺内压与大气压之间的压力差,这一压力差成为实现肺通气的直接动力。肺内压变化的幅度与呼吸快慢、深浅及呼吸道是否通畅有关。若呼吸浅慢、呼吸道通畅,则肺内压变化幅度较小;反之,若呼吸深快、呼吸道不够通畅,则肺内压变化幅度增大。

(3)胸膜腔内压:胸膜腔(pleural cavity)是由壁胸膜和脏胸膜所围成的潜在密闭腔隙。胸膜腔内没有气体,仅有少量浆液。浆液分子的内聚力使两层胸膜贴附在一起而不易分开,故使肺能随胸廓的张缩而张缩。胸膜腔内的压力称为胸膜腔内压,经测量表明胸膜腔内压比大气压低,为负压。平静呼气末胸膜腔内压约为 –5~–3mmHg,吸气末约为 –10~–5mmHg。关闭声门,用力吸气,胸膜腔内压可降至 –90mmHg,用力呼气时,可升高到 110mmHg。

胸膜腔负压,主要由肺回缩力造成。在吸气末或呼气末,肺内压都等于大气压。大气压通过脏胸膜作用于胸膜腔,按理胸膜腔内压应等于大气压,但由于肺具有回缩力,此力的作用方向与大气压对胸膜腔的作用方向相反,抵消了一部分大气压对胸膜腔的作用。因此,胸膜腔内压实际上是:胸膜腔内压 = 大气压 – 肺弹性回缩力。假设大气压值为 0,则胸膜腔内压 =– 肺弹性回缩力。可见,胸膜腔负压是由肺回缩力形成的。吸气时,肺扩张的程度增大,肺回缩力增大,胸膜腔负压增大;呼气时,肺扩张程度减小,肺回缩力减小,胸膜腔负压减小。

胸膜腔内负压不仅作用于肺,牵引其扩张,也作用于胸腔内其他器官,特别是壁薄而扩张性大的腔静脉和胸导管等,影响静脉血和淋巴液的回流。胸膜腔负压的生理意义:①牵引肺,以维持肺的扩张状态,使其不致因肺回缩力而萎陷。②降低心房、腔静脉和胸导管内的压力,促进静脉血和淋巴液的回流。如果胸膜受损,破坏了胸膜腔的密闭性,气体将顺压力差进入胸膜腔而造成气胸。这时胸膜腔负压减小,甚至消失,肺因回缩力而萎陷,使静脉血和淋巴液回流受阻,导致呼吸和循环功能障碍,以致危及生命。

2. 肺通气的阻力　包括弹性阻力和非弹性阻力。前者包括肺和胸廓的弹性阻力,是平静呼吸时主要阻力,约占总阻力的 70%。后者包括气道阻力、惯性阻力和组织的黏滞阻力,约占总阻力的 30%,其中又以气道阻力为主。

(1) 弹性阻力和顺应性:弹性阻力是指外力使弹性组织变形时,弹性组织产生对抗变形的回位力。用同等大小的外力作用时,弹性阻力大者,变形程度小;弹性阻力小者,变形程度大。一般用顺应性来度量弹性阻力。顺应性是指在外力作用下弹性组织的可扩张性,容易扩张者顺应性大,弹性阻力小;不易扩张者,顺应性小,弹性阻力大。可见顺应性(C)与弹性阻力(R)成反变关系:C=1/R。呼吸过程中的弹性阻力来自胸廓和肺,临床上因胸廓的弹性阻力和顺应性改变而造成肺通气障碍者较少见。

肺弹性阻力即是肺弹性回缩力。由肺组织弹性纤维的回缩力和肺泡表面张力共同组成。后者约占肺回缩力的 2/3。

1)肺泡表面张力:在肺泡内壁覆盖一层液体,它与肺泡内的气体之间形成液 - 气界面。肺泡表面张力是由该界面上的液体分子相互吸引而产生的,它具有使肺泡回缩至最小面积的作用。

2)肺泡表面活性物质:由肺泡 II 型细胞合成和释放的一种脂蛋白混合物,分布在肺泡壁液体分子层表面,介于液 - 气界面之间。它的主要生理作用:降低肺泡表面张力,防止肺泡因表面张力的作用而萎陷,有利于肺的扩张,减小了吸气阻力;降低肺泡表面张力对肺毛细血管中液体的吸引作用,避免液体渗入肺泡,防止肺水肿的发生。成年人患肺炎(pneumonia)、肺血栓等疾病时,可因表面活性物质减少而发生肺不张。初生儿也可因缺乏表面活性物质,发生肺不张和肺泡内表面透明质膜形成,造成呼吸窘迫综合征,导致死亡。

(2) 非弹性阻力:包括惯性阻力、黏滞阻力和气道阻力。惯性阻力是气流在发动、变速、换向时因气流和组织的惯性所产生的阻止运动的因素。黏滞阻力来自呼吸时组织相对位移所发生的磨擦力。气道阻力来自气体流经呼吸道时气体分子间和气体分子与气道之间的磨擦力,是非弹性阻力的主要成分,占 80%~90%。非弹性阻力是气体流动时产生的,并随流速加快而增加。

影响呼吸道阻力的主要因素是呼吸道口径。呼吸道阻力与呼吸道半径的 4 次方成反比,其次是气流速度。流速快,阻力大;流速慢,阻力小。支气管平滑肌受自主神经支配,吸气时交感神经兴奋,使支气管平滑肌舒张;呼气时迷走神经兴奋,支气管平滑肌收缩,故呼吸道阻力随呼吸运动而发生周期性变化。吸气时气道口径增大,阻力减小。呼气时气道口径变小,阻力增大。支气管哮喘(bronchial asthma)患者发作时,因支气管平滑肌痉挛,呼吸道阻力明显增大,表现为呼吸困难,且呼气比吸气更困难。

（三）肺通气功能的评价

1. 肺容量　肺容纳气体的量称为肺容量（pulmonary capacity）。在呼吸周期中,肺容量随着气体的吸入或呼出而发生变化（图3-3）。其变化幅度主要与呼吸深度有关。

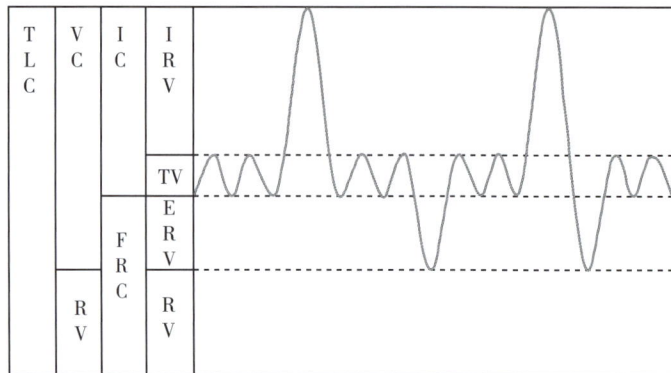

TLC. 肺总量；VC. 肺活量；RV. 残气量；IC. 深吸气量；FRC. 功能残气量；
IRV. 补吸气量；TV. 潮气量；ERV. 补呼气量。

图3-3　肺容量描记图

（1）潮气量：每次呼吸时吸入或呼出的气量称为潮气量（tidal volume,TV）。平静呼吸时正常成人的潮气量为400~600mL,平均500mL。

（2）补吸气量：平静吸气末,再尽力吸气所能增加的吸入气量称为补吸气量（inspiratory reserve volume,IRV）。正常成人为1.5~2.0L。

（3）补呼气量：平静呼气末,再尽力呼气所能增加的呼出气量称为补呼气量（expiratory reserve volume,ERV）。正常成人为0.9~1.2L。

（4）残气量和功能残气量：残气量（residual volume,RV）指最大呼气末肺内残余的气量,正常成人为1.0~1.5L。功能残气量（functional residual capacity,FRC）指平静呼气末肺内存留的气量,是补呼气量和残气量之和,正常成人约为2.5L。肺气肿患者的功能残气量增加,肺实质性病变时减少。

（5）肺活量和用力肺活量：肺活量（vital capacity,VC）指最大吸气后再尽力呼气所能呼出的气体量,是潮气量、补呼气量和补吸气量之和。正常成年男性约为3.5L,女性约为2.5L。肺活量有较大的个体差异,与性别、年龄、身材大小、呼吸肌强弱等有关。肺活量反映了肺1次通气的最大能力,在一定程度上可作为肺通气功能的指标。但肺活量只能计算呼出的气量,不能反映呼出气量所需的时间。临床上某些患者因肺组织弹性降低或呼吸道狭窄,通气功能已受到损害,由于测定时可任意延长呼气时间所测肺活量仍可能在正常范围。因而提出了用力肺活量的概念,用来反映一定时间内所能呼出的气量。用力肺活量（forced vital capacity,FVC）指受试者1次最大吸气后以最快速度尽力呼气,同时记录第1、2、3秒末所呼出的气体量,以各占肺活量的百分数来表示。正常人第1、2、3秒末应分别呼出其肺活量的83%、96%、99%。其中第一秒用力呼气量（forced expiratory volume in first second,FEV_1）意义最大,低于60%为不正常。肺弹性降低或阻塞性肺疾病,用力呼气量可显著降低,是评价肺通气功能的较好指标。

（6）肺总量：肺组织所能容纳的最大气量称为肺总量（total lung capacity,TLC）。其值等于肺活量与残气量之和,正常成年男性平均约5.0L,女性约3.5L。

2. 肺通气量和肺泡通气量

（1）肺通气量：每分钟进或出肺的气体总量称为肺通气量（pulmonary volume）。其值等于呼吸频率与潮气量的乘积。正常成人安静时,每分通气量（minute ventilation,VE）为6~9L。从事重体力劳动或剧烈运动时可增达 70L 以上。尽力做深、快呼吸时,每分钟进肺或出肺的最大气量,称为最大随意通气量(maximal voluntary ventilation,MVV)。一般只测 10s 或 15s,将测得值乘 6 或 4。最大随意通气量一般可达 150L,为平静呼吸时肺通气量(6L/min)的 25 倍。它能反映肺通气功能的最大潜力,是估计一个人能进行多大运动量的生理性指标。

(2)无效腔和肺泡通气量:从上呼吸道到呼吸性细支气管这段呼吸道内,没有气体交换功能,称为解剖无效腔(anatomical dead space),其容积约为 150mL。进入肺泡内的气体,也可因血流在肺内分布不均而未能都与血液进行气体交换,未能发生气体交换的这部分肺泡容量,称为肺泡无效腔(alveolar dead space)。肺泡无效腔与解剖无效腔合称生理无效腔。健康人平卧时,生理无效腔接近或等于解剖无效腔。

由于无效腔的气体不参加气体交换,肺泡通气量(alveolar ventilation volume,AVV)是指每分钟吸入肺泡能与血液进行气体交换的新鲜空气量。其计算公式为:肺泡通气量 =(潮气量 – 无效腔气量)× 呼吸频率。

每分通气量的多少取决于呼吸的深度和频率,同样的每分通气量,深慢呼吸时的肺泡通气量大于浅快呼吸时的肺泡通气量,表 3-1 表明深慢呼吸比浅快呼吸的气体交换效率要高。

表 3-1　不同呼吸频率和潮气量的每分通气量和肺泡通气量的关系

呼吸频率 /(次·min⁻¹)	潮气量 /mL	肺通气量 /(mL·min⁻¹)	肺泡通气量 /(mL·min⁻¹)
16	500	8 000	5 600
8	1 000	8 000	6 800
32	250	8 000	3 200

近年来,临床上在某些情况下(如配合支气管镜检查,治疗呼吸衰竭等)使用一种特殊形式的人工通气,即高频通气。这是一种频率很高,潮气量很低的人工通气,其频率可为 60~100 次 /min 或更高,潮气量小于解剖无效腔,但却可以保持有效的通气和换气,这似乎与上述浅快呼吸不利于气体交换的观点矛盾。目前,对于高频通气何以能维持有效的通气和换气还不太清楚,可能其通气原理与通常情况下的通气原理不尽相同,有人认为它和气体对流的加强及气体分子扩散的加速有关。

二、气体的交换和运输

气体交换包括肺换气和组织换气,这两处换气的原理一样。

(一)气体交换的基本原理

1. 气体的扩散　气体分子不停地进行着无定向的运动,其结果是气体分子在分压差的作用下总是从分压高的一侧向分压低的一侧发生净转移,这一过程称为气体的扩散。分压是指混合气体中,每种气体分子运动时所产生的压力,混合气体的总压力则为各气体分压之和。当气体与液体接触时,气体扩散的动力和方向同样取决于各气体间的分压差,见表 3-2。

表 3-2　肺泡、血液和组织中气体的分压　　　　　　　　　　　　　　　　　单位:mmHg

项目	肺泡	动脉血	混合静脉血	组织
氧分压(PO₂)	103.4	97~100	40	30
二氧化碳分压(PCO₂)	40.3	40	46	50

2. 气体交换的过程

(1)肺泡气体交换过程:在肺泡气体交换过程中,O_2 和 CO_2 的交换是通过呼吸膜进行的。呼吸膜有 6

层结构,但总厚度不到 $1\mu m$(图 3-4),其通透性极大。

由于肺通气不断使肺泡气更新,所以,肺泡内 PO_2 总是高于静脉血的 PO_2,而肺泡气的 PCO_2 总是低于静脉血中 PCO_2。当静脉血流经肺毛细血管时,在分压差作用下,O_2 由肺泡向静脉血中扩散,CO_2 由静脉血向肺泡内扩散。结果使血中 PO_2 升高,PCO_2 降低,于是静脉血变成了动脉血。

(2)组织气体交换过程:由于组织细胞在新陈代谢过程中不断消耗 O_2 产生 CO_2,使组织中的 PO_2 总是低于动脉血中的 PO_2,PCO_2 总是高于动脉血中的 PCO_2。当动脉血流经组织时,在分压差作用下,O_2 由动脉血向组织内扩散,CO_2 由组织向血液扩散。结果使血液中 PO_2 降低,PCO_2 升高,动脉血变成了静脉血。

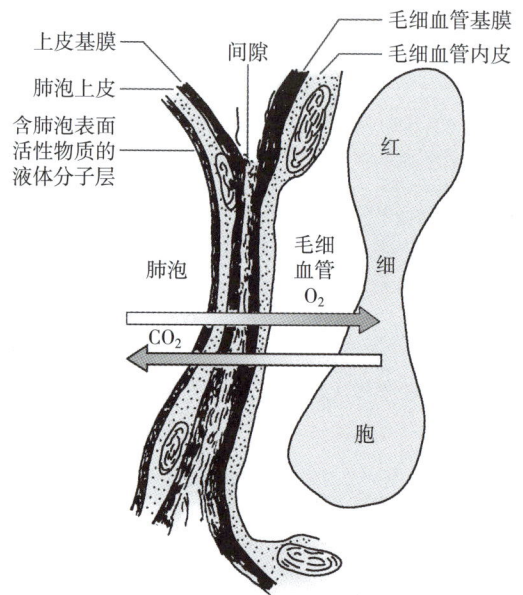

图 3-4　呼吸膜结构示意图

3. 影响肺泡气体交换的因素

(1)呼吸膜的厚度和面积:正常呼吸膜很薄,对气体通透性很大。正常成人在安静时呼吸膜的扩散面积约 $40m^2$。运动时,因肺毛细血管开放数量增多,扩散面积可达 $60\sim100m^2$。在肺炎、肺水肿、肺纤维化等病理情况下可使呼吸膜增厚,气体交换速度减慢;肺气肿因肺泡融合,扩散面积减小,将导致气体交换减少。

(2)气体扩散速度:气体扩散速度快,气体交换也快;反之则慢。气体扩散速度与气体的分压差和溶解度成正比,而与气体分子量的平方根成反比。CO_2 在血浆中的溶解度约为 O_2 的 24 倍,CO_2 与 O_2 分子量的平方根之比为 $1.14:1$,假如 CO_2 与 O_2 的分压差相同,则 CO_2 的扩散速度应为 O_2 的 21 倍。由于呼吸膜两侧的 O_2 分压差约为 CO_2 分压差的 10 倍,故 CO_2 的扩散速度比 O_2 约快 2 倍。当肺泡气体交换发生障碍时,缺 O_2 要比 CO_2 潴留更常见。

(3)通气血流比例($\dot{V}_A/\dot{Q}$):每分肺泡通气量与每分肺血流量的比值称为通气血流比例。正常成人安静时,肺泡通气量为 4.2L;每分肺血流量与心输出量相当,约为 5L,则通气血流比例为 0.84。这一比值表示通气量与血流量匹配适当,肺泡气体交换效率最高。如果比值增大,意味着通气过剩或血流不足(如肺动脉栓塞),此时部分肺泡不能与血流充分进行气体交换,致使肺泡无效腔增大;比值减小,意味着通气不足(如支气管痉挛)或血流过剩,部分静脉血流经通气不良的肺泡,气体得不到充分交换,静脉血尚未成为动脉血就返回心,犹如发生了功能性动静脉短路。所以,不论比值增大或减小,均可引起肺泡气体交换效率降低。

(二)气体在血液中的运输

O_2 和 CO_2 在血液中运输的形式有两种,即物理溶解和化学结合。物理溶解的量很少,但很重要,它是化学结合或释放的先决条件。经气体交换进入血液的气体必须首先溶解,然后才能结合;气体释放时也必须从化学结合状态解离成溶解状态,然后才能离开血液。

1. 氧的运输　血液中的 O_2 以溶解的和结合的两种形式存在。溶解的量极少,仅占血液总 O_2 含量的约 1.5%,结合的占 98.5% 左右。O_2 与血红蛋白(hemoglobin,Hb)中的 Fe^{2+} 结合,形成氧合血红蛋白(oxyhemoglobin,HbO_2)。这种结合不需要酶参与,而且是可逆反应。Hb 与 O_2 的结合和解离主要取决于 PO_2。当血液流经肺部时,由于肺泡中 PO_2 高,Hb 迅速与 O_2 结合形成 HbO_2;当动脉血流经组织时,由于组织中 PO_2 低,HbO_2 便迅速解离释放出 O_2,以供组织细胞利用,成为去氧血红蛋白。

HbO_2 呈鲜红色,而 Hb 呈暗蓝色。当毛细血管血液中 Hb 含量超过 50g/L 时,黏膜或甲床等部位可呈现青紫色,称发绀,这是人体缺 O_2 的标志。但严重贫血的患者,由于血红蛋白的总量过少,虽然缺 O_2 却无发绀;相反,患红细胞增多症的患者,可出现发绀而不缺 O_2。此外,Hb 还能与一氧化碳(CO)结合成一氧化碳血红蛋白(HbCO),呈樱桃红色。Hb 与 CO 结合的亲和力比 O_2 大 210 倍,Hb 与 CO 结合后就失去了运输 O_2 的能力,此时患者虽有严重缺氧,但无发绀。发生一氧化碳中毒(煤气中毒)时,如果有 50% 以上的 Hb 与 CO 结合后,就会因组织缺 O_2 而致死。

2. 二氧化碳的运输　血液中 CO_2 也以物理溶解和化学结合两种形式运输。化学结合的 CO_2 主要是碳酸氢盐和氨基甲酸血红蛋白。溶解的 CO_2 约占总运输量的 5%,结合的占 95%(碳酸氢盐形式的占 88%,氨基甲酸血红蛋白形式占 7%)。

(1)碳酸氢盐:从组织扩散进入血液的大部分 CO_2,在红细胞内与水反应生成碳酸,碳酸又解离成碳酸氢根和氢离子,反应极为迅速、可逆。在此反应过程中红细胞内碳酸氢根浓度不断增加,碳酸氢根便顺浓度梯度经红细胞膜扩散进入血浆。同时伴有氯离子由血浆扩散进入红细胞,维持膜两侧的电位平衡,这一现象称为氯转移。上述反应中产生的 H^+,大部分与 Hb 结合,Hb 是强有力的缓冲剂。当血液流经肺部时,以上反应向相反方向进行,CO_2 释放入肺泡而排出体外(图 3-5)。

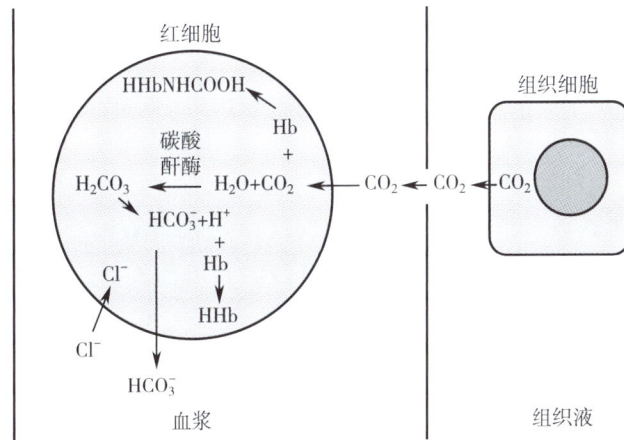

图 3-5　二氧化碳的运输

(2)氨基甲酸血红蛋白:进入红细胞内的 CO_2 除大部分形成 HCO_3^- 外,还有小部分直接与血红蛋白的自由氨基结合,形成氨基甲酸血红蛋白(HHbNHCOOH)(图 3-5)。这一反应迅速、可逆、不需酶参与,在肺排出的 CO_2 中有 17.5% 是由氨基甲酸血红蛋白所释放的。

三、呼吸运动的调节

呼吸运动是一种节律性运动,其频率和深度还能随内、外环境条件的改变而改变,以适应环境条件的变化,这都依靠神经系统的调节来实现。

(一) 呼吸中枢

中枢神经系统内产生呼吸节律和调节呼吸运动的神经细胞群,称为呼吸中枢(respiratory center)。它们分布于大脑皮质,脑干和脊髓等各级部位,对呼吸运动起着不同的调节作用。正常呼吸运动是在各级呼吸中枢的相互配合下进行的。

1. 脊髓　脊髓中支配呼吸肌的运动神经元位于第 3~5 颈段(支配膈肌)和胸段(支配肋间肌和腹肌等)前角。在延髓和脊髓间横断脊髓,呼吸就停止。因此,节律性呼吸运动不是在脊髓产生的。脊髓只是联系高位脑和呼吸肌的中继站和整合某些呼吸反射的初级中枢。

2. 低位脑干　低位脑干指脑桥和延髓。研究证明,延髓有吸气神经元和呼气神经元,主要集中在腹侧和背侧两组神经核团内,其轴突纤维支配脊髓前角的呼吸肌运动神经元,以控制吸气肌和呼气肌的活动。如果在动物的延髓和脑桥之间横切,保留延髓和脊髓的动物,节律性呼吸仍存在,但呼吸节律不规则,呈喘息样呼吸。说明延髓呼吸中枢是产生节律性呼吸的基本中枢,但正常节律性呼吸的形成,还有赖于高位呼吸中枢的作用。如果在脑桥上、中部之间横切,呼吸将变慢变深,如再切断双侧迷走神经,吸气便大大延长,仅偶尔被短暂的呼气运动所中断,这种形式的呼吸称为长吸式呼吸。再在脑桥和延髓之间横切,不论迷走神经是否完整,长吸式呼吸都消失,而呈喘息样呼吸,呼吸不规则,或平静呼吸,或两者交替出现。因而认为脑桥中下部有活化吸气的长吸中枢;单独的延髓即可产生节律呼吸。

3. 高位脑　呼吸还受脑桥以上部位的影响,如下丘脑、边缘系统、大脑皮层等。大脑皮层可以随意控制呼吸,发动说、唱等动作,在一定限度内可以随意屏气或加强、加快呼吸。大脑皮层对呼吸的调节系统是随意呼吸调节系统,低位脑干的呼吸调节系统是自主节律呼吸调节系统。这两个系统的下行通路是分开的。临床上有时可以观察到自主呼吸和随意呼吸分离的现象。例如在脊髓前外侧索下行的自主呼吸通路受损后,自主节律呼吸甚至停止,但患者仍可进行随意呼吸。患者靠随意呼吸或人工呼吸来维持肺通气,如未进行人工呼吸,一旦患者入睡,可能发生呼吸停止。

(二)呼吸运动的反射性调节

1. 肺牵张反射　肺扩张引起吸气被抑制和肺缩小引起吸气的反射,称肺牵张反射(pulmonary inflation reflex),包括肺扩张反射和肺缩小反射。吸气时肺扩张到一定程度,刺激位于气管到细支气管平滑肌内的肺牵张感受器,冲动沿迷走神经传入延髓,切断吸气,促使吸气转为呼气。在动物这一反射较明显,如果切断动物的两侧迷走神经,可见吸气延长,呼吸加深变慢。成人在平静呼吸时该反射不参与呼吸运动调节,但在肺淤血、肺水肿等病理情况下,肺的顺应性降低,肺扩张时呼吸道扩张较大,刺激较强,可引起肺扩张反射,使呼吸变浅变快。肺缩小反射对平静呼吸的调节意义不大,对阻止呼气过深和肺不张等可能起一定作用。

2. 呼吸肌本体感受性反射　呼吸肌与其他骨骼肌一样,当受到牵拉时,其本体感受器(肌梭)受刺激,反射性地引起呼吸肌收缩,即呼吸肌本体感受性反射。临床观察及动物实验均证明,呼吸肌本体感受性反射参与正常呼吸运动的调节。当运动或气道阻力增大时,可反射性地引起呼吸肌收缩增强,在克服气道阻力上起重要作用。

3. 防御性呼吸反射

(1)咳嗽反射:感受器位于喉、气管和支气管的黏膜,该感受器受到机械或化学刺激时所引起的一种反射,可将呼吸道内的异物或分泌物排出,具有清洁、保护和维护呼吸道通畅的作用。但长期和剧烈的咳嗽可使胸膜腔内压显著升高而阻碍静脉血回流,致使静脉压和脑脊液压升高。

(2)喷嚏反射:与咳嗽相类似的反射。不同的是刺激作用于鼻黏膜感受器,传入神经是三叉神经,反射效应是腭垂下降,舌压向软腭,而不是声门关闭,呼出气主要从鼻腔喷出,以清除鼻腔中的刺激物。

4. 化学感受性呼吸反射　化学因素对呼吸运动的调节是一种反射性活动,称为化学感受器反射。调节呼吸活动的化学感受器,依其所在部位的不同分为外周化学感受器和中枢化学感受器。前者是指颈动脉体和主动脉体,冲动分别沿窦神经和迷走神经传入呼吸中枢;后者位于延髓腹外侧浅表部位,感受脑脊液中 H^+ 的刺激,并通过神经联系,影响呼吸中枢的活动。

(1)CO_2 对呼吸运动的调节:CO_2 是调节呼吸最重要的生理性体液因素,动脉血中一定水平的 PCO_2 是维持呼吸和呼吸中枢兴奋性所不可缺少的条件。当吸入气中 CO_2 含量增加到 2% 时,呼吸加深;增至 4% 时,呼吸加深、加快,肺通气量可增加 1 倍以上。由于肺通气量的增加,肺泡气和动脉血 PCO_2 可维持在接近正常水平。当吸入气中 CO_2 含量超过 7% 时,肺通气量不能做相应地增加,导致肺泡气和动脉血 PCO_2 陡升,CO_2 堆积,使中枢神经系统,包括呼吸中枢的活动受抑制而出现呼吸困难、头晕、头痛,甚至昏迷。

CO_2 对呼吸的调节作用是通过刺激中枢化学感受器和外周化学感受器两条途径兴奋呼吸中枢实现的,以中枢化学感受器为主。研究表明,对中枢化学感受器的有效刺激物不是 CO_2 本身,而是 CO_2 通过血脑屏障进入脑脊液后,在碳酸酐酶的作用下,与 H_2O 生成碳酸(H_2CO_3),由 H_2CO_3 解离出的 H^+ 起作用。

(2)低 O_2 对呼吸运动的调节:动脉血中 PO_2 下降到 80mmHg 以下,可出现呼吸加深、加快、肺通气量增加。切断动物外周化学感受器的传入神经或摘除人的颈动脉体,急性低 O_2 的呼吸刺激反应完全消失。表明低 O_2 对呼吸的刺激作用完全是通过外周化学感受器而兴奋呼吸中枢实现的。低 O_2 对呼吸中枢的直接作用是抑制,这种抑制作用随着低 O_2 程度加重而加强。由于低 O_2 可通过刺激外周化学感受器而兴奋呼吸中枢,在一定程度上可对抗低 O_2 对呼吸中枢的直接抑制作用。但严重低 O_2 时,来自外周化学感受器的传入冲动将不能抗衡低 O_2 对呼吸中枢的抑制作用,可导致呼吸减弱,甚至呼吸停止。

(3)H^+ 对呼吸的调节:动脉血中 H^+ 浓度升高,使呼吸兴奋;H^+ 浓度降低,使呼吸抑制。因血液中的 H^+ 通过血脑屏障进入脑脊液的速度慢,对中枢化学感受器的作用较小,H^+ 对呼吸的调节作用主要通过刺激外周化学感受器所实现。

综上所述,当动脉血中 PCO_2 和 PO_2 以及 H^+ 浓度发生变化时,通过化学感受性呼吸反射来调节呼吸运动,而呼吸活动的改变又恢复了动脉血液中 CO_2、O_2、H^+ 的水平,从而维持了内环境中这些因素的相对稳定。

第三节 消 化 系 统

消化(digestion)是指食物在消化道内被分解成可吸收的小分子物质的过程。食物在消化道内被消化有两种方式。一种是通过消化腺分泌的消化液来完成,称为化学性消化。消化液中含有各种消化酶,分别对蛋白质、脂肪和糖类等进行化学分解,使之变成结构简单的小分子物质。另一种是通过消化道肌肉的舒缩活动,将食物磨碎,与消化液充分混合,并向消化道下段推送的过程,称为机械性消化。这两种消化方式同时进行,互相配合。食物经过消化后形成的小分子物质以及水、无机盐和维生素透过消化道黏膜进入血液和淋巴液的过程称为吸收(absorption)。不能被消化和吸收的食物残渣在大肠形成粪便排出体外。消化管壁的肌层除口腔、咽、食管上段和肛门外括约肌是骨骼肌外,其余部分都是平滑肌。消化道平滑肌除具有肌组织的共性外(兴奋性、传导性和收缩性等),还表现出自身的功能特点,包括兴奋性较低,有一定的紧张性,伸展性较大,能进行不很规则的节律性收缩,以及对化学、温度和机械刺激较敏感等。这些特点有利于完成消化和吸收功能。

一、消化道各段的消化功能

(一)口腔内消化

食物在口腔内通过咀嚼被磨碎,并与唾液混合,形成食团,便于吞咽。由于唾液的作用,使食物中的少量淀粉开始进行化学分解。

1. 唾液及其作用 唾液由口腔内大小唾液腺所分泌,为无色无味近于中性(pH 6.6~7.1)的低渗混合液体,正常成人每日分泌量约 1~1.5L,其中水分约占 99%,有机物主要为黏蛋白、唾液淀粉酶和溶菌酶等,无机物有 Na^+、K^+、Ca^{2+}、Cl^- 以及一些气体分子等。

唾液的主要作用:①湿润和溶解食物,以利吞咽。②清洁和保护口腔。唾液能清除口腔内的残余物质,冲淡有害物质,溶菌酶具有杀菌作用。③消化作用。唾液淀粉酶可将淀粉分解为麦芽糖,唾液淀粉酶的最适 pH 近于中性，食团进入胃后，此酶仍可继续作用一段时间。

2. 咀嚼和吞咽　咀嚼是由咀嚼肌群收缩组成的复杂的反射性活动，其作用是将大块食物切割并磨碎；同时经过舌的搅拌使食物与唾液充分混合而形成食团，便于吞咽。吞咽也是一种复杂的反射性动作。首先舌把食团推到咽部，属随意动作。由于食团刺激咽部黏膜产生一系列反射活动，包括软腭上举，咽后壁向前突出封闭咽与鼻腔的通路；喉头上举并向前紧贴会厌，封闭咽与气管的通路，呼吸暂停，避免食物误入气管；由喉头前移，食管上口张开，食团进入食管，通过食管蠕动把食团送入胃内。吞咽反射的中枢位于延髓。在昏迷、深度麻醉和某些神经系统疾病时，吞咽反射可发生障碍，食物及上呼吸道的分泌物易误入气管，甚至引起吸入性肺炎。婴幼儿由于神经系统发育尚未成熟，吞咽反射不够灵敏，故易使食物等误入气管。

蠕动（peristalsis）是消化道平滑肌顺序舒张和收缩所形成的一种向前推进的波形运动。当食团进入食管后，食管的肌肉由上到下顺序收缩，在食团前方为舒张波，后方为收缩波，这种舒张与收缩依次下传，食团就被推向消化道下段，经贲门入胃。

（二）胃内消化

胃是消化道中最膨大的部分，成人的胃容量一般为 1~2L，具有暂时贮存食物的功能。食物入胃后，还受到胃液的化学性消化和胃壁肌肉运动的机械性消化。

1. 胃液及其作用　胃液是胃腺分泌的一种无色透明酸性液体，pH 为 0.9~1.5。正常成人每日分泌的胃液量约 1.5~2.5L。胃液的主要成分有盐酸、胃蛋白酶原、黏液和内因子等。

（1）盐酸：胃液中的盐酸也称胃酸，由胃腺的壁细胞分泌。胃液中的盐酸有两种形式，一种是游离酸，为主要形式；另一种与蛋白质结合，称为结合酸。两者酸度的总和称为总酸度。盐酸的生理作用：①激活胃蛋白酶原，使之转变为有活性的胃蛋白酶，并为胃蛋白酶作用提供适宜的酸性环境；②使食物中蛋白质变性而易于消化；③有抑菌和杀菌作用；④进入小肠后可促进胰液、胆汁和小肠液的分泌；⑤盐酸所造成的酸性环境有利于小肠对铁和钙的吸收。

胃酸分泌过少或缺乏时，细菌易在胃内生长，产生腹胀、腹泻等消化不良症状。胃酸分泌过多，对胃和十二指肠黏膜有腐蚀作用，这可能是诱发胃与十二指肠溃疡的原因之一。

（2）胃蛋白酶原：由胃腺的主细胞分泌，被盐酸或已活化的胃蛋白酶激活为有活性的胃蛋白酶。胃蛋白酶可将食物中的蛋白质水解为䏡和胨及少量的多肽和氨基酸。胃蛋白酶只有在酸性较强的环境中才能发挥作用，其最适 pH 为 2.0。

（3）黏液：由胃黏膜表面上皮细胞及各种胃腺的黏液细胞所分泌，其主要成分为糖蛋白。黏液分泌后覆盖在胃黏膜表面，形成一层保护层，起润滑作用，并保护胃黏膜免遭食物的机械损伤。它能与胃黏膜分泌的 HCO_3^- 结合在一起，构成黏液 - 碳酸氢盐屏障，使胃黏膜表面保持中性或偏碱性，防止盐酸和胃蛋白酶对胃黏膜的化学侵蚀。

（4）内因子：由胃腺壁细胞所分泌的一种糖蛋白，它能与食物中的维生素 B_{12} 结合形成一种复合物，保护维生素 B_{12} 不被消化酶所破坏，并促进回肠黏膜对维生素 B_{12} 的吸收。

2. 胃的运动

（1）胃的运动形式

1）容受性舒张：咀嚼和吞咽食物时，食物刺激咽、食管等处的感受器，反射性引起胃底和胃体的肌肉舒张，称为容受性舒张（receptive relaxation）。这种舒张使大量食物进入胃后，胃内压无明显变化，从而利于胃容纳和贮存食物。

2）紧张性收缩：胃壁平滑肌经常处于一种持续微弱的收缩状态，称为紧张性收缩（tonic contraction）。它有助于保持胃的正常形态和位置，并使胃内具有一定的压力。临床上胃扩张和胃下垂（gastroptosis），与胃壁平滑肌紧张性降低有关。

3）蠕动：食物入胃后约 5min，胃蠕动便开始，起始于胃的中部，有节律地向幽门方向推进，蠕动波的频率约 3 次 /min，通常是一波未平，一波又起。其生理意义是搅拌和磨碎食物，并与胃液充分混合形成食糜，利于化学消化，并推进食糜通过幽门排入十二指肠。

（2）胃排空：胃的内容物被排入十二指肠的过程称为胃排空（gastric emptying）。胃排空时间与食物的物理性状及化学组成有关。一般情况下，流体食物比固态食物排空快。3 种主要营养物质中，糖类排空最快，蛋白质次之，脂肪最慢。对于混合食物，胃完全排空通常需要 4~6h。

（3）呕吐：是将胃或十二指肠内容物经口腔强力驱出的一种反射动作。机械性或化学性刺激作用于舌根、咽、胃、大小肠、胆总管、腹膜及泌尿生殖器官等处的感受器，均可反射性地引起呕吐。视觉或内耳前庭器官受到某种刺激，也可引起呕吐。呕吐中枢位于延髓，颅内压增高时，可直接刺激该中枢，引起喷射性呕吐。呕吐能把胃内有害物质排出，因而具有保护意义，是一种防御性反射。但剧烈或频繁的呕吐，会影响进食和正常消化活动，并使大量消化液丢失，造成体内水、电解质和酸碱平衡紊乱。

（三）小肠内消化

小肠内的消化是整个消化过程中最为重要的阶段。在小肠内，食糜受到胰液、胆汁和小肠液的化学消化以及小肠运动的机械消化后，消化过程基本完成，同时营养物质被小肠黏膜吸收。未被消化的食物残渣，从小肠进入大肠。

1. 小肠内的消化液及其作用

（1）胰液及其作用：胰液由胰腺的腺泡细胞和小导管的管壁细胞所分泌，是一种无色无臭的碱性液体，其 pH 为 7.8~8.4，每日分泌量约 1.0~2.0L。胰液的主要成分有水、碳酸氢盐和多种消化酶。

1）碳酸氢盐：由胰腺小导管管壁上皮细胞分泌，其主要作用是中和进入十二指肠的胃酸，使小肠黏膜免受强酸侵蚀，并为小肠内多种消化酶的活动提供最适宜的 pH 环境。

2）胰淀粉酶：将淀粉分解为麦芽糖及葡萄糖。

3）胰脂肪酶：将甘油三酯分解为脂肪酸、甘油一酯和甘油。

4）胰蛋白酶和糜蛋白酶：这两种酶刚分泌出来时为无活性的酶原形式。当胰液进入十二指肠后，胰蛋白酶原被肠液中的肠激酶激活成为具有活性的胰蛋白酶。此外，胰蛋白酶也能使胰蛋白酶原活化。糜蛋白酶原由胰蛋白酶激活为糜蛋白酶。胰蛋白酶和糜蛋白酶都能将蛋白质分解为胨和胨。两种酶共同作用于蛋白质，能将其分解为小分子多肽和氨基酸。

由于胰液中含有水解 3 种主要营养物质的消化酶，因而是所有消化液中最重要的一种。通过临床观察和实验证明，当胰液分泌障碍时，即使其他消化液分泌正常，食物中的脂肪和蛋白质仍不能被完全消化，从而影响吸收，但糖的消化和吸收一般不受影响。

（2）胆汁及其作用：胆汁由肝细胞分泌。肝胆汁呈金黄色，弱碱性，pH 为 7.4；胆囊胆汁被浓缩而颜色变深，它因碳酸氢盐被吸收而呈弱酸性，pH 为 6.8。胆汁的主要成分有胆盐、胆固醇、胆色素、卵磷脂及多种无机盐等。正常成人每日分泌量约 0.8~1.0L。

胆汁对于脂肪的消化和吸收具有重要意义：①胆汁中的胆盐、胆固醇和卵磷脂等都可作为乳化剂，减低脂肪的表面张力，使脂肪乳化成微滴，分散在肠腔内，这样便增加了胰脂肪酶的作用面积，使其分解脂肪的作用加速。②胆盐达到一定浓度后，可聚合而形成微胶粒。肠腔中脂肪的分解产物，如脂肪酸、甘油一酯等均可掺入到微胶粒中，形成水溶性复合物（混合微胶粒）。因此，胆盐便成了不溶于水的脂肪水解产物到达肠黏膜表面所必需的运载工具，对于脂肪消化产物的吸收具有重要意义。③胆汁通过促进脂肪分解产物的吸收，对脂溶性维生素（维生素 A、D、E、K）的吸收也有促进作用。当胆道阻塞，胆汁排出困难时，可引起脂肪消化吸收不良以及脂溶性维生素吸收障碍。

胆固醇是肝脂肪代谢的产物,当胆汁中的胆固醇过多或胆盐减少时,胆固醇易于沉积而形成胆结石。胆色素是血红蛋白的分解产物,属于肝的排泄物。

(3)小肠液及其作用:小肠液由肠腺分泌,呈弱碱性,pH 约为 7.6,正常成人每日分泌量约 1~3L。大量小肠液可稀释消化产物,使其渗透压降低,有利于吸收。从小肠分泌入肠腔的消化酶可能只有肠激酶一种,它能激活胰蛋白酶原。在小肠黏膜上皮细胞内含有多种消化酶,如分解多肽的肽酶、分解双糖的蔗糖酶和麦芽糖酶、乳糖酶以及分解脂肪的脂肪酶等,这些酶在小肠上皮细胞的纹状缘和上皮细胞内发挥作用。

2. 小肠的运动及其生理作用

(1)紧张性收缩:小肠平滑肌的紧张性收缩是小肠其他运动形式的基础。当小肠紧张性降低时,肠腔易扩张,肠内容物的混合和推进减慢;相反,当小肠紧张性增强时,食糜在小肠内混合和推进加快。

(2)分节运动(segmentation):是一种以小肠壁环行肌舒缩为主的节律运动。在食糜所在的一段肠管上,环行肌在许多点同时收缩,将食糜分割成许多节段;随后原收缩处舒张,原舒张处收缩,使原来的节段分为两半,相邻两半合拢形成一个新的节段。如此反复进行,可使食糜与消化液充分混合,有利于化学消化,还可使食糜与肠壁紧密接触,有助于吸收。

(3)蠕动:小肠的蠕动可发生在小肠的任何部位,其速度很慢,每个蠕动波只能将食糜推进数厘米后即消失,但可反复发生。其意义在于使分节运动作用后的食糜向前推进一步,到达一个新肠段,再开始分节运动。此外,小肠还有一种进行速度快(2~25cm/s),传播距离较远的蠕动,称为蠕动冲。它可把食糜从小肠始端一直推送到小肠末端,有时还可推送到大肠。肠蠕动时,肠内容物被推动而产生一种声音,称为肠鸣音。肠蠕动亢进时,肠鸣音增强;肠麻痹时,肠鸣音减弱或消失。

(四) 大肠的功能

人类的大肠没有重要的消化活动,其主要功能是吸收水分,暂时贮存食物残渣,形成粪便排出体外。

1. 大肠液 大肠液由大肠黏膜表面的柱状上皮细胞及杯状细胞分泌的,呈碱性,pH 为 8.3~8.4,其主要成分是黏液,具有保护肠黏膜,润滑粪便的作用。

2. 大肠内细菌的活动 大肠内有许多细菌。细菌主要来自食物和空气,它们由口腔入胃,最后到达大肠。大肠内的酸碱度和温度对一般细菌的繁殖极为适宜,细菌便在这里大量繁殖。细菌中含有能分解食物残渣的酶。糖及脂肪的分解称为发酵,其产物有乳酸、醋酸、二氧化碳、沼气、脂肪酸、甘油、胆碱等。蛋白质的细菌分解称为腐败,其产物有胨、氨基酸、氨、硫化氢、组胺、吲哚等,其中有的成分由肠壁吸收后到肝中解毒。此外,大肠内的细菌可利用肠内某些简单物质合成维生素 B 复合物和维生素 K,它们可被吸收利用。若长期服用广谱抗生素,可抑制或杀死这些细菌而引起上述维生素缺乏,注意给予补充。

3. 大肠的运动 大肠运动的形式与小肠相似,但运动少而缓慢,对刺激的反应较迟缓,这些特点有利于吸收水分和贮存粪便。大肠还有一种进行速度快而传播远的蠕动,称为集团蠕动。通常开始于横结肠,可将大肠内容物快速推送到降结肠或乙状结肠。集团蠕动常发生在进食后,可能是食物进入十二指肠,由十二指肠 - 结肠反射所引起。

4. 排便 食物残渣在大肠内一般停留 10h 以上。其中的绝大部分水被大肠黏膜吸收,其余部分经细菌的发酵和腐败作用后,即形成粪便。排便是一种反射动作。平时直肠内没有粪便,当肠的蠕动将粪便推入直肠后,直肠内压升高,刺激直肠壁内的感受器,传入冲动沿盆神经和腹下神经传至脊髓腰骶段的初级排便中枢,经脊髓上传至大脑皮层,产生便意。大脑皮层在一定程度上可控制排便活动,如果条件许可,即可发生排便反射,初级排便中枢通过盆神经发放冲动,使降结肠、乙状结肠和直肠收缩,肛门内括约肌舒张,同时抑制阴部神经使其传出冲动减少,肛门外括约肌舒张,将粪便排出体外。此外,膈肌和腹肌收缩,可增加腹内压,协助排便。如果大脑皮层经常抑制排便,就会降低直肠对粪便刺激的敏感性,从而不易产生便意。粪便在大肠内停留过久,水分吸收过多而变得干硬,引起排便困难,这是产生便秘最常见的原因之一。如果脊髓腰骶段与大脑皮层之间的神经联系中断,排便的意识控制作用丧失,一旦直肠充盈,即可引起排便反射,称为大便失禁。

二、吸收

在消化道的不同部位,对食物的吸收情况不同,这主要取决于各部分消化管的组织结构,以及食物在各部位被消化的程度和停留的时间。食物在口腔及食管内基本不被吸收;胃只能吸收酒精和少量水分;大肠主要吸收水分和无机盐;小肠则是吸收的主要部位。

1. 糖的吸收 糖类只有分解为单糖时才能被小肠上皮细胞所吸收。小肠内的单糖主要是葡萄糖,而半乳糖和果糖很少。其吸收方式是通过小肠黏膜上皮细胞的钠-葡萄糖耦联转运体(sodium-glucose linked transporter,SGLT)转运至胞内,然后再扩散入血。

2. 蛋白质的吸收 蛋白质必须分解为氨基酸后才能被吸收。其机制与单糖吸收相似,需要 Na^+-氨基酸同向转运体转运至胞内。氨基酸的吸收几乎完全通过毛细血管进入血液。某些情况下,少量完整蛋白质也可以通过小肠上皮细胞进入血液,它们没有营养学意义,反而是作为抗原引起过敏反应,对机体是不利的。

3. 脂肪的吸收 在小肠内,脂类的消化产物脂肪酸、甘油一酯、胆固醇等很快与胆汁中的胆盐形成混合微胶粒。当脂肪酸和甘油一酯进入小肠上皮细胞后,其中的中、短链脂肪酸和甘油一酯溶于水,可直接经毛细血管进入血液,而长链脂肪酸和甘油一酯在小肠黏膜上皮细胞内又重新合成为甘油三酯,并与细胞中的载脂蛋白合成乳糜微粒,乳糜微粒经毛细淋巴管入血液。

三、消化器官活动的调节

1. 消化器官的神经支配及其作用 消化器官除口腔、食管上段及肛门外括约肌外,都受交感神经和副交感神经的双重支配。副交感神经兴奋时,其末梢释放乙酰胆碱,通过与效应器细胞膜上的 M 受体结合,能促进胃肠运动,使其紧张性增强,蠕动加强加快,括约肌舒张,加快胃肠道内容物的推进速度;能使消化腺的分泌增加,如引起唾液、胃液、胰液和胆汁的分泌;还可使胆囊收缩,奥迪括约肌(Oddi sphincter)舒张,胆汁排出量增加。交感神经兴奋时,其末梢释放去甲肾上腺素,与效应器细胞膜上相应受体结合后,能抑制胃肠运动,使其紧张性降低,蠕动减弱或停止,括约肌收缩,减慢胃肠内容物的推进速度;消化腺分泌减少;还可抑制胆囊的运动,奥迪括约肌收缩,减少胆汁排出。

胃肠壁内神经丛也称内在神经丛,包括肌间神经丛和黏膜下神经丛。它们由许多互相形成突触联系的神经节细胞和神经纤维组成,有的神经元与平滑肌和腺体发生联系,有的与胃肠壁的机械或化学感受器发生联系,构成一个完整的局部神经反射系统。食物对消化管壁的机械或化学刺激,可不通过中枢神经而仅通过壁内神经丛,引起消化道运动和腺体分泌,称为局部反射。壁内神经丛还接受副交感神经和交感神经的联系。正常情况下,自主神经对壁内神经丛具有调节作用。当切断自主神经后,这种局部反射仍然存在。

2. 消化器官活动的反射性调节

(1)非条件反射:食物对口腔黏膜感受器的刺激,能反射性地引起唾液分泌,食物对胃肠的刺激,可反射性地引起胃肠的运动和分泌。此外,上段消化器官的活动,可影响下段消化器官的活动。例如,食物在口腔内咀嚼和吞咽时,可反射性地引起胃的容受性舒张以及胃液、胰液和胆汁的分泌。下段消化器官的活动也可影响上段消化器官的活动。如前述,当酸性食糜排入十二指肠后,通过神经和体液机制抑制胃排空,使胃排空的速度能适应食物在小肠内消化和吸收的速度。以上都属于非条件反射,通过这些反射,使消化器官各部分的活动相互影响,密切配合,更好地完成消化功能。

(2) 条件反射:在进食前或进食时,与食物有关的形象、气味、声音等刺激视、嗅、听等感受器,都能反射性地引起胃肠运动和消化腺分泌的改变,这些则属于条件反射。它使消化器官的活动更加协调,并为食物的消化作好充分准备。重视饮食时的心理因素,布置良好的饮食环境,注意食物的色、香、味、形以及愉快的交谈等,均有利于激发良好的情绪,以引起食欲,促进消化。

从胃到大肠的黏膜层内存在多种内分泌细胞,由消化道内分泌细胞合成和释放的激素,统称为胃肠激素。目前已发现的有 30 余种,其中主要有促胃液素、缩胆囊素、促胰液素、胰岛素等。胃肠激素的生理作用非常广泛,主要有以下三方面:①调节消化腺的分泌和消化道的运动,如促胃液素既能刺激胃酸、胰酶、胆汁、小肠液等的分泌,又能促进食管和胃的括约肌以及消化道平滑肌的收缩;②营养作用,如缩胆囊素可促进胰组织蛋白质和核糖核酸的合成;③调节其他激素的释放,如在消化期,胃肠释放的抑胃肽对胰岛素的分泌具有很强的刺激作用。

第四节　泌尿系统

肾脏最重要的功能是泌尿。由于尿中所含代谢终产物的种类最多、数量最大,故肾脏是机体最重要的排泄器官。肾脏的另一重要功能是维持内环境稳态。肾泌尿,除了排泄代谢终产物,同时又能根据机体具体情况,随时改变对水、盐类、酸类和碱类物质的排出量,故对维持细胞外液中容量、成分、渗透压和酸碱度的相对稳定起极为重要的作用。此外,肾脏还有产生肾素、促红细胞生成素和前列腺素等生物活性物质的内分泌功能。

一、尿的生成过程

(一) 肾小球的滤过

尿的生成过程包括肾小球滤过、肾小管和集合管重吸收以及肾小管和集合管分泌三个重要步骤。肾小球滤过(glomerular filtration)是指血液流经肾小球毛细血管时,血浆中的水分和小分子溶质通过滤过膜滤入肾小囊形成滤液或原尿的过程。滤液除含蛋白质甚少外,其他成分以及各种成分的浓度、渗透压和酸碱度都与血浆非常接近。由于血细胞和大分子血浆蛋白不能滤入囊腔,故原尿是血浆的超滤液。

1. 滤过的动力　肾小球滤过的动力是有效滤过压,与组织液生成的有效滤过压相似。因滤液中蛋白质含量极微,滤液胶体渗透压可略而不计,故肾小球有效滤过压 = 肾小球毛细血管血压 –(血浆胶体渗透压 + 肾小囊内压)(图 3-6)。

正常情况下,肾小球毛细血管血压约为 45mmHg,血浆胶体渗透压在入球端为 25mmHg,出球端为 35mmHg,这是由于血液流经入球端后,血浆中水分及小分子溶质不断滤出,而血浆蛋白浓度则不断增加造成的。肾小囊内压约为 10mmHg。可计算出肾小球有效滤过压在:入球端为 45−(25+10)=10mmHg;出球端为 45−(35+10)=0mmHg。

结果说明,在入球端起始部生成滤液的量最多,从入球端到出

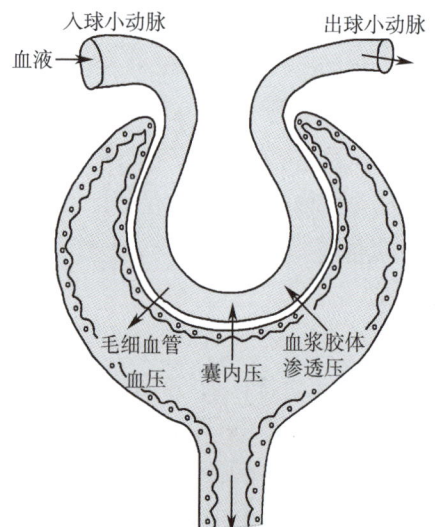

图 3-6　肾小球有效滤过压示意图

球端,由于血浆胶体渗透压逐渐升高,有效滤过压递减,滤液生成量逐渐减少,到出球端时有效滤过压为零,达到滤过平衡,故无滤液生成。

2. 肾小球滤过率　单位时间内两肾生成滤液的量称为肾小球滤过率(glomerular filtration rate,GFR),正常成人为 125mL/min 左右。肾小球滤过率与肾血浆流量的比值称为滤过分数(filtration fraction,FF)。每分钟肾血浆流量约 660mL,故滤过分数为 $125/660 \times 100\% \approx 19\%$。这表明,流经肾的血浆约有 1/5 由肾小球滤入囊腔生成原尿。

成人每昼夜生成的原尿量可达 180L,但每日排出的终尿量仅 1~2L,可见原尿经过肾小管和集合管时,约有 99% 的水分被重吸收回血液。再从成分比较,终尿与原尿也有很大差别,例如原尿含葡萄糖,终尿无;而终尿所含肌酐、氨又比原尿多。说明原尿尚须通过肾小管和集合管的作用,才能生成终尿。

(二) 肾小管和集合管的重吸收

原尿流经肾小管和集合管时(称为小管液),其中的水和各种溶质全部或部分透过小管上皮细胞,重新进入周围毛细血管的血液中的过程,称为肾小管和集合管的重吸收。由于肾小管各段和集合管的结构各有特点,故重吸收能力差异很大。近端小管的重吸收能力最强,因该段小管上皮细胞的管腔侧膜上有丰富的微绒毛形成刷状缘,使细胞表面积增加 40 倍,且微绒毛中含有与许多物质重吸收有密切关系的多种酶,故原尿中的各种营养物质几乎全部在近端小管被重吸收。此外,原尿中大部分水和电解质以及部分尿素、尿酸等,也在该段被重吸收。其余各段小管主要是重吸收 Na^+、Cl^-、HCO_3^-、水和尿素等。

1. 几种主要物质的重吸收　重吸收方式有主动和被动两种。主动重吸收是指小管上皮细胞逆电化学梯度将小管液中某溶质转运到管周组织液的过程。Na^+、K^+、Ca^{2+}、和葡萄糖、氨基酸等都是主动重吸收。被动重吸收是指小管液中溶质或水顺其电化学梯度或渗透压梯度通过小管上皮细胞进入管周组织液的过程。尿素、水、大部分 Cl^- 等是被动重吸收。

(1) Na^+、葡萄糖和氨基酸的重吸收:每日从肾小球滤过的 Na^+ 约 540g,但随尿排出的 Na^+ 仅 3~5g,说明滤液中 99% 以上的 Na^+ 被重吸收。约 70% 在近端小管被重吸收,其余部分在小管各段被重吸收。除髓袢升支细段为被动扩散外,其余各段,均依靠钠泵来完成,属主动重吸收,Cl^- 和水也随之被动重吸收。葡萄糖和氨基酸全部在近端小管被主动重吸收,亦依靠钠泵才能完成。

(2) 水的重吸收:原尿中的水约 99% 被重吸收,仅排出 1%。原尿中的水约 70% 在近端小管,10% 在髓袢降支细段,10% 在远曲小管,10%~20% 在集合管被重吸收。在近端小管和髓袢降支细段,水伴随溶质的吸收而被吸收,为等渗性重吸收,这部分水的重吸收与体内是否缺水无关,是固定的,不参与机体对水的调节。远曲小管和集合管对水的重吸收率虽不高,但重吸收的水量能随机体水的出入情况而改变,在血管升压素作用下,当机体缺水时,水重吸收增多,相反则减少。

2. 重吸收的特点

(1) 选择性:肾小管和集合管的重吸收功能具有选择性。一般说来,原尿中对机体有用的物质大部分甚至全部被重吸收。如葡萄糖、氨基酸全部被重吸收,水、Na^+、Cl^- 等大部分被重吸收。对机体无用的物质,如代谢终产物肌酐,则完全不重吸收,尿素只部分被重吸收。这一特点有利于肾排泄代谢废物,维持内环境的稳态具有重要作用。

(2) 有限性:肾小管的重吸收功能有一定限度。当血浆中某物质浓度过高,使滤液中该物质含量过高而超过肾小管重吸收限度时,尿中便出现该物质。如葡萄糖的重吸收,滤液中的葡萄糖来自血糖,当血糖浓度过高,滤液中葡萄糖含量超过肾小管重吸收限度时,尿中即出现葡萄糖,称为糖尿。把尿中不出现葡萄糖的最高血糖浓度,称为肾糖阈(renal glucose threshold)。正常肾糖阈为 180mg/mL。

(三) 肾小管和集合管的分泌功能

肾小管和集合管的分泌功能是指小管上皮细胞将细胞自身代谢产生的物质或血液中的物质排入小管

液的过程。

1. H^+ 的分泌　肾小管各段和集合管上皮细胞均能分泌 H^+，其中 80% 由近曲小管分泌。由小管上皮细胞代谢所产生或小管液进入小管细胞的 CO_2，在碳酸酐酶催化下，与 H_2O 结合生成 H_2CO_3，随即解离为 H^+ 和 HCO_3^-。H^+ 分泌入管腔与小管液中 Na^+ 进入小管上皮细胞同步进行，形成所谓 H^+-Na^+ 交换。小管上皮细胞内的 HCO_3^- 与进入细胞内的 Na^+ 均经管周膜转运入组织液，再进入血液。由此可知，每分泌 1 个 H^+ 入小管液，同时可重吸收 1 个 Na^+ 和 HCO_3^- 入血，$NaHCO_3$ 是体内最重要的碱储。这一交换过程是肾小管和集合管的排酸保碱作用，对维持体内酸碱平衡具有重要意义。

2. NH_3 的分泌　远曲小管和集合管上皮细胞在代谢过程中不断生成 NH_3，这些 NH_3 主要由谷氨酰胺脱氨而来。NH_3 具有脂溶性，容易通过细胞膜向 pH 低的一侧（管腔内）扩散。分泌的 NH_3 能与小管液中的 H^+ 结合并生成 NH_4^+，小管液中 NH_3 浓度因而下降，于是管腔膜两侧形成了 NH_3 浓度梯度，此浓度梯度又加速了 NH_3 向小管液中扩散。NH_3 与 H^+ 结合并生成 NH_4^+ 后，可进一步与小管液中的强酸盐（如 NaCl）的负离子结合，生成铵盐（如 NH_4Cl）并随尿排出。强酸盐的正离子（如 Na^+）则与 H^+ 交换而进入肾小管细胞，然后和细胞内 HCO_3^- 一起被转运回血。所以，肾小管细胞分泌 NH_3，不仅由于铵盐形成而促进了排 H^+，而且也促进了 $NaHCO_3$ 的重吸收，对排酸保碱，维持机体酸碱平衡同样起重要作用。

3. K^+ 的分泌　原尿中的 K^+ 绝大部分被近端小管重吸收，尿中 K^+ 基本由远曲小管和集合管所分泌。K^+ 的分泌与 Na^+ 主动重吸收有关，Na^+ 主动重吸收促使 K^+ 被动转运入小管液，形成 K^+-Na^+ 交换。在远曲小管和集合管不仅有 K^+-Na^+ 交换，还有 H^+-Na^+ 交换。H^+、K^+ 与 Na^+ 的交换存在相互竞争。酸中毒时，小管细胞内碳酸酐酶活性增强，H^+ 生成增多，H^+-Na^+ 交换增多，K^+-Na^+ 交换受抑制，K^+ 分泌减少，导致血钾升高；高钾血症时，K^+-Na^+ 交换增强，抑制 H^+-Na^+ 交换，H^+ 在体内聚积，导致酸中毒。

二、影响尿生成的因素

（一）肾小球滤过的因素

1. 有效滤过压

（1）肾小球毛细血管血压：由于肾血流量具有自身调节机制，动脉血压在 80~180mmHg 范围内变动时，肾小球毛细血管血压无明显变化。但当动脉血压降到 80mmHg 以下时，肾小球毛细血管血压将相应下降，于是有效滤过压降低，肾小球滤过率也减少。当动脉血压降到 40~50mmHg 以下时，肾小球滤过率将降低到零，因而无尿。在高血压病晚期，入球小动脉由于硬化而缩小，肾小球毛细血管血压可明显降低，于是肾小球滤过率减少而导致少尿。

（2）血浆胶体渗透压：人体血浆胶体渗透压在正常情况下不会有很大变动。只有在血浆蛋白浓度降低时，才引起血浆胶体渗透压下降，从而使肾小球有效滤过压和滤过率增大，尿量增多。如静脉输入大量生理盐水引起尿量增多，其原因之一是血浆胶体渗透压的降低。

（3）肾小囊内压：正常情况下肾小囊内压比较稳定。当发生尿路梗阻时，如肾盂结石、输尿管结石或肿瘤压迫等，可引起患侧囊内压升高，使有效滤过压降低，滤过率减少。此外，某些磺胺类药物，容易在小管液酸性环境中结晶析出，或某些疾病时溶血过多，血红蛋白过可堵塞肾小管，这些情况也会导致囊内压升高而影响肾小球滤过。

2. 肾血浆流量　肾小球入球端到出球端，由于血浆胶体渗透压逐渐升高，造成有效滤过压递减。血浆胶体渗透压上升的速度必然影响有效滤过压递减的速度。如果肾血浆流量加大，肾小球毛细血管内血浆胶体渗透压的上升速度减慢，滤过平衡就靠近出球小动脉端，有效滤过压和滤过面积就增加，肾小球滤过率将随之增加。相反，肾血浆流量减少时，血浆胶体渗透压的上升速度加快，滤过平衡就靠近入球小动脉端，有效滤过压和滤过面积就减少，肾小球滤过率将减少。正常情况下因肾血流量存在自身调节,肾小球血浆流量能保持相对稳定,只有在人体进行剧烈运动或处于大失血、严重缺氧等病理情况下,因交感神经兴奋增强,肾血管收缩,使肾血流量和肾小球血浆流量明显减少时,才引起肾小球滤过率降低。

3. 滤过膜通透性和滤过面积 肾小球滤过膜通透性大小可用它所允许通过的物质分子量大小来衡量。血浆中小分子物质很容易通过滤过膜上各种大小孔道;但大分子物质,如血浆白蛋白(分子量约69 000)则很难通过;分子量超过69 000的球蛋白、纤维蛋白原等根本不能通过滤过膜。此外,血浆中的血红蛋白(分子量64 000)本可以滤过,但它是与珠蛋白结合成为复合物形式存在,因而也不能通过。发生大量溶血时,血中所含血红蛋白量超过与珠蛋白结合的量,这时未与珠蛋白结合的血红蛋白便可滤过由尿排出,形成血红蛋白尿。滤过膜的通透性还决定于被滤过物质所带的电荷。由于滤过膜各层含有许多带负电荷的物质,血浆白蛋白虽然其有效半径为3.5nm,由于其带负电荷,因此就难以通过滤过膜。肾在病理情况下,滤过膜上带负电荷的糖蛋白减少或消失,就会导致带负电荷的血浆蛋白滤过量比正常时明显增加,从而出现蛋白尿。

正常人两侧肾脏的肾小球滤过膜总面积约1.5m^2,全部肾小球都处于活动状态,因而滤过面积保持稳定。病理情况下,如急性肾小球肾炎,肾小球毛细血管内皮增生、肿胀,基膜也肿胀加厚,引起毛细血管腔狭窄甚至完全闭塞,致使有效滤过面积减小,滤过率降低,出现少尿,甚至无尿。

(二) 肾小管和集合管因素

1. 小管液中溶质的浓度 小管液中溶质渗透压具有对抗肾小管和集合管重吸收水的作用。当小管液中溶质浓度增大,渗透压升高时,水的重吸收减少,导致排出的尿量增多。糖尿病患者出现多尿,就是由于小管液中葡萄糖含量增多,肾小管不能将它完全重吸收回血,使小管液渗透压升高,从而妨碍水重吸收的缘故。临床上使用一些能经肾小球滤出而不能被肾小管重吸收的药物,如甘露醇,由静脉注入血液来提高小管液中溶质浓度,从而达到利尿和消除水肿的目的,这种利尿方式称为渗透性利尿。

2. 体液因素

(1)抗利尿激素:又称血管升压素。是由下丘脑视上核和室旁核合成的一种多肽激素,经下丘脑-垂体束运输到神经垂体内贮存,并由神经垂体释放入血。它的作用主要是提高远曲小管和集合管上皮细胞对水的通透性,促进水分重吸收,使尿液浓缩,尿量减少。此外,还能增加髓袢升支粗段对NaCl的主动重吸收和内髓集合管对尿素的通透性,从而增加髓质组织间液的溶质浓度,提高髓质组织间液的渗透浓度,有利于尿液浓缩。血浆晶体渗透压升高和循环血量减少是引起抗利尿激素释放的有效刺激。

(2)醛固酮:是由肾上腺皮质所分泌的一种激素。它对肾的作用是促进远曲小管和集合管主动重吸收Na$^+$,同时排出K$^+$,所以有保Na$^+$排K$^+$作用。醛固酮分泌受肾素-血管紧张素-醛固酮系统(renin-angiotensin-aldosterone system,RAAS)及血K$^+$、血Na$^+$浓度的调节。

(3)心房钠尿肽:是由心房肌细胞合成并释放的肽类激素。它对肾脏的作用主要有:①使入球小动脉舒张,肾小球滤过率增大;②抑制NaCl重吸收,从而使水的重吸收减少;③抑制肾素、醛固酮分泌和抗利尿激素释放。

此外,影响肾小管和集合管重吸收和分泌功能的体液因素还有甲状旁腺激素、糖皮质激素等。

(三) 神经调节

肾主要受肾交感神经支配。肾交感神经兴奋通过下列作用影响尿生成:①入球小动脉和出球小动脉收缩,前者血管收缩程度明显大于后者,使肾小球毛细血管血浆流量减少和肾小球毛细血管血压下降,肾小球的有效滤过压下降,肾小球滤过率减少;②刺激近球小体中的颗粒细胞释放肾素,导致循环中的血管紧张素Ⅱ和醛固酮含量增加,增加肾小管对NaCl和水的重吸收;③增加近端小管和髓袢上皮细胞重吸收NaCl和水。

三、尿的浓缩和稀释

(一)尿的浓缩和稀释过程

尿液的稀释是由于小管液的溶质被重吸收而水不易被重吸收造成的。主要发生在髓袢升支粗段。髓袢升支粗段能主动重吸收 NaCl,而对水不通透,故水不被重吸收,造成髓袢升支粗段小管液为低渗。当体内水过剩而抑制抗利尿激素释放时,集合管对水的通透性非常低。因此,髓袢升支的小管液流经远曲小管和集合管时,NaCl 继续重吸收,使小管液渗透浓度进一步下降。造成尿液的稀释,形成低渗尿。如果抗利尿激素完全缺乏时,如严重尿崩症患者,每天可排出高达 20L 的低渗尿。

尿液的浓缩是由于小管液中的水被重吸收而溶质仍留在小管液中造成的。水重吸收的动力来自肾髓质渗透梯度的建立,即髓质渗透浓度从髓质外层向乳头部深入而不断升高。肾髓质的渗透浓度由外向内是逐步升高的,具有明确的渗透梯度。在抗利尿激素存在时,远曲小管和集合管对水通透性增加,小管液从外髓集合管向内髓集合管流动时,由于渗透梯度的作用,水便不断进入高渗的组织间液,使小管液不断被浓缩而变成高渗液,形成浓缩尿。

(二)肾髓质渗透压梯度的形成和保持

肾髓质渗透压梯度的形成与肾小管各段具有不同的生理特性密切相关。位于外髓部的髓袢升支粗段能主动重吸收 NaCl,但对水不通透,这就造成升支粗段内小管液向皮质方向流动时,其 NaCl 浓度逐渐降低,小管液渗透浓度逐渐下降;而小管外周的组织液则变成高渗,且靠近皮质部渗透压较低,愈靠近内髓部渗透压愈高。故外髓部的渗透压梯度主要由髓袢升支粗段主动重吸收 NaCl 所形成。远曲小管及皮质部和外髓部的集合管对尿素不易通透,水在有抗利尿激素时易通透。当小管液流经该段小管时,由于水被重吸收,其尿素浓度便逐渐增高。而内髓部集合管对尿素则易通透,当小管液进入内髓部集合管时,尿素便顺浓度梯度通过管壁扩散入组织液,使内髓部组织液渗透压升高。由于髓袢降支细段可通透尿素,内髓组织液中的尿素可进入降支细段,再经髓袢升支、远曲小管、皮质部和外髓部集合管进入内髓部集合管,再扩散入组织液,形成尿素再循环,促进髓质渗透压梯度的建立。此外,髓袢降支细段对水易通透,Na^+ 不易通透,故小管液中 NaCl 浓度由上而下逐渐升高,在髓袢转折处达最高值。而髓袢升支细段对 Na^+ 易通透,水不易通透,Na^+ 便顺浓度梯度扩散入内髓组织液,进一步提高了内髓组织液的渗透压,并形成渗透压梯度。可见,内髓部渗透压梯度是由尿素和 NaCl 被动扩散入组织液所形成,尿素再循环则促进渗透压梯度的建立。

肾髓质高渗状态的保持依赖于直小血管的作用。直小血管与髓袢伴行,直小血管降支在通过髓质的过程中,水从血管渗出到组织液,组织液中 NaCl 和尿素则顺浓度梯度向血管内扩散,这样血管内 NaCl 和尿素的浓度从上而下愈来愈高,而血液折返流入直小血管升支时,水从组织液进入血管,由于血管内 NaCl 和尿素的浓度却比同一水平的组织液高,故 NaCl 和尿素又从血管内扩散入组织液,并再扩散入直小血管降支。这样,髓质组织液中的 NaCl 和尿素就在直小血管降支和升支之间循环,不致被血流带回体循环。而从髓质组织液中进入血管升支的水量超过血管降支渗出的水量,这部分水则随血流返回体循环故使肾髓质渗透压梯度得到保持。

四、尿的排放

肾连续不断地生成尿液,终尿生成后即进入肾盂,在压力差和肾盂收缩的作用下进入输尿管,通过输尿管周期性蠕动被送入膀胱,并暂时贮存于膀胱内,待达到一定容量时,才会引起排尿反射,将尿液经尿道排放于体外。

膀胱具有贮尿和排尿功能。当膀胱内的尿量达到容量时,膀胱内压明显上升,膀胱壁牵张感受器受刺激而兴奋,冲动沿盆神经传入纤维传至骶段脊髓,同时上传至脑干和大脑皮层,并产生尿意。若环境条件不允许排尿,初级排尿中枢便受到大脑皮层的抑制,待环境条件允许时,抑制解除,排尿反射才能进行。此时,从中枢发出的冲动经盆神经传出纤维传出,引起膀胱逼尿肌收缩,尿道内括约肌舒张,尿液进入后尿道,并刺激后尿道感受器,冲动经盆神经传入纤维传到初级排尿中枢,一方面进一步加强逼尿肌收缩,另一方面可反射性地抑制阴部神经,使其所支配的尿道外括约肌舒张,于是尿液排出体外。尿液经过尿道时对尿道的刺激增强了排尿中枢的活动,使排尿反射一再加强,直至尿液排完,这是一种正反馈作用。

小儿的大脑皮层尚未发育完善,对初级中枢的控制能力较弱,故小儿不仅排尿次数多,且易发生夜间遗尿。在某些病理情况下可出现排尿异常。膀胱发生炎症或受到机械刺激(如膀胱结石)时,因膀胱牵张感受器在炎症或机械刺激作用下频繁兴奋而频繁出现尿意,引起排尿次数过多,称为尿频(frequent micturition);骶部脊髓损伤使初级排尿中枢活动发生障碍或该反射弧的其他部分受损时,膀胱内充满尿液而不能排出,称为尿潴留(urine retention);当脊髓损伤使初级排尿中枢与大脑皮层之间失去联系时,虽然排尿反射仍存在,但失去意识控制,称为尿失禁(urine incontinence)。

第五节　内分泌系统

由内分泌细胞所分泌的高效能生物活性物质称为激素(hormone)。激素按化学性质分为胺类、多肽和蛋白质以及脂类激素三类。胺类激素(如肾上腺素、甲状腺激素)、多肽和蛋白质类激素(如生长激素、甲状旁腺激素、胰岛素等)易被胃肠道消化液所分解而破坏,临床应用一般需注射,不宜口服。脂类激素(如肾上腺皮质激素和性激素)口服可被吸收。

激素的作用一般具有以下几方面的共同特征:①特异作用。激素只选择性地对能识别它的靶细胞起作用。特异性的本质在于激素作用的靶细胞膜或胞质内存在有与该激素结合的特异性受体。②信使作用。激素所起的作用是传递信息,犹如"信使"的角色,将生物信息传递给靶组织,发挥增强或减弱靶细胞内原有的生理生化进程的作用。③高效作用。激素在体液中含量很少,一般为 $10^{-12}\sim10^{-7}$ mol/L,但作用明显,为高效能生物活性物质。某内分泌腺分泌的激素稍有过多或不足,便可引起机体代谢或功能异常,分别称为该内分泌腺功能亢进或功能减退。④相互作用。各种激素的作用虽然各不相同,但可以相互影响,有的表现为相互增强,如肾上腺素和糖皮质激素均能升高血糖;有的表现为相互拮抗,如胰岛素能降低血糖,与升高血糖的肾上腺素相拮抗;有的表现为允许作用,即某激素本身对某器官或细胞没有直接作用,但它的存在却是另一激素能产生效应的必备条件。例如只有在有糖皮质激素存在时,去甲肾上腺素才能发挥缩血管作用。

一、甲状腺

(一) 甲状腺激素的生理作用

甲状腺激素(thyroid hormone,TH)主要有甲状腺素或称四碘甲腺原氨酸(tetraiodothyronine,T_4)和三碘甲腺原氨酸(triiodothyronine,T_3)两种。它们都是酪氨酸碘化物。另外,甲状腺也可合成极少量的逆-三碘甲腺原氨酸(reverse T_3,rT_3),无生物学活性。

碘是合成甲状腺激素必不可少的元素,主要来自食物。甲状腺首先通过主动转运方式将肠吸收入血液的碘摄入腺泡上皮细胞后,再进行 T_3、T_4 的合成。腺泡细胞在合成 T_3、T_4 过程中,需要过氧化酶催化才能完成,因而能抑制此酶活性的药物,如甲硫氧嘧啶,便有阻断 T_3、T_4 合成的作用,故可用于治疗甲状腺功能亢进。分泌入血液的甲状腺激素,有 99% 以上是与血浆中某些蛋白质结合而被运输,游离型不到 1%,

T_3 主要是游离型,只有游离型才能进入组织发挥作用。

1. 促进生长发育 甲状腺激素是维持机体正常生长发育必不可少的激素,主要是促进脑和长骨的生长发育,特别是在出生后 4 个月内最为重要。婴儿时期缺乏 T_4、T_3,表现为生长发育迟缓、智力低下、身材矮小,称为呆小病或克汀病。治疗呆小病必须抓时机,在出生后 3 个月以前就应开始补充甲状腺激素,过迟难以奏效。

2. 调节新陈代谢 甲状腺激素通过增加组织耗氧量和产热量以提高能量代谢水平。甲状腺功能亢进患者因产热量增多而喜凉怕热,基础代谢率显著增高;甲状腺功能减退(hypothyroidism),简称甲减,则相反,患者喜热畏寒,基础代谢率降低。故测定基础代谢率,有助于诊断甲状腺功能正常与否。

甲状腺激素对 3 大营养物质代谢的作用,因剂量不同和作用环节不同会产生不同的作用效果,故较为复杂。大剂量甲状腺激素能增加消化道对糖的吸收与肝糖原分解。故甲亢患者吃糖稍多,即可引起血糖升高,甚至出现糖尿。但还可加速外周组织对糖的利用,所以患者空腹时,其血糖浓度一般可维持在正常水平。甲状腺激素能加速肝合成胆固醇,但促进胆固醇降解的作用更明显。故甲亢患者血胆固醇低于正常,甲状腺功能减退则血胆固醇高于正常。生理剂量的 T_4 或 T_3 能促进肌肉、肝和肾合成蛋白质。但 T_4、T_3 分泌过多,反而使蛋白质分解增强,故甲亢患者因骨骼肌的蛋白质分解而出现消瘦无力。当功能减退时,蛋白质合成减少,细胞间黏蛋白增多,它可与大量正离子和水分子结合,造成组织间隙积水增多,引起水肿,称为黏液性水肿。

3. 其他作用 对成年人神经系统的作用,主要表现为兴奋中枢神经系统。甲亢时,患者注意力不易集中,多言疑虑,多愁善感,喜怒无常,烦躁不安,失眠多梦,以及肌肉纤颤等。甲状腺功能减退患者则有记忆力减退,说话和行动迟缓,表情淡漠,少动思睡等表现。甲状腺激素可直接作用于心肌,可使心率增快,心缩力增强,心输出量与心做功增加。甲状腺激素能增进食欲,甲亢患者食欲旺盛,食量大增,但代谢过于旺盛,消耗过多,常消瘦明显。

(二)甲状腺功能的调节

1. 下丘脑 - 腺垂体 - 甲状腺轴的调节 下丘脑室旁核和视前区神经元合成和分泌促甲状腺激素释放激素(thyrotropin-releasing hormone,TRH)维持腺垂体促甲状腺激素(thyroid-stimulating hormone,TSH)细胞分泌 TSH,后者作用于甲状腺,促进其腺泡细胞增生,合成、分泌 T_4、T_3。当血中 T_4、T_3 浓度升高时,将负反馈于腺垂体,使 TSH 合成和分泌减少,使其在血中浓度降至正常水平。甲状腺功能也受中枢神经系统的间接控制。体内外环境条件变化可作用于感受器,通过该功能轴反射性地调节甲状腺的功能。例如寒冷刺激可促进 T_4、T_3 分泌,使机体产热增多,利于御寒。

2. 自身调节 这种调节方式有一定限度,而且缓慢。当食物供碘过多时,甲状腺摄碘减少,对 TSH 的敏感性降低,使 T_4、T_3 的合成和分泌不致过多。相反,碘供应不足,甲状腺摄碘能力增强,对 TSH 的敏感性提高,使 T_4、T_3 合成和分泌不致减少。如果长期缺碘,超过自身调节的限度,血中 T_4、T_3 浓度降低,就会减弱对腺垂体的负反馈作用,造成 TSH 分泌增多,甲状腺细胞增生,甲状腺肿大。这称为单纯性甲状腺肿或地方性甲状腺肿。

二、甲状旁腺、甲状腺滤泡旁细胞内分泌与维生素 D_3

甲状旁腺分泌的甲状旁腺激素(parathyroid hormone,PTH)与甲状腺滤泡旁细胞(又称 C 细胞)分泌的降钙素(calcitonin,CT)以及 1,25- 二羟胆钙化醇共同调节钙磷代谢,控制血浆中钙和磷的水平。

(一)甲状旁腺激素的生理作用

甲状旁腺激素(PTH)是调节血钙水平的最重要激素。它有升高血钙和降低血磷含量的作用。

1. 对骨的作用 PTH 作用于骨细胞膜系统,促使 Ca^{2+} 转运入细胞外液,仅数分钟内即可发生,这一效应为快速效应。此外,PTH 还可加强破骨细胞的活动,使骨钙大量入血,在 PTH 作用后 12~14h 开始,几天或几周后达高峰,这一效应为延缓效应。两个效应互相配合,不仅能迅速升高血钙,而且能维持很长时间。

2. 对肾的作用　PTH 抑制近端小管对磷酸盐的重吸收,又能促进远端小管对 Ca^{2+} 的重吸收,通过肾可保钙排磷;激活近曲小管上皮细胞内 1,25- 羟化酶,使胆钙化醇最后在肾内转化成活性形式的 1,25- 二羟胆钙化醇,经血液运至肠,促进肠吸收钙。

若因甲状腺手术不慎,误将甲状旁腺切除或损伤甲状旁腺血管,可使患者发生低血钙抽搐,如果喉肌痉挛,可引起窒息。应及时补充钙剂,可暂时缓解症状。PTH 分泌主要受血钙浓度的调节。血 Ca^{2+} 升高,PTH 分泌减少,血 Ca^{2+} 降低则分泌增多。此外,血磷升高可通过降低血钙而刺激 PTH 分泌,降钙素大量释放也可促使 PTH 分泌增多。

(二) 降钙素的生理作用

降钙素(CT)是甲状腺滤泡旁细胞分泌的多肽激素。CT 的生理作用是降低血钙。

1. 对骨的作用　CT 抑制破骨细胞活动,减弱溶骨过程。这一反应发生很快,大剂量的 CT 在 15min 内便可使破骨细胞活动减弱 70%。在给 CT 1h 左右,出现成骨细胞活动增强,持续几天之久。这样,降钙素减弱溶骨过程,增强成骨过程,使骨组织释放的钙磷减少,钙磷沉积增加,因而血钙与血磷含量下降。

2. 对肾的作用　CT 能抑制肾小管对钙、磷、钠、氯的重吸收,使这些离子从尿中排出增多。

CT 分泌也受血钙浓度调节,血 Ca^{2+} 升高时分泌增多,血 Ca^{2+} 降低则分泌减少。PTH 能使血钙升高,故可间接促进其分泌。

(三) 维生素 D_3 的生理作用

人皮肤中的 7- 脱氢胆固醇,经日光中紫外线照射后转化成为维生素 D_3,也称胆钙化醇,这是维生素 D_3 的主要来源,少部分来自食物。维生素 D_3 无生物活性,先在肝内羟化成为 25- 羟胆钙化醇,然后在肾进一步羟化成为 1,25- 二羟胆钙化醇才具有活性。它的主要生理作用是促进小肠上皮细胞吸收钙,使血钙升高;另外,在骨钙动员和骨盐沉着两方面均有作用,是骨更新、重建的重要因素。缺乏维生素 D_3,在儿童可引起佝偻病,成人则可引起骨软化症。PTH 可促进 1,25- 二羟胆钙化醇的生成,降钙素则有抑制其生成的作用。

1,25- 二羟胆钙化醇的主要作用:①促进小肠黏膜上皮细胞对钙、磷的吸收,增加血钙、血磷含量;②刺激成骨细胞的活动,促进骨盐沉积和骨的形成;③增强 PTH 对骨的作用。另一方面当血钙浓度降低时,1,25- 二羟胆钙化醇能提高破骨细胞的活性,动员骨钙入血,使血钙浓度升高。

三、肾上腺

(一) 肾上腺皮质

肾上腺皮质分泌三类激素:球状带主要分泌盐皮质激素,主要是醛固酮;束状带与网状带分泌糖皮质激素,主要是皮质醇,又名氢化可的松;网状带主要分泌性激素,如脱氢表雄酮和雌二醇,也能分泌少量的糖皮质激素。

1. 糖皮质激素的生理作用

(1)调节物质代谢:糖皮质激素促进肝外组织,特别是肌肉组织蛋白质分解,加速氨基酸转移至肝生成肝糖原,而在肝内加速核糖核酸(ribonucleic acid,RNA)和蛋白质合成。使外周组织对葡萄糖的摄取、利用减少,故可使血糖升高。糖皮质激素对不同部位的脂肪作用不同,使四肢脂肪分解加强,而面部和躯干合成增加。肾上腺皮质功能亢进或长期使用糖皮质激素的患者,可引起面圆、背厚、躯干部发胖而四肢消瘦的特殊体形。

(2)影响水盐代谢:糖皮质激素也有一定的保钠排钾的作用。对肾上腺皮质功能不足引起排水明显障碍的患者,补充适量糖皮质激素可获缓解。

(3)影响器官系统功能

1)增强骨髓造血功能,使红细胞、血小板增多。使附着在小血管壁的边缘粒细胞进入血液循环增多,故中性粒细胞增多。使淋巴细胞脱氧核糖核酸(deoxyribonucleic acid,DNA)合成过程减弱,淋巴细胞减少。还可使嗜酸性粒细胞减少,这可能是皮质醇促进网状内皮细胞吞噬和分解嗜酸粒细胞作用加强所致,通过测定该细胞数,可帮助判断肾上腺皮质功能是否正常。

2)增加血管平滑肌对去甲肾上腺素的敏感性。

3)有维持中枢神经系统正常功能的作用。肾上腺皮质功能亢进,可出现思维不能集中、烦躁不安、失眠等。

(4)参与应激反应:当机体受到创伤、失血、感染、中毒、缺氧、剧烈的环境温度变化以及精神紧张等意外刺激时,将立即引起促肾上腺皮质激素(adrenocorticotropic hormone,ACTH)和糖皮质激素增多,这一反应称为应激反应。通过应激反应,可增强机体对有害刺激的抵抗能力,对维持生存起重要作用。

2. 糖皮质激素分泌的调节　主要受下丘脑-腺垂体-肾上腺皮质轴活动的调节。此外,血中糖皮质激素浓度升高时,除主要负反馈于腺垂体,使 ACTH 合成和分泌减少外,还能负反馈于下丘脑,使促肾上腺皮质激素释放激素(corticotropin-releasing hormone,CRH)的合成和分泌受抑制。不过,当机体受到各种有害刺激时,血中糖皮质激素浓度升高所产生的负反馈作用将暂时失效,ACTH 和糖皮质激素继续分泌,以利于增强机体对有害刺激的抵抗能力。

由于血中糖皮质激素浓度升高能抑制下丘脑和腺垂体分泌 CRH 和 ACTH,临床长期大剂量使用糖皮质激素治疗疾病时,可引起患者的肾上腺皮质萎缩。若突然停药,将造成急性肾上腺皮质功能不全。故在治疗过程中应定期加用 ACTH,以防止肾上腺皮质萎缩;停止用药时,应逐渐减量,不可骤停。

(二)肾上腺髓质

肾上腺髓质分泌肾上腺素和去甲肾上腺素,均为酪氨酸衍生的单胺类化合物。

1. 肾上腺髓质激素的生理作用　肾上腺素和去甲肾上腺素对心血管、内脏平滑肌的作用已在相关章节叙及,这里仅叙述对神经系统和代谢的作用。

肾上腺素和去甲肾上腺素均能提高中枢神经系统兴奋性,使机体警觉性提高,反应灵敏,有助于适应环境急剧变化。对物质代谢的作用能促进肝糖原分解,也能促进肌糖原分解,使所生成的乳酸在肝内合成糖原后,再分解为葡萄糖入血,故使血糖升高;使脂肪组织的脂肪分解增强,血中脂肪酸增多。以供给骨骼肌、心肌等所需能量。

2. 肾上腺髓质激素分泌的调节　交感神经与肾上腺髓质在结构和功能上的这种密切联系,构成交感-肾上腺髓质系统。交感神经兴奋时,促进髓质激素的分泌。

当机体受到应激刺激时,不仅下丘脑-腺垂体-肾上腺皮质轴的活动增强,产生应激反应;此时,交感-肾上腺髓质系统的活动也增强,髓质激素分泌增多,引起应急反应。在面临有害刺激时,两者相辅相成,共同提高机体对有害刺激的适应能力。

四、胰岛

人类胰岛有 5 类细胞,最重要的为 A、B 两类细胞。A 细胞约占胰岛细胞总数的 25%,分泌胰高血糖素;B 细胞占细胞总数的 60%~70%,分泌胰岛素。

(一)胰岛素

1. 胰岛素的生理作用

(1)糖代谢:胰岛素促进全身组织对葡萄糖的利用,加速肝糖原、肌糖原的合成,并抑制糖异生,促使葡萄糖转变为脂肪,贮存于脂肪组织,从而降低血糖。胰岛素分泌不足时,血糖浓度升高,如超过肾糖阈,尿中出现糖,引起糖尿病。

(2)脂肪代谢:胰岛素促进脂肪的合成与贮存,并抑制脂肪分解氧化。胰岛素缺乏时,将引起脂肪代谢紊乱,脂肪分解增强,血脂升高,易造成心、脑血管疾病。又因脂肪酸在肝内分解氧化增多,产生大量酮体而导致酮血症与酸中毒。

(3)蛋白质代谢:胰岛素促使氨基酸进入细胞,并促进 DNA、RNA 及蛋白质合成,抑制蛋白质分解。胰岛素与生长激素共同作用时,能发挥明显的促生长的协同效应。但胰岛素单独作用时,促进作用并不显著。

此外,胰岛素还能促进 K^+ 进入细胞,使血钾浓度降低。临床使用胰岛素时,应注意给患者补钾。

2. 胰岛素分泌的调节　血糖浓度是调节胰岛素分泌最主要的因素。血糖浓度升高时,胰岛素分泌增多,使血糖下降;血糖浓度降低,胰岛素分泌减少,使血糖回升。血中脂肪酸、酮体以及某些氨基酸含量增多,也可促进其分泌。

胃肠激素、胰高血糖素、生长激素、糖皮质激素等可促进胰岛素分泌,肾上腺素抑制其分泌;迷走神经兴奋促进胰岛素分泌,交感神经兴奋则抑制其分泌。

(二)胰高血糖素

胰高血糖素是促进分解代谢的激素。它具有很强的促进肝糖原分解和糖异生作用,使血糖明显升高;促进脂肪分解和脂肪酸氧化;加速氨基酸进入肝细胞,为糖异生提供原料。

血糖浓度是调节胰高血糖素分泌的主要因素。血糖降低,胰高血糖素分泌增多,反之则减少;胰岛素可通过降低血糖而间接促进胰高血糖素分泌,也可通过旁分泌方式,直接作用于邻近 A 细胞,抑制其分泌;交感神经促进胰高血糖素分泌,迷走神经则抑制其分泌。

第六节　生殖系统

生物体生长发育到一定阶段能够产生与自己相似的子代个体的功能称为生殖(reproduction)。生殖对于种族延续、遗传信息的传递具有重要意义。高等动物的生殖过程是通过两性生殖器官共同活动实现的,包括生殖细胞(精子和卵子)的生成、交配与受精、受精卵着床与胚胎发育以及胎儿分娩等重要环节。

一、男性生殖

男性的主性器官是睾丸。副性器官包括输精管道、附属腺以及外生殖器等。睾丸产生精子及分泌雄激素,副性器官完成精子的成熟、贮存、运输及排出。

(一)睾丸的生精作用

睾丸由生精小管与间质细胞组成。精子在生精小管内生成。生精小管上皮有生精细胞和支持细胞。支持细胞有营养和支持生精细胞的作用。从青春期起,原始生精细胞即精原细胞分阶段发育形成精子,精子生成的过程为精原细胞→初级精母细胞→次级精母细胞→精子细胞→精子。精子移入管腔,暂时贮存于附睾内,并在附睾内进一步成熟。整个生精过程大约历时两个半月。正常男子每次射出精液 3~6mL,每毫升精液含精子 0.2 亿~4 亿个。少于 0.2 亿个者,不易受精。精液中至少有 50% 以上精子的形态和运动能力正常,才可能受精。

(二)睾丸的内分泌作用

睾丸的间质细胞分泌雄激素,主要是睾酮。

1. 维持生精作用 睾酮自间质细胞分泌后,可直接或先转变为活性更强的双氢睾酮,与生精细胞的雄激素受体结合,促进精子的生成。

2. 刺激副性器官的生长和维持性欲 刺激男性副性器官的发育和第二性征的出现,并维持其成熟或正常状态,提高性感和维持性欲。

3. 对代谢的影响 促进蛋白质合成,特别是肌肉、骨骼及生殖器官的蛋白质合成;刺激红细胞生成。

(三) 睾丸功能的调节

睾丸的生精和内分泌作用,主要受下丘脑 - 腺垂体 - 睾丸轴的调节。下丘脑分泌的促性腺激素释放激素(gonadotropin-releasing hormone,GnRH)经垂体门脉系统到达腺垂体,促进腺垂体促性腺激素细胞合成和分泌卵泡刺激素(follicle stimulating hormone,FSH)和黄体生成素(luteinizing hormone,LH)。LH 主要作用于间质细胞,FSH 主要作用于生精细胞与支持细胞。LH 促使间质细胞分泌睾酮,当血中睾酮浓度升高时,反馈抑制腺垂体 LH 和下丘脑 GnRH 的分泌。FSH 对生精起始动作用,适量的睾酮则有维持生精效用。FSH 与睾酮都刺激支持细胞形成雄激素结合蛋白(androgen binding protein,ABP)。ABP 与睾酮结合可促进精母细胞减数分裂,利于生精过程。支持细胞分泌的抑制素对 FSH 的分泌具有抑制作用。此外,FSH 还使支持细胞中的睾酮经芳香化酶作用,转化为雌二醇。雌二醇可能对睾酮的分泌有反馈调节作用,从而使睾丸的功能保持适宜程度。

二、女性生殖

女性的主性器官是卵巢,副性器官包括输卵管、子宫、阴道、外阴等。卵巢具有产生卵子和分泌激素的双重功能。

(一) 卵巢的功能

1. 卵巢的生卵功能 青春期后,通常每月有几个甚至十几个初级卵泡同时发育,但往往只有一个初级卵泡发育成熟,其余的在发育的不同阶段先后退化,成为闭锁卵泡。成熟卵泡破裂,卵细胞与附着的透明带、放射冠以及卵泡液由卵泡排出,称为排卵。排卵后,残余的卵泡发育成黄体。排出的卵子,进入输卵管内。排卵后 7~8d,黄体发育达到顶峰。若排出的卵没有受精,黄体在排卵后 10d 开始退化、变性,最后被吸收并纤维化,转变为白体;若卵受精,黄体则继续生长成为妊娠黄体。

2. 卵巢的内分泌功能 卵巢能分泌雌激素、孕激素和少量雄激素。雌激素主要为雌二醇,孕激素主要为孕酮。

(1)雌激素

1)促进女性生殖器官的发育:如促进子宫肌增厚、子宫内膜及其腺体血管增生;使子宫颈腺分泌多而稀的黏液,利于精子通过;增强输卵管蠕动,利于胚泡运行;刺激阴道上皮分化、角化并合成大量糖原,糖原分解生成乳酸,可增强阴道抗菌能力。

2)促进女性第二性征和性欲的产生:如刺激并维持乳房发育,使全身脂肪和毛发分布具有女性特征,音调较高,骨盆宽大,臀部肥厚等。

3)对代谢的影响:促进肌肉蛋白质合成,加强骨中钙盐沉着,利于青春期生长发育;降低低密度脂蛋白而增加高密度脂蛋白,有一定的抗动脉硬化作用等。

(2)孕激素:孕激素通常在雌激素作用的基础上发挥效应。

1)保证胚泡着床和维持妊娠:孕激素可使增生期子宫内膜进一步增厚、腺体血管增生,腺体分泌,为胚泡着床做准备;使子宫和输卵管平滑肌活动减弱,利于着床和安胎。

2)促进乳腺腺泡的发育:促进乳腺腺泡发育,并在妊娠后为泌乳准备条件。

3)升高女性基础体温:女性基础体温在排卵前先出现短暂降低,而在排卵后升高 0.5℃左右,并在黄体期一直维持在此水平上,临床上常将这一基础体温的双相变化,作为判定排卵的标志之一。

(二) 月经周期

女性青春期起,性激素分泌和生殖器官形态功能每月均发生周期性变化,称为月经周期(menstrual cycle)。月经周期平均为28d。每个月经周期子宫内膜发生周期性剥落,产生流血现象称为月经。月经周期根据子宫内膜的变化,可分为三期:

1. 卵泡期　从月经停止到排卵止,即月经周期第5~14天。此期卵巢中卵泡生长发育成熟,并分泌雌激素。雌激素使子宫内膜迅速增殖,血管增生,腺体增宽加长,但不分泌。此期末有一个卵泡成熟,发生排卵。

2. 黄体期　从排卵后到下次月经前,即月经周期第15~28天。排卵后的卵泡形成黄体。黄体分泌大量的雌激素和孕激素,使子宫内膜显著增生,血管滋长,腺体迂回并分泌含糖原黏液,一切为受精卵的种植和发育做好准备。卵若不受精,孕激素和雌激素分泌急剧减少,到本期末处于低水平。

3. 月经期　从月经开始至出血停止,即月经周期第1~4天。由于分泌期末雌激素、孕激素的低水平,引起子宫释放前列腺素增多,使子宫内膜螺旋动脉痉挛收缩,导致内膜缺血、坏死、剥脱和出血,即月经来潮。月经内含纤维蛋白溶酶,故经血不凝固。月经期子宫内膜脱落形成创面容易感染,应注意经期保健。

(三) 妊娠

妊娠是新个体产生的过程。包括受精、着床、妊娠的维持、胎儿的成长以及分娩。

1. 受精和着床　精子和卵子结合的过程称为受精(fertilization),精子与卵子相融合时称为受精卵。射入阴道的精子,靠本身的运动和射精后引起的子宫收缩,被运送到子宫,进入输卵管。排出的卵,靠输卵管伞端汲取、输卵管蠕动及其上皮细胞纤毛摆动,被运送到壶腹部。只有不足200个的精子能够到达受精部位,当精子与卵子即将接触的一瞬间,精子顶体中的酶系便释放出来,协助精子穿透卵子外各层。进入卵细胞的精子染色质形成雄原核,并与雌原核融合,形成受精卵。排出的卵子或精子在女性生殖道内保持受精能力的时间很短,卵子仅6~24h,精子28~48h,因此卵子与精子只有在这段时间内相遇,才有可能受精。

受精卵运往子宫的途中进行细胞分裂,发育为胚泡。着床是胚泡植入子宫内膜的过程,经过定位、黏着和穿透三个阶段。着床历时2~5d,成功的关键在于胚泡与子宫内膜及时与适宜的相互作用,即胚泡的分化与到达子宫的时间都必须与子宫内膜的分化程度相一致,也就是同步。实现同步需要孕激素、雌激素在时间上和数量上精细平衡。

2. 妊娠的维持及激素调节　正常妊娠的维持有赖于垂体、卵巢和胎盘分泌的各种激素相互配合,在受精与着床之前,在腺垂体促性腺激素的控制下,卵巢黄体分泌大量的孕激素与雌激素,导致子宫内膜发生分泌期的变化,以适应妊娠的需要。

(1)人绒毛膜促性腺激素(human chorionic gonadotropin,hCG):能刺激黄体转变成妊娠黄体,并使其分泌大量雌激素和孕激素,以维持子宫及乳腺继续发育增长。降低淋巴细胞活力,防止母体对胎儿的排斥反应,达到安胎效应。受精后8~10d,hCG就出现于孕妇血中,并由尿排出。随后在血和尿中的浓度逐渐升高,至妊娠8~10周达到高峰,接着逐渐下降,至妊娠第90天左右达到低水平。测定尿或血中的hCG,可作为诊断早期妊娠的指标。

(2)人绒毛膜生长素(human chorionic somatomammotropin,hCS):hCS具有人生长激素的作用,可调节母体与胎儿的糖、脂肪与蛋白质代谢,促进胎儿生长。

(3)类固醇激素:胎盘能分泌大量的孕激素和雌激素,促进子宫、乳腺的发育,维持妊娠,直到分娩。胎儿、胎盘和母体共同制造雌三醇。检测雌三醇可用作胎儿存活与否的标志。

（四）分娩

从末次月经周期第 1 天算起，妊娠持续约 280d。成熟胎儿自子宫娩出母体的过程，称为分娩（parturition）。分娩时，子宫对缩宫素更加敏感，产生了节律性的收缩即宫缩。宫缩使胎儿压向宫颈，反射性引起缩宫素释放。缩宫素进一步加强宫缩。这种正反馈过程持续进行，直至胎儿娩出。

三、性生理

（一）性成熟的表现

1. 青春期体形的变化　进入青春期后，身高上升速度明显加快。促进青春期长高的激素，在女性以雌二醇为最重要，在男性则以睾酮的作用最明显，其次是雌二醇。此外，生长激素和胰岛素样生长因子等，均与青春期长高有关。

发育成熟前，男女的净体重、骨量和身体脂肪等基本相同。在发育成熟后，男性的净体重、骨量和肌肉约为女性的 1.5 倍，而女性的脂肪则为男性的 2 倍。

2. 性器官发育

（1）男性性器官的发育：9~12 岁，为青春期的开始。此时，仅有精原细胞和精母细胞，睾丸间质细胞可分泌少量睾酮，副性器官仍处于幼稚状态。12~15 岁，生精小管明显发育，出现精子细胞和少量精子。睾酮分泌增加，促使副性器官快速生长。15 岁以后，睾丸及副性器官已接近成人大小，精子数量及睾酮的分泌也与成人相似。

（2）女性性器官的发育：在青春期，卵巢体积增大，并开始有卵泡发育。子宫体增大，阴道长度增长，大、小阴唇及阴蒂均开始发育。月经初潮时一般为无排卵性月经，经半年至 1 年半后开始有排卵。

3. 第二性征的出现　男性的第二性征主要表现为声调变低，喉结突出，长出胡须、腋毛和阴毛，肌肉发达，出现男性特有的气味等。与肾上腺和睾丸分泌雄激素有关。女性的第二特征主要表现为乳房发育，乳晕增大，乳头突出，骨盆变大，皮下脂肪增厚，腋毛和阴毛相继长出，出现女性特有的气味等。

4. 青春期性发育的异常

（1）性早熟：女性性早熟指 8 岁前出现乳房发育、阴毛、腋毛生长，大、小阴唇增大，月经来潮等。男性性早熟指 9 岁以前出现生殖器官明显发育和第二性征者。

（2）青春期延迟：指女性到 13 岁仍无乳房发育，16 岁尚无月经来潮；男性超过 14 岁仍无任何青春期发育的表现。

5. 性成熟的调节　在青春期前，下丘脑 - 腺垂体的分泌功能对性激素的负反馈作用敏感性较高，低水平的性激素即可抑制下丘脑 GnRH 的分泌，使垂体促性腺激素维持在较低水平，进而使性激素在血浆中浓度也较低。进入青春期后，下丘脑 - 腺垂体对性激素的敏感性降低，使 GnRH 分泌增多，腺垂体分泌 FSH 和 LH 也随之增多，从而促进性腺的发育和性激素的分泌；同时，血浆中雌二醇和睾酮浓度逐渐升高，也可刺激各靶器官的发育。

（二）性兴奋与性行为

当人在一定的刺激下，性器官及相关部位出现一系列生理变化，称为性兴奋。性行为主要是指在性兴奋的基础上，男女两性发生性器官的接触，即性交的过程，包括虽无两性性器官的接触，但与性器官有联系的行为，如性自慰等。

1. 男性的性兴奋与性行为　男性性兴奋反应主要表现为阴茎勃起和射精。①阴茎勃起是指受到性刺激时，阴茎迅速胀大、变硬并挺伸的现象。阴茎勃起是心理性和局部机械性刺激引发的反射活动，其传出神经主要是副交感舒血管纤维，通过释放共存于神经元内的乙酰胆碱和血管活性肠肽等，使阴茎的血管舒张。②射精是男性性高潮时精液经尿道射出体外的过程。射精的同时伴有强烈快感，即性兴奋达到性高潮。射精是一种反射活动,其基本中枢位于脊髓腰骶段;高位中枢可对脊髓中枢的活动进行调节。

2. 女性的性兴奋与性行为　女性的性兴奋主要包括阴道润滑、阴蒂勃起及性高潮。①女性在受到性刺激后,阴道壁的血管充血,并滤出稀薄的黏性液体,润滑阴道和外阴,有利于性交的进行。②阴蒂分布有丰富的感觉神经末梢,性兴奋时,阴蒂充血、膨胀,敏感性升高,使女性获得性快感并达到性高潮。③当外阴和阴道受到的刺激达到一定程度时,子宫、阴道、会阴及骨盆部的肌肉会突然出现自主的节律性收缩和伴有一些全身性反应,称为女性性高潮。

（三）性行为的调节

1. 性行为的神经调节　脊髓腰骶段是阴茎勃起的基本反射中枢,受大脑皮质及间脑、下丘脑的皮层下相关中枢调节。阴茎受自主神经系统和躯体神经系统的神经支配,自主神经来自盆神经丛,包括交感和副交感神经纤维;躯体神经纤维起自脊髓骶段,构成阴部神经。人的精神和心理因素也可干扰性功能中枢的正常活动,调节多种递质释放,进而影响阴茎勃起反射的进行。

2. 性行为的激素调节　在男性,雄激素可刺激和产生性欲,引起自发性阴茎勃起。在女性,雌激素也具有刺激性欲的作用。此外,孕激素有抗动情,即降低性欲的作用;缩宫素对两性的性功能及性行为也有明显的影响。

第七节　血液系统

血液是在心、血管系统中循环流动着的液体组织,是体液的重要组成部分。血液具有运输营养物质、代谢产物、激素等,以维持机体各部分代谢、调节内环境相对稳定和防御等重要功能。

一、血液的组成和理化特性

（一）血液的组成

正常成人血液总量占体重的 7%~8%。血液总量的绝大部分在心血管系统内迅速循环流动,这部分血量称为循环血量;还有一小部分血液滞留于肝、肺和皮下静脉丛等处,流动较缓慢,这部分血量称为贮存血量。

人类的血液由血浆和血细胞(blood cell)组成。血浆是含多种溶质的水溶液。其中水占 90%~91%,蛋白质占 6.5%~8.5%,电解质和小分子有机化合物约占 2%。血浆中电解质含量与组织液基本相同,因为电解质和水分都很容易透过毛细血管与组织液交流。血浆蛋白的成分和浓度与组织液中的蛋白质有很大区别,因为血浆蛋白的分子很大,不能透过毛细血管管壁。血细胞悬浮于血浆中,有红细胞、白细胞、血小板三类。血细胞在全血中所占容积百分比,称血细胞比容。成年男性血细胞比容为 40%~50%,女性为37%~48%。当红细胞数量或血浆容量发生改变时,血细胞比容也随之发生改变,例如,某些贫血患者的血细胞比容减小,严重脱水患者的血细胞比容增大。

（二）血液的理化特性

1. 颜色　因红细胞内的血红蛋白是红色,故血液呈红色,颜色的深浅与所含血红蛋白携带氧多少有关。动脉血中血红蛋白含氧丰富,呈鲜红色;静脉血中血红蛋白含氧较少,呈暗红色。

2. 比重　正常人全血的比重为 1.050~1.060,其高低取决于红细胞的数量。血浆的比重为 1.025~1.030,其高低取决于血浆蛋白浓度。

3. 黏滞度　液体的黏滞度来源于液体内部分子或颗粒之间的摩擦力。血液黏滞度的大小与血细胞和血浆蛋白数量有关。如果水的黏滞度为1,全血的相对黏滞度为4~5,血浆相对黏滞度为1.6~2.4。

4. 渗透压　血浆渗透压约为300mOsm/(kg·H₂O),相当于770kPa。血浆的渗透压主要来自溶解于其中的晶体物质,特别是电解质,称为晶体渗透压(crystal osmotic pressure)。血浆中虽含有多量蛋白质,因数量少,所产生的渗透压甚小,仅1.3mOsm/(kg·H₂O),约相当于3.3kPa,称为胶体渗透压(colloid osmotic pressure)。

5. 酸碱度　正常人血浆的pH为7.35~7.45。血液中所含的各种缓冲物质,保持了血液酸碱度相对稳定。当血浆pH低于7.35时为酸中毒,高于7.45则为碱中毒。

二、血细胞

(一) 红细胞

1. 红细胞的数量、形态和功能　正常成年男性红细胞数为(4.5~5.5)×10¹²/L,女性为(3.8~4.6)×10¹²/L。红细胞内的蛋白质主要是血红蛋白,成年男性血红蛋白的正常值为120~160g/L,女性为110~140g/L。

正常红细胞呈双凹圆碟形,周边稍厚。这种细胞的表面积与体积之比,较球形时为大,因而气体可通过的面积也较大;由细胞中心到大部分表面的距离较短,因此气体进出红细胞的扩散距离也较短。这种形状也有利于红细胞的可塑性变形。

红细胞的生理功能是运输氧气和二氧化碳,并对血液酸碱度的变化起缓冲作用。这两种功能都与所含血红蛋白有关。在体内,血红蛋白只有存在于红细胞内时才能发挥作用,如果红细胞破裂溶血,血红蛋白被释放入血浆,即失去其正常功能。

2. 红细胞的生成与破坏

(1)红细胞的生成:胚胎时期红细胞的生成部位为肝、脾和骨髓;婴儿出生后则主要在骨髓造血;到18岁时,只有脊椎骨、肋骨、胸骨、颅骨、髂骨以及长骨近端骨骺的骨髓才能造血。若骨髓造血功能受到放射线、药物等理化因素的抑制,将使血细胞的生成减少,称为再生障碍性贫血(aplastic anemia,AA)。

在红细胞生成过程中,血红蛋白合成的必须原料是铁(Fe²⁺)和蛋白质。正常膳食能保证蛋白质供给,因某种原因引起蛋白质供给不足,可致红细胞生成减慢,寿命缩短而引起贫血,称为营养不良性贫血。铁的供应在正常人也不缺乏,每天所需的铁仅少量由食物提供,95%来自体内血红蛋白分解后释放出的铁。但长期慢性失血等原因,体内贮存的铁减少,或造血功能增强而供铁不足,均可引起小细胞低色素性贫血(缺铁性贫血)。

叶酸和维生素B₁₂是合成DNA所需的辅酶。当缺乏叶酸和维生素B₁₂时,可导致红细胞核内DNA合成障碍,细胞分裂延缓甚至停滞而引起巨幼红细胞贫血。食入的维生素B₁₂要与胃腺壁细胞分泌的内因子结合形成复合物,才能在回肠被吸收,如果缺乏内因子,将会导致巨幼红细胞贫血。

(2)红细胞的破坏:红细胞的平均寿命为120d。每天约有0.8%衰老的红细胞被破坏。衰老的红细胞脆性增大,细胞内酶异常,红细胞易发生破坏。在血流湍急处,脆性大的红细胞可因机械撞击而破裂;在通过微小孔隙时,因变形能力减退的红细胞容易滞留在肝、脾等处,被巨噬细胞所吞噬。肝、脾是红细胞破坏的主要场所,脾功能亢进时,可使红细胞破坏增加,引起脾性贫血。

3. 红细胞生成的调节　红细胞的生成受促红细胞生成素和雄激素的调节。

(1)促红细胞生成素:组织缺氧时,肾释放促红细胞生成素,作用于骨髓红系定向祖细胞膜上的促红细胞生成素受体,加速其增殖分化,使血中成熟红细胞增加。当红细胞数量增加,机体缺氧时,肾释放促红细胞生成素也随之减少。严重肾疾病,可使促红细胞生成素合成减少,红细胞生成减少,临床称肾性贫血。

(2)雄激素:雄激素能直接刺激骨髓造血,使红细胞生成增多;它也能促进肾合成促红细胞生成素,使骨髓造血增强,外周血中红细胞数量增多,这是成年男性红细胞多于女性的原因。

（二）白细胞

正常成人白细胞总数为$(4.0\sim10.0)\times10^9/L$,其中中性粒细胞占50%~70%,嗜酸性粒细胞占0.5%~5%,嗜碱性粒细胞占0%~1%,淋巴细胞占20%~30%,单核细胞占3%~8%。

1. 白细胞的生理功能 白细胞的主要功能是通过吞噬作用和免疫功能,实现对机体的防御、保护作用。

（1）中性粒细胞：中性粒细胞的主要功能是吞噬细菌和异物。临床上白细胞总数增多和中性粒细胞百分率增高,往往提示为急性化脓性细菌感染。

（2）单核细胞：单核细胞是尚未成熟的细胞,吞噬能力极弱,2~3d后迁移入组织中继续发育成巨噬细胞后其吞噬能力大为增强。巨噬细胞不仅吞噬细菌和异物,还能吞噬体内衰老和损伤的细胞（如红细胞、血小板）,识别和杀伤肿瘤细胞以及参与激活淋巴细胞的特异性免疫功能。

（3）嗜碱性粒细胞：嗜碱性粒细胞能产生组胺、过敏性慢反应物质和肝素。前两种物质具有使小血管舒张、毛细血管通透性增加、细支气管平滑肌收缩等作用,引起哮喘、荨麻疹等各种过敏反应的症状；肝素有抗凝作用。

（4）嗜酸性粒细胞：嗜酸性粒细胞能抑制嗜碱性粒细胞合成和释放活性物质,故可限制嗜碱性粒细胞在过敏反应中的作用。患过敏性疾病或某些寄生虫病时,嗜酸性粒细胞增多。

（5）淋巴细胞：淋巴细胞参与特异性免疫功能。淋巴细胞分为T细胞、B细胞和自然杀伤细胞（natural killer cell,NK）。T细胞与细胞免疫有关；B细胞主要与体液免疫有关；而自然杀伤细胞则是机体天然免疫的主要执行者。

2. 白细胞的生成和破坏 淋巴细胞和单核细胞主要在脾、淋巴结、胸腺、消化管管壁内的淋巴组织中发育成熟。白细胞寿命比红细胞短,粒细胞在外周血液中的寿命不到1d；单核细胞在血液中的寿命为几小时到几天,但进入组织后可生存数月；T细胞的寿命可长达1年以上,B细胞在血液中生存1至数天。衰老白细胞大部分由肝、脾内的巨噬细胞吞噬和分解,小部分穿过消化道和呼吸道黏膜而被排出。

（三）血小板

血小板是从骨髓成熟的巨核细胞裂解脱落的具有生物活性的小块胞质,其寿命为7~14d,但只在最初的2d具有生理功能。正常成人血小板数量为$(100\sim300)\times10^9/L$。衰老的血小板主要在脾内被吞噬处理。血小板的生理功能主要有维持血管内皮的完整性和参与生理性止血及血液凝固过程。

1. 维持血管内皮的完整性 血小板能随时沉着于血管壁以填补内皮细胞脱落留下的空隙,并可以融合入内皮细胞,因此保持了内皮细胞的完整性,并对内皮细胞有修复作用。当血小板数量低于$50\times10^9/L$时,毛细血管壁通透性和脆性增加,微小创伤就会引起皮肤和黏膜下出现血点或紫癜,甚至发生自发性出血。

2. 参与生理性止血及血液凝固过程 正常情况下,小血管损伤引起的出血在几分钟内便会自行停止,称为生理性止血。其过程是小血管受损后,损伤性的刺激反射性地引起局部血管收缩和血小板释放5-羟色胺（5-hydroxytryptamin,5-HT）等缩血管物质促进血管收缩,以缩小或封闭血管伤口,产生暂时性止血效应；接着,血小板黏着、聚集,形成松软的止血栓,堵住血管破口；最后在血小板参与下促进血液凝固形成血凝块,并使血块回缩形成坚实的止血栓,达到有效的生理性止血。临床上常用小针刺破耳垂或指尖使血液流出,然后测定出血延续的时间,这段时间称为出血时间（bleeding time）,正常不超过9min。

三、生理性止血

（一）血液凝固

血液从破损的血管内流出,数分钟后变为不能流动的胶冻状血凝块,这一过程称为血液凝固,简称凝血。

1. 凝血因子　血浆与组织中直接参与凝血的物质统称为凝血因子。其中包括 12 种按国际命名法用罗马数字编号的因子（表 3-3），还有前激肽释放酶（prekallikrein，PK）、高分子量激肽原（high molecular weight kininogen，HMWK）和血小板磷脂等。

表 3-3　按国际命名法编号的凝血因子

凝血因子	同义名
I	纤维蛋白原
II	凝血酶原
III	组织因子
IV	Ca^{2+}
V	前加速素易变因子
VII	前转变素稳定因子
VIII	抗血友病因子
IX	血浆凝血激酶
X	Stuart-Prower 因子
XI	血浆凝血激酶前质
XII	接触因子
XIII	纤维蛋白稳定因子

在这些凝血因子中，除 FIV 是 Ca^{2+} 外，其余都属于蛋白质。通常 FII、FVII、FIX、FX、FXI 和 FXII 都是无活性的酶原，需经激活才能成为有活性的酶，习惯上在其代号右下角加 "a"（activated），以表示为 "活性型" 凝血因子。

除 FIII 外，其他凝血因子均存在于新鲜血浆中，且多数在肝内合成，其中 FII、FVII、FIX、FX 在合成过程中需要维生素 K 参与。当肝脏病变时，可出现凝血功能障碍。

2. 凝血过程　凝血过程基本上是一系列蛋白质有限水解的过程。大体分为三个阶段。

（1）凝血酶原酶复合物的形成：凝血酶原酶复合物是 FXa 与 FV、Ca^{2+} 和血小板因子 3（platelet factor 3，PF_3）形成的复合物总称。可通过内源性凝血途径和外源性凝血途径生成（图 3-7）。

1）内源性凝血途径：当血管内膜受损时，血管内膜下组织（特别是胶原纤维），激活血浆中的 FXII，使之变成 FXIIa。FXIIa 又能激活前激肽释放酶，使之成为激肽释放酶，后者对 FXII 的激活有正反馈作用。FXIIa 激活 FXI 后，在 Ca^{2+} 存在下 FXIa 又激活 FIX。FIXa 与 FVIII、PF_3、Ca^{2+} 组成因子 X 酶复合物。该复合物催化 FX 生成 FXa。这里，PF_3 的作用是提供一个磷脂吸附表面，复合物中的 FVIII 本身不能激活 FX，但能使 FIXa 激活 FX 的作用加快几百倍。如果 FVIII 缺乏，将造成血液凝固过程非常缓慢，微小创伤亦可出血不止，临床上称为血友病。

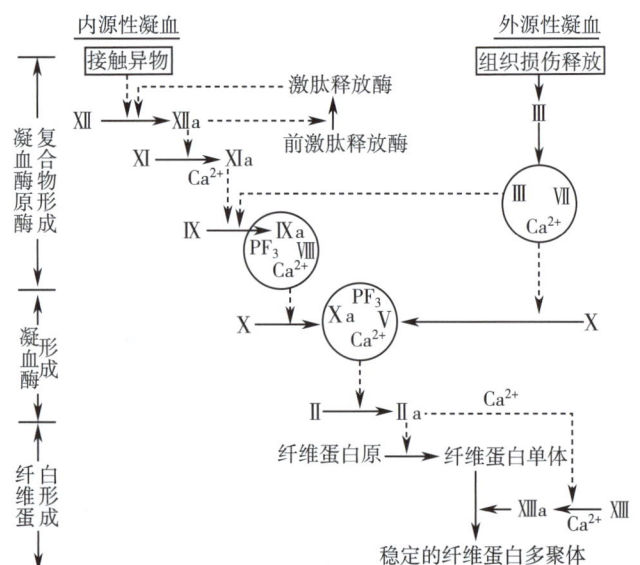

图 3-7　凝血过程示意图

2）外源性凝血途径：当组织损伤、血管破裂时，释放出 FⅢ，与血浆中的 Ca^{2+} 和 FⅦa 共同组成 FⅦa-组织因子复合物，该复合物促进 FX 激活成为 FXa。FXa 与 FV 及 Ca^{2+} 在 PF_3 提供的磷脂表面上组成凝血酶原酶复合物。

（2）凝血酶的形成：在凝血酶原酶复合物的作用下，凝血酶原被水解为凝血酶（FⅡa）。凝血酶原酶复合物中的 FV 可使 FXa 激活 FⅡ 的速度加快几十倍。FⅡa 本身也具有加速 FⅡ 水解的正反馈作用。FⅡ被水解而激活成 FⅡa 时，便脱离了 PF_3 的磷脂表面而进入血浆。

（3）纤维蛋白的形成：FⅡa 能催化纤维蛋白原分解，使之成为纤维蛋白单体。在 Ca^{2+} 参与下，凝血酶还能激活 FⅩⅢ 成为 FⅩⅢa，在 FⅩⅢa 作用下，使纤维蛋白单体互相联结，形成牢固的不溶于水的纤维蛋白多聚体，即纤维蛋白。纤维蛋白交织成网，将血细胞网罗在一起形成血凝块。

3. 血液凝固的应用　学习血液凝固过程，对临床工作具有实际指导意义。如在外科手术时，常使用温热盐水纱布或明胶海绵压迫伤口止血，这就是利用粗糙面，加速 FⅫ 激活及血小板黏附聚集；利用温热来提高酶的活性，加速酶促反应，以促使血液凝固加速而止血；手术患者常在术前注射维生素 K，目的在于促进肝合成 FⅡ、FⅦ、FⅨ、FX 以加速血液凝固。临床输血，断肢、断指/趾再植手术，动物实验等常使用肝素对抗血液凝固。临床检验需要血浆标本时，常用草酸盐或柠檬酸钠以去掉血浆中 Ca^{2+} 达到抗凝目的。

（二）纤维蛋白的溶解

组织损伤后所形成的止血栓（纤维蛋白）会被逐渐溶解液化，保持血流通畅，称为纤维蛋白溶解，简称纤溶。纤溶过程大致可分为两个阶段：纤溶酶原的激活和纤维蛋白降解。纤溶酶原在纤溶酶原激活物的作用下，发生有限水解成为纤溶酶。纤溶酶原激活物主要有血管内皮细胞和肾小管、集合管上皮细胞产生的组织型纤溶酶原激活物（tissue-type plasminogen activator，tPA）和尿激酶型纤溶酶原激活物（urokinase-type plasminogen activator，uPA）。tPA 与尿激酶都已作为血栓溶解剂应用于临床。

血浆中还存在的纤溶抑制物，主要有纤溶酶原激活物抑制物和 α_2 抗纤溶酶。它们不仅能与纤溶酶结合成复合物，抑制其活性，还可与纤溶酶原激活物相结合，抑制纤溶酶原被激活。

四、血型

血型（blood group）通常是指红细胞膜上特异性抗原的类型。目前已发现 29 个不同的红细胞血型系统。本节只讨论与输血关系密切的 ABO 血型系统和 Rh 血型系统。

（一）ABO 血型系统

1. ABO 血型系统的分型　红细胞表面有两种不同的凝集原，即血型抗原，分为 A 抗原和 B 抗原；在血浆和血清中则含有与之相对抗的两种凝集素，即抗 A 和抗 B 两种血型抗体。根据红细胞表面血型抗原的不同，把血液分为 A 型、B 型、AB 型和 O 型四种血型。含有 A 抗原是 A 型，含有 B 抗原是 B 型，两种抗原都有的是 AB 型，两种抗原都没有的是 O 型。在同一个体血浆中，不含有与自身红细胞的血型抗原相对抗的血型抗体。即 A 型血的血浆中含有抗 B 抗体，在 B 型血的血浆中有抗 A 抗体，AB 型血的血浆没有抗体，而 O 型血的血浆中两种抗体都有。相对抗的血型抗原与血型抗体相遇，会发生红细胞凝集反应。因此，可以将 A 型血清与 B 型血清作为标准血清，观察在与受测试红细胞混合后是否出现凝集反应来判断受试者的血型。

2. 红细胞凝集反应与输血原则

（1）红细胞凝集反应：当含有某种抗原的红细胞与相对抗的抗体相遇时（如 A 抗原与抗 A 抗体相遇或 B 抗原与抗 B 抗体相遇），会发生抗原-抗体免疫反应，即红细胞凝集反应。此时红细胞聚集成团，破裂溶血，这是一种危及生命的输血反应。

（2）输血原则：正常情况下，坚持同型输血。为确保安全，在输血前，必须先用标准血清对供血者和受血者双方的红细胞做血型鉴定。同时还应进行交叉配血，即将供血者红细胞与受血者的血清混合（为交叉配血的主侧），以及受血者的红细胞与供血者的血清混合（称为次侧），观察有无红细胞凝集。若主次侧都无凝集，可进行输血；若主侧凝集，无论次侧是否凝集，决不能进行输血；若主侧不凝集而次侧凝集，但凝集块不大，在血源不足的情况下，只能少量缓慢地进行输血，并随时注意受血者的反应。

（二）Rh 血型系统

除 ABO 血型系统外，还发现绝大部分人的红细胞膜上有 5 种 Rh 抗原，其中以 D 抗原的抗原性最强。凡红细胞膜上含 D 抗原者，称 Rh 阳性，不含 D 抗原者为 Rh 阴性。

在 Rh 阳性和阴性者的血清中均不存在与 Rh 抗原起反应的天然抗体。但 Rh 阳性的红细胞输给 Rh 阴性的人，可促使后者血浆中产生抗 Rh 抗体，当第 2 次输入 Rh 阳性血液时，输入的红细胞就要发生凝集反应，故临床上重复输同一个人的同型血前，也必须做交叉配血试验。Rh 阴性的母亲，孕育了 Rh 阳性的胎儿，Rh 阳性胎儿的红细胞因某种原因进入母体循环后，也可使母体产生抗 Rh 抗体，若再次妊娠仍为 Rh 阳性胎儿时，母体的抗 Rh 抗体可通过胎盘进入胎儿血液，使 Rh 阳性胎儿发生溶血性贫血（hemolytic anemia，HA），严重者甚至死亡。

（王烈成）

04 | 第四章
内脏病康复评定

第一节　从 ICD 到 ICF

一、国际疾病分类（ICD）

国际疾病分类（International Classification of Diseases，ICD）是 WHO 颁布的有关疾病及影响因素的分类体系，是国际健康分类家族体系中三大核心分类（core classification）之一。ICD 自 1893 年诞生至今已有 100 多年的历史，先后历经 11 次修订，目前 ICD-10 已被全球 100 多个国家使用。ICD 根据发病原因、病变性质和主要病变部位，将疾病分类并加以编列；从最初仅用于死亡原因统计发展到涉及所有疾病和死亡原因（包括损伤和中毒及其外部原因）的统计分类。目前，ICD-11 已于 2019 年 5 月提交世界卫生大会执行委员会讨论通过，2022 年 01 月 01 日生效。ICD-11 作为健康与医疗服务信息最新国际标准，其本体模型中定义了 13 个属性，清晰地从症状、病因、发病过程和结果、治疗反应、与基因的关系以及与交互环境的关系 6 个角度定义疾病。

尽管 ICD 是用以疾病临床诊断的国际认可的分类标准，但单纯以疾病及其结局的归属分类法不能适应临床的需求；同时，随着人们对健康的认识以及疾病对人体影响，那种只关注疾病的生物学分类法不能满足患者、家属及社会的需求。人们更希望通过分类来认识疾病对人体造成的不利影响，并为后续的功能改善提供指引，而不仅仅是疾病的诊断和归属。因此，有关残疾的分类引入了疾病分类体系中，并很快引起了各国的关注。各国希望用一个通用标准对残疾和功能障碍的诊断及其可能原因分类，以便提供一种国际标准化的语言，使各国不同学科与专业领域的专家有一个共同交流的工具。由此 WHO 推出了国际残疾分类。

二、国际残损、残疾和残障分类（ICIDH）

国际上最早的比较完整的残疾分类是 1980 年 WHO 颁布的《国际残损、残疾和残障分类》（ICIDH）。与 ICD 明显不同的是，ICIDH 是根据疾病对个体健康所造成的结果进行分类，因此，较之传统的简单疾病分类跨越了一大步，使人类对疾病的认识从单纯的生物学模式（病因、临床表现、诊断、治疗）发展到以人为本，以功能为导向的社会模式。ICIDH 根据残损、残疾和残障的内涵，分别对应于个体出现功能障碍的器官水平（残损）、生活自理水平（残疾）、社会水平（残障）这三个层面，并进行了清晰地陈述，为功能障碍的诊断及其标准化治疗，提供了评价指标（图 4-1）。

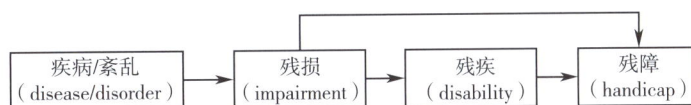

图 4-1　国际残损、残疾和残障分类（ICIDH）模型图

然而,随着人口老龄化、卫生保健和医疗服务重点的转移,ICIDH 在促进医学发展的同时,其不足之处也日益彰显。主要表现在:①它是从生物、个人和社会水平来对残疾进行思考,忽略了患者自身主观障碍所产生的影响;② ICIDH 中没有体现出环境的概念,而环境状况有时对个体的功能会产生决定性影响;③ ICIDH 中概念之间是单向、平面式的关系,在实际使用中有很大的局限性。基于以上问题的思考,WHO 在经过 10 年的努力与合作之后,于 2001 年 5 月在第 54 届世界卫生大会上正式将 ICIDH 修改为《国际功能、残疾和健康分类》(ICF)。ICF 是基于"生物 - 心理 - 社会医学模式"之上,把健康和残疾统一成为人类功能的多维度综合性的整体。在 WHO 发布的最新国际疾病分类 ICD-11 也在 ICD-10 原有的分类结构和分类知识基础上补充了独立的功能评定章,提供了基于 ICF 的标准化功能评定工具。该部分采用 ICF 关于功能的术语和编码方法以及基于 ICF 的功能评定方法,将 ICF 融入 ICD-11 中,标志着开启新的疾病分类模式。

三、国际功能、残疾和健康分类(ICF)

ICF 是世界卫生组织(WHO)颁布的用于描述健康和健康相关状况的统一的理论框架和分类系统,也是国际通用的有关功能和残疾的语言工具。目前已有 191 个成员国签署协议共同推动它在全球范围内使用。ICF 运用标准化的通用语言使全世界不同学科和领域能够在同一术语平台上进行有关健康和保健信息的交流。

1. ICF 模型 ICF 虽然源自于 ICIDH,但二者存在明显的差异。从上述 ICIDH(图 4-1)的模型图可见,ICIDH 比较偏重于疾病对个体的不利影响,采用的多是消极用语,例如选用残损,残疾、残障等词语;而从 ICF 的模型图看(图 4-2),ICF 更关注积极的一面,例如,用健康状况(health condition)代替疾病(disease)和紊乱(disorder)、用身体结构(body structure)代替残损(impairment)、用活动(activity)代替残疾(disability)、用参与(participation)代替残障(handicap);同时引入了环境因素和个人因素两个概念来描述背景因素对个体的影响。ICF 通过采用交互、立体的网络模式来描述各概念之间的相互关系,强调了个人体验在功能发挥中的作用等。

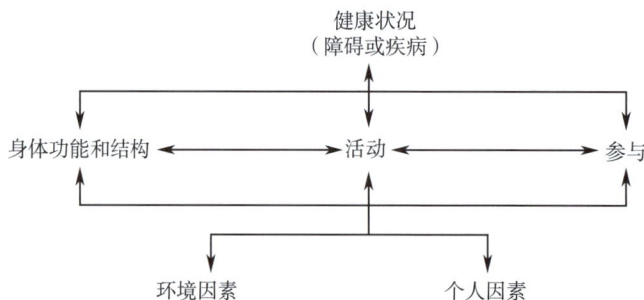

图 4-2　国际功能、残疾和健康分类(ICF)模型图

2. ICF 理论框架 ICF 理论的核心概念是个体在特定领域的功能取决于健康状况和背景性因素(环境和个人因素)之间的交互作用,这种交互、网络式的作用是双向、多维、非静态的,一种成分的变化会对其他成分产生影响,具有促进或者阻碍作用。根据 ICF 模式,健康状况是在 ICF 既定的健康领域内的功能水平,而健康领域指用"健康"观念来解释的生活范畴。身体结构指的是身体的解剖部位,如器官、肢体及其组成成分,代表了功能的器官方面;身体功能(body functions)是身体各系统的生理功能(包括心理功能);活动(activities)是由个体执行一项任务或行动,代表了功能的个体方面;参与(participation)是投入一种生活情景中,代表了功能的社会方面。

3. ICF 特点　与 ICIDH 比较, ICF 的最主要特点为:①受益的对象具有广泛性, ICIDH 由于关注被评定者的功能障碍, 因此, 主要用于患者或残疾人群; 而 ICF 关注被评定者与健康相关的功能障碍, 因此, 可以应用于不同的健康状态者。②评定的内容提倡平等性, 强调充分参与社会生活, 对不同健康状态(身体和心理)的个体, 提倡尽可能创造出无活动障碍或参与限制的环境。③评定的类目给出了准确的定义, ICF 各个分类维度中, 各个具体的类别均给出操作性定义, 并且给出了各类的基本属性、分界、测量方法以及具体的实例。④类目使用中性词语来说明每个维度的积极与消极方面, 避免了过去使用的对残疾人带有贬义的消极词汇。例如, 用活动替代残疾, 用严重程度指标对限制活动的情况加以描述; 用参与代替残障, 并列举了一系列环境因素以确定个体参与社会生活的程度。⑤结构与功能分离, 将身体结构与功能缺损分开处理, 以反映身体所有缺损状态。

4. ICF 分类体系　ICF 分类系统呈树状或网络状等级结构排列, 从上到下分别由部分(part)、成分(component)、结构(construct)、领域(domain)和类目(category)构建而成。ICF 包含"功能和残疾""背景性因素"两大组成部分。其中"功能和残疾"分为"身体功能和结构"和"活动和参与"两大成分;"背景性因素"分为"环境因素"和"个人因素"两大成分。领域则构成了各种成分中不同的章和节; 类目是分类的基本单位, 在所有的分类成分之中, 章代表一级分类, 并根据内容细化为二级、三级和四级类目(图 4-3)。目前世界卫生组织尚未发布个人因素具体的分级类目。ICF 编码系统采用字母和至少一位数字组合的混合编码方式, 其中字母 b 代表身体功能、s 代表身体结构、d 代表活动和参与、e 代表环境因素。字母后面跟随的 1 位数字代表一级水平类目, 3 位数代表二级水平类目, 4 位数代表三级水平类目, 5 位数代表四级水平类目。

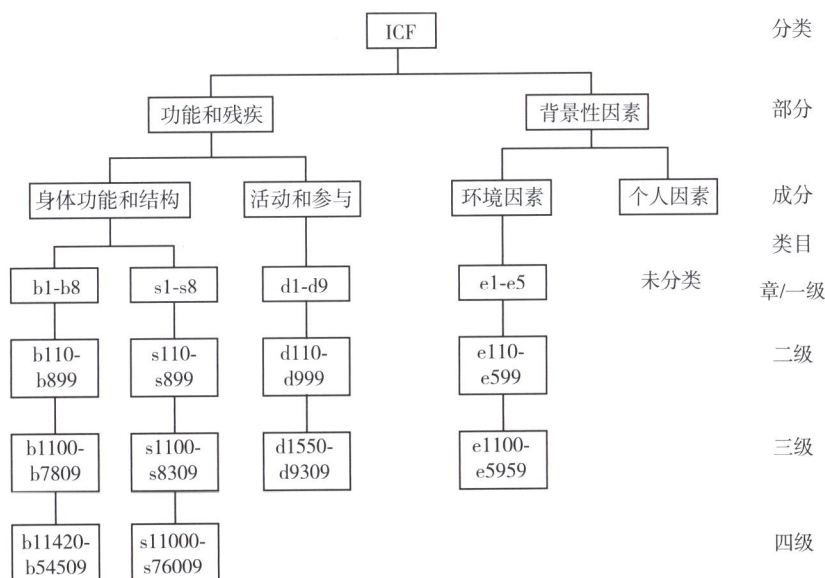

图 4-3　ICF 等级结构图及编码

5. ICF 限定值　ICF 限定值是用于描述类目功能障碍的严重程度, 每个 ICF 编码至少需要一位限定值才具有意义。ICF 共有三级限定值, 总体说来, 第一级限定值描述了功能障碍的严重程度。根据一级限定值通用度量表(0~4 级)的原则, 将患者每个条目功能障碍的严重程度分为 5 个级别, 分别是无功能障碍(0 级)、轻度功能障碍(1 级)、中度功能障碍(2 级)、重度功能障碍(3 级)、完全功能障碍(4 级)。同时, 考虑到评定对象的性别及病情等特殊情况, 保留了原始等级中的 8(未特指)和 9(不适用)。一级限定值通用度量表见表 4-1。

表 4-1　ICF 一级限定值通用度量表

限定值	功能障碍程度	造成影响	出现频率（%）
0	没有	无,缺乏,微不足道……	0~4
1	轻度	略有一点……	5~24
2	中度	中等程度……	25~49
3	重度	很高,非常……	50~95
4	完全	全部……	96~100
8	未特指	缺少足够信息描述问题的严重程度	
9	不适用	选择类目不适合而无法对功能、残疾水平及环境障碍进行评估,例如当使用类目 b650 月经功能描述男性时	

6. ICF 家族　ICF 共有 1 400 多条类目。既完整地涵盖了功能和残疾的健康及相关领域,又包含了可能对此产生影响的环境因素。但是由于类目过多,在康复日常实践中难以广泛应用。因此,ICF 国际研发中心开发了一系列 ICF 组合,以此作为临床实践中 ICF 进入实际应用的关键措施及工具。ICF 核心组合是针对特定卫生保健情境下(急性期、亚急性期以及慢性期)经历特定健康状况人群的功能和残疾状况。目前已经研发的 ICF 核心分类组合有 70 余种。每个核心分类组合均包含简明版和综合版。其中简明版涵盖类目较少,主要来自一级或二级水平类目,适用于对患者功能进行宽泛和概略的描述,记录与疾病最相关的功能状态。综合版 ICF 核心分类组合内含条目数较多,多为一至四级水平的类目,可用于对功能进行完整详细的描述,可实现跨学科的评估和合作。另外,WHO 开发了包含 7 条功能核心类目的 ICF 通用组合(ICF generic set,ICF-GS),以及包含 30 条核心类目的 ICF 康复组合(ICF rehabilitation set,ICF-RS),通过筛选出的最少的 ICF 类目,对临床不同学科患者的关键功能进行描述和评定,其目的是找到一个普适性的 ICF 评估工具应用于不同国家、不同机构、不同人群。

7. ICF 组合的临床量化　由于 WHO 发布的 ICF-GS 及 ICF-RS 缺乏具体的操作标准,国内专家通过科学的研究方法开发了 ICF-RS 量化标准(详见附录 1),通过研发具体的操作性条目池来指导康复评定;通过全国多中心研究显示,ICF-GS 量化具有良好的效度和信度,可在临床中使用。但 ICF-GS 在使用过程中也存在局限性,主要是其类目过少,涵盖内容过于简单,不能够充分反映 ICF 的初衷和患者的基本功能状况。而 ICF-GS 的扩展版本 ICF-RS 通过 30 条类目对患者的关键功能进行描述,其中身体功能成分 9 个类目,活动和参与成分 21 个类目,涵盖的内容更具有代表性及普适性。ICF-RS 是由各国康复组织密切合作制订出来的收集功能相关信息的工具,用以评估不同康复环境下患者及残障人群功能水平及其变化,可作为日常康复服务报告的基础及实施电子监控记录的标准功能信息。ICF-RS 的 30 条核心功能类目能够为患者功能康复提供具体的思路和目标,是在康复领域实施 ICF 的重要工具。

8. ICF-RS 的版本研发　为了方便 ICF-RS 量化标准在国内康复机构的临床应用,ICF-RS 评定量化标准已有单人版本及多人版本。其中多人版本将原有的完整版本的评定划分为由医生、护士、物理治疗师及作业治疗师分工协作完成。同时 ICF-RS 配套的移动 APP 已上线。该平台可用于 ICF-RS 功能数据的采集、存储、评定指导及趋势图的呈现。目前,ICF-RS 移动 APP 也正在各级康复机构及社区或养老中心开展临床使用和推广 APP 应用情况良好。ICF-RS 量化标准康复评定技术解决了 ICF "如何用、怎么评"的难题,突破了 ICF 理论抽象、难以实际应用的难题。同时借助移动 APP 高效、快捷、智能的特点,提供在线指导及实施数据集中管理,进一步促进 ICF-RS 评定的一体化及规范化,提高功能数据最大利用度,可极大弥补各级康复机构尤其是基层及偏远地区康复医务人员 ICF 评定及应用技术水平的问题。

9. ICF-RS 在康复中应用 ICF-RS 是 ICF 家族中一个比较理想的普适性功能评价工具,临床中可将 ICF-RS 整合入康复周期,使得所有参与特定患者治疗的专业人员彼此合作,这个康复周期过程包括四个主要部分:评定、计划安排、干预治疗、再评价。通过 ICF-RS 与康复周期联合使用,分析患者存在的问题,指导康复目标和治疗方案制订,评价治疗前后康复疗效,监测康复质量,以促进和改善多学科、以患者为导向、基于 ICF 的康复治疗和管理,从而提高医疗服务质量。目前,ICF-RS 已经应用于国内在神经系统、呼吸系统、血液系统等不同内脏康复患者的功能评价中,而相关数据也在不断采集及统计分析中。

(章马兰)

第二节　心血管功能评定

广义的心血管功能包括多方面:①机械功能:指收缩和舒张功能。②神经内分泌功能:指心脏分泌某些神经递质与内分泌激素。③电生理功能:指心肌内特殊传导系统具有兴奋性、传导性、自律性及不应性。我们平常所说的心脏功能多指机械功能,它维持身体的血液循环。有多项指标可反映心脏的这种功能,如心率、心输出量、心室收缩或舒张末期容积、每搏输出量、射血分数(ejection fraction,EF)、心动周期、心室收缩或舒张时间、冠状动静脉血氧含量、心脏的氧耗量等。通过检测这些指标,可以有效评估心脏的功能状态。

临床上常用的心血管功能评定的方法包括临床检查、心电图及超声心动图、心脏导管检查及核素扫描、心脏负荷试验(如心电运动试验、超声心动图运动试验、核素运动试验、6min 步行试验等),其中心电图运动试验是我们在进行心血管功能评定时最常用的方法。通过观察和记录被测试者在一定的运动负荷下或递增负荷下心电图和表现。运动试验可以为制订运动处方提供依据;可用于协助冠心病的早期诊断;也可用于判定冠状动脉病变的严重程度及预后情况;发现潜在的心律失常和鉴别良性及器质性心律失常;确定患者进行运动的危险性;评定运动锻炼和康复治疗的效果等。

此外,对肌力和肌肉耐力及柔韧性、平衡性、协调性进行评估也是心血管功能评估的重要组成部分。

一、临床检查

1. 病史及体格检查　首先,应全面了解患者心脏疾病的发病情况及治疗经过、目前用药方案及对生活的影响,以及既往的其他相关疾病患病情况。其次,着重关注患者循环系统相关症状和体征,如有无气促、活动受限,有无颈静脉怒张、水肿,肺部有无啰音、心脏有无扩大、有无心律不齐,以及有无肝大、腹水等。

2. 心功能主观感觉分级　主要依据患者对自身体力活动的主观感受进行分级,如心脏功能分级、主观用力程度分级(rating of perceived exertion,RPE)等。临床上推广使用广泛的是纽约心脏协会(New York Heart Association,NYHA)的纽约心功能分级(New York Heart function assessment)。具体分级标准如下。

(1) I 级:体力活动无受限,一般的体力活动不引起心悸、气促和心绞痛。

(2) II 级:体力活动轻度受限,一般的体力活动可引起心悸、气促等。

(3) III 级:体力活动明显受限,低于日常活动量也可引起心悸、气促,但休息时无症状。

(4) IV 级:体力活动全部丧失,休息时也有心悸、气促等症状。

3. 6min 步行试验(six-minute walking test,6MWT)　是一种简便、安全、有效的评估。主要内容为让患者尽可能在平地无依靠行走,测定 6min 内步行的距离。若 6min 内步行的距离小于 150 米,表明重度心力衰竭,150~425米之间为中度心力衰竭,426~550米之间为轻度心力衰竭。6min步行试验结果可以作为预测心力衰竭致残率和致死率的有效因子,也可以评定患者的心脏储备能力和治疗方法是否有效。美国心脏病学会(American College of Cardiology,ACC)及美国心脏协会(American Heart Association,AHA)指南推荐的用于评估心血管疾病患者预后和运动风险的危险分层标准如下,低危,6min步行距离>450米;中危,6min步行距离300~450米;高危,6min步行距离<300米;极高危,6min步行距离<150米。

二、心电图与超声心动图

1. 心电图 可以客观记录心脏电活动情况,常规心电图可用于分析心率、心律的传导时间、波形、波幅等,对评定心脏功能有一定的参考意义。

2. 超声心动图 超声心动图是一种无创、简易的检查手段;能直接观察心脏和大血管的结构,并能随着心动周期的变化评估各个心腔血流动力学状态及瓣膜的功能。

(1)左室每搏输出量(SV)和心排血量(CO):通过超声心动图测量出心脏的相关数据,再通过公式算出SV和CO。心排血量增高见于甲亢、贫血等情况,降低见于心功能不全(cardiac insufficiency)或休克状态等。

(2)射血分数(EF):是指每搏输出量占左室舒张末期容积的百分比,它表示心肌的收缩功能和左室的排血功能,射血分数的变化能间接反映出心肌收缩力的改变。EF=SV/EDV=(EDV−ESV)/EDV(ESV是左室收缩末期容积)。EF低于58%通常视为降低,50%~75%属轻度,35%~49%属中度,34%以下为重度。

三、心脏导管检查及核素扫描

1. 心室造影 将心导管插入左心室,快速注入对比剂并摄片,从拍摄的心动周期不同时刻的左心室心内膜边缘,算出每搏输出量及射血分数等,对心室的节段性运动异常进行定性、定量分析。

2. 指示剂稀释法测定心功能 从心脏右心房经导管快速注入冰水,当冰水与血液混合后进入肺动脉,测定肺动脉内血液的温度,再通过计算机计算出心排血量。

3. 放射性核素扫描测定左心室功能 通过门控心肌显像利用^{201}Tl和^{99}Tc可获得左室舒张和收缩期图像,通过计算机算出不同的左室功能参数、左室腔与心肌计数比值和肺心计数比值等,能测出心功能的比值。

四、运动负荷试验及心电运动试验

运动负荷试验,简称运动试验,通过踏车、平板等运动工具运动负荷后进行的心脏功能或血流灌注显像,用于评价心脏运动负荷后的储备功能。

1. 运动试验的适应证及禁忌证

(1)适应证:①左心室功能不全、可控制的心力衰竭、先天性心脏病、后天性心瓣膜病。②急性心肌梗死后、冠状动脉旁路移植术(coronary artery bypass grafting,CABG)后、冠状动脉成形术后。③慢性阻塞性肺疾病(chronic obstructive pulmonary disease,COPD)等。

(2)禁忌证:①血流动力学不稳的严重心律失常(室性或室上性心动过速、多源性室性期前收缩、快速型房颤、三度房室传导阻滞等)。②急性心力衰竭或未控制的心力衰竭、严重的左心功能不全。③不稳定型心绞痛或增重型心绞痛、心肌梗死后非稳定期。④急性心包炎、心肌炎(myocarditis)、心内膜炎、严重未控制的高血压、急性肺动脉栓塞或梗死、全身急性炎症状态或严重的传染病患者。⑤严重主动脉瓣狭窄、血栓性脉管炎。⑥下肢功能障碍、确诊或怀疑主动脉瘤。⑦精神疾病发作期或严重神经症。

(3)停止运动试验的指征:①运动时产生头痛、晕厥、呼吸困难。②心电监护异常、运动中ST段压低或升高超过 0.1mV。③血压过度升高：收缩压>240mmHg，舒张压>120mmHg。④运动产生的心律失常和各类传导阻滞。

2. 运动平板试验　可做极量和次极量分级运动试验。①极量运动试验指受试者竭尽全力运动，此时达到最大摄氧量（maximal oxygen uptake，VO₂max），即继续加大运动量，氧摄取量不再增加，心排血量不能再增加。正常时最大摄氧量>20mL/（kg·min），心功能轻度受损时为 16~20mL/（kg·min），中至重度受损时为 10~15mL/（kg·min），极度受损<10mL/（kg·min）。②次极量运动试验的运动量相当于极量运动的 85%~98%，较为安全舒适。运动试验达极量或症状限制时的心率称为最大心率（maximal heart rate，HR$_{max}$），国内分别将以年龄预算可达到的最大心率（HR$_{max}$=220-年龄）和最大心率的 85%~90% 作为极量和次极量运动的负荷目标。老年人极量运动的负荷目标即最大心率为［（170~180）-年龄］次/min，次极量运动为最大心率的 60%~85%，但高龄老年人的心率差异较大，应根据实际情况酌情考虑。运动中连续心电图监护，间断记录心电图及测量血压，保证其安全性。

3. 心电图运动试验的方案

（1）Bruce 方案：是一种变速斜率运动。运动强度分四级：一级能耗值约 5Met，大致相当于 17.5mL/（kg·min）氧耗，此负荷相当于纽约心功能分级的 Ⅱ~Ⅲ 级；二级能耗相当于 7~8Met；三级能耗相当于10Met；四级能耗相当于 14Met。由此可见，Bruce 方案的氧耗量值和做功递增量均较大，容易达到预定心率，但对心功能较差或病情较重的患者，运动负荷递增过快，就难以耐受，亦不易测出准确的缺血阈值。

（2）Naughton 方案：是恒速变斜率运动试验。每级斜度增加 2.5%，耗能就增加 1Met，故总做功量较小，需较长时间才能达到预定心率，适用病重患者，较易耐受，也能较精确地测定出缺血阈值。

（3）Web 方案：近似恒速变斜运动，每级斜度增加 3.5%，耗能就增加 1Met，特点和 Naughton 方案类似。

（4）ACIP 及其改良方案（mACIP）：每 2min 一级，每级耗能约 1.5Met。此方案的特点是运动负荷递增比较平缓，心率和氧耗增加大致呈线性相关。因此，发生 ST 段低压的时间和测定心率范围相对比较准确，测出缺血阈值也较其他方案更准确。此方案适于老年人及体弱患者，并对了解冠心病患者的进展情况也有独特的优点。

其中，改良 Bruce 方案（表 4-2）和 Naughton 方案（每级负荷增量均为 1MET，适用于急性心肌梗死后出院时检查及心力衰竭或体力活动能力较差患者的检查）在临床上应用最广泛。

表 4-2　改良 Bruce 方案

分数	速度 /（km·h⁻¹）	坡度 /%	时间 /min	MET
0	2.7	0	3	2.0
1/2	2.7	5	3	3.5
1	2.7	10	3	5.0
2	4.0	12	3	7
3	5.5	14	3	10
4	6.8	16	3	13
5	8.0	18	3	16
6	8.9	20	3	19
7	9.7	22	3	22

4. 功率自行车试验　对于无法使用跑台完成试验的患者，可采用功率自行车进行试验。可做极量或次极量分级运动试验，运动中心电图和血压监测同运动平板试验。功率自行车试验时为了准确地完成负荷

的递增,需要试验过程中患者的踩踏始终保持在相同的转速,大多数方案的初始负荷为25W(150kg·m/min),每2~3min增加25W。男性从300kg·m/min起始,每3min增加300kg·m/min。女性从200kg·m/min起始,每3min增加200kg·m/min。

5. 手摇车试验 对于无法利用跑台和功率自行车完成试验的下肢功能障碍者,可用手摇车进行负荷试验。运动起始负荷150~200kg·m/min,每级负荷增量100~150kg·m/min,时间3~6min。

6. 等长收缩试验 肌肉的持续等长收缩也可以增加心脏的负荷,一般采用握力试验评估。采用最大收缩力的30%~50%作为运动强度,持续收缩2~3min。还可采用定滑轮重量法,即通过一个滑轮将重量(重锤)引向患者的上肢或下肢,患者进行抗阻屈肘或伸膝,并始终保持关节处在一定角度不变。测试的重量负荷可以从2.5kg开始,每级持续2~3min,负荷增加2.5kg,直至患者不能继续保持原有关节角度为止。

7. 运动时心肌缺血的表现

(1)胸部不适:在运动引起的ST段压低的患者中,大概1/2的患者有胸部不适,在运动试验过程中若出现典型心绞痛则更有价值,提示可能存在显著的冠脉病变。心绞痛发生的典型部位常位于胸骨后、肋间隙和前颈部。疼痛多放射至肩、前臂、肘部、小指、颈上部及下颌。运动引起的心绞痛多随运动负荷的增加而加重,终止运动可以缓解。故运动试验应记录胸部不适的症状及特点。

(2)ST段偏移:有无ST段偏移是判断心肌缺血的主要指征。ST段抬高多是心外膜下或透壁缺血所致,抬高的ST段凹面向上,且常出现在除aVR和V_1以外的所有胸前导联。ST段下移通常是心内膜下缺血引起,但冠状动脉粥样硬化并不是导致心内膜下心肌缺血的唯一原因,引起左室高电压的任何原因都能引起心内膜下心肌缺血和ST段压低,故应加以鉴别。

8. 运动过程中发生心血管事件的危险分层见表4-3。

表4-3 运动过程中心血管事件的危险分层

项目		危险分层		
		低危	中危	高危
运动试验指标	心绞痛	无	可有	有
	无症状但心电图显示心肌缺血改变	无	可有,但心电图ST段下移<2mm	有,心电图ST段下移≥2mm
	其他明显不适症状,如气促、头晕等	无	可有	有
	复杂室性心律失常	无	无	有
	血流动力学反应(随着运动负荷量的增加,心率增快、收缩压增高)	正常	正常	异常,包括随着运动负荷量的增加心率变时功能不良或收缩压下降
	功能储备	≥7Met	5.0~7.0Met	<5Met
非运动试验指标	左室射血分数	≥50%	40%~50%	<40%
	猝死史或猝死	无	无	有
	静息时复杂室性心律失常	无	无	有
	心肌梗死或再血管化并发症	无	无	有
	心肌梗死或再血管化后心肌缺血	无	无	有
	充血性心力衰竭	无	无	有
	临床抑郁	无	无	有

低危条目中所有项目均满足为低危;高危条目中有一项满足即为高危。
Met:代谢当量。

五、哈佛台阶试验

1. 台阶试验　以一定的频率上下一定高度的平台并持续一定的时间,根据运动结束后恢复期脉搏变化评定心脏功能,即为台阶试验。该试验原理在于进行定量负荷运动后通过脉搏前后的改变情况来反映心泵储备能力情况,即心血管功能情况。

2. 试验方案　被测试者以每分钟 30 次的频率登台阶(一上一下为 1 次),持续 5min;要求上台阶时双脚应站在台阶中央,下台阶时全脚掌着地,身体和膝应充分伸直,不允许跳跃和故意用力蹬踩,允许换脚 1~2 次;中途连续 20s 不能跟上节奏即停止试验,记录持续时间。负荷结束后测恢复期第 2、3、4min 前 30s 脉搏。台阶高度:男性为 50.8cm;女性为 42.6cm。计算台阶指数 = [登台持续时间(s)/2×3 次脉搏之和] × 100。

3. 评定标准　台阶指数 >90 者为优;80~89 者为良;65~79 者为中;55~64 者为下;<55 者为差。

六、肌力和肌肉耐力评估

通过对患者的肌力和肌肉耐力的了解,对提高患者的运动能力,提高心肺功能,改善生活质量,有着十分重要的意义。肌力和肌肉力量的评估临床上经常使用徒手评估或器械评估。

七、平衡性、柔韧性评估

采用仪器、量表或徒手评估技术评估心血管病患者的平衡能力,对提高心血管病患者的运动功能,完成各类复杂的动作,防止意外跌倒等有着十分重要的意义。

(金冬梅)

第三节　呼吸功能评定

呼吸功能是指机体与外环境之间进行气体交换的能力。呼吸包括通气和换气两个基本部分,对维持机体正常新陈代谢起着关键作用。呼吸功能直接影响着人体的健康水平、功能状态、生活质量等。因此,以提高呼吸功能为目的的肺康复在国内越来越受重视。对呼吸功能的评定系内脏病康复的基本评定内容之一。呼吸肌功能评定、肺功能评定、呼吸困难程度评定、与呼吸有关的活动能力评定、生活质量评定等,都是与肺康复密切相关的评定内容。

呼吸功能评定的主要目的:①评定最大摄氧能力或摄氧量,以明确心肺功能储备和有氧运动能力。②评定身体运动耐力。③评定身体换气功能。④评定代谢当量。⑤根据代谢当量指导康复治疗。

一、身体结构与功能(躯体功能)

(一)呼吸肌功能评定

主要吸气肌:膈肌、肋间外肌。主要呼气肌:肋间内肌、腹壁肌。辅助呼吸肌:胸锁乳突肌、斜方肌、斜角肌、背阔肌、胸大肌等。平静呼吸时,吸气为主动过程,由膈肌和肋间外肌收缩引发;呼气为被动过程,由膈肌和肋间外肌舒张引发。用力呼吸时,吸气、呼气均为主动过程。

1. 最大呼气压与最大吸气压的检测　呼吸肌收缩效应与呼吸道压力变化息息相关,最大呼气压(maximal expiratory pressure,MEP)和最大吸气压(maximal inspiratory pressure,MIP)能反映呼吸肌随意运动时的功能状态。MEP、MIP可以采用便携式肺功能检测仪进行测量。使用便携式肺功能检测仪时,嘱受试者最大深吸气后快速用力呼气,重复3次,记录每1次的MEP;之后,嘱受试者最大呼气后快速用力深吸气,重复3次,记录每1次的MIP。分别取3次测量值的平均值作为最终的MEP、MIP,以评价呼气肌与吸气肌功能。年龄不同,MEP、MIP的正常值范围不同,通常便携式肺功能检测仪中会提供相应参考值。

2. 膈肌功能评定　膈肌是最主要的呼吸肌,膈肌的功能检测对于评价呼吸能力、制订康复方案、判断预后均有重要意义。例如,早期发现和治疗呼吸肌疲劳可及时纠正呼吸力学异常,改善疾病预后。而狭义上的呼吸肌疲劳实际是指膈肌疲劳。近年来对膈肌功能检测方法的研究取得较大进展,下面将简要阐述膈肌功能检测与评估方法。

(1)跨膈压、最大跨膈压及其比值:跨膈压(transdiaphragmatic pressure,Pdi)为平静吸气末腹内压与胸腔内压的差值,测定时经鼻插入带气囊的导管,气囊分别置于食管下段和胃,经传感器测定食管压(代表胸腔内压)和胃压(代表腹内压)。最大跨膈压(maximum transdiaphragmatic pressure,Pdimax)指的是在功能残气量(FRC)位置作最大用力吸气时所测得的跨膈压,表示膈肌最大收缩时所产生的压力,是反映膈肌力量的可靠指标。Pdimax的正常参考值变动范围较大,临床上以成年男性≥9.6kPa、女性≥6.86kPa作为膈肌功能正常的简易判断标准。Pdi/Pdimax反映膈肌肌力的储备,膈肌疲劳时,Pdi和Pdimax均明显降低,其中后者降低更明显,故Pdi/Pdimax升高,当Pdi/Pdimax>0.4时提示发生膈肌疲劳。Pdi及Pdimax反映膈肌功能较呼吸肌生理学指标客观,但由于其为侵入性检查,且需受试者配合作平静呼吸或用力呼吸,仍在一定程度上受受试者主观因素的影响,结合膈神经刺激法可进一步提高其准确性。

(2)膈肌张力时间指数:膈肌张力时间指数(diaphragmatic tension-time index,TTdi)综合反映膈肌收缩强度和膈肌收缩持续时间。为了减少膈肌力量的个体差异,收缩强度以Pdi和Pdimax的比值表示,持续时间以吸气时间(inspiratory time,Ti)与呼吸周期(total cycle time,Ttot)的比值表示,TTdi则为两者乘积,即$TTdi=Pdi/Pdimax \times Ti/Ttot$。正常人平静呼吸时TTdi约为0.02。一般把0.15定为膈肌疲劳的阈值,当TTdi<0.15时不容易发生膈肌疲劳,而当TTdi>0.15时,膈肌可能在45min内发生疲劳。TTdi为反映呼吸肌耐力的良好指标,对呼吸肌而言评价耐力比力量更重要。膈肌疲劳的发生与其收缩强度及持续时间有关,即跨膈压越大,收缩持续时间越长,则越可能产生膈肌疲劳,因此TTdi较Pdimax更能反映膈肌疲劳。

(3)膈肌肌电图:膈肌肌电图(diaphragmatic electromyogram,DEMG)是反映膈肌电生理活动和功能状态的指标,在膈肌疲劳的早期即有改变,是诊断膈肌疲劳非常敏感的方法。该法应用方便、结果可靠,采用皮肤电极,可直接于体表进行测定。膈肌肌电频谱范围为20~350Hz,其中20~40Hz为低频范围,150~350Hz为高频范围。膈肌疲劳时DEMG频谱的低频成分(L)增加,高频成分(H)降低。当H/L比基础值下降20%即表示频谱有显著性改变,提示发生膈肌疲劳。但在危重病患者实施机械通气(mechanical ventilation,MV)期间行膈肌电生理检查干扰因素较多,可重复性及结果准确性均较差。亦可结合膈神经刺激法提高其准确性。

(4)膈神经刺激:用经皮电或磁波刺激颈部膈神经,配合膈肌肌电图、跨膈压等测定,可去除受试者吸气方式和努力程度的影响,是提高膈肌功能检测准确度的技术突破。

(5)超声评估方法:Haber等首次提出采用M型超声或B型超声评估膈肌功能,此后超声的应用越来越多。目前,超声评估膈肌功能的内容包括膈肌运动幅度及收缩幅度。

膈肌功能的检测方法已有很多,但这些方法大多因缺乏大规模、多中心的临床调查研究资料,至今尚无统一的诊断标准。在寻求相对无创且准确的膈肌功能检测手段,以及建立统一的临床诊断标准方面仍需进一步探讨。

（二）支气管分泌物清除能力的测定

坐位或卧位，要求患者咳嗽或辅助（腹部加压等）咳嗽，测定其最大呼气压，如≥0.88kPa（90mmH$_2$O）表示具有咳嗽排痰能力。

（三）肺功能评定

肺功能评定是呼吸系统疾病的必要检查之一。该类评定主要用于检测呼吸道的通畅程度、肺容量的大小。对于早期检出肺、气道病变，评估疾病的病情严重程度及判断预后，评价药物或其他治疗方法的疗效，鉴别呼吸困难的原因，诊断病变部位，评估肺功能对康复治疗的耐受力，确定训练强度等方面具有重要临床价值。肺功能检查项目：①肺容积功能：包括潮气量、补呼气量与补吸气量、深吸气量、肺活量、功能残气量与残气量、肺总量。②肺通气功能：包括静息每分钟通气量、最大随意通气量、用力肺活量、第一秒用力呼气量（FEV$_1$）、一秒率（FEV$_1$/FVC）、最大呼气中期流量（maximal mid-expiratory flow，MMF）等。

1. 肺容积功能

（1）潮气量（TV）：指平静呼吸时，一次吸入或呼出的气量。正常成人参考值约为500mL。潮气量的大小不仅与性别、年龄、身高、体表面积有关，且受胸廓与膈肌运动的影响。平静呼吸的TV中，约25%来自肋间肌的收缩，75%依赖膈肌运动完成。呼吸肌功能不全时TV降低。

（2）补呼气量（ERV）：指平静呼气末再尽最大力呼气所呼出的气量。正常成人参考值：男性（1 609±492）mL、女性（1 126±338）mL。ERV可随呼气肌功能的改变而发生变化。

（3）补吸气量（IRV）：指平静吸气末再尽最大力量吸气所吸入的气量。正常成人参考值：男性约2 160mL、女性约1 400mL。IRV受吸气肌功能的影响。

（4）深吸气量（inspiratory capacity，IC）：指平静呼气末尽最大力吸气所吸入的最大气量，即潮气量加补吸气量（TV+IRV）。正常成人参考值：男性为（2 617±548）mL、女性为（1 970±381）mL。一般情况下，正常IC应占肺活量的2/3或4/5。当呼吸功能不全时，尤其是吸气肌功能障碍以及胸廓、肺活动度减弱和气道阻塞时IC均降低。

（5）肺活量（VC）：指尽力吸气后缓慢而又完全呼出的最大气量，即深吸气量加补呼气量（IC+ERV）或潮气量加补吸气量及补呼气量（TV+IRV+ERV）。右肺肺活量占全肺肺活量的55%。

正常成人参考值：男性（4 217±690）mL、女性（3 105±452）mL；实测值占预计值的百分比<80%为减低，其中60%~79%为轻度、40%~59%为中度、<40%为重度。

临床意义：肺活量是肺功能检测中简单易行而又最有价值的参数之一。肺活量减低提示有限制性通气功能障碍，亦可提示有严重的阻塞性通气功能障碍。临床上常见于胸廓畸形、广泛胸膜增厚、大量胸腔积液、气胸、肺不张、弥漫性肺间质纤维化和大量腹水、腹腔巨大肿瘤等，以及重症肌无力、膈肌麻痹、感染性多发性神经根炎、严重的慢性阻塞性肺疾病及支气管哮喘等疾病。

（6）功能残气量（FRC）：指平静呼气末肺内所含气量，即补呼气量加残气量（ERV+RV）。FRC、RV均不能由肺量计直接测得，需应用气体（氦气或氮气）分析方法间接测定。FRC测定时只需受检者平静呼吸，不受受检者主观用力呼吸与否的影响，因而重复性好。RV测定则要求受检者用力呼吸，因此，其用力程度和配合的好坏可能影响RV的测定。

正常成人参考值：男性（2.27±0.81）L、女性（1.86±0.55）L。

临床意义：FRC在生理上接近正常呼吸模式，可反映胸廓弹性回缩和肺弹性回缩力之间的关系。正常情况下FRC相当于肺总量的40%。肺弹性回缩力下降，可使FRC增高，如阻塞性肺气肿、气道部分阻塞。反之FRC下降，如肺间质纤维化、急性呼吸窘迫综合征（acute respiratory distress syndrome，ARDS）。另外，当胸廓畸形致肺泡扩张受限，或肥胖伴腹压增高使胸廓弹性回缩力下降时，FRC亦下降。

（7）残气量（RV）：指最大呼气末肺内所含气量，这些气量足够继续进行气体交换（弥散呼吸）。正常成人参考值:男性$(1\ 615 \pm 397)$ mL、女性$(1\ 245 \pm 336)$ mL。其临床意义同FRC。然而,临床上残气量常以其占肺总量(TLC)百分比(即RV/TLC×100%)作为判断指标。正常情况下,其占TLC百分比小于或等于35%;超过40%提示肺气肿。RV在正常情况下约占TLC的25%,而且随FRC的改变而改变。但是在限制性肺疾病时RV减少比较轻,在小气道疾病时,RV可能略增加,而FRC可正常。

(8)肺总量(TLC):指最大限度吸气后肺内所含气量,即肺活量加残气量。正常成人参考值:男性$(5\ 766 \pm 782)$ mL、女性$(4\ 353 \pm 644)$ mL。肺总量减少见于广泛肺部疾病,如肺水肿、肺不张、肺间质性疾病、胸腔积液、气胸等。在肺气肿时,TLC可正常或增高,主要取决于残气量和肺活量的增减情况。

2. 肺通气功能

(1)静息每分钟通气量:指静息状态下每分钟呼出的气量,等于潮气量(TV)×呼吸频率。

正常成人参考值:男性$(6\ 663 \pm 200)$ mL、女性$(4\ 217 \pm 160)$ mL。>10L/min提示通气过度,可造成呼吸性碱中毒;<3L/min提示通气不足,可造成呼吸性酸中毒。

(2)最大随意通气量(MVV):指在1min内以最大的呼吸幅度和最快的呼吸频率呼吸所得的通气量。可用来评估肺组织弹性、气道阻力、胸廓弹性和呼吸肌的力量,临床上常用作通气功能障碍、通气功能储备能力考核的指标。

成人正常参考值:男性(104 ± 2.71) L、女性(82.5 ± 2.17) L。作为通气功能障碍考核指标时常以实测值占预计值百分比进行判定,占预计值<80%为异常。

临床意义:无论是阻塞性或限制性通气障碍均可使MVV降低。临床常见于阻塞性肺气肿、呼吸肌功能障碍、胸廓、胸膜、弥漫性肺间质疾病和大面积肺实变等。作为通气储备能力考核指标,常以通气储备百分比表示,计算公式为:通气储量=(每分钟最大通气量–静息每分钟通气量)/每分钟最大通气量×100%。通气储备百分比被认为是胸部手术术前判断肺功能状况、预计肺合并症发生风险的预测指标以及职业病劳动能力鉴定的指标。正常值>95%,低于86%提示通气储备不足,气急阈值为60%~70%。

(3)用力肺活量(FVC)、第一秒用力呼气量(FEV_1)、一秒率(FEV_1/FVC):用力肺活量(FVC)是指最大深吸气后以最大力量、最快速度所能呼出的全部气量。第一秒用力呼气量(FEV_1)是指最大吸气后,以最大力量、最快速度呼气,第一秒钟内所呼出的气量。正常人3s内可将用力肺活量全部呼出,第1、2、3s所呼出的气量各占FVC的百分率正常值分别为83%、96%、99%。FEV_1临床应用非常广泛,并常以FEV_1和一秒率表示。

正常成人参考值:FVC男性$(3\ 179 \pm 117)$ mL、女性$(2\ 314 \pm 48)$ mL,一秒率男、女均大于80%。

临床意义:用力肺活量是测定呼吸道有无阻力的重要指标,阻塞性通气障碍患者,如慢性阻塞性肺疾病、支气管哮喘急性发作的患者,由于气道阻塞、呼气延长,其FEV_1和一秒率均降低。但在可逆性气道阻塞中,如支气管哮喘,在应用支气管扩张药后,其值可较用药前改善。限制性通气障碍时,如弥漫性肺间质疾病,胸廓畸形等患者可正常,甚至可达100%,因为此时虽呼出气流不受限制,但肺弹性及胸廓顺应性降低,呼气运动迅速减弱停止,使肺活量的绝大部分在极短时间迅速呼出。

(4)最大呼气中期流量(MMF):是根据用力肺活量曲线而计算得出用力呼出25%~75%区间的平均流量。

正常成人参考值:男性为$(3\ 452 \pm 1\ 160)$ mL/s、女性为$(2\ 836 \pm 946)$ mL/s。

临床意义:可作为评价早期小气道阻塞的指标。因为MMF主要取决于FVC非用力依赖部分,故MMF仅受小气道直径影响。有研究发现小气道疾病当FEV_1和一秒率及气道阻力均正常时,MME却可降低,表明MMF比一秒率能更好地反映小气道阻塞情况。

肺功能不全分级标准见表4-4。

表 4-4　肺功能不全分级标准

分级	VC 或 MVV（占预计值 %）	FEV₁/FVC（%）
基本正常	>80	>71
轻度减退	80~71	70~61
显著减退	70~51	60~41
严重减退	50~21	<40
呼吸衰竭	<20	–

（四）缺氧程度评定

缺氧是指氧气缺乏症，系氧气缺乏状态的总称。缺氧的一般表现为头晕、头痛、耳鸣、眼花、四肢软弱无力；继之有恶心、呕吐，呼吸浅快而弱，心跳快而无力。随着缺氧的加重，会渐次出现意识凝滞，全身皮肤、嘴唇、指甲青紫，血压下降，瞳孔散大，昏迷，最后因呼吸困难、心跳停止、缺氧窒息而死亡。缺氧根据其发生的特点可分为病理性缺氧、生理性缺氧、运动性缺氧和环境性缺氧，呼吸功能下降可以导致机体病理性缺氧。任何原因引起的任何一种类型缺氧都将对机体产生影响，且各种类型的缺氧其发生发展过程与自由基密切相关。

目前，对缺氧的临床判断主要依据动脉血气分析。血气分析是通过血气分析仪对人体动脉血液中的动脉血氧分压（arterial partial pressure of oxygen，PaO_2）、动脉血二氧化碳分压（arterial partial pressure of carbon dioxide，$PaCO_2$）等指标进行分析测量的临床检验技术，由此将缺氧程度分为轻、中、重三个级别：①轻度缺氧：PaO_2 为 6.7~9.3kPa（50~70mmHg），$PaCO_2$>6.7kPa（50mmHg），发绀，一般不需氧疗。②中度缺氧：PaO_2 为 4.6~6.7kPa（35~50mmHg），$PaCO_2$>9.3kPa（70mmHg），有发绀、呼吸困难，需氧疗。③重度缺氧：PaO_2<4.6kPa（35mmHg），$PaCO_2$>12kPa（90mmHg），显著发绀、呼吸极度困难、出现三凹征，是氧疗的绝对适应证。

（五）运动能力评定

通过运动试验（心肺运动试验、6MWT 等），可评估 COPD 等呼吸道疾病患者的心肺功能和运动能力，掌握患者运动能力大小，了解其在运动时是否需要氧疗，为呼吸道疾病患者制订安全、适量、个体化的运动治疗方案。为确保安全，试验过程中应严密监测患者的生命体征。

1. 恒定运动负荷法（计时步行距离测定）　是指在恒定代谢状态下（人体在清醒而又安静的状态下，不受环境温度、食物及精神紧张等影响）测定受试者的心肺功能。在 6min 或 12min 步行时间内监测心率、摄氧量，记录行走距离。恒定运动负荷法是呼吸道疾病患者康复中最常用的评定运动功能的方法。此外，定距离行走，计算行走时间，也可以作为评定方式。

2. 分级运动试验　采用平板或功率车进行运动试验，测定最大摄氧量（VO_2max）、最大心率、最大MET（代谢当量）值、运动时间等相关量化指标。也可通过主观用力程度分级（RPE）等相对指标来评定患者运动能力。

3. 运动负荷递增法　按一定的运动方案，每间隔一定时间增加一定负荷量，根据终止条件（达到最大或次最大运动强度，或者出现症状，有心率、血压、心电图改变）结束运动。一般终止条件有极限运动试验（运动强度达到最大运动强度时终止的试验，以测定个体最大做功能力、最大心率和最大摄氧量）和次极量运动试验（运动强度达到次最大时终止的试验，用于测定非心脏病患者的心功能和体力活动能力）等，常规监测心率、呼吸频率、血压、ECG、摄氧量（oxygen uptake，VO_2）、PaO_2、SaO_2、呼吸商等，从肺功能数据中评估最大运动时耐受能力。

4. 耐力运动试验　应分别于康复计划开始前和完成时进行,用一些运动耐力的标准测量进行评估,如在步行器或固定自行车上用次最大负荷(由开始的渐进练习试验测得)测定耐力。常选用最大负荷的75%~80%作为固定负荷,并记录其速度和时间。

运动功能评定测试的停止指征:①重度气短;②动脉血氧分压(PaO_2)下降超过 2.67kPa 或 PaO_2<7.33kPa;③$PaCO_2$ 上升超过 1.33kPa 或 $PaCO_2 \geq$ 8.66kPa;④出现心肌缺血或心律失常的症状或表现;⑤疲劳;⑥收缩压上升超过 2.67kPa 或收缩压超过 33.3kPa,或在增加负荷时血压反而下降;⑦达到最大通气量。

运动试验主要包括两大类。①心电运动试验:极量运动试验、症状限制性运动试验、低水平运动试验。②简易运动试验:6min 步行试验(6MWT)、12min 步行试验、10 米往返步行测试等。

二、活动和参与

(一)自我活动能力评定

自我活动能力评定即从个体层面上评估与患者呼吸功能有关的活动能力。包括日常生活活动能力评定、呼吸困难评定以及疲劳的测定等。

1. 日常生活活动能力评定　侧重于自我照顾、日常活动、家务、劳动、购物、做饭、交通及其人际交往等。日常生活活动(ADL)有大量的评定方法,常用 Barthel 指数(Barthel index,BI)、COPD 患者日常生活能力评定(表 4-5)等。

表 4-5　COPD 患者日常生活能力评定

分级	表现
0 级	虽存在不同程度的肺气肿,但活动如常人,对日常生活无影响,活动时无气短
1 级	一般劳动时出现气短
2 级	平地步行无气短,步行速度较快或登楼、上坡时,同行的同龄健康人不觉气短而自己有气短
3 级	慢走不及百步即有气短
4 级	讲话或穿衣等轻微动作时即有气短
5 级	安静时出现气短、无法平卧

2. 呼吸困难评定　呼吸困难是呼吸系统疾病患者最主要的症状之一,也是影响患者工作、生活质量的最重要因素之一。用于评价呼吸困难的临床方法主要依靠日常活动或运动试验诱发气短进行评价。相关量表有:改良英国医学研究委员会呼吸困难量表(Modified Medical Research Council Dyspnea Scale,mMRC)、视觉模拟评分法(Visual Analogue Scale,VAS)、基线呼吸困难指数(Baseline Dyspnea Index,BDI)、加利福尼亚大学圣地亚哥分校呼吸困难问卷(UCSD-SOBQ)、Borg 评分(Borg scale)等。

(1)改良英国医学研究委员会呼吸困难量表(mMRC):1952 年 Fleter 等设计了第 1 个评价呼吸困难的 5 分制量表。在此基础上,1959 年英国医学研究委员会设计了一种类似的量表即 mMRC。mMRC 根据患者出现气短时的活动程度分为 0~4 个等级,4 级表示患者在最轻微的活动时即出现呼吸困难。mMRC 量表等级太少,并不能反映短暂干预治疗后呼吸困难的改变。但由于简单实用目前已被广泛采用(表 4-6)。

(2)基线呼吸困难指数(BDI):用于评估患者日常活动诱发的呼吸困难程度。患者应在完成肺功能测试后完成 BDI 评分问卷。BDI 问卷从功能受损、工作的最大限度、劳力的最大限度三个方面对患者呼吸困难进行评估,每个方面均包含 0~4 等级,等级越低,呼吸困难越重(表 4-7)。

表 4-6　改良英国医学研究委员会呼吸困难量表(mMRC)

等级	评价标准
0 级	只有在剧烈运动的时候才会感到呼吸困难
1 级	在平地快步行走和爬缓坡时出现呼吸困难
2 级	因为按自己的步伐走路时气短或必须停下来休息所以走路比同龄人慢
3 级	步行 100 码(91.44 米)或几分钟后就要停下来休息
4 级	呼吸困难不能离家或穿衣脱衣时呼吸困难

表 4-7　基线呼吸困难指数(BDI)

等级	评价标准
功能受损	
4 级	没有受损。可以进行日常活动*和工作,没有气短
3 级	轻度受损。至少有一项活动受限,但没有活动完全被禁止。工作和日常活动减少,但由气短引起的可能性小或不确定
2 级	中等受损。患者因气短更换工作和/或放弃至少一项日常活动
1 级	重度受损。患者因气短不能工作或放弃大多数或所有日常活动
0 级	极重度受损。因气短不能工作且放弃大多数或所有的日常活动
W	量不确定。患者因气短活动有受限,但量不确定。功能受损不能分级
X	不知道。不能获得有关活动受限的信息
Y	由气短以外其他原因所致功能受损
工作的最大限度	
4 级	非常大。只有当进行非常大的活动量,比如在平地上抬重物、上坡时轻负重或跑步时发生气短
3 级	较大。只有当进行较大的活动量如在陡坡行走,爬 3 层以上的楼梯或在平地上中度负重时气短
2 级	中度。中等度活动量如在缓坡上行走,爬 3 层以下楼梯或在平地上轻度负重时气短
1 级	轻度。轻度活动量如在平地上行走,洗衣服或站立时气短
0 级	无法活动。坐着或躺着休息时气短
W	量不确定。患者活动量因气短受限,但量不确定。功能受损不能分级
X	不知道。不能获得有关工作量的信息
Y	由气短以外的其他原因所致活动量受损。如骨骼肌肉问题或胸痛
劳力的最大限度	
4 级	非常大。只有当最大劳力时出现气短。普通劳力没有气短
3 级	较大。用较大的劳力时出现气短,除非当工作需求非常大的劳力时才需要停歇
2 级	中度。中度劳力时出现气短。工作需要间断的停歇且比一般人完成工作所需时间长
1 级	轻度。轻度劳力时出现气短,只能完成需要很小劳力的工作,完成相对困难的工作需要频繁的停歇并且比一般人耗时长 50%~100%
0 级	无法劳动。坐着或躺着休息时气短
W	量不确定。患者劳力因气短受限,但量不确定,劳力受损不能分级
X	不知道。不能获得有关劳力受损的信息
Y	由气短以外的其他原因所致劳力受损。如骨骼肌肉问题或胸痛等

*:日常活动是指日常生活所需的活动,如花园工作、购物、家务等。

(3)Borg 评分：Borg 评分由 Borg 于 1970 年设计，改进后的量表由 0~10 级构成，自上而下排列，患者在运动时被要求选择最能描述他们呼吸努力程度的等级（由助手帮助标出）。常以 6min 步行试验（6MWT）来检测患者呼吸功能的 Borg 评分。该量表可直接用于患者之间的比较（表 4-8）。

表 4-8　Borg 评分

评分	标准
0 分	完全没事（"没事"代表您没有感觉到任何费力，没有肌肉酸痛，没有气喘吁吁或呼吸困难）
0.5 分	刚刚感觉到（非常微弱的费力，刚刚有感觉的费力）
1 分	非常轻微（感觉到非常轻微的费力。按照自己的步伐，您愿意走更近的路程）
2 分	轻微（微弱的费力）
3 分	中等（表示试验性行走有些但不是非常的困难，感觉继续行走尚可、不是很困难）
4 分	稍微严重（表示试验性行走是有困难的，但感觉继续行走仍不是非常困难）
5 分	严重（试验性行走非常困难、劳累。该程度大约是"最大值"的一半）
6 分	5~7 分之间
7 分	非常严重（即"非常强烈"，您能够继续进行步行试验，但是您不得不强迫自己，而且您感觉非常劳累）
8 分	7~9 分之间
9 分	非常非常严重（几乎达到最大值）
10 分	最大值（即"极其强烈 - 最大值"，是困难、劳累达到及其强烈的水平，对大多数人来说这是他们以前生活中所经历的最强烈程度）

6MWT 注意事项：受试者可能在步行过程中气喘或精疲力竭。受试者可以减缓步行或停止步行，并得到必需的休息。受试者可以在休息时靠墙站立，但是受试者必须尽可能地在可以步行的时候继续步行。这个试验中最重要的事情是受试者应该在 6min 之内行走尽可能长的距离，但不可以奔跑或慢跑。测试者要告诉受试者时间，并在 6min 时让受试者知道。当测试者喊"停"的时候，请受试者站在当时的位置不动。

3. 疲劳的测定　常用的有慢性呼吸系统疾病问卷（chronic respiratory questionnaire，CRQ）、疲劳自评量表（fatigue self-assessment scale，FSAS）、情绪状态问卷（profile of mood state，POMS）、多维疲劳量表（multidimensional fatigue inventory，MFI）、多维疲劳问卷（multidimensional assessment of fatigue，MAF）等。

(1)慢性呼吸系统疾病问卷（CRQ）：是由 Guyatt 等研究报道最早运用于 COPD 的量表，也是目前应用较广泛的测量 COPD 等慢性呼吸道疾病患者生存质量的特殊量表。采取提问方式，完成需时 15~25min，共有 20 个问题，涉及喘息（5 个问题）、疲劳（4 个问题）、情感（7 个问题）、病情控制（4 个问题）4 个评定维度。在调查时结合文化背景、生活习惯使患者能够理解并给予积极配合。该问卷合计条目 41 个，每个条目均为 1~7 分，从中选择 20 个条目计分，因而总分值为 20~140 分，分值越高提示患者生活质量越高。CRQ 在用于测量慢性气道阻塞患者的生存质量时，具有较好的信度、效度，对肺康复和药物治疗具有较好的反应度。CRQ 在评价老年 COPD 患者时有效，尤其对个体的变化敏感，但对症状轻微或年轻的患者灵敏度较差，不能用在人群中作比较。

(2)疲劳自评量表（FSAS）：FSAS 由 23 个项目组成。可用于评定 18 岁及以上有疲劳表现的亚健康与各种疾病人群的疲劳类型、程度（包括躯体疲劳、精神疲劳与疲劳后果 3 个因子）及特征（包括疲劳对睡眠 / 休息的反应、疲劳的情境性与疲劳的时间模式 3 个因子）。量表中 1~22 每项的评定分为 5 级，即 0~4 分。在具体进行评价时，需将每个因子的原始分换算成标准分，根据疲劳自评量表的评价软件分析得出分值，评分越高表示疲劳的程度越重，特征越明显。第 23 项是在被评测者认为"自己的疲劳程度在 1d 内有明显的时间段变化"前提下由被评测者自己在坐标图上分别标出早晨、上午、中午、下午、晚上 5 个时段的疲劳程度，"0"代表一点都不疲劳，"10"代表极度疲劳。FSAS 需要征得量表研制者许可后方可使用。

（二）社会活动

1. 认知功能评定　慢性呼吸道疾病患者由于长期处于慢性缺氧状态，可能导致不同程度的认知功能障碍。在对患者进行康复治疗前，应对其认知功能进行评定，由此可了解患者的障碍程度和康复潜能，有益于个体化康复方案的制订。常用量表如：神经行为认知状况测试（neurobehavioral cognitive status examination，NCSE）量表等。NCSE 量表由北加利福尼亚神经行为联合组于 1983 年制订，后经 1988 年、1995 年两次修订。NCSE 量表是一种标准化的测试工具，它被设计用来在床边评估认知功能。该项检查评估的认知功能包括 3 个一般领域（意识水平、注意力、定向力）与 5 个主要的能力领域（语言能力、结构能力、记忆能力、计算能力、推理能力）。使用 NCSE 量表进行每个认知领域的测试时可分两个步骤，首先是作为筛选的甄别，其次是作为定量的等级测试。一旦甄别测试合格，该项检查一般来说可以不需再进行下去，从而可以节省时间；反之，若甄别测试不合格，该项检查则可根据患者的应对情况按规则进行评分从而定量。对于正常人来说，NCSE 量表检查仅需不到 5min，对于认知损害的患者来说，可能需要 10~20min。测试结果最终通过图表来展示，该种方法容易解释结果，并给诊断提供大量信息。该量表已经过效度、信度检验，已被证明灵敏度、特异度均好。

2. 精神（心理）功能评定　心理状态评定：严重呼吸道疾病患者中晚期常处于慢性呼吸衰竭状态，往往伴有焦虑、抑郁等复杂的情绪问题，从而出现社交困难。研究表明，抑郁评分还与患者的预后有关，有抑郁表现的 COPD 住院患者，3 年病死率高达 56%，而抑郁评分>11 分的患者比无抑郁（抑郁评分<5 分）的患者病死率高 3.11 倍。常用量表：贝克忧郁量表（Beck depression inventory，BDI）、焦虑自评量表（self-rating anxiety scale，SAS）、抑郁自评量表（self-rating depression scale，SDS）、汉密尔顿抑郁量表（Hamilton depression scale，HAMD）、汉密尔顿焦虑量表（Hamilton anxiety scale，HAMA）、症状自评量表等。

3. 生存质量（QOL）评定　QOL 与 COPD 患者的病情密切相关，有数百种问卷调查量表，最为常用的是圣乔治呼吸问卷（St George's respiratory questionnaire，SGRQ），SGRQ 包含了 76 个问题，由患者自行评定，主要为呼吸系统症状、活动能力和疾病的影响，用来评价 COPD 患者生活质量的调查表，由圣乔治（St George）和合作伙伴在 1991 年发表，其信度、效度及灵敏度在实践中得到认可，并在应用中取得了很好的效果，逐渐成为评价 COPD 患者生活质量以及治疗疗效的一个重要手段。

（洪永锋）

第四节　泌尿功能评定

一、泌尿系统的解剖与生理

泌尿系统包括肾、输尿管、膀胱、尿道。其中上尿路包括肾、输尿管；下尿路包括膀胱、尿道。以下分开介绍。

（一）上尿路的解剖与生理

1. 上尿路解剖　肾位于腹后壁，脊柱两侧，右肾较左肾低，呈蚕豆形，肾实质包括表层的肾皮质和深层的髓质两部分组成。肾具有泌尿功能，能排泄人体新陈代谢的最终产物和多余水分，对调节体液成分的浓度和维持电解质平衡起重要作用。输尿管是细长的肌性管道，左右各一，于第 2 腰椎平面起自肾盂，向下在盆腔内终于膀胱,全程分为三部,即腹部、盆部和壁内部。全长有3处狭窄,包括上狭窄、中狭窄、下狭窄。上狭窄位于输尿管与肾盂交接处;中狭窄位于小骨盆上口处;下狭窄位于穿越膀胱壁处。泌尿系结石易滞留于狭窄处。

2. 上尿路神经支配　一般认为,肾只接受交感神经支配,肾交感神经通过末梢释放去甲肾上腺素,调节肾血流量、肾小球滤过率、肾小管重吸收和肾素释放。在紧急情况下,血液再分配,肾交感神经活动加强时,引起肾血管强烈收缩,肾血流量减少。

（二）下尿路的解剖与生理

1. 下尿路解剖　下尿路排尿与排尿控制的外周部分主要由膀胱逼尿肌、尿道括约肌、后尿道平滑肌、盆腔与尿道周围横纹肌组成。膀胱逼尿肌由内纵、中环和外纵3层平滑肌纤维相互交错排列而成。尿道括约肌包括功能性内括约肌和解剖学外括约肌,内括约肌含可塌陷的近端尿道和膀胱颈。随膀胱储尿量增加,内括约肌不断增高压力,从而使近端尿道压力高于膀胱内压力。膀胱收缩时,膀胱颈和近端尿道括约肌向上向外牵拉,使其扁平结构转变为圆形结构,阻力下降。外括约肌属横纹肌,随意志控制,收缩使尿道阻断。

2. 下尿路神经支配　膀胱储尿和排尿是在外周交感、副交感和躯体神经以及中枢控制下相互协调完成(图4-4)。

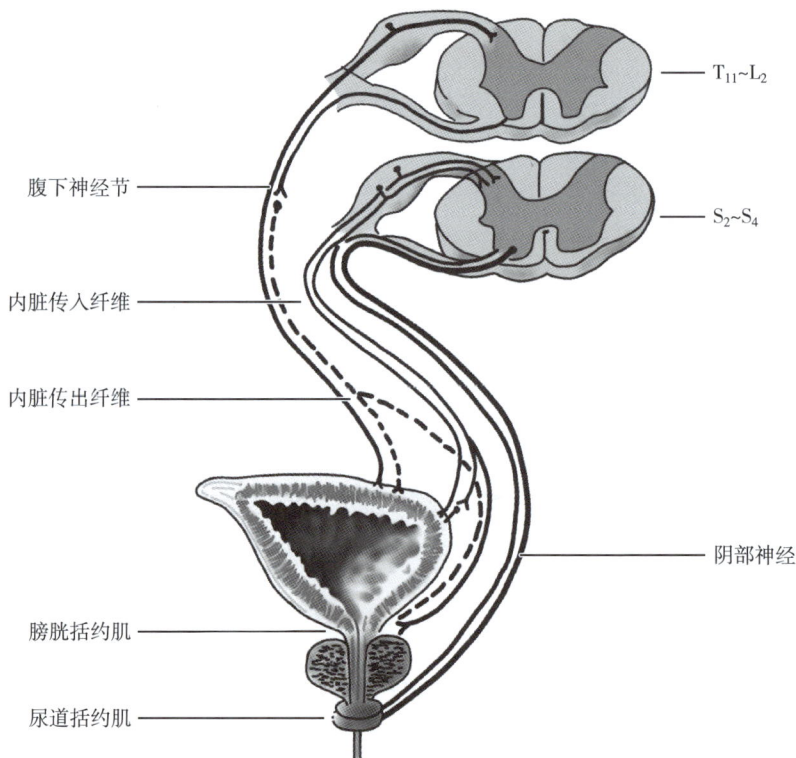

图 4-4　脊髓内排尿反射

（1）副交感神经:副交感节前纤维自脊髓$S_2 \sim S_4$节段发出随盆神经至膀胱丛,与膀胱壁的器官旁神经节或壁内神经节交换神经元,发出节后纤维支配逼尿肌。逼尿肌具有胆碱能受体,副交感神经分泌乙酰胆碱与其结合,使膀胱逼尿肌收缩,尿道内括约肌舒张而排尿。

（2）交感神经:来自脊髓$T_{11} \sim L_2$节段,发出纤维经腹下神经到达腹下神经节,交换神经元后发出节后纤维分布到平滑肌,其末梢分泌去甲肾上腺素,使以 α 肾上腺素能受体为主的膀胱颈平滑肌与尿道内括约肌收缩,而以 β 肾上腺素能受体为主的逼尿肌松弛而抑制排尿。

（3）躯体神经:主要由第2~4骶神经组成阴部神经,支配尿道外括约肌,使其收缩并维持其紧张性。

3. 中枢排尿反射　脊髓内排尿反射初级中枢接受脑干及大脑皮质高级中枢的调节。膀胱胀满感觉经薄束上行达脑干及大脑皮质。自这些中枢下行的纤维,经锥体束及锥体外系下行,调节脊髓排尿初级中枢。脑干内排尿中枢对脊髓排尿反射起促进或抑制作用。排尿开始后,膀胱感受压力的刺激已在维持排尿反射所需的阈值之下,此时,脑干的排尿中枢作用为维持和促进逼尿肌的继续收缩及尿道膜部括约肌松弛,使膀胱完全排空。

4. 正常排尿　膀胱和尿道括约肌产生两个完全相反功能。正常排尿步骤如图 4-5。

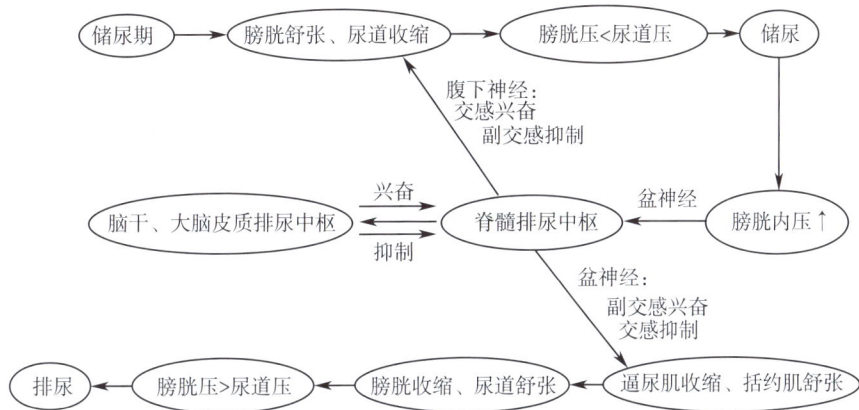

图 4-5　膀胱、括约肌神经支配及排尿过程示意图

二、基础评估

（一）病史

详细询问急性期泌尿系管理方式,泌尿系并发症的情况,伤后排尿情况和处理方式,是否有尿失禁、排尿困难、自主神经过反射症状等。既往治疗史中特别要注意用药史、相关手术史,如神经系统手术史、泌尿系统手术史、盆腔及盆底手术史、抗尿失禁手术史等。还要询问患者日常生活活动能力、患者的生活环境以及医疗和经济条件等。

（二）症状

详细询问并评估泌尿生殖系统症状和其他相关系统如消化系统症状。

1. 储尿期和排尿期下尿路症状　如尿频、尿急、尿失禁、排尿困难、尿潴留、尿痛等。

2. 膀胱感觉的异常症状　如膀胱有无充盈感和尿意等。

3. 泌尿系管理方式的调查　如腹压排尿、扣击排尿、挤压排尿、自行漏尿、间歇导尿、长期留置尿管、留置膀胱造瘘管等。

4. 性功能障碍症状　男性注意是否存在勃起功能障碍、性高潮异常、射精异常等,女性注意是否存在性欲减退、性交困难等。

5. 其他泌尿生殖系统症状　如腰痛、盆底疼痛、血尿等。

6. 肠道症状　肛门直肠症状如直肠感觉异常、里急后重感等,排便症状如大便失禁、便秘等。

7. 神经系统症状　注意肢体感觉运动障碍、肢体痉挛、自主神经反射亢进等症状。

三、体格检查

（一）一般体格检查

注意精神状态、意识、认知、步态、生命体征等。

（二）泌尿和生殖系统检查

注意腰腹部情况，男性应常规进行直肠指诊，女性要注意是否并发盆腔器官脱垂等。

（三）神经学检查

若为脊髓损伤患者应检查躯体感觉平面、运动平面、脊髓损伤平面，以及上、下肢感觉运动功能和上、下肢关键肌的肌力、肌张力。感觉平面是指身体两侧具有正常感觉功能的最低脊髓节段，感觉检查的必查部分是检查身体两侧各自 28 个皮节的感觉关键点。运动平面的概念与此相似，指身体两侧具有正常运动功能的最低脊髓节段。脊髓损伤平面通过如下神经学检查来确定。

1. 检查身体两侧各自 28 个皮节的感觉关键点。

2. 检查身体两侧各自 10 个肌节的关键肌。推荐并强调会阴和鞍区感觉的检查。脊髓节段的感觉关键点体表分布可参见 2019 版美国脊髓损伤协会（American Spinal Injury Association，ASIA）量表（网站：https：//asia-spinalinjury.org/）。

（四）神经反射检查

神经反射检查包括提睾肌反射、膝腱反射、跟腱反射、球海绵体肌反射、肛门反射、各种病理反射（霍夫曼征和 Babinski 征）等。

（五）会阴部和鞍区检查

检查双侧 $S_2 \sim S_5$ 节段神经支配。会阴部和鞍区感觉检查范围从肛门皮肤黏膜界处至两侧坐骨结节之间，包括肛门黏膜皮肤交界处和肛门深部的感觉。运动功能检查是通过肛门指检发现肛门外括约肌有无自主收缩，注意检查肛门括约肌张力和肛门外括约肌、盆底肌自主收缩能力。不完全性脊髓损伤是指在神经损伤平面以下包括最低位的骶段保留部分感觉或运动功能。反之，如果最低位的骶段感觉和运动功能完全消失则为完全性脊髓损伤。

四、辅助检查

（一）尿液分析

通过检查尿比重，尿中红细胞、白细胞、蛋白水平，了解是否存在泌尿系感染等，并可以间接反映肾功能状况。

（二）肾功能

检查通过血肌酐（serum creatinine，SCr）、尿素氮水平反映总肾功能状况，为合理选择影像学检查提供参考。肾功能异常时患者用药应相应调整药物种类与剂量。

（三）泌尿系超声

重点了解肾脏、输尿管、膀胱形态和残余尿量。

五、专科评估

（一）尿液细菌学检查

推荐为存在泌尿系感染时的必做检查，通过检查明确病原菌种类，根据药物敏感试验结果指导合理使用抗生素，以减少耐药性发生。

（二）肾、输尿管及膀胱平片（kidney ureter bladder position，KUB 平片）

KUB 平片和静脉肾盂造影（intravenous pyelography，IVP）可以了解有无隐性脊柱裂等腰、骶骨发育异常、脊柱损伤情况，肾、输尿管、膀胱形态以及肾功能状态，明确有无泌尿系结石存在。但肾功能异常时应慎重使用对比剂。

（三）泌尿系 CT

泌尿系 CT 能够明确肾脏皮质厚度、肾盂积水状态、输尿管扩张程度、泌尿系结石和新生物等异常，了解泌尿系统邻近器官情况。CT 重建影像可以更清楚地显示上尿路扩张和迂曲情况以及膀胱形态,但肾功能异常时应慎重选择增强扫描。

(四)磁共振尿路成像(magnetic resonance urography,MRU)

磁共振尿路成像(magnetic resonance urography,MRU)可以清楚地显示肾盂输尿管扩张情况、输尿管走行和迂曲状态以及膀胱形态,无需使用对比剂,不受肾功能影响,为推荐检查项目。但患者体内有心脏起搏器、内固定等金属植入物时禁用。

(五)核素检查

核素检查包括肾图、利尿肾图或肾动态检查,可反映分肾功能情况,明确肾脏供血状态;利尿肾图可以鉴别上尿路梗阻性质是机械性梗阻还是动力性梗阻。

(六)膀胱尿道造影

可以了解膀胱尿道形态,是否存在膀胱输尿管反流、逼尿肌 - 括约肌协同性等情况,为推荐检查项目。影像尿动力学检查时可同期行此项检查。

(七)膀胱尿道镜检查

此检查对明确膀胱尿道的解剖性异常具有诊断价值,长期留置导尿管或膀胱造瘘管的患者应考虑定期行此项检查,以除外膀胱肿瘤。

六、尿流动力学

(一)排尿日记

排尿日记(voiding diary)是一项半客观的检查项目,建议记录 2~3 天以上,以得到可靠的结果。此项检查具有无创性和可重复性,推荐为必须进行的评估项目(图 4-6)。

(二)单纯尿流率

可客观反映下尿路的排尿状态,对排尿功能进行初步评估,但不能反映病因和病变部位。可作为一线筛查项目,推荐在进行有创性尿动力学检查项目之前常规进行。推荐排尿后即刻通过导尿法或 B 型超声进行残余尿量测定,有助于评估膀胱排空功能。建议必要时可重复测定 2~3 次以得到更加可靠的结果。

(三)残余尿量测定

应用 B 型超声(或膀胱容量测定仪)或导尿法进行残余尿量测定可作为一线筛查项目,在进行有创性尿动力学检查项目前,推荐常规进行此项检查。

(四)充盈期膀胱测压

推荐为常规进行项目,可以评估充盈期膀胱感觉、膀胱顺应性、逼尿肌稳定性、膀胱容量,同时要记录膀胱充盈过程中是否伴随尿急、疼痛、漏尿、自主神经反射亢进等异常现象。正常膀胱在充盈过程中只有很小的压力改变,在诱发条件下亦不发生非自主性收缩。逼尿肌过度活动(detrusor overactivity,DO)是指在充盈期自发或诱发产生的逼尿肌无抑制性收缩。逼尿肌过度活动可以分为期相性逼尿肌过度活动和终末性逼尿肌过度活动两种模式。膀胱顺应性可反映膀胱容量变化(ΔV)和逼尿肌压变化($\Delta Pdet$)之间的关系,其计算方法为 $\Delta V/\Delta Pdet$,单位为 mL/cmH_2O,膀胱顺应性通常应在 $20~40mL/cmH_2O$。

(五)漏尿点压测定

漏尿点压测定为推荐常规进行项目。逼尿肌漏尿点压(detrusor leak point pressure,DLPP)指在无逼尿肌自主收缩和腹压增高的前提下,膀胱充盈过程中出现漏尿时的最小逼尿肌压,反映开放尿道所需的最小逼尿肌压,当 $DLPP>40cmH_2O$ 时上尿路发生继发性损害的风险显著增加,因此又将 $DLPP>40cmH_2O$ 推荐为上尿路损害的危险信号。在无逼尿肌自主收缩和腹压改变的前提下,灌注过程中逼尿肌压达到 $40cmH_2O$ 时的膀胱容量为相对安全膀胱容量。

排尿日记记录表

时间/日期	年　月　日					年　月　日				
	饮水量	自排	漏尿	残余尿/导尿	其他	饮水量	自排	漏尿	残余尿/导尿	其他
07:00										
08:00										
09:00										
10:00										
11:00										
12:00										
13:00										
14:00										
15:00										
16:00										
17:00										
18:00										
19:00										
20:00										
21:00										
22:00										
23:00										
24:00										
01:00										
02:00										
03:00										
04:00										
05:00										
06:00										

说明: 1. 饮水量包括水、汤、果汁、粥、麦片等所有饮品及静脉输液量，每日总量不超过2 000mL；2. 睡前3h不饮水；3. 自主排尿请在"自排"栏上填上容量，包括大便量；4. "漏尿"指尿湿裤子、尿湿床单、尿湿尿片，分别填上"+""++""+++"；5. "其他"包括尿中带血（△）、尿有臭味（*）、有沉淀物（◆）、插尿管有困难（⊙）、发热（X）等，请填上症状符号。

图4-6　排尿日记记录表

严重的膀胱输尿管反流可缓冲膀胱压力。若膀胱输尿管反流出现在逼尿肌压达到 40cmH$_2$O 之前，这时相对安全膀胱容量即为开始出现膀胱输尿管反流时的膀胱容量。腹压漏尿点压（abdominal leak point pressure，ALPP）主要反映尿道括约肌对抗腹压增加的能力，该指标在神经源性括约肌功能不全的患者中具有价值。

（六）压力 - 流率测定

此项检查展现的是排尿期逼尿肌和尿道的共同作用结果，是目前唯一能准确判断是否存在膀胱出口梗阻的检查项目。压力 - 流率测定更适合于评估机械性或解剖性因素所致尿道梗阻的程度，而大部分脊髓损伤所引起的膀胱出口梗阻类型为功能性梗阻，原因包括逼尿肌 - 括约肌协同失调（detrusor-sphincter dyssynergia，DSD）、尿道括约肌不松弛或膀胱颈不松弛等，所以此项检查在神经源性膀胱患者中应该与肌电图（electromyogram，EMG）检查或影像学同步进行，才能更具临床应用价值。

（七）肌电图检查

肌电图检查用以记录尿道外括约肌、尿道旁横纹肌、肛门括约肌或盆底横纹肌的肌电活动，间接评估上述肌肉的功能状态。尿动力学检查中的肌电图一般采用募集电位肌电图，通常使用肛门括约肌贴片电极记录肌电图，反映整块肌肉的收缩和舒张状态。检查时同步进行充盈期膀胱测压或压力 - 流率测定，可反映出膀胱压力变化与尿道外括约肌活动的关系、排尿期逼尿肌收缩与外括约肌活动的协调性,对于诊断 DSD 具有意义。同心圆针电极肌电图仅在特殊情况下使用。更精细的肌电图检查如运动单位肌电图、单纤维肌电图等更多应用于神经生理方面的研究。

（八）尿道测压

尿道测压主要用以测定储尿期尿道控制尿液的能力,在反映尿道括约肌功能状态和膀胱出口阻力方面具有一定价值,其中膀胱压力 - 尿道压力 -EMG 联合测定对于诊断 DSD 具有价值。但影响尿道测压的因素较多,结果变异较大。

（九）影像尿动力学检查

该项目将充盈期膀胱测压、压力 - 流率测定等尿动力学检查与 X 线或 B 型超声等影像学检查结合起来,结合方式包括完全同步和非同步两种形式,可以准确诊断逼尿肌外括约肌协同失调（detrusor external sphincter dyssynergia,DESD）、逼尿肌膀胱颈协同失调（detrusor bladder neck dyssynergia,DBND）,判断膀胱输尿管反流和漏尿点压,明确膀胱形态异常、后尿道状态变化和膀胱尿道结石等重要病理生理改变,是目前尿动力学检查中评估神经源性膀胱最为准确的方法,具有其他方法不可替代的价值。

（十）尿动力学检查

尿动力学检查是神经源性膀胱分类的基础,常用 Krane-Siroky 分类法。分类如下所述:

1. 逼尿肌过度活动（DO）　逼尿肌在储尿期出现自发或诱发的收缩即称为逼尿肌不稳定,如果合并有中枢神经系统的异常,则称为逼尿肌过度活动。诊断标准为在储尿期出现幅度超过 $15cmH_2O$ 的逼尿肌不自主性收缩。分以下亚型。

(1)括约肌协调正常:指逼尿肌收缩排尿时尿道括约肌能协调性松弛,具体案例见图 4-7、图 4-8。

(2)外括约肌协同失调:指逼尿肌收缩排尿时,尿道外括约肌仍处于收缩状态,导致尿道开放不全。

(3)内括约肌协同失调:指逼尿肌收缩排尿时尿道内括约肌不松弛。

2. 逼尿肌无反射　指在排尿期逼尿肌不能收缩或收缩无力。可进一步分为以下亚型。

(1)括约肌协调正常:指排尿时尿道括约肌能协调性松弛,具体案例见图 4-9、图 4-10。

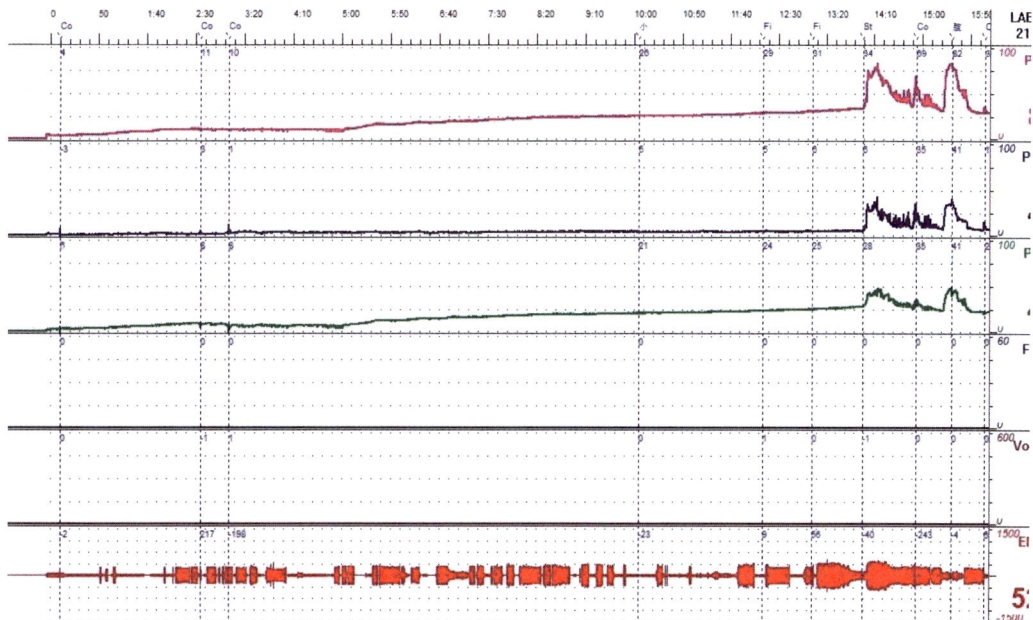

图 4-7　逼尿肌过度活动、括约肌协调正常

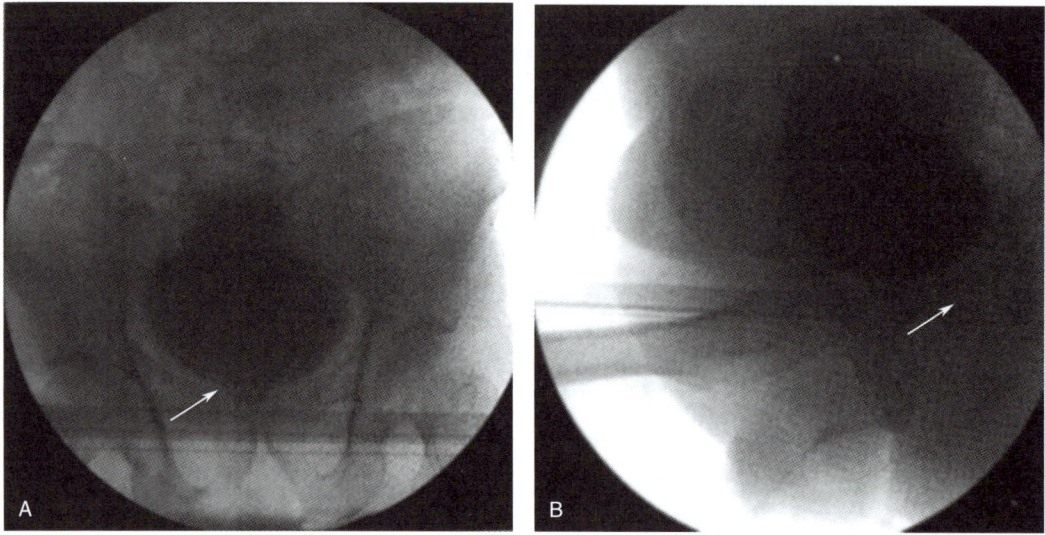

图 4-8　逼尿肌过度活动、括约肌协调正常同步影像

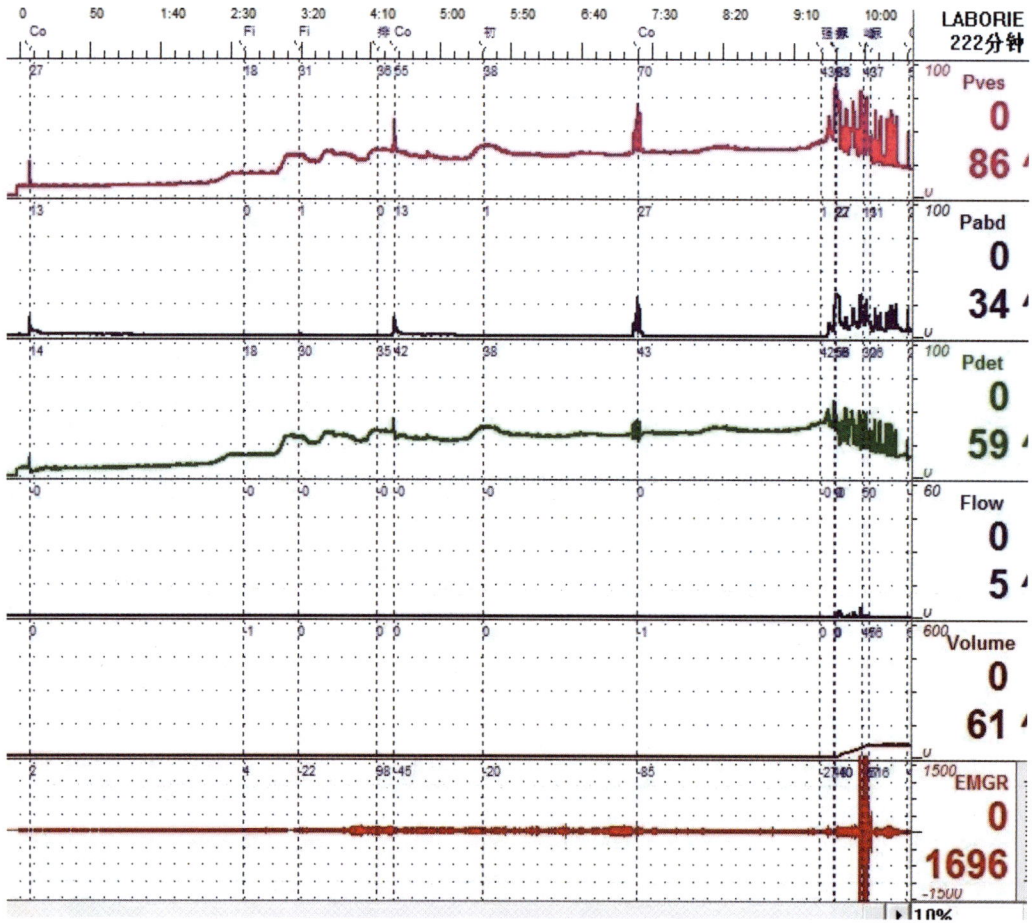

图 4-9　逼尿肌无反射、括约肌协调正常

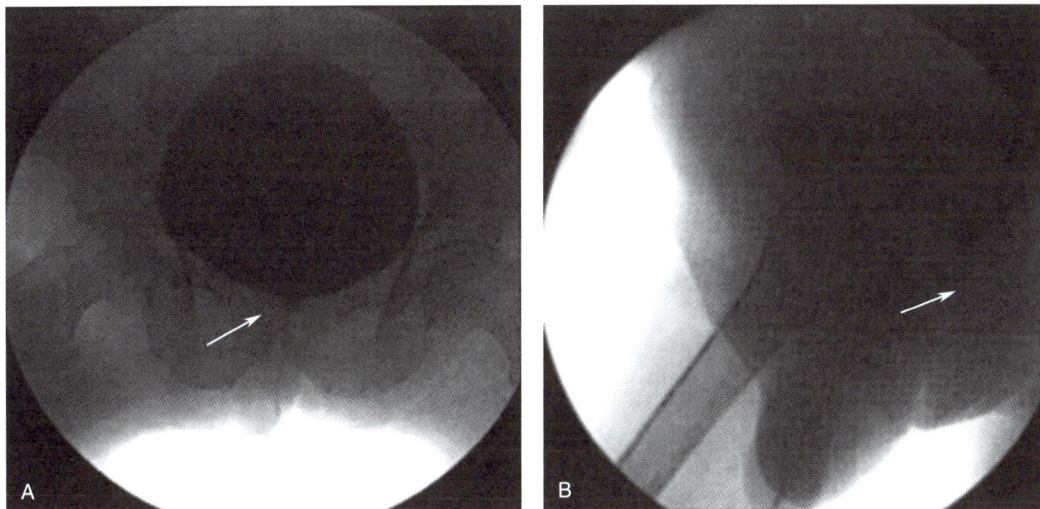

图 4-10　逼尿肌无反射、括约肌协调正常同步影像

（2）外括约肌痉挛或失弛缓：表现为排尿时尿道外括约肌处于持续的收缩状态。逼尿肌无反射，外括约肌失弛缓，具体案例见图 4-11、图 4-12、图 4-13、图 4-14。

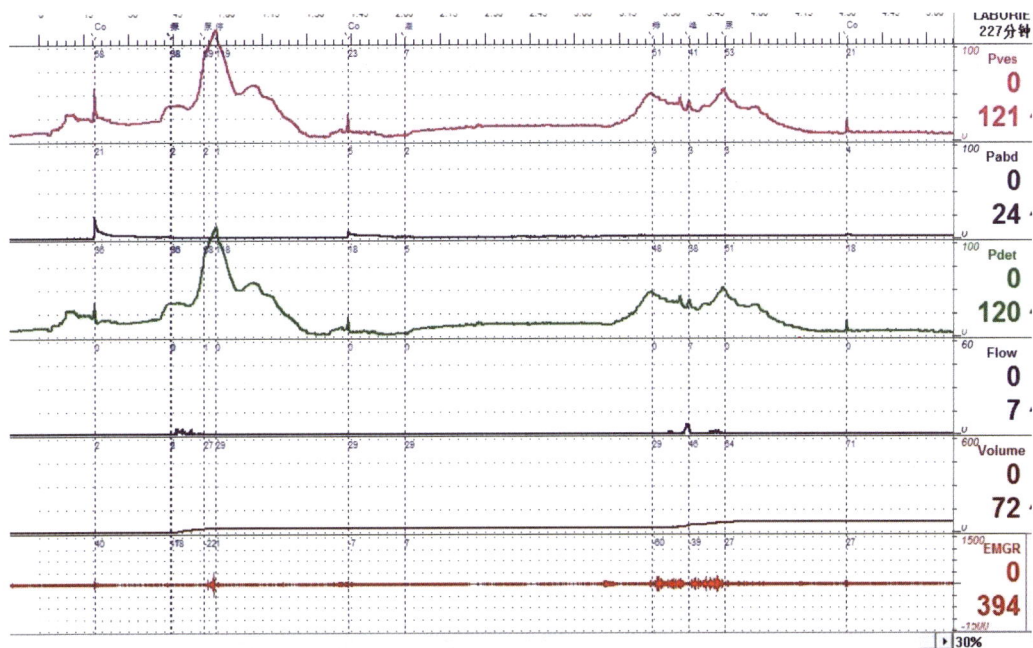

图 4-11　逼尿肌无反射、外括约肌失弛缓

3. 内括约肌痉挛或失弛缓　表现为排尿时尿道内口不开放。

4. 外括约肌去神经　指尿道外括约肌及盆底肌失去神经支配后肌肉萎缩、松弛，致使膀胱尿道下垂，尿道成角产生排尿困难。

七、神经电生理检查

神经电生理检查是对神经系统物理检查的延伸，是专门针对盆底和下尿路神经支配情况的检查，对脊髓损伤后神经源性膀胱和盆底功能障碍的诊断、治疗方法选择和预后评估有一定的参考价值。常用的检查项目如下：

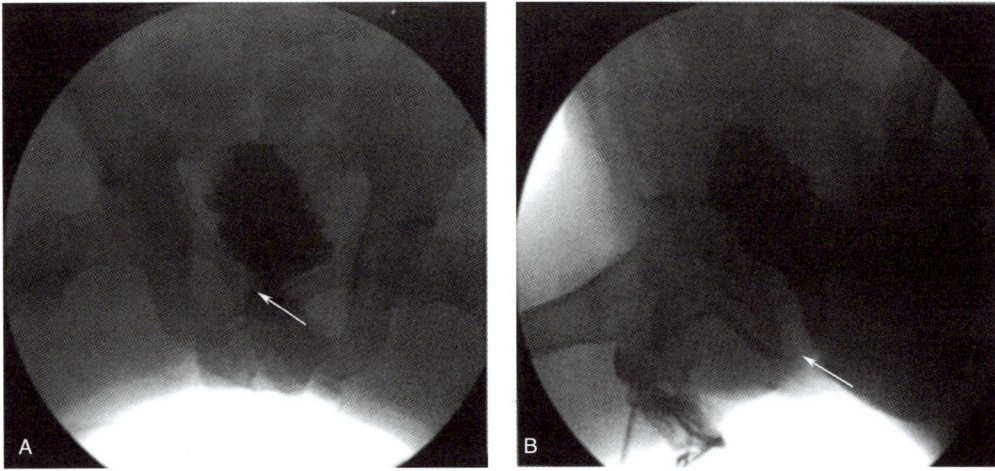

图 4-12　逼尿肌无反射、外括约肌失弛缓同步影像

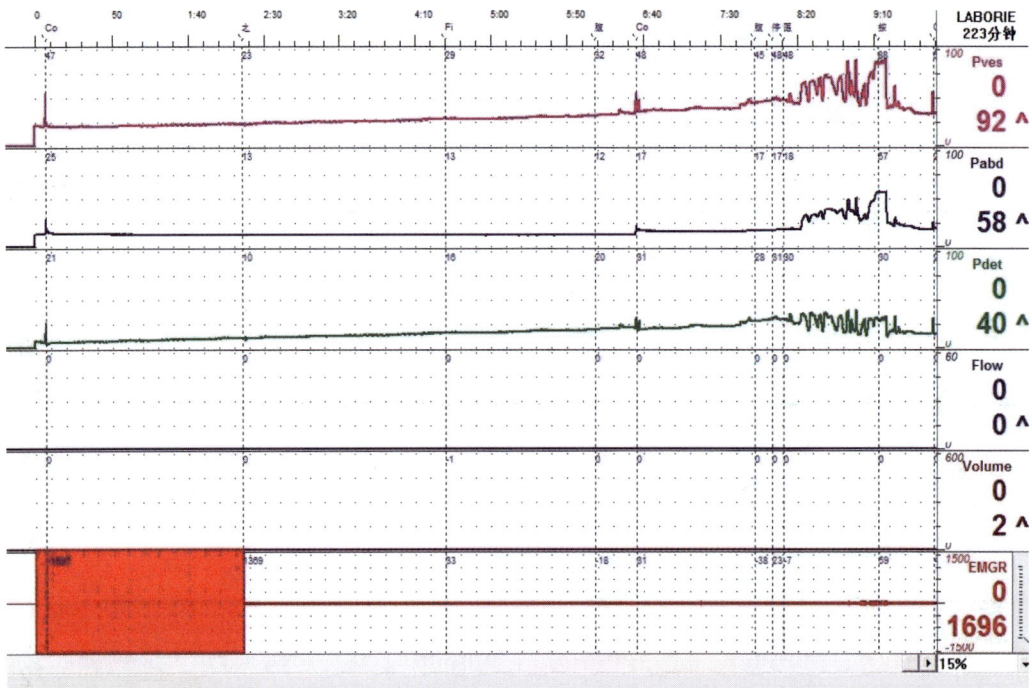

图 4-13　逼尿肌无反射、外括约肌失弛缓

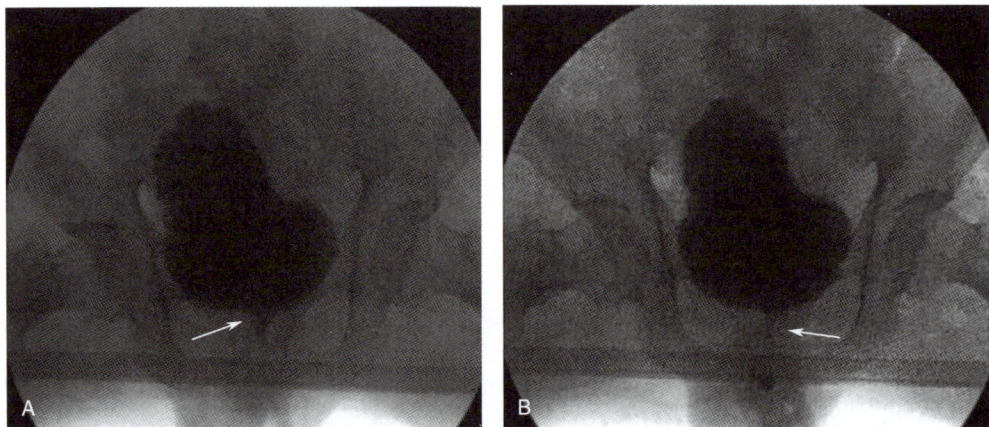

图 4-14　逼尿肌无反射、外括约肌失弛缓同步影像

（一）球海绵体肌反射

球海绵体肌反射（bulbocavernosus reflex，BCR）主要用于下运动神经元损伤患者 S_2~S_4 阴部神经反射弧完整性的评估。通过电刺激阴茎或阴蒂神经，在球海绵体肌记录刺激后的电位变化（女性患者以肛门括约肌电位变化为参考），测定其潜伏期。目前国内外健康人群球海绵体肌反射潜伏期尚无统一标准，但一般认为典型均值为 33ms，若所测球海绵体肌反射潜伏期为均值 ± (2.5~3)SD 或波形未引出可判为异常。球海绵体肌反射潜伏期在正常范围并不能排除骶髓反射弧轴突存在损伤的可能性。

（二）阴部神经躯体感觉诱发电位

从阴部神经刺激点到大脑皮层整个传导通路上任何一点存在损害，都可以导致躯体感觉诱发电位（somatosensory evoked potential，SEP）波峰、潜伏期和波幅的变化。它反映了神经冲动沿阴部神经传入纤维到达骶髓后，沿脊髓上行传导到大脑皮层通路的完整性。目前国内外健康人群阴部神经 SEP 潜伏期尚无统一标准，潜伏期 P40 的典型值为 39ms，延长或缺失可判断为异常。

（三）阴部神经运动诱发电位

运动诱发电位（motor evoked potential，MEP）可测定从大脑皮层沿脊髓下传到盆底部的运动传导通路的完整性。从大脑皮层到盆底整个传导通路上的损害，都可以导致 MEP 波峰、潜伏期和波幅的变化。目前国内外健康人群阴部神经运动诱发电位潜伏期尚无统一标准。

（四）阴部神经传导检查

神经传导检查（nerve conduction study，NCS）包括运动传导和感觉传导的检查。尽管神经传导检查在下尿路神经病变的数据较少，但此项技术对于鉴别膀胱病变的神经缺陷方面是有价值的。

1. 运动神经传导（motor nerve conduction，MNC）　可使用特殊的 St Mark 阴部神经电极，检查者示指尖端为刺激电极，示指末端为记录电极，测定运动动作电位的潜伏期和波幅。潜伏期正常<5ms，多为 2ms，波幅为 1mV，延长或缺失为异常。

2. 感觉神经传导（sensory nerve conduction，SNC）　使用 2 对贴片电极，刺激电极贴于阴茎尖端、记录电极贴于阴茎根部，可测定感觉电位传导的潜伏期、波幅和传导速度。典型潜伏期为 1.5ms，波幅为 5μV，传导速度为 40m/s，延长或缺失为异常。

（五）自主神经反应测定

1. 副交感神经　使用特定的气囊尿管环形刺激电极和肛塞记录电极，刺激膀胱颈或尿道黏膜，记录肛门应答，可测定副交感反应的潜伏期。刺激后感觉电位的典型潜伏期为 55~70ms，延长或缺失为异常。

2. 交感神经　使用贴于阴茎或阴蒂的表面记录电极，刺激手掌正中神经，在阴茎或阴蒂记录应答，可测定皮肤交感反应（skin sympathetic response，SSR）的潜伏期与波幅。刺激后 SSR 的典型潜伏期为 15s，波幅为 2~3mV，延长或缺失为异常。

SSR 是人体在接受引起神经电活动的刺激之后出现的皮肤反射型电位，可由外源性和内源性刺激诱发产生。SSR 可以评价下尿路相关交感功能的完整性。下尿路传入冲动在唤醒主观尿意感觉的同时能诱发 SSR。所以，SSR 可作为判断膀胱感觉的指标，有助于判断膀胱颈功能的健全与否及协同失调。

八、其他特殊检查

（一）冰水试验

冰水试验（ice water test，IWT）是指在充盈期膀胱测压过程中应用冰盐水快速灌注膀胱，以诱发逼尿肌收缩的试验。冰水试验在鉴别神经损伤位于骶髓上神经元还是骶髓下神经元，以及判断膀胱感觉等方面有一定价值。对于骶髓上神经元损伤的患者，若无肌源性逼尿肌损伤，冰水试验可以诱发出逼尿肌收缩。但结果存在假阳性和假阴性的可能，因此应结合其他检查项目对结果进行解释。

（二）氯贝胆碱超敏试验

氯贝胆碱超敏试验（bethanechol supersensitivity test，BST）基于一个观察现象，即去神经支配的组织对于来自损伤的神经系统所传递的递质具有增高的敏感性。对于逼尿肌来说，副交感神经递质为乙酰胆碱。因此可以在皮下注射拟胆碱药物（如氯贝胆碱）来诱发逼尿肌的收缩，从而证实膀胱神经支配的受损，有助于鉴别肌源性逼尿肌功能障碍。在神经源性下尿路功能障碍诊断中，BST 的诊断价值存在争议，其结果应结合其他检查项目进行解释。BST 对于预测口服氯贝胆碱的治疗效果有一定意义。

（何晓阔）

第五节　内分泌功能评定

内分泌系统不同于其他系统只涉及单一器官或功能相似或紧密相关的几个器官，其涉及从颅内的脑垂体到全身性的骨代谢等组织器官。因此，内分泌系统的康复评估涉及多器官多组织各自的评估内容。本节关于内分泌功能评估主要以临床常见、多发的内分泌功能障碍评估内容进行阐述。

一、骨质疏松症康复评定

（一）身体结构与身体功能

1. 身体结构检查　X 线检查可见骨皮质变薄，骨小梁数量减少、间隙增宽，呈蜂窝状；各椎体（多发生在下胸椎和腰椎）不同程度的变扁，上、下缘内凹，椎间隙增宽呈梭形，身高缩短，椎体被压缩使脊柱前屈、后凸，导致驼背，骨强度下降导致骨折。身高缩短和驼背所致的身体姿势改变可影响心肺功能。

2. 身体功能　感觉功能受限，疼痛见于腰背部、肩部、膝关节和足跟部；可出现肢体无力、麻木、发冷；也可能出现肋间神经痛或腹痛。当发生骨折时可有剧痛，胸椎、腰椎关节活动不同程度受限，肌力下降。患者还可有失眠、精神焦虑或恐惧感。

3. 亚洲人骨质疏松自评工具（Osteoporosis Self-assessment Tool for Asians，OSTA）　此工具基于亚洲8 个国家和地区绝经后妇女的研究，收集多项骨质疏松危险因素并进行骨密度测定，从中筛选出 11 个与骨密度具有显著相关的风险因素，再经过多变量回归模型分析，得出能最好体现灵敏度和特异度的两项简易指标，即年龄和体重。该方法已被证明能较好地用于骨质疏松筛查，其结果与实际骨密度测定结果符合率较高。OSAT 指数计算方法：OSTA 指数 = 体重 / 千克 – 年龄 / 岁 × 0.2（表 4-9）。

表 4-9　OSTA 指数骨质疏松风险评定结果

风险级别	OSAT 指数
低风险	>-1
中风险	–1~–4
高风险	<–4

4. 诊断标准　参照世界卫生组织（WHO）推荐的诊断标准，基于双能 X 射线吸收法（dual energy X-ray absorptiometry，DEXA）测定，骨密度值降低 1~2.5 个标准差（standard deviation，SD）为骨量减少，骨密度降低程度 ≥ 2.5 个标准差，则诊断为骨质疏松，骨密度降低程度符合骨质疏松的诊断标准，同时伴有一处或多处骨折时为严重骨质疏松。骨密度通常用 T 值（T-score）表示，T 值 =（测定值骨峰值 – 骨峰值）/ 正常成人骨密度标准差。①正常：T 值 ≥ –1.0。②骨量低下：–2.5<T 值<–1.0。③骨质疏松：

T 值 ≤ –2.5。对于儿童、绝经前妇女以及小于 50 岁的男性,其骨密度水平建议用 Z 值表示,Z 值 =(测定值 – 同龄人骨密度均值)/ 同龄人骨密度标准差。

（二）活动能力

骨质疏松影响日常生活活动能力,体位转换、行走、上下楼梯、负重、自我照料、家务劳动等活动受限;如果严重疼痛或并发骨折,长期卧床会进一步加重骨质疏松、肌肉失用性萎缩,影响进食、穿衣、如厕、洗澡和修饰等活动。髋部骨折则可能长期影响步行能力,有资料显示骨折发生 1 年后,仍有一半妇女需要长期护理和日常生活需要照料。脊柱和前臂远端骨折中,有 7% 的妇女基本日常生活活动变得依赖。

（三）生存质量

1. 环境因素评估　室内生活受限,受教育、娱乐消遣、社交、职责能力受限,严重影响生活质量。主要调查个人消费用的用品或物质,卫生专业人员,卫生的服务、体制和政策等。

2. ICF 核心组合　WHO 制订的骨质疏松症 ICF 简要核心组合可作为临床上身体功能、身体结构、活动与参与以及环境因素等综合评定的基本标准(表 4-10)。

表 4-10　骨质疏松症 ICF 简要核心组合

编码	中文名	特征定义
b152	情感功能	与感情和心理活动中的情感成分有关的特殊精神功能
b280	痛觉	对预示身体某处受到潜在或实际损害而感到不舒服的感觉
b710	关节活动功能	关节活动的幅度和灵活性的功能
b730	肌肉力量功能	与肌肉或肌群收缩产生力量有关的功能
s750	下肢的结构	肢体疼痛、麻木、乏力等功能问题
s760	躯干的结构	脊柱畸形、压缩性骨折,腰背疼痛等功能问题
d430	举起和搬运物体	拿起一件物品或将某物从一地拿到另一地,如拿起一只杯子或将孩子从一间房拿到另一间房
d450	步行	靠脚在地面一步步走动,总是一只脚在地面,如漫步、踱步、向前、向后或向两侧行走
d920	娱乐和休闲	参与任何形式的游戏、娱乐或休闲活动,如非正式或有组织的游戏和运动、体育健身、休闲、消遣娱乐、参观画展、参观博物馆、去电影院或出场
e110	个人消费用品	参加手工艺或业余爱好活动、休闲阅读、演奏乐器、观光、旅游和娱乐旅行为摄取而收集、加工或制造的任何天然或人造的物品、用品或物质
e355	卫生专业人员	所有在卫生系统背景中工作的提供服务的人员,如医生、护士、物理职业医疗师、语言医疗师、听觉医疗师、假肢矫形师或医疗社会工作者
e580	卫生服务	为预防和处理卫生问题,提供医疗康复和促进健康生活方式而提的服务、体制和政策

b. 身体功能；s. 身体结构；d. 活动与参与；e. 环境。

二、多囊卵巢综合征康复评定

（一）身体结构和功能

1. 身体结构　主要表现为卵巢多囊样改变。可通过 B 超检查发现在一个卵巢中有直径 2~9mm 的滤泡达到 12 个即可诊断。有患者可能合并有输卵管堵塞等其他生殖系统结构的改变,可通过妇科检查明确。

2. 身体功能　通过身高、体重等人体形态学的测量评定患者的体重维持功能;通过激素测定等实验室检查评定患者的内分泌功能;通过心肺运动试验评定患者的运动耐受功能;月经功能、生殖功能的评定可通过问诊进行。

（二）活动能力

1. 步行 大多数患者在此方面没有障碍。

2. 转移 是指除步行以外的方式移动的能力,较常见的是跑、跳是否受到限制。

3. 其他 如获得商品和服务、照顾个人健康等与疾病相关的活动能力的评估。

（三）参与

评定患者参与日常生活时是否受到限制,如社交、有报酬的就业等各个方面,可通过生活质量调查问卷进行评定。

三、痛风康复评定

痛风患者的康复评定内容主要包括与尿酸代谢相关的生化指标评定、肢体感觉和运动功能评定、心理功能评定和日常生活自理能力评定。

（一）身体结构和功能水平的评定

1. 尿酸代谢相关的生化指标

(1) 血尿酸的测定:应用最广的血尿酸检测方法是尿酸酶法,血尿酸正常结果是:男性 210~416μmol/L (35~70mg/L);女性 150~357μmol/L (25~60mg/L),绝经期后接近男性;血清尿酸 ≥416μmol/L (70mg/L) 为高尿酸血症。

(2) 尿尿酸的测定:低嘌呤饮食 5d 后,留取 24h 尿,采用尿酸酶法检测,正常水平为 1.2~2.4mmol (200~400mg),>3.6mmol (600mg) 为尿酸生成过多型,仅占少数;多数人<3.6mmol (600mg),为尿酸生成减少型;实际上不少患者同时存在生成增多和排泄减少两种缺陷。

(3) 滑液及痛风石检查:在急性关节炎期,行关节穿刺抽取滑液,在偏振光显微镜下,滑液中或白细胞内有负性双折光针状尿酸盐结晶。此项检查具有确诊意义,应视为痛风诊断的"金标准"。

(4) X 线检查:急性关节炎期可见关节周围软组织肿胀,慢性关节炎期可见关节间隙狭窄、关节面不规则、痛风石沉积,典型者骨质呈虫蚀样或穿凿样缺损、边缘呈尖锐的增生硬化,常见骨皮质翘起样突出(边缘悬挂征),严重者出现脱位、骨折。

(5) 超声检查:由于大多尿酸性尿路结石 X 线检查不显影,可行肾脏超声检查。

2. 受累关节的关节活动度 (range of motion, ROM) 和周围肌肉肌力评定 痛风早期不影响运动功能,如炎症反复发作使关节发生僵硬畸形时,则应进行关节活动度检查和肌肉功能检查,以了解关节功能和肌肉功能。

（二）活动水平的评定

可用改良 Barthel 指数(MBI)来评定日常生活自理能力。

（三）参与水平的评定

可以用世界卫生组织生活质量测定简表和 SF-36 进行评定。

四、肥胖康复评定

（一）身体结构和功能水平的评定

1. 身体结构检查 常用以下指标。

(1) 体重指数(body mass index, BMI):BMI= 体重(kg)/身高的平方(m²),是诊断肥胖症最重要的指标。

(2) 相对标准体重:肥胖度(%)=(实际体重 – 标准体重)/标准体重 ×100%;标准体重(kg)=［身高 (cm)−100］×0.9。

(3)腰围(waist circumference,WC):反映脂肪分布。WHO 推荐的测量方法:被测者站立位,两脚分开25~30cm,体重均匀分配,软尺沿着两侧髂前上棘和第 12 肋连线的中点连线水平绕着腰腹部,软尺紧贴组织测量,不能压迫。

(4)腰臀比(waist-hip ratio,WHR):腰围和臀围的比值。臀围是环绕臀部最突出点测出的身体水平周径。

(5)脂肪含量:按体内脂肪的百分量计算,男性>25%、女性>30% 为肥胖。

2. 辅助检查　CT 或磁共振成像(magnetic resonance imaging,MRI)扫描第 4~5 腰椎间水平,计算内脏脂肪面积。

3. 诊断标准　指标如下:

(1)BMI:1997 年公布正常 BMI 为 18.5~24.9kg/m^2,≥25kg/m^2 为超重,≥30kg/m^2 为肥胖。其中 30~34.9kg/m^2 为 1 度肥胖,35~39.9kg/m^2 为 2 度肥胖,≥40kg/m^2 为 3 度肥胖。2003 年《中国成人超重和肥胖症预防控制指南(试用)》以 BMI 值 ≥24kg/m^2 为超重,≥28kg/m^2 为肥胖。2004 年中华医学会糖尿病学分会建议代谢综合征中肥胖的标准定义为 BMI ≥25kg/m^2。

(2)相对标准体重:肥胖度>20% 为轻度肥胖,>30% 为中度肥胖,>40% 为重度肥胖。

(3)腰围:男性腰围 ≥85cm 和女性腰围 ≥80cm 为腹型肥胖。

(4)腰臀比:WHR>0.9(男)、WHR>0.8(女)为中心性肥胖,该人群糖尿病、高脂血症、高血压、冠心病的发病率较高。

(5)皮脂厚度:成人三角肌外皮脂厚度及肩胛角下皮脂厚度相加,男性>4cm,女性>5cm 即可诊断为肥胖。如能多处测量则更可靠。

(6)CT 或 MRI 测量:腹内脂肪面积 100cm^2 作为判断腹内脂肪增多的切点。腹腔内脂肪和皮下脂肪面积比(V/S):V/S ≥ 0.4 为内脏脂肪型肥胖;V/S<0.4 为皮下脂肪型肥胖。

4. 身体功能　主要观察患者的活力和动力、体重的保持。其他方面还有脾气和人格、睡眠能力、情感功能、自我和时间体验、身体意象、痛觉、心血管功能、血液系统、免疫系统、呼吸系统、运动耐力功能、摄入消化及同化功能、与消化系统相关的感觉、一般代谢功能、水电平衡、内分泌腺体功能、排尿功能、性功能、月经、关节活动度、皮损的修复等。

(二)活动能力评定

可用 MBI 来评定日常生活自理能力,如洗澡、上厕所、打扮等 PADL 功能。在参与和活动相关方面,要观察肥胖人群处理压力、照顾自己健康和心理问题寻求帮助的能力;另外还要注意维持和改变体位、搬起和移动物品、使用设备四处移动、使用交通工具移动、驾驶、获得商品和服务、做家务、关爱他人、基本的人际交往、非正式的社会关系、家庭关系、亲密关系、学校教育、高级教育、获得维持以及终止工作、有酬就业、自给自足、社区生活、休闲娱乐能力的评估。

(三)生存质量评定

1. 环境因素评估　调查个人消费产品或物质以及直系亲属情况。另外还要注意日常生活中使用的产品和技术;室内外流动及运输的产品和技术;交流所需的产品和技术;文化、娱乐和体育使用的产品和技术;公用和私用建筑设施的设计、建设;气候;朋友;熟人、同辈、同事、邻居及社区人员;身处权利中心的人;个人护理提供者和个人助理;保健及其他专业人员;直系家庭成员的态度;朋友的态度;熟人、同辈、同事、邻居及社区人员的态度;个人护理提供者和个人助理的态度;保健及其他专业人员的态度;社会态度;社会规范、原则、意识形态;消费品生产的服务、制度和政策;住房服务、制度、政策;交流服务、制度、政策;运输服务、制度、政策;医疗服务、制度、政策;总社会供应的服务、制度、政策;健康服务、制度、政策;教育和训练服务、制度、政策;劳务和雇佣服务、制度、政策。

2. ICF　WHO 制订的肥胖国际功能、残疾和健康分类(ICF)简要核心组合可作为临床上身体功能、身体结构、活动与参与以及环境因素等综合评定的基本标准(表 4-11)。

表 4-11　肥胖国际功能、残疾和健康分类简要核心组合

编码	中文名	特征定义
b130	能量和驱力功能	驱使个体以持久的方式为满足特殊需要和总目标而不懈追求的生理和心理机制的一般精神功能
b530	体重维持功能	维持适当体重的功能,包括发育阶段体重的增加
d240	控制应激和其他心理需求	进行简单或复杂及协调性的活动以调节和控制为完成具有重大责任,涉及应激、分散精力或发生危险任务时的心理需求,如在交通拥挤道路上驾驶汽车或照顾许多儿童
d450	步行	靠脚在地面一步步走动,总是一只脚在地面,如漫步、蹓步、向前后或两侧行走
d455	到处移动	通过步行以外的方式从一地向另一地移动全身,如攀岩或穿过街道蹦、奔跑、跳跃、绕障碍跑
d570	照顾个人的健康	使个人保持舒适、健康的身体和良好的身心状态如维持平衡的膳食、身体活动、保持温暖或凉爽、避免损害健康、实施安全的性行为(如使用避孕套,获得免疫力,定期体检)
e10	个人消费用的用品或物质	为摄取而收集、加工或制造的任何天然或人造的物品或物质
e310	直系亲属家庭	与出生、结婚或其他文化传统上认可属于直系亲属家庭关系有关的个体,如配偶、父母、兄弟姐妹、子女、养父母、继父母和祖父母

注:b. 身体功能;d. 活动与参与;e. 环境。

五、糖尿病康复评定

(一) 身体结构和功能水平的评定

1. 生化指标测定　包括血糖、糖化血红蛋白(HbA1c)、血脂、肝肾功能等,其中糖化血红蛋白测定可反映取血前 4~12 周血糖的总水平,可弥补空腹血糖只反映瞬时血糖值的不足,是糖尿病控制的重要检测指标之一。

2. 靶器官损害程度的评定

(1)视网膜病变的评定:视网膜病变的评定可用检眼镜、荧光素眼底血管造影及眼底光学相干断层扫描等方法进行检查。依据眼底改变分为非增殖型、增殖型和糖尿病性黄斑水肿三种。非增殖性视网膜病变又分为轻、中、重度。

(2)肾脏病变的评定:可根据肾功能和肾组织学检查结果将 1 型糖尿病肾脏病变分为 5 期。Ⅰ 期表现为肾小球滤过率增高和肾体积增大;Ⅱ 期为静息期,尿白蛋白排出率(urinary albumin excretion,UAE)正常,肾小球毛细血管基膜增厚和系膜基质增加;Ⅲ 期为隐形期,也叫早期糖尿病肾病期,主要表现为 UAE 持续高于 20μg/min~200μg/min;Ⅳ 期为临床糖尿病肾病或显性糖尿病肾病期,主要表现为 UAE>200μg/min 或持续性尿蛋白>0.5g,为非选择性蛋白尿。肾小球毛细血管基膜明显增厚,系膜基质增宽;Ⅴ 期为即终末期肾衰竭。这种分期方法在一定程度上也适用于 2 型糖尿病肾病。

(3)周围神经病变的评定:主要包括肢体感觉、运动功能评定,如用 S-M 单丝触觉试验评定肢体轻触感觉,用音叉评定振动觉。S-M 单丝触觉试验是用 S-M 单丝轻触皮肤并使其弯曲,则皮肤表面所承受的压力为 10g。用手法肌力测试评定四肢肌力,可用 Berg 平衡量表(Berg Balance Scale,BBS)评定平衡功能。

（4）冠心病的评定：对于 35 岁以上的患者，还应行运动负荷试验，以判断患者心血管系统对运动的反应能力及患者的体力活动能力，筛查未诊断出的缺血性心脏病。

（5）脑血管病变的评定：主要评定糖尿病脑血管病变引起的脑损伤后运动功能、语言功能及认知功能的障碍程度。

（6）糖尿病足的评定：主要包括以下内容。①皮肤血液灌注压的测定，踝的血流灌注可以采用标杆试验来评估，该方法是将腿部抬高后记录超声波信号点；②趾部血压和跨皮肤的氧分压的测定；③胫后动脉和足背动脉的脉搏触诊；④踝肱指数（ankle brachial index，ABI）测定，ABI= 踝动脉收缩压 / 肱动脉收缩压，ABI<0.9 提示阻塞性动脉病变存在。

3. 心理功能的评定　用汉密尔顿焦虑量表和汉密尔顿抑郁量表评定患者的情绪。

（二）活动水平的评定

可用 MBI 来评定患者日常生活自理能力。

（三）参与水平的评定

可以用糖尿病生活质量量表（diabetics quality of life scale，DQOLS）、糖尿病生活质量测定（diabetics quality of life measure，DQOLM）和 SF-36 量表进行评定。

六、甲亢功能评定

（一）身体结构及功能评估

1. 运动功能评定　由于分解代谢增强，以致肌肉等组织过多的消耗而消瘦软弱，另外，甲亢可引起肌无力、肌病和周期性瘫痪，都可导致运动功能障碍。采用手法肌力评估和关节活动测量。

2. 心功能障碍评定　由于代谢亢进、甲状腺激素过多的毒性作用，以及心脏血管对儿茶酚胺的敏感性增强，患者感心悸、气急。活动后加重，老年人可出现心绞痛和心力衰竭症状。甲亢性心脏病的心功能分级和代谢当量相对应，可以指导患者的日常生活和运动。

主观用力程度分级（RPE）：由瑞典心理学家 Borg 提出，有十级和十五级分法，现多用十五级分法（表4-12）：左端是 6 代表非常轻，右端是 20 代表非常累。

表 4-12　主观用力程度分级 15 级分法

级别	6	7	8	9	10	11	12	13	14	15	16	17	18	19	20
	非常轻			很轻		稍轻		稍累		累		很累		非常累	

（二）活动能力评估

MBI 是目前应用最广、研究最多、评定方法简单，可信度高、灵敏度也高的评定日常生活能力的方法，它不仅可以用来评定治疗前后的功能状况，而且可以预测治疗效果、住院时间及预后。具体评定方法参照附录 4。

（三）心理功能评估

患者易怒、好与人争吵，神经质、焦虑、失眠、猜疑，偶尔还会出现幻觉、狂躁或抑郁状态。对患者进行心理评测，多采用汉密尔顿抑郁量表（HAMD）和汉密尔顿焦虑量表（HAMA），以了解其焦虑抑郁、情感冲突等心理及情绪障碍的情况。

（四）参与能力评估

1. 生活质量评估　SF-36 是目前世界上公认的具有较高信度和效度的普适性生活质量评定量表之一。评定内容包括躯体活动功能、躯体功能对角色的影响、躯体疼痛、总体健康自评、活力、社会功能、情绪对角色的影响和精神健康等 8 个领域，整个测量时间需 5~10min。具体方法详见附录 6。

2. 社会生活能力评估

(1)社会生活能力概况评定(表4-13)。

表4-13　社会生活能力概况评定

1. 上学或上班情况(与伤病前大致相同)
是　20分；否　0分
2. 参加社交活动(探亲访友等)
从不参加　0分；极少参加　5分；正常参加　10分
3. 参加社团活动(工会、联谊、学会等)
从不参加　0分；极少参加　5分；正常参加　10分
4. 与他人进行打扑克、下象棋、参观旅行、打球、看球赛等活动
从不参加　0分；极少参加　5分；正常参加　10分
5. 与他人一起看电视、谈话、听音乐、逛公园、散步、购物等业余消遣活动
从不参加　0分；极少参加　5分；正常参加　10分

(2)社会生活能力近况评定：用于了解患者近1~2个月的现状，采用功能状态问卷(functional status questionnaire,FSQ)量表中有关社会生活能力近况评定的内容(表4-14)。

表4-14　社会生活能力近况评定

在过去的1个月中
1. 工作行为
Ⅰ.在相同的工作中你与其他人干得一样多吗
Ⅱ.由于健康状态,你缩短了工作时间或增加了中途的休息次数吗
Ⅲ.每日工作的小时数和常规的一样多吗
Ⅳ.在相同工作中,你干活的细心度、准确性和其他人一样吗
Ⅴ.你由于健康的缘故虽然仍可以从事通常的工作,但已做出了某些改变吗
Ⅵ.由于你的健康缘故害怕不能工作吗
评分:所有时间均如此(1分);大多数时间如此(2分);有些时间如此(3分);任何时间都不如此(4分)
2. 社会活动
Ⅰ.探亲访友有困难吗
Ⅱ.在街道中参加社会活动或义务工作有困难吗
Ⅲ.照料其他家庭成员有困难吗
评分:通常无困难(4分);有些困难(2分);由于健康原因通常不能这样做(1分);通常由于其他原因而不能这样做(0分)
3. 和其他人的相互作用
Ⅰ.你将自己从周围人群中孤立出来吗
Ⅱ.你对他人有深厚感情吗
Ⅲ.你对周围的事物容易发怒吗
Ⅳ.你对你的家人和朋友会提出无理要求吗
Ⅴ.你和其他人相处很好吗
评分:所有时间均如此(1分);大多数时间如此(2分);较多时间如此(3分);有时如此(4分);极少时间如此(5分);任何时间都不如此(6分)

注:等级:极重度缺陷,11~25分;重度缺陷,25~38分;中度缺陷,39~51分;轻度缺陷,52~62分;正常,63~66分。

(罗庆禄)

第六节　生殖功能评定

一、概述

(一) 男性生殖系统

1. 组成　男性生殖系统分为内生殖器和外生殖器。内生殖器包括生殖腺(睾丸)、生殖管道(附睾、输精管、射精管和男性尿道)和附属腺(精囊、前列腺和尿道球腺)。睾丸产生精子和分泌雄激素,精子先贮存于附睾,当射精时经输精管、射精管和尿道排出体外。精囊、前列腺和尿道球腺的分泌物参与精液的组成,有供给精子营养、利于精子的活动及润滑尿道等作用。外生殖器包括阴囊和阴茎。

2. 功能　男性生殖系统的主性器官是睾丸,具有产生精子和内分泌的功能。精子的生成是在睾丸的生精小管内完成,生精小管由生精细胞和支持细胞构成。精原细胞是原始的生殖细胞,青春期开始后,在睾丸分泌的雄激素和腺垂体分泌的卵泡刺激素的作用下,精原细胞开始分裂,经过一系列形态的变化,最终形成成熟的精子,被输送至附睾进一步成熟。支持细胞在精子的生成和成熟中具有重要作用,包括支持、保护、营养、参与形成血睾屏障,以及分泌雄激素结合蛋白、抑制素等多种生物活性物质。雄激素主要由睾丸的间质细胞分泌,主要包括睾酮、脱氢表雄酮、雄烯二酮和雄酮等。睾酮的生物活性最强,作用广泛。

3. 常见疾病

(1)包皮阴茎相关疾病:包茎、包皮过长、隐匿阴茎。

(2)精索静脉曲张:是指精索里的静脉由于某种原因导致血液回流受阻,血液淤积,造成精索里的蔓状静脉丛迂曲、伸长和扩张,在阴囊里形成蚯蚓状的团块,与长时间的站立,阴囊内静脉瓣失去功效,肝硬化、肝癌导致腹腔静脉阻塞,腹腔肿瘤压迫有关。

(3)附睾炎:多由泌尿系、前列腺炎和精囊炎沿输精管蔓延到附睾所致,血液感染较少见。

(4)隐睾:男婴出生后,单侧或双侧睾丸未降至阴囊而停留在其正常下降过程中的任何一处。

(5)鞘膜积液:正常的鞘膜腔内仅有少量浆液,当鞘膜的分泌和吸收功能失去平衡时,可引起鞘膜积液。

研究表明,环境雌激素可干扰成年男性睾丸生精小管中精子发生,导致精子数量减少。环境雌激素是指进入机体后能与雌激素受体作用而产生雌激素效应的化学物质,包括有机磷杀虫剂、某些合成洗涤剂、消毒剂和食品添加剂。这些物质进入人体后可在生物体内蓄积,干扰成年男性精子发生过程,影响男性胎儿生殖系统的发育甚至导致畸形。正常情况下,支持细胞对热、电离辐射和各种毒素等的刺激有一定的耐受性,因为血睾屏障相对稳定。但是高温、腮腺炎病毒、输精管结扎及雌激素升高等皆可增加血睾屏障的通透性或破坏其屏障结构,从而削弱男性生育力。

4. 性功能障碍

(1)勃起功能障碍:是指持续或反复不能达到或维持足够阴茎勃起以完成满意性生活,与年龄、心理因素、吸烟、器质性因素、外伤、手术、神经系统疾病、内分泌异常及药物等有关,可分为原发性、继发性和混合性。

(2)射精障碍:早泄、不射精、逆行射精。

(3)阴茎弯曲:先天性弯曲较为少见。多见于外伤、帕金森病等疾病或手术之后,手术是阴茎弯曲治疗的主要方法。

(4)阴茎异常勃起:指在非刺激条件下引起的阴茎持续勃起,或性高潮后也不疲软,常伴有疼痛,常见于镰状细胞贫血、海绵体内药物注射、椎管狭窄、恶性肿瘤、创伤。缺血性阴茎异常勃起是最常见的一种分型。

（二）女性生殖系统

1. 组成　女性生殖系统包括内、外生殖器官及其相关组织。女性内生殖器，包括阴道、子宫、输卵管及卵巢。女性外生殖器指生殖器官的外露部分，又称外阴。包括阴阜、大阴唇、小阴唇、阴蒂、阴道前庭。

2. 功能　女性生殖系统的主性器官是卵巢，具有产生成熟卵子的生卵作用和分泌激素的内分泌功能。卵巢的生卵作用是成熟女性最基本的生殖功能。卵巢主要分泌雌激素、孕激素和少量雄激素，此外，还可分泌多种肽类激素。卵巢的周期性活动受下丘脑 - 腺垂体的调节，而卵巢分泌激素的周期性变化又使子宫内膜发生周期性变化，卵巢分泌激素同时又对下丘脑 - 腺垂体活动进行反馈调节，形成下丘脑 - 腺垂体 - 卵巢轴。在一个月经周期中，下丘脑分泌的促性腺激素释放激素、腺垂体分泌的卵泡刺激素和黄体生成素、卵巢激素以及子宫内膜均呈现周期性变化。

3. 常见疾病

（1）发育异常：①处女膜闭锁，又称无孔处女膜。②阴道发育异常：阴道横隔，先天性无阴道，阴道下端闭锁等。③子宫发育异常：无子宫或各种子宫畸形。④两性异常：两性畸形，性腺发育异常等。

（2）月经疾病：包括闭经、痛经、经前期综合征、绝经综合征。

（3）感染：①外阴、阴道炎。②子宫炎：子宫颈炎、子宫内膜炎。③附件炎：输卵管炎、卵巢炎。④盆腔炎：盆腔结缔组织炎。

（4）异位妊娠：受精卵于子宫体外的任何部位着床。

（5）肿瘤：①良性肿瘤：子宫肌瘤（uterine myoma）、葡萄胎、畸胎瘤等；②恶性肿瘤：宫颈癌（cervical cancer）、子宫内膜癌（endometrial carcinoma）、卵巢癌等。

4. 性功能障碍

（1）性欲减退：性欲减退指的是持续或反复地对性幻想与性生活的欲望不足或完全缺乏，当剥夺性生活时也不会有挫折感。

发病原因包括：①精神因素：如幼年时的性创伤，受不正确的性教育，使大脑的性欲中枢的兴奋受抑制，对性知识缺乏，对妊娠、性病及性交疼痛的畏惧，住房环境不佳，夫妻关系不和，对生活厌恶，经济条件差，工作压力大等均可引起性欲减退；②器质性因素：凡影响月经、内分泌功能，降低血液中性激素水平的疾病，均可使性欲减退，如先天性肾上腺发育不良、下丘脑 - 垂体病变、甲状腺功能减退、肾上腺皮质功能减退等。

（2）性唤起障碍：性唤起障碍是指顽固性反复发作的无法达到或维持充分的性兴奋而导致的自身痛苦。

发病原因以功能性因素为主，包括心理和社会历史因素。性唤起障碍，是对性刺激缺少正常的反应，它的形成多与潜在的消极情绪有关，多存在于对性的否定和渴求之间的内心冲突，破坏了正常的生理反应，导致性反应缺失。表现为虽没有病变，能够性交，但无快感。器质性因素主要见于：①先天性结构异常：如处女膜过于坚韧，自体内膜异位症均可造成性行为时的疼痛和恐惧，进而对性产生错误的心理和生理反应；②卵巢早衰：更年期性激素水平的改变，均可导致阴道干涩、性交无感；③某些疾病的影响：如外阴炎、盆腔炎、重金属中毒；④药物因素：如神经治疗药物（抗抑郁药、抗精神病药、碳酸锂、苯二氮䓬类、镇静催眠药、抗癫痫药、食欲抑制药）、抗帕金森病药（抗胆碱药、多巴胺能药物）、心血管药（噻嗪类利尿药、β 受体阻滞剂）等是常见的降低性快感的药物。

（3）性高潮障碍（无高潮）：性高潮障碍是指女性虽有性要求、性欲正常或较强，在性生活受到足够强度和足够时间的有效性刺激，出现正常的兴奋期反应后，但却只获得低水平的性快感，少或很难达到性满足的现象。

其病因主要是心理性因素引起的。据报道,95% 以上患者是由精神因素造成的,如早年受抑制性性教育,认为性交是肮脏的,女性就应抑制性行为;童年或青春期有过创伤性性经历;夫妻之间缺乏交流,感情淡漠,互不信任,或对男性厌恶、被动应付;缺乏性方面的知识及技巧等。

(4)性交疼痛:性交疼痛是指反复发生或持续存在与性交有关的疼痛。疼痛的部位可以在外部、阴道内部、盆腔或下腹部,程度轻重不等。

(5)阴道痉挛:反复发作或持续存在的阴道外 1/3 平滑肌不自主地发生痉挛性收缩,使阴茎的插入受阻。

(6)非接触式性交疼痛:由非接触性交刺激引起的反复发作或持续存在的生殖器疼痛。

（三）生殖系统与其他系统的关系

生殖系统作为人体的一个组成部分,与其他系统关系密切,彼此之间相互影响和调控。

1. 神经、内分泌系统对生殖系统的调节　神经系统调节生殖系统的功能主要是通过脑内的两种物质,一种为单胺类递质;另一种为内源性阿片样肽。这两种物质通过调节促性腺激素的合成和释放,从而控制生殖系统的活动。外界刺激通过神经 - 内分泌调节中枢传递给生殖内分泌系统,引起一系列与生殖有关激素的连锁反应,以完成生殖任务。其他的内分泌腺体如甲状腺、肾上腺、胰岛、松果体的功能状况也影响生殖腺的功能。

2. 生殖系统对机体其他系统的影响　生殖系统的两性生殖腺(睾丸、卵巢)对机体代谢、心血管、骨骼、皮肤等有明显影响。如雌激素可促进肝脏高密度脂蛋白合成,抑制低密度脂蛋白合成,降低胆固醇水平,抑制动脉粥样硬化,并能维持和促进骨基质代谢,促进水钠潴留,还可促进乙酰胆碱神经递质功能,改善记忆力;孕激素可兴奋下丘脑体温调节中枢,升高基础体温,并能促进水钠排泄;雄激素能促进蛋白合成,促进肌肉生长,并能刺激骨髓中红细胞的增生,并对中枢神经系统有重要作用。

3. 妊娠期机体各系统的变化　妊娠期,在胎盘产生的激素参与和神经内分泌的影响下,孕妇各器官系统将发生一系列的改变,以满足胎儿生长的发育需要。如循环系统的心脏体积及方位改变、心排血量的增加及血压变化;呼吸系统肺功能改变,孕妇以胸式呼吸为主、耗氧量增加等;血液系统的血容量增加,血液成分变化,血液处于高凝状态等;泌尿系统中肾血流量及肾小球滤过率增加,肾盂及输尿管轻度扩张,妊娠生理性糖尿的出现等;消化系统有齿龈肥厚出血、胃排空时间延长等;而内分泌系统、皮肤、骨骼、关节、韧带及体重、代谢等多方面也均有不同程度的改变。

4. 其他系统疾病对生殖系统的影响　机体各系统的疾病也能够影响生殖系统的功能。如糖尿病患者的睾丸结构和功能异常以及阴茎勃起障碍,消化道溃疡男性患者的生育能力下降 25%,调节排精管道的神经功能障碍可使精液无法正常排出体外而逆向进入膀胱,从而导致男性不育;因为下丘脑功能障碍、内分泌失调可导致卵巢早衰;多次人工流产、分娩、心脑血管疾病等都会导致排卵异常;此外,一些代谢性疾病,如甲状腺疾病、肝脏疾病、肾病、肥胖等,也可影响排卵。

二、康复评定

（一）结构与功能

生殖功能障碍不仅是医学问题,而且也涉及婚姻、家庭、道德观念等社会问题。为此,必须进行全面的评定,包括性别、年龄、文化程度、家庭状况、职业、恋爱及婚姻状况等一般状况的评定,以及功能障碍史、疾病或伤残史的评定。

1. 体格检查　男、女性生殖系统整体外观的检查,发育状况,检查有无生殖系统先天畸形和后天损伤,皮肤颜色、外形,器官表面皮温,局部压痛。

2. 辅助检查　测定体内激素水平,精液常规检查,白带检查、细胞学检查,彩色多普勒血流成像可以测定血流状态,B超可检查生殖器情况,红外线测温,阴道镜常规检查,腹部CT扫描,阴囊透光试验。

3. 其他检查　检查患者运动功能、感觉功能、二便功能、心理状况等。

4. 精神、心理评定

(1)交谈:着重了解患者和配偶的性经历、性回避的类型、精神面貌、情绪状态、自我意识及行为仪表。可用汉密尔顿焦虑/抑郁量表、抑郁自评量表、焦虑自评量表评估。

(2)夜间阴茎勃起试验:有助于鉴别心理性与器质性勃起功能障碍,可使用睡眠监测仪器或断裂式监测带进行测试。

5. 内分泌测定　睾酮、促卵泡激素、黄体生成素、催乳素、甲状腺激素、皮质醇、儿茶酚胺及其代谢产物、超氧化物歧化酶、血浆过氧化脂质的测定。

6. 电生理评定

(1)阴茎生物阈值测定试验:检查从阴茎传向骶髓的神经对震动的感觉阈。球海绵体肌反射潜伏时间是检查阴茎感觉传入神经至骶髓中枢再通过运动传出至海绵体肌的传导速度,在阴茎部放置刺激电极、球海绵体肌放置刺激电极,观察最短潜伏时间,正常为27~42ms(平均为35ms)。

(2)躯体感觉诱发电位:是评价周围神经传入刺激至大脑中枢系统速度,阴茎放置刺激电极,颅骨及第1腰椎放置记录电极,第1个反应波是周围神经传导时间,平均为12.4ms;第2个波形是从刺激至大脑中枢整个传导时间,平均为40.9ms;两个波形时间差为中枢传导时间,平均为28.5ms。

(3)球海绵体肌反射:挤压阴茎头(或阴蒂)刺激阴茎背神经,可观察到球海绵体及肛门括约肌收缩,此反射存在说明骶反射弧完整。

7. 常用性功能障碍评估量表(适用于男性)

(1)男性性功能问卷(O'Leary,1995)(为勃起功能障碍患者设计的症状评分系统)(表4-15)。

表4-15　男性性功能问卷

题目	评分					得分
	0分	1分	2分	3分	4分	
1. 您多少天有性欲	无	少数几天	几天	多数天	几乎每天	
2. 您的性欲程度	无	低	中	中上	高	
3. 性刺激下有多少次能达到部分或完全勃起	无	少数时候	大约一半时候	多数时候	每次	
4. 有多少次勃起硬度足以插入阴道进行性交	无	少数时候	大约一半时候	多数时候	每次	
5. 勃起有多大困难	完全不能	困难最大	有些困难	稍有困难	无困难	
6. 射精有多大困难	无性刺激	困难极大	有些困难	稍有困难	无困难	
7. 对射精量的关注	无性高潮	很大关注	中等关注	很少关注	无所谓	
8. 您对性欲问题严重性的关注	很大关注	中等关注	很少关注	极少关注	无所谓	
9. 您对勃起功能障碍问题严重性的关注	很大关注	中等关注	很少关注	极少关注	无所谓	
10. 您对射精障碍严重性的关注	很大关注	中等关注	很少关注	极少关注	无所谓	
11. 您对性生活的满意程度	非常不满意	多数不满意	大约一半	多数满意	非常满意	

注:根据30d内的状况评估。

(2)性态度问卷(sexual attitudes questionnaire,SAQ):认知因素会影响人们的性功能和行为。性态度问卷是 Hendrick(1987 年)专为定量评价西方人的性态度而设计的。该量表短小简明,共 4 级评分。完全不同意 0 分,大部分不同意 1 分,大部分同意 2 分,完全同意 3 分。第 5、7、8 项时反向计分,目的在于避免被试者受量表项目提供上的暗示,总得分范围在 0~27 分,得分越高,性观念问题越大(表 4-16)。

表 4-16　性态度问卷

姓名	年龄	性别	文化程度			
婚姻	疾病		完全不同意	大部分不同意	大部分同意	完全同意
1. 总的来说,男性不应该在公开场合流露出自己的真实感情,如哭泣						
2. 性活动,如同其他活动一样,是有价可估的						
3. 总体上说,性活动必须由男性主动提出并由男性主持全过程						
4. 男人总是希望与异性发生性关系并随时准备这么做						
5. 两性间的躯体接触并不一定引起性生活						
6. 性生活就是性交						
7. 对令人满意的性体验来说,未必非要有勃起						
8. 高质量的性生活不一定要有性高潮						
9. 性是自发的和自然形成的						
得分						

(3)性欲减退诊断量表(diagnosis of hyposexuality,DH):用于诊断性欲减退或性冷淡的妇女(表 4-17)。

表 4-17　性欲减退诊断量表

题目	0	1	2	3	4	5	得分
主观上对性生活的愿望	从无	很低	低	中等	高	很高	
性梦	从无	偶尔有过	少有	有过	几乎常有	常有	
性幻想	从无	偶尔有过	少有	有过	几乎常有	常有	
接受配偶性要求	已中断达 6 个月以上	在配偶的压力下被动服从 1 次 / 月	被动服从 2 次 / 月	被动服从 3~4 次 / 月	接受	主动接受	
听、谈或看到性镜头时有无性冲动	从无	基本无	少有	有	常有	经常有	

注:此表根据过去 6 个月内的情况评估;8 分以下性欲减退,12 分以上正常。

(4)疼痛:视觉模拟评分法(VAS)是目前临床上最为常用的评定方法,适用于需要对疼痛的强度及强度变化进行评定的患者,用于评价疼痛的缓解情况治疗前后的比对。

简式麦吉尔疼痛问卷(short form McGill pain questionnaire,SF-MPQ)在临床应用上具有简便、快速等特点,适用于对疼痛特性进行评定的评定者和存在疼痛心理问题者(表 4-18)。

表 4-18　简式麦吉尔疼痛问卷

疼痛评级指数(pain rating index,PRI)的评估

疼痛性质	无痛 0	轻度 1	中度 2	重度 3
A 感觉项(sensation)				
跳痛(throbbing)				
刺痛(shooting)				
刀割痛(stabbing)				
锐痛(sharp)				
痉挛痛(carmping)				
咬痛(gnawing)				
烧灼痛(hot-burning)				
酸痛(aching)				
坠胀痛(heavey)				
触痛(tender)				
劈裂痛(splitting)				
感觉项总分				
B 情感项(emotion)				
疲惫耗竭感(tiring-exhausting)				
病恹样(sickening)				
恐惧感(fearful)				
受惩罚感(punishing-cruel)				
情感项总分				
以上两项相加(A+B)=疼痛总分(T)				

视觉疼痛评分(VAS)

0	1	2	3	4	5	6	7	8	9	10
无痛										可想象的最痛

现在疼痛状况(present pain intensity,PPI)

0 无痛	1 轻度不适	2 不适	3 难受	4 可怕的	5 极为痛苦
PPI 评分					

（二）活动

单纯生殖功能障碍对患者的日常生活活动能力影响不大,此病要求男女双方共同参与、积极配合,故常常造成患者严重的心理负担,长久下去对患者的日常生活造成影响。

（三）参与

生殖功能障碍对患者社会功能的影响,包括劳动、就业、社交影响,生活质量。

（何晓阔）

第五章
内脏病康复治疗技术

第一节　运 动 治 疗

一、概述

运动治疗是物理治疗的主要内容,通过运动功能训练来预防和治疗疾病,改善和恢复患者的机体功能,提高其日常生活活动能力和社会生活参与能力。

（一）运动治疗的作用

1. 对骨骼肌的影响　骨骼肌约占人体总质量的 40%,在运动和新陈代谢中起着不可或缺的作用。运动治疗可以引起肌肉的适应性改变,包括:①肌细胞生化改变有线粒体增多和肥大,线粒体可塑性增强,收缩蛋白、糖原和有氧代谢酶含量增加,适应更高水平的氧化应激;②肌肉形态改变有肌肉肥大、肌纤维增粗,肌肉毛细血管密度增加;③肌肉功能改变表现为肌力、肌肉耐力等功能指标增强;④运动治疗可以促进全身血液循环,增加骨骼肌肉系统的血液供应。

2. 对骨关节的影响　运动治疗有助于提高骨量和骨密度,尤其是抗阻运动和冲击性运动(骨骼承受压应力,如跑步等);主动运动可增加骨组织对矿物质(如钙、磷)的吸收,有助于骨折愈合和骨质疏松症的治疗。运动治疗可促进关节软骨的代谢,有利于退变关节软骨的修复和重塑;增强关节稳定性,保持关节的柔韧性,改善关节活动范围,提高身体平衡和协调能力。

3. 对心肺功能的影响　当运动持续数秒钟后,人体的心血管系统就会出现复杂的功能调节,大量血液流向肌肉;运动可使交感神经对容量血管起作用,促进回心血量;运动中心率加快、心输出量增加,保证了肌肉、呼吸和全身脏器功能活动的需要。运动可提高吸氧能力 10%~20%,改善冠状动脉供氧。当运动在一定负荷量下进行时,摄氧量在运动开始时增高;到达稳定状态时,摄氧量维持在一个相当高的水平;运动停止后,摄氧量缓慢下降并恢复到安静水平。运动可以改善心肌供氧,降低血儿茶酚胺水平。心脏康复对多种心血管疾病具有抗炎作用,运动可以抑制以持续炎症状态为特征的疾病中促炎性细胞因子的产生,从而对慢性心脏病患者有益。分级锻炼计划已被证明对心力衰竭患者有益,并已成为这些患者全面心脏康复的一个重要组成部分。肺康复是一个全面的计划,旨在预防和减轻慢性阻塞性肺疾病对多系统的影响,并改善患者的功能状态,提高生活质量和社会功能。在调节慢性阻塞性肺疾病患者炎症细胞因子水平方面,有氧运动比抗阻运动更合适。机器人辅助体重支撑跑步机训练可提高脊髓损伤患者的行走能力,改善心肺功能,提高身体素质。

4. 对神经系统适应和调节能力的影响　大脑在运动功能损伤后,可以通过增强感觉运动耦合和额叶 - 小脑连接重新连接的运动指令,重新组织大规模的相关脑网络以使运动恢复。这种运动恢复可能是由于剩余神经运动区域的功能补偿,包括腹侧前运动皮层。小脑深部核的运动前投射和突触形成增加,尤其是顶核的感觉运动区。额叶 - 小脑回路的大规模重组可能是运动皮质损伤后功能恢复的基础。适当的运动可以保持中枢神经系统的兴奋性,改善和维持其对各脏器调整和协调能力。

在人类历史的大部分时间里,运动一直是我们生活的中心,在进化过程中塑造了我们的生理机能。然而,直到最近,久坐不动的生活方式和高能量饮食对健康的影响变得越来越明显。这种生活方式和饮食可以诱导表观遗传修饰,改变染色质结构和基因表达,从而导致可遗传的代谢结果。运动对线粒体生物发生和动力学的损害以及与衰老相关的线粒体吞噬能力的下降具有益,可以逆转久坐等生活方式带来的一些不利影响,延缓大脑衰老和退化性疾病,如阿尔茨海默病和多发性硬化症等。

5. 对内分泌功能的影响 慢性低度全身炎症是 2 型糖尿病等慢性疾病的特征。经常锻炼可以产生抗炎作用,在运动中,白细胞介素 -6(interleukin-6,IL-6)由肌肉纤维产生。IL-6 刺激其他抗炎细胞因子,如白细胞介素 -1 受体拮抗剂(interleukin-1 receptor antagonist,IL-1Ra)和白细胞介素 -10(IL-10)出现在循环中,并抑制促炎性细胞因子(如肿瘤坏死因子)的产生。提示经常运动可抑制肿瘤坏死因子,从而对肿瘤坏死因子诱导的胰岛素抵抗(insulin resistance,IR)提供保护。因此,体育锻炼是防治糖尿病和炎症最有效的行为因素之一。此外,IL-6 促进脂质分解和脂肪氧化。运动训练后可以减少高密度脂蛋白的分解代谢,增加胰岛素的敏感性,改善血糖耐受力,降低甘油三酯。

6. 对消化功能的影响 适当运动可使胃肠蠕动增强,消化液分泌增多,提高食欲,胃肠道功能有良好的促进作用。运动还可增加脂肪代谢及胆汁的合成和排出,减少胆石症的发生。中等至大强度运动时可延缓胃的排空,在过饱、高渗性饮食和高脂肪饮食时尤为明显。运动时肝血流量减少,长距离运动可使血清丙氨酸转氨酶(alanine aminotransferase,ALT)、胆红素和碱性磷酸酶(alkaline phosphatase,ALP)升高。

7. 对免疫功能的影响 前瞻性研究结果提示与不运动的人相比,运动的人在全因和癌症死亡率方面的风险要低得多。有规律、中等强度的体育锻炼可以提高功能活动能力,减少炎症标志物和疲劳的产生,对高危癌症患者放射治疗(简称放疗)期间的生活质量提高有积极影响。有组织的体育活动有助于降低癌症复发风险和死亡率。体育锻炼可调节瘤内血管成熟度、灌注、缺氧和代谢,并增强抗肿瘤免疫反应。有氧运动更适合调节老年人的免疫系统和炎症标志物。运动介导的身体成分、性激素水平、系统信息和免疫细胞功能的变化,已经被认为起了作用。主动运动可以增加肿瘤中的免疫细胞,并使肿瘤发病率和生长速率降低 60% 以上。在癌症的免疫治疗中,运动有助于调节患者免疫功能。

8. 对心理健康的影响 运动锻炼通过影响个体的生理生化机制(产热假说)、心理机制(分心假说和自我效能假说),同时减少炎症对情绪状态(如焦虑、压力和抑郁)的影响,有助于改善情绪障碍患者的健康状况。运动也能激活下丘脑 - 垂体 - 肾上腺轴,增加糖皮质激素水平,导致皮质激素分泌增多,对认知 / 记忆、情绪 / 压力应对和大脑可塑性是有益的。运动的潜在机制是对脑健康的影响,涉及由运动调制释放的相关激素、神经营养因子、神经递质,以及内部和细胞外途径调节某些基因的表达。健全的精神寓于健康的身体。

(二) 运动治疗的类型

根据用力运动方式分为主动运动、主动助力运动和被动运动;根据器械使用情况分为器械运动和徒手运动;根据运动方向分为向心性运动和离心性运动;根据运动状态分为等张运动、等长运动和等速运动;根据双侧肢体活动参与情况分为对称性运动、非对称性运动和协调性运动。

1. 主动运动 运动时没有任何外力参与,由肌肉主动收缩完成的动作被称为随意运动;运动时须主动克服外部阻力才能完成的动作被称为抗阻运动。

2. 主动助力运动 运动时一部分由肌肉主动收缩完成,一部分借助外力(包括健侧肢体带动、他人帮助、器械辅助等)来完成。

3. 被动运动 运动时完全在外力(来自他人或器械)作用下完成。

4. 向心性运动 运动时的方向是由远端向近端运动。相关的肢体关节在可动范围内角度逐渐变小。

5. 离心性运动　运动时的方向是由近端向远端运动。相关的肢体关节在可动范围内角度逐渐变大。

6. 等张运动　又称为动力性运动。运动时肌肉主动收缩,相关的肢体关节在可动范围内运动。

7. 等长运动　又称为静力性运动。运动时肌肉主动收缩,相关的肢体关节保持在起始位不动。

8. 等速运动　运动时肌肉主动收缩,相关肢体关节的运动速度(在等速训练仪器控制下)保持不变。

9. 对称性运动　运动时双侧肢体同时向中线靠近或远离中线运动,以完成某项活动任务。

10. 非对称性运动　运动时单个肢体或一侧肢体进行某项活动任务。

11. 协调性运动　该运动是指同时进行四肢、双侧上肢、双侧下肢、一侧肢体,以及肢体与躯干随意而有节律的运动。

二、运动治疗技术

运动治疗主要采用运动训练的方法,解决与运动相关的功能问题,包括肌肉与关节功能训练、心肺功能训练和增强神经可塑性与功能重组等方面。

(一) 增强肌力

导致肌力下降的常见原因有制动、疼痛、神经源性疾病和重要脏器疾病致体能下降等,增强肌力通常根据超量恢复原理,通过肌肉主动收缩来改善或增强肌肉力量,有关神经源性疾病和重要脏器疾病所致的肌力下降请参阅其他相关书籍。

1. 主动助力运动　当肌力为 1~2 级时,患者可借助健侧肢体带动患侧或他人帮助,以及器械辅助(如滑板、滑车、水中浮力或漂浮物)和肌电生物反馈等方式进行主动运动锻炼。

2. 抗阻运动　当肌力 ≥ 3 级时,患者可酌情选择等张运动、等长运动或等速运动方式进行抗阻运动训练。

(二) 改善关节活动

关节活动受限常见的原因,包括肌肉萎缩伴有肌力 <3 级、关节疼痛、关节肿胀、关节囊挛缩、关节周围软组织粘连短缩和神经源性疾病等。改善关节活动的方法主要是针对上述问题进行的,这里有关神经源性疾病不作为重点。

1. 肌肉力量训练　上述肌力训练方法有助于改善肌肉萎缩,恢复肌肉原有的长度和弹性,增强肌力,减轻或缓解关节肿胀,从而改善关节活动范围。

2. 关节被动运动　有助于减轻或缓解关节疼痛和肿胀,改善纤维结缔组织弹性,从而改善或恢复关节活动范围。

(1)关节生理运动:可采用徒手或借助器械(持续关节被动训练或踏车运动)等方式对活动受限关节在生理活动范围内进行被动运动(屈曲与伸直、内收与外展、内旋与外旋等)。

(2)关节附属运动:采用徒手办法对活动受限关节进行生理活动以外的被动活动(前后 / 上下 / 左右滑动、分离运动、旋转运动等),改善或恢复关节活动范围。

3. 软组织牵伸　通过手法或机械牵伸办法,拉长挛缩或短缩的软组织,改善或恢复关节活动范围。

(三) 增强心肺功能

导致心肺功能下降的常见原因有长期卧床、肥胖、心血管疾病、呼吸系统疾病、衰老和其他脏器疾病的继发性损害等。老年心脏表现出代谢灵活性受损,脂肪酸氧化能力下降,对葡萄糖代谢的依赖性增强;衰老会降低肌原纤维中的线粒体含量,损害线粒体的氧化磷酸化,最终导致线粒体功能(如生物生成、动力学和线粒体自噬)障碍、心肌细胞死亡和心力衰竭。下列主要为有氧运动,将有助于解决上述疾病所带来的心肺功能问题。

1. 体位适应性训练　因制动而长期卧床或心、脑、肺等器官疾病无法下床活动,为了减轻由此带来的心肺功能下降,通过抬高床头角度(30°~90°)、持续时间(1~15min)和频次(3~10 次 /d),逐渐提高心肺功能。

2. 膈肌抗阻运动　膈肌是吸气主动肌。胸锁乳突肌、斜角肌、肋间外肌和肋间内肌肋软骨部分是吸气辅助肌。吸气肌训练通常取仰卧位,采用腹式呼吸,将 0.25~2.5kg 重物放在腹的中部或用手在腹部加压(吸气时腹肌放松,腹部隆起;呼气时膈肌放松腹部下陷),酌情递增加压重量(3.0~5.0kg)、持续时间(1~3min)和频次(5~10 次 /d,3~5 次 / 周);也可采用吸气阻力训练器,通过调节吸气管口径,增大吸气阻力,3~5min/ 次,酌情延长至 5~10min/ 次,3~5 次 /d,逐步提高膈肌力量和心肺功能。

3. 腹肌抗阻运动　腹肌(腹直肌、腹横肌、腹内斜肌和腹外斜肌)和肋间内肌除肋软骨部分外是呼气辅助肌。腹肌训练取仰卧位,通常采用仰卧起坐方式进行,可将阻力加在小腿下段,抬高下肢主要训练下腹部肌肉力量;可将阻力加在前额或上肢上举时的手部,抬高上半身主要训练上腹部肌肉力量;训练腹肌时可酌情递增加压阻力、持续时间和频次(1~2 次 /d,3~5 次 / 周),逐渐提高腹肌力量和心肺功能。

4. 上肢抗阻运动　选择适宜的体位(仰卧位、坐位和站立位),主要进行双上肢负重扩胸运动、上举运动、外展运动,以及双上肢后伸和内收抗阻运动,通过分组训练方式,酌情递增上肢负荷或阻力、持续时间和频次,逐渐提高上肢相关肌肉的力量和心肺功能。

5. 下肢抗阻运动　选择适宜的体位(仰卧位、坐位和站立位),主要进行双下肢交替或同步屈伸抗阻运动,通过分组训练方式,酌情递增下肢负荷或阻力、持续时间和频次,既可以提高下肢相关肌肉的力量,又可以增强心肺功能。

6. 步行训练　对具有站立平衡>2 级,下肢肌力≥3 级者,可进行步行训练,包括室内行走与户外行走,辅助行走与独立步行。

7. 上下楼梯　对具有站立平衡达 3 级,下肢肌力≥4 级者,可进行上下楼梯训练。由于该项活动对心肺功能要求较高,合并有心肺疾病者,应选择适宜的运动强度或其他运动项目。

8. 医疗体操　具有全身活动功能,需要一定体能和时间才能完成的运动训练,包括健身操、太极拳、五禽戏等。

9. 日常活动　是指日常生活活动及其相关的功能活动,包括家务、室内行走、打电话、读书、看电视等。适用于体能较弱,可以进行一般功能活动的患者。

10. 其他有氧运动　如骑自行车、快走、慢跑、游泳,以及在器械上进行的行走、踏车和划船等。适用于体能较好,可以进行一定强度运动训练的患者。

(四)促进神经可塑性和功能重组的技术与方法

内脏疾病合并神经系统损害者主要包括中枢性和周围性。前者与外伤、感染、代谢性疾病、血管病变和退行性病变有关;后者主要与外伤、代谢性疾病等疾病有关。神经系统具有可塑性,在去除病因的前提下,保持科学、有规律的功能活动,是促进神经可塑性和功能重组的基本原则。

1. 神经发育学疗法(NDT)　是将神经发育学和神经生理学的基本原理应用于改善脑损伤患者运动功能障碍的治疗技术,主要包括 Bobath 技术、Brunnstrom 技术、Rood 技术和本体促进技术(proprioceptive neuromuscular facilitation,PNF),又称 Kabat-Knott-Voss 技术。NDT 将康复治疗与功能活动(主要是日常生活活动)相结合,采用徒手或借助器械方式,在治疗和实际环境中学习与应用。NDT 强调先近端,后远端的治疗顺序;先等长运动,后等张运动;先离心性运动,后向心性运动;先对称性运动,后非对称性运动。NDT 指出早期干预、多种感觉刺激、综合康复治疗,以及患者及家属的主动参与是取得成效的关键。

2. 运动再学习法(MRP)　是以神经科学、运动学、生物力学和行为学等理论为基础,通过多种反馈和有针对性的练习活动来强化有效训练的效果,从而促进中枢神经损伤后的功能重组。强制性运动疗法(CIMT)是治疗脑损伤后上肢运动功能障碍的有效方法。

三、运动治疗处方的设计

运动治疗处方的设计是在全面了解患者运动功能障碍和整体功能状况的前提下，制订切实可行、个性化的运动功能训练计划，包括运动强度、频次和注意事项。

(一)运动治疗处方的设计

1. 增强肌力处方的设计　结合患者的实际情况，做好热身运动，主动助力运动需选择舒适的体位，2~3 次 /d，每次以患者局部肌肉有酸胀感为度，5~7d/ 周。抗阻运动前需做好充分的准备，根据超量恢复原理，选择合适的负荷，1~2 次 /d，每次训练结束时患者没有明显疲劳，当天晚上局部肌肉有酸胀感，次日可继续进行相关锻炼；当肌力增强后，按照既定原则，可逐渐增加运动阻力。由于制动，受累关节无法达到全范围活动，肌力训练可以采用向心性运动 + 离心性运动，等张运动 + 等长运动；可酌情增加对称性运动和协调性运动，以提高肌力训练的效果。肌肉耐力训练是根据训练目标，进行相关肌肉小负荷的主动抗阻运动，15~30min/ 次，1~2 次 /d，5~7d/ 周，因人而异，每次以锻炼结束后 5~10min 可恢复到运动训练前状态，并且次日能继续进行相当强度的运动为度。

2. 改善关节活动处方的设计　运动治疗前，应明确导致患者关节功能障碍的原因，在加强相关萎缩肌肉训练的前提下，进行受累关节生理活动范围内的主动和被动运动，以及必要的关节附属运动的被动治疗。每次治疗以无痛或少痛、关节不肿或休息后肿胀可消退为度，10~20min/ 次，1~2 次 /d，5~7d/ 周，配合物理因子治疗效果会更理想。

3. 增强心脏功能处方的设计　通过改变不健康生活方式和控制各种危险因素的综合干预，为心血管疾病患者在疾病周期及生命周期中提供生理、心理和社会的全面服务。运动训练是心脏康复的主要内容，主要包括有氧运动、抗阻运动，以及柔韧性训练和平衡与协调性训练。运动训练的基本程序有准备活动、训练阶段和整理活动。

(1)有氧运动：有氧运动强度应根据患者的实际运动能力选择适宜的强度，通常可设定为最大运动能力的 40%~80%，中 - 高危患者的初始运动强度为 40%~50%，低危患者初始运动强度为 60%，随着患者体能和病情的改善，可逐渐增加运动强度。确定有氧运动强度的方法有：无氧阈(anaerobic threshold，AT)法、心率储备(heart rate reserve，HRR)法、氧耗量储备法、峰值摄氧量法、代谢当量法、目标心率法和主观用力程度分级。有氧运动时间为 20~40min/ 次，初始以 20min/ 次为宜，根据患者运动能力的提高，逐渐增加运动时间。有氧运动频率为 3~7 次 / 周，初始以 3 次 / 周为宜，酌情可逐步调整到 4~7 次 / 周。调整有氧运动处方的原则：当患者完成目前运动项目后感觉较前明显轻松，心率和血压的反应较前减低，可酌情增加运动量。通常先增加运动时间，再增加运动频率，最后增加运动强度。当患者在完成目前运动项目过程中，有不良反应或不能耐受应及时停止运动或调整运动量。

(2)抗阻运动：其方式多为抗阻运动训练，即大肌群中等负荷、持续、缓慢、多次重复的抗阻力量训练，如俯卧撑、哑铃或杠铃、弹力带或弹力管，以及其他运动器械。每次训练 8~10 组肌群，上肢、躯干和下肢肌群可交替训练。初始强度为可重复 10~15 次的负荷重量，分组进行，3~5 组 / 次，隔日 1 次，3 次 / 周。调整抗阻运动处方的原则：运动训练后，当患者能够轻松完成 >15 次的负荷重量，可上调负荷重量 5%。

(3)柔韧性训练：维持躯干和肢体关节活动在正常范围，是进行日常生活活动的基本条件。柔韧性训练就是通过对相关肌群和软组织缓慢、持续的牵伸，保持关节活动在应有范围内。每次训练 8~10 组肌群，牵伸时间 5~15s/ 次，每个牵伸动作可重复 2~3 次，可逐渐增加至 30~60s/ 次，强度为有牵拉感同时无明显疼痛，柔韧性训练宜每天进行。

(4)平衡与协调性训练：平衡与协调性运动是准确、平稳地完成每一项日常生活活动的基本要求。在不同体位(卧位、坐位、站立位)、双腿至单腿支撑、睁眼至闭眼、静态至动态等状态下，进行平衡与协调功能训练,3~5min/次,2~3次/d,强度由易至难,训练宜每天进行。

4. 呼吸康复 是通过对患者的全面评估及个体化治疗的综合干预措施,包括运动训练、教育和行为改变,旨在改善慢性呼吸系统疾病患者的心理和生理状况,并增加患者对改善健康行为的长期依从性。有效排痰,减轻呼吸道阻塞,保持呼吸道通畅,加强呼吸训练是改善呼吸功能的前提,运动能力和体力活动的增加是呼吸康复的重要目标。运动训练主要包括有氧运动和抗阻运动。增加有氧运动耐受性和增强肌肉力量的最佳效果必须通过结合抗阻运动和有氧运动来实现,同时训练原则还需有针对性。大多数呼吸康复计划包括1项或多项有氧运动和大肌群下肢肌肉的抗阻运动。对于日常生活活动困难的患者,上肢的耐力和阻力训练也是有用的补充锻炼方式。

(1)气道廓清:排除呼吸道分泌物,有助于缓解呼吸困难和支气管痉挛,保持呼吸道通畅,减少反复肺部感染。在排除禁忌证的前提下,根据实际情况,可选择体位引流(主动或辅助下)2~3次/d;主动咳嗽排痰或器械吸痰,每日多次,其中早晨和傍晚这两个时段比较重要,借助雾化吸入、翻身拍背、手法或器械(胸部)振动,可提高排痰效率。患者可使用呼气正压面罩、Flutter、Acapella等设备,在吹气的过程中,产生呼气正压,使气道内产生振荡,达到松动和排除痰液的目的,2~3次/d。

(2)呼吸训练:腹式呼吸是以膈肌收缩活动为主、最省力的呼吸方式。通过姿势放松(停止当前正在执行的活动或动作)、控制呼吸(降低呼吸频率)和缩唇呼吸(避免过度用力呼气)有助于建立良好、有效的腹式呼吸。呼吸训练主要指的是膈肌训练,可以采取仰卧位、坐位、站立位,以及走路和上楼梯等活动中进行。具体方法同上。

(3)有氧运动:通常采用功率自行车或固定式跑步机进行,上楼梯、行走、游泳等也是慢性呼吸系统疾病患者有效的锻炼方式。上肢有氧运动训练是下肢训练的补充。运动计划为20~60min/次,3~5次/周,中高强度(>60%的最大工作负荷)。在运动过程中,需要定量监测氧饱和度和心率以确保安全。对于氧饱和度<90%的患者,应及时予以吸氧来保证运动的安全性。经充分吸氧仍然无法维持最低氧饱和度(90%)要求的患者,应将运动时间分成多次短暂的间歇性运动,以使氧饱和度恢复并保持在安全范围。

(4)抗阻运动:为局部大肌群的力量训练,通常选用较先进的设备进行抗阻运动,也可以考虑使用自由重量或弹力带进行训练。标准强度应足以引起肌肉疲劳(60%~70%的最大工作负荷,Borg评分为5~6分),但建议从稍低的强度开始,使患者适应设备,执行运动和呼吸策略,逐渐规律增加锻炼做功,以保证骨骼肌的超负荷训练状态,注意呼吸模式应与运动充分匹配,2~3次/周,1~3组/次,10~15个/组。

(二)运动治疗的适应证和禁忌证

1. 适应证 ①患者生命体征稳定。②因疾病、损伤需要长期卧床或制动的患者。③近日创面无活动性出血,骨折内固定和外固定稳定,无明显认知和精神障碍,心肺等脏器功能能够适应运动训练的患者。④患者或其家属同意参与。

2. 禁忌证 ①患者生命体征不稳定,病情危重需要抢救。②低血压(收缩压<90mmHg或舒张压<60mmHg);未控制的血压(如静息收缩压≥160mmHg或舒张压≥100mmHg);血压反应异常,活动中收缩压不升反降>10mmHg或收缩压过高>220mmHg;明显心动过速或过缓。③患者感染未控制,体温>38℃。④患者合并重度肺动脉高压、失代偿的心力衰竭或呼吸衰竭、中度心脏瓣膜病变、严重的梗阻性肥厚型心肌病、重度冠状动脉主干狭窄、重度房室传导阻滞、急性心内膜炎、急性心肌炎或心包炎、夹层动脉瘤、未控制的心律失常、不稳定型心绞痛、近期急性心肌梗死。⑤运动训练时可导致患者病情恶化,如急性胸腹部外伤、严重认知和精神障碍,严重肝肾疾病,重度贫血,肿瘤晚期,近期不稳定性脊柱损伤和骨折,咯血及其他出血性疾病等。⑥妊娠晚期或妊娠综合征,血糖未控制的糖尿病,运动可导致骨关节病损和神经肌肉病变恶化者。⑦患者或其家属拒绝参与。

（三）运动治疗的注意事项

在实施运动治疗的全过程中,医师和康复治疗师(士)要全面了解患者的生命体征和功能状况,牢记医疗安全和相关注意事项。

1. 充分评估　在运动治疗前,医师和康复治疗师(士)对患者进行充分的评估,包括一般医学评估(生命体征)和功能评估;患者符合运动治疗的适应证,并有相关的医嘱。在运动治疗过程中,做好动态评估。

2. 知情同意　在运动治疗前,医师和康复治疗师(士)告知患者及其家属运动治疗的作用和如何配合治疗,并签署相关知情同意书。

3. 规范操作　在运动治疗前,医师和康复治疗师(士)知晓运动治疗的操作规范;在运动治疗过程中,避免引起症状加重或运动过量,如果出现关节疼痛或肿胀加重、疲劳、呼吸困难、胸痛、眩晕、恶心、呕吐、心电图 ST 段偏移>1mm 或严重心律失常等情况,应及时停止运动。

4. 应急预案　在运动治疗前,医师和康复治疗师(士)知晓运动治疗可能会给患者带来的伤害,做好相关预防措施和应急预案。

5. 观察记录　在实施运动治疗前、过程中和结束后,医师和康复治疗师(士)注意观察患者的生命体征等临床表现和相关功能变化,并及时加以记录。

（吴　鸣）

第二节　物理因子治疗

一、电疗法

（一）直流电疗法

1. 种类　①直流电疗法:用直流电治疗疾病的方法。②直流电药物离子导入疗法:借助直流电将药物离子导入人体以治疗疾病的方法。

2. 治疗作用　①扩张血管,促进血液循环,改善组织营养,加速神经和其他组织的再生。②阳极下消散水肿。③阴极下消散炎症,松解粘连,软化瘢痕。④阳极下缓解疼痛。⑤阴极下周围神经肌肉兴奋性提高。⑥阴极下骨折愈合加快。⑦阳极下静脉血栓机化、退缩,血管重新开放。⑧药物离子导入时除具有直流电治疗作用外,还有导入药物的治疗作用。⑨阴、阳极直接集中作用于肿瘤时可使肿瘤变性、坏死。⑩阴极置于头端、阳极置于远端(如腰骶部)的上行性直流电可降低血压、提高肌张力;阳极置于头端、阴极置于远端的下行性直流电可升高血压、降低肌张力。

3. 临床应用

(1)适应证:直流电与直流电药物离子导入疗法适用于周围神经炎、神经根炎、神经损伤、神经症、自主神经功能紊乱、高血压、慢性关节炎、慢性炎症浸润、慢性溃疡、血栓性静脉炎、雷诺病、瘢痕、粘连、颞下颌关节功能紊乱、慢性盆腔炎等。

(2)禁忌证:恶性肿瘤、高热、昏迷、活动性出血、妊娠、急性化脓性炎症、急性湿疹、局部皮肤破损、置有心脏起搏器、对直流电过敏、对拟导入的药物过敏。

（二）低频电疗法

低频电疗法是采用频率为 1~1 000Hz 的电流治疗疾病的方法。包括经皮神经电刺激疗法(transcutaneous electrical neural stimulation,TENS)、神经肌肉电刺激疗法(neuromuscular electrical stimulation,NES)、

功能性电刺激疗法(functional electrical stimulation,FES)等。

1. 经皮神经电刺激疗法

(1)定义:应用一定频率、一定波宽的低频脉冲电流作用于体表,刺激感觉神经达到镇痛的治疗方法称为经皮神经电刺激疗法(TENS)。

(2)治疗作用:缓解各种急慢性疼痛、促进局部血液循环、加速骨折愈合、加速伤口愈合。

(3)临床应用

1)适应证:术后伤口痛、神经痛、肌肉痛、关节痛、头痛、截肢后残端痛、幻肢痛、分娩宫缩痛、癌痛、骨折、伤口愈合缓慢等。

2)禁忌证:置有心脏起搏器、颈动脉窦部位、孕妇下腹部与腰部。

2. 神经肌肉电刺激疗法

(1)定义:应用低频脉冲电流刺激神经肌肉引起肌肉收缩的治疗方法,称为神经肌肉电刺激疗法。

(2)治疗作用:对失神经支配而发生变性的肌肉进行适宜的电刺激,可以引起肌肉节律性收缩,改善血液循环和营养,延缓病肌萎缩,防止肌肉纤维化和挛缩,增强已萎缩肌肉的肌力,也可使健康肌肉变得更强壮;并可促进神经再生和神经传导功能的恢复。

(3)临床应用

1)适应证:下运动神经元损伤或疾病所致的肌肉失神经支配、失用性肌萎缩、习惯性便秘、宫缩无力等。

2)禁忌证:禁用于置有心脏起搏器者、痉挛性瘫痪、其他禁忌证与直流电疗法相同。

3. 功能性电刺激疗法

(1)定义:用电流刺激已丧失功能或功能不正常的器官或肢体,以其产生的即时效应来代替或矫正器官或肢体已丧失功能的治疗方法称为功能性电刺激疗法(FES)。

(2)治疗作用:给予恰当的电刺激可以引起靶肌产生收缩,以补偿所丧失的肢体运动功能;同时也刺激了传入神经,经脊髓投射到高级中枢,促进肢体运动功能的重建以及心理状态的恢复。

(3)临床应用

1)适应证:脑卒中、脊髓损伤与脑瘫后的站立、步行障碍与手功能障碍,脊髓损伤后的排尿功能障碍。

2)禁忌证:置有心脏起搏器者禁用其他部位的功能性电刺激、意识不清、肢体骨关节挛缩畸形、下运动神经元受损、神经反应性异常者也不宜应用本疗法。

(三) 中频电疗法

中频电疗法是采用频率为1~100kHz 的电流治疗疾病的方法。包括等幅中频电疗法、干扰电疗法、调制中频电疗法等。

1. 等幅中频电疗法

(1)定义:应用频率为1~20kHz 的等幅正弦电流治疗疾病的方法。通常称为等幅中频电疗法,习惯称为音频电疗法。

(2)治疗作用:主要为消散硬结、软化瘢痕、松解粘连,也可改善局部组织血液循环,促进炎症吸收,镇痛等。

(3)临床应用

1)适应证:瘢痕疙瘩、纤维结缔组织增生、肥厚、粘连、挛缩、关节纤维性强直、肌肉、韧带、关节劳损、颈肩腰腿痛、狭窄性腱鞘炎、风湿性肌炎、关节炎、神经炎、神经痛、外伤后或术后软组织粘连、血肿机化、注射后硬结、声带肥厚、乳腺小叶增生、肠粘连、慢性盆腔炎、附件炎、前列腺炎等。

2)禁忌证:急性感染性疾病、肿瘤、出血性疾病、严重心力衰竭、肝肾功能不全、活动性肺结核、局部有金属异物、心区、孕妇腰腹部、植入心脏起搏器者。

2. 干扰电疗法

(1)定义：干扰电疗法是将两路频率分别为 4 000Hz 与(4 000±100)Hz 的正弦交流电,通过两组电极交叉输入人体,在电场线的交叉部位形成干扰电场,产生差频为 0~100Hz 的低频调制中频电流,这种电流就是干扰电流。应用这种干扰电流治疗疾病的方法称为干扰电疗法。两组电流在三维空间交叉时,能产生立体的空间刺激效应,且随着电流相位的变化,刺激的强度会有动态变化,变化的频率即为差频。两组电流综合形成的电流强度比两组中的任何一组电流大,又比两组电流之和的平均值大,这就可能弥补了低频电流随着组织深度的增加而治疗效果减弱的不足。

(2)治疗作用：促进血液循环、镇痛、消肿、治疗和预防肌肉萎缩、调节内脏功能、调节自主神经、促进骨折愈合。

(3)临床应用

1)适应证：周围神经损伤或炎症引起的神经麻痹和肌肉萎缩、神经痛、术后肠粘连、注射后硬结、缺血性肌痉挛、雷诺病、闭塞性动脉内膜炎、骨折延迟愈合、术后粘连、术后肠麻痹、内脏平滑肌张力低下(胃下垂、弛缓性便秘)、胃肠功能紊乱、儿童遗尿症、尿潴留及妇科的慢性炎症。

2)禁忌证：急性炎症、出血倾向、孕妇下腹部、局部有金属异物、严重心脏病等。

3. 调制中频电疗法

(1)定义：调制中频电疗法又称脉冲中频电疗法。使用的是一种低频调制的中频电流,其幅度随着低频电流的频率和幅度的变化而变化,调制中频电流具有低、中频电流的特点和治疗作用。

(2)治疗作用：镇痛、促进血液循环、促进淋巴回流、兴奋神经肌肉、提高平滑肌张力、调节自主神经功能、消炎、药物离子导入。

(3)临床应用

1)适应证：颈肩背腰腿痛、肌肉扭伤、肌纤维组织炎、关节纤维性挛缩、瘢痕粘连、血肿机化、注射后硬结、面神经炎、肌萎缩、胃肠张力低下、尿路结石、慢性盆腔炎、术后肠麻痹、肌强直、周围神经炎或损伤引起的弛缓性瘫痪、血管神经性头痛、胃十二指肠溃疡、慢性胆囊炎、尿路结石、脊髓损伤引起的神经源性膀胱功能障碍、压力性尿失禁、尿潴留等疾病。

2)禁忌证：局部有恶性肿瘤、活动性肺结核、急性化脓性炎症、出血性疾病、局部有金属固定物、植入心脏起搏器者、有严重心肺肾脏疾病者等。

(四)高频电疗法

高频电疗法是采用频率在 100kHz 以上的电流治疗疾病的方法。包括短波疗法、超短波疗法、分米波疗法、厘米波疗法及毫米波疗法等。

1. 短波及超短波疗法

(1)定义：应用短波电流产生的高频电磁场治疗疾病的方法,称为短波疗法。短波治疗主要产生温热效应,又被称为短波透热疗法。应用超短波电场治疗疾病的方法,称为超短波疗法。超短波疗法采用超短波电容电极产生的超高频电场,故又称为超高频电场疗法或超短波电场疗法。

(2)治疗作用：消炎、消肿、镇静、解痉、止痛、改善内脏功能、促进组织修复、抑制恶性肿瘤生长。

(3)临床应用

1)适应证：短波主要适用于伤病的亚急性、慢性期。脉冲短波可适用于伤病的急性期;超短波主要适用于伤病的急性期及亚急性期,也可用于慢性期。如软组织、五官、胸腹盆腔器官的炎症感染和关节炎、扭挫伤、骨折愈合迟缓、肩关节周围炎、颈椎病、腰椎间盘突出症、股骨头缺血性坏死、神经炎、神经痛、脊髓炎、静脉血栓形成及压疮等疾病。

2)禁忌证:恶性肿瘤(一般剂量时)、出血倾向、结核病、妊娠、严重心肺功能不全、局部金属异物、植入心脏起搏器者。

2. 微波疗法 波长1mm~1m,频率300~300GHz的电磁波为微波。微波分为分米波(波长10cm~1m、频率300~3 000MHz)、厘米波(波长1~10cm、频率3 000~30 000MHz)、毫米波(波长1~10mm、频率30~300GHz)3个波段。

(1)定义:应用分米波段电磁波治疗疾病的方法称为分米波疗法。应用厘米波段电磁波治疗疾病的方法称为厘米波疗法。二者属于特高频波段电磁波,又称为特高频电疗法。应用毫米波段电磁波治疗疾病的方法称为毫米波疗法。因毫米波属于极高频波段电磁波,又称为极高频电疗法。

(2)治疗作用:分米波与厘米波治疗有改善局部血液循环、镇痛、消散炎症、加速组织再生、缓解痉挛、调节神经功能、调节内分泌腺和内脏器官的功能、抑制或杀灭肿瘤细胞的作用。分米波作用可达深层肌肉,厘米波作用只达皮下脂肪、浅层肌肉。毫米波辐射于人体时被水分所吸收,对组织的穿透力很弱,只达表皮,可有改善微循环,加速水肿吸收、炎症消散,促进上皮生长、伤口愈合,并加速神经再生、骨痂愈合,镇痛等作用,作用于神经节段可调节相应区域的神经、血管或器官的功能。

(3)临床应用

1)适应证:软组织、胸腹盆腔器官的亚急性、慢性炎症感染、关节炎、扭挫伤、网球肘、冻伤、肩关节周围炎、颈椎病、腰椎间盘突出症、肌纤维组织炎、坐骨神经痛、溃疡病、伤口愈合迟缓等。分米波、厘米波高热疗法与放疗、化学治疗(简称化疗)联合应用可治疗皮肤癌、乳腺癌、淋巴结转移癌、甲状腺癌、宫颈癌、直肠癌、前列腺癌、食管癌、胃癌、骨肿瘤等。

2)禁忌证:与短波及超短波疗法相同。避免在眼部、小儿骨骺与睾丸部位治疗。

二、光疗法

(一)红外线疗法

1. 定义 用红外线治疗疾病的方法为红外线疗法。医用红外线分为近红外线(或短波红外线)和远红外线(或长波红外线)。

2. 治疗作用 红外线可以改善局部血液循环,促进肿胀消退,促进渗出性病变表现干燥,还可以缓解肌痉挛,降低感觉神经兴奋性从而起到镇痛作用。

3. 临床应用

(1)适应证:亚急性及慢性损伤、炎症、伤口延迟愈合、慢性溃疡、压疮、肌痉挛、胃肠炎、皮肤溃疡、烧伤创面、挛缩的瘢痕、风湿性关节炎、盆腔炎性疾病后遗症、乳腺炎、神经性皮炎等。

(2)禁忌证:出血倾向、高热、活动性结核、急性感染性炎症、严重动脉硬化、代偿不全的心脏病。

(二)可见光疗法

1. 定义 用可见光治疗疾病的方法为可见光疗法。可见光疗法包括红光、蓝光、蓝紫光及多光谱疗法。

2. 治疗作用 可见光能被组织吸收产生热效应,其热效应较红外线深,可以改善营养代谢,促进炎症消散,特别是红光穿透较深,可引起深部组织血管扩张,血液循环加强;蓝紫光具有的光化学作用,可用于治疗核黄疸。

3. 临床应用

(1)适应证:①红光疗法适应证:神经炎、软组织损伤、肌纤维组织炎、关节炎。②蓝光疗法适应证:急性湿疹、皮炎、神经痛。③蓝紫光疗法适应证:新生儿黄疸。

(2)禁忌证:同红外线疗法。

（三）紫外线疗法

1. 定义　应用紫外线防治疾病的方法为紫外线疗法。

2. 治疗作用　紫外线可杀菌、消炎；改善局部血液循环；小剂量紫外线照射可脱敏；促进组织再生；能产生红斑的照射量可镇痛；促进化脓组织液化；对身体较大范围的照射可增强机体免疫功能；促进维生素 D 的合成；预防和治疗维生素 D 缺乏性佝偻病。

3. 临床应用

（1）适应证：①全身照射：佝偻病、软骨病、老年骨质疏松症、骨折、免疫功能低下、肝硬化或尿毒症患者全身皮肤瘙痒、银屑病、白癜风等。②局部（体表）照射：疖肿、痈、急性蜂窝织炎、急性乳腺炎、丹毒、淋巴结炎、静脉炎、软组织急性化脓性炎症、伤口感染、压疮、伤口延迟愈合、急性关节炎、急性神经痛、肺炎、溃疡、带状疱疹及其后遗痛等。③体腔照射：外耳道、鼻、咽、口腔、阴道、直肠、窦道等腔道内感染。④光敏治疗：银屑病、白癜风等。

（2）禁忌证：恶性肿瘤、高热、心肺肝肾衰竭、出血倾向、活动性结核、急性湿疹、日光性皮炎、皮肤癌变、着色性干皮病（xroderma pigmentosa）、血小板减少性紫癜、血友病、系统性红斑狼疮（systemic lupus erythematosus，SLE）、光敏性疾病、应用光敏药物（光敏治疗除外）等。

（四）激光疗法

1. 定义　激光是受激辐射放大的光，应用激光治疗疾病的方法称为激光疗法。激光具有方向性强、亮度高、单色性好、相干性好的特点。

2. 治疗作用　激光作用于生物组织会产生光效应、热效应、压力效应、电磁效应及生物刺激作用，可促进周围神经再生，加速溃疡和伤口愈合，消炎止痛，并可以通过对体表特定部位或穴位的照射调节相应内脏的生理活动。

3. 临床应用

（1）适应证：面神经炎、三叉神经痛、神经性头痛、慢性溃疡、慢性伤口、肩周炎、风湿性关节炎、原发性高血压、闭塞性脉管炎、哮喘、过敏性鼻炎等。

（2）禁忌证：恶性肿瘤（光敏治疗除外）、皮肤结核、高热、出血倾向、心肺肾衰竭、孕妇、与黑色素瘤有关的皮肤病变、光敏性皮肤或正在服用光敏性药物等。

三、超声波疗法

（一）定义

超声波是指频率在 20kHz 以上，不能引起正常人听觉反应的机械振动波。超声波疗法是应用超声波作用于人体以达到治疗疾病目的的一种物理治疗方法，一般常用频率为 800~1 000kHz。超声波治疗有常规剂量治疗法、综合治疗法、大剂量治疗法三种。康复医学科常用的是前两种。

（二）治疗原理

1. 局部作用　超声波作用于人体组织产生机械作用、温热作用和空化作用，可引起人体局部组织血流加速，血液循环改善，细胞膜通透性增强，离子重新分布，新陈代谢加速，组织中氢离子浓度减低、pH 增加，酶活性增强，组织再生修复能力加强，肌张力下降，疼痛减轻等。

2. 节段或全身作用　超声波治疗引起的局部组织变化可以通过神经或体液途径影响身体某一节段或全身而起到治疗作用。

（三）治疗作用

1. 加速局部血液循环，提高细胞膜通透性，改善组织营养，促进炎症消散。

2. 降低痉挛肌肉的张力，减轻痉挛造成的疼痛。

3. 小剂量超声波可促进纤维结缔组织增生,较大剂量则促进结缔组织分散,有松解粘连,软化瘢痕的作用。

4. 小剂量可刺激细胞内蛋白质合成,促进组织修复,还可刺激骨痂生长,有利于骨折愈合,大剂量则可在骨与其他组织的界面产生高温,引起骨痛。

5. 作用于交感神经节时可以调节其分布区神经血管和内脏器官功能。

6. 动物实验显示超声波有溶栓作用。

(四) 临床应用

1. 适应证　冠心病、慢性支气管炎、慢性胃炎(chronic gastritis)、雷诺病、带状疱疹、乳腺炎、瘢痕、类风湿性关节炎、早期乳腺炎、肢体溃疡、颞下颌关节紊乱、视网膜炎、盆腔炎、耳鸣、耳聋等。

2. 禁忌证　恶性肿瘤(高强度聚集超声波治疗肿瘤时例外)、急性化脓性炎症、高热、活动性肺结核、出血倾向、严重支气管扩张、孕妇下腹部、儿童骨骺部等。

四、磁疗法

(一) 定义

利用磁场的物理性能作用于人体治疗疾病的方法称为磁疗法。外界磁场的变化会影响人体的生理功能,这种变化通过神经、体液系统发生电荷、电位、分子结构、生化和生理功能的改变,从而使人体产生一系列物理化学变化。

(二) 治疗作用

止痛、消炎、消肿、镇静、催眠、降血压、止泻、软化瘢痕、促进创面愈合和促进骨折愈合等作用。

(三) 临床应用

1. 适应证　高血压、骨质疏松、类风湿性关节炎、冠心病、肠炎、胃炎、慢性气管炎、耳郭浆液性软骨膜炎、外耳道疖肿、神经性耳鸣、鼻炎、睑腺炎、角膜炎、带状疱疹、瘢痕、臀部注射硬结、婴幼儿腹泻、术后痛等。

2. 禁忌证　高热、心力衰竭、极度虚弱、置有心脏起搏器者、严重心肺功能不全、孕妇下腹部、出血倾向等。

五、温热疗法

(一) 概述

温热疗法是指应用合适的热源为导热体,以一定的传导方式将热量传递至机体的治疗方法。加热温度一般在45~50℃,主要作用于浅表组织,也可穿透至深层的肌肉和关节。热量是指由于温度的差别而引起的物体吸收热或放出热的物理量,即在热传递过程中所转移的热能,热量的国际单位是焦耳(J)。热量传递的方式有传导、对流和辐射。

(二) 分类

温热疗法因传递方式的不同可分为三类:传导热疗法、对流热疗法和辐射热疗法。

1. 传导热疗法　通过直接接触热源,使物体的热量由高温物体传至低温物体的治疗方法,如常用的石蜡疗法和湿热袋敷疗法。

2. 对流热疗法　通过液体或者气体流动传递热量的治疗方法,如蒸汽疗法和漩涡浴。

3. 辐射热疗法　通过能量粒子在电磁场中产生电磁波来传递热量的治疗方法,如红外线灯。

在实际治疗中,热传导、热对流和热辐射可能伴随出现,本节主要介绍临床常用的传导热疗法,即石蜡疗法和湿热袋敷疗法。

（三）生物学效应

1. 循环系统　温热疗法改善局部血液循环,使局部毛细血管扩张,血流速度加快,从而改善组织营养;促进局部淋巴循环,有助于水肿消散;值得注意的是,局部治疗时,温热疗法使心率加快,心肌收缩力增强,血压升高,但大范围或持久、强烈的温热疗法作用于人体时,则可导致心肌收缩力减低,甚至发生心力衰竭。

2. 软组织　扩张皮肤血管,加强皮肤的营养和代谢,从而促进伤口愈合;降低肌肉张力,缓解肌肉痉挛,减轻肌紧张引起的疼痛;增加软组织的延展性,软化瘢痕,松解粘连。

3. 代谢率和炎症　升温引起体内酶活性的改变,从而增加组织摄氧量,促进细胞代谢;在一定范围内,温度每升高 10℃,基础代谢率可增加 2~3 倍,能量代谢加快,能量消耗增加;可提高血流速度,加剧急性炎症反应,但对慢性炎症有治疗作用,可提高毛细血管壁通透性,利于炎症物排出和对营养物质的吸收,达到消炎止痛的作用。

4. 神经系统　降低感觉神经末梢的兴奋性和神经传导速度,提高周围神经的疼痛阈值,缓解肌肉紧张引起的疼痛,有较好的镇痛作用。

5. 呼吸系统　一般引起呼吸深度增加,但持久或强烈的热作用可使呼吸浅快。

6. 消化系统　可缓解胃肠平滑肌痉挛,增加胃黏膜血流量,促进消化液分泌。

（四）石蜡疗法

1. 定义　利用加热溶解的石蜡作为导热体,将热量传递至机体,以治疗疾病的方法称为石蜡疗法。

2. 物理特性　石蜡是高分子碳氢化合物,是石油的蒸馏产物,不溶于水,微溶于有机溶剂,医用石蜡的熔点为 50~60℃;之所以临床常用石蜡作为导热体,是因为石蜡的热容量大,气体不能通过,几乎无对流,有很好的蓄热能力;加热吸收大量热能,冷却时热量释放缓慢,且保温时间长,是一种很好的导热体。

3. 治疗方法

(1)蜡饼法:此方法临床最为常用,根据使用机器的不同,有制蜡机直接制作蜡饼的方法,也有将加热后完全熔化的蜡液倒入容器内,自制厚约 2~3cm 蜡饼的方法,待蜡饼冷却至石蜡初步凝结成块时(表面 45~50℃),将蜡块取出,外包塑料布、棉垫保温,敷于暴露的治疗部位,四肢可用绷带固定。

(2)刷蜡法:将熔蜡槽内的蜡熔化、恒温至 55~65℃,用刷子蘸取蜡液后在局部均匀涂刷,蜡液在皮肤表面冷却形成一薄层蜡膜,如上反复涂刷,每次刷蜡的边缘不超过第一层,直至蜡膜厚 0.5~1cm 时,外面再包一块热蜡饼,或继续涂刷至蜡层 1~2cm 厚,然后用塑料布、棉垫包裹保温。

(3)浸蜡法:如刷蜡法获得 55~65℃ 的蜡液,患者手足浸入蜡液后立即提出,则蜡液在手足浸入部分的表面形成一薄层蜡膜,反复浸入、然后提出,重复数次,直到蜡膜形成手套或袜套样厚达 0.5~1cm 的蜡膜,再持续浸入蜡液中,此法仅适用于手足部。

(4)此外,还有蜡袋法和蜡垫法,不再赘述。

(5)治疗参数:以上各种方法的治疗时间均为 20~30min,每日 1 次,15~30 次为一个疗程。

4. 适应证　软组织扭挫伤恢复期、术后或外伤后瘢痕增生及组织粘连、骨折或关节术后挛缩、关节纤维性强直、椎间盘突出症、慢性关节炎及外伤性关节疾病、肌纤维组织炎、腱鞘炎、慢性盆腔炎、面神经炎后遗症肌痉挛、胃肠痉挛、神经痛、皮肤美容等。

5. 禁忌证　对蜡疗过敏者、高热、急性化脓性炎症、风湿性关节炎活动期、结核、恶性肿瘤、出血倾向者、甲状腺功能亢进、孕妇腰腹部,温热感觉障碍者慎用。

（五）湿热袋敷疗法

1. 定义　湿热袋敷疗法是利用热袋中的硅胶,将加热后热袋中的硅胶所散发出的热量和水蒸气作用于治疗部位的温热疗法,也称热袋法。

2. 物理特性　湿热袋外层是亚麻织物,内含可塑性硅胶、亲水硅酸盐等物质,其形状类似于子弹袋样。湿热袋中的硅胶颗粒含有许多微孔,在恒温水箱中加热时可吸收大量的热和水分,治疗时缓慢释放热量并散发出水蒸气,对治疗部位起到温热敷的作用,还可用于电刺激治疗前的预热,以增加皮肤的导电性。

3. 治疗方法　①向恒温水箱放水至 3/4 容量,加热至 80℃,将热袋悬挂其中加热 20~30min 备用;②暴露患者治疗部位,在治疗部位上覆盖数层干燥清洁毛巾,皮肤与热袋之间的干毛巾至少 6 层,面积要大于热袋;③选用形状大小合适的热袋,拧出多余的水分(以不滴水为度);将热袋置于毛巾上,再盖上毛毯保温;④治疗 5min 后挪开热袋检查皮肤,随热袋温度降低,逐层抽出毛巾至治疗完毕;⑤治疗参数:每次治疗 20~30min,1~2 次 /d,10~15 次为一个疗程。

4. 适应证　软组织扭挫伤恢复期、瘢痕增生、纤维粘连、肌肉痉挛、慢性炎症、神经痛等,具体同石蜡疗法。

5. 禁忌证　同石蜡疗法。

六、压力治疗

(一)概述

压力疗法(compress therapy)是利用压力设备,改变机体局部的压力,以改善血液循环,促进血管内外物质交换,纠正组织或器官缺血缺氧的治疗方法。

(二)分类

压力疗法因机器压力方式不同可分为三类:正压疗法、负压疗法和正负压疗法。

1. 正压疗法　设正常环境下大气压为零,则高于环境大气压的压力为正压,使用正压治疗的方法为正压疗法,如正压顺序循环疗法、肢体气囊加压疗法、皮肤表面加压疗法。

2. 负压疗法　低于环境大气压的压力为负压,使用负压治疗的方法为负压疗法。

3. 正负压疗法　使用正压和负压,使两种压力交替作用的治疗方法为正负压疗法。

(三)肢体气囊加压疗法

1. 治疗作用　压力疗法多用于四肢疾病的治疗,本节只做简单介绍。临床常用肢体气囊加压疗法,其操作简单易行。肢体气囊加压疗法通过套在肢体上的气囊有规律地充气、排气压迫肢体软组织起作用,促使组织间液经静脉回流,促进淋巴循环和血液循环,消除肢体局部水肿,改善局部营养。每侧肢体每次治疗 20~30min,一般每日治疗 1 次,20~30 次为一个疗程。

2. 适应证　弛缓性瘫痪合并循环障碍、淋巴水肿和预防手术后下肢深静脉血栓形成(deep venous thrombosis,DVT)、周围血液循环障碍、单纯性静脉曲张、外伤后血管痉挛、雷诺病、四肢动脉粥样硬化、免疫性疾病引起的血管病变、糖尿病性血管病变。

3. 禁忌证　治疗部位急性感染、恶性肿瘤、局部皮肤破损(压疮、溃疡等)、大面积坏疽、出血倾向、血管手术后、深静脉血栓形成、动脉瘤、意识障碍等。

七、生物反馈疗法

(一)概述

生物反馈疗法(biofeedback therapy,BFT)就是应用人体自我调节和控制系统的相关理论,通过测量和呈现患者感知不到的非正常生理病理信息,选择性地转换为可识别的视觉或听觉信号,通过患者自己意识的控制和反复的行为练习,来调整机体的内环境、改善身体内部调节机制的治疗方法。

(二)分类

1. 正反馈　在反馈过程中,若反馈的结果使原有动作加强,称为正反馈。

2. 负反馈　在反馈过程中,若反馈的结果使原有动作减弱,则称为负反馈。

常用的治疗方法有肌电生物反馈疗法、手指温度生物反馈疗法、皮肤电阻生物反馈疗法、血压生物反馈疗法、心率生物反馈疗法、脑电生物反馈疗法等。

（三）基本原理

生物反馈被认为是在躯体与大脑之间建立一个新的外显性的反馈环以帮助自我调节。建立生物反馈环所需的两个必要条件：①要有将生物信息转换为声、光、图像等信号的电子仪器；②要有人的意识（意念）参与（主动性）。

（四）肌电生物反馈疗法

1. 定义　肌电生物反馈疗法利用的反馈信息是肌电信号。将传感器采集的肌电信号,用肌电生物反馈治疗仪进行放大、滤波等调整,转换成显示屏上可直接观察的信号。由于肌电的高低与肌紧张成正比关系,肌肉紧张时肌电抬升,松弛时下降,借此患者可以直接观察到被测试肌肉紧张或松弛,再经过学习和训练使患者学会随意控制该骨骼肌收缩或放松。

2. 临床应用　放松性训练主要用于降低肌肉的紧张度,缓解肌肉痉挛;兴奋性训练主要用于增强肌肉的紧张度,提高肌肉的收缩能力。

（1）兴奋性训练：吞咽肌力训练、呼吸肌力训练以及盆底肌力训练等。

（2）放松性训练：脑卒中后偏瘫、紧张性头痛、焦虑症、失眠症等。

（3）治疗参数：每次治疗 20~30min,一般 1 次 /d,20~30 次为一个疗程。

3. 盆底肌的肌电生物反馈治疗　盆底肌的肌电生物反馈治疗通过消毒或洁净的、个人专用的肛肠或阴道（针对女性）电极进行训练,可以采集盆底肌的表面肌电信号,或同时输出低频刺激电流,以引导盆底肌放松或促进盆底肌收缩,其余同肢体的肌电生物反馈治疗。

八、冷疗法

（一）概述

冷疗法（cold therapy）是应用低于人体温度的物理因子（冷水、冰块等）刺激皮肤或黏膜的治疗方法。冷疗法包括冷敷法、冰水浴法、喷射法和灌注法等。

（二）治疗作用

1. 减轻出血和充血　可使小血管收缩,起到止血、减少渗出、减轻水肿的作用,但长时间冷刺激可引起继发性血管扩张反应。

2. 减轻疼痛　可降低感觉神经末梢的兴奋性和神经传导速度,冷刺激向中枢的传导可掩盖或阻断痛觉的传导,从而减轻疼痛。

3. 缓解肌肉痉挛　可降低运动神经的传导速度,降低肌肉兴奋性,短时间的冷刺激可使肌肉的张力下降,从而缓解痉挛。

4. 可使体温降低　组织代谢率下降,控制炎症扩散。

（三）适应证

内脏出血、烧烫伤急救、软组织感染早期、骨关节术后肿痛、偏头痛、神经痛、高热、中暑、急性扭挫伤等。

（四）禁忌证

闭塞性脉管炎、雷诺病、红斑狼疮、高血压、动脉硬化、心肺肾功能不全、恶病质、慢性炎症、深部化脓病灶、冷过敏等。认知障碍、老人及婴幼儿慎用。

九、体外冲击波疗法

(一)概述

体外冲击波疗法(extracorporeal shock wave therapy,ESWT)是指利用冲击波治疗的方法。冲击波是一种利用电能产生的脉冲磁场与液体之间的物理作用而产生的机械脉冲压力波。分为聚焦式冲击波和放散式冲击波疗法。冲击波可由液电式、电磁式、压电式和气压弹道式等方式产生。气压弹道式属于发散式冲击波,其他均属于聚焦式冲击波。

聚焦式冲击波发生器所产生的脉冲压力波峰值高,周期短,可聚焦于靶组织中。冲击波的能量以能流密度表示,即单个脉冲 $1mm^2$ 面积上的能量。能流密度的大小可分为低能流级($0.08\sim0.28mJ/mm^2$)、中能流级($0.28\sim0.60mJ/mm^2$)和高能流级($\geqslant 0.60mJ/mm^2$)。在每次治疗中患者所接受的总能量等于能量密度 × 脉冲次数。

(二)生物学效应

冲击波产生的效应取决于能流密度的水平。①低能量水平,其效应主要表现为超刺激作用和镇痛作用;②中等能量水平的冲击波可激活新陈代谢;③高能量冲击波作用时,可发生裂解或微观损伤。

(三)适应证

骨愈合不良、软组织慢性损伤性疾病、早期缺血性骨坏死、肱骨内上髁炎、肌筋膜综合征(纤维肌痛除外)等。

(四)禁忌证

严重内科疾病、儿童及青少年的生长期的骨骺部位、肿瘤、妊娠、出血性疾病患者等。

(五)注意事项

冲击波治疗后可出现软组织肿胀、疼痛、表皮损害、皮肤瘀点、出血、红斑、皮下血肿等反应。

(录欣欣)

第三节　呼　吸　治　疗

一、概述

呼吸治疗是以心肺生理学、病理生理学和医学工程学为基础的一门专注于心肺功能支持和康复的新兴医学专业。其业务涉及呼吸与危重病医学、麻醉学、重症医学、急诊医学、老年医学、儿科学、康复医学、护理学、预防医学等学科,服务对象为心肺功能不全或异常者。

呼吸治疗师(respiratory care practitioner,RCP)是从事呼吸治疗工作的专业技术人员,其工作内容主要包括人工气道的建立与管理、机械通气模式与参数的调节、胸部物理治疗、家庭治疗及健康教育等。RCP与物理治疗师、护士及其他专业治疗人员有着显著区别。

(一)呼吸治疗的物理学基础

在呼吸治疗领域,我们经常接触的物质主要以液态或气态形式存在,如湿化/雾化气道所需的液体、氧疗和呼吸机所需的气体等。正确理解流体(包括气体和液体)的特性和运动规律,有助于掌握各种呼吸治疗技术。

1. 流体的特性　液体由于分子间存在一定的吸引力而表现出一些特性,如黏滞性、表面张力和毛细管作用等。液体的黏滞性是其运动的阻力，人体肺泡表面覆盖一层液体，其表面张力会对肺泡产生一定压力，由于肺泡外壁上的表面活性物质能减低液体表面张力，从而可避免在呼气时肺泡塌陷，液体的黏滞性和表面张力造成毛细管虹吸作用。气体与液体有很多相似之处，不同之处在于气体易被压缩或膨胀和具有弥散功能，临床上常用 kPa、mmHg 和 cmH$_2$O 表示气体压力，$1kPa \approx 7.5mmHg \approx 10cmH_2O$。

2. 流体的运动规律　静止液体产生的压力取决于液体的密度和液柱的高度，而运动的液体产生的压力与其本身特性有关。流体作用主要用于：①运动流体压力的变化以克服流体分子间及分子与管壁间的摩擦力。②流体在管道中流动的方式就是层流、湍流和过渡流，在进行有创机械通气时，尽量选用管径粗的气管插管，以减少人工气道的阻力，从而减少呼吸肌送气压力的损耗。③流体稳定流动根据质量守恒定律，流体流动时遵循连续性方程和伯努利方程。④流体的卷吸作用是指运动流体经过狭窄通道口时，它的速度会明显增大，此时流体周围压力会降低。如临床上的氧气面罩和雾化装置。

(二) 正压呼吸机的作用

正压呼吸机主要适用于呼吸功能不全、呼吸衰竭、呼吸肌肉和神经等不可逆损害、危重患者及术中/术后患者的呼吸支持，以改善其通气功能。

1. 正压呼吸机的作用　是呼吸机仅在吸气时产生正压，升高呼吸道压力，将气体送入患者肺内，再通过患者肺弹性回缩力和呼气末正压(PEEP)的调节，将肺内气体呼出。

2. 正压呼吸机的吸呼气过程　一个呼吸周期由一次送气和呼气过程组成。在机械通气过程中，包括吸气触发、吸气相、吸呼气切换和呼气相四个阶段。这四个阶段分别受触发变量(触发呼吸机开始送气)、控制变量(控制吸气相的送气形式)、周期变量(控制呼吸机由吸气相转化为呼气相)和基线变量(形成呼气相基线压力)的控制。

(三) 正压通气的血流动力学效应

心肺循环作为一个协调的整体向组织器官运送足量的 O$_2$ 并排除 CO$_2$。正压通气通过复杂的吸呼气过程可以显著改变患者心血管系统和呼吸系统的功能。

1. 正压通气对气道压、胸膜腔内压和肺容量的影响　机械通气(MV)患者平均气道压反映平均肺泡压，气道压的增高反映了肺容积和胸膜腔内压的增加。气道压与其他变量的关系因通气模式、气道阻力和肺顺应性的改变而发生很大变化。正压通气对血流动力学影响的主要决定因素是胸膜腔内压和肺容积的变化，而非气道压。

2. 正压通气的血流动力学效应　自主呼吸是由呼吸肌的收缩产生的，膈肌和肋间肌是呼吸肌的主要部分，在过度通气时，作为辅助呼吸肌的腹肌和肩带肌也将参与。正常呼吸状态的氧需求少于总的氧输送的 5%，而在呼吸系统疾病(如肺水肿、支气管哮喘等)情况下，呼吸功能增加，氧的需求增加到总氧供的 25%~30%。呼吸衰竭时，MV 可以降低患者的呼吸功耗，使得其他重要器官的氧输送增加。

肺血管阻力的决定因素是肺容积，而肺容积调节自主神经张力和肺血管阻力，包括呼吸相关的窦性心律失常和抗利尿激素分泌导致液体潴留。急性肺损伤(acute lung injury, ALI)患者肺和胸壁顺应性下降，通常需要呼气末正压(positive end-expiratory pressure, PEEP)以维持肺泡膨胀状态和动脉氧合。慢性阻塞性肺疾病(COPD)患者主要的血流动力学问题与肺过度膨胀有关，包括肺实质的破坏和动态肺过度充气，这两种情况均可压迫心包，增加肺血管阻力，阻碍血液回流。与 ALI 患者相似，COPD 患者的撤机可使心血管系统负荷加重，严重 COPD 患者即使呼吸参数达到标准，在撤机时仍有发生心源性肺水肿的危险。

二、呼吸治疗技术

(一) 氧疗

1. 氧疗的实施　临床上，根据能否输出足够的气流量为患者提供稳定的吸入氧浓度，将给氧装置分为低流量和高流量两类。低流量给氧所提供的氧气流量<8L/min。高流量给氧是通过面罩供氧,提供的吸入氧浓度稳定,最高可达50%。呼吸机给氧可提供的氧浓度往往较高,可精确调节21%~100%吸入氧浓度。由于从呼吸机到患者呼吸道的整个回路处于密闭式,可以维持一定的气道压力,利于塌陷肺泡或气道的开放,从而改善患者的通气血流比例,纠正缺氧。

2. 氧疗的适应证

(1)通气障碍:气体进出气道必须克服肺和胸廓的扩张产生的弹性阻力以及气体在气道内流动时产生的摩擦力。通气阻力过高,或呼吸肌收缩力下降,导致气体不能进入肺泡,即为通气障碍。

(2)弥散障碍:氧气自气道进入肺泡后,透过肺泡呼吸膜进入肺毛细血管的血液内,这一过程称为弥散。有效弥散面积减少(如肺气肿、肺不张、肺实变等)、弥散距离增大(如肺气肿、肺大疱等)、呼吸膜增厚(如肺水肿、肺纤维化等)均可导致氧气的弥散障碍。

(3)通气血流比例失调:有效的气体交换不仅需要有足够的通气和气体弥散能力,而且肺毛细血管内要有充足的血流,同时两者必须保持一定的比例。正常成人静息时的通气量为4L/min,心排血量为5L/min,通气血流比例为0.8。肺动静脉瘘、肺严重外伤、烧伤可导致肺微循环障碍,即使吸纯氧也难使其血氧含量增加。肺不张、肺实变等因气体不进入失去通气的肺泡,提高氧浓度同样无法改善缺氧。肺气肿、肺纤维化、肺水肿等由于有效肺泡通气量降低,提高氧浓度可增大通气不良肺泡内的氧分压,在一定程度上改善缺氧。肺栓塞(pulmonary embolism)、弥散性血管内凝血(disseminated intravascular coagulation,DIC)由于肺毛细血管血流量减少或无,此时未受累的肺区血流量加大,提高吸氧浓度可增大该区肺泡内的氧分压,从而改善缺氧,但改善程度取决于原发病的严重程度。

3. 氧疗的目标　氧疗的总体目标是维持组织正常的氧合作用,降低急性和慢性缺氧所增加的心肺工作负荷。

4. 氧疗的副作用　科学合理地控制PaO_2和氧疗的时间有助于改善心肺功能,预防和减少氧疗相关的副作用。例如保持新生儿的$PaO_2<80mmHg$是降低视网膜病变的最佳方法。氧中毒可导致气体交换障碍、通气血流比例失调,最终导致肺泡区的透明膜形成、肺纤维化和肺动脉压增高。因此,应当避免连续使用100%的氧气超过24h、70%的氧气超过2d或50%的氧气超过5d。

5. 缺氧　通气或弥散障碍、心排血量及外周血液循环是决定全身组织供氧的重要因素。慢性缺氧时机体内会出现继发性红细胞增多,伴随的血液黏滞度增加,可能对全身微循环带来不利影响。当外周毛细血管血液中的脱氧血红蛋白>50g/L时,出现发绀。在严重贫血的患者中,由于脱氧血红蛋白的含量较少,一般不会出现发绀。当心排血量不足或外周血流缓慢或淤滞时,提高吸氧浓度可在一定程度上增加动脉血氧含量,改善组织供氧,减轻心血管负荷。

(1)缺氧的临床表现:①呼吸异常表现有呼吸加快、呼吸困难、面色苍白、口唇发绀。②心血管异常反应有心动过速、最终会心动过缓,心律不齐,高血压,最终会低血压。③神经精神异常有坐立不安、定向障碍、头痛、疲倦、嗜睡、昏睡、视物模糊、视野缩小、共济失调、判断力差、反应慢、躁狂-抑郁交替出现、昏迷。

(2)急性缺氧氧疗的指征:①呼吸心搏骤停。②低氧血症($PaO_2<60mmHg$,$SaO_2<90\%$)。③低血压(收缩压<100mmHg)。④心排血量降低以及代谢性酸中毒($HCO_3^-<18mmol/L$)。⑤呼吸窘迫(呼吸频率>24次/min)。

急性缺氧开始氧疗的浓度:呼吸心搏骤停的吸入氧浓度100%;低氧血症合并$PaCO_2<45mmHg$的吸入氧浓度为40%~60%;低氧血症合并$PaCO_2>45mmHg$的吸入氧浓度为24%~28%。①静息时,动脉血氧分压(arterial partial pressure of oxygen,PaO_2)≤55mmHg或$SaO_2<88\%$,有或无高碳酸血症。②56mmHg≤$PaO_2<60mmHg$(1mmHg=0.133kPa),$SaO_2<89\%$伴下述之一:继发红细胞增多(红细胞压积>55%);PAH(平均肺动脉压≥25mmHg);右心功能不全导致水肿。

（3）长期氧疗的指征：①休息状态下，$PaO_2 \leqslant 55mmHg$，$SaO_2 \leqslant 88\%$；② PaO_2 为 55~60mmHg，$SaO_2 \leqslant 89\%$，但患者仍存在肺动脉高压、充血性心力衰竭合并下肢水肿。氧疗的剂量为足以提高至 $PaO_2 \geqslant 60mmHg$ 或 $SaO_2 \geqslant 90\%$ 的氧流量。氧疗的时间为 15h/d，包括运动和睡眠时需要吸氧。氧疗的目标为 $PaO_2 \geqslant 60mmHg$ 或 $SaO_2 \geqslant 90\%$，$PaCO_2$ 升高不超过 10mmHg，$pH \geqslant 7.25$。对于大多数患者而言，SpO_2 目标为 90%~94%；对于存在 Ⅱ 型呼吸衰竭风险的患者，推荐目标为 88%~92%。

（二）胸部物理治疗

是指采用专业的呼吸治疗手段松动和清除肺内痰液，防治肺不张和肺部感染等并发症，改善呼吸功能的一类治疗方法。

1. 松动痰液　目的是促进痰液由外周向中央大气道移动。

（1）体位引流：是根据气管、支气管树的解剖特点，将患者摆放在一定体位，借助重力促使痰液向中央大气道移动。主要适用于气道痰液过多，咳痰无力患者。禁忌证：头颈部外伤，颅内压>20mmHg；活动性出血伴血流动力学不稳；误吸；近期脊柱手术、肋骨骨折、食管手术；支气管胸膜瘘、气胸、胸腔积液；肺水肿、肺栓塞；焦虑、年老体弱等。

（2）胸部叩击与振动：通过徒手叩击和机械振动方法促进排痰（不适用于 COPD）。徒手叩击须先协助患者摆好体位并取得其同意和配合，手法为手掌微曲呈弓形，五指并拢，以手腕为支点，借助上臂力量有节奏地叩击患者的胸背部，叩击频率为 2~5 次/s，每个治疗部位重复时间 2~3min。重点叩击需要引流的部位，沿着支气管走向由外周向中央叩击。振动手法为双手交叉重叠放在需要引流肺区的胸壁上，双侧肘关节伸直，嘱患者深吸气，在呼吸的同时借助上肢重力快速振动胸壁，频率 12~20 次/s，每个治疗部位重复时间 2~3min。指导患者咳嗽，对于咳嗽无力者可行气管内吸引以清除痰液。振动排痰仪可实现叩击和振动两种模式，重点治疗部位先叩击 3~5min，再振动 3~5min，治疗频率为 20~35 次/s。

（3）高频胸壁振荡：由一件可充气的夹克背心和可调节脉冲气体的发生器组成。振荡频率为 5~25Hz，治疗时根据患者感受频率由小逐渐递增，2~4 次/d，30min/次。

（4）呼气末正压（PEEP）：是指患者在呼吸时需对抗一定阻力，在气道内形成一定的呼气相正压，从而维持气道在整个呼气相保持开放，有助于痰液松动及向中央大气道移动。一般情况下，2~3 次/d，小于 20min/次，每次分组进行，每组 10~20 次呼吸，每组结束后进行 2~3 次指导性咳嗽。

（5）气道内振动：是指患者口含 Flutter 装置（内置有一个钢球于气路开口处），呼气时必须克服钢球的重力，形成一定的呼气末正压（10~25cmH_2O），当呼出气流小到一定程度，钢球会重新落座并阻断气流。因此，患者在用力呼气的过程中，随着气流速度的不断变化，钢球不断起落而形成振动气流，从而达到促进痰液松动和排除的效果。

（6）肺内叩击通气：是在一个设定的压力下，利用气动装置将频率为 100~225 次/min 的微波脉冲气流通过口含器送入患者呼吸道内，在患者正常呼吸过程中引起吸呼气流震荡，促进痰液排出。

2. 促进咳痰　有效咳痰是胸部物理治疗的关键目标。咳嗽动作可分为：①主动快速短促吸气或各种物理、化学及炎症刺激引起被动深吸气；②膈下降，声门迅速关闭，随即呼吸肌与腹肌快速收缩，使肺内压迅速上升；③声门突然开启，产生高速气流，剪切黏附于气管、支气管壁的痰液，并将其带出体外。

（1）指导性咳嗽：通过体位引流、胸部叩击与震颤等方式将痰液移动到大气道，嘱患者主动咳嗽，若患者无力咳嗽，应指导其模仿咳嗽动作，达到咳痰的目的。①患者取坐位，上身稍前倾，双肩放松；②缓慢深吸气，若吸气时诱发咳嗽，可分次吸气，以使肺泡充气足量；③屏气 1s，张口连咳 3 次，咳嗽时腹肌辅助用力，若咳嗽无力，治疗人员将双手掌放在患者的下胸部或上腹部，在咳嗽的同时给予加压辅助；④停止咳嗽时，缩唇将剩余气体缓慢呼出；⑤缓慢深吸气，重复以上动作 2~3 次，避免疲劳。

（2）用力呼气技术：嘱患者深慢吸气后，做 1~2 次中小潮气量的主动呼气，要求其发出"哈"声，以开启声门,其目的是清除大气道内痰液,同时减少胸膜腔内压的变化和支气管的塌陷。

(3)主动呼吸周期:将呼吸控制、胸廓扩张运动和用力呼气技术以一定的步骤组合起来,以达到清除气道内痰液的目的。一般来说,该技术与体位引流联合应用效果较好。

(4)自然引流:让患者保持直立,进行不同肺容积和呼气流速的腹式呼吸来清除痰液。该动作分为3个期:①开始进行1次深呼吸,随之几次低肺容积的呼吸,用以扯开外周小气道痰液;②做几次低至中肺容积的呼吸,以促进痰液从外周向中央大气道移动;③做几次吸气量逐渐递增的深呼吸,以使得痰液从中央大气道移动至声门下。

(5)机械性吸呼气:利用人工咳痰机通过管道与鼻面罩、气管插管或气管切开导管连接,向气道内正压充气和负压抽出气流,从而模拟正常咳嗽动作以清除气道内痰液。其中正压为30~50cmH$_2$O,负压为-30~-50cmH$_2$O,最高呼气流速为7.5L/s。有手动和自动两种模式,一般情况下,设置正压持续时间为1~3s,负压持续时间为2~3s,正负压力可根据患者的主观感受进行调节。

(三)人工气道

人工气道是将导管经鼻或口腔插入鼻咽或口咽部、气管内,或气管切开所建立的气体通道,是保证气道通畅的有效手段。但是,人工气道的建立,在一定程度上损伤和破坏了机体正常的生理功能,尽可能减少人工气道带来的危害,恢复自然气道功能是当前气道管理所面临的主要问题。

1. 人工气道 分为咽部气道(口咽气道和鼻咽气道)、气管插管导管、气管切开套管。由于口咽和鼻咽气道不能封闭气道,故不能连接呼吸机辅助通气,主要用于保持呼吸道通畅,便于吸出分泌物。气管插管导管带气囊能有效封闭气道,起到保障患者与呼吸机有效通气和防止误吸的作用。气管切开造口置管在临床上用于解决上气道梗阻,对于长期昏迷及不能主动排痰的患者,作为充分吸除呼吸道分泌物、防治气道梗阻和肺部感染的有效方法。

2. 人工气道中痰液的吸除 对于建立人工气道的患者来说,咳嗽反射的完整性(刺激、吸气、屏气、咳出)在一定程度上受到破坏,分泌物不易咳出。气道内分泌物滞留导致患者气道阻力增加,呼吸功耗明显加大可能造成肺不张,继发肺部感染等。因此,及时有效地引流气道内分泌物对患者疾病的转归将产生重要的影响。

3. 人工气道的拔出 当气管插管的病因一旦解除,患者自主呼吸能够耐受呼吸负荷,并具有一定的气道保护能力时,应立即拔出人工气道。

(四)正压机械通气技术

机械通气(MV)是在患者自然通气和/或氧合功能出现障碍时,运用呼吸机使患者恢复有效通气并改善氧合的方法。MV已成为临床医学中不可或缺的生命支持手段,为治疗原发病提供了时间,极大地提高了对呼吸衰竭的治疗水平。正压通气技术是目前临床最为常用的呼吸支持手段,包括有创正压通气(invasive positive pressure ventilation,IPPV)和无创正压通气(non-invasive positive pressure ventilation,NPPV)。

1. 有创正压通气 有创正压通气(IPPV)治疗的目的:①降低呼吸功耗;②改善肺泡通气,纠正急性呼吸性酸中毒;③纠正低氧血症,改善组织氧合(PaO$_2$>60mmHg或SaO$_2$>90%);④减轻肺损伤;⑤防止肺不张;⑥稳定胸壁,保证充分通气;⑦为使用镇静剂和肌肉松弛药提供安全保障。

2. 无创正压通气 无创正压通气(NPPV)是指患者通过鼻罩、口鼻面罩或全面罩等无创方式将患者与呼吸机相连接进行正压辅助通气。NPPV具有避免IPPV所带来的一系列并发症,提高患者生存率,降低治疗成本等优势。近年来,随着NPPV的各种仪器和应用技术不断完善,其应用范围也越来越广。

3. 机械通气的撤离 是指在使用MV的原发病得到控制,患者的通气与换气功能得到改善后,逐渐地撤除MV对呼吸的支持,使患者恢复完全自主呼吸的过程(简称撤机)。由使用MV支持呼吸转为完全依靠患者自主呼吸来承担机体的呼吸负荷,需要有一个过渡和适应阶段,大部分接受 MV 的病例可以经过这一阶段而成功撤机。撤机的难易程度主要取决于患者的原发病和基础疾病,以及 MV 取代自主呼吸时间的长短。

撤机即意味着呼吸泵能完全耐受呼吸负荷时适时停止呼吸支持。因此,从患者上了呼吸机开始,就应从保持呼吸中枢驱动力,改善外周呼吸肌力和耐力,降低呼吸前负荷和后负荷等多个环节,为撤机创造条件。

撤机时间宜选择在早晨或上午,在患者经过良好睡眠后开始。撤机时应帮助患者选择合适的体位,一般常取坐位或半卧位。撤机过程中,医务人员须密切监测患者体征等,在患者能够耐受的前提下,尽可能快地撤除机械通气,避免引起呼吸、循环功能恶化和呼吸肌疲劳状况,必要时及时恢复有效的 MV。撤机中如果出现以下情况,应暂停继续撤机,酌情部分或完全恢复 MV 支持呼吸。①心率增加或减少 20 次 /min 以上;②出现心律失常;③动脉收缩压升高或降低 20mmHg 以上;④呼吸频率增加 10 次 /min 以上;⑤潮气量小于 250mL;⑥出现胸腹矛盾呼吸或明显的辅助呼吸肌参与呼吸的现象;⑦血气恶化,PaO_2 下降 20mmHg 以上,$PaCO_2$ 升高 8mmHg 以上,pH 下降 0.1 以上;⑧患者自觉明显气促,有痛苦表情,意识状态下降,出汗。一旦需暂停撤机并部分或完全恢复 MV,一般应在超过 24h 后,再重新开始尝试进一步撤机,目的在于使呼吸肌得到比较充分的休息。部分患者在经过反复尝试撤机后,仍然难以完全依靠自主呼吸而需要长期接受一定程度的 MV 支持。经过努力,其中大部分患者将能够成功脱机,一小部分患者则形成终生呼吸机依赖状态。

（五）呼吸监测技术

1. 床旁呼吸力学监测　　呼吸力学是以物理力学的原理和方法对呼吸运动进行研究的一门学科。传统呼吸力学主要用于常规肺功能的测定。随着机械通气技术的快速发展和普及,对床旁呼吸力学监测的需求也呈快速增长趋势。

2. 自主呼吸试验（spontaneous breathing trial,SBT）　　是指运用 T 形管或低支持水平的自主呼吸模式于有创通气患者,通过短时间的动态观察,以评价患者是否能耐受自主呼吸,是判断能否成功撤机较为可靠的手段。有创机械通气超过 24h 后,每天早上应对患者进行一次实验前评估,通过者可进行 3min 试验,成功者继续进行 SBT;对于长期机械通气患者（>21d）,通过 SBT 判断能否脱机的准确性较差,因为其存在呼吸肌失用性萎缩和无力,即使通过 SBT,脱机后维持自主呼吸的时间也较短,如果采取呼吸肌肌力和耐力锻炼辅助撤机,则更有可能使其完全脱离呼吸机。

（六）呼吸肌训练

呼吸节律的控制起源于延髓,通过脊髓向下传递至呼吸肌。呼吸主要参与的肌肉有膈肌、胸锁乳突肌、斜方肌、胸大肌、肋间外肌和斜角肌,称之为吸气肌。腹肌和肋间内肌为呼气肌。膈神经支配的膈肌是吸气时主要参与的肌肉,膈肌收缩使肺容积增大,胸膜腔内压降低并小于大气压,产生吸气。腹肌是主要呼气肌,呼气是一个被动的过程,但是在运动或某些疾病状态下,会变得较为主动。

1. 呼吸机依赖（ventilator dependency,VD）　　是指机械通气患者每天带机时间 ≥6h,并且连续 21d 或以上。在 ICU 的机械通气患者中,呼吸机依赖的发生率高达 20%。作为机械通气的严重并发症之一,它不仅提高住院费用,而且增加患者的病死率。如何协助呼吸机依赖患者尽快撤机,已经成为困扰危重病医学界的一大难题。导致呼吸机依赖的最常见的原因是呼吸泵（膈肌及辅助呼吸肌）衰竭,它表明呼吸系统负荷与其能力之间的不协调,即呼吸负荷增加和 / 或神经肌肉功能下降。CO_2 产生增多,呼吸驱动增强,呼吸功耗增加（由气道阻力增加、肺顺应性下降及无效腔增加等引起）均可增加呼吸负荷;神经功能障碍,呼吸肌无力（肌力或耐力下降）可引起神经肌肉功能下降。无论呼吸肌负荷增加（呼吸肌肌力下降、呼吸肌耐力下降、神经肌肉功能下降、膈神经功能障碍）,还是呼吸肌功能下降（无效腔通气增加、呼吸功耗增加、呼吸驱动增强、CO_2 产生增加），都可造成患者呼吸肌储备功能下降，断开呼吸机后患者均会产生严重的呼吸困难，最终导致撤机失败。

上述原因导致呼吸机依赖中，以呼吸肌无力最常见。主要由营养不良、肾衰竭、脓毒症、应用大剂量激素、神经肌肉阻滞剂等引起。呼吸肌训练可以增强健康个体呼吸肌的肌力和耐力，之后兴起了相当数量的对呼吸机依赖患者实施呼吸肌训练的研究，结果显示通过呼吸肌训练同样可以增强此类患者呼吸肌的肌力和耐力，从而有助于撤机。

2. 吸气肌肌力训练　吸气肌肌力训练是通过呼吸训练器进行，训练时需断开呼吸机。要求患者神志清楚，有一定的自主呼吸能力，能够使用呼吸器，并按照指令进行呼吸，可简单交流并积极主动配合。一般来说，患者可耐受 2h 自主呼吸试验（SBT）即可开始肌力训练。对于部分未通过 SBT 的患者，在严密监测的情况下鼓励患者大胆尝试，如肺囊性纤维化患者。

(1)呼吸训练器：常用的呼吸训练器分为阻力型与压力型，两种训练器均要求患者断开呼吸机，用口含嘴吸气，在吸气过程中克服一定的阻力以达到训练目的。阻力型训练器依靠患者的吸气流速产生流速相关性阻力作为训练的负荷压力。吸气流速越高，阻力越大训练负荷也越大，因而难以精确控制训练负荷，更不能有效预防呼吸肌疲劳的发生。压力型训练器需预设一个负荷压力，患者的吸气压力必须克服该负荷，并且整个吸气过程中要保持这个压力水平方可吸气。因而压力型训练器能够提供稳定的训练负荷，并且不受患者吸气流速与呼吸形式的影响，较阻力型训练器更有效。

(2)训练负荷的选择：对于不存在呼吸系统疾病的患者，发生呼吸肌疲劳后，至少需要 24h，呼吸肌肌力及耐力才能恢复至正常水平。呼吸机依赖患者本身就存在一定程度的呼吸肌疲劳，在训练中防止呼吸肌过度疲劳显得尤为重要。首先要设置合理的训练负荷水平，常用 50% 最大吸气压（MIP）作为训练负荷，既可有效刺激呼吸系统神经肌肉功能，又可防止呼吸肌疲劳。测量 MIP 时，首先协助患者保持坐位，床头抬高至少 45°，将简易肺功能测量仪接在气切套管（针对气管切开者）上，气囊充气，保证气流全部通过测量仪，嘱患者最大呼气后做最大吸气，重复 5~10 次，取 3 个最大测量值的平均值为患者的 MIP。每周测量 1 次 MIP，随时调整训练负荷。

(3)肌力训练的实施：一旦患者符合训练条件，即开始训练。肌力训练一般在上午实施，此时患者较为清楚，配合程度高。训练前与患者充分沟通，解释训练的目的、要求并指导其使用呼吸训练器。根据患者自主呼吸能力选择训练负荷水平，以每组 6~10 次吸气，每天 4~6 组，每周 5~7d 的训练强度进行。每组训练间隔允许患者充分休息，必要时可连接呼吸机行机械通气 5~10min。每组训练后通过 CR-10 评分评价患者呼吸用力的程度（主观性评分），0 分代表吸气不需要努力，即可完成呼吸训练任务；1 分代表最小的吸气努力方可完成呼吸训练任务；10 分为吸气时需要最大的努力才能完成呼吸训练任务。当评分为 1~5 分时，上调训练负荷 1~2cmH_2O；6~8 分时，保持训练负荷压力不变；9~10 分时，下调训练负荷 2cmH_2O。由于 CR-10 评分允许患者参与训练负荷的调控，在一定程度上可有效防止呼吸肌疲劳的发生。

训练过程中呼吸康复治疗师应始终陪伴在患者旁边，不断地鼓励患者并纠正其呼吸形式，指导患者深而慢地呼吸，尽量延长吸气时间至 1~2s。同时密切监测患者的生命体征，保证其呼吸频率（RR）<30 次 /min，经皮动脉血氧饱和度（percutaneous arterial oxygen saturation，SpO_2）>90%，心率、血压维持在基础水平，必要时可中止训练至其恢复到基础水平。

3. 吸气肌耐力训练　一般在吸气肌肌力训练后，患者可连接呼吸机辅助通气，休息 10min 后即开始耐力训练。耐力训练包括脱机训练与带机训练两种，若患者呼吸肌肌力明显恢复，可进行脱机状态下的耐力训练，即断开呼吸机，让患者完全自主呼吸，又称为无辅助呼吸训练；若患者无法耐受脱机训练，则接呼吸机行机械通气，给予一个相对低的支持，行带机训练。由于某些原因患者无法进行呼吸肌肌力训练，可直接进行耐力训练，由带机训练逐渐过渡到脱机训练，直至成功脱机。

（1）带机状态下的耐力训练：一般选择 PSV 模式，呼吸机参数设置以保证患者舒适且至少获得 5~6ml/kg 潮气量为原则。同时，密切监测患者的生命体征，若患者 SpO_2<90%，HR>120 次 /min，收缩压>140mmHg，RR>30 次 /min，则应终止呼吸肌训练。

随着患者呼吸肌耐力的不断增强，逐渐降低支持力度，并不断延长训练时间，若每天可连续 2h 获得稳定的 5~6ml/kg 潮气量，并且生命体征平稳，可考虑进行脱机训练。

（2）脱机状态下的耐力训练：脱机训练时，首先与患者充分沟通，以消除其对脱机的恐惧心理。在彻底清除气道内分泌物及气囊上滞留物后，保持患者至少 45º 的坐位，以利于膈肌运动，并可有效预防误吸。断开呼吸机，在气切套管处接加温湿化及吸氧装置，如 T 形管、气切面罩等。若患者吞咽功能正常且无误吸的高危因素，训练时将气囊放气，便于患者主动咳嗽、咳痰，以及练习说话等，同时可大大增强患者的信心。脱机过程中，需密切监测生命体征的变化，出现异常指标时，及时终止呼吸肌训练，连接呼吸机行机械通气，呼吸机参数的设置以保证患者舒适并充分休息为宜。目前，尚无关于患者何时结束脱机训练的统一标准，一般认为只要患者自我感觉舒适、生命体征平稳、动脉血气分析结果与基础水平无明显差异，可继续脱机训练。

（3）呼吸控制技术：是一种无创通气方法，可以在通气设备无效的情况下使用。①舌咽呼吸：患者深吸一口气，通过舌和咽部肌肉活塞作用将空气团推入肺部，每一个空气团有节律性地打开和关闭声门，每次呼吸通常由 6~9 个空气团构成，每个空气团包含不少于 30~150mL 空气。主要用于呼吸机依赖患者辅助脱机，提高说话音量和节奏，促使其呼吸更深，有效咳嗽和预防肺不张，从而提高或维持肺顺应性。②深呼吸和吹气：每天 2~4 次应用空气堆积技术使肺过度充气，可逐步增加肺容量，有助于预防肺不张和提高肺活量。如人工气囊、便携式无创呼吸机、机械吸气 - 排气装置等。③人工辅助咳嗽技术：医务人员将手掌根部置于患者胸部、腹部不同部位，提供一定的压力，配合患者咳嗽或呼气。海姆利希（Heimlich）型腹部冲击技术侧卧脐周施压；前胸压迫辅助，侧位或 3/4 仰卧，压力作用在前胸上、下部；肋膈辅助体位不限压力施于肋膈角；反向旋转辅助，吸气时向骨盆或肩部施压，随后扭转方向从所有平面压迫胸腔，促进气体排出，适用于婴幼儿和卧床意识不清无法配合患者。

4. 运动疗法　通过抗阻吸气和吸气肌阈值训练等，改善呼吸肌肌力、耐力和效率。随着患者呼吸肌肌力与耐力的不断增强，脱机时间也不断延长。对于急性呼吸衰竭的患者，一般以拔出气管内导管 48~72h 内不需要再次行机械通气治疗为撤机成功的标准。但是，呼吸机依赖患者长时间机械通气治疗，呼吸肌肌力和耐力恢复较慢，并常存在其他继发性损害，目前国际上以连续 7d 完全脱离机械通气或仅夜间需要无创通气支持作为撤机成功的标准。脱离呼吸机并不意味着已经具备拔出气管内导管的条件，须确认患者咳嗽及吞咽反射正常，无明显舌根后坠或喉头水肿，可有效清除气道内分泌物后方可拔管。

5. 再适应运动指导　在进行呼吸肌训练的同时，辅助进行四肢主动肌力训练和被动活动，以及心理康复训练，有氧运动（自行车、游泳、步行、爬楼梯、健身操、慢跑），增加全身骨骼肌的力量，降低气道阻力，提高患者的康复信心。建议每天 15min 吸气训练，持续 10~12 周，用每天步行 12min 评估运动耐力，记录时间和步行距离。

（七）呼吸治疗的注意事项

在实施呼吸治疗的全过程中，康复治疗师（士）要全面了解患者的生命体征和功能状况，注意医疗安全，重视以下注意事项。

1. 患者应符合呼吸治疗的适应证，并有相关功能评定和医嘱。

2. 患者或其家属应知晓呼吸治疗的作用，并签署相关知情同意书。

3. 康复治疗师（士）应知晓该项呼吸治疗的操作规范。

4. 避免呼吸治疗可能会给患者带来的伤害,并有相关预防措施和应急预案。

5. 实施呼吸治疗前、过程中和结束时,康复治疗师(士)应注意观测患者的生命体征。

6. 实施呼吸治疗后,康复治疗师(士)须及时记录患者相关的临床表现和功能变化。

(吴 鸣)

第四节 作业治疗

一、概述

作业治疗是通过作业活动训练(包括日常生活和社会生活活动),来减轻患者的临床症状和精神压力,提高机体功能活动能力,从而改善其日常生活活动能力和社会生活参与能力。

(一) 作业治疗的作用

1. 提高活动、感知及认知能力 主要通过视觉、听觉和触觉去探索周围世界,包括肢体活动、进食、洗漱、如厕、说话、学习、社交等活动来提高活动参与度、提升感知和认知能力。

2. 增进健康水平 根据患者的能力和背景,设计或选择对患者有意义的活动,并引导患者参与活动的全过程,享受作业治疗的成果。若缺乏作业活动使人易患"富贵病",也会使生活缺乏色彩和意义。

3. 提高文化素质 通过连续的作业活动不断提升社会的文化水平,提高人群整体素质,推动社会发展。

4. 提高生活质量 通过合理的分配日常生活活动、工作和生产活动、娱乐和休闲活动的时间和强度,以及安排好休息和工作的时间,注意劳逸结合,有助于提高生活质量。

(二) 作业治疗的分类

1. 根据作业治疗的内容分类 通常分为日常生活活动训练;工艺活动训练;文娱活动训练;园艺活动训练;辅助器具、矫形器和假肢训练;就业前功能评定和功能性作业活动训练等。

2. 根据作业治疗的功能分类

(1)功能性作业治疗:又称日常生活活动(ADL)训练。包括基础性日常生活活动(basic activities of daily living,BADL),如洗漱、进食、穿衣、转移、如厕、行走等;工具性日常生活活动(instrumental activity of daily living,IADL),如家务劳动、小区活动等。

(2)职业作业治疗:包括职业前评定、职业前训练和职业技能训练。

1)职业前评定:包括工作能力评定和身体功能评定。

2)职业前训练:包括庇护工场、辅助就业和职业技能训练等。

(3)娱乐活动:包括休闲娱乐及游戏活动评定及其相关活动治疗。

(4)作业治疗宣教与咨询:将健康宣教与相关的作业治疗相结合,改变患者不良的行为,以实现预期的目标。

(5)环境干预:通过环境的改造,使患者尽快适应并能完成相关的功能活动。

(三) 重建生活为本模式

作业治疗模式(occupational therapy model,OTM)是在哲学假说基础上建立的诠释作业治疗专业技术的内在理论,是作业治疗完整、系统、整合的理论观点和实践方法。重建生活为本是基于"生物 - 心理 - 社会"现代医学模式,结合作业治疗理论的"人 - 环境 - 作业模式"和"人类作业模式",强化以人为本,通过作业活动改善身体机能,提高日常生活和社会生活活动能力,从而重建幸福生活的康复模式。即在促进身体基本功能、认知及语言功能恢复的基础上,增加贴近生活的功能训练方法。其核心内容包括以下几个方面:

1. 能力阶梯　是指把各层次能力由最基础的器官功能排列到最高的生活方式。由下而上依次为:器官功能→任务技能→生活技能→生活能力→社会角色→生活方式。上层功能需要下层功能的支持但不受其限制,下层功能的生物性较强,中层的受个人因素影响,上层的受社会因素影响

2. 重建生活六部曲(六个阶段)

(1)在康复治疗师的指导下,患者积极参与各种促进身体功能恢复的治疗活动。

(2)充分利用现存的功能,最大限度地独立完成力所能及的作业活动。

(3)在不同生活领域中,学习适应或代偿性生活技巧。

(4)在不能完全恢复受损功能的情况下,调整个人生活目标及对自己的期望,建立新的社会角色。

(5)根据个人爱好和客观条件,编排好作业活动的主次,形成新的生活方式。

(6)最后逐渐安排充足的生活活动内容,重建成功、愉快、幸福及有意义的生活方式,以维持身体和心理健康。

重建生活六部曲描述了重建生活过程中六种要做的事情,即配合治疗、利用受限功能、学习适应技巧、调整自己及他人的期望、形成新的生活方式和构建幸福有意义的生活。康复初期,作业治疗注重前面几步,并兼顾后面几步。康复中期,作业治疗计划则侧重后面几步。治疗师根据患者个人进展及环境情况,协助其逐渐重建新的愉快生活方式。

3. “三元合一”的作业治疗　这是重建生活为本作业治疗模式中的重要内容之一。在重建生活过程中,强调重建生活能力、生活意志和生活方式同样重要,三者相辅相成,需要同步进行。

“三元合一”理念应用于作业活动的原则是,治疗师根据患者病前的习惯或爱好和病愈后要参与的活动作为治疗任务,再加入训练相关能力和意志的元素,促进其生活能力及生活意志的重建。

4. 作业治疗三大核心手段　包括作业活动、访谈和环境调适。其中作业活动是三大核心中的核心。三大治疗可单独设计并提供,亦可协调互动,从而产生更大疗效。重建生活为本的访谈是把生活教练理念融入重建生活为本的康复模式中的一种访谈方式。访谈对以下患者效果明显:①患者正处于疾病恢复后期,并已经进入重返社会阶段;②患病后生活太单调,缺乏内容者;③感觉自己在某些方面停滞不前者;④在奋斗过程中遇到较大困难者。临床实践表明,面对长期功能障碍,患者都有重建幸福、愉快生活的本能欲望。这些欲望可能受到病后的打击而被压抑,但可通过正确引导及成功案例重新点燃,通过学习新的生活技巧,调整个人期望和生活环境,进而达到减轻功能障碍对生活的影响。

重建生活为本中的环境调适是作业治疗的重要介入手段之一。作业治疗师应关注患者所处的环境,包括自然环境、生活环境和治疗环境。治疗师通过直接或间接方式调适各种环境,以促进治疗预期效果即幸福愉快的生活。

5. 作业活动效果八要素　包括:①患者认为活动是重要的、有趣的、有意义的;②活动有一定难度和挑战性;③可学习正常活动模式或方式;④可学习代偿性或适应性方法;⑤活动训练过程愉快;⑥经努力可获得成功;⑦活动完成后感觉良好;⑧容易体验的成功与进步。

6. 作业治疗36项目　要体现重建生活为本作业治疗内涵,作业治疗师需要能够提供多元化、生活化和系统化的作业治疗训练项目。经过长期的临床实践,重建生活为本的作业治疗包含了9大类36个训练项目,其9大类训练项目包括:①访谈与宣教;②体位与肌张力控制;③自理能力训练;④任务或游戏形式训练;⑤情景模拟训练;⑥作业活动训练;⑦认知训练;⑧社区生活技巧训练;⑨离院前准备及家居安置。

二、作业治疗的主要技术方法

（一）日常生活活动训练

1. 训练内容 日常生活活动是指人们为了维持生存及适应生存环境而每天需要进行的活动，是个人自我照顾和生活独立程度的重要指标。包括：①基础性日常生活活动，指为了达到自我身体的照顾而必须每天要完成的活动，即自我照顾性活动。②工具性日常生活活动，指在家中或社区环境中的日常生活活动，通常需要更复杂的技能，与环境的互动更多。

2. 从简单到复杂 提高患者日常生活活动能力，必须从最简单、基本的日常生活活动开始。生活活动能力分为五个层面：①基本功能；②任务技能；③作业技能；④生活能力；⑤生活角色。治疗性作业活动是促进作业技能和生活能力的主要手段，是把功能转化为能力的重要训练形式。在康复的早期，侧重训练患者基本功能及任务技能，同时也重视日常生活活动，尤其是生活自理能力训练。在康复中、后期，训练重点转移到作业技能和生活能力的训练，多利用各种作业形式，把功能转化为能力，一方面促进生活能力的提高，另一方面增强患者的信心和重建生活的意志，从而产生不同性质的作用，包括功能性、功用性、适应性和促进性作用。

3. 将复杂治疗分解为简单操作 在日常生活活动训练中，要对每一项活动分解成若干个动作成分，进行有针对性的训练，然后再将其组合成一个完整的活动，并在生活实践中加以应用。通常将日常生活活动训练分为四个步骤：①活动前访谈：使患者正确认识训练的目的，调动其参与训练的积极性。②活动设计及安排：结合作业活动的动作分析、患者熟悉的动作、难易程度（经过努力可以成功完成的），以及易诱发正常及习惯的活动模式，以促进基本功能的恢复或作业技能的学习。可以采取个人或小组形式进行。③活动后患者总结：主要听取患者及其陪护对完成本活动的评价，有何心得体会，是否达到预期目标，还存在什么问题等。④活动后治疗师总结：可以从6个方面对患者整体作业活动表现进行评定：肢体协调、疼痛问题、活动组织及效率、活动安全程度、需要额外协助和符合社会行为准则。治疗师可以通过改良或代偿、建立或恢复等途径，来提高患者日常生活活动的作业表现。

（二）治疗性作业活动

治疗性作业活动是指经过精心选择的、具有针对性的作业活动，也是运用具体的作业形式进行训练，其目的是维持和提高患者的功能，预防功能障碍或残疾加重，提高患者生活质量。

与日常生活类作业活动一样，工作类及文康体艺类作业活动也可促进功能恢复，提高学习作业技能，加强生活能力，提高生活质量。同一作业活动，以不同设计，用不同的方式来进行，可产生不同的疗效。治疗性作业活动包括：生产性活动、手工艺活动、艺术活动、园艺活动体育活动和娱乐活动。治疗师可按照患者康复的阶段，发病前的生活方式，愈后的生活能力及环境，选择合适的作业活动作为治疗和训练之用。按照重建生活为本的康复理念，治疗性作业活动配以适当的访谈、训练环境和人际环境的调适，可以产生很大的疗效。

（三）感觉统合治疗

感觉统合是一个信息加工过程，大脑将从各种感觉器官传来的信息进行多次组织分析、综合处理，做出适当的反应使机体和谐有效地生活和学习。感觉统合是儿童发育的重要基础，其关键期在7岁以前。感觉统合障碍是指大脑不能有效组织处理个体所接收到的感觉信息，导致机体无法产生适应性行为，最终影响身心健康，出现一系列行为和功能障碍。感觉统合障碍包含感觉运动、认知语言、社会心理等多方面的功能障碍，主要表现为感觉调节障碍、感觉辨别障碍和运用能力障碍。感觉统合治疗是一种改善大脑感觉加工能力的治疗方法。通过使用滑板、滑梯、彩虹筒、蹦蹦床、触觉板或球等器具整合前庭觉、本体觉、触觉、视觉等刺激，控制感觉信息的输入，提高感觉统合能力。感觉统合的辅助治疗包括感觉餐单、感觉防御治疗、水域活动、眼动控制、口部感觉运动治疗、自然环境治疗、神经发育学疗法和感觉刺激等。

（四）上肢及手功能康复

上肢和手是人体最重要的器官之一。涉及人的精细操作能力，如抓握、测捏对指、写字、编织、绘画等。肌肉骨骼系统、神经系统及其他组织（如乳腺等）疾病均可导致上肢和手功能障碍。常用的康复治疗包括体位摆放及矫正、治疗性运动（被动活动、向心性按摩、软组织牵伸、主动运动、肌力及协调性训练）、矫形器应用、感觉重塑训练、任务导向训练、改良强制性运动、运动想象疗法、镜像视觉疗法和脑计算机接口技术等。

（五）认知与感知障碍康复

认知功能依赖于大脑功能，泛指个人接收及利用外界信息，从而适应外来环境要求的基本能力。大脑左右半球功能上的不对称是人脑结构和认知的主要特征，大脑左右半球在调节行为、感知及认知功能中有不同的作用。左脑病变可出现沟通能力障碍及右侧偏瘫，右脑病变则表现为知觉和判断力异常及左侧偏瘫。认知功能主要包括意识水平、定向力、注意力、记忆力、执行功能、语言能力等。感知觉能力包括二维及三维结构能力、体像知觉、肢体功能活动等。认知及感知障碍康复主要包括基本能力训练（如日常生活能力训练、认知活动刺激、计算机辅助训练）、认知功能技巧训练（如内在方法、外在方法、环境改良和融入社会）。

（六）其他作业治疗技术手段

除上述主要治疗技术手段外，作业治疗还有压力治疗（如压力衣、压力面罩和压力垫等）、辅助器具与助行器、环境调适和职业康复等用于提高患者的生活质量。

三、常见内脏病的作业治疗

（一）慢性阻塞性肺疾病（COPD）的作业治疗

1. COPD 的作业评定　COPD 主要造成患者心肺耐力下降，从而不同程度地影响患者的活动能力，造成其日常生活能力和工作能力受限。

（1）访谈：通过与患者或家属访谈或查阅患者相关的病历资料等，了解患者作业表现，包括个人史、原发病及合并症、近期医疗处置情况、工作环境、精神状态、家庭和社会的支持力度等，找出患者作业活动方面存在的问题。

（2）呼吸功能障碍评定：自觉气短气急分级法：Ⅰ级为无气短气急；Ⅱ级为稍感气短气急；Ⅲ级为轻度气短气急；Ⅳ级为明显气短气急；Ⅴ级为气短气急严重。

（3）日常生活活动能力评定：0级为存在肺气肿，但日常生活无影响，无气短；1级为一般劳动时出现气短；2级为平地行走无气短，快步走或上楼梯/上坡时有气短；3级为漫步行走不足100m即感气短；4级讲话或穿衣等轻微活动时有气短；5级安静时有气短且不能平卧。

（4）社会心理能力评定：了解患者及其家属对患者疾病的态度，如患者的心情、性格、生活方式等，是否感到恐惧、焦虑、痛苦，是否悲观失望，是否失去自信自尊，逃避社会和生活等。

2. COPD 的作业治疗　COPD 是一个不可逆转的病理生理过程。临床治疗不是仅仅局限于急性加重期，在其稳定和改善期，需要通过循序渐进的综合康复治疗来减轻病痛，改善患者活动能力，提高生活质量。

（1）心肺耐力训练：患者可选择低、中等强度的步行、骑车、游泳、健身操或健身舞、游戏、家务劳动等。每项活动开始进行 5min，根据患者适应及耐受情况，逐渐增加活动时间。当患者能进行 20min/次活动后，可以适当增加运动强度，每次运动后心率可增加安静时的 20% 左右，呼吸有轻微急促，并能在运动结束后 5~10min 时可恢复至安静状态。对于较严重的 COPD 患者，可以边吸氧边活动，增强其活动信心。一般每周活动 3~5 次，每次 1~1.5h。每次活动需包括热身运动、训练活动和整理活动三个部分。

（2）上肢肌力训练：与上肢相关的很多肌群又为辅助呼吸肌群，如胸大肌、胸小肌、前锯肌、斜方肌、背阔肌等均起自胸背部，止于肩胛带。①做上肢高于肩部水平的各种活动，如投球、高处取物、上肢套圈练习、体操棒高过肩部的活动等。②手动功率自行车运动。③室外划船、游泳、园艺、打保龄球等上肢抗阻活动等。

(3)呼吸功能训练：指导患者进行腹式呼吸训练，用鼻子吸气，噘嘴慢慢呼气，逐渐延长呼气时间至吸气时间的2倍，增强呼吸肌力量。相关的作业活动也有助于呼气训练，如吹气球、吹口琴、吹纸片、吹口哨、用吸管吹水泡、吹乒乓球、吹蜡烛等。

(4)日常生活活动能力训练：教会患者在日常生活活动中如何运用腹式呼吸。练习要求：身体屈曲时呼气，伸展时吸气；行走时，先吸气再迈步，即以"吸-呼-呼"对应"停-走-走"；将物品放到高处时，先拿好物品同时吸气，边呼气边将物品放置在高处。有些活动一次呼吸无法完成，可分多次进行，原则是吸气时肢体活动相对静止，边呼气边活动。活动时学会节省能量，自我放松，以保存体能。

(5)职业能力训练：是患者重返工作岗位前的准备，可以模拟患者从前的工作岗位和工作环境进行训练。如果患者已经不适合以前的职业，可根据患者的兴趣和能力，选择其可以胜任的工作进行相关能力的训练。

(6)娱乐休闲活动：根据患者病前的喜好，进行相关的娱乐休闲活动，可以在家中或社区进行。

(7)舒缓精神压力：当患者感到呼吸困难时，将其身体前倾，双臂放在桌面上，使膈肌较易呼吸，指导患者放慢呼吸的频率，降低其恐惧感，使其逐渐平复下来。

(8)健康教育：让患者了解有关COPD的基本知识，包括疾病的病理生理、花粉/灰尘/寒冷等不良刺激，以及药物的作用和用法及副作用，以便患者自我照顾。保持环境空气流通，戒烟和减少被动吸烟，减少呼吸道感染机会。

(二)冠心病的作业治疗

1. 冠心病的作业评定　冠心病主要是患者心肺耐力减退，不同程度地影响其活动能力，造成日常活动能力和工作能力受限。

(1)访谈：了解患者的个人史、疾病史、相关诊疗情况，以及冠心病的风险等级。通过访谈了解患者家庭、工作情况、认知、相关危险因素、精神状态、家庭及社会的支持力度等资料。

(2)运动能力评定：① 6min 或 12min 步行距离测定。②主观用力程度分级，包括极轻用力(6分)至极度用力(20分)，患者根据标准对自己的疲劳程度打分。③运动平板试验或功率自行车运动试验。

(3)日常生活活动能力评定：冠心病本身造成的病理变化和心功能损害的程度，对不同个体日常生活活动能力的影响并不一致，因此，应根据实际，客观地测定患者身体活动的潜力及某项活动实际所需要消耗的能量，再以特定的心脏活动层级选择适当的活动进行监测式任务评定。日常生活活动的耗能程度详见表5-1。

2. 冠心病的作业治疗　心脏康复通常由多个专业团队共同合作完成，作业治疗师在于指导患者以节省体能，简化工作或改良作业活动方式，提供辅具，环境调适等方法帮助患者重新回到其原本生活的轨道上。

(1)住院患者的作业治疗：此期患者(如急性心肌梗死2周内、冠状动脉搭桥术或经皮冠状动脉腔内成形术后早期等)生命体征稳定，无明显心绞痛，安静心率<110次/min，血压正常，体温正常，无心力衰竭、严重心律失常、心源性休克。①健康宣教：了解疾病过程及相关危险因素与行为调整；准确呼吸技巧与日常活动应用；放松技巧与舒缓压力；节省体能的方法；辅助器具的应用；环境调适。②指导进行基本活动：结合上表中的介绍，从轻度活动(1.5MET)开始，逐渐增加到中度活动(3~4MET)，如监护下持续活动30~60min、中度休闲活动、全身活动、小于4MET的日常自理活动等。③集体治疗：集体治疗多以柔和的体操开始，一次3~5min，休息1min，重复2~4次，也可根据患者的耐力，逐渐增量。治疗前后监测心率、血压变化，一般心率增加小于20次/min为准。④提供出院居家训练计划：活动内容包括日常自理活动、社交活动、运动训练的注意事项、相关危险因素的控制等。

表 5-1　日常活动和娱乐活动的代谢当量（MET）

活动	MET	活动	MET
生活活动		击鼓	3.8
修面	1.0	手风琴	2.3
床上自己进食	1.4	小提琴	2.6
床上用便盆	4.0	排球（非竞技性）	2.9
坐厕	3.6	羽毛球	5.5
穿衣	2.0	游泳（慢）	4.5
站立	1.0	游泳（快）	7.0
洗手	2.0	移动性活动	
淋浴	3.5	步行 1.6km/h	1.5~2.0
坐床边	2.0	步行 2.4km/h	2.0~2.5
保持坐位独立进食	1.5	步行 4.0km/h	3.0
上下床	1.65	步行 5.0km/h	3.4
穿脱衣	2.5~3.5	步行 6.5km/h	5.6
站立热水淋浴	3.5	步行 8.0km/h	6.7
挂衣	2.4	下楼	5.2
娱乐活动		上楼	9.0
打牌	1.5~2.0	骑车（慢速）	3.5
交谊舞（慢）	2.9	骑车（中速）	5.7
交谊舞（快）	5.5	慢跑 1 英里 /10min	10.2
有氧舞蹈	6.0	家务活动	
网球	6.0	备饭	3.0
乒乓球	4.5	铺床	3.9
桌球	2.3	擦地（跪姿）	5.3
跳绳	12.0	劈木	6.7
弹钢琴	2.5	拖地	7.7
长笛	2.0	擦窗	3.4

注：1 英里 =1.609 3km。

　　(2)门诊患者的作业治疗：针对中、低危险的患者，如运动能力达 3MET 以上、病情稳定的心肌梗死、冠状动脉搭桥术（coronary artery bypass graft，CABG）后、冠状动脉腔内成形术后、劳力性心绞痛、心律失常、心脏移植术后患者。①健康教育主题是节省体能、简化工作、危险因素预防、放松与舒缓压力等。②促进日常活动能力恢复，提倡小量活动，重复多次活动，适当间隔休息，主观用力水平不可过高，主观劳累计分一般应低于 13 分。③应用能量节省技术，以较缓的心态去完成任务。④危险因素预防主要是针对可改变的因素（吸烟、高血压、高血脂、久坐少动、肥胖、糖尿病、压力）进行相关控制和处置。⑤居家访视可实际指导患者居家活动、环境调适和运动训练内容。⑥职业前训练可针对重返岗位的工作内容进行训练，通过任务评定与动作分析，协助患者逐步适应工作的要求。
　　(3)社区或居家患者的作业治疗：患者需要每月进行 1 次运动时的心电监测和相关指标。①健康教育是帮助患者建立健康的生活方式。②鼓励自我照顾，通过上肢功能性训练提高患者抗疲劳能力。训练强度可采用靶心率(最大适龄心率 =220- 年龄)的 50%~80%。训练一段时间后逐步达到疲劳计分 12~15 分。③家务活动应根据患者的体力合理安排和计划,减少过多弯腰、下蹲、转身,避免长时间站立,减少负重,尽量选择省力、省时的活动。④帮助患者正视自己的疾病,加强患者与家人的沟通和理解,调整其心态和情绪。⑤帮助患者调整生活方式和个人习惯,选择用力小,应激程度低,不增加心血管负担及安全可靠的活动。⑥治疗师应定期与患者保持联系,有利于动态管理和患者自我监督。

(三) ICU 重症患者的作业治疗

1. 应用对象　重症患者常伴有危及生命或潜在的高危险因素,一般合并一个或多个器官或系统的衰竭,需要在重症监护环境中迅速接受治疗并处于加强监护之中。在重症监护环境(如 ICU 等)开展多学科团队协作的康复治疗为重症康复,可为患者提供 24h 密切医疗监护,同时可进行床旁康复功能训练,在治疗原发病的基础上预防并发症,缩短在 ICU 停留时间和住院时间。出现以下问题的患者不宜在重症康复史开展作业治疗:①出现急性心肌梗死、主动脉破裂、急性颅内或蛛网膜下腔出血、颅内压升高、呼吸心搏骤停等高危情况;不稳定的颈椎骨折和脊髓损伤、活动性出血、急性进展性神经肌肉疾病等。②患者不能耐受活动方案,出现费力、胸痛、眩晕疲劳及严重呼吸困难、$PaO_2<90\%$ 等;患者拒绝活动等。③与患者家属沟通没有达成知情同意的。④康复协作团队成员之间沟通没有达成一致的。

2. 心力衰竭的作业治疗　心力衰竭的分级通常采用纽约心功能分级:Ⅰ级为日常活动不受限,一般体力活动不引起乏力、呼吸困难等心衰症状;Ⅱ级为体力活动轻度受限,休息时无症状,一般活动下可出现症状;Ⅲ级体力活动明显受限,低于平时一般活动即可引起心力衰竭症状;Ⅳ级为患者不能从事任何活动,休息状态下也有心力衰竭症状。心力衰竭的诱发因素有:感染、心律失常、血容量增加、过度体力消耗、情绪激动、治疗不当、原有心脏病加重或并发其他疾病等。

根据心力衰竭患者自身实际情况和个人兴趣,选择参加各种娱乐活动,如玩扑克、下棋、游戏等,以及力所能及的功能性作业活动,如床旁呼吸训练、坐站转移和室内外步行训练、自我排痰训练、如厕、洗漱等,改善患者的感知能力,消除其恐惧和焦虑等心理压力。注意控制和保持出入量平衡,避免心力衰竭诱发加重因素。

3. 呼吸衰竭的作业治疗　呼吸衰竭的治疗目标是改善低氧血症,维持动脉血氧饱和度(arterial oxygen saturation, SaO_2)>90%。治疗原则是:①保持气道通畅;②氧疗;③控制肺部感染;④机械通气;⑤应用呼吸兴奋剂。

呼吸衰竭的作业治疗是围绕着治疗目标和原则进行功能性活动。①体位适应性训练是针对无法下床或不能下床的呼吸衰竭患者,通过体位的变化逐步提高患者的心肺功能,以及感知觉的训练,减少因卧床对全身多脏器功能的不利影响。②肢体主被动运动是对于主动活动能力差的患者,采用被动或主动助力活动方式来维持肢体关节活动度,增加代谢和血流动力学变化;对于有一定主动活动能力的患者,则进行床上翻身、床上坐起、床边坐及坐位平衡训练,以及床 - 椅转移和坐 - 站转移训练,进一步增强心肺功能。③呼吸肌训练是针对使用机械通气辅助呼吸和长期卧床患者膈肌功能下降,通过主动呼吸肌训练包括腹式呼吸和缩唇呼吸,增强膈肌功能,提高撤机的成功率。④站立行走训练是针对已经具备下床活动能力的患者,通过站立和行走,进一步增强心肺功能,为撤机和回普通病房创造条件。⑤心理指导也是作业治疗的重要内容,有助于减轻患者的心理压力,增强患者及家属积极参与治疗和战胜疾病的信心。

4. 心脏移植术后的作业治疗　心脏移植术后康复治疗的目标是减少并发症的发生,降低并发症的严重程度,延长生存时间,增强心肺功能和运动耐力,提高 ADL 能力和社会生活参与能力。康复治疗适应证为心脏移植手术后不伴有以下情况:①心力衰竭;②窦性心动过速,心率>120 次 /min;③严重心律失常,尤其是室性心律失常;④心电图 ST 段下移>0.2mV 等。当出现以下情况时应停止康复治疗:①充血性心力衰竭未得到有效控制;②出现心绞痛、呼吸困难;③不能维持每搏输出量;④急性全身性疾病,中度以上发热;⑤安静时收缩压>220mmHg,或舒张压>110mmHg;⑥直立性低血压,直立位血压下降≥20mmHg,或运动时血压下降者;⑦严重室性心律失常;⑧术后出现气胸、胸腔积液、严重呼吸功能不全(PaO$_2$<8kPa);⑨术后近期出现体、肺静脉栓塞,下肢血栓性静脉炎,下肢水肿等;⑩切口愈合不良、感染或出血,电解质紊乱和肾功能不全。

心脏移植术后的作业治疗是根据患者的全身状况和康复目标,有针对性地进行相关的功能性作业活动:①体位适应性训练。②咳嗽排痰训练。③呼吸肌训练包括腹式呼吸和缩唇呼吸。④扩胸伸展与肢体运动训练。⑤步行或踏车等有氧训练,可采用间歇训练法,训练中可以吸氧。⑥ADL能力训练。⑦心理治疗有助于改善或消除患者焦虑、抑郁、恐惧等心理障碍,帮助患者正确认识疾病,树立战胜疾病的信心,积极配合治疗。⑧根据个人兴趣,选择参加各种休闲娱乐活动,如玩扑克、游戏、下棋等。

5. 肺移植术后的作业治疗　肺移植术后的康复目标:①减少并发症的发生,减轻并发症的严重程度;②延长生存时间;③增强心肺功能和运动耐力;④提高ADL能力和社会生活参与能力。作业治疗是根据患者的全身状况和康复目标,有针对性地进行相关的功能性作业活动:①体位适应性训练:以逐步改善心肺耐力。②呼吸训练:采用放松呼吸,腹式呼吸、缩唇呼吸和延长呼气训练,提高呼吸效率,改善气短和胸闷症状。③咳嗽排痰训练:达到气道廓清的目的。④腹部加压进行膈肌抗阻训练:以及呼吸训练器进行吸气肌和呼气肌训练,进一步提高呼吸肌功能。⑤呼吸肌辅助通气的呼吸训练:通过调整呼吸参数,或间断脱机,改善呼吸模式,逐步适应自主呼吸。⑥将功能性活动与有氧运动和平衡耐力训练相结合,提高患者的ADL能力和生活质量。⑦心理治疗:有助患者消除精神压力和心理障碍,更好地参与康复治疗。

6. 肝移植术后的作业治疗　肝移植术后的康复目标是:①防治感染;②防治并发症;③减轻排斥反应,延长生存时间;④增强运动耐力,改善ADL能力;⑤提高生活质量。康复治疗的适应证为肝移植术后患者无以下情况:①心力衰竭;②窦性心动过速,心率>120次/min;③严重室性心律失常。若出现以下情况应停止康复治疗:心力衰竭未得到控制;出现呼吸困难、心绞痛;严重室性心律失常;急性全身性疾病,中度以上发热;安静状态下收缩压>220mmHg,或舒张压>110mmHg;直立性低血压,直立位血压下降≥20mmHg,或运动时血压下降者;严重室性心律失常;术后出现气胸、胸腔积液、严重呼吸功能不全(PaO$_2$<8kPa);术后近期出现体、肺静脉栓塞,下肢血栓性静脉炎,下肢水肿等;切口愈合不良、感染或出血,电解质紊乱和肾功能不全。

肝移植术后的作业治疗是根据患者的实际功能状况和康复目标,选择适宜的功能性作业活动:①体位适应性训练,改善心肺耐力;②在不同体位练习腹式呼吸、深慢呼吸、缩唇呼吸训练,增强呼吸肌功能;③咳嗽与排痰训练,保持呼吸道通畅;④床上及床边进行洗漱、进食、饮水、大小便等活动;⑤逐渐增加坐位活动、室内外站立和行走的时间;⑥心理治疗应贯穿于整个作业活动中,帮助患者消除心理障碍,积极配合治疗。

(四)作业治疗的注意事项

在实施作业治疗的全过程中,康复治疗师要全面了解患者的生命体征和功能状况,注意医疗安全,重视以下注意事项。

1. 患者应符合作业治疗的适应证,并有相关功能评定和医嘱。

2. 患者或其家属应知晓作业治疗的作用,并签署相关知情同意书。

3. 康复治疗师应知晓该项作业治疗的操作规范。

4. 避免作业治疗可能会给患者带来的伤害,并有相关预防措施和应急预案。

5. 实施作业治疗前、过程中和结束时,康复治疗师(士)应注意监测患者的生命体征,活动时心率以不超过120次/min或增加<30次/min为限。

6. 实施作业治疗后,康复治疗师须及时记录患者相关的临床表现和功能变化。

(吴　鸣)

第五节　音　乐　治　疗

一、概述

（一）音乐治疗的概念

音乐治疗学（music therapy，MT）是一门古老而又崭新的学科。它建立在众多学科的理论与实践基础之上，包括音乐学、医学、心理学、社会学、美学、哲学和教育学等，同时又是一门临床应用性很强的实用学科。它既是艺术也是科学，既是一门跨越多学科的边缘交叉学科，也是一门独立和完整的学科。

世界音乐治疗联盟（World Federation of Music Therapy，WFMT）对音乐治疗做出了以下定义：音乐治疗是指具有资格的音乐治疗师使用音乐和音乐元素（声音、节奏、旋律与和弦），通过一个有计划的过程推动和促进交流、联系、学习、迁移、表达、组织及其他相关的治疗目标，从而满足来访者或团体在躯体、情绪、心理、社会和认知方面的需要。音乐治疗的目的是发展个体潜能或恢复原功能，从而使患者达到更好的自我整合与人际关系整合，并经由预防、康复、治疗获得更好的生活质量。

音乐治疗是康复治疗的基本构成，是康复医学的重要内容，也是国内外音乐治疗师必须掌握的技能。

（二）音乐治疗的原则

1. 以科学为理论依据　音乐治疗是一个科学的系统治疗过程，而不是简单、单一、随意和无计划的音乐活动。音乐治疗师在音乐治疗的临床实践中，必须在严格的计划中完成三个阶段的工作：评估、干预、和评价。

2. 以参与体验为手段　音乐治疗与其他各种治疗形式的最基本的区别是主要依靠音乐的体验来帮助治疗对象引发治疗性的改变。音乐治疗运用一切与音乐有关的活动形式作为手段，如听、唱、器乐演奏、音乐创作、歌词创作、即兴演奏、舞蹈、美术等各种活动，而不是简单地认为音乐治疗只是听听音乐，放松放松。

3. 音乐治疗的"三要素"　音乐治疗过程必须包括有音乐、治疗对象、经过专门训练的音乐治疗师这三个要素。缺少任何一个因素都不能称其为音乐治疗。

（三）音乐治疗师

音乐治疗师（music therapist，MT）是指实施音乐治疗的专业人员，是人类社会发展到一定阶段所产生的实用新型专业人才。音乐治疗师既不属于医生的范畴，也不属于护士的范畴。他和物理治疗师（physiotherapist，PT）、作业治疗师（occupational therapist，OT）、言语治疗师（speech therapist，ST）等同属于医学相关类的专业人才。

二、音乐治疗的形式和方法

（一）音乐治疗的形式

音乐治疗的形式分为个体治疗和集体治疗。治疗师根据治疗的目的、患者的生理心理条件和治疗的环境条件，选择不同的治疗形式。

1. 个体音乐治疗　是指治疗师与一个患者一对一的个体治疗形式。这里的医患关系应该建立在共情、理解、信任和支持的基础上。治疗师与患者应该是平等合作关系，共同积极参与治疗过程，帮助患者达到治疗目的，而不是普通医患关系那样确立医生与患者的关系，同时，移情与反移情的现象在个体治疗中至关重要。

2. 集体治疗　是指音乐治疗师为 3 人或 3 人以上患者创造一个"小社会"的环境,患者在集体的音乐活动中与其他成员以及治疗师形成多次、互动的治疗关系。每个成员的行为和心理都受到其他成员的影响,并同时影响着其他成员。

（二）音乐治疗的方法

1. 接受式音乐治疗　是通过聆听音乐的过程来达到治疗的目的。其方法有很多,包括歌曲讨论、音乐回忆、音乐同步、音乐想象等。

2. 即兴演奏式音乐治疗　是通过在特定的乐器上随心所欲地即兴演奏音乐的活动来达到治疗的目的。这种方法在欧美国家十分普遍。在有些欧洲国家,音乐治疗就等于即兴演奏式音乐治疗。即兴演奏采用的乐器多为简单的,无需学习训练即可演奏的节奏性和旋律性打击乐器,如各种不同的鼓、三角铁、铃鼓、木琴、铝板琴等。治疗师多用钢琴或吉他参与演奏。

3. 再创造式音乐治疗　是通过主动参与演唱、演奏现有的音乐作品,根据治疗的需要对现有的作品进行改编的各种音乐活动(包括演唱、演奏、创作等)来达到治疗目的。再创造式音乐治疗强调治疗对象不仅仅是聆听,而是亲身参与各种音乐活动。音乐演奏与演唱并不要求治疗对象受过任何音乐训练,或具有任何音乐技能。相反,再创造式音乐治疗方法正是为那些没有任何音乐技能的治疗对象设计的。

三、音乐治疗技术

（一）接受式音乐治疗

在音乐治疗师的指导下,通过特定的音乐聆听活动,使患者引起各种生理、情绪、心理和认知体验,以此帮助患者达到促进身心健康目的的方法。多采用播放事先录制好的音乐和现场演奏式聆听为主,患者以全程被动接受式聆听、聆听后讨论,或者是谈话与聆听交替进行。音乐聆听是音乐治疗中应用最为广泛,也是最基础的音乐治疗方法,是接受式音乐治疗的主要途径。

使用音乐聆听重点应放在来访者全程音乐活动经历的感知过程上。在这一过程中,音乐治疗师应尽量让患者在聆听中同音乐的情绪与内容在时间、等量上保持同步。患者与音乐之间如同两人间的对等交流,音乐治疗师在旁边做引导,并适度调整两者间的音乐性互动关系。两者的互动关系包括患者与音乐本身、患者与治疗师、患者的音乐与治疗师的音乐。要特别强调的是,音乐治疗师应注意判断音乐的哪一种特性可以引导患者的意念,引发出问题的症结,触发其自觉力,以便使患者由内而外地自主寻求助力,促成患者内在改善问题的源泉力量的形成。另外,也可以由治疗师来判断是哪种音乐可以呈现、支持、护卫或象征该阶段患者的情绪状态。

1. 歌曲讨论　在应用过程中由音乐治疗师或者患者选择歌曲,聆听后在治疗师的指导下,对音乐或歌曲进行讨论。该方法常用于集体治疗,也适合在个体音乐治疗中应用。在使用此方法的过程中应注意以下几方面的问题。

(1)歌曲选择:聆听前对歌曲的选择有两种方式,一是让来访者选择歌曲,在这个过程中,来访者所选择的歌曲往往和他们的性格特点或特定的生活体验有着密切的联系;二是音乐治疗师根据被治疗个体或团体的人员构成及治疗目的来选择有针对性的歌曲进行聆听。

(2)讨论内容:来访者在聆听完歌曲后对音乐或歌词进行讨论,但大多只是会停留在对歌曲音乐和歌词本身的意义上。治疗师应在此基础上借助音乐活动能直接诱发患者更深心理层次活动的特点,引导他们对选择歌曲的动机,以及聆听后结合自己的成长经历来讨论相关音乐和歌词内容,以此来引发有助于解决患者自身问题的语言交流。

(3)个体差异:团体治疗中的歌曲选择或讨论过程中,治疗师要注意患者的个体差异,利用不同观点的相互交流来澄清个别来访者对歌词的反常理解,引导他们识别自己认知上的偏差,在团体小组成员的帮助下来达到音乐治疗的目的。

2. 音乐放松　包括在音乐背景下实施的被动式放松法和主动式放松法。被动式放松方法是借助暗示导语,在他人引导(或自我引导)下进行身体肌肉放松的方法。主动式放松法是依靠身体肌肉主动参与运动,借由身体肌肉运动产生的紧张和松弛交替,来实施放松身体肌肉的放松方法。肌肉渐进式放松法是通过人为的主观想象和采用的客观措施,使人达到肌肉松弛、精神安定、身体放松的方法。这种放松疗法既可以作为音乐心理减压的一个环节使用,也可以单独作为一种减轻紧张、焦虑,缓解抑郁、恐惧等负面情绪的心理治疗的重要组成部分。

3. 音乐回忆　在小组中播放来访者选择的一首或数首歌曲或乐曲,通过聆听过程中产生的个人相关经历的回忆,达到宣泄情绪、表述以往情感经历的一种音乐治疗方法。这些歌曲或乐曲能在短时间内引发来访者回顾成长经历中特定的有意义的事件,在小组成员间的交流中,来访者的一些生活存在的问题可以得以相互倾诉、相互安慰和鼓励,一些偏离正确认知方向的观点也会在交流中得到纠正,促进小组成员间的理解和认知沟通。在团体治疗中,还可以通过来访者将个人不同阶段特别关注的歌曲或音乐编排在一起,形成一个个人音乐成长史,以此来了解来访者成长过程中具有某种有治疗价值的个人相关信息。

4. 音乐同步　运用事先录制好的音乐或即兴演奏音乐的形式,在治疗过程中让来访者产生的生理、情绪及心理保持同步状态,当患者与音乐活动产生共情后,治疗师根据治疗需要改变的音乐活动内容,逐步把患者的生理、情绪和心理状态引导到治疗所需要的状态。在治疗音乐或即兴演奏方式选择上,治疗师不能根据自己主观的判断来决定,治疗过程要充分考虑到个体差异,在患者喜欢或能接受的音乐活动形式上来进行,更不能单纯地以音乐情绪本身来判断由此引发的情绪反应,要特别注意有些患者为应付治疗师而出现的名不副实的音乐体验反应,结合收集和观察到的多种信息来评估患者音乐同步中出现的相关音乐、情绪、心理及认知体验。

5. 音乐想象　音乐治疗师在实施过程中,通过语言引导患者进入放松,进入意识和潜意识的交叉状态,在特别编制的音乐背景作用下产生想象,有时想象中会出现视觉图像,有时会出现嗅觉或触觉反应,这些现象对来访者的成长、生活经历都具有某种象征性,常与其潜意识中的矛盾、冲突相关联。

(二) 即兴演奏式音乐治疗

1. 个体即兴音乐治疗　主要是借助乐器的即兴演奏形式,首先和患者在即兴演奏中建立信任关系,然后在乐器演奏中,音乐治疗师在和患者通过乐器即兴交流中,了解患者的心理投射状况,陪伴患者宣泄负面情绪,引导其通过乐器即兴演奏,找回失衡的心理状态。即兴演奏音乐治疗在个体身体康复治疗过程中,往往会运用患者对某些特定乐器产生的兴趣,通过乐器的演奏来维持或促进一些智障或残障人员的智力或肢体功能。

在个体即兴演奏音乐治疗方法使用中,强调治疗师不应主导即兴演奏的方式和内容,应尽量鼓励和支持来访者自己运用乐器充分表达自己的内心世界。在讨论演奏内容时,及时根据治疗目标的需要,调整适应患者的即兴演奏方式。

在个人即兴音乐治疗中,也可以用即兴的歌曲创作、舞蹈创作、即兴音乐心理剧、音乐背景下的书画或雕塑创作等形式,进行个体即兴音乐治疗。从患者这些即兴活动的心理投射或直接反应上,我们可以寻找出有利于治疗的动机和方向。

2. 团体即兴音乐治疗　治疗过程中一般先要求小组成员选择自己比较喜欢的乐器(常见的乐器主要以康佳鼓、帮戈鼓、铃鼓、铝板琴、木琴、棒铃等打击乐器),这样可以通过来访者谈论对乐器的选择,来初步了解其不同的个人心理特质。在团体即兴演奏中,应处于小组成员同等的位置,例如在治疗时治疗师和患者同处于一个圆形的位置,在实际演奏中应强调小组成员间的互动,而不是要求小组成员只和治疗师间产生互动。在即兴演奏前,治疗师可以说:"大家准备好了吗？ 如果准备好了的话,请即兴演奏吧,谁先开始都行"。在演奏结束时,一定不要急于宣布演奏已经结束,应适度等待一会,确信没有人继续演奏后,再正式宣布演奏活动结束,进入讨论阶段。因为在实际即兴演奏过程中,往往有个别成员会在短暂的团体演奏结束后,紧接着进行自己另外的即兴演奏。如果这时治疗师突然宣布演奏结束,会影响到来访者的情绪。

团体即兴演奏内容可以是有主题性的,也可以是无主题性的。演奏结果可能是和谐的,也可以是杂乱的,这取决于小组成员间的人际互动关系,但在多数演奏开始时往往是和谐的,中间由于大家不断加入自己的即兴元素,逐步会出现混乱局面,随后由于大家意识到混乱局面的存在,为了顾全大局最后会再次主动回归到和谐演奏状态,直至即兴演奏结束。通过团体即兴演奏后的交流,可以促进不同来访者之间的语言和认知沟通,提高来访者们的社会交往行为能力。

(三) 再创造式音乐治疗

再创造音乐治疗也有人称之为主动治疗。主要是通过患者参与演奏、演唱、肢体活动等形式,达到治疗目的一种音乐治疗方法。在再创造式音乐体验中,患者学习或表演已经创作好的音乐活动,或把这些音乐活动中歌曲演唱、音乐演奏、音乐游戏、音乐表演等活动作为一个模板来进行二度创作,其中包括表演预先确定角色和行为的结构化的音乐体验。

不愿意或无法表达自己意愿想法的来访者,比如像重度精神病、卒中失语、孤独症、发展障碍等患者,通过患者借助音乐活动,主动以自己的残障肢体、障碍语言、缺陷心智参与到全程动态的音乐活动中来,使其身心问题借由自己创造的音乐中得以沟通、挣脱或传达出去,在这个过程中得以自我觉察、自我调整,或者由音乐治疗师介入,重新构建自我及情感模式、学习模式,以改善日常生活的相关功能。

音乐治疗师为患者提供音乐最大的使用范围、进行方式、各种乐器、不同音乐体验,以此为患者不断提供丰富而又多种选择的音乐活动,这一环节是再创造音乐治疗的重点,同时也是音乐治疗所强调的音乐全部活动"质化"过程,是"人与音乐"和"人与人"关系改善的关键所在,由此达到音乐治疗的目的。再创造式音乐治疗法共有上百种,最常见的应用方法有以下五种。

1. 击鼓治疗　早在远古时期,击鼓疗法已在世界各地的原始部落得以运用,巫师们常用击鼓形式对身患各种疾病的人们进行精神治疗。在美国科罗拉多州立大学里,就有教授研究如何利用西非洲的手鼓(Djembe),通过击鼓与心跳、呼吸的共振治疗有关疾病的方法。在日本民间,一些音乐治疗师们对患有孤独症和唐氏综合征的儿童运用击鼓疗法,他们利用击鼓的节奏和旋律来让患者感受语言节奏,效果显著。美国、德国、西班牙医学界也正在积极推广击鼓音乐疗法,因为击鼓疗法可以让以前没有乐器经验的人也能参与到这项非言语的表达活动中来。

击鼓疗法为身心疾病患者提供了一个良好的活动平台,让患者再次参与到现实生活中来,这不仅可以由此培养患者的某种沟通方式,还可通过节奏乐器的演奏,促进患者认知功能的改变。尤其是集体性的击鼓活动,能够打破阿尔茨海默病和孤独症患者的封闭思维方式,这是音乐治疗与那些平时对周围的人和环境视而不见的患者进行互动的一种很好的治疗方式。

2. 吹奏治疗　是一种通过参与一些吹奏乐器的演奏来治疗某些疾病的疗法。在一些国外的音乐治疗文献上,我们会看到一些关于利用吹奏乐器治疗小儿唇裂、腭裂和牙齿矫正、厚唇矫正的实验报告。在儿童哮喘病疗养所,治疗师就用吹笛疗法专门治疗儿童哮喘病,他们让患病的儿童在医生和音乐教师的指导下吹奏长笛,以锻炼患病儿童的横膈膜和肺部力量,在儿童医疗中心,治疗师通过教授儿童吹奏竖笛、小喇叭、管风琴来达到增强肺部功能的效果。

3. 嗓音与歌唱治疗　嗓音是指导患者学习如何运用声音,发出不同声音,旋律模仿,学习歌曲,看乐谱唱歌,参加合唱,学会读谱等。歌唱则是通往潜意识的直接途径,是让歌唱的声音本身变成"说话",可以激发对自我与他人的意识,促进个体和小组的整体感觉。其具体采用的方法是,首先要求患者做肢体活动练习,然后逐渐加入嗓音发声练习和歌唱,循序渐进提供个体情绪的疏泄,给人一种心理慰藉,仿佛体内被洗礼一样,使人变得非常平静。在使用正确的发声方法前提下,运用腹部呼吸法歌唱不仅能降低血压,增加肺活量,还可以刺激全身的穴位、打通全身经络,促进气血的循环,因而歌唱治疗也适合女性,中老年人和嗓音探索人群。

4. 动作与舞蹈治疗 是通过治疗性地运用动作和舞蹈,使人们创造性地参与治疗过程,以促进他们情绪、认知、身体和社会性的整合。在动作与舞蹈治疗中,舞蹈、动作是最根本的建立关系、评估、干预和反馈的工具和手段。动作是内在世界的外化。无论是表达性、交流性、还是适应性的动作、舞蹈与行为都可以用于团体或个体治疗。

动作与舞蹈治疗与舞台舞蹈不同。舞蹈指向一个成品,但治疗过程中的舞蹈则是一个钻研的过程,由探索自我意识到更深层的个性,以及身体动作的资源。

5. 歌词改编与再创造治疗 歌词改编是歌曲再创造的过程。个体或小组成员通过一个主题深化的环节,把自身的情感,情绪经历完全融入歌曲中去,从而让新创作出来的歌曲成为自己或小组成员整体情感、情绪的生动写照。

歌曲再创造的环节很少对歌曲的旋律进行改编,因为如果歌曲的旋律改编不当,有可能产生"此歌变成不认识"的陌生感觉,从而拉大距离,影响个体或小组成员对原歌曲的情感认同。在歌词改编过程中,除了注意歌词的字数与原歌词的字数尽量相同对应以外,还需要注意新改编的歌词与原来歌词押韵相匹配,保持歌曲在演唱过程中的审美统一。

四、用于医疗的音乐治疗

(一)西方医疗取向的音乐治疗

1. 医疗应用模式 音乐医疗是生理、心理、医学、音乐学、音乐治疗学等多学科的整合学科。在医疗康复机构,通过预防性、治疗性及康复性音乐刺激为确诊或尚未确诊的患者提供相应的音乐活动。音乐治疗在这里扮演着两种角色,一是在患者接受医疗相关治疗时,在音乐治疗师与音乐的支持、陪伴下,降低或减少在治疗期间引起的恐惧、不安、排斥等负面情绪。另一种角色则是音乐治疗作为医疗项目之一,其作用等同于物理治疗、作业治疗、语言治疗、心理治疗等治疗活动。

2. 生物医学音乐治疗(biomedical music therapy) 研究音乐直接影响大脑部位或神经系统,是音乐治疗研究与音乐治疗实践中最重要的工作。大脑听觉中枢与痛觉中枢同在大脑颞叶,音乐刺激听觉中枢对疼痛有交互抑制作用;同时音乐可提高脑垂体分泌内啡肽及增加血液中内啡肽的浓度,内啡肽是一种类似于吗啡的内源性阿片样肽,具有很强的镇痛作用。情绪活动的中枢下丘脑、边缘系统及脑干网状结构与自主神经系统紧密连接,是人体内脏器官和内分泌腺体活动的控制者,而情绪的紧张状态能直接导致某些内脏器官的病变。音乐能通过调节人的情绪,防止某些内脏器官的病变,也就能帮助治疗某些心身疾病。

3. 神经学音乐治疗(neurological music therapy,NMT) 是近年来康复音乐治疗领域的一个新成果。NMT 的功能主要有:感觉动作功能训练、语言功能训练、认知功能训练。神经学音乐治疗主要服务对象是有神经性损伤的人群,运用有效的音乐治疗活动来改善因神经系统病变引起的认知、感觉或运动功能障碍。

4. 医学共振音乐治疗 是指有类似振动频率的两个物体,一个物体的原本振动模式将会被另外一个物体的振动模式所改变或取代,它们会趋向于和谐共振。人在不同的状态下会有不同的节奏感,这从呼吸、心跳、胃肠蠕动等现象可以清楚说明,音乐的振动可以影响人体的节奏性,最后使人体的节奏与音乐的节奏达成和谐共振。

医学共振音乐治疗主要是借助音乐重建生物系统的自然调节功能,激发有益的 α 脑波,激活人体自愈的功能,促进大脑、身体器官的功能重新自然调整,恢复人体因某个器官功能失调引起的身心疾病。在哮喘、便秘、痛经、高血压、心律不齐、十二指肠溃疡及焦虑症、抑郁症、睡眠障碍等身心疾病的治疗上取得了比较好的治疗效果。

(二) 中医取向的音乐治疗

中国古代最早的医学典籍《黄帝内经》记载了音乐与健康的关系及解决方法。《黄帝内经》把五音归属于五行,并与五志(五种基本情绪)相关联。依据五行规律,运用角、徵、宫、商、羽五音,针对不同病证,按不同音调、音量、节奏、旋律对脏腑的作用不同而产生的情志反应,例如:怒胜思,思胜恐,恐胜喜,喜胜悲,悲胜怒,在人类史上首次提出"情志致病论"的观点。

《素问·金匮真言论》中也记录了五音与脏腑功能的关系,"宫动脾,商动肺,角动肝,徵动心,羽动肾"。《乐纬》记载,"孔子曰:丘吹律定姓,一言得土曰宫,三言得火曰徵,五言得水曰羽,七言得金曰商,九言得木曰角,此并是阳数。"指出了宫为土、徵为火、羽为水、商为金、角为木的对应关系。《史记》记载:"故音乐者,所以动荡血脉,通流精神而和正心也。"中医音乐疗法强调人体形与神的统一和心理与生理的共同作用。通过平衡机体的阴阳,调整气机的升降,达到维护机体生理和心理的平衡。

中国古代五音疗法学说为中医音乐疗法奠定了理论基础,在世界音乐与医学中最早阐述了中国音乐与医学理论框架。

五、音乐治疗的实施

(一) 实施对象

1. 适用人群　由于音乐治疗形式的多样性,因此受到各年龄层人士的接受和喜爱。音乐治疗的适用对象范围极广,从婴幼儿到老年人都可以应用。在音乐治疗的实际应用中,已经不只是局限在对身心障碍人士,除了运用临床医学模式来治疗各种身心疾病以外,也可借助教育模式用于智障儿童、青少年犯罪等特殊教育领域,还可以运用保健娱乐模式,来用于亚健康人士健康调整,以及协助健康人士保持和增进身体健康。

2. 治疗对象的转介　患者对音乐治疗的需求有许多来源,包括医师、心理治疗师、家人、老师、同事等,同时也包括患者本人。很多人对音乐治疗有着高度的兴趣,但不表示大家对音乐治疗都有正确的了解。音乐治疗并不是适用于所有的疾病患者,即使是在某些音乐治疗应用比较成熟的领域,也同样有不适合音乐治疗的个案。因此在转介之初(或者是患者自行求助),治疗师要对服务对象进行详细的了解,必须初步判断其是否适合音乐治疗,并有必要对患者的疑问或对音乐治疗的误解予以说明或澄清,这也是音乐治疗学科所必须规范的行为。否则,就会浪费治疗师与患者双方的时间、精力与金钱,严重者反而会延误正确治疗的时间。

(二) 诊断评估

在音乐治疗实施前,采取必要的措施对患者进行有效的诊断评估,是音乐治疗中最为关键的环节之一。只有充分认识到治疗前诊断和评估的意义,了解和掌握其核心内容,才能对后期的音乐治疗开展起到至关重要的推动作用。

1. 诊断评估的意义　积累和综合详尽、正确及有意义的患者资料,是发展一个负责任和有意义的治疗、康复计划的基石。在音乐治疗前对患者的资讯进行归纳、分析,将成为确定治疗目标和策略的重要依据。对患者进行的综合评估,也会为音乐治疗师在治疗期间的临床改变和撰写病历提供有力的保障(Cohen & Gericke,1972;Hanser,1987;Isenberg-Grezeda,1988;Punwar,1988)。评估的结果,将有助于音乐治疗师在治疗过程中对比治疗前后的治疗效果。如果治疗效果不甚满意,治疗师将可以依据评估来调整治疗方案。在结束治疗时,也将协助治疗师了解病情改善的程度。音乐治疗专业的持续成长与发展,依赖于正确的评估、观察和治疗能力。评估不仅仅是完成评估表格或流于形式，音乐治疗同其他专业一样，若没有完善的诊断评估系统，都无法获得适宜的专业发展水平。音乐治疗评估必须强调音乐治疗的独特性，正确理解治疗前系统诊断评估对患者的治疗、训练和康复计划所具有的重要意义。

2. 常规诊断评估内容　对患者的诊断评估是对患者的个人成长经历和当前情况进行整体的观察，以此确定治疗策略和估计治疗所需的时间。诊断评估的一种制式架构是处方架构，治疗师基于治疗对象的弱点及限制设计，几乎不考虑来自患者的咨询，但近几年来，这类治疗架构已逐渐被感觉需求取向所代替，它包含了来访者的兴趣、价值观、态度等（Hasselkus，1986；Lewis，1989）。

对于患者的诊断评估是在治疗前来完成的，诊断评估的内容包括对患者的行为动力、需求以及存在的问题进行系统的分析。诊断评估的结果，将直接影响患者的后续治疗。进行诊断评估时，主要从患者或其家人的交流中获得相关信息。也可以从对患者的成长经历、个人爱好、认知能力、生理状况、社会适应能力、家庭关系等方面进行观察、了解。评估通常需要由各领域的团队来协同完成。这个团队包括了医师、音乐治疗师、心理治疗师、职能治疗师、物理治疗师、社工等。团队的每个人根据自己的专业来完成各自部分的评估。比如，医师负责患者的用药记录和当时的健康状况；音乐治疗师了解患者对音乐的兴趣、能力及技巧，评估其在音乐刺激下，对非音乐领域的优势与劣势，包括听觉、知觉、记忆和粗细运动的协调能力，以及社会与情绪行为；心理治疗师测试其认知能力及人格特点；职能治疗师收集患者在工作、生活及职业上的技能信息；物理治疗师探索患者的运动机能；社会工作者评估其家庭和其他方面的社会关系。

（三）治疗目标

音乐治疗的长期和短期目标的制订，是实施音乐治疗计划的另一个重要环节。无论音乐治疗师是否在实际操作中有一个具体的长期目标、短期目标，帮助患者改善病情，关键的是音乐治疗都要有一个着眼点，这个着眼点就是治疗目标的基础。

1. 长期目标　是在对患者治疗前的诊断评估基础上，制订出的用于实施音乐活动的既定性目标。长期目标是音乐治疗师的努力方向和努力指向的终点。长期目标落实到书面表达时应具有其特殊性，对长期目标陈述患者改变的类型要有一定的确定性，设定的治疗难度应该能够实际做到，在治疗过程中要让相关人员能就这个长期目标进行相互沟通。比较具体的一些长期目标有助于明确治疗所希望达到的结果。长期目标的实现需要几个或更多的步骤来进行，而且对患者来讲还要有一个循序渐进的过程。所以，长期目标通常由几个或更多的短期目标所组成。长期目标提供了一个建立短期目标的焦点，而短期目标则同时测量每一个患者在治疗中朝着长期目标所规定的方向进展的程度。

长期治疗目标在时间上没有统一的标准，不同机构都有自己的时间设定和表述模式，一般在 3 个月至 1 年或更长时间。具体时间应根据患者的病情需要，由治疗师与患者（或同其家人、同学、老师、同事等）通过商讨达成一致。

2. 短期目标　是较小的近期通过治疗所能达到的目标。短期目标是可以被观察并可被测量的。短期目标是在音乐治疗师的帮助下患者要做的具体事情，这些具体的事情将用来作为检验长期目标能否实现的证据。短期目标所使用的治疗计划是具体的、可行的，并随着治疗进程在治疗时不断发生变化。另外，由于患者成功达到了短期目标，并向长期目标不断地推进，短期目标常常在每次治疗中有所变化，但必须注意的是，短期目标每次都有一定的连续性，并逐步推进到长期目标的实现。不同于短期目标的是，长期目标通常不那么容易发生变化。建立短期目标的应注意以下几个方面。

（1）短期目标多涉及的问题应该是患者现实中存在，经治疗前评估所确定的实际问题。

（2）短期目标的确定是否得到患者和治疗团队其他工作人员的认可。

（3）患者最需要在短期内进行治疗的靶行为，在治疗实施中采用何种音乐治疗方法以及这种方法是否适合患者。

（4）短期目标中的每个问题应该在什么时间内解决。

（5）应考虑到在短期目标的实施过程中会受到哪些因素的影响以及如何应对。

短期目标的价值在于帮助音乐治疗师聚焦在一个特定的时间内，改变患者的靶行为，鼓励患者的某些正常行为。正确的短期目标应该是可以在一定时间内实现的。如果患者持续地在既定时间内未达到短期目标，或者总是超过这个短期目标，这个短期目标的设立就存在问题，在这种情况下，治疗师应该重新评价自己的期待，并建立新的可行性短期目标。

在短期目标实现后，要通过观察和测量的形式对其治疗效果进行相应的评估，这样我们就可以知道短期目标的可行性，或知道如何根据需要及时改变短期目标。一个短期目标实现后，需要对其进行评估，在患者的反应变化稳定后再设立新的目标。

（四）治疗计划

1. 制订计划的策略　制订音乐治疗计划需要围绕实现治疗目标来考虑要做的具体事情。在制订音乐治疗计划时，音乐治疗师不能忽视了团队的协作功能，要强调不同专业领域的团队成员的分工、协作，增强计划的完整性和可操作性。制订计划时，音乐治疗师应尽量考虑不同群体、不同环境、不同条件实施音乐治疗计划可能遇到的问题，考虑的问题越全面、越具体，就越有利于计划的实施。

2. 治疗计划的实施　在实施音乐治疗计划的过程中，首先要通过签订治疗合同的形式来约束、规范音乐治疗行为，明确开展音乐治疗的形式，把握好每次治疗的时间与内容，处理好治疗期间可能出现的突发事件。

（1）治疗时间：在实施音乐治疗计划时，必须严格按照计划中规定的介入形式、治疗频率和治疗次数来执行。治疗师要注意把握每次治疗的时间，不要少于或多于既定时间（一般单次治疗时间不超过 1h，特殊的个体和团体治疗单次治疗一般不超过 1.5h）。

（2）安全保障：实施音乐治疗计划中，音乐治疗师要向患者提供适宜的音乐、乐器、设备或其他表演形式。音乐治疗师在治疗过程中要保持积极、健康的心态，努力掌控音乐治疗活动的全程，为患者提供高品质的音乐治疗服务。治疗过程中，要确保电子设备、乐器及其他道具在使用中的安全，避免患者在进行团体治疗时因出现打闹、混乱局面对患者或治疗师造成伤害。

（3）应急处理：治疗师要不断加强业务知识的学习，在实践中锻炼自己的音乐治疗能力，定期评估自己的治疗水平，以修正在执行治疗计划中不合时宜的治疗方法。当遇到困难时，应依靠团队其他成员的帮助，音乐治疗专业上遇到的难题，应及时寻求相关督导或专家的技术支持。音乐治疗师应具备处理突发事件的应变能力，比如：治疗中遇到患者心不在焉、不配合治疗师的治疗、出现不适的生理或情绪反应（类似出现音乐癫痫、心脏不适、情绪高度亢奋等反应）、突然提出要结束治疗等情况。对于出现有自杀倾向、遇到重大变故或情绪、行为极度反常的患者，治疗师更应保持高度的职业敏感性，随时实施最佳的危机干预方案。对于音乐治疗实施过程中发现的不适合使用音乐治疗干预的患者，治疗师应与治疗团队成员会诊，及时作转介处理，以免耽误患者病情。

（五）文档记录

音乐治疗从转介、治疗前诊断评估、治疗目标的设定到治疗计划的实施，都需把每个过程详细记录下来，这些记载的文档内容，在美国等西方发达国家可以被认为是法定文件（Miller，1986）。这些包含了治疗效果、治疗成本及效能的文字记录，还可以通过音乐治疗报告形式，用于保险公司、医疗补助计划书申请经费（Lewis，1989；Punwar，1988），文档的记录也与患者的家人（或其他监护人）建立了重要的沟通渠道。

音乐治疗义档记录的格式、写法及内容上，不同的机构有不同的统一标准。总体上基本包括评估、计划、实施及评价四部分。

（六）结束治疗

在治疗的长期目标实现后，或者治疗团队觉得患者已经从治疗中得到了最大的受益时，就意味着治疗的结束。这时，治疗师需要对整个音乐治疗过程做出一个翔实的书面报告，其中包括治疗前评估、治疗目标、治疗计划实施过程、治疗结束后的评价及治疗师对案例的反思和对今后工作的建议等。

1. 治疗后效果评估　对于治疗效果的评估，伯克利音乐学院音乐治疗系教授汉瑟（Hanser）在1999年提到：身为一个音乐治疗师，让他可以充分不断运用他的右脑，也可以用他的左脑。因为他是一个音乐家，同时也是一个科学家。他可以很感性地投入在创意的治疗过程和患者的内在情感世界里，也要能够抽出身来很理性客观地分析、检验自己的工作成果。到了治疗的尾声，一个音乐治疗师尤其应该回顾审视自己所做的或者没有做的；哪些该做的又没有做，反之，是否有不该做的反而做了很多。

一个没有审视的音乐治疗是不完整的，这并不是说没有经过审视的音乐治疗一定是没有效果的治疗，但是可以坦言，一个没有经过检验的音乐治疗即使有效，那也是不知其所以然的治疗。音乐治疗师既然是科学家，就要知其然，也要知其所以然。所以，在最后阶段，虽然形式上的音乐治疗已经结束，但音乐治疗师的工作还没有结束，治疗师必须自查，同时要让患者、其亲友及专业人士了解，治疗是否已经达到原定的目标，患者在合同上约定的需求是否得到了满足。如果这些都能被证实有效，治疗师就可以重新接待新的患者。

音乐治疗的效果评估分为短程评估和长程评估两个部分。在每个阶段都要评估患者是否达到预期的治疗目标，若没有达成，要查找原因，考虑是否简化或设定更进一步的目标。评估方法分为量化评估和质性评估，量化指的是具体客观测量、数据、统计的评估方法。比如：音乐治疗后的生理反应可由心律、脑电图、皮温及皮电、血氧饱和度、体温等生理反馈仪器测得。质性评估可由观察记录的描述来显示，评估的来源包括：治疗师的记录、其他身心测量工具、患者本人的主观感受描述、患者重要他人（家人、同事、同学、学校老师、其他治疗师）的反馈等。

由于音乐治疗对人生理和心理上都会有一定影响，因此，对于音乐治疗的评估可以从两方面来进行。生理方面的评估可以从肌肉的紧张或松弛、消化液分泌增减、荷尔蒙分泌的变化等方面评估，一般生理资料可以由量化方式得到。心理方面的评估，则注重在情绪、认知、行为的改变上，既可以通过系统地观察和量表测试得到，也可以通过相关人员的主观质化资料来了解。

2. 结束音乐治疗的注意事项　正常情况下，音乐治疗长期目标完成后就意味着音乐治疗的结束。至于音乐治疗的时间长短还取决于实际治疗的需要，支持性层面的音乐治疗一般在较短时间内就可以完成。认知、行为性教育层面的音乐治疗时间可能稍微长些，一般为几个星期或至几个月之久。再构建分析层面的音乐治疗则时间要更长些，一般需要3个月以上。不管是哪类治疗方式，结束治疗都是以患者的病情得到解决为衡量标准。

原则上，比较简单的音乐治疗结束时间也相对较短，相对复杂有一定治疗深度的音乐治疗就需要较长时间来结束治疗。通常，实现患者满意的治疗目标视为一种理想的结束形式，但有时也会因其他意外因素导致治疗提前或延后结束。比如患者遇到无法解决的难题或阻抗，治疗师无法控制的反移情问题等技术水平问题及其他外在环境原因（患者家庭、经济状况、身体健康状况等）。

在结束治疗计划时，特别是长期目标即将完成前，要事先做好预案，慎重处理好治疗性分离的心理效应。切不可为商业利益所驱动，在该结束治疗时，因患者的要求而继续保持治疗关系。在结束治疗时，治疗师要和患者或其监护人共同回顾治疗历程，确定患者的问题已经获得改善或解决。在患者结束治疗后的3~6个月内，最好是以电话或走访的形式保持一定的联系，以便对治疗的长期效果进行了解，同时也为音乐治疗的相关研究提供有力的数据支持。

（杨　宁）

第六节　水　中　治　疗

水中治疗,顾名思义即通过在水中进行有针对性的运动达到恢复和提高特定功能的治疗方法。通过水深、水温的调节,水中训练器械的辅助,在治疗师的指导下进行水中运动,可以对多种内脏疾病起到良好的治疗效果。下文将从水中评定技术、水中运动治疗技术分类和介绍及水中运动技术在内脏病的临床应用等方面进行介绍。

一、水中评定技术

开展水中运动治疗,除了常规陆上评定之外,进行针对性的规范化水中功能评定非常重要。

目前,国际上尚未建立水中功能评定方面的"金标准",临床上使用的分级标准或评定工具大都没有进行过严格的信度和效度检验。常用的评估工具如下。

1. 水中独立性测试量表(aquatic independence measure,AIM)。

2. 游泳独立性测试量表(swimming with independent measure,SWIM)。

3. Humphries 水中敏捷性评定(Humphries'assessment of aquatic readiness,HAAR)。

4. 基于 ICF 与 Halliwick 理念的水治疗评定等量表,其中 Alyn 水中适应性测试量表(water orientation test of alyn,WOTA)信度和效度较高。

5. 水中运动评估系统(aquatic exercise review systems,AERS),国内使用较少,不作详述。

二、水中治疗技术分类及介绍

水中治疗技术按照来源和形式大体可分为一般水中运动技术、专项水中运动技术、水中体适能训练和治疗性游泳四大类,具体介绍如下。

（一）一般水中运动技术

一般水中运动技术指的是将陆上常用的运动治疗技术转移到水中操作,并获得独特治疗效果的技术类型,如水中肌力训练、水中关节活动度训练、水中平衡训练和水中步行训练等。

（二）专项水中运动技术

1. Halliwick 理念　是指一种可用来教授所有群体,尤其是那些有运动功能和／或学习能力障碍的残障人士,学会水中活动,最终能够在水中独立运动及游泳的技术体系及治疗理念。

现代 Halliwick 理念主要由两大系统组成,即"十点程序"和"水中特殊治疗"。前者主要用于教授游泳技能,后者借鉴神经发育学疗法扩展而成。侧重于治疗身体结构缺陷和功能障碍。

2. Bad Ragaz 训练（Bad Ragaz Ring method,BRRM）　是基于本体感觉神经肌肉易化技术原理而建立的技术,在疼痛控制和肌肉放松方面疗效突出。因其大量利用对角螺旋训练模式,与 PNF 技术较为相似,因而又称为水中 PNF。

3. Watsu 疗法　是将指压按摩技术引入水中,从而达到生理和心理效应的一种治疗方法。常用动作有重复性躯干牵张和旋转动作,包括最基本的旋转屈曲动作及近端和远端腿部旋转,对降低躯干、肩部、髋部及四肢张力有作用。

4. Ai Chi 疗法　由日本学者 Jun Konno 于 1993 年创立。Ai Chi 利用了太极、指压按摩疗法和轻功等基本概念,联合深呼吸、四肢的舒缓运动来达到康复目的。

(三)水中体适能训练

水中体适能训练又称水中有氧训练,在水深 1~1.4m 的泳池中,患者配合音乐进行小组游泳、花样游泳、健美操或舞蹈等多种形式的全身有氧运动。大多数水中有氧运动都属于集体课程,在专业水治疗师或健身教练带领和指导下,进行时长为 0.5~1h 的水中运动。课程侧重于有氧耐力和阻力训练,并创造一个愉快的音乐氛围。

不同形式的水中有氧运动包括:水上尊巴(zumba)、水上瑜伽、水中有氧运动和水上慢跑。由此可见,水中有氧健身运动是一项新兴的体育运动项目,由于其独特的健身形式和特点,而具有其独特优势:包括运动方式多样、难度较低、容易掌握、运动形式新颖、运动环境优雅和具有一定的时代性等。在水环境中运动不仅对人体生理和心理的锻炼有着积极的作用,而且能提高人体对水的适应能力;此外,在同等运动负荷条件下水环境中运动较陆上更能锻炼机体的心肺功能及能量代谢能力,并适合各个年龄阶段的人群。

(四)治疗性游泳

治疗性游泳是指对竞技游泳技术的各动作环节采用拆分、重组、改良或器材辅助等方式,对功能障碍、亚健康或疾病的人群产生治疗性效果并增进健康状态的水治疗技术。包括打腿技术(仰卧俯卧体位、徒脚/脚蹼、水中吐吸气/呼气管)、划手技术(徒手/划手掌)与配合技术(蛙泳/自由泳/仰泳)等训练。

三、水中治疗技术在内脏病的临床应用

(一)循环系统疾病

1. 概述　在循环系统疾病的康复方面,目前国内应用较多的是原发性高血压、冠心病(含冠状动脉搭桥术后)、心肌病(cardiomyopathy)、心力衰竭和心脏起搏器术后等患者。循环系统疾病患者进行水中运动的目的是在确保安全前提下尽可能恢复其活动耐力和职业能力。

(1)陆上评定:可使用量表法、心脏功能分级、治疗分级和心脏性残疾评定标准,以及遥测心电图、动态心电图、运动试验和代谢当量等检查方法。

(2)水中评定:Alyn 水中适应性测试量表 2(WOTA2)和水中运动评估系统(AERS)等。

2. 水中治疗方法　根据评估结果,制订治疗处方,包括热身、水中耐力、肌力和协调性训练,最后以牵拉、呼吸和放松训练作为结束。水治疗以背景音乐作为引导,配合使用浮棒、浮力带、水中哑铃和水中手套等训练用品,一旦患者出现不适或疲劳,感觉恶心,呕吐,气短,肌肉关节疼痛等情况,立即停止治疗。整个水治疗过程中,患者全程接受物理治疗师、医生和救生员的监护。

3. 注意事项　①当对患者心血管状况有疑虑时,及时与主治医生沟通。②应在泳池旁边准备好提供相关药物。③可利用水中固定装置来最大限度地减少身体浸入水中所引起的心血管效应。④可采用 Borg 评分等工具监控运动强度水平。⑤确保在整个治疗过程中有足够的间歇时间,避免对循环系统产生过大压力。⑥如果患者有低血压发作的风险(水疗不良反应),请在退出游泳池和淋浴期间监护患者,避免发生跌倒等不良事件。⑦提醒患者告知医疗人员是否感到不适或有任何新的症状(如胸痛、头晕、气短、恶心、出冷汗)。

(二)呼吸系统疾病

1. 概述　呼吸系统疾病主要表现为呼吸功能障碍。呼吸功能包括通气功能和换气功能。参与通气功能的结构包括呼吸道、胸廓以及呼吸调节中枢。换气功能主要是由循环系统来完成。临床常见的呼吸系统疾病包含:慢性阻塞性肺疾病(COPD)、支气管哮喘、支气管扩张、囊性肺纤维化、间质性肺纤维化、肺结核等。

2. 康复评定

(1)陆上评定:包括呼吸系统疾病的影像学评定、肺功能评定、呼吸肌功能检测、6min 步行试验、心肺

运动负荷评定、日常生活活动能力评定等。

（2）水中评定：包括水中独立性测试量表（AIM）、Alyn水中适应性测试量表2（WOTA2）和水中运动评估系统（AERS）等。

3. 水中治疗方法　呼吸系统疾病的水中运动技术是利用水的温度作用、机械作用和化学作用使患者在水中进行运动训练，以治疗肺部疾病引起的呼吸功能障碍的疗法。特别需要注意的是呼吸功能障碍患者在进行水治疗前一定要进行严格的康复评定，排除禁忌证，确定合理有效的治疗方案。在治疗过程中紧密观察患者的治疗反应，及时调整治疗方案。同时，治疗区域内必须配置急救物品（如电动吸引器、简易呼吸器、氧气筒、急救药品等），确保在患者出现病情变化时能够及时进行急救处理。水中运动治疗前需确定以下两大条件：①确定运动强度：运动强度的确定主要由患者的自觉症状、心率、呼吸、血氧饱和度等的指标综合判断决定。在运动中和运动后记录运动后自觉症状的Borg评分，并记录心率。②运动处方：包括确定目标心率、运动频率和运动时间。目标心率 = （220– 年龄）×（0.85~0.65）。运动频率为3~5次/周，每次运动20~30min，避免中断运动超过2d以上。

（1）水中呼吸训练：人体处于水环境中时，胸腹部受到静水压力作用，腹部压迫增加，横膈升高，肺容积及肺活量减小，同时胸部压力增加，气道阻力增加，肺部的血流灌注增加，此时呼吸阻力更大，呼吸功增加，在齐颈深的水中形成的呼吸阻力可有效锻炼呼吸肌肌力和耐力。

呼吸训练和呼吸肌锻炼的主要目的是锻炼横膈呼吸，减少每分钟呼吸次数和增加每次通气量，增加最大呼吸肌肌力，减轻呼吸困难，改善运动的耐力。

根据以上训练目的编制水中呼吸操十二式。水中呼吸体操共12个动作，每个动作重复3~5次，用力时吸气，放松时呼气，具体应用可根据患者的功能障碍需求进行编制。

1）第一式（腹式呼吸模式训练）：患者仰卧位。一只手的手指放在肚脐下1寸（1寸 = 3.333cm）的位置，每次吸气的时候要感觉到手指被肚子顶起，呼气的时候手指感觉到肚子塌陷（图5-1）。

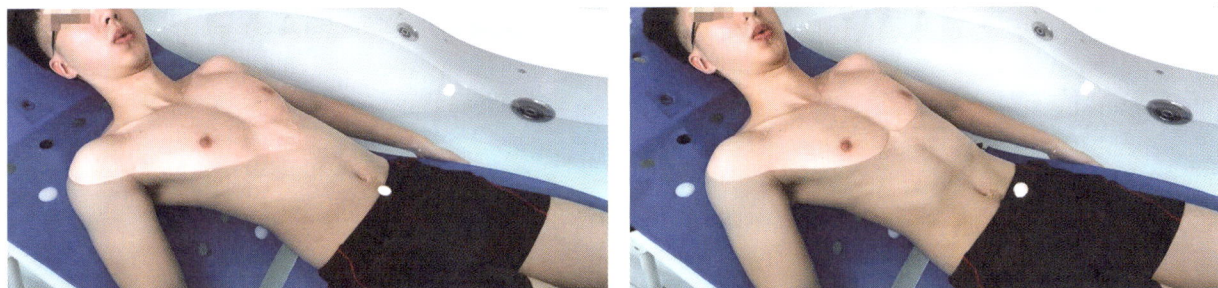

图 5-1　腹式呼吸模式训练

2）第二式（腹式呼吸抗阻训练）：患者仰卧位。双手交叉放在肚子上，每次吸气肚子往上顶的时候，双手给一个向下的阻力，呼气的时候肚子塌陷时也给一个向下的压力有助于排出更多气体（图5-2）。

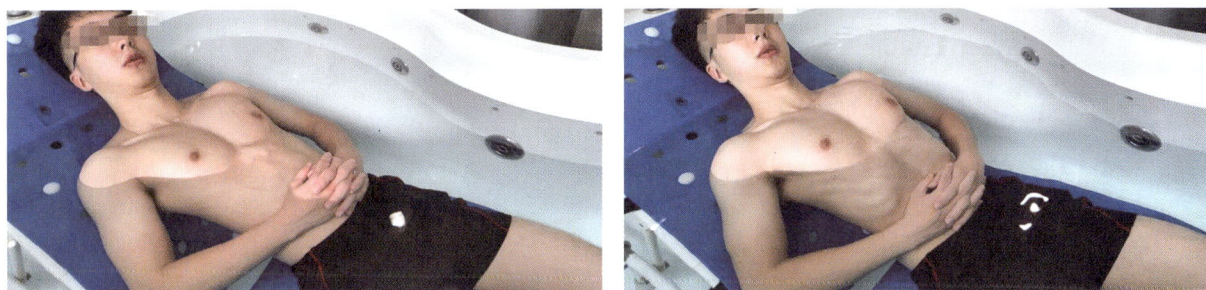

图 5-2　腹式呼吸抗阻训练

3）第三式（肩关节水平外展内收呼吸训练）：初始体位肩关节前屈90°，肘关节伸直，双手分别握一水中哑铃，做肩关节水平内收、外展活动。水平外展的时候吸气，内收的时候呼气（图5-3）。

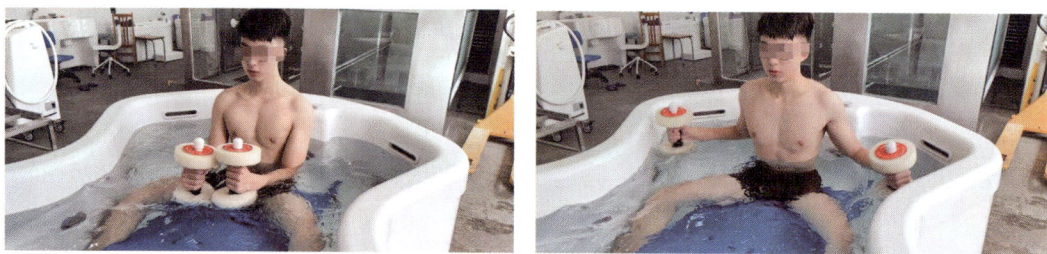

图5-3　肩关节水平外展内收呼吸训练

4）第四式（肩关节前屈后伸呼吸训练）：初始体位肩关节前屈90°，肘关节伸直，双手分别握一水中哑铃，一手做肩关节前屈，另外一只手做肩关节后伸动作，做完后返回初始体位，然后交换手的运动方向。做前屈的过程中吸气，恢复初始体位的时候呼气（图5-4）。

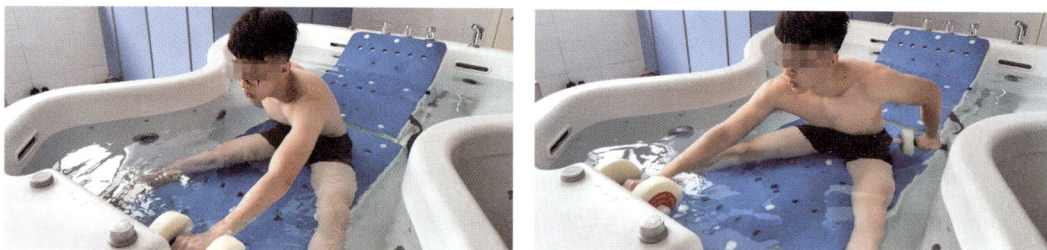

图5-4　肩关节前屈后伸呼吸训练

5）第五式（肩关节外展、内收呼吸训练）：患者仰卧位。初始体位肩关节中立位，肘关节伸直，双手分别握持水中哑铃，做肩关节外展、内收活动。外展的时候吸气，内收的时候呼气（图5-5）。

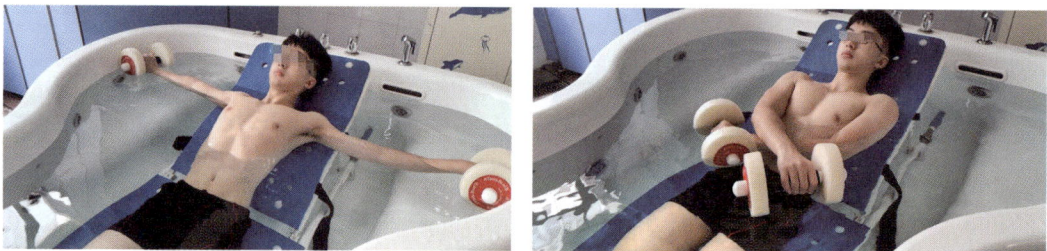

图5-5　肩关节外展、内收呼吸训练

6）第六式（身体侧屈呼吸训练）：患者仰卧位。初始体位：双小腿远端固定于浮筒上，身体平直，小腹收紧，双腿并起向左右两侧摆动，摆至末端时吸气，回到中间位时呼气（图5-6）。

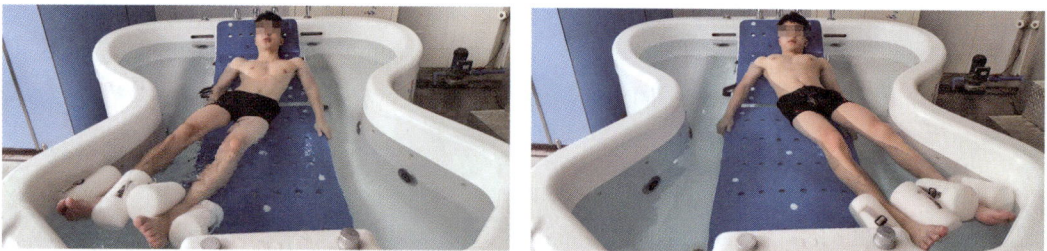

图5-6　身体侧屈呼吸训练

7）第七式（挺肚、收肚子呼吸训练）：患者仰卧位。双膝伸直，双跟部下压同时抬起骨盆，腹部上挺，维持2s后放松，降下骨盆。腹部上挺时吸气，放松降骨盆时呼气（图5-7）。

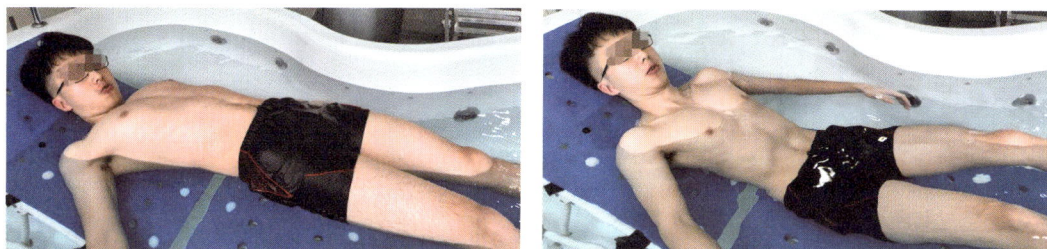

图5-7　挺肚、收肚子呼吸训练

8）第八式（身体旋转呼吸训练）：患者仰卧位。向左侧旋转时右肩外展90°，肘关节保持伸直，右上臂做水平内收活动，同时躯干向左侧旋转，右手触及左侧池壁上方后复位。躯干向左旋转时吸气，复位过程中呼气。向右旋转亦同（图5-8）。

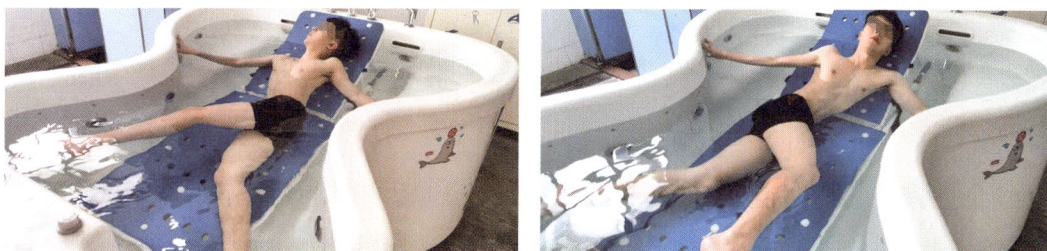

图5-8　身体旋转呼吸训练

9）第九式（水下缩唇呼吸训练）：患者仰卧位。经鼻吸气，然后收紧双唇，使用大小合适的空心管贴合口唇部，往水中缓慢呼气（图5-9）。

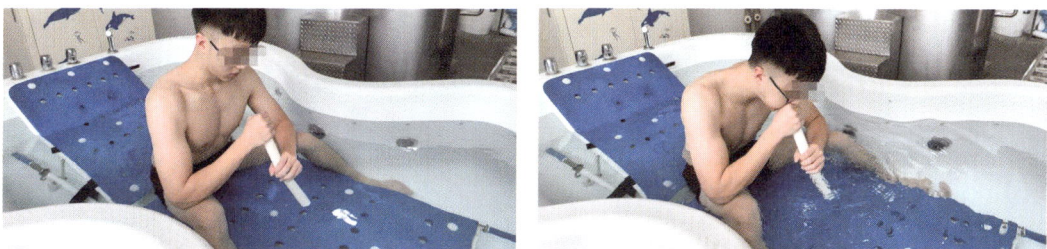

图5-9　水下缩唇呼吸训练

10）第十式（耸肩抗阻呼吸训练）：患者仰卧位。尽力做耸肩动作，耸肩时吸气，放松时呼气，同时治疗师从后方在患者双肩部给予足向的适当阻力（图5-10）。

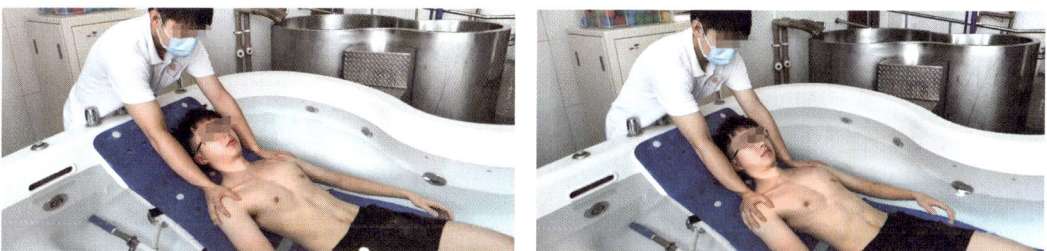

图5-10　耸肩抗阻呼吸训练

11）第十一式（双肩对角线伸展呼吸训练）：患者仰卧位。双肩（双肘伸直）由前屈内收位逐渐向外上方抬起，同时双前臂旋后，治疗师在此过程中双手固定在患者双前臂远端，给予适当的阻力（图5-11）。

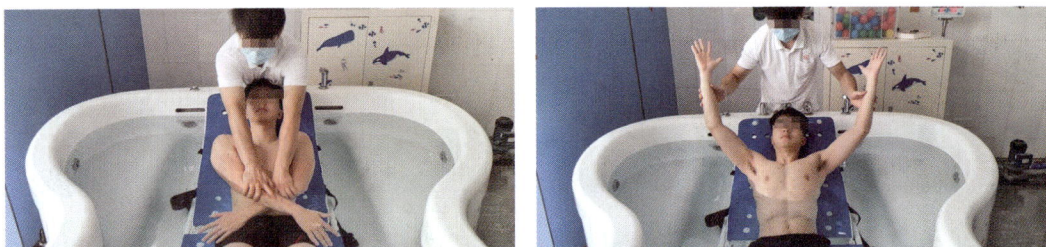

图 5-11　双肩对角线伸展呼吸训练

12）第十二式（胸廓扩展抗阻呼吸训练）：患者仰卧位。治疗师双手置于患者下胸廓两侧，嘱患者充分吸气，治疗师给予患者适当的阻力，以不影响患者吸气为度（图5-12）。

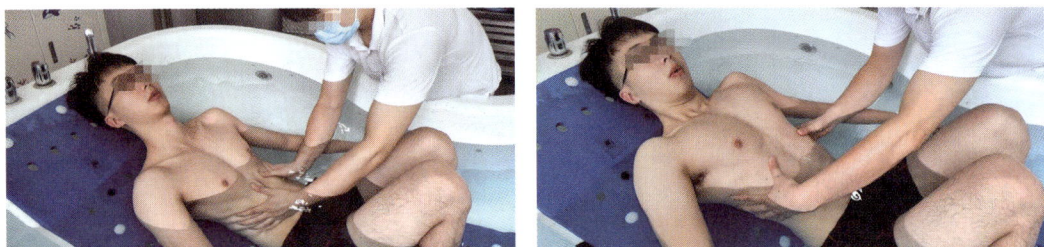

图 5-12　胸廓扩展抗阻呼吸训练

（2）水中放松训练：呼吸功能障碍的患者由于长期经受呼吸困难的痛苦，所以患者在进行活动时全身呈紧张状态，且出现不协调动作。紧张的肌肉耗氧量是松弛的肌肉耗氧量的数倍。通过教会患者全身放松，可达到缓解颈部及躯干的紧张，同时维持和改善胸廓的活动度、柔软性，改善呼吸肌的柔软性，减轻疼痛，减轻精神和躯体紧张，缓解呼吸辅助肌的紧张。

训练方法：水中放松训练主要采用Watsu疗法，Watsu的所有动作姿势都围绕着积极地拉伸脊柱、四肢骨的牵引及肌肉的放松，以便达到肋间肌、胸廓、胸部的放松。它还可以刺激副交感神经，使心率和呼吸频率降低，血液循环改善，放松能力得到提升。

患者坐在台阶上，脚踝处套上浮力圈。治疗师用手托住患者的膝关节和后背，轻轻摇动患者的身体，患者用一只手臂抱住治疗师的腰，身体其他部位都完全放松。然后治疗师移动患者身体某一部分，缓慢移动拉伸肢体，以改善患者的神经、肌肉代谢和心理状态。

（3）水中平板步行训练：水中平板步行对于呼吸功能障碍患者主要起改善呼吸循环系统的功能，提高全身的耐力，防止恶性循环的发生（图5-13）。

训练方法：通过控制水深、步行速度与距离来控制负荷量。步行速度最好不变，否则会打乱呼吸和行走的节奏。负荷量应控制在心率120次/min以下，没有心律失常、呼吸困难的症状。测出最大步行距离后，从60%~80%开始，每周增加50~100m的负荷。当患者表现不适或者难以继续训练时，给予恰当的休息或直接暂停水中运动治疗。

（4）水中四肢及躯干肌力训练：慢性呼吸系统疾病患者发生无力、运动功能减退，为使运动功能恢复，肌力增强训练是十分重要的。同时，辅助呼吸肌所包含的胸锁乳突肌、锁骨下肌、胸大肌、胸小肌、前锯肌和背阔肌等肌肉力量减弱可导致横膈的负荷增加和早期疲劳，从而加剧胸廓腹壁非同步呼吸和呼吸困难。

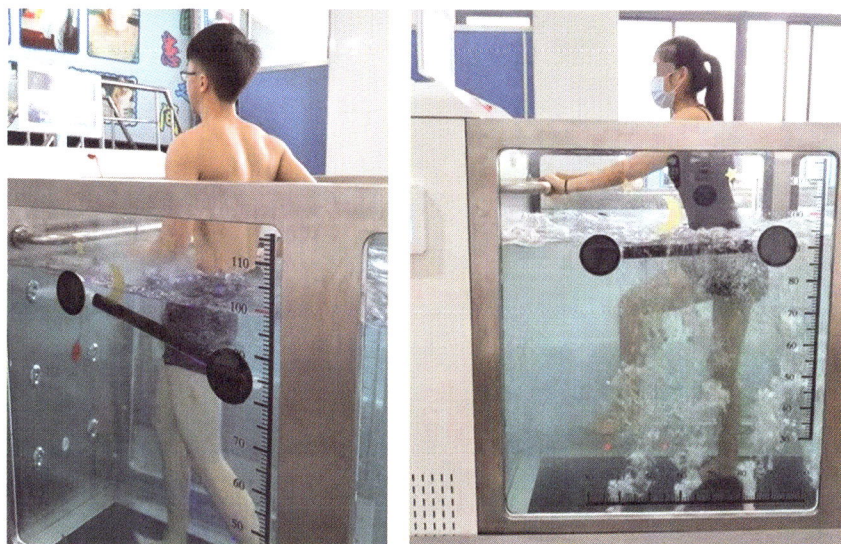

图 5-13　水中平板步行训练

训练方法：水治疗中常用训练方法有支撑性训练和无支撑性训练。水中力量训练主要利用水中哑铃和浮力棒等水中阻力器具。通常采用等张收缩（上肢、躯干、下肢分别进行训练），一组 8~10 次，重复 1~3 组。保持有节奏的训练，应与呼吸动作协调。训练时长应持续在 20min 以上，在不能达到目标时间的情况下，可以采用多次休息的方式以延长运动时间。

（5）水中太极训练：水中太极运动强调腹式呼吸，并且强度低，动作有节奏、缓慢，同时可以活动身体的各个部位，使全身耐力得到有效提升。

水中太极包括 19 种不同的姿势运动，分为呼吸运动、上肢运动、躯干稳定性运动、下肢运动及全身协调运动。在训练过程中遵循 3 个基本要素：听从内心感受、呼吸调整、放松。

训练方法：该训练强度循序渐进，从对称的躯干位置到旋转的躯干动作、重心从静态到动态、手部动作从小到大、支撑面从宽到窄、从借助视觉控制到前庭控制、上肢动作从对称到不对称。

4. 注意事项　训练时注意观察患者的反应，不应出现呼吸急促，面色潮红或苍白等训练过量的表现，及时询问患者的感受，调整训练强度可以避免出现水疗不良反应。

（三）代谢内分泌系统疾病

1. 概述　代谢内分泌系统疾病种类较多，此处以临床常见的糖尿病为例，描述其水中运动治疗介入。

糖尿病是一组以持续性高血糖为特征、由遗传基因和环境因素相互作用所致的代谢障碍性疾病。主要由于胰岛素绝对或相对不足及靶细胞对胰岛素敏感性降低，导致碳水化合物、蛋白质、脂肪、电解质和水等代谢紊乱。临床主要表现为多饮、多尿、多食、体重减轻等"三多一少"症状，或伴有多种急性和慢性并发症。

2. 康复评定

（1）陆上评定：糖尿病患者在进行水治疗之前，应进行全面的康复评定，特别是要对心血管、神经系统、肾脏和视力进行检查，因为糖尿病并发症常发生在这些系统或器官。主要评定内容如下：①胰岛功能评定：血糖测定、尿糖测定、口服葡萄糖耐量试验（oral glucose tolerance test, OGTT）、血清 C 肽测定、糖化血红蛋白测定、胰岛素释放试验。②运动耐力评定：常用的运动试验包括心肺运动试验（cardiopulmonary exercise test, CPET）、6min 步行试验（6MWT）、往返疾步走试验。③糖尿病足的评定：糖尿病足是糖尿病患者踝关节以下部位皮肤溃疡、肢端坏疽或感染，主要由于长期神经和血管病变所致。④心理评定：糖尿病不仅影响患者生理功能，同时也影响其心理、家庭生活、目前或未来的社会角色，而患者心理状况也会影响到血糖的控制及慢性并发症。

(2)水治疗相关评定：①水中独立性测试量表；② Alyn 水中适应性测试量表 2（WOTA2）。

3. 水中治疗方法　研究发现水中运动形式很多，针对糖尿病患者主要推荐水中步行训练，在糖尿病患者进行水中步行训练之前应制订运动处方，明确运动强度、运动时间、运动频率、运动方式。

(1)运动强度：只有当运动强度达到 60%~80% 最大摄氧量时才能改善代谢和心血管功能。运动强度过低，达不到治疗效果；运动强度过大，无氧代谢的比重增加，治疗作用降低，且可引起心血管负荷过度，应予避免。由于在有效的运动锻炼范围内，运动强度的大小与心率的快慢呈线性相关，因此常采用运动中的心率作为评定运动强度大小的指标。靶心率的确定最好通过运动试验获得，即取运动试验中最高心率的 60%~80% 作为靶心率。开始时宜用低运动强度进行运动。如果无条件做运动试验，可选用公式计算靶心率：靶心率 = 安静心率 +（HRmax− 安静心率）×（60%~80%）。

(2)运动时间：肌肉收缩的早期主要以肌糖原供能为主，要燃烧脂肪作为能源，每次运动时间推荐 10min 以上。通常每次运动时间可自 10min 开始，逐步延长至 30~40min，因运动时间过短达不到体内代谢效应，而如果运动时间过长，再加上运动强度过大时，易产生疲劳，加重病情。糖尿病的步行浴是一种治疗性运动，应避免空腹进行，以餐后治疗为宜。餐后因摄入食物，加上餐前使用了降糖药物或胰岛素，能阻止肝糖原的分解，又能促进肌肉利用外源性葡萄糖，达到糖代谢平衡。在餐后进行步行浴时，应注意避开药物作用的高峰期，以免发生低血糖。

(3)运动频率：每周治疗 4~5 次较为合理，可根据每次运动量大小而定。如果每次运动量较大，间歇宜稍长。但运动间歇超过 3~4d，则运动锻炼效果及运动蓄积效应将减少，难以产生疗效。有资料表明终止运动锻炼 3d，已获得改善的胰岛素敏感性会随之消失。因此，步行浴疗法实施每周必须在 3 次以上。如果每次运动量较小，且身体条件较好，每次步行浴后不觉疲劳者，可坚持每天 1 次步行浴。

(4)运动方式：包括在不同水治疗设备中的训练，如步行治疗槽、四肢涡流槽等。

4. 注意事项

(1)在严格控制饮食基础上进行水中运动疗法，可以达到最佳的运动疗效，较满意地控制血糖水平。

(2)水中运动疗法实施前后要有准备运动和放松运动，避免心脑血管意外或肌肉骨关节损伤的发生。

(3)根据患者的病情及体力，循序渐进，从较低强度逐渐过渡到较大强度。

(4)定期测量体重、体脂率、肌力、血糖和血脂等代谢指标，以评定水中运动疗法效果。

(四)泌尿系统疾病

1. 概述　肾病可分为早期、中期及晚期三大阶段。早期和中期肾病患者躯体功能丧失较少，可参与一般性的水中有氧训练。而晚期的慢性肾衰竭与长时间的肾透析治疗导致患者身体机能的恶化，同时影响患者的日常生活和生存质量。患者因伴发的疾病(如高血压病、缺血性心脏病、闭塞性动脉疾病、植入心脏起搏器患者、人工主动脉瓣膜、房颤等)而有意识地减少外出活动，同时患者对健康恶化的恐惧也严重影响其生活。然而，大量研究显示恰当地选择水中训练方案对这类患者有良好的治疗效果。

2. 康复评定

(1)陆上评定：针对不同阶段的肾病患者，康复评定的侧重点如下：①全身有氧活动能力：可采用 6min 步行试验，可以直观显示患者的步行耐力；②日常生活活动能力采用改良的 Barthel 指数进行评定；③生存质量采用 WHO 生存质量量表进行评定。

(2)水治疗相关评定：①水中独立性测试量表；②牛津肌力分级(水中改良版)；③ Alyn 水中适应性测试量表 2（WOTA2）。

3. 水中治疗方法　资料显示，慢性肾衰竭患者的水治疗方法可持续 3 个月，每周 1 次，每次 60min。水治疗以背景音乐作为引导，配合使用浮棒、浮力带、水中哑铃和水中手套等训练用品，包括热身、水中耐力、肌力和协调性训练,最后以牵拉、呼吸和放松训练作为结束。一旦患者出现不适或疲劳,感觉恶心、呕吐、气短,肌肉关节或冠心病疼痛等情况,立即停止治疗。整个水治疗过程中,患者全程接受物理治疗师、医生和救生员的监护。

4. 注意事项

(1)早期和中期肾病患者:如果有以下情况,患者应通知物理治疗师。①感到太累无法维持该水平的活动;②有不寻常的呼吸急促;③胸痛或有压力;④感觉恶心;⑤在治疗期间或治疗后出现不规则或快速心率;⑥下肢抽搐;⑦头晕或虚弱。

如果患者报告任何这些症状,应停止活动,如果不能解决,应立即寻求医疗援助。对于较轻的症状,患者应转介给他们的医生进行检查复查。

(2)肾透析患者:透析是一种从血液中去除废物和多余水的过程。主要用于为肾衰竭患者的肾功能丧失提供人工替代方式。在血液透析中,患者的血液通过透析器被泵出,并通过静脉线路返回到身体。

建议:①由于体温调节困难,肾脏患者可能更喜欢在热中性水温的泳池中进行治疗。②对于透析患者,治疗最好安排在透析后 1d 才开始。③病情稳定并坚持饮食和液体制度的患者,可以在透析日进行中等强度的锻炼。④在透析前最好避免运动。⑤用防水敷料覆盖所有透析部位。⑥透析患者的日常耐力有变化是正常的,所以可能需要相应地调整治疗活动。⑦与患者的医生联系,尤其是在以下方面发生变化时:透析计划、药物管理、患者感觉不舒服。

(3)持续动态腹膜透析:在腹膜透析中,利用腹腔的腹膜从体内血液中去除废物和水。含有葡萄糖的无菌溶液通过导管进入腹腔。一段时间后,液体通过导管排出并丢弃。

建议:①运动前最好排出液体;②导管部位应用防水敷料适当的密封和运动后消毒处理。

(王 俊)

第七节　言　语　治　疗

一、治疗原则

言语治疗的目的是促进患者发声说话,使构音器官重新获得运动功能。言语障碍的治疗要在安静的场所进行,急性期可以在床边进行,如患者能够在轮椅上坚持坐位 30min,应到语言治疗室进行训练。治疗多采用一对一方式,也可以进行小组治疗。

(一) 针对言语表现进行治疗

构音障碍治疗的侧重应是针对异常言语表现,而不是按构音障碍的类型进行治疗。因此,治疗计划的设计应以言语表现为治疗中心,兼顾各种不同类型构音障碍的特点进行设计。言语的发生受神经和肌肉控制,身体姿势、肌张力、肌力和运动协调的异常都会影响言语的质量。言语治疗应从改变这些状态开始,从而促进言语功能的改善。

(二) 按评定结果选择治疗顺序

一般情况下,按呼吸、喉、腭和腭咽区、舌体、舌尖、唇、下颌运动逐个的进行训练。要分析这些结构与言语产生的关系,治疗从哪一个环节开始和先后的顺序,要根据构音器官和构音评定的结果。构音器官评定所发现的异常部位,便是构音运动训练的出发点,多个部位的运动障碍要从有利于言语产生,选择几个部位同时开始;随着构音运动的改善,可以开始构音障碍的训练。一般来说,均应遵循由易到难的原则。

对于轻中度障碍的患者,训练主要以自身主动练习为主;对于重度障碍的患者,由于其无法进行自主运动或自主运动很差,更多的需要治疗师采用手法辅助治疗。

（三）选择合适的治疗方法和强度

选择合适的治疗方法对提高疗效非常重要,不恰当的治疗方法会减低患者的训练欲望,使患者习得错误的构音动作模式。治疗次数和治疗时间要根据患者的具体情况进行调整,避免过度疲劳,一般一次治疗时间约 30min。

二、放松训练

痉挛性构音障碍的患者,往往有咽喉肌群紧张,同时肢体肌肉张力也增高,通过放松肢体的肌紧张可以使咽喉部肌群也相应地放松。治疗师的言语亲切、平稳,声调要低,保持平静和松弛的气氛。通过一系列的运动达到放松状态。取放松体位,闭目,精力集中于放松的部位。

（一）足、腿、臀的放松

1. 脚趾向下屈曲 3~5s,然后放松,反复数次。

2. 踝关节旋转,每次转 1 只脚,然后放松。

3. 坐位时双脚平放在地板上,用力向下踏 3s,然后放松,反复数次,让患者感觉小腿用力和放松。

4. 双腿膝关节伸直 3s,然后放松,患者应感到大腿用力和放松。

5. 股四头肌和臀大肌收缩、紧张练习,双手置于双膝上（取坐位）,躯干向前探,处于即将站起位 3s,然后坐下放松,反复数次。鼓励患者体验这些肌肉的紧张和松弛。

6. 提醒患者现在应该感到下肢和臀部有所放松。

（二）腹、胸和背部的放松

1. 把注意力集中在腹部、胸部和背部,但需要双脚、腿和臀部保持放松。

2. 收腹使腹肌持续收缩 3s,然后放松,反复数次。要求患者在收腹时注意背肌、胸肌也紧张,并体验放松时的松弛感。

3. 在肌肉松弛时,鼓励患者平稳地深呼吸。

（三）手和上肢的放松

1. 将注意力集中在上肢和手,同时要继续感到双脚、双腿、臀部、腹部和胸背部的放松。

2. 紧握拳,然后持续几秒后放松,反复数次。

3. 双上肢向前举到肩水平,保持 3s,然后放下,反复数次。

4. 将上述动作结合起来做,在平举上肢时握拳并保持 3s,然后放下双臂,双手松开反复数次。

5. 提醒患者注意紧张感和放松感的对比,如果手仍感紧张可平稳地抖动手腕,直到放松。

（四）肩、颈、头的放松

在进行双肩、头部、颈部的放松锻炼之前要检查患者是否已经放松还是又恢复到原来的习惯性紧张。如果又紧张了则要求患者把注意力依次集中在身体的某一部分,平稳地深呼吸。在观察所达到的放松程度时,举起患者的腕部平稳地摇晃数次,然后放下。也可以托住患者的肘部抬起臂然后放下。如果上肢放松,上肢放下时非常松软。

1. 双肩向上耸,保持 3s,然后放松,反复数次。

2. 头向前下垂,然后平稳地向后仰,缓慢地将头由一侧转向另一侧,再慢慢地做转头运动,可以闭目以防眩晕。

3. 为了确保头部运动平稳和缓慢,治疗师可站在患者背后,用手扶住患者头部做上述动作。

4. 将眉毛向上挑起,皱额,然后放松,反复数次并注意感觉紧张与松弛的差别。

5. 紧闭双唇,保持 3s,然后放松,嘴张开,反复数次。

6. 缓慢平稳地移动卜颌,上下左右旋转,然后放松。

7. 尽可能用力皱起脸,保持 3s,然后放松,反复数次。

做这些活动的目的是鼓励患者通过身体各部位的紧张与放松的对比来体验松弛感。这些活动不必严格遵循顺序,可根据患者的情况,把更多的时间花在某一部位的活动上。如果患者在治疗室学会了某些放松的技巧并能在家中继续练习则非常有益。

三、呼吸训练

呼吸是构音的动力,呼吸气流的量和呼吸气流的控制是正确发声的基础,必须在声门下形成一定的压力才能产生理想的发声和构音,因此,进行呼吸控制训练是改善发声的基础。重度构音障碍的患者常呼吸很差,特别是呼气相短而弱,很难在声门下和口腔形成一定压力,呼吸应视首要训练项目。

(一) 调整坐姿

如果患者可以坐稳,应做到躯干要直、双肩水平、头保持正中位。如果患者瘫痪,治疗师可站在患者身后双手扶着患者腰部让其平稳地用鼻吸气用嘴呼气。注意胸廓的向外向上运动。每次呼吸之间要有停顿,防止过度换气。

(二) 辅助呼吸训练

如果患者呼气时间短而弱,治疗师可将双手放在患者两侧肋弓稍上方的位置,然后让患者自然呼吸,在呼气终末时给胸部以压力,使患者呼气量增加,这种训练也可以结合发声、发音一起训练。

(三) 缩唇呼吸

让患者练习平稳的由鼻吸气,然后从口缓慢呼出。

(四) 增加呼气时间的训练

治疗师数 1、2、3 时,患者吸气,然后数 1、2、3 憋气,再数 1、2、3,患者呼气,以后逐渐增加呼气时间直至 10s。呼气时尽可能长时间地发"s""f"等摩擦音,但不出声音,经数周的练习,呼气时发音达 10s,并维持这一水平。

让患者一口气数 1、2、3 逐步增至 10。对一些配合不好或病重的患者,可让其对着镜子先深吸气,然后哈气。

(五) 呼出气流控制训练

继续上述练习,在呼气时摩擦音由弱至强,或由强至弱,加强和减弱摩擦音强度。在一口气内尽量做多次强度改变。指导患者感觉膈部的运动和压力,这表明患者能够对呼出气流进行控制。也可以让患者在数 1、2、3、4、5 时改变发音强度。

(六) 上臂运动协助呼吸训练

让患者做上肢举起或划船动作,增加肺活量。双臂上举时吸气,放松时呼气,协调呼吸动作。

(七) 增加气流

用一标有刻度的透明玻璃杯,装上 1/3 的水,把一吸管放入水中,对着吸管吹气,观察气泡达到的刻度,以及吹泡的持续时间,告诉患者吹气泡的结果,将进展情况记录下来。

(八) 呼吸训练器训练

呼吸功能稍好的患者,可采用呼吸训练三球仪或者可视化呼吸训练仪进行训练。

四、发音器官的运动训练

发音动作要求颌、唇、舌、腭的功能正常。这些发音器官的任何功能异常,都可破坏言语信号。例如,面肌无力可影响发"p、b、m"等音,舌肌无力或运动受限则可直接影响发"l、s、t"等音。发音动作的练习和发音动作的改善是发音准确的前提,从而提高言语的可理解度。

（一）本体感觉神经肌肉促进法

本体感觉神经肌肉促进法是指通过感觉冲动的传入,增加神经元的兴奋性,引起肌肉收缩。可通过刺激和手操作达到这一目的。

1. 感觉刺激　用一小块冰由嘴角向外上沿颧肌肌腹向上划,并可刺激笑肌,由下向嘴角划去,时间3~5s,反复刺激,其作用可立即出现,但持续时间短。机制是刺激温度感受器,冲动通过传入纤维到达中枢神经,使肌梭的敏感性增加,神经肌肉兴奋,引起肌肉收缩。

另一种方法是用软毛刷沿着上述部位轻轻地快速刷拂1min,刷拂后30min出现效果。

2. 压力、牵拉与抵抗　面部肌肉的活动是以各肌群的协调运动为基础的。在练习时应双侧同时进行。

(1)压力:由手指或拇指尖实施,如对颏下舌肌外部施行触压,对舌骨施行压力。

(2)牵拉:用手指对收缩的肌纤维施行反复的轻击,刺激和诱发更大的收缩。如沿收缩的笑肌轻轻拍打,可促进微笑动作。

(3)抵抗:对运动施加一个相反方向的力量,以加强这一运动。只有当患者能够做某种程度的肌肉收缩动作,才能执行。抵抗力量施加于健侧,当患侧力量足够强后,才可施加于患侧。

患者在没有帮助的情况下不能执行某一运动时,可使用压力和牵拉技术,促进运动的实施。一般先实施压力和牵拉技术,随着功能改善再实施抵抗技术。

（二）发音器官的运动训练

1. 下颌的运动

(1)下颌上抬:尽可能大的张嘴,使下颌下降,然后再闭口,缓慢重复5次后休息。以后加快速度,但需保持上下颌最大的运动范围。

(2)下颌前伸,缓慢地由一侧向另一侧移动,重复5次后休息。

2. 唇的运动

(1)双唇尽量向前噘起(发u音位置),然后尽量向后收拢(发i音位置),重复5次后休息。逐渐增加交替运动的速度,保持最大的运动范围。

(2)一侧嘴角收拢,维持该动作3s,然后休息,重复5次后再休息。健侧与患侧交替运动。

(3)双唇闭紧,夹住压舌板,增加唇的闭合力量。治疗师可向外拉压舌板,患者闭唇防止压舌板被拉出。

(4)鼓腮数秒,然后突然(排气)用嘴呼气。有助于发爆破音,患者也可在鼓腮时用手指挤压双颊。

3. 舌的运动

(1)舌尽量向外伸出,然后缩回,向上向后卷起,重复5次后休息,逐渐增加运动次数。治疗师可将压舌板置于患者唇前,让患者伸舌触压舌板或用压舌板抵抗舌的伸出,以加强舌的伸出力量。以最大的范围将舌伸出,并且增加重复次数和增加运动速度,可用秒表记录。

(2)舌尖外伸尽量上抬,重复5次后休息,逐渐增加练习次数。练习时可用手扶住下颌以防止下颌抬高。当舌的运动力量增强时可用压舌板协助和抵抗舌尖的上抬运动。

(3)舌面抬高至硬腭。舌尖可紧贴下齿,舌面抬起,重复5次后休息,逐渐增加运动次数。

(4)舌尖伸出并由一侧口角向另一侧口角移动。可用压舌板协助和抵抗舌的一侧运动或增加两侧移动的速度。

(5)舌尖沿上下齿龈做环形"清扫"动作。

4. 软腭抬高　构音障碍常由于软腭运动无力或软腭的运动不协调造成共鸣异常和鼻音过重。为了提高软腭的运动能力，可以采取以下方法。

(1) 用力叹气，可促进软腭抬高。

(2) 发"a"音，每次发音之后休息 3~5s。

(3) 重复发爆破音与开元音"pa、da"；重复发摩擦音与闭元音"si、shu"；重复发鼻音与元音"ma、ni"。

(4) 用细毛刷等物直接刺激软腭。

(5) 用冰块快速擦软腭，数秒后休息，可增加肌张力。刺激后立即发元音，同时想象软腭抬高，然后鼻音与唇音交替发声，作为对照。

(6) 发元音时将镜子，手指或纸巾放在鼻孔下观察是否有漏气。

5. 交替运动　发音器官的运动速度对发音的准确性和言语的可理解度起重要作用。交替运动主要是唇、舌的运动，是早期发音训练的主要部分。在进行交替运动的开始时，不发音，只做发音动作，以后再练习发音。方法如下。

(1) 颌的交替运动做张闭嘴动作。

(2) 唇的交替运动做唇前噘，然后缩回。

(3) 舌的交替运动包括：舌伸出缩回，舌尖于口腔内抬高降低，舌由一侧嘴角向另一侧移动。

五、发音训练

痉挛性构音障碍患者的喉运动异常主要是内收增强，而弛缓型则相反，内收减弱。可根据患者言语表现的具体情况选择下列训练。

(一) 发音启动

1. 呼气时嘴张圆发"h"音的口形，然后发"a"。反复练习后可发不同长短的"h""a"和"ha"音。

2. 与上述练习相同，做发摩擦音口形，然后做发元音口形如"s…u"。

3. 当沙哑是因为喉紧张时，可做局部按摩和放松动作，在颏舌骨肌和下颌舌骨肌处进行按摩或振动按摩，按摩后喉紧张降低，可继续进行发音练习。也可让患者做打哈欠动作，因为打哈欠时可以完全打开声门，停止声带的内收。

4. 弛缓性构音障碍患者常伴有不同程度的喉内收肌瘫痪。可做：①双手握拳，举至胸水平，然后双臂突然向下摆动，同时呼气，从口腔排出气体。②双手将胸壁按住，呼气时向内推并从口腔排出气体。③双臂举至肩水平，肘部屈曲，双手十指交叉，然后突然用力将手分开，同时呼气。要求患者尽可能地用嘴呼气，然后继续练习发音。

5. 进一步促进发音启动，可深吸一口气，在呼气时咳嗽，然后逐渐把咳嗽变为发元音。

(二) 持续发音

1. 当患者能够正确启动发音后可进行持续发音训练。一口气尽可能长时间地发元音，用秒表记录持续发音时间，最好能够达到 15~20s。

2. 由一口气发单元音逐步过渡到发 2 个或 3 个元音。

(三) 音量控制

1. 指导患者持续发"m"音。

2. "m"音与"a、i、u"等元音一起发，逐渐缩短"m"音，延长元音。

3. 如果患者持续发双唇音"m"有困难，可发鼻音"n"。

4. 朗读声母为"m"的字、词、词组、语句。目的是改善呼气和音量，通过口唇的位置变化将元音进行对比，促进元音的共鸣。

5. 保持松弛体位,深吸气后数数 1~20,音量尽量大。

6. 为改善音量控制,进行音量变化训练时,数数的音量由小至大,然后由大至小,或音量一大一小交替,或者发元音时音量逐渐改变。在复述练习中,鼓励患者用最大音量,治疗师逐步拉长与患者的距离,直到治疗室可容下的最长距离,鼓励患者让声音充满房间,提醒患者尽可能地放松,深呼吸。

（四）音高控制

许多构音障碍患者表现为语音单调,或者高音异常,过高过低或过短。因此有必要扩大音高范围,帮助患者找到最适音高,在该水平稳固发音。

1. 扩大音高范围,指导患者唱音阶。可唱任何元音或辅音与元音连起来唱。如 "a...a...a" 或 "ma...ma...ma"。如果患者不能唱完整的一个八度,可集中训练三个不同音高,以后逐渐扩大音高范围。

2. 当患者的音高建立后,可进行 "滑移" 训练,它是语调训练的前提。发元音,由低 - 中 - 高;高 - 中 - 低,等滑动。

3. 患者模仿治疗师做下列练习。

la—la　→你好!

ma ma/ma ma ma　→你睡觉了吗?

ma ma/ma ma　→你要纸吗?

患者倾听时,模仿这些不同的音高变化,应清楚这些音高的改变表示不同的意义或语气,如果患者已掌握上述练习,可复述一些惊叹句、疑问句和问候句。

（五）鼻音控制

鼻音过重是指发音时,鼻腔共鸣的量过多,这些常见特征通常由于软腭、腭咽肌无力或不协调造成。①深吸气,鼓腮,维持数秒,然后呼出。②使用直径不同的吸管,放在口中吹气,有助于唇闭合,增加唇的肌力。③练习发双唇音、舌后音等,如 "ba、da、ga"。④练习发摩擦音,如:"fa、sa"。⑤唇、鼻辅音交替练习,如:"ba、ma、mi、pai"。

（六）克服费力音的训练

费力音是由于声带过分内收所致,听起来喉部充满力量,声音似从其中挤出来,因此治疗目的是让患者获得容易的发音方式。可以用打哈欠的方法诱导发音,其理论基础是打哈欠时可完全打开声带而停止声带过分内收。具体方法:让患者打哈欠并伴随呼气,当成功时,在打哈欠的呼气相教患者发出词和短句,如打完哈欠发 "你好、拜拜" 等。

六、语音训练

大部分构音障碍的患者表现为发音不清,在评价时有些患者能够正确读字、词,但在对话时单辅音不正确,应把重点放在发单音训练上,然后再逐渐过渡到练习字、词、词组、语句朗读。对前一类患者要求他们在朗读和对话时减慢说话速度,使他们有足够时间完成每个音的发音动作。可让患者朗读散文、诗歌等,有助于控制言语速度。

为了控制对话时言语速度,可与患者进行简短问答练习。所问的问题应能使患者做出简短的,可控制速度的回答,同时注意发音的准确。当患者发单音困难时,治疗师首先应明确患者是否已进行足够的发音器官训练和交替运动训练,只有当舌、唇、颌以及软腭的运动范围、运动力量、运动速度、协调性和准确性的训练已完成,才能进行发音训练。

（一）音辨别训练

患者对音的辨别能力对准确发音非常重要,所以要训练患者对音的辨别,首先要能分辨出错音,可以通过口述或放录音,也可采用小组训练形式,由患者说一段话,让其他患者评议,最后由治疗师纠正,效果很好。

(二) 语音训练

语音训练应由易到难,根据患者个人情况进行选择。如练习发"b"音,鼓励患者看治疗师的发音动作,患者在发音时照镜子,以便及时纠正自己的发音动作。发"b"音的要领:双唇紧闭,鼓腮,使口腔内气体压力升高,在发音的同时突然让气体从双唇间爆破而出。还可朗读由"b"音组成的绕口令。对成年人最好使用真实语言,这样患者容易接受,对于治疗师来说,在这个阶段语音的建立比词的应用更重要。

(三) 减慢言语速度

构音障碍的患者可能表现为绝大多数音可以发,但由于痉挛或运动的不协调而使多数音发成歪曲音或韵律失常,这时可以利用节拍器控制速度,由慢开始逐渐变快,患者随节拍器发音可以明显增加言语清晰度。节拍速度根据患者的具体情况决定。如没有节拍器,也可以由治疗师轻拍桌子,患者随着节律进行训练。

(四) 补偿技术

发音器官的肌肉无力、运动范围受限或运动缓慢常使得一些患者不能达到完全准确的发音。在这种情况下,可以让患者学习发音补偿法以使语音接近正常和能被他人听懂。举例:① "l"为舌尖音,舌尖抵住齿龈为难发音,其补偿方法是舌体抬高,保持舌尖于低位。② "s"为舌尖前音,舌尖跟上齿背接近。可将舌尖于下齿背去发"s"。③ "p"为唇音,双唇紧闭,气流爆破而出。可将上齿抵住下唇来发这个爆破音。④ "m"为唇音,双唇闭紧,气流出自鼻腔。可将上齿抵住下唇而产生鼻音。⑤ "n"为舌尖音,舌尖抵上齿龈,气流从舌两边溢出。可将舌体抬高,保持舌尖于低位再发此音。

七、语言的韵律训练

(一) 重音与节奏训练

在连续读两个以上的音节时有轻重之分,而节奏与重音很难分开,因它们是相互依存的,因此在治疗时两者使用共同的方法。

1. 呼吸控制可使重音和轻音显示出差异,从而产生语言的节奏特征。因此,进行呼吸训练不但有助于发音,而且为节奏和重音控制奠定了基础。

2. 为了促进节奏的控制可让患者朗读诗歌。诗歌有很强的节奏,治疗师用手或笔敲打节奏点,可帮助患者控制节奏。

3. 利用生物反馈技术,把声音信号变为视觉信号可加强患者对自己语言的调节。

4. 强调重音是为了突出语意重点或为了表达强烈感情,而用强音量读出来的重音,是由说话人的意图和情感所决定的,没有一定的规律,如:"谁今天去上海?""谁今天去上海?""谁今天去上海?"

5. 当患者已经建立起节奏和重音的概念,就可以让患者在日常生活中辨认和监视自己话语中的重音。患者与治疗师一起把日常对话的语句标出重音,然后朗读。

(二) 语调训练

语调不仅是声带振动的神经生理变化,而且也是说话者表达情绪和感情的方式。疑问句、短促的命令句,或者表示愤怒、紧张、警告、号召的语句使用高升调。表示惊讶、厌恶、迟疑情绪使用曲折调,一般陈述句使用平稳、没有显著变化的平直调。

1. 练习元音的升调与降调,如 $\bar{a}$、$\acute{a}$、$\check{a}$、$\grave{a}$。

2. 给患者做示范,让其模仿不同的语调,以表达不同情感。如开心、生气……。举例:

我买了双新鞋子,真高兴。

他们又吵架了,真让人生气。

3. 练习简单陈述句、命令句的语调,这些语句要求在句尾用降调。举例:

我看你是对的。

过来,坐下!

把那支笔给我!

4. 练习疑问句,要求句尾用升调。举例:

你喜欢吃鸡肉吗?

我能进来吗?

八、非言语交流方法的训练

重度构音障碍的患者由于言语机能的严重损害,即使经过语言治疗其言语交流也是难以进行的,为使这部分患者能进行社会交流,言语治疗师可根据每个患者的具体情况和未来交流的实际需要,选择设置替代言语交流的一些方法并予以训练,目前国内常用且简单易行的有图画板、词板、句子板以及平板电脑等。图画板上画有多幅日常生活活动的画面,对于文化水平较低和失去阅读能力的患者会有所帮助。词板和句子板上有常用词和句子,有些句子板还可以在适当的位置上留有空间,由患者书写一些信息。词板、句子板适用于有一定文化水平和运动能力的患者。

训练患者应用替代言语交流的方法只能解决重度构音障碍患者的基本交流需要。近年来已研制出多种体积小、便于携带和操作的交流仪器可更好地解决重度构音障碍患者的言语交流障碍,可通过交流仪器如平板电脑等的 APP 进行辅助日常交流。

(肖灵君)

第八节　康　复　护　理

一、心脏康复护理

(一) 概述

心脏康复(cardiac rehabilitation,CR)是指以医学整体评估为基础,将心血管疾病预防管理措施系统化、结构化、数字化和个体化,通过 5 大核心处方干预危险因素,为心血管疾病患者在急性期、恢复期、维持期以及整个生命过程中提供的生理、心理和社会的个性化、全面、全程管理服务和关爱,消除心脏疾病引起体力和心理的限制,使患者身体、精神、职业和社会活动等方面恢复正常或接近正常,是一门融合生物医学、运动医学、营养医学、心身医学和行为医学的专业防治体系。

心脏康复护理是指在对患者的心功能进行全面评估的基础上,进行的具有较强针对性的护理干预方法,包括运动、心理、营养及教育等方面,以降低并发症的发生,预防病情的再度复发,保障患者身心健康、不断改善健康的行为的实施。已广泛应用于冠状动脉粥样硬化性心脏病(coronary atherosclerotic heart disease,CAD)、慢性充血性心力衰竭、心脏外科术后等。

(二) 护理评估(详见第四章第二节)

1. 健康状态评估　患者的一般情况、家族史、既往史、手术史和危险因素等,其中危险因素包括高血压、高血脂、吸烟、肥胖、精神因素、病因,冠心病者评估行为类型(A 类型、B 类型)。

2. 6min 步行试验　评定心脏的储备功能。

3. 超声心动图运动试验。

4. 心功能分级。

5. 日常生活能力评估。

6. 影像学检查。

7. 实验室检查。

8. 营养状态评估。

9. 心理 - 社会状态评估。

10. 与健康相关的生活质量评估。

(三)护理问题

1. 气体交换受损　与呼吸道感染、通气不足、气道阻塞、肺泡呼吸面积减少等有关。

2. 活动无耐力　与身体虚弱、心功能不全、长期卧床、手术等有关。

3. ADL 自理障碍　与神经病变、协调平衡能力异常等有关。

4. 焦虑、恐惧、抑郁　与担心疾病预后、对环境的不适应、缺乏相关疾病知识、病情反复发作等有关。

(四)康复护理目标

1. 短期目标　①呼吸困难症状减轻,呼吸形态、节律、频率、深度、实验室检查指标正常。②提高运动耐量,改善生存质量,能进行有效的日常活动及生活,并维持良好的适应性。③患者掌握控制危险因素及康复相关知识。④焦虑、恐惧、抑郁等症状明显改善。

2. 长期目标　①改变不良生活习惯。②减缓和抑制动脉粥样硬化进展,减少心脏事件,控制危险因素,全面改善生命预后,恢复发病前生活和工作。

(五)康复护理方法及其应用

1. 适应证及禁忌证

(1)适应证:急性心肌梗死、慢性心力衰竭患者,接受过冠状动脉旁路移植术(CABG)、经皮冠状动脉介入治疗(percutaneous coronary intervention,PCI)、心脏瓣膜手术、心脏起搏器手术、心脏移植手术的患者和慢性稳定型心绞痛、高血压、高脂血症、糖尿病及其代谢综合征、周围血管病等患者。患者静息状态无胸闷、气促、胸痛等;无严重心律失常,心率<110 次/min;心电图无心肌缺血改变,ST-T<1.0mm。

(2)禁忌证:血流动力学不稳定、不稳定型心绞痛未控制、心功能Ⅳ级、未控制的严重心律失常、未控制的高血压静息收缩压>180mmHg 或静息舒张压>100mmHg、胸骨切口愈合不良、严重出血倾向、发热、下肢静脉血栓、肺循环血栓、持续低氧血症。

2. 冠心病康复护理措施　分为Ⅰ期康复(一般为发病后 1~2 周)、Ⅱ期康复(自出院开始至病情完全稳定,一般为出院 1~6 个月进行,PCI、CABG 后 2~5 个月常规进行)和Ⅲ期康复(指病情长期处于较稳定状态,一般为出院 1 年后)。

(1)Ⅰ期、Ⅱ期康复护理

1)活动:①床上肢体活动从远端小关节开始;②抗阻活动,捏皮球/拉皮筋等;③穿衣、进食、洗漱等 ADL 训练。通过训练使运动能力达到Ⅰ期,2~3MET;Ⅱ期,4~6MET。避免各种竞技性活动及剧烈运动。

2)坐位训练:从第 1 天开始,开始时将床头抬高,枕头垫于背后,减少回心血量及射血分数,逐渐过渡到无依托独立坐位。

3)呼吸训练:采用腹式呼吸。

4)步行训练:从床边站立训练逐步过渡到床边步行训练(1.5~2MET),过程中应加强监护,避免上肢超过心脏水平等高强度运动,以免诱发意外。

5)保持大便通畅:提倡坐位排便,忌蹲位,便秘时应用通便剂,腹泻时及时处理。

6）ADL训练：上下楼梯、穿衣、进食、洗澡等训练，注意水温合适，避免过冷或过热，做一些力所能及的家务。

7）娱乐活动：散步、医疗体操、太极拳、静气功等。

8）注意事项：康复护理方案根据患者实际情况调整（表5-2）。

表5-2　康复护理方案调整依据

康复护理方案	心率增加	不良反应
维持同一级别运动	20次/min左右	无
进入下一阶段运动	<10次/min	无
回到前一阶段运动或停止运动	>20次/min	有

（2）Ⅲ期康复护理

1）有氧运动：可采用步行、登山、游泳、骑车、太极拳等。

2）运动方式：分间断性运动和连续性运动两种类型。①间断性运动是指基本训练有若干次高峰靶强度，高峰强度之间强度降低；②连续性运动是指训练的靶强度持续不变。

3）运动量：包括运动强度、运动时间和训练频率3部分，是康复护理的核心，只有达到一定阈值才能产生训练效应。合理运动量的主要标志为运动时微汗、轻度呼吸加快但不影响对话，晨起时感觉舒适，无持续疲劳感及不适感，每周为700~2 000cal（1cal=4.18J）；每周<700cal，不能提高运动能力；每周>2 000cal，不增加训练效应。

4）训练实施：分三个阶段，准备活动阶段可行如医疗体操、太极拳、小强度步行等；训练阶段可采用中低强度训练；结束活动阶段可与训练方式一样，强度逐渐缩小（轻度身体活动=1.5~3METs；中等强度身体活动=3~6METs；高强度身体活动>6METs）。

5）性功能障碍及康复。

6）中医护理：①对症护理，关注血压、心率、脉搏、心电图等，避免劳累，多卧床休息，注意输液速度，养心护脾。②根据子午流注开穴法按时取穴进行经络推拿；推拿劳宫穴、神门、心俞、三阴交、内关，皆为双侧取穴。③药膳调理：全面评估患者体质类型，根据体质类型选择不同的中药药膳煲汤，气虚者添加人参、黄芪等；血虚者添加当归，虚寒者多食用红枣、桂圆等，阴虚者多食用蜂蜜、黑芝麻等。

7）人文关怀：①强化人文关怀意识；②心理干预：将冠心病的致病机理、不良反应、治疗方法、注意事项等告知患者，提高患者治疗信心，保持愉悦的心情应对治疗和护理，避免出现焦虑、抑郁等负面情绪。

8）健康教育：①宣教健康的生活方式："法于阴阳，和于术数，食饮有节，起居有常，不妄作劳"。并采用"ABCDE"防治法："A"阿司匹林及抗凝药物；"B"β受体阻滞剂；"C"降脂治疗和禁烟；"D"合理膳食和糖尿病治疗；"E"健康教育和与体育锻炼。②疾病常识宣教：药物、运动的注意事项。③环境指导：天气寒冷或炎热时，要相对降低运动量与运动强度。④病情加重征兆识别，若有不适立即就诊。

3. 经皮冠状动脉腔内成形术、支架术后康复护理

（1）术后当天：①抬高床头20°~30°，非术侧肢体运动，穿刺部位沙袋压迫4~6h，术侧肢体制动10~12h，之后可进行床上半坐卧位、坐位、床边站立；②呼吸训练。

（2）术后2~5d：①ADL训练，洗漱、穿衣、如厕、转移等；②床边扶行50~100m、6min步行试验等；③上下台阶训练。

（3）心理康复护理：告知康复的重要性、鼓励患者进行康复。

(4)术后并发症预防及康复护理:①心律失常预防及护理,严密监测心电图及血压动态变化,发现异常及时处理;②出血的预防护理,严格监测凝血酶原时间(prothrombin time,PT),观察穿刺点有无血肿形成等情况,观察生命体征、瞳孔、尿色、大便颜色等变化,早发现早处理;③急性血管闭塞预防及护理:充分镇痛镇静、严密监测心电图变化及血压变化,发现低血压及时查明原因及处理、关注患者神志及瞳孔变化、关注患者是否有不明相关部位剧烈疼痛等。

(5)健康教育:①定期复诊,前1~2个月内每周1次监测下的康复训练;半年内,每2个月进行1次心功能评定;半年1次冠脉造影;②康复护理,制订个性化康复护理运动方案及饮食处方;③生活方式宣教,详见冠心病康复护理(第六章第二节)。

4. 冠状动脉旁路移植术后康复护理

(1)第1阶段康复护理:术后1~5d。

1)进行主动或被动上下肢及各关节屈伸运动,以等张性低强度(1.5~2.5MET)康复活动为宜。

2)血栓预防护理:见经皮冠状动脉腔内成形术、支架术后康复护理。

3)肺部感染的预防及康复护理:术前术后加强呼吸功能锻炼;术后加强呼吸机及气道管理,严格执行无菌技术;早期下床。

(2)第2阶段康复护理:术后5~7d。

1)床边坐、站、步行训练,强度2.0~3.5MET。

2)术后1周步行50~100m。

3)其余见冠心病康复护理(第六章第二节)。

(3)第3阶段康复护理:术后3~4周,运动方式包括医疗步行、功率车、医疗体操、平板运动仪等。

(4)第4阶段康复护理:同第3阶段康复护理。

(5)健康教育:见经皮冠状动脉腔内成形术、支架术后康复护理。

5. 心脏瓣膜置换术后康复护理

(1)第1阶段:术后2~7d,患者在护理人员的指导下进行正确有效的咳嗽训练、腹式呼吸训练,根据具体病情和身体恢复情况,进行肩关节、膝关节以及四肢的相关训练,每天上、下午各1次,每项运动均训练6遍。

(2)第2阶段:术后8~16d,患者进行低强度的步行训练和柔体操等,每次训练10min,1天3次;根据患者的实际恢复情况逐步发展为自行完成各项日常生活活动。

(3)第3阶段:术后17~24d,护理人员指导患者进行有氧运动训练,如在床上进行模拟游泳训练,每天上下午各1次;视患者情况逐渐过渡为慢跑、骑车等大肌群参与的训练项目。

(4)健康教育:见经皮冠状动脉腔内成形术、支架术后康复护理。

(5)注意事项:①在训练过程中,监测患者血压、呼吸、心率等指标,如果发现异常或者出现不适,立即停止训练进行充足休息,并及时进行心电图检查;②循序渐进。

二、肺康复护理

(一) 概述

肺康复(pulmonary rehabilitation,PR)是一项针对有症状及日常生活活动能力下降的慢性肺疾病患者的综合性干预措施,目标是稳定或改善慢性呼吸系统疾病患者的健康状况,优化其肺功能状态,从而降低医疗费用、提高患者生存质量。

肺康复护理是指在对患者的肺功能进行全面评估的基础上,进行的具有较强针对性的护理干预方法,主要包括运动训练、健康教育、健康行为促进等,保障患者身心健康、不断改善健康的行为的实施,已广泛应用于慢性阻塞性肺疾病(COPD)、慢性呼吸衰竭、胸部手术围手术期、肺癌术后等。

（二）护理评估（详见第四章第三节）

1. 健康状态评估　患者的一般情况、家族史、既往史、手术史等。

2. 肺功能测试　测试第一秒用力呼气量（FEV_1）及一秒率（FEV_1/FVC）。

3. 肺功能评定。

4. 运动能力评估。

5. 日常生活能力评估。

6. 影像学检查。

7. 实验室检查　血液常规检查、血气分析、痰液检查、特异性变应原等。

8. 营养状态评估。

9. 心理 - 社会状态评估。

10. 与健康相关的生活质量评估。

（三）护理问题

1. 清理呼吸道无效　与呼吸衰竭、意识障碍、高位脊髓损伤、痰液黏稠、无效咳嗽、气管切开等有关。

2. 活动无耐力　与身体虚弱、心肺功能不全、长期卧床、手术等有关。

3. ADL 自理障碍　与神经病变、协调平衡能力异常等有关。

4. 营养失调　低于机体需要量。

5. 焦虑、恐惧、抑郁　与担心疾病预后、对环境的不适应、缺乏相关疾病知识、病情反复发作等有关。

（四）康复护理目标

1. 能有效咳嗽,血氧饱和度 ≥94%,血气分析指标趋于正常。

2. 能进行有效咳嗽咳痰,掌握咳嗽咳痰方法,有效排出痰液。

3. 能进行有效呼吸,掌握肺康复锻炼方法,能坚持有效锻炼。

4. 营养满足机体需求。

5. 焦虑、恐惧、抑郁等症状明显改善。

（五）康复护理方法及其应用

1. 适应证及禁忌证

(1)适应证:慢性肺疾病（主要是 COPD 导致）、活动时呼吸急促、社会活动受限、轻微的体力和非剧烈运动受限、室内或室外的一般活动受限、日常生活能力受限、因疾病导致的心理学障碍、独立性丧失、非慢性肺疾病、哮喘、胸壁疾病、囊性纤维化、间质性肺疾病,包括急性呼吸窘迫综合征（ARDS）后肺纤维化、肺癌、选择性神经肌肉疾病、围手术期患者（例如胸部、上腹部手术）、脊髓灰质炎后综合征、肺移植术前后、肺减容术前后。

(2)禁忌证:COPD 急性加重期、近期心肌梗死和不稳定型心绞痛、进展期的关节炎导致活动受限、合并其他器官功能衰竭、老年痴呆、高度近视、听力障碍、血氧饱和度 <90%。

2. 肺康复护理措施

(1)环境与体位:环境安静、清洁、舒适、温湿度适宜（温度 20~22 ℃,湿度 50%~60%）。根据病情选择舒适体位:若端坐卧位者,给予床旁桌、枕头等支撑,以减轻体力消耗;病情较重或乏力的患者予抬高床头30°~45°。

(2)社会心理支持:对于有焦虑、恐惧、抑郁等症状的患者,在家属陪伴的同时,加强巡视,动态掌握患者的情绪变化,耐心解释病情及各项护理措施,及时开导,做好顺情解郁、移情易性等情志护理,也可播放轻柔舒缓音乐,给予心理疏导及安慰。支持鼓励患者进行力所能及的社会活动,积极配合功能锻炼,维持患者良好的心态,树立战胜疾病的信心。

(3)饮食护理及营养干预:对患者进行营养风险筛查,根据结果并结合实际,对急性期患者实施肠内外同时营养支持干预,以肠外营养为主,保证摄入充足的能量;对缓解期患者尽可能鼓励其经口进食。通过补充和调整饮食来提高摄入量,根据患者分型进行辨证论治,通过中医食疗滋阴清肺、润补肺肾、温肺益气、纳气活血,通过内在调理脏腑机能、增强肺功能、改善营养状况,从而改善呼吸肌功能。虚热者多食清凉滋润之品,如梨、枇杷、蜂蜜、木耳等,药饮与水偏凉服;虚寒者多食温热助阳之品,如核桃肉阳补,饮食汤羹加入适量胡椒粉、生姜等,药饮与水热服;上热下寒者多食益气平补之品,如大枣、黄芪等,药饮与水温服;肾虚血瘀者多食补益肾气之品,如核桃、黑芝麻、桑葚等,药饮与水温服。饮食应养成定时、定量、少量多餐的习惯,进食富含营养、易消化、高热量、高蛋白、高维生素、低盐饮食,以清淡为主,忌烟酒及辛辣刺激,多喝开水,多食新鲜蔬菜水果。

(4)呼吸及排痰训练指导

1)改善肺通气:①膈肌呼吸:通过此方法可改善浅快呼吸、延长呼气时间、增加肺泡通气量、减少呼吸功耗量,从而有效缓解气促症状。具体操作如下:患者取舒适体位,嘱患者在紧闭嘴唇状态下用鼻深吸气,直至不能再吸气,稍屏气或不屏气,直接用嘴以缓慢的速度进行呼气。吸气时膈肌下降,腹部明显外凸;呼气时膈肌上升,腹部明显内凹。②胸部扩张:通过该训练,可改善受限肺叶状态、充分再扩张胸壁。具体操作如下:患者取仰卧位,双手置于患者欲进行扩张的肺叶对应的胸廓上方,嘱患者正常呼气,当感受到患者肋骨向下向内移动时用手掌向下进行按压;在患者吸气的时候以较快的速度向下向内对胸廓进行牵张,嘱咐患者通过吸气抵抗双手所产生的阻力(图5-14)。

2)吸气肌阻力训练:通过该训练可增强吸气肌力水平、改善呼吸肌强度和耐受度。具体操作如下:选择合适的呼吸训练器,通过呼吸训练器吸气时用力去抗阻,训练时取平卧或半坐卧位,将训练器摆放于与眼同高的位置,嘱患者用口腔及唇舌含住吸气软管,双手紧握呼吸训练器,缓慢吸气,以最大的吸气量把小球吸上筒腔的顶端不动,屏气2~3s,至白色活塞缓慢降低至最下层后,取出吸管,移开吸气嘴,缩唇慢呼气,休息5min后进行第2次,共4次。也指导患者进行吹口琴练习(图5-15)。

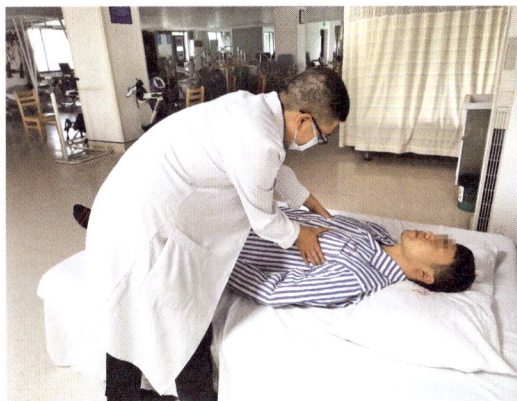

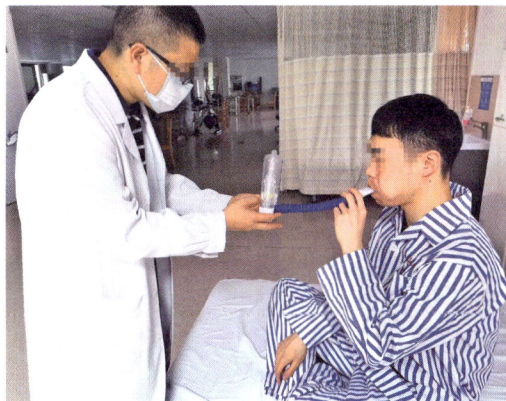

| 图5-14 胸部扩张 | 图5-15 使用呼吸训练器进行吸气阻力训练 |

(5)气道廓清

1)体位引流:引流前帮助患者取合适体位,将患侧置于高位,使积聚的分泌物能够被顺利地引流至大气道,从而经口排出,保持呼吸道通畅状态,每2h帮助患者翻身1次,引流体位持续摆放15~20min,每日进行1~2次引流,尽量选择清晨空腹、餐后2h或入睡前。可结合叩背及胸壁震荡,促进分泌物排出。

2)叩击:使病肺处于高位,其引流支气管的开口向下,操作者手指并拢,手掌握成杯状,以手腕的力量,自下而上,由外向内,力量均匀地叩击背部,频率100~480次/min,每次10min,按需进行,避开骨突、棘突、肩胛骨等处。

3)震动与摇动:根据肺内分泌物的位置,通过手掌在肺部的震动促使痰液排出。①震动时,一手置于另一手上,指导患者在适当的引流体位下进行深呼吸,通过上肢轻柔平稳的共同收缩来震动胸壁,从呼气末开始,直到胸廓下沉,频率200次/min。②摇动时,患者处于适当的引流体位,把手放在需要引流肺叶上方,指导患者深呼吸,在吸气末用缓慢、有节律的弹动按压胸壁,直到呼气结束。③如有辅助机械通气,震动和摇动需要与控制肺通气的呼气相协调。

4)咳嗽训练:①患者取坐位或前倾位;②将双手置于患者的腹部,结合膈肌训练方法,嘱患者在呼气时做3次哈气的动作,以保证能够感觉到腹肌的收缩;③发"ha"声;④将上述动作结合,做深且放松的吸气,在吸气末急剧双重咳嗽。

5)主动循环呼吸技术(active cycle of breathing technique, ACBT):包括呼吸控制、胸廓扩张运动、用力呼气三部分。呼吸控制通常情况下建议选择腹式呼吸:全身放松,上身前倾,吸气时鼓腹,呼气时收缩腹部;胸廓扩张运动是指着重于吸气的深呼吸,在吸气末持续3s的屏气状态,然后完成被动呼气;用力呼气主要由1~2次的用力呼气过程组成,随后进行呼吸控制一段时间,再次重新开始。操作时需要指导患者在吸气后用力哈气。

(6)运动训练

1)被动训练:对无法配合者进行以下训练。①被动关节活动度训练:对患者进行全范围关节活动,每个关节重复20次,2次/d。②体位训练:床头抬高从30°开始,逐渐升高达90°,每个角度以坚持10min、20min、30min逐渐增加而不引起心率、呼吸、血压明显变化为宜,2次/d。③腹肌抗阻训练:采用仰卧位腹部放置沙袋的方法,沙袋重量从0.5kg开始,逐渐增加至2kg,每次训练30min,2次/d。

2)主动训练:对能主动配合者进行以下训练。①主动关节活动度训练:上肢运动,吸气时双臂前伸、外展、上举,呼气时自然下垂,10min/次,3次/d;下肢运动,屈伸抬腿,每次1组,10个/组,3次/d。②训练方式:指导患者结合缩唇呼吸的方法进行呼吸操、踏步、慢走、踮脚、功率自行车等有氧训练,辅助接受哑铃、握力球、弹力带等训练,亦可采用水上训练、全身震动、太极拳、八段锦、六字诀、五禽戏、易筋经等运动方式。③训练强度:运动后以不出现明显气促、气短或咳嗽为宜,根据实际情况对训练时间及强度进行调整,做到循序渐进、因人而异。

(7)中医护理:可采用症状施护(表5-3)。

表5-3 症状施护

症状	耳穴贴敷	穴位按摩
咳嗽咳痰	肺俞、气管、神门、皮质下	天突、肺俞、中府、膻中、列缺
喘息气短	交感、心、胸、肺、皮质下	列缺、内关、气海、关元、足三里
自汗盗汗	交感、肺、内分泌、肾上腺	阴郄、后溪、复溜

(8)长期氧疗的护理

1)氧疗的原则和方式:①控制性氧疗:COPD伴Ⅱ型呼吸衰竭患者予以持续低浓度给氧。②浓度吸氧:对重症肺炎、肺水肿、ARDS等引起的Ⅰ型呼吸衰竭缺氧患者应采用吸入氧浓度(fraction of inspired oxygen, FiO$_2$)0.3~0.6甚至更高浓度的氧疗。③高压氧疗:适用于急性一氧化碳中毒、减压病以及化学性肺泡炎等。

2)给氧方法:①鼻塞或鼻导管法最常用于轻、中度低氧血症。②面罩法适用于伴有明显缺氧表现的患者。③机械通气合并氧疗适用于呼吸衰竭等严重缺氧患者。④家庭氧疗法适用于慢性低氧血症需长期氧疗的患者。

3）氧疗中的注意事项：①重视病因治疗。②加强氧疗的监护，如意识状态、发绀程度、呼吸、心率变化及尿量、动脉血气分析等。③吸入的氧气加温加湿。④严格执行氧疗浓度和时间预防发生氧中毒。⑤其他注意事项，如应定期清洁消毒或更换，严防火源靠近等。长期氧疗是COPD患者非常重要的非药物治疗手段之一。随着病情的发展，当患者出现慢性呼吸衰竭时需要坚持长期氧疗，即每天至少吸氧15h，以维持动脉血氧分压在60mmHg以上或动脉血氧饱和度90%以上，可有效降低患者的病死率。

（9）健康教育：①采用家庭参与式健康教育，帮助患者在短时间内养成科学健康的习惯，加快康复速度，降低再次住院治疗的可能性。②日常生活中禁烟戒酒。③减少油烟、有害气体、粉尘的吸入。④在冬春两季注意防寒保暖，避免感冒，遵医嘱用药等。⑤耐寒训练，如凉水洗脸。⑥促进气血运行，增强体质，如按摩印堂、迎香、内关、足三里、涌泉等穴。⑦积极预防急性加重，轻症患者鼓励下床活动，严重者指导床上主动活动及肢体被动运动，以适度和耐受为原则。⑧康复治疗的方法、意义及注意事项。

（10）训练注意事项：每次治疗前应暂停进食，使用镇静剂的患者应尽量夜间使用，如需白天使用应在治疗前暂停1~2h。训练前了解病情，训练时监测生命体征。患者如出现下列情况立即中止康复训练：①平均动脉压<60mmHg或>110mmHg；②心率<40次/min或>130次/min；③呼吸频率<15次/min或>40次/min；④$SpO_2 \leqslant 90\%$；⑤体温≤36℃或≥38.5℃；⑥发生跌倒、管道滑脱等不良事件；⑦临床观察到意识/认知水平降低、大量出汗、面色异常、疼痛、劳累等。

三、胃肠道康复护理

（一）概述

胃肠道康复（gastrointestinal rehabilitation，GR）是一项针对有症状及日常生活活动能力下降的消化系统疾病患者的综合性干预措施，目标是稳定或改善消化系统疾病患者的健康状况，优化其胃肠道功能状态，可帮助重症患者腹部外科手术术后患者尽早缓解胃肠道不适症状，恢复胃肠道功能，从而降低医疗费用、提高患者生存质量。

胃肠道康复护理是指在对患者的胃肠道功能进行全面评估的基础上，进行的具有较强针对性的护理干预方法，主要包括早期肠内营养（enteral nutrition，EN）支持、早期活动、疼痛管理、感染预防与控制、腹部按摩、足部按摩、心理护理等，保障患者身心健康、不断改善健康行为的实施。已广泛应用于危重症患者、外科术后患者，尤其是腹部手术后患者等。

（二）护理评估

1. 病史　患者的患病及治疗经过、目前病情与一般情况、家族史、既往史、手术史、生活史等。

2. 身体评估　一般状态如生命体征、意识状态、营养状况，皮肤和黏膜，腹部检查等。

3. 实验室检查　化验检查、脏器功能检查等。

4. 腹腔内压力监测　分级：①Ⅰ级：12~15mmHg；②Ⅱ级：16~20mmHg；③Ⅲ级：21~25mmHg；④Ⅳ级：>25mmHg。

5. 肠鸣音　肠鸣音分级为：①1级：肠鸣音正常，3~5次/min。②2级：肠鸣音亢进或减弱，>5次/min或2~3次/min。③3级：肠鸣音明显减弱，1~2次/min。④4级：肠鸣音偶有或消失，0~1次/min。

（三）护理问题

1. 有体液不足的危险　与大量呕吐、腹泻导致失水有关。

2. 疼痛　术后切口痛与腹部手术有关。

3. 腹泻　与肠道疾病或全身性疾病有关。

4. 便秘　与饮食中纤维素量过少和／或饮水量不足有关；与运动量少有关；与排便环境改变有关；与长期卧床有关等。

5. 营养失调　低于机体需要量。

6. 活动无耐力　与频繁呕吐导致失水、电解质丢失、日常生活活动受限有关。

7. 有误吸的危险　与呕吐物误入肺内有关。

8. 焦虑　与频繁呕吐、不能进食、反复或持续腹痛不易缓解有关。

（四）康复护理目标

1. 患者生命体征在正常范围内，无失水、电解质紊乱和酸碱失衡。

2. 掌握术后早期活动的方法，能坚持有效地早期康复锻炼。

3. 营养满足机体需求。

4. 焦虑等症状明显改善。

（五）康复护理方法及应用

1. 术前护理

（1）术前教育：所有患者在术前应接受专门的咨询服务，应对手术和麻醉过程对患者进行教育。术前教育会减少患者的焦虑和恐惧，鼓励患者完成一些围手术期任务，减少并发症发生，提高术后的恢复和出院。教育方式包括个人辅导、提供宣传手册或多媒体信息等。

（2）优化患者术前身体状况：要求患者术前 1 个月（4 周）戒烟禁酒，术前适当增加慢性有氧运动对患者有益。

（3）术前禁食要求：根据 2023 年美国麻醉医师协会发布的实践指南，对于接受全身麻醉的择期手术患者术前 2 小时可摄入不含酒精的清流质。清流质主要包括白开水、糖水、无渣果汁和碳酸饮料等，不含有米粒的米汤，12.5% 碳水化合物饮料也属于清流质。

（4）术前肠道准备：不推荐患者进行术前机械性肠道准备，属应激因素，容易导致水及电解质失衡，同时会增加吻合口瘘及感染的发生。

（5）预防性抗生素使用：预防用药应同时包括针对需氧菌及厌氧菌，在切开皮肤前 30~60min 输注完毕，单一剂量与多剂量方案具有同样的效果，如果手术时间>3h 或术中出血量>1 000mL，可在术中重复使用 1 次。

2. 术中护理　术中应常规监测患者体温直至术后，可借助加温床垫、暖风机或循环水加温系统、输血输液加温装置等，维持患者中心体温不低于 36℃。

3. 术后护理

（1）环境与体位：环境安静、清洁、舒适、温湿度适宜（温度 20~22℃，湿度 50%~60%）。根据病情选择舒适体位，若端坐卧位者予床旁桌、枕头等支撑，以减轻体力消耗；病情较重或乏力患者予抬高床头 30°~45°。

（2）社会心理支持：及时评估患者的疼痛程度和身体状态，及时为患者缓解疼痛，做好健康知识宣教，加强患者的心理护理，充分解除其思想顾虑，使其积极主动地配合各种康复护理，积极与患者沟通，让其了解相关手术知识，消除紧张心理，提高患者对早期下床活动的积极认识，强化早期下床活动的观念。对于有焦虑、恐惧、抑郁等症状的患者在家属陪伴同时，加强巡视，动态掌握患者情绪变化，耐心解释病情及各项护理措施，及时开导，做好顺情解郁、移情易性等情志护理，也可播放轻柔舒缓音乐，给予心理疏导及安慰。支持鼓励患者进行力所能及的社会活动，积极配合功能锻炼，维持患者良好心态，树立战胜疾病的信心。

（3）疼痛管理：充分镇痛是早期下床活动的重要环节，VAS 疼痛评分的强度应控制在 4 分以内。

1）持续的硬膜外麻醉镇痛有利于患者术后早期进食和早期活动已达成共识，可减少术后肠麻痹的发生,能够降低手术创伤引起的应激反应发生率。

2)佩戴弹力腹带固定术后切口,增加患者舒适感,消除患者因担心下床活动加重切口疼痛及切口裂开而产生的恐惧心理,促进患者自觉下床活动。

3)疼痛教育以减轻患者对疼痛的恐惧、焦虑和无助情绪,包括对疼痛和止痛药的认知教育、深呼吸、听音乐等缓解疼痛的方法。

(4)饮食护理及营养干预

1)营养风险筛查:使用营养风险筛查2002(Nutritional Risk Screening 2002,NRS 2002)对患者进行营养风险筛查,评分≥3分即存在营养风险,应积极给予营养支持,肠内营养优于肠外营养。

2)尽早实施肠内营养:支持量从500mL/d逐渐增加至1 500~2 000mL/d,注入速度从20mL/h逐渐增加至50mL/h,不能进行肠内营养者可从肠外营养补给。

3)密切观察患者胃肠道的耐受性和肠内营养液的吸收情况:喂养时应抬高床头30°~45°,每4h评估受者胃残留量,若大于前1小时110%~120%则停止注入。密切观察有无腹胀、腹泻的发生并及时给予处理,防止误吸的发生。

4)鼻肠营养管的维护:鼻空肠营养管应经常检查确保其在空肠后,每4h用灭菌用水20mL脉冲式正压冲管防止管路堵塞。

一般腹部手术后患者可采用序贯胃肠道管理,护理措施如下:全麻完全清醒后饮用温开水20mL,如无恶心、呕吐、呛咳等不适,继续在2~3h内饮温开水20mL,如出现不适症状,减少进水量至每次10mL,以湿润口腔,缓解干渴等不适;术后第1天,予清流质(可用2勺婴儿米粉加入200mL温开水,每2h食用20~100mL,总量控制在500mL/d);术后第2天,继续服用流质饮食(4勺婴儿米粉加入200mL温开水,每次50~100mL,每2~3h食用1次,流质总量不超过1 000mL/d);术后第3天,进食半流质。如水蒸蛋、小米粥、馄饨等,每2~3h食用1次,并相应减少输液量;术后第4天,饮食可过渡到软食,至术后1个月。

胃癌术后患者序贯性早期肠内营养(EN):手术当日置入鼻肠营养管,于术中将鼻肠营养管位置调整到远端吻合口下20cm,术后12h经鼻肠营养管泵入5%葡萄糖氯化钠注射液250mL,20mL/h;如耐受良好则于术后24h试泵入氨基酸型肠内营养(EN)制剂(1kcal/mL);如24h可耐受600mL则将肠内营养制剂更换为短肽型肠内营养制剂(1kcal/mL);如24h能耐受1 000mL则将肠内营养制剂更换为整蛋白型肠内营养制剂(1kcal/mL),以20kcal/(kg·d)为最终剂量;所有剂型肠内营养的初始速度均为20mL/h,可根据患者的耐受程度及时调整剂量,也可根据患者的实际情况使用个性化配比营养制剂(图5-16)。对于达到半量肠内营养后尝试经口少量饮水、流质;达到全量肠内营养时则开始尝试半流质,并逐步减少肠内营养用量至停用肠内营养、恢复经口饮食。肠内营养治疗期间营养素不足的部分采用肠外营养补充。

(5)术后早期活动:早期活动可以促进患者的代谢功能,降低交感神经兴奋性,促进肠道蠕动,增强患者食欲。

1)早期活动方案:制订术后早期功能锻炼计划表。按照个体化、循序渐进的原则,具体内容为:①超早期护理(术后6~24h),主要有深呼吸运动、扩胸、咳嗽、体位变化(翻身)、叩背等,具体如下:术后1~2h床头抬高10°~20°;术后1~2h协助患者翻身,每2h翻身1次;术后6~12h行床上抬臀运动,每2h 5~10次;术后16~24h行踝泵运动,每2h 1次,每次行3~5min;术后16~24h指导患者深呼吸、有效咳嗽及腹式呼吸,每小时行5~10次。②次早期护理(术后25~48h),主要包括上肢握拳运动、肘关节伸屈、抬臂、肩部旋转、膝关节屈伸、抬腿、髋关节外展,具体如下:术后第1~2天指导患者进行握拳、抬手臂、屈伸肘部关节及旋转肩关节等上肢活动,以及抬腿、屈伸膝关节等下肢活动,协助下床活动每天至少3次,每次30min;术

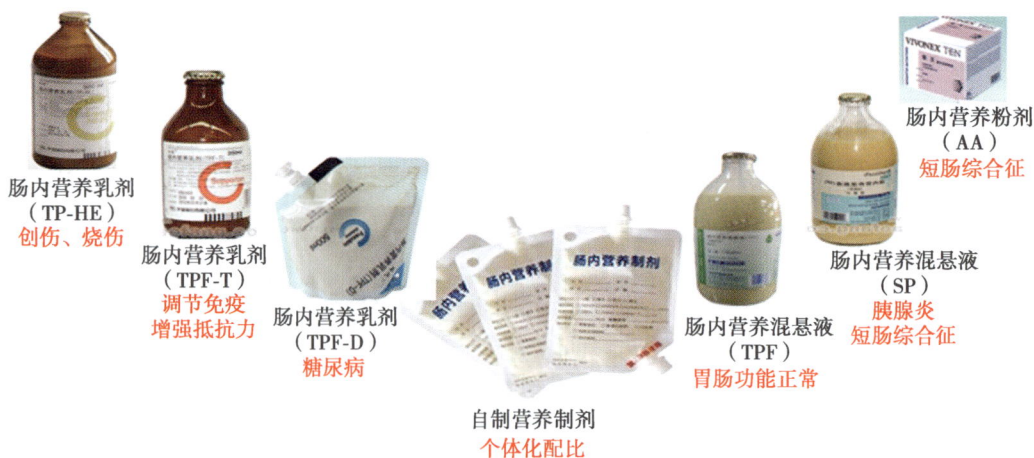

肠内营养乳剂
（TP-HE）
创伤、烧伤

肠内营养乳剂
（TPF-T）
调节免疫
增强抵抗力

肠内营养乳剂
（TPF-D）
糖尿病

自制营养制剂
个体化配比

肠内营养混悬液
（TPF）
胃肠功能正常

肠内营养粉剂
（AA）
短肠综合征

肠内营养混悬液
（SP）
胰腺炎
短肠综合征

图5-16　营养剂型

后第2天逐步增加活动量至正常。③早期护理(术后48~72h)，主要是床上坐立运动、自主侧身运动，以及床边坐立、双腿着地运动、椅上活动、扶床行走、室内步行，并逐渐开展穿衣、洗漱等日常生活训练。

2)活动量目标：首次下床活动时间在术后24h内。术后6~24h内，指导患者在病区走廊1m的范围内活动；第1天行走110m；第2天行走220m；第3天下床行走300m，每天分成3~4次完成，每次活动时间不超过20min。每4~6h检查1次患者活动量，若患者的活动量不足，嘱患者及时下床活动，保证完成每天规定的活动量，活动量以患者不感觉疲劳为主，若在活动时自觉出现心慌、头晕等不适症状，需及时停止。

3)术后活动注意事项：①早期下床活动应在病情允许、生命体征平稳、不影响患者术后切口疼痛的前提下进行；②患者行缩唇呼吸、扩胸运动时要给予叩背；③床上活动时注意保护引流管，防止逆流及脱出；坐位活动时观察患者呼吸、脉搏、面色、有无眩晕；④下床活动时告知患者改变体位应遵守"三部曲"，平躺/坐起/站立30s，再行走，避免突然改变体位引起直立性低血压；⑤术后充分镇痛是促进患者早期下床活动的重要保障；⑥应根据患者情况采取合理的镇痛措施，按上述内容递进式地进行活动，由护理人员指导、督促并协助患者完成每天制订的活动目标。每天清晨、上午、下午3次，每次10min左右，逐步过渡到每天1h，至出院时每天下床4~6h，选择患者全身状态好且不影响治疗的时间活动，活动量因人而异。

(6)其他促进胃肠功能恢复的措施

1)指导患者麻醉清醒后1h开始咀嚼口香糖，每次1片，每天3次，每次5~10min，咀嚼前后使用温开水漱口或浸润口腔，直至肛门排气。

2)中医护理：①穴位按摩足三里(3次/d，10min/次)。②足部按摩：足底与腹部各个脏腑器官形成密切的反射运动调节功能，对足部的足底的小肠、肛门及结肠等反射区域进行刺激，可以调节脏腑，加速血液循环，改善内分泌系统，调节胃肠道的部分功能，加强胃肠道蠕动，排除肠内气体。先用热毛巾将双脚包裹10min，再在足底涂抹润肤露，选择双足底楔骨至跟骨凹陷处(即小肠反射区)，由足趾端向足跟端进行按摩，以拇指的指腹用力为主，用力缓慢移动，在胃肠道所对应的反射区分别按摩10min，每天2次，以患者足部有酸痛感为宜。腹部手术后刺激足三里穴可以显著缩短肠鸣音恢复时间、首次排气时间、首次排便时间。③以制半夏、苏子、大腹皮、厚朴各20g，文火炒微黄，捣粗末，加冰片5g，混入袋，避开缝合伤口持续敷于脐部，每2天1服直至出院；获取神阙穴，贴敷硝黄贴(由粉末状芒硝、大黄按照一定比例制成)，24h更换1次，直至排气。④术后第2天，用小茴香热敷腹部(250g小茴香加少量水，在微波炉中高火加热后用毛巾包裹，以肚脐为中心，避开切口，按顺时针方向轻轻按压脐，10min/次，3次/d)刺激肠蠕动，直到肛门排气排便。

3）服用乳果糖 2 次 /d,15mL/ 次,直至患者排气或排便。

4）必要时开塞露塞肛。

5）腹部按摩：术后腹部按摩可以促进腹部手术患者术后的肠道蠕动,解除平滑肌收缩功能的抑制状态,增加机体各个器官的代谢速度,改善内脏自主神经的调节作用,同时也可以提高副交感神经的作用,促进胃肠道功能恢复,这对于减轻术后腹胀感有较好的效果。可对手术患者的腹部进行按摩,或使用热水袋进行热敷,可以促进血液循环,将肠道蠕动时间和排气时间提前。按摩力应先轻后重再逐渐转轻,热敷的方向要沿上腹部顺时针方向进行,每天按摩和热敷 3 次,每次 15min,按摩和热敷所产生的热量可以扩张局部毛细血管,促进血液循环,增加机体代谢能力,并可以直接作用于腰骶部的神经系统,促进中枢对胃肠道功能的调节。也可使用多频振动治疗仪进行腹部按摩,模式为标准模式,频率为 10~20Hz,在患者餐后 2h 以肚脐为中心顺时针方向按摩,每次 10~30min、每天 1~2 次,7d 为一个疗程,共两个疗程。如患者出现心血管事件,如心律失常、低血压、血氧饱和度 ≤90%、严重呼吸困难或人机不协调、意识障碍加重及导管脱落或移位等停止干预治疗。

（7）人性化护理：人性化护理起源于华生人性照护的护理理论,是现代护理中的一种新型模式。它以患者的个人价值和人格为核心,给予充分的尊重,创造患者满意的医疗环境。这种护理模式改变了以往的被动护理局面,加强了对患者的关爱、尊重和理解。人性化护理重视患者的饮食护理,根据患者的个人口味,在食物中增加适当的甜度、鲜度,以刺激患者食欲,并免费提供微波炉加热饭菜,通过胃肠道的康复护理,改善患者的营养状况和体质,增加抵抗力,减少术后不良反应的发生。在禁食期间每天用淡盐水漱口,每天 3 次,饮食期以清淡流质食物为主,并加强对患者术后疑惑的情志调护、穴位按摩、推拿。患者换位思考,将人性化护理的方法融入到护理工作的每一个细节中,消除了患者的紧张、焦虑和抑郁情绪。

（8）健康教育：①术前即开始口头教育,强调术后早期饮水进食对于肠功能恢复的重要性。②教育食物的种类：流质、半流、软食等及过渡的方法。③术后饮水进食常见的并发症及预防方法。④教育早期胃肠道康复护理的重要性,克服紧张情绪。⑤指导早期康复的方法。

（9）注意事项：①早期饮水进食、早期下床活动及有效的镇痛。②及时评估患者腹内压及肠鸣音、发现不耐受或出现不适及时停止或调整康复护理方案。③循序渐进,以患者耐受为宜。④量化饮水进食方案。

（六）胃肠道康复护理措施查检表

胃肠道康复护理措施查检表,见表 5-4。

表 5-4 胃肠道康复护理措施查检表

姓名：_____ 　住院号：_____ 　年龄：_____ 　性别：_____
诊断：_____ 　手术名称：_____

评估项目	工作流程	完成情况	未完成原因	评估 / 成效指标
环境与体位	环境安静、清洁、舒适、温湿度适宜	□完成　□未完成		患者感到舒适： □是　□否
	根据病情选择舒适体位	□完成　□未完成		
社会心理支持	及时评估患者的疼痛程度和身体状态	□完成　□未完成		患者感到焦虑： □有　□无
	及时为患者缓解疼痛	□完成　□未完成		
	做好健康知识宣教	□完成　□未完成		
	加强巡视,动态掌握患者情绪变化,给予心理疏导及安慰	□完成　□未完成		

评估项目	工作流程	完成情况	未完成原因	评估/成效指标
疼痛管理	持续的硬膜外麻醉镇痛	□完成 □未完成		术后3d最高疼痛分值：_____
	佩戴弹力腹带固定术后切口	□完成 □未完成		镇痛相关恶心、呕吐：□有 □无
	疼痛教育（包括对疼痛和止痛药的认知教育、深呼吸、听音乐等缓解疼痛的方法）	□完成 □未完成		镇痛相关性低血压：□有 □无
饮食护理及营养干预	营养风险筛查：使用营养风险筛查2002（NRS 2002）对患者进行营养风险筛查	□完成 □未完成		进食量：_____ 恶心、呕吐、腹胀：□有 □无
	尽早实施肠内营养	□完成 □未完成		
	密切观察患者胃肠道的耐受性和肠内营养液的吸收情况	□完成 □未完成		
	鼻肠营养管的维护	□完成 □未完成		
	序贯胃肠道管理	□完成 □未完成		
术后早期活动	超早期护理（术后6~24h）	□完成 □未完成		按照个体化、循序渐进的原则制订术后早期功能锻炼计划表：□是 □否 活动后心慌、头晕等不适：□有 □无
	次早期护理（术后25~48h）	□完成 □未完成		
	早期护理（术后48~72h）	□完成 □未完成		
	活动量目标	□完成 □未完成		
其他促进胃肠功能恢复的措施	指导患者麻醉清醒后1h开始咀嚼口香糖	□完成 □未完成		排便顺畅：□是 □否
	中医护理	□完成 □未完成		
	腹部按摩	□完成 □未完成		
健康教育	术前即开始口头宣教，强调术后早期饮水进食对于肠功能恢复的重要性	□完成 □未完成		患者对宣教内容的知晓度_____
	宣教食物的种类：流质、半流、软食等及过渡的方法	□完成 □未完成		
	术后饮水进食常见的并发症及预防方法	□完成 □未完成		
	宣教早期胃肠道康复护理的重要性	□完成 □未完成		
	宣教早期康复的方法	□完成 □未完成		

（贾 勤 杨湘英 周玉妹）

第九节 膳食营养治疗

膳食营养治疗是根据患者的病理生理特点，并结合个体状况，适当调整总热能和某些营养素的摄入量而制订的不同饮食配方。合理使用膳食营养治疗是维护细胞、组织、器官的功能,促进患者康复不可或缺的重要临床治疗手段。

随着现代营养学和医学的发展,膳食营养治疗的重要性越来越受到重视,膳食营养治疗也是临床治疗中最安全、最经济而又利于促进患者康复的一种辅助治疗手段。

一、膳食与营养的概念

(一)概念

1. 营养　所谓"营养",就是人类摄取、消化、吸收、利用食物中营养物质,以满足自身生理需要的生物学过程。

2. 营养素　食物中所含有的能被人体消化吸收并具有一定生理功能的成分,是人类赖以生存的物质基础。

3. 膳食　食物经过搭配和加工烹调后所组成的各种饭食,是经口直接摄入体内的食物形式。

4. 合理营养　合理营养是健康的物质基础,平衡膳食是达到合理营养的唯一途径。

(二)平衡膳食

即每日膳食中各种营养素种类齐全、数量充足、相互间比例恰当,与机体的需要保持平衡。合理营养、平衡膳食应满足以下基本要求。

1. 摄取的食物应供给足量的营养素和热能,保证机体活动和劳动所需;保证机体生长发育、组织修复、维持和调节体内的各种生理活动;提高机体的抵抗力和改善免疫功能;适应各种环境和条件下的机体对营养素的需要。

2. 摄取的食物应保持各种营养素的平衡,包括热能及各种营养素摄入量和消耗量以及各种营养素之间的平衡。

3. 食物通过合理的加工烹调,以减少营养素的损失、提高消化吸收率,并具有良好的色、香、味、形,提高食欲。

4. 食物不应有微生物及农药或其他化学物质污染,保证新鲜无毒,加入的食品添加剂应符合规定要求。

二、膳食营养治疗原则

(一)调整营养需要促进疾病康复

根据病情的变化和需要,及时调整热能和各种营养素的量及来源,既要维持机体正常的营养需要,又要达到膳食营养治疗的目的,从而有利于辅助疾病的治疗,促进康复。

(二)注意特殊情况下的膳食要求

既要符合营养治疗原则,又要适合患者疾病要求。如大面积烧伤患者高分解代谢对蛋白质的需求等。

(三)选择正确的烹调方法

利用食物的选择和搭配,采用正确的烹调加工方法来改变食物的结构和形状,尽可能使膳食的色、香、味、形俱佳;保证食物品种多样化,既能满足各种营养素的需要,又能促进食欲,有助于消化吸收,以达到促进疾病的治愈和康复治疗目的。

(四)适当照顾饮食习惯

在不影响营养治疗原则的基础上,尽可能照顾患者的饮食习惯,并做好膳食宣教和指导工作,使患者自觉配合膳食营养治疗,提高疗效。

（五）符合膳食配制和食品卫生要求

饮食制度和饮食习惯、餐次安排及一日中热能的分配应符合要求，选择的食物要新鲜，符合食品卫生的标准。

三、营养评估和风险筛查

（一）营养评价

评价患者营养状况的内容和方法很多，主要包括膳食调查、人体营养状况测量、临床生化检验和营养缺乏病的临床检查四方面。

1. 膳食调查　通过对患者在某阶段所摄入的膳食进行调查和统计，分析并了解患者在某段时期内膳食摄入情况，借此来评定患者的饮食摄入得到机体满足的程度。并为纠正不合理膳食行为、改善营养状况提供依据。

2. 人体营养状况测量　人体营养状况测量基本指标包括身长、体重、皮下脂肪厚度、上臂围（mid-arm circumference，MAC）、腰围、臀围等，处于生长发育期的儿童可加测头围、胸围及坐高。

例1：体重方面，根据自身的身高来了解理想体重的正常范围，更要动态观察体重的变化，即体重丢失率（表5-5），其中体重变化的幅度与速度是两个关键因素。评价标准：体重丢失率（%）=（平时体重－实测体重）/平时体重 ×100%。

表5-5　体重丢失率评定

时间	中度体重丧失 /%	重度体重丧失 /%
1 周	1~2	>2
1 个月	5	>5
3 个月	7.5	>7.5
6 个月	10	>10

若短期内体重减少超过 10%，同时血浆白蛋白 ≤30g/L，排除其他原因后，应考虑为重度蛋白质 - 能量营养不良。

例2：人体测量，包括脂肪存储量的测定［三头肌皮褶厚度（triceps skinfold thickness，TSF）、肩胛下皮褶厚度、腹部皮褶厚度以及腰围和腰臀比的测定，临床上常通过对皮下脂肪厚度的测量来推算体脂总量，可间接反映机体能量的变化］和骨骼肌含量测定［上臂肌围（mid-arm muscle circumference，MAMC），是反映人体肌肉蛋白营养状况的指标，不仅可间接反映体内蛋白质的储存水平，而且与血清白蛋白含量存在密切的关联，当血清白蛋白<28g/L 时，87% 的患者上臂肌围缩小，进行动态观察可了解患者营养状况的好转或恶化］等。

3. 临床生化检验　营养不良多是一个渐进发展的过程。在临床或亚临床症状未出现之前，人体血和尿等生物材料中某种营养素及其代谢衍生物的含量和相应的功能成分即可能发生变化。如血浆蛋白质（总蛋白、白蛋白、前白蛋白等，还可通过血浆氨基酸比值、尿中蛋白质代谢产物、氮平衡试验）的检测可以了解蛋白质的营养状况，因此，实验室检查可早期发现营养缺乏的种类和缺乏程度，为营养评价提供客观的依据。

4. 营养缺乏病的临床检查　某些营养素长期摄入不足或缺乏最终会导致机体出现病理改变，并表现出相应的临床症状与体征。因此，通过临床检查，可以发现某种营养缺乏的线索。但在临床检查中应注意：营养素缺乏的许多症状、体征特异性不强；出现某一种营养素缺乏的表现时，常会伴有其他营养素的缺乏。既某种症状和体征的出现可能是由于一种或几种营养素缺乏所致，或者是某种营养素缺乏可表现出多种症状和体征。常见的营养素缺乏与相应的临床症状与体征见表 5-6。

表 5-6　患者的营养状况与临床表现

营养状况	临床表现	诊断依据
蛋白质 - 能量营养不良	①体重低于正常的 15% 以上；②身高略低；③腹部皮脂厚度减少	参考食物摄入情况综合考虑
维生素 A 缺乏	①暗适应时间延长(>50s)；②夜盲；③结膜干燥、结膜有皱褶；④角膜干燥、角膜软化、角膜穿孔；⑤比奥斑；⑥皮肤干燥、鳞屑、毛囊角化	有①⑥或④⑤两项以上者
维生素 B_1 缺乏	①食欲减退、倦怠无力；②多发性神经炎；③腓肠肌压痛；④心悸、气短；⑤心脏扩大；⑥水肿	有⑤⑥两项(排除其他疾病)②或③一项阳性
维生素 B_2 缺乏	①视物模糊、畏光；②睑缘炎；③角膜周围充血或血管形成；④口角炎；⑤舌炎；⑥唇炎；⑦阴囊、会阴皮炎；⑧脂溢性皮炎	有③④⑤⑥⑧两项以上者
烟酸(尼克酸、维生素 PP)缺乏	①暴露部位对称性皮炎；②舌炎(猩红色舌炎)；③腹泻；④精神神经异常	有①或②项者
维生素 C 缺乏	①齿龈炎；②皮下出血；③毛囊角化(维生素 A 治疗无效)；④四肢长骨端肿胀	有①或②项者
维生素 D 与钙缺乏	①兴奋不安、好哭、多汗；②肌肉松软、蛙状腹；③前囟大、方颅；④肋骨串珠、肋膈沟、鸡胸；⑤手镯征、X 形或 O 形腿；⑥脊柱弯曲；⑦牙齿发育障碍	有一项以上者
铁缺乏	①疲乏无力、头晕眼花；②心慌、气短；③面色苍白、口唇和眼结膜苍白；④反甲；⑤异食癖	有④及其他 1 项以上者
锌缺乏	①生长发育迟缓、性成熟迟缓；②食欲减退；③味觉异常、异食癖；④伤口不易愈合	有 2 项以上者

5. 综合评价　对患者进行营养评价时,由于各种营养评价指标的灵敏度和特异度有限,如果用单一指标来衡量人体的营养状况、评价疾病的预后,其局限性显而易见。因此,应将以上所述 4 个方面的资料进行综合性分析。需要注意的是,如果几方面的资料不具有一致性,则应进行综合分析及判断,找出原因所在,去伪存真,才能作出比较准确、科学的评价,并可对疾病的转归从营养学上做出正确的判断。

(二) 营养风险筛查

患者在疾病过程中常因代谢异常、食欲缺乏、进食困难、消化功能不良或需禁食等原因而发生营养不良。营养不良不仅会影响临床疗效,甚至会加重病情,直接影响疾病的转归和延长康复的进展。

营养风险筛查是快速、简便、无创地发现患者是否存在营养问题和是否需要进一步进行全面营养评估的重要手段。目前,在临床工作中应用的营养筛查工具有多种,如主观全面评定(subjective global assessment,SGA)、营养不良通用筛查工具(malnutrition universal screening tool,MUST)、微型营养评定(mini-nutritional assessment,MNA)、营养风险指数(nutritional risk index,NRI)以及营养风险筛查 2002(NRS 2002)等。

1. 主观全面评定(SGA)　是美国肠外肠内营养学会(American Society for Parenteral and Enteral Nutrition,ASPEN)推荐的临床营养状况评估工具,其理论基础是机体组成改变与进食改变,消化吸收功能的改变与肌肉的消耗,身体功能与活动能力等的改变相关(表 5-7)。

但 SGA 作为营养风险筛查工具有一定局限性,SGA 更多反映的是疾病状况而不能及时反映患者营养状况的变化。

表 5-7　主观全面评定

指标	A 级	B 级	C 级
1. 近期（2 周）体重改变	无 / 升高	减少 <5%	减少 >5%
2. 饮食改变	无	减少	不进食 / 低热量饮食
3. 胃肠道症状（持续 2 周）	无 / 食欲不减	轻微恶心、呕吐	严重恶心、呕吐
4. 活动能力改变	无 / 减退	能下床活动	卧床
5. 应激反应	无 / 低度	中度	高度
6. 肌肉消耗	无	轻度	重度
7. 三头肌皮褶厚度	正常	轻度减少	重度减少
8. 踝部水肿	无	轻度	重度

注：上述 8 项中，至少 5 项属于 C 级或 B 级者，可分别被判定为重或中度营养不良。

2. 微型营养评定（MNA）　微型营养评定于 20 世纪 90 年代初提出，简便易行，可在 10min 左右完成，且与传统的人体营养评价方法及人体组成评价方法有良好的线形相关性。

评价内容包括人体测量、整体评价、膳食问卷和主观评定四方面，根据各项评分标准进行计分并累加。该工具既可用于有营养不良风险的患者，也可用于已发生营养不良的住院患者。此外，还可用于预测健康结局、社会适应能力、病死率、就诊次数和住院费用等。

3. 营养不良通用筛查工具（MUST）　是由英国肠外肠内营养协会（British Association for Parenteral and Enteral Nutrition，BAPEN）多学科营养不良咨询小组开发的。它整合 BMI、最近体质量丢失和疾病对进食状态影响三方面资料，通过三部分评分得出总分，将患者分为"低风险""中风险""高风险"等营养风险状态。该工具主要用于蛋白质 - 热量营养不良及其风险的筛查，并预测临床结局。其优点在于简便和快速，并适用于所有的住院患者。

MUST 与 SGA 和 NRS 有较高的一致性。

4. 营养风险筛查（NRS 2002）　是 2002 年当时的欧洲肠外和肠内营养学会（European Society of Parenteral and Enteral Nutrition，ESPEN）提出并推荐使用的营养筛查工具。包括四方面的评估内容，即人体测量、近期体重变化、膳食摄入情况和疾病的严重程度。

NRS 2002 评分由三部分构成：营养状态受损评分、疾病严重程度评分和年龄评分（若患者大于 70 岁，加 1 分），三部分评分之和为总评分。总评分为 0~7 分。若 NRS 2002 的评分大于 3 分，可确定患者存在营养不良风险（表 5-8，表 5-9）。

表 5-8　NRS 2002 的初筛表

问题	是	否
1. 体重指数（BMI）<20.5kg/m^2？		
2. 最近 3 个月内患者的体重有丢失吗？		
3. 最近 1 个星期内患者的膳食摄入有减少了吗？		
4. 患者的病情严重吗？（如，在重症监护中）		

注：是：如果任何一个问题的答案为"是"，则按表 5-9 进行最终筛查。否：如果所有问题的答案为"否"，每隔 1 周要重新进行筛查。如果患者被安排有大手术，则要考虑预防性的营养治疗计划以避免大手术所伴随的风险。

表 5-9 NRS 2002 的最终筛查表

营养状态受损评分	疾病严重度评分
无 0 分 正常营养状态	无 0 分 正常营养需要量
轻度 1 分 近 3 个月内体重丢失大于 5%；或食物摄入比正常需要量低 20%~50%	轻度 1 分 营养需要量轻度提高；髋骨折、慢性疾病有急性并发症；肝硬化、慢性阻塞性肺疾病、长期血液透析、糖尿病、一般肿瘤
中度 2 分 一般情况差或 2 个月内体重丢失大于 5%；或食物摄入量比正常需要量低 50%~75%	中度 2 分 营养需要量中度增加；腹部大手术、卒中、重症肺炎、血液系统恶性肿瘤
严重 3 分 BMI<18.5kg/m² 且一般情况差或 1 个月内体重丢失大于 5% 或前 1 周的食物摄入比正常需求量低 75%~100%	严重 3 分 需要量明显增加；颅脑损伤、骨髓移植、急性生理学和慢性健康状况评价（acute physiology and chronic health evaluation，APACHE）大于 10 分的 ICU 患者
年龄评分：如果年龄 ≥70 岁，在总分基础上加 1 分	
总分 = 营养状态受损评分 + 疾病严重程度评分 + 年龄评分	

注：分数 ≥3：说明患者存在营养风险，需要营养支持；分数<3：患者需要每周测量并记录。如果患者安排有重大手术，要考虑预防性的营养支持以避免联合风险状况。

NRS 2002 突出的优点在于能预测营养不良的风险，前瞻性地动态判断患者营养状态变化，便于及时反馈患者的营养状况，并为调整营养支持方案提供证据。这也是其他方法所缺乏的。NRS 2002 简便、易行，能进行医患沟通，通过问诊和简便测量，即可在 3min 内迅速完成。因无创、无医疗耗费，故患者易于接受。

由于缺乏灵敏度和特异度均较理想的适用于各类患者营养评价的"金标准"，临床上可依据筛查对象的特点和评估目的选择适当工具，可单独或联合应用。

四、膳食营养治疗的种类

医院膳食的种类很多，最常用的是基本膳食和治疗膳食。因住院患者所患疾病的种类、病因、病情、病程及治疗手段不同，对营养的消化吸收功能有别，故必须根据不同情况选择恰当的膳食种类，尽量做到既适合特定病情需要又符合营养原则。

(一) 基本膳食

为住院患者提供的基本膳食，包括普食、软食、半流质及流质四种。

1. 普食 医院膳食中最常见，与健康人膳食基本相似。

(1)适用于在饮食上无特殊要求及不需对任何营养素进行限制的患者，如体温正常或接近正常、无咀嚼困难、消化功能无障碍的患者。在医院膳食中，此类膳食占大多数。

(2)膳食原则

1)保证供给充足的能量，且三大营养素比例恰当，符合平衡膳食的要求。

2)主、副食品种类应多样化，通过恰当的烹调加工，使膳食具备良好的感官性状，促进食欲和消化吸收。保证每餐膳食有适当的体积，满足饱腹感。

3)将全天的食物适当地分配于三餐，通常早餐为 25%~30%，中餐 40% 左右，晚餐为 30%~35%。

4)避免使用各种辛辣刺激性食物，如辣椒、芥末、胡椒、咖喱等。少食难以消化的食物(如油炸)、过分坚硬的食物以及产气过多的食物。

2. 软食 质软，比普食更易消化。

(1)适用于轻度发热、消化不良、咀嚼功能欠佳而需进食质软、少渣、块小食物的患者、恢复期患者、老人及幼儿,也可作为术后患者的过渡饮食。

(2)膳食原则

1)平衡饮食,要求基本上与普食相同,总能量可略低于普食,蛋白质按正常摄入量供给。

2)注意食物的制备及烹调,主食要制软、制烂,可选用软米饭、馒头、面条、包子、饺子等,副食原料应少含膳食纤维及较硬的肌肉纤维,并剁碎、制软。但在加工中可能会丢失较多的维生素和矿物质,故可适当补充一些菜汁、果汁。

3)每日 3~4 餐。

4)禁用刺激性强烈的调味品;禁用油煎炸的食品;不宜食用硬果类食物如核桃仁、花生仁等。

3. 半流质 食物细软,成半流体状。适用于发热较高的患者、各种手术后患者、消化道疾病及消化不良等患者。

(1)适用于高热、身体虚弱、患消化道疾病和口腔疾病的患者,耳、鼻、咽、喉术后患者,咀嚼吞咽困难的患者,手术后的患者及刚分娩的产妇等。

(2)膳食原则

1)营养素适量,全天总能量低于软食,蛋白质及其他营养素应尽量达到中国营养学会推荐的各类人群的参考值。

2)食物呈半流体状,易于咀嚼和吞咽,易于消化吸收。主食可选用面条、馄饨、稀饭、面片、藕粉等;副食中的肉类宜选用瘦嫩的部分并制成泥、丸状,鸡肉可制成鸡丝、鸡泥,鱼制成丸,虾可取仁;蛋类除油煎炸外,其他烹调方法均可;豆类宜制成豆腐、豆浆、豆腐脑等;蔬菜可食用少量切碎的嫩菜叶,另外可添加菜汁、果汁以弥补维生素与矿物质的摄入不足。

3)每天 5~6 餐,每餐间隔 2~3h。主食定量,全天不超过 300g。注意品种多样化,以增进食欲。

4)禁用生、冷、硬、含膳食纤维多的不易消化的食品及刺激性调味品,不宜采用油煎炸、烧烤等方法烹调食物。

4. 流质 是一种将全部食物制成流体或在口腔内能溶化成液体的饮食,较半流质更易吞咽和消化。此膳食所提供的能量、蛋白质及其他营养素均较少,故不宜长期使用。流质膳食又可分为普通流质、浓流质、清流质、冷流质及不胀气流质五种。

(1)适用于高热、口腔咽部手术引起的咀嚼吞咽困难、急性消化道炎症、食管狭窄、急性传染病、大手术前后的患者及危重、极度衰弱的患者。

(2)膳食原则

1)此种饮食为营养不平衡饮食,故仅能短时间作为过渡期膳食应用,或者同时辅以肠内或肠外营养。

2)食物均为流体,易消化,尤易吞咽,无刺激性。每天 6~7 餐,每餐液体量为 200~250mL。有咸有甜,咸甜相间,特殊情况遵医嘱。

3)应选用营养密度高的食品,如奶类、蛋类、豆浆、肉汤、肝汤、菜汁、果汁等,并可加入适量的油脂如奶油、黄油、花生油等以增加能量的摄入。①普通流质可进食米汤、藕粉、豆浆、奶类、蛋类、豆腐脑、各种汤类、菜汁、果汁等,并可加入适量的油脂以提高能量摄入,常用于肺炎、高热患者。②食管及胃肠大手术前后宜选不含任何渣滓及不产气的清流质膳食,如过箩肉汤、排骨汤、过箩菜汤、稀米汤、稀薄的藕粉等,禁用牛奶、豆浆及过甜的食物。清流质比普通流质更清淡,所提供的能量及各种营养素更少。③口腔手术后吞咽困难宜进浓流质,可制成无渣较稠的流体,用吸管吸吮,如鸡蛋薄面糊、较稠的藕粉、奶糊等。④扁桃体术后最初 2d 内宜进冷流质膳食,可选用如冰淇淋、冷牛奶、冰砖、冷豆浆、冷米汤等无刺激性的食品。⑤腹部手术后宜进食不胀气和忌甜的流质膳食,忌用蔗糖、牛奶、豆浆等易产气的食物。

4)禁用一切非流质的固体食物、多膳食纤维的食物、刺激性食物、强烈的调味品等。

（二）治疗膳食

治疗膳食是在基本膳食的基础上，适当调整总能量和某种营养素，以适合病情需要，因此是疾病治疗的重要手段之一。通过膳食营养治疗的手段，供给或补充疾病消耗或组织新生所必需的营养物质，纠正机体代谢紊乱，增强患者的抵抗力，促进机体的康复。治疗膳食的种类很多，如下所述。

1. 高能量膳食　日供能 35kcal/kg（理想体重），总能量在 2 000kcal 以上，满足营养不良和高代谢患者的需要。

（1）适用于体重不足、贫血、慢性消耗性疾病、甲状腺功能亢进、疾病恢复期患者等。

（2）膳食原则：①在平衡膳食的原则下，尽可能烹制能促进患者食欲的菜肴，并可通过加餐方式增加食物摄入量。②对食欲欠佳者，可辅以配方营养制剂来增加总热能和相关营养素的摄入量。

（3）忌用食物：同普通饭。

2. 低能量膳食

（1）适应于需要减轻体重及减肥者。

（2）膳食原则：①降低膳食总热量摄入，按肥胖程度每日可给予 1 200kcal、1 500kcal 或 1 800kcal，并严格按所制订的总热能供给量制备饮食，但需注意的是热能限制要渐进而行，避免骤然降至最低安全水平以下。蛋白质供应充足，选用优质蛋白食品如脱脂牛奶及奶粉、鱼、鸡、蛋清、瘦肉、豆制品等。②可选食粗粮、杂粮及含膳食纤维多的蔬菜，其除可提供微量营养素外，还可满足饱腹感。

（3）忌用食物：①限用精白米面，忌用精糖、甜点心及其他含糖分较高的食物。②不食含油脂高的食物，如肥肉、全脂奶等，限量食用动植物油脂。

3. 高蛋白膳食　日蛋白质摄入为 1.2~2g/kg（理想体重），占总能量的 15%~20%。

（1）适用于各种原因引起的营养不良、手术前后、烧伤、甲状腺功能亢进、低蛋白血症、肾病综合征、贫血、结核病及各种慢性、消耗性疾病，孕妇、乳母等。

（2）膳食原则：①在供给充足热能的基础上，可通过加餐方式增加膳食中蛋白质含量，但以不超过摄入能量的 20% 为原则，其中蛋、奶、鱼、肉、大豆制品等优质蛋白质应占总蛋白的 1/3~2/3。②食欲欠佳者可采用高蛋白配方制剂，如酪蛋白、乳清蛋白、大豆分离蛋白制品。③同时应增加维生素 A、胡萝卜素、钙的摄入量。

（3）忌用食物：①避免食用易引起变态反应的食物。②避免在摄入高蛋白食物的同时，过多摄入饱和脂肪酸及胆固醇。③机体氮排泄障碍时忌用此膳食。

4. 低蛋白膳食　控制膳食中的蛋白质含量，减少含氮代谢产物，减轻肝、肾负担。

（1）适应于急性肾炎，急、慢性肾功能不全，肝昏迷前期。

（2）膳食原则：①视肝、肾功能而确定每日膳食中的蛋白质摄入量，并严格执行，一般日摄入量在 20~40g。②在控制蛋白质摄入量的前提下，提供充足的能量和其他营养素。鼓励患者多进食糖类食品，必要时可采用纯淀粉以增加能量摄入。③肾功能不良者，在蛋白质限量范围内，选用含 8 种必需氨基酸丰富的食物，如牛奶、鸡蛋、瘦肉等，优质蛋白质＞50% 以上；肝衰竭患者应选用含高支链、低芳香族氨基酸的食物，通常以豆类蛋白为主，避免动物类食物。④供给充足的维生素，水、电解质需根据病情及临床检验结果而进行调整。

（3）忌用食物：免用其他含蛋白质丰富的食物。

5. 低盐膳食　调整膳食中的钠摄入量，纠正水、钠潴留，维持机体水、电解质平衡。

（1）适应于高血压，心力衰竭，急、慢性肾炎，妊娠毒血症及各种原因引起的水钠潴留者。

（2）膳食原则：①根据 24h 尿钠排出量、血钠、血压等临床指标来调整钠盐的摄入，一般为摄入 1~4g/d（1g 盐含钠量约等于 5mL 酱油），全天食物含钠量＜2 000mg。水肿明显者钠盐 1g/d，一般高血压钠盐 4g/d。

②食盐及已明确含盐量的食物应先计算后称重配制,面点制作应用鲜、干酵母替代食用碱,烹调食物可以番茄汁、芝麻酱、糖、醋等代替食盐。

(3)忌用食物:忌用一切盐腌食物,慎用含盐量不明的食物和调味品。

6. 无盐膳食　烹调加工食物过程中免加食盐、酱油和其他含钠盐调味品,全天食物含钠量<1 000mg。

(1)适应对象:病种同低盐膳食,但症状加重者。

(2)膳食原则:①此种膳食一般只能短期使用,并注意观察患者的血钠浓度,防止出现低钠血症。②必要时可用钾盐代替。

(3)忌用食物:忌用食盐和含盐调味品、各种酱油,免用盐腌食品。

7. 低钠膳食　本膳食要求钠盐控制在700mg(甚至500mg)以下。因此,需在医护人员严密监测下短期使用。

(1)适用对象同低盐膳食,系病情更严重者。

(2)膳食原则:①除禁用食盐、酱油和含盐调味品外,还应选择含钠量<100mg/100g的食物,并按规定严格计算。②密切观察患者血钠情况,注意防止低钠血症。

(3)忌用食物:参照无盐膳食,免用含钠高的食物如皮蛋、海参,忌用食用碱制作的馒头、稀饭等。

8. 低脂膳食　减少食物脂肪的摄入,改善脂肪代谢紊乱和吸收不良而引起的各种疾病。根据不同病情,可分为一般限制、中等限制和严格限制脂肪。

(1)适应于肥胖症,高血压,冠心病及血脂异常,急、慢性肝、胆、胰疾病,腹泻患者。

(2)膳食原则:①食物配制宜清淡少油,多选用蒸、煮、炖、烩为主的烹调方法。②一般限制:脂肪占总能量的25%以下,全天摄入脂肪总量(食物本身及烹调用油之总和)<50g,如高血压、高脂血症、冠心病等患者;中度限制:脂肪占总能量的20%,总量控制在30g/d以下,如胆囊炎恢复期,脂肪吸收不良患者;严格限制:脂肪摄入量<15g/d,如急性胰腺炎,急性胆囊炎患者。③奶制品应选择低脂或脱脂奶。④脂肪泻的患者宜注意补充热能及脂溶性维生素。

(3)忌用食物

1)忌用含油脂高的食物如肥肉、香肠、肥禽等以及干果类、巧克力等。

2)忌用油煎、炸食品,限制烹调用油。

9. 低胆固醇膳食　每日膳食中的胆固醇含量需控制在300mg以下,甚至低于200mg。

(1)适应于高血压、冠心病、高脂血症、胆结石等患者。

(2)膳食原则:①在限制脂肪总量、限制饱和脂肪酸的基础上,限用含胆固醇高的食物。选用含单不饱和脂肪酸高的油脂作为烹调用油,有助于调整血脂。②增加膳食纤维摄入量,以利于降低血脂及胆固醇。可多选用香菇、木耳、豆类及其制品、蔬菜和水果等食物。③适当控制总热能,维持体重。

(3)忌用食物:①忌用含脂肪高的食物,如肥肉、奶油、肥禽、酥油或奶油点心、油炸的食物;②忌用蛋黄、内脏、鱼籽等含胆固醇高的食物。

10. 少渣膳食　选择低膳食纤维的食物,减少对消化道的刺激,减少粪便量。

(1)适应对象:结肠过敏、腹泻、肠炎恢复期、食管静脉曲张、伤寒、肛门肿瘤、咽喉部及消化道手术、溃疡病恢复期的患者等。

(2)膳食原则:①主食宜用精白米、面等细粮,蔬菜宜含纤维少并去皮、去籽;②所有食物均需切小制软,易于消化;③少量多餐,热能充足,但应注意控制脂肪摄入。

(3)忌用食物:①忌食膳食纤维多的食物,如芹菜、韭菜、干豆类及竹笋等;忌用粗粮及油炸食品。②避免食用大块肉类和含油脂高的食物,如带骨鸡鸭、多刺鱼、整虾等。

11. 高纤维膳食　增加膳食中的膳食纤维量,使其在一日中摄入的总量不低于25g。目的是增加粪便体积及重量、刺激肠道蠕动,促进排便。

(1)适用于习惯性便秘,误食异物需刺激肠道蠕动使其排出,预防和控制高脂血症、冠心病、糖尿病、肥胖病等。

(2)膳食原则:①在普通饭的基础上,增加含粗纤维的食物,如韭菜、芹菜、粗粮、麦麸、玉米等;②每日饮水 6~8 杯,特别是清晨饮水,可刺激肠道蠕动;③如因患者的咀嚼困难因素限制,可选用膳食纤维配方。

(3)忌用食物:少用精细食物,不用辛辣调味品。

(三) 特殊医学用途配方食品

特殊医学用途配方食品(food for special medical purpose,FSMP)是一类属于特殊膳食类食品,是为了满足由于完全或部分进食受限、消化吸收障碍、代谢紊乱或特定疾病状态人群对营养素或膳食的特殊需要,专门加工配制而成的一类配方食品。该类产品必须在医生或临床营养师指导下,单独或与其他食品配合食用。当目标人群通过进食正常膳食或日常膳食无法满足其营养需求时,特殊医学用途配方食品可作为一种营养补充途径,为患者的疾病治疗、康复及机体功能维持起到重要的营养支持作用。

针对不同年龄阶段,不同疾病的特异性代谢状态,特殊医学用途配方食品对相应的营养素含量提出了特殊规定,以更好地适应目标人群的需要,对患者提供针对性的营养支持。但此类食品不是药品,不能替代药物的治疗作用,产品也不得声称对疾病的预防和治疗功能。

根据不同临床需求和使用人群,《特殊医学用途配方食品通则》(GB 29922—2013)将该类产品分为三类,及全营养配方食品、特定全营养配方食品和非全营养配方食品。

(四) 营养支持

1. **概念**　营养支持是利用特殊方式对经口摄入常规饮食无法满足营养需要的患者实施营养供给的一种临床治疗措施,如前所述,分为完全或部分肠内营养和肠外营养。前者包括各种经口摄入的治疗饮食和重症患者的管饲饮食,后者又分为中心静脉营养和周围静脉营养。营养支持是综合治疗的组成部分,可以提供合理平衡的饮食,改善患者的营养状况,增强患者的抵抗力,还可以提高患者对麻醉和手术的耐受力,减少并发症,促进康复。

2. **营养支持的途径**　①口服;②肠内营养(EN);③肠外营养(parenteral nutrition,PN);④联合应用,即口服、EN 与 PN 可单独或联合运用,以适应患者的不同需要,或作为营养治疗的过渡阶段。但要注意掌握 EN 和 PN 各自的适应证和禁忌证,选择恰当的方式给患者提供营养支持。须强调的是,从 PN 过渡到EN 必须缓慢进行,否则会加重肠道的负担而不利于康复。

3. **营养支持选择原则**　①安全、有效、经济、方便;②只要肠道有功能和没有特殊禁忌,应优先选择EN;③ EN 不能满足患者需要时可用 PN 补充;④周围静脉营养支持与中心静脉营养支持之间应优先选择周围静脉营养支持;⑤周围静脉营养支持如超过 2 周以上,或需长期依靠静脉供给营养的短肠综合征、肠瘘、特重烧伤、创伤等疾病及其他周围静脉营养支持不能满足营养需要的患者,应选择中心静脉营养支持。

4. **肠内营养**　EN 是用口服或管饲方式经胃肠道为机体提供所需的营养物质,具有比 PN 安全、方便,并发症相对较少且易于处理的优点。其途径包括经口和经管营养。后者根据插管部位又可分为鼻胃管、鼻肠管(鼻 - 十二指肠、鼻 - 空肠)、造口(食管造口、胃造口和空肠造口),经管营养又可采用一次性给予、间歇重力滴注、连续滴注三种方法。

(1)EN 制剂的种类:EN 制剂分为单体和多聚体两大类。单体组成的为要素饮食,是一种无需消化即可直接吸收、无残渣的营养制剂;多聚体饮食为大分子营养素组成的非要素饮食,又可分为用天然食物配制的流质饮食、混合奶、匀浆饮食及按 ˙ 定处方组成的各种制剂。非要素饮食需经消化后方可吸收。

(2)EN 的并发症:①胃肠并发症;②代谢性并发症;③感染并发症;④管道机械刺激并发症;⑤精神心

理并发症等。为了及时发现和避免并发症的发生,施行 EN 时,可实施胃肠耐受性的监测、营养监测、易出现并发症的监测等。

(3)肠内营养注意问题:①对重症患者,经胃肠途径提供多少营养为宜,应以肠道的耐受能力为原则,不能完全按照计算需要量而给予。如果肠道耐受,尽可能经肠道满足全部营养需要。如不耐受,应适当从肠外营养补充。②对重症患者,营养液输注时一定要保持体位 30° 以上,输注完后应维持该体位 30min 以上,以利于营养液进入肠道,防止反流。但鼻、十二指肠管喂或空肠造口管饲可不必严格限制体位。③营养液温度不宜过凉,以免刺激肠道使蠕动加快,引起腹泻。④卫生安全、防止污染。

5. 肠外营养　是指通过胃肠外途径,即静脉系统补充营养和体液的营养支持方法,故又称静脉营养。

(1)适应证及禁忌证

1)适应证:由于各种原因不能从胃肠道正常摄入营养的患者,如先天或后天性的消化道畸形及严重的肠道炎症等,包括严重吸收不良综合征、急性胰腺炎、肠梗阻(intestinal obstruction)、肠瘘、短肠综合征、炎性肠病等;高分解代谢状态如严重感染、灼伤、烧伤、感染或中度以上营养不良必须进行大手术者;抗肿瘤治疗期间;低体重新生儿;5~7d 以上不能正常进食者;危重患者等,也适应于拒绝经口进食的患者。

2)禁忌证:严重水电解质、酸碱平衡失调,休克。

(2)输入途径:视病情、营养液组成、输液量及护理条件等而选择周围静脉或中心静脉输注。当短期(<1~2 周)营养支持或作为部分营养补充的中心静脉置管和护理有困难时,可经周围静脉输注;长期全量补充时,以选择中心静脉途径为宜。

(3)并发症:PN 较 EN 更易出现各类并发症,与静脉穿刺、置管相关的并发症,如气胸、血管和神经损伤、胸导管损伤、空气栓塞、血栓性浅静脉炎;感染性并发症,如穿刺部位的局部感染、导管性感染、肠源性感染;代谢性并发症,如非酮症糖尿病高渗性昏迷、低血糖性休克、高脂血症、电解质紊乱、肝胆系统损害、代谢性骨病等。更重要的是长期应用可能导致肠黏膜屏障功能降低、肠黏膜萎缩。

(4)监测:PN 过程中,应根据临床观察和实验室检测结果,评价患者每天的需要量,以减少和避免与之有关的并发症发生,同时,可判断营养治疗的效果或及时调整营养支持方案。监测内容包括临床监测、有关实验室指标的监测、人体测量指标的监测等。

(蒋建华)

第十节　中药治疗

一、概述

内脏疾病的病种多,范围广。由于中医对疾病的认识与现代医学不同,对疾病的命名有其自身的固有特点,大部分是以临床症状及体征来命名,与西医学有明显的差异。中医内脏病的命名原则主要是以病因、病机、病理产物、病位、主症、体征为依据。如以病因命名的中风、中暑、虫证等;以病机命名的郁证、痹证、厥证等;以病理产物命名的痰饮病;以主症命名的咳嗽、喘证、呕吐、泄泻、眩晕等;以主要体征命名的黄疸、积聚、水肿、鼓胀等。

中医对内脏疾病的诊断均以证为名,反映了辨证论治的诊疗体系和"同病异治""异病同治"的基本精神,体现中医治病的基本指导思想。证在横的方面涉及许多中医和西医的病,如咳嗽,就是感冒、哮病、肺痨、肺胀等多种肺系疾病常见的主症；胃脘痛是消化性溃疡、胃炎、胃痉挛、胃下垂等病的主症。通过辨证就能突出疾病的主要矛盾，给予相应施治。具体介绍如下。

（一）心系疾病

根据心的生理功能和病机变化特点，中医将心悸、胸痹、不寐、癫狂、痴呆等归属于心系病证。

1. 心悸　各种原因引起的心律失常，如心动过速、心动过缓、期前收缩、心房颤动或心房扑动、房室传导阻滞、病态窦房结综合征、预激综合征以及心功能不全、心肌炎、部分神经官能症等，表现以心悸为主症者，均可按心悸病进行辨证论治。

2. 胸痹　主要与西医冠状动脉粥样硬化性心脏病（心绞痛、心肌梗死）关系密切，其他如心包炎、二尖瓣脱垂综合征、病毒性心肌炎等，出现胸闷、心痛彻背、短气等症状者，亦可参照胸痹进行辨证论治。

3. 不寐　在中医方面，神志、精神心理疾病也属于心系病证范畴，如神经官能症、更年期综合征、慢性消化不良、贫血、动脉粥样硬化以睡眠障碍为主要表现的，属于不寐范畴。

4. 癫狂　西医学精神分裂症、躁狂抑郁症等精神失常疾病，表现为抑郁、淡漠、语无伦次，或精神亢奋、狂躁不安、喧闹不宁者，可按癫狂辨证论治。

5. 痴呆　西医学中老年性痴呆、脑血管性痴呆、脑叶萎缩、代谢性脑病及中毒性脑病等，表现为智力低下、善忘者，可按痴呆辨证论治。

（二）肺系疾病

根据肺的生理功能和病机变化特点，中医将咳嗽、喘证、哮病、肺痈等归属于肺系病证。

1. 咳嗽　咳嗽是独立性的病证，又是肺部疾病的一个症状。西医学中上呼吸道感染、急慢性支气管炎、肺炎、支气管扩张、慢性咽炎等以咳嗽为主要表现者，均可参照该病辨证论治。

2. 喘证　若慢性咳嗽经久反复，可发展至喘，如慢性阻塞性肺气肿、喘息性支气管炎、肺源性心脏病等疾病，或肺结核、硅沉着病以及癔症等发生的以呼吸困难为主要表现者，均可参照本病辨证论治。

3. 哮病　支气管哮喘、喘息性支气管炎、嗜酸性粒细胞增多症（或其他急性肺部过敏性疾病）引起的哮喘，属于哮病的范畴。

4. 肺痈　以咳嗽，咳吐腥臭浊痰，甚至脓血为主要特征的，如肺脓肿、化脓性肺炎、支气管扩张、肺结核空洞等，可按肺痈诊治。

（三）脾胃系疾病

根据脾胃的生理功能和病机变化特点，中医将胃痛、痞满、呕吐、腹痛、泄泻、便秘、痢疾等归属于脾胃系病证。

1. 胃痛与痞满　现代西医学中急性胃炎、慢性胃炎、胃溃疡、十二指肠溃疡、功能性消化不良、胃黏膜脱垂等病以上腹部疼痛为主要症状者，属于中医学胃痛范畴；上述疾病若以上腹胀满不舒为主症时，则属于痞满范畴。

2. 呕吐　呕吐可出现于西医学多种疾病中，如神经性呕吐、急性胃炎（acute gastritis）、幽门痉挛、幽门梗阻等。其他如肠梗阻、急性胰腺炎、急性胆囊炎、尿毒症、颅脑疾病等，表现以呕吐为主症时，可以参考该病诊治。

3. 腹痛　腹痛是临床上极为常见的一个症状，内科腹痛常见于西医学的肠易激综合征、消化不良、胃肠痉挛、不完全肠梗阻、肠粘连、过敏性紫癜、泌尿系结石、急性胰腺炎等。

4. 泄泻　泄泻可见于多种疾病，凡属于消化器官发生功能或者器质性病变导致的腹泻，如急性肠炎、炎性肠病、肠易激综合征、肠道肿瘤等，均可参照本病辨证论治。

5. 便秘　便秘为主要症状的辨证论治，类似于西医学的功能性便秘，同时肠易激综合征、肠炎恢复期肠蠕动减弱引起的便秘，直肠或肛门疾病引起的便秘，以及肌力减退所致的便秘，均属于便秘病范畴。

6. 痢疾　痢疾是以腹痛,里急后重,痢下赤白黏冻为主要表现,如西医学中的细菌性痢疾、阿米巴痢疾,而临床中溃疡性结肠炎(ulcerative colitis,UC)、细菌性食物中毒等出现类似症状的,均可按该病进行诊治。

(四) 肝系疾病

依据肝的特性,中医将胁痛、黄疸、积聚、鼓胀、头痛、眩晕、中风等归属于肝胆病证。

1. 胁痛　胁痛是临床的常见病证。可见于西医学的多种疾病之中,如急慢性肝炎、胆囊炎、胆系结石、胆道蛔虫病、肋间神经痛等。

2. 黄疸　黄疸是以身目黄染为主要表现的病证,本病证与西医所述黄疸意义相同,涉及西医学中肝细胞性黄疸、阻塞性黄疸和溶血性黄疸。临床常见的急慢性肝炎、肝硬化、胆囊炎、胆结石、蚕豆黄等疾病,凡出现黄疸,可按本病辨证论治。

3. 积聚　积聚方面,现代医学中,凡多种原因引起的肝脾大、增生型肠结核、腹腔肿瘤等,多属"积"范畴;胃肠功能紊乱、不完全性肠梗阻等原因所致的包块,则与"聚"关系密切。

4. 鼓胀　鼓胀根据其临床表现,类似西医学所致的肝硬化腹水,包括病毒性肝炎、血吸虫病、营养不良等多种原因导致的肝硬化腹水。至于其他疾病出现的腹水,亦可参照本病辨证论治。

5. 头痛　头痛可见于西医学内、外、神经、精神、五官等各种疾病中,本节主要讨论内科常见的头痛,如血管性头痛、紧张性头痛、三叉神经痛、外伤后头痛、部分颅内疾病、神经官能症等。

6. 眩晕　眩晕是临床常见症状,可见于西医多种疾病,梅尼埃综合征、高血压病、低血压、脑动脉硬化、椎基底动脉供血不足、贫血、神经衰弱等,临床表现以眩晕为主症者,均属于本病范畴。

7. 中风　中风的临床表现特征,西医学中的急性脑血管疾病与之相近,包括缺血性中风和出血性中风,如短暂性脑缺血发作、局限性脑梗死、脑出血和蛛网膜下腔出血等。

(五) 肾系疾病

根据肾的生理功能和病机变化特点,将水肿、癃闭、淋证、阳痿、遗精、早泄等归属于肾系病证。

1. 水肿　水肿是多种疾病的一个症状,包括西医学中肾性水肿、肝性水肿、心性水肿、营养不良性水肿、功能性水肿、内分泌失调引起的水肿等。肝性水肿以腹水为主,属于鼓胀范畴。而在肾性水肿中,主要包括急慢性肾小球肾炎、肾病综合征、继发性肾小球疾病等。

2. 淋证　以小便频数短涩、淋沥刺痛、小腹拘急引痛为主症,类似于西医学中急慢性尿路感染,泌尿道结核,尿路结石,急慢性前列腺炎,乳糜尿及尿道综合征等。

3. 癃闭　以小便量少,排尿困难,甚至小便闭塞不通为主要表现,类似于西医学中各种原因引起的尿潴留及无尿,如神经性尿闭、膀胱括约肌痉挛、尿路结石、尿路肿瘤、尿道损伤、尿道狭窄、前列腺增生、脊髓炎等病。

二、内脏病辨证论治原则

辨证论治是中医学的特色与精华,是中医在诊治疾病时应当遵循的原则。八纲辨证是辨证的纲领,属于纲领证;病性辨证是辨别证候的性质,属于基础证;脏腑辨证是以病位为主的辨证方法,是具体证。

本章节主要以脏腑辨证为主。八纲是从各种具体证候的个性中抽象出来的带有普遍规律的共性,它能把错综复杂的临床表现,分别概括为表证、里证、寒证、热证、虚证、实证,再进一步归纳为阴证、阳证两大类。八纲之间既相互区别,又相互转化、相互联系、相互错杂。脏腑辨证是以脏腑病位为纲,对疾病进行辨证。脏腑辨证的意义,在于能够较为准确地辨明病变的部位。通过八纲辨证,可以确定证候的纲领,通过病性的辨证,则可分辨证候的具体性质,但此时尚缺乏病位的判断,因而并非完整的诊断。脏腑辨证的体系比较完整,每一个脏腑有独特的生理功能、病理表现和证候特征,有利于对病位的判断,并能与病性相结合,从而形成完整的证候诊断。所以脏腑辨证是中医辨证体系中的重要内容,是临床辨证的基本方法,是各科辨证的基础,具有广泛的实用性。

脏腑辨证的基本方法,首先是应辨明脏腑病位。各脏腑的生理功能不同,所以它反映出来的症状、体征也不相同,脏腑病证是脏腑功能失调反映于外的客观征象,根据脏腑不同的生理功能及其病理变化来分辨病证,这是脏腑辨证的理论依据,所以熟悉各脏腑的生理功能及其病变特点,则是脏腑辨证的关键所在。其次是要辨清病性。脏腑辨证不单只是以辨明病变所在的脏腑病位为满足,还应分辨出脏腑病位上的具体性质,病性辨证是脏腑辨证的基础,如在脏腑实证中,有寒、热、痰、气滞、血瘀、水、湿等不同;在脏腑虚证中,又有阴、阳、气、血、精、津虚之别,只有辨清病性病机,才能得出正确的证候诊断,为治疗立法提供确切依据。

治法是在审查内外,辨证求因,四诊合参的基础上,确立的治疗方法。

三、各脏腑辨证论治

(一) 心病辨证论治

心主血脉,具有推动血液在脉道中运行不息,以濡养脏腑、组织、官窍的作用;主神明,为人体精神和意识思维活动的中枢,是生命活动的主宰。

心的病变主要反映在心脏本身及其主血脉功能的失常,心神的意识思维等精神活动的异常。临床以心悸、怔忡、心痛、心烦、失眠、多梦、健忘、神昏、神志错乱、脉结或代或促等心病的常见症状。此外,某些舌体病变,如舌痛、舌疮等,亦常责之于心。

心病的证候有虚实之分。虚证多由思虑劳神太过,或先天不足,脏气虚弱,久病伤心导致心血虚、心阴虚、心气虚、心阳虚、心阳虚脱等证;实证多由痰阻、火扰、寒凝、气郁、瘀血等原因,导致心火亢盛、心脉痹阻、痰蒙心神、痰火扰神及瘀阻脑络等证。

1. 心血虚证

临床表现:心悸,头晕眼花,失眠,多梦,健忘,面色淡白或萎黄,唇、舌色淡,脉细无力。

病因病机:心血不足,心神失养。

治法:养血宁心。

代表方:归脾汤加减。

2. 心阴虚证

临床表现:心烦,心悸,失眠,多梦,口燥咽干,形体消瘦,或见手足心热,潮热盗汗,两颧潮红,舌红少苔乏津,脉细数。

病因病机:阴液亏损,心神失养,虚热内扰。

治法:滋养心阴。

代表方:天王补心丹加减。

3. 心气虚证

临床表现:心悸,胸闷,气短,精神疲惫,或有自汗,活动后诸症加重,面色淡白,舌质淡,脉虚。

病因病机:心气不足,心神失养。

治法:益气养心。

代表方:养心汤加减。

4. 心阳虚证

临床表现:心悸怔忡,心胸憋闷或痛,气短,自汗,畏冷肢凉,神疲乏力,面色㿠白,或面唇青紫,舌质淡胖或紫暗,苔白滑,脉弱或结或代。

病因病机:心阳虚衰,温运失司,鼓动无力,虚寒内生。

治法:温补心阳。

代表方:桂枝甘草龙骨牡蛎汤或参附汤加减。

5. 心阳虚脱证

临床表现:在心阳虚证的基础上,突然冷汗淋漓,四肢厥冷,面色苍白,呼吸微弱或心悸,心胸剧痛,神志模糊或昏迷,唇舌青紫,脉微欲绝。

病因病机:心阳衰极,阳气欲脱。

治法:回阳救逆。

代表方:四逆汤加减。

6. 心火亢盛证

临床表现:发热,口渴,心烦,失眠,便秘,尿黄,面红,舌尖红绛,苔黄,脉数有力。甚或口舌生疮、溃烂疼痛;或见小便短赤、灼热涩痛;或见吐血、衄血;或见狂躁谵语、神志不清。

病因病机:心火炽盛,扰乱心神,迫血妄行。

治法:清心泻火。

代表方:朱砂安神丸或导赤散加减。

7. 心脉痹阻证

临床表现:心悸怔忡,心胸憋闷疼痛,痛引肩背内臂,时作时止。或以刺痛为主,舌质晦暗或有青紫斑点,脉细、涩、结、代;或以心胸憋闷为主,体胖痰多,身重困倦,舌苔白腻,脉沉滑或沉涩;或以遇寒痛剧为主,得温痛减,畏寒肢冷,舌淡苔白,脉沉迟或沉紧;或以胀痛为主,与情志变化有关,喜太息,舌淡红,脉弦。

病因病机:瘀血、痰浊、阴寒、气滞等邪气痹阻心脉。

治法:活血化瘀,理气通脉。

代表方:桃仁红花煎或血府逐瘀汤加减。

8. 痰蒙心神证

临床表现:神情痴呆,意识模糊,甚则昏不知人,或神情抑郁、表情淡漠,喃喃独语,举止失常。或突然昏仆,不省人事,口吐涎沫,喉有痰声。并见面色晦暗,胸闷,呕恶,舌苔白腻,脉滑等症。

病因病机:痰浊蒙蔽心神。

治法:豁痰开窍。

代表方:瓜蒌薤白半夏汤加减。

9. 痰火扰神证

临床表现:发热,口渴,胸闷,气粗,咳吐黄痰,喉间痰鸣,心烦,失眠,甚则神昏谵语,或狂躁妄动,打人毁物,不避亲疏,胡言乱语,哭笑无常,面赤,舌质红,苔黄腻,脉滑数。

病因病机:火热痰浊交结,扰闭心神。

治法:化痰泻火。

代表方:黄连温胆汤加减。

10. 瘀阻脑络证

临床表现:头晕、头痛经久不愈,痛如锥刺、痛处固定,或健忘,失眠,心悸,或头部外伤后昏不知人,面色晦暗、舌质紫暗或有斑点,脉细涩。

病因病机:瘀血犯头,阻滞脑络。

治法:化瘀通络。

代表方:通窍活血汤加减。

（二）肺病辨证论治

肺主气，司呼吸，吸清呼浊，吐故纳新，生成宗气，营运全身，贯注心脉，助心行血；主宣发、肃降，通调水道，输布津液，宣散卫气，滋润皮毛，主嗅觉和发声。

肺的病变主要反映在肺系，呼吸功能失常，宣降功能失调，通调水道、输布津液失职，以及卫外机能不固等方面。临床以咳嗽，气喘，咳痰，胸痛，咽喉痒痛，声音变异，鼻塞流涕或水肿等为肺病的常见症状，其中以咳喘更为多见。

肺病的证候有虚、实两类。虚证多因久病咳喘，或他脏病变累及于肺，导致肺气虚和肺阴虚。实证多因风、寒、燥、热等外邪侵袭和饮停聚于肺而成，而有风寒犯肺、风热犯肺、燥邪犯肺、肺热炽盛、痰热壅肺、寒痰阻肺、饮停胸胁、风水相搏等证。

1. 肺气虚证

临床表现：咳嗽无力，气短而喘，动则尤甚，咳痰清稀，声低懒言，或有自汗、畏风，易于感冒、神疲体倦，面色淡白，舌淡苔白，脉弱。

病因病机：肺气虚弱，卫外不固。

治法：补肺益气。

代表方：补肺汤加减。

2. 肺阴虚证

临床表现：干咳无痰，或痰少而黏、不易咳出，或痰中带血，声音嘶哑，口燥咽干，形体消瘦，五心烦热，潮热盗汗，两颧潮红，舌红少苔乏津，脉细数。

病因病机：肺阴亏虚，虚热内扰。

治法：滋阴养肺。

代表方：沙参麦冬汤、百合固金汤加减。

3. 风寒犯肺证

临床表现：咳嗽，咳少量稀白痰，气喘，微有恶寒发热，鼻塞，流清涕，喉痒，或见身痛无汗，舌苔薄白，脉浮紧。

病因病机：风寒侵袭，肺卫失宣。

治法：疏风宣肺散寒。

代表方：三拗汤、麻黄汤加减。

4. 风热犯肺证

临床表现：咳嗽，痰少而黄，气喘，鼻塞，流浊涕，咽喉肿痛，发热，微恶风寒，口微渴，舌尖红，苔薄黄，脉浮数。

病因病机：风热侵袭，肺卫失宣。

治法：疏风清热肃肺。

代表方：桑菊饮、银翘散加减。

5. 燥热犯肺证

临床表现：干咳无痰，或痰少而黏、不易咳出，甚则胸痛，痰中带血，或见鼻衄，口、唇、鼻、咽、皮肤干燥，尿少，大便干结，舌苔薄而干燥少津。或微有发热恶风寒，无汗或少汗，脉浮数或浮紧。

病因病机：外感燥邪，肺失宣降。

治法：疏风清肺润燥。

代表方：清燥救肺汤加减。

6. 肺热炽盛证

临床表现：发热，口渴，咳嗽，气粗而喘，甚则鼻煽，鼻息灼热，胸痛，或有咽喉红肿疼痛，小便短黄，大便秘结,舌红苔黄,脉洪数。

病因病机:火热炽盛,壅积于肺,肺失清肃。

治法:清热肃肺。

代表方:泻白散加减。

7. 痰热壅肺证

临床表现:咳嗽,咳痰黄稠而量多,胸闷,气喘息粗,甚则鼻煽,喉中痰鸣,或咳吐脓血腥臭痰,胸痛,发热口渴,烦躁不安,小便短黄,大便秘结,舌红苔黄腻,脉滑数。

病因病机:痰热交结,壅滞于肺,肺失清肃。

治法:清热化痰肃肺。

代表方:清金化痰汤加减。

8. 寒痰阻肺证

临床表现:咳嗽,痰多、色白、质稠或清稀、易咳,胸闷,气喘,或喉间有哮鸣声,恶寒,肢冷,舌质淡,苔白腻或白滑,脉弦或滑。

病因病机:寒饮或痰浊停聚于肺,肺失宣降。

治法:温肺化痰。

代表方:小青龙汤加减。

9. 饮停胸胁证

临床表现:胸廓饱满,胸胁部胀闷或痛、咳嗽,气喘,呼吸、咳嗽或身体转侧时牵引胁痛,或有头目晕眩、舌苔白滑,脉沉弦。

病因病机:饮停胸胁,气机不利。

治法:攻逐水饮。

代表方:十枣汤加减。

10. 风水相搏证

临床表现:眼睑头面先肿,继而遍及全身,上半身肿甚,来势迅速,皮肤薄而发亮,小便短少,或见恶寒重发热轻,无汗,舌苔薄白,脉浮紧。或见发热重恶寒轻,咽喉肿痛,舌苔薄黄,脉浮数。

病因病机:风邪外袭,肺卫失宣。

治法:宣肺泄热,散水消肿。

代表方:越婢汤加减。

(三)脾病辨证论治

脾位居中焦,与胃相表里。脾主肌肉、四肢,开窍于口,其华在唇,外应于腹。脾的主要生理功能是主运化水谷、水液,输布精微,为气血生化之源,故有后天之本之称。脾又主统血,能统摄血液在脉内运行。脾气主升,喜燥恶湿。

脾的病变主要以运化、升清功能失职,致使水谷、水液不运,消化功能减退,水湿潴留,化源不足,以及脾不统血,清阳不升为主要病理改变。临床以腹胀腹痛、不欲食而纳少、便溏、浮肿、困重、内脏下垂、慢性出血等为脾病的常见症状。

脾病的证候有虚、实之分。虚证多因饮食、劳倦、思虑过度所伤,或病后失调所致的脾气虚、脾阳虚、脾气下陷、脾不统血等证;实证多由饮食不节,或外感湿热或寒湿之邪,或失治、误治所致的湿热蕴脾、寒湿困脾等证。

1. 脾气虚证

临床表现:不欲食,纳少,脘腹胀满,食后胀甚,或饥时饱胀,大便溏稀、肢体倦怠,神疲乏力,少气懒言,形体消瘦,或肥胖、浮肿,面色淡黄或萎黄,舌淡苔白,脉缓或弱。

病因病机:脾气不足,运化失司。

治法:健脾益气和中。

代表方:四君子汤加减。

2. 脾虚气陷证

临床表现:脘腹重坠作胀,食后益甚,或便意频数,肛门重坠,或久泄不止,甚或脱肛,或小便浑浊如米泔,或内脏、子宫下垂,气短懒言,神疲乏力,头晕目眩,面白无华,食少,便溏,舌淡苔白,脉缓或弱。

病因病机:脾气虚衰,升举无力,中气下陷,清阳不升。

治法:补脾益气。

代表方:补中益气汤加减

3. 脾阳虚证

临床表现:食少,腹胀,腹痛绵绵,喜温喜按,畏寒怕冷,四肢不温,面色少华或虚浮,口淡不渴,大便稀溏,甚至完谷不化,或肢体浮肿,小便短少,或白带清稀量多,舌质淡胖或有齿痕,舌苔白滑,脉沉迟无力。

病因病机:脾阳虚衰,失于温运,阴寒内生。

治法:温中健脾。

代表方:附子理中汤加减。

4. 脾不统血证

临床表现:各种慢性出血,如便血、尿血、吐血、鼻衄、紫斑,妇女月经过多、崩漏,食少,便溏,神疲乏力,气短懒言,面色萎黄,舌淡,脉细无力。

病因病机:脾气虚弱,运血乏力,统血无权。

治法:补脾益气,摄血归经。

代表方:归脾汤加减。

5. 寒湿困脾证

临床表现:脘腹胀闷,口腻纳呆,泛恶欲呕,口淡不渴,腹痛便溏,头身困重,或小便短少,肢体肿胀,或身目发黄,面色晦暗不泽,或妇女白带量多,舌体淡胖,舌苔白滑或白腻,脉濡缓或沉细。

病因病机:寒湿内盛,困阻脾阳,脾失温运。

治法:燥湿运脾。

代表方:胃苓汤加减。

临床表现:脘腹胀闷,纳呆,恶心欲呕,口中黏腻,渴不多饮,便溏不爽,小便短黄,肢体困重,或身热不畅,汗出热不解,或见面目发黄色鲜明,或皮肤发痒,舌质红,苔黄腻,脉濡数或滑数。

病因病机:湿热内蕴,脾失健运。

治法:清热利湿。

代表方:茵陈蒿汤合四苓散加减。

(四) 肝病辨证论治

肝的主要生理功能是主疏泄,其性升发,喜条达恶抑郁,能调畅气机,疏泄胆汁,促进肠消化,调节精神情志而使人心情舒畅,调节生殖功能而有助于女子调经、男子泄精。肝又主藏血,具有贮藏血液,调节血量的功能。

肝的病变主要反映在疏泄失常,气机逆乱,精神情志异常;肝不藏血,全身失养,筋膜失濡,以及肝经循行部位经气受阻等多方面的异常。其常见症状有精神抑郁,烦躁,胸胁,少腹胀痛,头晕目眩,巅顶痛,肢体震颤,手足抽搐,以及目疾、月经不调、睾丸疼痛等。

肝病的常见证型可以概括为虚、实两类,而以实证为多见。实证多由情志所伤,使肝失泄,气机郁结;气郁化火,气火上逆;阳亢失制,肝阳化风;或寒邪、火邪、湿热之邪侵犯肝及肝经所致,而有肝郁气滞证、肝火炽盛证、肝阳上亢证、肝风内动证、肝经湿热证、寒滞肝脉证等。虚证多因久病失养,或他脏病变所致,或失血致使肝血不足,而有肝血虚证、肝阴虚证等。

1. 肝血虚证

临床表现:头晕眼花,视力减退或夜盲,或见肢体麻木,关节拘急,手足震颤,肌肉眴动,或为妇女月经量少、色淡,甚则闭经,爪甲不荣,面白无华,舌淡,脉细。

病因病机:肝血亏虚,肝失濡养。

治法:补血养肝。

代表方:四物汤加减。

2. 肝阴虚证

临床表现:头晕眼花,两目干涩、视力减退,或胁肋隐隐灼痛,面部烘热或两颧潮红,或手足蠕动,口咽干燥,五心烦热,潮热盗汗,舌红少苔乏津,脉弦细数。

病因病机:阴液亏损,肝失濡养。

治法:养阴柔肝。

代表方:补肝汤加减。

3. 肝郁气滞证

临床表现:情志抑郁,善太息,胸胁、少腹胀满疼痛,走窜不定。或咽部异物感,或颈部瘿瘤、瘰疬,或胁下肿块。妇女可见乳房作胀疼痛,月经不调,痛经。舌苔薄白,脉弦。病情轻重与情绪变化的关系密切。

病因病机:肝失疏泄,气机郁滞。

治法:疏肝理气。

代表方:柴胡疏肝散加减。

4. 肝火炽盛证

临床表现:头晕胀痛,痛如刀劈,面红目赤,口苦口干,急躁易怒,耳鸣如潮,甚或突发耳聋,失眠,恶梦纷纭,或胁肋灼痛,吐血、衄血,小便短黄,大便秘结,舌红苔黄,脉弦数。

病因病机:火热炽盛,内扰于肝。

治法:清肝泻火。

代表方:龙胆泻肝汤加减。

5. 肝阳上亢证

临床表现:眩晕耳鸣,头目胀痛,面红目赤,急躁易怒,失眠多梦,头重脚轻,腰膝酸软,舌红少津,脉弦有力或弦细数。

病因病机:肝阳亢扰于上,肝肾阴亏于下。

治法:平肝潜阳,滋阴清火。

代表方:天麻钩藤饮加减。

6. 肝风内动证

(1)肝阳化风证

临床表现:眩晕欲仆,步履不稳,头胀头痛、急躁易怒,耳鸣,项强,头摇,肢体震颤,手足麻木,语言謇涩,面赤,舌红,或有苔腻,脉弦细有力。甚至突然昏仆,口眼㖞斜,半身不遂,舌强语謇。

病因病机:肝阳上亢,肝风内动。

治法:平肝潜阳。

代表方:天麻钩藤饮加减。

（2）热极生风证

临床表现:高热口渴,烦躁谵语或神昏,颈项强直,两目上视,手足抽搐,角弓反张,牙关紧闭,舌质红绛,苔黄燥,脉弦数。

病因病机:邪热炽盛,热极动风。

治法:清热息风。

代表方:羚角钩藤汤加减。

（3）阴虚动风证

临床表现:手足震颤、蠕动,或肢体抽搐,眩晕耳鸣,口燥咽干,形体消瘦,五心烦热,潮热颧红,舌红少津,脉弦细数。

病因病机:肝阴亏虚,虚风内动。

治法:滋养阴液,柔肝息风。

代表方:大定风珠加减。

（4）血虚生风证

临床表现:眩晕,肢体震颤、麻木,手足拘急,肌肉瞤动,皮肤瘙痒,爪甲不荣,面白无华,舌质淡白,脉细或弱。

病因病机:肝血亏虚,虚风内动。

治法:养血祛风。

代表方:人参养荣汤加减。

7. 寒滞肝脉证

临床表现:少腹冷痛,阴部坠胀作痛,或阴器收缩引痛,或巅顶痛,得温则减,遇寒痛增,恶寒肢冷,舌淡,苔白润,脉沉紧或弦紧。

病因病机:寒邪侵袭,凝滞肝经。

治法:温补肝肾,散寒止痛。

代表方:暖肝煎加减。

（五）肾病辨证论治

肾的主要生理功能是主藏精,主人体生长、发育与生殖。肾藏元阴元阳,元阴属水,元阳属火,为脏腑阴阳之根本,故称肾为"先天之本""水火之宅"。肾主水,具有纳气的功能。肾性潜藏,肾的精气只宜封藏,不宜耗泄。

肾以人体生长发育迟缓或早衰,生殖机能障碍,水液代谢失常,呼吸功能减退,脑、髓、骨、发、耳及二便功能异常为主要病理变化。临床以腰膝酸软或疼痛,耳鸣耳聋,齿摇发脱,阳痿遗精,精少不育,经闭不孕,水肿,呼吸气短而喘,二便异常等为肾病的常见症状。

肾病多虚,多因禀赋不足,或幼年精气未充,或老年精气亏损,或房事不节,或他脏病久及肾等,导致肾的阴、阳、精、气亏损。常见肾阳虚,肾虚水泛,肾阴虚,肾精不足,肾气不固等证。

1. 肾阳虚证

临床表现:头目眩晕,面色皖白或黧黑,腰膝酸冷疼痛,畏冷肢凉,下肢尤甚,精神萎靡,性欲减退,男子阳痿早泄、滑精精冷,女子宫寒不孕,或久泄不止,完谷不化,五更泄泻,或小便频数清长,夜尿频多,舌淡,苔白,脉沉细无力,尺脉尤甚。

病因病机:肾阳虚衰,失于温煦。

治法:温补肾阳。

代表方：金匮肾气丸加减。

2. 肾虚水泛证

临床表现：腰膝酸软，耳鸣，身体浮肿，腰以下尤甚，按之没指，小便短少，畏冷肢凉，腹部胀满，或见心悸，气短，咳喘痰鸣，舌质淡胖，苔白滑，脉沉迟无力。

病因病机：肾阳亏虚，气化无权，水液泛溢。

治法：温肾利水。

代表方：真武汤、济生肾气丸加减。

3. 肾阴虚证

临床表现：腰酸软而痛，头晕，耳鸣，齿松，发脱，男子阳强易举、遗精、早泄，女子经少或经闭、崩漏，失眠，健忘，口咽干燥，形体消瘦，五心烦热，潮热盗汗，骨蒸劳热，午后颧红，小便短黄，舌红少津、少苔或无苔，脉细数。

病因病机：肾阴亏损，虚热内扰。

治法：滋补肾阴。

代表方：左归丸加减。

4. 肾精不足证

临床表现：小儿生长发育迟缓，身体矮小，囟门迟闭，智力低下，骨骼痿软；男子精少不育，女子经闭不孕，性欲减退；成人早衰，腰膝酸软，耳鸣耳聋，发脱齿松，健忘恍惚，神情呆钝，两足痿软，动作迟缓，舌淡，脉弱。

病因病机：肾精亏损，髓海失充。

治法：填精益髓。

代表方：六味地黄丸加减

5. 肾气不固证

临床表现：腰膝酸软，神疲乏力，耳鸣失聪；小便频数而清，或尿后余沥不尽，或遗尿，或夜尿频多，或小便失禁；男子滑精、早泄；女子月经淋漓不尽，或带下清稀量多，或胎动易滑。舌淡，苔白，脉弱。

病因病机：肾气亏虚，失于封藏、固摄。

治法：益肾固精。

代表方：金匮肾气丸加减。

（六）腑（胃肠、胆、膀胱）病辨证论治

胃为仓廪之官，主受纳腐熟水谷，为"水谷之海"，胃气以降为顺，喜润恶燥。胃的病变主要反映在受纳、腐熟功能障碍及胃失和降，胃气上逆。多因饮食失节，或外邪侵袭等所致，病久并可导致胃的阴、阳、气虚。常见食纳异常，胃脘痞胀疼痛，恶心呕吐，嗳气，呃逆等症状。常见胃气虚、胃阳虚、胃阴虚、寒滞胃脘、胃火炽盛、寒饮停胃、食滞胃脘、胃脘气滞等证。

小肠主受盛化物，泌别清浊，为"受盛之官"。小肠的病变多因寒、热、湿热等邪侵袭，或饮食所伤，或虫体寄生等所致，主要反映在分清泌浊功能和气机的失常。常见腹胀，肠鸣，腹痛，腹泻等症状。常见寒滞肠道、肠道气滞、饮留肠道、虫积肠道等证。

大肠能吸收水分，排泄糟粕，为"传导之官"。大肠的病变多因感受湿热之邪，或热盛伤津，或阴血亏虚等所致，主要反映在大便传导功能的失常。常见便秘、腹泻、便下脓血以及腹痛、腹胀等症。常见肠道湿热、肠燥津亏、肠热腑实等证。

胆能贮藏和排泄胆汁，帮助脾胃对饮食的消化，胆气宜降，为"中清之腑"；胆主决断，为"中军之官"，与情志活动有关。胆的病变常因湿热侵袭，肝病影响等所致，反映在影响消化和胆汁排泄、情绪活动等的异常。常见口苦、黄疸、胆怯、易惊等症。常见肝胆湿热、胆郁痰扰等证。

膀胱具有贮藏及排泄尿液的功能,为"州都之官"。膀胱的病变多因湿热侵袭,或肾病影响膀胱所致,主要反映在排尿功能的异常。常见尿频、尿急、尿痛、尿闭等症。其常见证为膀胱湿热证。遗尿、失禁等膀胱的虚弱证候,多责之于肾虚不固证。

1. 胃气虚证

临床表现:胃脘隐痛或痞胀、按之觉舒,食欲缺乏,或得食痛缓,食后胀甚,嗳气,口淡不渴,面色萎黄,气短懒言、神疲倦怠,舌质淡,苔薄白,脉弱。

病因病机:胃气虚弱,胃失和降。

治法:温中和胃。

代表方:黄芪建中汤加减。

2. 胃阳虚证

临床表现:胃脘冷痛,绵绵不已,时发时止,喜温喜按,食后缓解,泛吐清水或夹有不消化食物,食少脘痞,口淡不渴,倦怠乏力,畏寒肢冷,舌淡胖嫩,脉沉迟无力。

病因病机:阳气不足,胃失温煦。

治法:温中健脾,和胃止痛。

代表方:理中丸加减。

3. 胃阴虚证

临床表现:胃脘嘈杂,饥不欲食,或痞胀不舒,隐隐灼痛,干呕,呃逆,口燥咽干,大便干结,小便短少,舌红少苔乏津,脉细数。

病因病机:胃阴不足,胃失濡养。

治法:滋养胃阴。

代表方:沙参麦冬汤加减。

4. 胃火炽盛证

临床表现:胃脘灼痛、拒按,渴喜冷饮,或消谷善饥,或口臭,牙酸肿痛溃烂,齿衄,小便短黄,大便秘结,舌红苔黄,脉滑数。

病因病机:胃热壅盛,胃失和降。

治法:清胃泻火。

代表方:清胃散加减。

5. 寒饮停胃证

临床表现:脘腹痞胀,胃中有振水声,呕吐清水痰涎,口淡不渴,眩晕,舌苔白滑、脉沉弦。

病因病机:寒饮停积于胃,胃失和降。

治法:温胃散寒。

代表方:温胃饮加减。

6. 寒滞胃肠证

临床表现:胃脘、腹部冷痛,痛势暴急,遇寒加剧,得温则减,恶心呕吐,吐后痛缓,口淡不渴,或口泛清水,腹胀清稀,或腹胀便秘,面白或青,恶寒肢冷,舌苔白润,脉弦紧或沉紧。

病因病机:寒凝中焦,气机不利。

治法:散寒温里,理气止痛。

代表方:香苏散合良附丸加减。

7. 食滞胃肠证

临床表现：脘腹胀满疼痛、拒按，厌食，嗳腐吞酸，胀吐酸馊食物，吐后胀痛得减，或腹痛，肠鸣，矢气臭如败卵，泻下不爽，大便酸腐臭秽，舌苔厚腻，脉滑或沉实。

病因病机：食滞胃肠，气机不利。

治法：消食导滞。

代表方：保和丸加减。

8. 肝胃不和证

临床表现：胃脘、腹部胀满疼痛，走窜不定，痛而欲吐或欲泻，泻而不爽，嗳气，肠鸣、矢气，得嗳气、矢气后痛胀可缓解，或无肠鸣，矢气则胀痛加剧，或大便秘结，苔厚，脉弦。

病因病机：肝气犯胃，胃失和降。

治法：疏肝解郁，理气止痛。

代表方：柴胡疏肝散加减

常用药：柴胡、芍药、川芎、郁金、香附疏肝解郁；陈皮、枳壳、佛手、甘草理气和中。

9. 虫积肠道证

临床表现：胃脘嘈杂，时作腹痛，或嗜食异物，大便排虫，或突发腹痛，按之有条索状物，甚至剧痛，呕吐蛔虫，面黄体瘦，睡中龂齿，鼻痒，或面部出现白色斑，唇内有粟粒样白点，白睛见蓝斑。

病因病机：蛔虫等寄生肠道，耗吸营养，阻滞气机。

治法：驱虫安蛔止痛。

代表方：乌梅丸加减。

10. 肠热腑实证

临床表现：高热，或日晡潮热，汗多，口渴，脐腹胀满硬痛、拒按，大便秘结，或热结旁流，大便恶臭，小便短黄，甚则神昏谵语、狂乱，舌质红，苔黄厚而燥，或焦黑起刺、脉沉数（或迟）有力。

病因病机：里热炽盛，腑气不通。

治法：峻下热结。

代表方：大承气汤加减。

11. 肠燥津亏证

临床表现：大便干燥如羊屎，艰涩难下，数日一行，腹胀作痛，或可于左少腹触及包块、口干，或口臭，或头晕，舌红少津，苔黄燥，脉细涩。

病因病机：津液亏损，肠失濡润，传导失职。

治法：滋阴通便。

代表方：增液汤加减。

12. 肠道湿热证

临床表现：身热口渴，腹痛腹胀，下痢脓血，里急后重，或暴泻如水，或腹泻不爽，粪质黄稠秽臭，肛门灼热，小便短黄，舌质红，苔黄腻，脉滑数。

病因病机：湿热内蕴，阻滞肠道。

治法：清肠化湿，调气和血。

代表方：芍药汤加减。

13. 膀胱湿热证

临床表现：小便频数、急迫、短黄，排尿灼热、涩痛，或小便浑浊、尿血、有砂石，或腰部、小腹胀痛，发热，口渴，舌红，苔黄腻，脉滑数或濡数。

病因病机：湿热侵袭，蕴结膀胱。

治法：清利湿热，排石通淋。

代表方：石韦散加减。

14. 胆郁痰扰证

临床表现：胆怯易惊，惊悸不宁，失眠多梦，烦躁不安，胸胁闷胀，善太息，头晕目眩，口苦，呕恶，吐痰涎，舌淡红或红，苔白腻或黄滑，脉弦缓或弦数。

病因病机：痰浊或痰热内扰，胆郁失宜。

治法：清胆化痰。

代表方：安神定志丸合温胆汤加减。

四、结语

人体是一个有机的整体，局部的病变可以发展至全身，内脏的病变，可以从五官、四肢、体表等各方面反映出来。所以，与西医学不同，中医在诊察疾病上，首先要把疾病看成是患者整体的病变，既要审察患者整体的病变，还要审察患者的外在环境，才能对内脏疾病具有全面客观的了解。脏腑辨证是中医诊断的基础，是辨证体系的重要组成部分，只有诊断明确，做到因人、因时、因地制宜，在治疗上才更可以达到"审因论治"的要求。

（张　芸）

第十一节　针　灸　治　疗

2018 年 10 月 1 日，世界卫生组织（WHO）首次将中医纳入到具有全球影响力的医学纲要，预示着中医在全球范围或将跻身成为主流医学疗法，而不再是作为补充替代疗法。针灸是中医外治法的一种，以治疗手段命名，涵盖多系统、多器官疾病的防治，具有适应证广、应用方便、疗效显著、经济安全等优点而被广大人民所接受，在许多国家已经成为医疗手段的重要组成部分。20 世纪 70 年代，世界卫生组织宣传、推广针灸临床主治的病症有 43 种。近年来，随着针灸的发展，其适应证在正逐步被扩大。

刺法，古称砭刺。是由砭石刺病发展而来，指使用不同针具或非针具，通过一定的手法或方式刺激机体的一定部位（腧穴），以防治疾病的操作方法。灸法，古称灸焫。是将艾绒或其他药物放置在体表的穴位上烧灼、温熨，借灸火的温和热力以及药物的作用，通过经络的传导，温通气血、扶正祛邪，达到治病和保健目的的一种外治方法。针灸疗法通过刺激穴位激发经络的功能而起到作用，从而达到调节机体各器官组织功能失调的治疗目的。其适应证十分广泛，包括内外妇儿各科的急、慢性疾病，不论寒热、虚实、表里、阴阳均有针刺的适应证。在内脏病的治疗和保健中具有举足轻重的作用，如脾胃病、肺病等。

一、针灸治疗内脏疾病的中医机制

针灸治疗内脏疾病是通过针刺或艾灸经络腧穴，运用与机体状态或疾病性质相适应的手法激发经气，使"有余者泻之，不足者补之"，达到补益正气、疏泄邪气，从而调整脏腑经络的功能，达到"阴平阳秘，精神乃治"的目的。

经络的生理功能包括沟通内外，联系肢体；运行气血，营养周身；抗御外邪，保卫机体。人体出现病变时，经络可以反映病候，如内脏有病时在相应的经脉循行部位出现各种不同的症状和体征；亦可以传注病邪,在正虚邪盛时,经络是病邪传注的途径,经脉病和内脏病互相传注。

根据经络的生理功能,针灸治疗内脏疾病的中医机制包括疏通经络气血、调和阴阳平衡、扶正祛邪。

(一)疏通经络气血

是指通过针刺调节人体经络气血,使其发挥正常生理功能。是针灸治病最主要、最直接的作用。经络的功能是使脏腑体表得以沟通,脏腑器官得以营养。古人认为经络"内属于脏腑,外络于肢节",具有"内溉脏腑,外濡腠理"的功能。经络气血失调是疾病产生的重要病理机制。

(二)调和阴阳平衡

指通过针刺促使机体从阴阳失衡状态向平衡状态转化的作用,是中医治疗的最终目的。人体内阴阳处于相对平衡的"阴平阳秘",机体才能健康。一旦"阴阳失调"则出现阴阳偏盛、偏衰,机体就会功能异常和产生疾病。内脏疾病的发生正是"阴阳失调""阴胜则阳病,阳胜则阴病"的结果。针对这一主要病理变化,运用针刺方法调节阴阳的偏盛偏衰,促使机体转归于"阴平阳秘",从而恢复脏腑经络的正常功能。

(三)扶正祛邪

指针刺有扶助正气而祛除病邪的作用。扶正,就是扶助正气,提高机体抗病能力;祛邪,就是祛除病邪,消除致病因素影响。疾病的发生、发展及其转归的过程,实质上是正邪相争的过程。正胜邪祛则病情缓解,正不胜邪则病情加重。如《素问·刺法论》说:"正气存内,邪不可干";《素问·通评虚实论》载:"邪气盛则实,精气夺则虚"。因此,扶正祛邪是疾病向良性方向转归的基本保证,也是针灸治疗内脏疾病的基本原则。

二、针灸治疗内脏疾病的现代机制

针灸治疗内脏疾病主要是通过神经-体液调节机制对内脏疾病进行治疗。研究发现针灸对脑血流、血流变学、血栓素 β_2、球结膜微循环和血脂等方面都有显著改变,通过针刺可治疗高脂血症、头晕等内脏疾病。研究证明针刺和电针能对大脑皮层的兴奋与抑制过程有明显的调节作用,对失眠患者进行针灸治疗可改善患者睡眠状态。西医学研究发现灸法对循环、消化、造血、免疫、内分泌等系统疾病的影响进行实验研究,证实了艾灸有明显的改善、调整作用。研究发现针灸治疗呼吸系统疾病对患者的血清免疫指标具有一定的影响,降低血清中 IL-4、IL-5 水平及嗜酸性细胞数目,并可提高患者鼻腔黏膜纤毛传输速率。张慧敏用温针灸治疗肺脾虚寒型变应性鼻炎发现温针灸能降低血清中 IL-4 及 IL-3 水平。任毅用不同针灸疗法对中老年部分雄激素缺乏综合征大鼠生殖内分泌影响及作用机制进行研究,发现电针和温和灸均能增强睾丸抗氧化能力,减少脂质过氧化物对睾丸间质细胞(Leydig cell)的损害,保证睾酮的正常合成和分泌;针灸对自由基相关因子的调节可能是治疗中老年部分雄激素缺乏综合征的作用机制之一。

三、针灸治疗内脏疾病的原则和常用方法

针灸治疗内脏疾病的原则是根据八纲理论(阴阳、表里、寒热、虚实),结合疾病的病位、病性,确定是用针法、灸法或针灸并用,还是用补法、泻法或补泻兼施,是针灸治疗必须遵循的基本法则。

针刺和灸法是两种不同形式的施治方法,对机体产生的作用和效果也不尽相同。如同是天枢穴,用针刺则治疗湿热内蕴的急性痢疾,用艾灸则治疗脾肾阳虚型所致的慢性痢疾。

应用不同的补泻手法治疗效果也不相同,如补合谷、泻复溜可以发汗;反之,泻合谷、补复溜可以止汗。

针灸常用的治疗原则:治神守气、清热温寒、补虚泻实。治神指针灸施治前后注重调治患者的精神状态;操作过程中医者专一其神、意守神气,患者神情安定、意守感传。守气指谨守经络之气。清热温寒包括热则疾之和寒则留之。热则疾之指诸热证宜行清泻法,以毫针浅刺疾出,泻法或放血;寒则留之指诸寒证针刺应深而久留,或用艾灸法。补虚泻实包括虚则补之、实则泻之、陷下则灸之、宛陈则除之和不盛不虚以

经取之。虚则补之指虚证的治疗应该用补法；实则泻之指实证的治疗应该用泻法；陷下则灸之指中气不足或血络空虚者应用灸法；宛陈则除之指瘀血闭阻或邪入营血之实证用刺血法活血化瘀；不胜不虚以经取之指虚实表现不甚明显者循经取穴，平补平泻。

在八纲辨证原则指导下结合脏腑辨证、气血辨证、经络辨证，结合治疗原则，确定治疗方法。其治疗方法包括穴位的选择、针刺或灸法的选择。

（一）针灸处方的选择

1. 穴位的选择　穴位是针灸处方的第一组成要素，穴位选择是否精当直接关系着针灸的治疗效果。在临床上的选穴原则主要有近部选穴、远部选穴、循经选穴和辨证选穴。

近部选穴就是在病变局部或距离比较接近的范围选取穴位的方法，如巅顶痛取百会，胃痛选中脘等。

远部选穴就是在病变部位所属和相关的经络上，距病变部位较远的部位选取穴位的方法。如上牙痛选足阳明胃经的内庭，下牙痛选手阳明大肠经的合谷穴等。

循经选穴就是根据经络辨证选取穴位，体现了"经络所过，主治所及"的治疗规律。如胃病，选取足阳明胃经的足三里穴。

辨证选穴就是根据疾病的证候特点，按照中医辨证论治、整体观念的原则分析病因病机而辨证选取穴位的方法。如牙痛根据病因病机可辨证为风火牙痛、胃火牙痛和肾虚牙痛，根据不同的证型选择不同的穴位，风火牙痛选风池、外关，胃火牙痛选内庭、二间，肾虚牙痛选太溪、行间等。

2. 配穴方法　是在选穴原则的指导下，针对疾病的病位、病因病机等，选取两个或两个以上主治作用相同或相近，或对于治疗疾病具有协同作用的腧穴进行配伍应用的方法。临床上的配穴方法总体可归纳为两大类，包括按经脉配穴法和按部位配穴法。

按经脉配穴法指以经脉或经脉相互联系为基础而进行穴位配伍的方法。主要包括本经配穴法、表里经配穴法、同名经配穴法、子母经配穴法、交会经配穴法。本经配穴法如胃火循经上扰导致的牙痛，可在足阳明胃经上近取颊车，远取该经的荥穴内庭。表里经配穴法如风热袭肺导致的感冒咳嗽，可选肺经的尺泽和大肠经的曲池、合谷。同名经配穴法如阳明头痛取手阳明经的合谷配足阳明经的内庭等。子母经配穴法如肺经的实证应"泻其子"，肺在五行中属"金"，因"金生水""水"为"金"之子，故选择本经五腧穴中属"水"的合穴尺泽。交会经配穴法如督脉病变出现腰脊强痛，可选后溪。

按部位配穴法是结合人体上腧穴分布的部位进行穴位配伍的方法，包括上下配穴法、前后配穴法、左右配穴法。上下配穴法指将腰部以上或上肢腧穴和腰部以下或下肢腧穴配合应用的方法，是临床上应用较为广泛的配穴法，如胃脘痛可上取内关，下取足三里。前后配穴法指将人体前部（胸腹部）和后部（背腰部）的腧穴配合应用的方法，该法常用于治疗脏腑疾病，如肺病可前取华盖、中府穴，后取肺俞穴。

（二）刺灸法的选择

刺灸法是针灸处方的第二组成要素，包括刺灸法的选择、操作方法和治疗时机的选择。

1. 刺灸法的选择　是针对患者的病情和具体情况而确立的治疗手段。如是使用毫针疗法、灸法等均应说明。

2. 操作方法的选择　如毫针疗法是用补法还是泻法，艾灸用温和灸还是雀啄灸等。

3. 治疗时机的选择　一般来说，针灸治疗疾病没有特殊严格的时间要求。但是对于部分疾病在时间上有极其重要的意义，如女性不孕症在排卵期前后几天连续针灸，根据子午流注开穴时间治疗内脏疾病等。

四、针灸治疗内脏疾病的注意事项

在具体实施针灸治疗时，要考虑患者的体质、病情、部位及临时情况等条件，选用合适的针灸治疗方案。总的原则：根据疾病的辨证结果，选择适当的针灸方法，提高针灸疗效，避免产生不良后果。

（一）注意体质、病情

操作前根据病情选择舒适的体位，并便于医者操作。体弱患者，注意针刺治疗量的掌握，避免出现"晕针"现象。对昏迷、肢体麻木不仁、感觉减退的患者，在施灸过程中注意温度的把控，避免烫伤、灼伤。对于初次或惧怕针灸的患者，做好沟通工作，获得患者的信任并同意治疗。

（二）注意禁针灸的穴位

对于某些具有活血化瘀功效或刺激较大的穴位，如肩井穴、合谷穴等对于孕妇要禁刺；妇女行经期间，若非为了调经，腰腹部穴位慎用针刺；小儿囟门未闭合时，囟门周围的腧穴不宜针刺；对胸、胁、腰、背脏腑所居之处的腧穴，不宜直刺、深刺；凡颜面五官、大血管和肌腱浅在部位不用直接灸法，以防止形成瘢痕，妨碍美观及运动；妊娠妇女的腰骶部、下腹部，以及乳头、阴部、睾丸等处均不宜针灸等。

（三）注意临时情况及意外事件的发生

不宜在极度疲劳、空腹或过饱、情绪不稳、气血不定、大汗淋漓、妇女经期之际施针或灸（治疗痛经、大出血例外）。注意晕针、滞针、断针、血肿、灸后水疱等意外事件的发生，如有发生应进行及时正确处理。

（四）注意防止火患

施灸或温针过程中，应注意防止艾绒脱落烧损皮肤和衣服被褥等物。艾条余灰过多，应及时远离人体掸去。施灸完毕，必须把艾卷或艾柱彻底熄灭，以免引起火灾。

（五）注意针灸后的调养

针灸治疗后不宜马上用冷水洗漱；不宜马上进行剧烈活动，需作适当休息，灸后多饮温水；忌食生冷瓜果，宜进食清淡养胃之品。

疾病的性质错综复杂、千变万化，以八纲（阴阳、表里、寒热、虚实）辨证为总纲。在临床应用针灸治病时必须审察内外，运用望闻问切的诊病手段，四诊合参、辨证求因、八纲辨证，确定治疗原则，制订治疗方案。《灵枢·九针十二原》云："凡用针者，虚则实之，满则泄之，宛陈则除之，邪胜则虚之"；《灵枢·经脉》云："盛则泻之，虚则补之，热则疾之，寒则留之，陷下则灸之，不盛不虚，以经取之"等可作为针灸治疗内科疾病的总原则。根据中医辨证论治精髓，在总原则指导下，不同系统的疾病具有不同的治疗方法。

五、肺（呼吸系统）

肺居胸中，其位最高，对其他脏腑有覆盖、保护作用，为"五脏华盖"。肺叶娇嫩，喜润恶燥，易受内外之邪侵袭而致病，又为"娇脏"。肺经下络大肠，与大肠相表里。属于西医系统中的呼吸系统。肺朝百脉，主一身之气，司呼吸，主治节，主宣发肃降，通调水道，外合皮毛，开窍于鼻。大肠主传导，排泄糟粕。若肺脏出现病变，可出现咳嗽、气喘、鼻塞流涕、嗅觉不利；失音；机体抵抗力下降、自汗、易于感冒、皮肤憔悴；痰饮、水肿；咳血、发绀、心悸等症。

其辨证应分虚实。虚证有阴虚、气虚、气阴两虚；实证有风、寒、热、痰、饮、瘀等证。实证治疗原则为疏邪祛痰利气；偏于寒者宜温，偏于热者宜清肃。虚证者应辨其气虚、阴虚而培补。气虚者，补益肺气；阴虚者，滋阴养肺；气阴两虚者，治当兼顾。

（一）证治分类

1. 虚证

(1)肺气虚：咳嗽、气短，痰涎清稀，声低气怯，倦怠懒言，面色㿠白，自汗畏风。舌淡苔白，脉细弱。治法：补肺益气法。适用于肺虚气弱，升降无权之病证。

(2)肺阴虚：呛咳气逆，痰少质黏，甚至痰中带血，口干、咽痛，声音嘶哑，午后颧红，潮热盗汗，手足心热,心烦少寐。舌红少苔,脉细而数。治法:滋养肺阴法。适用于肺阴不足,虚火内灼之病证。

(3)气阴两虚:喘促短气,痰少,咳呛,质黏,烦热,口干。舌红苔剥,脉细兼数。治法:益气养阴润肺。

2. 实证

(1)风寒束肺:恶寒发热,无汗,头痛,肢节酸楚,鼻塞流涕,或咳嗽频频,气急喘促,咳痰稀白,痰黏,量多。舌苔薄白,脉浮而紧。治法:疏风宣肺散寒。

(2)风热袭肺:恶风,发热,汗出,鼻流浊涕,咳声洪亮,咳痰黄稠,大便干结,小便黄赤。苔薄黄,脉浮数。治法:疏风清热肃肺。

(3)风燥伤肺:咳嗽痰少,或带血丝,咳时胸部时有隐痛,口干渴,唇燥、咽痛。舌质红,脉细数。多发于秋季。治法:疏风清肺润燥。

(4)痰湿蕴肺:咳嗽反复发作,痰黏色白,稠厚量多,或胸闷气短。舌苔浊腻,脉濡缓或濡滑。治法:健脾燥湿化痰。

(5)痰热郁肺:咳嗽气粗,痰黄、质稠量多,咳吐不爽,或有腥味,或吐血痰,胸胁胀满,咳时痛著,或有身热,口干欲饮。舌苔薄黄而腻,脉滑数。治法:清热化痰肃肺。

(6)气火犯肺:咳呛气逆,甚则咯血,面赤,咽干,常感痰滞咽喉,咳之难出,胸胁胀痛,口干苦。舌苔薄黄少津,脉来弦数。治法:清肺降火平肝。

(7)寒饮伏肺:咳嗽气喘,喉中痰鸣,咳痰,质稀薄多沫,胸闷气短,形寒怕冷。舌苔白滑,脉沉弦或沉紧。治法:温肺化饮。适用于寒饮停肺,肺气不利之病证。

(8)痰瘀阻肺:咳嗽,痰多,色白或黄,质稠,喉间痰鸣,喘息不能平卧,胸部膨满,憋闷如塞,面色灰白而暗,心悸不宁,唇甲发绀。舌质暗,或暗紫,苔腻或浊腻,脉结滑。治法:涤痰祛瘀,泻肺平喘。

3. 兼证

(1)肺脾气虚:咳嗽日久,气短,痰多质稀色白,面色㿠白,倦怠而无力,食少腹胀,大便稀溏,甚则面浮足肿。舌苔淡白,脉细软。治法:补肺健脾益气。

(2)肺肾阴虚:咳嗽气逆,动则气促,反复咯血,口干,形瘦,失音,潮热,盗汗,遗精,腰酸腿软。舌质红,脉细数。治法:滋养肺肾,清降虚热。

(二)针灸处方

以手足太阴经穴、手足阳明经穴、督脉穴及相应背俞穴为主。

主穴:列缺、合谷、天突、肺俞、太渊。

配穴:风寒加风池、风门;风热加大椎、曲池;肺气虚加气海;肾气虚加太溪、关元、肾俞;脾气虚加脾俞、足三里;痰热加曲池、丰隆;痰湿侵肺加阴陵泉、丰隆;气火犯肺加行间、鱼际;肺阴亏虚加三阴交、膏肓、太溪,喘甚可加天突、定喘;头痛加印堂、太阳;鼻塞迎香;咽喉疼痛加少商;全身酸楚加身柱。

方义:肺部实证多为外邪侵犯肺卫所致。手太阴肺经与手阳明大肠经互为表里经,病证互为转化、互为因果,故取手太阴、手阳明经列缺、合谷以祛邪解表。督脉主一身之阳气,温灸大椎可通阳散寒。肺部虚证多为正气不足,多以补法为主。肺俞为背俞穴,调理肺气,清肃之令自行。太渊为肺经原穴,本脏真气所在,肃理肺气,与肺俞配伍补土生金。三阴交疏肝健脾,化痰止咳。脾俞、足三里健脾益气。肾俞纳肾气。肺俞、膏肓针灸并用,补益肺气,且膏肓俞为治疗诸虚劳损的要穴。风池、风门有疏风散寒作用。大椎、曲池有泄热作用。丰隆为化痰特效穴。太溪滋补肾阴。

操作:实证用毫针针刺泻法。虚证用毫针针刺补法。虚证加用灸法。

六、心(循环系统)

心居胸中,心包围护其外,为五脏六腑之大主,人体生命活动的中心,属于西医系统中的循环系统。心不受邪,外邪入侵,多为心包受邪,而心本脏之病,多起于内伤。心主血脉、藏神(主神志),在体合脉,其华在面,开窍于舌。当心出现病变时可致血脉运行失畅,气血瘀阻,出现心悸、怔忡、真心痛等病变;或表现为面色少华;或出现精神情志异常,如失眠、健忘、昏迷、癫狂、厥等病证,同时可引起其他脏腑功能活动的紊乱;或出现舌体强硬,口舌糜烂肿痛等证。

其辨证应分虚实。虚证有阳虚(包括气虚)、阴虚(包括血虚)和阴阳两虚。实证为痰、火、水饮、瘀血等病邪的阻滞,也可相兼为病。治疗原则虚证分别用温阳、补气、滋阴、养血法。实证宜清心、涤痰、化饮、行瘀法。若热陷心包者,当清心开窍。心神不安者,宜镇心安神。虚实夹杂者,又需兼顾调治。

(一)证治分类

1. 虚证

(1)心气虚:心悸短气,动则为甚。面色㿠白,倦怠乏力,胸部闷痛。舌淡红,苔薄白,脉细弱。治法:益气养心。

(2)心阳虚:心悸而有空虚感,惕然而动,喘促阵发,面浮肢肿,形寒肢冷,或心痛暴作,脉来迟弱或结代。若阳虚欲脱,则可出现面色苍白,唇色青紫、肢体厥冷,甚或汗出,脉沉微细欲绝等危候。治法:温补心阳。

(3)心血虚:心悸怔忡,虽静卧亦无法减轻,健忘,失眠多梦,面色㿠白无华,头昏目眩,神情疲惫,倦怠乏力。舌质淡红,脉细弱或结代。治法:养血宁心。

(4)心阴虚:悸烦不宁,寐少梦多,惊惕不安,口干舌燥,或舌疮频发,面赤升火,手足心热,盗汗。舌红少苔,脉来细数。治法:滋养心阴。

2. 实证

(1)心火炽盛:心悸阵作,烦热、躁动不安,寐多噩梦,面红目赤,口干苦,喜冷饮,口舌糜烂肿痛,小便黄赤,灼热感。舌尖红绛,苔黄或起芒刺,脉数有力。治法:清心泻火。

(2)痰浊闭阻:胸中窒闷而痛,或胸痛放射至肩背部,咳喘,痰多,气短,形体偏胖。苔浊腻,脉滑。治法:通阳泄浊,豁痰开结。

(3)痰迷心窍:神志呆钝,表情淡漠,或神志失常,出现胡言乱语,哭笑无常,或呈现一时性昏厥,甚或昏迷。舌苔腻或黄腻,脉弦滑。治法:豁痰开窍。

(4)心血瘀阻:心悸,胸闷而钝痛或绞痛,痛引肩背及臂内侧,口唇及指甲发绀。舌质暗红,或见紫斑点,脉细涩,或促结或三五不调。治法:活血通脉。

(5)水饮凌心:心悸,眩晕,咳喘,胸闷,肢冷,尿少,下肢浮肿,恶心吐涎沫。舌苔白滑,脉弦滑。治法:化饮或利水宁心。

(6)热陷心包:高热烦躁,神昏谵语,双目直视,胡言乱语,面赤,斑疹,口渴。舌质红绛,苔黄,脉数。治法:清心开窍。

3. 兼证

(1)心脾两虚:心悸气短,头晕目眩,睡眠欠佳或失眠,面色萎黄,精神倦怠,纳差,大便稀溏,妇女月经不调。舌苔薄白,质淡红,脉细。治法:补益心脾。

(2)心肾不交:心悸,健忘,虚烦少寐,颧红面赤,头晕目花,梦遗,耳鸣,腰腿酸软,口干。舌质红,脉细数。治法:交通心肾。

(二)针灸处方

多以心、脾、肝、肾及背部腧穴为主。

主穴:神门、内关、膻中、郄门、足三里、三阴交。

配穴:心脾两虚加脾俞、心俞;心肾不交加肾俞、太溪;水饮凌心加三焦俞、水分;心血瘀阻加心俞、膈俞、血海;烦劳加劳宫;痰盛加丰隆、水分、阴陵泉;多汗加膏肓;多梦加魄户;健忘加志室、百会;心火亢盛加大陵。

方义:心包经穴内关及郄门调理心气,疏导气血;心经原穴神门配合心俞穴养心安神定悸;足三里为胃经合穴,为多气多血之经,脾主生化气血精微物质,脾胃健则心血足;丰隆、水分、阴陵泉清热化痰;脾俞、三阴交健脾益气养阴;大陵降心火;肾俞益精补肾;太溪滋肾阴。

操作:毫针平补平泻。虚证加用灸法。

七、肝、胆、脾、胃、大肠、小肠(消化系统)

【肝、胆】

肝、胆、脾、胃、大肠、小肠属于西医系统的消化系统范围。肝为刚脏,体阴而用阳,喜条达而恶抑郁,郁则化火、生风,故肝病以阳亢多见;其性易动而难静,病易延及它脏,为"五脏之贼",为病最杂而治法最广。肝主疏泄、藏血、主筋、主谋虑、藏魂等功能;其华在爪,开窍于目。当肝出现病变时,可出现性情急躁或优柔寡断、抑郁、癫狂等疾患,或肢体麻木、手足震颤;头晕目眩、目赤痒痛;惊骇多梦、睡眠不安等症状。胆附于肝,其经脉属胆络肝,两者互为表里。胆主决断,贮藏和传送胆汁,泄注于胃肠,协助水谷的消化。胆病表现为少寐,易惊胆怯,或胁痛、黄疸等症。

肝脏病证,可分为虚证和实证两大类。实证有肝气郁结,肝火上炎,肝风内动;虚证有肝阴(血)不足,血燥生风等证;兼证有肝肾阴虚,心肝火旺,肝胃不和等。治疗原则为实证治宜疏肝理气、清肝泻火、平肝息风;虚证治宜用滋阴潜阳、养血柔肝、养血祛风等法。胆病的辨证治疗须分虚实。虚证为胆气虚怯,治以补益;实证以湿热为主,治以清热利湿。虚实相兼者,分清主次,兼顾治疗。

(一) 证治分类

1. 肝

(1)实证

1)肝气郁结:情绪郁郁不畅,胁肋胀痛,甚则放射至腰背肩胛等处,或胸闷,咽喉部有异物感,嗳气泛恶,纳差,或乳房胀痛有核,少腹痛等。舌苔薄白,脉细弦。治法:疏肝理气。

2)肝火上炎:头痛眩晕,额头部出现跳痛,耳鸣,面红目赤,急躁多怒,口干苦,胁痛,有烧灼感,呕吐黄苦水,甚或吐血、衄血,大便干结或秘。舌苔黄,脉弦数。治法:清肝泻火。

3)肝风内动:头痛、眩晕,痛如抽掣,甚至出现口眼歪斜,肢体麻木震颤,或舌强,舌体偏斜颤动,言语不清,甚则猝然昏倒,手足抽搐或拘急。舌红苔薄,脉弦。治法:平肝潜阳。

(2)虚证

1)肝阴(血)不足:头痛,眩晕,面部烘热,两目干涩,雀目夜盲,肢体麻木,肌肉瞤动,虚烦不寐,口干。舌红少苔,脉细弦。治法:养血柔肝。

2)血燥生风:皮肤干燥,瘙痒脱屑,时发瘾疹,肢体麻木,甚至出现爪甲枯槁,毛发脱落。治法:养血祛风。

(3)兼证

1)肝肾阴虚(肝阳上亢):眩晕,耳鸣,两目干涩,颧红咽干,五心烦热,盗汗,腰膝酸软,或男子出现梦遗,女子月经不调。舌红少苔,脉细弦数。治法:滋养肝肾。

2)心肝火旺:头痛,胁痛,性情急躁易怒,面目红赤,惊悸少寐,甚至精神失常,狂躁不安,语无伦次。舌尖红,苔黄,脉弦数。治法:清心泻肝。

3)肝胃不和:胁肋胀痛,脘部满闷、隐痛,纳差,嗳气吞酸,呕吐或嘈杂,吐苦水,舌苔薄黄,脉弦。治法:疏肝和胃理气。

4）肝胆湿热：身目发黄，胁肋胀痛，或胁下出现痞块，纳呆，泛恶欲呕，厌食油腻，腹胀，大便不调，小便短赤，发热，或往来寒热，口干、口苦。舌红，苔黄腻，脉弦滑数。或阴部出现潮湿、瘙痒，湿疹，阴部肿痛，女子带下黄，质稠，臭秽。治法：清热泄湿。

2. 胆

（1）胆虚证：胆怯易惊，眩晕呕吐，精神恍惚，口苦，胸闷，痰多。舌苔白滑，脉小弦或细滑。治法：清胆化痰。

（2）胆实证：时发胁痛，或突发剧痛，胸脘烦闷，频频呕恶，泛吐酸苦黄水，口干或苦，伴寒热往来，目黄，身黄，尿黄，色鲜明。舌红，苔黄腻，脉濡滑而数。治法：清泄胆热。

（3）胆郁痰扰证：胆怯易惊，惊悸不宁，夜寐不能，多梦，烦躁，胸胁胀闷，喜太息，头晕、目眩，口苦，呕恶，痰涎。舌淡红或红，苔白腻或黄滑，脉弦缓或弦数。治法：疏肝解郁，温胆化痰。

（二）针灸处方

以督脉、手足厥阴、足少阳、手少阴经穴为主。

主穴：百会、风池、太冲、风市、肝俞。

配穴：肝阳上亢、阴虚火旺加行间、侠溪、太溪；痰湿甚者加内关、中脘、丰隆、阴陵泉；虚证为主加三阴交、太溪、涌泉、关元、足三里。

方义：脑为元神之府，督脉入络脑，百会用补法升阳益气，用泻法清利脑窍。肝经与胆经相表里，风池清头明目，太冲疏肝解郁，二穴合用清泻肝胆、平抑肝阳。肝俞清头目息风、疏肝除热。行间、侠溪清头目、平肝潜阳。三阴交、太溪、涌泉滋阴补肾。内关、中脘调理脾胃气机，丰隆祛痰化浊；足太阴之合穴阴陵泉健脾化湿，湿除则痰自化。关元补肾填精充脑，足三里补中益气。

操作：主穴以补法为主。配穴按虚补实泻。虚证加用灸法，可重灸。

【脾、胃】

脾为后天之本，为气血津液生化之源，主运化，脾统血，主肌肉，其华在唇，开窍于口，性喜燥恶湿。脾的功能失常可出现食欲不振，腹胀便溏，形体消瘦，倦怠无力、水肿等病变。胃居中焦，和脾同属于土，互为表里关系。胃的主要功能是主受纳，腐熟水谷。胃气主降，喜润恶燥。"有胃气则生，无胃气则死"，若胃气失和，可出现胃脘疼痛，纳少；恶心、呕吐、呃逆、嗳气等病变。

脾病辨证有虚、实、寒、热的不同，虚证主要有脾气虚、脾阳虚；实证有寒湿困脾、湿热蕴脾等。虚证治疗可用温中祛寒、补中益气法；实证可用清化湿热或温化寒湿；若虚实夹杂，又当祛邪与补脾兼顾。胃病的辨证首辨胃痛、痞满、呕吐、呃逆等主症，分清寒、热、虚、实的不同，治疗原则为理气和胃，滋润胃阴。

（一）证治分类

1. 脾

（1）虚证

1）脾气不足：面色萎黄，倦怠少气懒言，纳差便溏，久泻脱肛，四肢倦怠乏力，肌肉痿瘦，脘腹腰胯坠胀，齿衄、吐血、便血，妇女月经量过多，白带清稀，小便淋漓不尽，或尿混浊如米泔水。舌淡，脉濡弱等。治法：补中益气。

2）脾阳虚衰：面色苍白，畏寒肢凉，腹胀冷感，或泛吐清水，纳差，或纳后腹胀、不易消化，喜热饮，大便溏薄，小便清长。舌淡苔白，脉来沉细。治法：温中健脾。

（2）实证

1）寒湿困脾：胸闷口黏，纳谷不馨，脘腹痞胀，头昏身倦神倦，泛恶呕吐，大便稀溏，皮肤晦暗色黄，四肢可见浮肿，小便短少。苔薄腻，脉濡滑等。治法：燥湿运脾。

2)湿热蕴脾：肌肤黄染如橘色，两胁及脘腹胀闷，食少厌油，恶心呕吐，口干而苦，大便秘结，或便溏，小便黄赤短少，或时有发热。舌红，苔黄腻，脉濡数等。治法：清利湿热。

(3)兼证

1)脾肾阳虚：面色苍白，神疲，少气懒言，形寒肢冷，喜温，大便溏泄或五更泄泻，腹痛，下肢浮肿，或有腹水。舌苔淡白，脉沉迟而细。治法：温补脾肾。

2)肝脾不和：胁胀或痛，纳差，嗳气，腹部胀满，肠鸣，泄泻，频频矢气，性情急躁。苔薄白，脉弦细。治疗：疏肝健脾。

3)脾胃不和：胃脘饱闷胀不适，隐痛，纳少，纳后不易消化，嗳气，甚则呕吐，腹胀，大便溏薄。舌苔薄白，脉细。治法：健脾和胃。

2. 胃

(1)胃热证：胃脘阵痛，痛势急迫，心中烦热，嘈杂、易饥，吞酸呕吐，甚或食入即吐，或伴呕血，口渴，喜冷饮，或口臭，牙龈肿痛糜烂，便秘。舌苔黄，脉数。治法：清胃泻火。

(2)胃寒证：胃痛绵绵，泛吐清水，或脘胀疼痛，持续不已，感寒或饮冷后加重，怕冷喜热，得温稍舒，或见呃逆。舌苔薄白而滑，脉来沉弦。治法：温胃散寒。

(3)胃实证：脘腹胀痛拒按，呕吐酸腐，嗳气泛酸，或口臭龈肿，大便不爽，厌食。舌苔厚腻，脉而滑。治法：消食导滞。

(4)胃虚证

1)胃气虚寒：胃脘隐痛不适，以饥饿时明显，食后减轻，喜温喜按，多食则不易消化，泛吐清水，大便软。舌淡苔白，脉细软无力。治法：温胃建中。

2)胃阴不足：脘部灼热疼痛，嘈杂似饥，或杳不思谷，稍食即胀闷不适，干呕恶心，口干咽燥，大便干结，形体消瘦。舌淡红少苔，脉细数。治法：滋养胃阴。

(二) 针灸处方

以足阳明、足太阴、手阳明经穴为主。

主穴：中脘、胃俞、足三里、合谷。

配穴：有寒者加上脘、公孙；有热者加商阳、内庭；食滞者加梁门、天枢；痰饮者加膻中、丰隆；肝火旺者加肝俞、太冲；脾胃虚寒加脾俞、神阙；肠鸣加脾俞、大肠俞；泛酸干呕加建里、公孙、内关。

方义：中脘为胃之募穴，胃俞为胃之背俞穴，二穴俞募相配理气和胃止呕。内关为手厥阴经络穴，宽胸利气，降逆止呕。足三里为足阳明经合穴，梳理胃肠气机，通降胃气。合谷为手阳明大肠经穴，清热泻火，通调肠腑。

操作：主穴以毫针针刺补法为主。配穴按虚补实泻。实证、虚证加灸法，可重灸。

【大肠、小肠】

小肠通过幽门与胃相连，下达阑门，接于大肠，其经脉与心经互为表里。小肠的功能主要为受盛、化物，分清泌浊。大肠主要是传导糟粕，排出体外。若二者病变可出现腹胀、腹痛、呕吐、便溏、便秘等病变。

大小肠病证的辨证以虚实为纲。实多属于寒、热、气、瘀；虚证以虚寒为主。治疗分别采用温通、清热、理气、通瘀、泻下通腑、固肠、润燥等法。若兼见它脏症状时，分清标本主次，兼顾治疗。

(一) 证治分类

1. 实证

(1)湿热滞留：腹痛，腹泻，大便溏黏，有热臭气味，或伴发热，或便下赤白脓血，里急后重，肛门灼热。治法：清化湿热。

(2)腑实热结:大便干结难解,小便短赤,身热心烦,甚或谵语,腹胀满痛,口干、口臭。舌红,苔黄燥,脉沉实有力。治法:通腑泄热。

(3)瘀热阻滞:腹痛拒按,或局限于右下腹,便秘或腹泻,或有发热。苔黄腻,脉滑数或弦数。治法:清热化瘀通腑。

(4)寒邪内蕴:肠鸣辘辘,脐腹冷胀痛,得温则舒,大便稀溏,小便清长。舌苔白滑,脉缓或迟。治法:温肠散寒。

(5)小肠实热:心烦,失眠,不易入睡,口舌生疮,小便灼热刺痛,或见尿中带血。舌红苔黄,脉滑数。治法:清心导热。

(6)小肠气滞:小腹绞痛,腹胀肠鸣,得矢气稍舒,或痛连睾丸、腰胯等处,坠重不舒,行走不便,或在胯腹部(腹股沟)有肿块突起,甚则一侧阴囊肿胀,或睾丸偏坠,形寒怯冷。舌苔白滑,脉沉弦。治法:行气散结。

2. 虚证

(1)虚寒滑脱:久泻久痢,滑脱不禁,延久不已,甚则脱肛,小腹隐痛,肠鸣,喜温喜按,四肢不温,倦怠乏力。治法:涩肠固脱。

(2)津枯肠燥:大便秘结,难于排出,数日一行,或口臭,咽燥,头昏,腹胀。舌红少津,苔黄燥,脉细。治法:润肠通便。

(二)针灸处方

以手足阳明经、任脉穴为主。

主穴:天枢、足三里、上巨虚、中脘、支沟、胃俞。

配穴:湿热甚者加曲池、阴陵泉、大椎;热甚加合谷、内庭;气虚加关元、脾俞、气海;阳虚加神阙、关元;血虚加足三里、三阴交。

方义:大肠之募穴天枢,调理肠胃、理气化湿;胃之合穴足三里,健脾化湿、疏风;大肠下合穴上巨虚,理脾和胃、通腑调气;中脘为胃之募穴,胃俞为胃之背俞穴,二穴俞募相配理气和胃止呕。合谷、内庭清热泻火。支沟宣通三焦气机,三焦之气通畅,则肠腑通调。

操作:主穴以补法为主。配穴按补虚泻实。寒证、虚证用灸法,重灸关元、中极、神阙等穴。

八、肾(生殖系统、泌尿系统)

肾为先天之本,肾阴肾阳是其他脏腑阴阳的根本,为生命活动之根。人之生长、发育、生殖、衰老,均关系到肾,因此肾病本质多属于虚。相当于西医系统的生殖系统和泌尿系统。肾主生殖、主纳气,藏精,主骨、生髓、充脑、主水,其华在发,开窍于耳及二阴。当肾出现病变时可出现小便异常、尿少、水肿或多尿、遗尿等症;或发生胫酸眩冒、目无所见、懈怠安卧等症状;或听力减退、耳鸣、耳聋等;若肾主纳气功能出现异常,可见动则气喘,呼多吸少。

因肾为先天之本,藏真阴而寓元阳,故肾病有虚证和本虚标实证之分。虚证辨证应辨别阴虚还是阳虚,阳虚包括肾气虚弱、肾阳不振、肾不纳气,阴虚为肾阴(精)亏虚。本虚标实证则有肾虚水泛、阴虚火旺等。针对肾病以虚证为多,其治疗原则按照"虚者补之"的原则,当以补肾为主。但需辨别肾阳虚和肾阴虚,分别采用温补肾阳或滋养肾阴的方法,并掌握阴阳互根这一规律,予以兼顾,本虚标实者,宜补泻兼施。

(一)证治分类

1. 虚证

(1)肾气虚弱:腰膝酸软,耳鸣、重听,眩晕健忘,溺有余沥,小便频数或失禁,遗精,女子带下稀白,面色㿠白,气短乏力。舌质淡胖,有齿印,苔薄白,脉细弱。治法:补肾益气。

（2）肾阳不振：腰膝酸冷，尿少，肢体浮肿，或夜尿频多色清，畏寒肢冷，面色㿠白，头昏耳鸣，阳痿滑精，黎明腹泻，便溏。舌淡胖嫩，苔白润，脉沉细。治法：温补肾阳。

（3）肾不纳气：少气不足以息，动则喘甚，或喘而汗出，或见胸闷心悸，小便不禁。舌苔淡白，脉虚弱。治法：补肾纳气

（4）肾阴（精）亏虚：形体羸瘦，头昏健忘，失眠，梦遗，耳鸣耳聋，腰腿酸软，男子精少，女子经闭，低热虚烦，尿浊或尿多如脂。舌红少苔，脉来细数。治法：滋养肾阴。

2. 本虚标实证

（1）肾虚水泛：全身浮肿，以下肢尤甚，脐腹胀满，小便短少，或咳嗽气喘，痰多质清稀，心悸目眩，畏寒肢冷。舌淡苔白，脉象沉滑。治法：温肾利水。

（2）肾虚火旺：潮热，盗汗，五心烦热，虚烦少寐，手足心热，头晕目眩，颧红唇赤，腰膝酸痛，口干咽燥，阳兴即遗，尿赤便秘。舌红苔少，脉来细数。治法：滋肾（阴）降火。

（二）针灸处方

以任脉、足太阴经穴、足太阳膀胱经及相应背俞穴为主。

主穴：关元、肾俞、三阴交。

配穴：肾阳不足加命门、腰阳关；肾阴亏虚加膏肓、太溪。

方义：关元为元气所存之处，补之使真元得充，恢复肾之作强功能。三阴交为足三阴经交会穴，补益肝肾，健运脾土。肾俞以培补肾气。

操作：对于女性不孕症，治疗时间可在排卵前后几天连续施灸。对于虚证主穴用毫针补法，可用灸；实证多采用毫针泻法；针刺关元时针尖略向下斜刺，使针感向前阴放射。配穴按虚补实泻法操作。

九、膀胱（泌尿系统）

膀胱位于小腹，其经脉络肾，与肾相通，互为表里。隶属于西医系统中的泌尿系统。其主要生理功能为贮藏尿液和排出小便，这些功能有赖肾的气化作用，故膀胱病变每与肾脏密切相关。若膀胱有病，气化功能失常，可导致尿量、尿次、排尿和尿液的色质发生变化。

膀胱病证，有虚有实。实证多由于湿热，治宜清利湿热为主；虚证常见寒象，每与肾虚并见，治宜温肾固摄；若肾虚而膀胱有热者，则属虚实夹杂，治当益肾清利，分清主次，虚实同治。

（一）证治分类

1. 膀胱湿热　尿频尿急，尿道灼热涩痛，小便不利，或点滴不畅，甚则癃闭不通，小腹胀满，尿色深黄，混浊，或伴脓血、砂石。舌苔黄腻，脉数。治法：清利湿热。

2. 膀胱虚寒　小便频数色清，长，或不禁，尿有余沥，遗尿，尿浊，甚或小便不爽，排出无力。舌润苔白，脉沉细。治法：温肾固摄。

（二）针灸处方

实证多取太阴经及膀胱经腧穴。虚证多取任脉、督脉及膀胱经腧穴。

主穴：实证，三焦俞、阴陵泉、三阴交、小肠俞、水道；虚证，阴谷、肾俞、三焦俞、气海、委阳、脾俞。

配穴：湿热内蕴加曲池；邪热壅肺加肺俞、尺泽；肝郁气滞加肝俞、太冲；瘀血阻滞加曲骨、血海。

方义：三焦俞通调三焦气机，恢复三焦决渎之功。阴陵泉清利湿热。三阴交为三阴之会，通经络、调气血。小肠俞、水道利尿通窍。太冲行气利水、疏肝解郁。曲骨、血海祛瘀行滞。肾经合穴阴谷配合肾俞、脾俞振奋脾肾气机。三焦俞和委阳通调三焦气机。任脉穴气海温补下焦元气，以冀鼓舞膀胱气化，而改善膀胱功能。

操作：实证以毫针泻法为主。虚证以补法为主，加灸关元、气海、肾俞等穴位。

总之,内脏疾病的发生不仅仅是单一脏腑的病变,五脏六腑之间通过经络通路传递病情(如表里经传递、同名经传递),亦可通过五行学说中的木火土金水的相生相克导致其他脏腑发生病变。针灸治疗以八纲辨证为主,结合经络辨证、脏腑辨证、气血辨证,按照"盛则泻之,虚则补之,热则疾之,寒则留之,陷下则灸之,不盛不虚以经取之"的原则采用相应的针刺或灸法治疗。

(张 芸)

第十二节　中医按摩治疗

一、中医按摩的定义

中医按摩又称中医按跷、案扤等,后来又称为推拿。是我国最古老的外治手法。按摩是指利用人体的手、足、膝等部位对患者的皮肤、肌肉等软组织进行点按、摩擦、推揉等按摩方法以达到治疗疾病的目的,按摩疗法具有和阴阳、调脏腑、理气血、疏经络等作用。

二、中医按摩的来源

中医按摩历史悠久,伴随着我国五千年来的历史发展,经历了兴盛与衰败,但仍旧具有顽强的生命力,传承至今生生不息。这或许归因于中医按摩是我国古代人民日常生活和生产劳动的经验总结,来源于古人本能地在对人体不舒服的地方进行摩擦、按压等方式以缓解身体的不适与心灵的安慰,也是相互交流的工具。在历史朝代的更替与发展中,中医按摩从无到有、从少积多、从简到繁,中医按摩为华夏人民的健康保驾护航数千年,从治疗简单的筋膜、皮肤等软组织挫裂伤等疾病到现今的内、外、妇、儿等多种疾病。

《史记·扁鹊仓公列传》记载:"上古之时,医有俞跗,治病不以汤液醴酒、镵石蹻引,案扤毒熨"。文献表明远在上古之时就有治疗疾病不用汤药而用砭石、按摩等外治手法。远古时期,人类以捕猎为生,经常在丛林草地中穿梭,与野兽斗智斗勇,易被山石草木刮伤,被野兽咬伤等,而远古人民发现在受伤之后以抚摸、按压、摩擦、舌头吸吮等方式可以缓解身体的不适感,加速身体的康复,这些行为产生了不同的按摩手法,并在生活实践中被逐渐流传下来,最终逐渐形成一个独特按摩(推拿)体系。

在夏商周及先秦时期,当时人们常将民间的一些医生划为巫医的范畴,出土的殷墟甲骨文卜辞有关于按摩推拿的文字记载;在长沙马王堆出土的汉墓医术中记载了诸多按摩、导引、推拿治疗技术;《说苑·辨物》中记载:"扁鹊过赵王,王太子暴疾而死……子游矫摩(按摩)",表明在春秋战国时期,就有神医扁鹊采用按摩法治疗急危重的疾病。

在秦汉时期,我国中医学有《黄帝岐伯按摩经》《黄帝内经》等医学巨作诞生,这些著作均有按摩(推拿)的相关理论知识记载,此后各朝代均有按摩相关的医学著作问世,汉代名医张仲景在《金匮要略》中记载了关于中药膏方与按摩结合的治疗方法,明代时期首见推拿一词,而清代是按摩、推拿鼎盛时期,以小儿推拿尤为盛行,此后逐渐称按摩为推拿。现如今我国大力发展中医,弘扬中医学精髓,治病求本、未病先防的中医理念贯彻人心,中医按摩作为中医学的重要组成部分,也在日益更新,迅速发展。

中医按摩源于生产生活实践,发展于脏腑病的治疗。从古至今,按摩治疗脏腑病功不可没,特别是肠胃病、心肺病等效果更为显著。内脏病是西医学的概念,是指人体脏器病变,包括心血管系统、呼吸系统、消化系统、生殖系统、内分泌系统等,但中医认为内脏病多为慢性疾病,是由五脏六腑的功能障碍发展而来,而中医脏腑病变比西医的内脏病划分更为广泛,更为系统,且中医按摩是以中医学为理论基础,因此本章节在讨论中医按摩治疗内脏疾病时,是以脏腑病变的按摩治疗进行阐述。

三、中医按摩治疗内脏病的方法

人体内脏疾病与中医五脏六腑的功能障碍息息相关。脏腑的运化功能各不相同,但均以气为原动力,以血为濡养全身的营养物质,在四时、五运、六气、七情等因素的影响下,人体可表现出阴阳、表里、寒热、虚实等不同证候,而按摩(推拿)能平衡阴阳,引导人体气血运行,重新恢复脏腑的功能。按摩手法历史悠久,其方法多样复杂,而按摩在治疗脏腑疾病中,由于成人与小儿的经络腧穴、经气输布及治疗的配合程度与承受能力等均存在差异,因此按摩手法也有一定的区别。简单来说,成人按摩(推拿)手法大致可以分为摩擦类、按压类、摆动类、振动类、叩击类、复合手法及其他手法;小儿按摩(推拿)手法则简单分为基础手法和复合手法。

（一）成人按摩（推拿）手法

1. 摩擦类手法　是指施术者以手指、鱼际等部位为着力面,对患者进行单向或双向的来回摩擦,可分为摩法、擦法、推法、搓法。摩擦类手法操作柔和、舒适、临床使用较广,对于脾胃、肺、肾等脏器病变均有较好的临床疗效,如大鱼际摩擦于中脘、神阙、天枢等腹部摩法可以治疗脾胃消化功能障碍;以背俞穴、膻中、期门、日月等腧穴结合胸肋部搓摩法治疗肺、肾等呼吸系统疾病;擦法擦印堂、太阳、迎香等腧穴治疗头痛、头晕及高血压等疾病;此外摩擦、推搓关元、气海、膻中等保健要穴可以温阳补气、强身健体。

2. 摩法　施术者以中间三指的螺纹面或掌面为着力面,轻柔地对患处或穴位点进行环形旋转摩擦运动。其代表性手法有指摩法(用于头面、眼球),掌摩法(胸腹及胁肋),以沉肩、屈肘,腕放松,动作持久、柔和等要领,具有提神醒脑、行气舒肝、温中和胃、消积导滞、温阳益气等作用。

3. 擦法　施术者以手指的螺纹面及鱼际等部位为着力面,对患者的施术部位进行反复的直线移动摩擦。其代表性手法有掌擦法(适用于全身各部),大鱼际擦法(适用于四肢及面额部),小鱼际擦法(用于胸背部、腰骶部),指擦法(多用于面额部),具有温经通络、活血止痛、温阳散寒、宽胸理气等作用。

4. 推法　施术者用手指或掌面等部位为着力面,在人体体表进行单方向的直线推动。操作时动作柔和、平稳、均匀,紧贴体表皮下组织。代表手法包括多指推法(多用于头面、颈项、四肢等部)、掌推法(多用于胸胁部、腰背部)、大鱼际推法(多用于头面、四肢部)、拳推法(多用于腰背、臀部及下肢部)、肘推法(适用于肌肉肥厚处或感觉迟钝处)。具有疏经通络、活血化瘀、行气止痛、理筋整复。

5. 搓法　施术者双手夹住治疗部位,两手快速、节律性地来回搓动,并上下移动的过程。操作时要求两手用力一致、均匀、柔和,搓动节律快但移动较慢。其代表手法有夹搓法(适用于四肢部及胁肋)、推搓法(适用于脊柱、躯干部)。具有舒筋活络、开窍醒神、疏肝解郁等作用。

（二）挤压类手法

挤压类手法是最早出现的按摩手法,是施术者利用自身的手、足及其他关节等部位对人体特定部位进行按压或挤压的治疗手法。大致分为按压类和捏拿类手法。按压类手法有点法、压法、拨法和踩跷法等;捏拿类手法包括捏法、拿法、捻法、捋法、挤法等。挤压类手法种类较多、刺激较强、操作范围较广泛,适用于各种经络、脏腑疾病。如点按脾俞、胃俞、足三里、上巨虚、内关等腧穴治疗胃脘痛、腹痛;捏拿风池、颈项部、肩井及头部等治疗风寒外感、头痛身痛;点按腰背部、胸腹部及肢体的腧穴及阿是穴等以温经活络、活血止痛等。

1. 按压类手法　施术者利用手指、掌等部位,对患处按压,力度由轻到重,逐渐渗透,必要时可配合呼吸补泻。舒筋通络、解痉止痛、温经散寒、调经通气等作用。

2. 捏拿类手法　施术者利用手指对特定部位进行挤压、捏拿,即捏而提起谓之拿也,一捏一拿、一松一紧,实施时要循序渐进、均匀持久、柔和。具有通经活络、解痉止痛、消炎利肿、发散风寒、升举阳气、行气活血、消积导滞等作用。

（三）摆动类手法

摆动类按摩手法是指施术者以手、腕等部位为着力点，以周期性摆动以受力于患处并治疗疾病的基础手法。操作时柔和、持久、受力均匀，主要有一指禅推法、缠推法、㨰法、滚法、揉法。如一指禅推法推按背俞穴及膀胱经，并推按腹部的天枢、中脘等腧穴可以健脾和胃，调整胃肠功能，治疗便秘、泄泻、胃脘痛等胃肠道疾病；对心俞、膏肓俞、膈俞等腧穴进行推按，结合胸部摩法、揉按内关等腧穴以活血通脉，行气止痛，治疗冠心病等；对头部和腹部进行推揉、滚动等操作，可以通经活络、醒脑开窍、温阳补气，以治疗头痛、失眠、腹痛、腹胀等疾病。

1. 一指禅推法　施术者以拇指的指端、侧面、螺纹面等部位为着力面，对患处或特定的腧穴进行周期性的摆动、推按来刺激人体以产生疗效。其代表性的手法有指端推法、螺纹面推法（适用于全身各部位）、屈指推法（多用于背部俞穴）、偏峰推法（适用于头面部），以沉肩、垂肘、悬腕、指实、掌虚为操作要领，具有疏经活络、活血祛瘀、调和营卫、解痉止痛等作用。

2. 缠推法　又称缠法、小步子推法，是由一指禅推法演变而来，其推动以周期性、小幅度、快频率（3~5次/s）的按摩手法。其操作要领与功用与一指禅推法相似。

3. 㨰法与滚法　两种手法操作要领相同，区别在于二者的受力面不同，㨰法是指施术者小鱼际及手背为着力面，而滚法是指手握空拳，除拇指以外的其余四指近侧指间关节为着力部位，二者均是肩、肘、腕的联合运动，使着力面产生周期性的来回滚动。其操作要领以沉肩，屈肘100°~120°，腕关节屈腕80°左右、伸腕40°左右，前臂旋前旋后的周期性运动，具有舒筋活血，滑利关节，缓解痉挛，消除疲劳等作用。

4. 揉法　施术者利用双手或其他关节等部位，对皮下软组织进行大范围、大幅度、中等频率（1~3次/s）的柔和、均匀的回旋，其代表手法有大鱼际揉法（适用于头面部、胸胁部表浅部位），小鱼际揉法（适用于四肢及腹部），掌根揉法（适用于腰背部及肌肉丰满的部位）等，具有调和气血、舒筋活络、缓解痉挛、消肿止痛、消积导滞、健脾和胃等作用。

（四）振动类手法

施术者以自身静止性震动产生的快速、小幅度地对人体特定部位进行振动或抖动的治疗方法，又分为振法和抖法。振法有掌振法（多用于胸腹部）和指振法（适用于头面、胸腹及全身各部），具有镇静安神、温中散寒、行气消积、升举阳气的作用。抖法分为上肢抖法、下肢抖法及腰抖法，具有舒筋活络、滑利关节、活血祛瘀的作用，如对太阳、印堂、百会等腧穴进行振动以镇静安神、通络止痛；中脘穴、背俞穴及腹部等部位进行振动及揉按以温中散寒、行气止痛、消食化积。

（五）叩击类手法

施术者利用手掌、手背、拳头等部位对患处进行冲击拍打，包括拍法、击法等手法。如反复拍击腰背部、四肢具有活血化瘀止痛的作用；屈拳叩法于头部百会、四神聪、印堂等部位操作，可以治疗头痛、头晕、失眠等症状。

1. 拍法　手立虚掌，轻拍体表的手法，操作时沉肩、垂肘，一拍一弹，一起一落，力度适中，气要渗透到深层组织，常用于放松治疗，具有活血化瘀、解痉止痛、益气升阳等作用。

2. 击法　施术者用拳头或掌根等部位为着力面，垂直敲击体表的手法。代表手法有拳击法（多用于颈背部）、掌击法（适用于脊柱及臀部、下肢后侧）、侧击法（多用于四肢部、肩颈部）、指尖击法（适用于头顶）、桑枝棒（多用于肩胛区、腰臀部及下肢后侧）。具有舒筋通络、活血祛瘀、行气止痛等作用。

（六）运动关节类手法

这种手法大多用于关节粘连、错位等时，施术者对患者的关节进行屈伸、旋转等摇动。主要包括摇法、背法、扳法和拔伸法。具有很好的理筋整复、松解粘连、舒筋通络、滑利关节、解痉止痛等作用。该手法对于颈肩腰腿痛等脊柱小关节紊乱的患者,特别是颈椎关节紊乱导致的高血压、头痛、头晕及胸腰椎关节紊乱导致的脏腑及内分泌系统等功能失调均有较好的临床疗效。

(七) 复合手法及其他

是指将常见的基础手法巧妙的结合,并施术于患者的治疗部位以达到临床治疗目的,相互结合、相互弥补不足。临床上常用的复合类手法主要有按揉法、弹拨法、推摩法、勾点法、扫散法、揉捏法和捏脊法等其他手法。具有解痉舒筋、活血散瘀、行气止痛等作用。事实上复合手法是临床操作中最常用的按摩手法,常常将两种或多种基础按摩手法结合运用以更好地治疗脏腑疾病,扩大治疗的应用范围以及提高临床疗效。一指禅推法结合揉法、点按、捏拿等手法对腹部气海、关元等腧穴治疗月经不调、气虚等病证;振动手法结合摩擦类手法对膻中、关元、气海及背俞穴等刺激后可宽胸理气、调经活血、暖宫散寒。

(八) 小儿按摩(推拿)手法

小儿按摩(推拿)手法与成人按摩(推拿)手法之间既有相同之处,又有不同之处。两种按摩手法的基础手法基本相同,主要包括推法、揉法、按法、摩法等基础手法,但其操作的刺激强度、节律、速率等方面均存在差异。小儿按摩手法追求轻快柔和,平稳着实,舒服有效,此外小儿按摩还根据特定穴位、手法、技巧等命名也较复杂多样,特别是在复合手法的治疗上,常将几种手法按一定的操作顺序与特定的操作方法结合一起治疗,复式操作法在历代医家著作中记载不一,名称有异。《窍穴图说推拿指南》称之为"大手术",《小儿推拿疗法新编》则称之为"复合手法"等。其说法不一,有的名同法异,有的名异法同,但均离不开基础手法的操作,因此不再赘述。

四、中医按摩法治疗内脏病的治则治法

按摩早期的发展植根于脏腑疾病的治疗,而脏腑的功能障碍大多是在漫长的不良生活饮食作息习惯中形成,短时间内常无致命危险,久而久之会使本脏及相关脏腑的功能均失调,从而引起多脏器非器质性病变,在人们漫长的实践与思考中,中医按摩疗法在治疗脏腑病(内脏病)方面具有较好的临床疗效。中医按摩法是以临床实践为来源,以中医学理论为基础,以经络腧穴为依据,对中医内外妇儿等科疾病均有一定的临床疗效。

任何治疗方法均离不开理论的支持与规范化的操作,因此中医按摩法也有相应的治则与治法。治则是治疗方法的总则,是治疗方法的指导基础,而治法是在治则指导下根据疾病的相关特点制订的具体操作方法。如中医认为,疾病的转因转归是正邪相争的结果,邪气盛则病重,正气盛则病轻,因此扶正祛邪是基本治则,而治疗时采取滋阴补阳、补虚泄实等则为治法。总体而言按摩法的治则包括扶正祛邪、标本先后、正治反治、平衡阴阳、调和气血、调整脏腑等;治法包括补虚泻实、阴平阳秘、清热温寒、通络消散等。

(一) 治则

1. 扶正祛邪　培补正气,消除邪气,两者相互影响,正胜邪自去,邪去正自安。治疗时以基础按摩手法,通过扶正气以祛邪气来治疗疾病。如摩擦类手法或按压类手法来达到调和营卫、温经通络、发散风寒、升举阳气、扶正气以去邪气的效果。

2. 标本先后　标即事物之分节,本即事物之根本、根基。临床中需要分清主次矛盾,采取急则治其标、缓则治其本,治病必求本,标本兼治的思想。《素问·标本病传论》所记载,缓则治其本,一般适用于慢性疾病,患者久病必虚,但正气虽虚,邪尚未尽。内伤病至,脏腑气血衰败,因此我们需要以气运法,调和脏腑气血,故"主治以缓,治客以急"。急则治其标,一般适用于急性病,危重病,初病邪未深入之时,急则去其邪,邪去正不伤。"小大不利,治其标",中医认为先病为本,后病为标,诸病皆先治本,而中满及大小便不利时应当先治标。此外中医病证还有标本兼治,同时治疗的治则。

3. 正治反治　是根据疾病的证候性质来诊断,不被证候的假象所惑,治病时必求本的治疗原则,依据

该原则产生相应的治法,比如寒者热之、热者寒之、虚则补之、实则泻之、热因热用、寒因寒用、塞因塞用、通因通用。

4. 平衡阴阳 阴阳是对立统一、相互转化的,是古人认识世界与自然规律变化发展的根本描述。日升日落,生老病死,阴阳消长,人体生命活动处于阴阳平衡之中,任何破坏人体阴阳平衡的行为均能使人体机能紊乱,产生疾病。如阳盛则热、阴盛则寒等,而临床辨证常以阴、阳、表、里、寒、热、虚、实等为总纲。按摩疗法在治疗疾病时,以该理论为基础,如《黄帝内经》记载:"谨察阴阳所在而调之,以平为期"。通过不同的按摩手法及强弱程度进行损其有余、补其不足,重新恢复阴阳平衡。

5. 调和气血 《医林改错》中记载:"人之生以气血为本,人之病无不伤及气血"。气为阳、血为阴,气以推动、温煦、固摄为主要功能,血以滋养、润养为主要功能。气是构成人体和维持人体生命活动的精微物质,如我们身上的正气、阳气、元气,是一身之根本,所谓气散则人亡,说明气的重要性。血为水谷之精华,出于中焦,生于脾,宣于肺,统于心,藏于肝,化精于肾,功司濡养、滋润,调和五脏,洒陈六腑,是运行及濡养全身的营养物质,是维持着人体的生命活动的重要物质。气血的生成与运行,依赖于脏腑经络的正常生理活动,所以调和气血又与平衡阴阳、调整脏腑等密切结合起来。

6. 调整脏腑 肝心脾肺肾、木火土金水,五脏、五行相生相克。脏腑相络属,脏与脏、脏与腑、腑与腑之间,在生理上相互协调,相互作用,在病理上也相互影响。脏腑是人体生命活动的中心,脏腑阴阳气血是人体生命活动的根本,脏腑的阴阳气血失调是脏腑病理改变的基础,脏腑投影于体表特定部位,通过特定的手法以按穴道、走经络,联脏腑等直接或间接的刺激,对脏腑气血进行调节,改善脏腑的生理功能。

7. 三因制宜 每个人都是独立的个体,考虑到每个人的生活习性、年龄大小、体质强弱等因素,常需要因事、因人、因地治疗,简称三因制宜。比如手法刺激强弱、作用持续时间、力量大小等与治疗结果密切相关。在时间差异上,夏季炎热,机体当此阳盛之时,腠理疏松开泄,则易于汗出,此时按摩手法不宜用补法;冬天寒冷,万物收藏,此时按摩手法不宜用泄法。在年龄差异上,小儿生机旺盛、脏腑娇嫩,治疗时温和、舒适,不宜过度使用补法;老年人气血衰少、生机减退,患病多以虚证,治疗时应多用补法按摩。地方差异上,一般而言北方干燥、寒冷,体型壮硕,治疗时以较强的刺激为主,病位较深;而南方湿热,体型娇小,治疗时需要较柔和并祛风湿的按摩手法。

(二)治法

治法来源于治则,治则是归于中医学理论基础,临床中应用好中医的基础知识,把握好疾病的本质,以标准的治则治法来规范化治疗是取得安全疗效的关键。

五、中医按摩手法的操作要求

中医按摩手法讲究一定的技巧性,需要长期不断地练习才能非常熟练。总体而言,按摩手法操作时要求持久、有力、均匀、柔和、渗透。由于按摩需要达到一定的时间和量,效果才显著,而发力要持久则是第一个要素,需要施术者在标准的规范下操作,保持动作的持续性,周期性;按摩的基础是力的作用,施术者在按摩时压迫达到一定的力度、技巧才能使疾病达到临床疗效;操作手法要熟练、灵动,力量的运用不可忽轻忽重,忽快忽慢,而应均匀发力,保持相对的稳定性;动作自然流畅,轻而不浮,重而不滞,柔和灵动、用力缓和;此外,脏腑与经筋、脉络、皮部相关联,在操作时,我们不能只局限体表的作用,更应渗透到皮下深层组织,如筋骨与脏腑。以上几点对于临床中按摩治疗至关重要,正如《医宗金鉴·正骨心法要旨》所云:"一旦临证,机触于外,巧生于内,手随心转,法从手出。"形象生动地描述了按摩治疗时,重意不重形,重神不重像,重心不重招,以无形胜有形,达到心领神会,形神合一的境界。

六、中医按摩治疗内脏病的作用机制

中医按摩治疗内脏疾病,要遵从中医学的整体观念,人体是一个有机的整体,其部分与整体,点与面之间存在相互联系、相互制约、相互协调的关系,要注重本脏腑与他脏腑之间的关系,注重平衡阴阳、气血运行、脏腑功能的关系,以达到扶正祛邪,治病求本的目的;要明确腹部按摩与脏腑之间的关系,《灵枢·胀论》记载:"夫胸腹,脏腑之郭也"。腹为万病之机,部分脏器在腹腔,而大部分腑脏均在腹部,五脏与六腑之间存在生理病理的相关性;"有诸内者,必形于外",脏腑的疾病在体表必然有相应的症状和体征。这均是中医按摩治疗脏腑病的基础理念。

(一)中医作用机制

按摩治疗,顾名思义其手法是关键。规范化、科学化的操作技巧,往往会事半功倍。归根结底,按摩法治疗疾病属于中医外治法的范畴,其中医作用机理主要包括平衡阴阳、调和脏腑气血、经络腧穴、理筋整复等。

1. 平衡阴阳 《素问·生气通天论》中记载:"生之本,本于阴阳""阴平阳秘,精神乃治"是生命最调和的状态。阴阳者天地之道也,万物之纲纪,万物之始也,阴阳是相互对立统一的,是相互依存的一种哲学思想。古人认为人是自然的一部分,大自然的规律变化必然影响人体,天地之间万事万物均有阴阳,任何事物之间又存在相互对立统一,包括人的生理病理变化,以及与自然界的有机联系都可以用阴阳来概括和推衍。对于人体而言,人体体表为阳、体内为阴,上部为阳、下部为阴,六腑为阳、五脏为阴,气为阳、血为阴等。按摩治疗以中医阴阳理论为基础,以阴阳平衡为治疗原则,治疗时根据操作手法的轻重、缓急、刚柔等不同刺激强度,遵循补虚泻实、温寒清热等治则,重塑阴阳平衡状态,以扶正祛邪、标本兼治。如临床中以一指禅推法、揉法、摩擦等按摩手法刺激人体特定腧穴以调和阴阳、疏通气血。

2. 调和脏腑气血 《黄帝内经》记载:"有诸内者,必形于外"。人体内脏腑病变在体表会有相应的症状表现,即司外揣内,以点带面,以局部看整体的思维观念,因此按摩人体体表的经络、腧穴等可以调和脏腑气血。脏腑是化生气血,通调经络,维持人体生命活动的主要器官。脏腑的生理功能不一,其病理表现不尽相同,如肝藏血、主疏泄,性发散、舒畅条达,与人体情志相关,常表现为肝阳有余、肝阴不足,同时有肝火旺盛、气郁气逆、胸肋胀满、腋下隐痛等症状和体征,治疗时我们可以用按摩手法中的按法按压太冲穴以及肝俞、膻中等穴位进行治疗,此外还需要辨证论治,分清阴阳、表里、寒热、虚实;脾胃属土、脾喜燥恶湿,胃喜润恶燥,脾为后天之本,气血生化之源,主升,胃主降,以降为和,出现问题时,往往会有呃逆、呕吐、饮食欠佳、面黄肌瘦、腹痛等表现,因此治疗时以脾俞、胃俞、中脘、足三里等穴位进行点按、推揉按摩治疗,具有缓解胃肠痉挛、止腹痛、健脾胃、补气血等作用。事实上,中医讲究辨证论治、整体观念,任何疾病的产生都是有原因的,也是复杂多变的,我们在治疗时不仅要考虑脏腑本身,还要考虑脏腑之间的相互关系,所谓见肝之病,知肝传脾,当先实脾也。按摩对于脏腑气血的作用主要是通过经络腧穴、经筋皮部、脏腑经络相关联等理论而实现,其对脏腑气血进行调节,直接或间接地影响脏腑气血的功能。

3. 经络腧穴 经络包含经脉、络脉,《黄帝内经》记载:"经脉者,所以能决死生,处百病,调虚实,不可不通"。经络是人体气血运行的通道,是沟通内外,贯穿上下,遍布全身的经络网状系统。经络是内属脏腑,外络支节,行血气,营阴阳,应天道,是血气运行的通路,是人体功能的联络、调节和反应系统。经络不通时,外部的筋脉肉骨皮失其濡养,气血不畅,不通则痛,内部五脏不荣、六腑不运,气血失和,不能正常地发挥出应有的功能,因此百病而致。按摩手法在对输布于体表的经络腧穴及经络运行的路线进行刺激,可以疏通经络,激发和调节经络气血的运行,依据"经脉所至,主治所及"的原理,对经络本身及联络的四肢百骸、脏腑组织等功能进行调节,达到百脉舒畅、五脏安和。如肝郁气结导致胸肋胀满时,我们可以通过摩擦类手法对胸肋部进行搓摩,再以泄法点按太冲穴等;胃阴虚时,胃火炽盛、伤津耗阴,口唇干燥、干呕、饮食欲佳、胸膈不适等,采取滋阴、健脾胃等按摩手法,降胃火、补津液以达到治疗的目的。经络是按摩法治疗疾病的重要基础,《黄帝内经》记载:"经络不通,病生于不仁,治之以按摩",说明经络不通使人体血运失常而产生疾病,而按摩可以疏通经络气血,调节脏腑的作用。

4. 理筋整复　筋即筋膜、筋骨、肌腱等软组织,是连接关节与肌肉、稳定关节与肌力平衡的重要组织,同时也是支撑脏腑的重要部分。因各种原因导致的软组织损伤称为筋伤,而筋膜连接的骨组织、内脏器官等也会受到不同程度的影响,产生骨错缝、筋出槽等有关组织的解剖异常。按摩对于筋伤患者具有良好的效果,舒筋通络、解痉止痛,损伤后,筋膜等软组织处于高张力状态及紧张、疼痛的自我保护状态,而通过牵拉、拔伸、摇摆、弹拨等按摩手法,可以降低张力、行气活血、缓解疼痛、松解粘连、理筋整复等效果。

(二)西医作用机制

1. "闸门"控制学说　该学说是缓解疼痛机制的学说。现代研究认为疼痛并非由单一因素决定,而是由三因素组成:感觉差异性维度、认知评估性维度和情绪动机性维度,三要素之间相互影响。"闸门"学说认为脊髓中有粗神经纤维和细神经纤维投射至神经胶质细胞及高级中枢传递细胞,而细神经纤维兴奋能打开"闸门",允许疼痛信息通过,粗神经纤维可关闭"闸门",阻止疼痛信息通过,正常状态下"闸门"是关闭的,但是中枢神经的疼痛信号非常多,当疼痛信号刺激细神经纤维兴奋,并使闸门打开时,疼痛会传递给中枢神经的各个地方,引起疼痛。按摩手法刺激人体可能激发了大量的外周粗神经纤维的传导,关闭"闸门",阻止痛觉信息传导从而达到止痛的目的。

2. 系统内能学说　将人体看成是个有机的大系统,而人体内部又有着许多的小系统,这些系统的功能活动需要一定的能量,才能完成它的功能运转。在大系统内,保持着上下、内外的统一与协调平衡,维持人体正常的生命活动,当人体中的任何一个小系统出现能量异常均会影响其他小系统及整个大系统的能量异常。而系统内能学说认为,可能是按摩手法对人体进行刺激时,将人体按摩产生的功能转化为其他各种能量,并通过手法的实施、机体的传输与转化渗透到体内,影响人体相关系统的能量,进而恢复小系统能量的平衡与稳定,达到治疗的目的。如按摩可以改变肌肉系统的能量,调整肌肉张力平衡;按摩可以改变人体气血系统的能量,改变机体的血运,达到活血化瘀、消炎止痛的作用。

3. 信息学说　近代生理学研究证明,人体的各个脏器都有其特定的生物信息(各脏器的固有频率及生物电等),当脏器发生病变时,有关的生物信息就会发生改变,而脏器生物信息的改变可影响整个系统乃至全身的机能平衡。按摩疗法是以不同的手法刺激作用于人体,通过各种信息转化,改变机体在物质、能量、信息方面的平衡,这些变化传递输入到有关脏腑,对失常的生物信息加以调整,从而起到对病变脏器的调整作用。从理论上推测,手法刺激产生的信息输送到人体内,可引起人体神经生物电,神经介质,激素酶系统信息的系列变化及增强人体对病痛信息的自我调整能力。如在缺血性心绞痛患者在相关的腧穴上用轻轻的按揉等治疗方法,可以调整信息平衡,增加冠状动脉血流量,从而缓解症状。

4. 生物全息学说　全息生物学说是指人体各相对独立器官与整体之间的有机关系。即以点带面、部分与整体的关系,现代研究认为人体中某些局部位置可以反映人体全身器官的生理功能状态,是一个缩影,临床上常用这种理念来诊疗疾病,也叫生物全息疗法。比如常见的腹针、鼻针、耳针、腕踝针等均是以生物全息论为基础发展而来的诊疗方法。再如人体各器官在双足均有相应的反射区,假设肝脏发生器质性病变时,则只有在其右足肝反射区有明显的压痛和组织变异,而左足同样的位置是心脏的反射区(做心脾、右肝胆)则没有压痛,因此在按摩治疗时,通过对某些区域的特定点按、推揉等可以用来诊疗疾病。

七、中医按摩治疗内脏病的康复应用

手法选择与实施技巧是按摩治疗内脏疾病的关键,按摩治疗人体内脏疾病主要是手法作用于特定部位及经络腧穴可直接发挥其活血化瘀、平衡阴阳、调和脏腑气血、理筋整复等作用,可间接通过手法的能量传导,经穴位 - 经络 - 脏腑的传导,影响人体津液、气血、阴阳、脏腑、情志等生理、病理状态,从而对整个人体均有调和作用,正如《素问·举痛论》记载:"按之则热气至,热气至则痛止矣。"近些年来,通过对古文献的研究以及现代科学技术的发展,对于按摩治疗应用范围越来越广泛,其作用机理研究越来越深远,下面将从中医五脏的按摩治疗来阐述内脏相关疾病的临床应用。

（一）中医按摩治疗肺脏病

中医认为肺为娇脏、易受外邪侵袭而受累,肺在五脏中位置最高,因此又有华盖的说法。肺的功能是主气,司呼吸,通调水道,肺朝百脉主治节。肺脏因外邪侵袭致病时,通常会有肺部及呼吸系统的不适,如咳嗽、咯血、胸闷、气喘、心气虚弱、发绀、心悸、痰湿水饮、浮肿等与肺脏功能相关的疾病。在西医理论中则认为是呼吸系统疾病,比如肺癌、肺结核、肺炎、支气管炎等肺脏疾病。肺脏络大肠,属金,根据经络相表里及五行相生相克等原理,肺脏受累往往会影响脾脏与肾脏等脏腑的功能,因此临床上需要根据患者的实际情况对症治疗。中医按摩治疗肺脏疾病,是从补虚泻实、调和阴阳、宣肺平喘、理气化痰等方面着手治疗,以改善患者的肺脏功能,进而恢复呼吸系统的功能。

（二）中医按摩治疗心脏病

心为五脏六腑之大主,是人体生命活动的中心。心的主要功能是主血脉、藏神。心脏是血液的原动力,是推动血液运行周身并濡养全身的关键,心脏功能正常是人精力充沛、思维敏捷的保障,若心脏受累时,因血脉运行不畅、气血瘀阻而出现心悸、怔忡、真心痛、癫痫、健忘、昏迷等病证。在现代医学中属于心脑血管及循环系统疾病的范畴,比如脑梗死、脑出血、心绞痛、心肌梗死、高血压等内脏疾病。依据中医五行相生相克,心脏疾病与脾、肾等脏腑相关联,中医按摩治疗心脏疾病,是以活血化瘀,畅通经脉着手治疗,综合考虑各脏器之间的相互关系、辨证论治。

（三）中医按摩治疗肝脏病

肝为刚脏,体阴用阳。肝为五脏之贼,波及范围广,疾病复杂多变。肝主疏泄,具有调畅气机,调节情志的功能,肝藏血、主筋,具有调节血量、滑利关节的作用,肝藏魂,主谋虑,使人精神意识清晰,有勇有谋。若肝功能失常时,则会导致抑郁、头痛、眩晕、麻木、抽搐、胸肋胀满、乳房胀痛等病证,在现代医学归属于肝胆消化功能异常等范畴,如胆结石、肝炎等疾病。中医按摩治疗肝胆等脏腑疾病,是以疏肝利胆,调畅气机着手治疗。

在治疗肝阴亏虚型情志抑郁患者时,采取滋养阴精,补益肝肾的原则,点按、推揉等按摩手法对劳宫、太溪、太冲、三阴交、涌泉等穴位进行刺激,可以疏肝解郁、滋阴补肝。肝胆结石是临床上常见的急腹症之一,刘晋等运用气功加点穴按摩治疗肝胆结石患者,自上而下,以点按肝、胆、脾、胃经穴和结石部位的穴位点为主,取得了较满意效果。陈燕霞采用子午流注穴位按摩治疗肝阳上亢型高血压患者,自上而下、先左后右,揉按太阳穴、百会穴、合谷穴、太冲穴等,具有疏通经络,疏肝潜阳,改善血运的作用,从而降低血压。

（四）中医治疗脾脏病

脾为后天之本,为气血生化之源。脾喜燥恶湿、脾运化不健多与湿有关。脾的主要功能包括主运化、主升清,统血。脾主运化,是指运化水谷精微、津液输布;脾主升清是指将营养物质及精气上输于心肺头目等;脾统血是指统摄血液的功能,使血行脉道。若脾脏受累,常伴有消化吸收功能失调、食欲缺乏、腹胀便溏、消瘦无力、困倦、内脏下垂、崩漏、出血等症状。在现代医学中归属于消化系统疾病的范畴,如消化道出血、胃下垂、胃炎、腹泻、便秘等疾病。按摩治疗脾胃等脏腑疾病,是以健脾和胃,生化气血着手治疗。

陈学梅等在研究点穴按摩治疗消化系统疾病的临床研究中,发现点穴按摩是通过经络传导即气血调理发挥作用,结合"以痛为腧"理论,止痛效果明显,认为在临床点穴按摩时需要辨证而为,以激发人体恢复潜能。研究表明推拿对于消化系统疾病具有显著性的作用,能有效调节胃肠道功能,脾虚等功能,促进消化系统病统的恢复,如按摩中脘穴、足三里穴等可具有双向调节作用,既能促进胃的蠕动,又能缓解胃疼挛,按摩天枢穴可以有效改善肠道蠕动,调节便秘或溏稀等症状。颜君恬采用推拿疗法治疗小儿脾虚型泄泻,以补脾经、补大肠、顺运内八卦、运板门、揉外劳宫、逆时针摩腹、揉脐、推上七节骨、揉龟尾、捏脊等手法治疗,发现能明显地降低脾虚型泄泻患儿的症状积分,改善患儿中医脾虚证候积分与脾虚主症积分,升高尿 D- 木糖排泄率。

(五)中医按摩治疗肾脏病

肾为先天之本,是脏腑的根本,是生命活动之根本,关乎人的生老病死,肾精充足则精神乃守。肾藏精,是维持脏腑功能获得物质基础和动力源泉,肾主水,纳气,是调节人体的水液代谢及人体呼吸功能的关键,与脾、肺等其他脏腑关系密切,肾主骨生髓,使人骨骼强劲有力、思维敏捷。若肾精不足则使人腰膝酸软、大小便失常、水肿、遗尿、早泄、健忘、易衰老等症状。在现代医学归属于泌尿系统疾病,如尿潴留、肾结石、尿毒症等。中医按摩治疗肾、膀胱等脏腑疾病,是以补肾填精,滋阴壮阳等着手治疗。

沈艳采用按摩点按关元、石门、气海、三阴交等穴位点治疗脊髓损伤性癃闭患者,能有效改善膀胱功能状况,提高患者生活质量。张林豪以按揉和捏脊等按摩手法治疗小儿遗尿症,取百会、中极、关元、三阴交、肾俞、膀胱俞等穴位进行揉按刺激,再以背部捏脊法按摩治疗,具有温补下元、固摄膀胱的作用,使小儿肾气充足,气化有权,从而有效治疗遗尿。

八、总结

中医按摩(推拿)对脏腑病(内脏病)的康复治疗行之有效,效之有方,方之有法,法从手出。千百年来,中医按摩以中医学理论为基础,以整体观念、辨证论治的中医学原则,治疗脏腑病有着独特之处。但按摩不是包治百病,更不是万能的,对于一些特殊的疾病则有所局限,比如肿瘤、不稳定性骨折未愈合、大出血等病症均不适合按摩治疗,临床中需要根据具体情况具体分析,辨证论治,以更安全、有效、经济的按摩手法来治疗脏腑病。随着科学技术的发展,人们对中医按摩的不断深入研究,以及国家对中医按摩的大力支持,按摩对脏腑病的康复治疗前景将越来越明亮。

(谢　辉)

第十三节　传统锻炼

一、概述

传统锻炼是中国传统康复理论体系中的重要内容之一。有着悠久的历史,东汉末年,华佗便创编"五禽戏"体操来促进患者的康复及医疗保健。在中华民族数千年的思想文化发展史上,传统锻炼的理论基础不断被充实完善,并且在人民群众的日常实践中积累了丰富的经验,广泛而又深刻地影响着中国古代哲学、科学、文学、宗教、政治、思想、军事,乃至个人身心修养、社会习俗、中医理论等方面的发展。

祖国传统医学将"精""气""神"称为三宝,与人体的生命周期息息相关。传统锻炼与三者关系密切,在练习的过程中通过调意识以养神,调呼吸以练气,以气行推动血运,周流全身;以气导形,通过形体、筋骨关节的运动,使周身经脉畅通,从而使形神兼备,百脉流畅,内外调和,脏腑协调,"阴平阳秘",达到促进机体功能平衡,保持旺盛生命力的目的。

中国古代的传统锻炼方法,包括太极拳、八段锦、五禽戏、易筋经等。不但简便易行,老少皆宜,而且特别适合体弱者、慢性病患者和病后恢复期的虚弱者进行练习和锻炼。现代科学研究亦表明,规律进行传统锻炼,对内脏各系统功能均能起到良好的促进作用。

(一)心血管系统

传统锻炼对心血管系统的调节作用,主要是通过对心脏收缩力的增强,心输出量的增加,从而使心率减慢,心脏的做功效率增加,其储备功能亦随之提高。相同负荷的条件下,坚持传统锻炼的人的心率改变幅度要比不经常锻炼的人要小,且恢复快。有研究证明,长期进行传统锻炼,可提高血液中血红蛋白含量,增强细胞携氧能力,促进组织器官有氧代谢,改善其缺氧状况,使人体保持一个良好的状态。血液中白细胞数量也会有所增加,提高人体抗炎能力。此外,传统锻炼还可以降低血液中血脂水平,特别是低密度脂蛋白和胆固醇的含量,从而减少患动脉粥样硬化的风险,降低心脑血管疾病的发生率。

(二)消化系统

长期进行规律的运动,特别是传统锻炼过程中采用腹式呼吸的方法,可规律性按摩腹腔内脏器官,增加胃肠道血液循环,促进胃肠蠕动,增加消化液的分泌,使食物中营养物质的消化吸收更为彻底,同时有利于食物残渣排出体外,使人体的代谢增强,可表现为食欲增强,肌肉结实有力,脂肪堆积减少,保持良好的体型。

(三)呼吸系统

因传统锻炼方法强调意念和呼吸的配合,长期锻炼后呼吸肌功能得到加强,呼吸的深度增加,提高了肺通气量及肺活量,肺泡内气体得到充分交换,增加血液中的含氧量,可以明显改善呼吸系统疾病患者缺氧的状况。与此同时,呼吸道黏膜组织的免疫力及呼吸道的自我清洁能力增强,使人体更能适应周围环境、气候的变化,减少上呼吸道感染、支气管炎、哮喘等呼吸系统疾病的发生率。

(四)泌尿系统

泌尿系统主要调节体内的水盐代谢,其中,肾是泌尿系统中最重要的排泄器官。进行传统锻炼的时候,人体新陈代谢加快、加强,通过肾排泄的代谢产物也增多,在神经和体液的双重调节下,肾小球的滤过率和重吸收率均代偿性增加,以维持人体内环境的相对稳定。

二、太极拳

(一)太极拳的源流

太极拳在我国有着非常悠久的历史,流传很广,流派很多,是我国宝贵的文化遗产之一。

"太极"一词,源出《周易》:"易有太极,是生两仪",还有至高、至极、绝对、唯一之意。太极拳的取义即源于此。北宋周敦颐的《太极图》中记载,"太极图"呈圆形,内含阴和阳两个半弧形类似鱼形的图案。

关于太极拳的起源与创始人,众说纷纭。据考证,太极拳为明末清初时期的河南温县陈王廷所创,他继承和发展了明代名将戚继光的《拳经三十二势》,结合《黄庭经》中道家的"嘘吸庐外,出入丹田"的导引、吐纳方法,推陈出新,创造出太极拳,后人又将陈氏太极拳,发展成杨、吴、武、孙等式,各式太极拳,虽然各有其具体特征,但拳理相通,其特点、要领及对身体各部分姿势的要求,基本上是一致的。

太极拳是由练身、练意、练气三者结合而成的。所谓练身,即全身放松,动作柔和缓慢,根据自己身体情况,动作由易到难,由简到繁。所以练意,是指练拳时心静神凝,专心一意,使大脑得到休息,做到身心俱健。所谓练气,是指练拳时自然地加深呼吸,特别是腹式深呼吸。

(二)太极拳的特点

太极拳发展至今,主要有陈、杨、武、吴、孙五大流派。在新中国成立后,还创编有二十四式、四十八式、八十八式太极拳等。虽然太极拳的流派很多,但归纳起来有以下几个特点。

1. 舒展大方,刚柔相济　太极拳都是从松劲开始,架势比较平稳,动作舒展大方,不僵不拘,充分体现在"慢"字,慢生柔,柔中刚,刚柔相济。由于太极拳有这个特点,不同年龄、性别、体质的人都可以练习,尤其是对体弱和患有某些慢性病的人,更是一种比较好的锻炼方法。

2. 连贯均匀,圆活自然 整套太极拳动作,从起势到收势,不论动作的虚实变化和姿势的过渡转换,都是紧密衔接,连贯一气,旁人观察不到有明显停顿的地方。整套动作练习起来,速度均匀,前后连贯,如同行云流水,绵绵不断,并且要求上肢动作处处带有弧形,避免直来直去,保持各关节的自然弯曲状态。实践证明,这些动作要求体现出太极拳的圆活自然,也体现出柔的特点。

3. 内外兼练,协调完整 在练太极拳的过程中,不论是整个套路,还是单个动作姿势,都要求上下相随、内(意念、呼吸)外(躯干、四肢动作)一体,以意识引导动作,即意动身随,手到劲发,身体各部分之间协调配合,同时不要求速度的快慢和动作幅度的大小,配合起吸落呼、开吸合呼的呼吸方法,使全身既协调又统一,身体各部分得到均匀的发展。

(三) 太极拳的锻炼要领

1. 松静自然 练太极拳时始终要保持心平气和,掌握"松静"二字,不仅要让大脑放松、平静下来,而且要让全身肌肉、关节和内脏器官也都放松下来。头宜正直,虚灵顶劲(即头部放松),沉肩坠肘,做到松肩、松腰、松髋以至全身都放松,毫无不适之感。

2. 姿势正确 练太极拳时,身体要端正自然,躯干要正直不偏,头顶同会阴要始终垂直,不可挺胸凸肚,低头弯腰,弓臂和露臀。口唇要自然闭合,下颌微向里收,舌抵上腭,面带微笑。

3. 动作协调 练太极拳始终要用意识指导动作,动作要呈弧形或环形,要逐渐做到各个关节和肌肉群都能一动百动,动作协调均匀、连贯、绵绵不断。姿势和动作要求圆满,不可有凹凸缺陷之处,要以腰部的轴心运动为纲,带动四肢。颈部要随目光转动,松而不僵。步法要分清虚实,动步出腿须将重心先坐稳于一腿。然后另一腿才缓缓伸出,如此轮换以一足支持重心,以便在不断运转中保持全身的平衡。

4. 气沉丹田 呼吸要自然,动作熟练后可以逐渐配合腹式深呼吸。呼吸用鼻,运用腹式自然呼吸。全身放松的状态下,下腹部必然感到充实,胸部感到宽松,这叫做"虚心实腹"。通过腹式呼吸,通过膈肌的不断收缩、舒张运动和腰部的旋转,起到按摩腹腔内各器官的作用。

三、五禽戏

(一) 五禽戏的源流

五禽戏是我国传统锻炼方法之一。它历史悠久,源远流长。多少年来,多少人的实践证明,它确有祛病延年的功效,是一种独特的养生妙术。

五禽戏是我国东汉末年著名医学家华佗创编的,顾名思义,它是模仿五种动物的动作而来的,其中四兽有虎、鹿、熊、猿,一禽是鸟,混称为五禽。当然,禽与兽是不同的:"二足而羽谓之禽,四足而毛谓之兽。"但在东汉班固所著的《白虎通义》中说:"禽为鸟兽之总称。"也许,这就是当时五禽戏命名的根据。

华佗五禽戏不仅古时为人民群众的健康做出了巨大贡献,而且广泛流传后世,在隋唐时期还曾流传到日本、朝鲜、印度等国,继而传入南洋和欧洲各地,影响极其深远,享誉中外。

目前在我国各地流行的约有三十多种不同的套路,这些套路都具有各自独特的风格,例如有人偏重肢体活动,模仿五禽动作,以体操形式演练,意在健身,称为外功型,即通常所说的五禽戏。有人仿效五禽神态,以内气运行为主,重视意守意念来治疗疾病,是为内功型,如五禽气功图等。有人以刚劲为主,拍打、按摩,用以治病。有人喜散手技击,以快速勇猛为主,用以自卫御敌,如五禽拳、五禽散手等。还有人以柔劲为主,讲究姿势,动作矫健优美,以舞蹈形式出现,如五禽舞、五禽舞功法等。

五禽戏各流派尽管风格、动作不同,各具特点,但都以活动筋骨、疏通气血、防病治病、健身延年为目的。

目前,五禽戏作为人们医疗、健身和长寿的有效手段,正在各地日益深入开展,对这一古老的宝贵遗产,人们也正在不断深入挖掘和整理,日益受到人们喜爱。

(二)五禽戏特点

五禽戏的动作结构,是根据祖国医学理论和五种禽兽的习性和特点而逐步发展、完善起来的,因此练功时要严肃认真模仿五禽的神态和动作,要掌握阴阳虚实、动作与意念相随,要用意不用力、沉肩垂肘和含胸拔背等。此外,思想要集中,呼吸要自然,模仿五禽的形象越逼真越好。现将各戏特点分述如下。

1. 虎戏　虎性凶猛,虎体强壮,善于纵跳和抓扑,故练虎时要仿效虎的勇猛形态来强筋健骨。两目常常圆睁下视,是为虎视眈眈。两手要呈爪形,伸缩有力。身腰要扭动有劲,所有动作均要发力于臀尾部。练虎戏须刚柔并济,血气周流。久练能通任督两脉,督脉一通则诸脉全通,精气神充沛全身。每势练毕稍有停顿,此时即用意沉于脐下丹田。

2. 鹿戏　鹿性情温和,身体轻捷,爱角抵,善奔走。站立时喜伸颈远望,也好左顾右盼,回看足跟,故练鹿戏时要仿鹿的神态,活动全身关节,最为适宜,特别是锻炼下肢。

练鹿戏,二手当空握三四指,模仿鹿角,二眼直视并随两角转动的方向而转视。步法主要练八卦步行走,上下肢须协调配合。鹿戏有易筋强力之能,可除腰腿关节痛,久练可轻身延年。

3. 熊戏　熊性刚强不屈,勇敢顽强,体壮有力。其行外阴内阳,行坐时皆爱活动,善用上肢推物和攀登,故有推石拔树之力,抗豹斗虎之勇。

练熊戏要在顽强勇敢中增强气力及攀登能力,仿做左右晃动的熊步。前推和攀登时,要发出内劲,要注意动中求静,练熊戏能增强体魄,壮胆气,补脾土,化肝风,虚火不生,真精化气补还于脑,并能增强攀援推拔等力。

4. 猿戏　猿最灵巧,好模仿,动作敏捷,善用上肢采食,善于躲避其他动物的袭击,有"三闪六躲"的本领,性好动。

练猿戏要模仿猿的神态,轻松活泼,二手成爪状,两眼随着前进、后退、左右躲闪时的方向而迅速转视,并须特别注意"猿定"动作用的呼吸和自我按摩动作。练功时常用手与意导引气血关窍,久练可使动静结合,与古导引按摩、吐纳之术相吻合。意守脐下丹田。

5. 鸟戏　鸟体轻灵,好高飞争鸣。练鸟戏时,头颈、躯干、上下肢要随动作呼应。伸展时,上肢动作幅度要大,鸟落时,单脚平衡要稳固,腿尽量后伸,提起脚的脚底要与头部相对。鸟飞时,两上肢各关节要柔韧有力,快慢适当而有节律。

鸟中以鹤长寿。鹤善于伸展飞翔,喜好引颈回顾,平衡能力强。练鹤时,两臂要善于仿鹤飞翔,仿鹤引颈回顾和单脚独立,以活动颈部和锻炼平衡能力。鸟(鹤)飞时抑扬开合,运伸颈腰,使呼吸与内气的锻炼相结合。

(三)五禽戏要领

五禽戏的基本功,有"身意气形"四个方面。身,指调身,即摆好姿势。意,指意念。气,指呼吸。形,指动作要象形。具体要求如下:

1. 姿势与动作

(1)练功开始前,首要摆好姿势,开脚端立,头身正直,展胸垂肩,体态自然,口齿微闭,目似垂帘。

(2)练功者的每一姿态、造型都要逼真象形,一定要做到装虎像虎,学熊似熊。

(3)全身放松:练功时不仅肌肉放松,而且心理上也要放松,要解除一切紧张状态,使身体松静自然。为此,练习时要穿较宽大的衣裤,去掉有关服饰物(如手表、眼镜、首饰等),不能饱腹(排出大、小便)。如身体过分僵硬,可先做放松的专项练习,如三线放松法、分段放松法、局部放松法或整体放松法等。

2. 呼吸

(1)开始时,呼吸要轻柔,缓慢、匀细,随着动作逐渐匀细深长,促使膈肌起伏运动,并牵连腹腔器官蠕动,使之相互摩擦,从而使各器官得到按摩。

(2)呼吸自然:呼吸方式很多,常用的有胸式呼吸、腹式呼吸、提肛呼吸、提踵呼吸等。练习方法有鼻吸鼻呼、鼻吸口呼、口鼻并用、顺呼吸、逆呼吸、数息、听息、随息与止息等。应用时要因人而异,根据自己功夫的深浅来决定。初次练习者宜由鼻吸口呼、平稳匀细、柔和开始,练习过程中不要强吸硬呼,更不能张口喘息。练习一个阶段后,再慢慢用意引导呼吸。长此以往进行练习,膈肌上下运动的幅度增大,腹肌也收缩有力,调节自主神经系统,从而能增强腹腔内脏器官的功能。

3. 意念

(1)练功前先用意念想着小腹部的丹田部位,使思想集中,排除杂念,做到心静神宁。

(2)接着想象五禽的形态和生活习性,以便模仿他们的动作,使练习活泼、自然、逼真。

(3)有些动作要由意守丹田转入意守其他穴位。意守的经穴部位不同,身体内部气血运行也不同。想象的禽兽活动不同,机体内的变化和脏腑功能反应也不相同。

4. 因人而异 练五禽戏运动量的大小必须因人而异,太过与不及都不行。根据运动量的大小,把五禽戏的锻炼分为限量运动、适量运动和超量运动三种。

(1)限量运动:适用于初学者,由于身体状况不适应或体弱多病,甚至动则喘气,这种情况下适宜先做几势几戏,活动部分器官,不能勉强多做,防止治病心切,急于求成或盲目蛮干。

(2)适量运动:适用于常锻炼的人,他们身体虽好,但锻炼也不能过多,不能使运动量超过机体的负担量。每天挑选适合的某些戏或某些势,使身体的肌肉、关节、韧带都能够得到适当的锻炼即可。

(3)超量运动:对于有锻炼基础、身体状况良好的练习者,活动项目可以适当增多,运动量可以大,动作幅度可以宽,强度可以偏大,但仍要以不感到过分疲劳为原则。练功后如果四肢无力,心慌意乱,身出大汗,虽经休息仍不能缓解者,则表明运动量过大,应适当减少运动量。

四、易筋经

(一)易筋经的源流

易筋经是我国古老传统养生术之一。据传为梁武帝时期印度高僧达摩所著,但多数学者认为,易筋经是明朝天启四年紫凝道人集医、释、道流行的养生导引术以及汉代东方朔的洗髓、伐毛健身法,并在宋代《八段锦》的健身理论等基础上编辑而成的。另外,清初手抄本尚有海岱游人于大元中统元年所作之序。综合各家观点,初步判定《易筋经》在宋元以前在少林寺众僧之中即有流传,自明清以来逐步流向民间,广为人知,在流传的过程中又演变出不同的易筋经流派。

古本《易筋经》总论中说:"人身之筋骨由胎禀而受之,有筋弛者、筋挛者、筋靡者、筋弱者、筋缩者、筋壮者、筋舒者、筋劲者、筋和者,种种不一,悉由胎禀。如筋弛则病,筋挛则瘦,筋靡则痿,筋弱则懈,筋缩则亡,筋壮则强,筋舒则长,筋劲则刚,筋和则康。"由此可见,筋骨对人体来说是十分重要的。总论中又说:"筋,人身之经络也。骨节之外,肌肉之内,四肢百骸,无处非筋,无经非络,联络周身,通行血脉,而为精神之外辅。如人肩之能负,手之能摄,足之能履,通身之活泼灵动者,皆筋之挺然者也。岂可容其弛、挛、靡、弱哉。"这就是为什么要易筋,也就是说,要增强人体的筋骨。由此也可得知,筋有功能与器质两面涵义。在器质方面,除肌肉外,还指肌肉中的筋腱、血管、神经等组织。在功能上,则指肌肉的运动和力量。能经常从事易筋经锻炼,无论是对筋的器质或功能都将起到良好的作用,正如古本《易筋经》所载"筋挛者易之以舒,筋弱者易之以强,筋弛者易之以和,筋缩者易之以长,筋靡者易之以壮。即绵泥之身,可以立成铁石,何莫非易之功也。"从事易筋经锻炼,不仅可以发展肌肉,增强力量,也能疏通经络,消除障疾。古今实践经验证明,易筋经确是防治疾病、健身延年的有效手段。

（二）易筋经的特点

1. 动作舒展,拔骨伸筋　易筋经特有的"伸筋拔骨"的运动形式,能够使肌肉、筋骨在动势柔、缓、轻、慢的活动中,得到有意识的拉、收、身。本功法中的每一势动作,不论是上肢、下肢还是躯干,都要求有较充分的屈伸、外展、内收、扭转身体等运动,从而使人体的骨骼及大小关节在传统定式动作的基础上,尽可能地呈现多方位和广角度的活动。其目的就是要通过"拔骨"的运动达到"伸筋",牵拉人体各部位的大小肌群和筋膜,以及四肢关节处的肌腱、韧带、关节囊等结缔组织,促进活动部位软组织的血液循环,改善软组织的营养代谢过程,提高肌肉、肌腱、韧带等软组织的柔韧性、灵活性和骨骼、关节、肌肉等组织的活动功能,达到强身健体的目的。

2. 柔和匀称,协调美观　易筋经整套功法的运动方向,为前后、左右、上下;肢体运动的路线,为简单的直线和弧线;肢体运动的幅度,是以关节为轴的自然活动角度所呈现的身体活动范围。整套功法的动作速度,是匀速缓慢地移动身体或身体局部。动作力量上,要求肌肉相对放松,用力圆柔而轻盈,不使蛮力,不僵硬,刚柔相济。每势之间无繁杂和重复动作,便于中老年人练。同时,对部分动作的难度做了不同程度的要求,也适合青壮年练习。

本功法动作要求上下肢与躯干之间,肢体与肢体之间的左右上下,以及肢体左右的对称与非对称,都应有机地整体协调运动,彼此相随,密切配合。因此,易筋经呈现出动作舒展、连贯、流畅、协调,动静相兼,同时在精神内含的神韵下,给人以美的享受。

3. 注重脊柱的旋转屈伸　脊柱旋转屈身的运动有利于对脊髓和神经根的刺激,以增强其控制和调节功能。本功法的主要运动形式是以腰为轴的脊柱旋转屈伸运动,如"九鬼拔马刀势"中的脊柱左右旋转屈伸动作,"打躬势"中椎骨节节拔伸前屈、卷曲如勾和脊柱节节放松的伸直动作;"掉尾势"中脊柱前屈并在反伸的状态下做侧屈、侧伸动作。因此,本功法是通过脊柱的旋转屈伸运动以带动四肢、内脏的运动,在松静自然、形神合一中完成动作,达到健身防病、延年益寿的目的。

（三）易筋经的要领

1. 练功场所与时间　练功场所以空气新鲜、环境幽静最为适宜。在大城市,最好到附近的公园、运动场、广场或楼房的平台上练习。环境安静,练功者的心情容易安定,思想上不受干扰,练功时势必须加强呼吸。一般来说练功时间以早晚为宜。

2. 松静自然　练功时要先摆好姿势,体态自然,头正直,眼平视,口微闭,舌尖抵上颚。衣裤要宽松,以免影响动作。

练功时不仅肌肉放松,意念也要放松,但松和紧是相对的,要求在松中有柔有紧,柔中有刚,切不可用僵力。换句话说,也只有做到松,使出的劲才会柔中有刚,刚中有柔,不致动作僵硬。这是我国古代各种健身法的一个最基本的共同要求,也是最难做到的要求之一。

易筋经的特点之一,是强调结合呼吸,全身进行静止性用力,以增强体力。如果做不到松的要求,全身肌肉如仍如平时那样僵硬,效果即会大打折扣。只有松紧结合,先松后紧,才能充分地促进人体的血液循环和新陈代谢,使肌肉营养得到改善,力量得到增强。

3. 意守丹田　丹田是人生命动力的源泉,它位于下腹部,于脐下 1.5~3 寸处,是任脉、督脉、冲脉经气运行的起点,是真气升、降、开、阖的枢纽,其范围包括关元、气海、神阙、命门等穴,当然也包括这些穴位的作用和"肾间动气"的功能。丹田也是男子藏精、女子养胎的处所。

全身放松之后,即开始意守丹田。所谓意守丹田,就是微微用意想着肚脐以下的部位。必须指出,微微用意就是不要过分用意,否则会适得其反,反而造成神经紧张,严重时甚至可能引起偏差和不良后果。

意守丹田有助于形成腹式呼吸,增强腹腔内各器官的活动,也有助于头部和胸部放松,血液下行,使身体下部充实。由于做到了上虚下实,所以下盘稳牢固,做起动作来才能轻便灵活。

4. 腹式呼吸 练易筋经时,最好结合腹式呼吸进行静止性用力。身体应松静自然,不能强呼硬吸,呼吸次数要循序渐进,量力而行,以舒适自然为宜。关于这一点,年老病弱者必须注意。因为呼吸过于急促,膈肌长时间过分上下起伏运动,可能对内脏不利,甚至可使呼吸肌衰竭,引起严重后果,所以初练者,呼吸可短一些,久练以后呼吸便可深长。

在进行腹式呼吸时,必须做到不急不躁,力求自然,不可鼓劲用力,不求速效。吸气时,用鼻或口鼻徐徐将新鲜空气吸入肺部,充实胸腔,同时压迫膈肌下降,使腹部也得到充实。呼气时,一般用口呼,也可用鼻,把体内污浊之气缓慢排出。如在练功时出现头胸、腰腹、手足腿各部位有不舒适的感觉,便可留意检查一下自己的呼吸是否匀调。

五、八段锦

(一)八段锦的源流

八段锦是中国古代流传下来的八节健身术,阐述八段锦的七言八句,不仅脍炙人口,容易记诵,而且每一句都明确提出了动作的要领、作用和目的。这些动作,如上下、左右、前后伸展和俯仰、摇摆等,分别有益于人体的三焦、心肺、脾胃、肾腰等部位和器官,可防治心火、五劳七伤和各种疾病,并有活动关节、发达肌肉、增长气力、强壮筋骨、帮助消化和调整神经系统的功能。这说明八段锦是在祖国医学理论指导下逐步完善和发展起来的。

八段锦发端于北宋年间,宋人洪迈在其所著的《夷坚志》中记载:"政和七年,李似矩为起居郎。……尝以夜半时起坐,嘘吸按摩,行所谓八段锦者。""政和"是北宋徽宗的年号,由此可见,北宋时期八段锦就流传于世。

八段锦的文字记载,起初并不是以七言八句的歌诀形式出现的。南宋无名氏记述的八段锦,即是以字数不等的文字记述的八条,各条之间也不押韵。直至金元时期,特别是元末明初,记述八段锦才出现了歌诀的形式。歌诀有助于练习者对八段锦动作的背诵和记忆,对八段锦的普及和流传起到了积极的作用。

(二)八段锦的特点

1. 柔和缓慢,圆活连贯 练习八段锦时动作轻松自如,舒展大方,不僵不拘。在练习的过程中身体重心要保持平稳,动作路线带有弧形,不起棱角,不直来直往。以腰脊为轴带动四肢运动,上下相随,节节贯穿。每个动作之间连贯,无停顿断续之处。既像行云流水连绵不断,又如春蚕吐丝相连无间,使人神清气爽,体态安详,从而达到疏通经络、畅通气血和强身健体的效果。

2. 松紧结合,动静相兼 松是指练习时肌肉、关节以及神经系统、内脏器官的放松。在意识的主动支配下,逐步达到呼吸柔和、心静体松,同时松而不懈,保持正确的姿势,并将这种放松程度不断加深。紧是指练习中适当用力,且缓慢进行,主要体现在前一动作的结束与下一动作的开始之前。"紧"在动作中只在一瞬间,而放松需贯穿动作的始终。松紧配合得当,有助于平衡阴阳、疏通经络、分解黏滞、滑利关节、活血化瘀、强筋壮骨,增强体质。

本功法中的动与静主要是指身体动作的外在表现。动,就是在意念的引导下动作轻灵活泼、节节贯穿、舒适自然。静,是指在动作的节分处做到沉稳,特别是在前面所讲八个动作的缓慢用力之处,在外观上看略有停顿之感,但内劲没有停,肌肉继续用力,保持牵引伸拉。适当地用力和延长作用时间,能够使相应的部位受到一定强度的刺激,有助于提高锻炼效果。

3. 神与形合,气寓其中 本功法每势动作以及动作之间充满了对称与和谐,体现出内实精神、外示安逸,虚实相生、刚柔相济,做到了意动形随、神形兼备。气寓其中,是指通过精神的修养和形体的锻炼,促进真气在体内的运行,以达到强身健体的功效。习练本功法时,呼吸应顺畅,不可强吸硬呼。

（三）八段锦的要领

1. 松静自然　练八段锦时要心情安定，全身放松，肌肉不要紧张，要排除各种杂念。站或坐练功时，身体要端正，不偏不倚，头正颈直，两眉舒展，唇齿轻闭，目如垂帘，要塌腰沉肩，体态自然。松和静是相互关联，互相促进的，能做到松静，才有利于调整呼吸。

2. 心息相依　练功时，切不可用强吸硬呼来增强意念，而要意到气到，意念呼吸相结合，使全身肌肉松弛，思想集中，使大脑处于保护性抑制状态。真正达到入静境界时，呼吸自然转为腹式呼吸，"气沉丹田"。

3. 刚柔相兼　练八段锦时要刚柔结合，松紧并用。刚和柔、松和紧都是相对的，是对立的统一。练功时，全身肌肉和神经都要放松，然后做轻缓用力的动作。只有做到松，使出的劲才能柔中带刚。

4. 动静结合　八段锦就性质而言可分为两种，一为外功，又叫动功，着重以肢体运动来增强体质；一种为内功，又名静攻，以呼吸为主，以内气运行来恢复健康。外功是在外动的条件下兼顾内气运行的，也就是内外俱练。善用外功来控制内静，既能保护又能调节中枢神经系统。所谓动功，也是动中有静，静中有动，动静相兼。总之，八段锦需要内外合一，练养并举，虚实动静和刚柔相济，上下协调，动作连贯。

5. 循序渐进　练八段锦，要由简到繁，由易到难，逐渐提高，不可急于求成，更不可冒进突击。运动量也要由小到大，初练时激烈过猛，违背循序渐进的原则，不仅无益，反而有损健康。每一动作由笨拙到灵巧、自然，从粗略领会到掌握要领，都需反复练习多遍。

（黄伟新）

下篇
临床应用篇

06 第六章
循环系统疾病康复

第一节　原发性高血压

一、概述

（一）定义

高血压（hypertension）是一种以体循环动脉压升高为主要临床表现的心血管综合征。由多基因遗传、环境、吸烟与饮酒、肥胖等多种危险因素相互作用所致的全身性疾病。高血压可分为原发性高血压和继发性高血压两大类。原发性高血压，又称高血压病。即原因不明的以血压升高为特征的独立疾病，是心脑血管疾病最重要的危险因素，常与其他心血管危险因素共存，可损伤重要脏器，如心、脑、肾的结构和功能，最终导致这些器官的功能衰竭，占高血压的 95% 以上。继发性高血压约占高血压不到 5%，指的是某些确定的疾病和原因引起的血压升高。

（二）病因

原发性高血压的病因与诸多因素有关。目前普遍认为遗传是成人高血压的一个极强的决定因素，发病有明显的家族聚集性，被认为是一种多基因疾病。多个"微效基因"的联合缺陷可能是导致高血压的基础，但动物研究与流行病学资料均表明遗传的作用可能是传递的，而不是决定性的。与遗传易感性相互作用的环境因素（超重、高钠低钾膳食、吸烟、精神应激、中度以上饮酒、药物、睡眠呼吸暂停低通气综合征等）也是成人高血压的重要影响因素。因此，高血压是多因素、多环节、多阶段和个体差异性较大的疾病。

（三）流行病学

西方发达国家高血压患病率多在 20% 以上。我国人群高血压患病率总体呈增高的趋势，国家心血管病中心 2024 年数据显示，我国 18 岁及以上居民的高血压患病率 27.5%，高血压患病人数约为 2.45 亿。人群高血压患病率随年龄增加而显著增高，但青年高血压应引起注意，据 2012~2015 年全国第五次抽样调查，18~24 岁、25~34 岁、35~44 岁的青年高血压患病率分别为 4.0%、6.1%、15.0%。其流行有两个显著特点：从南方到北方，高血压患病率递增，与气温及盐摄入量有关；不同民族之间高血压患病率存在差异，可能与地理环境和生活方式等有关。高钠低钾膳食是目前高血压发病的主要危险因素之一，超重和肥胖将成为我国高血压患病率增长的又一重要危险因素。男性高于女性，北方高南方低的现象仍存在，但目前差异正在转变，呈现出大中型城市高血压患病率较高的特点，如北京、天津和上海居民的高血压患病率分别为 35.9%、34.5% 和 29.1%，农村地区居民的高血压患病率增长速度较城市快。

二、临床表现

（一）症状与体征

1. 症状　一般高血压患者早期没有任何症状，大多数起病缓慢，缺乏特殊临床表现，仅在体检或就诊其他疾病时才被发现。常见症状有头晕、头痛、颈项板紧、疲劳、心悸等，也可出现视物模糊、鼻出血等较重症状,典型的高血压头痛在血压下降后即可消失。有的患者出现了头痛、头晕、后颈部胀痛、失眠、健忘、情绪易波动等症状,但这些症状也非高血压所特有的表现。高血压出现并发症时的表现可能是高血压病患者首次就诊的表现,如胸痛、肢体无力或瘫痪、失语、复视、视力进行性减退等,需要高度重视。除此之外,有些症状可能是降压药的不良反应所致。

2. 体征　高血压体征一般较少。周围血管搏动、血管杂音、心脏杂音等是重点检查的项目。应重视的是颈部、背部两侧肋脊角、上腹部脐两侧、腰部肋脊处的血管杂音,较常见。心脏听诊可有主动脉瓣区第二心音亢进、收缩期杂音或收缩早期喀喇音。有些体征常提示继发性高血压可能,例如腰部肿块提示多囊肾或嗜铬细胞瘤;股动脉搏动延迟出现或缺如,下肢血压明显低于上肢,提示主动脉缩窄;向心性肥胖、紫纹与多毛,提示皮质醇增多症。

（二）实验室检查

1. 基本项目　血生化(血钾、血钠、空腹血糖、血脂、血尿酸和肌酐)、血常规、尿液分析(尿蛋白、尿糖和尿沉渣镜检)等。

2. 推荐项目　24h 动态血压监测、超声心动图、颈动脉超声、餐后 2h 血糖、血同型半胱氨酸、尿白蛋白定量、尿蛋白定量、眼底、胸部 X 线检查、脉搏波传导速度以及踝臂血压指数等。

（三）特殊检查

对怀疑为继发性高血压患者,根据需要分别选择以下检查:血浆肾素活性、血和尿醛固酮、血和尿皮质醇、血肾上腺素及去甲肾上腺素、血和尿儿茶酚胺、动脉造影、肾和肾上腺超声、CT 或 MRI、睡眠呼吸监测等。对有并发症的高血压患者,进行相应的心、脑和肾检查。

三、临床诊断与处理

（一）诊断

1. 高血压的诊断　主要根据诊室测量的血压值,采用经核准的汞柱式或电子血压计,测量安静休息坐位时上臂肱动脉部位血压。在未使用降压药物的情况下,非同日 3 次测量血压,收缩压 ≥140mmHg 和 / 或舒张压 ≥90mmHg 为高血压。收缩压 ≥140mmHg 和舒张压<90mmHg 为单纯收缩期高血压。患者既往有高血压史,目前正在使用降压药物,血压虽然低于 140/90mmHg,仍应诊断为高血压。该标准来自《中国高血压防治指南(2024 年修订版)》。根据血压升高水平,又进一步将高血压分为 1 级、2 级和 3 级(表 6-1)。

表 6-1　血压水平分类和定义

类别	收缩压 /mmHg		舒张压 /mmHg
正常血压	<120	和	<80
正常高值	120~139	和 / 或	80~89
高血压	≥140	和 / 或	≥90
1 级高血压(轻度)	140~159	和 / 或	90~99
2 级高血压(中度)	160~179	和 / 或	100~109
3 级高血压(重度)	≥180	和 / 或	≥110
单纯收缩期高血压	≥140	和	<90
单纯舒张期高血压	<140	和	≥90

2020 年国际高血压学会(International Society of Hypertension,ISH)颁布的《ISH 2020 国际高血压实践指南》中,高血压的诊断标准没有改变,但提出了诊室血压、家庭血压测量和动态血压监测的基本标准

和最佳标准。同时高血压分级由3级变成了2级,取消了3级高血压,将2级和3级合并统称为2级。但我国仍然保留3级高血压,基于我国8%以上的高血压患者为3级高血压,其诊断和干预策略与风险较低的1、2级高血压显著不同,需要特别关注。

2. 心血管风险水平分层 对已明确诊断的高血压患者,需判断各种影响预后的心血管危险因素、是否存在靶器官损害的证据和临床状况(表6-2)。

表6-2 影响高血压患者心血管预后的重要因素

心血管疾病的危险因素	靶器官损害	合并的临床状况
• 高血压(1~3级) • 年龄:>男性55岁;女性>65岁 • 吸烟或被动吸烟 • 糖耐量受损:2h血糖7.8~11.0mmol/L和/或空腹血糖异常:6.1~6.9mmol/L • 血脂异常:TC≥5.2mmol/L,或LDL-C>3.4mmol/L,或HDL-C<1.0mmol/L • 早发心血管病家族史:一级亲属发病年龄<50岁 • 腹型肥胖:腰围男性≥90cm,女性≥85cm或肥胖(BMI≥28kg/m²) • 高同型半胱氨酸血症 • 高尿酸血症:血尿酸:男性≥420μmol/L,女性≥360μmol/L • 心率增快:静息心率>80次/min	• 左心室肥厚:心电图Sokolow-Lyon电压>3.8mV或Cornell乘积>244mV·ms,或超声心动图LVMI男≥109g/m²,女≥105g/m² • 颈动脉超声:IMT≥0.9mm或动脉粥样硬化斑块 • cfPWV≥10m/s或baPWV≥18m/s • ABI<0.9 • eGFR<60mL/(min·1.73m²)或血肌酐轻度升高,男性115~133μmol/L,女性107~124μmol/L • 微量白蛋白尿:尿白蛋白与肌酐比值30~300mg/g或白蛋白排泄率30~300mg/24h	• 脑血管疾病:脑出血、缺血性脑卒中、短暂性脑缺血发作 • 心脏疾病:心肌梗死、心绞痛、冠状动脉血运重建、慢性心力衰竭、房颤 • 肾脏疾病:糖尿病肾病,肾功能受损,包括eGFR<30mL/(min·1.73m²);或血肌酐升高(男性≥133μmol/L,女性≥124μmol/L);或蛋白尿(≥300mg/24h) • 外周动脉疾病 • 视网膜病变:眼底出血或渗出,视乳头水肿 • 糖尿病

注:TC.total cholesterol,总胆固醇;LDL-C.low-density lipoprotein cholesterol,低密度脂蛋白胆固醇;HDL-C.high-density lipoprotein cholesterol,高密度脂蛋白胆固醇;LVMI.left ventricular mass index,左心室质量指数;IMT.intima-media thickness,内膜中层厚度;PWV.pulse wave velocity,脉搏波传导速度;ABI.Ankle brachial pressure index,踝肱指数;eGFR.estimated glomerular filtration rate,估算的肾小球滤过率。

高血压患者的预后不仅与血压水平有关,而且与是否合并其他心血管危险因素以及靶器官损害程度有关。为了方便对患者指导治疗和判断预后,根据几个危险因素合并存在时对心血管事件绝对危险的影响,做出危险分层,低危、中危、高危和很高危四个层次(表6-3),分别代表各组在随后的10年中发生一种主要心血管事件的危险性分别为低于15%、15%~20%、20%~30%和超过30%。

表6-3 高血压患者心血管风险水平分层

危险因素和病史	血压水平		
	1级	2级	3级
无	低危	中危	高危
1~2个其他危险因素	中危	中危	很高危
≥3个其他危险因素或靶器官损害	高危	高危	很高危
临床合并症或合并糖尿病	很高危	很高危	很高危

(二)药物治疗

1. 降压药物使用原则 遵循以下四项原则:小剂量开始、优先选择长效制剂、联合用药及个体化。《ISH 2020国际高血压实践指南》建议,2级高血压和1级高血压的高危患者或有合并症(冠心病、糖尿病、慢性肾病或高血压所致的脏器损害)者均应立即开始药物治疗,无合并症的中低危1级高血压患者,可先进行 3~6 个月的生活方式干预，无效再开始使用降压药。《中国高血压防治指南(2024 年修订版)》建议，降压药物的启用并非仅依据血压水平，而主要取决于心血管风险。①血压水平 ≥160/100mmHg 的高血压患者(即 2 级高血压和 3 级高血压)，应立即启动降压药物治疗。②血压水平 140~159/90~99mmHg 高血压患者(即 1 级高血压)，心血管风险为中危及以上者应立即使用降压药物；低危者可改善生活方式 4~12 周，如血压仍不达标，应尽早使用降压药物。③血压水平 130~139/85~89mmHg 的正常高值人群，心血管风险为高危和很高危者应立即使用降压药物；低危和中危者应持续进行生活方式干预。

2. 常用降压药物及优化方案　2024 年版中国高血压防治指南推荐常用降压药物可归纳为六大类，即噻嗪类利尿剂、β 受体阻滞剂、钙通道阻滞剂(calcium channel blocker,CCB)、血管紧张素转换酶抑制药(angiotensin converting enzyme inhibitors,ACEI)、血管紧张素 Ⅱ 受体拮抗剂(ARB)和血管紧张素受体脑啡肽酶抑制剂(angiotensinreceptor-neprilysininhibitor,ARNI)。这六大类降压药物均可作为初始治疗用药，建议根据特殊人群的类型、合并症选择针对性的药物，进行个体化治疗。单药或联合治疗流程图见图 6-1。我国临床主要推荐应用优化联合治疗方案是：ACEI/ARB+ 二氢吡啶类 CCB；ARB/ACEI+ 噻嗪类利尿剂；二氢吡啶类 CCB+ 噻嗪类利尿剂；二氢吡啶类 CCB+β 受体阻滞剂。

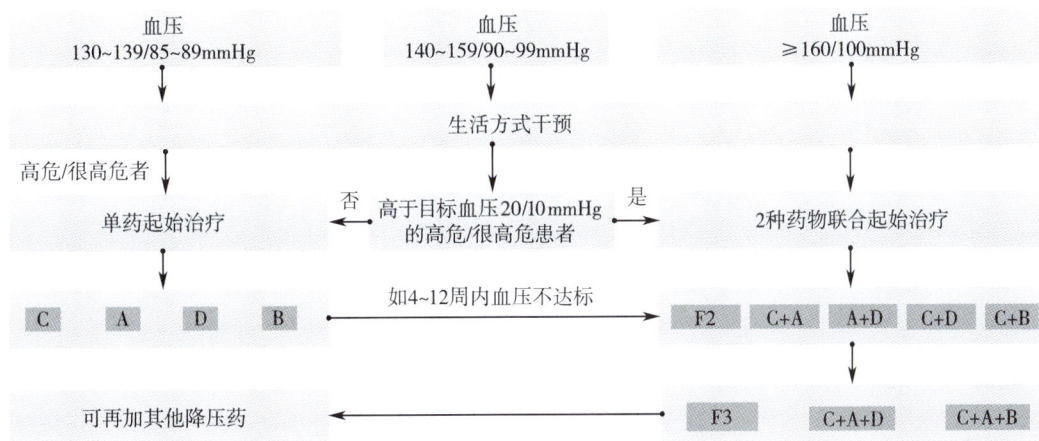

图 6-1　选择单药或联合治疗的流程图

注：A 为血管紧张素转换酶抑制药(ACEI)或血管紧张素受体阻滞药(ARB)或血管紧张素受体脑啡肽酶抑制剂(ARNI)；B 为 β 受体阻滞剂；C 为钙通道阻滞药；D 为利尿剂；F2 为 2 种药物的单片复方制剂；F3 为 3 种药物的单片复方制剂。

(三)手术处理

原发性高血压不需要手术治疗。继发性高血压，如原发性醛固酮增多症、细胞肿瘤、肾血管性高血压等引起的血压升高必须通过手术治疗或介入治疗，从而达到治愈高血压的效果。

(四)营养调理

高血压的治疗原则除应用降压药和确定血压控制目标值外，改善生活行为是首要方法，也称治疗性生活方式干预，适用于所有高血压患者。如减轻体重、减少钠盐摄入，每人每日食盐摄入量逐步降至 <6g，增加钾摄入；控制总能量，摄入适量脂肪和碳水化合物；摄入适量优质且含有硫氨基酸的蛋白质，如鱼类蛋白、大豆蛋白；戒烟限酒；增加运动；减轻精神压力、保持心态平衡；必要时补充叶酸制剂。其中饮食控制是基本方法，是预防和治疗高血压的一种简单、经济有效的方法，应长期坚持。

四、康复评估

(一)身体结构与功能

《国际功能、残疾和健康分类》(ICF)可以作为全面、系统、细致描述高血压病患者生命质量与功能损伤范围的框架。从 ICF 视角理解,身体功能反映高血压的危害及病变程度;身体结构是判定高血压病变程度及其康复效果的客观指标;活动与参与是高血压患者活动耐力的外在表现;环境因素是发生发展高血压的主要影响因素。身体功能和结构的改善程度反映着治疗与干预的客观效果,目前还没有高血压患者的简明 ICF 核心功能组合。

1. 身体结构　心脏和血管是高血压损害的主要靶器官,早期可无明显病理改变。长期高血压引起的心脏改变主要是左心室肥厚和扩大。而全身小动脉病变则主要是壁/腔比值增加和管腔内径缩小,导致重要靶器官如心、脑、肾组织缺血。长期高血压及伴随的危险因素可促进动脉粥样硬化的形成及发展。目前认为血管内皮功能障碍是高血压最早期和最重要的血管损害。

2. 心功能评估　根据高血压患者是否存在靶器官损害和并存的临床状况进行相应器官的功能评估。

(1)1 级高血压患者:无靶器官损害和并存临床状况时,可进行极量运动试验或极量运动心肺功能测定,根据患者的运动心肺功能结果,进行心功能评估(表 6-4)。

表 6-4　纽约心功能分级和代谢当量对应表

分级	表现	代谢当量(MET)
Ⅰ级	体力活动不受限。一般体力活动不引起疲劳、心悸、呼吸困难或心绞痛	≥7
Ⅱ级	体力活动稍受限。休息时正常,但一般的体力活动可引起疲劳、心悸、呼吸困难或心绞痛	5~<7
Ⅲ级	体力活动明显受限。休息时尚正常,但轻度体力活动可引起疲劳、心悸、呼吸困难或心绞痛	2~<5
Ⅳ级	体力活动完全丧失。休息时仍有心力衰竭症状或心绞痛。任何体力活动均可使症状加重	<2

(2)2~3 级高血压患者:需进行有效的药物治疗,达到降压标准后方可进行运动试验,从而进行心功能评估。

(3)无临床表现的高血压患者:仅处于靶器官损害阶段,尚无相应临床表现者,需有效控制血压后进行运动试验,进行心功能评估。

(4)并存临床状况的高血压患者:需进行相应疾病(心、脑、肾等)的功能评估。

3. 心肺运动功能评估　采用心肺运动试验。通过心肺运动功能测试,在精准控制运动负荷状态下,从系统综合运动反应进行整体评估,全面客观地评估心肺储备能力和功能受损情况,了解血压对运动的反应及其他异常情况,及时发现运动风险,进行运动危险分层,并制订运动处方。同时可以定期复查,进行效果评价和修正运动处方。

(二) 活动与参与

1. 自我活动　低、中、高危的高血压患者,血压控制达标,心功能分级在Ⅰ级,其自我活动基本不受限制。而很高危的患者血压控制达标,心功能分级在Ⅰ级,其自我活动也基本不受限制;心功能分级在Ⅱ级的患者,自我活动受到影响,经治疗后可能得到改善;心功能分级在Ⅲ~Ⅳ级的患者,无法进行自我活动,必须进行治疗,部分恢复其自我活动。

2. 社会活动　要根据情况进行评估。①低、中、高危的高血压患者,血压控制达标,心功能分级在Ⅰ级,其社交活动基本不受限制,是否回归工作,需进行工作环境的评测。②对于高空作业、高温、高湿、高海拔条件下的工作,虽然工作能量需求可能不高,但高血压患者的工作承受能力却大大降低,需根据实际环境相似的情况下进行康复实施和监测,不能耐受者需调整工作。③很高危的患者血压控制达标,心功能分级在Ⅱ级的患者,社交活动受到影响,经治疗后可能得到改善。④心功能分级在Ⅲ~Ⅳ级的患者,无法进行社交活动,必须进行治疗,部分恢复其社交能力。⑤很高危、心功能分级在Ⅱ~Ⅳ级的患者,基本无法回归工作,必须进行治疗,尽可能恢复患者的生活质量。

(三)环境因素

环境因素评估主要包括居住环境;家人、朋友、社会及卫生专业人员的态度;个人消费的用品或物质的获得,如药品的获得;能够获得的照顾与护理;卫生服务、体制和政策;个人对疾病的认识,受教育程度,劳动就业服务、体制和政策等。

(四)特殊评估

1. 生活质量 生活质量的评定是针对高血压患者进行主观感受和对社会、环境体验的评定,它有别于其他客观评定指标,需要针对性分析高血压人群的状态与生活质量有关的因素,确定合适的生活质量评定内容。高血压患者生活质量评定的方法可以通过访谈法、观察法、主观报告法、症状定式检查法、标准化的量表评价法。常用生活质量评定的普适性量表主要有 SF-36、WHOQOL-100。

2. 社会功能评定 康复医学的最终目的就是让高血压患者能够最大程度地恢复功能、重返社会。高血压患者的社会生活能力评估包括参与各种社会活动的情况,工作、社交以及参与各种娱乐活动等能力。常用社会生活能力评定工具包括社会生活能力概况评定、社会功能缺陷筛选量表(social disability screening schedule,SDSS)。

五、康复治疗

(一)运动治疗

长期、有规律的运动可以有效协助降低血压、改善血液和患者情绪,提高患者体力活动能力和生活质量,是高血压病治疗的必要组成部分。对于血压正常偏高者,也可用于预防高血压的发生,达到一级预防的目的。

每个患者的情况不同,应制订个体化方案。临床常根据患者的运动心肺功能评估结果,制订运动处方,在处方指导下完成运动治疗。运动处方包括运动方式、运动强度、运动时间、运动频率及注意事项。首先应了解其适应证和禁忌证。

1. 适应证和禁忌证

(1)适应证:临界性高血压;1~2级高血压以及部分病情稳定的3级高血压患者;经有效治疗的很高危无临床疾病的患者。

(2)禁忌证:任何临床情况不稳定均应作为禁忌证,包括急进性高血压、重症高血压、高血压危象;病情不稳定的3级高血压;经有效治疗病情仍不稳定的极高危伴有临床疾病的患者;运动试验及其恢复期出现运动高血压(收缩压超过250mmHg)。

2. 运动方式 包括耐力项目、力量训练和柔韧、协调性训练。①耐力项目:即有氧运动。包括快走、慢跑、健身跑、骑自行车、游泳、登山,也可以原地跑、上下楼梯、跑台阶等,为大肌群、动力性、节律性的运动。这种运动干预可使收缩压降低7mmHg,舒张压降低5mmHg。②力量训练:包括各种持器械体操,阻力训练、沙袋、实心球、哑铃、拉力器、弹力带等。主要为循环力量训练,是指一系列中等负荷、持续、缓慢、大肌群、多次重复的阻力训练,以增加肌力。阻力运动和等长运动降低血压的效果可以与有氧运动相媲美,甚至比有氧运动还要好。③柔韧、协调性训练:可采用各种拉伸和平衡训练,各类放松性活动,包括气功、太极拳、放松疗法,作为热身和整理阶段的活动方式。

3. 运动强度 运动强度是运动处方的核心,是确保运动安全性和有效性的关键因素,应根据患者的运动危险分层选择适宜的强度。运动强度常用的指标有:心率、最大耗氧量(maximal oxygen consumption,VO$_2$max)、代谢当量、自觉劳累程度分级等,其中大部分数据需要通过心肺运动试验获得相关参数。

(1)心率:心率是确定运动强度的最简便指标,主要有心率储备法和目标心率法。①储备心率,不受药物的影响,使用最广泛。储备心率 = 最大心率 – 静息心率,靶心率 =(最大心率 – 静息心率)× 运动强度 + 静息心率。靶心率是运动中能获得最佳运动效果并能确保安全的心率,最大心率通过心肺运动试验获得,不建议使用 HRmax 预测方案(220 - 年龄)。②目标心率,即以静息心率为基础,在其基础上增加 20~30 次 / 分,高中危患者或体能差者可增加 20 次 / 分,甚至可仅增加 10 次 / 分;低危患者或体能好的可增加 30 次 / 分。运动时心率变化极快,故常用运动结束后的第 1 个 6 秒乘 10 来代表运动时的心率,也就是心率运动强度要求达到的目标。但同一年龄的人群,性别、体能、身体状况不同,差异可非常明显,每位个体需选择适合于自己的运动强度才能达到最佳的运动效果。停止活动后心率应在 3~5 分钟内恢复正常。

(2)最大耗氧量:最大耗氧量是指人体大肌肉群所参加的力竭性运动中,当氧运输系统中的心功能和肌肉的用氧能力达到本人极限水平,人体单位时间内所能摄取的氧量。通过心肺运动试验可获得该指标。靶强度 =(最大耗氧量 – 静息耗氧量)× 运动强度 + 静息耗氧量。

(3)代谢当量(MET):通常以安静、坐位时的能量消耗为基础,表达各种活动时相对能量代谢水平。1 个代谢当量相当于为 3.5mL/(kg·min),因此耗氧量可以转换为代谢当量:耗氧量 /3.5。靶强度 = 最大代谢当量 × 运动强度。

(4)主观用力程度分级(RPE):多采用 Borg 评分(表 4-12)。运动治疗中,主观感觉是身体在运动时的反应。在适宜的强度下,患者感觉舒适或稍微有气喘,但呼吸节律不紊乱,无持续气短、胸闷和心慌的感觉。运动后患者食欲有所增加,睡眠质量改善,早晨脉搏比较稳定,血压正常或变化不大。强度达 50%~70% 最大心率或 40%~60% 最大摄氧量,主观用力程度记分 11~13 分。

(5)一次重复最大用力:用以表示阻力练习的强度。一次重复最大用力(1 repetitionmaximum,1RM)即一个人在重复一次正确动作的范围内所能举起的最大重量。欧洲心脏病学会(European Society of Cardiology,ESC)发布的《2020 ESC 运动心脏病学和心血管疾病患者的体育锻炼指南》中指出:当强度超过 20% 1RM 时,肌肉的毛细血管在肌肉收缩时受到挤压,导致缺氧刺激,从而产生训练效果。30%~50% 1RM 的中等强度训练,重复 15~30 次,产生肌肉耐力训练。50%~70% 1RM 的高强度训练和 8~15 次重复训练是增强力量的最佳方法。逐步适应后可按 5% 的增量逐步增加运动量。

4. 运动持续时间　每次训练所需要的时间随强度不同而不同。处于一定强度时,锻炼效果在 30min 内随时间延长而增加,但超过 45min,锻炼效果并不随运动时间的延长而明显增加。美国运动医学会(American College of Sports Medicine,ACSM)建议运动持续时间应在 15~60min 之间,其中达到靶心率时间应有 5~15min 以上,持续时间 20~30min 效果更好。

高血压病患者身体机能不同,每次运动时间要根据自身耐受程度来定,最好以运动处方结合主观运动强度来决定运动时间,以主观用力程度记分(表 4-12)11~13 分为度,每周 3 次,20~40min/ 次为佳。对于身体素质差者进行间歇性运动,少量多次。

运动时间和强度不能分开讨论,一般原则是强度小则时间长,强度大则时间短。

5. 运动频率　是指每周的运动次数。美国运动医学会建议有氧运动频率 3~5 次 / 周,最好每天进行;阻力练习 2~3 次 / 周。

在运动处方中,运动的形式、强度和时间可有多种变化,如耐力和力量性运动。一次运动可分为准备、练习、结束三部分。准备部分用小强度的活动调节生理功能以适应练习部分,避免大强度运动后发生运动损伤;练习部分为治疗的主要部分,运动心率需达到靶心率至少维持在 20~30min;结束部分属放松活动,防止血液积聚肢体,导致回心血量减少而出现临床症状。

《2020 ESC 运动心脏病学和心血管疾病患者的体育锻炼指南》推荐的不同运动强度的指标范围见表 6-5。

表 6-5　不同运动强度的指标范围

强度	VO₂max/%	HRmax/%	HRR/%	RPE	有氧或无氧阈
低强度	<40	<55	<40	10~11	有氧代谢
中等强度	40~69	55~74	40~69	12~13	有氧代谢
高强度	70~85	75~90	70~85	14~16	有氧代谢＋乳酸堆积
极高强度	>85	>90	>85	17~19	有氧代谢＋乳酸堆积＋无氧酵解

注：VO₂max. 最大摄氧量；HRmax. 最大心率；HRR. 心率储备；RPE. 主观用力程度分级。

6. 高血压患者运动治疗应遵循的原则

（1）循序渐进：运动的目的是要改善身体的机能，提高运动能力，因此运动的内容应该由少到多，程度由易到难，运动量由小到大，并逐渐适应。

（2）持之以恒：运动训练需要经过一定的时间才能显示出效果，尤其是年老体弱者，要做到自觉锻炼，要充分认识到运动的效益和作用，只有坚持运动，才能产生积极的效果。不能操之过急或中途停止，不能期待几天就会达到理想效果。训练效应是量变到质变的过程，训练效果的维持同样需要长期坚持。

（3）及时调整：运动过程中，要根据实施情况，定时评价和及时调整训练方案（内容、持续时间、难易程度与强度）。

（4）个体化：根据个人情况和疾病情况，设定个体化处方和目标，不能照搬他人的运动处方，不建议竞技运动。

7. 高血压患者运动治疗的注意事项

（1）教育患者运动前应坚持测量血压，血压正常、身体状况良好才可进行运动治疗，否则运动过程中收缩压会进一步升高，以增加心血管风险；身体状况疲劳或欠佳会增加运动意外的发生。

（2）高血压患者运动前后需进行充分的热身和整理运动，避免血压的过度波动带来的头晕等不适。

（3）鼓励患者运动过程保持正常节奏的呼吸频率，避免憋气等 Valsalva 动作带来的血压急剧升高。

（二）物理因子治疗

可以使用生物反馈疗法、高压交变电场疗法、直流电导入疗法、超短波交感神经节疗法、红外偏振光疗法、磁疗法、水疗法、低强度激光血管内照射治疗等。上述物理因子治疗均通过不同的途径改善导致血压升高的血管因素和血液因素，改善血液流变学性质，调节自主神经功能紊乱，舒缓紧张状态。

（三）作业治疗

各级患者血压控制达标，心功能分级在Ⅰ级，其自我活动基本不受限制；按照低危险组活动方法活动。心功能分级在Ⅱ级的患者，自我活动受到影响，经治疗后可能得到改善；心功能分级在Ⅲ~Ⅳ级的患者，无法进行自我活动，必须进行治疗，部分恢复其自我活动。可从日常活动的恢复开始，进行模拟日常生活的作业治疗。其具体作业治疗见心肌梗死章节。

（四）传统治疗

1. 气功疗法　以松静功为主，其要领是"体松、心静、气沉"。体质较佳者可练站桩功，较差者以坐位练功。

2. 太极拳　为低强度持续性运动，可扩张周围血管，给心脏以温和的锻炼。太极拳动中取静，要求肌肉放松，"气沉丹田"，有类似气功的作用。

3. 医疗体操　练习太极拳有困难者可教以舒展放松，配合呼吸的体操，可采用太极拳的模拟动作，分节进行。

4. 针灸与按摩　按揉风池、太阳及耳穴，抹额及掐内关、神门、合谷、足三里，可助降压和消除症状。

（五）心理干预

原发性高血压是心身疾病的一种，心理社会因素在疾病的发生、发展过程中起重要作用，因此对于原发性高血压的治疗采用心身综合治疗优于单用生物学治疗。

1. 心理康复干预　针对情绪、行为和心理社会问题进行干预。

（1）心理教育：制订个性化康复教育方案，通过教育的方法促进患者认识自己的疾病，了解原发性高血压的相关知识，进行问题解决和沟通训练、自主训练，提高患者改善情绪的技巧。

（2）提高自我认知能力：加强个人修养，提高辨识力，增强其从不同角度观察问题的技巧，以提高其应对压力的能力。

（3）培养健全的人格：根据社会文化背景特点，有目的地陶冶情操，提高个体抵御挫折的能力，增强心理弹性。保持良好的情绪，提高应对能力，稳定情绪。

（4）提高社会适应能力：提高其应对心理 - 社会应激源的能力，有条件的应隔离紧张刺激，缓解心理压力。

2. 心理治疗　根据患者自身及疾病特点，灵活采用多种心理治疗方法，积极配合松弛疗法、生物反馈疗法、行为矫正疗法等心理治疗，还有如音乐疗法、环境疗法、运动疗法等，对高血压的治疗也有较好的效果。

（1）松弛疗法：是目前治疗高血压比较常用的一种行为治疗。各种松弛训练的核心特点都是对神经、肌肉达到放松的过程，可以使用正念呼吸、渐进性肌肉松弛、冥想等方法。

（2）生物反馈疗法：目前用于治疗高血压的生物反馈方法多为肌电生物反馈，目的是全身放松，间接达到降压的目的。多与松弛训练结合使用。

（3）行为矫正疗法：主要是针对导致高血压的不良行为习惯进行矫正，如不健康的饮食、运动习惯。根据强化的原理，当患者的行为和生活习惯向良性方向改变时，予以强化，使患者逐步建立健康的行为习惯，以达到降低高血压风险因素的目的。

（4）身体治疗：当患者出现焦虑、抑郁情绪，并达到临床显著性时，建议合并抗抑郁药。对失眠、睡眠呼吸暂停低通气综合征等的患者也要进行积极的对症治疗。

（六）康复护理

1. 康复护理原则　包括健康宣教和早期介入。

（1）健康宣教：向患者和家属进行高血压方面的知识宣教，使其充分了解此疾病；协助和督促患者改变不良的生活方式，协同控制多种心血管危险因素；督促患者坚持降压药物治疗，根据医嘱与患者讨论血压控制目标，让患者知晓自己的理想血压目标值。

（2）早期介入：结合临床和患者实际情况，开展早期康复护理和专科康复护理。患者病情稳定即可开始，专科康复护理技术包括良姿位的摆放、床上的肢体活动，逐渐过渡到床边的活动和病区内的活动，教会患者调整呼吸和情绪、舒心降压的医疗体操等。

2. 康复护理目标　包括短期目标和长期目标。

（1）短期目标：患者主诉头痛减轻，能够识别引起血压增加的诱发因素；患者家属能够采取避免受伤的措施，没有发生摔倒或受伤。

（2）长期目标：通过康复护理技术，患者能够懂得自我保健知识，能够实施自我保健计划，患者发生高血压急症时能及时发现和控制病情并避免受伤；患者发生并发症时能够采取康复护理措施，进行功能训练，提高生活质量。

六、预后及健康教育

（一）预后

血压水平与心血管病发病和死亡风险存在密切的因果关系。大量全球人群调查发现诊室血压尤其是收缩压与脑卒中、冠心病事件的风险呈连续、独立、直接的正相关。我国高血压人群数据显示高血压的主要并发症是脑卒中,脑卒中发病率是冠心病事件发病率的 5 倍,控制高血压是预防脑卒中的关键。

（二）健康教育

高血压患者知晓率、治疗率和控制率是反映高血压防治状况的重要指标。我国高血压患者的总体知晓率、治疗率和控制率经过全社会的努力,已有明显进步,但仍分别低于 50%、40%、10%,需要对全民加强宣传高血压知识,尤其是宣传导致高血压发病的危险因素,从源头抓起,加强运动、控制体重、戒烟、限制饮酒、提倡高钾低钠低脂富含膳食纤维的饮食,注重精神健康,保障全民的血压健康,远离心血管疾病。

（陈 伟　高 民）

第二节　冠　心　病

一、概述

冠心病是动脉粥样硬化导致器官病变的最常见类型,严重危害人类健康。本病多发于 40 岁以上成人,男性发病早于女性,经济发达国家发病率较高;近年来发病呈年轻化趋势,已成为威胁人类健康的主要疾病之一。

（一）定义

冠状动脉粥样硬化性心脏病指冠状动脉发生粥样硬化引起管腔狭窄或闭塞,导致心肌缺血缺氧或坏死而引起的心脏病。简称冠心病（CHD）,也称为缺血性心脏病（ischemic heart disease）。

（二）病因

本病的病因尚未完全明确,可能是多因素作用于不同环节所致,主要的危险因素有以下几方面。

1. 年龄与性别多见于中老年人,近年来有年轻化趋势。绝经期后女性发病率迅速增加。

2. 血脂异常是本病最重要的危险因素。

3. 高血压导致内皮细胞损伤,引起动脉粥样硬化。

4. 吸烟可能与烟草中的成分对血管与心肌的损伤有关。

5. 糖尿病和糖耐量异常胰岛素抵抗可能与动脉粥样硬化的发生有关。

6. 肥胖可导致高血脂、高血压及糖尿病。

7. 家族史。

8. 其他饮食习惯、不良的生活方式、药物、精神压力、冠状动脉其他的病变等。

（三）流行病学

根据国家卫生健康委发布的《中国卫生健康统计年鉴 2022》,以及由国家心血管病中心组织编撰的《中国心血管健康与疾病报告 2023 概要》显示,我国的心血管病（Cardiovascular disease,CVD）患病率和死亡率仍持续上升。2020—2022 年"中国居民 CVD 及其危险因素监测"项目对 31 个省、自治区、直辖市 262 个监测点初步调查结果发现,我国 ≥18 岁居民冠心病患病率为 758/10 万,男性（940/10 万）高于女性（570/10 万）,城市（892/10 万）高于农村（639/10 万）。

冠心病死亡率延续 2012 年以来的上升趋势,农村地区上升明显。到 2021 年中国城市居民冠心病死亡率为 135.08/10 万,农村为 148.19/10 万。2002—2021 年,中国城乡急性心肌梗死（Acute myocardial infarction,AMI）死亡率总体呈上升态势。自 2012 年开始,农村 AMI 死亡率明显升高,并于 2013 年开始持续高于城市。无论是城市还是农村地区，男性冠心病的发病率和死亡率均高于女性。

本病也是世界上最常见的死亡原因之一，在欧美国家也极为常见，美国冠心病死亡占人口死亡数的1/3~1/2，占心脏病死亡数的50%~75%。

二、临床表现

由于病理解剖和病理生理变化的不同，冠心病有不同的临床表型。近年趋向于根据发病特点和治疗原则不同分为两大类：①慢性冠脉疾病，也称慢性心肌缺血综合征；②急性冠脉综合征（acute coronary syndrome，ACS）。前者包括稳定型心绞痛、缺血性心肌病和隐匿型冠心病等；后者包括不稳定型心绞痛、非ST段抬高心肌梗死和ST段抬高心肌梗死，也有将冠心病猝死包括在内。

（一）症状与体征

1. 症状

（1）稳定型心绞痛：主要为胸骨体后的压迫、闷胀、紧缩感，可放射到左肩、左臂内侧、小指和无名指，或至颈、咽和下颌部。个别有烧灼感，偶伴濒死感。通常持续3~5min，一般不超过30min，休息或含化硝酸甘油后可在几分钟内缓解。多由体力活动、情绪激动所激发，寒冷、饱餐、吸烟、心动过速、休克也可诱发。

（2）不稳定型心绞痛和非ST段抬高心肌梗死：与稳定型心绞痛相似，但程度更重，持续时间更长，可达数十分钟，胸痛在休息时也可发生。常规休息或舌下含服硝酸甘油只能暂时甚至不能完全缓解症状。

（3）急性ST段抬高心肌梗死：疼痛部位和性质与心绞痛相同，但诱因多不明显，且常发生于安静时，程度较重，持续时间较长，可达数小时或更长，休息和含用硝酸甘油片多不能缓解。可伴有心律失常、低血压、休克、心力衰竭，发热、心动过速、白细胞计数增高和红细胞沉降率（erythrocyte sedimentation rate，ESR）增快等全身症状，也会有频繁的恶心、呕吐和上腹胀痛的胃肠道症状等。

2. 体征

（1）稳定型心绞痛：胸痛发作时常见心率增快、血压升高、表情焦虑、皮肤冷或出汗；部分患者可出现第四或第三心音奔马律；疼痛时心尖部可出现暂时性收缩期杂音，是乳头肌缺血、功能失调引起二尖瓣关闭不全所致。

（2）不稳定型心绞痛和非ST段抬高心肌梗死：体检可发现一过性的第三心音或第四心音，及一过性由于二尖瓣反流引起的收缩期杂音。但这些体征是非特异性的，也可出现在稳定型心绞痛和心肌梗死时。

（3）急性ST段抬高心肌梗死：心尖区可出现粗糙的收缩期杂音伴收缩中晚期喀喇音，为二尖瓣乳头肌功能失调或所致，心室间隔穿孔时可在胸骨左缘3~4肋间新出现粗糙的收缩期杂音伴有震颤，可有各种心律失常。几乎所有患者都有血压降低。

（二）实验室检查

血糖、血脂可了解冠心病危险因素；心肌损伤标记物，如心肌肌钙蛋白T（cardiac troponin T，cTnT）及心肌肌钙蛋白I（cardiac troponin I，cTnI）较传统的肌酸激酶（creatine kinase，CK）和肌酸激酶同工酶（CK-MB）更敏感、可靠。根据最新的欧洲和美国心肌梗死新定义，在症状发生后24h内，心肌肌钙蛋白的峰值超过正常对照值的99百分位需考虑非ST段抬高心肌梗死的可能。心肌肌钙蛋白阳性可提示已发生心肌损伤。必要时需检查血常规及甲状腺功能。

（三）特殊检查

1. 心电图　是发现心肌缺血和诊断心绞痛最常见的检查方法。

（1）稳定型心绞痛：①静息心电图：ST段压低≥0.1mV和/或T波倒置，发作后可恢复正常；ST段抬高、T波高耸，（变异型心绞痛）发作后恢复正常。②心电图负荷试验：R波为主导联ST段呈水平型或下斜型压低≥0.1mV，持续时间>2min。运动中出现心绞痛、步态不稳、出现室性心动过速或血压下降时，应立即停止运动。③动态心电图：Holter 检查可连续记录并自动分析 24h(或更长时间)的心电图,可发现心电图 ST 段、T 波改变(ST-T)和各种心律失常。

(2) 不稳定型心绞痛和非 ST 段抬高心肌梗死：如果 ST 段偏移(≥0.1mV 的抬高或降低)变化持续超过 12h,提示可能发生非 ST 段抬高心肌梗死。

(3) 急性 ST 段抬高心肌梗死：特征性改变有①ST 段抬高呈弓背向上型,在面向坏死区周围心肌损伤区的导联上出现。②宽而深的 Q 波(病理性 Q 波),在面向透壁,心肌坏死区的导联上出现。③T 波倒置,在面向损伤区周围心肌缺血区的导联上出现。在背向心肌梗死区的导联则出现相反的改变,即 R 波增高、ST 段压低和 T 波直立并增高。

2. 超声心动图　可观察心脏结构、心肌厚度以及心肌收缩状态,稳定型心绞痛患者静息超声心动图多无异常表现,负荷超声心动图可帮助识别心肌缺血的范围和程度。二维和 M 型超声心动图也有助于了解具体部位室壁运动异常及急性心肌梗死的并发症,如乳头肌功能不全、心室间隔穿孔、协助评估心脏整体和局部功能。检测心包积液及心室间隔穿孔等并发症,并有助于鉴别主动脉夹层。

3. 放射性核素检查　^{201}Tl(铊)或 ^{99m}Tc(锝)-甲氧基异丁基异腈(methoxyisobutylisonitrile,MIBI)心肌灌注显像所显示的灌注缺损见于心肌梗死后的瘢痕部位;放射性核素心腔造影(^{99m}Tc)可测定左室射血分数(left ventricular ejection fraction,LVEF),显示室壁局部运动障碍;利用发射正电子的核素示踪剂 ^{18}F、^{11}C、^{13}N 等进行心肌显像,可准确评估心肌活力。

4. 冠状动脉造影　是目前诊断冠心病的"金标准",可准确反映冠状动脉狭窄的部位、程度和范围;冠状动脉狭窄根据直径变窄百分率分成四级：Ⅰ级,变窄百分率 25%~49%;Ⅱ级,变窄百分率 50%~74%;Ⅲ级,变窄百分率 75%~99%(严重狭窄);Ⅳ级,变窄百分率 100%(完全闭塞)。

三、临床诊断与处理

(一) 诊断

根据典型的临床表现、特征性的心电图改变(新发或一过性 ST 段压低 ≥0.1mV 或 T 波倒置 ≥0.2mV)及动态演变过程及实验室检查(cTnT、cTnI 或 CK-MB),诊断并不困难。未捕捉到发作时心电图者可行心电图负荷试验。冠状动脉 CT 血管成像(CT angiography,CTA)有助于无创性评价冠脉管腔狭窄程度及管壁病变性质和分布。冠状动脉造影可以明确冠状动脉病变的严重程度。

对老年患者,突发严重心律失常、休克、心力衰竭而原因未明,或突然发生较重而持久的胸闷痛者,应考虑急性心肌梗死的可能。应先按急性心肌梗死来处理,并短期内进行心电图和心肌标志物的动态观察,以确定诊断。无病理性 Q 波的心内膜下心肌梗死,和小的透壁性心肌梗死,血清心肌酶和肌钙蛋白测定的诊断价值更大。

(二) 药物治疗

1. 抗心肌缺血药物　主要目的是减少心肌耗氧量(减慢心率或减弱左心室收缩力)或扩张冠状动脉,缓解心绞痛发作。如：①硝酸酯制剂(片剂和针剂),扩张静脉,降低心脏前负荷,并降低左心室舒张末压、降低心肌耗氧量,改善左心室局部和整体功能,也可以扩张冠状动脉,缓解心肌缺血。②β受体阻滞剂,降低心肌耗氧量,减少心肌缺血反复发作,减少心肌梗死的发生。③钙通道阻滞剂(CCB),可有效减轻心绞痛症状,可作为持续性心肌缺血的次选药物。对于血管痉挛性心绞痛的患者,可作为首选药物。

2. 预防心肌梗死,改善预后的药物　如：①抗血小板治疗：如环氧化酶(cycloxygenase,COX)抑制剂,阿司匹林是抗血小板治疗的基石,所有患者只要无禁忌都应该使用。②抗凝治疗：除非有禁忌,所有患者均应在抗血小板治疗基础上常规接受抗凝治疗,常用的抗凝药包括普通肝素、低分子量肝素、磺达肝癸钠和比伐芦定。③调脂治疗：他汀类药物为首选降脂药物,在急性期应用可促使内皮细胞释放一氧化氮,有类硝酸醋的作用。他汀类药物能有效降低 TC 和 LDL-C,延缓斑块进展和稳定斑块。所有明确诊断冠心病患者,无论其血脂水平如何,均应使用。④ ACEI/ARB:可以使冠心病患者的心血管死亡、非致死性心肌梗死等主要终点事件的相对危险性显著降低。稳定型心绞痛患者合并高血压、糖尿病、心力衰竭或左心室收缩功能不全的高危患者建议使用。⑤溶栓治疗:早期静脉应用溶栓药物能提高 AMI 患者的生存率,在患者症状出现后 1~2h 开始用药,治疗效果最显著。溶栓药物有非特异性溶栓剂尿激酶和链激酶等。

(三) 手术处理

1. 经皮冠状动脉介入治疗(PCI) 是指一组经皮介入技术,包括经皮球囊冠状动脉成形术、冠状动脉支架植入术和斑块旋磨术等。随着新技术的出现,尤其是新型药物洗脱支架及新型抗血小板药物的应用,冠状动脉介入治疗的效果也不断提高。在没有临床缺血证据的情况下,可应用冠状动脉血流储备分数(fractional flow reserve,FFR)等技术进行功能评估,FFR<0.75 可以考虑介入治疗。

2. 外科冠状动脉旁路搭桥术 急诊冠状动脉旁路搭桥术适应证:①实行溶栓或 PCI 后仍有持续的或反复的胸痛;②心导管检查显示高危冠状动脉病变(左冠状动脉主干病变);③合并心肌梗死并发症如心室间隔穿孔或乳头肌功能不全所引起的严重二尖瓣反流。

3. 紧急冠状动脉旁路移植术(CABG) 若治疗失败或溶栓治疗无效有手术指征者,宜争取 6~8h 内施行紧急 CABG 术,但死亡率明显高于择期 CABG 术。

(四) 营养调理

合理的膳食,控制膳食总热量,以维持正常体重为度,一般以 BMI 20~24kg/m^2 为正常体重;若以腰围为标准,一般以女生 ≥80cm、男性 ≥85cm 为超标。超重或肥胖者应减少每日进食的总热量,减少胆固醇摄入,并限制酒及含糖食物的摄入。合并高血压或心力衰竭的患者同时限制食盐。不少学者认为,本病的预防措施应从儿童期开始,即儿童也不宜进食高胆固醇、高动物性脂肪的饮食,亦避免摄食过量,防止发胖。

四、康复评估

(一) 身体结构和功能

《国际功能、残疾和健康分类》(ICF)可以作为全面、系统、细致描述冠心病患者生命质量与功能损伤范围的框架。从 ICF 视角理解,身体功能反映冠心病的危害及病变程度;身体结构是判定冠心病病变程度及其康复效果的客观指标;活动与参与是冠心病患者活动耐力的外在表现;环境因素是发生发展冠心病的主要影响因素。身体功能和结构的改善程度反映着治疗与干预的客观效果。

1. 身体结构

(1)冠状动脉病变:绝大多数 ST 段抬高心肌梗死患者冠脉内可见在粥样斑块的基础上有血栓形成,使管腔闭塞,由冠脉痉挛引起管腔闭塞者中,个别可无严重粥样硬化病变。此外,梗死的发生与冠状动脉粥样硬化病变的血管数和管腔狭窄程度之间未必呈平行关系。

(2)心肌病变:冠脉闭塞后 20~30min,受其供血的心肌即有少数坏死,开始 AMI 的病理过程。1~2h 之间绝大部分心肌呈凝固性坏死,心肌间质充血、水肿,伴大量炎症细胞浸润以后,坏死的心肌纤维逐渐溶解,形成肌溶灶,随后渐有肉芽组织形成。继发性病理变化有:在心腔内压力的作用下,坏死心壁向外膨出,可产生心脏破裂(心室游离壁破裂、心室间隔穿孔或乳头肌断裂)或逐渐形成心室壁瘤,坏死组织 1~2 周后开始吸收,并逐渐纤维化,在 6~8 周形成瘢痕愈合,称为陈旧性心肌梗死。

2. 心绞痛分级 根据患者心绞痛发作情况,可用加拿大心血管学会(Canadian Cardiovascular Society,CCS)心绞痛严重程度分级进行心绞痛分级(表 6-6)。

表 6-6　CCS 心绞痛严重程度分级

	心绞痛的严重程度及其对体力活动的影响
Ⅰ级	一般体力活动如步行或登楼不引起心绞痛,仅在强、快或持续用力时发生
Ⅱ级	一般体力活动轻度受限。快步、饭后、寒冷或刮风中、精神应激或醒后数小时内发作心绞痛、一般情况下步行 200m 以上或登楼 1 层以上受限。
Ⅲ级	一般体力活动明显受限,一般情况下平地步行 200m 以内或登楼 1 层引起心绞痛。
Ⅳ级	轻微活动或休息时即可诱发心绞痛发作

3. 心功能分级　根据有无心力衰竭表现及其相应的血流动力学改变严重程度,AMI 引起的心力衰竭按 Killip 分级法可分为四级。Ⅰ级:尚无明显心力衰竭;Ⅱ级:有左心衰竭,肺部啰音<50% 肺野;Ⅲ级:有急性肺水肿,全肺大、小、干、湿啰音;Ⅳ级:有心源性休克等不同程度或阶段的血流动力学变化。

4. 运动负荷试验　通过增加运动负荷来了解受试者的心血管应急状况,进行心血管功能评定和诊断的试验方法。也是制订运动处方的必要手段。常用的有简易运动试验、心电图运动负荷试验、心肺运动试验等。

(1)简易运动试验:在不具备运动负荷试验设备的基层医疗机构,或者患者病情较重不能进行负荷试验的可以采用以下方法。① 6 分钟步行试验(6 minutes walk test,6MWT):患者采用徒步运动方式,测试其在 6min 内以能承受的最快速度行走的距离。此方法简单,不需特殊设备,容易被患者接受,适合于年老、虚弱以及功能严重受限的慢性病。不同纽约心功能分级的患者,其 6MWT 变化明显,且纽约心功能分级越高,6MWT 的步行距离越短。②定时运动法:只能判断体力活动能力的变化,对诊断没有帮助;12min 步行试验适用于心功能 Ⅱ~Ⅲ级的患者。6min 步行试验适用于心功能 Ⅲ~Ⅳ级的患者。③固定距离法:200m 步行是心肌梗死患者出院前的标准试验;10m 和 20m 步行试验适用于心功能 Ⅰ~Ⅱ级病情稳定的患者评定运动能力,或者用于评定神经瘫痪患者等的行走能力;200m 步行试验适用于评定患者的体能是否可以完成社区活动,通常作为心血管疾病或其他疾病患者出院的体力活动标准。

(2)心电图负荷试验:是最常用的运动负荷试验。通过逐步增加运动负荷,逐步增加受试者心血管系统应激,进行心血管功能评定和诊断的试验方法。试验过程中需要有心电监护的条件。运动方式主要为分级活动平板或踏车,其运动强度可逐步升级。根据患者的情况选择不同,可选症状限制性运动试验或低水平运动试验,而非极量或亚极量运动试验。方案可以采用改良 Bruce 方案或者 Naughton 方案。运动中应持续监测心电图改变。运动前、运动中每当运动负荷量增加 1 次均应记录心电图,运动终止后即刻及此后每 2min 均应重复心电图记录,直至心率恢复至运动前水平。心电图记录时应同步测定血压。运动中出现心绞痛、步态不稳、出现室性心动过速(接连 3 个以上室性期前收缩)或血压下降时,应立即停止运动。新近发生的、不稳定的冠心病,以及受检者不能理解运动方式或不配合者禁止运动试验。

(3)心肺运动试验(CPET):是在精确控制运动负荷状态下,从患者的肺呼吸参数以及血流动力学等指标对呼吸系统、心血管系统、血液系统、神经生理以及骨骼肌系统综合运动反应进行整体评估,全面客观地把握心肺功能储备和功能受损情况的无创检测方法,相对于心电图负荷试验更准确。试验方案与心电图负荷试验基本相同,建议在出院前进行心肺运动试验,可以对患者在家中进行运动提供指导。《2020 ESC 运动心脏病学和心血管疾病患者的体育锻炼指南》建议:动脉粥样硬化性 CAD 高风险个体和在筛查中检测出 CAD 的无症状个体参加大强度运动时,应每年进行最大运动试验或功能成像试验评估。CPET 的禁忌证和适应证以及试验终止指征同心电图运动负荷试验。根据运动试验结果,可将患者进行功能分级。这种分级对于确定患者的治疗性运动的水平,判断其预后,帮助其进行娱乐和作业活动的安排等均有十分重要的作用(表 6-7)。

表 6-7　基于 VO₂max 值的功能分级

功能分级	VO₂max	有氧运动能力
Ⅰ级	≥84% VO₂peak 预计值	正常
Ⅱ级	60%~83% VO₂peak 预计值	轻至中度受损
Ⅲ级	40%~59% VO₂peak 预计值	中至重度受损
Ⅳ级	≤39% VO₂peak 预计值	重度受损

（4）心肺运动试验的常用参数

1）最大摄氧量（VO_2max）：是人体在极量运动时的最大耗氧能力和有氧代谢能力，代表人体供氧能力的极限水平，即当功率增加，VO_2 不增加而形成平台。反映了循环系统氧转运的能力及呼吸系统通气能力。VO_2max 减少，说明运动耐量下降。

2）峰值摄氧量（VO_2peak）：实际测试中，受试者不能维持功率继续增加而达到最大运动状态时的耗氧量，可以没有平台出现，这种情况称之为 VO_2peak，实际中通常以 VO_2peak 代替 VO_2max。

3）无氧阈（AT）：在运动负荷递增的情况下，组织对氧气的需求超过了循环所能提供的氧气，机体由有氧代谢向无氧代谢过渡，但尚未发生乳酸性酸中毒时的最高 VO_2 称为 AT，它可以反映机体耐受负荷的潜能，能敏感地表现组织氧供需平衡，较准确地评价运动时无氧代谢能力和心肺功能。心脏病患者 AT 值比正常人低，心力衰竭患者的更低，纽约心功能分级Ⅲ级者的 AT 值约为正常人的一半。根据患者的运动氧耗量结果可进行 Weber 运动耐量心功能分级（表 6-8）。

表 6-8　Weber 运动耐量心功能分级

心功能分级	VO₂max/mL·kg⁻¹·min⁻¹	AT/mL·kg⁻¹·min⁻¹	CI 峰值 /L·min⁻¹·m⁻²
Ⅰ级	>20	>14	>8
Ⅱ级	16~20	11~14	6~8
Ⅲ级	<16	<11	<6
Ⅳ级	<10	<8	<4

注：VO₂max. 最大摄氧量；AT. 无氧阈；CI. 心指数。

4）氧脉搏（oxygen pulse，VO_2/HR）：在运动负荷逐级递增下，每搏输出量和心率会同时增加以维持心排血量。冠心病患者行 CPET 过程中，当运动功率超过诱发心肌缺血的阈值时，每搏输出量会减少，心率将急剧上升以维持心排血量。此时 VO_2peak 和 VO_2/HR 平台期将提前出现，患者的运动耐力、通气效率和摄氧效率均下降，导致心肺功能下降。

5）呼吸交换率（respiratory exchange ratio，RER）：VCO_2/VO_2 的比值叫做呼吸交换率（RER）。RER 也可为心力衰竭患者提供重要的预后信息：在达到极量心肺运动试验时（峰值运动时 R>1.1），VO_2 peak<10mL/（kg·min），反映了该患者运动耐力的明显降低，而且伴有较高的死亡率。

6）通气量、每分通气量（VE）：运动状态下，机体的能量需求增加，吸入更多的 O_2，排出更多的 CO_2，以维持体内正常的动脉血二氧化碳分压（$PaCO_2$）和机体酸碱平衡（pH）。AT 前，VE 随运动负荷的增加呈线性增加；AT 后，由于无氧代谢，CO_2 生成量相对耗氧量高，CO_2 对呼唤中枢的刺激增加，VE 曲线上出现拐点。

7）二氧化碳通气当量斜率（VE/VCO_2 slope）：VE/VCO_2 回归线的斜率通常被描述为运动时的通气反应（VE/VCO_2 斜率），正常值是 20~30；VE/VCO_2 斜率目前认为是提示慢性心力衰竭预后的可靠指标。所以 VE/VCO_2 斜率表明了换气效率，是心力衰竭患者最有力的预测指标之一。

5. 心脏运动康复危险分层　根据个体化的心肺运动负荷试验结果,参照心脏运动康复危险分层标准(表6-9),进行心脏康复分层,并明确缺血阈值负荷,如果低于5代谢当量即发生心绞痛或开始出现心电图 ST 段下移,即使无伴发严重心律失常,亦为高危组,建议进行冠脉介入治疗,以降低冠心病的危险分层,或者进行监护下的低强度的运动训练,以期侧支循环的建立。一旦运动训练出现 ST 段的下移或出现典型心绞痛,就必须停止运动训练。

表 6-9　美国心脏协会(AHA)心脏运动康复危险分层标准

危险级别	纽约心功能分级	运动负荷	临床特征	监管及心电图监测
A			无确定心血管疾病(但存在 2 个心血管危险因素以上)患者	无需运动心电图、血压监测
B 低危	Ⅰ , Ⅱ	≤6 代谢当量	无充血性心力衰竭表现,静息状态无心肌缺血或心绞痛,运动负荷≤6 代谢当量,运动时收缩压适度升高,静息或运动时无阵发性或非阵发性室性心动过速,有自我调节运动能力	只需在制订的运动初期阶段进行指导,6~12 次心电图和血压监测
C 中高危	Ⅲ或Ⅳ	<6 代谢当量	运动负荷<6 代谢当量时发生心绞痛或缺血性 ST 段压低,运动时收缩压低于静息收缩压,运动时出现非持续性室速,有心搏骤停史,有可能出现危及生命的医学情况	整个运动过程需要医疗监督指导和心电及血压监测,直到安全性建立,可转入 B 级康复,需密切监测
D 高危	Ⅳ	<6 代谢当量	未控制的心肌缺血、严重的瓣膜狭窄和反流、失代偿心力衰竭,未控制的心律失常,可因运动而加剧病情	不推荐进行以增强适应为目的的任何活动,日常活动应在医生评估后进行,应积极治疗尽快恢复到 C 级或更高级

(二)活动和参与

1. 日常生活活动能力　基础性日常生活活动能力评定,通用的评定工具有 Barthel 指数(BI),改良 Barthel 指数(MBI),具体量表见附录 4。在心脏康复中,常用的各种日常生活活动和职业活动所需的能量需求见表 5-1。

2. 社会活动与职业活动　能否恢复各种社会生活和职业活动,让患者恢复到满意的社会角色是评定冠心病心脏康复效果的最重要指标。主要的评定工具是患者的社会质量,特别是主观定向的总体生活质量和疾病相关的生活质量。普适性量表有功能活动问卷(functional activities questionnaire,FAQ)、疾病影响程度量表(sickness impact profile,SIP)、生活质量指数等,广泛采用 SF-36,WHOQOL-100 等量表。通过量表评价患者对疾病的认知和自我管理效能,判断患者改变健康行为的能力。对疾病认知错误或自我管理效能低的患者,心脏康复专业人员有责任通过以问题为导向的教学模式,改善患者对疾病的错误认知和自我管理效能。

(三)环境因素

环境因素主要包括居住环境、空气质量、气候等;家人、朋友、社会及卫生专业人员的态度;个人消费用品或物质的获得,如药品的获得;能够获得的照顾及护理;卫生服务、体制和政策;个人对疾病的认识;受教育的程度等;劳动就业服务、体制和政策等。

(四)中国慢性缺血性心脏病的简明 ICF 核心功能组合

国际功能、残疾和健康分类(ICF)从功能、残疾和健康的角度,评估身体结构、身体功能、活动和参与、环境因素以及个人因素,并应用字母数字编码系统对每一项进行编码并加以描述,参见第四章第一节。为了临床应用,从核心组合提取出最常用的条目构成简要核心组合,其中包括了缺血性心脏病的简明 ICF 核心功能组合(表 6-10)。

表 6-10　缺血性心脏病的简明 ICF 核心组合

身体功能和结构		活动与参与		环境因素	
b130	能量和驱动功能	d230	执行日常工作	e110	个人消费产品和技术
b134	睡眠功能	d240	处理压力和其他心理需求	e115	个人日常生活用产品和技术
b152	情感功能	d430	举起和搬运物品	e125	通信产品和技术
b280	疼痛	d450	步行	e135	就业产品和技术
b410	心脏功能	d455	四处走动	e140	文化、娱乐、体育产品和技术
b415	血管功能	d460	在不同的地方活动	e150	公共建筑设计、建造和建筑产品与技术
b420	血压功能	d470	使用交通工具	e155	私人使用建筑的设计、建造和建筑产品与技术
b440	呼吸功能	d475	驾驶	e225	气候
b455	运动耐受功能	d480	骑马运输	e260	空气质量
b460	与心血管和呼吸功能相关的感觉	d570	照顾自己健康	e310	直系亲属
b530	体重维持功能	d620	获得商品和服务	e315	大家庭
b640	性功能	d630	准备饭菜	e320	朋友
b730	肌肉力量功能	d640	做家务	e325	熟人、同事、邻居和社区成员
b740	肌肉耐力功能	d760	家庭关系	e330	权威人士
		d770	亲密关系	e340	个人护理提供者和个人助理
s410	心血管系统的结构	d850	有报酬的就业	e355	卫生专业人员
s430	呼吸系统的结构	d920	娱乐和休闲	e360	健康相关专业人员
				e410	直系亲属的个人态度
				e415	大家庭成员的个人态度
				e420	朋友的个人态度
				e425	熟人、同事、邻居和社区成员的个人态度
				e430	权威人士的个人态度
				e440	个人护理提供者和个人助理的个人态度
				e450	卫生专业人员的个人态度
				e455	卫生相关专业人员的个人态度
				e460	社会态度
				e570	社会保障服务、制度和政策
				e580	健康服务、制度和政策
				e590	劳动和就业服务、制度和政策

五、康复治疗

近年来,我国心脏病康复发展迅猛,越来越多的学者关注并致力于心脏康复的研究与临床应用。《中国心脏康复与二级预防指南》(2018版)提出5大康复处方的概念,包括运动处方、营养处方、心理处方、戒烟处方和药物处方。其中,运动康复是心脏康复的重要组成部分,安全有效的运动能更加显著提高患者的运动能力、改善症状和心功能。

(一)运动治疗

传统心脏康复的标准模式包括三期:院内 I 期康复、院外早期 II 期康复和院外长期 III 期康复。欧美国家心血管病患者出院时间明显提前,欧美心脏康复指南已不再强调院内 I 期康复,目前我国心血管病急性期住院时间一般在7d左右,院内 I 期康复在我国仍有实践意义,《冠心病康复与二级预防中国专家共识》以及《中国心脏康复与二级预防指南》(2018版)依旧推荐使用三期心脏康复模式。

1. I 期心脏康复(急性期、住院期康复) 通常康复干预于入院24h内开始,如果病情不稳定,应延迟至3~7d以后酌情进行。

(1)康复目标:①早期开始身体活动,保持现有的功能水平和防止"废用"的出现,缩短住院时间,促进日常生活能力及运动能力的恢复;②增加患者自信心,减轻精神心理症状,减少心理痛苦,减少再住院;③避免不必要卧床带来的不利影响;④对患者和家属进行宣教和咨询,指导戒烟,以预防复发和降低心血管事件;⑤为 II 期康复提供全面完整的病情信息和准备。

(2)适应证:患者只要脱离危险期,病情稳定,运动康复即可开始。①过去8h内无新发或再发胸痛;②心肌损伤标志物水平没有进一步升高;③无明显心力衰竭失代偿征兆(静息时呼吸困难伴湿啰音);④过去8h内无新发严重心律失常或心电图改变。

(3)具体方案:康复治疗应循序渐进,从被动运动开始,逐步过渡到坐位、坐位双脚悬吊在床边、床旁站立、床旁行走,病室内步行以及上1层楼梯或固定踏车训练。应根据患者的不同情况采取个体化的康复训练。

1)住院期4步早期运动及日常生活指导计划:《冠心病康复与二级预防中国专家共识》推荐(表6-11)。

表6-11　住院期4步早期运动及日常生活指导计划

步骤	代谢当量（MET）	活动类型	心率反应适合水平（与静息心率比较）
第1步	1.0~	被动运动,缓慢翻身、坐起,床边椅子坐立、床边坐便	增加5~15次/min
第2步	2.0~	床边坐位热身,床旁行走	增加10~15次/min
第3步	3.0~	床旁站立热身,大厅走动5~10min,2~3次/d	增加10~20次/min
第4步	3.0~4.0	站立热身,大厅走动5~10min,3~4次/d,上1层楼梯或固定踏车训练,坐位淋浴	增加15~25次/min

2)PCI术后中、高危患者的1周康复程序:急诊PCI、多支病变或未完全血运重建的中、高危患者的1周康复程序由《经皮冠状动脉介入治疗术后运动康复专家共识》推荐(表6-12)。

(4)运动康复方案调整与监护:此期患者的运动康复治疗必须在心电图和血压监护下进行,运动量宜控制在较静息心率增加20次/min左右,主观用力程度分级(表4-12)Borg评分<12分,患者感觉不太费力为宜。如果活动后心率增加大于20次/min,患者感觉费力,需减少活动量。如活动时无不良反应,可循序渐进到患者能耐受水平;如活动时出现不良反应,无论坐位和站位,都需终止运动,恢复活动时,需重新从低一个级别运动量开始。

表 6-12　PCI 术后中、高危患者的 1 周康复程序

项目	第 1 阶段	第 2 阶段	第 3 阶段	第 4 阶段	第 5 阶段	第 6 阶段
时间	第 1 天	第 2 天	第 3 天	第 4 天	第 5 天	第 6~7 天
能量消耗	1~2MET	1~2MET	2~3MET	3~4MET	3~4MET	4~5MET
日常生活	绝对卧床,在护理人员帮助下进食	卧床,床上自己进食,在护理人员协助下洗脸、擦浴、穿脱衣服	大部分生活自理,可坐椅子、坐轮椅至病房和治疗室	生活全部自理,在监护下,允许自行下床,步行至浴室、病房和治疗室	生活全部自理,步行至接待室/电话间,在病房走廊散步	继续前述活动,可稍强于原来强度的活动
康复运动	穿刺部位加压包扎 12h,被动在床上进行关节运动,醒时踝背屈、趾屈 1 次 /h	床边坐位,用床边便桶、坐椅子;主动/被动在床上进行所有关节活动	可下床站立,热身运动,病房内慢速走动 15~25m,2 次 /d	在房内活动和做体操,中速步行 25~50m,2 次 /d	中速步行 100~150m 或踏车 20~40W,可上、下 1 层楼,2 次 /d	中速步行 200~400m,2 次 /d,可上、下 2 层楼
宣传教育	介绍 CCU,解除顾虑	介绍康复小组、康复程序,戒烟,给宣教材料	介绍心脏解剖及冠心病发病机制	冠心病危险因素及其控制的宣教	讲解药物、饮食、运动与心率监测及性生活	讲解随访事项、心理咨询及注意事项
注意事项	紧急情况时的处置	每次活动后休息 15~30min	每次活动后休息 15~30min	各种活动都要在可耐受的情况下进行	各种活动都要在可耐受的情况下进行	准备安排出院

(5)出院前的运动储备功能评估:出院前应根据情况进行运动试验(6min 步行试验,或低水平、症状限制性心肺运动试验等),对每例患者进行运动风险评估,以便评估患者出院后活动的风险,提供运动处方,指导其出院后日常活动。

(6)制定出院后家庭康复计划:①了解患者及其家属对疾病(特别是心肌梗死)的认识和了解程度,明确药物服用方法;②指出患者和家庭的不良生活方式,校正危险因素;③减轻患者的恐惧、焦虑和抑郁状态,树立恢复正常生活的信心;④交代患者回家后如何进行一般的身体活动,如何减少能量的消耗,如何在活动中进行自我监护,万一发生紧急情况时如何处理等;⑤向家属普及心肺复苏技术;⑥告知患者复诊时间,重点推荐患者参加 II 期康复计划(院外早期康复或门诊康复期)。

2. II 期心脏康复(院外早期康复或门诊康复期)　出院后即可开始,时限由危险分层和所需的监控来决定,一般在出院后 1~3 周之内,持续 3~6 个月,多在有康复设施的门诊或者康复医院进行。II 期康复是冠心病康复的核心阶段,既是 I 期康复的延续,也是 III 期康复的基础。《2020 ESC 运动心脏病学和心血管疾病患者的体育锻炼指南》建议:基于运动的心脏康复可降低心脏病的死亡率、再入院率和焦虑。经历过急性冠脉综合征(ACS)、心脏手术或者经皮介入治疗的患者应在出院后立即进行早期基于运动的心脏康复治疗,治疗时间为 8~12 周。每推迟 1 周,就需要额外 1 个月的锻炼来达到同样的效果。

(1)康复目标:①防止心脏功能衰退,保持和进一步改善心脏功能;②从日常生活自理逐步过渡到恢复正常的社会生活;③按运动处方从低水平的体力训练开始,改善心脏储备功能;④心理康复,主动改变不良生活方式。

(2)适应证:与住院期相似,临床病情稳定的 AMI 和 / 或 ACS 恢复期、稳定型心绞痛、PCI 或 CABG 后 6 个月内的患者。同时应排除临床情况不稳定的患者,如不稳定型心绞痛,心功能IV级,未控制的严重心律失常,未控制的高血压(静息收缩压>160mmHg 或静息舒张压>100mmHg)。

(3)具体方案:与第 I 期康复不同,II 期康复计划增加了每周 3~5 次心电图和血压监护下的中等强度

运动,每次持续 30~90min,共 3 个月左右。推荐运动康复次数为 36 次,不低于 25 次。因此,此期的安全性尤为重要。首先应对所有 Ⅱ 期康复冠心病患者进行运动试验,确定运动危险分层,评估运动中发生心血管事件的风险,进而有针对性地制订个体化的运动方案和运动监护级别,最大程度保证患者运动中的安全,降低运动风险。

1)运动负荷试验:是患者进行运动康复前重要检测指标,用于诊断、预后判断、日常生活指导和运动处方制订以及疗效评定。常用的运动负荷试验方法有心电图运动负荷试验和心肺运动负荷试验,后者方法更准确,但设备昂贵且对操作的要求较高。两种测试方法均有一定风险,须严格掌握适应证和禁忌证以及终止试验的指征,保证测试安全性(具体操作参见第四章第二节)。

2)运动危险分层:根据患者的运动负荷试验和病情,评估运动过程中可能发生心血管事件的危险,《冠心病康复与二级预防中国专家共识》推荐(表 4-3)。

3)运动治疗:规范的康复训练应按个体化的运动处方进行,包括三个步骤。

第 1 步:准备活动。即热身运动。多采用低水平有氧运动和静力拉伸,持续 5~10min。目的是放松和伸展肌肉,提高关节活动度和心血管的适应性,帮助患者为高强度锻炼阶段做准备,通过逐渐增加肌肉组织的血流量和关节的运动准备来降低运动损伤的风险。

第 2 步:训练阶段。包含有氧运动、抗阻运动和柔韧性运动等。总时间 30~60min。其中,有氧运动是基础,抗阻运动和柔韧性运动是补充。根据患者的健康、体力、心血管功能状态和危险分层,结合学习、工作、生活环境和运动喜好等个体化特点制订运动处方,每一运动处方内容遵循运动频率、强度、形式、时间和运动量、渐进性原则(即 FITT-VP 原则)。有氧运动处方的渐进性调整原则为“通过调整运动持续时间、频率和 / 或强度逐渐增加运动量,直到达到预期目标为止;抗阻训练通过对每组更大的阻力和 / 或更多的重复和 / 或增加频率来调整”。美国心肺康复协会提出关于运动量渐进性方案的具体建议如下:①为每个患者制订个性化渐进性运动方案。②每周对运动方案进行 1 次调整。③一般来说,每次只对运动处方的 1 项内容(如时间、频率、强度)进行调整。④每次增加有氧运动的持续时间 1~5min,直到达到目标值。⑤每次增加 5%~10% 的强度和持续时间,一般耐受性良好。⑥建议首先增加有氧运动的持续时间至预期目标,然后增加强度和 / 或频率。

Ⅰ. 有氧运动:有氧运动所致的心血管反应主要是心脏的容量负荷增加,改善心脏功能。常用有氧运动方式有行走、慢跑、骑自行车、游泳、爬楼梯,以及在器械上完成的行走、踏车、划船等,每次运动20~40min。建议初始从 20min 开始,根据患者运动能力逐步增加运动时间。运动频率 3~5 次 / 周,运动强度为最大运动强度的 50%~80%。体能差的患者,运动强度水平设定为 50%,随着体能改善,逐步增加运动强度。对于体能好的患者,运动强度应设为 80%。通常采用心率评估运动强度。

Ⅱ. 抗阻运动:与有氧运动比较,抗阻运动引起的心率反应性较低,主要增加心脏的压力负荷,从而增加心内膜下血流灌注,获得较好的心肌氧供需平衡。常用的方法有利用自身体质量(如俯卧撑)的运动、哑铃或杠铃、运动器械以及弹力带等。抗阻运动的时期选择:PCI 后至少 3 周,且应在连续 2 周有医学监护的有氧训练之后进行;心肌梗死或 CABG 后至少 5 周,且应在连续 4 周有医学监护的有氧训练之后进行;CABG 后 3 个月内不应进行中到高强度上肢力量训练,以免影响胸骨的稳定性和胸骨伤口的愈合。

Ⅲ. 柔韧性运动:骨骼肌最佳功能需患者的关节活动维持在应有范围内,保持躯干上部和下部、颈部和臀部的灵活性和柔韧性尤其重要,如果这些区域缺乏柔韧性,会增加慢性颈肩腰背痛的危险。训练原则应以缓慢、可控制的方式进行,并逐渐加大活动范围。训练方法:每一部位拉伸时间 6~15s,逐渐增加到 30s,如可耐受可增加到 90s,期间正常呼吸,强度为有牵拉感觉同时不感觉疼痛,每个动作重复 3~5 次,总时间10min 左右,每周 3~5 次。

第 3 步:放松运动。有利于运动系统的血液缓慢回到心脏,避免心脏负荷突然增加诱发心脏事件。放松方式可以是慢节奏有氧运动的延续或是柔韧性训练,根据患者病情轻重可持续 5~10min,病情越重放松运动的持续时间宜越长。

对于低危患者,可以通过自我监护稳步提高运动量;但对于中、高危层患者或在运动中出现较明显异常者,则应到医院康复门诊进行监护下的康复运动训练。Ⅱ期心脏康复需 12 周,推荐运动康复次数为 36次,不低于 25 次。

(4)持续控制危险因素:心脏康复专业人员应掌握营养与心血管疾病健康的关系以及营养评估和处方制订方案,定期测量体重、体重指数(BMI)和腰围。建议超重和肥胖者在 6~12 个月内减轻体重 5%~10%,使 BMI 维持在 18.5~23.9kg/m²;腰围控制在男 ≤90cm、女 ≤85cm。告诫患者戒烟,药物结合行为干预疗法会提高戒烟成功率。纠正患者不正确的失眠认知和不正确的睡眠习惯。患者在发生失眠的急性期要尽早使用镇静催眠药,原则为短程、足量、足疗程。通过饮食运动及药物控制合并症,劳逸结合。对患者及家属告知相关注意事项。

(5)日常活动:建议无并发症的患者逐步过渡到无监护的家庭日常活动,包括正常室内外散步,轻体力的家庭卫生、厨房活动、园艺活动或在邻近区域购物,活动强度为 40%~50% HRmax,活动时 RPE 不超过13 分。患者需注意循序渐进,禁止过分用力,活动时不可有气喘和疲劳。所有上肢超过心脏平面的活动均为高强度运动,应该避免或减少。训练时要注意保持一定的活动量,但日常生活和工作时应采用能量节约策略,比如指定合理的工作或日常活动程序,减少不必要的动作和体力消耗等,以尽可能提高工作和体能效率。每周需要门诊随访 1 次。任何不适均应暂停运动,及时就诊。

(6)亚极量运动试验:Ⅱ期心脏康复结束时,应到医院进行亚极量运动试验。如果患者可以达到6~7MET,或预期的靶心率,则可以恢复一般的体力活动和职业活动,也可以恢复性生活。

3. Ⅲ期心脏康复(院外长期康复) 为心血管事件 1 年后的院外患者提供预防和康复治疗,是第Ⅱ期康复的延续。此期的关键是维持已形成的健康生活方式和运动习惯,并持之以恒,坚持终身。仍需继续纠正心血管危险因素和加强心理社会支持。同时,评估依然很重要,低危及部分中危患者可进一步Ⅲ期康复,高危及部分中危患者应转上级医院继续康复。此期心电监护仅在康复治疗出现症状时进行,维持期康复是否实施可根据个体结果和医疗需要来决定。

(1)康复目标:①制订个体化的较高强度的康复运动训练计划,使者的心脏功能发挥出最大的潜力;②进一步改善患者的心理状态和主动控制危险因素,保持良好的生活方式;③最大限度地提高患者生活质量。

(2)适应证:经过Ⅱ期心脏康复后,病情稳定,无临床并发症及病情不稳定的患者。

(3)具体方案:①制定可以坚持的较高强度康复训练计划,可在改善的 AT 基础上进行有氧运动训练。目前的研究表明:低于极量甚至次极量的中等强度的康复训练(达到最大耗氧量的 50%~80% 或最大年龄预期心率的 60%~85%,持续时间 15~20min),只要长期坚持,也可以取得较好的功能恢复效果。②Ⅲ期心脏康复可能需要 6~12 个月的时间。③应注意避免长时间高强度耐力运动。《2020 ESC 运动心脏病学和心血管疾病患者的体育锻炼指南》中指出,中等强度到高强度锻炼与减少冠心病发病率的不良结果有关,但长时间高强度耐力运动一直与冠状动脉钙化增加、动脉粥样硬化的标志物增加、冠状动脉斑块增加有关。

4. 运动治疗的安全性和预后 大量的研究表明,AMI 后早期的康复活动和完成早期康复程序后的低水平运动试验是相当安全的。已经证明在医学监护下的运动和运动试验,死亡率仅为 0.05‰~0.1‰,并不比对照组高。但对冠心病患者进行运动训练或运动试验时,仍要保持高度警惕,严格遵循运动试验的禁忌证、终止运动试验的指征执行,掌握突发心脏意外疾病的处理方法,以确保心脏康复实施的安全。

(二)物理因子治疗

可以使用体外反搏、低强度激光血管内照射、高压氧、生物反馈疗法、高压交变电场疗法、直流电导入疗法、超短波交感神经节疗法、红外偏振光疗法、磁疗法、水疗法等。上述物理因子治疗均通过不同的途径改善导致血压升高的血管因素和血液因素,改善血液流变学性质,调节自主神经功能紊乱,舒缓紧张状态。简要介绍以下几种。

1. 体外反搏　体外反搏是一种无创性的治疗方法,通过包裹在四肢和臀部的气囊,在心脏舒张期对气囊充气加压,促使肢体动脉的血液驱返至主动脉,使舒张压明显增高,为心脏增加血流,降低心脏后负荷;在心脏收缩期气囊迅速排气,压力解除,促使主动脉内收缩压下降,最大限度地减轻心脏射血期阻力,血液加速流向远端,从而达到反搏效应,能够增加患者全身各脏器的血液灌注量,同时,能够增加血流速度,降低血液的黏稠度,可显著改善动脉粥样硬化病变。

2. 体外超声　能够消除动脉粥样硬化物,可降血压、血脂,能够对心肌进行修复,超声的热效应以及机械效应能够扩充冠状动脉,增加含氧量以及血流量,可缓解心绞痛症状;还可以大幅度增强心肌收缩力。

3. 高压氧　能够增加血液中的溶解氧量,纠正了组织缺氧的情况;此外,具有扩张脑血管以及局部血管的作用,使得患者的血流量得到显著的增加,为组织细胞提供充足的供氧量,具有降低血液黏度的效果,减少血栓的形成。

4. 其他　一些冠心病患者行 PCI 术后会出现各种并发症,针对不同的症状,可以使用不同的物理因子治疗。对于患者术后的疼痛可以采用低、中频电疗法及针灸等给予康复治疗,对于长期卧床的患者,为了防止四肢肌肉失用性萎缩,可采用神经肌肉电刺激疗法,值得注意的是,植入起搏器患者的心区禁用电疗法。紫外线疗法、红外线疗法、蜡疗法、超声波疗法以及正压顺序循环疗法可以治疗血管径路并发症,如皮下血肿、假性动脉瘤、腹膜后血肿、血栓形成、动静脉瘘等。

(三)作业治疗

1. Ⅰ期作业治疗　作业治疗与运动治疗相辅相成。开始康复训练时,必须在专业治疗师指导下执行,配合心电和血压的监护。作业治疗的主要内容是低水平的体力活动和教育指导;对患者和家属进行健康教育(对疾病的认识、危险因素的认识和控制),患者和家庭成员的心理因素的咨询,指导患者从简单的床上、床边和床下活动、便盆转移到独立穿衣、洗澡。

(1)改善日常生活活动能力:作业治疗程序应根据不同个体情况进行选择。以循序渐进为原则,胸痛症状一旦消失,生命体征稳定,无合并症时即可开始。如果患者在训练过程中没有不良反应,运动心率增加<10 次 /min,次日训练可以进入下一阶段。运动中心率增加在 20 次 /min 左右,则需要继续同一级别的运动。心率增加超过 20 次 /min,或出现任何不良反应,则应该退回到前一阶段运动,甚至暂时停止运动训练。阶段患者所做的活动应<3.5MET,活动时间逐渐增加至 5~20min,2~3 次 /d。当确认患者可连续步行200m 无症状和无心电图异常,可进行症状限制的运动试验,进一步判定患者的心肺储备功能。

(2)能量保存技术:在心血管疾病早期,休息与低水平活动之间的平衡对心肌愈合很重要。对不同活动引起的不同心血管反应的了解,是能量保存技术的基础。如上肢活动较下肢活动可产生更强的心血管反应,站位比坐位心血管反应大,等长活动影响肌肉内的血流及较高的心血管能耗,温暖的环境使心率增加,能耗增加,同样饭后血流从肌肉回流至胃,饭后进行任何活动可产生更高的心率及氧耗。患者从发病开始,就应该重视和了解能量保存技术,配合治疗师在低能量消耗下完成各种活动,为以后的康复治疗做好准备。

(3)自我反馈和监测:患者及其家人需要加强对身体外观变化的认识;监测心率和血压,及时发现作业治疗时的机体变化,作出相应调整。

2. Ⅱ期作业治疗　此期作业治疗的目的是保持适当的体力活动,逐步适应家庭活动,等待病情的稳定性完全建立,恢复正常的活动功能。作业治疗包括室内外散步、家庭卫生、厨房活动、园艺活动、附近购物等。一般活动不需监护,但此期活动不能有气喘和疲劳,出现任何不适均暂缓活动。

(1)循序渐进改善日常活动能力:分为以下 6 个阶段。

第 1 阶段:①室内坐位活动,缓慢上下楼梯,避免任何疲劳,尽可能避免会客。②个人卫生没有限制,但要避免长时间的热水澡、避免周围环境过冷或过热。③可洗碗,理菜,铺床,提 2kg 左右的重物,短时间园艺工作。④打扑克、下棋、看电视、阅读、针织、缝纫、短时间乘车。⑤需避免的活动:提举超过 2kg 的重物、过度弯腰、情绪沮丧、过度兴奋、应激。

第 2 阶段:①可外出理发。②洗小件衣服或使用洗衣机,晾晒衣服,坐位熨小件衣服,使用缝纫机,掸尘,擦桌子,梳头,简单烹调,提 4kg 左右的重物。③进行轻微的台上活动。④性生活,在上下 2 层楼或步行 1km 无任何不适时可恢复性生活,但要采取相对比较放松的方式,性生活之前可服用或备用硝酸甘油类药物。⑤连续步行 1km 每次 10~15min,1 次/d。⑥避免长时间活动,烫发之类的高温环境,提举超过 4kg 的重物,避免参与涉及经济或法律问题的活动。

第 3 阶段:①可长时间熨烫衣服,铺床,提 4.5kg 左右的重物。②轻度园艺工作,家中练习打桌球,室内放松性游泳,坐短距离公交,短距离开车,探亲访友。③连续步行 1km,10~15min/次,1~2 次/d。④避免提举超重的物体和活动时间过长。

第 4 阶段:①与他人一起外出购物,正常烹饪,提 5kg 左右重物。②小型油画制作或木工制作,家庭小修理,室外打扫。③连续步行每次 20~25min,2 次/d。④避免提举超重物体,使用电动工具,如电锯、电钻。

第 5 阶段:①独立外出购物(手推车搬运重物)短时间吸尘或拖地,提 5.5kg 重物。②家庭修理性活动,钓鱼,保龄球类活动。③连续步行 25~30min,1 次/d。④避免提举超重物体和过强等长收缩运动。

第 6 阶段:①清洗浴缸、窗户,提 9kg 左右重物(如没有任何不适)。②平静地跳舞,外出野炊,去影院、剧场。③步行列为日常生活活动,每次 30min,2 次/d。④避免剧烈运动,如举重、锯木、攀高,以及竞技性活动,如各种比赛。此期的治疗提倡小量、重复、多次活动,肢体活动交替,适当间隔休息。注意主观用力水平不可过高,主观劳累计分一般低于 13 分。

注意事项:包括循序渐进,禁止过分用力,活动时不可有气喘和疲劳。

(2)采用能量保护技术:日常生活和工作时采用能量节约策略,减少不必要的体力消耗。例如,制定合理的工作生活计划和程序,减少不必要的动作,工具的适当使用可尽可能提高体能和工作效率。

(3)互动与反馈:从患者发病到完成作业治疗计划,治疗师应定期与患者保持联系,这有利于患者评估和自我监督,而且有利于医院、医师了解患者在家庭和社会中的各种活动,指导患者的进一步的康复。

3. Ⅲ期作业治疗　此期是心血管疾病康复治疗的重点,前两期的康复治疗使患者的日常生活能力有了不同程度的提高,为此期康复奠定了基础。此期强调在运动处方的指导下,按靶心率或靶 MET 进行有氧训练。强调模拟实际生活和工作的训练,使患者尽快适应日常生活活动和工作活动的需要。在帮助患者提高日常活动能力的过程中,治疗师需了解各种日常活动的能量消耗,根据患者的心功能状态和活动能力,恰当安排符合患者需要的作业活动,使其逐渐达到各项活动自理,同时保证各项活动的安全,防止疾病的复发。

(1)日常生活活动能力训练:根据患者情况,逐渐从轻体力活动向中重体力活动过渡,最后恢复正常功能活动,达到日常活动自理。

(2)家务料理:患者应根据自己的体力对家务活动进行调整,合理安排和计划,节省体力,减少能量消耗,尽量应用能量保存技术。

(3)恢复正常的活动功能:需要达到的运动能力为 4~6MET,主观劳累程度不超过 13 分。①恢复性功能活动:性生活活动强度在 5MET 左右,需在心肌梗死或手术 4 周以后,这时患者需具备上 2 层楼梯的能力。利尿剂和 β 受体阻滞剂会妨碍性活动的恢复,患者需及时找医生进行药物的调整。②恢复驾车能力：心肌梗死或心脏手术后至少1个月才能恢复驾车能力。如果身体恢复不完全，或驾车行驶中出现心绞痛最好不要开车。以往从事专业驾车的心肌梗死患者应调换新的工作。③度假和旅行：度假有利于患者的恢复，但需要选择好合适的地点和度假的方式。度假地带高度应低于海拔2 000m，以避免高原过度换气和生理反应，气候不能太冷、太热。患者适合乘火车或客车旅行，避免长距离旅行引起的疲劳，避免乘夜车。可以乘飞机旅行，但不要搞得太紧张引起过度换气。旅行前做好周密的计划，保证在不消耗过多体力，有宽裕的时间、轻松的心情下旅行。④恢复娱乐和体育活动：选择合适的娱乐和体育活动，有利于患者的复原，提高患者的体力和移动能力。运动中不应产生疲劳，一般采取人体最大活动量的40%~70%（可以通过症状来限制）进行运动，使患者有足够潜力应对紧急情况。

患者应定期接受医师测评，通过心电运动平板或功率车试验，判断患者采用的靶心率是否安全有效而不引起心肌缺血。避免使左室压力突然增高，或需要等长用力的娱乐活动和运动。不提倡骤冷骤热的活动。不可进行桑拿浴，因会突然增加心率。

（4）就业能力训练：就业使患者有机会接触社会，具有地位、自尊、经济收入和工作带来的满足感。治疗师根据患者的身体状况和工作需要，对患者工作能力、心理状态和时间需求进行分析与评估，提供给患者选择工作的建议。患者可以维持原来的工作，但工作强度要降低，从全天改为半天工作。如果原有的工作不适合患者，可以作适当调整或换新工作。评估患者的工作环境具体包括：工作的自然环境；工作时用到的肌肉群；主要涉及肌肉力量和耐力的工作要求；工作时进行的主要活动；高代谢需求和低代谢需求的时间比；环境因素；8h工作的平均代谢需求不能超过50%最大功能能力。运动处方包括：运动形式要选择与工作中用到的肌肉群相同的运动；在间歇运动中的强度和时间与工作时相似；如果可能，设定的运动方式应该模拟工作中的活动模式；平衡与工作有关的抗阻和有氧训练；如果工作中有环境压力，应让患者了解适当的注意事项；在进行与工作相似的活动时将他们暴露在相似的环境中；检测在相似环境中的生理反应。

就业能力训练的活动分为轻度活动和重度活动，常见的轻度活动有：①室内单臂提篮步行2圈（第2圈换手），共55m；②双手捧物步行55m，并将物体放在地上再拿起，反复4次；③桌上左右反复移动重物；④桌上、地上反复交替；⑤上下台阶。重度活动有：①单臂提篮并上下楼梯；②将重物在搁架内上下移动。患者要完成这些工作，需要从轻度活动逐渐过渡到重度活动。这些模拟的活动动作，不仅帮助治疗师掌握活动时的心血管反应，有效地控制活动强度，而且在安全保证的前提下活动，有助于患者早日恢复工作体力和耐力。

（5）能量保存技术：涉及各种活动，如让患者坐高脚椅在厨房烧饭或熨烫衣服，在室内用推车（属于等张活动）运送物品取代托盘取物（属于等长收缩），沐浴椅可以减轻站位沐浴时患者的心血管反应。过头顶的上肢活动易产生较强的心血管反应。洗澡时的水温、室温不宜高，时间不要长。鼓励患者在洗衣、铺床、购物等活动中得到帮助，但给予帮助的量要恰当，既要节约能量又要避免过度依赖，让患者在非应激状态下逐渐恢复活动能力。

（四）传统治疗

冠心病，属中医"胸痹""心痛""真心痛"等范畴。现当代国医大师及全国名中医等老中医药专家，在继承前人临证精华的基础上，结合自身临床经验，各自有所发挥，形成了对于冠心病独特的诊疗体系。在治疗冠心病方面，多以活血化瘀、疏肝理气、豁痰宽胸和温阳散寒泻其实，以补益心气、温振心阳、滋补心阴补其虚；药物，其性以温、寒为主，其味以甘、苦、辛居多，如丹参、川芎、黄芪、当归、赤芍、瓜蒌、红花、半夏、郁金和麦冬等。此外，还可以采用传统的拳功操（太极拳、八段锦、降压舒心操等），穴位按摩等。

（五）心理干预

冠心病患者不同程度的会出现心理反应，其反应特征与患者病前的人格特征及对疾病的认识有关。

最常见的仍然是焦虑反应,严重的可出现惊恐发作。继而出现抑郁情绪,整个生活方式发生重大的改变,疾病行为成了生活中的主要行为。

可应用焦虑自评量表(SAS)和抑郁自评量表(SDS)进行测定,两个量表均含 20 个项目,每个项目均为 4 级评分,标准分 ≥50 分表明存在焦虑或抑郁。推荐采用"患者健康问卷(patient health questionnaire-9,PHQ-9)""广泛性焦虑量表(generalized anxiety disorder7-item,GAD-7)"评估患者的焦虑抑郁情绪。对于评估结果提示为重度焦虑抑郁(PHQ-9 或 GAD-7 ≥ 15 分)的患者,请精神专科会诊或转诊精神专科治疗;对于评估结果为轻度焦虑抑郁的患者(PHQ-9 或 GAD-7 评分 5~9 分)或 PHQ-9 或 GAD-7 评分 10~15 分尤其伴有躯体化症状的患者,心脏康复专业人员可先给予对症治疗,包括正确的疾病认知教育、运动治疗和抗抑郁药物对症治疗,推荐首选选择性 5- 羟色胺再摄取抑制药、氟哌噻吨美利曲辛片和苯二氮䓬类药物,含有下列成分的中成药或中药汤剂对伴有躯体化症状的轻中度焦虑抑郁有一定效果,包括丹参、玉竹、人参、麝香、降香、葛根、酸枣仁等药物。

(六)康复护理

冠心病护理除进行常规护理外,同时给予心理支持、饮食指导、排便护理、活动护理、疼痛的舒适护理等系统化康复护理。冠心病患者务必保持大便通畅,卧位大便时由于臀部位置抬高,回心血量增加,使心脏前负荷增加;同时排便时须克服体位所造成的重力,所以需额外用力,增加氧的消耗。因此卧位大便对冠心病,尤其是急性心肌梗死患者尤为不利。在床边放置简易的坐便器,让患者坐位大便,其心脏负荷和能量消耗均小于卧床大便,符合生理需要,容易排便。因此应尽早让患者坐位大便。但应禁忌蹲位大便或在大便时过分用力。如果出现便秘,应该使用通便剂。患者有腹泻时也需要严密观察,因为过分的肠蠕动可以诱发迷走反射,导致心律失常。

六、预后及健康教育

(一)预后

心绞痛患者能存活多年,但存在发生急性心肌梗死或猝死的风险,有室性心律失常或传导阻滞者预后较差,但决定预后的主要因素为冠状动脉病变范围和心脏功能。急性心肌梗死患者的预后与梗死范围大小、侧支循环产生的情况和治疗是否及时有关。再灌注时代让急性心肌梗死住院病死率进一步降至6.5%;发生严重心律失常、休克或心力衰竭的患者预后差。

(二)健康教育

1. **冠心病知识的宣教** 是心脏康复的重要内容,让患者理解冠心病的病因、发病机制、疾病特点,强调戒烟、低脂低盐饮食、规律的生活、个性修养等生活方式的修正,教会患者药物治疗的种类、预防再次发作的方法和注意事项,长期随访的内容(如血脂、血压、血糖的达标标准)等,明确患者个体化的二级预防内容。还包括:①改善睡眠质量,调整情绪,以减少体内过量的儿茶酚胺分泌,减轻左室超负荷和过度扩张,恢复心脏原来的功能状态,进一步减少一般活动所需的用力程度;②教会患者有效地呼吸调节和控制,主动改变异常的呼吸类型,掌握日常活动中的有效呼吸方法,及时调整呼吸节律。③教会患者调整休息与工作之间的平衡,用休息代替努力工作,以面对来自各种日常活动和工作中的强度和压力。

2. **心理指导** 急性心肌梗死患者在发病后,尤其是发病表现剧烈胸痛、濒死感的患者往往有显著的焦虑和恐惧感,需及时发现患者的焦虑抑郁情绪,进行心理疏导,必要时予以药物辅助。治疗师要帮助患者及其家人度过这段时期,启发他们把自己的顾虑和担心说出来,倾听他们的表述,解决他们提出的各种问题,帮助他们正视自己的疾病,加强患者和家人之间的相互沟通和理解。

(陈 伟 高 民)

第三节　心　肌　病

一、概述

(一)定义

心肌病是一组由不同原因(多为遗传原因)引起的异质性心肌疾病,导致心肌机械和/或心电功能障碍,常表现为心室肥厚或扩张。该病可局限于心脏本身,亦可为系统性病变的部分表现,最终可导致心脏性死亡或进行性心力衰竭。由其他心血管疾病继发的心肌病理性改变不属于心肌病范畴,如心脏瓣膜病、高血压心脏病、先天性心脏病、冠心病等所致的心肌病变。目前心肌病的分类具体如下:

(1)遗传性心肌病:肥厚型心肌病(hypertrophic cardiomyopathy,HCM)、右心室发育不良心肌病、左心室致密化不全、糖原贮积病、先天性传导阻滞、线粒体肌病、离子通道病(包括长 QT 间期综合征、Brugada 综合征、短 QT 间期综合征、儿茶酚胺敏感性室速等)。

(2)混合性心肌病:扩张型心肌病(dilated cardiomyopathy,DCM)、限制型心肌病(restrictive cardiomyopathy,RCM)。

(3)获得性心肌病:感染性心肌病、心动过速心肌病、心脏气球样变、围生期心肌病。

(二)病因

1. 扩张型心肌病(dilated cardiomyopathy,DCM)　左心室或双心室扩大伴收缩功能障碍。病因多样,约半数病因不详。多数 DCM 病因及发病机理尚不明确,部分患者有家族遗传性。可能病因包括感染、非感染的炎症、中毒(包括酒精等)、内分泌和代谢紊乱、遗传、精神创伤。

2. 肥厚型心肌病(hypertrophic cardiomyopathy,HCM)　是一种遗传性心肌病。为原因不明的心室非对称性肥厚,心室腔变小,以左室血液充盈受阻,左室舒张期顺应性下降为基本病态,组织学上呈现心肌纤维排列紊乱的一组心肌疾病。是青少年运动猝死的最主要原因之一。根据左心室有无梗阻,又可分为梗阻性和非梗阻性 HCM。

3. 限制型心肌病(restrictive cardiomyopathy,RCM)　属于混合性心肌病。心室壁僵硬度增加、舒张功能降低、充盈受限而产生临床右心衰竭症状。患者心房明显扩张,但早期左心室不扩张,收缩功能多正常,室壁不增厚或仅轻度增厚。约一半为特发性,另一半为病因明确的特殊类型,后者中最多的为淀粉样变。除外某些有特殊治疗方法的病例,确诊后 5 年生存期仅约 30%。

4. 心肌炎　是心肌的炎症性疾病。最常见病因为病毒感染。细菌、真菌、螺旋体、立克次体、原虫、蠕虫等感染也可引起心肌炎,但相对少见。非感染性心肌炎的病因包括药物、毒物、放射、结缔组织病、血管炎、巨细胞心肌炎、结节病等。起病急缓不定,少数呈暴发性导致急性泵衰竭或猝死。病程多有自限性,但也可进展为扩张型心肌病。

(三)流行病学

根据《中国成人肥厚型心肌病诊断与治疗指南 2023》数据显示,21 世纪初我国采用超声心动图筛查肥厚型心肌病患病率约为 80/10 万。随着临床和分子遗传学研究的不断深入,尤其是家族谱系筛查的推广以及更敏感的心脏影像学诊断的实施,估测肥厚性心肌病临床表达的 HCM 和未表达的基因携带者的患病率至少为 1/200(0.5%),并呈持续上升态势。肥厚型心肌病是青少年运动猝死的最主要原因之一。国外报道人群患病率为 200/10 万,散发者占 2/3,有家族史者占 1/3。家族性发病的患者中,50% 的肥厚型心肌病病因不明确,50%的家系中发现有基因突变。遗传方式以常染色体显性遗传最为常见,约占76%,具有遗传异质性。

根据2018年发布的《中国扩张型心肌病诊断和治疗指南》数据显示,2002年中国分层整群抽样调查9个地区8 080例正常人群,扩张性心肌病患病率为19/10万,是所有心病中对心功能影响最大的疾病之一,预后不佳。约有50%的患者2~5年内死亡。虽然22%的患者可存活10年,但由于心功能低下严重影响了生活质量、工作能力和寿命,再加上患者需要长期药物治疗,心理和经济负担更加严重,加速了疾病的发展过程。年轻扩张型心肌病患者病程较凶险,20岁以下患者平均存活期较短,主要死因为致命性室性心律失常;而年龄大于40岁的扩张型心肌病患者主要死于顽固性心力衰竭。如何改善他们的生活质量、适当提高体能、降低活动所致的风险、延缓疾病的发展过程,是康复治疗面临的挑战与难题。

二、临床表现

(一)症状与体征

1. 扩张型心肌病　是一类以左心室或双心室扩大伴收缩功能障碍为特征的心肌病。

(1)症状:本病起病隐匿,早期可无症状。67%患者出现活动时呼吸困难和活动耐量下降。随着病情进展可发展为夜间阵发性呼吸困难和端坐呼吸等左心功能不全症状,并逐渐出现食欲下降、腹胀及下肢水肿等右心功能不全症状。持续顽固低血压往往是DCM终末期的表现。发生栓塞时常表现为相应脏器受累表现。

(2)体征:心界扩大,听诊心音减弱,常可闻及第三或第四心音,心率快时呈奔马律,有时可于心尖部闻及收缩期杂音。急性左心衰竭时两肺可闻及湿啰音或伴哮鸣音。颈静脉怒张、肝大及外周水肿等右心衰竭导致的液体潴留体征也较常见。

2. 肥厚型心肌病　以心室非对称性肥厚为解剖特征。

(1)症状:劳力性呼吸困难和乏力最常见。前者可达90%以上,夜间阵发性呼吸困难较少见。1/3的患者可有劳力性胸痛和并发房颤。部分患者于运动时出现晕厥。该病是青少年和运动员猝死的主要原因。

(2)体征:心脏轻度增大,可闻及第四心音。流出道梗阻的患者可于胸骨左缘第3~4肋间闻及较粗糙的喷射性收缩期杂音,心尖部也常可听到收缩期杂音。增加心肌收缩力、减轻心脏后负荷的药物和动作,如应用正性肌力药、做Valsalva动作、取站立位、含服硝酸甘油等均可使杂音增强;反之减弱。

3. 限制型心肌病　以心室壁僵硬度增加、舒张功能降低、充盈受限而产生临床右心衰竭症状为特征。

(1)症状:主要表现为活动耐量下降、乏力、呼吸困难。随病程进展,逐渐出现肝大、腹水、全身水肿。心绞痛少见,右心衰竭较重为本病临床特点。

(2)体征:体格检查可见颈静脉怒张,心脏听诊常可闻及奔马律,血压低常预示预后不良。可有肝大、移动性浊音阳性、下肢可凹陷性水肿。

4. 心肌炎　起病急缓不定,少数呈暴发性导致急性泵衰竭或猝死。病程多有自限性,但也可进展为扩张型心肌病。

(1)症状:绝大部分是以心律失常为主诉或首见症状。其中少数可因此发生晕厥或阿-斯综合征。这取决于病变的程度与部位,轻者可完全没有症状,重者甚至出现心源性休克及猝死。多数患者发病前1~3周有病毒感染前驱症状。

(2)体征:查体常有心律失常,以房性与室性期前收缩及房室传导阻滞最为多见。心率可增快且与体温不相称。听诊可闻及第三、第四心音或奔马律,部分患者可于心尖部闻及收缩期吹风样杂音。心力衰竭患者可有颈静脉怒张、肺部湿啰音、肝大等体征。重症可出现血压降低、四肢湿冷等心源性休克体征。

（二）实验室检查

血常规、电解质、肝肾功能等常规检查虽然对心肌病的诊断无特异性，但有助于明确有无贫血、电解质失衡、肝硬化及肾功能不全等疾病。有助于对患者总体情况的评价和判断预后。扩张型心肌病可出现脑钠肽（brain natriuretic peptide，BNP）或 N 末端脑钠肽前体（N-terminal pro-brain natriuretic peptide，NT-proBNP）升高，此有助于鉴别呼吸困难的原因。部分患者也可出现心肌肌钙蛋白 I 轻度升高，但缺乏诊断特异性。限制型心肌病，如淀粉样变性患者可能出现本-周蛋白尿（Bence-Jones proteinuria）。心肌炎红细胞沉降率加快，C 反应蛋白等非特异性炎症指标常升高。此外，临床尚需要根据患者的合并情况，选择性进行如内分泌功能、炎症及免疫指标、病原学等相关检查。

（三）特殊检查

1. 胸部 X 线检查　扩张型心肌病表现为心影扩大，心胸比例>60%，左室或双室扩大但无室间隔肥厚。两肺淤血与心力衰竭严重程度呈正相关。肥厚型心肌病心脏正常或轻度增大。限制型心肌病以两心房增大或右房、右室增大为主。心肌炎可见心影扩大，有心包积液时可呈烧瓶样改变。

2. 心电图　缺乏诊断特异性。扩张型心肌病以异位搏动和异位心律最常见，其次为传导阻滞和 ST-T 改变。QRS 波增宽常提示预后不良。严重的左心室纤维化还可出现病理性 Q 波，需除外心肌梗死。肥厚型心肌病表现为左心室肥大和 ST-T 改变，房室传导阻滞和束支传导阻滞也较常见。限制型心肌病表现为心房肥大、T 波低平或倒置、右室肥大、ST 段压低、右束支传导阻滞等改变，心房颤动较多见。心肌炎常见 ST-T 改变和各型心律失常，特别是室性心律失常和房室传导阻滞等。

3. 超声心动图　扩张型心肌病表现为左室球形扩大，室壁运动减弱，主动脉偏窄，主肺动脉增宽，心腔内血栓，室壁可轻度增厚，但增厚程度与心腔扩大不成比例。肥厚型心肌病的典型表现为室间隔非对称肥厚，活动度差，心腔变小，左室收缩期内径缩小，心功能改变以舒张功能障碍为主。限制型心肌病以心腔缩小为特征，严重者心尖呈闭塞状，室间隔和左室后壁厚度对称性增加，运动幅度明显减小。心肌炎可表现为正常，也可显示左心室增大，室壁运动减低，左心室收缩功能减低，附壁血栓等。合并心包炎者可有心包积液。

4. 心脏磁共振（cardiac magnetic resonance，CMR）　CMR 对于心肌病诊断、鉴别诊断及预后评估均有很高价值。CMR 钆延迟增强显像与扩张型心肌病的全因死亡率、心力衰竭住院率和心脏性猝死增高相关。肥厚型心肌病 CMR 显示心室壁局限性或普遍性增厚，钆延迟增强扫描可见心肌呈片状强化，梗阻性 HCM 可见左心室流出道狭窄、SAM 征、二尖瓣关闭不全。CMR 对心肌炎诊断有较大价值。典型表现为 T_1 和 T_2 信号强度增加提示水肿，心肌早期钆增强提示心肌充血，钆延迟增强扫描可见心外膜下或心肌中层片状强化。心肌损伤标志物检查可有肌酸激酶同工酶（CK-MB）及肌钙蛋白（T 或 I）增高。

5. 冠脉造影和心导管检查　扩张型心肌病早期大致正常，出现心力衰竭时可见左、右心室舒张末期压，左心房压和肺毛细血管楔压增高，每搏输出量及心脏指数减低，冠状动脉造影多正常。肥厚型心肌病显示左心室舒张末期压力增高，有左心室流出道狭窄者在心室腔与流出道之间存在收缩期压力阶差，左心室造影示心腔缩小变形，可呈香蕉状、犬舌状或纺锤状（心尖部肥厚时），冠状动脉造影多无异常。限制型心肌病出现舒张功能严重受损的压力曲线改变。左室造影心内膜肥厚及心室腔缩小，多呈闭塞状，二尖瓣反流，流入道狭小，流出道扩张。

6. 心内膜活检　扩张型心肌病无特异性病理学特征，可见心肌纤维化，心肌细胞排列紊乱。肥厚型心肌病诊断率 80%。荧光免疫法发现肥厚心肌内儿茶酚胺含量增高。限制型心肌病确诊率为 90%，心内膜增厚和心内膜下心肌纤维化。由于本检查有创，主要用于病情急重、治疗反应差、原因不明的患者。因此，对心肌炎的轻症患者，一般不常规检查。

三、临床诊断与处理

(一) 诊断

1. 扩张型心肌病　有慢性心力衰竭临床表现,超声心动图检查有心腔扩大与心脏收缩功能减低,即应考虑。

2. 肥厚型心肌病　根据病史及体格检查,超声心动图示舒张期室间隔厚度达15mm。近年来CMR越来越多地用于诊断。如有阳性家族史(猝死、心肌肥厚等)更有助于诊断。基因检查有助于明确遗传学异常。

3. 限制型心肌病　根据运动耐力下降、水肿、右心衰等临床症状、心电图肢体导联低电压以及超声心动图见双房大、室壁不厚或增厚、左心室不扩大而充盈受限等考虑。心导管压力测定有助于和缩窄性心包炎的鉴别,心内膜心肌活检有助于发现限制型心肌病的继发病因。

4. 心肌炎　根据典型的前驱感染史、相应的临床表现及体征、心电图、心肌酶学检查或超声心动图、CMR显示的心肌损伤证据,应考虑此诊断。确诊有赖于心内膜心肌活检。

(二) 药物治疗

心肌病,大多病因及发病机理尚不清楚,目前无特效治疗措施。因此,早发现、早诊断和早治疗尤为关键。目前治疗大多针对去除诱因,改善症状、减少并发症、预防猝死等。

1. 心肌病预防和控制感染　上呼吸道感染可诱发或加重扩张型心肌病心力衰竭,有学者建议在易感及高危扩张型心肌病患者中酌情使用丙种球蛋白或转移因子等,以增强机体免疫力,预防呼吸道感染。

2. 抗自身免疫治疗　应用对全身免疫系统具有抑制作用的糖皮质激素、环孢素或环磷酰胺(cyclophosphamide,CTX)等,主要分为阻止抗体致病作用的治疗、免疫吸附治疗以及免疫调节治疗。

3. 心力衰竭的药物治疗　包括血管紧张素转换酶抑制药(ACEI)、β受体阻滞剂、盐皮质激素受体拮抗剂(mineralocorticoid receptor antagonist,MRA)、肼屈嗪和硝酸异山梨酯、利尿剂、伊伐布雷定、血管紧张素受体、脑啡肽酶抑制剂(ARNI)、钙通道阻滞剂(CCB)、洋地黄类及非洋地黄类正性肌力药物等,但目前对是否应用肾上腺皮质激素仍有争议。

4. 溶栓药物治疗　有附壁血栓者可使用抗凝药物。

(三) 手术处理

1. 心脏手术　扩张型心肌病的外科治疗,包括心脏移植术、动力心肌成形术、二尖瓣修复术、左心室减容术等术式。对于药物治疗无效、心功能不全(纽约心功能分级Ⅲ~Ⅳ)级患者,若存在严重流出道梗阻(静息或运动时流出道压力阶差>50mmHg),需要考虑行室间隔切除术。目前美国和欧洲共识将手术列入合适患者的首选治疗。

2. 起搏器治疗　适用于限制型心肌病伴有严重症状,经内科正规药物治疗无效或出现毒副作用者,或限制型心肌病合并房室传导阻滞、交界区性心律,伴或不伴有心功能不全者等。

(四) 营养调理

1. 去除诱因　避免劳累、适当休息;控制和去除可能导致心力衰竭加重的外在因素;控制体重(BMI 30~35kg/m²),避免肥胖或恶病质;控制可能的并发症,如病毒感染、高血压、糖尿病、贫血等(Ⅰ类推荐,B级证据)。寒冷季节注意保暖,预防呼吸道感染。

2. 营养支持　增加高蛋白、高维生素的易消化饮食;控制体重,避免发胖,以减轻心脏负荷;心力衰竭患者应限制钠盐并适当控制水分及食量。

3. 避免不良刺激　严格限酒或戒酒,避免刺激性食物;保持情绪稳定、保持良好的心态,保证充足的睡眠。限制钠盐和水的摄入:一般钠盐摄入量<3g/d,液体入量1.0~1.5L/d,以减轻心脏前负荷(Ⅰ类推荐,

C级证据)、纠正液体负荷过重及电解质紊乱、改善营养失衡等。

四、康复评估

(一)身体结构与功能

1. 身体结构 无论哪种类型的心肌病,均可导致心肌细胞结构、组织学的改变:不同程度的心肌纤维化、心肌纤维肥大、心肌纤维排列紊乱和心内膜的不规则肥厚,甚至心肌缺如、减少,被纤维组织、脂肪和瘢痕组织代替。这些结构的改变,将导致心脏扩大、肥厚、收缩力的减退,从而导致心脏功能的下降。

2. 心功能分级 纽约心功能分级是目前临床最常用的分级方法。其缺点是依赖主观分级,评估者变异较大,但由于已经应用多年,临床已经广泛接受,所以目前仍然有较大的价值。具体分级标准如下:

(1)Ⅰ级:患有心脏病,体力活动不受限。一般的体力活动不引起疲劳、心悸、呼吸困难或心绞痛。

(2)Ⅱ级:患有心脏病,体力活动稍受限。休息时正常,但一般的体力活动可引起疲劳、心悸、呼吸困难或心绞痛。

(3)Ⅲ级:患有心脏病,体力活动明显受限。休息时尚正常,但轻度体力活动可引起疲劳、心悸、呼吸困难或心绞痛。

(4)Ⅳ级:患有心脏病,体力活动完全丧失。休息时仍有心力衰竭症状或心绞痛。任何体力活动均可使症状加重。

3. 运动风险评估 心肌病是年轻人发生心源性猝死(sudden cardiac death,SCD)或心搏骤停(SCA)的重要原因之一,而运动亦是致命性心律失常的触发因素。个体心肌病监测对于能否持续参与运动有重要意义。针对SCD的预防策略的出现,使大量无症状且有锻炼需求的年轻心肌病患者继续运动。在向这类患者提供建议时,关键在于平衡其运动的潜在风险和运动带来的多重益处。《2020 ESC心血管疾病患者运动心脏病学和体育锻炼指南》及美国心脏协会(AHA)/美国心脏病学会(ACC)共同发布的《2020 ACC/AHA优化肥厚型心肌病临床管理更新指南》均提出了心肌病运动的风险要素:①心脏症状或心搏骤停史或不明原因晕厥;②5年内的中等欧洲心脏病学会(ESC)风险评分(≥4%);③静息左室流出道压力梯度>30mmHg;④运动引起的血压反应异常;⑤运动引起心律失常;⑥左室射血分数(LVEF)<45%;⑦动态心电图或运动试验中频繁和/或复杂的VAs;⑧CMR出现广泛的心肌延迟强化(late gadolinium enhancement,LGE),LGE>20%。出现以上情况可以参加低水平的活动,不建议或禁止进行高强度活动。

4. 运动负荷试验 对于心肌病患者,即使是进行心电运动试验,或心肺运动试验,急性心血管事件的发生率还是相对较高,尤其是肥厚型、限制型和致心律失常型右心室心肌病,运动往往是诱发SCD或SCA的原因,被列为心电运动试验相对禁忌证。值得注意的是,运动中异常的血压反应(收缩压较基线升高<20mmHg,或运动性低血压)以及运动所致不良反应或心律失常均是高风险标志,应给予更保守的运动建议。因此在进行心电运动试验时应格外谨慎,做好应急处理措施。心电运动试验,应采用低水平症状限制性心电运动试验或采用额定时间(6min)自由节奏步行,同时给予监护下进行。根据评估结果求出相应代谢当量,从而正确指导康复治疗和日常活动,可以提高治疗效果,增加训练的安全性。

(二)活动和参与

1. 日常生活活动能力评定 临床上常使用改良Barthel指数(附录4)评定患者的日常生活活动能力(ADL)。该评定量表大多应用于中枢神经损伤所致的功能障碍,对无肢体运动障碍和认知功能障碍的脏器功能障碍者同样适用。

2. 自我活动能力的评定 Goldman(1981)将纽约心功能分级与代谢当量对应,可以作为指导日常活动与运动的参考。心功能Ⅰ级可从事≥7Met的活动;心功能Ⅱ级可从事≥5Met、<7Mct的活动;心功能Ⅲ级可从事≥2Met、<5Met的活动;心功能Ⅳ级可从事<2Met的活动。

3. 社会活动与职业能力　经过综合评估,如果没有心血管疾病的主要危险因素,心源性猝死的危险较低,并且能遵循指导性的心肌病管理计划,可以进行日常生活基本活动、工作和低强度的娱乐活动,可以驾驶车辆。如果能在85%的心率峰值时完成最大的跑步机负荷试验,甚至可以驾驶飞机。但如果需要进行较强的体力劳动、繁重的搬运工作,较高的体能水平的职业,必须进一步的临床评估。如果有出现意识丧失的风险,使患者或其他人处于有害状况时,某些职业和活动就必须限制,如驾车等。

（三）环境因素

《国际功能、残疾和健康分类》(ICF)是开发评估患者健康结局、捕捉患者功能信息工具的标准框架。它能够描述个体在特定领域下,受其自身健康状态及其所处条件(即环境因素和个人因素)相互作用所表现出的功能结局,反映个体健康状况的复杂性、独特性、多向性与多变性。具体评定见本章第二节。

（四）特殊评估

心肌病的ESC风险评分:ESC风险评分涉及7个变量(年龄、晕厥、肥厚型心肌病的SCD家族史、最大左室壁厚度、左心房直径、左室流出道阻塞、非持续性室性心动过速),用于评估肥厚型心肌病患者的心源性猝死(SCD)风险。SCD的风险分层定义为:<4%为低风险;≥4%且<6%为中等风险;≥6%为高风险。

五、康复治疗

（一）运动治疗

《中国扩张型心肌病诊断和治疗指南》和美国心脏协会(AHA)/美国心脏病学会(ACC)联合发布了《2020 ACC/AHA优化肥厚型心肌病临床管理更新指南》中均建议,所有心肌病患者参加体育运动时要进行综合风险评估和共同决策。对于大多数患者来说,以休闲为目的的轻中度、娱乐性、非竞争性运动较为有益。

1. 制定运动处方　根据患者的病情、临床表现和运动心肺功能评估结果,制定动处方,在处方指导下完成运动治疗。

(1)运动方式:主要为医疗步行、踏车、腹式呼吸、气功、太极拳、放松疗法、医疗体操等。扩张型失代偿性心力衰竭阶段应注意卧床休息,减少心脏做功;但可以在床上进行适当肢体运动,以防止血栓形成(Ⅰ类推荐,C级证据)。心力衰竭稳定后可在医护人员监测下进行适当的有氧运动,增加运动耐量和提高生活质量是心脏康复治疗的核心内容。

(2)运动强度:可用最大心率、心率储备、最大摄氧量(VO$_{2max}$)、MET、主观用力程度分级(RPE)等指标衡量。有氧训练的靶强度一般采用低强度40%~50% VO$_{2max}$(主观劳累计分11~12分)或中高强度50%~75% VO$_{2max}$(主观劳累计分12~15分)。一般采用症状限制性运动试验中峰值摄氧量的70%~75%,或采用低水平运动治疗方案。在训练开始时可采用60%~65%峰值摄氧量以防止过度疲劳和并发症。如果不能直接测定气体代谢,应该采用较小强度的运动方案,尽可能防止高估运动能力而造成训练过度,运动训练中不应该有任何症状和循环不良的体征。当患者运动耐量>5MET时可进行常规有氧运动;如运动耐量≤5MET,只能进行最大耐受量50%的运动强度,后续依据医生评估调整运动强度(Ⅰ类推荐,B级证据)。

(3)运动时间:运动训练开始时应该为5~10min,每次运动2~4min,间隔休息1min。运动时间可以按1~2min的节奏逐渐增加,直到30~40min。运动采用小强度,负荷的增加应该小量、缓慢。过快地增加负荷可明显降低患者对运动的耐受性。开始训练时运动时间过长往往产生过度疲劳。

准备活动与结束活动必须充分,有助于降低运动风险和预防运动损伤。最好不少于10min,以防止发生心血管意外。有些患者的活动量很小,持续活动的总时间只有数分钟,运动中心率增加不超过20次/min,

可以不要专门的准备和放松活动。

(4) 运动频率：国际上普遍推荐 3~5 次／周的运动频率。低于 3 次难以产生训练效应,高于 5 次不额外增加训练效应。

(5) 运动处方的实施：对于慢性心力衰竭患者而言,建议分 3 阶段实施运动康复方案。第 1 阶段,在心电图、血压等监护下进行,多在医院完成,也可远程监护。第 2 阶段,须在医务人员指导下进行,包括运动康复知识的培训、营养指导、疾病知识的培训及了解依从性的重要性,可以在医院进行。第 3 阶段,为家庭运动计划,如果成功完成前 2 阶段运动训练,未出现任何负面事件,安全性便确立,可制订家庭运动计划,电话随访或门诊随访。

2. 呼吸肌训练　选择性的呼吸肌训练有助于改善由于呼吸限制运动能力的心脏病患者的运动功能。进行抗阻呼吸训练可以提高膈肌耐力,增加氧化酶和脂肪分解酶活性。呼吸肌训练和力量训练后,呼吸肌耐力增加,最大持续肺通气能力提高,肺活量提高,呼吸肌肌力明显提高,亚极量和极量运动能力明显提高,日常生活中的呼吸困难改善。

呼吸肌训练的方法包括：主动过度呼吸、吸气阻力负荷和吸气阈值负荷。吸气阻力负荷是最常用的方法,即采用小口径呼吸管或可调式活瓣的方式增加呼吸阻力。

3. 肌力训练　肌肉的力量和耐力是个体完成动作必备基本条件。肌力训练包括肌抗阻训练和肌耐力训练。抗阻训练是在某块特殊肌肉或肌群处施以外力,通常用"抗阻"这一术语表示。肌耐力训练是某肌肉在一定时间完成重复收缩以引起肌肉充分疲劳的能力,或保持最大收缩能力在特定百分比的持续时间。

肌力训练方式：上肢力量、下肢力量、腿部力量、躯干力量等。肌肉耐力训练有俯卧撑、仰卧起坐、卧推等。由于抗阻练习可能引起异常心血管"升压反应",对于中度至高危的心脏病患者,尤其是伴有左室功能异常患者,进行安全的肌肉适能训练还需要更多的研究。目前运动指南建议的肌肉力量和耐力测试与训练的禁忌证,包括严重狭窄或反流性瓣膜病和肥厚型心肌病。因为有心肌缺血或较差左室功能的患者在进行抗阻运动时,可能会出现室壁运动异常或严重的室性心律失常,建议以中度或较好的左室功能和心肺适能(>5MET 或 6MET)不伴有心绞痛症状或缺血性 ST 段改变为前提的患者可参加传统的抗阻训练计划和肌肉力量及耐力测试。

4. 运动训练注意事项

(1) 个体化原则：运动处方的制定强调个体化,要充分意识到心力衰竭患者心力储备能力已经十分有限,避免造成心力失代偿。在考虑采用运动训练之前应该进行详尽的心肺功能和药物治疗的评定。

(2) 循序渐进：活动时应强调动静结合、量力而行,不可引起不适或症状加重,禁忌剧烈运动,并要有恰当的准备和结束活动。活动必须循序渐进,并要考虑环境因素对活动量的影响,包括气温、温度、场地、衣着等。避免在过热(>27℃)或过冷(<-18℃)时训练。避免情绪性高的活动,如有一定竞赛性质的娱乐活动。

(3) 医学监护：治疗时应有恰当的医学监护,配备相应抢救仪器及药品,康复医师和护士需要接受心脏急救培训,学习关于心脏康复的安全性问题,出现疲劳、心悸、呼吸困难以及其他症状时应暂停活动,查明原因。严格掌握运动治疗的适应证,特别注意排除不稳定的心脏患者。运动治疗只能作为综合治疗的一部分,而不能排斥其他治疗。

(二) 作业治疗

根据心功能分级所对应运动水平和代谢当量,进行适当生活自理能力训练和工作能力训练。

心功能分级、活动水平和活动项目(包括家务劳动、职业活动等)：

(1) Ⅰ级：平时无自觉症状,可适应一般体力活动,仅在剧烈运动或过度疲劳时才有心悸和呼吸困难。最大活动水平为 6.5MET,主观劳累计分在 13~15 分。可采用上述所有活动方法。

（2）Ⅱ级：轻度活动无不适,中度活动时出现心悸、疲劳和呼吸困难。心脏常有轻度扩大。最大持续活动水平为4.5MET,主观劳累计分为9~11分。可采用上述各种方法,但活动强度应明显较小,活动时间不宜过长,活动时的心率增加一般不超过20次/min。

（3）Ⅲ级：轻度活动时迅速出现心悸、疲劳和呼吸困难,心脏中度增大,下肢水肿。最大持续活动水平为3.0MET,主观劳累计分为7分。以静气功、腹式呼吸、放松疗法为宜,可做不抗阻的简单四肢活动,活动时间一般为数分钟。活动时心率增加不超过10~15次/min。每次运动的时间可以达到30min,至少每周活动3次。

（4）Ⅳ级：静息时有呼吸困难和心悸,心脏明显扩大,水肿明显。最大持续活动水平1.5MET。只做静气功、腹式呼吸和放松疗法之类不增加心脏负荷的活动。可做四肢被动活动。活动时心率和血压一般应无明显增加,甚至有所下降。世界卫生组织提出可以进行缓慢的步行,每次10~15min,每日1~2次,但必须无症状。

（三）传统治疗

中药治疗对机体调节、缓解症状有一定疗效。功能补益心气,安神定悸。主治心气不足型心肌病;症见心悸易惊,气短乏力,心神不安,少寐多梦,舌质淡苔薄,脉沉细无力或结代。可服用人参龙眼汤丸:红参片6g单独煎3次,取煎液50mL。龙眼肉12g与红糖10g剁成汤圆心子;糯米粉100g水调做成汤圆面,将心子放入其中,煮熟后冲入人参液。早晚当点心,1剂分数次吃完,可连食1周以上。

中医治疗对本病有一定效果,具体用药应在有资质中医师指导下,按照个体化原则,辨证论治。

（四）心理干预

心肌病是慢性心脏病,持续时间较久,一般无法治愈。主要以监测和对症治疗为主,给家庭带来的经济负担也很大。因而很容易造成患者出现抑郁、焦虑、敌对的情绪。可采取集体心理护理、个性化心理干预、行为治疗、建立和谐的家庭治疗环境和社会支持等疗法。扩张型心肌病患者多较年轻,病程长,病情复杂,预后差,故常产生紧张、焦虑和恐惧心理,甚至对治疗悲观失望,导致心肌耗氧量增加,加重病情。鼓励和安慰可帮助其消除悲观情绪,增强治疗信心。心肌病带来的情绪障碍,心理康复干预的措施与冠心病类似,提供足够的信息支持、情感支持,学习并练习接纳生活中不可避免的痛苦,不再将痛苦本身看作是问题,而是带着疾病或痛苦前行。具体方法详见上一节康复治疗中冠心病的心理干预。

（五）康复护理

1. 加强心理沟通 扩张型心肌病患者睡眠质量差,与其高发的焦虑、抑郁情绪有关。因此护理工作需要加强心理沟通,减少患者负性情绪,从而提高患者的睡眠质量。

2. 预见性护理 是一种新型护理模式,是基于临床经验及既往护理中存在的问题,预先采用护理防范措施,优化护理质量,促进患者病情的康复。在心肌病患者的护理中,可建立预见性护理小组,分析既往存在的问题,制订心理干预、健康教育、延续护理等预见性措施,从而消除心肌病患者的不良心理情绪,提升患者的治疗依从性。

六、预后及健康教育

（一）预后

1. 扩张型心肌病 发病率逐年上升,病程长短不等,充血性心力衰竭的出现概率较高,预后不良。死亡原因多为心力衰竭和严重心律失常,不少患者猝死。近年来由于上述治疗手段的采用患者的存活率已经明显提高。

2. 肥厚型心肌病 预后因人而异,可从无症状到心力衰竭、猝死。心房颤动可促使心力衰竭的发生。少数患者可并发感染性心内膜炎或栓塞等。成人死亡多为猝死,而小儿多为心力衰竭,其次为猝死。猝死在有阳性家族史的青少年中尤其多发。猝死原因多为室性心律失常,特别是心室颤动。

3. 限制型心肌病 预后不良,按病程发展快慢不同,心力衰竭为最常见死因。年龄越小,出现症状越早,预后则越差。

4. 心肌炎 预后多取决于病变的广泛程度与部位,病程多有自限性,也可进展为扩张型心肌病,少数呈暴发性导致的急性泵衰竭或猝死。

（二）健康教育

1. 预防 病因未明,尚无特殊的防治方法。在病毒感染时密切注意心脏情况并及时治疗,有一定的实际意义。很多与遗传基因有关,难以预防。应对患者进行生活指导,提醒患者避免激烈运动、持重或屏气等,减少猝死的发生。

2. 饮食 扩张型心肌病心力衰竭患者应限制钠盐并适当控制水分及食量,避免发胖,以减轻心脏负荷。饮食要求高蛋白高维生素并富含营养易消化,避免刺激性食物,应戒烟酒。

3. 休息 保证充足睡眠,主要是避免劳累、呼吸道感染、预防心力衰竭,只能对症治疗。

4. 心理护理 扩张型心肌病患者多较年轻,病程长,病情复杂,预后差,故常产生紧张、焦虑和恐惧心理,甚至对治疗悲观失望,导致心肌耗氧量增加,加重病情。鼓励和安慰可帮助其消除悲观情绪,增强治疗信心。

（陈 伟 高 民）

第四节 慢性心力衰竭

一、概述

（一）定义

心力衰竭是各种心脏结构或功能性疾病导致心室充盈和/或射血功能受损,心排血量不能满足机体组织代谢需要,以肺循环和/或体循环淤血,器官、组织血液灌注不足为临床表现的一组综合征。主要表现为呼吸困难、体力活动受限和体液潴留。心功能不全或心功能障碍理论上是一个更广泛的概念,伴有临床症状的心功能不全称之为心力衰竭。

根据心力衰竭发生的部位分为:左心衰竭、右心衰竭和全心衰竭。根据心力衰竭发生的时间、速度和严重程度分为:急性心力衰竭和慢性心力衰竭。根据左室射血分数（LVEF）分为射血分数降低性心力衰竭,LVEF<40%;射血分数保留性心衰,LVEF>50%;射血分数中间范围型心力衰竭,40%<LVEF<49%。

（二）病因

1. 基本病因

(1)心肌损害:包括原发性心肌损害和继发性心肌损害。①原发性心肌损害:冠状动脉疾病导致缺血性心肌损害;炎症、免疫性和遗传所致心肌炎、心肌病等。②继发性心肌损害:内分泌代谢性疾病、系统性浸润性疾病、结缔组织病、心脏毒性药物等并发的心肌损害。

(2)心脏负荷过重:①压力负荷过重见于高血压、主动脉流出道梗阻(左室压力负荷过度)、肺动脉高压、肺栓塞、慢性阻塞性肺疾病(右室压力负荷过度);②容量负荷过重见于主动脉瓣关闭不全和二尖瓣关闭不全及右向左或左向右分流的先天性心脏病、房间隔缺损、三尖瓣、肺动脉瓣关闭不全等;③双室容量负荷过重见于严重贫血、甲状腺功能亢进、动静脉瘘等。

(3)心室前负荷不足:二尖瓣狭窄、心脏压塞、限制型心肌病、缩窄性心包炎等,引起心室充盈受限,体、肺循环淤血。

2. 常见诱因

(1)感染:为常见诱因。呼吸道感染占首位,特别是肺部感染,可能与肺淤血后清除呼吸道分泌物的能力下降有关。感染性心内膜炎也不少见,常因其发病隐匿而易漏诊。

(2)心律失常:心房颤动是器质性心脏病最常见的心律失常之一,也是诱发心力衰竭最重要的因素。其他各种类型的快速型心律失常以及严重缓慢型心律失常均可诱发心力衰竭。

(3)血容量增加:如钠盐摄入过多,静脉液体输入过多、过快等。

(4)过度体力消耗或情绪激动:如妊娠后期及分娩过程、暴怒等。

(5)治疗不当:如不恰当地停用利尿药或降压药等。

(6)原有心脏病变加重或并发其他疾病:如冠心病发生心肌梗死、风湿性心瓣膜病出现风湿活动、合并甲状腺功能亢进或贫血等。

(三)流行病学

目前,全球心力衰竭患者高达 2 300 万,并且每年以 200 万的速度递增,预计在未来 20 年内,心力衰竭的患病率将上升 46%。根据《中国心血管病报告 2018》推算心血管病现患人数 2.9 亿,其中心力衰竭 450 万。随着年龄的增长,心力衰竭患病率也迅速增加,70 岁以上人群患病率更上升至 10% 以上。心力衰竭患者 4 年病死率达 50%,严重心力衰竭患者 1 年病死率高达 50%,而年龄校正的心力衰竭病死率亦呈上升趋势。尽管心力衰竭治疗有了很大进展,但心力衰竭患者死亡数仍在不断增加。据估计,美国每年有 200 万心力衰竭患者接受治疗,并有 40 万新增病例。估计总患病率 0.3%~2%,而 65 岁以上老年人群可高达 3%~13%,这与人群老化、冠心病治疗水平提高、患者存活时间延长密切相关。慢性心力衰竭是心血管疾病的终末期表现和最主要的死因,已成为 21 世纪心血管领域的两大挑战之一。

二、临床表现

(一)症状与体征

心力衰竭的临床表现取决于多种因素,与年龄、心功能受损程度、病变发展速度及受累的心室状况等有关。临床上左心衰竭较为常见,尤其是左心衰竭后继发右心衰竭而导致的全心衰竭。

1. 左心衰竭　主要表现为肺循环淤血和心排血量降低所致的临床综合征。

(1)症状:①不同程度的呼吸困难,是左心衰竭最早出现的症状,分为劳力性呼吸困难、端坐呼吸、夜间阵发性呼吸困难和心源性哮喘。②咳嗽、咳痰和咯血:咳嗽常发生在夜间,坐位或立位时可减轻或停止。痰通常为浆液性,呈白色泡沫状,肺水肿时可有粉红色泡沫样痰。③乏力、疲倦头晕、心慌和运动耐量降低,是几乎都有的症状,与器官组织灌注不足、心率代偿性增加有关。④少尿和肾功能损害的表现。

(2)体征:除原有心脏病体征外,左心衰竭的变化主要有:①肺部湿啰音:随着病情的加重,肺部啰音可从局限于肺底部直至全肺。侧卧位时下垂的一侧啰音较多。②心脏体征:除基础心脏病的固有体征外,一般有心脏扩大及相对性二尖瓣关闭不全的反流性杂音、肺动脉瓣区第二心音亢进及第三心音或第四心音奔马律。

2. 右心衰竭　主要表现为体循环淤血为主的综合征。

(1)症状:①消化道症状,表现为腹胀、食欲缺乏、恶心、呕吐等右心衰竭最常见的症状;②劳力性呼吸困难,继发于左心衰竭的右心衰竭呼吸困难已经存在。单纯性右心衰竭为分流性先天性心脏病或肺部疾病所致,也均有明显的呼吸困难。

(2)体征:除原有心脏病体征外,可有以下体征。①水肿,表现为身体低垂部位的对称性凹陷性水肿、胸腔积液;②颈静脉征,是右心衰竭时的主要体征,肝颈静脉反流征阳性则更具特征性;③肝淤血肿大常伴压痛,持续慢性右心衰竭可导致心源性肝硬化;④除基础心脏病的相应体征外,可因右心室显著扩大而出现三尖瓣关闭不全的反流性杂音。

3. 全心衰竭 左心衰竭继发右心衰竭而形成全心衰竭,因右心衰竭时右心排血量减少,因此以往的阵发性呼吸困难等肺淤血症状反而有所减轻。扩张型心肌病等同时存在左、右心室衰竭者,肺淤血症状往往不严重,主要表现为左心衰竭心排血量减少的相关症状和体征。多见于心脏病晚期,病情危重。同时具有左、右心衰竭的临床表现。

4. 心力衰竭分期 2001 年美国心脏病学会(ACC)及美国心脏协会(AHA)的成人慢性心力衰竭指南提出心力衰竭分期的概念,得到各国的普遍认可,延续到现在并将其应用于临床,分为 4 个期,A~D 的严重程度从 A 到 D 顺序递增。

A 期:前心力衰竭阶段。患者存在心力衰竭高危因素,但目前尚无心脏结构或功能异常,也无心力衰竭的症状和 / 或体征。如:高血压、冠心病、糖尿病和肥胖、代谢综合征、心脏毒性药物史、酗酒史、风湿热史或心肌病家族史等。

B 期:前临床心力衰竭阶段。患者无心力衰竭的症状和 / 或体征,但已出现心脏结构改变,如左心室肥厚、无症状瓣膜性心脏病、既往心肌梗死史等。相当于纽约心功能分级 Ⅰ 级。

C 期:临床心力衰竭阶段。患者已有心脏结构改变,既往或目前有心力衰竭的症状和 / 或体征。相当于纽约心功能分级 Ⅱ - Ⅲ 级。

D 期:难治性终末期心衰阶段。患者虽经严格优化内科治疗,但休息时仍有症状,常伴心源性恶病质,须反复长期住院。相当于纽约心功能分级 Ⅳ 级。

(二) 实验室检查

常规化验检查有助于对心力衰竭的诱因、诊断与鉴别诊断提供依据,指导治疗。

1. 常规检查 包括血常规、尿常规、肝肾功能、血糖、血脂、电解质等。对于老年及长期服用利尿剂、RAAS 抑制剂的患者尤为重要,在接受药物治疗的心力衰竭患者的随访中也需要适当监测。甲状腺功能检测不容忽视,因为无论甲状腺功能亢进或减退均可导致心力衰竭。

2. 肌钙蛋白 明确是否存在急性冠脉综合征。肌钙蛋白升高,特别是同时伴有利尿钠肽升高,也是心力衰竭预后的强预测因子。

3. 利尿钠肽 是心力衰竭诊断、患者管理、临床事件风险评估中的重要指标,临床上常用 BNP 及 NT-proBNP。未经治疗者若利尿钠肽水平正常可基本排除心力衰竭诊断,已接受治疗者利尿钠肽水平高则提示预后差,但特异度不高。

(三) 特殊检查

1. 心电图检查 心力衰竭并无特异性心电图表现,但能帮助判断心肌缺血、既往心肌梗死、传导阻滞及心律失常等。

2. 超声心动图 更准确地评价各心腔大小变化及瓣膜结构和功能,方便快捷地评估心功能和判断病因,是诊断心力衰竭最有价值的单项检查,可诊断心包、心肌或心脏瓣膜病;明确心脏结构、室壁厚度、室壁运动及血管结构,瓣膜狭窄和关闭不全程度,测定左室收缩和舒张功能。

3. X 线检查 是确诊左心衰竭肺水肿的主要依据,并有助于心力衰竭与肺部疾病的鉴别。心影大小及形态为心脏病的病因诊断提供了重要参考资料,心脏扩大的程度和动态改变也间接反映了心脏的功能状态,但并非所有心力衰竭患者均存在心影增大。左心衰竭 X 线表现为心脏扩大,心影增大的程度取决于原发的心血管疾病,根据房室增大的特点,可成为诊断左心衰竭原发疾病的辅助依据。肺淤血的程度可判断左心衰竭的严重程度。

4. 放射性核素检查 放射性核素心血池显影能相对准确地评价心脏大小和 LVEF,还可通过记录放

射活度 - 时间曲线计算左心室最大充盈速率以反映心脏舒张功能。常同时行心肌灌注显像评价存活 / 缺血心肌，但在测量心室容积或更精细的心功能指标方面价值有限。

5. 有创性血流动力学监测　急性重症心力衰竭患者必要时采用床旁右心漂浮导管（Swan-Ganz 漂浮导管），经静脉将漂浮导管插入至肺小动脉，测定各部位的压力及血液含氧量，计算心脏指数（CI）及肺毛细血管楔压，直接反映左心功能，用于评估心脏泵功能、泵衰竭分型及指导临床用药。

6. 心脏磁共振　能评价左右心室容积、心功能、节段性室壁运动、心肌厚度、心脏肿瘤、瓣膜、先天性畸形及心包疾病等。因其精确度及可重复性而成为评价心室容积、室壁运动的金标准。增强磁共振能为心肌梗死、心肌炎、心包炎、心肌病、浸润性疾病提供诊断依据。

7. 冠状动脉造影　对于拟诊冠心病或有心肌缺血症状、心电图或负荷试验有心肌缺血表现者，可行冠状动脉造影明确病因诊断。

8. 脉搏指示剂　连续心排血量监测危重患者也可采用脉搏指示剂连续心排血量监测，经外周动、静脉置管，应用指示剂热稀释法估测血容量、外周血管阻力、全心排血量等指标，更好地指导容量管理，通常仅适用于具备条件的 CCU、ICU 等病房。

三、临床诊断与处理

（一）诊断

心力衰竭完整的诊断包括病因学诊断、心功能评价及预后评价。根据临床表现、呼吸困难和心源性水肿的特点，以及无创和 / 或有创性的辅助检查及心功能的测定，一般不难做出诊断。准确的预后评估可为患者及家属对未来生活的规划提供必要的信息，也能判断心脏移植及机械辅助治疗的可行性。心力衰竭高风险及再入院率、病死率的预测因子包括：LVEF 降低、纽约心功能分级恶化、低钠血症、VO_2max 降低、血细胞比容下降、QRS 波增宽、持续性低血压、心动过速、肾功能不全、传统治疗不能耐受、顽固性高容量负荷、BNP 明显升高等。

（二）药物治疗

对不同患者的治疗方案的制订要按心力衰竭不同的临床阶段并注意个体化。无症状者应预防疾病的进展，如控制高血压，心肌梗死后、二尖瓣及主动脉瓣关闭不全患者应用血管紧张素转换酶抑制药（ACEI）。治疗症状性心力衰竭先用相对简单的方法，如早期休息、限制工作强度和时间、限钠盐，早期症状可应用 ACEI，剂量逐渐增加到标准剂量。如果心力衰竭的临床表现持续或复发，再逐步用更严格和更强有力的治疗措施。

1. 减轻心脏负荷

（1）利尿剂的应用：利尿剂可减少血容量、减轻周围组织和内脏水肿、减轻心脏前负荷、减轻肺淤血；利尿后大量排钠，使血管壁张力降低，减轻心脏后负荷，增加心排血量而改善左室功能。利尿剂可分为排钾和保钾两大类。排钾类包括氢氯噻嗪、呋塞米等；保钾类包括螺内酯、氨苯蝶啶、阿米洛利。利尿剂必须合理应用，应严格掌握适应证，避免滥用。使用快速强效利尿剂，要避免发生严重电解质紊乱、低血容量、休克等严重并发症。利尿剂选用原则：急性心力衰竭或肺水肿，首选呋塞米静脉注射；轻度心力衰竭首选噻嗪类；中度一般多需加用潴钾利尿剂，无效时用襻利尿剂；重度心力衰竭选用襻利尿剂与保钾利尿剂合用，效果不佳时加用噻嗪类，或间断给予呋塞米肌内注射或静脉注射；顽固性水肿可用大剂量呋塞米或联合应用噻嗪类或襻利尿剂。建议排钾与保钾利尿剂联合应用；间断用药，防止电解质紊乱。肾功能不全时应选择襻利尿剂，禁用保钾利尿剂；注意水、电解质紊乱特别是低钾、低镁和低钠血症。

（2）血管扩张剂的应用：适应证包括不同程度的肺淤血征象，有周围循环灌注不足的表现，瓣膜关闭不全、室间隔缺损、肺动脉高压、瓣膜反流而伴心功能不全者。若患者已有血容量不足应先补充血容量，然后再用血管扩张药,以免因血管扩张使心排血量更低,导致心力衰竭恶化。血管扩张剂的选择:患者以前负荷过度的心力衰竭为主,应选择扩张静脉为主的药物;以后负荷过度心力衰竭为主,应选用扩张小动脉为主的药物;若后负荷和前负荷过度的心力衰竭都存在,则选用均衡扩张动静脉药物或以两类药物联合应用效果较好。常用制剂有硝普钠(均衡扩张小动脉小静脉)、硝酸酯类(硝酸甘油)。

2. 增加心排血量　应用正性肌力药物可增加心肌收缩力,明显提高心排血量,是治疗心力衰竭的主要药物。

(1)洋地黄类药物的应用:目前在心力衰竭的药物治疗中仍占重要地位,适用于中、重度以收缩功能不全为主,尤其伴心脏扩大、窦性心动过速或室上性快速型心律失常的心力衰竭患者。对伴有心房颤动而心室率快者疗效更好。慎用或不用于肥厚型心肌病、单纯二尖瓣狭窄、心包缩窄、高度房室传导阻滞;不主张在急性心肌梗死发生后 24h 内应用洋地黄类药物。

(2)非强心苷类正胜肌力药物的应用:包括 β 受体激动剂(多巴胺、多巴酚丁胺)及磷酸二酯酶抑制剂(氨力农和米力农)。

(3)醛固酮受体拮抗剂:醛固酮在心肌细胞外基质重塑中起重要作用。而心力衰竭患者长期应用 ACEI,常出现"醛固酮逃逸"现象,即血醛固酮水平不能保持稳定持续地降低。因 ACEI 能抑制醛固酮分泌,醛固酮受体拮抗剂阻断醛固酮,故两者是一很好的组合。重度心力衰竭患者在常规治疗基础上,加用螺内酯,最大剂量 25mg/d。

(4)β 受体阻滞剂:可减轻儿茶酚胺对心肌的毒性作用,使 β 受体上调,增加心肌收缩反应性,改善舒张功能;减少心肌细胞 Ca^{2+} 内流,减少心肌耗氧量;减慢心率和控制心律失常;防止、减缓和逆转肾上腺素能介导的心肌重塑和内源性心肌细胞收缩功能的异常。安全应用 β 受体阻滞剂应注意以下问题:充分应用 ACEI、利尿剂和洋地黄类等药物控制心力衰竭,患者需体重恒定,保持干体重时开始使用 β 受体阻滞剂;从小剂量开始;渐进缓慢地递增剂量;即使注意以上各点,仍有一些患者在开始使用时 1 个月内心力衰竭加重,这是由于 β 受体阻滞剂对肾血流量影响,导致水肿加重。此时若使用利尿剂可使心力衰竭好转,可继续使用 β 受体阻滞剂,长期应用 3 个月左右以后,血流动力学可明显好转。

(三)手术处理

1. 心脏再同步化治疗(cardiac resynchronization therapy,CRT)　CRT 通过改善房室、室间和 / 或室内收缩同步性增加心排血量,可改善心力衰竭症状、运动耐量,提高生活质量,减少住院率并明显降低死亡率。

(1)Ⅰ类适应证:已接受最佳药物治疗仍持续存在心力衰竭症状的窦性心律患者、纽约心功能分级Ⅰ~Ⅳ级、LVEF≤35%、QRS 波呈 CLBBB 图形、QRS 间期>130ms。对于高度房室传导阻滞和心室起搏指征的射血分数减低的心力衰竭患者,无论纽约心功能分级如何,均推荐使用 CRT,包括房颤患者。

(2)Ⅱ类适应证:已接受最佳药物治疗仍持续存在心力衰竭症状的窦性心律患者、纽约心功能分级Ⅱ~Ⅳ级、LVEF≤35%、QRS 波呈非 CLBBB 图形、QRS 间期>150ms。但部分患者对 CRT 治疗反应不佳,完全性左束支传导阻滞是 CRT 有反应的最重要预测指标。

2. 植入型心律转复除颤器(implantable cardioverter defibrillator,ICD)　中至重度心力衰竭患者逾半数死于恶性室性心律失常所致的心脏性猝死,而 ICD 可用于 LVEF≤35%,优化药物治疗 3 个月以上纽约心功能分级仍为Ⅱ或Ⅲ级患者的一级预防,也可用于射血分数降低性心力衰竭患者心脏停搏幸存者或伴血流动力学不稳定持续性室性心律失常患者的二级预防。

3. 左室辅助装置(left ventricular assistant device,LVAD)　适用于严重心脏事件后或准备行心脏移植术患者的短期过渡治疗和急性心力衰竭的辅助性治疗。LVAD 的小型化、精密化、便携化已可实现,有望用于药物疗效不佳的心力衰竭患者,成为心力衰竭器械治疗的新手段。

4. 心脏移植　是治疗顽固性心力衰竭的最终治疗方法。但因其供体来源及排斥反应而难以广泛开展。

5. 其他非药物治疗新进展　对于一部分心力衰竭患者,优化药物治疗仍难以奏效,而上述非药物治疗尚具有局限性。其他一些非药物治疗手段如经导管二尖瓣修复术、经皮左心室室壁瘤减容术、心血管再生及基因治疗等,目前仍处于临床试验阶段,未来可能为心力衰竭治疗提供新方法。

（四）营养调理

1. 限制钠盐的摄入　选用低盐、无盐、低钠饮食以预防和减轻水肿。服用大量利尿剂时,可适当增加食盐的摄入量。

2. 少量多餐、不宜过饱　应少量多餐,每天 5~6 餐,避免过饱而引起胃肠过度充盈,增加心脏的负担,诱发心律失常或心绞痛等不良后果。

3. 适量控制脂肪摄入　脂肪热能高,影响消化,在胃内停留时间长,使其胃部饱胀不适。过多的脂肪还会抑制胃酸分泌,影响其消化。肥胖者腹部脂肪过多,横膈上升,压迫心脏使胸部感到闷胀不适,因此肥胖者更应控制脂肪的摄入量。

4. 适量摄取蛋白质　因为蛋白质食物的特殊动力作用较高,可能增加机体的代谢率,影响心力衰竭的恢复,应不同程度地限制蛋白质的摄取。

5. 补充丰富的维生素及矿物质　多食用鲜嫩蔬菜、山楂、梨、香蕉、草莓、橘子等,以补充足够维生素,保护心肌功能,增强身体抵抗力。注意补充钾及镁,因慢性心力衰竭,用排钾性利尿剂和洋地黄类药物时,会使胃肠淤血,食欲减退。钾盐摄入量减少,所以应选择含钾较多的食品,如川冬菜、紫菜、干蘑菇、荸荠、红枣,以及谷类等含钾丰富的食物。

四、康复评估

（一）身体结构与功能

1. 身体结构　心肌重构是心力衰竭发生发展的基本病理机制,即在心脏功能受损、心腔扩大、心肌肥厚的代偿过程中,心肌细胞、胞外基质、胶原纤维网等均发生相应变化。心肌重构最初可以对心功能产生部分代偿,但随着心肌重构的加剧,心功能逐渐由代偿向失代偿转变。此外,心肌细胞的能量供应不足及利用障碍导致心肌细胞坏死、纤维化也是失代偿发生的一个重要因素。心肌细胞减少使心肌整体收缩力下降,纤维化的增加又使心室顺应性下降,重塑更趋明显,心肌收缩力不能发挥其应有的射血效应,形成恶性循环,最终导致不可逆转的终末阶段。

2. 心功能分级　临床仍然常用美国纽约心脏协会（NYHA）的心功能分级,并可对应代谢当量水平以指导心力衰竭的患者进行日常生活和活动（表 6-4）。

3. 运动负荷试验　仅适用于慢性稳定性心力衰竭患者,在对其实施运动康复前,应常规进行心电运动试验或心肺运动试验,一是判断心力衰竭的严重程度和治疗效果,帮助判断预后,评估是否需要心脏移植;二是客观定量评价心脏储备功能和运动耐力,制订个体化的运动处方（具体操作参见第四章第二节）。心肺运动试验中的公斤摄氧量和氧脉搏是需要关注的。公斤摄氧量（VO_2max/kg）早期发现心功能不全的"金标准",当患者的心排血量不能满足运动需求时,肌肉组织就会提取更多的氧,致动-静脉血氧差值增大。在氧供应绝对不足时,即出现无氧代谢,乳酸增加,呼气中 CO_2 含量增加,达到最大耗氧量峰值时,表明心排血量已不能按需要继续增加。心功能正常时,公斤摄氧量>20mL/（min·kg）,轻至中度心功能受损时为 16~20mL/（min·kg）,中至重度受损时为 10~15mL/（min·kg）,极重度受损时<10mL/（min·kg）。无氧阈即呼气中 CO_2 的增长超过了耗氧量的增长,标志着无氧代谢的出现,以开始出现两者增加不成比例时的耗氧量作为代表值,此值愈低说明心功能愈差。此外,氧脉搏（VO_2/HR）反映了心脏的储备功能,心功能不全时,每搏输出量不能随着运动负荷的增加而增加,心脏只有通过 HR 的增加来满足运动着的肌体对氧

的需求,HR 增大,VO$_2$/HR 就减小,其下降反映了心脏的储备功能降低。

4. 6min 步行试验(6MWT) 6MWT 易于实施,并接近日常作业,近年来已广泛应用。该试验使用30m 长的水平封闭走廊,患者按要求,尽可能地持续行走,6min 内尽可能走长的距离,最终用步行的距离定量运动能力。该试验适合中、重度心力衰竭患者,可重复试验,更适合于无条件完成上述运动试验的基层医院。根据美国 Carvedilol 心力衰竭研究设定的标准,<150m、150~450m 和>450m 分别为重度、中度和轻度心力衰竭。

(二)活动和参与

1. 自我活动 纽约心功能分级 Ⅰ 级患者,其自我活动基本不受限制;纽约心功能分级 Ⅱ 级患者,自我活动受到影响,经治疗后可能得到改善;纽约心功能分级 Ⅲ~Ⅳ 级患者,无法进行自我活动,必须进行治疗,才能部分恢复自我活动(表6-13)。

表6-13 不同心功能分级患者的日常生活安排原则

		心功能分级		
	Ⅰ级	Ⅱ级	Ⅲ级	Ⅳ级
生活安排 A	走路不限制 上楼不限制 提物不限制 站立不限制			
B	走路不限制 上楼 4 段楼梯 提物 18~27kg 站立不限制	走路 1 600m 上楼 3 段楼梯 提物 11~18kg 站立不限制		
C	走路 800m 上楼 2 段楼梯 提物 6.5~11kg 站立不限制	走路 500~1 000m 上楼 1 段楼梯 提物 4.5~6.5kg 站立不限制		
D			走路不超过 500m 上楼少于 1 段楼梯 提物 2.2~4.5kg 站立限于一半时间	走路少于 100m 上楼少于 1 段楼梯 提物 2.2kg 3/4 时间不得站立

2. 社会活动 心功能分级 Ⅰ 级患者,其社交活动基本不受限制,可回归轻体力工作,对于高空作业、高温、高湿、高海拔条件下的工作,需根据实际环境相似的情况下进行康复实施和监测,不能耐受者需调整工作。心功能分级 Ⅱ 级患者,社交活动受到影响,经治疗后可能得到改善;心功能分级在 Ⅲ~Ⅳ 级患者,无法进行社交活动,必须进行治疗,才能部分恢复社交能力。

(三)环境因素

《国际功能、残疾和健康分类》(ICF)是开发评估患者健康结局、捕捉患者功能信息工具的标准框架。它能够描述个体在特定领域下,受其自身健康状态及其所处条件(即环境因素和个人因素)相互作用所表现出的功能结局,反映个休健康状况的复杂性、独特性、多向性与多变性。环境因素评估主要包括居住环境等;家人、朋友、社会及卫生专业人员的态度;个人消费的用品或物质的获得,如药品的获得;能够获得的照顾与护理；卫生服务、体制和政策；个人对疾病的认识，受教育程度，劳动就业服务、体制和政策等。

（四）特殊评估

1. 生活质量评估　运用心理学量表，对心理健康、躯体健康和社会功能等进行多维度量化评估。生活质量量表可分为普适性量表和疾病特异性量表，前者最常使用的是健康调查量表 36（SF-36）及简版 SF-12、世界卫生组织幸福感指数量表（Five-Item World Health Organization Well-being Index，WHO-5）、欧洲五维生存质量量表（EuroQoL 5-dimension，EQ-5D）。心力衰竭特异性生活质量评估工具较常使用的有明尼苏达心力衰竭生活质量量表和堪萨斯城心肌病患者生活质量量表。

2. 预后评估　生存率是针对人群的描述，对患者而言，个体的预后更值得关注。准确的预后评估可为患者及家属对未来生活的规划提供必要的信息，也能判断心脏移植及机械辅助治疗的可行性。下列参数与心力衰竭患者的不良预后相关：LVEF 降低、纽约心功能分级恶化、低钠血症、VO_2max 降低、血细胞比容下降、QRS 波增宽、持续性低血压、静息心动过速、肾功能不全、传统治疗不能耐受、顽固性高容量负荷、BNP 明显升高等均为心力衰竭高风险及再入院率、病死率的预测因子。

五、康复治疗

慢性心力衰竭患者康复治疗应该包括运动、心理、饮食或营养、教育以及针对原发疾病治疗等在内的全面治疗。

（一）运动治疗

1. 适应证和禁忌证　所有稳定的慢性心力衰竭患者，能完成其个体化的运动方案，无运动禁忌证，就应参加运动康复治疗。禁忌证包括相对禁忌证和绝对禁忌证（表 6-14）。

表 6-14　慢性心力衰竭患者运动训练禁忌证

相对禁忌证	绝对禁忌证
1. 在过去的 1~3d 内体重增加 ≥ 1.8kg	1. 在过去的 3~5d 休息或劳力时运动耐量或呼吸困难进行性恶化
2. 正接受间断或持续的多巴酚丁胺治疗	2. 低功率（<2MET，50W）时出现明显缺血
3. 运动时收缩压下降	3. 未控制的糖尿病
4. 纽约心功能分级Ⅳ级	4. 急性全身性疾病或发热
5. 休息或劳力时出现复杂的室性心律失常	5. 近期栓塞
6. 仰卧位休息时心率 ≥ 100 次 /min	6. 血栓性静脉炎
7. 先前存在合并症	7. 活动性心包炎或心肌炎
	8. 中重度的主动脉狭窄
	9. 需要手术的反流性瓣膜性心脏病
	10. 过去 3 周内的心肌梗死
	11. 新发生的心房颤动

2. 运动处方

（1）运动方式：①有氧运动是慢性心力衰竭患者运动康复的主要形式，种类包括走路、踏车、游泳、骑自行车、爬楼梯、太极拳等；②力量训练是心力衰竭患者运动训练的一种重要方式，有序的力量训练联合有氧运动可以改善外周肌肉力量与耐力、运动耐量、心肺功能以及临床症状；③呼吸训练包括缩唇呼吸、腹式呼吸训练及呼吸肌训练，可以改善呼吸困难症状，增强呼吸肌力量，改善血氧饱和度、运动耐量。

（2）活动强度：①一般采用症状限制性运动试验中低等强度，在训练时应用 50%~60% 的峰值摄氧量，每周大约 150min 运动量,以防止过度疲劳和并发症发生。运动强度可参照心率、VO₂peak、AT、主观用力程度分级等确定,采用低强度运动量,负荷的增加应该以小量、缓慢为原则。②肌力训练通过使主要肌肉群达到最大主动收缩的 60%~80% 或者运用 10 次重复法持续 2~6 个月来实现。③呼吸肌训练的方法包括吸气阻力负荷和吸气阈值负荷,吸气阻力负荷是最常用的方法,即采用小口径呼吸管或可调节式活瓣的方式增加呼吸阻力。具体心功能水平与活动强度关系见表 6-15。

表 6-15　心功能水平与活动强度的关系

心功能分级	活动强度
Ⅰ级	最大持续活动水平为 5.0kcal,间歇活动时为 6.6kcal,最大代谢当量为 6.5MET,主观劳累计分为 13~15 分。活动强度可以较大
Ⅱ级	最大持续活动水平为 2.5kcal,间歇活动时为 4.0kcal,最大代谢当量为 4.5MET,主观劳累计分为 9~11 分。活动强度应明显较小,活动时间不宜过长,活动时的心率增加一般不超过 20 次 /min
Ⅲ级	最大持续活动水平为 2.0kcal,间歇活动时为 2.7kcal,最大代谢当量为 3.0MET,主观劳累计分为 7 分。以腹式呼吸、放松训练为宜,可做不抗阻的简单四肢活动,活动时间一般为数分钟。活动时心率增加不超过 10~15 次 /min。每次运动时间可达到 30min
Ⅳ级	最大持续活动水平为 1.5kcal,间歇活动时为 2.0kcal,最大代谢当量为 1.5MET,只做腹式呼吸和放松训练等不增加心脏负荷的活动。可做四肢被动活动。活动时心率和血压一般应无明显增加,甚至有所下降。世界卫生组织提出可以进行缓慢的步行,每次 10~15min,1~2 次 /d,但必须无症状

(3)运动时间:每次 30~60min,包括热身运动、运动训练时间及整理运动时间。针对体力衰弱的慢性心力衰竭患者,建议延长热身运动时间,通常为 10~15min,运动训练时间为 20~30min。运动频率为每周 3~5 次。

3. 运动治疗分三部分

(1)住院期的运动治疗:心功能Ⅲ~Ⅳ级的患者因症状限制,无法完成低水平的运动训练,仅能通过积极治疗,控制症状,并进行日常活动能力的作业训练改善心力衰竭患者的运动反应和体能,以能完成低水平的心肺运动测试。并在住院期进行监护下的运动治疗,观察运动反应,有无心律失常和心力衰竭加重,必要时调整运动方案。

心功能Ⅰ~Ⅱ级的患者可直接进行心肺运动测试,根据患者的危险分层,选择门诊康复或家庭康复。

(2)门诊康复:在心肺运动试验结果指导下的个体化的运动方案的执行需在有监护条件的康复中心完成,以步行或踏车较为安全。热身和放松的时间要长,进行间歇运动(1~6min)并谨慎升级;为改善日常生活质量,鼓励负重训练。运动治疗以有氧运动为主(有氧训练、放松训练、医疗体操)。需要强调的是,心力衰竭患者由于心脏的储备功能差,治疗中强调运动强度的增加应小量、缓慢,治疗过程应包括间隙休息。一次治疗的时间应由 5~10min 开始,并按每次 1~2min 的进度增加,直到 20~30min。避免出现呼吸困难、气喘和疲劳,持续 2 周,未见异常,可进入家庭运动。

(3)家庭康复:运动训练方案包括蹬车或步行运动,运动强度由心肺运动试验结果制订,运动时间持续 20~30min,每周 3~5 次,维持 2~3 个月,复查心肺运动试验,调整运动处方。并坚持进行运动治疗。

每一次增加运动强度的患者需在有监护条件的康复中心训练 3~5 次,观察有无异常,然后转入家庭运动。

4. 注意事项　严格掌握运动治疗的适应证和禁忌证,特别注意排除不稳定的心力衰竭患者;康复治疗前应该进行详尽的心肺功能和药物治疗的评定;康复方案强调个体化原则;活动时应强调动静结合、量力而行;活动必须循序渐进,并要考虑环境因素对活动量的影响;治疗时应有适当的医学监护;运动治疗只能作为综合治疗的一部分,不应排斥其他治疗;注意药物治疗与运动反应。

(二) 作业治疗

心力衰竭的作业治疗主要集中在心功能Ⅱ～Ⅳ级的患者,达到下列作业治疗启动条件可进行改善日常活动能力的作业训练,作业训练时出现调整或终止作业治疗的指征需更改作业方案,对不很疲惫的患者则可以较快地升级来完成作业治疗,慢性心力衰竭患者的作业活动安排见表6-16。

表6-16 慢性心力衰竭患者的作业活动安排表

心功能分级	代谢当量（MET）	作业活动主要内容
Ⅳ级	1~2	病情稳定后立即开始做被动运动;活动肩、肘、膝关节,每次5~10min,1~2次/d,但不应有疲劳感;下床坐沙发或直背椅,开始时10~30min/次,1~2次/d,逐步增加时间;下床吃饭、洗澡、听收音机
Ⅲ级	2~3	床边站立,室内步行
	3~4	走廊内步行100m,2次/d;自行更衣;步行250m,2次/d;上一段楼梯,2次/d;坐位大便、热水澡
Ⅱ级	4~5	步行500m,2次/d;上一段楼梯,2次/d、热水澡
	5~6	步行1 000m,2次/d,或骑自行车10min,2次/d

1. 作业治疗启动条件 能够说话,没有呼吸困难的体征和症状(能舒服地讲话,呼吸频率<30次/min);患者只感觉轻度疲乏;啰音范围<1/2肺野;静息心率<100次/min;心脏指数≥2.0L/(min·m²)(接受有创性监测的患者);中心静脉压<12mmHg(接受有创性监测的患者)。

2. 调整或终止作业治疗的指征 明显的呼吸困难或乏力;运动时呼吸频率>40次/min;出现第三心音或肺部啰音;肺部啰音增多;第二心音的第二组成部分强度明显增加;脉压低(收缩压和舒张压差<10mmHg);持续训练(稳定状态)或增加训练(增加负荷)时心率下降>10次/min或血压下降>10mmHg;室上性或室性期前收缩增加;平均肺动脉压升高>10mmHg(接受有创性监测的患者);中心静脉压升高或降低>6mmHg(接受有创性监测的患者);出汗、皮肤苍白或意识不清。

(三) 传统治疗

传统医学对心力衰竭的记载最早可追溯到春秋战国时期,《黄帝内经》对其病因病机、证候及治则进行了论述。中医认为心力衰竭的病因多为先天不足、久病、过劳、失血、病后失调、思虑太过等因素造成的气血阴阳亏虚,最终心失所养,发为心力衰竭。其病机为心气不足、胸阳不振、血行不畅。治疗以益心气、通心阳、养心血、通心脉为总则。

根据辨证分型,如慢性稳定期(气虚血瘀证、气阴两虚血瘀证、阳气亏虚血瘀证)和急性加重期(阳虚水泛证、阳虚喘脱证、痰浊壅肺证)而进行不同的辨证论治。

1. 针刺治疗 以内关、郄门、膻中、心俞、厥阴俞、膈俞为主穴,根据辨证选取其他配穴。主穴采用补法或平补平泻,配穴根据辨证采用相应的补泻手法。留针30min,每日1次。

2. 灸法选取 气海、关元、神阙、足三里等穴位随证加减,可使用艾灸盒,每次约20~30min,每日1次。

3. 穴位贴敷疗法 以白芥子、延胡索、甘遂、细辛等作为基本处方,粉碎研末后加姜汁调匀后涂抹在专用贴敷膜上;贴敷部位选择心俞、膻中、内关等穴位(根据证候可选加肺俞、关元、足三里等)。患者取坐位,穴位局部常规消毒后,取药贴于相应穴位,4~12h后取下即可。

4. 中医泡洗技术 选用益气、养阴、活血、温阳、利水等中药随证加减,煎煮后洗按足部,每日1次,每次15~30min,水温宜在37~40℃。

5. 传统功法 根据患者心脏评估结果可采用太极拳等方法。

(四) 心理干预

慢性心力衰竭的治疗目前已取得长足进步,但是由于患者对于疾病可能会产生焦虑、恐惧等情绪,使得其生活质量并未获得明显改善,因此针对心力衰竭患者进行心理干预是有必要的。

1. 建立良好的护患关系 医护人员在接触患者时,要主动热情,态度和蔼,积极与患者谈心,鼓励其诉说内心真实感受,使患者感受到被尊重和理解。

2. 动机性访谈 因慢性心力衰竭患者需长期治疗,且病情容易反复,患者容易产生悲观、失望、无助等消极情绪,因此在进行访谈过程中,应充分理解、识别患者的心情和内心体验,逐渐引导患者的希望,帮助其树立信心,调动其主观能动性。

3. 加强社会支持 鼓励家属保持积极乐观的心态,才能给予患者精神和物质的支持,关心和体贴患者,使患者充分感受到家人的照顾,认识自身存在的价值,激发其对生活的信心及对亲人的眷恋,减少疾病对患者情绪的影响,乐观面对生活,消除其孤独感、自卑感。

(五)康复护理

患者在治疗期间应当实施常规临床护理,加强病情观察,做好预防并发症的措施,予以用药护理等。除此之外,可以开展综合康复护理,包括心理康复、加强宣教、重视社会支持、营养干预、用药指导、康复指导、延续性康复护理等。

1. 基础护理 包括:①宣教,疾病知识指导;②饮食指导,选择低热量、低钠、高蛋白、高维生素及清淡易消化饮食;③遵医嘱吸氧,根据不同疾病选择不同的氧流量;④排便护理,指导患者养成按时排便的习惯,增加食物的粗纤维,避免出现便秘;⑤病情观察,对症护理、用药护理等。

2. 康复护理 包括:①指导患者如何正确的休息和活动,基于心功能的情况;②指导患者正确的呼吸方法,协助进行呼吸训练;③协助进行作业治疗,将日常生活活动能力训练延伸至病房;④指导并教会患者能量节约的活动方式;⑤出院后的家庭活动指导。

六、预后及健康教育

(一)预后

心力衰竭是临床极为常见的危重症,是所有不同病因器质性心脏病的最后共同通道,病死率高。急性心力衰竭和慢性心力衰竭患者的预后不同,急性心力衰竭的预后相对较好,慢性心力衰竭的预后则比较差。影响心力衰竭患者预后的因素较多,首先是年龄因素,年龄越大的患者一般预后越差。其次与基础病相关,如患者患有严重的冠心病、风湿性心脏病、扩张型心肌病等心脏疾病,不及时进行科学规范的治疗,导致心脏结构发生改变,一般预后比较差。此外,心力衰竭的预后还与并发症有关,如果合并出现肾衰竭、淤血性肝硬化、肺淤血等并发症,这样的患者预后也比较差。

(二)健康教育

心力衰竭患者存在病理和病理生理方面的限制(包括运动能力受限并可能出现心力衰竭失代偿),而且需要有关药物治疗、饮食改变、症状识别和精神支持(抑郁综合征)等方面广泛的教育和帮助。

1. 患者教育 心力衰竭患者及家属应得到准确的有关疾病知识和管理的指导,内容包括健康的生活方式、平稳的情绪、适当的诱因规避、规范的药物服用、合理的随访计划等。

2. 体重管理 应教育患者监测每日体重,改善患者限盐的依从性。日常体重监测能简便直观地反映患者体液潴留情况及利尿剂疗效,帮助指导调整治疗方案。体重改变往往出现在临床体液潴留症状和体征之前。部分严重慢性心力衰竭患者存在临床或亚临床营养不良,若患者出现大量体脂丢失或干重减轻称为心源性恶病质,往往预示预后不良。

3. 控制危险因素 积极的早期控制和降低心力衰竭的危险因素可预防和延缓心力衰竭的发展和进程。冠状动脉疾病和高血压是心力衰竭的主要原因,教育患者要积极控制高血压、高血糖、高脂血症和戒烟,以减少心力衰竭发生及发展的危险。

4. 不良反应识别　教育患者药物反应的监测（利尿剂、洋地黄类、ACEI、β 受体阻滞剂），及潜在病情恶化的表现，这些随访为评估体征和症状并早期发现失代偿提供机会。

（陈　伟　高　民）

第五节　心脏起搏器术后

一、概述

(一) 定义

心脏起搏器是一种医用电子仪器，它通过发放一定形式的电脉冲刺激心脏，使之激动和收缩，即模拟正常心脏的冲动形成和传导，以治疗由于某些心律失常所致的心脏功能障碍。心脏起搏器一般由脉冲发生系统、电极及其导线、电源三大部分组成。具有小、轻、薄、寿命长、可靠性强的特点。

心脏起搏器技术是心律失常介入治疗的重要方法之一。目前心脏起搏已从单纯治疗缓慢型心律失常，扩展到治疗快速型心律失常、心力衰竭等领域，对减少病死率，改善患者的生存质量起到了积极的作用。

(二) 分类

1. 按体内及体外　根据心脏起搏器放置的位置分类可分为体内、体外两种。

2. 按安装时间长短　根据心脏起搏器放置的时间分为临时起搏器和永久起搏器。临时起搏器为体外携带式，起搏电极放置时间一般不超过 4 周。永久起搏器为体内埋藏式。

3. 按导线数量或植入部位　根据心脏起搏器系统的导线数量或植入部位分为单腔、双腔及三腔心脏起搏器。①单腔心脏起搏器，导线植入右心房或右心室，仅单独起搏心房或心室；②双腔心脏起搏器，右心房和右心室均植入导线，能保持房室顺序起搏，更符合生理性心脏传导及搏动；③三腔心脏起搏器，指心脏再同步化治疗，或称双心室同步起搏，除右心房和右心室植入导线外，通过冠状窦植入导线至左心室侧静脉或侧后静脉，由心外膜起搏左心室，恢复左、右心室同步活动。

(三) 起搏器编码

近年来，起搏器结构日趋复杂，功能日臻完善。因此，1987 年北美心脏起搏和电生理学会（North American Society of Pacing and Electrophysiology，NASPE）与英国心脏起搏和电生理学组（British Pacing and Electrophysiology Group，BPEG）提出了一个新的编码，即 NBG 起搏器编码（表 6-17）。

表 6-17　NBG 起搏器编码表

位置	I	II	III	IV	V
类目	起搏心腔	感知心腔	感知后的反应方式	程控功能	抗快速心律失常功能
字母	O= 无	O= 无	O= 无	O= 无	O= 无
	A= 心房	A= 心房	T= 触发	P= 简单程控	P= 起搏（抗快速心律失常）
	V= 心室	V= 心室	I= 抑制	M= 多项参数程控	
	D= 双腔	D= 双腔	D= 双重	C= 遥测	S= 电击
				R= 频率调节	D= 双重（P+S）
厂家用代码	S= 单腔（A 或 V）	S= 单腔（A 或 V）			

了解 NBG 起搏器编码的含义十分重要,例如 VVI 代表该起搏器起搏的是心室,感知的是自身心室信号,自身心室信号被感知后抑制起搏器发放一次脉冲。VVIPP 代表具有简单程控和抗快速心律失常功能的 VVI 型起搏器,DDDRO 代表具有频率适应动能的双重全能型起搏器。

(四) 发展史

自 1958 年世界首例植入人工心脏起搏器以来,起搏器技术的进展速度惊人。据统计,全球每年约有90 万台永久心脏起搏器植入人体,德国每百万人有 500 台起搏器的植入,美国每百万人有 400 台植入。我国于 1962 年在上海首次应用人工心脏起搏器,之后起搏器植入量逐年增加。虽然我国起搏器植入量每百万人虽仅有 10 台植入,但却以每年 15% 的速度递增。随着电子计算机技术和生物医学工程技术的不断发展,起搏器的功能逐渐完善,新型起搏器不断问世,临床缓慢性心律失常的效果已接近治愈目标。起搏器不仅单纯治疗缓慢性心律失常,而且已扩展到治疗快速性心律失常及心力衰竭等领域。

二、适应证及并发症

(一) 适应证

心脏起搏器的适应证主要是症状性心动过缓。2013 年欧洲心律协会(European Heart Rhythm Association,EHRA)/ 欧洲心脏病学会(EHRA/ESC)共同发布的《2013 EHRA/ESC 心脏起搏器和心脏再同步治疗指南》关于植入性心脏起搏器适应证如下:

1. 临时起搏器适应证　①高度或完全房室传导阻滞且逸搏心律过缓;②介入操作过程中或急性心肌梗死、药物中毒、严重感染等危急情况下出现危及生命的缓慢型心律失常。植入临时起搏器之后,如评估患者有植入永久性起搏器的指征,应尽早更换为永久性起搏器。

2. 永久起搏器适应证　①症状性心脏变时性功能不全;②病态窦房结综合征或房室传导阻滞,心室率经常低于 50 次 /min,有明确的临床症状,或清醒状态下间歇发生心室率<40 次 /min;或有长达 3s 的RR 间期,虽无症状,也应考虑植入起搏器;③慢性双分支或三分支阻滞伴二度Ⅱ型、高度或间歇性三度房室传导阻滞;④清醒状态下无症状性房颤患者,有长达 5s 的 RR 间期;⑤心脏手术后发生不可逆的高度或三度房室传导阻滞;⑥神经肌肉疾病导致的高度或三度房室传导阻滞,有或无症状;⑦有窦房结功能障碍和 / 或房室传导阻滞的患者,因其他情况必须采用具有减慢心率的药物治疗时,应置入起搏器保证适当的心室率;⑧颈动脉窦刺激或压迫诱导的心室停搏>3s 导致的反复晕厥;⑨其他,如预防及治疗长 QT 间期综合征的恶性心律失常;辅助治疗肥厚型心肌病、扩张型心肌病、顽固性心力衰竭等;与心脏起搏器和植入型心律转复除颤器(ICD)相结合的双心室同步起搏,简称心脏再同步化治疗(CRT),现在已成为心力衰竭治疗的一种重要方法,可进一步降低心力衰竭患者的病死率。

(二) 并发症及处理

1. 囊袋出血或血肿　临床表现为局部疼痛、切口愈合不良、切口张力较高、局部隆起、触诊有波动感。术前给予抗血小板药物可降低这种风险。在初期阶段,应对伤口加压包扎。在包扎后观察切口状态,防止再次引发感染。

2. 囊袋感染　临床表现为局部组织红肿、有脓性分泌物,严重时可引起皮肤破溃、起搏系统外露和败血症,其发生率为 2.1%。术前给予抗生素治疗可降低感染风险。术后密切观察伤口出血、渗液的情况;要严密观患者体温变化,每日 4 次监测体温;经加强换药及抗感染治疗;重者摘除被感染的整个起搏系统,在远离原感染病灶的部位或对侧重新植入新的起搏系统。

3. 心律失常　可发生在安装起搏器的任何时期,特别是术后 24h。术后应持续心电监护 24~48h,密切观察心率、心律变化,注意心率是否与起搏器频率一致。如发生严重快速心律失常,立即给予静脉注射去乙酰毛花苷、地西泮等处理,备好除颤器。

4. 电极脱位　多发生在术后2周,24h内尤易发生。临床表现为起搏阈值升高和间断或完全起搏中断,仍可有起搏信号。有时明显的电极移位也伴有感知功能障碍。可做床边心电图、胸部X线检查证实电极脱位。一旦明确电极脱位,及时矫正其位置或重新插入电极导管。

5. 心肌穿孔　急性心肌穿孔发生于术中,慢性心肌穿孔多发生于起搏器植入后的中、后期。临床主要表现为起搏失效、心前区剧痛或呃逆,可出现心包摩擦音、膈神经刺激或胸壁肌肉收缩。而心肌穿孔引起的心脏压塞是十分凶险的并发症,也是永久起搏器植入术后最严重并发症。表现为动脉压降低,脉压减小;静脉压升高,颈静脉扩张;心音遥远的Beck三联征。X线检查可见电极穿出心影,超声心动图可临床确诊心脏压塞。一旦出现心脏压塞表现,应考虑开胸行心包引流或做心脏修补,继续安置电极时应避免定位在穿孔处。

6. 气胸　因锁骨下静脉穿刺引发气胸。少量气胸时可暂不干预,当气胸对肺组织压迫>30%时需抽气或放置引流管。

7. 起搏器综合征(pacemaker syndrome,PMS)　对于安置起搏器后心悸、乏力、气短、腹胀、下肢水肿、夜间阵发呼吸困难、端坐呼吸等症状出现(或加重)者,进行超声检查,根据三尖瓣反流、右房、右室增大情况、心排血量以及是否存在室房逆传,做出起搏器综合征的诊断。

8. 起搏器介导性心动过速　是双腔起搏器主动持续参与引起的心动过速。为心房电极感知到逆传的P波,启动AVD并在AVD末发放心室脉冲,后者激动心室后再次逆传至心室,形成环形运动性心动过速。

9. 呃逆　一般与膈神经受刺激,膈肌痉挛有关。表现为术后发生持续性呃逆,呃逆次数同起搏频率,在植入左室电极导线时较常见。应降低起搏器输出或改为双极起搏。若症状持续存在,应重新调整电极位置。

10. 肩部功能障碍心脏起搏器置入后,为避免心脏起搏器电极移位,患者需保持平卧或略向左侧卧位1~3d,因此会造成患者肩部麻木、肿胀及上肢伸展活动受限。术后早日对患者进行双侧肩关节、上肢的被动康复训练。

11. 皮肤压迫坏死　指覆盖在起搏器表面的皮肤坏死、溃破。如有局部皮肤营养不良,可作局部热敷以改善血液循环。倘若无效,最好在尚未溃破之前,及早在无菌条件下切开皮肤,将导线改道。

12. 局部肌肉刺激　一般日常生活不受影响,如不能耐受、影响睡眠需处理。

13. 电池耗竭　指导患者平时常自测脉搏,如发现次数减少20%或有长间歇时,应立即到医院复诊。

14. 其他　急性肺栓塞、抑郁症等。

三、康复评估

(一) 身体结构和功能

1. 身体结构　除基础心脏疾病导致的身体结构变化外,影像学下可见心脏起搏器后的特征性改变:在心房和右心室内可见起搏器电极导线,并于胸前左或右锁骨下可见起搏器影像。心电图则反映了不同起搏模式的心电图表现和起搏的效果。超声心动图可准确地提供各心腔大小变化、室壁厚度及运动状况、心瓣膜结构及心功能情况。

2. 心功能评定　采用纽约心功能分级,该方法简便易行,并广泛应用。但其不足是主要依据患者自己有无心悸、呼吸困难、乏力等症状,因而有时评定结果存在一定个体差异。纽约心功能分级具体分级标准如下。

(1) Ⅰ级:体力活动不受限,一般的体力活动不引起过度的乏力、心悸、气促和心绞痛。

(2) Ⅱ级:轻度体力活动受限,一般的体力活动即可引起心悸、气促等症状。

(3)Ⅲ级:体力活动明显受限,休息时尚正常,低于日常活动量也可引起心悸、气促。

(4)Ⅳ级:体力活动完全丧失,休息时仍有心悸、气促。

3. 运动负荷试验 采用心电运动试验、心肺运动试验或6min步行试验(具体操作参见第四章第二节)。通过运动负荷测试,全面客观地评估心肺储备能力和功能受损情况,了解运动的心血管反应及其他异常情况,及时发现运动风险,进行运动危险分层,并制订运动处方。同时可以定期复查,进行效果评价和修正运动处方。临床上活动平板常使用改良 Bruce 方案或 Naughton 方案,但对于安装心脏起搏器的患者,更适合采用踏车运动试验。

4. 心理功能评定 植入心脏起搏器的患者常会因担心起搏器故障等状况而出现焦虑、抑郁等症状。目前临床常用的评定方法是汉密尔顿抑郁量表和汉密尔顿焦虑量表。

(1)汉密尔顿抑郁量表(HAMD):该量表共有 24 个条目,大部分条目按无、轻度、中度、重度、极重度 5 级评分为 0~4 分,少数条目按无、轻中度、重度 3 级评分为 0~2 分。总分为 78 分,<8 分为正常;8~20 分轻度抑郁;21~35 分中度抑郁;>35 分严重抑郁。

(2)汉密尔顿焦虑量表(HAMA):该量表共有 14 个条目,采用 0~4 分的 5 级评分法,各级标准为:0,无症状;1,症状轻;2,症状中等;3,症状重;4,症状严重。HAMA 将焦虑因子分为躯体性和精神性两大类。其总分能较好地反映焦虑症状的严重程度。按照我国量表协作组提供的资料:总分为 56 分,<7 分为正常;7~13 分可能有焦虑;14~20 分肯定有焦虑;21~28 分为明显焦虑;≥29 分为严重焦虑。HAMA 总分高于 14 分,提示被评估者具有临床意义的焦虑症状。

(二)活动和参与

1. 日常生活活动能力评估 植入心脏起搏器后的患者,由于过度限制植入起搏器一侧的上肢活动,久而久之会影响患者穿衣、个人卫生等日常生活活动能力及劳动。常用的评定日常生活活动能力的量表有 Barthel 指数、Katz 指数、修订的 Kenny 自理评定等。临床常用的是 Barthel 指数评定。Barthel 指数包括 10 项内容:进食,床椅转移,修饰,进出厕所,洗澡,平地行走,上、下楼梯,穿衣,大便控制,小便控制。每个项目根据是否需要帮助及其帮助程度分为 0、5、10、15 四个等级,总分为 150 分(见附录 4)。得分越高,独立性越强,依赖性越小。60 分以上为轻度依赖,但生活基本可以自理;60~40 分为中度依赖,生活需要帮助;20~40 分为重度依赖,生活需要很大帮助;20 分以下为完全依赖,生活完全需要帮助。但总分达到 100 分并不意味着患者能完全独立生活,他可能不能烹饪、料理家务或与人接触,但他不需要照顾,可以自理。

2. 生存质量评估 对植入心脏起搏器的患者生存质量的评定包括了生理、心理、社会生活多个方面,主要采用问卷形式进行。目前我国临床上常用的生存质量(QOL)量表有欧洲五维生存质量量表(EQ-5D)、健康调查量表 36(SF-36)和明尼苏达州心功能不全生命质量量表(Minnesota Living with Heart Failure Questionnaire,MLHFQ)。

(1)EQ-5D:包括五个维度,行动能力、自我照顾能力、日常活动能力、疼痛或不舒服、焦虑或抑郁。定义总共 243 种可能的健康状态,每种健康状态对应 0.59~1.00 之间一个效用值。EQ-5D 结构明晰,易于操作,用于评价与心血管疾病相关的 QOL,尤其是对冠心病的评价。对于年龄较高、文化程度较低的调查人群,EQ-5D 适用性较高。

(2)SF-36:该量表是美国波士顿健康研究所研制开发的一个普适性测定量表。量表包含躯体功能、躯体职能、身体疼痛、总的健康状况、活力、社会功能、情感职能和心理健康 8 个领域。SF-36 量表可用于评估心血管疾病患者的 QOL,例如冠心病、心力衰竭患者的 QOL。浙江大学医学院社会医学教研室完成了中文版 SF-36 的翻译及性能测试工作。

(3)MLHFQ:MLHFQ 由美国明尼苏达大学于 1987 年开发,涉及 21 个条目,是衡量循环系统疾病

QOL 的代表性作品,用于评价心力衰竭患者的 QOL。我国有研究应用该量表进行了适用性评价,监测结果表明该量表重测信度高,反应性良好,效度良好,可用于国内慢性心力衰竭患者 QOL 的评估。

(三)特殊评估

起搏器治疗需进行术前评估和术后评价。

1. 术前评估 主要是患者的身体状况、基础疾病情况、术前抗凝药物的使用情况、拟安装的起搏器类型、特点、植入方式及经济承受能力等。

2. 术后评价 植入起搏器后,可运用动态心电图、运动负荷试验、远程监测、电话传输心电图等方式进行动态检测,以便了解传感器、起搏器的常规工作状况,并根据这些检测结果,对起搏器进行体外程控,以满足患者运动康复的需要和保证安全性。

3. 运动方式评估 起搏器术后患者运动试验方案选择需要考虑到和起搏器传感器相适应的运动方式,如频率适应性起搏器的运动试验方式和适当的运动方式等(表 6-18)。

表 6-18 心律反应性起搏器的运动方式及随访评价表

传感器类型	初期评价	随访评价	程序设计	适当的运动
活动	活动平板	Holter,心率组织图	斜度、传感 on/off	走、跑、"有氧活动"
每分通气量	活动平板、踏车	活动平板、踏车、Holter	斜度	耐力:如踏车、登梯
温度	活动平板、踏车	活动平板、Holter	斜度、传感 on/off	耐力:不宜游泳或滑雪
每搏输出量	活动平板、踏车	活动平板、踏车	斜度、传感 on/off	任何运动:如举重、登梯
激发能	不需要	活动平板、踏车	自我调节	任何运动:如走步、游泳

四、康复治疗

(一)运动治疗

1. 适应证与禁忌证

(1)适应证:植入心脏起搏器患者。

(2)禁忌证:①起搏器囊袋感染者;②起搏器电极脱位者;③不能维持每搏输出量;④急性全身性疾病,中度以上发热;⑤安静休息时收缩压>220mmHg,或舒张压>110mmHg;⑥直立性低血压,直立位血压下降≥20mmHg,或运动时血压下降者;⑦严重心律失常;⑧充血性心力衰竭未得到控制者;⑨出现心绞痛、呼吸困难。

2. 治疗原则与目标

(1)治疗原则:装有起搏器的患者,进行康复运动时应对机器有简单的了解,避免剧烈活动,因为固定频率的起搏器不能对此做出应答。植入心脏起搏器的患者应该在积极治疗原发病的基础上进行康复训练。

(2)治疗目标:增加运动耐力、改善心功能、提高 ADL 能力和劳动能力、促进再就业、提高生活质量。

3. 具体方法

为防止肌肉萎缩、退化,应让患者尽早进行不引起症状的日常体力活动。植入心脏起搏器的患者运动负荷不易过高,应分两个阶段进行。第 1 阶段院内康复计划,为植入手术 1 周内,以床边和室内活动为主。第 2 阶段为院外康复计划,即出院后康复计划。

(1)院内康复计划:起搏器植入术后 1 周计划(表 6-19)。

表 6-19　心脏起搏器术后康复计划

术后天数	康复项目	宣传教育
1	卧床休息	向患者介绍术后的注意事项
2	擦脸,患侧上肢被动活动,每日 2 次,每次 10 回主动屈伸腕、肘关节,床上半坐位	向患者介绍康复的目的及方法
3	坐位洗漱进餐,可床边站立、走动,步行上厕所	
4	仍限制患侧肩关节活动,外展<45°	
5	可室内自由活动,仍限制患侧肩关节的活动,外展<45°	
6	可户外活动,仍限制患侧肩关节的活动范围,外展<45°,准备出院	

具体的活动形式可采用以下几种:①握拳运动:平卧位,手术侧上肢平放在体侧,用力伸开手术侧 5 个手指,再用力握紧拳。②前臂运动:平卧位,手术侧大臂夹紧身体,小臂做屈伸运动。③前伸运动:站立位,双手放在两侧,眼睛平视前方,手术侧上肢逐渐前伸 30°,再返回体侧。④后伸运动:站立位,双手放在身体两侧,双眼平视前方,手术侧上肢逐渐往后伸 10°,再回到原位。⑤旋臂运动:站立位,上身相对固定,手术侧上肢自然垂下,手术侧肩部为运动轴,用力旋前,再旋后。⑥攀岩运动:面对墙壁,手术侧手指放在墙上,逐渐向上爬,但肘部不应高于肩部。⑦绕头运动:站立位,身体不能弯曲,手术侧手臂通过枕骨从同侧耳向另一侧逐渐抬起,逐渐至耳后。⑧拉伸运动:手术侧上肢向身体横向拉伸,收回再拉伸,逐渐伸展至水平位。⑨耸肩运动:以肩关节为运动轴,轻度提起肩部,往前旋转肩膀,再往后旋转肩膀。

(2)院外康复计划:出院后根据患者的情况进行个体化的运动治疗,仍以步行运动最为适宜,其耗氧量在 3~8MET 之间,是适合大多数患者的运动方式。步行时下肢大肌群交替收缩和松弛,发挥泵作用,有助于血液循环,从而改善心脏功能,同时有刺激窦房结的作用。对于固定心率起搏器安置者的运动康复应以代谢当量(MET)和主观用力程度分级(RPE)为指标。在配有校正窦房结功能恢复时间起搏器的患者,运动试验时即可使用预先设置的起搏心率,也可以用实际心率做运动处方的指标。

(二)作业治疗

作业治疗的目的是减轻心脏起搏器患者的症状,改善整体肌力、肌耐力和心脏功能,改善患者心理功能,尽可能恢复和保持患者原来的生活方式(如工作、生活习惯、社交和娱乐)。对尚具有工作潜能的患者应评价其工作能力,进行工作任务分析和适应性改造并提供模拟工作环境,为重返工作岗位做准备。对于不能重新工作的患者,可培养其兴趣爱好,增加休闲活动的内容。

作业治疗的方法:术后早期穿衣顺序应先穿植入心脏起搏器一侧的上肢,再穿对侧上肢,以免植入心脏起搏器一侧上肢过度活动。脱衣顺序则相反。治疗师可根据患者病情选择功能性作业活动、ADL 作业及作业治疗等。每日 1 次,每次以不超过 30min 为宜。

(三)心理干预

植入心脏起搏器的患者会有一系列的心理障碍,表现为恐惧、焦虑、抑郁等。适当的心理治疗是植入心脏起搏器患者心理康复的重要内容。

1. 心理康复干预进行健康宣教,植入术前正确介绍起搏器的作用,不要误导患者认为起搏器可以解决心脏病的"所有问题",防止患者出现心理失衡。加强人文关怀,强化自我情绪管理,同时让患者了解自己具有的参加工作和生活活动的潜能,消除恐惧等心理障碍,调动积极性。

2. 心理治疗放松训练、音乐疗法、运动疗法和阅读疗法等。治疗师可以通过肌肉放松、作业治疗及中医气功等技术完成放松训练。心理治疗师针对患者文化程度,理解能力的差异性采用不同方式进行疏导,缓解其不良情绪,了解患者在应激时采取的错误应对方式,教患者正确的应对技巧和方式,调动其支持资源。同时要加强患者对医生的信任,减少其他疾病对患者的影响,以达到最佳的体能和心理状态,使患者最大程度地回归家庭及社会。

3. 药物治疗对于严重情绪障碍或者其他精神症状的围手术期患者,建议请精神专科医师会诊用药。根据术前、术中、术后不同阶段患者的心理特点,有针对性地进行心理康复干预。具体干预、康复方式详见心脏术后的心理康复。

(四)康复护理

1. 体位摆放平卧位或左侧卧位。这样可以避免电极脱位,采取此体位的另一个原因是手术一般在右侧锁骨下静脉穿刺,左侧卧位可以减少对手术伤口的压迫,减少手术部位血肿等的出现。术后 6h 内一般用沙袋压迫伤口,之后患者可以采取半卧位以利于伤口愈合以及减少肺部并发症的出现。

2. 活动指导术后可摇高床头 30° 左右,可平卧或左侧卧位,术后 24h 缓慢活动术肢肩关节,指导患者进行肩关节的内旋、外展及轻度的提肩活动,活动度不超过 20°~30°,避免上举,活动幅度循序渐进。尤其肩关节的活动要适度,术后早期肩关节外展以不超过 45°,3 个月后肩关节外展不超过 90° 为宜。

(五)其他治疗

康复辅具在植入心脏起搏器患者中具有固定止痛、防止肩关节过度外展的作用。术后患者植入心脏起搏器一侧的肩关节使用辅具固定,限制肩关节过度外展,有利于刀口的愈合;对合并心力衰竭的患者、行走困难的患者使用轮椅改善其步行功能和社会交往能力。

五、预后及健康教育

(一)预后

1. 生理方面 植入心脏起搏器患者因心率增加使患者运动能力得到一定程度的改善。但是,随着原发疾病的进展最终以心力衰竭、死亡为结局。

2. 心理方面 植入心脏起搏器患者有不同程度的忧郁、焦虑、抑郁等心理障碍。

3. 社会方面 纽约心功能分级 Ⅲ~ Ⅳ 级植入心脏起搏器患者的 ADL 能力及相关活动明显受限,社会交往受限,劳动能力下降或丧失、生活质量下降。

康复治疗能改善植入心脏起搏器患者的生理功能、心理功能、社会功能、减少并发症及提高生活质量,应早期介入。

(二)健康教育

1. 日常生活 一般心脏起搏器植入术后 2~4 周可恢复日常生活和工作,除了一些重体力劳动,像服务行业、教育、行政等工作均可正常参加。生活方面,可以洗澡、骑车、恢复性生活。

2. 健康饮食 平常应注意高蛋白、高维生素、多纤维的易消化饮食,以增加机体抵抗力,促使伤口愈合,保持大便通畅,必要时可用开塞露、番泻叶,以免用力大便使起搏器电极脱位。

3. 功能锻炼 术后 24h 内绝对卧床,禁止翻身。拆线后即开始制订锻炼计划,可以做抬臂、扩胸或"爬墙"等运动,尽早恢复正常肢体功能,是提高患者生活质量的重要保证。患者应坚持锻炼,锻炼时注意遵循循序渐进的原则,不可操之过急,避免肩关节活动度大的活动。如活动中出现异常心率变化,应引起重视,可能是导线脱离。此时应立即就诊。

4. 术后注意事项 起搏器术后一般 7d 拆线,如无特殊情况第 2 天即可出院。拆线后 7~10d 不要洗澡,10d 后洗澡水温不宜太高,时间不宜太长。出院后应注意如下几点:

(1)要注意伤口情况:正常伤口拆线后无明显红肿,回家后如有变化,出现红、肿、热、痛及时到医院就医,注意是否有急性感染。术后避免右侧卧位及过度向前弯腰可能导致导线漂浮。术后 3 个月内,避免起搏器手术侧上肢剧烈运动、高举、外展及提取重物,同时不可拍打背部,以防止电极脱落。

（2）数脉搏：为了监测导线位置有无变化和起搏器工作状况，最好办法即为告知患者及家属每天在安静时（最好在早上起床时）数脉搏 2~3 次，每次数 1min。如发现脉率低于医生设定的起搏心率的误差超过 5 次 /min，双腔起搏有不适感，要回院复查，进一步检查起搏功能。

（3）术后复查：术后最好在 2 周时回院复查 1 次：因导线植入后 2~3 周为阈值急性升高期，术后立即将输出电压调得太低有可能造成不起搏，等回院复查时阈值急性升高期已过，可将起搏电压降低。

（4）远离高压电场：患者应避免将移动电话放在起搏器同侧衣袋内，或用植入起搏器一侧的手拨打或接听电话。起搏器一般不会被常用家用电器破坏，但当使用电器时出现头晕、眼花、心悸等症状时请关闭并远离电器。

（5）就医告知：患者在就医时应事先告知医生装有心脏起搏，以避免接受影响起搏器的医疗行为。如禁止高 / 低频物理治疗、磁共振检查、放射线直接照射起搏器、在起搏器部位使用透热治疗及做电针灸和电刺激，禁止在起搏器上除颤放电等。

5. 随访　为保证起搏器植入后能够正常工作，定期和规范的术后随访是必须的。常规的随访方法是：术后出院前进行 1 次测试，术后 1、3、6 个月分别来院进行常规的体外程控，测试达到理想的工作参数标准后，就会具有了长期稳定的性能，以后可每年进行 1 次例行随访，在随访中可依患者的病情变化调整起搏器的相关参数；在临近电池耗竭前则应每 1~3 个月就进行 1 次随访程控，以利于随时发现问题，及时就诊更换起搏器。

（陈 伟 高 民）

第六节 心 脏 手 术

一、概述

（一）定义

心脏手术有微创手术和开胸手术。微创手术包括心脏介入手术和射频消融手术。开胸手术主要适用于复杂的先天性心脏病、严重的冠状动脉狭窄、三支病变等，需要开胸，行冠状动脉搭桥术，瓣膜性心脏病也可以通过开胸手术，行瓣膜置换术。本节的心脏手术指的是开胸手术。

（二）分类

心脏手术大体上分为先天性心脏病和后天性心脏病矫治手术。

1. 先天性心脏病矫治手术包括简单的先天性心脏病矫治手术和复杂的先天性心脏病手术。简单的包括动脉导管未闭的结扎术等；复杂的先心病手术，包括法洛四联症、右心室双出口、大动脉调转等。

2. 后天性心脏外科手术最常见的是瓣膜手术，冠状动脉搭桥术（CABG），主动脉外科手术，心律失常矫治手术，心脏肿瘤切除，心包疾病手术以及心脏移植、心室辅助手术等。

（三）流行病学

近年来，随着社会经济的发展和人口老龄化进程的加速，心血管疾病在我国呈高发势态，每 5 个成人中有 1 人患心血管病。《中国心血管病报告 2014》显示了心血管病患者数达 2.9 亿，全国冠心病介入治疗人数 45 万余人，每年以 10%~20% 的人数增长。《中国心血管健康与疾病报告 2023 概要》数据显示，2022 年有 142.1 万例的患者接受了冠状动脉介入治疗，占 CHD 住院患者总数的 23.2%。有 153.9 万例的患者接受了单纯冠脉造影检查，占 CHD 住院患者总数的 25.1%。行冠状动脉介入治疗患者的住院死亡率为

0.7%,非康复离院率为2.7%。2022年共有571家医院开展至少一例冠状动脉旁路移植术(CABG),手术总例数为4.9万例,其中单纯CABG 4.5万例,住院死亡率为1.4%,非康复离院率为2.9%。2022年CHD住院患者中冠状动脉介入治疗与CABG的规模之比为28.8∶1。且据报道中国和美国CABG治疗结果的大规模观察性研究,CABG后心力衰竭发生率、再入院率、晚期死亡率、进一步缩短住院时间将是中国面临的更为重要的挑战。因此,心脏术后康复越来越受到关注和重视,建立和完善心脏外科术后心脏康复体系、转诊机制成为研究的热点。

二、心脏术后常见并发症及处理

（一）常见并发症

1. 感染　是心脏术后极为常见的并发症,也是术后死亡的主要原因之一。发生率在10%~20%。心脏病患者心肺功能低下,部分患者合并有高血压、糖尿病等疾病,手术后易受到病原菌的入侵而造成感染的发生。多数感染是由于术后早期使用大剂量的免疫抑制剂。感染部位以呼吸道居多。最常见的是细菌感染。年龄、吸烟、手术时间、呼吸机使用时间、导尿管留置时间、术后24h输血浆量是引起术后感染的危险因素。

2. 心律失常　多发生在术后24~72h以内。①心房颤动:是心脏外科手术后最常见的并发症之一。有研究表明,冠状动脉搭桥术后房颤的发生率约为30%,瓣膜病术后发生率约为40%,而冠状动脉搭桥联合瓣膜手术后房颤的发生率则升至50%之上。房颤多发生在心脏手术后的第2~4天,术后第2天是房颤发生的高峰期。②心搏骤停:有报道风湿性心脏病和冠心病术后发生心搏骤停的比率较高,分别为58.3%和20.8%。致使心脏术后心搏骤停的原因主要有低心排血量综合征、电解质紊乱、心脏压塞和出血。其中风湿性心脏病主要为低心排血量综合征和电解质紊乱,冠心病则主要是低心排血量综合征。

3. 认知功能障碍　术后认知功能障碍(postoperativecognitive dysfunction,POCD)是在手术麻醉后出现的中枢神经系统并发症。多见于老年患者,临床表现为术后发生的记忆力、抽象思维及定向力等方面的障碍,同时伴有社会活动能力的减退。POCD是心脏手术后常见和重要的并发症,有调查发现,出院时,心脏手术患者POCD的发生率高达30%~65%;出院后6个月至1年,其发生率依然高达20%~40%。年龄、受教育年数、BMI、脑卒中史、糖尿病、左室射血分数<30%、机械通气时间、ICU时间是POCD的独立危险因素。

4. 肾功能不全　心脏移植受者术前长期慢性心力衰竭心输出量低下使肾灌注不足,肾的储备功能差。手术时体外循环的打击,术后低心排血量,以及硫酸软骨素对肾脏的损伤作用都是引起移植术后肾功能不全的原因。

5. 神经系统并发症　是心脏术后致命的并发症之一。根据不同的报道及其分类,神经系统并发症的发生率可为0.4%~8.0%,主要由于低氧、栓塞、出血和代谢障碍等因素引发。

6. 获得性吞咽障碍　心脏外科高龄患者和复杂手术增多,心脏术后气管插管时间普遍较长,术后患者可能会发生获得性吞咽障碍,并导致吸入性肺炎等并发症。有研究表示心脏术后患者获得性吞咽障碍总体发生率不高,但延迟拔管(插管时间≥48h)的患者获得性吞咽障碍的发生率明显增加。

7. 心力衰竭　是心脏手术后早期最常见的并发症。由于术前心功能差,术中心肌保护不善或术后单位时间内输入液体过多等原因导致左心衰竭;或心脏移植受者术前长期左心衰竭引起肺动脉高压,肺小血管阻力增加,进而发生右心衰竭。

8. 呼吸衰竭　术前肺功能差、术后输入液体过多、术后低心排血量、肺部感染等症状的患者易出现呼吸衰竭的症状。

9. 谵妄　术后谵妄的发生率报道差异较大,近期的研究中,其发病率波动在16.3%~50.6%。研究发现,年龄越大(特别是>75岁)的患者,谵妄的发生率越高。术前患有糖尿病和心律失常是心脏术后谵妄的危险因素。

10. 其他心脏术后　除了上述常见并发症外,还可出现心脏压塞、感染性心内膜炎、术后大出血;心脏人工瓣膜置换术后出现瓣失灵、瓣周漏;以及机械瓣置换术后需终身抗凝而引起的血栓、栓塞、出血等,还可能出现一般外科手术后的一些并发症。

（二）临床处理

1. 处理原则　心脏术后处理是心脏手术围手术期的重要组成部分,由于心脏手术本身、低温、缺血灌注,体外循环及再灌注等均可引起患者术后一系列重要的病理生理变化,而此阶段处理及时、恰当与否直接关系到心脏术后存活率。事实上心脏术后死亡绝大部分发生在此阶段。因此强调和熟悉心脏手术后处理是非常重要的。心脏术后处理的目的在于确保患者术后平稳过渡,顺利,快速地在手术创伤中恢复正常。因此术后处理包括严密观察患者术后病程的演变及时处理异常变化,以及果断正确地处理。

2. 药物治疗

（1）抗血小板和抗栓治疗:多项研究证实了阿司匹林对于CABG患者的安全性和远期桥血管闭塞的预防作用,推荐患者在围手术期和术后长期服用阿司匹林81~325mg/d。与阿司匹林单药治疗相比,双联抗血小板疗法可以降低静脉桥血管闭塞率和30d内病死率。

（2）血脂管理:他汀类药物可以降低低密度脂蛋白胆固醇(LDL-C)水平,通过减少新生内膜形成和平滑肌增殖来抑制隐静脉桥血管疾病的发展,改善远期预后。目前推荐小于75岁的患者,如果没有禁忌证,均使用高剂量他汀类药物治疗,75岁以上患者应用中等剂量他汀类药物。

（3）β受体阻滞剂的应用:推荐有心肌梗死病史或左心室功能不全的CABG患者在术后长期使用β受体阻滞剂。尽管目前对于术前β受体阻滞剂的预防性使用对于患者远期预后的改善作用还有争议,但由于β受体阻滞剂对CABG后心房颤动有预防作用,新共识仍推荐所有患者术前使用β受体阻滞剂。

（4）高血压管理:需要行CABG的患者中大约有80%的患者有高血压病。术后如何使用降压药,应当充分考虑患者在术前使用的药物组合。有研究发现应用β受体阻滞剂的长期降压效果不如其他抗高血压药物(如利尿剂)。

（5）血糖管理:高血糖可能增加术后感染及缺血等不良事件发生率,而低血糖则可能导致神经系统并发症。研究表明严格控制血糖可以减少术后并发症,因此在心脏手术围手术期采用血糖控制策略,当血糖超过10mmol/L时建议采用胰岛素治疗。

（6）心肌梗死和左心室功能不全:对于既往有心肌梗死或左心室功能不全的患者,β受体阻滞剂和ACEI/血管紧张素Ⅱ受体拮抗剂(ARB)类药物是常规推荐。

（7）疼痛管理:体外循环(cardiopulmonary bypass,CPB)心脏手术多经正中开胸,手术切口大,术后疼痛剧烈。疼痛不利于术后早期活动,并且会降低患者满意度。加速术后康复(enhanced recoveryaftersurgery,ERAS)多采用多模式镇痛,旨在联合多种镇痛药物及方法,增加镇痛效果,减少阿片类药物使用。基于目前的证据,建议在术后可以采用对乙酰氨基酚、曲马多、右美托咪定、普瑞巴林或加巴喷丁进行镇痛。

3. 健康管理

（1）CABG患者的戒烟方案:我国CABG后患者5年时持续吸烟者比例约为20%。对于接受CABG的患者,吸烟对于短期和长期临床结局均有不利影响。在外科术后早期,吸烟患者的肺不张和肺炎的发生率增加,机械辅助通气和重症监护的需求更高。对于接受心脏外科手术的患者,吸烟不仅增加呼吸相关并发症,还与深部胸骨切口感染风险增加有关。吸烟者心肌缺血的发病率高,再次接受冠脉血运重建的比例高。特别要注意的是,吸烟会增加隐静脉桥血管疾病发病率。因此,CABG患者戒烟非常重要。

（2）体温管理:术后低体温会增加出血和感染的风险,欧洲加速康复外科协会《心脏手术围手术期监护指南》建议采用温毯、升高室温及加温输液等综合措施预防术后低体温。

(3)心脏康复：推荐所有CABG后患者接受心脏康复项目，最好是在术后住院期间介绍患者开始心脏康复项目。

(4)体重管理：建议测量CABG患者的腰围和臀围，并计算腰臀比来评估腹型肥胖，即使体重指数在正常范围内。对于体重指数>35kg/m²且已接受生活方式干预但仍然未实现明显降低体重的CABG患者，可以考虑肥胖治疗手术。

(5)营养支持：对缺乏某种维生素的CABG患者应考虑补充相应维生素，但是其疗效尚不确定。可予以CABG患者补充ω-3脂肪酸和抗氧化维生素，以预防术后心房颤动，但是仍需进一步的临床研究来支持抗氧化维生素的常规应用。

三、康复评估

(一)身体结构与功能

1. 身体结构　除基础心脏疾病导致的身体结构变化外，心脏手术也会带来心脏结构的相应变化。心脏手术后在胸部X线检查上常有一系列的改变，包括心脏阴影增大、胸膜腔积液等。超声心动图可准确地提供各心腔大小变化、室壁厚度及运动状况、心瓣膜结构及心功能情况。

2. 心功能评定（见本章第五节）。

3. 运动负荷试验（见本章第五节）。

4. 心理功能评定（见本章第五节）。

(二)活动和参与

1. 日常生活活动能力评定（见本章第五节）。

2. 社会活动主要进行生活质量评定、劳动力评定和职业评定。采用问卷形式进行，包括生存质量问卷、健康评估量表等（见本章第五节）。

四、康复治疗

(一)运动治疗

1. 适应证和禁忌证

(1)适应证：适应于对心脏病变及畸形矫治满意的患者。①静息状态下无心悸、气促、胸痛和心绞痛等；②无心力衰竭；③心率低于110~120次/min；④无严重心律失常；⑤心电图无心肌缺血改变，ST段下移小于0.1mV。

(2)禁忌证：①手术对心脏病变及畸形矫治不满意，反复出现充血性心力衰竭未得到控制者；②冠状动脉搭桥术后仍持续存在不稳定型心绞痛，静息心电图示ST段压低大于0.1mV；③安静休息时收缩压>220mmHg，或舒张压>110mmHg，直立位血压下降≥20mmHg，或运动时血压下降者；④严重心律失常；⑤术后出现气胸、胸腔积液、严重呼吸功能不全(PaO₂<8kPa)；⑥心肺移植术后排斥反应较严重、持续发热、血流动力学不稳定、感染未控制即出现免疫抑制性药物副作用；⑦术后近期出现体、肺静脉栓塞、下肢血栓性静脉炎、下肢水肿者；⑧胸骨切口愈合不良、胸骨后或胸骨切口、固定胸骨的钢丝松动或脱扣；⑨术后出现急性全身性疾病、电解质紊乱、肾功能不全者等。

(3)慎重或延迟进行康复运动治疗的指征：①静息血压在200/110mmHg或低于90/60mmHg，或运动后血压变化较大者；②胸骨痛，活动时有胸骨摩擦音；③心律失常，左束支传导阻滞，预激综合征持续存在或频繁发作；④术后尚在应用体外固定频率型心脏起搏器；⑤心绞痛，冠脉供血不足，心电图有ST段、T波改变，或术后新发生心肌梗死；⑥术后电解质紊乱或贫血（血细胞比容小于30%）；⑦静息时心动过速，心率≥120次/min；⑧康复治疗后出现运动过量的表现；⑨术后有肝、肾功能损害或有较重的肺循环高压；⑩低温体外循环术后脑损害不稳定期。

2. 具体方法　心脏术后，康复治疗以运动疗法为主，以防止肌肉萎缩，应鼓励并指导患者尽早进行不引起症状的日常体力活动。心脏术后的康复与心脏术前术后的情况有关，一般可分为以下三个阶段。

(1) 术后早期(ICU 的康复治疗)：此期为术后监护室的治疗期，一般为 1~3d。①康复目标：协助呼吸排痰，主动 / 被动的肢体活动，减少呼吸道并发症和静脉血栓形成。②应密切监测患者心电图情况及血压、呼吸、电解质、出凝血时间等。③生命体征平稳，术后第 2 天进行等张低强度的(1.5~2.5MET)康复训练，如踝泵运动，平卧位的肢体被动运动、关节活动等。④若患者有手术成败的恐惧、忧虑情绪，应对患者及家属进行相应的宣传和教育。⑤进行拍背、排痰和呼吸训练。⑥下肢可穿医用弹性长袜，防止摘除大隐静脉后形成下肢水肿。⑦手术切口可进行局部理疗，以减轻伤口疼痛，促进愈合。

(2) 术后治疗期(普通病房的康复治疗)：从 ICU 病房病情稳定后转入普通病房，此期一般 4~14d。①继续常规药物治疗，同时进行低强度的康复活动，包括四肢活动、自行饮水、进餐、床边稍坐、下床大小便等。②间断进行呼吸训练、可耐受的短距离步行，视病情逐日增量，循序渐进，但这些活动需在治疗师的监护下进行。③病情稳定后，增加活动量，扩展至全身活动，自行下床用厕。④当步行距离超过 50m 后，应转到康复治疗室做进一步的康复训练，特别是上肢伸展训练，有助于预防术后胸壁肌肉的萎缩和胸壁的强直、粘连。此期的耗能量为 1.2~3MET。目前国内常用的是首都医科大学附属北京安贞医院的心脏手术后康复程序(表 6-20)。

表 6-20　首都医科大学附属北京安贞医院的心脏手术后康复程序

术后	康复活动	宣传教育
第 1 天	严密观察病情	向患者介绍康复目的
第 2 天	床上坐起，主动活动上下肢(腕、肘、髋、膝、踝关节)。深呼吸，2 次 /d，3~5 次 / 回	介绍康复方法
第 3 天	床边坐，5~10min/ 次。深呼吸 2 回 / 次，3 次 /d	介绍新病房
第 4 天	床边站，5~10min/ 次。深呼吸 2 回 / 次，3 次 /d	冠心病危险因素
第 5 天	床边步行 30m/ 次，2 次 /d	饮食控制
第 6 天	步行 50m/ 次，2 次 /d	介绍运动与心脏病
第 7 天	步行 100m/ 次，2 次 /d	介绍心情与心脏病
第 8 天	坐位体操及步行 200m/ 次，2 次 /d	介绍吸烟与心脏病
第 9 天	坐位体操及上午步行 300m，下午室内走阶梯，蹬 6 个台阶 / 次，1 次 /d	介绍康复室规章制度
第 10 天	体操及上午步行 400m，下午室内走阶梯，蹬 6 个台阶 / 次，1 次 /d	鼓励患者参加集体活动
第 11 天	体操及上午上下 1 层楼梯，下午踏车训练，10min，1 次 /d	教患者数脉搏
第 12 天	体操及上午步行 500m，下午踏车 15min，1 次 /d	回答其他问题，给出出院指导
第 13 天	体操及上午上下 3 层楼，下午踏车 20min，1 次 /d	出院前指导，出院后注意事项
第 14 天	体操及上午单倍二阶梯运动试验，下午踏车 20min，1 次 /d	个人康复体会座谈
第 15 天	体操及上午双倍二阶梯运动试验，下午踏车 20min，1 次 /d	出院准备

(3) 术后恢复期(家庭康复)：一般在术后 2~3 周进入术后恢复期，此期进入家庭康复程序，无需监测。①此期的康复计划包括运动训练和日常生活活动的训练；②运动训练包括步行、上下楼梯、骑自行车、太极拳等；③训练计划应根据个人的情况而制订时间和强度，逐渐增加运动量，以患者不感到疲劳为宜；④治疗师在随诊中应根据心功能情况来调整训练计划，以达到安全、有效的训练目的；⑤可以进行一般的家务

活动如扫地、拖地、买菜、做饭、洗碗等；⑥可以参加一些轻松的文娱活动如读报、看电视、会客等。此期能耗应控制在 4MET。另外在心脏术后半年，患者切口愈合，症状好转或消失，体力恢复，血流动力学得到改善，为减少危险因素，防止复发，维持已达到的功能贮量、负荷水平，要定期对患者的运动效果、运动反应、运动试验进行检查，结合心功能容量测定出的心脏负荷确定修改个人运动处方。

3. 注意事项

(1) 对于开胸术后的患者，早期上肢活动必须适量，以避免胸骨牵拉影响术后愈合。

(2) 术后 1 个月内应避免上肢推重物及提拉超过 1.5 斤 (1 斤 =500g) 的重物，术后两个月内避免拖、拉重物以及伸手触碰过高或过低的物品。

(3) 需要警惕胸骨愈合不良的表现，胸骨切口疼痛明显加重，活动中可听到胸骨开裂及摩擦音，切口处皮肤愈合不佳，出现局部或全身性感染症状或体征。

(二) 物理因子治疗

术后早期可以应用脉冲短波、超短波、脉冲激光及小剂量冲击波等物理因子治疗促进局部炎症、水肿吸收，减轻局部疼痛，加速胸骨切口愈合。

1. 脉冲短波及超短波具有改善循环，消炎止痛的作用。脉冲短波方法：电极胸骨水平前后对置，无热量，每次 7min，每日 1 次，20 次为 1 个疗程。

2. 脉冲激光具有消炎止痛，促进皮肤切口愈合的作用。方法：胸骨切口或桥血管取材部位照射，500mW，每次 10min，每日 1 次，20 次为 1 个疗程。

3. 冲击波具有改善局部供血，促进胸骨愈合的作用。方法：胸骨切口处，小剂量，每次 3000 点，每周 1~2 次。

(三) 作业治疗

1. 不同职业的分组训练　作业治疗开始前首先需要了解患者基础信息，社会经济情况，心理情绪状态，疾病和用药情况以及过去职业情况。国外一些机构根据职业情况将患者进行分组，从而做到有针对性地训练。分组方法包括蓝领 / 白领 / 种植 / 养殖 / 运输 / 贸易 / 办公室及教育 / 工业生产 / 生活服务 / 管理、重体力 / 中等体力 / 轻体力等。

2. 循序渐进的治疗方案　作业治疗中根据患者职业选择工作中可能经常出现的运动形式，采用逐渐增加负荷强度的治疗方案，由应激程度低、安全可行、不增加心血管负担的活动开始。在回归工作之前需要对患者进行全面的工作能力评价，模拟实际工作或选择其工作代谢当量对等的运动项目，以确保患者有足够的心肺功能安全、独立地完成工作。

(四) 传统治疗

在常规治疗与护理的基础上，加用传统中医五行音乐疗法在能减少 ICU 心脏术后患者焦虑、抑郁等负性情绪的出现，缓解已出现负性情绪患者心理不适感，促进生命体征的平稳、血流动力学稳定、心脏功能恢复，从而提高远期生存质量。其次，五行音乐疗法方法简单，成本低廉，对患者无侵入性伤害，且具有个体化优势，值得推广运用。

(五) 心理干预

1. 术前心理治疗　干预重点在于信息和情感的支持。主动提供给患者相关的医学知识、手术安全性、药物、饮食等方面的内容。帮助患者正确认识疾病，解除患者对手术的自我想象，树立战胜疾病的信心。医护人员及家庭、社会的支持对患者的良性情绪起到莫大的作用。也可以采用团体治疗的方式，将患者组成 6~8 人的小组，由治疗师引导，让组员们分享彼此的情感体验，相互支持并朝着积极的方向发展。

2. 术后早期心理治疗　术后早期患者需要在 ICU/CCU 继续观察治疗一段时间，可能还需要保留各种插管、导尿管等，这段时间周围环境是非常有创伤性的，多数患者有强烈的恐惧感或者出现谵妄状态。

此时,医务人员良好的情感支持,适宜的温度、光线对患者的情绪稳定起到很好的作用,同时由于各种监控仪器不可避免地发出声音,就此对患者进行解释,也能缓解患者的恐惧情绪。当患者出现谵妄状态时,需要及时对因、对症处理。

3. 术后康复期的心理治疗 术后康复期患者的主要表现往往是疲乏、抑郁、睡眠障碍、不敢运动、不敢恢复工作、担心性生活、衰弱感等。针对患者的症状对症处理,制定合理的运动处方,改变不良的应对方式,都是帮助患者康复并返回社区的方式。

（六）康复护理

1. 基础护理 术后严密监测心率、血压和体温。对液体入量和出量进行记录和控制,保证水、电解质和酸碱平衡。协助尽早拔除患者气管插管,引导患者如何咳嗽排痰。若患者无法咳痰,应给予辅助咳痰,并加强翻身和叩背,必要时给予机械吸痰。左心功能不全患者,可采用主动脉球囊反搏机辅助。

2. 康复护理 患者清醒后要适当抬伸肢体,利于血液回流,观察足背动脉搏动及肢体末梢循环,用弹力绷带扎紧术侧肢体,防止血栓形成。指导患者早期床上活动。

3. 饮食康复 指导合理的饮食调养,对促进患者的康复,增强抵抗力,起着至关重要的作用。护理人员应向患者宣传饮食结构的重要性,并注意合理搭配、切忌暴饮暴食,鼓励患者食用高维生素、低脂肪、低胆固醇、低热量、低盐、高蛋白的清淡饮食,少或不食用刺激性食物如浓茶、咖啡、辛辣调味品,戒烟酒。

4. 呼吸训练 术后早期在监护室内教会患者进行呼吸训练。①膈肌 - 缩唇呼吸训练:可以调整患者呼吸模式,减少呼吸运动对胸骨伤口的牵拉,帮助患者恢复因开胸手术而受损的肺通气功能。②气道廓清技术:包括抱胸咳嗽、哈咳技术及排痰技术。对于 CABG 术后患者,主动咳嗽排痰时应在胸前抱持大小合适的小枕头,以防止用力咳嗽时震动牵拉切口影响切口愈合。

五、预后及健康教育

（一）预后

1. 预后与心脏手术类型及危险因素控制水平有关 ①先心病技术水平成熟,如能控制好术后感染,则预后良好。②体外循环心脏手术可对患者机体造成一定的损伤,是术后出现严重并发症的原因之一。③动态监测血浆乳酸浓度可作为心脏移植术患者预后评估的一项较为敏感和直观的指标。心脏术毕至ICU 33h 各时点血浆乳酸水平均为成人心脏外科手术院内死亡的独立风险因素,是评估心脏手术预后的可靠指标。④心脏手术术后患者心肌损伤标志物水平的异常改变与术后患者的长期发病率和病死率相关,监测心肌损伤标志物的改变有利于了解术后心肌损伤情况,对心脏术后患者危险程度分级和评价预后具有积极的价值。

2. 术后心脏康复的早期介入改善预后 术后早期心脏康复程序可减少手术后并发症、减少获得性体能衰弱,同时可改善患者冠脉循环,促进侧支血管生长,从而改善心肺功能;促进患者的新陈代谢,提高肌肉强度,从而提高了运动耐量;使患者住院时长缩短,降低了住院费用和医护人员的工作量,增强了患者重返社会的信心,减轻家庭经济负担和社会负担。有研究结果显示,实施术后早期心脏康复程序后有降低不良心血管事件发生率的趋势。

（二）健康教育

有针对的健康教育是心脏术后康复的关键,可以让患者了解术后的知识,积极配合治疗,加快身心恢复,提高生活质量,更早、更好地回归社会。

1. 饮食指导 选择低盐、低脂、低胆固醇易消化饮食,多食新鲜蔬菜水果、豆类和乳制品,少食高纤维素食物,防止其降低抗凝药物的疗效,不宜过饱,忌暴饮暴食,饭后不要立即活动,适量饮酒。

2. 生活指导 舒适和谐的生活环境对心脏术后的患者的康复有积极的意义。治疗师应指导患者家属为患者营造一个温馨、舒适、和睦的生活环境,以消除患者的恐惧、悲观、抑郁、焦虑的情绪。淋浴时要注意水温温度,过冷、过热都会对患者造成一定的影响,淋浴的时间也不易过长。

3. 自我锻炼　患者可根据自身情况自我锻炼。如气功、太极拳、保健体操等。活动量不宜太大,心率增加不超过休息心率的 15~30 次 /min。

4. 休闲性作业活动　患者可根据自身兴趣参加各种娱乐活动,如扑克、球类、下棋、购物等。治疗师定期对娱乐功能进行评定,并指导,使其在娱乐中达到促进康复的目的。

(陈 伟　高 民)

第七节　深静脉血栓形成

一、概述

深静脉血栓形成(DVT)是血液在深静脉腔内不正常凝结而引起的静脉回流障碍性疾病。血栓脱落可引起肺栓塞,DVT 与肺栓塞合称为静脉血栓栓塞(venous thromboembolism,VTE),是同种疾病在不同部位和不同阶段的两种临床表现形式。DVT 是一种常见病,后果主要是肺栓塞和深静脉血栓形成后综合征(post thrombotic syndrome,PTS),可延长住院时间,显著影响患者的生活质量和工作能力,甚至导致病死率增高。

(一) 病因

静脉壁损伤,血流缓慢和血液高凝状态是 DVT 的三大主要原因。

1. 静脉壁损伤创伤、手术、化学性损伤、感染性损伤等可造成内皮细胞脱落及内膜下层胶原裸露,或静脉内皮细胞及其功能损害,引起多种具有生物活性物质的释放,启动内源性凝血系统,同时静脉壁电荷改变,导致血小板聚集、黏附,形成血栓。

2. 血流缓慢造成血流缓慢的外因有:既往有 VTE 病史、长期卧床、术中应用止血带、瘫痪及肢体固定等制动状态及久坐不动等。此时,因静脉血流缓慢,在瓣窦内形成涡流,使瓣膜局部缺氧,引起白细胞黏附分子表达,白细胞黏附及迁移,促成血栓形成。

3. 血液高凝状态常见于高龄、肥胖、人工血管或血管腔内移植物、骨髓增生异常综合征(myelodysplastic syndrome,MDS)、红细胞增多症、妊娠、产后、长期服用避孕药、肿瘤组织裂解产物等,使血小板数增高,凝血因子含量增加而抗凝血因子活性降低,导致血管内异常凝结形成血栓。

(二) 危险因素

DVT 的危险因素包括原发性危险因素(表 6-21)和继发性危险因素(表 6-22)。年龄 ≥ 70 岁、卧床、下肢美国国立卫生研究院卒中量表(National Institute of Health Stroke Scale,NIHSS)评分 ≥ 3 分、Barthel 指数评分低、入院时 D- 二聚体水平高、是否康复治疗和抗凝治疗等是卒中患者急性期发生 DVT 的独立危险因素。

(三) 流行病学

由于基因多态性及种族差异,DVT 在不同人群中存在差异,亚洲人群发生 DVT 明显低于欧美人群。一项针对亚洲 7 国 19 个研究中心的骨科围手术期 DVT 发生率的流行病学研究指出,在关节置换手术中,亚洲人群 DVT 的发生率为 43.2%。2011 年有国内研究报道,急性期卒中患者 DVT 发生率为 4.49%,结果明显低于之前的相关报道,无症状 DVT 者比例高,并建议对急性卒中患者应常规进行双下肢静脉超声检查,以尽早发现和治疗无症状 DVT。

表 6-21　DVT 的原发性危险因素

原发性危险因素	
抗凝血酶缺乏	蛋白 C 缺乏
先天性异常纤维蛋白原血症	凝血因子 V Leiden 突变（活化蛋白 C 抵抗）
凝血调节蛋白	纤溶酶原缺乏
高同型半胱氨酸血症	异常纤溶酶原血症
抗心磷脂抗体	蛋白 S 缺乏
纤溶酶原激活物抑制物过多	凝血因子 XII 缺乏
凝血酶原基因 *G20210A* 变异	

表 6-22　DVT 的继发性危险因素

继发性危险因素	
损伤 / 骨折	血小板异常
脑卒中	手术
高龄	制动
中心静脉插管	恶性肿瘤化疗
下肢静脉功能不全	肥胖
吸烟	心力衰竭
妊娠 / 产后	长途旅行
克罗恩病	口服避孕药
肾病综合征	狼疮抗凝物
血液高凝（红细胞增多症，Waldenstrom 巨球蛋白血症）	人工材料

二、临床表现

（一）临床表现和分型

1. 上肢静脉血栓形成　局限于腋静脉，前臂和手部肿胀、胀痛。发生在腋 - 锁骨下静脉，整个上肢肿胀，患侧肩部、锁骨上和前胸壁浅静脉扩张。上肢下垂时，肿胀和胀痛加重；抬高后减轻。

2. 上、下腔静脉血栓形成

（1）上腔静脉血栓形成：大多数起因于纵隔器官或肺的恶性肿瘤。除了有上肢静脉血液回流障碍的临床表现外，并有面颈部肿胀，球结膜充血水肿，眼睑肿胀。颈部、前胸壁、肩部浅静脉扩张，往往呈广泛性并向对侧延伸，胸壁的扩张静脉血流方向向下。常伴有头痛、头胀及其他神经系统症状和原发疾病的症状。

（2）下腔静脉血栓形成：多系下肢深静脉血栓向上蔓延所致。其临床特征为双下肢深静脉回流障碍，躯干的浅静脉扩张，血流方向向头端。当血栓累及下腔静脉肝段，影响肝静脉回流时，则有布 - 加综合征的临床表现。

3. 下肢深静脉血栓形成　DVT 好发部位为下肢深静脉，可发生在下肢近端和远端，前者位于腘静脉或以上，后者位于腘静脉以下。下肢近端 DVT 是肺血栓栓塞症栓子的主要来源。根据发病部位及病程，可作如下分型：

（1）根据急性期血栓形成的解剖部位分型：①中央型：即髂 - 股静脉血栓形成。起病急骤，全下肢明显肿胀，患侧髂窝、股三角区有疼痛和压痛，浅静脉扩张，患肢皮温及体温均升高。左侧发病多于右侧。②周围型：包括股静脉或小腿深静脉血栓形成。局限于股静脉的血栓形成，主要特征为大腿肿痛，由于髂-股静脉通畅，故下肢肿胀往往并不严重。局限在小腿部的深静脉血栓形成，临床特点：突然出现小腿剧痛，患足不能着地踏平，行走时症状加重；小腿肿胀且有深压痛，做踝关节过度背屈试验可致小腿剧痛（Homans征阳性）。③混合型：即全下肢深静脉血栓形成。主要临床表现为全下肢明显肿胀、剧痛，股三角区、腘窝、小腿肌层都可有压痛，常伴有体温升高和脉率加速（股白肿）。如病程继续进展，肢体极度肿胀，对下肢静脉造成压迫以及静脉痉挛，导致下肢静脉血供障碍，出现足背动脉和胫后动脉搏动消失，进而小腿和足背往往出现水泡，皮肤温度明显降低并呈青紫色（股青肿），如不及时处理，可发生静脉性坏疽。

（2）根据临床病程演变分型：下肢深静脉血栓形成后，随病程的延长，从急性期逐渐进入慢性期。根据病程可以分为以下四型：①闭塞型：疾病早期，深静脉腔内阻塞，以下肢明显肿胀和胀痛为特点，伴有广泛的浅静脉扩张，一般无小腿营养障碍性改变。②部分再通型：病程中期，深静脉部分再通。此时，肢体肿胀与胀痛减轻，但浅静脉扩张更明显，或呈曲张，可有小腿远端色素沉着出现。③再通型：病程后期，深静脉大部分或完全再通，下肢肿胀减轻但在活动后加重，明显的浅静脉曲张、小腿出现广泛色素沉着和慢性复发性溃疡。④再发型：在已再通的深静脉腔内，再次急性深静脉血栓形成。

（二）检查和诊断

一侧肢体突然发生的肿胀，伴有胀痛、浅静脉扩张，都应怀疑下肢深静脉血栓形成。根据不同部位深静脉血栓形成的临床表现，一般不难作出临床诊断。下列检查有助于确诊和了解病变的范围。

1. 多普勒超声检查　采用多普勒超声检测仪，利用压力袖阻断肢体静脉，放开后记录静脉最大流出率，可以判断下肢主干静脉是否阻塞。双功能彩色多普勒超声可显示静脉腔内强回声、静脉不能压缩，或无血流等血栓形成的征象。如重复检查，可观察病程变化及治疗效果。

2. 放射性核素检查　静脉注射^{125}碘（^{125}I）-纤维蛋白原，能被新鲜血栓摄取，含量超过等量血液摄取量的5倍，因而能检出早期的血栓形成，可用于高危患者的筛选检查。

3. 下肢静脉顺行造影　能显示静脉形态作出确定诊断。主要的X线征象为如下：

（1）闭塞或中断：深静脉主干被血栓完全堵塞而不显影，或出现对比剂在静脉某一平面突然受阻的征象。一般说来，见于血栓形成的急性期。

（2）充盈缺损：主干静脉腔内持久的、长短不一的圆柱状或类圆柱状对比剂密度降低区域，边缘可有线状对比剂显示形成轨道征，是静脉血栓的直接征象，为急性深静脉血栓形成的诊断依据。

（3）再通：静脉管腔呈不规则狭窄或细小多枝状，部分可显示扩张，甚至扩张扭曲状。上述征象见于血栓形成的中、后期。

（4）侧支循环形成：邻近阻塞静脉的周围，有排列不规则的侧支静脉显影。大、小隐静脉是主要的侧支，呈明显扩张。

三、康复评估

（一）临床评估

1. 一般情况　对于深静脉血栓形成的患者，需整体评价患者的年龄、性别、职业、个人史、既往史、社会史、职业史、家族史等一般情况。

2. 临床症状　如疼痛、肢体肿胀、胸闷、胸痛等。

3. 辅助检查结果　胸部X线检查可见肺脏情况；血管超声检查可明确血栓形成的部位、血栓大小等。

4. 继发危险因素的评估　骨折、手术、制动、静脉功能不全、血液高凝状态等均为深静脉血栓形成的继发危险因素，对于深静脉血栓形成的患者，需进行危险因素的评估，以利于制订个体化的康复治疗方案及预防措施，预防深静脉血栓形成的复发。

5. Caprini 血栓风险因素评估　考虑到 DVT 和肺动脉栓塞对患者的危害,临床医生要对患者进行风险评估便于早期预防。新版《中国骨科大手术静脉血栓栓塞症预防指南》推荐使用 2010 版 Caprini 血栓风险因素评估表来评估骨科大手术后的 VTE 风险(表 6-23)。该评估表是基于临床经验和循证医学证据设计的一个有效且简单可行、经济实用的 VTE 风险预测工具。Caprini 风险评估评分分为 1、2、3、5 分项,每分项评分可累加;临床应用时,应权衡抗凝与出血风险后进行个体化预防。根据 Caprini 评分情况分为低危、中危、高危和极高危四个等级。骨科大手术患者评分均在 5 分以上,属于极高危人群(表 6-24)。

表 6-23　Caprini 血栓风险因素评估量表

A1 每个风险因素 1 分

☐ 年龄 40~59 岁
☐ 计划小手术
☐ 近期大手术
☐ 静脉曲张
☐ 炎症性肠病史
☐ 下肢水肿
☐ 肥胖(BMI>30kg/ ㎡)
☐ 急性心肌梗死(1 个月内)
☐ 充血性心力衰竭(1 个月内)
☐ 败血症(1 个月内)
☐ 严重的肺部疾病,含肺炎(1 个月内)
☐ 肺功能异常(慢性阻塞性肺病等)
☐ 卧床的内科患者
☐ 其他高风险因素

A2 每个风险因素 1 分(仅针对女性)

☐ 口服避孕药或激素替代治疗
☐ 妊娠期或产后 1 个月内
☐ 原因不明的死胎史
　复发性自然流产(≥3 次)
　由于毒血症或发育受限的早产

风险因素总分:

B 每个风险因素 2 分

☐ 年龄 60~74 岁
☐ 关节镜手术
☐ 恶性肿瘤(现存或既往)
☐ 大手术(>45 min)
☐ 腹腔镜手术(>45min)
☐ 卧床患者(>72h)
☐ 石膏固定(<1 个月)
☐ 中心静脉置管

C 每个风险因素 3 分

☐ 年龄 ≥75 岁
☐ DVT 或 PE 病史
☐ 血栓家族史
☐ 凝血因子 V 基因 Leiden 突变阳性
☐ 凝血酶原基因 20210A 突变阳性
☐ 血清同型半胱氨酸酶升高
☐ 抗心磷脂抗体阳性
☐ 肝素引起的血小板减少
☐ 未列出的先天或后天血栓形成

D 每个风险因素 5 分

☐ 择期下肢关置换术
☐ 髋关节、骨盆或下肢骨折(1 个月内)
☐ 脑卒中(1 个月内)
☐ 多发性创伤(1 个月内)
☐ 急性脊髓损伤(瘫痪)(1 个月内)

注:每个风险因素的权重取决于引起血栓事件的可能性(如恶性肿瘤的评分是 2 分,静脉曲张的评分是 1 分,前者比后者更易引起血栓);根据评分情况分为低危(0~1 分)、中危(2 分)、高危(3~4 分)及极高危(≥5 分)4 个等级。

表 6-24　VET 的预防方案(Caprini 评分)

危险因素总分	DVT 发生风险 /%	风险等级	预防措施
0~1 分	<10	低危	尽早活动,物理预防
2 分	10~20	中危	药物预防或物理预防
3~4 分	20~40	高危	药物预防和物理预防
≥5 分	40~80(其中死亡率 1~5)	极高危	药物预防和物理预防

（二）功能评估

1. 疼痛评定　对疼痛的评定包括疼痛强度的评定、疼痛性质的评定等。临床常用的疼痛评定方法有视觉模拟评分法（VAS）、数字分级评分法（numerical rating scale，NRS）及面部表情分级评分（face rating scale，FRS）等，可酌情选用。

（1）视觉模拟评分法（VAS）：又称目测类比评分法。是最常用的检测疼痛的手段。其方法是在纸上或尺上画 1 条 10cm 长的直线，一端标为无痛，另一端标为最痛，患者根据自身对疼痛的感觉，用手指或笔画以表示疼痛程度的记号。这种方法的优点是简单易用，评价迅速，重复性好，缺点是两点之间不能量化，要求患者有一定的知识水平，年龄不小于 8 岁。

（2）数字疼痛分级评分法（NRS）：是将疼痛程度用 0~10 这 11 个数字表示。0 表示无痛，10 表示最痛。被测者根据个人疼痛感受在其中一个数字上做标记（图 6-2）。

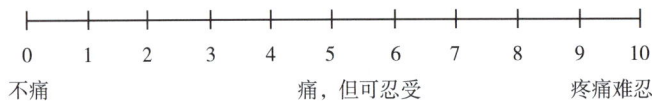

图 6-2　数字疼痛分级评分法

（3）面部表情分级评分（FRS）：较为客观并且方便。它是在模拟评分法的基础上发展起来的，使用从快乐到悲伤及痛苦的哭泣的 6 个不同表现的面容，来表达疼痛程度。疼痛评估时要求患者选择一张最能表达其疼痛的脸谱（图 6-3）。此法最初用于儿童的疼痛评估，但实践证明此法适用于任何年龄，主要适用于 7 岁以上，没有特定的文化背景或性别要求，这种评估方法简单、直观、形象易于掌握，不需要任何附加设备，特别适用于急性疼痛者、老人、小儿、文化程度较低者、表达能力丧失者及认知功能障碍者。

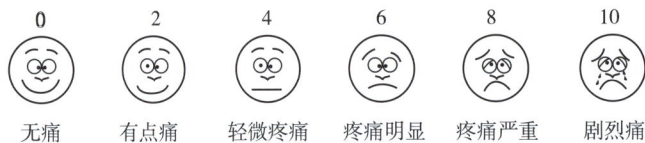

图 6-3　面部表情量表法

（4）疼痛问卷（pain questionnaire）：是根据疼痛的生理感受、情感因素和认知成分等多方面因素设计而成，因此，较能准确地评定疼痛的强度和性质。常用的有麦吉尔疼痛问卷（McGill pain questionnaire，MPQ）、简式麦吉尔疼痛问卷（SF-MPQ）、简明疼痛量表（brief pain inventory，BPI）又称简明疼痛问卷表（brief pain questionnaire，BPQ）等。

2. 肢体肿胀程度评定

（1）上臂围度：可分别测量肢体两侧肘伸展位、肘屈曲位上臂的最大围度，测量点位于上臂中部、肱二头肌最大膨隆部。

（2）前臂围度：分别测量肢体两侧前臂近端最大膨隆部为前臂最大围度，前臂远端最细部位为前臂最小围度。

（3）大腿围度：分别测量两侧的大腿围度，测量点位于大腿中央部、髌骨上缘及上方 5cm、10cm、15cm、20cm 处。

（4）小腿围度：分别测量两侧小腿的围度，测量部位位于小腿最粗处。

3. 活动及参与受限的评估　包括评定患者的日常生活活动能力、生产性活动（工作、学习家务管理）、休闲活动等。

（三）环境评估包括评定居住环境、社区环境及社会人文环境等。

四、临床预防和治疗

DVT 预防的关键是去除诱发血栓形成的高危因素。抗凝、抗血小板聚集、鼓励患者做四肢主动运动和早期离床活动，是主要的预防措施。对于已经发生 DVT 的患者，康复治疗目标是减轻症状、促进血管再通、消除诱发血栓形成的各种危险因素，预防复发。临床预防和治疗分为非手术治疗和手术取栓两类，应根据病变类型和实际病情而定。

（一）非手术治疗

1. 一般治疗

（1）补充水分：体内脱水与卒中后 DVT 的发病密切相关。大面积卒中患者使用大量甘露醇、利尿药等脱水药，或者处于昏迷期或球麻痹期的患者水摄入减少，均易致卒中患者处于脱水状态。诊疗指南推荐在卒中早期补充水分，认为对于血容量偏低的患者，给予足够的水分摄入是预防 DVT 的必要措施。

（2）体位治疗：经常采取直立体位是最常用和最有效的措施。直立的时间不宜过长，一般在 30min 之内。平卧一般抬高患肢在心脏平面 20~30cm 之上，通常在仰卧位采取枕头抬高的方式。病情允许时，着医用弹力袜或弹力绷带后起床活动。对于可以自主坐和站的患者，要鼓励患者每天多次采取坐和站立的体位，并间隔一定时间，进行体位变换。如患者不能独立坐和站，如有内固定或佩戴矫形器的脊柱骨折患者和脊髓损伤患者，可以采取摇高床头或靠坐在床上的方式，不仅不会引起骨折移位，相反由于局部承受重力，反可加速骨折的愈合。同时，注意在康复治疗过程中，患者应避免接受热疗等有可能加重病情的物理因子治疗，避免挤压患肢及行传统推拿手法等治疗，可酌情谨慎进行关节活动度训练。

（3）运动治疗：2014 年美国心脏协会（AHA）/美国卒中协会（American Stroke Association，ASA）指南指出，卒中患者应进行低到中等强度的有氧活动以及肌肉力量训练，减少久坐行为，并强调在制订个体化运动方案时应充分考虑患者的恢复水平、活动受限、参与限制、社会环境和支持、运动喜好等。早期下地活动对于病情允许的患者，有利于预防 DVT 的发生。临床经验表明，已经恢复步行的患者极少发生 DVT。

运动治疗必须在恢复期（稳定期）或放置下腔静脉滤网的前提下进行，以免发生血栓脱落。在血栓形成部位远端肢体进行不抗阻力主动收缩活动，如等长收缩运动，从而发挥肌肉泵的作用。常用的运动有：踝关节屈伸运动、股四头肌等长收缩运动、握拳运动等。不抗阻力的踏车或者手摇车运动也有明确的价值。其他运动疗法如下。

1）步行训练：对于病情允许的患者，可每日数次进行步行训练，每次以 10~20min 为宜。

2）呼吸训练：深吸气时，胸腔内负压增加，静脉回吸血量增加，因此呼吸训练有利于改善患者的心肺功能，增加回心血量，改善静脉回流。每日可数次进行深呼吸训练、腹式呼吸训练等。

3）卧位踏车训练：有利于促进下肢血液循环，利于静脉回流。

2. 物理治疗　单独使用物理治疗预防 DVT 仅适用于合并凝血异常疾病、有高危出血风险等患者，待出血风险降低后，仍建议与药物预防联用。足底静脉泵、间歇充气加压装置及梯度压力弹力袜等，可降低术后下肢 DVT 的风险，不增加肺栓塞事件的发生率。在压力治疗前应该先进行患肢抬高，在 DVT 后期和血栓稳定的情况下，可以谨慎使用序贯压力治疗。

3. 药物治疗　包括溶栓治疗、抗凝治疗和抗血小板聚集治疗。

（1）溶栓治疗：溶栓药物包括链激酶、尿激酶、组织型纤溶酶原激活物（tPA）等，可经外周静脉滴注，或经插至血栓头端的静脉导管直接给药。早期（2~3d）的溶栓效果优于病期较长者，病程较长（10~15d），也可试用本法。

（2）抗凝治疗：抗凝药包括普通肝素、低分子量肝素、凝血因子Ⅹa抑制剂、维生素K拮抗剂等。

1）普通肝素：易引发血小板减少症和增加大出血发生的风险，目前已减少临床使用。如果使用需要常规监测活化部分凝血活酶时间（activated partial thromboplastin time，APTT）及血小板计数（platelet count，PLT）变化。

2）低分子量肝素：采用皮下注射，可显著降低骨科大手术后患者DVT与肺栓塞的发生率，且不增加大出血发生风险。与普通肝素相比，疗效和安全性都较好，但须注意肝素诱发血小板减少症的可能。

3）凝血因子Ⅹa抑制剂：治疗窗宽，剂量固定，无须常规血液学监测，分为直接凝血因子Ⅹa抑制剂和间接凝血因子Ⅹa抑制剂两种。阿哌沙班和利伐沙班是目前国内最新的直接口服凝血因子Ⅹa抑制剂，可用于骨科大手术后VTE的预防，应用方便，与华法林相比，该药物与食物相互作用很少。阿哌沙班与华法林比较，不增加消化道出血的风险，利伐沙班与华法林比较，有增加消化道出血的风险。间接凝血因子Ⅹa抑制剂有磺达肝癸钠等，其安全性与依诺肝素相似。

4）维生素K拮抗剂：典型代表是华法林，能降低VTE的发生风险，可长期预防下肢DVT，但有增加出血风险的趋势，且其半衰期长，个体差异大，易受药物及食物影响，需常规监测国际标准化比值（international normalized ratio，INR），如INR>3.0会增加出血风险。

（3）抗血小板聚集治疗：抗血小板聚集药的经典代表是阿司匹林，可用于预防下肢DVT的发生。目前的指南也推荐阿司匹林预防VTE。

出血是抗凝、溶栓治疗的严重并发症，且个体剂量差异大，应严密观察凝血功能的变化：凝血时间（clotting time，CT）不超过正常（8~12分）的2~3倍，活化部分凝血活酶时间（APTT）延长1.5~2.5倍，凝血酶时间（thrombin time，TT）不超过60s（正常16~18s），凝血酶原时间（PT）不超过对照值1.3~1.5倍，INR控制在2.0~3.0。纤溶治疗时，常需测定纤维蛋白原，不应低于0.6~1.0g/L（正常2~4g/L）。一旦出现出血并发症，除了停药外，应采用硫酸鱼精蛋白对抗肝素、维生素K_1对抗口服抗凝剂；使用10%氨基己酸、纤维蛋白原制剂或输新鲜血，对抗纤溶治疗引起的出血。

对于出血风险高的患者，只有当预防血栓的获益大于出血风险时，才考虑使用抗凝药物。出血风险可根据美国胸科医师学会（American College of Chest Physicians，ACCP）第9版《抗栓治疗和血栓预防指南》中的出血评估模型进行评估，凡带有以下风险因素的患者，都可视为出血风险高的患者：一般风险因素：①活动性出血，既往大出血病史，已知、未治疗的出血性疾病；②严重肾功能或肝功能衰竭；③血小板减少症；④急性卒中，控制不佳的系统性高血压；⑤腰椎穿刺、硬膜外或椎管内麻醉前4h至麻醉后12h；⑥同时使用抗凝、抗血小板或溶栓药物。手术特异性风险因素：①骨科手术，曾经或手术过程中发生难控制的术中出血；②腹部手术、胰十二指肠切除术、心脏手术等合并较高风险因素的手术者；③出血并发症会引起严重后果的手术，如开颅手术、脊柱手术。

（二）手术治疗

血栓切除术（thrombectomy）最常用于下肢深静脉血栓形成，尤其是髂-股静脉血栓形成的早期病例。鉴于临床和实践研究认为：发病后3d内，血栓与静脉内腔面尚无明显粘连，超过5d则粘连明显，因此血栓切除术的时机应在发病后3~5d内。对于病情继续加重，或已出现股青肿，即使病期较长，也可施以血栓切除术力求挽救肢体。手术方法主要是采用Fogarty取栓导管行血栓切除术，术后辅用抗凝。

（三）并发症和后遗症的处理

深静脉血栓如脱落，可引起急性肺栓塞和脑栓塞等严重并发症。急性肺栓塞可出现呼吸困难、气促、胸膜炎性胸痛、晕厥、濒死感、咳嗽、咯血、低氧血症和猝死等临床表现，缺乏特异性，易被漏诊和误诊，致命性高，应高度重视。对已有肺栓塞发生史、血栓头端跨入下腔静脉及需行静脉腔内操作可能造成血栓脱落等情况，应考虑放置下腔静脉滤网，防止肺栓塞的发生。

对于 DVT 患者,随着血栓机化及再通过程的进展,静脉回流障碍的症状减轻,而因深静脉瓣膜破坏造成的静脉逆流症状逐渐加重,进而形成 PST,处理方法根据病变类型而异。闭塞为主者,以前述非手术法为主。局限于股静脉阻塞者,可做同侧大隐静脉股 - 腘(胫)静脉旁路术。已完全再通者,因深静脉瓣膜破坏,静脉逆流已成为主要病变,可采用原发性深静脉瓣膜关闭不全所介绍的手术方法治疗。凡有浅静脉曲张及足靴区溃疡者,应做曲张静脉剥脱术和交通静脉结扎术。

（四）骨科术后的 DVT 预防和治疗

骨科大手术患者是 DVT 发生的极高危人群。预防骨科大手术 DVT 形成的措施包括基本预防、物理预防和药物预防三大措施。三大措施要互相结合,对患者进行综合性管理。

1. 基本预防包括　①术前做好预防血栓知识的宣教;②术中要注意手术操作规范,减少静脉内膜损伤、正确使用止血带、适度补液、避免血液浓缩;③术后抬高患肢,促进静脉回流,并指导患者进行早期康复锻炼。

2. 药物预防　术后抗凝的具体用药时间和选择包括:术后 12h 以后,可皮下注射预防剂量的低分子量肝素;或术后 6~24h 皮下注射磺达肝癸钠 2.5mg;术后 12~24h(硬膜外腔导管拔除后 5h)开始口服阿哌沙班 2.5mg,每日 2 次;也可以术后 6~10h(硬膜外腔导管拔除后 6h)开始使用。研究表明手术后 6h 内开始药物预防与 6h 后开始预防相比,不仅不会改善疗效还会增加大出血风险。骨科大手术围手术期 DVT 形成的高发期是术后 24h 内,因此,要慎重权衡风险与收益,确定 DVT 的药物预防开始时间。

对于骨科手术患者,药物预防时间至少 10~14d,部分术式如全髋关节置换术患者建议延长至 35d。特别需要注意的是,若术前 Caprini 血栓风险因素评估量表认为患者存在抗凝血酶、蛋白 C、蛋白 S 缺乏等遗传因素,建议术后预防性抗凝 6 个月。

3. 特殊人群　骨科大手术血栓预防管理老年患者、合并肾功能不全、糖尿病、高血压等特殊患者在接受骨科大手术时要更加谨慎,在预防 VTE 的过程中,还要考虑其他并发症所带来的风险,综合考虑各方面的获益和风险。

对于合并肾功能不全或肝功能不全的患者,应注意调整药物剂量。低分子量肝素、磺达肝癸钠、利伐沙班、阿哌沙班等不适用于严重肾损害(肌酐清除率为 15~29mL/min)患者,可以选择应用普通肝素。但对于有肝素诱发血小板减少症病史的患者,禁用肝素和低分子量肝素,按推荐使用新型口服抗凝药物或华法林。对于佩戴心脏起搏器、冠心病需长期服用氯吡格雷或阿司匹林的患者,应于术前 7d 停用氯吡格雷,术前 5d 停用阿司匹林,在停药期间可桥接应用低分子量肝素。对于合并高血压的骨科大手术患者,要保证血压稳定,根据高血压治疗指南来合理使用降压药物。术后适当使用镇痛药,避免过度疼痛引起血压升高。对于行 TKR 或 THR 的患者在术前因其他病因需要服用阿司匹林的,需要请相应医师指导,并在术前合理时间停止使用阿司匹林,因为抗凝药物与阿司匹林联用增加出血的风险。

4. 一般治疗和物理治疗原则　同"(一) 非手术治疗中的一般治疗和物理治疗"。

（五）卒中的 DVT 预防和治疗

卒中患者是 DVT 高发人群,特别是合并严重瘫痪者和卧床者。《中国急性缺血性脑卒中诊治指南 2023》强调:应重视卒中后 DVT 和肺栓塞等并发症的预防,应在卒中患者入院后尽早评估 DVT 风险。大多数 DVT 患者无症状,故不能根据临床表现诊断 DVT,对急性卒中患者应常规对双下肢静脉进行超声检查,避免漏诊无症状 DVT。对于临床风险较高的患者,应在疾病早期给予药物和非药物治疗干预。对急性卒中患者进行康复治疗和抗凝治疗可降低 DVT 的发生率。脑出血患者由于神经功能缺损症状严重,且临床医生会考虑到使用抗凝药导致血肿扩大或引起新的出血灶而不使用抗凝药,以致脑出血患者并发 DVT 的概率远高于缺血性卒中患者。一般治疗、药物治疗和物理治疗原则同"(一) 非手术治疗中的一般治疗和物理治疗"。

目前临床医生对 DVT 预防的重视度已经明显提高。但在住院患者中,手术患者与非手术患者均可发生 DVT,同时,DVT 限制其康复训练,影响其功能的恢复,且容易复发。因此,积极防治 DVT 仍具有非常重要的临床意义。

(赵俊红)

07 | 第七章
呼吸系统疾病康复

第一节　急性气管支气管炎

一、概述

(一) 定义

急性气管支气管炎 (acute tracheobronchitis) 是由生物、物理、化学刺激或过敏等因素引起的急性气管支气管黏膜炎症。常继发于上呼吸道感染之后,也常为肺炎的早期表现,可同时累及气管、支气管,其临床表现主要为咳嗽和咳痰,肺部听诊可有不固定的散在干湿啰音,该疾病为一个独立病症,与慢性支气管炎不存在内在联系,亦非病程上的区分。

(二) 病因

1. 微生物　病原体与上呼吸道感染类似。常见病毒为腺病毒、流感病毒(甲型、乙型)、冠状病毒、鼻病毒、单纯疱疹病毒、呼吸道合胞病毒和副流感病毒。常见细菌为流感嗜血杆菌、肺炎链球菌、卡他莫拉菌等,近年来衣原体和支原体感染明显增加,在病毒感染的基础上继发细菌感染较多见。

2. 物理、化学因素　冷空气、粉尘、刺激性气体或烟雾(如二氧化硫、二氧化氮、氨气、氯气等)的吸入,均可刺激气管支气管黏膜引起急性损伤和炎症反应。

3. 过敏反应　常见的吸入变应原包括花粉、有机粉尘、真菌孢子、动物毛皮及排泄物;或对细菌蛋白质过敏,钩虫、蛔虫的幼虫在肺内的移行均可引起气管支气管急性炎症反应。

4. 本病也可为肺结核、肺脓肿、支原体肺炎、肺癌等严重下呼吸道疾病和麻疹、百日咳、白喉、流感等急性传染病发病时的伴随症状。

(三) 流行病学

本病为常见病和多发病,一年四季均可发病,较常发生于寒冷季节(秋冬季)或气候突变时。成人多由腺病毒或流感病毒引起,儿童则以呼吸道合胞病毒或副流感病毒多见。多为散发,无流行倾向,年老体弱者易感。

二、临床表现及处理

(一) 临床表现

1. 症状　起病较急,通常全身症状较轻,可有发热,38℃左右,多于3~5d降至正常。大多先有上呼吸道感染症状,咳嗽为主要表现,初为干咳或少量黏液痰,随后痰量增多,咳嗽加剧,偶伴痰中带血,如细菌感染可为黄痰。病程一般可延续7~10d,发热先退,咳嗽、咳痰可延续2~3周,如迁延不愈,可演变成慢性支气管炎。伴支气管痉挛时,可出现不同程度的胸闷气促。婴幼儿可出现较重的全身症状,发热体温可达38~40℃,甚至发生呕吐、腹泻、腹痛等消化道症状。

2. 体征　查体可无明显呼吸困难及发绀等阳性表现。也可在两肺听到散在干、湿啰音,部位不固定,主要在肺下部及脊柱两侧,咳嗽后可减少或消失。

3. 实验室及其他检查　周围血白细胞计数可正常。由细菌感染引起者,可伴白细胞总数和中性粒细胞百分比升高,红细胞沉降率加快。痰培养可发现致病菌。影像学检查,如胸部 X 线检查大多为肺纹理增粗,肺部亦可见肺门阴影增浓,少数无异常发现。

（二）临床处理

1. 一般治疗　发病后注意休息,给予容易消化且富含营养的饮食,多饮水,注意呼吸道的隔离,减少继发细菌感染的机会,经常变换体位,便于呼吸道分泌物的排出,避免劳累。

2. 药物治疗　咳嗽无痰或少痰,可用右美沙芬、喷托维林镇咳。咳嗽有痰而不易咳出,可选用盐酸氨溴索、溴己新,桃金娘油提取物化痰,也可雾化帮助祛痰。较为常用的为兼顾止咳和化痰的棕色合剂,也可选用中成药止咳祛痰。发生支气管痉挛时,可用平喘药,如茶碱类、β_2 受体激动剂、胆碱能受体阻滞剂等。发热可用解热镇痛药对症处理。有细菌感染证据时应及时使用。可以首选新大环内酯类、青霉素类,亦可选用头孢菌素类或喹诺酮类等药物。多数患者口服抗菌药物即可,症状较重者可经肌内注射或静脉滴注给药,少数患者需要根据病原体培养结果指导用药。

三、康复评定

（一）身体结构与功能

1. 呼吸系统结构　主要通过影像学检查,如胸部 X 线检查大多为肺纹理增粗,亦可见肺门阴影增浓,少数无异常发现。

2. 精神状态评定

（1）心理评定:常用评定工具有焦虑自评量表（SAS）、汉密尔顿焦虑量表（HAMA）、症状自评量表等。

（2）疲劳评定:常用的评定工具是疲劳自评量表（FSAS）,该表用以评定患者的疲劳类型、程度、特征等。其第 1 部分用于评定疲劳类型及程度,包括精神疲劳（4 条目）、躯体疲劳（4 条目）、疲劳后果（6 条目）;第 2 部测量疲劳特征,包括疲劳的情境性（5 条目）、疲劳对睡眠／休息的反应（2 条目）、疲劳的时间模式（2 条目）,共 23 条。各项目的选项分为 5 级（无或偶有、少部分时间有、一半时间有、大部分时间有、几乎所有时间有）。由被调查者在理解量表的内容及要求后根据自己的真实感受填写,个别书写困难者由调查人员据其口述内容代写。

3. 疼痛评定　患者可因为剧烈的咳嗽、咳痰、发热,导致头痛和胸痛,常用疼痛评定方法如较为常见的视觉模拟评分法（VAS）,口诉言词评分法（verbal rating scales,VRS）、数字分级评分法（NRS）、另外还有六点行为评分法（6-point behavioral rating scale,BRS-6）、简明疼痛量表（BPI）、麦吉尔疼痛问卷（MPQ）、简式麦吉尔疼痛问卷（SF-MPQ）,疼痛临床评定 SAD 指数、记忆疼痛评定卡（memorial pain assessment card,MPAC）评定等。

（1）六点行为评分法:目前临床上多用于测定头痛和其他疼痛。该方法将疼痛分为 6 级:①无疼痛;②有疼痛,但易被忽视;③有疼痛,无法忽视,不干扰日常生活;④有疼痛,无法忽视,干扰注意力;⑤有疼痛,无法忽视,所有日常活动均受影响,但能完成基本生理需求如进食和排便等;⑥存在剧烈疼痛,无法忽视,需休息或卧床休息。每级定为 1 分,从 0 分（无疼痛）到 5 分（剧烈疼痛,无法从事正常工作和生活）,此方法的特点在于将行为改变列入评分范围,便于患者理解,患者的回答贴近个人的生活,有一定的客观性。

（2）简明疼痛量表（BPI）:是将感觉、情感和评价这三个因素分别量化。此表包括有关疼痛的原因、疼痛性质、对生活的影响、疼痛部位等描述词,以及采用 0~10 级描述疼痛程度,从多方面进行评价。BPI 是一种快速准确的测痛与评价方法。

（3）麦吉尔疼痛问卷（MPQ）:包括 4 类 20 组疼痛描述词,从感觉、情感、评价和其他相关 4 个方面以及现在疼痛状况(PPI)对疼痛强度进行较全面的评价。每组词按疼痛程度递增的顺序排列。被测者在每一组词中选一个与自己痛觉程度相同的词(没有合适的可以不选)。从 MPQ 可以得到 3 个重要的指数:①疼痛评级指数(PRI),根据被测者所选出的词在组中的位置,可以得出一个数值(序号数),所有这些选出词的数值之和即 PRI。PRI 可以求 4 类的总数,也可以分类计算。②选择词的总数。③现在疼痛状况(PPI)。它是将选择的词与词数目相结合,数和词的联合选择以代表总的疼痛强度,即 1~5 的疼痛强度。

4. 呼吸系统功能评定 肺功能测定,急性气管支气管炎患者可能存在肺弥散功能障碍,通气血流比例下降,是造成低氧血症的重要原因;动脉血气分析:正常情况下,pH 7.35~7.45,动脉血氧饱和度(SaO_2)95%~98%,氧分压(PO_2)75~100mmHg,二氧化碳分压(PCO_2)35~45mmHg,严重的气管支气管肺炎可导致低氧血症,血氧饱和度下降,酸碱失衡;支气管分泌物清除能力评定。

5. 消化和内分泌系统功能 部分患者伴随呕吐、腹泻、腹痛等消化道功能障碍;患者原有内分泌系统疾病,如糖尿病,急性感染期,可出现血糖升高,应注意血糖的监测。

(二) 活动与参与

1. 日常生活活动能力评定 基础性日常生活活动(BADL)能力评定,常用的评定工具有 Barthel 指数(BI),改良 Barthel 指数(MBI)(具体量表见附录 4)。

2. 社会活动参与能力评定 急性气管支气管炎患者,在急性期可影响家庭及社会活动参与能力,如家务活动、帮助家人、帮助他人,工作时间和强度,娱乐休闲。评定工具有:疾病影响程度量表(SIP),健康调查量表 36(SF-36)等。

(三) 环境因素

环境因素评定主要包括居住环境、空气质量、气候等;家人、朋友、社会及卫生专业人员的态度,个人消费的用品或物质的获得,如药品的获得;能够获得的照顾与护理;卫生服务、体制和政策;个人对疾病的认识,受教育程度等。

四、康复治疗

(一) 运动治疗

体育锻炼能增强体质,改善肺部血液循环,促进疾病恢复,但不宜过劳。急性期在充分休息的基础上,进行适度合理的耐力运动,可改善心、肺和代谢功能,恢复体力,防止疾病发展,有利于健康。

(二) 物理因子治疗

物理因子治疗具有无痛苦、无副作用、标本兼治的优点,结合药物治疗可大大缩短疗程,减少治疗费用。

1. 超短波疗法 消炎作用明显且简便易行。用两个电容电极,采用胸背部前后对置法,间隙 3~4cm,无热量或微热量,每次 10~15min,每日 1 次,6~12 次为 1 疗程,疗法根据病情确定。对小儿治疗应适当减少治疗时间,1 岁以内 8min,2~4 岁 10min,5~12 岁 12min。本病初起时应用胸部交变磁场疗法也有良好效果。临床实践证明,超短波有增强机体免疫力、清除致病菌和病毒、改善肺部血液循环的作用。人体对超高频的阻抗低,利用超高频电磁场可作用于较深部位,而且也较均匀,它可使血管壁通透性增强,改善肺部血液循环,利于炎性水肿的消散和炎性产物的吸收,对肺部病灶有良好影响,有利于肺的呼吸功能。

2. 短波疗法 用两个电容电极在胸、背部对置,间隙 3~4cm,微热量,每次 15~20min,每日 1 次;或用盘状电缆电极,放置肩胛间区,间隙 3~4cm,微热量至温热量,每次 20~30min,每日 1 次,8~12 次为 1 疗程。

3. 分米波疗法 采用圆柱形辐射器,直径 15cm,作用于体表的气管投影区,距离 10cm,微热量(20~40W),每次 10~15min,每日 1 次,6~10 次为 1 疗程。

4. 直流电离子导入疗法 具有明显的镇咳作用。两个 100cm² 电极衬垫浸有 10% 溴化钾溶液,放置在两上臂外侧中 1/3 处,辅电极 200cm² 放置在肩胛间,电流 10~20mA,每次 20min,每日 1 次,8~12 次为 1 疗程。

5. 共鸣火花疗法　是利用火花放电振荡产生的高压、高频、低强度电流等机械刺激,作用于皮肤表面、穴位,调节自主神经功能。具有镇痛止痒、改善局部血液循环和营养代谢及镇静作用。对急性支气管炎引起的干咳有镇咳作用,适于刺激性咳嗽严重者。电极作用于颈部咽喉区及 C_4~T_6 两旁,强刺激,每次 3~5min,每日 1 次,3~5 次为 1 疗程。

6. 光疗法　紫外线是促进机体钙磷吸收的有效因子,并可显著调节免疫功能、增强抵抗力。紫外线疗法一般用于经超短波治疗效果不明显者。照射区在上胸部及上背部中央区,弱红斑至红斑量,每日 2 野,或 2 野隔日交替照射,每日 1 次,每次照射面积 <300cm²,3~6 次为 1 疗程。也可采用穴位照射,取天突、膻中、肺俞、定喘穴,每日 1 次。

对反复发作的急性支气管炎可运用紫外线全身照射法,先测定最小红斑量(minimal erythema dose, MED),即某一紫外线灯管在一定距离下垂直照射人体一定部位皮肤引最弱红斑所需的时间。或咽部、口腔黏膜局部照射法,采用中长波紫外线(水冷式紫外线灯)剂量 3MED+1;短波紫外线,剂量 8MED+1,每日 1 次或隔日 1 次,共 4~6 次。增强机体抵抗力,预防感冒或流感。

7. 自然因子治疗　如空气浴、日光浴等。

(三) 传统治疗

1. 中药　根据患者的证候分为风寒咳嗽、风热咳嗽、风燥咳嗽及痰热咳嗽,采用辨证论治。

2. 针灸疗法　取穴:①天突、曲池、内关、丰隆;②肺俞、尺泽、太白、太冲。方法:每天取 1 组,两组交替使用,每日 1 次,10~15 次为一疗程,中等刺激或针后加灸。

3. 拔罐疗法　拔罐部位常在大椎、风门、肺俞、膏肓;前胸的中府、俞府等,根据年龄大小与体型胖瘦选择大小不同的火罐,每日或隔日 1 次,每次 2~4 个,可前后轮换,一般 4~6 次即可。拔罐有祛风散寒、清热、宣肺、化痰等作用。

4. 按摩疗法　尤其能够缓解小儿支气管炎的症状,从而治疗支气管炎。

(1) 方法一:常用手法:①患儿扶抱或仰卧,家长固定患儿上肢,清肺经、推(退)六腑各 300 次,推三关 100 次。②患儿俯卧位,分推肩胛骨 100 次,按揉肺俞、大椎各 1min。③按揉膻中、丰隆穴各 2min。

随证加减:①风热犯肺,推太阳 30 次,推三关 300 次。拿风池、肩井穴各 10 次。②痰热壅肺,退六腑 300 次,清心经 100 次。加揉丰隆 50 次,揉中脘 3min。③热入心营,推六腑、清天河水各 500 次,清心经、清肝经各 300 次。按揉曲池 1min,推涌泉 300 次。

(2) 方法二:常用手法,①按揉掌小横纹 200 次,清肺经 300 次。②清肝经 300 次,逆运内八卦 100 次。③点揉天突、膻中、丰隆穴各 1min。

随证加减:①头痛、鼻塞,加揉膊阳池 50 次。②高热不退,挤捏天突至剑突及两侧和大椎至第 1 腰椎及两侧,至皮下轻度瘀血为止。

五、预后及健康教育

(一) 预后

急性气管支气管炎大多预后良好,经及时的临床及康复治疗后多可好转,少数体质弱者可迁延不愈,发展为慢性支气管炎,应引起足够重视。

(二) 健康教育

强调针对具体患者,根据患者及其家属、患者病情等特点,采取个性化、长期性、互动性教育。

1. 宣教　向患者讲解急性气管支气管炎相关知识、患者当前情况,使患者了解呼吸系统生理以及疾病的原因及危害,积极配合治疗;疾病初期强调早发现、早诊断、早治疗。

2. 改变不良习惯　平时注意适当运动,加强体育锻炼、合理饮食、增强体质,避免过度劳累;戒除吸烟等不良嗜好,避免被动吸烟。

3. 改善生活环境　保持室内空气流通,勤开窗通风,注意保暖,防止受凉、感冒,避免煤气、油气等气体刺激。

4. 做好劳动保护　防止有害气体、酸雾和粉尘等外溢,危害人体健康。

5. 疾病期间　注意休息,多饮水,加强营养,禁烟酒,注意保暖。

(谭志梅)

第二节　肺　　炎

一、概述

(一)定义

肺炎是指终末气道、肺泡和肺间质的炎症,可由多种病原体引起,如细菌、病毒、真菌、寄生虫等,其他如理化因素、免疫损伤、过敏及药物等亦能引起。细菌性肺炎最常见。

(二)病因

正常的呼吸道免疫防御机制使气管隆嵴以下的呼吸道保持无菌。是否发生肺炎取决于两个因素:病原体和宿主。若病原体数量多,毒力强和/或宿主呼吸道局部和全身免疫防御系统损害,即可发生肺炎。

1. 社区获得性肺炎(community acquired pneumonia,CAP)　是指在医院外患的感染性肺实质炎症,包括具有明确潜伏期的病原体感染,而在入院后平均潜伏期内发病的肺炎。

常见病原体:肺炎链球菌、军团菌、衣原体、支原体、流感嗜血杆菌、呼吸道病毒等。

病原体入侵途径:空气吸入、血行播散、邻近感染部位蔓延、上呼吸道定植菌的误吸。

2. 医院获得性肺炎(hospital acquired pneumonia,HAP)　是指患者入院时不存在、也不处在感染潜伏期,而于入院48h后在医院(包括老年护理院、康复院等)内发生的肺炎。HAP还包括呼吸机相关性肺炎和卫生保健相关性肺炎。

常见病原体:①有感染高危因素,依次为金黄色葡萄球菌、铜绿假单胞菌、肠杆菌属、肺炎克雷伯菌;②无感染高危因素,依次为肺炎链球菌、流感嗜血杆菌、金黄色葡萄球菌、大肠杆菌、肺炎克雷伯菌。

病原体入侵途径:同上述CAP入侵途径,以及胃肠道定植菌的误吸、人工气道的建立等。

(三)流行病学

社区获得性肺炎(community acquired pneumonia,CAP)和医院获得性肺炎(hospital acquired pneumonia,HAP)年发病率分别为(5~11)/1 000人口和(5~10)/1 000住院病人。CAP病人门诊治疗者病死率<1%~5%,住院治疗者平均为12%,入住重症监护病房者约为40%。由HAP引起的相关病死率为15.5%~38.2%。发病率与病死率高的原因与下述因素有关:社会人口老龄化、吸烟、伴有基础疾病和免疫功能低下、病原体变迁、新病原体出现、医院获得性肺炎发病率增加、病原学诊断困难、不合理使用抗生素导致细菌耐药性增加、部分人群贫困化加剧等。近年来,由一些新的变异病毒,如SARS冠状病毒(severe acute respiratory syndrome coronavirus,SARS-CoV)、高致病性禽流感病毒(H5N1、H1N1)、2019新型冠状病毒(novel coronavirus 2019,2019-nCoV)突然暴发引起的肺炎,多发生于冬春季节,具有明显的传染性,可累及多个器官系统,严重者可出现多器官功能障碍,甚至死亡。

二、临床表现及处理

(一)临床表现

1. 常见症状　各型肺炎差异较大,轻重取决于病原体和宿主的状态。常见症状为发热、咳嗽、咳脓性痰或血痰;可伴寒战、呼吸短促;可伴胸痛、关节或肌肉痛;可有乏力、纳差、恶心呕吐、情绪不稳、低血压等。严重感染可伴发休克、弥散性血管内凝血(DIC)和多器官功能衰竭(multiple organ failure,MOF)等。早期肺部体征可不明显,肺实变时有典型体征:语音震颤增强、叩诊浊音、可闻及支气管呼吸音。并发胸腔积液者,患侧胸部叩诊浊音,语颤减弱,呼吸音减弱。介绍几种常见肺炎:肺炎球菌性肺炎、金黄色葡萄球菌性肺炎、肺炎克雷伯菌肺炎、支原体肺炎、病毒性肺炎的临床表现和影像学特征(表 7-1)。

表 7-1　常见肺炎的症状、体征和 X 线征象

病原体	病史、症状和体征	X 线征象
肺炎链球菌	起病急、寒战、高热、咳铁锈色痰、胸痛、肺实变体征	肺炎或肺段实变、无空洞,可伴有胸腔积液
金黄色葡萄球菌	起病急、寒战、高热、脓血症、气急、毒血症症状、休克	肺叶或小叶浸润,早期空洞症,脓胸,可见液气囊腔
肺炎克雷伯菌	起病急、寒战、高热、全身衰竭、咳砖红色胶冻状痰	肺炎或肺段实变,蜂窝状脓肿,叶间歇下坠
支原体	起病缓,可小流行、乏力、肌痛头痛	下叶间质性支气管肺炎,3~4 周可自行消散
病毒	起病急,发热、头痛、全身酸痛、倦怠,咳少量白色黏液痰,休克,呼吸衰竭、ARDS	肺纹理增多,小片状浸润或广泛浸润,严重者可见双肺弥漫性结节

2. 重症肺炎标准

(1)主要标准:①需要有创机械通气;②感染性休克需要血管收缩药治疗。

(2)次要标准:①呼吸频率 ≥30 次 /min;②氧合指数 ≤250mmHg;③多肺叶浸润;④意识障碍 / 定向障碍;⑤氮质血症(血尿素氮 ≥20mg/dL);⑥白细胞减少(WBC<4.0×10⁹/L);⑦血小板减少(血小板<10.0×10⁹/L);⑧低体温(体温<36℃);⑨低血压,需要强力的液体复苏。

符合 1 项主要标准或 3 项次要标准以上者可诊断为重症肺炎,考虑收入 ICU 治疗。

(二)临床处理

治疗原则:细菌性肺炎以抗感染治疗为主,合理选择抗菌药物;给予退热止咳、平喘化痰等对症治疗;注意补充水分、营养支持及休息;及时处理并发症。

抗生素的使用:抗感染是细菌性肺炎治疗的最主要环节,包括经验性治疗和针对病原体治疗。青壮年和无基础疾病的 CAP 患者,常用青霉素类、第一代头孢菌素等;老年人、有基础疾病或需住院的 CAP 患者,常用氟喹诺酮类,第二、三代头孢菌素,β- 内酰胺类,可联合大环内酯类;HAP 患者常用第二、三代头孢菌素,β- 内酰胺类,氟喹诺酮类或碳青霉烯类。重症肺炎的治疗应首选广谱的强力抗菌药物,并应足量、联合用药。

肺炎抗菌治疗应尽早进行,一旦怀疑肺炎即马上给予首剂抗菌药物。抗菌疗程至少 5d,大多需 7~10d 或更长,如体温正常 48~72h,无肺炎任一项临床不稳定征象可停用抗生素。肺炎临床稳定标准为:①体温 ≤37.8℃;②心率 ≤100 次 /min;③呼吸频率 ≤24 次 /min;④收缩压 ≥90mmHg;⑤呼吸室内空气条件下动脉血氧饱和度 ≥90% 或 PaO₂ ≥60mmHg;⑥能够口服进食;⑦精神状态正常。抗菌治疗后 48~72h

应对病情进行评价,如72h后症状无改善,需仔细分析,进行必要检查及处理。

1. 肺炎球菌性肺炎

(1)抗菌治疗:首选青霉素。如对青霉素过敏、耐药,可选喹诺酮类、头孢噻肟或头孢曲松、万古霉素等。头孢菌素与青霉素有交叉过敏性,要慎用。抗菌疗程一般14d,或在退热后3d停药或由静脉改为口服,维持数日。

(2)支持治疗:卧床休息、注意营养摄入、密切监测病情变化、补充水分、给氧、剧烈胸痛者,可酌情使用少量镇痛药,如可待因、如有胃扩张,麻痹性肠梗阻可禁食、禁水、胃肠减压、烦躁者可酌用镇静药(禁用抑制呼吸的镇静药)。

(3)并发症处理:抗生素治疗后体温降而复升或3d后不退,应考虑肺外感染、混合感染、药物热或合并有肿瘤、胸腔积液、脓胸等。

(4)感染性休克治疗:①补充血容量;②血管活性药物的应用;③控制感染;④糖皮质激素的应用;⑤纠正水、电解质和酸碱紊乱;⑥其他。

2. 金黄色葡萄球菌性肺炎 治疗时强调早期清除引流原发病灶,选用敏感抗生素,如青霉素、耐青霉素酶的半合成青霉素或头孢菌素,如苯唑西林、氯唑西林、头孢唑林及阿莫西林、氨苄西林与β-内酰胺酶抑制药组成的复方制剂等。对耐甲氧西林金黄色葡萄球菌(methicillin resistant Staphylococcus aureus,MRSA),可选用万古霉素、替考拉宁等,疗程4周左右。

3. 肺炎克雷伯菌肺炎 氨基糖苷类抗生素,第一、二代头孢菌素,广谱青霉素为最常用药物。重症可采用β-内酰胺类与氨基糖苷类抗生素联用,或单用第三代头孢菌素。必要时也可用氟喹诺酮类或亚胺培南、氨曲南等,疗程3~4周。

4. 支原体肺炎 有自限性,多数病例可自愈。早期使用适当抗生素可减轻症状及缩短病程,大环内酯类抗生素为首选,如红霉素、罗红霉素、阿奇霉素、克拉霉素。对大环内酯不敏感者可选用喹诺酮类、四环素类等抗生素。疗程2~3周。

5. 病毒性肺炎 对症为主,可选用有效的抗病毒药物,如利巴韦林、阿昔洛韦、更昔洛韦、奥司他韦、阿糖腺苷、金刚烷胺等。原则上不宜应用抗生素预防继发性细菌感染,一旦明确已合并细菌感染,应及时选用敏感的抗生素。糖皮质激素对该类肺炎疗效存在争论,重症患者可酌情使用,具体剂量及疗程应根据病情而定。

三、康复评定

(一)身体结构与功能

1. 呼吸系统结构 视诊、影像学检查等方法进行评定,如肺实变时胸廓左右膨胀不均,肋间肌凹陷。胸部X线检查可有实变表现,但疾病早期或某些特殊部位不易见。以肺炎球菌性肺炎为例:①早期:肺纹理增粗或受累的肺段、肺叶稍模糊。②实变期:支气管充气征,肺炎旁胸膜炎。③消散期:炎性浸润逐渐吸收,可有假空洞征,多3~4周后完全消散,少部分吸收不完全而成为机化性肺炎。

2. 心理评定 常采用焦虑自评量表(SAS)、汉密尔顿焦虑量表(HAMA)等进行评定(具体量表见附录10、附录14)。

3. 疲劳评定 常用的评定工具是疲劳自评量表(FSAS)。

4. 疼痛评定 常用疼痛评定方法为视觉模拟评分法(VAS)、口诉言词评分法(VRS)、数字分级评分法(NRS)、麦吉尔疼痛问卷(MPQ)等。

5. 呼吸功能评定 评定方法有动脉血气分析、肺功能测定、支气管分泌物清除能力测定,气道功能监测等。

（1）动脉血气分析：判断肺炎严重程度的重要指标，肺炎患者可由于弥散面积减少，通气量减少导致肺通气血流比例下降，导致血氧饱和度下降，氧分压下降，酸碱失衡。

（2）肺功能测定：可检出肺和气道的某些早期病变，帮助了解患者肺功能的状态和受损程度，用于判断病情、指导康复治疗和判断疗效。肺炎可存在限制性通气障碍，所以本病相关的肺功能检查，一般先做常规通气功能测定，若通气功能异常，且显示为限制性改变，则需做弥散功能测定，弥散能力正常可考虑肺外病变（胸腔积液等），弥散能力下降则多为肺间质（弥漫性肺间质纤维化）或肺实质病变（大叶性肺炎），有助于肺炎的诊断。

（3）支气管分泌物清除能力测定：因肺炎患者可能存在气道分泌物潴留，故行此检查。坐位或卧位，要求患者咳嗽或辅助（腹部加压等）咳嗽，测定其最大呼气压，如 $\geqslant 0.88kPa（90mmH_2O）$ 表示具有咳嗽排痰能力。

（4）气道功能监测：急性呼吸道感染中，呼吸肌无力进一步恶化，由于支气管黏液的堵塞，阻塞和通气不足与患者疲劳混合，产生动脉血氧饱和度（SaO_2）下降。指导患者通过口含管子吸进所需空气并维持正常 SaO_2。当黏液堵塞引起快速的 SaO_2 减少时，应用人工或机械帮助咳嗽，直到黏液排出和 SaO_2 恢复正常。当 SaO_2 下降到基线的 92%~94% 时，有微小肺不张存在，需继续进行清洁治疗。当气管分泌物处理不当及肺部炎症或一些严重的肺部并发症时，SaO_2 处于基线底部，应住院治疗，确立诊断，提供吸氧治疗和其他加强措施。

6. 免疫系统功能评定　血细胞分类计数，细菌性肺炎可见白细胞及中性粒细胞升高；CD4[+]、CD8[+] T 淋巴细胞计数：艾滋病继发肺炎患者 CD4[+]、CD8[+] T 淋巴细胞减少；免疫球蛋白测定；支原体肺炎可见支原体 IgM 抗体升高，冷凝集试验阳性。

7. 消化、心血管、内分泌系统功能评定　患者可伴发消化道功能紊乱，如纳差、腹泻、胃扩张、肠麻痹；电解质紊乱，如低钾血症；老年患者常伴有基础性疾病，此时尚需评定患者的心功能、血糖水平、有无低蛋白血症等。

（二）活动与参与

1. 基础性日常生活活动（BADL）能力评定　评定工具有 Barthel 指数（BI）、改良 Barthel 指数（MBI）等（具体量表见附录 4）。

2. 社会活动参与能力评定　常用的评定工具有疾病影响程度量表（SIP），健康调查量表 36（SF-36），圣乔治呼吸问卷（SGRQ）等。

健康调查量表 36（SF-36），是由美国医学结局研究组开发的一个普适性测定量表，评价生活质量的八个方面，内容包括躯体功能、情感职能、活力、身体疼痛、躯体职能、总的健康状况、社会功能和心理健康。共 36 个条目，评分在 0~100 分，可敏感地反映患者的健康状况变化，已有中国版本出版，问卷详细内容可参考相关书籍，表 7-2 主要列出该调查问卷涉及的八个领域及各项问题。

（三）环境因素

环境因素的评定主要有居住环境、空气质量、气候特点，如日夜温差，季节变化；日常生活用品及药品的获得；家庭、朋友、社会及卫生人员的态度；能够获得的照料与帮助；卫生服务、体制和政策；劳动和就业的服务、体制和政策。

四、康复治疗

康复原则在足量用药前提下，明确无禁忌证，配以物理因子治疗、体位排痰、传统医学、心理疏导等康复方法，提高疗效，缩短疗程，促进疾病康复。

表 7-2　SF-36 的八个领域及各项问题

躯体功能	进行激烈的活动	情感职能	工作：一般的工作时间减少了
	进行适度的活动		工作：不想减少工作时间
	拿起少量重物、搬运		工作：不能集中时间工作
	上几级楼梯	身体疼痛	身体疼痛程度
	上 1 级楼梯		疼痛总是妨碍工作
	弯腰、屈膝		对现在健康状况的评定
	走 1 000m 以上	总的健康状况	与 1 年前相比现在的健康状态
	走几百米		易生病
	自己洗澡		与别人一样健康
心理健康	有相当程度的神经质		对自己的健康状况感到忧虑
	什么都不相干、情绪低落		很有精神
	虽有情绪低落，但比较稳定	活力	充满活力
	情绪低落处于抑郁状态		确实很累
	心情好		感觉很累
躯体职能	工作：减少了一般工作的时间		身体或心理的原因妨碍与亲友和朋友的交往
	工作：不能进行一般的工作	社会功能	身体或心理的原因妨碍与亲友和朋友的交往时间
	工作：有工作内容减少的现象		
	工作：对于一般的工作感到困难		

（一）早期清除引流原发病灶（如金黄色葡萄球菌性肺炎）

部分肺炎易并发肺脓肿，在有效运用足量抗生素基础上，配合脓液引流是提高疗效的有效措施。

1. **超声雾化吸入**　雾化吸入疗法可将药液直接送到呼吸道局部，甚至到达下呼吸道，达到湿化气道，稀释痰液的作用。常用药物有：①支气管扩张药（如沙丁胺醇、特布他林）。②抗生素：常用的有庆大霉素，多数抗生素对支气管黏膜局部刺激性大，剂量过少又不能杀菌，此法尚待成熟。③化痰祛痰药：大量黏稠痰不易咳出时，用高渗盐水使痰液化，黏膜消肿，α 胰蛋白酶可分解蛋白质，降低痰液黏稠度。④非特异性抗炎和抗过敏药物：用于治疗及预防，主要是糖皮质激素如地塞米松。

注意事项：①使用超声雾化装置时以新鲜药液为宜，需现配现用；②雾化吸入治疗宜在饭前进行，治疗前让患者尽量将痰咳出；③雾化吸入时，应进行缓慢深呼吸，患者不能耐受时可将雾量调小或暂停使用；④治疗后及时协助患者翻身拍背，鼓励咳嗽，促进排痰；⑤治疗结束后对口含嘴或面罩、雾化罐等进行消毒。

2. **体位引流**　于身体状况较好者，引流的体位应使脓肿处于最高位（图 7-1）。根据肺部病变部位，安置患者于相应肺段支气管引流的体位。肺段支气管顺位排痰体位、病变部位：左上叶后段、右上叶后段、下叶背段。体位：俯卧位，上半身向左上转 1/4，右臂后伸，用 3 个枕头使头部及肩部抬起；俯卧位，向右侧转 1/4，左臂向后方伸展，头部及腹侧用枕头支撑；俯卧位，腹下垫枕。缓慢吸气后通过腹式呼吸的方法，突然收腹咳嗽，一次吸足气后咳嗽两声，第一声移到口侧，第二声咳出口外。每日 2~3 次，每次 10~15min。体位引流应在饭前、晨起时进行，引流时间通常为每日 30~45min（分 2~4 次进行）。有支气管痉挛者，引流前应先吸入支气管舒张药，分泌物黏稠的患者应先在体位引流前 15~30min 进行气道雾化吸入，稀释痰液。引流期间让患者咳嗽或助咳以排痰。此外经纤维支气管镜冲洗及吸引也是引流的有效方法。

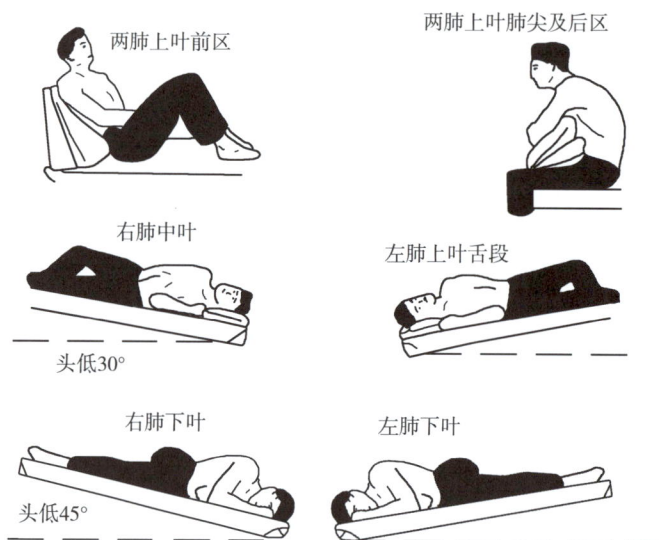

两肺上叶前区　　两肺上叶肺尖及后区

右肺中叶　　头低30°　　左肺上叶舌段

右肺下叶　　头低45°　　左肺下叶

图 7-1　常用引流体位

（二）物理因子治疗

可采用超短波、短波、紫外线、穴位氦氖激光疗法等,通过改善局部血液循环,提高局部的血药浓度,促进炎症吸收,减轻症状,控制病情和缩短病程。

（三）中医康复治疗

1. 中药治疗　在应用抗生素的基础上,根据患者的证候,在有资质的中医师指导下,按照个体化原则,每日 1 付,分 3 次服用。

2. 针灸疗法　根据病证的不同,辨证论治,选取合谷、曲池、外关、大椎等为主穴,操作时主要采用泻法。

3. 拔罐疗法　常用玻璃罐、火罐、竹罐等。在肺炎相应区域,或配合大椎、肺俞、俞府等穴位分组轮流治疗,每次 10~15min,每日或隔日 1 次,促进肺炎吸收、啰音消散。

4. 拳操　病情稳定后,为保持良好的肺功能,进行肌松弛训练可阻断恶性循环,缓解胸痛、胸闷,进一步消除不安,改善睡眠,调整全身状态,使病情向治愈的方面发展。方法:取仰卧位(消除身体力量,轻松仰卧,闭眼)。①上肢放松于身体两侧,握拳(先轻后紧),再放松(一侧、交替、双侧)。②在床上伸展上肢,用力下按,放松(一侧、交替、双侧)。③上肢放松于身体两侧,手指伸展,使双手紧张抬起,再放松放下。④抬起前臂,再放松放下。⑤伸展上肢并抬起,再放松落下(一侧、交替、双侧)。避免上肢抬得过高,防止上肢下落时可因肘关节无力,引起严重的防御性弯曲反跳。这些练习以同样的方法也可用于下肢。⑥稍抬起头,再放下。⑦抬起上半身,再放松,缓慢躺下。

五、预后及健康教育

（一）预后

不同病原体所致肺炎轻重程度及预后有所不同,采取针对性临床及康复治疗后大多预后良好。通常年老体弱,原先患有慢性心、肺、肝、肾疾病,以及免疫缺陷者;病变广泛、多叶受累者;并发症严重者;病原体不明或变异者预后偏差。某些细菌性肺炎,如金黄色葡萄球菌性肺炎、铜绿假单胞菌肺炎和肺炎克雷伯菌肺炎等,可导致继发性肺脓肿,应引起重视。

（二）健康教育

1. 改变不良生活习惯　平时要适当进行运动锻炼、合理饮食、避免熬夜、戒烟等,以增强抵抗力,减少呼吸系统感染的发病率。

2. 改善生活环境　注意生活环境卫生,保持室内空气流通;防止空气污染,避免吸入有毒有害气体、粉尘等。

3. 疫苗　年龄大于 65 岁者可注射流感疫苗。对年龄大于 65 岁或不足 65 岁,但有心血管、肺疾病、糖尿病、酗酒、肝硬化和免疫抑制者(如人类免疫缺陷病毒感染、肾衰竭、器官移植受者等)可注射肺炎疫苗。

4. 加强宣教　通过通俗易懂的讲解,使患者了解基本的呼吸系统生理及肺炎的病因;生病后要早发现、早诊断、早治疗,同时注意保暖,多休息,多饮水,进食易消化食物,加强营养支持。

(谭志梅)

第三节　慢性阻塞性肺疾病

一、概述

(一) 定义

慢性阻塞性肺疾病(COPD)是一种常见的以持续气流受限为特征、可以预防和治疗的疾病,气流受限不完全可逆、呈进行性发展,与气道和肺脏对有害颗粒或气体的慢性炎性反应增强有关。

(二) 病因

慢性阻塞性肺疾病的确切病因不清楚。一般认为与慢性支气管炎和阻塞性肺气肿发生有关的因素都可能参与慢性阻塞性肺疾病的发病。已经发现的危险因素大致可以分为外因(即环境因素)与内因(即个体易患因素)两类。

1. 外因

(1) 吸烟:吸烟是目前公认的 COPD 已知危险因素中最重要者。国外较多流行病学研究结果表明,与不吸烟人群相比,吸烟人群肺功能异常的发生率明显升高,出现呼吸道症状的人数明显增多,肺功能检查中反映气道是否有阻塞的核心指标第一秒用力呼气量(FEV_1)的年下降幅度明显增快;而且,经过长期观察,目前已经明确吸烟量与 FEV_1 的下降速率之间存在剂量 - 效应关系,即吸烟量越大,FEV_1 下降越快。对于已经患有 COPD 者,吸烟的患者其病死率明显高于不吸烟的患者。在吸烟斗或吸雪茄的人群中 COPD 的发病率虽然比吸香烟的人群要低一些,但仍然显著高于不吸烟人群。国内研究结果与国外相似。一项 10 万人群的研究结果表明,COPD 患者中,其发病与吸烟有关者占 71.6%,虽然略低于国外 80% 左右的数据,但吸烟仍然是 COPD 发病最重要的危险因素。被动吸烟也可能导致呼吸道症状以及 COPD 的发生;孕妇吸烟可能会影响胎儿肺的生长。实验室研究结果表明,吸烟可以从多个环节上促进 COPD 的发病,如使支气管上皮纤毛变短,排列不规则,使纤毛运动发生障碍,降低气道局部的抵抗力;可以削弱肺泡巨噬细胞的吞噬功能;还可以引起支气管痉挛,增加气道阻力。尽管吸烟是引起 COPD 最重要的环境因素,但是,并不是所有吸烟者都会发生 COPD,事实上,吸烟人群中只有少数(10%~20%)个体最终发生 COPD,提示个体易患性在 COPD 的发病中具有十分重要的作用。

(2) 吸入职业粉尘和化学物质:纵向研究资料证明,煤矿工人、开凿硬岩石的工人、隧道施工工人和水泥生产工人的 FEV_1 年下降率因其职业粉尘接触而增大,粉尘接触严重的工人,其对肺功能的影响超过吸烟者。吸入烟尘、刺激性气体、某些颗粒性物质、棉尘和其他有机粉尘等也可以促进 COPD 的发病。动物实验也已经证明,矿物质粉尘、二氧化硫、煤尘等都可以在动物模型上引起与人类 COPD 相类似的病变。

(3)空气污染:长期生活在室外空气受到污染的区域可能是导致 COPD 发病的一个重要因素。对于已经患有 COPD 的患者,严重的城市空气污染可以使病情加重。室内空气污染(如厨房内燃料的烟尘污染)在 COPD 发病中的作用颇受重视;国内已有流行病学研究资料表明,居室环境与 COPD 易患性之间存在联系。

(4)呼吸道感染:对于已经罹患 COPD 者,呼吸道感染是导致疾病急性发作的一个重要因素,可以加剧病情进展。但是,感染是否可以直接导致 COPD 发病目前尚不清楚。

(5)社会经济地位:社会经济地位与 COPD 的发病之间具有负相关关系,即社会经济地位较低的人群发生 COPD 的概率较大,可能与室内和室外空气污染、居室拥挤、营养较差以及其他与社会经济地位较低相关联的因素有关。

2. 内因 尽管吸烟是已知的最重要的 COPD 发病危险因素,但在吸烟人群中只有少数人(10%~20%)发生 COPD,说明吸烟人群中 COPD 的易患性存在着明显的个体差异。导致这种差异的原因还不清楚,但已明确下列内因(即个体易患性)具有重要意义。

(1)遗传因素:流行病学研究结果提示 COPD 易患性与基因有关,但 COPD 肯定不是一种单基因疾病,其易患性涉及多个基因。目前唯一比较肯定的是不同程度的 α_1- 抗胰蛋白酶缺乏。其他如谷胱甘肽 S 转移酶(glutathione S-transferase,GST)基因、基质金属蛋白酶组织抑制物 -2(Tissue inhibitor of metalloproteinases-2,TIMP2)基因、血红素加氧酶 -1(heme oxygenase 1,HO1)基因、肿瘤坏死因子 -α(tumor necrosis factor-α,TNF-α)基因、IL-13 基因、IL-10 基因等可能与 COPD 发病也有一定关系。

(2)气道高反应性(airway hyperresponsiveness,AHR):国内和国外的流行病学研究结果均表明,气道反应性增高者其 COPD 的发病率也明显增高,二者关系密切。

(3)肺发育、生长不良:在怀孕期、新生儿期、婴儿期或儿童期由各种原因导致肺发育或生长不良的个体在成人后容易罹患 COPD。

(三)流行病学

老年人是 COPD 的高发人群,肺功能严重受损患者比例高。2018 年发表的中国肺部健康研究(China pulmonary health study,CPH)结果显示,我国 COPD 患病率随年龄增长显著上升,60~69 岁为 21.2%,≥70 岁老年人的患病率高达 35.5%。老年 COPD 患者中严重肺功能受损者(GOLD 3~4 级)占 9.3%,在 40~59 岁 COPD 患者中这一比例为 6.2%。老年人群中男性 COPD 患病率为 31.8%,显著高于女性(13.8%)。全球疾病负担(global burden of disease,GBD)最新中国数据显示,2017 年我国 COPD 病死率为 68/10 万,造成的死亡人数为 94.5 万人,位于死亡原因的第 3 位。调查显示全球疾病负担的 23% 来自 60 岁及以上老年人群,在老年人群疾病负担最重的前 15 个疾病中 COPD 位于第 3 位,仅次于缺血性心脏病和脑卒中。

COPD 诊断不足问题国内外普遍存在,主要由于普通人群对 COPD 及相关知识的知晓率低以及高危人群接受肺功能检查率低。中国肺部健康研究结果表明,确诊的 COPD 患者中仅 2.6% 意识到自己的 COPD 疾病状况,只有 12.0% 报告曾经接受过肺功能检查。随着中国人口老龄化进程的加速,慢阻肺患者数量和疾病负担将进一步上升。

二、临床表现

(一)症状与体征

1. 症状 起病缓慢、病程较长。

(1)慢性咳嗽:通常为首发症状。初起咳嗽呈间歇性,早晨较重,以后早晚或整日均有咳嗽,但夜间咳嗽并不显著。少数病例咳嗽不伴咳痰。也有部分病例虽有明显气流受限但无咳嗽症状。

(2)咳痰:咳嗽后通常咳少量黏液性痰,部分患者在清晨较多;合并感染时痰量增多,常有脓性痰。

(3)气短或呼吸困难:这是COPD的标志性症状,是使患者焦虑不安的主要原因,早期仅于劳力时出现,后逐渐加重,以致日常活动甚至休息时也感气短。

(4)喘息和胸闷:不是COPD的特异性症状。部分患者特别是重度患者有喘息;胸部紧闷感通常于劳力后发生,与呼吸费力、肋间肌等容性收缩有关。

(5)全身性症状:在疾病的临床过程中,特别在较重患者,可能会发生全身性症状,如体重下降、食欲减退、外周肌肉萎缩和功能障碍、精神抑郁和/或焦虑等。合并感染时可咳血痰或咯血。

2. 体征　COPD早期体征可不明显。随疾病进展,常有以下体征。

(1)视诊及触诊:胸廓形态异常,包括胸部过度膨胀、前后径增大、剑突下胸骨下角(腹上角)增宽及腹部膨隆等;常见呼吸变浅,频率增快,辅助呼吸肌,如斜角肌及胸锁乳突肌参加呼吸运动,重症可见胸腹矛盾运动;患者不时采用缩唇呼吸以增加呼出气量;呼吸困难加重时常采取前倾坐位;低氧血症者可出现黏膜及皮肤发绀,伴右心衰竭者可见下肢水肿、肝脏增大。

(2)叩诊:由于肺过度充气使心浊音界缩小,肺肝界降低,肺叩诊可呈过度清音。

(3)听诊:两肺呼吸音可减低,呼气相延长,平静呼吸时可闻及干啰音,两肺底或其他肺野可闻及湿啰音,合并哮喘者可闻及哮鸣音;心音遥远,剑突部心音较清晰响亮。听诊呼气延长常提示有明显的气道阻塞和气流受限,与肺功能检测结果之间有一定相关性。如剑突下出现心脏搏动,其心音较心尖部明显增强,提示并发早期肺源性心脏病。

(二)实验室检查

1. 血气分析　对确定发生低氧血症、高碳酸血症、酸碱平衡失调以及判断呼吸衰竭的类型有重要价值。当FEV_1<40%预计值时或具有呼吸衰竭或右心衰竭的COPD患者均应做血气分析检查。血气异常首先表现为轻、中度低氧血症。随疾病进展,低氧血症逐渐加重,并出现高碳酸血症。

2. 其他　低氧血症,即PaO_2<55mmHg时,血红蛋白及红细胞可增高,红细胞压积>55%可诊断为红细胞增多症。COPD合并细菌感染时,血白细胞增高,核左移,痰涂片可见大量的中性粒细胞,痰培养可能检出病原菌,常见病原菌为肺炎链球菌、流感嗜血杆菌、卡他莫拉菌和肺炎克雷伯菌等。

(三)特殊检查

1. 肺功能检查　是判断气流受限的主要客观指标,对COPD诊断、严重程度评价、疾病进展状况、预后及治疗反应判断等都有重要意义。气流受限是以第一秒用力呼气量占预计值百分比(FEV_1%预计值)和第一秒用力呼气量占用力肺活量百分比(FEV_1/FVC)的降低来确定的。一秒率(FEV_1/FVC)是COPD的一项敏感指标,可检出轻度气流受限。FEV_1%预计值是中、重度气流受限的良好指标,它变异性小,易于操作,应作为COPD肺功能检查的基本项目。吸入支气管舒张药后FEV_1<80%预计值,且FEV_1/FVC<70%者,可确定为不能完全可逆的气流受限。

肺总量(TLC)、功能残气量(FRC)和残气量(RV)增高,肺活量(VC)减低,RV/TLC增高,均为阻塞性肺气肿的特征性变化。

2. 胸部X线检查　COPD早期胸部X线检查可无异常变化。以后可出现慢性支气管炎和肺气肿的影像学改变。虽然胸部X线检查改变对COPD诊断特异性不高,但作为确定肺部并发症及与其他肺疾病进行鉴别的一项重要检查,应该常规使用。CT检查对有疑问病例的鉴别诊断有较高价值。

三、临床诊断与处理

(一)诊断

考虑为COPD的主要指征为:年龄大于40岁的个体出现以下任意一项,应考虑诊断为COPD,并进行肺功能检查。

（1）呼吸困难：进行性加重、活动时症状加剧、持续存在。

（2）慢性咳嗽：可呈间歇性或干咳、复发性喘息。

（3）咳痰：任何形式的慢性咳痰均提示为COPD。

（4）复发性下呼吸道感染。

（5）风险因素暴露史：宿主因素（如基因因素、先天性异常等）、吸烟、取暖燃料和烹饪所产生的烟雾、职业粉尘暴露物或其他有害化学气体。

（6）家族史：如低体重儿、儿童时期呼吸道感染等。

这些指征本身不能确诊，但同时出现多个临床指征可增加COPD的诊断。明确诊断依赖于肺功能检查证实有不完全可逆的气道阻塞和气流受限，这是COPD诊断的必备条件。同时，要排除其他已知病因或具有特征病理表现的气流受限疾病。尽管有多个肺功能指标可以反映气道阻力和呼气流速的变化，但以FEV_1%预计值和FEV_1/FVC这两个指标在临床最为实用。吸入支气管舒张药后FEV_1/FVC<70%，同时FEV_1<80%预计值，可确定为不完全可逆性气流受限，明确诊断为COPD；对于FEV_1/FVC<70%，而$FEV_1 \geq 80$%预计值者，可诊断为轻度COPD。

有少数患者并无咳嗽、咳痰症状，仅在肺功能检查时发现FEV_1/FVC<70%，而FEV_1%预计值低于正常值下限，在除外其他疾病后，亦可诊断为COPD。

（二）药物治疗

1. 稳定期治疗

（1）戒烟：对吸烟者首先应劝导患者戒烟，这是减慢肺功能损害最有效的措施，但也是最难落实的措施。正常成年人的FEV_1随年龄增加而逐年下降，吸烟人群中的COPD患者其下降速率明显增快；戒烟后，FEV_1的下降速率可以恢复至与正常人相似的水平，从而延缓气短症状出现的时间，减轻呼吸困难。医务人员自己首先应该不吸烟。对吸烟患者采用多种宣教措施，有条件者可以考虑使用辅助药物。因职业或环境粉尘、刺激性气体所致者，应脱离粉尘环境。

（2）支气管舒张药：COPD的气道阻塞和气流受限在很大程度上是不可逆的，因此，支气管舒张药的疗效不如哮喘患者明显；然而，大多数COPD患者的气道阻塞和气流受限还不是完全不可逆的，尽管支气管舒张药的疗效不显著，但气道阻塞很小程度的减轻有时就可以使患者的气短症状明显缓解，生活质量明显提高。因此，支气管舒张药是COPD稳定期患者最主要的治疗药物。部分患者使用支气管舒张药后，虽然FEV_1%预计值和FEV/FVC等肺功能指标没有提高，但生活质量仍有显著改善。

1）抗胆碱药：是COPD常用的制剂，主要品种为异丙托溴铵气雾剂，雾化吸入，持续6~8h，每次40~80μg（每喷20μg），每天3~4次。该药起效较沙丁胺醇慢，作用温和，副作用很小，尤其适合老年患者使用。

2）β_2肾上腺素受体激动剂：短效制剂如沙丁胺醇气雾剂，每次100~200μg（1~2喷），雾化吸入，疗效持续4~5h，每24h不超过8~12喷。特布他林气雾剂亦有同样作用。常见副作用为手颤，偶见心悸、心动过速等。除了舒张支气管外，β_2肾上腺素受体激动剂尚有增强膈肌功能、增强支气管纤毛排送功能等作用。现有将抗胆碱药与短效肾上腺素受体激动剂混合于一个吸入装置内的制剂，联合应用这两种药物以提高疗效。长效制剂如沙美特罗、福莫特罗等，必要时可选用。

3）茶碱类药物：茶碱缓释片，0.2g，早、晚各1次；氨茶碱，0.1g，每日3次。除舒张支气管外，还有强心、利尿、增强膈肌功能等多方面的作用，均有利于减轻患者症状，提高生活质量。须注意使用剂量不能过大，以免引起副作用。

（3）祛痰药：对痰不易咳出者可应用祛痰药，但疗效不确实。化痰和祛痰药物种类繁多，常用溴己新、乙酰半胱氨酸、盐酸氨溴索等。

（4）长期氧疗（long-term oxygen therapy，LTOT）：对COPD并发慢性呼吸衰竭者可提高生活

质量和生存率,对血流动力学、运动能力和精神状态均会产生有益的影响。LTOT 的使用指征为:① $PaO_2 \leqslant 55mmHg$ 或 $SaO_2 \leqslant 88\%$,有或没有高碳酸血症;② PaO_2 55~70mmHg 或 $SaO_2 < 89\%$,并有肺动脉高压、右心衰竭或红细胞增多症(血细胞比容 >0.55)。一般用鼻导管吸氧,氧流量为 1.0~2.0L/min,吸氧时间 >15h/d。目的是使患者在海平面、静息状态下,达到 $PaO_2 \geqslant 60mmHg$ 和 / 或 SaO_2 升至 90%。

(5) 长期吸入糖皮质激素:对于 COPD 与哮喘合并存在的患者,长期吸入糖皮质激素可获肯定疗效,长期联合吸入糖皮质激素和长效 β_2 肾上腺素受体激动剂效果更好。对于其他 COPD 患者疗效不一致。

(6) 免疫调节治疗:适当应用一些增强免疫功能的药物,例如核酪注射液、胸腺素注射液、死卡介苗精制品注射液等,可能有一定的作用。应按时接种流感病毒疫苗。多价肺炎球菌疫苗可能有用。

2. 急性加重期治疗　首先应确定导致病情急性加重的原因,最常见者是细菌或病毒感染,使气道炎症加重,气流受限加重,患者自觉症状加重,严重时并发呼吸衰竭和右心衰竭。应根据患者病情严重程度决定门诊或住院治疗。

(1) 控制性氧疗:氧疗是 COPD 加重期患者住院的基础治疗。无严重合并症的 COPD 加重期患者氧疗后较容易达到满意的氧合水平($PaO_2 > 60mmHg$ 或 $SaO_2 > 90\%$),但有可能发生潜在的 CO_2 潴留。给氧途径包括鼻导管或文丘里(Venturi)面罩。鼻导管给氧时,吸入的氧浓度与给氧流量有关,估算公式为吸入氧浓度(%)=21+4× 氧流量(L/min)。一般吸入氧浓度为 28%~30%,吸入氧浓度过高时引起二氧化碳潴留的风险加大。氧疗 30min 后应复查动脉血气以确认氧合满意而未引起 CO_2 潴留或酸中毒。

(2) 抗生素:由于多数 COPD 急性加重由细菌感染诱发,故抗感染治疗在 COPD 急性加重的治疗中具有重要地位。COPD 急性加重并有脓性痰是应用抗生素的指征。开始时应根据患者所在地常见病原菌类型经验性地选用抗生素,如给予 β- 内酰胺类 /β- 内酰胺酶抑制药、大环内酯类或喹诺酮类。若最初选择的抗生素反应欠佳,应及时根据痰培养及抗生素敏感试验调整药物。长期应用广谱抗生素和激素者易继发真菌感染,宜采取预防和抗真菌措施。

(3) 支气管舒张药:药物同稳定期所使用者。有严重喘息症状者可给予较大剂量雾化吸入治疗,如应用沙丁胺醇 2 500μg 或异丙托溴铵 500μg,或沙丁胺醇 1 000μg 加异丙托溴铵 250~500μg,通过小型雾化吸入器给患者吸入治疗以缓解症状。对喘息症状较重者常给予静滴茶碱,应注意控制给药剂量和速度,以免发生中毒,有条件者可监测茶碱的血药浓度。

(4) 糖皮质激素:COPD 急性加重期住院患者宜在应用支气管舒张药基础上口服或静脉使用糖皮质激素。可口服泼尼松龙 30~40mg/d,有效后即逐渐减量,一般疗程为 10~14d。也可静脉给予甲泼尼龙。

(5) 机械通气:对于并发较严重呼吸衰竭的患者可使用机械通气治疗。

(6) 其他治疗措施:积极排痰治疗,最有效的措施是保持机体有足够体液,使痰液变稀薄;其他措施如刺激咳嗽、叩击胸部、体位引流等方法,并可酌情选用祛痰药。积极处理伴随疾病(如冠心病、糖尿病等)及合并症(如休克、弥散性血管内凝血、上消化道出血、肾功能不全等)。

(7) 并发肺源性心脏病、右心衰竭的患者:治疗方法可参阅慢性肺源性心脏病的治疗。

(三)手术处理

COPD 主要依赖内科方法进行治疗,外科方法只适用于少数有特殊指征的患者,病例选择恰当时可以取得一定疗效,使患者肺功能有所改善,呼吸困难有所减轻,生活质量有所提高。由于手术风险较大而获益有限,且费用较昂贵,故对于决定进行手术治疗应十分慎重。术前必须进行胸部 CT 检查、肺功能测定和动脉血气分析,全面评价呼吸功能。手术方式包括肺大疱切除术和肺减容手术。肺移植术为终末期 COPD 患者提供了一种新的治疗选择,但也存在着技术要求高、供体有限、手术风险大及费用昂贵等问题。

(四)营养调理

合理补充液体和电解质以保持身体水电解质平衡。注意补充营养,根据患者胃肠功能状况调节饮食,保证热量和蛋白质、维生素等营养素的摄入，必要时可以选用肠外营养治疗。

四、康复评定

(一) 身体结构与功能

COPD 身体结构和功能的评定包括体征和呼吸肌肌力评定。体征的评定通过对胸廓的视诊（胸廓形状、呼吸频率、呼吸模式、辅助呼吸肌是否参与等）、触诊（胸廓动度、胸廓张力、语音震颤情况等）、叩诊（有无胸腔积液、血气胸等）、听诊（异常呼吸音、湿啰音等）完成。最大吸气压（MIP）和最大呼气压（MEP）用以表明呼吸肌的收缩力，是目前评价呼吸肌功能有用的非创伤性指标之一；其中 MIP 是指在残气位或功能残气位气道阻断时最大努力吸气能产生的最大吸气口腔压力；临床上以最低值为标准，男性为 7.8kPa（79.8cmH$_2$O），女性为 4.9kPa（50cmH$_2$O）。

(二) 活动和参与

活动和参与包括呼吸困难和日常生活质量评定。呼吸困难是 COPD 标志性症状，是使患者焦虑不安的主要原因；早期仅于劳力时出现，后逐渐加重，以致日常活动甚至休息时也感到气短。目前评定呼吸困难的量表有改良英国医学研究委员会呼吸困难量表（mMRC）、Borg 评分、慢性呼吸系统疾病问卷（CRQ）中呼吸困难评价部分等。

COPD 评定测试（COPD Assessment Test，CAT）是目前国际上公认的评定 COPD 健康和生活质量的量表；CAT 共包括 8 个问题（表 7-3），患者根据自身情况，对每个项目作出相应评分（0~5 分），总分 40 分；0~10 分为"轻微影响"，11~20 分为"中等影响"，21~30 分为"严重影响"，31~40 分为"非常严重影响"。

表 7-3　COPD 评定测试

问题轻微	评分						问题严重
我从不咳嗽	0	1	2	3	4	5	我一直在咳嗽
我一点痰也没有	0	1	2	3	4	5	我有很多痰
我没有任何胸闷的感觉	0	1	2	3	4	5	我有很重的胸闷的感觉
当我在爬坡或爬一层楼梯时，我并不感觉喘不过气来	0	1	2	3	4	5	当我在爬坡或爬一层楼梯时，我感觉非常喘不过气来
我在家里的任何活动都不受慢阻肺的影响	0	1	2	3	4	5	我在家里的任何活动都很受慢阻肺的影响
每当我想外出时，我就能外出	0	1	2	3	4	5	因为我有慢阻肺，所以我从来没有外出过
我的睡眠非常好	0	1	2	3	4	5	由于我有慢阻肺，我的睡眠非常不好
我精力旺盛	0	1	2	3	4	5	我一点精力都没有

(三) 环境因素

COPD 的环境因素评定包括患者居住的环境（是否需要爬坡、爬楼梯等）、家庭成员（是否有人照料）、生活习惯、饮食习惯等。

(四) 特殊评定

COPD 的评定还包括肺功能测试和 6min 步行试验。肺功能测试是判断气流受限的主要客观指标，对 COPD 诊断、严重程度评价、疾病进展、预后及治疗反应等有重要意义。其中重要的指标包括用力肺活量（FVC）：最大吸气后用力呼出的最大呼气量。第一秒用力呼气量（FEV$_1$）：最大吸气后第一秒从肺部排出的呼气量。一秒率（FEV$_1$/FVC）：第一秒用力呼气量占用力肺活量百分比，是评价气流受限的敏感指标，与 COPD 严重程度（表 7-4）及预后有良好的相关性。

表 7-4　COPD 严重程度分级

分级	分级标准
轻度	$FEV_1/FVC<70\%$, $FEV_1 \geqslant 80\%$ 预计值, 有或无慢性咳嗽、咳痰症状
中度	$FEV_1/FVC<70\%$, $50\% \leqslant FEV_1 <80\%$ 预计值, 有或无慢性咳嗽、咳痰症状
重度	$FEV_1/FVC<70\%$, $30\% \leqslant FEV_1 <50\%$ 预计值, 有或无慢性咳嗽、咳痰症状
极重度	$FEV_1/FVC<70\%$, $FEV_1<30\%$ 预计值, 或 $FEV_1<50\%$, 伴慢性呼吸衰竭

肺功能测试中的流速-容量曲线(图 7-2)可以提供有关气道阻塞种类的相关信息并有助于肺部疾病的诊断。

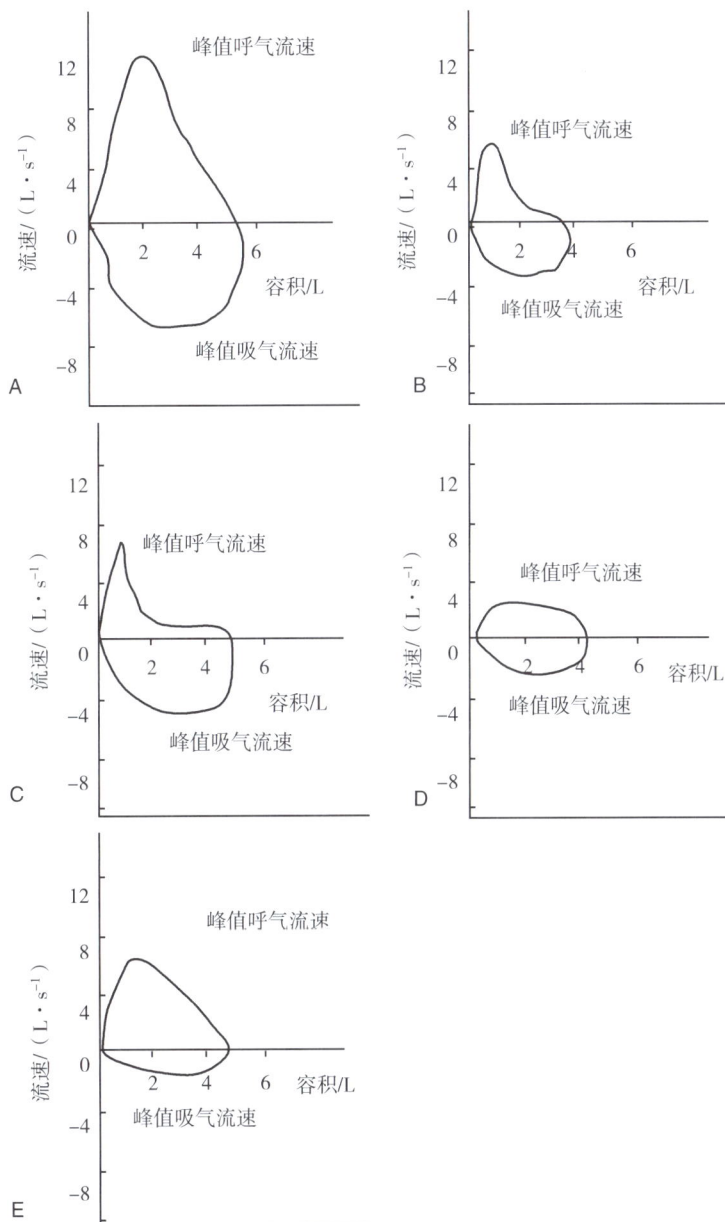

图 7-2　流速-容量曲线

A. 正常的流速-容积环具有特征性的形状; B. 哮喘或慢性支气管炎致气道阻塞时, 流速-容积曲线的呼气支凹形下降, 吸气流量也下降; C. 肺气肿时呼气流量陡然下降, 而吸气流量保持相对正常; D. 一个固定性大气道阻塞致流速-容积环变为椭圆; E. 膈肌无力或胸腔外气管阻塞致吸气流量降低。

6min 步行试验是评价运动能力的次极量水平的试验；6min 步行试验与 FEV_1/FVC 相关性好，能很好地反应 COPD 的呼吸困难程度，日常生活能力以及呼吸康复的干预效果，并且更简便易行。

五、康复治疗

（一）运动治疗

2013 年欧洲呼吸学会（European Respiratory Society,ERS）/ 美国胸科学会（American Thoracic Society, ATS）关于肺康复的专家共识指出肺康复是 COPD 管理中重要的一部分；国际指南亦明确指出肺康复是有益于 COPD 及其他慢性肺病；而运动训练被认为是肺康复计划的基石。

1. 运动方式　全面的运动训练应该包括有氧运动、抗阻运动、柔韧性训练和平衡运动。有氧运动是由全身大肌群参与的周期性、动力性活动，主要是使心、肺得到有效的刺激，从而提高心、肺功能，包括慢跑（运动平板）、自行车（塌车）、游泳等；抗阻运动可以改善肌肉力量及症状，包括器械抗阻、弹力带抗阻、爬台阶等。

2. 运动强度　ACSM 推荐 COPD 患者进行较大强度（60%~80% 最大功率）和小强度（30%~40% 最大功率）运动；小强度运动可以缓解症状，提高健康相关生活质量，加强日常生活中的体力活动能力；而较大强度的可以使生理机能大幅度提高。因此，如果患者能够耐受，鼓励进行较大强度的运动。运动强度的控制还可以根据主观症状控制：如将 Borg 评分（表 4-8）范围控制在 3~6 分（中度呼吸困难至重度呼吸困难之间）。

3. 运动时间及运动频率　建议每次 30~60min，每周 3~5 次，坚持 6~12 周。

（二）物理因子治疗

COPD 肌无力的稳定期患者，肢体远端给予神经肌肉电刺激可以改善肌肉力量、运动耐力和峰值摄氧量。体外膈肌起搏器（图 7-3）能针对 COPD 改善其通气功能，它是通过功能性电刺激膈神经引起膈肌收缩，达到改善通气的目的。

（三）气道廓清治疗

慢性咳嗽、咳痰是 COPD 的典型症状，痰液的有效清除是 COPD 症状改善的重点之一。气道廓清技术用于提高黏液纤毛系统的清除功能，有助于痰液的清除；主要包括体位引流，主动循环呼吸技术（ACBT），自主引流

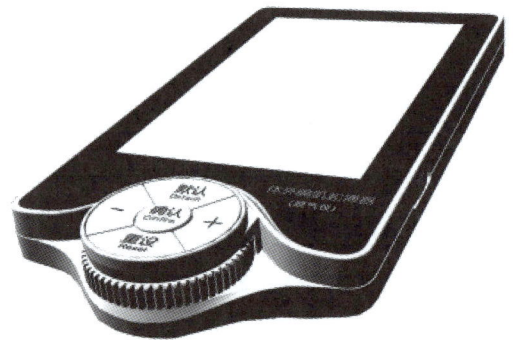

图 7-3　体外膈肌起搏器

（autogenic drainage,AD），高频胸壁振荡，呼气正压，叩击、振动和摇动等。

1. 体位引流　也称支气管引流。是一种患者被放置在特定体位上，通过重力协助分泌物从支气管树中引流出来的特定技术。由听诊和胸部影像学检查确定需要引流的肺叶后，将患者安置在适当的位置，并在该体位下给予患者感到舒适的支撑（图 7-4）；每个位置应维持在 5~10min，如果患者能够耐受，可持续更长时间；如果在体位引流时结合其他气道廓清技术（如叩击、振动等），可以减少时间。

2. 主动循环呼吸技术（ACBT）　主动循环呼吸技术可以有效清除支气管分泌物，并能改善肺功能而不加重低氧血症和气流阻塞。

主动循环呼吸技术（ACBT）是一种灵活的方案。由三部分构成：呼吸控制、胸廓扩张运动、用力呼气技术。呼吸控制在主动循环呼吸技术中，介于两个主动部分之间的休息间隙。患者按自身的速度和深度进行潮式呼吸，并鼓励其放松上胸部和肩部，尽可能多利用下胸部，即膈肌呼吸模式来完成呼吸。胸廓扩张运动是指着重于吸气的深呼吸运动。吸气是主动运动，在吸气末通常需屏气 3s，然后完成被动呼气动作。

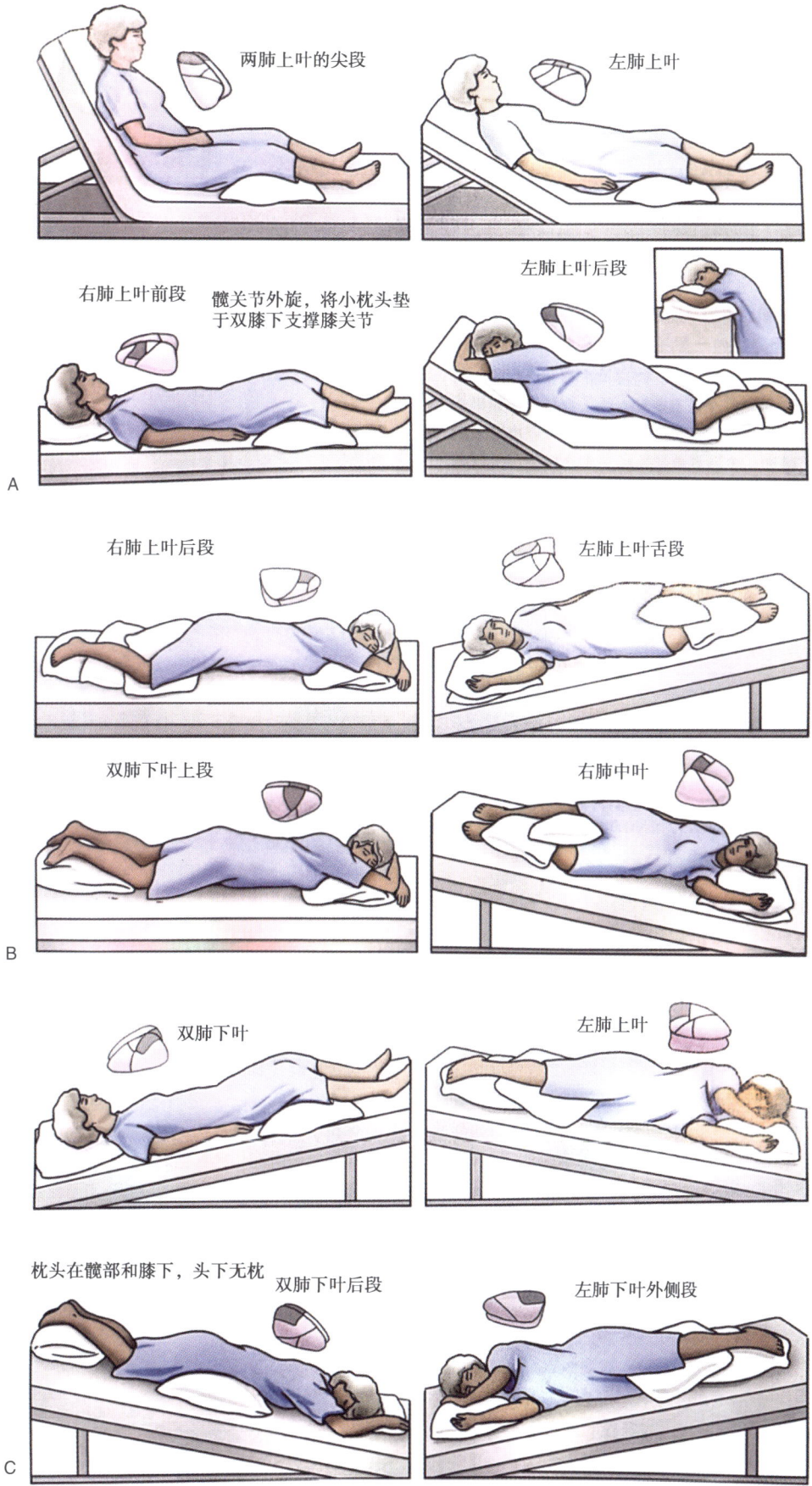

两肺上叶的尖段

左肺上叶

右肺上叶前段

髋关节外旋，将小枕头垫于双膝下支撑膝关节

左肺上叶后段

A

右肺上叶后段

左肺上叶舌段

双肺下叶上段

右肺中叶

B

双肺下叶

左肺上叶

枕头在髋部和膝下，头下无枕

双肺下叶后段

左肺下叶外侧段

C

图 7-4　体位引流

胸廓扩张运动有助于肺组织的重新扩张,并协助移除和清理过量的支气管分泌物。在胸廓扩张运动时,与摇动、振动、叩击等联合应用有助于进一步清除分泌物。用力呼气技术由1~2次用力呼气(呵气)组成,随后进行呼吸控制一段时间再重新开始。从中等肺容积下降到低肺容积可以将分泌物从外周移动到上呼吸道,而上呼吸道分泌物可在高肺容积时清除。

主动循环呼吸技术的三个部分应该被灵活应用,而且这些技术应该根据每个患者和每个治疗周期进行调整。

3. 自主引流(AD) 自主引流的目的是最大限度地增大气道内气流,以改善通气功能并清除黏液。自主引流分3个阶段通过改变呼气流速,用膈式呼吸来移动分泌物。

(1)第1阶段:松动。开始于一个正常的吸气随后屏气,然后深呼气至补呼气量的范围;通过中等潮气量使功能残气量达到支持水平以下。

(2)第2阶段:聚集。潮气量呼吸从补呼气量逐渐转变成补吸气量范围。

(3)第3阶段:排出。高肺容积呼吸,呵气用于帮助排空分泌物。

4. 高频胸壁振荡 高频胸壁振荡也称高频胸部压迫,包括一个可充气背心,气体-脉冲发生器连接。通常以5~20Hz的频率压迫胸壁,提供间歇正压气流,引起气道内气流的瞬间增加,使黏液从外周移动到中央气道排出。高频胸壁振荡还可以降低黏液的黏度,使其更容易被移动。

5. 呼气正压 呼气正压包括一个单向呼吸阀和一个可调节的呼气阻力,可产生一个作用力使气道在呼气期间开放;振荡呼气正压通过提供呼气正压、使气道振荡、加快呼气流速从而达到松动并移除分泌物的作用。

6. 叩击、振动和摇动 胸部叩击是一种清除分泌物的传统方式。在涉及的肺段部分,治疗者双手成杯状对胸部做有节律的叩击;这种技术可在呼吸的吸气和呼气阶段同时进行。

振动是温和、高频的力,在所涉及的肺段处,通过对胸壁施加压力时上肢的持续共同收缩传递产生的振动力。摇动与振动的应用类似,并且被描述为一个反弹动作,有时也被称为"肋骨弹跳",给胸壁提供一个并发的、压缩的力。振动和摇动只在呼气阶段使用。

叩击、振动、摇动与体位引流结合使用能更好地清除分泌物。

(四) 呼吸控制

呼吸控制是运用下胸部并鼓励放松上胸部和肩部的潮式呼吸(图7-5)。

在进行呼吸控制时,患者应处于很好的支撑和舒适的体位,可以取坐位、高侧卧位、站立前倾位。鼓励患者利用下胸时,将上胸、肩部和手臂放松;可以将患者或者治疗师的手放在下胸或者腹部感受其呼吸运动。缩唇呼吸能有效减少呼吸困难的不适,防止气道关闭,增加呼气时间,还可以减少呼吸频率,增加潮气量,并进一步增加休息时的气体交换。

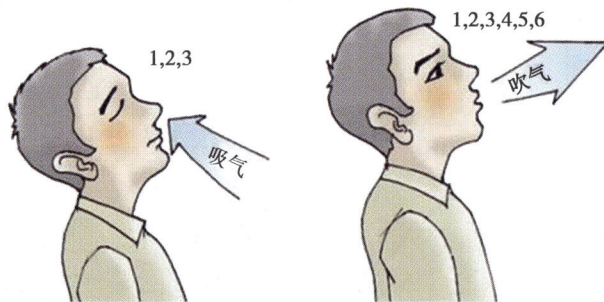

图 7-5 呼吸控制

(五）呼吸肌肌力训练

COPD 患者吸气肌的力量和耐力较差,会引起过度充气、高碳酸血症、呼吸困难、血氧饱和度下降、步行距离减少等;专门针对吸气肌的训练对预防和缓解运动耐受不良、呼吸困难及高碳酸血症通气衰竭是有效的。

(六）呼吸操

呼吸操是一种结合了体能和呼吸功能的锻炼,可以针对慢性阻塞性肺疾病(COPD)有效改善肺功能;主要通过加强呼吸控制、腹式呼吸、呼吸肌刺激及加强胸廓顺应性来增加肺活量,提高血氧饱和度、增加呼吸肌肌力和耐力,减轻呼吸困难等。

呼吸操主要包括头部运动、扩胸运动、躯干旋转、下肢运动等配合腹式呼吸和缩唇呼吸一起完成。

(七）心理干预

COPD 的诊断以及呼吸困难的表现会有一个非常明显的影响,给患者带来压力、焦虑和抑郁。当出现这些症状的时候及时跟你的医护人员沟通,除了药物的使用外,最主要的是心理方面的干预;包括培养规律日常生活习惯;合理饮食,大量饮水;保证充足的睡眠;维持你的社交网络;维持你的兴趣爱好;加入一些互动小组;有效的沟通(包括聆听和说话);练习放松的呼吸方法等。

(八）康复护理

COPD 的康复护理包括体位管理和气道管理。体位管理中前倾的体位可以增加跨膈压,增加胸腔运动和减少斜方肌、胸锁乳突肌的活动;其他有利体位包括高侧卧位、站立前倾位等;气道管理主要是指气道湿化、雾化,气道清理等。

六、预后及健康教育

(一）预后

COPD 是慢性进行性疾病,目前尚无法使其病变逆转;但积极采用综合性治疗措施可以延缓病变进展。FEV_1 测定值对于判断预后意义较大。晚期常继发慢性肺源性心脏病。

(二）健康教育

COPD 主要预防措施包括戒烟,加强耐寒锻炼,增强体质,提高抗病能力。在气候骤变时及寒冷季节,应注意保暖,避免受凉,预防感冒、流行性感冒。改善环境卫生,做好防尘、防大气污染工作。加强个人劳动保护,避免烟雾、粉尘及刺激性气体对呼吸道的影响对所有患者进行关于疾病病程、急性加重或失代偿时症状方面的教育。他们对疾病的预期、治疗和预后不应过于乐观。目前没有药物可以修复长期下降的肺功能,药物治疗的主要目标是控制症状和预防并发症。

(魏妮 杨晖)

第四节 支气管哮喘

一、概述

支气管哮喘,简称哮喘。是由多种细胞(如嗜酸性粒细胞、肥大细胞、T 淋巴细胞、中性粒细胞、气道上皮细胞等)和细胞组分参与的气道慢性炎症性疾病。这种慢性炎症导致气道高反应性增加,常伴有广泛多变的可逆性气流受限,临床上表现为反复发作的喘息、气急、胸闷、咳嗽等症状,常在夜间和 / 或清晨发作、加剧。多数患者可自行或经治疗缓解。

（一）病因

目前认为支气管哮喘常见病因包括宿主和环境两个方面。

1. 宿主因素

（1）遗传：哮喘与多基因遗传有关，具有明显家族聚集倾向。国际哮喘遗传学协作研究组等组织将哮喘候选基因定位多条染色体，包括染色体 1、2、3、7、8、12、13、14、16、17、20 等的不同位点。这些哮喘遗传易感基因与气道高反应性、IgE 调节和特应性反应相关。

（2）特应性：特应性患者气道嗜酸性粒细胞、T 淋巴细胞升高明显，非特应性患者与中性细胞升高相关。

（3）气道高反应性（AHR）：是指气道对各种刺激因子如变应原、理化因素、运动、药物等呈现的高度敏感状态，表现为患者接触这些刺激因子时，气道出现过强或过早的收缩反应。AHR 是哮喘的基本特征，可通过支气管激发试验来量化和评定，有症状的哮喘患者几乎都存在 AHR。目前普遍认为气道慢性炎症是导致 AHR 的重要机制之一，当气道受到变应原或其他刺激后，多种炎症细胞释放炎症介质和细胞因子，气道上皮损害、上皮下神经末梢裸露等，从而导致气道高反应性。AHR 常有家族倾向，受遗传因素的影响。无症状的气道高反应性者出现典型哮喘症状的风险明显增加。然而，出现 AHR 者并非都是哮喘，如长期吸烟、接触臭氧、病毒性上呼吸道感染慢性阻塞性肺疾病等也可出现 AHR，但程度相对较轻。

（4）性别和种族：早期研究发现儿童中黑种人较白种人患哮喘风险高，但种族并不是决定因素，这可能与诊断和治疗差异有关；男性多为早期发作型，女性多为晚期发作型，即年龄小于 15 岁的男孩和年龄至少为 30 岁的妇女先后出现两个发病高峰。

（5）肥胖：体重超重、惯于久坐、活动少、长时间逗留在室内，增加个体暴露于家中变应原的危险性。

2. 环境因素

（1）变应原：尘螨和真菌是室内空气中的主要变应原。花粉与草粉是室外常见的变应原，木本植物（树花粉）常引起春季哮喘，而禾本植物的草类花粉常引起秋季哮喘。

（2）职业性变应原：常见的变应原有谷物粉、面粉、动物皮毛等。低分子量变应原的作用机制尚不明确，高分子量的变应原可能是通过与变应原相同的变态反应机制致敏患者诱发哮喘。

（3）药物、食物及添加剂：药物引起哮喘发作有特异性和非特异性反应两种。前者以生物制品过敏最常见，而后者发生于使用交感神经阻滞药、副交感神经增强剂以及环氧化酶抑制剂，如普萘洛尔、新斯的明、阿司匹林等。食物过敏大多属于 I 型变态反应，如牛奶、鸡蛋、海鲜及调味食品类等可作为变应原。

（4）感染：呼吸道病毒感染与哮喘的形成和发作有关。最常见的是鼻病毒。细菌、衣原体和支原体感染在哮喘中的作用尚存争议。

（5）烟草暴露、空气、环境污染：与哮喘发病关系密切。最常见的是煤气（尤其是 SO_2）、油烟、被动吸烟、杀虫喷雾剂等。

（二）诱发因素

哮喘的发作可具有相同的诱发因素，如变应原、空气污染物、呼吸道感染、二氧化硫、食物添加剂和药物等。此外下列因素也可诱导哮喘发作。

1. 精神因素　紧张不安、情绪激动等会促使哮喘发作，一般认为是通过大脑皮层和迷走神经反射或过度换气所致。

2. 运动和通气过度　约有 70%~80% 的哮喘患者在剧烈运动后诱发哮喘发作，称为运动性哮喘。其机制可能为剧烈运动后过度呼吸，使气道黏膜上皮的水分和热量丢失暂时渗透压过高，诱发支气管平滑肌痉挛。

3 气候　改变气温、湿度、气压和空气中离子等发生改变时可诱发哮喘,故在寒冷季节或秋冬气候转变时较多发病。

4. 月经、妊娠等生理因素　不少女性哮喘患者在月经前 3~4d 有哮喘加重的现象,可能与经前期孕酮的突然下降有关。妊娠对哮喘的作用主要表现为机械性的影响及哮喘有关的激素变化,一般无规律性。

（三）流行病学

哮喘是严重的全球性健康问题,影响所有年龄段。在许多国家,尤其在儿童中,其流行率正在增加。目前,全球哮喘患者至少有 3 亿人,中国哮喘患者约 3 000 万人。近期国内成人哮喘问卷调查显示,我国 20 岁及以上人群哮喘现患病率已达 4.2%。

二、临床表现

（一）症状与体征

典型的支气管哮喘出现反复发作的胸闷、喘息、呼吸困难、咳嗽等症状,在发作前常有鼻塞、喷嚏和眼痒等先兆症状,发作严重者可在短时间内即出现严重呼吸困难和低氧血症。有时咳嗽可为唯一症状(咳嗽变异性哮喘)。在夜间或凌晨发作是哮喘的特征之一。哮喘症状可在数分钟内出现,症状轻者可自行缓解,但大部分需积极处理。

发作时可出现两肺散在、弥漫分布的呼气相哮鸣音,呼气相延长,有时吸气、呼气相均有干啰音。严重发作时可出现呼吸音低下,哮鸣音消失,临床上称为静止肺,预示着病情危重,随时会出现呼吸骤停。

部分哮喘患者在不发作时可无任何症状和体征。

（二）实验室检查

1. 痰液检查　可见较多嗜酸性粒细胞,如合并呼吸道细菌感染,痰涂片革兰氏染色、细胞培养及药物敏感试验有助于病原菌的诊断及指导治疗。

2. 肺功能检查　肺功能测定有助于确诊支气管哮喘,也是评定哮喘控制程度的重要依据之一。主要有通气功能检测、支气管舒张试验、支气管激发试验和最大呼气流量(PEE)及其日变异率测定。

(1)通气功能检测:缓解期的肺通气功能多数在正常范围。在哮喘发作时,由于呼气流速受限,呼气流速指标均显著下降,表现为第一秒用力呼气量(FEV_1),一秒率(FEV_1/FVC)、最大呼气中期流量、呼出 50% 与 75% 肺活量时的最大呼气流量(MEF 50% 与 MEF 75%)以及呼气峰值流量(PEFR)以及最大呼气流量(PEF)均减少。肺容量指标可有用力肺活量减少、残气量增加、功能残气量和肺总量增加,残气量占肺总量百分比增高。经过治疗后可逐渐恢复。病变迁延、反复发作者,其通气功能可逐渐下降。

(2)支气管舒张试验:对于有气道阻塞的患者,可行支气管舒张试验。吸入支气管扩张药(如沙丁胺醇、特布他林),如用药后 FEV_1 较用药前增加 $\geq 12\%$,且绝对值增加 200mL,为支气管舒张试验阳性,对诊断支气管哮喘有帮助。

(3)支气管激发试验:对于有哮喘症状但肺功能正常的患者,可行支气管激发试验,常用吸入激发剂为醋甲胆组胺。吸入激发剂后其通气功能下降、气道阻力增加。在设定的激发剂量范围内,如 $FEV_1 \geq 20\%$,为支气管激发试验阳性,使 FEV_1 下降 20% 的累积剂量($PD20-FEV_1$)或累积浓度($PC20-FEV_1$),表示气道高反应性的程度,可对气道反应性增高的程度做出定量判断。

(4)PEF 及其日变异率:PEF 及其日变异率可反映通气功能的变化。哮喘发作时 PEF 下降,并且哮喘患者常有通气功能昼夜变化,夜间或凌晨通气功能下降,如果昼夜 PEF 变异率 $\geq 20\%$ 有助于诊断为哮喘。

（三）胸部 X 线检查

早期在哮喘发作时可见两肺透亮度增加,呈过度充气状态;在缓解期多无明显异常。如并发呼吸道感染,可见肺纹理增加及炎症性浸润阴影。同时要注意肺不张、气胸或纵隔气肿等并发症的存在。

（四）变应原检测

有体内的变应原皮肤点刺试验和体外的特异性 IgE 检测，可明确患者的过敏状态，指导患者尽量避免接触变应原及进行特异性免疫治疗。可以酌情做皮肤变应原测试、吸入变应原测试、体外可检测患者的特异性 IgE 等。

（五）动脉血气分析

严重哮喘发作时可出现缺氧。由于过度通气可使 $PaCO_2$ 下降，pH 上升，表现为呼吸性碱中毒。若病情进一步恶化，可同时出现缺氧和 CO_2 滞留，表现为呼吸性酸中毒。当 $PaCO_2$ 较前增高，即使在正常范围内也要警惕严重气道阻塞的发生。

三、临床诊断与处理

（一）诊断

1. 反复发作喘息、气急、胸闷或咳嗽，多与接触变应原、冷空气、物理、化学性刺激、病毒性上呼吸道感染、运动等有关。

2. 发作时在双肺可闻及散在或弥漫性，以呼气相为主的哮鸣音，呼气相延长。

3. 上述症状可经治疗缓解或自行缓解。

4. 除外其他疾病所引起的喘息、气急、胸闷和咳嗽。

5. 临床表现不典型者（如无明显喘息或体征）应至少具备以下 1 项：①支气管激发试验或运动试验阳性；②支气管舒张试验阳性（用药后 FEV_1 较用药前增加 ≥ 12%，且绝对值增加 200mL）；③呼气峰流速（PEF）日变异率或昼夜波动率 ≥ 20%。

以上符合 1~4 条或 4+5 条者，可以诊断为支气管哮喘。

（二）药物治疗

1. 糖皮质激素　是目前控制哮喘最有效的药物。分为吸入、口服和静脉用药。

（1）吸入：吸入型糖皮质激素由于其局部抗炎作用强、全身不良反应少，已成为目前哮喘长期治疗的首选药物。常用药物有倍氯米松、布地奈德、氟替卡松、环索奈德、莫米松等。通常需规律吸入 1~2 周以上方能起效。根据哮喘病情选择吸入不同 ICS 剂量。

（2）口服：常用泼尼松和泼尼松龙。用于吸入激素无效或需要短期加强治疗的患者。起始 30~60mg/d，症状缓解后逐渐减量至 ≤ 10mg/d，然后停用或改用吸入剂。不主张长期口服激素用于维持哮喘控制的治疗。

（3）静脉用药：重度或严重哮喘发作时应及早静脉给予激素。可选择琥珀酸氢化可的松，常用量 100~400mg/d，或甲泼尼龙，常用量 80~160mg/d。地塞米松因在体内半衰期较长、不良反应较多，宜慎用，一般 10~30mg/d。

2. β_2 受体激动剂　分为短效 β_2 受体激动剂（维持 4~6h）和长效 β_2 受体激动剂（维持 10~12h），长效 β_2 受体激动剂又可分为快速起效（数分钟起效）和缓慢起效（30min 起效）两种。

（1）短效 β_2 受体激动剂：为治疗急性发作的首选药物。有吸入、口服和静脉 3 种制剂，首选吸入常用药物有沙丁胺醇和特布他林。吸入剂包括定量气雾剂、干粉剂和雾化溶液。短效 β_2 受体激动剂应按需间歇使用，不宜长期、单一使用。主要不良反应有心悸、骨骼肌震颤、低钾血症等。

（2）长效 β_2 受体激动剂：与 ICS 联合是目前最常用的哮喘控制性药物。常用的长效 β_2 受体激动剂有沙美特罗和福莫特罗。目前常用 ICS 加长效 β_2 受体激动剂的联合制剂，如氟替卡松 / 沙美特罗吸入粉雾剂、布地奈德福莫特罗吸入粉雾剂。长效 β_2 受体激动剂不能单独用于哮喘的治疗。

3. 白三烯调节剂　目前除 ICS 外唯一可单独应用的哮喘控制性药物。常用药物有孟鲁司特和扎鲁司特。

4. 茶碱类药物 口服：用于轻中度哮喘急性发作以及哮喘的维持治疗,常用药物有氨茶碱和茶碱缓释片,常用剂量每日 6~10mg/kg。口服茶碱缓释片尤适用于夜间哮喘症状的控制。小剂量茶碱缓释片与 ICS 联合是目前常用的哮喘控制性药物之一。

静脉：氨茶碱首剂负荷剂量为 4~6mg/kg,注射速度不宜超过 0.25mg/(kg·min),维持剂量为 0.6~0.8mg/(kg·h)。每日最大用量一般不超过 1.0g(包括口服和静脉给药)。静脉给药主要用于重症和危重症哮喘。

5. 抗胆碱药 分为短效抗胆碱药物(维持 4~6h)和长效抗胆碱药物(维持 24h)。常用的短效抗胆碱药物异丙托溴铵有 MDI 和雾化溶液两种剂型。

6. 抗 IgE 抗体 是一种人源化的重组鼠抗人 IgE 单克隆抗体,具有阻断游离 IgE 与 IgE 效应细胞表面受体结合的作用,但不会诱导效应细胞的脱颗粒反应。主要用于经吸入 ICS 和长效 β_2 受体激动剂联合治疗后症状仍未控制且血清 IgE 水平增高的重症哮喘患者。使用方法为每 2 周皮下注射 1 次,持续至少 3~6 个月。该药临床使用的时间尚短,其远期疗效与安全性有待进一步观察。

四、康复评定

(一) 身体结构与功能

支气管哮喘身体结构和功能的评定包括体征和呼吸肌肌力、呼气峰流速评定。其中体征和呼吸肌肌力的评定见慢性阻塞性肺疾病(COPD)的评定；呼气峰流速(PEF)是指用力呼气初期的最高流速,其数值大小与患者用力情况、呼吸肌力量、气道口径、年龄、身高有关,一般成人正常范围为 450~600L/min；可以用于辅助哮喘诊断,评定哮喘患者病情和药物治疗效果,是哮喘患者进行自我管理的一种重要手段。

(二) 活动和参与

活动和参与包括呼吸困难和日常生活质量评定(见慢性阻塞性肺疾病的评定)。

(三) 环境因素

支气管哮喘的环境因素评定主要是变应原的评定(远离花粉、避免食用海鲜等)以及患者居住的环境(保持空气流通和干燥)、生活习惯、饮食习惯等。

(四) 特殊评定

见慢性阻塞性肺疾病(COPD)的评定。

五、康复治疗

根据对患者的全面评定,哮喘患者康复治疗的目的是减少气道变窄,改善肺通气,减少呼吸做功和能量消耗,减少或预防低氧血症,并优化顺应性。康复治疗同慢性阻塞性肺疾病(COPD)的康复治疗。

六、心理干预

见慢性阻塞性肺疾病(COPD)的心理干预。

七、康复护理

哮喘的康复护理对改善患者症状非常重要,包括体位管理和气道管理；哮喘患者的体位是指减少呼吸困难和呼吸功,最大化肺泡通气、氧饱和度和血气指标的体位,比如端坐位、高侧卧位等。急性哮喘因为呼吸急促、张口呼吸易致气道水分大量流失,痰液黏稠,痰痂形成,故应加强气道湿化,促进痰液引流,减轻气道阻力。对于严重支气管痉挛的哮喘患者,需雾化吸入支气管扩张药改善症状。

八、预后及健康教育

(一)预后

哮喘的转归和预后因人而异,与正确的治疗方案关系密切。儿童哮喘通过积极而规范的治疗,临床控制率可达 95%。轻症容易恢复,病情重,气道反应性增高明显,或伴有其他过敏性疾病不易控制。若长期发作而并发慢性阻塞性肺疾病(COPD)、肺源性心脏病者,预后不良。

(二)健康教育

哮喘患者的教育与管理是提高疗效、减少复发、提高患者生活质量的重要措施,医生应为每位初诊哮喘患者制订防治计划,使患者了解或掌握以下内容。

1. 相信通过长期、适当、充分的治疗,完全可以有效地控制哮喘发作。
2. 了解哮喘的激发因素以及避免诱因的方法。
3. 简单了解哮喘的本质及发病机制。
4. 熟悉哮喘发作的先兆表现及相应的处理办法。
5. 学会在家中自行监测病情变化,并进行评定,重点掌握峰流速仪的使用方法,有条件的可记录哮喘日记。
6. 学会哮喘发作时进行简单的紧急自我处理办法。
7. 了解常用平喘药的作用、正确用量、用法及不良反应。
8. 掌握不同吸入装置的正确用法。
9. 知道什么情况下应去医院就诊。
10. 与医生共同制订出防止哮喘复发,保持长期稳定的方案。

(魏 妮 刘忠良 李永朝)

第五节 呼 吸 衰 竭

一、概述

(一)定义

呼吸衰竭是由于肺内外各种原因,通常是构成呼吸系统驱动,气体传导,胸廓运动,肺泡结构以及血液携带氧的能力等某一个或某几个成分存在疾病引起的肺通气和/或换气功能严重障碍,以致不能进行有效的气体交换,在呼吸空气(海平面大气压,静息状态下)时,产生严重缺氧或伴高碳酸血症,从而引起一系列生理功能和代谢紊乱的临床综合征。动脉血气分析是诊断呼吸衰竭的必备项目,在海平面正常大气压、静息状态、呼吸空气条件下,动脉血氧分压(PaO_2)<60mmHg,伴或不伴有动脉血二氧化碳分压($PaCO_2$)>50mmHg,并排除心内解剖分流和原发于心排血量降低等因素,可诊断为呼吸衰竭。

(二)病因

参与肺通气和肺换气的任何一个环节的严重病变,都可导致呼吸衰竭。临床上常引起急、慢性呼吸衰竭的主要病因有气道阻塞性病变、肺组织病变、肺血管疾病、胸廓与胸膜病变、神经肌肉疾病。临床上,根据动脉血气分析、发病急缓及病理生理的改变进行分类。按照动脉血气分析分为 Ⅰ 型呼吸衰竭和 Ⅱ 型呼吸衰竭;按照发病急缓分为急性呼吸衰竭(acute respiratory failure,ARF)和慢性呼吸衰竭(chronic respiratory failure，CRF）；按照发病机制可分为通气性呼吸衰竭和换气性呼吸衰竭，也可分为泵衰竭（pump failure）和肺衰竭（lung failure）。临床上许多重症疾病均可发生呼吸衰竭，呼吸衰竭实际上是一个综合征，而不是一种疾病。急性或慢性呼吸衰竭也是临床上危重患者死亡的重要原因。慢性阻塞性肺疾病（COPD）患者晚期常死于呼吸衰竭。肺炎患者的死亡原因，7% 以上为呼吸衰竭所致。急性呼吸衰竭的治疗多在医院重症监护病房内进行，慢性呼吸衰竭因发生速度相对缓慢、机体环境有足够的时间进行代谢，多不需要急救治疗，其治疗特点是对患者进行康复期训练和指导。而引起慢性呼吸衰竭最常见的疾病是COPD。

（三）流行病学

呼吸衰竭是临床常见危重症。美国统计，各种原因导致的呼吸衰竭每年约有 360 000 例，其中 36% 的患者死于住院期间。并发症和合并症随年龄增加而增加。中国尚缺乏全面的统计资料，据估计仅急性肺损伤和呼吸窘迫综合征的患者每年近 70 万例，考虑到每年慢阻肺患者死亡 128 万，每年呼吸衰竭患者发病不低于 200 万。

因此，深入研究慢性呼吸衰竭的发病机制以及开展有效的康复治疗，能有效地提高患者的运动耐力，改善生存质量和健康状况。本节主要介绍由 COPD 引起的慢性呼吸衰竭的康复治疗。

二、临床表现及处理

（一）临床表现

慢性呼吸衰竭的临床表现除原发病症状外，主要是缺氧、CO_2 潴留所致的多脏器功能紊乱的表现。

1. 常见症状　咳嗽、咳痰、气短或呼吸困难、呼吸增快或不规则；精神错乱、躁狂、昏迷、抽搐、失眠、烦躁、嗜睡、淡漠、扑翼样震颤；血压上升、脉搏洪大、心率加快；少尿、无尿、上消化道出血；头痛（晚上加重）、球结膜充血、水肿等。

2. 常见体征　①望诊：口唇指甲出现发绀，胸廓前后径增大，表现为桶状胸、肋间隙增宽、呼吸运动减弱。②触诊：双侧语音震颤减低。③叩诊：呈过清音，肺底界下移，心浊音界多缩小甚至消失。④听诊：呼吸音显著减弱，呼气时间延长，两肺底可有干、湿啰音，在急性发作期，可有哮鸣音和广泛的湿啰音。

3. 实验室和影像学检查

（1）动脉血气分析：$PaO_2 < 60mmHg$，可伴或不伴 $PaCO_2 > 50mmHg$，临床上以伴有 $PaCO_2 > 50mmHg$（Ⅱ型呼吸衰竭）常见。一般情况下，当 $PaCO_2$ 升高，但 $pH \geqslant 7.35$ 时，为代偿性呼吸性酸中毒，如 $pH < 7.35$ 则为失代偿性呼吸性酸中毒。

（2）肺功能检测：尽管在某些重症患者，肺功能受到限制，但通过肺功能的检测能判断通气功能障碍的性质（阻塞性、限制性或混合性）及是否合并有换气功能障碍，并对通气和换气功能障碍的严重程度进行判断。

（3）胸部影像学检查：包括胸部 X 线检查、胸部 CT 和放射性核素肺通气 / 灌注扫描、肺血管造影。

（4）纤维支气管镜检查：对于明确大气道情况和取得病理学证据具有重要意义。

（5）其他：合并感染时，外周血白细胞增高，核左移。痰培养可能查出病原菌。

（二）临床处理

1. 治疗原则　呼吸衰竭总的治疗原则是：加强呼吸支持，包括保持呼吸道通畅、纠正缺氧、CO_2 潴留和酸碱失衡所致的代谢功能紊乱及改善通气等；呼吸衰竭病因和诱发因素的治疗；加强一般支持治疗和对其他重要脏器功能的监测与支持。

2. 药物治疗

（1）抗生素：慢性呼吸衰竭急性加重的常见诱因是感染，而 COPD 是慢性呼吸衰竭的主要原因。及时有效地控制感染是治疗慢性呼吸衰竭的根本措施。临床上常用的抗感染药物有：β-内酰胺类、大环内酯类、氨基糖苷类、氟喹诺酮类等。

(2) 支气管舒张药：缓解支气管平滑肌痉挛使支气管舒张，促进纤毛运动，增加膈肌收缩力。常用的药物有：β_2 肾上腺素受体激动剂（沙丁胺醇气雾剂）、抗胆碱药（异丙托溴铵气雾剂）、茶碱类（茶碱缓释片）等。

(3) 祛痰剂：祛痰剂的作用方式主要是促进气道黏膜纤毛上皮运动，加速痰液的排出，保证支气管通畅。常用的药物有盐酸氨溴索、乙酰半胱氨酸等。

(4) 呼吸兴奋剂：该药通过刺激呼吸中枢或外周化学感受器，增加通气量。需要时，慢性呼吸衰竭患者可服用呼吸兴奋剂阿米三嗪 50~100mg，2 次 /d。使用时应注意患者气道通畅，无过量的分泌物潴留。

(5) 纠正酸碱平衡失调：慢性呼吸衰竭常有 CO_2 潴留，导致呼吸性酸中毒。但在纠正呼吸性酸中毒时会使机体 pH 升高，对机体造成严重危害，故在纠正呼吸性酸中毒的同时，应当注意同时纠正潜在的代谢性碱中毒。

(6) 糖皮质激素：主要用于呼吸系统过敏性疾病和支气管哮喘，用于治疗 COPD 应严格掌握指征。

3. 氧疗　COPD 是导致慢性呼吸衰竭的常见呼吸系统疾病，患者常伴有 CO_2 潴留，使通气功能不良。纠正缺氧是慢性呼吸衰竭康复治疗的根本目的，吸氧则是快速有效的手段。氧疗能直接提高慢性呼吸衰竭患者的肺泡和动脉血氧分压，纠正低氧血症；增加组织供氧，改善心、脑、肺、肾功能，稳定或降低肺动脉压；降低红细胞和血黏度，减轻红细胞增多症；减轻水钠潴留，改善呼吸困难症状，预防右心衰竭；预防夜间低氧血症，改善睡眠。临床常用氧疗方法主要有长期氧疗（long-term oxygen therapy，LTOT）和夜间氧疗，而 LTOT 多在家庭内进行，又称为家庭氧疗（home oxygen therapy，HOT），适用于 COPD 患者。国内外研究发现，氧疗可延长生命，吸氧者优于不吸氧者，长期吸氧者最佳。每天吸氧 15h 的患者其病死率明显低于未吸氧的患者。需注意随时监测动脉血气，注意有无 PaO_2 升高。常用的给氧方法是持续经鼻双腔管，低流量纯氧和大气氧相混，以纠正低氧血症。

三、康复评定

(一) 身体结构与身体功能

1. 呼吸困难分级　呼吸困难是 COPD 患者呼吸功能障碍最主要的表现，也是影响患者工作、学习、生活的最重要的因素。这里介绍南京医科大学根据 Borg 评分改进的呼吸困难评分法，该方法根据患者完成一般性活动后，主观劳累程度，即呼吸时气短、气急症状的程度进行评定，共分 5 级。

(1) Ⅰ级：无气短、气急。

(2) Ⅱ级：稍感气短、气急。

(3) Ⅲ级：轻度气短、气急。

(4) Ⅳ级：明显气短、气急。

(5) Ⅴ级：气短、气急严重，不能耐受。

2. 运动功能评定

(1) 平板或功率车运动试验：运动试验有助于了解慢性呼吸衰竭患者的心肺功能和活动能力，通过平板或功率车运动试验获得最大摄氧量、最大心率、最大 MET 值、运动时间等相关量化指标来评定患者的运动能力，也可通过平板或功率车运动试验中患者的主观用力程度分级等半定量指标来评定患者运动能力，为制订安全、合适、个体化的运动训练计划提供理论依据。

(2) 6min 或 12min 步行距离测定：对于没有条件或不能进行平板或功率车运动试验的患者，可以进行 6min 或 12min 步行距离测定（中途可休息），即让患者以尽快的速度，最大能力步行 6min 或 12min，然后记录其在规定时间内所能行走的最长距离。同时可监测心电图、血氧饱和度,以判断患者的运动能力及运动中发生低氧血症的可能性。进行此项测定时,现场必须具备抢救设备,同时必须在医护人员的监护下进行。

3. 呼吸肌功能评定　呼吸肌功能评定包括呼吸肌力量(最大吸气压及最大呼气压)、呼吸肌耐力及呼吸肌疲劳的测定。呼吸肌功能测定在呼吸衰竭诊治中具有重要的作用,可作为评价康复治疗对呼吸功能影响的客观指标。

(1)呼吸肌力量:是指呼吸肌最大收缩能力,可用最大吸气压及最大呼气压来反映。最大吸气压是指在功能残气位或残气位,气流阻断时,通过口器与其相连管道作最大用力吸气所产生的最大吸气口腔压,它反映全部吸气肌的收缩强度。最大呼气压是指在肺总量位,气流阻断时,用最大努力呼气所产生的最大口腔压,它反映全部呼气肌的收缩能力。

(2)呼吸肌耐力:是指呼吸肌维持一定力量或做功时对疲劳的耐受性,对呼吸肌而言,耐力比力量更重要。可用最大自主通气和最大维持通气量来反映。前者的测定方法为让受试者最大限度深呼吸 12s 或 15s 所计算出的每分通气量。正常人最大自主通气动作可以维持 15~30s。最大维持通气量是达到 60% 最大通气量时维持 15min 的通气量。

(3)呼吸肌疲劳:是指在呼吸过程中,呼吸肌不能维持或产生需要的或预定的力量。临床可采用膈肌肌电图或膈神经电刺激等方法来评定患者的膈肌疲劳状况。

4. 肺通气功能测定

(1)静息每分钟通气量:是指每分钟出入肺的气量,等于潮气量 × 呼吸频率。正常男性静息每分钟通气量约 $(6\,663 \pm 200)$ mL,女性约 $(4\,217 \pm 160)$ mL。

(2)最大随意通气量(MVV):用以最快呼吸频率和最大呼吸幅度呼吸 1min 的通气量。实际测定时,测定时间一般取 15s,将测得通气量乘以 4 即为 MVV。正常男性 (104 ± 2.71) L,女性 (82.5 ± 2.17) L。判定通气功能储备能力多以通气储备百分比表示,正常值应大于 95%,低于 86% 提示通气功能储备不佳。

(3)用力肺活量(FVC):又称时间肺活量。是深吸气后以最大用力、最快速度所能呼出的气量,正常人 FVC 约等于 VC,有通气阻塞时 FVC>VC。

(4)功能残气量(FRC)及残气量(RV)测定:功能残气量及残气量分别是平静呼气后和最大深呼气后残留于肺内的气量。正常 FRC 在男性 $(2\,270 \pm 809)$ mL,女性 $(1\,858 \pm 552)$ mL。RV 在男性 $(1\,380 \pm 631)$ mL,女性约 $(1\,301 \pm 486)$ mL。

5. 心理功能评定　慢性呼吸衰竭患者大多伴有烦躁、焦虑、紧张、恐惧等心理问题,其心理状况评定参见本书相关章节。

6. 其他评定　慢性呼吸衰竭的其他功能评定还包括:第一秒用力呼气量(FEV_1)、肺总量(TLC)等肺功能评定及血气分析、四肢肌肉力量评定、营养状态评定、认知功能评定等。

(二)活动能力

慢性呼吸衰竭患者日常活动能力部分明显减低,其评定可参照美国胸科学会(ATS)呼吸困难评分法,根据各种日常生活活动时的气短情况,将日常生活活动能力分为 6 级。

(1)0 级:如常人,无症状,活动不受限。

(2)1 级:一般劳动时气短。

(3)2 级:平地慢步无气短,较快行走或上坡、上下楼时气短。

(4)3 级:行走百米气短。

(5)4 级:讲话、穿衣及稍微活动即气短。

(6)5 级:休息状态下也气短,不能平卧。

（三）社会参与

WHO 1978 年制订的社会功能缺陷筛选量表（SDSS）可较全面地反映慢性呼吸衰竭患者社会功能活动能力，评定能力主要有个人生活自理能力、家庭生活职能能力、职业劳动能力和社交能力等，具体方法参见本书附录 5。

四、康复治疗

（一）运动治疗

慢性呼吸衰竭患者常因体力活动时出现呼吸困难而回避运动，通过运动能力训练，改善心肺功能，恢复活动能力，从而改善日常生活活动和生活质量，是呼吸功能康复的重要组成部分。需注意的是，慢性呼吸衰竭患者的有氧运动处方应采取个体化原则，主要进行大肌肉群的运动耐力训练，包括上下肢肌肉的运动训练。运动前确保呼吸道通畅，运动时注意监护，必要时可吸氧。

1. 步行为主的有氧训练　可以帮助阻塞性肺疾病患者增强心功能，增加活动耐量，减轻呼吸困难症状，改善精神状态。有氧训练方法有快步、骑车、登山等，通常可做最简单的 12min 步行距离测定，了解患者的活动能力，然后采用亚极量行走和登梯练习改善耐力。

2. 下肢肌力训练　以循环抗阻训练为主。主要采用中等负荷抗阻、持续、缓慢、大肌群多次重复的运动锻炼，以增加肌力和耐力，增强心血管素质。此方法运动强度为 40%~50% 最大一次收缩，每节在 10~30s 内重复 8~15 次收缩，各节运动间休息 15~30s，10~15 节为 1 个循环。每次训练 2~3 个循环（20~25min），每周训练 3 次。逐步适应后可按 5% 的增量逐渐增加运动量。

3. 提高上肢的活动能力　由于上肢肩带部很多肌群既为上肢活动肌，又为辅助呼吸肌群。慢性呼吸衰竭在上肢活动时，这些肌群减少了对胸廓的辅助活动而易产生气短气促，从而对上肢活动不能耐受。为了加强患者对上肢活动的耐受性，上肢运动方法通常有抗重力练习和有氧训练。

（1）抗重力练习：即在无支持下做上肢高于肩水平的各种活动，可以用体操棒做高度超过肩部水平的各个方向的练习或高过头的上肢套圈练习。

（2）有氧训练：游泳、划船等对抗部分阻力的有氧训练，还可手持重物（0.5~3kg）做高于肩部的活动，以后渐增至 2~3kg，每活动 1~2min，休息 2~3min，每日 2 次。以运动时出现轻度气急、气促为宜。

（二）物理因子治疗

1. 超短波治疗　采用大功率超短波治疗仪，电极胸部对置，无热量或微热量，每日 1 次，每次 10~20min，15~20 次为 1 个疗程。可控制肺部炎症，减少痰液分泌。

2. 超声雾化　常用 4% 碳酸氢钠 20mL，糜蛋白酶 5mg，加生理盐水 20mL，每日 1~2 次，每次 20~30min，7~10d 为 1 个疗程。雾化吸入时，做膈肌呼吸，可使药物微粒更广泛地分布在肺底部，可湿化气道，稀释痰液。吸入数分钟后鼓励患者咳嗽，有助于排痰。如配合体位引流，效果更好。

3. 膈肌起搏 / 电刺激呼吸　使用低频通电装置，非刺激电极放在胸壁，刺激电极放在胸锁乳突肌外侧，锁骨上 2~3cm 处（膈神经部位），先用短时间低强度刺激，当找到可产生强力吸气的位置后，即可用脉冲波进行刺激治疗。适用于经过呼吸训练后，膈肌运动仍不满意的患者或由于粘连限制膈肌活动时。由于电极靠近臂丛神经，操作时必须小心。开始时每日 6~15 次，逐渐增加到每日 100 次左右。

4. 呼吸反馈训练　为了提高患者学习和掌握有效的呼吸方法，近年来有学者设计了视听反馈呼吸训练装置，即为了帮助患者进行腹式呼吸或较慢频率的胸式呼吸。它是利用一种闪光调控系统，患者只要努力保持呼吸与其闪光同步，按顺序进行吸气 - 暂停 - 呼气 - 暂停的规律进行，就可逐步学会和达到较正常的呼吸方式。

（三）呼吸肌训练

导致慢性呼吸衰竭的重要原因之一就是呼吸肌力量减弱、耐力降低。呼吸肌力量锻炼主要是增加最大呼气肌和吸气肌的力量。因此恢复呼吸肌的功能是慢性呼吸衰竭康复治疗的重要内容。常用的方法有腹式呼吸和缩唇呼吸。

1. 腹式呼吸　慢阻肺患者的胸式呼吸较差，应以锻炼腹式呼吸为主。它是一种最省力、最有效的呼吸模式，能协调吸气膈肌与呼气腹肌的活动，增加膈肌活动的幅度，因此也称横膈呼吸。横膈分割胸腔和腹腔，如膈肌运动增加 1cm，从而增加潮气量 250mL 左右，减少功能残气量，降低呼吸功。具体训练要领参见本章节相关部分。

2. 缩唇呼吸　缩唇呼吸主要是在患者呼气过程中通过缩嘴，限制呼气气流，保持气道一定压力，防止肺泡、气管迅速塌陷，促使更多残留气体的排出，改善通气量，强调噘嘴呼气（KISS 或 O 形嘴）。具体训练要领参见本章节相关部分。

（四）排痰训练

1. 有效咳嗽　具体步骤有：①深呼气暂停；②放松呼气；③重复以上程序；④深吸气；⑤腹肌收缩，两次连续咳嗽；⑥结束。可以重复进行多次，直到将痰排出。

2. 体位引流排痰　体位的摆放以支气管解剖为基础，病变肺部处于高位，引导支气管开口向下，痰液可顺体位引流排出。体位引流期间配合饮温水、支气管湿化、雾化吸入、化痰和支气管解痉药物、胸部扩张练习等，呼吸的控制、有效的咳嗽及在呼气时进行局部的叩击和震颤都可以增加疗效。体位引流时间一般在饭后 2h 或饭前 1h 进行为宜。

（五）机械通气

肺泡有效通气量不足及呼吸肌疲劳无力是慢性呼吸衰竭的重要原因。对于严重呼吸衰竭患者，机械通气是抢救其生命的重要措施，其作用包括：①维持合适的通气量；②改善肺的氧合功能；③减轻呼吸做功；④缓解呼吸肌疲劳。根据病情选用无创机械通气或有创机械通气。在 COPD 急性加重早期给予无创机械通气可以防止呼吸功能不全加重，缓解呼吸肌疲劳，减少后期气管插管率，改善预后。

（六）放松练习

是指通过一定的肌肉放松训练程序，有意识地控制自身的活动，降低唤醒水平，改善躯体及心理上紊乱状态，达到治疗疾病的作用。慢性呼吸衰竭患者常因缺氧导致精神紧张，精神紧张所致的辅助呼吸肌紧张将进一步加重缺氧，因此，放松训练在慢性呼吸衰竭患者的治疗中占有重要地位。放松训练有助于阻断气短、气急所致的精神紧张和肌肉紧张，减少体内能量消耗，提高通气效率。一般要求患者取舒适体位，以坐位为例，身体和头前倾依靠在前面桌上的被子或枕垫上，两手置于被子或枕垫下，以肩背部肌肉充分放松；患者还可以选择一个安静的环境进行静气功练习或借助肌电反馈技术进行前额肌、肩带肌的放松。放松训练主要是在治疗师或患者自己（默念）的指导语下进行，分以下 3 个步骤：①练习与体验呼 - 吸与紧张 - 放松的感觉；②各部肌肉放松训练，如头部、颈部、肩部等；③放松训练结束语。

（七）作业治疗

慢性呼吸衰竭的作业治疗主要是通过操作性活动，着重训练患者上肢肌肉的力量和耐力，同时运用能量节省技术及适应性训练，减轻活动时呼吸困难的状况，改善患者躯体和心理状况，帮助其重返社会。治疗内容包括常规的 ADL 训练，编织毛衣、计算机操作、园艺等功能训练，以及琴、棋、书、画等娱乐消遣性训练。训练时注意运用能量节省技术，其原则为活动安排恰当、工作节奏适中、物品摆放有序、工作程序合理、操作动作简化、利用工具省力及呼吸与动作协调。日常生活中的能量节约技术主要目的是为了减少日常生活时的氧耗，使体能更有效，从而增加患者生活的独立性，减少对他人的依赖。如移动物体时用双手，搬动笨重物体时用推车，工作中尽量只左右活动，避免不必要的前后活动。然后通过适应性训练，让患者就每一项活动中的内容制订相应的训练计划,掌握体力节省的技巧。

(八) 营养支持

慢性呼吸衰竭患者,常伴有不同程度的营养不良,加强营养尤为重要。主要原因为呼吸负荷重,能量消耗增加,且久病影响胃肠道摄入,体重下降,这些都使机体免疫力下降。故应该在日常饮食中加强营养支持,鼓励患者进食蛋白、高维生素、易消化饮食以及适量多种维生素和微量元素的饮食,适当控制碳水化合物的进食量,以降低 CO_2 的产生及潴留,减轻呼吸负荷。必要时做静脉高营养治疗,营养支持应达到基础能量的消耗值。

(九) 心理治疗

慢性呼吸衰竭患者大多伴有烦躁、焦虑、紧张、恐惧等心理问题,心理治疗可有效改善或消除慢性呼吸衰竭患者的这些心理问题,帮助患者正确认识疾病,积极配合治疗。因此心理及行为干预是非常必要的,指导患者学会放松肌肉、减压及控制惊慌,有助于减轻呼吸困难及焦虑,给予患者战胜疾病的信心。并动员患者家属、朋友一起做工作。具体治疗方法包括心理咨询、心理支持等。

(十) 传统治疗

1. 中医 中医治疗对本病有一定的效果,具体用药应在有资质的中医师指导下,按照个体化原则,辨证论治。

2. 针灸 取穴:会阴、气舍、足三里、曲池、肺俞、合谷等。

五、预后及健康教育

(一) 预后

COPD 合并呼吸衰竭患者的短期存活率取决于急性病的整体严重程度,但长期存活率主要受 COPD 的严重程度和有无合并症影响。通常预后的判断基于 FEV_1,后者是肺功能检查的一部分。一项荟萃回归分析显示,FEV_1 的增加与 COPD 急性加重的风险降低之间存在显著相关性。

(二) 健康教育

慢性呼吸衰竭病程长,不仅需要终生服药、长期家庭氧疗、长期家庭无创正压机械通气等治疗,疾病还可能因呼吸道感染或气道痉挛等原因急性加重,给患者及家庭造成极大的经济及精神负担,因此健康教育在慢性呼吸衰竭的康复治疗中起到了极其重要的作用。慢性呼吸衰竭健康教育的内容如下。

1. 提高对疾病的认识 让患者认识正常呼吸道的解剖结构和呼吸肌的功能,认识呼吸在人体生命中的重要作用,掌握正常的呼吸方式和呼吸习惯,指导患者缩唇、腹式呼吸,改善通气。使患者了解慢性呼吸衰竭的病因、病理生理、急性发作的危险因素,使患者正确认识疾病,积极配合治疗。对于有 COPD 高危因素的人群,应定期进行肺功能监测,做到早期发现,早期干预。

2. 戒烟 吸烟可刺激分泌物产生、破坏纤毛功能及诱发气道痉挛等,从而加重呼吸道阻塞及破坏呼吸道的防御功能,加速肺功能的恶化。因此,慢性呼吸衰竭患者无论处于疾病的哪一阶段,都应该戒烟。同时,要定时开窗,保持住所空气流通,避免有害烟雾刺激呼吸道。

3. 增强体质 慢性呼吸衰竭患者由于抵抗力下降,易反复感冒并发生呼吸道感染,而呼吸道感染是慢性呼吸衰竭急性发作及加重的重要原因。为避免呼吸道感染,加强体育锻炼,增强体质,提高机体免疫力。应鼓励患者进行各种运动训练,通过坚持防感冒按摩、冷水洗脸等增强体质方法来预防感冒,减少呼吸道发病的机会。一旦发生呼吸道感染,应立即运用抗生素。

4. 长期低流量吸氧(30%) 可提高生活质量,在吸氧过程中禁止吸烟。此外,还应避免使用麻醉和镇静剂,以免抑制呼吸。

5. 家庭治疗为主 为了确保治疗在家庭中安全、有效地进行,慢性呼吸衰竭的治疗包括药物治疗、建立通畅气道、氧疗、运动训练、物理因子治疗、营养支持、机械通气等,其中大部分都在家庭中自行进行,常用药物的使用方法、供氧装置的选择及氧气的安全使用原则,无创正压呼吸机的运用指导、小型家庭理疗器械的使用及保养知识都是健康教育的重要内容。

6. 加强心理指导　疾病久治不愈且呈进行性加重,给患者及其家庭造成极大的精神负担。因此,应注意对慢性呼吸衰竭患者及家庭成员进行心理指导,帮助他们正确面对疾病,树立战胜疾病的信心,积极配合治疗。

第六节　气管切开术后

一、概述

(一) 定义

气管切开术(tracheotomy)又称为气管造口术。是为保证呼吸道通畅,将患者颈部正中气管上段前壁第3~5气管环切开,并插入合适的金属气管套管或硅胶气管套管,以开放呼吸道,改善呼吸的手术。目前,气管切开有 4 种方法:常规气管切开术、经皮气管切开术、环甲膜切开术、微创气管切开术。

(二) 气管切开指征

1. 适应证　①上呼吸道阻塞,呼吸困难较明显,而病因又不能很快解除时;②下呼吸道分泌物潴留,为了方便吸痰,保持气道通畅,可考虑气管切开;③颈部外伤后立即出现呼吸困难者,应及时施行气管切开;④需要长期呼吸支持者,应考虑气管切开。

2. 禁忌证　①Ⅰ度和Ⅱ度呼吸困难;②呼吸道暂时性阻塞,可暂缓气管切开;③有明显出血倾向时切开要慎重。

(三) 患者群体

随着康复医学的迅速发展,临床医生对康复医学的了解更加深入,越来越多的危重患者,一旦生命体征平稳就介入了康复治疗,康复治疗的平台迅速前移。如脑卒中患者,生命体征平稳 24h 后就介入了康复治疗。还有的患者处于昏迷状态或慢性意识障碍状态、气管切开术后尚未拔管直接转入康复病区。有些患者的气管切开套管持续 1 年以上仍未能拔除。如何预防和控制气管切开所带来的一系列问题,如何进行堵管和呼吸训练,如何选择拔管的时机及顺利拔管,使患者早日离床进行下一步的康复治疗,是重症康复医学需要解决的问题。

二、并发症及其处理

气管切开的并发症需要及时发现、识别和处理。早期并发症一般在相关临床科室,而后期并发症往往发生在康复科。

(一) 早期并发症

1. 出血　局部少量出血可通过气管插管套囊充气和敷料包扎加以控制。局部处理不能控制的大出血需行二次手术,在充足的光照和暴露下分离并结扎出血血管。

2. 伤口感染　气管切开是一个相对污染的清洁切口。很快院内菌株就会在伤口生长,通常为铜绿假单胞菌和大肠杆菌。因为伤口是开放性的,有利于引流,所以一般不需要预防性使用抗生素。真正发生感染极少见,而且只需局部治疗。只有当出现伤口周围蜂窝织炎时才需要抗生素治疗。

3. 皮下气肿　如果切口紧密缝合或者包扎过紧,正压通气或咳嗽可引起术后早期皮下气肿。皮下气肿在数天内可自行吸收,但应进行胸部 X 线检查除外气胸。

4. 套管阻塞　套管可被黏稠的痰液和血凝块阻塞,也可因套管移位至周围软组织中,或由于开口顶在气管壁上而阻塞。如果吸痰后仍不能有效通气,应立即更换内管或整个插管。

5. 吞咽障碍　与气管切开有关的主要吞咽问题是误吸。机械因素和神经生理学因素都可以造成不正常吞咽。机械因素包括:①喉提升能力减弱;②套囊压迫并阻塞食管,使食管的内容物溢入气道。神经生理学因素包括:①喉的敏感性下降导致保护性反射消失;②慢性上呼吸道气体分流引起喉关闭失调。减少误吸最主要的是加强术后护理。

6. 窒息　是气管切开术后最为严重的并发症,多由于脱管、出血、痰液过多、痰痂堵塞气管套管所致,一旦发现患者呼吸异常、听诊肺部和气管内痰鸣音多、烦躁不安、发绀加重等窒息征兆,应及时处理,患者床旁常规备气管切开包、吸痰器、吸氧装置、立灯等抢救物品。

(二) 后期并发症

1. 感染　呼吸道感染是气管切开术后晚期最常见的并发症。原因如下:①气管切开后,空气直接进入气道,未经鼻咽部过滤,增加感染机会;②患者本身病情危重、自身免疫力差,易于感染;③气管切开、插管为侵袭性操作,可使气管、支气管黏膜及纤毛系统受损,呼吸道防御屏障受到破坏,易于感染;④医源性交叉感染;⑤胃内容物反流和误吸;⑥口腔定植细菌下移;⑦长期使用大量广谱高效的抗生素使定植于鼻咽部正常菌群有所减少,而耐药菌株易于繁殖,这些细菌或真菌吸入下呼吸道引起感染;⑧坠积性肺炎。

临床上一旦通过各种症状、体征及实验室检查确认存在呼吸系统感染,应积极抗感染,包括:①镇咳、平喘、化痰等对症处理;②敏感抗生素应用;③加强各种排痰措施等。

2. 气管内出血　呼吸系统感染、支气管扩张以及吸痰方法不当等,可造成气管内出血。如吸痰负压过大或吸痰管置入过深,可使气管黏膜受损,黏膜下血管破裂出血。金属气管套管的硬度远远大于气管及其他软组织,因此套管和气管套囊可直接损伤气管壁,其压迫、摩擦气管壁导致局部组织缺血、坏死,因无名动脉与气管关系密切,观察套管气囊邻近无名动脉上、中段,套管末端则邻近中、下段,若套管或气囊损伤气管则进一步波及无名动脉,从而可引起大出血。因此护理上首先要注意气管切开时及切开后的体位,尤其对气管造口较低的患者,经常调整体位,保持气管套管在正中位置,当侧卧位或给患者翻身时,其头、颈、躯干处于同一轴线。对于烦躁剧烈者,适当给予镇静剂。要采取正确的吸痰方法,不可忽视套管的选择及气囊充气问题,如套管气囊充气不均匀,会对某处气管壁施加的压力过大,长期压迫可使该处气管缺血、溃疡、出血。所以要避免套管过大及留置套管长时间未予更换,且气囊充气应遵守“最低密闭容积”的原则,即充气刚能密闭气管不漏气为度,并严格按要求放气。当气管内出血发生时,应立即观察处理。因在无名动脉瘘发生前,往往有少量气管内出血,排除肺部原因后,除给予相应处理外,还应做好大出血的抢救准备工作。对于气管内出血,局部用药的做法是:取肾上腺素 1mg 加生理盐水或注射用水 10mL,每次吸痰后滴入数滴,效果较好。

3. 气管无名动脉瘘　气管无名动脉瘘是一种罕见但却致命的并发症。气管切开术后本病的发病率小于 1%。多数是由于插管直接压迫无名动脉所致。此并发症是由于气管切开部位低于第 5 气管软骨环,气管开口下移,或者由于无名动脉的位置过高所致。鲜红色的先兆性流血可能预示这种特殊并发症的发生。可以试着在气管切口内用手指压迫,同时将插管气囊过度充气以暂时阻塞动脉破损部位。另外,应经口插入气管插管以便有足够的空隙用手指压迫动脉。紧急正中胸骨切开并修补动脉是处理这种并发症的正确方法。一旦形成气管无名动脉瘘,预后极差。

4. 气管狭窄　气管狭窄可发生在气管切开处、套囊处或气管插管的尖端附近。自从顺应性更好的大容量套囊出现以后,气管狭窄并发症已大大减少。长期气管切开插管后气管的损伤主要是因为无弹性套囊内高压引起的气管黏膜缺血造成的。随后黏膜溃疡中的细菌生长繁殖，进而破坏气管软骨环，形成环形纤维瘢痕。因此，气囊内压力应为 25~30cmH$_2$O。定时监测套囊内压力可以明显减少气管狭窄的发生率。

5. 气管食管瘘　气管切开术后气管食管瘘发生率小于 1%。它可因手术不慎损伤气管后壁而引起，或因气管插管的局部刺激而造成。发现气管分泌物增多，或在机械通气时上消化道充满空气就应警惕这种并发症。第一步处理是尽快置入鼻胃管。关闭瘘口的手术方法很多，包括气管、支气管支架置入，直接缝合关闭缺损、利用肌瓣修补、利用食管修补气管，以及分期食管分流术等。

6. 气管皮肤瘘　永久性气管皮肤瘘多发生于长期留置气管插管的患者。这种患者的上皮组织向内生长，形成与气管黏膜相连的通道。切除上皮通道，创面靠肉芽组织生长，绝大多数这种瘘都能愈合。或者，也可以做局部转移皮瓣，皮瓣的一层作为内衬，而另一层盖于外面。

三、康复评定

(一) 整体评定

1. 基础疾病　具体何种病因而进行气管切开，是否伴发感染，必要时应进行血液学常规、生化检查、痰细菌培养及药敏试验检查以及胸部 X 线检查、胸部 CT 等实验室及影像学检查辅助评定。患者是否有高血压、糖尿病、冠心病等基础疾病。

2. 全身状态　注意患者有无发热、脱水、低营养，呼吸状态、体力、疾病稳定性等方面的问题。

3. 意识水平　用格拉斯哥昏迷量表 (Glasgow Coma Scale, GCS) 等评价意识状态，确认患者的意识水平，是否随着时间发生变化等。

4. 脑高级功能　评定言语理解及表达功能、认知、行为、注意力、记忆力、情绪情感及智力水平等。

(二) 身体结构

对气管切开术后的患者，其颌面部口鼻咽喉等器官的生理构造是否正常是关系到功能是否正常的基础，评定时应仔细观察口部开合、口唇闭锁、舌体运动、有无流涎、软腭上抬、吞咽反射、呕吐反射、牙齿状态、口腔卫生、构音、发声 (开鼻声：软腭麻痹；湿性嘶哑：声带上部有唾液等残留)、口腔内知觉、味觉等。

气管切开术后患者，常伴发肺部感染、胸腔积液、肺不张等疾病，所以在评定时要格外注意气管及肺部呼吸音的异常，有无干湿啰音，以及部位等，必要时需借助 X 线、CT、MRI 等影像学手段评定气管、支气管及肺部的异常。

上气道 CT 三维重建可观察有无气道息肉、气道黏膜肿胀，气管套管和气道壁的相互关系，气管食管瘘等。

纤维喉镜及纤维支气管镜可以直观地观察喉部 (声门开放)、气管及支气管的形态，有无气道息肉等，是排查堵管不顺利患者异常的必要检查手段。

(三) 生理功能方面

1. 吞咽功能

(1) 反复唾液吞咽测试：被检查者采取坐位，卧床时采取放松体位。检查者将手指放在被检查者的喉结及舌骨处，让其尽量快速反复吞咽，观察 30s 内喉结及舌骨随着吞咽运动越过手指，向前上方移动再复位的次数。高龄患者做 3 次即可。

(2) 饮水试验：让患者喝下两三口一茶匙水，如无问题，嘱患者取坐位，将 30mL 温水一口咽下，记录饮水情况，分级如下：①可一口喝完，无噎呛；②分两次以上喝完，无噎呛；③能一次喝完，但有噎呛；④分两次以上喝完，且有噎呛；⑤常常噎呛，难以全部喝完。情况①，若 5s 内喝完，为正常；超过 5s，则可疑有吞咽障碍；情况②也为可疑；情况③、④、⑤则确定有吞咽障碍。

此外，有必要留意食物内容、吞咽困难的食物形状、所需时间、一次摄食量、体位、帮助方法、残留物去除法的有效性、疲劳、环境、帮助者的问题等。

（3）辅助检查：为准确评价吞咽功能，了解是否有误咽可能及误咽发生的时期，必须采用录像吞咽造影、内镜、超声波、吞咽压检查等手段。其中吞咽造影录像检查是目前最可信的误咽评价检查方法。它是借助X射线及录像设备，利用含钡食物观察患者有无误咽及评价摄食-吞咽障碍的状态，可动态观察。

2. 呼吸功能　通过肺功能测定，可了解肺活量、静息每分钟通气量、肺通气血流比例、血氧饱和度，了解有无缺氧和 CO_2 潴留，以便随时掌握气管导管通畅程度、肺功能受损程度，及时临床处理。

（四）社会参与

气管切开术后的患者因原发疾病严重程度的不同，其对患者社会活动及生存质量的影响差异明显。气管切开术后尚未堵管或拔管的患者大多丧失言语甚至吞咽功能，并长期制动在床，社会活动及参与能力基本缺失。气管切开后成功拔管的患者也会因原发疾病的康复状况及运动能力、日常生活自理能力等方面的差异而不同，需要注意的是，因气管切开造成的颈前部瘢痕也可能会对患者回归社会造成一定程度的阻碍，这点在全面评定患者功能时也应考虑在内。

（五）外部环境方面

1. 家庭支持　在患者全面康复的过程中，家庭及近亲属的支持是非常重要的，为患者提供物质及精神上的保障，临床上家庭支持的缺失可能严重影响患者的康复。

2. 经济来源　临床上患者的经济来源包括医疗保险、离休保险、农村合作医疗、工伤、自费等，在目前医疗资源匮乏的现状下，无可否认经济来源的保障是影响患者康复的又一重要因素。

3. 陪护　在患者的日常生活护理方面，陪护人员的专业性及爱心、耐心、奉献精神等道德因素对患者的全面康复也是非常重要的。

（六）气管切开局部评定

要仔细观察气管切开套管固定带的松紧度，切口周围皮肤颜色、清洁度及有无渗血，敷料的干湿度；鼻饲操作前检查气囊有无漏气；吸痰时评定痰液颜色、量、黏稠度，消毒内套管时，评定管腔内清洁度；入院前已置管的患者，观察切口缝针数目、缝线有无松脱等。

四、康复治疗

（一）临床处理

气管切开术后的临床处理是进行全面康复的前提和关键，重在各种并发症的预防及处理。处理原则及具体措施如下：

1. 预防呼吸系统感染

（1）病房环境的管理：管理好病房环境是防止肺部感染的有效措施之一，包括空气消毒 3 次 /d，保持病室湿度 50%~60%，温度 20~22℃。

（2）防止医源性交叉感染：做好各种医疗器械的清洗消毒，及时更换各种管道如吸痰管、吸氧管、湿化瓶等。

（3）规范吸痰：①动作做到轻、准、稳、快；②吸引时负压成人控制在 20~40kPa，避免引起气道黏膜的损伤；③每次吸痰时间不超过 15s；④忌在同一部位长时间反复提插式吸痰。

（4）口腔护理：保持口腔的清洁，防止口腔内细菌下移到气道，是预防肺部感染的有效措施之一。

（5）预防胃内容物反流及误吸：①合理安排鼻饲的时间，在给予患者鼻饲前，应先给予翻身拍背，彻底吸净气管切开套管、口腔及鼻腔内痰液和分泌物；②在鼻饲后 1h 内应尽量不吸痰，吸痰时尽量减少对患者的刺激，以免引起反流；③患者鼻饲期间，应注意观察患者痰液的性状、颜色及量的变化；④有反流或误吸时，应吸净反流物、暂停鼻饲，必要时给予胃肠减压；⑤采用喂食泵的患者，应恒速恒温，摇高床头

30°~45°,能有效防止胃内容物的反流。

(6)体位:经常改变体位,翻身拍背。一般取仰卧或侧卧,头偏向一侧,以利口腔及呼吸道分泌物引流,防止误吸。每2h翻身拍背可促进小支气管分泌物排出,减少下呼吸道分泌物潴留。

(7)气管切口的护理:气管切口护理的好坏会直接影响到气道有无感染或炎症加重。应每日予以清洁换药,无菌敷料覆盖。

(8)合理使用抗生素:应根据药敏试验的结果选择有效的抗生素,慎用广谱抗生素,以减少菌群失调、病原菌移位定植所致肺部感染的发生。

2. 排痰

(1)吸痰:吸痰操作中严格按无菌操作进行;一次性吸痰管需每次更换;遵循先气道后口腔的原则;吸痰频率也不宜过高,以免损伤呼吸道黏膜;应在患者有吸痰必要时再进行吸引;最好应在雾化及翻身拍背后及时吸痰。

(2)体位引流:主要利用重力促进各个肺段内积聚的分泌物排出,不同的病变部位采用不同的引流体位,目的是使此病变部位的肺段向主支气管垂直引流。引流频率视分泌物多少而定,分泌物少者,每天上、下午各引流1次,痰量多者宜每天引流3~4次,餐前进行为宜,每次引流1个部位,时间5~10min,如有数个部位,则总时间不超过30~45min,以免疲劳。

(3)胸部叩击、震颤:有助于黏稠、浓痰脱离支气管壁。其方法为治疗者手指并拢,掌心成杯状,运用腕动力量在引流部位胸壁上双手轮流叩击拍打30~45s,患者可自由呼吸。叩击拍打后手按住胸壁部加压,治疗者整个上肢用力,此时嘱患者做深呼吸,在深呼气时做颤摩振动,连续做3~5次,再做叩击,如此重复2~3次,再嘱患者咳嗽以排痰。

(4)直接咳嗽训练:第1步先进行深吸气,以达到必要吸气容量;第2步吸气后要有短暂闭气,以使气体在肺内得到最大分布,同时气管到肺泡的驱动压尽可能保持持久;第3步关闭声门,当气体分布达到最大范围后再紧闭声门,以进一步增强气道中的压力;第4步通过增加腹内压来增加胸膜腔内压,使呼气时产生高速气流;第5步声门开放,当肺泡内压力明显增高时,突然将声门打开,即可形成由肺内冲出的高速气流,促使分泌物移动,随咳嗽排出体外。

3. 氧疗　是气管切开术后常用的治疗或支持重要举措之一。患者由于呼吸道的改路,丧失了上呼吸道温度调节和湿润的生理功能,如果长时间吸入未经加温、湿化的氧气,可导致支气管分泌物黏稠,痰液不易咳出,造成肺部感染。而吸入充分湿化加温的氧气,可增加氧分子的弥散能力及氧分压,提高氧疗效果,同时可保持呼吸道黏膜湿化、湿润,有利于痰液的排出。

4. 雾化吸入　是利用气流或超声波的声能为动力将湿化液撞击成微细颗粒悬浮于气流中进入气管,以稀释痰液,促进排痰的有效方法。

(1)超声雾化吸入器:是超声波发生器通电后输出高频电能,使水槽底部晶体换能器发生超声波声能,声能透过雾化罐底部的透声膜,作用于罐内的液体,使药液表面的张力和惯性受到破坏,形成雾滴喷出。雾滴分子量较大,直径>5μm,随着深而慢的吸气可被吸到终末支气管及肺泡。

(2)氧气驱动雾化吸入:是以氧气作为驱动力,利用高速氧流造成的负压直接将液滴撞击成微小颗粒,使药液雾化并推动雾化颗粒进入呼吸道,雾粒直径<5μm,能确保患者吸入药雾有效沉着,使雾化药物直达小气道及肺泡。

5. 堵管　气管导管拔除前,观察堵管后的反应,及堵管的适应性训练。

(1)指征:①患者病情稳定、呼吸平稳;②无呼吸系统感染;③可自行咳嗽排痰。满足以上指征可试行堵管。

(2)方法:①间断堵管,先堵内套管1/2,观察24h无呼吸困难时可全堵,继续观察24~48h呼吸平稳无不适可拔管,此方法可增加患者耐受性,减少胸闷、紧张等不适症状;②直接连续堵管,即首日即完全堵管,对病情稳定、可主动配合的中青年患者可直接采用连续堵管。堵管期间务必采用脉氧监测,掌握堵管期间患者血氧饱和度的变化,以决定堵管方式及是否应继续堵管等。

6. 拔管

(1)指征:①患者能自行咳嗽、排痰;②试行堵管48h无呼吸困难,血氧饱和度>95%;③不存在舌后坠及肺部严重疾病;④无咽喉部机械阻塞;⑤咳嗽、吞咽反射正常。

(2)拔管后处理:用蝶形胶布拉合颈部伤口,2~3d伤口可自行愈合;拔管后近日床旁备急救药品,以备必要时急用。鼓励患者主动咳嗽,增强呼吸肌训练,逐步床边坐起,加强床边训练。

(二)康复治疗

1. 呼吸训练　长期接受气管切开的患者,由于氧疗给予和解剖无效腔的减少,通常潮气量及肺活量均会显著减少,为患者在气管切开堵管后正常呼吸能够满足机体需要,呼吸训练是必不可少的。

(1)放松:放松紧张的辅助呼吸肌群,减少呼吸肌耗氧量,缓解呼吸困难症状。①前倾依靠位:患者坐于桌前或床前,桌上或床上置两床叠好的棉被或四个枕头,患者两臂置于棉被或枕下以固定肩带并放松肩带肌群,头靠于被上或枕上放松颈肌,前倾位还可降低腹肌张力,使腹肌在吸气时容易隆起,增加胃压,使膈肌更好收缩,从而有助于腹式呼吸模式的建立。②椅后依靠位:患者坐于非常柔软舒适的有扶手的椅或沙发上,头稍后靠于椅背或沙发背上,完全放松坐5~15min。③前倾站位:自由站立、两手指互握置于身后并稍向下拉以固定肩带,同时身体稍前倾以放松腹肌,也可前倾站立、两手支撑于前方的低桌上以固定肩带,此体位不仅起到放松肩部和腹部肌群的作用,而且是腹式呼吸的有利体位。

(2)缩唇呼气:增加呼气时的阻力,这种阻力可向内传至支气管,使支气管内保持一定压力,防止支气管及小支气管被增高的胸膜腔内压过早压瘪,增加肺泡内气体排出,减少肺内残气量,从而可以吸入更多的新鲜空气,缓解缺氧症状。其方法为经鼻腔吸气,呼气时将唇缩紧,如吹口哨样,在4~6s内将气体缓慢呼出。

(3)暗示呼吸法:通过触觉诱导腹式呼吸,常用方法有如下:①双手置上腹部法:患者仰卧位或坐位,双手置于上腹部(剑突下、脐上方)。吸气时腹部缓缓隆起,双手加压做对抗练习,呼气时腹部下陷,两手随之下沉,在呼气末,稍用力加压,以增加腹内压,使横膈进一步抬高,如此反复练习,可增加膈肌活动。②两手分置胸腹法:患者仰卧位或坐位,一手置于胸部(通常置于两乳间胸骨处)、一手置于上腹部位置与①同,呼气时腹部的手随之下沉,并稍加压,吸气时腹部对抗此加压的手,使之缓缓隆起。呼吸过程中胸部的手基本不动。此法可用以纠正不正确的腹式呼吸方法。③下胸季肋部布带束胸法:患者取坐位,用一宽布带交叉束于下胸季肋部,患者两手抓住布带两头,呼气时收紧布带(约束下胸廓,同时增高腹内压),吸气时对抗此加压的布带而扩展下胸部,同时徐徐放松束带,反复进行。④抬臀呼气法:仰卧位,两足置于床架上,呼气时抬高臀部,利用腹内脏器的重量将膈肌向胸腔推压,迫使横膈上抬;吸气时还原,以增加潮气量。

(4)缓慢呼吸:这是与呼吸急促相对而言的缓慢呼吸。这一呼吸有助于减少解剖无效腔,提高肺泡通气量。因为当呼吸急促时,呼吸幅度必然较浅,潮气量变小,解剖无效腔所占的比值增加,肺泡通气量下降,而缓慢呼吸可纠正这一现象,但过度缓慢呼吸可增加呼吸功,反而增加耗氧,因此呼吸频率宜控制在10次/min左右。通常先呼气后吸气,呼吸方法同前。

(5)膈肌体外反搏呼吸法:使用低频通电装置或体外膈肌刺激器,刺激电极位于颈胸锁乳突肌外侧,锁骨上2~3cm处(膈神经部位),先用短时间低强度刺激,当确定刺激部位正确时,即可用脉冲波进行刺激治疗。每日1~2次,每次30~60min。

2. 咳嗽训练　咳嗽是呼吸系统的保护屏障,是排除异物及痰液的重要生理机能,但无效咳嗽会增加患者痛苦,消耗体力,因此对长期接受气管切开的患者在拔管前及拔管后均要进行咳嗽训练。咳嗽过程包括:深吸气、短暂闭气、增加胸膜腔内压及声门开放。

(1)咳嗽练习:一旦患者清醒,应鼓励患者咳嗽,在患者尽可能深吸气后,护理人员在患者要咳嗽时给予手法帮助,向内、向上压迫腹部可协助产生较大的腹内压力,进行强有力的咳嗽。

(2)哈气练习:试堵管期间,有条件患者(双上肢肌力条件好),双手置于腹部且在呼气时做3次哈气以感觉腹肌的收缩,患者练习发K的声音以感觉声带绷紧,声门关闭及腹肌收缩。将这些动作结合,指导患者做深但放松的吸气,接着做急剧的双重咳嗽。

(3)腹肌训练:训练腹肌很重要,患者取仰卧位,腹部放置沙袋做挺腹练习,开始为1.5~2.5kg,以后可以逐步增加至5~10kg,每次腹肌练习5min;也可仰卧位做双下肢屈髋屈膝,双膝尽量贴近胸壁的练习,以增强腹肌收缩力。

(4)吸气肌练习:用抗阻呼吸器(具有不同粗细直径的内管)使在吸气时产生阻力,呼气时没有阻力。开始练习3~5min,每日3~5次,以后练习时间可增加至20~30min,以增加吸气肌耐力,还可不断减少吸气管直径以增强吸气肌肌力。

3. 吞咽训练　重症颅脑损伤及脑卒中后气管切开的患者,往往同时伴有鼻饲管的应用及经口吞咽障碍。吞咽障碍可影响摄食及营养吸收,还可导致食物误吸入气管导致吸入性肺炎,严重者危及生命。康复训练是改善神经性吞咽障碍的必要措施。吞咽训练可分为不用食物、针对功能障碍的间接训练(基础训练)和使用食物同时并用体位、食物形态等补偿手段的直接训练(摄食训练)。

(1)基础训练:①口腔周围肌肉训练、下颌开合训练、舌部运动训练等。②颈部放松。③寒冷刺激法。④屏气-发声运动。⑤咳嗽训练。⑥构音训练、呼吸训练。⑦屏气吞咽。

(2)摄食训练:①体位:患者取躯干屈曲30°仰卧位,头部前屈,用枕垫起偏瘫侧肩部。这种体位食物不易从口中漏出、有利于食块运送到舌根,减少向鼻腔逆流及误咽的危险。②食物形态:应本着先易后难原则来选择。③一口量:即最适于吞咽的每次摄食一口量,正常人为20mL左右。④定速:指导患者以合适的速度摄食、咀嚼和吞咽。⑤吞咽的意识化:引导患者有意识地进行过去习以为常的摄食、咀嚼、吞咽等一系列动作,防止噎呛和误咽。⑥咽部残留食块去除训练。

4. 运动训练　对气管切开术后因原发疾病引起四肢及躯干运动功能障碍的患者要进行运动功能训练。包括:①肌力训练;②四肢关节主被动活动度训练;③痉挛肢体的牵张训练;④床上翻身训练;⑤卧-坐转移及坐位平衡训练;⑥轮椅的使用;⑦坐站转移及站立平衡训练;⑧步行及步态训练等。

5. 日常生活活动(ADL)能力训练　气管切开术后根据患者认知及运动功能的恢复程度,需进行相应水平的日常生活活动训练。

(1)运动方面:①床上运动,床上体位及各体位间的转换;②轮椅上运动和转移,乘坐、使用轮椅;③使用或不使用专门设备的室内、室外行走;④公共或私人交通工具的使用,如骑自行车、摩托车,上下汽车,驾驶汽车等。

(2)自理方面:①更衣;②进食;③个人清洁;④上厕所等。

(3)交流方面:包括打电话、阅读、书写、使用计算机、录音机,识别环境标记等。

(4)家务劳动方面:包括购物、备餐,保管和清洗衣物,清洁家居,照顾孩子,安全使用生活用品、家用电器及收支预算等。

五、预后及健康教育

(一)预后

接受气管切开术的患者预后大多取决于原发疾病的康复与否。一般来说,因气管异物阻塞、急性颈部外伤等而接受气管切开的患者待原发病解除后会很快拔除气管套管,预后良好。如因脑血管意外、昏迷、重症脊髓损伤等疾病并发肺部感染或呼吸困难而接受气管切开的患者,如果符合上文介绍的拔管标准并成功拔管,预后通常较好,而意识障碍患者或需依靠气管切开接受呼吸支持的患者通常原发疾病较重,需要长期保持气管切开状态,总体预后较差。

(二)健康教育

由于气管切开术并非独立发生的疾病,是对各种原发病种治疗过程中的手段之一,所以,在中国老龄化社会到来日益临近的今天,积极改善生活方式,加强身体锻炼,保持乐观心情,预防心脑血管病的发生是最重要的预防方式。

(吕 晓)

第七节　阻塞性睡眠呼吸暂停低通气综合征

一、概述

阻塞性睡眠呼吸暂停低通气综合征(obstructive sleep apnea hypopnea syndrome,OSAHS)是最常见的睡眠呼吸障碍形式。是指睡眠时上气道反复发生塌陷阻塞引起的呼吸暂停和通气不足,伴有打鼾、睡眠结构紊乱,频繁发生血氧饱和度下降、白天嗜睡等多器官系统异常病症。OSAHS以神经系统功能损害为疾病进程中显著特点,以夜间睡眠觉醒次数增加、白天嗜睡为主要表现,多导睡眠图表现为睡眠期间觉醒、微觉醒增加,以及快速眼动睡眠时相、非快速眼动睡眠时相减少。OSAHS被认为是一个严重的公共卫生问题,增加患者经济负担。

(一)定义

1. OSAHS的概念　是指成年人在每晚7h睡眠中,持续10s以上的呼吸暂停发作次数大于30次,或睡眠呼吸暂停低通气指数(apnea hypopnea index,AHI)超过5次/h,呼吸暂停是指胸部运动或口鼻气流暂停至少10s以上,气流强度低于50%,氧饱和度下降4%。正常人在睡眠中也会出现呼吸暂停,但是,呼吸暂停一般少于10次。

2. 睡眠呼吸障碍基本概念

(1)呼吸暂停:是指睡眠过程中呼吸气流消失≥10s。呼吸暂停又可分为中枢性、阻塞性和混合性呼吸暂停。

(2)低通气:也称为通气不足,是指睡眠过程中呼吸气流强度较基本水平降低50%以上,并伴动脉血氧饱和度下降≥4%或微觉醒。

(3)睡眠呼吸暂停低通气指数(AHI):是指平均每小时睡眠中呼吸暂停和低通气的次数(单位:次/h)。

(4)睡眠相关低氧血症:是指睡眠状态下,由于呼吸暂停和/或低通气等原因引起的动脉血氧饱和度低于90%的状态。

(5)微觉醒:是指睡眠中的暂停觉醒,其频繁地发生可干扰正常的睡眠结构。

(二)病因

OSAHS的确切病因目前尚不十分清楚,但是任何可导致上气道解剖性狭窄和局部软组织塌陷性增强的因素均可成为其发病原因,目前研究表明本病成因主要为下述四方面因素。

1. 上气道解剖结构异常导致气道不同程度的狭窄

(1)鼻腔及鼻咽部狭窄:包括所有能导致鼻腔和鼻咽部狭窄的因素,如鼻中隔偏曲、鼻息肉、慢性鼻及鼻窦炎、鼻甲肥大、鼻腔肿物、腺样体肥大、后鼻孔闭锁等。

(2)口咽腔狭窄:腭扁桃体肥大、软腭肥厚、咽侧壁肥厚、舌根肥厚、咽部肿物等,均可引起该部位的狭窄。

(3)喉咽腔狭窄:如婴儿型会厌、会厌组织的塌陷等,喉咽腔狭窄也可以是OSAHSA的重要病因,但较为少见。

(4)上、下颌骨发育不良、畸形等也是OSAHS的常见的重要病因。

2. 上气道扩张肌肌张力异常 主要表现为颏舌肌、咽侧壁肌肉及软腭肌肉的张力异常,上气道扩张肌肌张力降低是OSAHS患者气道反复塌陷阻塞的重要原因。

3. 呼吸中枢调节功能异常 主要表现为睡眠过程中呼吸驱动力降低及对高CO_2、高H^+及低O_2的反应阈值提高,此功能的异常可以为原发,也可继发于长期呼吸睡眠暂停和/或低通气而导致的睡眠相关低氧血症。

4. 肥胖 目前认为肥胖是OSAHS的独立危险因素,OSAHS有显著的家族聚集现象,提示遗传因素参与其发病,肾上腺素受体基因是肥胖与体脂分布的相关基因。

临床发现,某些全身因素及疾病也可通过影响上述因素而诱发或加重本病,如妊娠期、绝经和围绝经期、甲状腺功能减退、糖尿病、肢端肥大症等。另外,遗传因素可使OSAHS的发生概率增加2~4倍,饮酒、镇静催眠药等因素可加重OSAHS患者的病情。对于某一患者个体而言,常为多种病因共同作用的结果,但各因素所占的比例不同。上气道结构异常常为患病基础;肌张力异常在结构异常的基础上发生作用;呼吸中枢调节功能异常常继发于长时期的睡眠相关低氧血症,故病史越长,病情越重,此因素所占比例越大。

(三)流行病学

OSAHS的一般人群患病率在男性中为13%~33%,在女性中为6%~19%,且大多发病于中老年人。不同国家和地区,OSAHS的患病率有所差异。我国OSAHS患病率在4%左右,随着超重和肥胖人口的增加,以及患者就医的延迟,实际患病率可能会更高。

二、临床表现

(一)症状与体征

1. 症状

(1)睡眠打鼾:这是患者就诊的主要原因,随着年龄和体重的增加,打鼾症状可逐渐加重,并呈间歇性,出现反复的呼吸短暂停现象,严重者可有夜间憋醒现象,呼吸暂停现象一般在仰卧位时加重,所以某些严重的患者不能仰卧位睡眠。

(2)白天嗜睡:是患者就诊另一主要的临床症状,程度不一,轻者表现为轻度困倦、乏力,对工作生活无明显的影响;重者可有不可抑制嗜睡,在驾驶甚至谈话过程中出现入睡现象。患者入睡很快,睡眠时间延长,但睡后精神体力无明显恢复。

(3)其他症状:患者晨起后口干,常有异物感;可有记忆力减退,注意力不集中,反应迟钝。部分患者可有晨起后头疼,血压升高;重症患者可出现性功能减障碍,夜尿次数增加甚至遗尿;病程较长的患者可出现烦躁,易怒或抑郁等性格改变。儿童患者还有遗尿、注意力不集中、学习成绩下降、生长发育迟缓、胸廓发育畸形等表现。

2. 体征

(1)一般征象:成年患者多数比较肥胖或明显肥胖,颈部短粗,重症患者有较轻明显的嗜睡,常在就诊过程中出现瞌睡,部分患者明显的上、下颌骨发育不良。部分患者外鼻窄小,水平直视可见向上翘起的鼻孔,同时伴有上唇翘起。儿童患者一般发育较同龄人差,可有颜面发育异常,还可见胸廓发育畸形。

(2)上气道征象:咽腔尤其是口咽腔狭窄,扁桃体肥大,软腭肥厚松弛,悬雍垂肥厚过长;部分患者还可见鼻中隔偏曲、鼻息肉、腺样体肥大、舌根肥厚、舌根淋巴组织增生、咽侧索肥厚等。

(二)实验室检查和特殊检查

目前多导睡眠监测(PSG)被认为是诊断 OSAHS 的实验室金标准,但是要确诊 OSAHS 需结合临床症状。多导睡眠监测是目前评定睡眠相关疾病的重要手段,其监测指标主要包括以下项目。

1. 脑电图　是 PSG 的重要指标。用于判定患者德尔睡眠状态、睡眠时相,以了解患者的睡眠结构并计算患者的睡眠有效率和睡眠呼吸暂停低通气指数。

2. 口鼻气流　监测睡眠过程中呼吸状态的指标,以了解有无呼吸暂停和低通气。

3. 动脉血氧饱和度(SaO_2)　监测睡眠过程中的血氧变化,以了解患者夜间的血氧水平和变化,目前主要应用经皮动脉血氧饱和度来进行监测。

4. 胸腹呼吸运动　监测呼吸暂停发生时有无呼吸运动的存在,据此判断呼吸暂停的性质,以区分阻塞性、中枢性和混合性呼吸暂停。

5. 眼电图和下颌肌电图　辅助判定睡眠状态、睡眠时相,对区分快速眼动期和非快速眼动期有重要的作用。

6. 胫前肌肌电　主要用于鉴别不宁腿综合征,该综合征患者夜间睡眠过程中发生反复规律性腿动,引起睡眠的反复觉醒,睡眠结构紊乱,导致白天嗜睡。

三、临床诊断与处理

(一)诊断

1. 诊断依据及病情分级　中华医学会耳鼻咽喉 - 头颈外科学分会于 2002 年杭州会议讨论制订了 OSAHS 的诊断依据及病情严重程度分级标准。①症状:患者通常有白天嗜睡、睡眠时严重打鼾和反复的呼吸暂停现象。②体征:检查有上气道狭窄因素。③多导睡眠监测(PSG)检查每夜 7h 睡眠过程中呼吸及低通气反复发作 30 次以上,或睡眠呼吸暂停低通气指数 ≥ 5 次 /h。呼吸暂停以阻塞性为主。④影像学检查:显示上气道结构异常。OSAHS 病情程度和低氧血症病情程度的判断依据见表 7-5,表 7-6。

表 7-5　OSAHS 病情程度判断依据

程度	AHI/(次·h^{-1})
轻度	5~20
中度	21~40
重度	>40

表 7-6　低氧血症病情程度判断依据

程度	最低 SaO_2/%
轻度	≥85
中度	65~84
重度	<65

以 AHI 为标准对 OSAHS 病情程度评判,注明低氧血症情况。例如:AHI 为 25 次 /h,最低 SaO_2 为 88%,则报告为中度 OSAHS 合并轻度低氧血症。

2. 定位诊断及相关检查　目前检查评定 OSAHS 的上气道阻塞的成因、状况和阻塞部位的主要方法如下。

(1)纤维鼻咽喉镜辅以 Müller 检查法：可观察上气道各部位的截面积及引起狭窄的结构。Müller 检查法即嘱患者捏鼻闭口，用力吹气，用以模拟上气道阻塞状态喉咽腔塌陷的情况。两者结合检查是目前评定上气道阻塞部位常用的方法。

(2)上气道持续压力测定：是目前最为准确的定位诊断方法，该方法是将含有微型压力传感器的导管自鼻腔经咽腔一直放入到食管内，该导管表面的压力传感器分别位于上气道的不同部位，正常吸气时导管上的全部传感器均显示一致的负压变化，当上气道某一处发生阻塞时，阻塞平面以上的压力传感器将不显示压力变化，据此可判定上气道的阻塞部位。

3. X 线头颅定位测量　该方法主要用于评价骨性气道的阻塞部位。

4. 上气道 CT、MRI　可以对上气道进行二维和三维的观察、测量，更好地了解上气道的形态结构特点。

(二) 临床处理

1. 持续气道正压通气治疗　持续气道正压通气(continuous positive airway pressure,CPAP)是目前非手术治疗中最为有效的方法。可使患者的上气道保持开放状态，保证睡眠过程中呼吸畅通，其工作压力范围一般为 4~20cmH$_2$O，对接受 CPAP 治疗的患者需测定其最低有效治疗压力并设定压力值，如果压力过低则达不到治疗目的，并且可引起危险，压力过高时患者则不易耐受。

2. 口腔矫治器治疗　即睡眠时佩戴特定的口内装置，将下颌向前牵拉，以扩大舌根后气道，主要适用于舌根后气道狭窄的患者，长期佩戴有引起颞下颌关节损害的危险。

3. 药物治疗　尽管有较多药物治疗的尝试，但目前未发现明确有效的药物。现阶段对 OSAHS 治疗侧重点为发病机制与高危因素。多数 OSAHS 患者合并高血压、冠心病，一般基础状况差，因此，临床对该类患者治疗侧重点为保守治疗。对年轻、基础状况良好患者可考虑非保守治疗手段。目前，临床无特效药物对 OSAHS 早期进行干预，常常以行为疗法干预为主，药物仅在治疗中起辅助作用。通常情况下，医师予以抗抑郁药物如马普替林干预，能改善整体呼吸情况，缓解低氧血症，但无法控制呼吸暂停次数。

4. 手术治疗　手术治疗是目前治疗 OSAHS 的重要手段之一。悬雍垂 - 腭 - 咽成形术(UPPP)一直为国内外公认治疗 OSAHS 的有效措施，主要针对腭咽区狭窄位置进行手术。在传统术式干预过程中，未对软腭生理形态及结构加以保护，因此，会存在咽腭部关闭不全及腭咽部狭窄风险。由于医生评定不准确，导致术中操作对悬雍垂、腭肌等功能及软腭活动功能产生一定影响，术后患者会伴有不同程度疼痛，后期出现一系列并发症。随着医学不断进步，腭帆间隙概念被提出，以此建立了保留悬雍垂、软腭肌肉的手术方式，称为改良悬雍垂腭咽成形术(H-UPPP 术式)。手术操作过程中注重对软腭、悬雍腭结构及功能保护，减少软腭过多切除而引起的手术风险及后续并发症。

四、康复评定

(一) 身体结构及身体功能

OSAHS 患者由于睡眠时反复发生上气道塌陷阻塞而引起呼吸暂停和 / 或低通气，从而引发一系列的病理生理改变。

1. 低氧及二氧化碳潴留　当呼吸暂停发生后，血中氧分压逐渐降低，二氧化碳分压逐渐上升。不同患者发生呼吸暂停后期缺氧的严重程度不同，这取决于呼吸暂停持续时间的长短、机体耗氧量的大小、呼吸暂停发生前的血氧饱和度水平、患者肺容量的高低、基础疾病等情况。低氧可导致儿茶酚胺增高、红细胞升高、血小板活性升高、纤溶活性下降，从而诱发冠心病和脑血栓等。低氧还可以导致肾小球滤过率增加，使夜尿增加，并且能使排尿反射弧受到影响，在儿童患者表现为遗尿，少数的成人OSAHS患者也偶有遗尿现象。

2. 睡眠结构紊乱　由于睡眠过程中反复发生呼吸暂停和低通气，因此睡眠过程中反复出现微觉醒，造成睡眠结构紊乱，Ⅲ、Ⅳ期睡眠和快速动眼期睡眠明显减少，使患者的睡眠效率下降，从而导致白天嗜睡，乏力，注意力不集中，记忆力减退，长期可使患者发生抑郁、烦躁、易怒等性格改变。机体内的许多内分泌激素，如生长激素、雄激素、儿茶酚胺、心房钠尿肽、胰岛素等的分泌都与睡眠有关。OSAHS患者由于睡眠结构紊乱，不可避免地影响这些激素的分泌。

3. 胸腔压力的变化　发生睡眠呼吸暂停时，吸气时胸腔负压明显增加，由于心脏及许多大血管均在胸腔内，因而胸腔内压的剧烈波动会对心血管系统产生巨大的影响，如心脏扩大和血管摆动等，同时由于胸腔高负压的抽吸作用，使胃内容物易反流至食管和 / 或咽喉部，引起反流性食管炎、咽喉炎。

另外，OSAHS患者往往有很高的血清瘦素水平，瘦素水平升高是一种代偿性反应，而高的瘦素水平可能直接影响到呼吸中枢功能，直接引起呼吸暂停。OSAHS患者长期缺氧和睡眠质量下降还可造成机体免疫功能下降。

（二）活动能力

生活质量的评价可借助生活质量量表的测评来完成，OSAHS患者生活质量的评价量表较多，目前主要分为两类，一类是与睡眠相关的特异性问卷，主要测评打鼾、白天嗜睡引发的生活质量问题，但不能较好地反映身体感知、躯体功能、情绪状态及社会交往等方面的生活质量，如卡尔加里睡眠呼吸暂停生活质量指数（Calgary sleep apnea quality of life index，SAQLI），SAQLI是由加拿大学者Flemons等于1998年研发，该量表包括5个维度，分别为：日常生活、社交活动、情绪、症状、治疗相关症状，每个条目有7个选项，分值为1~7分，维度得分为条目得分之和除以条目数，总分为维度的平均得分，分值越高则生活质量越高；其中第5个维度（治疗相关症状）仅用于接受治疗的患者。另一类是与疾病相关的特异性问卷，专为评定OSAHS的临床治疗效果而设计，如阻塞性睡眠呼吸暂停低通气综合征生命质量量表（QOL-OSAHS），是国内学者金晓燕等于2006年研制出的适合我国文化背景的量表，量表为自评式量表，包含5个维度，共计38个条目，其中症状12条、日常工作生活6条、社会关系5条、警觉6条、情感8条，加上1个对自我总体生命质量评价的条目。

（三）参与

严重者社交困难、就业困难、经济困难。评定方法不明确。

五、康复治疗

（一）运动治疗

运动治疗可改善OSAHS合并高血压患者的人体参数指标和动态心肺功能指标，改善心肺功能及生活质量，但目前尚无针对OSAHS患者的运动康复干预方案。有研究指出，按照美国心脏病学会（ACC）提出的三阶段康复运动方案进行运动康复训练，训练共分为热身期、锻炼期及恢复期。

（1）热身期：肌肉、关节、心血管系统的运动前准备，以低热量热身运动为主，持续10~15min。

（2）锻炼期：包括快走、关节伸展运动、哑铃、功率自行车、太极拳等，最初强度控制在60%的最大耗氧量（VO_2max），每次持续5min，之后每2周调整1次，逐渐提高运动量，直至VO_2max达80%并维持，每次持续5min。

（3）恢复期：放松运动5~10min。该运动治疗对OSAHS患者进行运动、生活方式干预，可提高其摄氧效率。运动康复治疗的效果存在一定的可逆性，其运动效果在运动中断2周后开始下降，中断5周后效果将下降50%以上。

（二）物理因子治疗

1. 电疗　患者睡眠中行颏下或舌下电刺激,可短时间改善呼吸及睡眠质量,连续刺激两夜后续效应不明显,患者上气道阻力没有变化。胸腔入口水平的膈神经起搏对中枢性呼吸暂停有效。如果只有膈神经的刺激而没有上气道肌肉的激活,则将导致上气道和胸壁向内塌陷,从而引起上气道阻塞和低通气,因而膈肌起搏时气管切开术是需要的。

2. 氧疗　吸氧在 OSAHS 治疗中的作用是有限的。尽管吸氧可以通过增加肺内氧气储备而减少呼吸暂停期间氧饱和度下降程度,但一般认为他不能消除呼吸暂停。给予高浓度氧曾引起争议,因为即使氧疗可以缓解心率过慢或心律不齐和高血压及心功不全,但也可能因为去除因低血氧的呼吸刺激而加重阻塞性呼吸暂停。

（三）心理干预

在治疗期间加强了与患者的沟通,鼓励患者表达自身内心感受。而后,通过对患者心理状态的综合分析,采取相应的方法,帮助患者克服心理方面的障碍,使患者树立战胜疾病的信心。

（四）康复护理

睡姿由仰卧位改成侧卧位,可以减轻呼吸道塌陷,明显减轻呼吸暂停的次数和低血氧的程度。可在睡衣的后背缝上一个小口袋,里面放一些餐叉或高尔夫球等硬物,不使患者仰睡,这是一种传统的很有效的处理方式。

（五）其他治疗

戒烟、戒酒,避免服用镇静催眠药等。减肥是十分重要的治疗手段之一。对于肥胖者,减轻体重 5%~10% 就获得临床症状减轻。

六、预后及健康教育

（一）预后

OSAHS 未经治疗可增加高血压、糖尿病、冠心病等许多慢性疾病的发病风险,重度 OSAHS 可诱发室性心律失常,甚至直接发生心源性猝死。同时,OSAHS 患者白天过度嗜睡不但影响其工作质量,而且增加交通安全风险。未经治疗的 OSAHS 患者 5 年病死率为 11%~13%,全世界每天约有 3 000 人的死亡与 OSAHS 有关。

（二）健康教育

1. 控制体重　OSAHS 是与肥胖相关的一种疾病,肥胖是 OSAHS 的一个高危因素。肥胖使颈部脂肪沉积增加,这些沉积将使上气道狭窄,从而发生呼吸暂停。研究表明,病情较轻的患者,在减轻体重后,OSAHS 患者的临床症状和客观检查指标都得到改善。所以,术前术后减体重以及正常体重的维持应该作为综合治理中的重要部分。

2. 均衡饮食　降低热量饮食是体重控制的常用方法,可以使体重在短时间内迅速减轻,但是这种方法的长期保持效果较差,容易出现减重后的反弹,所以低热量饮食一般与日常生活习惯修正相结合,已达到减重效果长期保持的目的。应根据患者制订出不同年龄、不同体重的减重计划。平时饮食以清淡为主,并结合适当的体育锻炼。

3. 注意体育锻炼　经常锻炼不仅有助于减轻体重,还能增强肌肉力量,改善肺功能。但术后的锻炼一定要循序渐进,切不可盲目加大运动量。

4. 及时治疗相关疾病　OSAHS 患者应及时治疗鼻腔疾病,如变应性鼻炎、感冒等引起的鼻黏膜肿胀时,可短期用黏膜血管收缩剂。

5. 戒烟酒　OSAHS 患者应戒烟、酒,每升血液里的乙醇含量超过 120g 时人的呼吸中相对缺氧极高时二氧化碳刺激敏感性就下降达一半以上。因此,过量乙醇可抑制中枢神经系统兴奋性,加重睡眠中的呼吸暂停及血氧饱和度降低等症状。吸烟刺激咽部发炎,引起咽部水肿狭窄,加重呼吸道阻塞症状。

第八节 肺部肿瘤

一、概述

(一)定义

肺癌,全称为原发性支气管肺癌。是起源于支气管黏膜、腺体或肺泡上皮的肺部恶性肿瘤。肺癌一般分为小细胞肺癌(small cell lung cancer,SCLC)和非小细胞肺癌(non-small cell lung cancer,NSCLC),后者包括肺鳞状细胞癌、腺癌、大细胞癌等。

(二)病因

肺癌的病因还未完全清楚,但通常认为与环境和吸烟等因素有关。

1. 吸烟 吸烟是导致肺癌的重要因素,烟草中的苯并芘、尼古丁和亚硝胺等均有致癌作用,吸烟时间越长,吸烟量越大,肺癌的发生概率显著升高。

2. 放射物质 吸入放射性粉尘和气体,使肺癌的发生概率大大提升。

3. 大气污染 现代社会大气污染也是导致肺癌的重要因素,工业原料包括石棉、砷、铬、煤焦油、三氯甲醚等,以及城市居民密集地区的空气中大量不完全燃烧的一氧化碳、二氧化硫等产物均是导致大气污染的主要因素。

4. 饮食与营养 胡萝卜素或维生素的缺乏也是导致肺癌发生的危险因素。

5. 肺部感染 结核分枝杆菌、病毒和真菌等微生物导致的肺部感染均与肺癌的发生有关。

6. 基因改变 癌基因的活化,抑癌基因的失活与肺癌的发生有直接关系。

(三)流行病学

肺癌在大多数国家有明显增高的趋势,严重危害民众健康。我国是肺癌高发国家,占我国男性恶性肿瘤发病率的首位,女性恶性肿瘤第2位。肺癌发病年龄多在40岁以上,发病与吸烟和空气污染关系密切,由于肺癌起病隐匿,就诊时70%~80%已属晚期,因此,治疗效果较差。近年来,由于对肺癌的早期诊断和治疗技术水平的提高,肺癌患者平均存活时间明显延长。围手术期和术后的肺功能康复训练有利于防治术后并发症、加速患者术后肺功能的恢复,从而提高患者的生存质量,降低病死率。

二、临床表现

(一)症状与体征

肺癌的临床表现比较复杂,症状和体征的有无、轻重以及出现的早晚,取决于肿瘤发生部位、病理类型、有无转移及有无并发症,以及患者的反应程度和耐受性的差异。肺癌早期症状常较轻微,甚至可无任何不适。中央型肺癌症状出现早且重,周围型肺癌症状出现晚且较轻,甚至无症状,常在体检时被发现。

1. 症状 肺癌的症状大致分为局部症状、全身症状、肺外症状、浸润和转移症状。局部症状是指由肿瘤本身在局部生长时刺激、阻塞、浸润和压迫组织所引起的。局部症状以咳嗽最为常见,典型者呈阵发性刺激性干咳,无痰或少痰,随病情进展当肿瘤坏死毛细血管破损时会有少量出血,往往与痰液混合在一起,可出现痰中带血或血痰;其次为胸痛,以轻度胸痛较多见,主要表现为闷痛、隐痛,部分患者伴有呼吸急促;

有 5%~18% 的肺癌患者以声嘶为第一主诉,常为肿瘤或肿大的淋巴结累及同侧喉返神经所致。全身症状主要包括发热、消瘦和恶病质。肺外症状包括肺源性骨关节增生症及与肿瘤相关的异位激素分泌综合征。外侵和转移症状主要有淋巴结转移,最常见的是纵隔淋巴结和锁骨上淋巴结、胸膜受侵和转移、上腔静脉综合征、肾脏转移、消化道转移和骨转移等。

2. **体征**　早期无明显相关阳性体征,在有阻塞性肺炎或肺不张时,听诊有哮鸣和喘鸣音。肺尖肿瘤可有手臂麻木感,无明显原因的声音嘶哑伴气喘,锁骨上淋巴结肿大,头面部水肿,一侧眼裂变小、眼睑下垂、瞳孔缩小、眼球下陷,同侧额部及胸壁少汗或无汗等霍纳综合征,提示颈部交感神经受压。有些患者可有胸外症状,包括杵状指、非游走性肺性关节疼痛、男性乳腺增生、皮肤黝黑或皮肌炎、共济失调等应引起注意。

（二）实验室检查

1. **血液生化检查**　血液碱性磷酸酶或血钙升高的肺癌患者应考虑骨转移的可能,血液碱性磷酸酶、天冬氨酸转氨酶(aspartate transaminase,AST)、乳酸脱氢酶(lactate dehydrogenase,LDH)或胆红素升高考虑是否有肝转移。

2. **肿瘤标志物检查**　①癌胚抗原(carcinoembryonic antigen,CEA):目前血清中 CEA 的检查主要用于判断肺癌预后以及对治疗过程的监测,对腺癌更敏感。②神经元特异性烯醇化酶(neuron specific enolase,NSE):是小细胞肺癌首选标志物,用于小细胞肺癌的诊断和治疗反应监测。③此外,细胞角蛋白 19 片段、鳞状细胞癌抗原等增高对肺鳞癌的诊断、病情监测和预后也有一定的评定价值。

（三）特殊检查

1. **影像学检查**　了解肺肿瘤的部位及与周围组织的关系。①胸部 X 线检查:了解肺部肿瘤的部位和大小、肿瘤的密度、边界、中心液化、胸膜改变等。② CT:了解病变的位置与周围脏器的关系、胸膜小结节或胸腔积液、节段性肺不张、纵隔各组淋巴结肿大、肺部微小转移灶等。③ MRI:磁共振检查的特点是软组织对比度好,并可获得任意断面的图像,明确肿瘤与大血管之间的关系。④正电子发射体层成像(positron emission tomography,PET):可早期发现转移灶。了解局部组织细胞代谢有无异常。

2. **纤维支气管镜检查**　主要适用于中央型肺癌。能直接看到癌灶,可直接观察支气管内膜及管腔的病理变化情况,并可以比较容易地做支气管的活组织病理学检查。

3. **细胞病理学检查**　痰细胞病理学检查优势在于无创。多次痰检适用于诊断起源于大气管的中央型肺癌、转移病灶活体组织学检查、浅表淋巴结针吸细胞学检查等。

三、临床诊断与处理

（一）诊断

肺癌诊断资料的主要来源是病史和胸部 X 线检查,病史中如有早期局部症状,会引起对肿瘤的怀疑;胸部 X 线检查可明确病变部位,并可显示其对周围组织结构的影响。而确诊肺癌一般需病理学依据。对肺癌的诊断,不但需对其做定性诊断,还需做分期诊断以利于选择治疗方式和判断预后。诊断肺癌的检查方法多种多样,概括起来主要包括影像学检查、病理检查、肿瘤标志物检查等。

（二）临床治疗

临床上多根据患者的全身状况,肿瘤病理学类型,病变侵犯范围,采用以手术为主,辅以放、化疗等综合疗法根治及控制肿瘤。

1. **手术治疗**　早期周围型肺癌选择局限性切除,根据肿瘤的分期采取肺段切除术、楔形切除术或肺叶切除术。行肺癌完全切除术中应常规进行肺门和纵隔各组淋巴结切除;对中央型肺癌行肺叶切除或一侧全肺切除术。

2. 放射治疗　肺癌放疗包括根治性放疗、同步放化疗、姑息性放疗、术前和术后放疗等。三维适形放射治疗技术是目前较先进的放疗技术。

3. 化疗　应用化疗药物治疗,需要根据病理分型选择化疗药物,小细胞肺癌对化疗高度敏感,因此化疗已经成为小细胞肺癌的一种主要治疗手段。但肺癌晚期患者如过度化疗,反而降低了患者的生活质量和加重症状。

4. 免疫疗法　应用白介素、干扰素、转移因子、肿瘤坏死因子及肿瘤免疫核糖核酸等生物制剂,在肺癌的治疗中都能增加机体对放疗、化疗的耐受性,提高疗效。

5. 靶向治疗　分子靶向治疗是指在肺癌分子生物学的基础上,将与肺癌细胞发生和发展密切相关的特异分子作为靶点,利用靶分子特异制剂或药物进行治疗的方法,抑制肺癌细胞增长和繁殖,如用癌细胞表皮生长因子为靶点的信号转导抑制小分子靶向药物等。

四、康复评定

(一) 身体结构和功能评定

1. 临床分型　肺癌按部位分为中央型和周围型肺癌。①中央型:肿瘤长在段支气管、叶支气管或总支气管,容易产生咳嗽,以剧烈的阵发性刺激性咳嗽为多,无痰或仅有少量白色泡沫痰,在合并感染时可以有脓痰,同时还可有痰带血丝。②周围型:肿瘤长在肺周边,产生的症状较少,甚至没有咳嗽症状。

2. 肺癌侵入导致结构和功能评定　肿瘤侵入性增长和肿瘤治疗均可导致身体结构功能改变和功能障碍。

(1)肺癌侵入导致结构和功能评定:癌细胞侵入性生长阻塞支气管可引起肺炎和肺不张,呼吸困难,咳痰带血,以及疼痛、发热、消瘦等全身症状。

(2)肿瘤治疗所致的身体结构和功能评定:不同的治疗引发的躯体解剖功能改变和造成的损伤亦不同。①外科手术一般有肺局限性切除、肺段切除、肺叶切除、楔形切除或一侧全肺切除,以及根据肿瘤细胞的转移情况,行肺门和纵隔各组淋巴结切除等,均会影响呼吸功能;②手术损伤疼痛、胸部瘢痕、肺叶切除以及肺切除后的胸廓脊柱畸形,均可一定程度影响呼吸功能;③放射治疗:放疗部位及邻近组织器官放射性损伤导致糜烂或溃疡等,不易修复;④化疗药物副作用引起恶心、呕吐、食欲不振和全身症状,影响患者的营养吸收和生存质量。

(二) 活动能力

1. 呼吸功能测定　肺功能测试帮助了解患者呼吸功能的基本状态和受损程度,直接反映肺功能,呼吸功能测定(详见第四章第三节)。

2 肺癌的活动功能测定　Karnofsky 所制定的癌症患者活动状况评定量表将患者的身体活动能力和疾病进展情况进行量化评定,采用百分制,分为 3 类 11 级。

(三) 参与

包括心理行为、社会活动和环境因素等影响患者参与能力的评定。此外,《国际功能、残疾和健康分类》(ICF)是对人体结构与功能、活动能力、参与能力等不同角度的全面评定。

五、康复治疗

(一) 物理治疗

射频消融术,一般采用 CT 扫描定位。按测定的距离和角度对肿瘤进行穿刺射频消融治疗。局麻后将电极针刺入肿瘤中心后,用电极进行射频消融肿瘤细胞,癌细胞对热的耐受能力比正常细胞差,局部加温至 39~40℃可使癌细胞停止分裂,达 41~42℃时可致癌细胞死亡或引起其 DNA 损伤,49℃以上发生不可逆的细胞损伤。集束电极射频电极发出高频率射频波,激发组织细胞进行等离子震荡,所产生的热量可使局部温度迅速上升,从而快速有效地杀死肿瘤细胞。但是慎用,必须选好适应证,技术要熟练,避免发生气胸等并发症。

(二) 呼吸训练

术前增加活动量,使肺活量相对地加大,并指导患者练习呼吸控制和正确的咳嗽方法,训练的目的是有利于肺扩张,改善通气功能,并有助于术后胸腔引流及预防感染。

1. 腹式呼吸训练　术前辅导患者学会腹式呼吸法,亦用力持续吸气,使肺部充满空气,然后屏住气息 4s,此时身体会感到紧张,接着利用 8s 的时间缓缓地将气吐出,吐气时宜慢且长而不要中断。几次前述方式呼吸后,会有一种舒畅的感觉。在术后伤口疼痛时,可先进行腹式呼吸,当疼痛减轻后再进行胸式呼吸,伤口拆线后进行胸式深呼吸。

2. 阻力呼吸运动训练　吸气肌、呼气肌抗阻训练:如吹瓶子或吹气球训练等有阻力的呼吸运动训练,以使肺部充分扩张,增加肺活量。吹气球时嘱患者深吸一口气,然后慢慢吹出,间歇性反复练习,注意不宜过度用力和疲劳。

3. 其他呼吸训练法　①加强肺上部通气,两手叉腰,充分放松肩带深呼吸;②为加强肺下部通气和膈肌运动,深呼吸,吸气期尽量高举双手,使双手尽量高于头部,呼气期手还原;③为加强一侧肺下部通气和膈肌运动,身体向对侧屈,深呼吸时,吸气期尽量高举同侧上肢,呼气期手还原。

4. 咳嗽训练　传统的促进咳嗽排痰的方法通常是咳嗽训练、机械吸痰、翻身叩背、体位引流等。术后要鼓励患者咳嗽,用手按压术侧胸壁,吸气时两手放松,咳出时再紧按胸部,以减少术侧胸部的震动,减轻疼痛。采用有利于分泌物排出的体位,如有引流管,咳前要夹住引流管。鼓励患者咳嗽,咳嗽有助于排出残腔内气体及液体,帮助建立胸膜腔负压。叩击、振动及摇动患者背部,会有助于呼吸道分泌物的排出,预防及减轻肺部感染。

(三) ADL 训练

肺癌术后胸廓损伤、肺叶或一侧全肺切除、切口瘢痕或粘连或可能有脊柱改变,可影响胸廓和肩关节运动功能,鼓励并督促患者用术侧手臂端茶杯、吃饭、梳头。术侧手越过头顶触摸对侧的耳朵反复训练;可在床尾栏杆上系一根绳子,让患者用术侧手臂拉着绳子,自己练习起坐起、躺下和下床运动,增强术侧肩、臂、背肌的肌力,预防肩关节功能障碍。

(四) 运动治疗

1. 运动训练　运动锻炼在术后早期开始,固定好胸腔引流管,即可鼓励患者作床上活动,并离床活动,开始每隔 3~4h 可搀扶患者下床在室内行走 3~5min,循序渐进自行下床活动,步行、登楼梯等活动,以加大肺通气量,改善全身状态。

2. 矫正体操　术后两侧肺容量不等,容易造成脊柱侧弯畸形,除进行呼吸练习外,还应进行相应的矫正体操。康复训练一定要根据自己的身体状况,循序渐进,做一些轻松快乐的游戏活动或小运动量的文体运动,运动要适度,以免身体过度疲劳反而降低身体的抵抗力。

3. 自然因子治疗　空气清新,氧含量高对肺癌患者的康复有益。选择气温适宜、空气清新、空气中富含负氧离子的环境,利用天然物理因子,通过空气浴、日光浴对疾病进行综合康复(如我国海南省五指山、云南省香格里拉等)。冬暖夏凉的森林氧吧更适合对肺癌的康复,在充分利用疗养因子的情况下进行良好的身心调养和保健,增强体质,提高免疫力,预防肺癌复发。在此环境中,适量运动,如行走、慢跑、健身操、太极拳、气功等运动训练,更有利于疾病康复。

六、预后及健康教育

(一) 预后

肺癌预后取决于早发现、早诊断和早治疗,早期手术切除后治愈率比较高,5 年生存率能接近于 70%。规范有序的诊断,准确的分期,多学科联合治疗可为患者提供可能的缓解和治愈,总体来看经医学界多年来的努力,肺癌的生存率在提高,经康复医学的介入,提高了患者的生存质量。坚持定期体检复查,及时了解是否有复发。当有不明原因的咳嗽、胸痛等异常情况,尽快就诊查明原因。术后每 3 个月做 1 次体检和相关辅助检查,如胸部 X 线检查或肺部 CT、肿瘤标志物检测等;第 2 年 3~6 个月复查 1 次,第 3 年每 6 个月复查 1 次,以后可延长至每年复查 1 次,但如有咳痰带血、出现肩背部疼痛或头痛等,应及时到医院检查排除肺癌复发,或骨和脑等部位转移。

(二) 健康教育

1. 控制致癌因素　消除或减少致癌因素,禁止吸烟,越早越好;尽量避免或减少到空气污染的环境中。从事的职业接触致癌物(如石棉、氡、砷、粉尘)的工人,需要调换工作岗位。

2. 增加营养　饮食丰富多样、富有营养,以肉粥、鱼粥、蛋粥、薏米粥、百合粥、枸杞等各种粥类,以及清淡的汤类为主,配合水果及新鲜蔬菜,多吃如富含维生素 A 及维生素 C 的食物。吃清肺润肺食品,如胡萝卜、葡萄、百合、慈姑、炒杏仁、白果、核桃仁、罗汉果、枇杷和梨等。少吃刺激性食物及生痰伤肺食物,如辣椒、生葱、蒜、肥肉等物。

3. 增强体质　鼓励患者乐观豁达,以积极的心态对待事物,力所能及地参加一些社会活动和体育锻炼,促进早日康复。患者手术后要注意肩关节的功能锻炼,如手臂爬墙锻炼等;气功锻炼,特别是增强呼吸功能的气功,提高肺部功能。

4. 照射区保护　在放疗期间和放疗结束后的半年内,应该避免太阳光照射放疗区皮肤,皮肤出现瘙痒时避免抓挠。在照射区皮肤没有完全恢复正常时避免用刺激性的物质涂擦,洗澡时不用刺激性的皂类。

5. 注意生活环境　多到自然环境中锻炼或活动,不要到人多的或空气污浊的公共场所,避免感冒和呼吸道感染。

(彭　源　张顺喜)

08 第八章
消化系统疾病康复

第一节　胃　　炎

一、概述

(一)定义

胃炎(gastritis)指的是任何病因引起的胃黏膜炎症,是最常见的消化道疾病之一。按临床发病的缓急和病程的长短,一般将胃炎分为急性胃炎和慢性胃炎。

1. 急性胃炎(acute gastritis)　系由不同病因引起的胃黏膜急性炎症。病变严重者可累及黏膜下层与肌层,甚至深达浆膜层。临床上按病因及病理变化的不同,分为急性单纯性胃炎、急性糜烂性胃炎、急性腐蚀性胃炎、急性化脓性胃炎,其中临床上以急性单纯性胃炎最为常见。

2. 慢性胃炎(chronic gastritis)　是由各种病因引起的胃黏膜慢性炎症。慢性胃炎的分类方法很多,我国 2006 年达成的《中国慢性胃炎共识意见》中采纳了国际上新悉尼系统(Update Sydney System)的分类方法,根据病理组织学改变和病变在胃的分布部位,结合可能病因,将慢性胃炎分成非萎缩性、萎缩性和特殊类型胃炎三大类。慢性非萎缩性胃炎是指不伴有胃黏膜萎缩性改变、胃黏膜层见以淋巴细胞和浆细胞为主的慢性炎性细胞浸润的慢性胃炎,主要病因是幽门螺杆菌(helicobacter pylori,Hp)感染。根据炎症分布的部位可再分为胃窦胃炎、胃体胃炎和全胃炎。慢性萎缩性胃炎是指胃黏膜发生了萎缩性改变,常伴有肠上皮化生。慢性萎缩性胃炎又可再分为多灶性萎缩性胃炎(multifocal atrophic gastritis)和自身免疫性胃炎(autoimmune gastritis)。前者表现为萎缩性改变在胃内呈多灶性分布,以胃窦为主,多由幽门螺杆菌感染引起;后者表现为萎缩改变主要位于胃体部,由自身免疫引起。

(二)病因

1. 急性胃炎

(1)应激:严重的损伤、烧伤、大手术、脑出血、大面积的脑梗死,或者肝肾衰竭、休克和精神刺激,以及机体的变态反应均可引起胃黏膜的急性炎症损害。

(2)物理因素:放置鼻胃管、剧烈恶心或干呕胃内异物、食管裂孔疝、胃镜下各种止血技术、进食过冷或过热与过于粗糙的食物、柿石刺激、胃放射治疗及胃冷冻治疗等,可造成胃黏膜损伤,引起炎性改变。

(3)化学因素:如口服某些药物(如水杨酸盐类、吲哚美辛、布洛芬、保泰松、碘制剂、利血平及肾上腺皮质激素等)、大量饮用烈性酒、浓茶、咖啡等,均可损伤胃黏膜,引起胃黏膜充血、水肿,甚至出血、糜烂。

(4)十二指肠胃反流:一些上消化道动力异常、幽门括约肌功能不全、十二指肠远端梗阻可导致十二指肠内容物胆汁、肠液、胰液反流入胃,损伤胃黏膜上皮细胞,引起糜烂、出血。

(5)胃黏膜血液循环障碍:肝性、肝前性门静脉高压症常致胃底静脉曲张,不能及时清除代谢产物,胃黏膜常有渗血及糜烂,称为门静脉高压性胃病。胃动脉治疗性栓塞后的局部区域、一些罕见疾病伴随的胃黏膜血管炎均可使胃黏膜缺血,从而导致糜烂或出血。

2. 慢性胃炎

(1)Hp 感染：目前认为慢性胃炎约 90% 由 Hp 感染所引起，Hp 有鞭毛，在胃内穿过黏液层，移向胃黏膜，因其有黏附素能贴紧上皮细胞而长期定居于胃窦黏膜小凹处或其邻近上皮表面繁衍，不易去除。由于其有尿素酶，能分解尿素产生氨，既能保持细菌周围的中性环境，又能损伤上皮细胞膜；加上其空泡毒素，使上皮细胞受损；其细胞毒素相关基因蛋白能引起强烈的炎症反应；其菌体胞壁还可作为抗原产生免疫反应。这些因素的长期存在，导致胃黏膜的慢性炎症。

(2)免疫因素：免疫功能的改变在慢性胃炎的发病中已普遍受到重视，自身免疫反应可能是某些慢性胃炎的有关病因。某些自身免疫性疾病如慢性甲状腺炎、甲状腺功能减退或亢进、1 型糖尿病、慢性肾上腺皮质功能减退等均可伴有慢性胃炎，提示本病可能与免疫反应有关。

(3)刺激性食物和药物：长期服用对胃黏膜有强烈刺激的饮食及药物，如浓茶、烈酒、辛辣或水杨酸盐类药物，或食时不充分咀嚼，粗糙食物反复损伤胃黏膜，或过度吸烟，烟草酸直接作用于胃黏膜所致。

(4)其他因素：幽门括约肌功能不全时含胆汁和胰液的十二指肠液反流入胃，可削弱胃黏膜屏障功能。急性胃炎后，如果疏于护理，又不注意饮食起居习惯，胃黏膜病变持久不愈或反复发作，均可形成慢性胃炎。另外，精神神经紧张时，可以引起食欲减退，容易出现胃炎症状，可能是一个重要的致病因素。

(三）流行病学

目前国内外尚缺乏有关急性胃炎的流行病学调查。而慢性胃炎因为 Hp 感染为慢性非萎缩性胃炎的主要病因。大致上说来，慢性非萎缩性胃炎发病率与 Hp 感染情况相平衡，慢性非萎缩性胃炎流行情况因不同国家、不同地区 Hp 感染情况而异。一般 Hp 感染率发展中国家高于发达国家，感染率随着年龄增加而升高。我国属 Hp 高感染率国家，估计人群中 Hp 感染率为 40%~70%。慢性萎缩性胃炎是原因不明的慢性胃炎，在我国是一种常见病、多发病，在慢性胃炎中占 10%~20%。

二、临床表现

(一）急性胃炎

1. 症状和体征　多数急性起病，症状轻重不一。主要表现为上腹饱胀、隐痛、食欲减退、嗳气、恶心、呕吐、黑便。严重者可致脱水、电解质紊乱、休克等。

2. 实验室检查　周围血白细胞数增加，中性粒细胞增多。

3. 特殊检查

(1)X 线检查：见病变黏膜粗糙、局部压痛、激惹。

(2)内镜检查：见胃黏膜充血、水肿、渗出、斑点状出血或糜烂等。

(二）慢性胃炎

1. 症状和体征　由 Hp 引起的慢性胃炎多数患者无症状；有症状者表现为上腹痛或不适、上腹胀、早饱、嗳气、恶心等消化不良症状，这些症状的有无及严重程度与慢性胃炎的内镜所见及组织病理学改变并无肯定的相关性。自身免疫性胃炎患者可伴有贫血，在典型恶性贫血时除贫血外还可伴有维生素 B_{12} 缺乏的其他临床表现。

2. 实验室检查

(1)Hp 检测：活组织病理学检查可同时检测 Hp，并可在内镜检查时再多取 1 块活组织做快速尿素酶检查以增加诊断的可靠性。根除 Hp 治疗后，可在胃镜复查时重复上述检查，亦可采用非侵入性检查。

(2)自身免疫性胃炎的相关检查：疑为自身免疫性胃炎者应检测血壁细胞抗体(parietal cell antibody，PCA)和内因子抗体(intrinsic factor antibody，IFA)，如为该病 PCA 多呈阳性。伴恶性贫血时 IFA 多呈阳性。血清维生素 B_{12} 浓度测定及维生素 B_{12} 吸收试验有助恶性贫血诊断。

(3)血清胃泌素17(gastrin 17,G17)和胃蛋白酶原Ⅰ和Ⅱ测定:属于无创性检查,有助于判断萎缩是否存在及其分布部位和程度。近年国内已开始在临床试用。胃体萎缩者血清G17水平显著升高、胃蛋白酶原Ⅰ和/或胃蛋白酶原Ⅰ/Ⅱ比值下降;胃窦萎缩者血清G17水平下降、胃蛋白酶原Ⅰ和胃蛋白酶原Ⅰ/Ⅱ比值正常;全胃萎缩者则两者均低。

3. 特殊检查 胃镜检查并同时取活组织做病理组织学检查是诊断慢性胃炎的最可靠方法。内镜下非萎缩性胃炎可见红斑(点、片状或条状)、黏膜粗糙不平、出血点/斑、黏膜水肿、渗出等基本表现。内镜下萎缩性胃炎有两种类型,即单纯萎缩性胃炎和萎缩性胃炎伴增生。前者主要表现为黏膜红白相间/白相为主、血管显露、色泽灰暗、皱襞变平甚至消失;后者主要表现为黏膜呈颗粒状或结节状。内镜下非萎缩性胃炎和萎缩性胃炎皆可见伴有糜烂(平坦或隆起)、出血、胆汁反流。胃黏膜活组织的组织病理学检查所见已如上述。由于内镜所见与活组织检查的病理表现不尽一致,因此诊断时应两者结合,在充分活检基础上以组织病理学诊断为准。

三、临床诊断与处理

(一) 诊断

1. 急性胃炎 有急性胃炎的症状和体征及结合相关病因者应疑诊,确诊依靠胃镜发现糜烂及出血病灶。由于胃黏膜修复很快,但临床提示本病时,应尽早行胃镜检查确诊。

2. 慢性胃炎 诊断的关键是胃镜及组织学检查。临床症状程度和慢性胃炎组织学之间没有明显的关系。病因诊断除通过了解病史外,可进行相关的实验室检查来帮助诊断。

(二) 药物治疗

1. 急性胃炎 主要针对原发病和病因进行治疗,应常规应用抑制胃酸分泌的H₂受体拮抗剂或质子泵抑制剂(proton pump inhibitor,PPI),或具有黏膜保护作用的硫糖铝等。

2. 慢性胃炎 慢性胃炎的治疗,主要针对病因治疗。对无症状或症状轻微的慢性胃炎患者,有时可不用药物治疗。对Hp相关胃炎,需根据具体情况选择进行根除Hp治疗。常用的药物包括铋剂、阿莫西林、替硝唑等。质子泵抑制剂对Hp有较强的抑制作用,能加强抗菌药物的杀菌活性。临床常用的一线根除Hp治疗方案包括铋剂加两种抗生素和质子泵抑制剂加两种抗生素,一线治疗失败后可选择铋剂加质子泵抑制剂加两种抗生素的四联治疗方案。对于十二指肠胃反流引起的,可使用助消化、改善胃肠动力等药物。对因自身免疫引起的,目前尚无特异治疗,有恶性贫血时注射维生素B₁₂后贫血可获纠正,可考虑使用糖皮质激素治疗。对胃黏膜营养因子缺乏引起的,需要补充维生素,改善胃肠营养。

(三) 手术处理

异型增生是胃癌的癌前病变,应予高度重视。对轻度异型增生除给予上述积极治疗外,关键在于定期随访。对肯定的重度异型增生则宜予预防性手术,目前多采用内镜下胃黏膜切除术。

(四) 营养调理

饮食与慢性胃炎的发生和临床症状的发作有着密切的关系,饮食的调配对慢性胃炎的防治及康复非常重要。

慢性胃炎患者的饮食应注意补给蛋白质、维生素丰富的食品。饭菜宜细软而容易消化,避免辛辣、香味过浓和太烫的食物。吃饭时要养成细嚼慢咽的习惯,使磨碎的食物能和唾液充分混合,以达到对胃黏膜的刺激和易于消化的目的。最好能少食多餐,每餐不要吃得过饱。宜戒烟、戒酒。忌吃饭时喝汽水,忌吃花生,忌饭前服用阿司匹林等对胃有刺激的药物。

常用药膳:①桂圆糯米粥,适用于脾胃虚弱的患者。②参梅羹,适用于胃酸缺乏者。③四和汤,适用于脾胃虚寒的患者。

四、康复评定

(一) 身体结构与功能评定

患者可有不同程度的消化吸收功能障碍、营养不良、腹部疼痛以上腹痛为主。一般不影响运动功能。疼痛发作时可影响患者的活动,若出现恶性贫血会使患者肌力下降。慢性胃炎迁延不愈,尤其是出现恶性贫血会影响患者心理功能、出现焦虑、抑郁。视觉模拟评分法(VAS)可对疼痛强度变化和治疗前后疼痛的缓解情况进行评定。萎缩性胃炎时空腹血清胃泌素明显升高,而胃液中胃酸分泌缺乏。可进行胃液分泌功能检查。肌力采用徒手肌力测定(manual muscle test,MMT)可用于运动功能评定。抑郁自评量表(SDS)和焦虑自评量表(SAS)可选择性运用。

(二) 自我活动能力评定

一般情况下患者其日常生活活动不会受限。如果出现恶性贫血会影响患者的正常进食和行走等日常生活能力。可用 Barthel 指数(BI)或改良 Barthel 指数(MBI)进行 ADL 评定。

(三) 社会活动能力评定

如果出现恶性贫血、肌力下降最终会影响患者的生活质量(QOL)和社会功能等。常用量表有 WHO 生活质量简表(WHOQOL-BREF)、健康调查量表 36(SF-36)、生活满意度指数 A 量表(life satisfaction index-form A,LISA)等;社会功能量表主要有社会生活能力概况评定、社会生活能力近况评定等。

五、康复治疗

康复治疗目标为改善胃的分泌功能,促进胃动力、ADL 能力,提高劳动力,提高生活质量。康复治疗的原则是在综合治疗的基础上,积极进行康复治疗。康复治疗的方法主要包括运动治疗、物理治疗、作业治疗、心理治疗及健康教育等。

(一) 运动治疗

运动治疗具有减轻慢性胃炎患者消化不良症状,维持和改善胃蠕动功能,改善机体整体耐力的作用。根据病情选择有氧耐力运动项目,如步行、慢跑、游泳、太极拳等,以改善肌力、肌耐力和整体功能。每日 1 次,每次 20~30min,每周 3~5 次,连续 4 周或长期运动。

(二) 物理治疗

1. **急性胃炎**　一般采用药物治疗,同时可配合光疗法(太阳光或红外线,上腹部照射 20~30min,每日 1~2 次)、超短波或短波疗法(板状电极上腹部对置,微热量,15~20min,每日 1 次)、石蜡疗法(蜡饼置于腹部,20~30min,每日 1~2 次)等,如果存在消化道出血,应禁用上述物理治疗。

2. **慢性胃炎**　物理治疗主要是以促进血液循环、消炎止痛、改善胃的分泌功能、防治消化不良为目的。

(1)超短波疗法:患者取卧位,采用大功率超短波治疗仪,用中号板状电极,置于腹部和背部相应脊髓节段($T_6 \sim T_{12}$),距离 3~4cm,剂量Ⅱ~Ⅲ级,15~20min,每日 1 次,8~12 次为 1 疗程。

(2)调制中频电疗法:将电极置于上腹部痛点,强度以患者能够耐受为度。每次 20min,每日 1 次,15 次为 1 疗程。

(3)微波疗法:患者取卧位,采用微波治疗仪,用圆形辐射器置于上腹部,距离 10~12cm,剂量Ⅱ级,10~15min,每日 1 次,8~12 次为 1 疗程。

(4)紫外线疗法:患者取仰卧位,采用紫外线治疗灯,分别置于胃区和 $T_5 \sim T_7$ 节段进行紫外线照射,剂量 2~3MED 开始,每次增加 1/2~1MED,直至出现明显色素沉着终止照射。每次照射总面积不宜超过 600cm²,隔日照射 1 次,7~8 次为 1 疗程。此方法适用于胃酸分泌功能低下的患者。

(5)电离子导入疗法:此方法适用于胃酸高、胃分泌功能亢进、胃痛症状较重的患者。包括普鲁卡因导入和阿托品导入。①普鲁卡因导入：先让患者口服 0.1%~0.2% 普鲁卡因溶液 200~300ml，用 2 个 150~200cm²电极，一极置于胃区(用阳极)；另一极置于背部的相应节段(T₆~T₉)，电量 10~20mA，时间 15~20min，每日 1次，12~18 次为 1 疗程。②阿托品导入：方法同普鲁卡因导入法，阿托品每次用量 3~5mg。

(6)直流电疗法：患者取卧位，用直流电疗仪，电极大小、部位、电量、时间及疗程同上述电离子导入疗法。但胃区电极接阴极，适用胃酸缺少者。

(7)温热-间动电疗法：用 2 个 150cm² 热电极，置于胃区及背部的相应节段，先加热电极，温度 40~43℃，用疏密波，电量 15~20mA，时间 15~20min，每日 1 次，15~20 次为 1 疗程。此法适用于各型慢性胃炎。

(8)石蜡疗法：采用蜡饼法，即将熔化的石蜡盛入搪瓷盘或木制盘内，待其温度降至 40~45℃时，将石蜡取出，敷于胃区和背部(T₅~T₁₀)，时间 15~20min，每日 1 次，15~20 次为 1 疗程。

其他疗法有短波透热疗法、中波透热疗法、红外线疗法、超声疗法、激光疗法等可以选用。

（三）作业治疗

根据胃炎患者的爱好、职业、体力、志趣、文化水平等具体情况，确定具体、符合病情需要的生产劳动。可以选择消遣性作业活动，业余和闲暇时进行，主要满足个人兴趣，消遣时间，并保持平衡的、劳逸结合的生活方式，如集邮、种花、看电视、下棋、打球、游戏、音乐表演或欣赏等。

（四）传统治疗

1. 中药疗法

(1)慢性浅表性胃炎：①肝胃气滞证，治宜疏肝和胃，行气消胀。方用柴胡疏肝散加减。②脾虚胃热证，治宜健脾补气，清热和胃。方用甘草泻心汤加减。③脾胃虚弱证，治宜健脾益气，温中和胃。方用香砂六君子汤加减。④胃阴不足证，治宜养阴益胃，缓急止痛。方用麦门冬汤合芍药甘草汤。

(2)慢性萎缩性胃炎：①胃阴不足证，治宜甘凉养胃，佐以酸甘化阴。方用沙参麦冬汤。②脾胃虚寒证，治宜温补脾胃，理气止痛。方用黄芪健中汤加减。③肝胃不和证，治宜疏肝解郁，降逆和胃。方用四逆散加减。④脾胃虚热证，治宜清热化湿，健脾和胃。方用三仁汤合藿朴夏苓汤加减。⑤瘀血阻络证，治宜行气活血化瘀。方用丹参饮加味。

2. 针灸疗法　体针疗法治疗慢性胃炎能起到调整经络气血，和胃止痛的作用。处方：合谷、中脘、内关、足三里。

3. 推拿疗法　采用推拿手法进行治疗，以健脾助运，止痛和胃。取穴：中脘、脾俞、胃俞、肝俞、胆俞、足三里、太冲、公孙。手法：推法、揉法、摩法、按法、擦法、搓法。

4. 医疗体操　太极拳可练简易式，其动作柔韧缓慢，把练身、练意、练气三者结合起来，可改善脾胃功能。每天可练功 2~3 次，每次 5~10min，以不感觉倦怠为度。

（五）心理治疗

心理治疗具有改善或消除慢性胃炎患者忧郁、焦虑和抑郁心理的作用。一些患者对于慢性胃炎的恐惧更多地偏向于担心癌变。一些临床观察发现神经内分泌功能紊乱，胃肠激素释放失衡在慢性胃炎发病机制中起一定作用。在治疗中对患者的紧张、焦虑、激动、暴躁、忧伤等自主神经功能紊乱的表现予以足够重视。目前仅萎缩性胃炎与胃癌有一定关系，故对患者进行正确的健康教育，使其保持乐观的生活态度，避免加重患者精神负担。心理治疗师应该通过肌肉放松等技术来完成放松训练。可选用一些放松精神和心理的音乐，使患者在家里舒缓焦虑的情绪。

六、预后及健康教育

（一）预后

只要积极地防治胃炎，并配合相关的康复治疗，胃炎的预后总体良好。

（二）健康教育

1. 预防胃炎的发生　积极了解有关胃炎的知识，营造一个舒适和谐、充满亲情的生活环境，和睦的家庭氛围与融洽的社会环境；保持良好的睡眠；避免长期饮浓茶、烈酒、咖啡、过热、过冷的粗糙食物，禁忌不洁饮食，以免胃黏膜损伤；避免服用可引起胃黏膜损伤的药物（如阿司匹林、吲哚美辛、抗肿瘤药物、口服氯化钾或铁剂等）；尽可能避免应激状态的发生（如创伤、手术等），预防急性胃炎的发生。

2. 预防胃炎相关功能障碍的发生　感染幽门螺杆菌后少有自发清除，因此慢性胃炎常长期持续存在，但多数患者无症状。少部分慢性非萎缩性胃炎可发展为慢性多灶性萎缩性胃炎，极少数慢性多灶性萎缩性胃炎经长期演变可发展为胃癌。因此，急性胃炎发生后除继续给予一级预防措施的同时，应积极给予药物治疗，如根除幽门螺杆菌感染、护胃等，以达到根治急性胃炎的目的，避免急性胃炎转变为慢性胃炎，预防引起生理、心理、日常生活活动能力等方面的障碍。

3. 预防胃炎对社会活动的影响　慢性胃炎及其导致的各种功能障碍发生后，应积极预防慢性胃炎急性发作，同时积极治疗功能障碍，避免严重的功能障碍的发生。

患者可根据自身情况，进行自我锻炼。如跑步、游泳、太极拳、医疗体操、球类等锻炼。也可根据个人兴趣，进行各种娱乐活动，如玩扑克、缝纫、球类、游戏、下棋等。患者在治疗原发病的同时，积极参加有关社会活动，使其在活动中达到治疗疾病，促进康复的目的。

第二节　胃　下　垂

一、概述

（一）定义

胃下垂（gastroptosis）是指站立时，胃的下缘达盆腔，胃小弯弧线最低点降至髂嵴连线以下，称为胃下垂。轻度胃下垂多无症状，中度以上者常出现胃肠动力差，消化不良的症状。临床诊断以 X 线、钡餐透视、B 超检查为主，可以确诊。此病多见于瘦长型女性，尤其是经产妇。

（二）病因

该病的发生多是由于膈肌悬吊力不足，肝胃、胃膈韧带功能减退而松弛，腹内压下降及腹肌松弛等因素，加上体形或体质等因素，使胃呈极低张的鱼钩状，即为胃下垂所见的无张力型胃。

正常腹腔内脏位置的固定主要靠三个因素：①横膈的位置和膈肌的活动力。②腹肌力量，腹壁脂肪层厚度的作用。③邻近脏器或某些相关韧带的固定作用。凡能影响造成膈肌位置下降的因素，如膈肌活动力降低，腹腔压力降低，腹肌收缩力减弱，胃膈韧带、肝胃韧带、胃脾韧带、胃结肠韧带过于松弛等，均可导致胃下垂。

（三）流行病学

目前尚无确切资料显示胃下垂的患病率，最近几年由于胃下垂的发生逐年升高，其发生与人们的生活压力增大、饮食不规律、缺少锻炼密不可分。在临床上疑似本病并作相关检查时发现，胃下垂常见于瘦长体型的女性、经产妇、多次腹部手术而伴腹肌张力消失者，尤多见于消耗性疾病和进行性消瘦者。

二、临床表现

（一）症状

轻度下垂者一般无症状，下垂明显者可以出现如下症状。

1. 腹胀及上腹不适 患者多自述腹部有胀满感、沉重感、压迫感。

2. 腹痛 多为持续性隐痛。常于餐后发生,与食量有关。进食量愈大,其疼痛时间愈长,且疼痛亦较重。同时疼痛与活动有关,饭后活动往往使疼痛加重。

3. 恶心、呕吐 常于饭后活动时发作,尤其进食过时更易出现。这是因为一次进入较大量食物,加重了胃壁韧带之牵引力而致疼痛,随之出现恶心、呕吐。

4. 便秘 便秘多为顽固性。其主要原因可能由于同时有横结肠下垂,使结肠右曲与脾曲呈锐角,而致通过缓慢。

5. 神经精神症状 由于胃下垂的多种症状长期折磨患者,使其精神负担过重,因而产生失眠、头痛、头昏、迟钝、忧郁等神经精神症状。还可有低血压、心悸以及站立性晕厥等表现。

(二) 体征

瘦长体型者多见,上腹部压痛点因立卧位变动而不固定,有时用冲击触诊法,或患者急速变换体位时,可听到脐下振水声。上腹部易扪及主动脉搏动,常同时伴有肝下垂、肾下垂及结肠下垂的体征。

(三) 特殊检查

1. X线检查 胃肠钡餐造影可见:胃体明显向下、向左移位,重者几乎完全位于脊柱中线的左侧。胃小弯弧线最低点在髂嵴连线以下。无张力型胃其胃体呈垂直方向,体部较底部宽大,胃窦部低于幽门水平以下,蠕动无力,紧张力减退,钡餐滞留,6h 后仍有 1/4~1/3 残留胃内。十二指肠壶腹部受牵引,拉长,其上角尖锐,十二指肠降部常位于幽门管后面,即向左偏移。十二指肠水平部可因肠系膜动脉压迫而呈十二指肠雍积症。

2. 饮水超声波检查 饮水后测知胃下缘移入盆腔内。

三、临床诊断与处理

(一) 诊断

1. 诊断标准 依据患者病史及临床表现以及饮水超声波检查,X 线检查表现较易确诊。胃下垂的程度以小弯切迹低于两髂嵴连线水平 1~5cm 为轻度,6~10cm 为中度,11cm 以上为重度。

2. 鉴别诊断

(1)急性胃扩张:急性胃扩张常发生于创伤、麻醉和外科手术后数小时至一两天内或饱餐后不久出现,患者感上腹胀满或持续性胀痛,继而出现呕吐,主要为胃内容物,量小,但发作频繁,虽吐而腹胀不减,患者可迅速出现水电解质紊乱,甚至休克,X 线腹部平片可见扩大的胃饱和致密的食物残渣阴影,服少量的钡剂可见扩张的胃型。询问病史有助鉴别。

(2)胃潴留:功能性胃潴留多由于胃张力缺乏所致。此外,胃部或其他腹部手术引起的胃运动障碍,中枢神经系统疾病、糖尿病所致的神经病变,以及迷走神经切断术等均可引起本病。尿毒症、酸中毒、低钾血症、低钠血症、全身或腹腔内感染、剧烈疼痛、严重贫血以及抗精神病药和抗胆碱药的应用也可致本病。呕吐为本病的主要表现。日夜均可发生。呕吐物常为宿食,一般不含胆汁,上腹饱胀和疼痛亦多见。如有呕吐宿食,空腹时腹部有振水音,即提示胃潴留。进食 4h 后,仍可从胃反出或自胃腔内抽出食物则可获证实。胃肠钡餐检查时,钡剂在 4h 后的存留 50%,或 6h 后仍未排空,均为本症之佐证。

(3)鉴别:本病还应与消化性溃疡、慢性胃炎、慢性肝炎、胃神经官能症、慢性胆囊炎、胃癌、幽门梗阻等病相鉴别。

(二) 药物治疗

目前尚无特效药。临床上主要有以下几类药。

1. 助消化剂 必要时给蛋白合成制剂及胰岛素等以增加腹腔内脂肪,加强腹肌张力。胰岛素(普通胰岛素)4~8U,餐前 30min 皮下注射,以促进食欲。苯丙酸诺龙 25mg 肌内注射,每周 2 次,1 个月后每周 1 次,连用 3 个月。

2. 对症治疗　对无力型胃可用促胃动力药,胃痛者可用镇痛药,便秘者可用润滑剂。

3. 氢溴酸加兰他敏　10mg,3 次 /d,口服或 25mg,1 次 /d,肌内注射。一般从小剂量开始逐渐增加,20~40d 为一疗程,视患者病情而定,经 1~2 个疗程后,病情仍未改善,应停用。

4. 三磷酸腺苷(ATP)　20mg,2 次 /d,在早、午餐前半小时肌内注射,25d 为 1 个疗程,间隔 10d 再进行第 2 疗程,总有效率为 98.5%。

(三) 手术治疗

适用于症状严重,内科治疗无效的重度胃下垂者。

(四) 营养调理

饮食要少食多餐,宜进食高营养、易消化吸收膳食,如多进食高蛋白质、高热量、高糖饮食,不宜太粗糙的食品,食物加工应精细。忌食辛辣刺激性的食品,忌烟酒,忌暴饮暴食和喝过冷过热食物。餐后应卧床休息 45~60min,以减轻胃的负担;减少站立时间,避免过度劳累。必要时可放置胃托或腹带辅助治疗。

四、康复评定

1. 身体结构与功能评定　患者可有不同程度的消化吸收功能障碍、营养不良,以及持续性腹部隐痛,饭后疼痛明显。有的可以合并有失眠、焦虑、抑郁。胃下垂迁延不愈,恶心、呕吐、便秘等多种症状。临床将胃下垂程度分级:胃下垂的程度一般以小弯切迹低于两髂嵴连线水平 1~5cm 为轻度,5~11cm 为中度,11cm 以上为重度。临床痊愈的标准为临床症状消失,X 线复查胃下极回升至正常位置。对于疼痛强度变化和治疗前后观察的评定常采用视觉模拟评分法(VAS),以及简式麦吉尔疼痛问卷(SF-MPQ)、六点行为评分法(BRS-6)等。心理功能评定可选用抑郁自评量表(SDS)和焦虑自评量表(SAS)等。

2. 自我活动能力评定　由于消化系统等症状可能会影响到患者的日常生活活动。可用 Barthel 指数(BI)或改良 Barthel 指数(MBI)进行 ADL 评定。

3. 社会活动能力评定　患者长期存在多种消化系统症状,常常会导致其生活质量(QOL)的下降。常用量表有 1998 年世界卫生组织生活质量简表(WHOQOL-BREF)、健康调查量表 36(SF-36)、生活满意度指数 A 量表(LISA)等。

五、康复治疗

(一) 运动治疗

运动治疗的目的是增强体质、加强腹部肌肉力量和反射性提高胃张力。

1. 全身运动　以游泳、划船、步行、爬山等运动为主,避免剧烈运动和跳跃运动。

2. 腹肌训练　除注意增强腹直肌肌力外,还应重视增强腹内、外斜肌、腹横肌的肌力。方法如下:①屈膝抬臀:仰卧位。屈膝,两足底踏床面,将臀部抬起,然后将臀部放下,抬起时吸气,要求腰背肌紧张用力,并将肛门收缩上提。臀部放下时呼气,肌肉完全放松。重复 10~30 次。②抱膝压腹:仰卧位。两手抱膝压腹部,上身稍抬起。还原时两手松开,两腿伸直,反复进行,以加强腹肌力量。重复 10~30 次。③屈腿仰卧起坐:仰卧位。屈膝屈髋各 90° 左右,两手指交叉抱头后枕部,开始练习时可借助床头的横挡压住足背,然后练习仰卧起坐,待腹肌锻炼有一定力量后,可不借助床头横挡,自行练习仰卧起坐。此练习可增强腹肌和髂腰肌力量。重复 10~20 次。④空蹬自行车运动:仰卧位。双腿抬起,模仿蹬自行车动作。可增强髂腰肌、腹肌、骨盆肌和下肢肌肉力量。重复 20~50 次。⑤双腿抬高:仰卧位。两下肢伸直,同时腹肌收缩,使两下肢抬起,与床面成 70° 角,再慢慢放下。抬起时吸气,放下时呼气,全身肌肉放松。重复 10 次左右。⑥肩背倒立：仰卧位。两脚踩墙，两手扶腰部使腰臀部挺起，成肩背倒立，维持一会儿放下。自然呼吸。重复 10~20 次。

3. 姿势治疗　饭后卧床 20~30min，采取头部放低，骨盆垫高的姿势，使胃向上移。

（二）物理因子治疗

1. 感应电疗法　患者仰卧位。两个感应电手柄电极置于穴位上，穴位取：①上、中、下脘；②胃俞、脾俞、肾俞，配穴足三里或三阴交，每穴 3~5min，每次 1 组，总时间不超过 20min 耐受量，1 次 /d，15~20 次 1 个疗程。

2. 电兴奋疗法　腹部两侧，强度以腹肌收缩为准，每次 10min，1 次 /d，20 次为 1 个疗程。

3. 干扰电疗法　四个 50~100cm^2 的电极，分别置于腹部和腰部，使两组电力线交叉于胃区，差频 0~10Hz 和 0~100Hz，各 10min，1 次 /d，20 次为 1 个疗程。

4. 调制中频电疗法　150 或 200cm^2 的电极两个，分别置于腹部胃区和背部对应区域，载波频率 4kHz，调制频率 25~50Hz，调制幅度 100%，选用间调波、变调波各 8min 耐受量，1 次 /d，20 次为 1 个疗程。

5. 其他　有间动电疗法、音乐电疗法、电针疗法、三角波低频脉冲电疗法等。

（三）作业治疗

协助胃下垂患者选择、参与、应用有目的和意义的活动，以达到最大限度地恢复躯体能力，改善心理状态，提高生活兴趣，使精神松弛。可根据患者个人兴趣和爱好，选择园艺或休闲、娱乐类作业活动，如泥塑、陶器、工艺编织、钓鱼和音乐欣赏等，禁止进行具有竞争性的娱乐体育活动。

（四）传统治疗

1. 中药治疗　中医认为胃下垂的主要原因是气虚、中气下陷引起，中医治疗胃下垂的方法主要是补中益气、升提固脱。常见的中药方剂如补中益气丸，以及香砂养胃丸、健脾丸、苓桂术甘汤等，都适合来进行应用，对于调治胃下垂所出现的症状，如身体虚弱、打嗝、反酸、恶心、消化不良、便秘等症状都有很好的效果。

2. 针灸治疗　针灸疗法治疗胃下垂以补中益气、健脾和胃的治疗原则为主。

（1）可选内关、足三里、中脘透梁门、脾俞、胃俞、气海、章门，任选 2~3 穴，以平补平泻法，留针 20~30min。如胃痛属实者加期门、阳陵泉；偏虚者选脾俞、胃俞、章门；泄泻加关元；便秘加大肠俞、天枢、上巨虚。

（2）以补法针刺太溪穴 0.5 寸左右，以平补平泻法针刺足三里 1.5 寸左右，三阴交 1 寸左右，间隔 5min 行针 1 次，留针 25min。1 次 /d，10 次为 1 个疗程。

（3）艾灸：取气海、关元、足三里、胃俞等穴施灸。

（4）耳针：选用毫针柄，在耳壳"胃肠区"按压，寻找敏感点，在此点上加压 2~3min，每日 1 次。

3. 推拿疗法　采用推拿手法进行治疗。以补中益气，健脾和胃，升阳举陷。取穴：中脘、气海、关元、气海俞、肾俞、三焦俞、脾俞、胃俞。手法：按、揉、拿、捏。

4. 医疗体操　常用简式太极拳练习，多练提气动作，以锻炼和增强腹肌，达到治疗的目的。必要时用胃托辅助治疗。

（五）心理治疗

患有胃下垂者不必过分紧张，应抱有乐观的态度，树立治病信心。心理治疗具有改善或消除患者忧郁、焦虑和抑郁心理的作用。一般采用心理支持、疏导的治疗方法。要鼓励患者正确认识疾病，树立战胜疾病的信心，积极配合治疗，使患者从支持系统中得到帮助、消除心理障碍。心理治疗师应该通过肌肉放松等相关技术，如选用一些放松精神和心理的磁带，使患者在家里舒缓焦虑的情绪。

六、预后及健康教育

(一) 预后

只要积极地防治本病,并配合相关的康复治疗。一般来说,胃下垂的预后是良好的,但也因患者的体质、慢性疾病等因素影响和治疗不及时而发生慢性胃扩张、胃扭转、直立性低血压性晕厥、心悸、低血压等。

(二) 健康教育

1. 预防胃下垂的发生　胃下垂多见于瘦长体型、经产妇、久病体弱者,对此类患者应当多食高营养或含脂肪的食物,促进腹壁脂肪的增长。因为体瘦的老年人的食管松弛,腹肌无力,使胃缺乏应有的支撑而坠入盆腔发生胃下垂,如果腹壁脂肪增长,则可能避免胃下垂。

2. 预防相关功能障碍的发生

(1)胃下垂患者要避免剧烈活动:尤其是跳跃活动,不要长时间站立。

(2)避免暴饮暴食:让胃脏的工作量不致过繁、过重。

(3)少吃多餐:胃下垂患者消化功能减弱,每次用餐量宜少,但次数可增加,每日 4~6 餐为宜。

(4)细嚼慢咽:胃下垂患者的胃蠕动缓慢,没有嚼碎的食物停留在胃中的时间增长,使胃工作量增加。

(5)食物细软:平时所吃的食物应细软、清淡、易消化。主食应以软饭为佳,如面条要煮透煮软;副食要剁碎炒熟,少吃生冷蔬菜。但应注意的是,鱼肉不可过熟,因为鱼肉在半生不熟时最嫩和易消化,对胃的负担最小。

(6)营养均衡:胃下垂患者大多体力和肌力都很弱,加之消化吸收不好,容易产生机体营养失衡,故较正常人更易感到疲劳和精神不振。因此,患者要注意在少量多餐的基础上力求使膳食营养均衡,糖、脂肪、蛋白质三大营养物质比例适宜。其中脂肪比例偏低些。

(7)减少刺激:刺激性强的食物如辣椒、姜、过量酒精、咖啡、可乐及浓茶等,可使胃下垂患者的反酸、胃灼热症状加重,影响病情改善,故而这些食物应尽量少吃少喝,有所限制。少量饮些果酒和淡茶有利于减缓胃下垂的发生与发展。

(8)防止便秘:日常饮食中多调配些水果蔬菜,因为水果蔬菜中含有较多维生素和纤维素,尤其是后者可促进胃肠蠕动,使粪便变得松软润滑,防止便秘发生。如清晨喝杯淡盐水或睡前喝杯蜂蜜麻油水,以缓解和消除便秘。

3. 预防胃下垂对社会活动的影响　胃下垂一旦发生消化不良、营养不良、腹痛,以及心理障碍等问题时,应在早期积极进行康复治疗(包括药物治疗),应克服悲观、抑郁或焦虑情绪,积极主动配合康复治疗师,规范系统地进行康复治疗;同时应认识到,胃下垂功能障碍的康复有一个过程,不是一朝一夕就可成功的。经过系统、规范的康复治疗,大多数患者的功能障碍可有很大改善。

(赵　凯)

第三节　消化性溃疡

一、概述

(一) 定义

消化性溃疡(peptic ulcer,PU)是指胃肠道黏膜被自身消化而形成的溃疡,可发生于食管、胃、十二指肠、食管 - 胃吻合口、胃 - 空肠吻合口附近以及含有胃黏膜的 Meckel 憩室。临床上以胃溃疡（gastric ulcer，GU）、十二指肠溃疡（duodenal ulcer，DU）最为常见。其发病机制是胃酸、胃蛋白酶的侵袭作用与黏膜的防御能力间失去平衡，胃酸对黏膜产生自我消化，故称消化性溃疡。

（二）病因

1. 胃酸分泌增高　尤其多见于十二指肠溃疡患者，增高的原因可由多种因素引起，如饮食因素（如进食刺激性食物、饮烈性酒、咖啡等）、服用某些药物（如组胺类药物、利血平等）、大脑皮层功能紊乱、自主神经功能紊乱等。另外，胃泌素瘤患者由于瘤体分泌大量胃泌素，导致高胃酸分泌，过多的胃酸可成为形成消化性溃疡的起始因素。

2. 幽门螺杆菌感染　临床研究表明，消化性溃疡患者的幽门螺杆菌（Hp）的检出率显著高于普通人群，而根除 Hp 后溃疡复发率显著下降，目前认为 Hp 感染是导致消化性溃疡病的主要病因之一。

3. 非甾体抗炎药（nonsteroidal anti-inflammatory drug，NSAID）的广泛应用　NSAID（如阿司匹林、吲哚美辛、保泰松等）是引起消化性溃疡的常见病因。流行病学调查显示，在服用 NSAID 的人群中，15%~30% 可以罹患消化性溃疡，其中胃溃疡发生率为 12%~30%，十二指肠溃疡发生率为 2%~19%。另外，NSAID 可使溃疡出血、穿孔等并发症发生的危险性增加 4~6 倍。NSAID 是康复医学科常用药物之一，临床使用时我们要慎重考虑可能出现的此类副作用，同时对于患者而言，早期的健康宣教也至关重要。

4. 胃十二指肠动力异常　胃排空延缓引起胃窦部张力增高，胃窦黏膜 G 细胞分泌促胃液素增加进而使胃酸分泌增加，同时存在十二指肠内容物和胆汁的反流，引起胃黏膜的慢性炎症和损伤，进而受到胃酸和胃蛋白酶的侵蚀，导致胃溃疡。十二指肠溃疡患者可见胃排空增快，十二指肠酸负荷加大进而引起局部黏膜损伤溃疡。

5. 心理应激因素　工作紧张、精神压力、焦虑、悲伤等强烈的心理应激因素可影响胃肠运动、胃酸分泌和黏膜血流调控等，从而导致溃疡的形成。临床上消化性溃疡多见于脑力劳动者，体力劳动者发病相对较少；城市的消化性溃疡发病率也高于农村。

6. 其他药物　如肾上腺皮质激素类药物、抗肿瘤药物、抗凝药物等也可诱发消化性溃疡。

7. 不良生活习惯　暴饮暴食或不规则进食（饮食过冷、过热、过快），吸烟等不良生活习惯不仅可影响消化性溃疡愈合，还可能促使溃疡复发。

8. 遗传易感性　消化性溃疡存在家族聚集现象，具有遗传易感性。

（三）流行病学概况

消化性溃疡是全球性消化系统常见病、多发病。约 10% 的人一生中罹患过此病，可发生于任何年龄段。但以青壮年发病者居多，性别上男性多于女性，男女比例为 (2~5):1。临床上十二指肠溃疡多于胃溃疡，两者之比约为 3:1。十二指肠溃疡好发于青壮年，而胃溃疡则多见于中老年，前者发病高峰一般比后者早 10 年。

二、临床表现

（一）症状与体征

1. 症状　典型症状为上腹痛，性质可有钝痛、灼痛、胀痛、剧痛、饥饿样不适等。特点：①慢性过程，可达数年；②反复或周期性发作，发作期可为数周甚至数个月，发作有季节性，典型者多在季节变化时发生，如秋冬和冬春之交发病；③部分患者有与进餐相关的节律性上腹痛，餐后痛多见于胃溃疡，饥饿痛或夜间痛、进餐缓解多见于十二指肠溃疡；④腹痛可被抑酸或抗酸剂缓解。

部分病例仅表现为上腹胀、上腹部不适、厌食、嗳气和反酸等消化不良症状；还有一类无症状性溃疡，这些患者无腹痛或消化不良症状，而以消化道出血、穿孔等并发症为首发症状，可见于任何年龄，以长期服用 NSAID 患者及老年人多见。由于 NSAID 在老年人使用广泛，老年人溃疡目前有增加的趋势，临床诊断上需引起注意。

2. 体征　发作期患者剑突下、上腹部或中上腹部可有局限性轻度压痛,缓解期可无明显体征。

（二）实验室检查

1. Hp检测　有消化性溃疡病史者,无论溃疡处于活动期还是瘢痕期,均应考虑Hp检测,此乃目前消化性溃疡诊断的常规检查项目。检查方法包括侵入性试验和非侵入性试验。侵入性试验需通过内镜检查取胃黏膜活组织进行检测,具体方法包括快速尿素酶试验、黏膜涂片染色、组织学检查和幽门螺杆菌培养;非侵入性试验主要有 ^{13}C 或 ^{14}C 尿素呼气试验、粪便幽门螺杆菌抗原检测和血清学试验（检测血清抗幽门螺杆菌IgG抗体）。

2. 其他检查　血常规、粪便隐血有助于了解溃疡有无活动性出血。活动性十二指肠溃疡或胃溃疡常有少量渗血,大便隐血试验阳性,但一般短暂,经治疗1~2周内转阴。如果胃溃疡患者持续阳性,应怀疑有癌肿可能。

（三）特殊检查

1. 胃镜检查及活检　胃镜检查是消化性溃疡诊断的首选方法和金标准:①确定有无病变、部位及分期;②鉴别良恶性溃疡;③治疗效果的评价;④对合并出血者给予止血治疗;⑤对合并狭窄梗阻患者给予扩张或支架治疗;⑥超声内镜检查,评定胃或十二指肠壁、溃疡深度、病变与周围器官的关系、淋巴结数目和大小等。对于胃溃疡,应常规在溃疡边缘取活检,关于活检块数尚无定论,一般溃疡周边4个部位的活检多能达到诊断需要。

2. X线钡剂造影　随着内镜技术普及和发展,上消化道钡剂造影应用得越来越少,但钡剂（包括对比剂）造影有其特殊意义,适宜于:①了解胃的运动情况;②胃镜禁忌者;③不愿接受胃镜检查者和没有胃镜检查条件时。气钡双重造影能较好地显示胃肠黏膜形态,但总体效果仍逊于胃镜检查,且无法通过活检进行病理诊断。

3. CT检查　对于穿透性溃疡或穿孔,CT很有价值,可以发现穿孔周围组织炎症、包块、积液,对于游离气体显示甚至优于立位胸部X线检查。另外,对幽门梗阻也有鉴别诊断的意义。

三、临床诊断与处理

（一）诊断

病史是诊断消化性溃疡的主要依据,典型的周期性、节律性和慢性上腹部疼痛是诊断消化性溃疡的主要线索。但单纯依靠病史和体征通常难以作出可靠诊断,明确诊断需要通过内镜检查。

（二）药物治疗

治疗消化性溃疡的药物主要包括抑制胃酸分泌的药物、增强黏膜防御作用的药物和根除幽门螺杆菌（Hp）的药物。

1. 抑制胃酸分泌的药物　①质子泵抑制剂（PPI）:PPI可明显减少任何刺激激发的胃酸分泌,是目前治疗消化性溃疡的首选药物,常用的有奥美拉唑、兰索拉唑、泮托拉唑、雷贝拉唑、艾司奥美拉唑、艾普拉唑等。② H_2 受体拮抗剂:疗效好,用药方便,价格适中,长期使用不良反应少。常用药物有尼扎替丁、雷尼替丁、法莫替丁等。

2. 保护胃黏膜药物　常用的有枸橼酸铋钾、硫糖铝等。

3. 根除幽门螺杆菌的药物　对Hp阳性的消化性溃疡患者,需进行根除Hp的药物治疗。根除Hp后,可显著减少消化性溃疡的复发。临床根除Hp治疗方案,目前推荐以PPI联合铋剂为基础,加用两种抗生素的四联疗法为一线方案。对有并发症和经常复发的消化性溃疡患者,应追踪抗Hp的疗效,一般应在治疗至少4周后复检Hp,避免在应用PPI或抗生素期间复检Hp出现假阴性结果。

4. 消化性溃疡的治疗方案及疗程 为了达到溃疡愈合，抑酸药物的疗程通常为4~6周，一般推荐十二指肠溃疡的 PPI 疗程为4周，胃溃疡疗程为6~8周。根除 Hp 所需的1~2周疗程可重叠在4~8周的抑酸药物疗程内，也可在抑酸疗程结束后进行。

5. 其他药物治疗 生物因子及生物制剂，新型靶向药物治疗如一氧化氮结合 H$_2$ 受体拮抗剂或质子泵抑制剂等，目前正在临床试用中。

6. 中药治疗 多种植物素如类黄酮类、皂苷类、单宁类等被证实具有抗溃疡活性，其作用包括细胞保护、抗胃酸分泌、抗氧化等。中药不但能有效治疗消化性溃疡，还可以减少药物不良反应，是消化性溃疡重要的辅助治疗药物。

（三）手术治疗

大多数消化性溃疡患者经过严格正规的内科治疗，可以临床治愈。如能根除 Hp 感染和坚持药物维持治疗，通常可以防止溃疡复发。手术治疗一般仅限于消化性溃疡并发症患者，其手术指征主要有：①大量或反复出血，内科紧急治疗无效者；②急性溃疡穿孔；③器质性幽门梗阻；④胃溃疡癌变或疑有癌变；⑤内科正规治疗无效的顽固性或难治性溃疡，如穿透性溃疡、幽门管溃疡等。

（四）营养调理

1. 蛋白质 因患者进食量少、消化能力较差，容易发生营养不良或低蛋白血症，而溃疡创面的修复又需要蛋白质的参与，因此需摄入足量蛋白质以满足机体的营养需求，但同时也要注意过量蛋白质的摄入会促进胃酸分泌加重病情。

2. 碳水化合物 由于患者进食量少、吸收和消化能力较差，常导致碳水化合物不能满足机体需要，患者体重下降或消瘦。合理补充碳水化合物不仅能保证能量供给，稳定血糖，增加体重，还可以中和胃酸，改善疾病症状。

3. 脂肪 消化性溃疡患者容易发生必需脂肪酸和脂溶性维生素的缺乏，应予以补充适量脂肪。但是过多脂肪摄入会促进胆囊收缩而抑制胃肠蠕动，延缓胃排空，食物在胃内的潴留时间延长，将致胃酸分泌增加并加剧胆汁反流，引起胃胀痛。

4. 维生素 摄食减少、对膳食种类和烹调方法的限制，直接影响了维生素的摄取，如较长时间摄入量低于日推荐摄入量，尤其在合并出血、穿孔、幽门梗阻和癌变等并发症时，很有可能会发生某种维生素缺乏，更需重视及时补充，以利于溃疡面的愈合及术后康复。维生素 C 制剂呈酸性，不宜过多摄入，但其有助于促进溃疡面的愈合，临床上应针对具体病情，酌情考虑补充途径和剂量。

5. 膳食纤维 过粗的食物纤维，可能对胃肠道黏膜、溃疡面有机械性损伤，但膳食纤维能降低胃酸浓度，加速胃排空；而且在口腔中充分咀嚼时可以刺激唾液分泌，对消化性溃疡的黏膜能起到一定的保护作用，有助于溃疡的愈合，因此膳食纤维的摄入既要保证达到日推荐量，又要合理选择。

6. 水 水是患者不可忽视的营养素，水的摄入减少不仅能影响到其他营养素的吸收，还可影响体内水平衡，且对具有刺激胃酸分泌作用的食物，如浓茶、咖啡、辣椒等不能给予稀释，不能起到缓冲胃酸分泌的作用。消化性溃疡患者因摄入食物减少常伴水摄入不足，因此需引起足够重视。

7. 饮食习惯 食物可对胃黏膜造成物理性和化学性损伤作用：粗糙、过冷、过热的食物以及浓茶、咖啡和大蒜、辣椒等刺激性食物可刺激胃酸分泌过多和直接损伤胃黏膜。

四、康复评定

（一）身体结构与功能

1. 生理功能评定

（1）胃液分泌功能检查：一般采用五肽促胃液素刺激法，主要测定每小时基础胃酸分泌量（basal acid

output,BAO)、每小时最大胃酸分泌量(maximal acid output,MAO)和 BAO/MAO 比值。一般胃溃疡患者胃酸分泌正常或稍低于正常;十二指肠溃疡患者,常有胃酸分泌增高,以 BAO 和 MAO 增高为明显,其余则在正常偏高范围。该项检查通常不作为常规检查项目,但在鉴别胃溃疡是良性或恶性方面,具有辅助诊断价值。如果胃液分泌功能检查 MAO 证明胃酸缺乏,应高度怀疑溃疡可能为恶性。

(2)疼痛评定:主要用于腹痛的评定。临床常采用视觉模拟评分法(VAS),VAS 是使用一条直线来表示疼痛,其一端表示无痛(0),另一端表示最大程度疼痛(10),由患者根据自己疼痛的程度用笔在 VAS 评分线段上(长为 10cm,并按毫米定出刻度)画上相应的点,不求十分精确,以能反映患者自觉的疼痛程度为准。结果判断:0~3 分轻度疼痛;4~7 分中度疼痛;8~10 分重度疼痛。VAS 越大疼痛程度越大。

2. 心理功能评定　消化性溃疡患者心理功能评定可采用 90 项症状自评量表(symptom checklist 90,SCL-90),对抑郁或焦虑症状明显者可采用汉密尔顿抑郁量表和汉密尔顿焦虑量表。

(二)活动和参与

1. ADL 评定　消化性溃疡患者 ADL 能力可部分减低,出现消化性溃疡并发症的患者 ADL 能力可受到显著影响,可采用改良 Barthel 指数。

2. 生存质量评定　可采用简化世界卫生组织生存质量评定量表(WHOQOL-BREF),内容包括生理、心理、社会关系和环境 4 个领域,共 26 个条目。研究表明,该量表具有良好的信度和效度,可帮助临床医生和康复人员判断患者受消化性溃疡影响最严重的方面,从而更好地制订临床和康复治疗方案。

3. 社会功能评定　社会功能涉及个人能否在社会上发挥一个公民所应有的功能及其在社会上发挥作用的大小,消化性溃疡患者社会功能评定可采用社会生活能力概况评定和功能评定调查表(functional assessment inventory,FAI)。

社会生活能力概况评定(表 4-13)最高分为 60 分,最低分为 0 分。分级判断标准为:0 分,社会生活能力重度障碍;≤20 分,社会生活能力中度障碍;20~40 分,社会生活能力轻度障碍;60 分,社会生活能力正常。

功能评定调查表(FAI)的评定内容是与职业有关的各种状况,该评定量表可用于消化性溃疡患者职业能力受损程度的判断。该调查表涉及 31 个项目,每个项目分为 0、1、2、3 四级,可以简单地根据评分结果对接受评定者的职业能力受损的程度作出判断。FAI 评分 0~5 分,职业能力无明显受损;6~31 分,职业能力轻度受损;32~62 分,职业能力中度受损;63~93 分,职业能力严重受损。

(三)环境因素

长期烟酒史以及暴饮暴食是环境因素中最主要的因素。研究表明,吸烟可引起血管收缩,并抑制胰液和胆汁的分泌,减少十二指肠碳酸氢盐的分泌,从而减少中和胃酸的能力,相应的导致十二指肠持续酸化;烟草中烟碱可使幽门括约肌张力减低,影响其关闭功能而导致胆汁反流,破坏胃黏膜屏障。同时,吸烟患者的治疗效果也明显低于不吸烟患者的消化性溃疡治疗率。大量饮酒以及暴饮暴食可直接对消化道造成机械、化学损伤,同时破坏胃分泌的节律性,从而导致溃疡的发生。

(四)特殊评定

溃疡愈合质量(quality of ulcer healing,QOUH),此概念由 Tarnawski 于 20 世纪 90 年代初提出,他们发现大体上已"愈合"的实验性胃溃疡再上皮化的黏膜存在显著的组织学和超微结构异常,这些残留异常可能影响黏膜防御机能,是溃疡复发的基础。

溃疡愈合是一种遗传上程序化的修复过程,包括炎症、细胞增殖、再上皮化、肉芽组织形成、血管生成、各种细胞与基质的相互作用以及组织重塑,最终导致瘢痕形成。所有这些事件受到组织损伤激活的细胞因子、生长因子和转录因子的控制。愈合质量优劣与复发率存在明显相关性,可根据内镜超声检查结果评价不同疗法的愈合质量,为临床优化治疗方案提供循证医学依据。

五、康复治疗

消化性溃疡的康复治疗必须建立在前述临床治疗的基础上,康复治疗和临床治疗两者密切结合,相辅相成,可提高临床康复治疗的效果。

康复治疗的适应证:①消化性溃疡患者腹痛缓解期;②生命体征平稳者。禁忌证包括:①急剧腹痛发作期;②伴有消化性溃疡并发症者(如出血、梗阻和恶变);③生命体征不平稳者。

康复治疗的目的:①调整中枢和自主神经系统功能;②调节胃和十二指肠分泌功能和蠕动;③改善胃肠及腹腔血液和淋巴循环;④消除痉挛和水肿,缓解症状,促进溃疡愈合;⑤增强有氧运动能力和全身耐力;⑥改善日常生活活动能力,增强社会参与能力。

(一) 运动治疗

具有减轻消化性溃疡患者消化不良症状、改善胃肠蠕动功能和机体整体耐力的作用,常采用医疗体操和医疗步行等方法。

1. 医疗体操　以全身活动结合腹式呼吸为主。动作要有节律,可适当进行腹肌练习。一般消化性溃疡活动期,腹肌练习次数要少,练习强度要低。医疗体操每日可 1~2 次,每次活动时间和重复次数根据患者病情和体质情况酌情掌握,一般以运动后患者全身发热、身体微微出汗为度。

2. 医疗步行　通常在饭后 15~30min 进行。其运动强度一般控制在最大耗氧量的 50%~60%,相当于心率 110~130 次 /min。步行速度为 70~90m/min,或每小时 5km 左右,持续时间 30min 左右。

(二) 物理因子治疗

物理因子治疗具有促进胃十二指肠局部血液循环,消炎止痛,缓解胃部痉挛、抑制细菌生长繁殖、改善胃的分泌功能和减轻患者腹痛症状等作用。

1. 高频电疗法　常用的有超短波、短波疗法、微波疗法。临床研究表明,超短波可促进十二指肠球部溃疡愈合,防止复发,其止痛时间较单用药物明显缩短。短波治疗主要以电感场法和电容场法进行治疗,作用于胃肠区产生温热效应,起到缓解胃肠平滑肌痉挛、止痛等作用,同时还可以改善其分泌和运动功能。微波疗法中的毫米波疗法对消化性溃疡有着较好的临床疗效,毫米波输出波长 8mm,频率 42.25GHz 毫米波,患者取舒适体位,暴露上腹部,将辐射器贴在皮肤上,每次治疗 30min;穴位治疗(上脘穴、中脘穴、天枢穴、内关穴、足三里穴等),每穴 10~20min,每次治疗 2~4 个穴位。治疗每日 1 次,10~15 次为一个疗程。

2. 超声波疗法　可采用脉冲移动法超声波治疗。治疗前先让患者饮温开水 400~500mL,患者取坐位或卧位,然后于胃区、脊柱(T_5~T_{10})两侧皮肤,涂布接触剂,脉冲输出,移动法,胃区治疗剂量 1.0~2.0W/cm²,时间,10~15min;脊柱两侧治疗剂量 1.0~2.0W/cm²,时间 8~10min。每日或隔日 2 次,15~20 次为一个疗程。

3. 中频电疗法　①正弦调制中频电疗法:两个电极胃区前后对置,选用交调和变调波,调制频率 100Hz,调制深度 75%,每个波群治疗 10min,每日 1 次,12 次为 1 个疗程。②干扰电疗法:4 个电极交叉置于腹部和背部 T_6~T_7 区,频率 50~100Hz 和 90~100Hz,每日 1 次,12 次为一个疗程。以患者能够耐受为度。

4. 直流电离子导入疗法　通常用于胃酸分泌增高,腹痛较重患者。

(1) 颈交感神经节反射疗法:用电极浸湿 2% 普鲁卡因溶液,置于喉结两侧颈交感神经节处,与阳极连接;另一电极置于肩胛间,与阴极相接,电流强度 3~5mA,时间 15~30min,每日 1 次,15~18 次为一个疗程。

(2) 鼻黏膜反射疗法:将浸湿的 2.5% 维生素 B_1 溶液的小棉条,轻轻塞入患者的鼻前庭,棉条末端置于口唇上方(皮肤上垫块小胶皮),用一铅板电极与阳极连接;另一电极置于枕部接阴极。电流强度 0.5~3mA,每次 15~25min,每日 1 次,15~20 次为一个疗程。适用于消化性溃疡早期或有出血的患者。

5. 温度生物反馈疗法　让患者取坐位或卧位,将温度传感器固定于利手示指或中指末节指腹上,根据治疗需要设定阈值,按指导语让患者进行训练,患者务必注意力集中,放松肢体,体验温度感觉。达到肢体和精神放松的作用。一般随着放松程度加深,温度逐渐升高。当被测温度大于设定温度阈值时,便发出反馈声音。治疗时间 20~30min,每日训练 1 次,10~20 次为 1 个疗程。该疗法有助于调节患者大脑皮层和自主神经系统的功能。

6. 激光疗法　应用低功率氦离子激光仪,经光导纤维输出功率 1~2.5W,术前按胃镜检查常规进行,激光照射时间依溃疡面积大小而定,一般 10~20s,最长 20~30s。有文献报道,该方法治疗溃疡愈合平均时间为 17.5d。

7. 其他　温热疗法、电睡眠疗法等可以消除大脑皮质的兴奋处,反射性地调节胃肠活动功能。

（三）作业治疗

消化性溃疡患者进行作业治疗有助于调节大脑皮质功能和自主神经系统功能,也有助于身心放松。通常可根据患者个人兴趣和爱好,选择园艺或休闲、娱乐类作业活动,如养殖花草或鱼鸟、玩扑克、下棋、缝纫、旅游、游戏和音乐欣赏等。禁止进行具有竞争性的娱乐体育活动。

（四）传统治疗

1. 气功　是治疗消化性溃疡的有效手段。气功锻炼具有调整大脑皮层和自主神经系统功能活动,改善胃肠运动和分泌的功能。唐山及北戴河气功疗养院等单位在国内最早采用内养功治疗消化性溃疡病。在其经过临床实践和取得良好临床效果后,全国各地相继开展气功治疗消化性溃疡病的观察和研究。中国医学科学院实验科学研究所、生理学系等单位对 107 例溃疡患者进行气功治疗前、治疗过程中和治疗病愈后阶段性临床和实验对比观察,发现无论临床症状或 X 线胃肠检查分析,气功练习后均有不同程度好转,其中临床治愈率达 84.59%。某疗养院报道 1 278 例溃疡患者,经气功综合治疗后,治愈率 77.4%,好转率 20.9%,总有效率达 98.3%。

消化性溃疡患者气功练习以静功练习为主,常用功法有内养功和放松功。

（1）内养功练习方法:由内养功法刘贵珍(原北戴河气功疗养院院长)挖掘整理。内养功强调默念字句,呼吸停顿,舌体起落,气沉丹田等动作,具有大脑静,脏腑动的锻炼特点。具体练习方法如下。

1）姿势:可采用侧卧式、仰卧式、坐式及壮式四种。

侧卧式:侧卧于床上,头微前俯,头之高低,以枕调节。头颈保持在左右不倚稍许抬高的位置。脊柱微向后弓,呈含胸拔背之势。四肢体位,于右侧卧时,右上肢自然弯曲,五指舒伸,掌心向上,置于身前枕上,距身约 2 寸左右;左上肢自然伸直,五指松开,掌心向下,放于同侧髋部。右下肢自然伸直;左下肢膝关节屈曲约成 120°,其膝轻放于右下肢膝部。如为左侧卧,则四肢体位,与此相反而置。双目轻闭或微露一线之光,其口按呼吸法之需,定其开合。

仰卧式:平身仰卧床上,头微前俯,躯干正直,两臂自然舒伸,十指松展,掌心向下,放于身侧,下肢自然伸直,脚跟相靠,足尖自然分开。口目动作同侧卧式。

坐式:端坐于椅上,头微前俯,躯体端然,含胸拔背,松肩垂肘,十指舒展,掌心向下,轻放于大腿膝部,两脚前后平行分开,与肩同宽,小腿与地面垂直,膝关节屈曲 90°,坐椅高低不适时,可在臀下或脚下垫物调节,口目动作同侧卧式。

壮式:具体要求和仰卧式基本相同,唯需将枕垫高 8 寸许,肩背呈坡形垫实,不可悬空,两脚并拢,掌心向内,紧贴于大腿两侧,余者同仰卧式。

内养功姿势,一般先由卧式开始。关于卧式的侧左、侧右及仰卧,侧卧的选择,应根据病情和个人习惯而定。胃紧张力低下,蠕动力较强及排空迟缓者,则宜先用右侧卧位,尤其饭后更为重要,但对胃黏膜脱垂症患者,则不宜选用右侧卧位,因该式常因胃黏膜本身重力关系使病情加重。坐卧式可互相配合,也可单独应用。壮式虽也属于仰卧式的一种,但仅宜在练功后期,作为增强体力锻炼采用。卧式练习数日后,体力有所恢复,即可增添坐式。

2)呼吸法:内养功呼吸法较为复杂,要求呼吸、停顿、舌动、默念4种动作相互结合。常用呼吸法有3种。

第一种呼吸法:轻轻闭口,以鼻呼吸,先行吸气,同时用意领气下达小腹,吸气后不行呼气,而行呼吸停顿(即不吸也不呼),停顿后再把气徐徐呼出,此法的呼吸运动形式是:吸-停-呼。默念字句的配合,一般先由3个字开始,以后可逐渐增多字数。但字数最多以不超过九个字为宜,在词意方面,一定要选择具有静松、美好、健康内容的词句,常用的词句有"自己静""通身松静""自己静坐好""内脏动,大脑静""坚持练功能健康"等。默念要和呼吸舌动密切结合起来。以默念"自己静"3个字为例,吸气时默念"自"字,停顿时默念"己"字,呼气时默念"静"字,其余类推。舌动是指舌之起落而言,舌动配合吸气时舌抵上腭,停顿时舌不动,呼气时舌随之落下。

第二种呼吸法:以鼻呼吸,或口鼻兼用,先行吸气,不停顿,随之徐徐呼气,呼毕再行停顿。此法的呼吸运动形式是:吸—呼—停。默念字句的内容同第一种呼吸法。其配合为吸气时默念第1个字,呼气时默念第2个字,停顿时默念剩余的字。舌动的配合为吸气时舌抵上腭,呼气时舌落下,停顿时舌不动,如此周而复始。

第三种呼吸法:较难掌握,一般默念3个字为宜,用鼻呼吸,先吸气少许即停顿,随吸气舌抵上腭,同时默念第1个字,停顿时舌抵上腭默念第2个字,再行较多量吸气,用意将气引入小腹,同时默念第3个字,吸气毕,不停顿,即徐徐呼出,随之落舌,如此周而复始。此法的呼吸运动形式是:吸-停-吸-呼。

默念字句:具有收敛思绪,排除杂念的作用。通过词的暗示、诱导,可以导致与词相应的生理效应。选用字句要因病而异。精神紧张者,宜选用"我松静"的字句;脾运失健者,宜选"内脏动,大脑静"的字句;气血两亏者,宜选用"恬淡虚无,真气从之"的字句;气滞胸胁者,宜选用"气沉丹田,真气内生"的字句,这样有助于开胸下气。默念字数开始要少,待呼吸调柔致细后,则可增加字数。这里必须明确指出默念是呼吸运动中的一项配合动作,并不是控制呼吸快慢或对停顿时间长短有影响,尽管每个字的默念所需时间,没有统一规定,可以灵活掌握,但默念字数也不宜过多。

3)内养功意守法:意守是指练功意念集中于人体某个部位或某物或某形象而言。意守具有集中精神排除杂念的作用,是气功疗法中的重要手段。内养功常用的意守方法有三种。①意守丹田法:丹田是气功中常用术语。内养功之丹田为脐下1.5寸处,即气海穴。古人认为气海穴是"生气之源,聚气之所"。用意守之,则真气产生,元气益壮。②意守膻中法:即意守两乳之间的膻中穴。③意守脚趾法:两眼轻闭,微露一线之光,意识随视线,注意脚的踇趾,也可闭目,默默回忆脚趾形象。

一般意守丹田较为稳妥,不易产生头、胸、腹三部症状,同时结合呼吸所导致节律的腹壁起伏运动去意守,又能较好地达到集中思想,排除杂念的目的,但部分女性练功者,意守丹田,可出现经期延长及经量过多的情况,可改为意守膻中穴。杂念较多的患者,不习惯于闭目意守丹田,可采取意守脚趾法。不论意守何处,都应在顺其自然的基础上轻轻意守,做到似守而非守。

4)练习时间:内养功每日可练习2~3次,每次30min左右。

(2)放松功练习方法:是一种静功功法,也是练习入静的基础功法。放松功通过有意识地放松身体的各个部位,结合默念"放松"或"松"等字词,逐步达到消除全身紧张,排除杂念和心神安定的目的。目前临床常用的放松功法有三线放松法。具体练习方法如下:

1)姿势:通常采用平坐式,亦可采用站式或卧式进行练习。

2)呼吸:一般采用自然呼吸,或呼吸与放松相结合的方法。

3)放松顺序:将身体分为两侧,前面和后面3条线,按自上而下地顺序依次进行放松。

第一条线(两侧):头部两侧→颈部两侧→肩部→上臂→肘关节→前臂→腕关节→双手及10个手指。

第二条线(前面):面部→颈部→腹部→两大腿→膝关节→两小腿→两脚及 10 个脚趾。

第三条线(后面):后脑部→项部→背部→腰部→两大腿后面→两腘窝→两小腿→两脚底。

按上述顺序放松 2~3 遍后,最后全身放松。

4)放松方法:按照放松顺序,从第一条线开始放松,依次放松第二条线和第三条线。每放松完一条线,可自然呼吸平气,再放松下一条线。每条线放松时先注意一个部位,同时默念"放松"或"松"。亦可配合呼吸,吸气时注意要放松的部位,呼气时使其局部放松,同时默念"放松"。每次放松功练习,一般进行 2~3 遍循环练习。

5)收功方法:意守丹田(脐下 1.3 寸),然后搓手,按摩头面部及活动上下肢等方法收功。

6)练功反应:放松首先是肌肉软组织的放松,初次练习放松功者,有时因腰背部静力性肌紧张,会出现腰背部疼痛现象。随着练功的深化,练习放松功者,其手足或全身会出现温热和心平气和、心绪宁静的感觉。一些练习者亦可出现轻、重、沉、浮和晃动等感觉,出现上述感觉均属正常现象。

7)练习时间:放松功每日可练习 2~3 次,每次 30min 左右。

2. 传统运动疗法　常用的有太极拳、八段锦和五禽戏。

(1)太极拳:是我国民族形式体育项目之一,也是重要的传统康复运动疗法。太极拳练习强调松柔和心静用意,对调节大脑皮质及人体自主神经系统起到了积极作用。太极拳对消化性溃疡以及其他慢性病均具有良好的辅助治疗作用。初学者可练习二十四式简化太极拳(参见中华人民共和国体育运动委员会运动司编《太极拳运动》)。太极拳练习有一定基础后,可选练传统太极拳。传统太极拳的常见流派有陈式太极拳、杨式太极拳、吴式太极拳、武式太极拳和孙式太极拳。消化性溃疡患者较适宜练习杨式太极拳和吴式太极拳。练习时间可安排在早晚进行。每次练习 15~30min。

(2)八段锦:是从导引发展而来并在我国民间广泛流传的一种医疗保健体操,历来深受劳动人民喜爱,并被比喻为锦(一种精美的丝织品),因其动作共有八节,故称为八段锦。八段锦对消化性溃疡患者有较好的辅助治疗效果,其中第一段两手托天理三焦、第三段调理脾胃须单举和第四段五劳七伤往后瞧尤其适合消化性溃疡患者。八段锦的动作名称及其主要作用民间概括为:两手托天理三焦;左右开弓似射雕;调理脾胃须单举;五劳七伤往后瞧;摇头摆尾去心火;攒拳怒目增气力;两手攀足固肾腰;背后七颠百病消。八段锦练习,可成套练习,通常每日 2~3 次,每次练习 1~2 遍。亦可选练其中一段,每次练习多遍。

(3)五禽戏:是我国汉代名医华佗在古代导引术的基础上通过观察虎、鹿、熊、猿、鸟等 5 种动物的活动特点而创编的一套用于强身祛病,延年益寿的具有显著民族风格的医疗体育锻炼方法。由于该方法主要是模仿虎、鹿、熊、猿、鸟等 5 种禽兽的动作故名五禽戏。学五禽戏求精较难,但初步掌握还是较为容易。而且,运动量可以灵活掌握,对消化性溃疡患者可练习小步幅高架五禽戏或仅练习一禽之戏,练习的动作要轻柔。通常 1 次练习时间为 20min 左右。

3. 针灸疗法　常用的方法有单纯针灸法、穴位埋线法、耳穴疗法、刺络拔罐法、针药合用法等。治疗原则以健脾和胃,理气止痛为主。肝郁气滞者,佐以疏肝理气;脾胃虚寒者,佐以温补脾胃。

针灸治疗消化性溃疡有较好的疗效.可以控制胃酸的分泌,对胃运动有明显的调节作用。临床取穴分主穴和配穴,主穴有:脾俞、胃俞、中脘、足三里、内关等;配穴有:肝俞、阳陵泉、太冲、内庭、天元、气海、章门、梁门等。

具体方法:每次取主穴 2~3 穴。肝郁气滞者可加肝俞、阳陵泉、太冲、内庭;脾胃虚寒者可加关元、气海、章门、梁门。实证者施以较强刺激,虚证者手法宜轻。可加用温针并拔罐,背部及上腹部穴用隔药饼灸,使胃脘部发热为佳,留针 30min,每日或隔日 1 次,30 次为 1 个疗程。由于溃疡愈合需要时间较长,为延长对穴位的刺激,可以选用埋线疗法,常取脾俞透胃俞,上脘透中脘,T_8~T_{12} 夹脊穴,足三里透上巨虚,每次取 1~2 对腧穴进行羊肠线埋入,视疗效情况,隔 15~30d 可换穴位进行再次埋线疗法。

4. 按摩疗法　消化性溃疡患者可进行按摩和自我按摩。国内赵翱教授进行穴位推拿对胃运动功能的影响研究,观察到受试者将米-阿氏管(其管端系 3.5cm 长的气囊,充气,另端系在水检压计上,直接描记胃运动曲线)吞入胃中后,用拇指推揉两侧脾俞、胃俞穴后,很快出现胃紧张收缩波,而当饥饿胃收缩时,再推揉脾俞、胃俞穴时,则出现胃运动抑制现象。动物实验则表明,拇指尖推家兔背部,可引起胃肠蠕动增强。实验表明推拿可调节胃肠道运动,使其分泌功能改善,腹腔淤血减轻。亦有按摩治疗胃和十二指肠临床典型案例和疗效观察的报道。另外腹部自我按摩也有助于消化性溃疡患者的康复。

按摩方法:消化性溃疡按摩方法如下:①腰背部按摩:患者取俯卧位,先用拇指沿足太阳膀胱经自上而下,平推两侧下背部,反复数遍。然后用拇指点推或按揉两侧肝俞、脾俞、胃俞、肾俞、膏肓等穴,必要时可加大肠俞和八髎穴。每穴按揉 1min 左右。按摩手法以引起患者局部酸胀、温暖感、得气感或肠蠕动增加为度。②腹部按摩:患者仰卧位,可用掌揉、掌按腹部(以上脘、中脘穴为中心),并按揉左右阑门、梁门、巨阙穴、左右幽门穴、章门穴、建里穴以及左右天枢穴。每穴按揉 1min 左右。十二指肠溃疡施治右幽门、右梁门和右巨阙等穴;胃溃疡重点施治巨阙、左幽门、左梁门和建里等穴区。③肢体按摩:患者仰卧位,上肢重点按揉内关、手三里、合谷;下肢重点按揉梁丘、血海、足三里、三阴交等穴,每穴按揉 1min 左右。

自我按摩方法:患者可取坐位进行自我按摩。方法如下:①两手掌重叠,用掌心顺时针和逆时针按揉中脘穴各 20~30 次;②用两手大鱼际分推腹阴阳(即由剑突沿双侧肋弓向外分推)20~30 次;③两手掌重叠,用内侧手大鱼际由剑突向下推至脐上 10~15 次;④两手四指从腰际向腹部正中摩推 15~20 次;⑤分别按揉左右合谷、内关、手三里、梁丘、血海、足三里、三阴交等穴,每穴按揉 5~10 次;⑥两手大鱼际按揉左右天枢穴 5~10 次。

（五）心理康复

消化性溃疡属于典型的心身疾病范畴,其发病与心理应激有关。患者本身也常伴有精神紧张、抑郁、焦虑等异常心理现象。在长期精神紧张、精神负担过重等不良应激情况下,胃排空被明显抑制。并且随着应激强度增加,胃排空抑制度不断增强,并可产生一系列的生理、神经内分泌、神经生化学、免疫功能和心理行为等方面的改变,从而引起胃酸分泌增强和/或减弱,胃十二指肠黏膜抵抗力减弱,增加对消化性溃疡的易感性。

心理治疗可采用一般性心理治疗,可依据患者的心理问题选择解释性心理治疗、知识性心理治疗、疏导性心理治疗或安慰性心理治疗。消化性溃疡患者也可采用专业性心理治疗,如行为疗法、生物反馈疗法(见物理因子治疗)、暗示和催眠疗法等,其中行为疗法中的自我调整疗法对消化性溃疡有较好的临床疗效。常用的自我调整疗法有松弛疗法、意想运动、气功(内养功、放松功等,见前述)和瑜伽等。其中松弛疗法具有良好的抗应激和调节中枢神经、内分泌及自主神经系统的功能作用,可影响机体各方面的功能,从而达到增进心身健康和防病治病的目的。患者在进入松弛状态时,交感神经活动功能降低,全身骨骼肌张力降低(肌肉放松),呼吸频率和心率减慢,血压下降,并有四肢温暖,头脑清醒,全身舒适和轻松愉快的感觉。松弛疗法对消化性溃疡的康复具有良好辅助作用,其简易自我松弛训练方法如下:

(1)环境:选择家居安静环境,光线柔和。

(2)体位:采用平坐位或卧位。

(3)呼吸:自然呼吸和深慢停闭呼吸。

(4)训练方法

1)患者双目自然闭上,先自然呼吸 2~3 次,呼气时全身放松。

2)肌肉松弛训练:①深吸气-闭气:即吸气后短暂停闭呼吸(不吸也不呼),同时两手握拳(拳心朝内),两肘关节屈曲,上臂紧贴胸廓,脊柱后伸,头颈肩背部及两上肢静力性肌紧张(向心性运动),持续数秒,闭不住气时,自然呼气,两上肢伸展(坐位两手放到大腿上,卧位两手放到体侧),同时头颈肩背部及两上肢放松,注意体验放松的感觉。重复上述过程 3~5 遍。②深吸气 - 闭气的同时两手抱右膝：同时两手抱右膝,右下肢三屈(屈髋、屈膝、踝背屈),右下肢及全身肌肉静力性肌紧张(向心性运动),持续数秒,闭不住气时,自然呼气,右下肢和两手自然放下,(坐位两手放到大腿上,卧位两手放到体侧),同时右下肢及全身放松,注意体验右下肢及全身放松的感觉。重复上述过程 3~5 遍。③深吸气 - 闭气的同时两手抱左膝：同时两手抱左膝,左下肢三屈(屈髋、屈膝、踝背屈),左下肢及全身肌肉静力性肌紧张(向心性运动),持续数秒,闭不住气时,自然呼气,左下肢自然放下,同时左下肢及全身放松,注意体验左下肢及全身放松的感觉。重复上述过程 3~5 遍。

3) 自然呼吸,注意全身放松后的感觉(如手脚温热、心平气和、宁静安详),心身合一(即意识和身体相合)。时间持续 3~5min。

4) 结束放松(收功):可搓手、按摩面部、头部后两手心放到下腹部(丹田),然后睁眼,起身活动即可。

上述简易自我松弛训练法每次练习时间约 10~15min,每天可练习 1~2 次。

(六) 康复护理

主要包括心理护理、病房护理、饮食护理、医药护理、出院指导等内容的优质护理。常采取认知干预、生活指导、放松治疗、心理疏导、社会家庭支持的系统心理护理,能缓解患者疼痛,明显改善患者的焦虑、抑郁症状等负性情绪,帮助患者树立信心,积极配合治疗,能提高治愈率,帮助患者自我防护,降低并发症及复发率。

(七) 其他治疗

对于一些难治性溃疡,可考虑采用干细胞和组织工程技术进行治疗。

六、预后及健康教育

(一) 预后

消化性溃疡呈慢性过程,自然病程长达 8~10 年。通常经过正规治疗后溃疡愈合率达到 95% 以上。但消化性溃疡复发率甚高,有资料表明,5 年内复发率可达 50%~70%。如果引起溃疡的危险因素持续存在,尤其是 Hp 感染未予根治和长期服用 NSAID 常导致消化性溃疡反复发作。溃疡反复发作则易产生溃疡并发症,如胃溃疡反复发作可引起幽门狭窄、梗阻,甚至发生癌变,患者可出现不同程度的忧郁、焦虑和抑郁等心理障碍。

消化性溃疡病死率较低,死亡原因主要是消化性溃疡并发症所致,如溃疡大出血、急性穿孔和溃疡癌变等,尤其是老年患者预后较差。随着消化性溃疡诊疗水平的不断提高和康复的早期介入,国内外报道本病的病死率近年来显著降低。

(二) 健康教育

消化性溃疡是消化系统常见病和慢性病,其发病与多种致病因素有关。除先天性胃酸分泌增多、Hp 感染、服用 NSAID 外,饮食、精神和行为等因素对消化性溃疡的发生也有很大的影响。对消化性溃疡患者进行健康教育,有利于患者提高对该病的认知水平。归纳起来,其健康教育内容主要如下。

1. 针对各种致病因素采取预防措施

(1)饮食因素:应避免进食辛辣、粗糙性食物,避免过热、过冷饮食,避免长期饮烈性酒、咖啡和浓茶;吸烟者戒烟;养成良好饮食习惯,如定时进食、进食时细嚼慢咽等;避免过饱过饥。

(2)行为因素:注意生活规律,劳逸结合,避免熬夜,保障适当的睡眠时间。

(3)心理因素:紧张、焦虑的心理状态可以增加胃酸分泌,诱发或加重溃疡。因此,在日常生活、学习和工作中,应保持精神乐观,心胸宽广,尽量避免不良情绪影响和精神因素的刺激。

(4)药物因素:对需要长期服用 NSAID 者,建议使用选择性环氧合酶 2(COX-2)抑制剂,并同时服用 PPI。对因病需服用肾上腺皮质激素类药物、抗肿瘤药物、抗凝类药物的患者,建议加用 PPI 或胃黏膜保护药。

(5)环境因素:强调构建和谐温馨家庭环境、工作环境和社会环境的重要性。

2. 针对消化性溃疡患者的卫生宣教

(1)帮助患者了解疾病相关知识,耐心解释胃溃疡和十二指肠溃疡两者之间的不同之处和各自诊断、治疗的特点。

(2)通过治愈的病例,解除患者对该病的思想顾虑和恐惧心理,鼓励患者树立战胜疾病的信心。

(3)对于饮食方面,急性期可由流质饮食逐渐过渡到半流质饮食,再过渡到普通饮食,并避免粗糙和刺激性饮食,戒酒戒烟;稳定期选用营养充足的平衡膳食,强调按时进餐、细嚼慢咽,避免过饥过饱。

(4)帮助患者了解根治 Hp 对治愈消化性溃疡的重要性。

(5)指导患者按时和正规服用治疗消化性溃疡的药物,以及让患者掌握服药的方法和时间等。另外,要向患者解释治疗消化性溃疡药物可能出现的不良反应。

(6)对 NSAID 所致消化性溃疡者,建议停用 NSAID 药物,或使用选择性酶 2(COX-2)抑制剂,并同时服用 PPI。

3. 针对消化性溃疡并发症患者的卫生宣教

(1)消化性溃疡合并出血:大出血是消化性溃疡最常见并发症,也是上消化道出血的最常见病因。早期发现消化性溃疡出血,通常可获得较好治疗效果。教会患者本人及家属对消化性溃疡出血情况的观察,如黑便、腹痛突然消失或出血前腹痛加重、出血后腹痛减轻、心慌、乏力,面色苍白等,并告知发现上述症状,应立即就医和进行内镜检查,从而使消化性溃疡出血时能得到及时诊断和治疗。对消化性溃疡出血期患者的饮食,应告知以流质饮食为主,禁忌刺激性食物;若进食后病情加重甚至恶化,则应禁食。出血停止后,可进流质饮食,强调少食多餐,逐步过渡到低纤维半流质饮食。食物温度不宜过热、过甜,进食冷食如冷牛奶等能使血管收缩,控制出血;食物过甜会刺激胃黏膜,引起反酸并加重出血。

(2)消化性溃疡合并穿孔:溃疡病灶向深部发展穿透浆膜层则并发穿孔。通常男性比女性多见。消化性溃疡穿孔分急性、亚急性和慢性三种。消化性溃疡穿孔可引起三种后果:①溃破入腹腔引起弥漫性腹膜炎(游离穿孔);②溃疡穿孔并受阻于毗邻实质器官如肝、胰、脾等(穿透性溃疡);③溃疡穿孔入空腔器官形成瘘管。溃疡穿孔的临床表现主要是突发剧烈腹痛或腹痛规律改变,并且腹痛向背部放射。溃疡穿孔患者通常须急诊就医。应告知消化性溃疡患者,当怀疑溃疡穿孔时,应予禁食、禁饮,以免胃肠内容物通过穿孔处进入腹腔,引起或加重腹膜炎,同时应慎用止痛药物。另需告知消化性溃疡患者,进食避免过饱,及避免引起腹压增加的情况,如重体力劳动(如抬、提重物),用力排便等。

(3)消化性溃疡合并幽门梗阻:主要是由十二指肠溃疡或幽门管溃疡引起。幽门梗阻临床分为功能性梗阻(由溃疡局部充血、水肿、痉挛所致)和器质性梗阻(溃疡瘢痕形成狭窄或与周围组织粘连,形成永久性狭窄)。幽门梗阻时,饮食及液体不能通过胃肠而滞留于胃内,当超过胃容量时则会出现呕吐以减轻对胃部的压力。幽门梗阻患者,上腹胀满不适,腹痛常于餐后加重,并有恶心、呕吐。慢性梗阻者,因缺乏营养和水分会出现消瘦、脱水、营养不良及电解质失调等。幽门梗阻通常须外科手术治疗。对幽门梗阻者,需告知进食应严格控制进餐量。幽门梗阻预防的关键是消化性溃疡初次发作时给予彻底治疗,避免溃疡反复发作,以减少幽门梗阻的发生。

(4)消化性溃疡癌变:少数胃溃疡可以发生癌变。健康教育时应告知患者如出现以下情况,应警惕溃疡发生癌变:①慢性胃溃疡病史较长者;②年龄 45 岁以上者;③近期症状加重者;④无并发症而疼痛的节律性丧失;⑤大便隐血试验持续阳性者;⑥经一个疗程 6~8 周规范的内科治疗,症状无好转者。消化性溃疡癌变的诊断需通过内镜病理检查确诊。应让患者清楚地认识到疾病的严重性及其后果,消化性溃疡癌变一旦被确诊,应尽快手术切除。

(陈和木)

第四节 炎症性肠病

一、概述

(一)定义

炎症性肠病(inflammatory bowel disease,IBD)是一种特发性肠道炎症性疾病。以慢性、反复复发、病因不明为特征,包括溃疡性结肠炎(UC)和克罗恩病(Crohn's disease,CD)。

溃疡性结肠炎(UC)是一种病因尚不十分清楚的直肠和结肠慢性非特异性炎症性疾病。病变主要限于大肠黏膜与黏膜下层。临床表现为腹泻、黏液脓血便、腹痛、里急后重和不同程度的全身症状,病程多在4~6周以上。病情轻重不等,多呈反复发作的慢性病程。

克罗恩病(CD)是一种病因尚不十分清楚的胃肠道慢性炎性肉芽肿性疾病。病变多见于末段回肠和邻近结肠,但从口腔至肛门各段消化道均可受累,呈节段性或跳跃性分布。消化道表现为腹痛、腹泻、便血等,全身性表现为发热、乏力、体重减轻、消瘦、贫血等,可并发瘘管、腹腔脓肿、肠腔狭窄、肠梗阻、肛周病变以及皮肤、关节、眼、口腔黏膜、肝胆等肠外损害;本病有终生复发倾向,重症患者迁延不愈,预后不良,病程长者可发生癌变。

(二)病因

IBD 的病因尚未完全明确。已知肠道黏膜免疫系统异常反应所导致的炎症反应在 IBD 发病中起重要作用,目前认为这是由多因素相互作用所致,主要包括环境、遗传、感染和免疫因素。

1. 环境因素 近几十年来,IBD(UC 和 CD)的发病率持续增高,这一现象首先出现在社会经济高度发达的北美、北欧,继而是西欧、南欧,最近才是日本、南美。这一现象反映了环境因素微妙但却重要的变化,如饮食、吸烟、卫生条件或暴露于其他尚不明确的因素。

2. 遗传因素 IBD 发病的另一个重要现象是其遗传倾向。IBD 患者一级亲属发病率显著高于普通人群,而患者配偶的发病率不增加。CD 患病率单卵双胎显著高于双卵双胎。近年来全基因组扫描及候选基因的研究,发现了不少可能与 IBD 相关的染色体上的易感区域及易感基因。NOD2/CARD15 基因突变已被肯定与 CD 发病相关,进一步研究发现该基因突变通过影响其编码的蛋白的结构和功能而影响核因子 κB(nuclear factor-κB,NF-κB)的活化,进而影响免疫反应的信号转导通道。NOD2/CARD15 基因突变普遍见于白种人,但在日本、中国等亚洲人并不存在,反映了不同种族、人群遗传背景的不同。目前认为,IBD 不仅是多基因病,而且也是遗传异质性疾病(不同人由不同基因引起)。

3. 微生物因素 微生物在 IBD 发病中的作用一直受到重视,但至今尚未找到某一特异微生物病原与 IBD 有恒定关系。有研究认为副结核分枝杆菌及麻疹病毒与 CD 有关,但证据缺乏说服力。近年关于微生物致病性的另一种观点正日益受到重视,这一观点认为 IBD(特别是 CD)是针对自身正常肠道菌群的异常免疫反应引起的。有两方面的证据支持这一观点。一方面来自 IBD 的动物模型,用转基因或敲除基因方法造成免疫缺陷的 IBD 动物模型。在肠道无菌环境下不会发生肠道炎症,但如重新恢复肠道正常菌群状态,则出现肠道炎症。另一方面来自临床观察,临床上见到细菌滞留易促发 CD 发生,而粪便转流能防止 CD 复发;抗生素或微生态制剂对某些 IBD 患者有益。

4. 免疫因素 肠道黏膜免疫系统在 IBD 肠道炎症发生、发展、转归过程中始终发挥重要作用。IBD 的受累肠段产生过量抗体,但真正抗原特异性自身抗体在组织损伤中所起作用的证据尚有限。黏膜 T 细胞功能异常在 IBD 发病中起重要作用,研究证明 CD 患者的 Th1 细胞存在异常激活。除了特异性免疫细胞外,肠道的非特异性免疫细胞及非免疫细胞如上皮细胞、血管内皮细胞等亦参与免疫炎症反应。免疫反应中释放出各种导致肠道炎症反应的免疫因子和介质,包括免疫调节性细胞因子如 IL-2、IL-4、γ 干扰素(interferon-γ,IFN-γ),促炎症性细胞因子如 IL-1、IL-6、IL-8 和 TNF-α 等。此外,还有许多参与炎症损害过程的物质,如反应性氧代谢产物和一氧化氮可以损伤肠上皮。随着对 IBD 免疫炎症过程的信号传递网络研究的深入,近年不少旨在阻断这些反应通道的生物制剂正陆续进入治疗 IBD 的临床应用或研究,如英夫利西单抗(一种抗 TNF-α 单抗)对 IBD 的疗效已被证实并在临床推广应用。

目前认为 IBD 的可能发病机制为:环境因素作用于遗传易感者,当先天免疫系统无法清除肠腔内微生物或食物等抗原时,肠上皮细胞通透性增加,最终导致过度的免疫反应。

(三)流行病学

在我国 UC 最常发病于青壮年,多见于 20~49 岁,亦可见于儿童或老年,男女发病率无明显差别。本病在我国较欧美少见,且病情一般较轻,但近年患病率有明显增加,重症也常有报道。

CD 多发生于青年期,18~35 岁为高峰,男女患病率近似。

二、临床表现

炎症性肠病起病多数缓慢。少数急性起病,病程呈慢性经过,多表现为发作期与缓解期交替,少数症状持续并逐渐加重。

(一)症状与体征

1. 消化系统表现　UC 患者为下腹或腹左下 1/4 痉挛性疼痛,较轻,有疼痛 - 便意 - 便后缓解的规律。因炎症刺激使肠蠕动增加及肠腔水、钠吸收障碍,可产生脱水和电解质失衡的复发性黏液脓血性腹泻。CD 患者的胃肠道症状有因痉挛、便秘、部分或完全性肠梗阻引起的脐周、腹右下 1/4 绞痛,并伴有腹泻、恶心、呕吐、发热、食欲不振和体重减轻。若溃疡病变穿孔至肠外组织或器官,可形成瘘管。

2. 全身表现　两病均可导致发热与营养障碍。发热为常见的全身表现之一,与肠道炎症活动及继发感染有关。少数患者以发热为主要症状,甚至较长时间不明原因发热之后才出现消化道症状。营养障碍由慢性腹泻、食欲减退及慢性消耗等因素所致。主要表现为体重下降,可有贫血、低蛋白血症和维生素缺乏等。

3. 肠外表现　UC 肠外表现包括外周关节炎、结节性红斑、坏疽性脓皮病、巩膜炎、葡萄膜炎、复发性口腔溃疡等,这些肠外表现在结肠炎控制或结肠切除后可以缓解或恢复;骶髂关节炎、强直性脊柱炎、原发性硬化性胆管炎(primary sclerosing cholangitis,PSC)及少见的淀粉样变性、急性发热性嗜中性皮肤病等,可与 UC 共存,但与 UC 本身的病情变化无关。CD 肠外表现与溃疡性结肠炎的肠外表现相似,但发生率较高。据我国大众统计报道以口腔溃疡、皮肤结节性红斑、关节炎及眼病为常见。

4. 并发症　UC 的主要并发症有中毒性巨结肠、直肠结肠癌变、肠大出血、肠穿孔和梗阻等。CD 的并发症以肠梗阻最常见,其次是腹腔内脓肿,偶可并发急性穿孔或大量便血。直肠或结肠黏膜受累者可发生癌变。

(二)临床分型

1. UC 临床分型　按 UC 的病程、程度、范围及病期进行综合分型。

(1)临床类型:UC 临床类型可分为初发型和慢性复发型。初发型指无既往病史而首次发作,该类型在鉴别诊断中应特别注意,亦涉及缓解后如何进行维持治疗的考虑;慢性复发型指临床缓解期再次出现症状,临床上最常见。

(2)病情分期:分为活动期和缓解期。

(3)临床严重程度：UC病情分为活动期和缓解期，活动期UC按照改良Truelove和Witts疾病严重程度分型标准将其分为轻、中、重度。轻度腹泻每日4次以下，便血轻或无，无发热、脉速、贫血无或轻，红细胞沉降率正常；重度腹泻每日6次以上，并有明显黏液脓血便，体温>37.5℃、脉搏>90次/min，血红蛋白<100g/L，红细胞沉降率>30mm/h；中度介于轻度与重度之间。

(4)病变范围：采用蒙特利尔分型，可分为E1，局限于直肠，未达乙状结肠；E2，累及左半结肠（脾曲以远）；E3，广泛病变累及脾曲以近乃至全结肠。

2. CD临床分型　区别CD不同临床情况，有助全面估计病情和预后，制订治疗方案。

(1)临床类型：按蒙特利尔CD表型分类法进行分型。

(2)病变部位：参考影像和内镜结果确定，可分为小肠型、结肠型、回结肠型。如消化道其他部分受累亦应注明。

(3)严重程度：使用克罗恩病活动指数（Crohn's disease activity index，CDAI）区分CD的活动期与缓解期区分，评定病情严重程度，进行疗效评价。

（三）辅助检查

1. 血液学检查　IBD可有贫血、白细胞升高、C反应蛋白升高、红细胞沉降率增快，类风湿因子（rheumatoid factor，RF）和抗核抗体（antinuclear antibody，ANA）阴性。可行粪便钙卫蛋白和血清乳铁蛋白检查。

2. 粪便检查　UC患者粪便常规检查肉眼观常有黏液脓血，显微镜见红细胞和脓细胞，急性发作期可见巨噬细胞，粪便培养可排除感染性结肠炎。粪便常规检查和培养应不少于3次。

3. 自身抗体检测　抗中性粒细胞核周抗体（anti-antineutrophilic perinuclear antibody，pANCA）在UC患者中阳性率约55%，在CD患者中仅约20%，抗酿酒酵母菌抗体（anti-Saccharo-myces cerevisiae antibody，ASCA）在UC患者阳性率仅约15%，在CD患者阳性率约40%~70%，因此，pANCA和ASCA在IBD中应用价值有限。

4. 内镜检查　UC诊断的主要依据是结肠镜检查并黏膜活组织检查（以下简称活检）。UC病变呈连续性、弥漫性分布，从肛端直肠开始逆行向上扩展。结肠镜下轻度炎症表现为红斑，黏膜充血和血管纹理消失；中度炎症表现为血管形态消失，黏膜脆性增加、接触性出血、糜烂，粗糙呈颗粒样；重度炎症表现为黏膜自发性出血及溃疡。缓解期可见正常黏膜表现，部分患者可有假性息肉形成，或瘢痕样改变。对于病程较长的患者，黏膜萎缩可导致结肠袋形态消失、肠腔狭窄，以及炎（假）性息肉。

结肠镜检查和黏膜组织活检是CD诊断的首选检查项目，结肠镜检查应达回肠末段。早期CD内镜下表现为阿弗他溃疡，随着疾病进展，溃疡可逐渐增大加深，彼此融合形成纵行溃疡。CD病变内镜下多为非连续改变，病变间黏膜可完全正常。还可表现为卵石征、肠壁增厚伴不同程度狭窄、团簇样息肉增生等。少见直肠受累和/或瘘管开口，环周及连续的病变。

5. 影像学检查　UC可进行X线钡剂灌肠检查，所见X线征象主要有：①黏膜粗乱和/或颗粒样改变；②多发性浅溃疡；③肠管缩短，结肠袋消失，肠壁变硬，可呈铅管状。病变不累及直肠（未经药物治疗者）、倒灌性回肠炎（盲肠至回肠末端的连续性炎症），以及其他难以与CD鉴别的情况需行小肠检查。小肠影像学检查包括全消化道钡餐造影、CT小肠成像（CT enterography，CTE）、磁共振小肠成像（magnetic resonance enterography，MRE）、胶囊内镜、肠道超声检查等。

CD患者肠腔狭窄无法行结肠镜的，可行钡剂灌肠。CTE或MRE是评定小肠炎性病变的标准影像学检查。活动期CD的CTE表现为小肠黏膜内环和浆膜外环明显强化，呈靶征或双环征；肠系膜血管增多、扩张、扭曲，呈木梳征；肠壁明显增厚（>4mm）；相应系膜脂肪密度增高、模糊，肠系膜淋巴结肿大。

6. 组织学检查　UC组织学检查可见下列改变，活动期：①固有膜内有弥漫性、急性、慢性炎症细胞浸润,包括中性粒细胞、淋巴细胞、浆细胞、嗜酸性粒细胞等,尤其是上皮细胞间有中性粒细胞浸润(即隐窝炎),乃至形成隐窝脓肿;②隐窝结构改变,隐窝大小、形态不规则,分支、出芽,排列紊乱,杯状细胞减少等;③可见黏膜表面糜烂、浅溃疡形成和肉芽组织。缓解期:①黏膜糜烂或溃疡愈合;②固有膜内中性粒细胞浸润减少或消失,慢性炎症细胞浸润减少;③隐窝结构改变可保留,如隐窝分支、减少或萎缩,可见帕内特细胞(Paneth cell)化生(结肠脾曲以远)。

CD组织病理学特征如下:①节段性或者局灶性病变;②融合的纵行线性溃疡;③卵石样外观,瘘管形成;④肠系膜脂肪包绕病灶;⑤肠壁增厚和肠腔狭窄等特征。

三、康复评定

(一)身体结构与功能评定

患者可有消化吸收功能障碍、营养不良、腹痛以下腹痛为主。炎症性肠病为全身多系统疾病,慢性经过,长期存在,可有急性发作,有的合并脊柱、四肢各关节疼痛、肌力下降和关节活动受限,有的会影响患者心理功能、出现焦虑、抑郁。视觉模拟评分法(VAS)是目前临床上最为常用的评定方法,还有简式麦吉尔疼痛问卷(SF-MPQ)、六点行为评分法(BRS-6)等。肌力采用徒手肌力测定(MMT)方法。抑郁自评量表(SDS)和焦虑自评量表(SAS)等可选择性运用。肠功能检查采用肠黏膜愈合评定。

(二)自我活动能力评定

出现全身多系统表现时,或多或少影响患者ADL能力。如出现恶性贫血会影响患者的正常进食和行走等日常生活能力。可用Barthel指数(BI)或改良Barthel指数(MBI)进行ADL评定。

(三)社会活动能力评定

如果出现慢性腹部疼痛、关节活动受限、肌力下降、恶性贫血等最终会影响患者的生活质量(QOL)和社会功能等。WHO生活质量简表(WHOQOL-BREF)、健康调查量表36(SF-36)、生活满意度指数A量表(LISA)等可选择性使用。

(四)IBD患者相关知识和健康教育需求评定

采用中文版克罗恩病与溃疡性结肠炎知识问卷(Crohn's and colitis Knowledge score,CCKNOW)

(五)IBD生活质量与自我效能和社会支持评定

采用IBD生活质量量表(inflammatory bowel disease questionnaire,IBDQ)、慢性病管理自我效能量表(self-efficacy for managing chronic disease scale)、社会支持评定量表(social support rating scale,SSRS)。

四、康复治疗

(一)临床治疗

诱导并维持临床缓解以及黏膜愈合,防治并发症,改善患者生命质量。坚持对患者的长期随访。

1. UC治疗

(1)活动期的诱导缓解治疗:轻-中度UC的主要药物是氨基水杨酸,足量氨基水杨酸制剂治疗后(一般2~4周)症状控制不佳者,尤其病变较广泛者,应及时改用激素。激素无效[相当于泼尼松剂量达0.75~1mg/(kg·d)治疗超过4周,疾病仍处于活动期]或激素依赖(虽能维持缓解,但激素治疗3个月后泼尼松仍不能减量至10mg/d或在停用激素后3个月内复发)者,可使用硫嘌呤类药物,包括硫唑嘌呤和6-巯基嘌呤。当激素和免疫抑制剂治疗无效或激素依赖或不能耐受上述药物治疗时,可考虑英夫利西单抗治疗。对病变局限在直肠或直肠乙状结肠者,强调局部用药(病变局限在直肠用栓剂,局限在直肠乙状结肠用灌肠剂),口服与局部用药联合应用疗效更佳。

对于重度UC患者,静脉使用糖皮质激素为首选治疗,甲泼尼龙40~60mg/d,或氢化可的松300~

400mg/d。静脉使用足量激素治疗 3d 仍然无效时,应及时转换治疗方案,可使用环孢素、他克莫司、英夫利西单抗治疗。中毒性巨结肠应尽早手术治疗。注意纠正水、电解质、酸碱平衡紊乱。因便血而血红蛋白过低者适当输红细胞。严重者暂禁食,予胃肠外营养。警惕机会致病菌感染,必要时粪便培养排除肠道细菌感染。忌用引起结肠扩张的药物,如止泻药、抗胆碱药、阿片类药物、NSAID 等。对中毒症状明显者可考虑静脉使用广谱抗菌药物。

(2)缓解期的维持治疗:UC 维持治疗的目标是在不使用激素的情况下,维持临床和内镜缓解。根据患者诱导缓解的用药情况选择药物,常用氨基水杨酸类、硫嘌呤类或英夫利西单抗,氨基水杨酸维持 3~5 年或更长。

(3)外科手术治疗:对于 UC 大出血、穿孔、癌变、重度 UC 合并中毒性巨结肠者,可行外科手术治疗。

2. CD 的治疗　①活动期治疗:轻度 CD 选用氨基水杨酸类。激素用于中度 CD 及轻度 CD 使用氨基水杨酸类无效者,激素无效或激素依赖时加用硫嘌呤类药物或甲氨蝶呤,激素和免疫抑制剂治疗无效或激素依赖者或不能耐受者使用英夫利西单抗治疗。重度 CD 者静脉使用激素或英夫利西单抗,必要时手术治疗。②维持治疗同 UC。

(二)康复治疗

康复治疗目标为缓解疼痛,改善 ADL 能力,提高劳动能力,提高生活质量。康复治疗的原则是在综合治疗的基础上,积极进行康复治疗。康复治疗的方法主要包括物理治疗、心理治疗及健康教育等。

1. 物理治疗　物理治疗以促进血液循环、消炎止痛、防治消化不良为目的。

(1)物理因子治疗:具有消炎止痛、改善循环和防治消化不良的作用。

1)超短波疗法:患者取卧位,采用大功率超短波治疗仪,用中号板状电极,置于下腹部和腰背部,距离 3~4cm,剂量Ⅱ~Ⅲ级,15~20min,每日 1 次,8~12 次为 1 个疗程。

2)调制中频电疗法:将电极置于下腹部痛点,强度以患者能够耐受为度。每次 20min,每日 1 次,15 次为 1 个疗程。

3)微波疗法:患者取卧位,采用微波治疗仪,用圆形辐射器置于下腹部,距离 10~12cm,剂量Ⅱ级,10~15min,每日 1 次,8~12 次为 1 个疗程。

4)石蜡疗法:采用蜡饼法,即将熔化的石蜡盛入搪瓷盘或木制盘内,待其温度降至 40~45℃时,将石蜡取出,敷于下腹部和腰背部,时间 15~20min,每日 1 次,15~20 次为 1 个疗程。

其他疗法有短波透热疗法、中波透热疗法、红外线疗法、超声疗法等可以选用。

(2)运动疗法:根据病情选择有氧耐力运动项目,如步行、慢跑、游泳、太极拳等,以改善肌力、肌耐力和整体功能。每日 1 次,每次 20~30min,每周 3~5 次,连续 4 周或长期坚持。

2. 传统治疗

(1)中药治疗:中医辨证论治是溃疡性结肠炎患者常采用的康复治疗。一般根据患者的症状和体征可分为温热内蕴证,气滞血瘀证,脾肾两虚证,阴血亏虚证等辨证论治,随证加减。

1)湿热内蕴证:治宜清热利湿,理气止痛。方用白头翁汤加味。

2)气滞血瘀证:治宜行气活血,健脾益气。方用膈下逐瘀汤加减。

3)脾肾两虚证:治宜温脾益肾,涩肠止泻。方用四神丸合附子理中丸加味。

4)阴血亏虚证:治宜养阴清热,益气固肠。方用生脉散合六君子汤加减。

常用的验方单方有:①益气清肠汤:用于治疗溃疡性结肠炎见腹泻、腹痛、黏液或血便者。②菊榆方《中国中医秘方大全》:直接作用于病变局部,有抑菌、消肿、收敛、镇痛等作用。③保元汤《中国中医秘方大全》:可能有激活和提高患者自身免疫细胞的识别、中和、溶解和排除结肠黏膜炎性异物的功能。

(2)针灸疗法:体针疗法处方有天枢、上巨虚、大肠俞、足三里、隐白、三阴交、阴陵泉。

（3）推拿疗法：溃疡性结肠炎患者采用推拿疗法进行康复治疗，可起到益气和胃、解痉止痛之功效。取穴：神阙、中脘、气海、关元、天枢、肚角、章门、期门、背部有关俞穴、八髎、内关、支沟、足三里、阴陵泉、太冲。手法：推法、按法、揉法、滚法、拿法、擦法、搓法。

（4）医疗体操：太极拳的动作柔韧缓慢，"调气敛神"益于大脑皮层的稳定及全身功能的恢复，达到改善脾胃功能的作用。

3. 饮食疗法　一般的食养原则应是少油腻、少渣滓、高蛋白、高热量、高维生素。

（1）饮食宜忌：①有益食品，新鲜的蔬菜如嫩菜心，嫩菜叶等，质软的水果和蔬菜，还可选食一些有抗菌、消炎、清热解毒功效的食物或药物，如马齿苋、马兰头、菊花脑等。②不宜食品，油腻食物，生冷的食物，忌食有刺激性的食物，过分粗糙的食品，不食具有通便或可产生肠胀气的食品，如蜂蜜、芝麻、核桃等。

（2）常用药膳：急性发作期可选用大蒜5个，白萝卜100g，加水同煎，饮服；或茶叶15g，浓煎取汁饮服。

4. 心理治疗　心理治疗具有改善或消除患者忧郁、焦虑和抑郁心理的作用。一般采用心理支持、疏导的治疗方法。要鼓励患者正确认识疾病，树立战胜疾病的信心，积极配合治疗，使患者从支持系统中得到帮助、消除心理障碍。

五、预后及健康教育

（一）预后

只要积极地防治本病，并配合相关的康复治疗，炎症性肠病的预后是良好的。

（二）健康教育

1. 预防IBD的发生　积极了解有关疾病的知识；保持良好的睡眠；戒烟戒酒；富营养少渣饮食；避免有关感染因素。

2. 预防IBD有关功能障碍的发生　对IBD已发病的患者，应及时给予药物治疗，患者还应参加相关的康复治疗。

3. 预防IBD对社会活动的影响　IBD一旦发生中毒性巨结肠、直肠结肠癌变、肠大出血、肠穿孔、肠梗阻以及心理障碍等问题时，应在早期积极进行康复治疗（包括药物治疗），应克服悲观、抑郁或焦虑情绪，积极主动配合康复治疗师，规范地系统地进行康复治疗；同时应认识到，康复是一个漫长的过程。患者可根据自身情况，进行自我锻炼。如快跑走、游泳、太极拳、医疗体操、球类等锻炼。也可根据个人兴趣，进行各种娱乐活动，如玩扑克、缝纫、球类、游戏、下棋等，参加相关的社会活动，树立战胜疾病的信心。

（庄　雄）

第五节　功能性胃肠病

一、概述

（一）定义

功能性胃肠病（functional gastrointestinal disorder，FGID），又称肠-脑互动异常。是一组因动力紊乱、内脏高敏感、黏膜免疫功能改变、肠道菌群改变、中枢神经系统处理功能异常等因素引起的以腹痛、恶心呕吐、腹泻便秘、难以排出食物或粪便为特征的非器质性消化道紊乱性疾病。临床表现主要为胃肠道（口咽至肛门）的相关症状，以上腹饱胀、早饱、嗳气、食欲减退、恶心、便秘、腹泻等为主要症状。常伴有失眠、焦虑、抑郁、头昏、头痛等其他功能性症状，且伴有精神因素的背景，但无明确胃肠黏膜结构异常，也无法用器质性病变或生化异常来解释所产生的消化道症状。其发病与肠脑神经系统(enteric cranial nervous system，ENS)、肠道菌群-肠-脑轴、心理社会因素及各种生理过程异常(动力紊乱、黏膜屏障和免疫功能改变、内脏高敏感、饮食因素)等有关。诊断前上述症状出现至少6个月，近3个月症状加重，且需经检查排除器质性病因方可确诊。FGID按最新罗马Ⅳ诊断标准定义为肠-脑互动异常的一组心身疾病。其中包括了功能性消化不良(functional dyspepsia，FD)、肠易激综合征(irritable bowel syndrome，IBS)、胃食管反流病(gastroesophageal reflux disease，GERD)、功能性便秘等4大类33种疾病综合征。临床上FGID的治疗没有特效方法，主要是利用解痉止痛药物、泻药、止泻药、促进胃肠动力药物等；现在新兴的治疗方法包括低剂量抗抑郁药物、改善胃肠道菌群、心理疗法及饮食营养治疗等，从而提高FGID的治疗效果。

(二)病因

1. 肠脑神经系统　ENS是消化道内控制胃肠道功能的复杂的神经网络结构，主要由肠神经元和肠神经胶质细胞(enteric glial cell，EGC)构成。近年来研究发现，EGC并非只是为肠神经元提供营养和结构支撑，还在肠道运动、消化系统屏障结构与功能、肠道微生态的调节中起重要作用，与肠道肿瘤、肠道炎症以及神经退变性疾病等的发生发展关系紧密。胃肠功能的正常发挥有赖于ENS和中枢神经系统(CNS)之间的协调和整合作用，其中任何一个或多个功能受损都会导致广泛且明显的肠神经病。ENS有很高的自主性，即使完全切断与CNS的联系仍能控制肠道的功能。ENS决定胃肠道的运动方式，控制胃酸分泌，调节内皮细胞的体液交换，调节局部血液流量，与肠道的淋巴系统和内分泌系统相互作用，控制肠道对营养物质的吸收，保持健康的肠道菌群。

2. 肠道菌群-肠-脑轴　肠道菌群由多种多样的定植细菌组成。以拟杆菌、厚壁菌、变形菌、梭形杆菌、放线菌5个门类占优势。肠道菌群在维持宿主肠道微生态平衡，提高免疫功能，调节肠道动力，影响营养物质的吸收等方面具有重要作用。肠道菌群-肠-脑轴可以通过以下途径相互影响：①连接大脑和消化道之间的ENS；②与大脑保持联系的免疫系统；③影响肠壁和血脑屏障的通透性；④影响下丘脑-垂体-肾上腺轴。研究表明，肠道菌群不仅影响CNS的发育，还能影响CNS的功能，表现在对个体情绪，如焦虑等的影响；IBS与肠道菌群的多样性及稳定性有关；部分特殊的肠道益生菌，如双歧杆菌、乳酸菌可以改善IBS患者腹痛、焦虑不安等不适的症状。

3. 心理社会因素　由于患者常伴有头痛，头晕，胸闷，乏力，腹痛等躯体化症状，因此说这些患者往往伴有焦虑和抑郁，也就是我们常说的焦虑抑郁伴躯体化症状，这些患者常常因为这些不适而反复就医。究其社会根源，这些人往往具有较大的生活压力或生活中重大变故等经历。有研究资料显示，54%的抑郁障碍患者存在消化系统不适主诉，24%的抑郁障碍患者在过去1年中曾因消化道症状至少看过1次医生，均远高于无精神心理障碍者；合并抑郁、焦虑的FGID患者的生活质量较单纯FGID患者相比明显下降。

4. 生理过程异常

(1)内脏高敏感(visceral hypersensitivity，VH)：指内脏感觉阈值降低，对低于生理性强度的刺激即感不适，表现为腹胀、腹痛等不适。有研究表明，30%~50%的FGID患者存在VH，而无胃肠道运动异常。

(2)动力异常：不良的应激或情绪波动能够通过肠-脑轴引起整个胃肠道动力紊乱，在FGID患者当中更为明显多见。

(3)胃肠道屏障功能紊乱：有研究表明，胃肠道黏膜通透性、黏膜免疫调节功能的改变与IBS发病关系密切相关。

(4)饮食因素：进食是导致IBS患者症状加重的主要原因之一。研究表明，某些食物抗原的暴露，导致小肠黏膜细微结构的变化，这可能与肠黏膜免疫系统的应答有关。

（三）流行病学

FGID现在已被公认为是最常见的消化科疾病，其发病年龄多在20~50岁之间，病程缓慢，在人群中发病率为10%~20%，占消化科专科门诊患者的40%~50%，42%~61% FGID患者存在心理障碍，常表现为焦虑、抑郁和躯体形式障碍，严重影响患者的生活质量。欧美的流行病学调查显示，普通人群中有消化不良症状者占19%~41%。

二、临床表现

（一）症状和体征

功能性胃肠病包括食管、胃、小肠、结肠、胆管、直肠肛门运动功能性障碍，部分还有分泌的异常，现分述如下。

1. 功能性消化不良　是指排除了器质性疾病的上消化道功能紊乱引起的上腹疼痛或不适等临床综合征。根据临床特点，最新的罗马Ⅳ诊断标准将本病分为两个临床亚型。

（1）上腹痛综合征（epigastric pain syndrome，EPS）：上腹痛为常见症状，常与进食有关，表现为餐后痛，亦有表现为饥饿痛、进食后缓解，亦可无规律性。部分患者表现为上腹痛和/或上腹灼热感。

（2）餐后不适综合征（postprandial distress syndrome，PDS）：餐后饱胀是指正常餐量即出现饱胀感。早饱是指有饥饿感但进食后不久即有饱感，致摄入食物明显减少。

两型可有重叠，可同时伴有上腹胀、嗳气、食欲不振、恶心、呕吐等症状。不少患者同时伴有失眠、焦虑、抑郁、头痛、注意力不集中等精神症状。部分患者表现为上腹轻压痛，余无明显的阳性体征。

2. 肠易激综合征（IBS）　是指慢性、反复发作的腹部疼痛或不适，伴排便异常的一组肠功能紊乱性综合征。精神、饮食等因素常诱使症状复发或加重。

（1）腹痛：几乎所有IBS患者都有不同程度的腹痛。疼痛部位不定，以下腹和左下腹之间明显，多于排便或排气后缓解。睡眠中痛醒者极少。

（2）腹泻：一般每日3~5次左右，少数严重发作期可达数十次。大便多呈稀糊状，也可为成形软便或稀水样，多带有黏液，部分患者粪质少而黏液量很多，但绝无脓血。排便不干扰睡眠。部分患者腹泻与便秘交替发生。

（3）便秘：排便困难，粪便干结、量少，呈羊粪状或细杆状，表面可附黏液。

（4）其他消化道症状：多伴腹胀感，可有排便不净感、排便窘迫感。部分患者同时有消化不良症状。

（5）全身症状：相当一部分患者可有失眠、焦虑、抑郁、头昏、头痛等精神症状。

3. 功能性便秘　是指由于生活规律改变、情绪抑郁、饮食因素、排便习惯不良、药物作用等因素所致的便秘。临床上患者多以排便困难、排便次数减少或排便不尽感为主诉就诊。按动力异常临床分型可分为慢传输型、出口梗阻型、混合型。常见症状和体征如下：

（1）排便次数减少：每周排便常少于3次，严重者1~2周排便1次。

（2）排便困难：部分患者每日排便可多次，但排便时间每次长达30min以上，粪便硬结如羊粪，数量很少。排便时需用力，有时需用手法帮助。

（3）排便不尽感：伴有排便不畅感、排便后无空虚感或常有里急后重，欲便不畅等症状。

（4）其他消化道症状：左下腹有胀压感、上腹饱胀不适、嗳气、反胃、恶心、腹痛、腹鸣、排气多等。少数病例有髂骨部、臀部、大腿后侧隐痛与酸胀感觉。

（5）全身症状：相当部分患者可有失眠、焦虑、抑郁、头昏、头痛等精神症状。

（6）体征：功能性便秘体检时多无阳性体征。在痉挛性便秘时往往可扪及痉挛收缩的肠管。直肠便秘时在左下腹常可触到粪块，肛门指诊时触到坚实粪块，排便后指诊发现因壶腹扩张四处空旷，而不易触到肠壁。

（二）实验室检查

血常规、大便常规、粪便潜血试验为 FGID 患者常规检查，可提供全胃肠道器质性病变的线索。

（三）特殊检查

1. 内镜检查　内镜检查在 FGID 确诊方面是具有决定性意义的手段和方法。目前对于内镜检查时间的选择有两种看法，一种是所有患者都应尽早内镜检查，以免贻误病情；另一种是先经验性对症治疗 2 周左右，若症状未缓解，则行内镜检查。对高危人群应尽早行内镜检查，以排除器质性病变。

2. 影像学检查　腹部 X 线片能显示肠腔扩张、粪便存留及液气平面。消化道钡餐可了解其运动功能状态。钡剂灌肠可发现巨结肠。CT 或 MRI 主要用于肠道有无肿块或狭窄的患者。

3. 超声检查　可排除肝胆、胰腺等器质性疾病，可确立 FGID 的最后诊断。

4. 食管测压检查　以测压导管检测食管腔内压力及肌肉活动协调性的诊断技术称为食管测压检查。常用的方法有袖套导管静态食管测压术、静态食管测压术、动态及食管精确测压术等。主要用来检查食管动力的异常，包括食管上括约肌（upper esophageal sphincter，UES）压力测定、食管体部压力测定、食管下括约肌（lower esophageal sphincter，LES）压力测定和 LES 松弛率的测定。

5. 24h pH 监测　可分为动态食管和动态胃内 pH 监测，可知有无胃食管反流，并可算出食管真正接触到反流胃酸的时间。此方法有助于了解胃食管反流与症状的关系，并可区分生理性与病理性反流。

6. 胃肠电图　用来检测胃肠电活动变化的一种方法。通过胃肠电波形的平均幅值、平均频率、主频功率等参数以及波形分析图和三维频谱分析图进行分析得出胃动过速、过缓还是节律紊乱，以对胃动力综合评价。

7. 动态 γ 计数检测　胃动力检查是诊断有消化道症状患者胃肠动力改变的重要检查方法，而胃排空检查则是其中的一个重要项目。临床常用核素标记餐，患者取标准体位用核素扫描方法检测胃排空的异常模式。

8. 直肠指检　可确定是否有粪便嵌塞、肛门狭窄、直肠脱垂、直肠肿块等病变，并可了解肛门括约肌的肌力状况。

9. 功能检查　包括奥迪括约肌测压术、胃窦十二指肠测压术。另外，可采用结肠传输时间（colon transit time，CTT）、排便造影、肛门直肠测压、盆底肌电图、球囊逼出试验确定便秘的原因。

三、临床诊断与处理

（一）诊断标准

随着人们对 FGID 认识的提高，世界各地的学者们发表了一系列的罗马标准（罗马 I、II、III、IV 诊断标准），具体诊断标准参考如下。

1. 分类标准　目前国际公认的罗马 IV 诊断标准已逐渐在临床和科研中应用，具体见表 8-1。

2. 诊断标准　诊断 FGID 前必须排除由器质性病变导致的功能紊乱。

罗马 IV 诊断标准强调将 IBS、功能性便秘、功能性腹泻、功能性腹胀 / 膨胀不再作为特定的疾病来看待。其有着与病理生理机制特征相联系的症状谱，只是在临床上表现出来的症状数目、频度和严重度有差异，如便秘型 IBS（IBS-C）和功能性便秘的诊断可能因腹痛程度的变化而转换，IBS 的亚型也可能随着粪便性状发生变化而改变。

（1）功能性消化不良：必须包括以下 1 条或多条。①餐后饱胀不适；②早饱感；③上腹痛；④上腹烧灼感并且没有可以解释上述症状的功能性疾病；⑤诊断前症状出现至少 6 个月，近 3 个月满足以上标准。

（2）肠易激综合征：反复发作的腹痛，腹痛和排便相关。在病理生理学研究和临床试验中筛选可评定的患者时，最近 3 个月内平均发作至少每周 1d 出现症状，IBS 亚型诊断标准：IBS-C 块状 / 硬便超过 25%，且稀 / 水样便少于 25%；IBS-D 稀 / 水样便超过 25%，且块状 / 硬便少于 25%；IBS-M 稀 / 水样便超过 25%，且块状 / 硬便超过 25%；IBS-U 排便习惯改变未达到 IBS-C、IBS-D、IBS-M 型的要求。

表 8-1 功能性胃肠病的罗马Ⅳ诊断标准

类型	类型	类型
A. 食管疾病	混合型 IBS(IBS-mixed,IBS-M)	**G. 儿童功能性疾病:新生儿/婴儿**
A1. 功能性胸痛	未定型 IBS(IBS-unsubtyped,IBS-U)	G1. 婴儿反胃
A2. 功能性胃灼热	C2. 功能性便秘	G2. 婴儿反刍综合征
A3. 反流性高敏感	C3. 功能性腹泻	G3. 周期性呕吐综合征(cyclic vomiting syndrome,CVS)
A4. 癔球症	C4. 功能性腹胀	G4. 婴儿肠绞痛
A5. 功能性吞咽困难	C5. 非特异性功能性肠病	G5. 功能性腹泻
B. 胃十二指肠疾病	C6. 阿片类药物诱导的便秘	G6. 婴儿排便困难
B1. 功能性消化不良	**D. 中枢介导的胃肠疼痛疾病**	G7. 功能性便秘
B1a. 餐后不适综合征(PDS)	D1. 中枢相关腹痛综合征(centrally mediated abdominal pain syndrome,CAPS)	**H. 儿童功能性疾病:儿童/青少年**
B1b. 上腹痛综合征(EPS)	D2. 麻醉药成瘾性肠综合征(NBS)/阿片类药物引起的胃肠道痛觉过敏	H1. 功能性恶心和呕吐疾病
B2. 嗳气症		H1a. 周期性呕吐综合征(CVS)
B2a. 胃上部过度吞气	**E. 胆囊和奥迪括约肌疾病**	H1b. 功能性恶心和呕吐
B2b. 胃部过度嗳气	E1. 胆道疼痛	H1b1. 功能性恶心
B3. 恶心呕吐疾病	E1a. 功能性胆囊疾病	H1b2. 功能性呕吐
B3a. 慢性恶心呕吐综合征(chronic nausea and vomiting syndrome,CNVS)	E1b. 功能性胆道奥迪括约肌障碍	H1c. 反刍综合征
B3b. 周期性呕吐综合征(cyclic vomiting syndrome,CVS)	E2. 胰腺奥迪括约肌疾病	H1d. 吞气症
B3c. 大麻素剧吐综合征(cannabinoid hyperemesis syndrome,CHS)	**F. 肛门直肠疾病**	H2. 功能性腹痛疾病
	F1. 大便失禁	H2a. 功能性消化不良
B4. 反刍综合征	F2. 功能性肛门直肠痛	H2a1. 餐后不适综合征(PDS)
C. 肠道疾病	F2a. 肛提肌综合征	H2a2. 上腹痛综合征(EPS)
C1. 肠易激综合征(IBS)	F2b. 非特异性功能性肛门直肠痛	H2b. 肠易激综合征(IBS)
便秘型 IBS(IBS with constipation,IBS-C)	F2c. 痉挛性肛门直肠痛	H2c. 儿童腹型偏头痛
腹泻型 IBS(IBS with diarrhea,IBS-D)	F3. 功能性排便障碍	H2d. 儿童功能性腹痛综合征
	F3a. 排便动力不足	H3. 功能性排便障碍
	F3b. 排便协同失调	H3a. 功能性便秘
		H3b. 非潴留性大便失禁

(3)功能性便秘:必须满足以下 2 条或多条。①排便费力(至少每 4 次排便中有 1 次);②排便为块状或硬便(至少每 4 次排便中有 1 次);③有排便不尽感(至少每 4 次排便中有 1 次);④有肛门直肠梗阻和/或阻塞感(至少每 4 次排便中有 1 次);⑤需要用手操作(如手指辅助排便、盆底支撑排便)以促进排便(至少每 4 次排便中有 1 次);⑥排便少于每周 3 次。同时具备下面 3 个条件:①不用缓泻药儿乎没有松散大便;②诊断 IBS 的条件不充分;③诊断前症状出现至少 6 个月,近 3 个月满足以上标准。

(二)药物治疗

目前尚无特效药,临床上主要有以下几类药。

1. 功能性消化不良(FD)的药物治疗

(1)根除 Hp 治疗:研究发现,对于症状严重者可试用三联疗法,即质子泵抑制剂(PPI)加用两种抗生素治疗 7d,仍为首选。PPI 目前有艾司奥美拉唑、雷贝拉唑、兰索拉唑、奥美拉唑、泮托拉唑,抗生素可选阿莫西林、克拉霉素、甲硝唑、四环素、呋喃唑酮、左氧氟沙星、铋剂(枸橼酸铋钾、果胶铋等)中的两种。现在临床上有更方便的剂型丽珠维三联可供患者选用。

（2）抑制胃酸分泌药：一般适用于 IBS 患者，可选择 H_2 受体拮抗剂或质子泵抑制剂，质子泵抑制剂的作用好于 H_2 受体拮抗剂。

（3）促胃肠动力药：胃排空延迟被认为是 FD 的主要病理生理机制，促胃肠动力制剂，诸如多潘立酮、西沙必利等已在世界范围内广泛用于治疗 FD。对疗效不佳者，抑制胃酸分泌药和促胃肠动力药可换用或合用。

（4）抗抑郁药：上述治疗效果欠佳而伴随精神症状明显者可试用。常用的有三环类抗抑郁药如阿米替林，选择性 5- 羟色胺再摄取抑制药如帕罗西汀等，宜从小剂量开始，注意药物的不良反应。氟西汀可显著改善难治性 IBS 患者的生活质量和临床症状，并可降低患者的内脏敏感性。

2. 肠易激综合征（IBS）药物治疗

（1）抗胆碱药：颠茄酊、消旋山莨菪碱等，可间接抑制消化道平滑肌而改善胃肠动力学紊乱。选择性毒蕈碱 M3 受体拮抗剂，如奎宁环衍生物、扎非那新（UK-76、654）可明显减弱 IBS 患者的结肠运动，特别是在进食后更为明显，而且很少有抗胆碱药的副作用。

（2）钙通道阻滞剂：①匹维溴铵、奥替溴铵：最为常用。它通过消除平滑肌的高反应性，缓解 IBS 患者的腹痛、腹泻、便秘，特别是交替出现的腹泻和便秘症状。②硝苯地平：通过阻滞细胞外钙内流来舒张胃肠平滑肌，对腹痛、腹泻有一定的疗效，同时可通过松弛奥迪括约肌显著增加 IBS 患者胆囊排空，有潜在的预防胆结石的作用。

（3）5-HT 受体激动剂：西沙必利比较常用。研究证明西沙必利可加快以便秘为主的 IBS 患者的肠道转运速度，从而改善便秘症状。

（4）调节内脏敏感性的药物：胆囊收缩素 A 受体拮抗剂，5-HT$_3$ 受体拮抗剂、生长抑素类药物、K 受体激动剂等可调节内脏的敏感性，从而起到促进或抑制内脏敏感性的治疗作用。

（5）抗生素类药物：肠道菌群紊乱、细菌感染、炎症与 IBS 的关系备受关注，应用生态制剂或肠黏膜保护剂和吸附剂蒙脱石散治疗 IBS 已有报道。

（6）其他药物：①治疗腹泻，临床以洛哌丁胺和地芬诺酯最为常用；②左旋咪唑可调节机体的免疫功能；③蒙脱石散可增强修复消化道黏膜屏障，固定和消除多种病原体和毒素；④纤维素制剂对以便秘为主的 IBS 疗效较好；⑤有报道，促性腺激素释放激素的类似物对伴随女性患者月经周期出现或加重的症状有一定疗效。

3. 功能性便秘　首先应改变不良的生活习惯，多食富含纤维素的蔬菜和水果，增加饮水量，适当增加运动，养成良好的排便习惯。合并焦虑或抑郁的患者，应接受心理治疗或服用抗焦虑药物。在此基础上再合理选用通便药物治疗。

（1）膨胀性和渗透性泻剂：膨胀性泻剂有欧车前亲水胶、魔芋等；渗透性泻剂有聚乙二醇（3350）、聚乙二醇 4000 散、乳果糖。

（2）盐类泻剂：有硫酸镁、硫酸钠（芒硝）、磷酸镁、枸橼酸镁等。

（3）润滑性泻剂：包括石蜡油、麻仁润肠丸和多库酯多醛等，能软化粪便，主要应用于有硬便的患者。

（4）刺激性泻剂：主要有番泻叶、酚酞、希波鼠李皮、蓖麻油、比沙可啶等。

（5）促胃肠动力剂：主要为 5- 羟色胺（5-HT$_4$）受体激动剂。苯甲酰胺类 5-HT$_4$ 受体激动剂有西沙必利、莫沙必利等。

（6）微生态制剂：常用药品有双歧杆菌三联活菌、双歧杆菌活菌、乐腹康、双歧杆菌乳杆菌三联活菌、普乐拜尔、枯草杆菌二联活菌、贝飞达、复合乳酸菌肠溶胶囊、促菌生、乳酶生、地衣芽孢杆菌活菌等。

（三）手术治疗原则

对于临床症状是由于器质性病变引起的患者，需要手术治疗。具体方案应就诊相关手术科室。

（四）营养调理

功能性胃肠病的处理原则是预防为主,药物治疗为辅,针对病因纠正诱发因素。对患者及家属进行健康教育,帮助患者认识及理解病情,建立良好的生活习惯,避免烟、酒及服用非甾体抗炎药,避免个人生活经历中能诱发症状的食物,注意根据患者不同特点进行心理治疗,提高患者应对症状的能力。

四、康复评定

（一）身体结构与功能

1. 疼痛评定　消化脏器的疼痛可采用视觉模拟量表(VAS)、数字分级评分法(NRS)等。这些量表是目前临床使用最多的一类疼痛强度评价方法。VAS 通常采用 10cm 长的直线,两端分别表示"无痛"(0)和"想象中剧烈疼痛"(10)。被测者根据其感受程度,在直线上相应部位做记号,从"无痛"端至记号之间的距离即为痛觉评分分数。VAS 是目前最常用的疼痛强度评定方法。国内临床上通常采用中华医学会疼痛学分会监制的 VAS 卡;数字分级评分法(NRS)是将疼痛程度用 0~10 这 11 个数字表示。0 表示无痛,10 表示最痛。被测者根据个人疼痛感受在其中一个数作记号。这样就可以把主观的感觉变成客观的数值,经过统计学处理后对治疗前后的效果加以比较,该方法在临床上操作比较方便,快捷,非常实用。

2. 心肺功能评定　病情较轻的功能性胃肠病不影响患者的运动功能,但对于病情重、时间长的慢性病患者,可能会出现心肺功能障碍,运动耐力明显下降。可采用心肺运动试验评价患者的心肺功能,也可进行专项的心、肺功能检查。

3. 心理功能评定　功能性胃肠病康复初期进行心理评定可以了解患者对疾病的心理反应,以及心理损害的程度,及时识别刺激因素和行为强化因素,预测患者康复中或其后一段时期的心理活动,为制订恰当的康复计划提供依据。康复计划执行过程中,重复心理评定可判断康复的效果以及估计预后,为修改康复计划提供依据。终期评定中,心理评定可为患者职业培训和就业及为患者全面地回归家庭、回归社会提出建议。用医院焦虑抑郁量表(hospital anxiety and depression scale,HADS)或患者健康问卷(PHQ-9)和广泛性焦虑量表(GAD-7)进行初步筛查。也可采用 90 项症状自评量表(SCL-90)对存在的多种心理相关的症状进行较全面筛查。汉密尔顿抑郁量表(HAMD)、汉密尔顿焦虑量表(HAMA)可用于判断抑郁,焦虑存在与否及程度,并可作为治疗前后疗效的评定。PHQ-15 量表可更全面评定躯体化症状和筛查躯体障碍与心理症状的共病情况。生活事件量表(life events scale,LES)可判断某事件对患者发病的正性或负性影响,判定患者症状是否与心理障碍有关。也可采用 90 项症状自评量表(SCL-90)调查分析心理社会因素与功能性胃肠道疾病的关系,其中躯体化、人际敏感、不良生活事件与功能性胃肠道疾病显著相关。

（二）活动和参与

1. 活动　主要是侧重于基本的日常生活活动(ADL)能力评定方面,特别是衣食住行、个人卫生方面。功能性胃肠病患者由于长期的疾病煎熬,日常生活活动能力明显下降,因此要及时对患者的 ADL 进行评定,以指导康复治疗方案的制订和实施。

2. 参与　主要是侧重于社会活动和生存质量方面,可进行如下的评价。

(1)社会生活能力概况评定:为了解患者的社会生活能力总体概况,临床上可用社会生活能力概况评定(表 8-2)进行评定。该方法简单、实用,能快速对患者的社会生活能力做出评价。

(2)生存质量评定:虽然 FGID 一般不会对生命构成严重威胁,但其症状的迁延反复,严重影响了患者的生活质量。生存质量评定可采用健康调查量表 36(SF-36),SF-36 包括 11 项内容 36 个问题,反映生理健康和心理健康两个方面,涉及生理功能、社会功能、生理角色限制、躯体疼痛、情感角色限制、活力、心理健康、总体健康 8 个维度,每个维度的最终评分值均以 0 分为最低值,100 分为最高值,分数越高,表明生命质量越好。

表 8-2 社会生活能力概况评定

内容	标准
1. 上学、上班情况与伤病前大致相同	相同:20分;不相同:0分
2. 参加社交活动(访亲探友等)	正常:10分;极少:5分;从不:0分
3. 参加社团活动(工会、联谊会、学会等)	正常:10分;极少:5分;从不:0分
4. 与别人进行打扑克、下象棋、参观旅行、打球、看球赛等文体活动	正常:10分;极少:5分;从不:0分
5. 与别人进行看电视、谈话、听音乐、上公园、散步、购物等业余消遣活动	正常:10分;极少:5分;从不:0分

注:评定标准:最高60分,最低0分。0分:重度障碍;≤20分:中度障碍;25~40分:轻度障碍;60分:正常。

(三)环境因素

功能性胃肠病的发病与脑肠神经系统有关。整个胃肠系统是受内脏神经支配,因此说环境因素对患者的影响较大,患者个人的爱好、性格特点以及周围社会、文化、生活环境都对患者产生巨大的影响,需做好与疾病有关的环境因素的评定,针对性地对患者进行治疗。

五、康复治疗

(一)康复治疗原则

依据可能存在的病理生理学异常进行整体调节,选择个体化的治疗方案。为了解决罗马诊断标准的这些局限性,罗马基金会提出了用多维度临床资料剖析(multi-dimensional clinical profile,MDCP)的方法,即通过对患者症状体验的多方位(包括临床症状、社会心理、生理、生活质量及其影响层面)梳理和整合,为患者制订个体化的治疗方案。主要是缓解或消除消化不良症状,改善患者的生活质量,去除诱因,恢复正常生理功能,预防复发。同时在治疗过程中掌握好适应证和禁忌证,由于各种原因导致的胃肠功能障碍、由于长期患病导致的神经精神障碍、日常生活活动能力明显减低、心肺功能障碍等均是康复治疗的适应证。患者合并有严重的心、脑、肾等重要器官的功能障碍是康复治疗的禁忌证。

(二)运动治疗

运动疗法对功能性胃肠病具有良好的治疗作用。一般的运动锻炼,可以增强消化系统的功能,使胃肠道蠕动加强,促进消化液的分泌,加强胃肠的消化和吸收功能。运动锻炼可以增加呼吸的深度与频率,促使膈肌上下移动和腹肌较大幅度的活动,从而对胃肠道起到较好的按摩作用,可改善胃肠道的血液循环,有利于保持胃肠道黏膜的完整性,加强胃肠道黏膜的防御机制;此外,适宜的运动锻炼可以使机体内脏器官的血液循环加快,这不仅可改善胃肠道的功能,还可以调节肝脏、胰腺等消化器官的功能;运动疗法可以通过肌肉的活动,加强本体感受刺激传入大脑,可以提高大脑皮层的协调性和灵活性,使兴奋与抑制得到新的平衡,从而改善大脑皮层对自主神经系统的调节作用,调节消化系统各脏器的功能,从而促进消化系统症状的康复;运动疗法可以提高心肺的功能,提高人体的运动耐力,增强机体的免疫功能。不同的患者要根据自身情况制订运动处方。

1. 运动项目　要选择自己熟悉的运动项目,以有氧运动项目为主,如快走、慢跑、游泳、自行车、健身操、跳绳、踢毽、瑜伽、登山和球类等。年轻和身体好的人也可以选择强度大的无氧运动项目。

2. 运动量　主要是运动强度和运动数量。运动强度一般以运动后的即刻心率来评定,应当在[(220-年龄)×(60%~85%)]次/min的范围内。运动数量以距离、次数和时间来评定,要根据自己的年龄和身体状况调整运动量。刚开始时定在低限(60%),身体适应后再考虑慢慢提高运动量(85%)。每次运动30min以上,准备活动和整理活动最少5min以上。

3. 运动次数　有条件者每日1次,两次运动相隔的时间越长,累积效果越差。但每周运动必须超过

4d 才有运动效果的累积,否则无任何作用。

4. 运动时间　根据身体状况、环境条件(温度、空气清新度、场地等)、运动效果、运动者自身的时间限制等综合决定。根据有关睡眠与运动的研究资料表明,早晨、上午 9~10 点、下午 4~5 点的时段运动较好,这 3 个时段空气相对新鲜,同时也能避免低血糖的发生。

5. 运动地点　应选择在环境安静和场地平整的地方运动。

6. 注意事项　运动结束后,身体既要有轻松愉快感,同时也应有适度的疲劳感(指半小时左右能恢复体力者),没有疲劳就没有提高,效果也不明显。拟定运动计划后要循序渐进地实施计划,一般需要 4 周以上的适应时间,适应后要坚持到底,才能取得良好效果。

(三) 物理因子治疗

具有较好的消炎、止痛、减轻水肿、促进肠蠕动、调整自主神经功能的作用。因此选择性地运用各种物理因子对功能性胃肠病的急性期、恢复期患者进行治疗会起到很好的治疗作用。

1. 红外线疗法　红外线具有镇痛、改善血液循环、消炎、缓解痉挛、促进组织修复的生物学效应及治疗作用,因此可明显改善功能性胃肠病患者的腹痛、腹胀、腹泻和便秘的症状。可选用光热复合治疗仪,每日 1 次,每次 20min,15d 为 1 个疗程。

2. 功能性电刺激疗法(FES)　是用电流刺激丧失功能的消化器官,以其所产生的即时效应来代替或纠正器官功能的康复治疗方法,因此对胃肠功能低下的 FGID 患者有很好的治疗作用。功能性电刺激可用于胃肠起搏。存在于胃肠道各部分的"起搏点"可被外加不同频率的电刺激所"驱动"。实验表明,胃肠道肌间神经丛周围胃肠道间质卡哈尔细胞(interstitial Cajal cell,ICC)是胃肠道的起搏点细胞。ICC 与基本电节律(basic electrical rhythm,BER)有关,正弦或人工模拟的胃电波型似乎能更好地与 BER 合拍而起"谐振"的作用。依据电刺激频率的不同可将胃肠电刺激分为以下几种类型。①长脉冲电刺激:其脉宽为 10~600ms,由于这种电刺激的频率接近 BER,故常被称为胃肠起搏。②短脉冲刺激:其脉宽约为 300μs,刺激强度为 2~6mA,刺激频率为 4.0~5.0,被认为是胃的固有频率,故又称为高频胃电刺激。③双脉冲刺激:其波宽为 2~20ms,强度为 2~10mA,刺激频率为 1~100Hz。其中以 10Hz、20Hz、50Hz 常用,故又称为神经 - 胃肠电刺激。依据起搏方式的不同又可将胃肠起搏大体分为两类:①体内置入式胃肠起搏;②体外胃肠起搏。

3. 中频电疗法　中频电疗法中可使平滑肌的张力降低,缓解痉挛,降低神经兴奋性,因此可以缓解腹痛、腹泻的症状。同时,调制中频可促进肠蠕动,因此可以缓解便秘症状。常用的有等幅中频电疗法、调制中频电疗法、干扰电疗法、音乐电疗法、波动电疗法等。可根据患者的病情选用不同的电流处方,将两个电极对置或并置于治疗部位。治疗电流的强度以患者耐受为度,一般为 0.1~0.3mA/cm^2,通电时电极下有震颤、抽动感或肌肉收缩,易于耐受。一般每次 20min,每日 1 次,15~20 次为 1 个疗程。

4. 超短波疗法　肠道炎症在肠道功能降低的病理过程中起重要作用,超短波可增加肠道组织的血液循环和淋巴回流,加速病变肠道和周围肠道组织的修复,并刺激胃肠分泌,使胃液分泌增加,消化能力增强。超短波还具有调节自主神经的功能,中小剂量时可降低感觉神经的兴奋性,干扰痛觉的传入,缓解肌肉痉挛,加强血液循环,改善组织氧供,加速致痛物质的排出,减轻缺血性疼痛;温热可以改善静脉和淋巴回流,降低组织张力,减轻因水肿而引起的张力性疼痛;因此,可明显减轻患者的疼痛,缓解腹泻的症状。另外,超短波疗法使血液中白细胞数、吞噬细胞增多网状内皮系统功能、吞噬活动增强,提高患者的免疫力。可选用超短波治疗仪,对置于腹部每日 1 次,温热量,每次 20min,15 次为 1 个疗程。

5. 静电疗法　高压静电场作用于头部,由于皮肤内脏反射,改善了脑的血液供应,并改变了脑皮质的兴奋和抑制过程,提高了抑制功能,出现镇静催眠的效果,同时血管紧张度降低、血压下降。因此,对于由于神经精神因素造成的胃肠功能性疾病有很好的疗效。在高压静电场和空气离子等综合作用的影响下,可以改变全身感受器,尤其是内脏感受器的敏感性,对肠易激综合征有很好的疗效。每次 30min,每日 1 次,

15~20次为1个疗程。

6. 生物反馈疗法　对于功能性便秘治疗利用可视图像或声音反馈刺激大脑来调控身体的功能,通过反复训练,增强盆底肌的力量和协调性,训练患者重建生理排便反射,从而完成正常排便。盆底肌痉挛综合征患者,其排便时肛门外括约肌及耻骨直肠肌出现矛盾性收缩。通过生物反馈训练的观察屏幕,患者改变以往排便动作,学会排便时如何放松盆底,并使外括约肌松弛。具体方法是:①患者取左侧卧位,将EMG电极插至直肠内;②经EMG电极插入肛门直肠测压导管;③计算机屏幕同时显示EMG信号及测压曲线;④患者取侧卧位(有些实验室让患者取正常坐姿),注意观察正常人的EMG及压力曲线;⑤医生向患者说明正常情况下,排便时肛门外括约肌应松弛,而患者肛门外括约肌却收缩;⑥向直肠气囊内注入50mL气体或水,并嘱患者做排便动作。受训过程中患者观察自己的测压曲线,并改变排便动作,以使其压力曲线尽可能接近正常人的压力曲线(排便时肛门外括约肌松弛)。一旦排便动作正常时,机器会通过图像或声音予以提示。患者反复练习排便动作,直至学会松弛肛门外括约肌。

（四）作业治疗

在对功能性胃肠病患者功能障碍情况进行全面评价以后,有目的、有针对性地从日常生活活动、职业劳动、认知活动中选择一些作业,指导患者进行训练。从而改善躯体功能,改善心理状态,提高生活兴趣,使精神松弛,提高日常生活活动能力,早日回归工作岗位。功能性胃肠病患者进行作业治疗时,要遵守作业活动的PEO模式,即人(person,P)、环境(environment,E)和作业活动(occupation,O)模式,该模式的核心为"三元合一":即重建生活意志、重建生活能力和重建生活方式。作业治疗师要全面考虑到功能障碍者个人自身(身体结构、认知能力、情感等)因素与作业活动(自我照顾、休闲活动、教育、工作、闲暇等)种类和所处环境因素(文化、社会、物理、机构环境)是否相适应,只有这样才能帮助功能障碍者真正地达到回归家庭和社会的目的。

（五）传统治疗

1. 中药治疗　对于功能性胃肠病,除了西医的常规治疗外,中医中药在治疗功能性胃肠病方面有独特的疗效。中医学虽然没有功能性胃肠病的名称,但有关"胃脘痛""痞证""反胃""泄泻""嗳气""呃逆"等证的论述早已有详细的记载。中医认为功能性胃肠病的病因总不外乎中医所说的内因、外因、不内外因三种。在治疗功能性胃肠病方面,中医主张辨证论治、不偏执一方一法。

2. 针灸　针灸一般取上脘、建里、中脘、下脘、足三里、太冲穴。针上通电每次30min,每天1次,15d为1个疗程。按摩采用推腹、按脊法,从上往下推200次,不宜空腹进行,每天1次,15d为1个疗程。后背部膀胱经走罐5d1次,3次为1个疗程。

（六）心理治疗

迄今为止,还没有一种药物能治愈功能性胃肠病。在治疗FGID患者时,除强调综合及个体化治疗原则外,还应重视心理治疗,提倡预防和早期干预。对FD患者进行心理治疗可改善其认知水平及应对能力,缓解其心理应激反应,使其保持乐观的生活态度和自信平稳的情绪,对改善症状、提高生活质量有重要作用。FGID患者的发病常有心理社会因素的作用,有的病例心理问题很严重,因而心理认知及行为治疗显得很重要。医生要通过适当的解释,让患者对自身胃肠道的生理功能、各种症状的出现有正确的认知,化解不必要的焦虑和忧郁。患者还应注意避免促发胃肠功能紊乱的因素,如某些食物、不合理的摄食方式、过度疲劳以及失眠等,以利于缓解症状。同时,让患者和家属参与治疗过程,使患者的摄食、活动、生活方式以及心态能适应消化道的功能状态,常能获得令人意想不到的疗效。针对患者不同的心理状态,掌握个体化原则,临床上常采用认知行为疗法、催眠疗法、正念疗法、心理动力学和人际交往疗法等。

1. 认知行为疗法　主要的理论基础是社会学习理论,旨在改善患者的思维、行为及其对日常交互作用的反应。该治疗对肠易激综合征患者尤其有效。具体方法:①引出并承认患者的信念、关注及期望;②及时给予同情;③澄清误解;④提供教育;⑤与患者协商治疗计划。医生面临的一个挑战是如何强化积极的应对行为,包括将患者的注意力从躯体症状转移到日常生活的讨论中来,鼓励患者走出"疾病角色"。如果可能,消化科医生和康复科医生密切合作。有报道称系统脱敏法对功能性胃肠病的治疗效果较好,可在临床中应用。

2. 放松或唤醒抑制技术　可用来指导患者如何对抗焦虑和应激的生理后遗症。常用的方法有:①渐进性肌肉放松训练;②横纹肌张力、皮肤温度或皮肤电活动的生物反馈;③自身训练;④超感静思或瑜伽冥想。在英国,催眠疗法主要用于 IBS 和 FD 的治疗,临床对照研究显示,该疗法是一种持续有效的治疗方法。

六、预后及健康教育

(一)预后

功能性胃肠病经康复治疗后可以痊愈,对患者的生理、心理、ADL 能力都无影响。继发性排便障碍患者,尤其是神经源性肠道功能障碍可导致患者生活质量的下降,严重影响患者的就业、学习和生活,严重者可影响寿命。早期预防和心理干预会影响功能性胃肠病的预后,在影响功能性胃肠病患者生活质量的因素中,精神心理因素可能是主要的产生负面影响的因素,提示精神因素对预测患者的预后有一定意义。如果人们重视童年的经历,包括和谐的家庭与社会氛围、良好的家庭与社会教育等,就有可能大大减少慢性应激以及由此引起的对 FGID 严重和长远的影响。即便在生活当中遇到不能预测的突发事件,如能正确面对和及时疏导,也能减轻因急性应激事件带来的影响。人们生活在快节奏、生活压力大,容易出现心理障碍,不仅精神科专业人员,综合医院的医护人员也应积极参与,并呼吁全社会对心理障碍予以关注和重视。

(二)健康教育

一级预防是预防引起残疾的疾病的发生,二级预防是预防疾病引起的残疾,三级预防是预防残疾引起的残障。针对上述三种情况积极开展健康教育,有针对性地宣教有关 FGID 的预防保健知识,使患者掌握对自身健康有关的知识,按时服药、坚持治疗、合理饮食、心情舒畅,及时康复。

1. 饮食起居　饮食强调规律性,以利于胃肠道的吸收和排空;注意饮食卫生,避免偏食、挑食、饥饱失度或过量进食冷饮、冷食,避免高脂饮食和辛辣刺激性食物,戒烟限酒。饮食应根据症状而定,腹泻者饮食宜清淡,提倡少量多餐,以少渣、易消化食物为主,禁食油腻及刺激性食物。腹泻时不宜食用生冷、粗纤维蔬菜;便秘期间,宜多食蔬菜、水果、蜂蜜等食物。提倡生活规律化,注意休息、保证充足睡眠,培养按时大便的习惯,合并焦虑或抑郁的患者,应接受心理治疗或服用抗焦虑药物。多饮水,每日饮水量不少于 2 000mL,尤其是每日晨起和睡前 1 杯温开水(200mL),可起到促进胃肠蠕动引起便意的作用,然后去厕所蹲便,至少坚持 15min 以上,长期坚持,最终会形成很好的大便习惯,解决便秘的问题。

2. 自我锻炼及休闲性作业　腹部按摩对改善功能性胃肠病的各种症状有很好的疗效,平卧在床上,双腿弯起,腹肌放松,将一手掌放在肚脐正上方,用拇指以外的四指指腹,从右到左沿结肠走向按摩。当按摩至左下腹时,应适当加强指的压力,以不感疼痛为度,按压时呼气,放松时吸气,每次 10min 左右。揉腹和腹部按摩可随时进行,但一般选择晚上入睡前或晨起时,揉腹前应排空小便,不宜过饱或过于饥饿的情况下进行。增强腹部和骨盆肌肉的力量有利于促进排便功能。卧床患者给予被动运动锻炼。鼓励无行动障碍的患者每天坚持晨练及户外散步。每日两次做便秘医疗体操:第一节屈腿运动:仰卧位,两腿同时屈膝提起,使大腿贴腹反复 5~10 次。第二节举腿运动:仰卧位,两腿同时举起,膝关节保持伸直,然后慢慢放下,重复 5~10 次。第三节踏车运动:仰卧位,轮流伸屈两腿,模仿踏车运动,伸屈运动范围尽量大些。第四节仰卧起坐:从仰卧位起坐,坐起后两手摸足尖,再倒下,如此反复 5~10 次。

3. 注意事项　关键是预防、调养,经常参加体育运动、保持乐观情绪等均可改善病情。便秘型的患者要改变不良生活习惯,多吃蔬菜、水果,多吃粗粮,早晨起床后要适量喝水,养成按时排便的习惯,即使排不出大便也要定时蹲便,以形成条件反射。避免精神紧张,忌食辛辣、刺激性食物、养成定时排便的习惯,每天晨起喝 1 杯温开水 200mL,待有胃肠蠕动时如厕,若无大便排出坚持 15min,晚上入睡前同样喝 1 杯温开水 200mL,待有胃肠蠕动时如厕,若无大便排出也要坚持 15min,如此坚持 1~2 周左右就可形成大便习惯。长期坚持就会圆满解决很多功能性胃肠病的相关症状。

第六节　消化道出血

一、概述

(一) 定义

消化道是指从食管到肛门的管道,包括食管、胃、十二指肠、空肠、回肠、盲肠、结肠及直肠。上消化道出血部位指十二指肠悬韧带以上的食管、胃、十二指肠、空肠上段以及胰管和胆管的出血。十二指肠悬韧带以下的肠道出血称为下消化道出血。消化道出血是临床常见的严重疾病,致死率很高。

(二) 病因

消化道出血可因消化道本身的炎症、机械性损伤、血管病变、肿瘤等因素引起,也可因邻近器官的病变和全身性疾病累及消化道所致。

1. 上消化道出血的常见病因

(1)食管疾病:反流性食管炎、食管溃疡、食管贲门黏膜撕裂综合征、食管癌、器械检查或异物引起食管损伤、强酸或强碱引起化学性损伤等。

(2)胃、十二指肠疾病:消化性溃疡、急性胃炎、慢性胃炎、十二指肠炎、胃黏膜脱垂、胃癌、急性胃扩张、胃肠术后的胃肠道吻合口溃疡等。

(3)肝硬化所致门静脉高压症:由该病所致的食管-胃底静脉曲张破裂出血、门静脉高压性胃病、门静脉炎或血栓、癌栓形成的门、肝静脉阻塞等。

(4)上消化道邻近器官或组织的疾病:肝脏内外胆管和胆囊的结石或肿瘤、肝癌、肝脓肿或肝血管瘤破裂;胰腺脓肿、胰腺炎、胰腺癌;胸或腹主动脉瘤破入消化道;纵隔肿瘤或脓肿破入食管等。

(5)全身性疾病所致:各种血液病、尿毒症、血管炎、严重感染、手术、创伤、休克、肾上腺糖皮质激素治疗及某些疾病引起的应激性溃疡。

2. 下消化道出血的常见病因

(1)小肠疾病:急性出血性坏死性肠炎、肠结核、空肠憩室炎或溃疡、肠套叠、小肠肿瘤、肠息肉病、小肠血管瘤及血管畸形等。

(2)结肠疾病:细菌性痢疾、阿米巴痢疾、慢性非特异性溃疡性结肠炎、憩室、息肉、癌肿和血管畸形。

(3)直肠疾病:直肠的损伤、非特异性直肠炎、结核性直肠炎、直肠肿瘤、直肠类癌、邻近器官或组织的恶性肿瘤或脓肿侵入直肠。

(4)肛管疾病:痔、肛裂、肛瘘。

(5)全身性疾病所致:白血病(leukemia)和出血性疾病、风湿性疾病如系统性红斑狼疮、结节性多动脉炎、恶性组织细胞病、尿毒症性肠炎。

(三) 流行病学

流行病学调查显示,消化道器质性疾病,如慢性胃炎、消化性溃疡、急性胃黏膜病变、肝硬化所致门静脉高压症及胃、结肠、直肠癌等,是我国消化道出血的第一位原因。第二位的原因是长期服用对胃黏膜有刺激作用的非甾体抗炎药和 / 或抗凝、抗血小板聚集的药物。另外,是各种严重疾病的应激状态,如心肌梗死、脑血管意外及严重肺部感染时,消化道出血的机会也会大大增加。加强这三方面的预防措施,就能降低消化道出血的风险。

二、临床表现

(一) 症状和体征

消化道出血的临床表现取决于出血病变的性质、部位、失血量与速度,与患者的年龄、心肾功能等全身情况也有着密切的关系。常见的症状和体征如下。

1. 呕血和便血　一般每日出血量在 5mL 以上,大便颜色不变,但潜血试验可以为阳性,每日出血量50~100mL 以上出现黑便。出血部位在幽门以上时,临床表现为呕血。急性大量出血多数表现为呕血,呕血的颜色是鲜红色。慢性小量出血则以粪便潜血阳性为表现。如出血后血液在胃内潴留时间较长,因经胃酸作用变成酸化高铁血红蛋白而呈咖啡色。黑便或柏油样粪便表示出血部位在上消化道,但如十二指肠部位病变的出血速度过快时,在肠道停留时间短,粪便颜色会变成紫红色。左半结肠出血时,粪便颜色为鲜红色。在末端回肠及右半结肠病变引起小量渗血时,也可有黑便。

2. 失血性休克　失血量大,出血不止或治疗不及时可引起机体的组织血液灌注减少和细胞缺氧,严重地影响心、脑、肾的血液供应,最终形成不可逆转的休克,导致死亡。临床上可出现头昏、心悸、恶心、口渴、黑矇或晕厥;皮肤由于血管收缩和血液灌注不足而呈灰白、湿冷;按压甲床后呈现苍白,且经久不见恢复;静脉充盈差,体表静脉往往塌陷;患者感到疲乏无力,进一步可出现精神萎靡、烦躁不安,甚至反应迟钝、意识模糊。对合并有心、肺、脑、肾等疾病或老年人由于器官储备功能低下,虽出血量不大,也引起多器官功能衰竭,增加了死亡危险因素。

3. 发热　大量出血后,多数患者在 24h 常出现低热。发热的原因可能由于血容量减少、贫血、周围循环衰竭、血液蛋白的分解产物的吸收等因素导致体温调节中枢的功能障碍。分析发热原因时要注意寻找其他因素,例如有无并发肺炎等。

(二) 实验室检查

1. 血常规检查　可以帮助估计失血的程度。但在急性失血的初期,由于血液浓缩及血液重新分布等代偿机制,血红蛋白测定、红细胞计数、红细胞比容等数值可以暂时无变化。一般需组织液渗入血管内补充血容量,即 3~4h 后才会出现血红蛋白下降,平均在出血后 32h,血红蛋白可被稀释到最大程度。如果患者出血前无贫血,血红蛋白在短时间内下降至 7g 以下,表示出血量在 1 200mL 以上。大出血后 2~5h,白细胞计数可增高,但通常不超过 15×10^9/L。然而在肝硬化、脾功能亢进时,白细胞计数可以不增高。

2. 肾功能检查　上消化道大出血后数小时,血尿素氮(blood urea nitrogen,BUN)增高,1~2d 达高峰,3~4d 后降至正常。如再次出血,尿素氮可再次增高。尿素氮增高是由于大量血液进入小肠,含氮产物被吸收。而血容量减少导致肾血流量及肾小球滤过率下降,则不仅尿素氮增高,肌酐亦可同时增高。如果肌酐在 133μmol/L(1.5mg/dL)以下,而尿素氮>14.28mmol/L(40mg/dL),则提示上消化道出血在 1 000mL以上。

(三) 特殊检查

1. 内镜检查　在急性上消化道出血时,胃镜检查安全可靠,是当前首选的诊断方法。其诊断价值比X 线钡剂检查高,阳性率一般达 80% 以上。但做纤维胃镜检查要掌握好适应证和禁忌证。

2. 乙状结肠镜检查　下消化道出血时首先用硬式乙状结肠镜检查,直肠炎、直肠癌以及肛周病变引起的出血经检查能迅速得以明确。

3. 选择性动脉造影　当消化道出血经内镜和 X 线检查未能发现病变时,应做选择性动脉造影。该项检查对肠血管畸形、小肠平滑肌瘤等有很高的诊断价值，而且，尚可通过导管滴注血管收缩药或注入人工栓子止血。

4. X线钡剂造影　尽管内镜检查的诊断价值比X线钡剂造影优越，但并不能取而代之。因为一些肠道的解剖部位不能被一般的内镜窥见，这些都可通过X线钡剂检查得以补救。

5. 放射性核素扫描　经内镜及X线检查阴性的病例，可做放射性核素扫描。

三、临床诊断与处理

（一）诊断

1. 诊断标准　根据呕血、黑便和失血性周围循环衰竭的临床表现，呕吐物或黑便，隐血试验呈强阳性，血红蛋白含量、红细胞计数及红细胞比容下降的实验室依据可做出上消化道出血的诊断。下消化道出血患者多有明显的血便，结合临床及必要的实验室检查，通过结肠镜全结肠检查，必要时配合X线小肠钡剂造影检查，确诊一般并不困难。不明原因消化道出血的诊断步骤：不明原因消化道出血是指常规消化道内镜检查（包括检查食管至十二指肠降段的胃镜及肛直肠至回肠末段的结肠镜检查）不能确定出血病变的持续或反复消化道出血。不明原因消化道出血多为小肠出血，虽然不多见（占消化道出血的3%~5%），但却是消化道出血诊断的难点。在出血停止期，先行小肠钡剂检查；在出血活动期，应及时做放射性核素扫描或选择性腹腔动脉造影；若上述检查结果阴性则选择胶囊内镜或双气囊小肠镜检查；出血不止危及生命者行手术探查，探查时可辅以术中内镜检查。

2. 出血原因的鉴别诊断　消化道出血引起的呕血和黑便首先应与由于口鼻部出血或咽下血液所致者加以区别。也需与肺结核、支气管扩张、支气管肺癌、二尖瓣狭窄所致的咯血相区别。另外，口服禽畜血液、活性炭、铋剂和某些中药也可引起粪便发黑。若上消化道出血引起的急性周围循环衰竭征象的出现先于呕血和黑便，就必须与中毒性休克、过敏性休克、心源性休克或急性出血坏死性胰腺炎，以及子宫异位妊娠破裂、自发性或创伤性脾破裂、动脉瘤破裂等其他病因引起的出血性休克相鉴别。有时尚须进行上消化道内镜检查和直肠指检，借以发现尚未呕出或便出的血液，而使诊断得到及早确立。

3. 出血量的评定　消化道出血量达到约5~10mL时，粪便潜血试验可呈现阳性反应。当出血量达50~100mL以上，可表现为黑便。胃内储积血在250~300mL时可引起呕血。

（1）一般状况：失血量少，在400mL以下，循环血量在1h内就能改善，故可无自觉症状；当出现头晕、心慌、冷汗、乏力、口干等症状时，表示急性失血在400mL以上；如果有晕厥、四肢湿冷、尿少、烦躁不安时，表示失血至少在1 200mL以上；若出血仍然继续，除晕厥外，尚有气短、无尿，此时急性失血已达2 000mL以上。

（2）脉搏：一旦由于失血量过大，机体代偿功能不足以维持有效血容量时，就可能进入休克状态，脉搏快而弱，脉搏增至100~120次/min以上，失血估计为800~1 600mL；脉搏细微，甚至扪不清时，失血已达1 600mL以上。

（3）血压：血压的变化同脉搏一样，是估计失血量的可靠指标。当急性失血800mL以上时（占总血量的20%），收缩压可正常或稍升高，脉压降低。尽管此时血压尚正常，但已进入休克早期，应密切观察血压的动态改变。急性失血800~1 600mL时（占总血量的20%~40%），收缩压可降至9.33~10.67kPa（70~80mmHg），脉压降低。急性失血1 600mL以上时（占总血量的40%），收缩压可降至6.67~9.33kPa（50~70mmHg），更严重的出血，血压可降至零。

（4）休克指数：有人主张用休克指数来估计失血量，休克指数=脉率/收缩压（mmHg）。正常值为0.58，表示血容量正常，指数=1，失血800~1 200mL（占总血量20%~30%），指数>1，失血1 200~2 000mL（占总血量30%~50%）。

（5）判断出血是否继续：临床上不能单凭血红蛋白在下降或大便柏油样来判断出血是否继续。因为一次出血后，血红蛋白的下降有一定过程，而出血 1 000mL，柏油样便可持续 1~3d，大便潜血可达 1 周，出血 2 000mL，柏油样便可持续 4~5d，大便潜血达 2 周。有下列表现，应认为有继续出血：①反复呕血、黑便次数及量增多，或排出暗红以至鲜红色血便；②胃管抽出物有较多新鲜血；③在 24h 内经积极输液、输血仍不能稳定血压和脉搏，一般状况未见改善；或经过迅速输液、输血后，中心静脉压仍在下降；④血红蛋白、红细胞计数与红细胞比容继续下降，网织红细胞计数持续增高。

4. 病因和部位诊断　消化性溃疡患者 80%~90% 都有长期规律性上腹疼痛病史，出血后疼痛减轻，急诊或早期胃内镜检查即可发现溃疡出血灶；呕出大量鲜红色血且有慢性肝炎、血吸虫病等病史，伴有脾大、腹水等体征时，以门静脉高压食管 - 胃底静脉曲张破裂出血可能性大；45 岁以上慢性持续性粪便潜血试验阳性，伴有缺铁性贫血（iron deficiency anemia，IDA）者应考虑胃肠肿瘤；有服用消炎止痛或肾上腺皮质激素类药物史或严重创伤、手术、败血症时，其出血以应激性溃疡和急性胃黏膜病变为主；50 岁以上原因不明的肠梗阻及便血，应考虑结肠肿瘤；60 岁以上有冠心病、心房颤动病史的腹痛及便血者，缺血性肠病可能性大；突然腹痛、休克、便血者要立即想到动脉瘤破裂。黄疸、发热及腹痛者伴消化道出血时，胆道源性出血不能除外，常见于胆管结石或胆道蛔虫病。

（二）临床处理

1. 处理原则　如果大量出血又未能及时送到医院，则应立即安慰患者静卧，消除其紧张情绪，注意给患者保暖，让其保持侧卧、取头低脚高位，可在脚部垫枕头，与床面成 30°，这样有利于下肢血液回流至心脏，首先保证大脑的血供。呕血时，患者的头要偏向一侧，保持患者呼吸道通畅，以免血液吸入气管引起窒息。患者的呕吐物或粪便要暂时保留，粗略估计其总量，并留取部分标本待就医时化验。少搬动患者，更不能让患者走动，同时严密观察患者的意识、呼吸、脉搏，并快速通知急救中心。及早送医院进一步治疗。入院后要求患者绝对卧床休息；观察神色和肢体皮肤是湿冷或温暖；记录血压、脉搏、出血量与每小时尿量；保持静脉通路并测定中心静脉压。大量出血者宜禁食，少量出血者可适当进流质。多数患者在出血后常有发热，一般无需使用抗生素。当血红蛋白低于 9g/dL，收缩血压低于 12kPa（90mmHg）时，应立即输入足够量的全血。对肝硬化所致的门静脉高压的患者要提防因输血而增加门静脉压力激发再出血的可能性。要避免输血、输液量过多而引起急性肺水肿或诱发再次出血。

2. 止血处理

（1）上消化道出血的治疗：①胃内止血：对于食管 - 胃底静脉曲张出血，可采用三腔二囊管压迫止血。②药物治疗：可应用抑制胃酸分泌和保护胃黏膜的药物，对应激性溃疡和急性胃黏膜病变出血的防治有良好作用。对于肝硬化所致的门静脉高压的患者，可采用降低门静脉压力的药物治疗。可选用垂体后叶激素、奥曲肽、硝苯地平与硝酸甘油等。③内镜直视下止血：目前临床上有以下三种方法，一是局部喷洒 5% Monsel 液（碱式硫酸铁溶液）；二是内镜直视下高频电灼血管止血；三是近年已广泛开展内镜下激光治疗，使组织蛋白凝固，小血管收缩闭合达到止血目的。

（2）下消化道出血的治疗：①一般治疗：在未能明确诊断时，应积极地给予抗休克等治疗。患者绝对卧位休息，禁食或低渣饮食，必要时给予镇静剂。经静脉或肌肉途径给予止血剂。治疗期间，应严密观察血压、脉搏、尿量。注意腹部情况，记录黑便或便血次数、数量，定期复查血红蛋白、红细胞计数、红细胞比容、尿常规、血尿素氮、肌酐、电解质、肝功能等。②介入治疗：对于肠道出血性疾病，在选择性血管造影显示出血部位后，可经导管行止血治疗。对糜烂、溃疡或憩室所致的出血，采用可吸收性栓塞材料（如明胶海绵、自身血凝块等）或永久性栓塞材料，如金属线圈、聚乙烯醇等进行止血。③内镜治疗：激光止血、电凝止血（包括单极和多极电凝）、冷冻止血、热探头止血以及对出血病灶喷洒肾上腺素、凝血酶、巴曲酶等。对憩室所致的出血不宜采用激光、电凝等止血方法，以免导致肠穿孔。

3. 手术治疗　对于危及生命的消化道出血患者需要手术治疗。

四、康复评定

（一）身体结构与功能

消化道出血主要侧重于躯体生理功能方面的评定,包括疼痛评定、运动功能、心肺功能等功能评定。

1. 疼痛评定　出血脏器的疼痛可用数字分级评分法(NRS)是将疼痛程度用 0~10 这 11 个数字表示。0 表示无痛,10 表示最剧烈的痛。被测者根据个人疼痛感受在其中一个数做出记号。这样就可以把主观的感觉变成客观的数值,经过统计学处理加以比较。

2. 心肺功能评定　少量的消化道出血不影响患者的运动功能,但大量的出血会出现心肺功能障碍,运动耐力明显下降。临床上可采用心肺运动试验、6min 步行试验、站立行走试验、Borg 评分来评价患者的心肺功能。具体见心脏病康复章节。

3. 心理功能评定　由于消化道出血的患者大多伴有慢性病史,由于病程长、临床症状重,长期的疾病的煎熬,使患者产生不同程度的焦虑和抑郁情绪,可采用抑郁自评量表(SDS)和焦虑自评量表(SAS)分别评定患者的抑郁和焦虑的主观感受。尤其是急性消化道出血,病情急、出血量大,患者被这突如其来的打击产生了恐惧的心理。因此,心理功能评定在消化道出血评定中至关重要。应及时发现心理功能障碍、及时给予心理疏导治疗。

（二）活动和参与

1. 活动能力　主要是侧重于基本的日常生活活动(ADL)能力评定方面,特别是衣食住行、个人卫生方面。消化道出血给患者的日常生活活动和生活质量带来严重的影响,所以评定患者日常功能水平和生活质量具有十分重要的意义。一般按下列分级来进行日常生活活动(ADL)能力评价。

Ⅰ级:能照常进行日常生活和各项工作。

Ⅱ级:可进行一般的日常生活和某些轻便工作。

Ⅲ级:仅能进行一般的日常生活,对参与某些职业或其他活动均受限。

Ⅳ级:日常生活的自理和工作均受限,需长期卧床或依靠轮椅。

2. 参与能力　主要是侧重于社会活动和生存质量方面。由于疾病的影响,以及上述的各种功能障碍,对患者的劳动能力和就业都会造成不同程度的影响,最终导致生活质量的下降。生活质量评定可采用SF-36 来评价,也可采用世界卫生组织生存质量测定量表(WHOQOL)进行评定。

五、康复治疗

消化道出血的康复治疗原则应根据出血的原因、部位、出血量的多少以及是否存在并发症等情况选择个体化的治疗方案。急性期的康复治疗主要是肺功能和关节活动度的康复,预防深静脉血栓的预防,恢复期主要预防由于长期卧床导致的心肺功能障碍和活动耐力的下降,进而改善患者的生活质量。同时要掌握好适应证和禁忌证。消化道出血已停止,生命指征稳定,经严密观察已无再出血征象超过 1 周以上。由于长期卧床导致的气道分泌物潴留,肺扩张不全,通气障碍,活动能力明显减低,肌容积减少,肌力减退和关节活动度减小等是适应证。消化道出血未停止,生命指征不稳定,患者合并有严重的心、脑、肾等重要器官的功能障碍是禁忌证。

（一）运动治疗

所有患者在进行运动疗法之前,必须常规做双下肢动静脉彩超、出凝血功能和 D- 二聚体检查,以及早发现深静脉血栓,防止肺栓塞及相关疾病的发生。

1. 体位与活动　出血活动期、休克的重症患者,特别是当脉搏增至 100~120 次 /min 或以上,由于失血量过大,机体代偿功能不足以维持有效血容量时,就可能进入休克状态。此时应绝对卧床休息,且采用头低脚高位,呕血时将患者头偏向一侧,不要剧烈咳嗽,将血性痰应轻轻咳出并及时漱口。意识障碍者给予口腔护理,保持口腔清洁湿润。呕血期间应减少说话,尤其对应激性溃疡患者,伤感或过于激动可致再次呕血。保持安静,保证患者充足的睡眠。呕血持续不止时要及时用药。尽量减少不必要的搬动。对于自觉症状好转,能安稳入睡而无冷汗及烦躁不安,脉搏及血压恢复正常并稳定不再下降的轻症患者,还应卧床休息,但可床边活动。对于卧床时间较久和术后的患者早期进行肺康复的干预。

(1)排痰呼吸训练:腹部大手术后也可引起通气障碍,患者卧床咳嗽减少,极易引起肺内感染,导致肺泡通气量减少,低氧血症和呼吸衰竭。因此,教会患者有效地咳嗽,辅助排痰,进行呼吸训练是急性期患者必备的功能训练。排痰是保证让呼吸道通畅、减少肺内感染的重要手段。一是进行缩唇呼吸练习:闭口经鼻吸气,然后通过缩唇,像吹口哨样缓慢呼气 4~6s,呼气时缩唇程度由患者自行调整,勿过大过小,每次练习 10~15min,每日 2~3 次;二是抬臀呼气法:仰卧位,双下肢屈曲,两足置于床上,类似于桥式运动,呼气时抬高臀部,利用腹内脏器的重量将膈肌向胸腔推压,迫使横膈上抬,吸气时还原,以增加潮气量。

(2)关节活动度(ROM)训练:患者卧床较久或长期被迫采取某种体位,限制活动和很少活动,为了预防肌肉萎缩和日后的关节活动障碍,需做关节活动度(ROM)训练。ROM 训练原则上早期开始,采取舒适的体位,先健侧后患侧,近端关节固定,手法轻柔,避免疼痛。在无痛的前提下做全关节的运动。全身肌肉的等长收缩练习应伴随疾病的始终,如上肢的握拳、下肢的踝泵运动、直腿抬高运动等。

2. 出血停止后运动及安全指导　运动锻炼可改善人体对血压的调节,持之以恒的运动有助于减少低血压的发生。待病情稳定后,应缓慢地改变体位,在床上做一些肢体屈伸动作,可以逐步抬高床头,逐渐延长坐位时间(注意卧床时间越长,直立性低血压越严重,发生深静脉血栓的机会越大),也可利用电动起立床进行体位治疗,避免直立性低血压发生。若无不适,可下床活动。在站立时动作应缓慢,在站立前先做准备动作,即做些轻微的四肢运动,也有助于促进静脉血向心脏回流,升高血压。外出体检时必须有专人陪同,告知患者不可独自沐浴,保持大便通畅,避免用力排便增加腹压。平时根据自己的身体状况制订锻炼计划,坚持运动,增强体质,活动后出汗多时,注意盐和水的补充,老年人锻炼应根据环境条件和自己的身体情况选择运动项目,如太极拳、散步等。在体位改变过程中,应观察患者心率、血压、面色等变化,如有不适,应立即平卧。

3. 恢复期的运动　恢复期坚持合理运动,可以选择一些简单的耗氧量适中的有氧运动。如散步、匀速步行、打太极拳、跳健身操、练气功、骑车及游泳等,其中以步行、骑车及游泳最为适宜。50 岁左右的患者运动后心率能达到 110~120 次 /min,少量出汗为宜。每日早晚各 30min,每周 3~5 次。患者在运动过程中,要做到从小运动量开始,循序渐进,关键在于坚持不懈,要注意运动中的休息。

4. 围手术期的康复管理　很多消化道出血的患者需要手术治疗,那么围手术期的康复治疗就显得尤为重要。加速术后康复(ERAS)对消化道出血患者的围手术期的临床路径予以优化,贯穿于住院前、手术前、手术中、手术后、出院后的完整治疗过程,从而减少围手术期应激反应及术后并发症,缩短住院时间,促进患者康复。明显地提高了手术患者治愈率,降低了围手术期患者的病死率、非计划二次手术发生率、手术输血率及输血量、医院感染发生率、手术切口感染率,缩短了患者住院时间,减少了治疗的费用,促进了患者功能的尽快恢复。

(二)物理因子治疗

物理因子治疗具有较好的消炎、止痛、减轻水肿的作用。因此选择性地运用各种物理因子对消化道出血急性期、恢复期患者进行治疗会起到很好的治疗作用。急性期的患者由于治疗的需要需长期卧床,容易引起褥疮、静脉血栓和肌容积萎缩,上述并发症可采用无热量的超短波和微波治疗以减轻疼痛和促进炎症的吸收。红外线、红光、氦氖激光、紫外线红斑量局部照射可改善局部血液循环,减轻局部的水肿,促进褥疮和伤口的愈合。可采用调制中频、干扰电、经皮神经电刺激疗法(TENS)治疗,以减轻疼痛、减少肌肉萎缩和预防静脉血栓的形成。

(三)作业治疗

在对消化道出血患者功能障碍情况进行全面评价以后,有目的、有针对性地从日常生活活动、职业劳动、认知活动中选择一些作业,指导患者进行训练。从而改善躯体功能,加大关节活动范围,增强肌力,改善心理状态,提高生活兴趣,使精神松弛,提高日常生活活动能力,早日回归工作岗位。早期的 ADL 作业治疗对于急性期后患者的生活自理和生活质量的提高都有着重要意义。早期就要按照被动、主动助力、监护主动到完全主动独立的训练原则进行 ADL 治疗。

1. 床上移动 对于急性期的患者在病情稳定的前提下按着上述的治疗原则做横向的床上移动,比如从床的左侧移向右侧,做体位的转换移动,为起坐训练打好基础,如从仰卧位到左侧卧、仰卧位到右侧卧,同时可做桥式运动。待床上移动能力增强后试着从仰卧位到坐位的训练,根据病情可每日重复多次。待患者体力恢复后,可让患者在床上采取长坐位。胸前放一平行剑突的治疗桌或枕头,将上肢放置其上,开始可从 5min 开始,以后根据体力的增强增加坐位的时间。待能力增强后,可将下肢移到床沿下端坐。同时训练患者的平衡反应,此时可训练患者的上肢向不同方向运动或取物。

2. 早期离床活动 因为长期的卧床制动会导致心、肺功能、内分泌等系统的功能障碍,早期活动可减少褥疮、肌肉萎缩、关节挛缩、肺内感染等合并症的发生。同时,早期离床活动可起到促进下肢的早期负重、减少骨质疏松、促进胃肠蠕动、增加食欲的作用。待患者坐位平衡后,先进行从坐位到立位的训练,然后才能做移动的训练。患者可在家属的帮助或监护下离床,利用拐杖、助行车、轮椅等助行器离床在室内走动或室内如厕等活动,但距离不要太长,以免发生意外。在整个训练当中,一定要注重平衡和本体感觉的训练,这样才能走得平稳,不至于跌倒。

3. 个人卫生 每天至少梳理打扮两次,最好自己进行洗脸、刷牙、洗头、洗脚、梳头、化妆等活动,为了增强患者的自理的能力,应尽早教会患者穿脱衣裤,以增加自信心;就餐以能经口进食的不下鼻饲,能自己吃的不用别人喂,能坐着吃的就别躺着吃,能到桌前的就不在床上吃的原则。

(四)传统治疗

1. 中药治疗 消化道出血的急性期,中药治疗无特殊疗效,恢复期患者可采用补益的中药方剂辨证论治。

2. 针灸 消化道出血的急性期,针灸是禁忌证,恢复期的患者可根据不同的症状选用不同的穴位治疗。

3. 按摩 消化道出血的急性期禁止腹部按摩。恢复期的患者双手掌摩擦有温热感后,先从右下腹开始顺时针方向向脐部环形按摩,按至脐部后,以脐为中心环形按摩,然后再转回右下腹沿着(右侧)升结肠、横结肠、降结肠、乙状结肠向下按揉至耻骨处。如此反复 50 次左右。

(五)心理治疗

消化道出血患者多表现为意外、突然、缺乏心理准备。医务人员的语言行为都会对患者产生很大影响。做好说服开导工作,消除患者及家属的急躁情绪,对需要手术的患者,要向家属说明手术的紧迫性和必要性。说明手术的目的、一般步骤及手术过程中可能出现的情况,增强患者和家属的信心。对有些病情不宜向患者交代的切勿在患者面前交代和议论,以免影响患者的情绪。热情关心患者,尽可能多地接触患者,多与患者交谈,解除患者的孤独感,在病情相对稳定,不影响治疗、监护的情况下,鼓励家属和亲友探视,以解除患者的孤独感。医护人员要耐心解释消化道出血的病因和诱发因素,指出焦虑情绪可能会导致出血加重的不良影响,稳定其情绪,并指导患者进行自我暗示和放松训练,使其尽快消除或减轻焦虑,改善饮食和睡眠,配合治疗和护理。

六、预后及健康教育

(一)预后

影响上消化道出血预后的主要因素有出血的病因、程度,入院后持续活动性出血或近期再出血,治疗情况及伴随疾病等。积极治疗原发性疾病,减少出血机会。慢性病患者以提高机体适应能力。生活要有规律,避免过度劳累,睡眠应充足,避免情绪紧张,保持情绪稳定。本病如出血量大,或反复出血,预后较差,病死率和致残率都很高。

(二)健康教育

康复的三级预防是指:一级预防是预防引起残疾的疾病的发生;二级预防是预防疾病引起的残疾;三级预防是预防残疾引起的残障。我们的工作就是针对上述三种情况积极开展健康教育。

1. 饮食起居　向患者传授与疾病相关的饮食常识,指导患者选择合理的食物种类,如急性大量出血期患者禁食 1~2d,出血停止后先进食温凉的流质,再逐步进食半流质、软食。患者应该少量多餐,尽量不吃生拌菜、粗纤维饮食,忌食辛辣,忌烟、酒、咖啡、饮料,避免胃窦部扩张。进食时应细嚼慢咽,避免损伤食管及胃黏膜而引发再次出血。鼓励患者多饮温开水,对食管静脉曲张破裂出血患者,应限制钠和蛋白质的摄入,避免诱发和加重腹水和肝性脑病,出血活动期禁食。

2. 自我锻炼及休闲性作业　养成良好的饮食习惯和生活方式,有劳有逸,避免精神紧张,再加以积极的运动锻炼,不仅可稳定患者病情,还可极大提高患者生活质量,是最主动的防治措施。选择健康的生活方式,鼓励患者进行体育运动,以微汗、轻度呼吸增快,无疲劳,不加重症状为度,如慢步行走、打太极拳等,保证充足睡眠。同时养成定时排便的习惯,以预防便秘,切忌长时间下蹲及用力憋气排便,以免腹压骤升而致出血。

3. 注意事项　应在医生指导下积极治疗原发病,如消化性溃疡及肝硬化等。生活要有规律。饮食要定时有节,切忌暴饮暴食。注意药物的使用,应尽量少用或不用对胃有刺激性的药物,如必需使用时,应加用保护胃黏膜药物。要定期体检,以期发现早期病变,及时治疗,在出现头昏等贫血症状时,应尽早去医院检查。

(刘忠良)

第七节　肠梗阻术后

一、概述

(一)定义

肠梗阻(intestinal obstruction):肠内容物不能正常运行、顺利通过肠道时称之肠梗阻,是外科常见的急腹症之一。由于对肠梗阻病理生理认识的提高与治疗方法的改进,近年来病死率已明显降低,但绞窄性肠梗阻病死率仍在 10% 左右。

(二)病因

1. 机械性肠梗阻(mechanical intestinal obstruction)　最常见,由于种种机械原因引起的肠梗阻。如管腔阻塞,蛔虫团、结石、异物等;肠管受压,粘连束带压迫、肠扭转、嵌疝、肿瘤压迫;肠壁病变,肿瘤、套叠、炎症等。

2. 动力性肠梗阻(dynamic intestinal obstruction) 由于肠壁肌肉运动功能紊乱以致肠内容物不能通过。分为麻痹性肠梗阻和痉挛性肠梗阻。麻痹性肠梗阻:由于肠壁肌肉神经抑制或受细菌(腹膜炎)毒素作用,而使肠蠕动消失;痉挛性肠梗阻:由于肠壁肌肉过度收缩而使肠腔狭小(肠炎、铅中毒)。

3. 血运性肠梗阻(vascular intestinal obstruction) 由于肠系膜血管栓塞或血栓形成导致肠管血运障碍,继而发生肠蠕动无力而使肠内容物不能正常通过。

按肠壁有无血运障碍,肠梗阻又可分为:①单纯性肠梗阻:肠内容物通过受阻,但肠管无血运障碍;②绞窄性肠梗阻:指梗阻伴有肠壁血运障碍。

术后肠梗阻为手术后常见的并发症,约占20%。其临床特点和处理方法与其他类型不同。一般发生在术后1~3周内,尤其是术后5~7d,是腹部手术创伤或腹腔内炎症导致肠壁水肿和渗出,形成的一种机械性与动力性同时存在的肠梗阻。多由手术创伤、腹膜炎、腹腔感染、营养不良等导致。炎性渗出至肠管间广泛粘连。炎性介质至肠道交感神经兴奋,迷走反射抑制。

（三）流行病学

腹部手术后发生腹腔粘连者达60%~90%,其中有部分可发生肠梗阻,术后早期发生的肠梗阻约占术后肠梗阻的20%。虽然近代医学对其病理生理认识、诊断和治疗水平都有明显提高,但病死率仍然很高,单纯性肠梗阻病死率为0~5%,绞窄性肠梗阻的病死率达7.5%~18.2%,肠坏死的病死率在20%左右,如治疗晚于36h以上,病死率可达25%。

（四）临床表现

1. 症状 不同类型肠梗阻临床表现不尽相同,但均有肠内容物不能顺利通过肠腔,其共同表现是腹痛、呕吐、腹胀及停止自肛门排气排便。

(1)腹痛:机械性肠梗阻时,梗阻部位以上强烈肠蠕动,表现为阵发性绞痛,疼痛多在腹中部。如果腹痛的间歇期不断缩短,以至发展为剧烈性持续性腹痛,则应警惕可能是绞窄性肠梗阻的表现。

(2)呕吐:呕吐随梗阻部位高低而不同。一般梗阻部位愈高,呕吐出现愈早、愈频繁。高位肠梗阻时吐出物主要为胃及十二指肠内容物;低位肠梗阻时,吐出物可呈粪样。

(3)腹胀:早期可不出现,其程度与梗阻部位有关。高位肠梗阻腹胀不明显,低位肠梗阻及麻痹性肠梗阻腹胀明显,遍及全腹。

(4)停止自肛门排气、排便:完全性肠梗阻后,患者多不再排气、排便,但梗阻早期,尤其是高位肠梗阻,可因梗阻以下肠内尚残存的粪便和气体,仍可自行或在灌肠后排出,但不能因此忽略肠梗阻的存在。

(5)全身症状:早期单纯性肠梗阻时,全身情况无明显变化;梗阻晚期或绞窄性肠梗阻,可表现为唇舌干燥、眼窝内陷、皮肤弹性消失,尿少或无尿等明显缺水症状,或脉搏细速、血压下降、面色苍白、四肢发凉等中毒和休克征象。

2. 体征

(1)腹部膨胀及肠型和蠕动波:多见于低位小肠梗阻后期。闭袢性肠梗阻常有局部不对称膨胀,麻痹性肠梗阻则有明显的全腹膨胀。在慢性肠梗阻和腹壁较薄的患者,可见明显的肠型和蠕动波。

(2)腹部压痛及腹部肿物:常见于机械性肠梗阻。压痛伴肌紧张和反跳痛主要见于绞窄性肠梗阻,尤其是并发腹膜炎时。在成团蛔虫、胆结石、肠套叠或结肠癌所致的肠梗阻,往往可触到相应的腹部肿物;在闭袢性肠梗阻,有时可能触到有压痛的扩张肠段。

(3)移动性浊音:绞窄性肠梗阻时腹腔有渗液,叩诊移动性浊音可呈阳性。

(4)肠鸣音亢进或消失:当绞痛发作时,在梗阻部位可听到肠鸣音亢进。肠腔明显扩张时,肠鸣音可呈高调金属音。麻痹性肠梗阻或机械性肠梗阻并发腹膜炎时,肠蠕动音极度减弱或消失。

(5)直肠指检:如触及肿物,可能为直肠肿瘤,极度发展的肠套叠的套头或低位肠腔外肿瘤。

3. 辅助检查 包括实验室和影像学检查。

(1)实验室检查:单纯性肠梗阻早期无明显变化。随着病情进展,血红蛋白值及血细胞比容可因缺水、血液浓缩而升高,尿比重也增高。白细胞计数和中性粒细胞明显增加,多见于绞窄性肠梗阻。检查血气分析和血清离子、尿素氮、肌酐的变化,可了解酸碱失衡、电解质紊乱和肾功能的状况。呕吐物和粪便检查,有大量红细胞或隐血试验阳性,应考虑肠管有血运障碍。

(2)影像学检查:X 线检查在肠梗阻发生 4~6h 后即显示出肠腔内气体;立位或侧卧位透视或拍片,可见多数液气平面及胀气的肠袢。由于肠梗阻的部位不同,X 线表现不尽相同:如空肠黏膜环形皱襞可显示鱼肋骨刺状;回肠黏膜则无此表现;结肠胀气位于腹部周边,显示结肠袋形。当怀疑肠套叠、乙状结肠扭转或结肠肿瘤时,可做钡剂灌肠或 CT 检查以助诊断。腹部 CT 扫描可见肠壁增厚,肠袢粘连成团,肠腔积液,肠腔内长时间无对比剂等。

(五)肠梗阻程度的评定

1. 肠梗阻指数判定 对肠梗阻患者进行肠梗阻指数评定,计算体征点数,确定达 10 点或 10 点以上则需急诊手术,查找肠梗阻病因。具体见表 8-3。

表 8-3 肠梗阻指数判定

体征	点数	体征	点数
游离气体	10	X 线分期	
弥漫性腹膜炎	10	Ⅰ期:液平面开始形成	1
肠蠕动消失	10	Ⅱ期:液平面清楚	3
肠蠕动减弱	3	Ⅲ期:液平面明显	5
金属音	3	$WBC \geqslant 11 \times 10^9/L$	3
局限性腹膜炎	3	血 $K^+ < 3mmol/L$	3
持续疼痛、绞痛	3	腹穿抽出血性液体	10
呕吐	4		

2. 肠梗阻的判断标准 通过 CT 观测,小肠肠管直径>2.5cm,结肠肠管直径>6.0cm;找到近侧扩张肠管与远侧塌陷或正常管径肠管间的移行带;小肠和大肠成比例扩张,无移行带。通过 CT 观测还可以用于确定梗阻部位、梗阻程度、有无闭袢、有无绞窄等情况发生。

3. 肠梗阻诊断标准 典型的肠梗阻不难诊断,其诊断要点为:①有 4 项主要症状:腹痛、腹胀、呕吐、肛门停止排气与排便;②腹部检查可见肠型、腹部压痛、肠鸣音亢进或消失;③ X 线腹部透视或摄片检查,可见肠腔明显扩张与多个液平面。符合上述诊断要点的病例,肠梗阻的诊断即可确立。但判断其病因,则需要从年龄、病史、体检、X 线检查等方面分析。X 线腹部透视,或摄片检查对证实临床诊断,确定肠梗阻的部位很有帮助。可根据患者体力情况,可采用立或卧式,从正位或侧位摄片,必要时进行系列摄片。有需要可以做超声检查和钡剂检查。超声波可以鉴别动力性或机械性肠梗阻,更是确诊儿童肠套叠的首选工具。CT 是诊断成人肠套叠和判断小肠梗阻性质的首选工具。对于小肠梗阻的原因诊断效能超过 70%,更能显示出小肠缺血的危险现象。因不同类型肠梗阻的治疗及预后方面相差甚大,因此肠梗阻的诊断确定后,应进一步鉴别梗阻的类型。如机械性肠梗阻,多需手术解决;动力性肠梗阻可用保守疗法治愈;绞窄性肠梗阻应尽早进行手术;单纯性机械性肠梗阻可先试行保守治疗等。

二、康复评定

1. 身体结构　肠梗阻术后涉及的躯体生理功能评定有疼痛、运动功能、心肺功能等评定。出血脏器的疼痛可用视觉模拟评分法（VAS）。肠梗阻术后患者长期卧床可严重影响患者的运动功能，可导致呼吸功能和运动耐力明显下降。

(1)疼痛评定：腹痛评定采用视觉模拟评分法（VAS）法，在纸上画一根10cm长横线，一端表示无痛(0分)，一端表示剧痛(10分)，让受试者根据自己体验到的疼痛程度，在线上画出某一位置，再进行测量分析。这样就可以把主观的感觉变成客观的数值，经过统计学处理后对治疗前后的效果加以比较，该方法在临床上操作比较方便、快捷，非常实用。

(2)运动功能评定：肠梗阻术后患者，由于术前病程较长，存在营养障碍和电解质紊乱，患者的运动功能及运动耐力明显下降，加之术后腹腔引流管、胃肠减压管、尿管等各种维持生命的管道的存在，患者关节的灵活性与稳定性、肌张力、反射、肌力可明显减弱。

(3)心肺功能评定：肠梗阻术后患者，由于术前病程较长，加之脱水、血容量不足，患者心功能受到一定的影响。术后由于卧床时间长，肺活量明显减少，有时由于机体抵抗力降低可能并发肺部感染，肺功能也可受到影响，从而使患者的运动耐力下降。具体评定可采用6min步行试验来评价患者的心肺功能。具体方法是在平坦的地面划出一段长达30.5m(100英尺)的直线距离，两端各置一椅作为标志。患者在其间往返走动，步履缓急由患者根据自己的体能决定。在旁监测的人员每2min报时一次，并记录患者可能发生的气促、胸痛等不适。如患者体力难支可暂时休息或终止试验。6min后试验结束，监护人员统计患者步行距离进行结果评定。美国较早进行这项试验的专家将患者步行的距离划为4个等级：1级少于300m，2级为300~374.9m，3级为375~449.5m，4级超过450m。级别越低心肺功能越差。达到3级与4级者，说明心肺功能接近或已达到正常水平。

(4)平衡功能评定：站起-走计时测试是由Mathias等于1986年首先报道，此测试方法是测试患者从座椅站起，向前走3m，折返回来的时间，并观察患者在行走中的动态平衡。得分为：1分表示正常，2分表示极轻微异常，3分表示轻微异常，4分表示中度异常，5分表示重度异常。如果患者得分为3分或3分以上，则表示有跌倒的危险性。

(5)心理功能评定：肠梗阻术后的患者大多伴有慢性病史，由于病程长、临床症状重，长期疾病的煎熬，使患者产生不同程度的焦虑和抑郁情绪，可采用汉密尔顿焦虑量表和汉密尔顿抑郁量表来评定。

1)汉密尔顿焦虑量表(HAMA)：包括14个项目，包括焦虑心境、紧张、害怕、失眠、认知功能、抑郁心境、躯体性焦虑、心血管系统症状、呼吸系统症状、胃肠道症状、生殖泌尿系统症状、自主神经系统症状、会谈时行为表现。评定标准："1"症状轻微；"2"有肯定的症状，但不影响生活与活动；"3"症状重，需加处理，或已影响生活和活动；"4"症状极重，严重影响其生活。另外，评定员需由经训练的康复医师或治疗师担任，做一次评定，大约需10~15min。按照全国精神科量表协作组提供的资料，总分超过29分，可能为严重焦虑；超过21分，肯定有明显焦虑；超过14分，肯定有焦虑；超过7分，可能有焦虑；如小于7分，便没有焦虑症状。一般划界，HAMA 14项版本分界值为14分。

2)汉密尔顿抑郁量表(HAMD)：是临床上评定抑郁状态时应用的最为普遍的量表。本量表有17项、21项和24项等3种版本，这里介绍的是24项版本。这些项目包括抑郁所涉及的各种症状，评定内容包括抑郁心境、有罪感、自杀、入睡困难、睡眠不深、早醒、工作和兴趣、迟缓、激越、精神性焦虑、躯体性焦虑、胃肠道症状、全身症状、性症状、疑病、体重减轻、自知力、日夜变化、人格解体或现实解体、偏执症状、强迫症状、能力减退感、绝望感、自卑感。评分标准：HAMD大部分项目采用0~4分的5级评分法："0"无，"1"轻度，"2"中度，"3"重度，"4"很重。少数项目评分为0~2分的3级评分法："0"无，"1"轻-中度，"2"

重度。依据各项目反映的症状特点，HAMD 可分为 7 个因子，分别为焦虑 / 躯体化、体重、认知障碍、日夜变化、迟缓、睡眠障碍、绝望感组成。每个因子各项目得分的算术和即为因子分。结果的解释：总分是一项很重要的资料，能较好地反映病情的严重程度，即症状越轻，总分越低；症状越重，总分越高。按照 Dayris JM 的划分，对于 24 项版本，总分超过 35 分可能为严重抑郁；超过 20 分，可能是轻或中度的抑郁；小于 8 分，则没有抑郁症状。

2. 自我活动　主要是侧重于基本的日常生活活动（ADL）能力评定，特别是衣食住行、个人卫生方面。肠梗阻术后给患者的日常生活活动和生活质量带来严重的影响，所以评定患者日常生活能力水平和生活质量具有十分重要的意义。一般按下列分级来进行日常生活活动（ADL）能力评价。

Ⅰ级：能照常进行日常生活和各项工作。

Ⅱ级：可进行一般的日常生活和某些轻便工作。

Ⅲ级：仅能进行一般的日常生活，对参与某些职业或其他活动均受限。

Ⅳ级：日常生活的自理和工作均受限，需长期卧床或依靠轮椅。

3. 社会活动　由于疾病的影响，以及上述的各种功能障碍，对患者的劳动和就业能力都会造成不同程度的影响，最终导致生活质量的下降。生活质量评定可采用 SF-36 来评价。

三、康复治疗

（一）临床处理

1. 处理原则　肠梗阻的治疗方法，取决于梗阻的原因、性质、部位、病情和患者的全身情况。但不论采取何种治疗方法，皆有必要做胃肠减压以改善梗阻部位以上肠段的血液循环，纠正肠梗阻所引起的水、电解质和酸碱平衡的失调，以及控制感染等。不同原因所致肠梗阻虽个体差异较大，但治疗目标均是解除梗阻和纠正因肠梗阻引起的全身生理紊乱，改善 ADL 能力和提高生活质量。

2. 药物治疗

（1）对症治疗：腹胀的患者可行胃肠减压术，矫正水、电解质紊乱和酸碱失衡，应用抗生素防治感染和中毒，应用镇静剂、解痉药等一般药物对症治疗，以及根据不同病因采用低压空气或钡灌肠，经乙状结肠镜插管等，解除梗阻症状。

（2）中药治疗：①针刺和电针：选择双足三里、三阴交、合谷、支沟等，针刺得气后配合电针，选取疏密波，治疗 20min。②穴位注射：新斯的明足三里注射。③口服四磨汤治疗。④穴位贴敷：排气通便贴（中脘、神阙）。⑤中药封包：吴茱萸 + 粗盐外敷；四子散（吴茱萸、白芥子、紫苏子、莱菔子）。

3. 手术治疗　要从根本上解除梗阻还需手术治疗。

（二）康复治疗指征

1. 适应证　各种原因导致的不全肠梗阻，肠梗阻术后由于长期卧床导致的神经精神障碍、活动能力明显减低导致的心肺功能障碍。

2. 禁忌证　患者合并有严重的心、脑、肾等重要器官的功能障碍。

（三）康复治疗原则与方法

1. 康复治疗原则　采取病因治疗、基础治疗、药物治疗、运动治疗、防再梗阻教育相结合的综合治疗原则。

2. 物理治疗　包括物理因子治疗和运动疗法。

（1）物理因子治疗：应用物理因子综合治疗，可改善局部血液循环，促进炎症吸收，阻止纤维结缔组织增生，松解粘连及促进胃肠正常蠕动。

1）超短波、短波疗法：具有明显的温热和热外效应。可改善局部血液循环及组织营养，减轻淤血、水肿。可抑制细菌繁殖,提高机体免疫力,促进炎症渗出的吸收,使病灶消散。另外,它还具有解除肠管痉挛的作用。两个 200cm² 电极,前后对置于胃肠区或下腹部,间隙 2~4cm,微热量,每次 20min,每日 1 次,15 次为一个疗程。

2)中频电疗:具有镇痛,解痉,改善局部血液循环,松解粘连,促进胃肠蠕动的作用。一电极置于腹部,另一极置于腰骶部位置。20min/ 次,每日 1 次。20 次为一个疗程。

3)功能性电刺激疗法(FES):该疗法是用电流刺激丧失功能的器官或肢体,以所产生的即时效应来代替或纠正器官或肢体功能的康复治疗方法。因此对肠梗阻术后胃肠功能低下的患者有很好的治疗作用。FES 分体内和体外两种治疗方式。体外方式是一组电极置于腹部,另一组电极置于腰骶部对置。20min/ 次,每日 1 次。20 次为 1 个疗程。体内方式是通过口腔或肛门将电极头直接接触胃肠管,诱导胃肠道蠕动,主要用于胃肠道无力,是今后的一个发展方向。

4)温热疗法:蜡疗,蜡垫敷下腹部和腰骶部,50~55℃;泥疗,50℃矿泥敷于腰骶部或下腹部,20min/ 次,每日 1 次。15 次为一个疗程。

5)生物反馈训练:采用肌电生物反馈改善肠道肌肉功能,放松痉挛肌肉,提高无力肌收缩。

6)中药离子导入:采用直流电离子导入治疗,直流电对胃肠道有良好的物理刺激作用,可促进肠道蠕动,中药具有消炎、减轻软组织充血、水肿,促进血液循环的作用。药物组成大黄 30g,枳实 30g,厚朴 30g,芒硝 20g,槟榔 15g,木香 18g,陈皮 15g,大腹皮 15g,败酱草 30g,蒲公英 30g,柴胡 15g。加 1 000mL 水浸泡 lh 后,用文火煎后取药液 500mL 备用,用直流感应电疗机,将阳极(水垫 + 药垫)置于上腹部或下腹部,避开切口,阴极置于腰骶部,温度在 38℃左右,电流强度 0.5~1mA/cm²,时间为 25min/ 次,每日 1 次。

(2)运动疗法

1)离床:早期离床活动,无论对哪一类的肠梗阻术后的患者来说都是非常有必要的,早期活动可促进肠蠕动恢复,从而减少肠粘连发生。另外,长期的卧床制动会导致心、肺功能以及内分泌等系统的功能障碍,早期活动可减少褥疮、肌肉萎缩、关节挛缩、肺内感染等合并症的发生。同时,早期离床活动可起到促进下肢的早期负重、减少骨质疏松、促进骨折愈合、促进胃肠蠕动、增加食欲的作用。每日 3~4 次,5~20min/ 次。

2)床上移动:患者在病情稳定的前提下按治疗原则做横向的床上移动,比如从床的左侧移向右侧;做体位的转换移动,如从仰卧位到左侧卧,仰卧位到右侧卧,同时可做桥式运动,为起坐训练打好基础。

3)起坐 - 坐位训练:待床上移动能力增强后进行从仰卧位到坐位的训练,根据病情可每日重复多次。待患者体力恢复后,可让患者在床上采取长坐位。胸前放一平行剑突的治疗桌或枕头,将上肢放置其上,开始可从 5min 开始,以后根据体力的增强增加坐位的时间。待能力增强后,可将下肢移到床沿下端坐。同时训练患者的平衡反应,此时可训练患者的上肢向不同方向运动或取物。

4)转移 - 移动:待病情稳定和运动能力增强后,患者可在家属的帮助或监护下离床,利用助行器离床到室内如厕等活动。待患者坐位平衡后,先进行从坐位到立位的训练,然后才能做移动的训练。根据患者的情况采用不同的助行具,如拐杖、助行车、轮椅等在治疗室内走动,距离不要太长,以免发生意外。

5)肺功能康复:肠梗阻术后患者卧床,咳嗽减少,极易引起肺内感染,导致肺泡通气量减少,低氧血症和呼吸衰竭。因此,应当教会患者有效地咳嗽,辅助排痰,进行呼吸训练。

排痰是保证呼吸道通畅、减少肺内感染的重要手段,在排痰之前最好做超声雾化吸入治疗。①有效咳嗽训练:第 1 步先进行深吸气;第 2 步吸气后要有短暂闭气;第 3 步关闭声门;第 4 步通过增加腹内压来增加胸膜腔内压,使呼气时产生高速气流;第 5 步声门开放,当肺泡内压力明显增高时,突然将声门打开,即可形成由肺内冲出的高速气流,促使分泌物移动,随咳嗽排出体外。②胸部叩击、震颤:治疗时手指呈并拢弯曲状,双手轮流叩击拍打 30~45s,叩击拍打后手按住胸壁部加压,治疗者整个上肢用力,此时嘱患者做深吸气,在深呼气时做震颤抖动,连续作 3~5 次。③体位引流:引流频率视分泌物多少而定,分泌物少者,每天上、下午各引流1次,痰量多者每天引流3~4次,餐前进行为宜,每次引流一个部位,时间5~10min。④腹式呼吸训练:该法可以重建生理性呼吸模式。患者仰卧位或坐位,双手置于上腹部(剑突下、脐上方),吸气时腹部缓缓隆起,双手加压做对抗练习,呼气时腹部下陷,两手随之下沉,在呼气末,稍用力加压,以增加腹内压,使横膈进一步抬高,如此反复练习,可增加膈肌活动。对于体力较好的患者可采用抬臀呼气法,患者仰卧位,双下肢屈曲,两足置于床上,类似于桥式运动,呼气时抬高臀部,利用腹内脏器的重量将膈肌向胸腔推压,迫使横膈上抬,吸气时还原,以增加潮气量。

6)关节活动度(ROM)训练:肠梗阻术后患者卧床较久或长期被迫采取某种体位,限制活动和很少活动,为了预防肌肉萎缩和日后的关节活动障碍,需做关节活动度(ROM)训练。ROM训练原则上早期开始,采取舒适的体位,先健侧后患侧,近段关节固定,手法轻柔,避免疼痛,在无痛的前提下做全关节的运动。肠梗阻术后指导患者做上肢伸展、屈曲、上举、下垂、握拳等动作,15~20遍/次。每日3~4次。下肢运动,指导患者在床上进行内收、外展、伸、屈、蹬等动作,每日3~4次,6遍/次。经常协助患者翻身、变换体位,做各种适应性动作。

7)预防废用综合征和合并症:患者卧床较久或长期被迫采取坐位,不活动和很少活动,就会出现以生理功能衰弱为主要特征的综合征,常见的有失用性肌萎缩、关节挛缩、直立性低血压等。另外,也易引起褥疮、坠积性肺炎以及各种原因引起的疼痛等,此类综合征和合并症的预防措施包括:加强营养,不能进食者用鼻饲;勤翻身,用褥疮气垫;做肌肉的按摩、电体操,减少肌肉的萎缩;早期应用起立床或体位治疗等。

3. 作业治疗 对肠梗阻术后患者功能障碍情况进行全面评价以后,有目的、有针对性地从日常生活活动中选择一些作业,指导患者进行ADL治疗。可提高患者生活自理能力,对于提高患者的生活质量,回归社会有着重要的意义。

(1)个人卫生:为了增强患者的自理能力,应尽早教会患者穿脱衣裤,这样可以增加患者的自信心。每天至少整理打扮两次,最好自己进行洗脸、刷牙、洗头、洗脚、梳头、化妆等活动,二便最好在厕所进行。

(2)就餐:能经口的不下鼻饲,能自己吃的不用别人喂,能坐着吃的就别躺着吃,能到桌前的就不在床上吃。

(3)职前作业:根据患者的职业,早期有预见性地进行职业的作业训练。

4. 传统治疗 推拿、按摩、针灸均可用于肠梗阻术后的患者。

(1)腹部按摩:患者双手掌摩擦有温热感后,先从右下腹开始顺时针方向向脐部环形按摩,按至脐部后,以脐为中心环形按摩,然后再转回右下腹沿着(右侧)升结肠、横结肠、降结肠、乙状结肠向下按揉至耻骨处。如此反复50次左右。

(2)针刺疗法:有研究表明,电针上巨虚、内关,配合按摩腰背部俞穴可达到满意的治疗效果。电针治疗仪频率140次/min,强度以患者能耐受为度,留针20~30min。取针后选好背部俞穴,以拇指尖掐揉每穴各2~3min,患者有酸胀感觉。每日1次,治疗3~5次。针刺强刺激足三里、上巨虚、合谷、内关等穴,每次留针20~30min,以镇痛止呕。

5. 心理治疗 做好心理护理,理解、关心、体贴患者,告知患者诱发肠梗阻的因素,通过安慰、支持、劝慰、保证、疏导和调整环境等方法来帮助患者认识疾病的性质等有关因素,调动患者的主动性来战胜疾病,积极配合治疗,早日康复。医务人员的语言行动都会对患者产生很大影响。做好说服开导工作,消除患者及家属的急躁情绪,增强患者和家属的信心。对有些病情不宜向患者交代的,切勿在患者面前议论,以免影响患者的情绪。热情关心患者,尽可能多地接触患者,多与患者交谈,解除患者的孤独感,在不影响治疗、监护的情况下,鼓励家属和亲友探视,以解除患者的孤独感。焦虑容易使随意肌紧张,抑制胃肠蠕动;忧郁的情绪可影响胃肠功能,从而对胃肠排空的管理产生影响。因此,应把心理康复作为机能康复的枢纽,以心理康复促进和推动机能康复,调动患者潜在的积极因素。同时提供舒适、安静、清洁的环境,通过心理疏导,使其减轻甚至消除焦虑和恐惧。促进早日康复。

四、预后及健康教育

(一) 预后

肠梗阻的类型不同,预后情况也有所差异。单纯性肠梗阻预后是比较好的,病死率可能不到3%,对患者的生理、心理、ADL能力都无明显影响。一旦发生绞窄性肠梗阻,预后就比较差,可导致患者生活质量的下降,影响患者的就业、学习和生活,严重者可影响生命。据统计,病死率达到10%~15%。所以,疾病的早期诊断和早期康复治疗,对疾病的预后起到至关重要的作用。

(二) 健康教育

康复的三级预防是指:一级预防是预防引起残疾的疾病的发生;二级预防是预防疾病引起的残疾;三级预防是预防残疾引起的残障。针对上述三种情况积极开展健康教育。

1. 饮食起居　向患者传授与疾病相关的饮食常识,指导患者选择合理的食物种类,养成饭前便后洗手习惯,不吃生冷不洁食物,有肠道寄生虫者积极治疗,防止虫结。养成定时进食的良好习惯,多选择易消化、含纤维素多的植物性食物,少食动物性食物,胀气类食物。切忌暴饮暴食,尤其饱餐后不宜立即进行重体力劳动或剧烈运动以防诱发小肠扭转,平素要保持大便通畅。哺乳期婴儿发生肠梗阻后,不要盲目喂食,患儿首先要禁食水,以减轻腹胀,体位选半卧位。断奶时应逐渐加入米糊等,逐渐过渡到烂饭。严禁抱儿摇晃颠动,以防肠套叠发生。老年人或有习惯性便秘者,应养成定时排便习惯,或服麻仁丸润导,可防粪块堵塞性肠梗阻的发生。

2. 自我锻炼及休闲性作业

(1)养成良好的生活方式:劳逸结合,避免精神紧张,再加以积极的运动锻炼,不仅可稳定患者病情,还可极大提高患者生活质量,是最主动的防治措施。选择健康的生活方式,鼓励患者进行体育运动,以微汗、轻度呼吸增快,无疲劳,不加重症状为度,如慢步行走、打太极拳等,保证充足睡眠。同时养成定时排便的习惯,以预防便秘,切忌长时间下蹲及用力憋气排便,以免腹压骤升而致出血。

(2)自我锻炼:增加膈肌功能可采用腹式呼吸锻炼法,吸气时鼓腹并放松肛门和会阴,呼气时收腹并缩紧肛门和会阴,反复10次为1组。增加盆底肌功能可采用肛门会阴锻炼法,可收缩肛门和会阴5s,再舒张放松5s,反复进行10次为1组,可增加肛门外括约肌、耻骨直肠肌和肛提肌的随意收缩能力、保持排便通畅。以上运动5组/次,每天3次。另外,每天用39~42℃的温水足浴2~3次,每次5~10min。能促进肠蠕动,使肛门排气的时间提前,减轻腹胀。

3. 注意事项

(1)及时治疗能引起肠梗阻的其他疾病。如肠道蛔虫、腹壁疝、肠结核等。

(2)各种腹部手术后,在允许的情况下尽早活动,以减少肠粘连进而预防肠梗阻。同时,腹部手术后的人在饮食方面应当注意。少食或不食不易消化的食物,如黏食等。

(3)平时应避免暴饮暴食及饭后剧烈活动,以防引起肠扭转

(4)婴儿断奶期应注意,不可过饥过饱和过冷过热。因为这些情况都可能使小儿胃肠功能紊乱而容易发生肠套叠。

(5)腹部疾病应及早治疗,以减少腹部手术或腹膜炎发生。这样可以减少肠粘连的机会。

(林阳阳)

第八节 婴儿腹泻

一、概述

(一) 定义

婴儿腹泻(infantile diarrhea)是一组由多病原、多因素引起的以大便次数增多和大便性状改变为特点的消化道综合征,亦是我国婴幼儿最常见的疾病之一。

(二) 病因

引起婴幼儿腹泻的病因分为感染性和非感染性因素。

1. 感染性因素　肠道内感染可由病毒、细菌、真菌、寄生虫引起。以前两者多见,尤其是病毒。

(1)病毒感染:寒冷季节的婴幼儿腹泻80%由病毒引起。病毒性肠炎主要病原体为轮状病毒、杯状病毒、星状病毒、肠道腺病毒等。其他肠道病毒包括柯萨奇病毒(Coxsackie virus)、埃可病毒、冠状病毒科的环曲病毒等。

(2)细菌感染:不包括法定传染病。

1)致腹泻大肠埃希菌:根据引起腹泻的大肠埃希菌不同致毒性和发病机制,已知菌株可分为5大组:肠致病性大肠埃希菌、肠产毒性大肠埃希菌、肠侵袭性大肠埃希菌、肠出血性大肠埃希菌、肠集聚性大肠埃希菌。

2)空肠弯曲菌:95%~99%的弯曲菌肠炎是由胎儿弯曲菌空肠亚种(简称空肠弯曲菌)所致。致病菌直接侵入空肠、回肠和结肠黏膜,引起侵袭性腹泻。某些菌株也能产生肠毒素。

3)耶尔森菌:除侵袭小肠、结肠黏膜外,还可以产生肠毒素,引起侵袭性和分泌性腹泻。

4)沙门菌(主要为鼠伤寒和其他非伤寒、副伤寒沙门菌)、嗜水气单胞菌、难辨梭状芽孢杆菌、金黄色葡萄球菌、铜绿假单胞菌、变形杆菌等均可引起腹泻。

(3)真菌和寄生虫感染:真菌有念珠菌、曲霉菌、毛霉;寄生虫常见为蓝氏贾第鞭毛虫、阿米巴原虫和隐孢子虫等,均可引起腹泻。

(4)其他:肠道外感染有时亦可产生腹泻症状,如患中耳炎、上呼吸道感染、肺炎、泌尿系感染、皮肤感染或急性传染病时,可由于发热、感染原释放毒素;抗生素治疗;直肠局部激惹作用而并发腹泻。有时病原体(主要是病毒)可同时感染肠道。肠道外感染时长期、大量使用抗生素可引起肠道菌群紊乱,引起抗生素相关性腹泻。

2. 非感染性因素

(1)饮食因素:饮食量不当,或过多地进食含有淀粉类及脂肪类的食物,或者突然改变食物性质,不按时喂养等因素,均可加重胃肠道的负担,从而引起腹泻;过敏性腹泻,如食物过敏相关性肠病、小肠结肠炎、直肠结肠炎等;原发性或继发性双糖酶(主要为乳糖酶)缺乏或活性降低,肠道对糖的消化不良而引起腹泻。

(2)气候因素:气候突然变化、腹部受凉使肠蠕动增加;天气过热消化液分泌减少或由于口渴饮奶过多等都可能诱发消化功能紊乱致腹泻。

(三) 流行病学

婴幼儿腹泻好发于6个月~2岁婴幼儿,1岁以内约占半数。常于夏秋季节发病。是造成小儿营养不良、生长发育障碍的主要原因之一。

二、临床表现

（一）症状与体征

不同病因引起的腹泻常各具临床特点和临床过程。故在临床诊断中常包括病程、严重程度及估计可能的病原。连续病程在 2 周以内的腹泻为急性腹泻,病程 2 周~2 个月为迁延性腹泻,慢性腹泻的病程为 2 个月以上。国外学者亦有将病程持续 2 周以上的腹泻统称为慢性腹泻或难治性腹泻。

1. 临床分型

(1)轻型:常由饮食因素及肠道外感染引起。起病可急可缓,以胃肠道症状为主,食欲不振,偶有溢乳或呕吐,大便次数增多。但每次大便量不多,稀薄或带水,呈黄色或黄绿色,有酸味,常见白色或黄白色奶瓣和泡沫。无脱水及全身中毒症状,多在数日内痊愈。

(2)重型:多由肠道内感染引起。常急性起病,也可由轻型逐渐加重、转变而来,除有较重的胃肠道症状外,还有较明显的脱水、电解质紊乱和全身感染中毒症状,如发热、精神烦躁或萎靡、嗜睡、面色苍白、意识模糊,甚至昏迷、休克。

(3)迁延性和慢性腹泻:病因复杂,以急性腹泻未彻底治疗或者治疗不当、迁延不愈最为常见。多发生在营养不良的患儿,且互为因果,形成恶性循环。表现为大便次数一昼夜数次或者数十次,量少,有黏液。病情反复,腹泻迁延不愈,患儿精神萎靡,食欲减少。

2. 并发症

(1)胃肠道症状:食欲低下,常有呕吐,严重者可吐咖啡色液体;腹泻频繁,大便每日十余次至数十次,多为黄色水样或蛋花样便,含有少量黏液,少数患儿也可有少量血便。

(2)水、电解质及酸碱平衡紊乱:由于呕吐和腹泻丢失体液和摄入量不足,使体液总量尤其是细胞外液量减少,导致不同程度(轻、中、重)脱水。由于腹泻患儿丧失的水和电解质的比例不尽相同,可造成等渗、低渗或高渗性脱水,以前两者多见。出现眼窝、囟门凹陷,尿少泪少,皮肤黏膜干燥、弹性下降,甚至血容量不足引起的末梢循环的改变。

(3)代谢性酸中毒:其发生原因有①腹泻丢失大量碱性物质;②进食少,肠吸收不良,热能不足使机体缺乏正常能量供应导致脂肪分解增加,产生大量酮体;③脱水时血容量减少,血液浓缩使血流缓慢,组织缺氧导致无氧酵解增多而使乳酸堆积;④脱水使肾血流量亦不足,其排酸、保钠功能低下使酸性代谢产物滞留体内。患儿可出现精神不振、口唇樱红、呼吸深大、呼出气体有丙酮味等症状,但小婴儿症状可以很不典型。

(4)低钾血症:胃肠液中含钾较多,呕吐和腹泻丢失大量钾盐;进食少,钾的摄入量不足;肾脏保钾功能比保钠差,缺钾时仍有一定量钾继续排出。所以腹泻病时常有体内缺钾。但在脱水未纠正前,由于血液浓缩,酸中毒时钾由细胞内向细胞外转移,尿少而致钾排出量减少等原因,体内钾总量虽然减少,但血清钾多数正常。随着脱水、酸中毒被纠正、排尿后钾排出增加、大便继续失钾以及输入葡萄糖合成糖原时使钾从细胞外进入细胞内等因素使血钾迅速下降,出现不同程度的缺钾症状,如精神不振、无力、腹胀、心律失常、碱中毒等。

(5)低钙血症和低镁血症:腹泻患儿进食少,吸收不良,从大便丢失钙、镁,可使体内钙、镁减少,活动性佝偻病和营养不良患儿中更多见。但是脱水、酸中毒时由于血液浓缩、离子钙增多等原因,不出现低血钙的症状,待脱水、酸中毒纠正后则出现低钙症状(手足搐搦和惊厥)。极少数久泻和营养不良患儿输液后出现震颤、抽搐,用钙治疗无效时应考虑有低镁血症可能。

（二）实验室检查

1. 血常规　白细胞总数及中性粒细胞增多提示细菌感染,降低则提示病毒感染。嗜酸性粒细胞增多提示寄生虫感染或过敏性疾病。

2. 大便常规　大便镜检有较多的白细胞常提示侵袭性细菌感染,必要时应进行大便细菌培养、细菌血清型和毒性检测;大便无或偶见少量白细胞为侵袭性细菌以外的病因引起的腹泻,必要时可进行粪便酸度检测、还原糖检测、查找食物变应原、食物回避 - 激发试验等加以鉴别。

3. 电解质检查和血气分析　了解有无脱水、电解质紊乱和酸碱失衡。

（三）特殊检查

1. X 线检查:了解胃肠道是否存在病变。

2. 小肠黏膜活检:了解慢性腹泻的病理生理变化。

3. 必要时可做消化道造影或 CT 等影像学检查、结肠镜等综合分析判断。

三、临床诊断与处理

（一）诊断

1. 根据大便性状和次数判断:根据家长和看护者对患儿大便性状改变(呈稀水便、糊状便、黏液脓血便)和大便次数比平时增多的主诉可做出腹泻诊断。

2. 根据病程分类　急性腹泻,病程 ≤ 2 周;迁延性腹泻,病程为 2 周~2 个月;慢性腹泻,病程 >2 个月。

3. 对腹泻患儿进行有无脱水和电解质紊乱的评定。

4. 根据患儿粪便性状、粪便常规、发病季节、发病年龄及流行情况初步估计病因。

5. 对慢性腹泻病还需评定消化吸收功能、营养状况、生长发育等。

（二）药物治疗

治疗原则为调整饮食,预防和纠正脱水,合理用药,加强护理,预防并发症。不同时期的腹泻病治疗重点各有侧重,急性腹泻多注意维持水、电解质平衡及抗感染;迁延及慢性腹泻则应注意肠道菌群失调及饮食疗法。

（三）营养调理

小于 6 个月的新生儿不应该中断母乳喂养,也不要喂养稀释或改良的配方奶粉。如果不可能进行母乳喂养,通常不需要常规稀释牛奶和常规使用无乳糖奶粉。对于住院和腹泻时间长的患儿(>7d),可以考虑限制乳糖的饮食。对于慢性腹泻(>14d)的患儿,应建议使用无乳糖配方奶粉。急性腹泻患儿应尽早恢复饮食,且不应迟于补液开始后 4~6h,不必减少饮食,减少饮食甚至可能加重营养不良。

四、康复评定

（一）身体结构与身体功能

1. 腹泻性质的评定　根据发病季节、病史(包括喂养史和流行病学资料)、临床表现和大便性状可以作出临床诊断。注意寻找病因,从临床诊断和治疗需要考虑,可先根据大便常规有无白细胞将腹泻分为两组。

(1)大便常规正常者:一般考虑为单纯性腹泻"生理性腹泻"。多见于 6 个月以内婴儿,外观虚胖,常有湿疹,生后不久即出现腹泻,除大便次数增多外,无其他症状,食欲好,不影响生长发育。近年来发现此类腹泻可能为乳糖不耐受的一种特殊类型,添加辅食后,大便即逐渐转为正常。

(2)大便常规有较多的白细胞者:表明结肠和回肠末端有侵袭性炎症病变,常由各种侵袭性细菌感染所致,仅凭临床表现难以区别,必须要以大便细菌培养和毒性检测为依据。值得注意的是,小儿感染性腹泻与电解质紊乱密切相关,而严重的电解质紊乱又会加重腹泻患儿的病情,因此对腹泻患儿不仅要针对病因治疗,更要密切关注其各种电解质的改变,并及时给予纠正。

2. 脱水的评定　包括脱水的程度和性质。

(1)脱水的程度:①轻度脱水:表示有 3%~5% 体重减少或者相当体液丢失 30~50mL/kg。②中度脱水:表示有 5%~10% 的体重减少或者相当于体液丢失 50~100mL/kg。③重度脱水:表示有 10% 以上的体重减少,或者相当于体液丢失 100~120mL/kg。

(2)脱水的性质:①低渗性脱水时血清钠低于 130mmol/L;②等渗性脱水时血清钠在 130~150mmol/L;③高渗性脱水时血清钠大于 150mmol/L。

3. 营养状况的评定　根据小儿年龄及喂养史,评定体重下降、皮下脂肪减少及其过程。体重不增是营养不良的早期表现,皮下脂肪层厚度是判断营养不良程度的重要指标之一。皮下脂肪层消耗的顺序首先是腹部,其次为躯干、臀部、四肢、最后为面颊部。营养不良初期,身高并无影响,但随着病情加重,骨骼生长减慢,身高亦低于正常。结合全身系统功能紊乱及营养缺乏的临床症状和体征,典型病例的诊断并不困难。诊断营养不良的基本测量指标为身长和体重。

5 岁以下儿童营养不良的分型和分度如下。

(1)体重低下:体重低于同龄、同性别参照人群值的均值减 2 标准差(SD)以下为体重低下。如低于同年龄、同性别参照人群值的均值减 2~3SD 为中度;在均值减 3SD 以下为重度。该项指标主要反映慢性或者急性营养不良。

(2)生长缓慢:身长低于同年龄、同性别参照人群值的均值减 2SD 为生长迟缓。如低于同年龄、同性别参照人群值的均值减 2~3SD 为中度;低于均值减 3SD 以下为重度。此指标主要反映慢性长期营养不良。

(3)消瘦:体重低于同性别、同身高参照人群值的均值减 2SD 为消瘦。如低于同性别、同身高参照人群值的均值减 2~3SD 为中度;低于均值减 3SD 为重度。此项指标主要反映近期、急性营养不良。

临床常综合应用以上指标来判断患儿营养不良的类型和严重程度。以上 3 项判断营养不良的指标可以同时存在,也可仅符合其中 1 项。符合 1 项即可以作出营养不良的诊断。

4. 腹痛　因腹部疼痛,小儿会哭闹,检查腹部有压痛,只要根据患儿的表现大致评定。

5. 运动功能障碍　单纯性腹泻的患儿,运动一般不受影响,慢性长时间的腹泻不改善,会影响患儿发育以及活动参与会减少,可以参考活动能力中儿童运动功能障碍的指标进行评定。

(二) 活动和参与

1. 活动能力　轻度腹泻的患儿一般日常生活活动能力不受限,但是对于中、重度腹泻的患儿,由于生长发育受到限制,其日常生活活动能力会受到限制。对于腹泻儿童的活动能力,可以参考儿童运动发育进行评定。

(1)平衡与粗大运动:①抬头:新生儿俯卧时能抬头 1~2s;3 个月时抬头较稳;4 个月时抬头很稳。②坐:6 个月时能双手向前撑住独坐;8 个月时能坐稳。③翻身:7 个月时能有意识地从仰卧位翻身至俯卧位,然后从俯卧位翻至仰卧位。④爬:应从 3~4 个月时开始训练;8~9 个月可用双上肢向前爬。⑤站、走、跳:11 个月时可独自站立片刻;15 个月可以独自走稳;24 个月时可以双足并跳,30 个月时会单足跳。⑥ 3 岁以后:3 岁能跑,会骑三轮车,会洗手、洗脸;脱、穿简单衣服。4 岁能爬梯子,会穿鞋。5 岁能会系鞋带。6~7 岁参加简单劳动,如扫地、擦桌子、剪纸、泥塑、结绳等。

(2)精细动作:3~4 个月手握持反射消失之后手指可以活动;6~7 个月时出现换手与捏、敲等探索性动作;9~10 个月时可用拇、示指拾物,喜欢撕纸;12~15 个月时学会用钥匙,乱涂画;18 个月时能叠 2~3 块方积木;2 岁时可叠 6~7 块方积木,会翻书。

2. 患儿和家长的评定

(1)主要照料者的评定:因为很多照料者是年轻的妈妈,对腹泻疾病的认识不够,心理会存在恐慌,担心。可以采用健康调查量表36(SF-36):评定直接照料者的生活质量和躯体、心理健康状况,包括生理机能、生理职能、躯体疼痛、一般健康状况、精力、社会功能、情感职能、精神健康8个因子,另外还包括1个健康变化条目,用于评价过去1年内健康状况的总体变化情况。具体量表可参照附录6。

(2)儿童的参与能力评定:比较单一,其参与能力的评定,应根据其年龄阶段所表现的适应周围人物的能力与行为进行评定。

新生儿可以通过铃声使全身活动减少;2个月儿童能微笑,有面部表情;眼随物转动。3个月儿童头可以随看到的物品或者听到的声音转动180°,注意自身的手。4个月的儿童抓面前物体;自己玩弄手,见食物表示喜悦;较有意识的哭和笑。5个月儿童可以伸手取物;能辨别人声音。6个月儿童能望镜子中人笑,能认识熟人和陌生人;自拉衣服;自己握足玩。7个月儿童能听懂自己的名字,自己握饼干吃。8个月儿童可以注意观察大人的行动;开始认识物体;两手会传递玩具。9个月儿童看见熟人会把手伸出来要人抱;或者与人合作游戏。10~11个月能模仿成人的动作;招手、"再见";抱奶瓶自食。12个月对人和食物有喜憎之分;穿衣服合作,用杯子喝水。15个月能表示同意、不同意。18个月会表示大小便;懂命令;会自己进食。2岁能完成简单动作,如拾起地上的物品;能表达喜、怒、怕、懂。3岁能认识画上的东西;认识男、女;自称"我";表现自尊心、同情心、害羞。4岁能画人像;初步思考问题;记忆力强、好发问。5岁能分辨颜色;数10个数;知物品用途及性能。6~7岁能数几十个数;可以简单加减;喜欢独立自主。

五、康复治疗

(一)物理因子治疗

1. 穴位激光照射　主穴取天枢、足三里、上巨虚、神阙止泻。每次选2~3穴。用氦氖激光器,波长632.8nm,功率1.5mW,光斑直径1~2mm,出光口离皮肤30cm,每穴照射3~5min。每日照射1~2次。

2. 超短波　患儿仰卧,根据患儿的体型选用合适的2个电极板,分别置于腹部及与腹部相对应的部位,电极与腹部皮肤间隙为2~3cm,根据患儿年龄、病情轻重、腹壁脂肪厚度采用1级剂量,电流量控制在40~60mA,每次治疗8~15min。

3. 微波　患儿取仰卧,微波治疗机在腹部30cm高度做垂直照射治疗,输出方式为脉冲式微波,功率:年龄在2个月~2岁选择10~15W,3~5岁选择15~20W,时间为每次每侧15min,每日2次,5d为1个疗程。

4. 磁疗　患儿仰卧位,神阙穴常规消毒后,贴敷磁片,磁场的强度以患儿耐受为主。治疗30min,每日1次。

5. 中频药物导入法　取专用中药贴片,一电极药垫置于神阙穴(肚脐),另一电极药垫置于一侧大肠俞穴(第4腰椎棘突下旁开1.5寸),将电极对置放在贴片上,根据患儿年龄及耐受情况选择治疗参数,每日1次,每次20min,连续做7d。以微热量即可。

(二)传统疗法

1. 推拿治疗

(1)治疗原则:推拿治疗腹泻的治疗原则以调脾止泻为主。根据患儿症状的虚实,辨证论治。虚证则应补之,实则泻之。婴儿腹泻基本的穴方:揉龟尾、推七节、摩腹、揉脐、推大肠经(上推为补,下推为清,来回推为调大肠)、补脾经(自拇指指端外侧推向指根部)。七节骨自下向上推为补,逆时针摩腹,肚脐以轻手法的摩揉,大肠经的上推,用于虚证泄泻。相反的七节骨的自上而下推、顺时针摩腹、重手法的揉按肚脐、大肠经的下推,用于实证泄泻。不论虚实小儿多脾胃虚弱,脾经多用补法。同时根据患者的发病病机,针对性地选用小儿的穴位。

伤食泻:清大肠、掐揉四缝、揉中脘、天枢、退六腑。

风寒泻：调大肠、摩腹、上推七节骨、拿风池、拿肩井。

湿热泻：基本穴方用清法，清小肠、退六腑、揉三阴交。

脾虚泻：基本方用补法，推上三关、点揉足三里、捏脊。

脾肾阳虚泻：基本方用补法，加上补肾、推上三关、丹田。

辨证应用：大便次数多，应多推大肠穴，多揉龟尾穴。如大便成块或呈蛋花样，应多摩腹、多揉中脘穴。如患儿时常哭，可能由阵发性腹痛引起，应多拿肚角、多揉肚脐部。如发热，应多推天河水及六腑穴。如患儿瘦弱，营养不良，应多推脾土穴、三关穴、捏脊等。

（2）治疗方法

1）推大肠

体位：患儿取家长抱坐位或仰卧位。治疗师取坐位置于对面。

定位：示指桡侧缘，自指尖至虎口成一条线。

手法准备：治疗师左手拇、示指呈八字分开与余三指相对夹持患儿左手（以患儿左手为例，治疗师示指抵住患儿拇指指间关节处），右手拇指螺纹面或桡侧缘施术，余四指自然弯曲置合适位置以助力。

操作：自示指桡侧缘指尖推向至虎口，为补大肠。具有温中止泻作用。自示指桡侧缘虎口端推向指尖，为清大肠。具有清利大肠湿热作用。可辅以介质（如清水、滑石粉等）。

强度：要求动作灵活柔和，力度适中，所施压力均匀，直推 100~200 次（图 8-1）。

2）推七节骨

体位：患儿俯卧位。治疗师居患儿体侧或位于其足侧。

定位：从第 4 腰椎到尾骨端成一条线。

手法准备：治疗师用拇指端桡侧缘或示、中二指螺纹面置于所施部位。

操作：①上七节骨，自尾骨端匀速推向第 4 腰椎，具有温阳止泻作用。自下而上（图 8-2A）。②下七节骨，自第 4 腰椎匀速推向尾骨端，具有泻热通便的作用。自上而下（图 8-2B）。

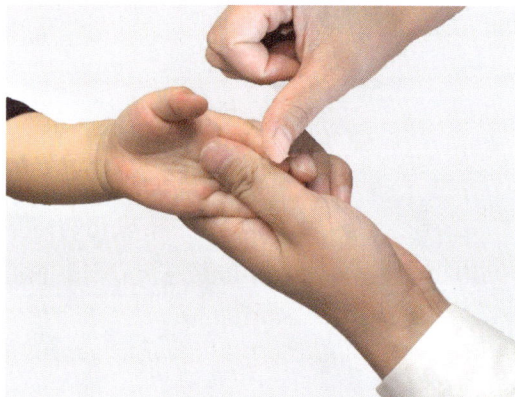

图 8-1　推大肠

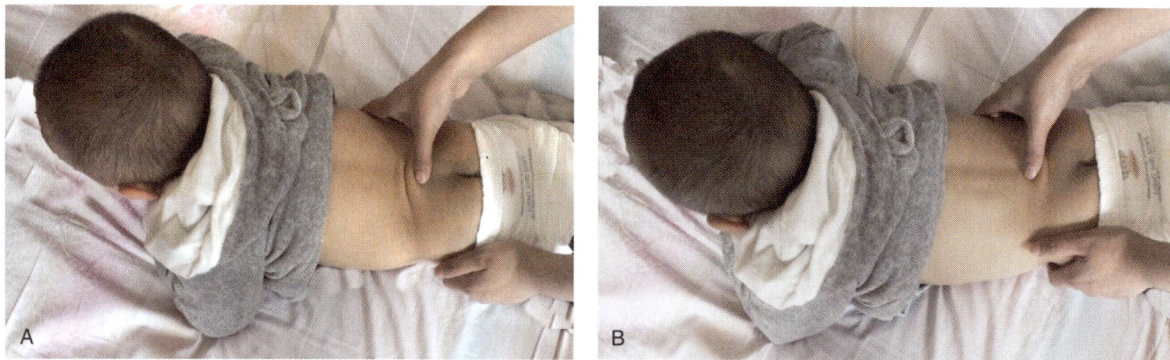

图 8-2　推七节骨
A. 上七节骨；B. 下七节骨。

强度：要求动作灵活柔和，力度适中，所施压力均匀，移行速度匀速，直推 100~300 次；或以皮肤发红为度。

3）揉龟尾穴

体位：患儿俯卧位；治疗师居患儿体侧或位于其足侧。

定位：尾骨末端。

手法准备：治疗师用拇指或示、中指端吸附于施术部位。

操作：用拇指或者中指端揉，具有止泻、亦能通便的作用。

强度：要求动作灵活柔和，力度适中，所施压力均匀，以揉法带动皮下组织做上下、左右或环旋运动（勿在体表摩擦），环揉100~300次（图8-3）。

4）摩腹

体位：患儿仰卧位；治疗师居患儿体侧或位于其后侧。

定位：腹部（以脐为中心）。

手法准备：治疗师用手掌或四指并拢指腹置于所施部位（以脐为中心）。

操作：如果小儿伴有腹胀、呕吐，则需要先顺时针摩腹3~5min，然后再逆时针缓摩。如没有则治疗师用掌面做逆时针方向摩腹。

强度：要求动作灵活柔和，摩动速度、压力宜均匀柔和、平稳着实，以不带动皮下组织为宜，以脐为中心做环旋摩动，摩腹5min，以手心或指腹发热为度（图8-4）。

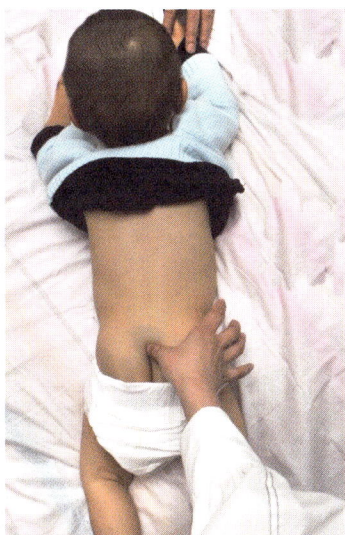

图8-3　揉龟尾穴

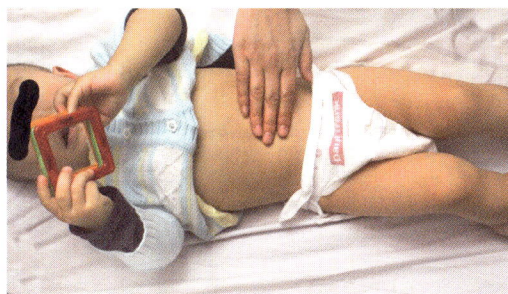

图8-4　摩腹

5）补脾土

体位：患儿取抱坐位或仰卧位。治疗师取坐位居于对面。

定位：拇指外（桡）侧缘。

手法准备：治疗师用左手拇指与余四指相对夹持患儿左手（以左手为例），拇指屈曲，治疗师右手拇指螺纹面或桡侧缘施术，置于患儿拇指桡侧缘远端，左手示、中指置于患儿拇指尺侧缘以助力。

操作：从拇指桡侧缘指尖端方向推向指根处，为补脾土，具有健脾胃、补气血之功。可辅以介质（如清水、滑石粉等）。

强度：要求动作灵活柔和，力度适中，所施压力均匀，移行速度匀速，直推100~500次；或以皮肤发红为度（图8-5）。

6）推小肠穴

体位：患儿取抱坐位或俯卧位，治疗师取坐位居于对面或体侧。

定位：小指尺侧边缘，掌指关节至指尖呈一直线。

手法准备：治疗师用左手拇指与余四指屈曲相对夹持患儿左手（以左手为例），患儿拇指自然放松，治疗师右手拇指螺纹面或桡侧缘施术，置于患儿小指尺侧边缘掌指关节或指尖处，余四指自然弯曲置合适位置以助力。

操作：沿小指尺侧边缘，自指尖推向掌指关节处为补，具有温补下焦作用。自掌指关节处为推向指尖为清小肠，具有化积、泻热作用。可辅以介质（如清水、滑石粉等）。

强度：要求动作灵活柔和，力度适中，所施压力均匀，移行速度匀速，直推100~300次；或以皮肤发红为度（图8-6）。

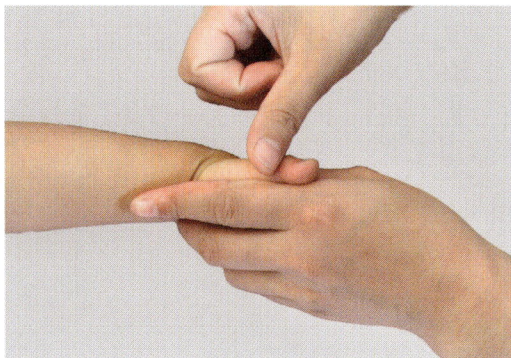

图8-5　补脾土

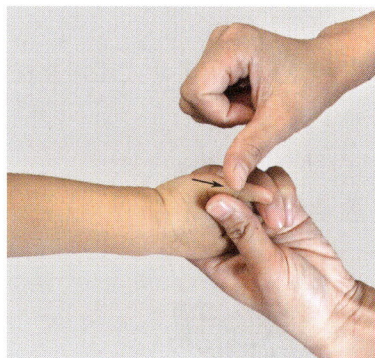

图8-6　推小肠穴

7）捏脊

体位：患儿俯卧位。治疗师取坐位。

定位：第7颈椎棘突下（大椎穴）至尾骨端（长强穴）成一直线。

手法准备：治疗师两拇指伸直，两拇指分置于脊柱两侧，指面向前，两手示、中指前按，腕关节微屈。

操作：治疗师以两手拇指与示、中指相对夹持用力将皮肤捏起，并轻轻提捻，双手交替自下而上捻动，每捏3次提拉1次。

强度：要求动作灵活柔和、力度均匀、滑行速度均匀，以患儿可耐受疼痛程度为宜；同时可据年龄、体质强弱不同，调节用力的大小。捏3~5遍（图8-7）。

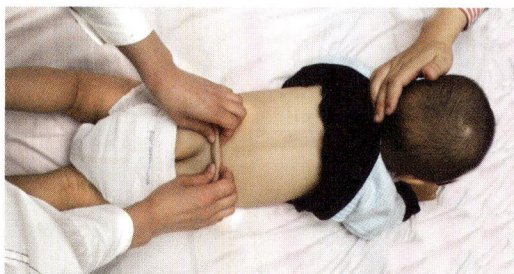

图8-7　捏脊法

8）揉板门

体位：患儿取抱坐位或仰卧位，治疗师取坐位居于体侧。

定位：手掌大鱼际平面。

手法准备：治疗师用对侧手拇指与余四指屈曲相对夹持患儿的手尺侧，患儿拇指自然放松。治疗师用同侧手拇指螺纹面与屈曲示、中指相对夹持患儿手的桡侧，用力吸附于手掌大鱼际平面。余指自然弯曲置患儿手背位置。

操作：治疗师同侧手的拇指用力用拇指揉板门穴，做上下、左右或旋揉运动；多用于乳食停积、食欲不振等。可辅以介质（如清水、滑石粉等）。

强度：要求动作灵活柔和，力度适中，所施压力均匀，以带动皮下组织做上下、左右或环旋运动（勿在体表摩擦），环揉100~200次（图8-8）。

9）推三关

体位：患儿取抱坐位或仰卧位，治疗师取坐位居于体侧。

定位：在前臂掌侧面的桡侧缘，从腕关节到肘关节。

手法准备：治疗师用左手拇指与余四指屈曲相对夹持患儿左手掌部以固定（以左手为例），掌心向上，治疗师右手示、中指并拢，保持一定紧张度，余指自然屈曲，自腕关节平前臂桡侧缘始向肘关节部做推动。

操作：治疗师前臂主动施力，以并拢的示、中二指指腹自腕关节平前臂桡侧缘始向肘关节部做快速推动。多用于虚寒证，非虚寒证者慎用。可辅以介质（如清水、滑石粉等）。

强度：要求动作灵活柔和，力度适中，所施压力均匀，移行速度匀速，直推100~200次；或以皮肤发红为度（图8-9）。

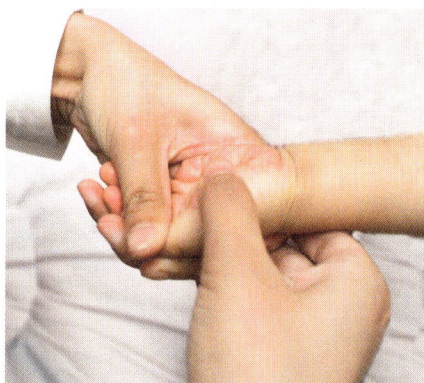

图8-8　揉板门

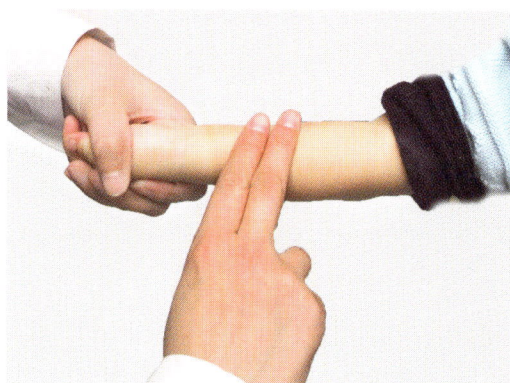

图8-9　推三关

10）揉神阙

体位：患儿仰卧位，治疗师居患儿体侧。

定位：肚脐。

手法准备：治疗师腕关节略背伸，前臂、腕关节及掌指、指间关节保持一定紧张度，大拇指指腹吸附于肚脐正中（神阙穴）。

操作：治疗师以肘部为支点，前臂主动下压施力以皮肤凹陷3~5mm为宜，同时前臂主动运动带动大拇指做顺时针方向小幅度的上下、左右或旋揉运动，带动皮下组织运动。

强度：要求动作灵活柔和，揉动速度、压力宜适中、平稳着实，带动皮下组织运动为宜，以防小儿感觉疼痛哭闹影响治疗。揉神阙5~6min，以指腹发热为度（图8-10）。

11）按揉中脘

体位：患儿仰卧位，治疗师居患儿体侧。

定位：脐上4寸（剑突下端至脐连线之中点）。

手法准备：治疗师腕关节略背伸，前臂、腕关节及掌指、指间关节保持一定紧张度，大拇指指腹吸附于脐上4寸（中脘穴）。

操作：治疗师以肘部为支点，前臂主动下压施力以皮肤凹陷3~5mm为宜，同时前臂主动运动带动大拇指做顺时针方向小幅度地上下、左右或按运动，带动皮下组织运动。

强度：要求动作灵活柔和，揉动速度、压力宜适中、平稳着实，带动皮下组织运动为宜，以防小儿感觉疼痛哭闹影响治疗。按揉中脘30~50次（图8-11）。

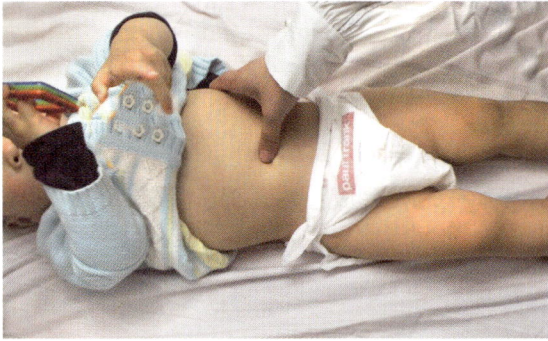

图 8-10 揉神阙

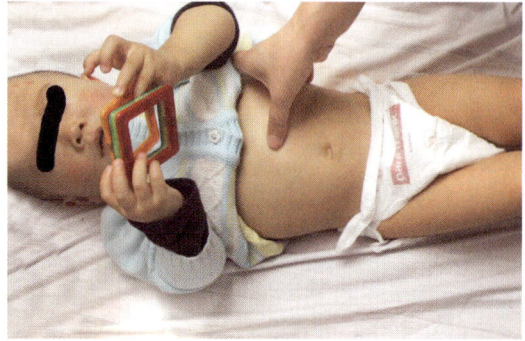

图 8-11 按揉中脘

12）按揉足三里

体位：患儿仰卧位，治疗师居患儿体侧。

定位：足三里穴位于外膝眼下四横指、胫骨边缘。找穴时左腿用右手、右腿用左手。患儿四指并拢尺寸即为 3 寸。

手法准备：治疗师拇指略背伸，保持一定紧张度，余四指自然屈曲以协助助力，拇指指腹吸附于足三里穴。

操作：治疗师以第 1 掌指关节为支点，拇指主动下压施力同时主动做顺（逆）时针方向小幅度地上下、左右或环旋揉动，带动皮下组织运动。有增强机体免疫力的作用。

强度：要求动作灵活柔和，按揉速度、压力宜适中、平稳着实，带动皮下组织运动为宜。宜 80~100 次 /min，2~3min（图 8-12）。

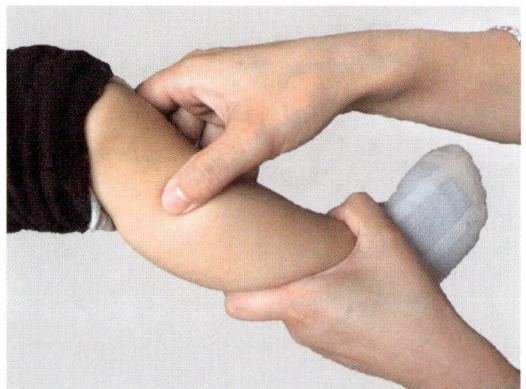

图 8-12 按揉足三里

13）揉背部俞穴

体位：患儿俯卧位，治疗师居患儿体侧。

定位：①脾俞：足太阳膀胱经穴位。第 11 胸椎棘突下旁开 1.5 寸。②胃俞：足太阳膀胱经穴位。第 12 胸椎棘突旁下旁开 1.5 寸。③三焦俞：足太阳膀胱经穴。第 1 腰椎棘突下旁开 1.5 寸。④大肠俞：足太阳膀胱经穴位。第 4 腰椎棘突下旁开 1.5 寸。左右髂嵴的最高处连线通过第 4 腰椎骨。

手法准备：治疗师双手拇指略屈曲，保持一定紧张度，余四指自然屈曲置于体侧以协助助力，拇指指腹吸附于脾俞、胃俞、三焦俞、大肠俞。

操作：治疗师以第 1 掌指关节为支点，拇指主动下压施力同时主动做顺（逆）时针方向小幅度地上下、左右或环旋揉动，带动皮下组织运动。双侧可依次交替进行，亦可同时进行。可调节脏腑功能。

强度：要求动作灵活柔和，按揉速度、压力宜适中、平稳着实，带动皮下组织运动为宜。宜 80~100 次 /min，2~3min（图 8-13、图 8-14、图 8-15、图 8-16）。

14）分推腹阴阳

体位：患儿仰卧位，治疗师居患儿体侧。

位置：腹阳，在左侧季肋区；腹阴，在右侧季肋区。

手法准备：双手拇指略背伸，余四指并拢呈八字分开，双手掌心相对，双侧拇指与同侧肋弓相平行，余四指置于两侧季肋区。

操作：治疗师以中脘穴指脐平面，依次沿肋弓走行方向向两侧季肋区滑行。双手一般同时进行。

强度：要求动作灵活柔和，滑行速度、压力宜适中，分推 100~200 次（图 8-17）。

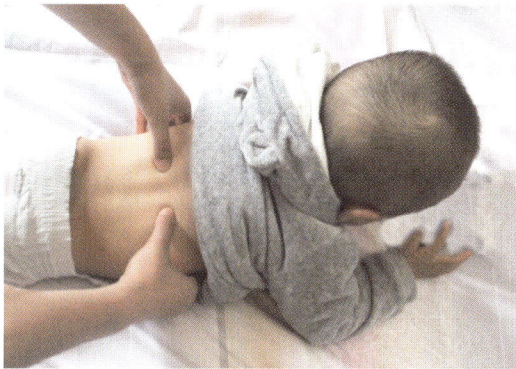

图 8-13　揉脾俞

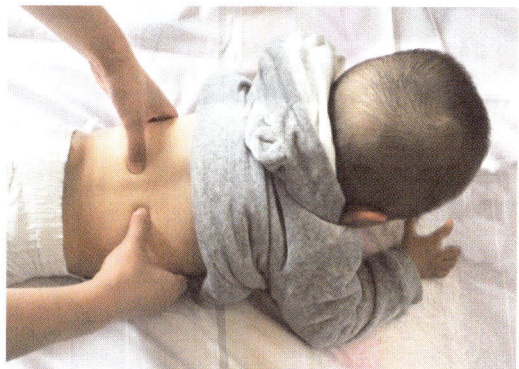

图 8-14　揉胃俞

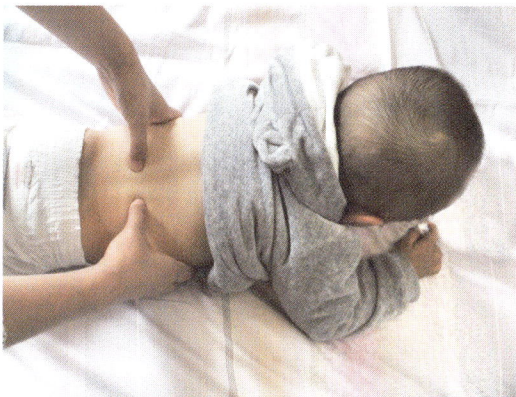

图 8-15　揉三焦俞

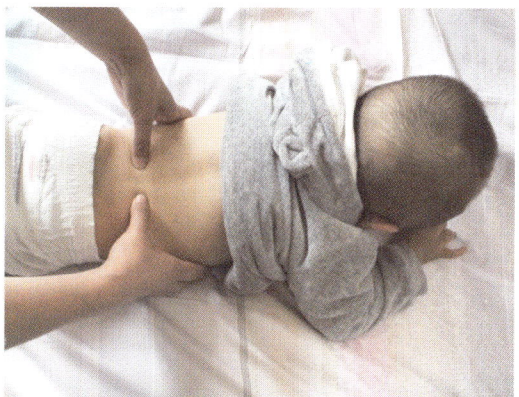

图 8-16　揉大肠俞

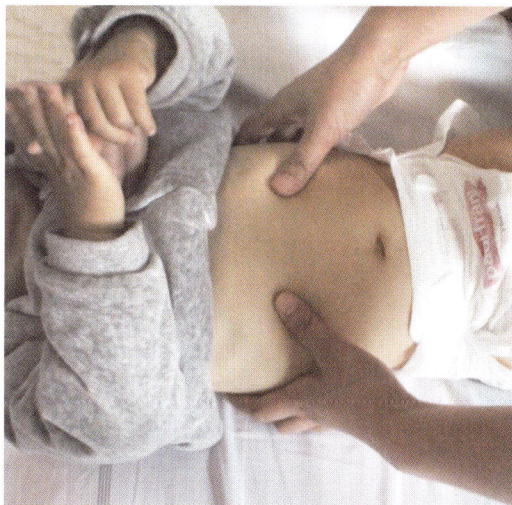

图 8-17　分推腹阴阳

（3）注意事项

1）小儿推拿介质：小儿皮肤娇嫩，按摩时需注意保护皮肤。在操作时，为减轻摩擦，避免皮肤损伤，提高治疗效果，常使用一些介质。①生姜汁：取鲜生姜适量切碎、捣烂，取汁饮用。可用于风寒感冒，或胃寒呕吐及腹痛、腹泻等。②滑石粉：常用于小儿推拿摩擦类手法。夏季用于出汗部位，可以保护医生、患儿皮肤，有利于手法操作。具有清热利窍，渗湿润燥的作用。③鸡蛋清：把生鸡蛋打一小洞，然后倒置，取渗出的蛋清使用。用于消化不良、热性病，或久病后期烦躁失眠、手足心热等病症。④薄荷水：取鲜薄荷叶或干薄荷叶(鲜者最好),浸泡于适量的开水中,容器加盖存放 8h 后,去渣取液应用。可用于不同程度的小儿腹泻,尤其对于因内热引起的腹泻有一定的效果。

2)小儿推拿手法要求:均匀、柔和、轻快、持久。推拿主要应用于轻型腹泻和慢性腹泻,对于重型腹泻、严重脱水及酸碱平衡失调者应去儿科采取综合治疗。辨证取穴:健脾和胃是关键,揉腹(揉中脘、揉神阙、揉天枢)、揉脾俞、揉胃俞、揉足三里使脾胃等消化器官的兴奋性提高,增强消化吸收功能。频率一般在 200~300 次 /min,该疗法最大优势是不用针药,无痛苦,无毒副作用,患儿依从性良好,便于实施。

3)小儿推拿体位:原则上以使小儿舒适为宜,并能消除其恐惧感,选择便于操作治疗的体位。

4)小儿推拿的环境:应选择避风、避强光、噪声小的地方;室内保持整洁,空气清新,温度适宜。冬季推拿时双手宜暖。小儿过饥或过饱,均不利于推拿疗效的发挥。在小儿哭闹之时,要先安抚好小儿的情绪,再进行按摩。小儿皮肤娇嫩,按摩时切勿抓破小儿皮肤。家庭按摩一般可使用按摩油或爽身粉等介质,以防按摩时皮肤破损。

5)小儿推拿强度:小儿按摩一次的总时间为 10~20min。但是由于病情和小儿年龄的不同,在按摩次数和时间上也有一定的差别。年龄大、病情重,按摩次数多,时间相对长。反之,次数少,时间短。一般每日 1 次,重症每日 2 次,3~5d 为 1 个疗程。少数慢性腹泻患儿需长时间的治疗,7~10d 为 1 个疗程。1 个疗程结束后,可休息数日,然后进行下一个疗程的治疗。

6)小儿推拿禁忌证:创伤性出血;皮肤破损、皮肤溃疡;烧伤、烫伤;急性、慢性传染病;癌症及危重病症等。

2. 中药　中药治疗对本病有一定的效果,具体用药应在有资质的中医师指导下,按照个体化原则,辨证论治。

3. 针灸疗法　常用体针穴位见图 8-18、图 8-19、图 8-20。

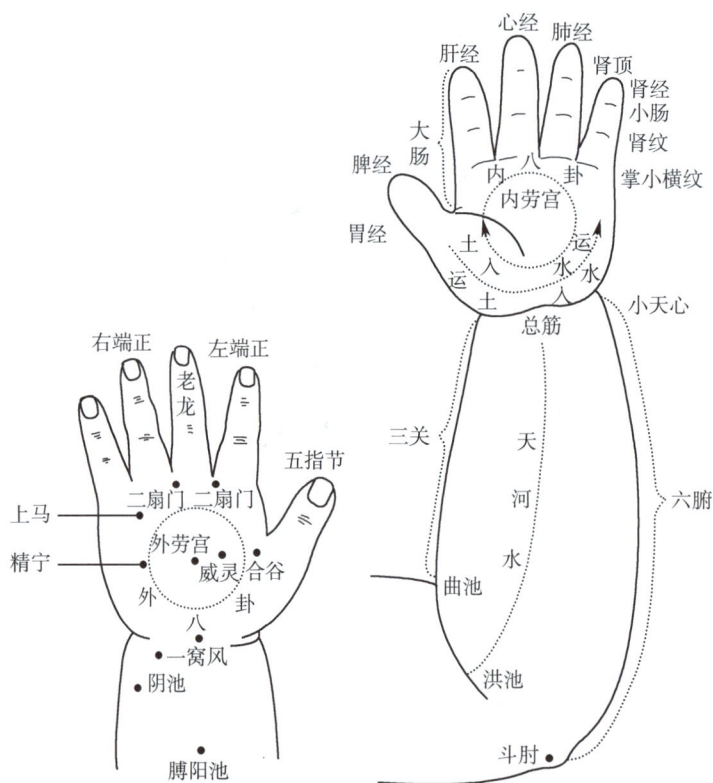

图 8-18　小儿推拿上肢穴位图

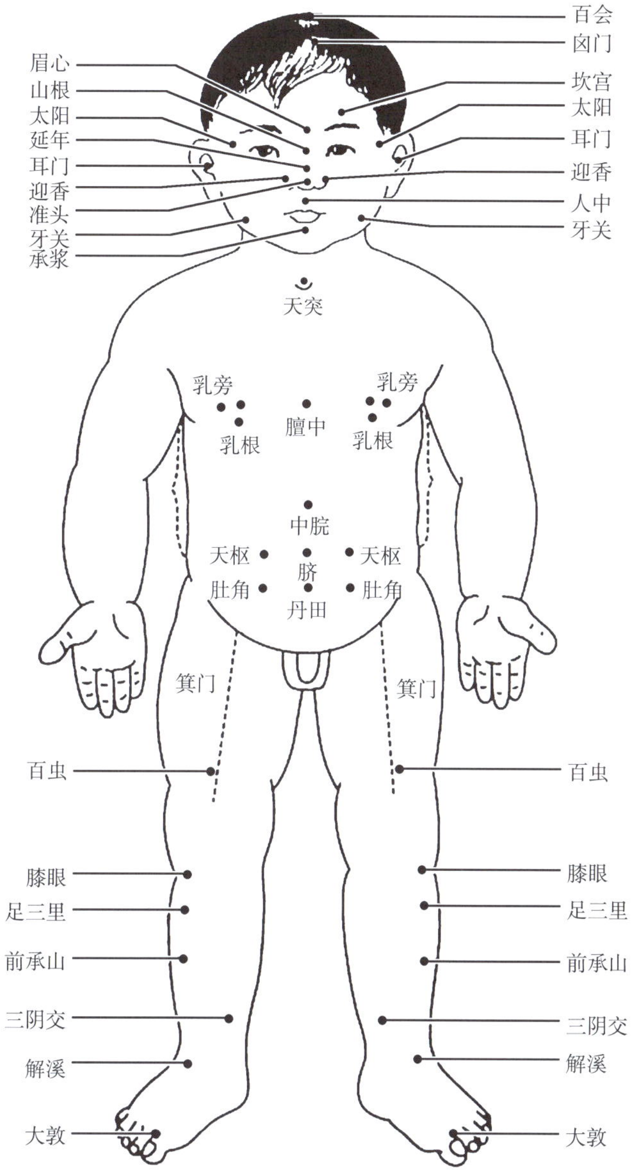

百会
囟门
眉心
山根
坎宫
太阳
太阳
延年
耳门
耳门
迎香
迎香
准头
人中
牙关
牙关
承浆
天突
乳旁
乳旁
膻中
乳根
乳根
中脘
天枢
天枢
脐
肚角
肚角
丹田
箕门
箕门
百虫
百虫
膝眼
膝眼
足三里
足三里
前承山
前承山
三阴交
三阴交
解溪
解溪
大敦
大敦

图 8-19 小儿推拿正面穴位图

(1)针灸：主穴取足三里、四缝、长强。配穴取天枢、关元、神阙、曲池、三阴交。一般仅取一主穴，如疗效不显著可加用或改用配穴。以 30 号 1 寸长毫针，针足三里，直刺 5~6 分(1 分 =3.333mm)，行针捻转提插或震颤之法，约运针 30s 后起针。四缝，亦可取双手示指到小指掌侧面所有近端指关节屈曲处横纹正中点，均以毫针(25 号)或三棱针点刺，挤去黄白色黏液。长强，取俯卧位，采用半刺法，于尾骨端下缘进针，沿尾骨与直肠之间刺入 3~5 分，破皮即为得气，浅刺而疾出针。每日 1 次，不计疗程。天枢、关元、三阴交针法同足三里。热度较高时，曲池穴宜点刺出血。寒湿泻加关元、气海。湿热泻加用曲池、内庭；脾虚泻加用足三里、公孙。肾阳虚泻加用肾俞、命门。伴有高热，可大椎、曲池穴点刺出血。呕吐者，可加用内关穴以止呕。积食者加用，四缝穴点刺。精神萎靡者加百会穴(头部穴位针刺仅适用于患儿囟门已闭合者)。针灸治疗必须有专业针灸医师进行。

(2)艾灸：主穴取中脘、天枢、神阙、止泻。配穴取足三里、上巨虚；呕吐加内关、公孙；发烧加大椎、曲池。止泻穴位置在前正中线，脐下 2.5 寸。主穴为主，如效果不显著或某些症状明显时，加取配穴 1~2 穴。主穴用灸法：配穴用刺法，得气后略作轻而慢的提插捻转即去针，每日 1 次。艾灸神阙穴，既可温阳散寒除湿，又可清利湿热，为治疗泄泻的要穴。艾灸脾俞穴，刺激脾俞穴，将温热渗透机体，达到温中散寒、健脾止泻

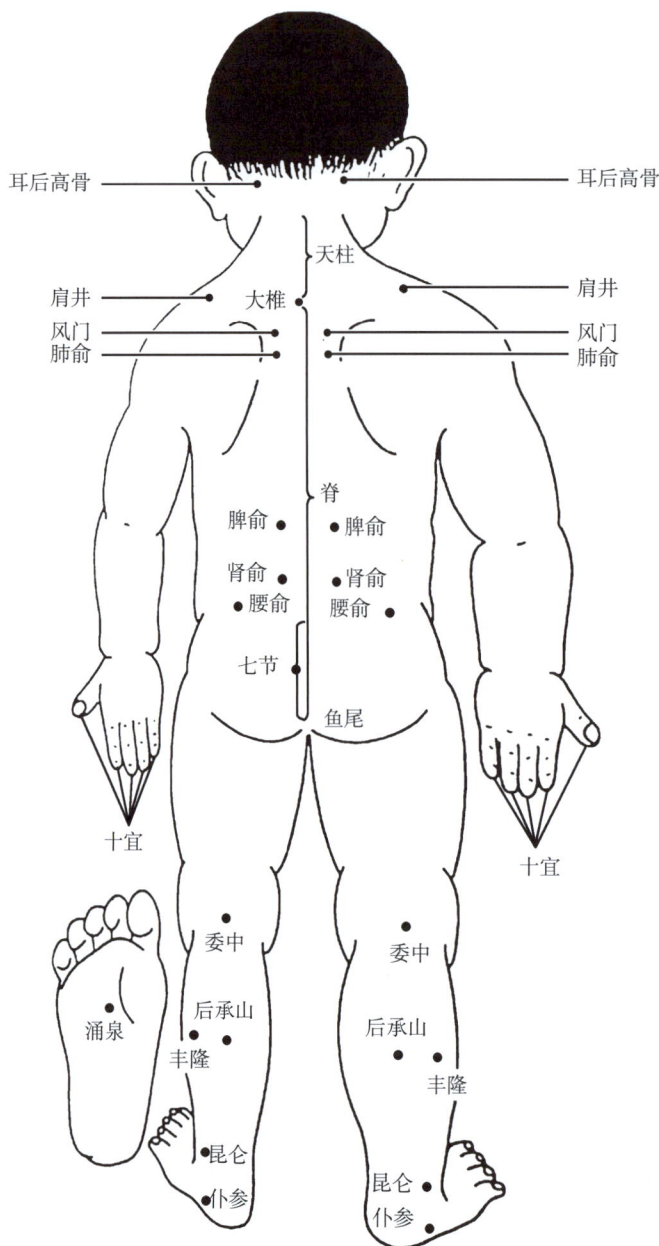

图 8-20　小儿推拿背面穴位图

的功效。可以提高患儿血清及肠道免疫蛋白,增强免疫力,改善慢性腹泻症状。伴有呕吐或者受寒后引起腹泻的患儿,在脐部放置厚约 0.3cm 的姜片,在中心处用针穿刺数孔,上置艾柱,点燃以温热即可,直到局部皮肤潮红为止。

注意:小儿皮肤娇嫩,艾灸时应注意观察患儿皮肤颜色以及面部表情的变化,避免烫伤。

(3)穴位贴敷:将中药吴茱萸 30g、丁香 2g、胡椒 30 粒研成细末,每次取 1.5~2g,用陈醋或者蜂蜜调成糊状,敷在脐部,以纱布固定,每日 1 次。运用中药和神阙穴的双重作用,达到止泻的作用,多适用于寒湿泻和脾虚泻。

六、预后及健康教育

(一) 预后
婴儿腹泻在得到及时的治疗及康复后一般预后良好。但体质衰弱(如重症营养不良和佝偻病)的患儿,由于机体代谢调节功能较差,抵抗力低下,容易发生各种并发症,使腹泻迁延不愈,预后较差。新生儿、早产儿病情易于迅速恶化,预后也较差。

（二）健康教育

1. 服母乳的一定要注意母亲的饮食情况。轻症患者原则上不需要禁食,但应停止进食不容易消化的食物和脂肪类食物,每次喂食量应少于先前,宜食用单纯、容易消化的食物,例如牛奶应该淡一些,中间加喂一些糖、盐水,吃奶的次数也适当减少等。随着病情的好转,饮食可以由少到多,直到恢复正常的饮食,不注意这点,会影响疗效甚至无效。

2. 合理喂养,提倡母乳喂养,适当延长哺乳时间,每次喂奶时间约为10min,以减轻患儿的肠胃负担。在小儿健康、消化功能正常时添加辅食,注意由少到多、由细到粗、由稀到稠,由一种到多种。人工喂养者应根据具体情况选择合适的代乳品。

3. 养成良好的卫生习惯,注意乳品的保存和奶具、食具、便器、玩具和设备的定期消毒。尿布选择宜用柔软布类材质,防止不透气导致患儿红臀,并及时更换。便后指导患儿家属应用温水清洁患儿臀部,保持干燥,同时对会阴部进行清洁,防止尿路感染。患儿需具备专用衣物、餐具、尿布,且操作前后洗手,防止出现交叉感染。

4. 对于生理性腹泻的婴儿应避免不适当的药物治疗、不要由于婴儿便次多而怀疑其消化能力,建议先按时添加辅食,也可以接受物理治疗控制病情。

5. 适当进行户外运动,多晒太阳,注意补钙和补充维生素 D。佝偻病者应及时治疗,预防营养不良和肠道外感染。天气变化时注意增减衣物,天冷时腹部受凉肠道蠕动会加剧,天热时胃酸会增多,消化酶会减少所以要多喝水。

（陈瑞全　吴建贤）

第九节　肝　硬　化

一、概述

（一）定义

肝硬化（liver cirrhosis）是各种慢性肝病进展至以肝脏弥漫性纤维化、假小叶形成、肝内外血管增殖为特征的病理阶段。代偿期无明显临床症状,失代偿期以门静脉高压和肝功能严重损伤为特征,患者常因并发腹水、消化道出血、脓毒症、肝性脑病、肝肾综合征和癌变等导致多脏器功能衰竭而死亡。

（二）病因

1. 病毒性肝炎　乙型肝炎、丙型肝炎和丁型肝炎病毒的长期感染均可引起肝硬化,尤其是上述类型肝炎病毒的重叠感染更易导致肝硬化。在我国,慢性乙型肝炎是引起肝硬化的主要原因。甲型和戊型肝炎一般不发展为肝硬化。

2. 酒精性肝病　酒精性肝病是由于长期大量饮酒导致的肝脏疾病。初期通常表现为脂肪肝,进而可发展成酒精性肝炎、肝纤维化和肝硬化。一般超过 5 年饮酒史,乙醇量摄入量男性 ≥40g/d,女性 ≥20g/d;或 2 周内有大量饮酒史,折合乙醇量 >80g/d,容易发生酒精性肝病。

3. 非酒精性脂肪性肝病（non-alcoholic fatty liver disease,NAFLD）　非酒精性脂肪性肝病（NAFLD）是一种与胰岛素抵抗（IR）和遗传易感密切相关的代谢应激性肝损伤,疾病谱包括非酒精性单纯性肝脂肪变、非酒精性脂肪性肝炎(non-alcoholic steatohepatitis,NASH)、肝硬化和肝细胞癌(hepatocellular carcinoma,HCC)。NAFLD 不仅可以导致肝病,还与代谢综合征、2 型糖尿病、动脉硬化性心血管疾病及结直肠肿瘤等的高发密切相关。随着肥胖和代谢综合征的流行,NAFLD 已成为我国第一大慢性肝病和健康查体转氨酶异常的首要原因。

4. 胆汁淤积　根据发生部位可分为肝内和肝外胆汁淤积两类。肝内胆汁淤积分为肝细胞性和胆管细胞性,包括原发性胆汁性肝硬化(primary biliary cirrhosis,PBC)、原发性硬化性胆管炎(primary sclerosing cholangitis,PSC)及合并自身免疫性肝炎重叠综合征、特发性成人肝内胆管缺失症、管壁发育异常(如肝内胆管错构瘤和 Caroli 综合征)、囊性纤维化、药物性胆管病、移植物抗宿主病、良性复发性肝内胆汁淤积、进行性家族性肝内胆汁淤积、妊娠肝内胆汁淤积症等。肝外胆汁淤积主要疾病和病因有 PSC、胆管结石、先天性胆管闭锁、胆总管 / 奥迪括约肌狭窄、胆管寄生虫病、胆总管囊肿、肿瘤性疾病(胆总管癌、肝细胞癌侵及胆管、壶腹部癌、胆总管旁淋巴结转移压迫)、胰腺疾病(胰腺癌、胰腺囊肿和慢性胰腺炎)等。

5. 寄生虫感染　包括血吸虫病、华支睾吸虫病等。血吸虫病患者,由于虫卵沉积于汇管区引起炎症,肉芽肿和纤维组织增生,导致窦前性门静脉高压。寄生虫感染导致的肝硬化,形态学上属再生结节不显著性肝硬化。

6. 药物或化学毒物　如四氯化碳、甲氨蝶呤等可直接对肝脏产生损害;氟烷、异烟肼等则先引起人体变态反应,然后引起肝脏损害。

7. 循环障碍　如慢性充血性心力衰竭、缩窄性心包炎、肝静脉和 / 或下腔静脉阻塞,可致肝脏长期淤血,最终演变成淤血性肝硬化。

8. 遗传代谢性疾病　常由于遗传或先天性酶的缺陷导致人体代谢障碍,代谢产物沉积于肝脏,引起肝细胞坏死和肝脏纤维化。如肝豆状核变性(铜沉积)、血色病(铁沉积)和半乳糖血症等。

9. 免疫障碍　常见的是自身免疫性肝病。该病女性多见。白种人发病率高。临床以循环自身抗体、高丙种球蛋白血症及界面性肝炎为特征。该病可进展为肝硬化。

10. 隐源性　部分肝硬化原因不明,其中部分隐源性肝硬化可能为非酒精性肝病发展而来。

(三) 流行病学

肝硬化是我国常见疾病和主要致死原因之一。华中科技大学同济医学院附属同济医院曾统计 25 年来住院的肝硬化患者 1 839 例,占同期住院总人数的 0.66%,占消化病系总人数的 2.8%。该病发病年龄以 21~50 岁多见,占肝硬化患者总数的 85.2%。男女发病比例为(3.6~8):1,中年男性肝硬化最为突出。我国是乙型肝炎发病大国,乙型肝炎病毒(hepatitis B virus,HBV)感染率达 10% 左右。在慢性乙型肝炎中,约有 10%~20% 的患者 5 年后会发展为肝硬化,其中又有 20%~23% 为失代偿性肝硬化。另外我国人群中丙型肝炎病毒(hepatitis C virus,HCV)的感染率为 3%~5%(全球丙肝病毒的感染率为 3%),其中近 20% 的患者发展为肝硬化。

二、临床表现及处理

(一) 临床表现

肝硬化通常起病隐匿,病程发展缓慢,可潜伏数年至 10 年以上。轻者可无临床症状,重者出现肝衰竭。临床上一般将肝硬化分为肝功能代偿期和肝功能失代偿期。

1. 肝功能代偿期

(1)症状:大多数患者无临床症状,或出现非特异性的乏力及消化道症状,如纳差、厌油、腹胀、上腹隐痛、恶心等表现,上述症状多因劳累、感染而出现,休息后可缓解。

(2)体征:营养状况一般无异常,部分患者可见肝病面容、肝掌、蜘蛛痣及毛细血管扩张;肝脏轻度肿大,表面光滑,质地偏硬,无压痛或有轻度压痛。脾脏可轻度肿大。

(3)辅助检查:实验室检查可有轻度贫血,白细胞及血小板减少。肝功能正常或基本正常,但血清丙种球蛋白呈不同程度增高。

1)影像学检查:包括 B 超、CT 和 MRI 等,可显示门静脉内径轻度增宽或脾脏轻度肿大。瞬时弹性成像(transient elastography,TE)和磁共振弹性成像(magnetic resonance elastography,MRE)已成为目前无创性诊断和评定肝纤维化较有前景的方法。肝硬度值(liver stiffness measurement,LSM)或 TE 是无创诊断肝纤维化及早期肝硬化最简便的方法。

2)内镜检查:是筛查消化道静脉曲张及评定出血风险的“金标准”,90% 肝硬化患者静脉曲张发生在食管和 / 或胃底,胃镜检查可直接观察食管及胃底有无静脉曲张,了解其曲张程度和范围,并可确定有无门静脉高压性胃病。10% 左右肝硬化患者静脉曲张发生在十二指肠、小肠及大肠等少见部位,称为异位静脉曲张。

(4)肝组织活检:是诊断与评价不同病因致早期肝硬化及肝硬化炎症活动程度的“金标准”。肝硬化在组织学上定义为纤维间隔分隔包绕肝小叶致小叶结构紊乱,肝细胞结节性再生,假小叶结构形成。

2. 肝功能失代偿期　该期患者症状明显,主要为肝功能减退和门静脉高压两大类临床表现,同时可有全身多系统症状,并可出现上消化道出血和肝性脑病等并发症的临床表现。

(1)肝功能减退的临床表现

1)全身症状和体征:主要表现为一般情况与营养状况较差、精神不振、消瘦(体重下降随病情加重逐渐明显)、乏力明显。严重者因衰弱而卧床不起、皮肤干枯、肝病面容,可有不规则低热、夜盲、水肿。有肝细胞坏死者,可出现黄疸(黄疸通常提示患者肝功能储备已明显减退,黄疸呈持续性或进行性加深提示预后不良)。

2)消化系统表现:患者因消化道淤血水肿、肠道菌群失调及胆盐、胰酶分泌减少,出现腹泻、腹胀、食欲减退等症状。患者可有肝区隐痛。部分患者消化道出血,表现为呕血与黑便,尤其是食管静脉曲张破裂大出血者,可见大量呕吐鲜血,患者可出现休克症状和体征。

3)血液系统表现:主要表现为出血倾向和贫血。患者常有牙龈、鼻腔出血,皮肤紫斑和胃肠道出血倾向。女性可有月经过多表现。出血倾向与肝脏合成凝血因子减少、脾功能亢进和毛细血管脆性增加有关。患者常有不同程度的贫血,可见黏膜、指甲苍白或指甲呈匙状,并有头晕乏力等表现。贫血原因主要是肝硬化患者营养不良、肠吸收障碍、消化道出血和脾功能亢进等因素引起。

4)内分泌紊乱:男性可有性欲减退,睾丸萎缩,毛发脱落、乳房发育;女性可发生月经失调、闭经、不孕等。引起上述症状的主要原因是肝硬化患者肝脏对雌激素的灭能作用减弱,因而雌激素增多,雄激素减少。患者出现肝掌和蜘蛛痣被认为与雌激素增多有关。部分患者肾上腺皮质激素亦减少,面部和其他暴露部位可见皮肤色素沉着。肝脏对醛固酮和抗利尿激素的灭能作用减弱,可导致继发性醛固酮增多和抗利尿激素增多,引起水钠潴留进而使尿量减少和发生水肿。

(2)门静脉高压的临床表现:门静脉压力超过 5mmHg 时,即为门静脉高压。门静脉高压的临床表现主要有充血性脾大、侧支循环的建立和开放(常见的侧支循环包括食管和胃底静脉曲张、腹壁静脉曲张、痔静脉扩张)和腹水。

脾大多为轻、中度肿大,少数为重度。门静脉高压,脾静脉回流受阻,可引起淤血性脾大;肝脏坏死或其他毒物可引起增生性脾大。并发消化道大出血时,脾脏可暂时缩小。

腹水是肝硬化代偿期转为失代偿的重要标志,毛细血管内静水压升高、低蛋白血症、肾素 - 血管紧张素 - 醛固酮系统(RAAS)激活等是其形成的原因。肝硬化腹水患者 1 年病死率约 15%,5 年病死率约 44%~85%。少量腹水患者,多无明显不适,大量腹水时,患者出现腹胀、尿少,并出现端坐呼吸及心悸。腹水患者常伴有下肢水肿,严重者还出现会阴部和阴囊水肿。

侧支循环建立和开放是门静脉高压的特征性表现,主要有食管 - 胃底静脉曲张、腹壁 - 脐周静脉曲张及痔静脉曲张,不仅可导致消化道出血,而且可因大量门静脉血流不经肝脏而直接流入体循环,至肠内吸收的有毒物质不经肝脏解毒而进入体循环。

(3)体征:肝脏体积缩小是肝硬化的重要特征。肝脏触诊时,质地坚硬,边缘较薄,早期肝表面尚平滑,晚期可触及颗粒状。一般无明显压痛,但在肝细胞坏死时,或有炎症时,则可有轻压痛。门静脉高压时出现脾大、腹水及腹壁静脉曲张等。肝性脑病时出现神志改变,可引出扑翼样震颤。

(4)辅助检查:血常规可有不同程度的贫血;有感染时白细胞升高;脾功能亢进时白细胞、红细胞和血小板计数减少,其中以血小板减低尤为明显。尿中 17- 酮类固醇的排出量减少,雌激素、酚类固醇排出量升高;腹水患者尿钠排出量降低。消化道出血时可见肉眼黑便或大便隐血试验阳性。

1)血液检查:血清白蛋白、前白蛋白、凝血因子(维生素 K 依赖因子 Ⅱ、Ⅶ、Ⅸ、Ⅹ)、胆固醇及胆碱酯酶等是反映肝脏合成功能的指标。白蛋白由肝细胞合成,肝脏功能受损时,血清白蛋白水平明显降低。白蛋白循环半衰期为 3 周,一旦白蛋白减少,表明肝病持续时间超过 3 周。凝血因子是反映肝脏合成功能受损的早期指标,凝血酶原时间(PT)、凝血酶原活动度(prothrombin time activity,PTA)、凝血酶原国际标准化比值(INR)和部分凝血酶原时间测定等是常用的反映凝血因子异常的指标,严重肝病持续时 24h 内 PT 即可出现延长。因此,白蛋白正常时,凝血因子指标可能降低。

2)腹水检查:肝硬化患者新近发生腹水或原有腹水迅速增加时以及怀疑合并自发性细菌性腹膜炎时通常需做诊断性穿刺,进行腹水检查。腹水检查内容是:白细胞计数和分类、腹水总蛋白、血清 - 腹水白蛋白梯度(serum-ascites albumin gradient,SAAG)、细菌培养及细胞学检查。另可根据患者不同情况进行相应腹水检查内容,如怀疑胰性腹水可查腹水淀粉酶,怀疑结核则进行腹水结核分枝杆菌培养。临床上根据腹水的量可分为 1 级(少量)、2 级(中量)、3 级(大量)。1 级或少量腹水:只有通过超声检查才能发现的腹水,患者一般无腹胀的表现,查体移动性浊音阴性;超声下腹水位于各个间隙,深度<3cm。2 级或中量腹水:患者常有中度腹胀和对称性腹部隆起,查体移动性浊音阴 / 阳性;超声下腹水淹没肠管,但尚未跨过中腹,深度 3~10cm。3 级或大量腹水:患者腹胀明显,查体移动性浊音阳性,可有腹部膨隆甚至脐疝形成;超声下腹水占据全腹腔,中腹部被腹水填满,深度>10cm。

3)门静脉压力测试:临床上门静脉压力直接测量创伤大、风险高,且腹内压力改变等因素会对结果造成干扰,临床推广困难。而肝静脉压力梯度(hepatic venous pressure gradient,HVPG)可以更好地反映门静脉压力。HVPG 的正常值范围为 3~5mmHg,当 HVPG>5mmHg 时,提示存在肝硬化门静脉高压。HVPG ≥10mmHg 提示肝硬化代偿期患者发生静脉曲张、失代偿事件和肝癌的风险升高。HVPG ≥12mmHg 是发生静脉曲张出血的高危因素。HVPG ≥16mmHg 提示肝硬化门静脉高压患者的死亡风险升高。HVPG ≥20mmHg 提示肝硬化急性静脉曲张出血患者的止血治疗失败率和死亡风险升高。

4)影像学检查:食管静脉曲张时食管钡餐 X 线检查可显示虫蚀状或蚯蚓状充盈缺损,胃底静脉曲张时可见菊花瓣样充盈缺损。B 超、CT 和 MRI 等可以发现肝包膜增厚、肝表面轮廓不规则或呈结节状、肝实质的回声不均匀增强或 CT 值增高、各叶比例改变、脾脏厚度增加及门静脉和脾静脉直径增宽等肝硬化和门静脉高压的征象。彩色多普勒超声检查或放射性核素扫描可以测定肝脏动脉和门静脉的血流量及功能性门体分流情况。

5)肝穿刺活组织检查:见肝功能代偿期。

3. 诊断　肝硬化的诊断需综合考虑病因、病史、临床表现、并发症、治疗过程、检验、影像学及组织学等检查。临床可分为代偿期、失代偿期、再代偿期及肝硬化逆转。

(1)肝硬化代偿期的诊断依据

1)组织学符合肝硬化诊断。

2)内镜显示食管胃静脉曲张或消化道异位静脉曲张,除外非肝硬化性门静脉高压。

3)超声、LSM 或 CT 等影像学检查提示肝硬化或门静脉高压特征:如脾大、门静脉 ≥ 1.3cm,LSM 测定符合不同病因的肝硬化诊断界值。

4)无组织学、内镜或影像学检查者,以下检查指标异常提示存在肝硬化(需符合 4 条中 2 条):① PLT<100×10^9/L,且无其他原因可以解释;②血清白蛋白<35g/L,排除营养不良或肾脏疾病等其他原因;③ INR>1.3 或 PT 延长(停用溶栓或抗凝药 7d 以上);④ AST/PLT 比率指数(aspartate aminotransferase-to-platelet ratio index,APRI):成人 APRI 评分>2。需注意降酶药物等因素对 APRI 的影响。

(2)肝硬化失代偿期的诊断依据:在肝硬化基础上,出现门静脉高压并发症和/或肝功能减退。①具备肝硬化的诊断依据;②出现门静脉高压相关并发症:如腹水、食管胃静脉曲张破裂出血、脓毒症、肝性脑病、肝肾综合征等。

(二)临床处理

1. 处理目的　合理营养、病因治疗、改善肝功能、抗肝纤维化和积极防治并发症。

2. 处理方法　肝硬化目前尚无特效治疗,一般予以综合性治疗措施,包括一般治疗、病因治疗、保肝药物和抗肝纤维化药物治疗、腹水治疗和并发症的治疗。

(1)一般治疗

1)休息:代偿期患者宜适当减少活动量,可参加轻活动量工作,但应避免过度劳累;失代偿期患者应以卧床休息为主(腹水者取半卧位)。

2)饮食:予以高热量、高蛋白质、高维生素、易消化食物为宜。脂肪尤其是动物脂肪不宜摄入过多。肝硬化患者均应戒酒。有食管-胃底静脉曲张者应避免进食粗糙和坚硬的食物。有腹水者,应低盐或无盐饮食。有肝功能显著损害或肝性脑病先兆者,应严格限制蛋白质饮食。

3)支持治疗:失代偿期患者宜静脉输入高渗糖,补充能量及维生素 C、胰岛素、氯化钾等。注意维持水、电解质和酸碱平衡。重症患者可予以复方氨基酸、白蛋白或鲜血等。

(2)病因治疗:主要针对引起肝硬化的病因进行治疗,如肝炎性肝硬化患者的抗病毒治疗;酒精性肝硬化患者需永久戒酒;非酒精性肝硬化患者针对原发病治疗;血吸虫性肝硬化患者进行杀虫治疗;原发性胆汁性肝硬化(PBC)和自身免疫性肝病发展为肝硬化者予以免疫抑制剂;药物性肝硬化应立即停用有关或可疑的药物并促进体内该药物的清除等。

(3)抗炎抗肝纤维化治疗

1)抗炎保肝药物:对某些疾病无法进行病因治疗,或充分病因治疗后肝脏炎症和/或肝纤维化仍然存在或进展的患者,可考虑给予抗炎抗肝纤维化的治疗。常用的抗炎保肝药物有甘草酸制剂、双环醇、多烯磷脂酰胆碱、水飞蓟素类、腺苷蛋氨酸、还原型谷胱甘肽等。这些药物可通过抑制炎症反应、解毒、免疫调节、清除活性氧和自由基、调节能量代谢、改善肝细胞膜稳定性、完整性及流动性等途径,达到减轻肝组织损害,促进肝细胞修复和再生,减轻肝内胆汁淤积,改善肝功能的目的。但应注意的是,不应同时使用过多保肝药物,以免加重肝脏负担和因药物间相互作用引起的不良反应。

2)抗肝纤维化药物:常见的有干扰素、秋水仙碱、多不饱和卵磷脂、前列腺素 E2、血管紧张素 Ⅱ 受体拮抗剂和中成药制剂(安络化纤丸、扶正化瘀胶囊、复方鳖甲软肝片等)。目前尚无有确切疗效的抗肝纤维化药物。

(4)腹水治疗:1 级腹水可门诊治疗,2 级腹水或 3 级腹水住院治疗。　线治疗,包括限制盐的摄入(4~6g/d);合理应用螺内酯、呋塞米等利尿剂;避免应用肾毒性药。二线治疗,包括合理应用缩血管活性药物和其他利尿剂,如特利加压素、盐酸米多君及托伐普坦;腹腔穿刺大量放腹水及补充人血白蛋白、经颈静脉肝内门体分流(transjugular intrahepatic portosystemic shunt,TIPS);停用非甾体抗炎药(NSAID)及扩血管活性药物,如血管紧张素转换酶抑制药(ACEI)、血管紧张素受体拮抗剂(ARB)。三线治疗,包括肝移植、腹水浓缩回输、肾脏替代治疗等。顽固性腹水推荐三联治疗:利尿药物、白蛋白和缩血管活性药物。不推荐使用多巴胺等扩血管药物。

其他如肝硬化合并乳糜性腹水、血性腹水或胸腔积液的治疗,可参考相关肝硬化专著。

(5)其他并发症的治疗:其他并发症有消化道出血、腹水、肝性脑病、肾功能损伤、肝硬化心肌病、肝肺综合征、门静脉高压、脾大伴脾功能亢进、肝性骨病、原发性肝癌等,其治疗可参考相关肝硬化专著。

三、康复评定

肝硬化是一种慢性消耗性疾病,也是一种心身疾病。临床除有生理功能方面的障碍外,还存在着心理障碍和社会活动方面的障碍。按照 ICF 评定模式,其康复评定内容主要如下:

(一)身体结构与身体功能

1. 生理功能评定

(1)疼痛评定:用于肝硬化患者肝区疼痛的评定。临床常采用视觉模拟评分法(VAS)。VAS 是使用一条直线来表示疼痛,其一端表示无痛(0 分),另一端表示最大程度疼痛(10 分),由患者根据自己疼痛的程度用笔在 VAS 评分线段上(长为 10cm,并按 mm 定出刻度)画上相应的点,不求十分精确,以能反映患者自觉的疼痛程度为准。结果判断:0~3 分为轻度疼痛;4~7 分为中度疼痛;8~10 分为重度疼痛。评分越大疼痛程度越大。

(2)肝纤维化评定:肝纤维化是胶原、糖蛋白和蛋白多糖等肝细胞外基质的弥漫性过度沉积与异常分布,是肝脏对慢性损伤的病理性修复反应,是各种慢性肝病向肝硬化发展过程中的关键步骤和影响慢性肝病预后的重要环节。准确评定肝纤维化程度,尤其是肝硬化对于判断疾病预后及确定治疗策略有重要意义。常用肝纤维化评定有以下几类。

1)肝活检组织病理学:根据肝穿刺活检病理检查结果可对肝纤维化分期:S0,无纤维化;S1,汇管区扩大,纤维化;S2,纤维间隔形成,小叶结构保留;S3,纤维间隔伴小叶结构紊乱,无肝硬化;S4,早期肝硬化或肯定肝硬化。

2)肝静脉压力梯度(HVPG):HVPG>5mmHg 存在门静脉高压;HVPG>10mmHg 可发生静脉曲张;HVPG>12mmHg 可发生 EVB;HVPG>20mmHg 提示预后不良。

3)血液生物化学指标:目前尚缺乏准确性高的肝纤维化血液学诊断指标,FIB-4 和 APRI 是基于慢性 HCV 感染者数据所研发,用于评定 HCV 相关肝纤维化程度的指标,可减少 30%~40% 的肝活检需要。APRI=〔AST/ 正常值上限〕×100]/ 血小板计数(×10⁹/L),成人 APRI ≥ 2 提示存在肝硬化,APRI<1 则排除肝硬化。FIB-4-(年龄 ×AST)/(PLT × ALT 1/2),FIB-4 ≥ 3.25 诊断肝纤维化和肝脏炎症分级 Metavir 评分 ≥ F3,FIB-4<1.45 排除 Metavir 评分 ≥ F3。

4)影像学评定:影像学诊断因无创、重复性高等优势,逐渐用于评定肝纤维化程度。常规超声、CT、MRI 对于早期肝纤维化常无特征性发现,因此,对肝纤维化的早期诊断意义不大。瞬时弹性成像和磁共振弹性成像已成为目前无创性诊断和评定肝纤维化较有前景的方法。肝硬度值或瞬时弹性成像是无创诊断肝纤维化及早期肝硬化最简便的方法。

(3)肝硬化严重程度评定:通常采用 Child-Pugh 分级进行评定。Child-Pugh 分级是目前国际上通用的肝硬化贮备功能的分级标准,对指导治疗、判断严重程度、预后及临床疗效,均有重要参考价值。Child-Pugh 分级根据血清胆红素、腹水、血清白蛋白浓度、凝血酶原时间和肝性脑病等 5 个指标的不同程度,将肝硬化患者肝脏的储备功能分为 3 个层次进行计分,根据计分的多少分为 A、B、C 3 级(表 8-4),分值愈高,肝硬化程度愈严重,预后也愈差。其 A 级相当于临床肝硬化代偿期,而 B 级和 C 级相当于肝硬化的失代偿期 / 中晚期。

表 8-4　Child-Pugh 分级标准

项目	异常程度评分		
	1	2	3
肝性脑病 / 期	无	1~2	3~4
腹水	无	轻度	中度以上
血清胆红素 /(μmol/L)	<34	34~51	>51
血清白蛋白 /(g/L)	>35	28~35	<28
凝血酶原时间 /s	≤ 14	15~17	≥ 18

注:根据 5 项总分判断 Child-Pugh 分级:A 级 5~6 分,B 级 7~9 分,C 级 ≥ 10 分。

2. 心理功能评定　肝硬化患者心理功能评定可采用 90 项症状自评量表(SCL-90)(详见附录 3)。

(二)日常生活活动能力(ADL)评定

肝硬化失代偿期患者 ADL 可明显减低,评定可采用 Barthel 指数评定(详见附录 4)。

(三)生存质量评定

肝硬化患者生存质量评定可采用简化世界卫生组织生存质量评定量表(WHOQOL-BREF)(详见附录 13)。

(四)社会参与能力评定

社会参与能力涉及个人能否在社会上发挥一个公民所应有的功能及其在社会上发挥作用的大小。肝硬化患者社会参与能力评定可采用社会生活能力概况评定和功能评定调查表(FAI)(详见附录 5)。

四、康复治疗

(一)适应证和禁忌证

1. 适应证　主要有:①肝硬化代偿期患者;②肝硬化失代偿期患者若经过临床治疗,病情得到有效控制,肝功能已基本正常者。

2. 禁忌证　主要为肝硬化失代偿期病情危重者和肝硬化并发症患者。

(二)康复治疗目的

1. 改善肝脏血液循环和肝功能。

2. 改善胃肠及腹腔血液和淋巴循环。

3. 调节大脑皮质和自主神经系统功能。

4. 增强有氧运动能力。

5. 改善患者心理。

6. 增强日常生活活动能力和社会参与能力,促进患者回归社会。

(三)康复治疗方法

1. 运动治疗　肝硬化代偿期患者可以进行主动运动,但肝硬化失代偿期患者禁止运动治疗。参加适度的体育锻炼,有助于肝硬化患者改善有氧运动能力和整体耐力,也有助于患者提高体质,增强机体抗病能力和树立战胜疾病的信心。运动方式可采用医疗体操和医疗步行。运动时一定要根据患者的病情,肝功能情况,掌握适当的运动强度、运动时间和运动频率,并坚持因人而异,因时而异的原则。要求患者在运动后无明显心慌、气短、纳差、乏力和肝区不适等表现。

医疗体操每日可 1~2 次，每次活动时间和重复次数根据患者病情和体质情况酌情掌握，一般以运动后患者全身发热，身体微微出汗为度。医疗步行通常在饭后 15~30min 进行。其运动强度一般控制在最大耗氧量的 50%~60%，相当于心率 110~130 次 /min。步行速度为 70~90m/min，或 5km/h 左右，持续时间 30min 左右。

2. 物理因子治疗　具有改善肝脏、胃肠及腹腔血液循环，促进胆汁分泌和胃肠蠕动的作用。常用方法有：①生物信息红外肝病治疗仪：主要采用近红外光照射治疗，具有增加肝脏血流，改善肝脏微循环，改善肝脏局部营养和新陈代谢的作用。方法为肝区照射，每天 1 次，30min/ 次，10 次 1 个疗程，一般照射 2~3 个疗程。②直流电药物离子导入疗法：是在直流电的作用下，将药物离子导入体内，药物离子导入后，在肝区皮下局部组织内堆积，形成"离子堆"，具有药物和直流电的双重作用，导入某些药物发挥其调整肝脏功能的作用。药物离子导入治疗一般每次 15~25min，每日或隔日 1 次，10~20 次为 1 个疗程。③超短波疗法：有助于改善肝脏的血液循环，促进胆汁分泌，每次 15min，每天 1 次，15 次 1 个疗程。④穴位磁疗：用 50~300mT 的磁片贴敷于肝脏或某些穴位的表面，并可加用某些药物，在药物和磁场的共同作用下，从而发挥调整肝脏功能的目的。⑤生物反馈疗法：可采用温度生物反馈，让患者体验温度感觉，达到肢体和精神放松的作用。该疗法有助于调节肝硬化患者大脑皮层和自主神经系统的功能。

3. 作业治疗　肝硬化患者进行作业治疗有助于提高患者日常生活自理能力和社会生活适应能力，也有助于使患者身心放松，改善患者心理。作业治疗的方法可选择 ADL 作业（如家务劳动）和娱乐、休闲类作业活动（如养殖花草或养鱼养鸟，旅游、游戏、音乐欣赏和书画训练等）。肝硬化失代偿期患者应禁止竞争性娱乐活动。

4. 传统康复治疗　中国传统康复疗法对肝硬化患者有较好的辅助治疗效果。中医中药治疗强调整体治疗和辨证论治，肝硬化不同阶段均适宜于中药治疗。气功疗法、八段锦、太极拳尤其适合肝硬化代偿期患者的康复练习。气功疗法尚可用于肝硬化失代偿期患者的辅助治疗。针灸、按摩亦对肝硬化患者有一定的辅助治疗效果。

(1) 中药：按辨证论治原则，标实者以疏肝运脾为主，宜理气、化瘀、行水，必要时可用逐水法。本虚者以扶正为主，温补脾肾或滋养肝肾。肝硬化患者临床上标实和本虚常错综互见，因此治疗应标本并治，攻补兼施。对气滞湿阻型，可予以四逆散合四苓散加减；对气滞血瘀型，可予以膈下逐瘀汤加减；对脾肾阳虚型，可予以理苓汤合真武汤加减；对阴虚湿热型，可予以茵陈蒿汤合知柏地黄汤加减；对水气搏结型，可予以舟车丸加减。

(2) 气功疗法：常用于肝硬化康复治疗的气功疗法有内养功、放松功、真气运行法和保健医疗气功等。内养功和放松功详见本章第三节消化性溃疡康复。

1) 真气运行法：系甘肃中医药大学李少波大夫在继承、挖掘祖国医学真气运行学说理论和实践的基础上，结合自己数十年的研究和体验，总结出来有研究表明真气运行法可诱发机体产生内源性干扰素，并可使练功者淋巴细胞转化率提高，结果提示真气运行法能提高练功者机体的细胞免疫功能。真气运行法具有凝神调息、培养真气、贯通经络和定期通督的特点。

2) 保健医疗气功：由安徽医科大学第一附属医院康复医学科吴毅文教授吸取我国多家养生功法之长而创编的一套以放松、调息、运气为手段，以保健医疗为目的的气功功法。该功法共分四个阶段。①松静阶段：主要练习放松功和数息功。②调息阶段：主要进行腹式呼吸练习和调息练习。③运气阶段：主要练习周天功包括小周天功和大周天功的练习。④收功阶段：进行气归脏腑和气归丹田的练习。

(3) 传统运动疗法：常用的有八段锦和简化太极拳（见本章第三节）。对肝硬化患者，八段锦和太极拳练习可根据病情和肝功能情况，选择单式动作或某几式动作进行练习或全套动作进行练习。拳架的高低因病情严重程度和体质情况而定。刚开始练习时，均采用高架。强调松柔和心静用意。练习时间可安排在早晚进行。每次练习15~30min。

(4)针灸：按辨证论治原则取穴。对气滞湿阻型，可取肝俞、脾俞、胆俞、阳陵泉、太冲、至阳、内庭，用泻法；对气滞血瘀型，可取脾俞、胆俞、足三里、三阴交、阳陵泉、内庭等穴，用泻法或平补平泻；对脾肾阳虚型，可取中极、关元、气海、足三里、三阴交、脾俞、肾俞、命门等穴，用补法；对阴虚湿热者，可取中极、关元、气海，肝肾阴虚加阳陵泉、阴陵泉、三阴交，心脾两虚加足三里、三阴交、志室，用补法。

(5)按摩疗法：肝硬化代偿期患者可进行按摩和自我按摩，对改善纳差、乏力、胁痛和腹胀等症状有一定的辅助效果。

1)按摩方法：具有疏肝理气，散结消肿作用。肝硬化具体按摩方法包括如下：①腹部按摩：患者仰卧位，先用柔和手法掌揉、掌按上腹部(以上脘、中脘和下脘穴为中心)，以舒适为度，反复10余遍，再用两拇指分别自幽门穴经章门穴推至京门穴，3~5遍，然后用拇指重点按揉右梁门、巨阙穴、章门穴、建里穴，按揉2~3min左右。②胁肋部按摩：患者坐位，医生五指伸直并拢，用双手掌指自患者身后插入患者胁肋部，循腋正中线胁肋自上而下及从后向前反复搓擦胁肋部20~30次。③腰背部按摩：患者取俯卧位，先用拇指沿足太阳膀胱经自上而下，直推或分推两侧下背部，反复数遍。然后用拇指点推或按揉两侧肝俞、胆俞、脾俞、肾俞、膏肓等穴，每穴按揉1min左右。按摩手法以引起患者局部酸胀、温暖感、得气感为度。④经穴按摩：肝硬化患者可取大敦、行间、太冲、中封、曲泉、三阴交、曲池、内关、血海、足三里、阳陵泉等穴，每穴按揉1min左右。

2)自我按摩方法：患者可取坐位或卧位进行自我按摩。方法如下：①两手掌重叠，用掌心顺时针和逆时针按揉上脘、中脘和下脘穴各20~30次；②两手掌重叠，用内侧手大鱼际由剑突向下推至脐上10~15次；③用两手大鱼际从腋下沿腋中线自上而下推擦胁肋部10~15次；④两手掌按摩肝区和脾区10~15次；⑤两手大鱼际按揉左右天枢穴5~10次；⑥分别按揉左右内关、外关、曲池、血海、足三里、三阴交等穴，每穴按揉5~10次。

5. 心理治疗　肝硬化多病史较长，预后较差，患者均不同程度地存在一些心理问题，抑郁、焦虑、悲观、恐惧，甚至绝望。患者常不配合治疗，且脾气暴躁。对肝硬化患者通常可采用一般性心理治疗中的解释性心理治疗、知识性心理治疗、疏导式心理治疗和安慰性心理治疗。非常重要的是要鼓励患者正确认识肝硬化，增强战胜疾病的信心，积极配合治疗。让患者明确肝硬化不是不治之症，只要患者积极配合治疗，通常能取得较好临床康复效果。也可依据患者的心理问题类型采用专业性心理治疗，如行为疗法中的自我调整疗法(松弛疗法、气功和瑜伽等)、暗示疗法和催眠疗法等。

五、预后及健康教育

(一) 预后

肝硬化呈慢性过程，通常代偿期患者经过正规综合康复治疗后预后良好。但肝硬化如果发展至失代偿期，出现上消化道大出血、肝性脑病、肝肾综合征、肝肺综合征或肝癌的情况，通常预后较差。

(二) 健康教育

可采取多种形式向患者介绍有关肝硬化的知识，如肝硬化的发病机制、常见的发病原因和诱因、饮食的注意事项、休息和活动指导等。

1. 针对引起肝硬化的因素的健康教育

(1)饮食因素：肝炎患者通常进食高蛋白、高热量、低脂肪、富含维生素饮食。正常人应合理饮食，避免暴饮暴食。

（2）行为因素：合理安排日常生活活动，保持良好的生活规律，保证睡眠充足（建议每天有 8h 以上的睡眠），戒酒戒烟。

（3）心理因素：尽量避免不良情绪影响和精神因素的刺激。在日常生活、学习和工作中保持精神乐观，心胸宽广。

（4）防治各种类型肝炎、肝病，防治血吸虫病。

（5）药物因素：尽量避免使用对肝脏有不良反应或引起肝脏损害的药物。

（6）环境因素：尽可能营造良好的生活和工作环境，强调构建和谐家庭环境、工作环境和社会环境的重要性，减少各种不良应激。

2. 针对肝硬化患者的健康教育

（1）帮助患者了解肝硬化的有关知识，解释肝硬化不同阶段的临床特点。

（2）解除患者消除对该病的思想顾虑和恐惧心理，鼓励患者树立战胜疾病的信心。

（3）肝硬化患者饮食：肝硬化患者通常予以高热量、高蛋白、易消化和富含维生素饮食。严禁饮酒。出现食管 - 胃底静脉曲张者，应避免坚硬、进食粗糙性食物；出现腹水患者应限制盐的摄入（4~6g/d）。出现肝性脑病患者，严格限制蛋白质饮食。

（4）帮助患者了解根治肝硬化的原发病的重要性，如肝炎性肝硬化患者要积极进行抗病毒治疗，同时要定期复查肝功，肝炎病毒标志物，肝脏影像学检查如肝脏彩超、CT 和聚合酶链反应（polymerase chain reaction，PCR）检查等。酒精性肝硬化患者需永久戒酒；血吸虫性肝硬化患者进行杀虫治疗；原发性胆汁性肝硬化和自身免疫性肝病发展为肝硬化者予以免疫抑制剂；药物性肝硬化应立即停用有关或可疑的药物并促进体内该药物的清除等。

（5）肝硬化代偿期患者：鼓励其适度运动和活动，尤其是中国传统康复疗法，如气功、太极拳，以及瑜伽、医疗体操等。

3. 针对肝硬化并发症患者的健康教育　肝硬化并发症多是失代偿期的临床表现，通常是病情危重的表现。对肝硬化食管 - 胃底静脉曲张患者，做好一级预防，防止曲张静脉形成和进展、预防中重度曲张静脉破裂出血，防止并发症的发生，提高生存率。一级预防的措施包括非选择性 β 受体阻滞剂和内镜治疗。急性食管 - 胃底静脉曲张出血停止后的患者再次出血和死亡的风险很大，1~2 年内再出血率高达 60%，病死率达 33%，因此需做好二级预防。二级预防的可根除食管 - 胃底静脉曲张，减少再出血率及病死率。二级预防措施包括药物治疗、内镜治疗、外科或放射介入治疗。

肝硬化合并肝肾综合征、肝肺综合征或合并肝癌者，在临床积极治疗的同时，可考虑进行肝移植。

另外肝硬化患者的家庭支持不仅可以延缓疾病的进展、并发症的发生，还有助于消除悲观心理，增强战胜肝硬化的信心，进而配合医生临床和康复治疗。

（庄　雄）

第十节　消化系肿瘤

一、食管癌

（一）概述

1. 定义　食管癌（esophageal cancer）是指食管上皮来源的恶性肿瘤，包括鳞状上皮癌、腺癌。主要表现为吞咽食物时哽咽感、异物感、胸骨后疼痛或明显的吞咽困难。食管癌病变好发部位中段最多约占50%，下段次之约占30%，上段最少约占20%。

2. 病因　目前普遍认为食管癌是多因素作用的结果，其发生和发展的确切机制仍未阐明，但相关研究显示发病病因与亚硝胺类化合物和真菌毒素、慢性理化刺激及炎症、营养因素、遗传因素以及在环境与遗传双重因素的作用下，某些抑癌基因失活及原癌基因激活与食管癌的发生有关。

3. 流行病学　食管癌是常见的恶性肿瘤之一。目前其临床治疗效果还很不理想，发病情况在不同国家（或地区）相差悬殊，即使在同一国家的不同地区或不同民族之间也可有明显差异，高发与低发区患病率相差数十倍至百倍。中国是食管癌高患病率和高病死率地区之一，主要分布在太行山、秦岭、闽粤交界地区、新疆哈萨克族聚居地区。男性多于女性，男女比例为(1.3~3.1)∶1，中老年患病较高，80%的患者在 50 岁以后发病，在 35 岁以前发病患病者病死率低，随年龄增长，其患病率和病死率急剧上升。

（二）临床表现

1. 症状和体征

（1）疼痛：早期疼痛不典型，主要表现胸骨后不适或胸骨后和剑突下疼痛，表现为隐痛、烧灼感、针刺样或牵拉样疼痛较多见，在咽下粗糙、灼热或有刺激性食物疼痛明显，初期疼痛呈间歇性，当癌肿侵及食管附近组织或有穿透时，就可有剧烈而持续的疼痛。

（2）吞咽困难：为进行性、持续性咽下哽噎感及吞咽困难，初起时仅感觉食物通过时有不适感或阻塞感，逐渐发展为食物通过受阻，初始时不能吞咽固体食物，以后仅能进流质食物，最后甚至完全不能进食或呈现进食后梗阻性呕吐。

（3）食物反流：食管反流的发生常在咽下困难加重时出现，原因是食管阻塞的近端有扩张和食物潴留，咽下时食物不能通过出现反流，反流量不大，内含食物与黏液，也可含血液与脓液。

（4）异物感：当饮水或食物咽下时，感觉食物下行缓慢及胸骨后紧缩感或食物黏附于食管壁等感觉，进食结束消失，症状发生的部位多与食管内病变部位一致，咽下干燥粗糙食物尤为明显，此症状的发生常与患者的情绪波动有关。

（5）体征：即使患者食欲正常，也几乎总是存在体重减轻，当有进食困难后有营养不良和消瘦，并常可见左锁骨上淋巴结肿大。晚期则可出现严重营养不良、贫血、消瘦明显、失水或恶病质体征。当癌肿转移时，可触及肿大而坚硬的浅表淋巴结或肿大而有结节的肝脏等。

2. 实验室检查

（1）食管脱落细胞学检查：食管脱落细胞学检查方法简便，准确率可达 90% 以上，是食管癌大规模普查的重要方法，常可发现早期病例。

（2）肿瘤基因检查：目前发现的人类癌基因有 100 多种，检测肿瘤基因灵敏度和特异度较高，CEA、CAl9-9、CAl25、胚胎性硫糖蛋白抗原(fetal sulfoslycoprotein antigen，FSA)、GCA 等异常，可助于肿瘤的早期诊断。

3. 特殊检查

（1）影像学检查：① X 射线钡剂造影，可为食管癌诊断提供较明显依据，X 射线下吞钡剂检查确定病灶部位、范围及梗阻程度。早期仅可见病变局部黏膜增粗，以后病变进展局部呈黏膜皱襞消失、破坏，可见小的充盈缺损及龛影，局限性管壁僵硬或有钡剂的残留。② CT、MRI 可以清晰显示食管与邻近纵隔的关系。③ PET 可早期发现全身转移。

（2）食管内镜检查：①食管纤维镜已经广泛用于食管癌的诊断，应用食管纤维镜检可直接观察肿瘤大小、形态和部位，可直接观察到癌肿侵犯食管的情况及生长类型（菜花型、溃疡型、浸润型），且可钳取癌肿组织做病理检查;②超声内镜检查能准确判断食管内壁的癌细胞浸润程度,淋巴结以及周围组织的浸润程度,有助于治疗方案的制订。

(3)超声胃镜:超声胃镜有助于判断食管癌的壁内浸润深度、异常肿大的淋巴结以及肿瘤对周围器官的浸润情况。

(三)临床诊断与处理

1. 诊断 凡年龄在 50 岁以上,高发区在 40 岁以上,出现进食后胸骨后停滞感或咽下困难者,应及时做相关检查,以明确诊断。但要与贲门失弛缓症、胃食管反流病、食管良性狭窄以及其他能引起食管内外压迫造成狭窄而产生的吞咽障碍病症相鉴别。

2. 临床治疗

(1)手术治疗:手术切除是治疗本病的主要方法。早期食管癌一旦确诊,积极争取手术切除,常可达到根治效果。中期食管癌,病变范围侵犯部分肌层,无局部淋巴转移,无严重并发症者也应积极争取手术切除。近年来随着对患者术后生活质量的重视及微创手术和腹腔镜的发展,许多医院已开展了保证根治的前提下采用微创手术的术式。

(2)放射治疗:适应证:①上段食管癌患者适合放疗,因为上段手术的创伤大,并发症发生率高,而放射损伤小;②手术禁忌证的患者和手术有困难者;③用于术前放射治疗以提高手术切除率及减少手术过程中肿瘤扩散的机会;④用于术后放射提高疗效。一般采用深部 X 射线、^{60} 钴体外照射、直线加速器治疗。腔内放射治疗用 ^{192} 铱,用于局部仍有病灶残存或复发者。

(3)化疗:化疗不仅用于治疗晚期食管癌,而且用于手术及放疗后的综合治疗。可选用博来霉素、丝裂霉素、多柔比星、氟尿嘧啶、甲氨蝶呤等二联至四联应用,单独一种药物化疗效果不理想,化疗多与放疗联合应用或用于手术治疗前后辅助治疗。

(4)内镜介入治疗:内镜介入微创术治疗创伤小,疗效也较好。采用微波、掺钕钇铝石榴石激光(Nd:YAG 激光)等方法治疗,适用于年老体弱患者和早期无转移者。也用于晚期姑息治疗,缓解梗阻,提高生命质量。

3. 营养调理 患者进食困难造成的营养不良、身体虚弱、抵抗力下降,是肿瘤恶化的因素之一。需调整饮食,食用高蛋白、高热量、高维生素的饮食。术后和放疗后进流质、半流质食物,如蛋汤、鸡汤、鱼汤、肉汤、鲜果汁等,避免吃过热、粗糙和硬的食物,禁食干、炸、辛辣饮食,尽量减少对食管的刺激。如不能进食,可通过胃肠道或静脉补充营养液。

(四)康复评定

食管癌患者的评定主要从身体结构与功能的方面进行评定,包括循环和呼吸、语言、情绪、心理、行为等方面进行评定。活动受限的评定,包括评定日常生活活动等自理能力、生产性活动、工作、家务管理、休闲活动等。参与限制的评定包括评定居住环境、社会环境、人文环境以及生活质量等。

1. 身体结构与功能

(1)结构:由于食管发生肿瘤,造成食管的狭窄,进而使吞咽功能在咽期和食管期发生障碍,由于肿瘤的迅速发展和所处的时期不同,会相继出现邻近器官的功能障碍。当癌肿压迫喉返神经可致声音嘶哑;压迫气管或支气管可出现气急和干咳;侵犯膈神经可引起呃逆或膈神经麻痹;侵蚀主动脉则可产生致命性出血;癌肿位于食管上段时,吞咽液体时常可产生颈交感神经麻痹综合征。晚期可见严重脱水、体重减轻、贫血等恶病质的表现。外科治疗病变所行食管切除术使食管变短且常易发生吻合口水肿、溃疡或癌性增生,下段食管癌会累及胃贲门。

(2)心肺功能:患者进食受到影响,加重营养不良,放疗易造成口腔、食管放射性损伤、糜烂和溃疡,影响进食;化疗可进一步加重全身症状。最终导致患者的运动、心肺等功能障碍。在进行康复治疗之前常用心肺运动试验(CPET)进行运动功能、心肺适能的评价,确定基线的心率储备(HRR),为运动处方的设定提供精准的数据。

疲劳是使用荷兰版本的多维疲劳量表(MFI)来测量的。MFI 是一份 20 个项目的问卷,旨在测量以下维度:一般疲劳、身体疲劳、精神疲劳、活动减少和动机减少。分数范围 0~20 分,分数越高表示越疲劳。

(3)心理功能:焦虑和抑郁采用医院焦虑抑郁量表(HADS)进行评定。HADS 包括两个分量表,抑郁分量表和焦虑分量表。这两种子量表的得分范围都在 0~21 之间,得分越高表明抑郁或焦虑程度越高。睡眠质量评定使用匹兹堡睡眠质量指数(Pittsburgh sleep quality index,PSQI)。

2. 活动和参与　除晚期食管癌患者外,不存在活动能力的受限,但由于长期的疾病的煎熬,患者的心理处于焦虑、抑郁状态,会使社会参与能力受到一定程度的影响。健康相关生活质量的评价,可使用经过验证的全球生活质量子量表,欧洲癌症研究和治疗组织生活质量核心问卷(European Organisation for Research and Treatment of Cancer Quality Of Life Questionnaire-Core 30,EORTC QLQ-C30),该问卷包括 5 个功能亚量表(生理、角色、情感、认知、社会),3 个症状量表(疲劳、疼痛、恶心呕吐)和 6 个单项(呼吸困难、失眠、食欲不振、便秘、腹泻和经济困难)。所有的量表和项目得分范围 0~100 分。全球生活质量子量表得分越高,表明生活质量越高。在功能子量表中,得分越高,表示功能水平越好,而在症状量表和单项中,得分越高,表示症状越多。使用由 25 个有效的项目组成的食管胃模块(quality of life questionnaire-oesophago-gastric symptoms,QLQ-OG25)评定食管癌的具体问题。这个模块由 6 个症状量表组成:吞咽困难、饮食限制、反流、咽痛、疼痛和焦虑。分数范围 0~100 分,分数越高表示症状越多。

3. 环境因素　因为食管癌的发生是与环境和个人因素有关的,比如说周围的环境有化学物质的污染,经常食用发霉、过烫的以及刺激性食物,这些因素都是食管癌的易发因素,所以要进行评定,以指导康复治疗。

(五)康复治疗

食管癌的康复治疗应该采取综合、协调及个体化的治疗方案,采用多学科团队的康复治疗模式,全程要贯彻加速术后康复(ERAS)的理念。以减少手术患者的生理及心理的创伤应激反应为目的,通过外科、麻醉、护理、营养和康复等多学科协作,对围手术期患者的临床路径予以优化,从而减少围手术期应激反应及术后并发症,缩短住院时间,促进患者康复。

1. 运动治疗　食管癌的患者可按照如下的方案进行有氧运动和抗阻训练,见表 8-5,在治疗师监督指导下进行锻炼,并根据运动目标进行调整。

表 8-5　训练计划

时间	有氧训练	运动阻力训练
1~3 周	15~20min,40%~60%HRR	一套训练:以每次 20RM 重量,重复 20~25 次(弓步、卧推、下蹲、肩推、二头肌弯曲、弓步、提踵、三头肌伸展、卷腹)
4~8 周	15~20min,60%~70%HRR+5~10min,70%~89%HRR	
9~12 周	10min,60%~75%HRR+ 间歇训练:10 × 30s 充满活力的极限运动,主动休息 1min 交替进行	二套训练:以每次 15RM 重量,重复 15~20 次(仰卧起坐、卧推、下蹲、肩压、二头肌卷曲、三头肌伸展、卷腹 / 腹部收缩)

食管癌引起的癌症相关疲劳(cancer-related fatigue,CRF)是最痛苦的现象。要在饮食治疗、睡眠治疗、认知治疗和药物治疗的基础上,创造性的运用运动训练来缓解患者的疲劳,也就是运动处方的合理制订对于患者的康复具有着重要的意义。另外还可以采用姿势教育、阻力训练(体重、弹力带、哑铃)、步行计划等训练形式,改善患者的疲劳状态,提高生活质量。对于化疗所致周围神经病变,患者跌倒/受伤的风险会升高,这一点可以通过起立-行走时间试验(TUG)得分来评价,若能达到12s以内,患者跌倒/受伤的风险明显降低。可采用下肢闭合运动链训练、基于传感器的平衡训练、耐力训练来提高患者的防跌倒能力。

2. 物理因子治疗　很多食管癌患者由于术前和术后的营养不良,存在低蛋白血症和贫血,会造成患者的伤口感染和愈合不良甚至是全层裂开,红光、紫外线、微波等物理因子具有杀菌、促进血液循环、促进伤口愈合的作用。但要注意,如果患者的吻合口是金属吻合钉或者是用喹诺酮类抗生素,那么紫外线和微波的治疗属于禁忌证。

3. 作业治疗　食管癌引起的癌症相关疲劳是影响患者日常生活能力的重要因素之一,同时由于存在心理障碍,患者不愿意接触社会,所有这些都会导致患者的日常生活活动、生产性活动、工作、家务管理、学习、休闲活动等能力受限。因此,对于癌症相关疲劳的作业目标是在自我护理任务中,患者至少有80%的机会能够独立实施节能策略。

4. 传统治疗　中医药防治肿瘤的临床疗效主要表现在:①增效减毒,配合放化疗和靶向治疗,减少其毒副反应发生率;②改善肿瘤患者的症状,稳定病灶,增强体质,提高对西医治疗的耐受性,使患者顺利接受各种治疗;③延长术后和晚期患者生存期;④治疗并发症,如缓解癌性发热、减轻癌性疼痛等;⑤减少复发转移;⑥其他,调节机体功能,如调控免疫功能,改善患者的心理症状等。中医药治疗肿瘤的特点有别于西医学,优势在于"扶正固本"改善症状,减少复发转移、延长带瘤生存期等。

5. 心理干预

(1)支持性心理干预:采取医患互动性沟通,鼓励、支持并激发患者的治疗自信心和提高依从性,医师通过积极向上的正能量引导,向患者表达深深的理解、尊重和关爱,每次通过谈话的交流方式。

(2)心理放松疗法:安排患者住在整洁、阳光充足、安静的病房,让患者舒适地躺在床上或沙发上,闭上眼睛冥想,放轻松的音乐,让患者处于轻松状态,长期坚持可改善机体紊乱功能。

(3)心理认知干预:医师给患者布置家庭作业,患者在完成同时体会和修正自己错误的认知。在以后治疗中改变曾经的错误信念和认知,消除对疾病不利的负面情绪和行为。

6. 康复护理　关心体贴的护理可使患者精神放松,促进患者早日康复。做好胃管、引流管、尿管护理,进餐后不能立即躺下或睡觉,防止反流性食管炎发生;术前3d开始指导呼吸功能训练,预防肺不张。指导有效咳嗽训练,预防术后由于卧床造成DVP和肺部感染。

(六)预后及健康教育

1. 预后　早期食管癌积极治疗5年生存率可高达到80%。但临床上大多数食管癌发现时已是中晚期,因此大大降低了疗效。食管癌治疗后要定期检查,一般在1年内,每3个月复查1次,第2年可每6个月复查1次,第3年后如无特殊情况可每年复查1次,必要时可随时体检。患者出院后半年内出现轻微的伤口疼痛属正常现象,如果出现胸闷、胸痛、持续高热及进食时有吞咽困难,应及时到医院就诊。

2. 健康教育

(1)戒烟戒酒:烟酒对身体有害应戒除烟酒;注意饮食,进餐不宜过饱,不吃刺激性和粗糙坚硬的食物,少吃豆制品类等产气食物防止胃部胀气。

（2）放疗后注意事项：放射治疗后注意保护好放疗区的皮肤，避免阳光照射和抓挠皮肤，避免刺激性物质擦洗。口腔溃疡是放射治疗常见的不良反应，直接影响患者的进食，保护好口腔黏膜和食管黏膜非常必要，每天须用生理盐水或漱口液漱口。

（3）锻炼身体：恢复期应适量增加运动量，保持乐观积极心态，听听轻音乐，多参加一些文体活动和社会活动。到空气清新的场所疗养活动，如散步、打太极、气功等。

二、胃癌

（一）概述

1. 定义　胃癌（gastric cancer）是指源于胃及黏膜上皮细胞的恶性肿瘤，主要是腺癌，还有少数为鳞状细胞癌、腺鳞癌、类癌、小细胞癌等。胃癌是最常见的恶性肿瘤之一，为消化道恶性肿瘤中第 1 位，是一种严重威胁人们身体健康的疾病。

2. 病因　胃癌的病因目前尚不十分清楚，综合起来可能与下列因素有关。①环境和饮食因素。②感染因素：幽门螺杆菌感染是阴性人群的 6 倍。③遗传因素：胃癌有家族倾向性，家族发病率高于正常人群 2~3 倍。④癌前变化：分为癌前疾病（癌前状态）和癌前病变，癌前疾病是指与胃癌相关的胃良性疾病，有发生胃癌的危险性。癌前病变是指较易转变为癌组织的病理学变化，主要指异型增生，如肠上皮化生、萎缩性胃炎及异型增生、胃息肉（广基底直径大于 2cm）、胃溃疡、残胃炎等。

3. 流行病学　虽然胃癌全球总发病率有所下降，但 2/3 胃癌病例分布在发展中国家，主要是东南亚国家发病率比较高，胃癌在我国仍然是常见的恶性肿瘤之一，其发病率在不同地区之间有很大的差异，北方高于南方，农村高于城市，男性发病率和病死率高于女性，55~70 岁为高发年龄段。

（二）临床表现

1. 症状与体征

（1）症状：早期表现为上腹不适或胃痛，按一般的胃炎治疗可缓解，但胃痛反复发作并加重，食欲减退，消瘦和乏力。病情进一步加重出现梗阻、恶心、呕吐、进食困难等。当肿瘤表面溃疡时出现呕血和黑便。若胃癌发生转移，会出现受累器官的临床症状。

（2）体征：早期无特殊体征，中晚期可见上腹肿块，有压痛，可有左锁骨上淋巴结肿大。伴贫血、消瘦、腹水等恶病质表现。晚期远处转移时可出现转移性体征，如转移到肝脏可使肝大和结节；腹膜有转移时可发生腹水；有远处淋巴结转移时可摸到增大、质硬和活动度差淋巴结。

2. 实验室检查　游离胃酸低或缺乏，血红蛋白总数降低，红细胞比容、血红蛋白、红细胞均下降。大便潜血（+）、白/球蛋白比例倒置等、水电解质紊乱、酸碱平衡失调等化验异常。检查 CEA、CA19-9、CA125、FSA、GCA 等异常，对辅助诊断有一定的意义。

3. 特殊检查

（1）影像检查：X 线气钡双重造影可清楚显示胃形态、动力，有无充盈缺损、龛影等；B 超检查可发现病灶，还能了解周围实质性脏器有无转移；CT、MRI 检查了解胃肿瘤侵犯情况及肿瘤与周围脏器关系；单光子发射计算机断层扫描（SPECT）骨扫描对胃癌骨转移检出的灵敏度较高；PET 检查及早发现全身转移灶。

（2）纤维内镜检查：胃镜检查可直接观察到胃内部各个部位的形态表现，利用内镜对异常部位钳取组织做病理学检查确定诊断，组织病理学检查是诊断胃癌最直接准确的诊断方法。超声胃镜有助于判断胃癌的壁内浸润深度、异常肿大的淋巴结以及肿瘤对周围器官的浸润情况。

（三）临床诊断与处理

1. 诊断　主要依据胃镜检查及病理活检。慢性萎缩性胃炎伴肠化生和异型增生者、良性溃疡经正规治疗两个月无效、胃切除术后 10 年以上的胃癌等高危患者应定期胃镜随访。

2. 手术处理　手术切除是胃癌的主要治疗手段,也是目前能治愈胃癌的最有效方法。胃癌手术分为根治性手术和姑息性手术,应力争根治性切除,术中按程序实行淋巴结清扫术。①肿瘤位于胃体或近端胃,实行全胃切除术;②肿瘤侵犯贲门食管连接处,有必要切除远端食管;③肿瘤发生在胃窦,应实行胃大部切除术;④肿瘤弥漫全胃,应实行全胃切除术。近年来随着对患者术后生活质量的重视及微创手术和腹腔镜的发展,许多医院已在探求保证根治的前提下采用微创手术的术式。

3. 化学治疗　早期胃癌且不伴有任何转移者,术后一般不需化疗,尽管胃癌的化疗不够敏感,但术前、术中、术后化疗仍有一定的作用,现在的生物治疗和靶向治疗应用得也非常广泛,应根据病情加以选择。

4. 放射治疗　放射治疗主要用于胃癌术后辅助治疗、不可手术的局部晚期胃癌的综合治疗,以及用于晚期胃癌的姑息治疗。胃腺癌放射敏感性低,单独用放疗治疗胃癌效果不理想,放疗多与化疗同时综合应用,以缩小肿瘤。放疗主要参与辅助性治疗或参与姑息性的综合治疗。放疗的形式主要有术前放疗、术中放疗、术后放疗和姑息性放疗四种。

(四) 康复评定

1. 身体结构与功能

(1)身体结构:癌瘤侵犯造成溃疡、浸润增生及转移,局部疼痛和消化功能障碍,远处转移后有其他转移部位的症状体征。外科切除术治疗损伤,包括:①贲门食管连接处癌瘤,切除部分胃和食管;②癌瘤在胃窦,行胃大部切除术;③肿瘤弥漫全胃行全胃切除术,胃容量变小或缺失;④胃切除后造成消化功能减弱,术后吻合口水肿或溃疡,常伴有上腹部疼痛。放射性黏膜损伤可发生胃溃疡或胃穿孔;化疗造成全身损害,常引起消化道症状和其他全身症状。手术、放疗、化疗均会影响消化功能和营养的吸收,易加重营养不良。转移方式主要有直接浸润扩散到深层或邻近组织蔓延;淋巴和血行转移可至全身,应多加注意,由于上述结构的改变会造成患者多系统的功能障碍。

(2)疲劳的评定:其中胃癌后的疲劳是患者常见的症状,影响患者的生活质量,需要进行综合评定。目前多采用多维疲劳量表(MFI)来评价。MFI 是用于癌症患者的一种测量工具,可用于评定各种癌症患者疲劳症状的严重程度,也可评价疲劳影响癌症患者日常生活活动能力的严重程度。该量表由荷兰阿姆斯特丹大学医学院 Sments 在 1995 年设计,包含 20 个条目,分为 5 个部分,即综合疲劳、身体疲劳、心理疲劳、活动减少、能力减退。每个条目为 5 分制,1= 完全不符合;2= 比较不符合;3= 介于符合与不符合之间;4= 比较符合;5= 完全符合。其中表述疲劳的条目 2、5、9、10、13、14、16、17、18、19,为正向计分;不表述疲劳的条目 1、3、4、6、7、8、11、12、15、20,为反向计分,其分数越高,说明疲劳症状越严重。研究者对英文版的 MFI 某些条目的表达进行完善,使其更符合中文的表达习惯,最终形成 20 个条目的中文版量表,用于胃癌疲劳的评价(表 8-6)。

表 8-6　多维疲劳量表

编号	项目	1= 完全不符合	2= 比较不符合	3= 介于符合与不符合之间	4= 比较符合	5= 完全符合
1	我感觉良好					
2	我感觉只能做一点体力活动					
3	我感觉很有活力					

编号	项目	1=完全不符合	2=比较不符合	3=介于符合与不符合之间	4=比较符合	5=完全符合
4	我愿做各种令我开心的事					
5	我觉得疲惫					
6	我觉得我一天干太多的活					
7	我能专心做事					
8	在体力上我能做很多事					
9	我害怕必须做事					
10	我一天只能做很少的事					
11	我能很好地集中精力					
12	我一直在休息					
13	我要很努力才能集中精神					
14	我要很努力才能应对糟糕的处境					
15	我有很多工作计划					
16	我容易觉得疲劳					
17	我几乎没做任何事					
18	我不想做任何事					
19	我容易走神					
20	我感觉体力状况很好					

（3）心理评定：心理状态评定可采用的评价方法：采用 90 项症状自评量表（SCL-90）评定患者的心理健康状况；采用 Zung 编制的焦虑自评量表（SAS）和抑郁自评量表（SDS）来评定抑郁、焦虑状态的变化。

2. 活动和参与　独立生活能力评定、患者生活质量评定（参见食管癌）。

3. 环境因素　环境因素影响（参见食管癌）。

（五）康复治疗

1. 运动治疗

根据患者的具体病情，制订个体化运动处方，指导患者选择适宜运动方式，开始阶段以有氧运动为主，如慢速步行、打太极拳、做保健操，每次锻炼时间不少于 30min，每天累计运动时间在 60min 以上，每周至少锻炼 5d。在整个运动过程中强调量力而行、循序渐进。治疗期间对所有患者进行定期随访，监督并指导其完成康复治疗。

患者术后应尽早开始活动，病情稳定可逐渐深呼吸、翻身、被动或主动肢体伸屈运动，全身状态允许情况下应尽早下床活动增强体质，这有利于胃手术后胃肠道功能的恢复及预防术后肠粘连，也有利于呼吸和循环功能的恢复,减少并发症。

促进活动和参与的一种干预方法是策略训练。策略训练指导患者使用明确的全局策略来识别和评定具有挑战性的活动,设定目标、计划和执行活动,监督、评定和调整自己的行为,以通过基于技能的训练来解决或减少这些挑战。策略训练过程的最终目的是执行预期的活动和促进社区参与。活动可以包括任何有意义的任务或患者的生活角色,如遛狗、返回工作岗位、发送电子邮件或举办晚宴。这种以活动为重点的干预可减少急性和慢性残障和残疾的发生。

2. 物理因子治疗　很多胃癌患者由于术前和术后的营养不良,存在低蛋白血症和贫血,会造成患者的伤口感染和愈合不良甚至是全层裂开,红光、紫外线、微波等物理因子具有杀菌、促进血液循环,促进伤口愈合的作用。

3. 作业治疗　协助胃癌患者选择、参与,应用有目的和意义的活动,以达到最大限度地恢复躯体、心理和社会方面的功能,增进健康,预防能力的丧失及残疾的发生,以发展为目的,鼓励患者参与及贡献社会。

4. 传统治疗

(1)中医心理康复:中医学理论体系中,情志致病是对肿瘤病因认识的一个重要方面。可采取以情胜情的模式、康复讲座的模式、群体康复的模式以及中草药物应用模式,营造良好环境模式对患者进行心理治疗,尽早融入社会。

(2)中药食疗康复:中医学养生体系的食疗,对肿瘤的康复治疗有许多值得借鉴的地方,美国癌症协会在肿瘤饮食运动指南中指出,饮食对肿瘤治疗后患者的病情进展、复发风险以及总生存期有影响,合理的膳食结构有利于肿瘤康复。首先制订饮食处方的时候要因人而异,辨证论治,同时还要因时而异,根据四季的变化,以及因疾病所处不同时间节点进行对症治疗。认为春季应护肝宜食姜、枣、花生等富含维生素的食物;夏季应清心补脾,宜服冬瓜、丝瓜、西瓜、绿豆汤等食物;秋季应清肺润燥宜服百合、苹果、香菇等食物;冬季应养阴,宜服银耳、冬瓜、鸭梨等食物。

(3)针刺及穴位按压:有部分患者发生顽固性的呃逆,术后发生顽固性呃逆者不利于吻合口愈合,有可能造成切口撕裂,发生呃逆应及时给予治疗,采用穴位按压法,按压百会、膻中穴;针刺双侧内关、足三里;用维生素 B_1、B_6 各 2mL,取双侧内关穴位封闭。

5. 心理干预　在疾病的不同阶段,患者的心理状态不同,需进行不同内容的心理康复。要帮助患者消除恐惧心理,树立乐观情绪。手术前,让患者及其家属了解手术的必要性,对术后可能出现的问题有思想准备,以能使他们接受手术并给予合作。晚期胃癌患者有多种器官的转移。患者身受剧痛、面临死亡,精神处于绝望、崩溃状态,需要给予安抚、温暖和支持。使患者树立战胜疾病的信心,以积极乐观的心态面对疾病,激发内在抗病能力,提高心理抵抗能力。

6. 康复护理

(1)营养补充:胃切除后的恢复饮食十分重要,既要弥补术前疾病的慢性消耗,又要填补手术创伤的损失。因此,应保证摄入有足够的营养、高蛋白以及维生素含量充足的食物,以促进创伤的修复,降低胃切除术后的并发症。

(2)胃癌术后倾倒综合征:在胃切除术后,失去幽门或其正常功能,大量高渗性食糜容易倾倒入肠腔,使肠腔膨胀,经过神经反射机理,肠黏膜立即渗出大量液体,以稀释为等渗性食糜便于消化,于是引起急剧的血浆容量下降而出现心悸、眩晕等症状,这些症状一般在食后 20~30min 出现。此类疾病宜少量多餐,少进汤类,适当增加脂肪类食物,进食后躺卧 0.5h 左右。养成在餐间或空腹饮水的习惯。餐前 30min,服抗胆碱药可阻止过度的胃肠蠕动。绝大多数轻度或中度倾倒综合征病例经上述处理,可在数月或数年内减轻症状或痊愈。

(六) 预后及健康教育

1. 预后　胃癌患者不进行及时有效的治疗,有 90% 以上的胃癌患者可在 1 年内死亡。早期诊断及早期治疗者 5 年生存率可达 83%。胃癌患者即使通过治疗已经治愈,但在生理和心理上都可能遗留不同程度的功能障碍。胃癌有复发的可能,患者出院后应注意预防和监测胃癌的复发,定期复查,治疗后第 1 年每隔 3 个月复查 1 次,第 2 年每 6 个月复查 1 次,第 3 年后可每年复查 1 次。但是无论何时一旦发现任何相关的症状体征,立即到医院进行体检,早期发现早期处理。

2. 健康教育

(1) 克服不良嗜好:戒除烟酒。

(2) 注意饮食:避免进高盐食品,少食或不食用含亚硝酸盐多的食物和烟熏油炸食物;吃饭要定时,少食多餐;进食避免过烫与过急,避免吃过于粗糙、硬的食物,以减少硬食物对黏膜的机械性刺激;日常生活中应多吃蔬菜、水果、牛奶等富含维生素和蛋白质的食物,保证营养,提高免疫功能。

(3) 照射区的皮肤护理:在放疗期间和放疗结束后的半年内,照射区的皮肤应该避免强太阳光的照射,皮肤出现瘙痒时不要抓挠。在放疗照射区皮肤没有完全恢复正常时,避免用刺激性物质涂擦,洗澡时避免用刺激性皂类。

(4) 加强身体锻炼:经常锻炼身体增强体质,每天坚持散步、太极拳,力所能及地参加一些文体活动和社会活动等。

(5) 乐观:保持开朗乐观、豁达的状态,善于调适自己的心情,不要过分地担心疾病复发,晚期患者应以乐观的心态积极配合治疗,延长寿命。

三、原发性肝癌

(一) 概述

1. 定义　原发性肝癌(primary liver cancer)是起源于肝细胞或肝内胆管细胞的恶性肿瘤。包括肝细胞癌(HCC)、肝内胆管癌(intrahepatic cholangiocarcinoma, ICC)和两者混合型三种不同的病理类型,其中肝细胞癌(简称肝癌)占 90%。

2. 病因

(1) 病毒性肝炎:长期感染乙型肝炎病毒和丙型肝炎病毒与肝癌形成有很大关系,肝癌患者中,有 1/3 的人有慢性肝病史,慢性肝炎更易引起肝硬化,这也使得肝炎患者易发肝癌。

(2) 黄曲霉毒素:肝癌与长期食用含有黄曲霉毒素的食物有关。在动物实验中,黄曲霉毒素能使老鼠产生肝癌。

(3) 肝纤维化:病毒性肝炎、酒精性肝病及非酒精性脂肪肝后肝纤维化肝硬化是肝癌发生的重要危险因素。

(4) 肝癌的高危因素:包括长期接触氯乙烯、亚硝胺类、有机氯农药等化学物质。血吸虫感染,长期饮用污染水等。

上述各种病因使肝细胞在损伤后的再生修复过程中,其生物学特性逐渐变化,基因突变增殖与凋亡失衡,各种致癌因素也促使癌基因表达及抑癌基因受抑制,慢性炎症和纤维化过程中的活跃血管增生,为肝癌的发生发展创造了条件。

3. 流行病学　肝癌是我国常见的恶性肿瘤之一。每年新发病例占全球总患病人数的 42%~50%。肝癌可在任何年龄发病,但以 40 岁以上的人群居多,男性高于女性,男女之比为(2~5):1。患有肝硬化、血清乙型肝炎表面抗原(hepatitis B surface antigen, HBsAg)阳性和肝炎病史 10 年以上者属于高危人群。原发性肝癌不经过任何治疗,平均生存期 6 个月左右。近年来由于依靠血清甲胎蛋白(α-fetoprotein, AFP)检测,结合超声显像对高危人群的监测,使肝癌在亚临床阶段即可做出诊断,加之积极采取综合治疗,已使肝癌的 5 年生存率有了较显著提高。

（二）临床表现

1. 症状及体征

（1）肝区疼痛：开始肝区隐痛,由于癌灶迅速增大使肝包膜张力增加而使肝区表现为持续性闷痛、钝痛或刺痛,有时疼痛放射至右肩和右背部。

（2）黄疸：当癌肿广泛浸润可引起肝细胞损害导致肝细胞性黄疸,当癌肿侵犯肝内胆管或肝门淋巴结肿大压迫胆道时,可出现阻塞性黄疸,黄疸随病情呈进行性加重。

（3）肝大：进行性肝大为最常见的特征性体征之一。约占 80% 以上,肝脏进行性增大,质地坚硬,表面及边缘不规则,有大小不等的结节或巨块肿物,可伴有明显触痛。合并肝硬化者常有食管静脉及腹部静脉曲张、腹水、脾大等门静脉高压体征。

（4）全身症状：发热一般为低热,偶达 39℃ 以上,呈持续或午后低热或弛张型高热,发热与癌肿坏死产物吸收有关,发热也可由癌肿压迫或侵犯胆管胆道并发感染引起。消化道症状表现为食欲减退、腹胀、消化不良、恶心、呕吐和腹泻等。晚期少数患者可呈恶病质状态,乏力、消瘦、全身衰竭。

（5）伴癌综合征：癌肿本身代谢异常或肝癌患者体内内分泌代谢异常导致的一系列综合征表现为自发性低血糖症、红细胞增多症、类癌综合征等。

2. 实验室检查　甲胎蛋白（AFP）动态观察,AFP 持续增高,对原发性肝癌的诊断有帮助。癌胚抗原（CEA）及血清碱性磷酸酶（ALP）、AKP 或 r-GT 检查增高,以及明确的乙型肝炎标志物阳性的肝硬化,对协助诊断也有参考意义。癌胚抗原（CEA）可作为转移性肝癌的辅助诊断参考。

3. 特殊检查

（1）超声检查：超声是诊断肝癌最常用、最简单、方便和有效的方法。可发现直径 1.0cm 以上的病灶,准确率高达 90% 以上。可显示癌实质性光团,当癌组织坏死液化时相应部位可出现液性暗区,超声检查对早期定位诊断有较大价值,也适用于肝癌早期筛查。

（2）放射学检查：CT、MRI 检查或增强、X 线血管造影、ECT、PET 对诊断小肝癌和微小肝癌阳性率较高。了解肿瘤内部结构和病灶与血管关系,早期发现全身转移灶和协助鉴别诊断。

（3）肝穿刺活体组织检查：一般是在超声和 CT 引导下进行细针穿刺,穿刺物做病理是诊断肝癌最可靠的办法。

（三）临床诊断与处理

1. 诊断　满足下列 3 项中的任意 1 项即可诊断肝癌：①具有两种典型的肝癌影像学（超声、增强 CT、MRI 或选择性肝动脉造影）表现,病灶大于 2cm。②一项典型的肝影像学表现,病灶大于 2cm,AFP 大于 400ng/mL。③肝脏活检阳性,对高危人群（各种原因所致的慢性肝炎、肝硬化以及大于 35 岁的 HBV、HCV 感染者）每 6~12 个月进行超声检查和 AFP 筛查,有助于肝癌的早期诊断。

2. 手术治疗　目前肝癌早期手术治疗仍是最有效的根治性手段。外科治疗方式：①早期局部切除；②不能一期切除的肝癌经放疗、化疗、介入等其他治疗缓解后,行二期切除治疗；③姑息性外科治疗和肝移植等。

3. 药物治疗　主要是采取各种化疗方案,多不敏感,生物靶向治疗是发展方向。

4. 放射治疗　三维立体定向适形放射治疗是近几年发展起来的放射治疗新技术,它可使给予肝脏肿瘤的放射剂量明显提高,而正常组织受到的照射剂极低,这样不仅提高了肝肿瘤的局部控制率,而且大大降低了毒副作用,使放射治疗在肝癌治疗中的地位有了明显提高。

5. 其他治疗　包括射频消融术、微波消融、经皮穿刺瘤内注射无水乙醇、肝动脉栓塞等,这些方法是目前治疗中晚期肝癌的常用方法。

（四）康复评定

1. 身体结构与功能

（1）器官系统的结构损伤:外科治疗肝脏的一段切除、肝叶切除、全肝切除和行肝移植,肝功能障碍。放射治疗和化疗造成一定的全身损伤,加重全身症状。所有这些结构上的改变都会造成相应的器官和系统的功能障碍。

（2）躯体功能:将通过一套经过验证的客观指标来检查

1）功能表现:用简易体能状况量表（Short physical performance battery,SPPB）来确定。SPPB 是一种可靠的躯体功能测量方法,包括步态速度、坐立和平衡测试。得分范围为 0~12 分,得分越高说明功能越强。0~6 分提示肌肉功能差,7~9 分提示肌肉功能中等,10~12 分提示肌肉功能良好。

2）下肢肌肉力量:将通过一次重复最大用力（1RM）腿举（也叫做坐姿蹬腿）测试来测量。1RM 被定义为 1 次通过全范围运动提起的最高负载。参与者将在 60%1RM 和 80%1RM 条件下完成适当的有氧和低强度热身,然后进行最多 5 次试验来确定 1RM。

3）握力:将采用手持测力计测量。握力提供手和前臂力量的测量,并被发现与整体肌肉力量和身体功能有很好的相关性。为了测试,参与者将坐着,肘部屈曲 90°。每只手尝试 3 次,每次尝试之间休息 1min,最高的值将被记录。

4）身体活动水平:将通过使用三轴加速度传感器（actigraph GT3X）进行加速测量,是一个有效的工具,广泛用于肿瘤。这个小而轻的装置会在人醒着的时候戴在臀部 7d,以记录日常活动。数据将使用 Actilife 软件进行分析,使用标准化算法分析体力活动领域（轻、中、高强度）的时间,并遵守美国运动医学会（ACSM）体力活动指南（150min 中强度到高强度体力活动 / 周,10min 一组）。

（3）人格特征:研究发现个性人格特征与恶性肿瘤发生发展的关系密切,较共同的观点认为癌症患者的人格特征是压抑和否定,逆来顺受,自责自罪的倾向,固执,自知力减弱,体验较多的抑郁和绝望情绪,易于失望。个性因素所致的紧张、压抑可以影响激素的正常分泌活动,影响机体的神经免疫调节功能,削弱机体防御作用,参与细胞恶变或激发不活跃的癌细胞。常采用艾森克个性问卷（Eysenck personality questionnaire,EPQ）进行评价个性人格特征。

2. 活动和参与

（1）疲劳:癌症患者的疲劳是影响患者活动和参与的最大障碍,也影响到患者的心理功能,临床上常使用多维疲劳量表（MFI）测量疲劳。

（2）生活质量:健康相关生活质量将由欧洲癌症研究和治疗组织生活质量核心问卷（EORTC QLQ-C30）及其相关子量表确定。此外,还有一些单项症状测量。将使用 QLQ-HCC18（肝癌）子量表评定癌症特异性生活质量问题,功能评分越高表明功能越强,而症状评分越低表明症状负担越轻。

3. 环境因素　因为肝癌的发生是与环境和个人因素有关的,比如说周围的环境有化学物质的污染,经常饮食被污染的水和食物,这些因素都是肝癌的易发因素,所以要进行评定,以指导康复治疗。

（五）康复治疗

1. 运动治疗　运动部分将包括 12 周的监督和以家庭为基础的干预。运动处方将包括有氧和耐力训练,并将由一名物理治疗师监督指导。在头 4 周内,每周将举行两次有监督的团体运动课程,以安全和有组织的方式向参与者重新介绍运动。随着方案的进展,受监督的会议次数将减少,在家进行的运动次数将增加。这种方案旨在鼓励幸存者进行自我管理,并通过运动处方增加自主性。运动强度的规定将使用心率储备(HRR)计算。使用 Karvonen 公式(HRR= 最大心率 – 静息心率)。最大心率和静息心率值将在基线 CPET 期间计算。参与者将佩带心率监测器,以确保符合规定的运动强度。在完成规定的计划后,参与者将按照 ACSM 身体活动指南完成每周 150min 的中等强度的活动。阻力训练也将根据参与者的健康水平循序渐进进行。

2. 个性化饮食辅导　在第 1 周、第 2 周和其后的每两周期间将提供一对一饮食咨询,如果需要,也可更频繁地提供咨询。课程将由注册营养师提供。考虑到如吞咽困难或吸收不良等饮食方面的挑战,在饮食课程中提供的教育将根据参与者的需要个性化。参与者的目标是根据世界癌症研究基金会(World Cancer Research Fund,WCRF)和欧洲临床营养和代谢学会(ESPEN)癌症幸存者指南,优化饮食摄入,确保充足的能量和微量营养素状态。

3. 多学科教育　多学科教育课程在第 1~4 周每周进行 1 次,之后每隔两周由多学科团队的成员进行 1 次,包括医生、营养师、职业治疗师和物理治疗师。教育主题将包括综合康复计划的介绍,以及与癌症幸存者相关的项目的讨论,包括身体活动的好处、营养、持续医疗问题的管理、疲劳管理和正能量的灌输。

4. 物理因子治疗　很多肝癌患者由于术前和术后的营养不良,存在低蛋白血症和贫血,会造成患者的伤口感染和愈合不良甚至是全层开,红光、紫外线、微波等物理因子具有杀菌、促进血液循环,促进伤口愈合的作用。

5. 作业治疗　协助肝癌患者选择、参与,应用有目的和意义的活动,以达到最大限度地恢复躯体、心理和社会方面的功能,增进健康,预防能力的丧失及残疾的发生,以发展为目的,鼓励他们参与及贡献社会。

6. 传统治疗　中医针灸康复:针灸治疗在减轻放化疗毒副作用,提高患者生活质量方面,有着较单纯西医治疗更明显的优势,比如说减轻消化道反应、改善骨髓抑制、减轻皮肤黏膜反应、缓解癌性疼痛等方面都有着非常好的治疗作用。另外,可以提高患者的免疫功能,从而增强扶正抗邪固本的能力。

7. 心理干预　心理干预可采用:①认知治疗:由相关的专业医生,讲授有关肝癌的发病、治疗、康复知识,使患者改变对肝癌的错误认识,从而引导出积极的感觉行为和思维。②情感支持:根据患者的性格特征、心理反应、对疾病的态度等,通过疏导、解释、同情、鼓励等方式给予支持或给患者讲述一些抗癌明星的故事,从而增强患者战胜疾病的信心。③小组治疗:将患有相同疾病的人组成一个群体,相互鼓励分享抗癌经验。

8. 康复护理　参考胃癌围手术期快速康复外科的护理内容。

9. 其他治疗　影像引导下的局部消融治疗,可用于肿瘤直径 5cm 以下、病灶一般 3 个以下、肿瘤位于肝门部大血管附近;全身情况较差,切除术后复发不能耐受手术的患者。

(1)射频治疗:是一种有效安全的高温物理方法,可经皮、腹腔镜或术中施行,多采用经皮穿刺方式。射频治疗对于肝实质内的小肝癌,尤其是伴有重度肝硬化或位于肝门区靠近大血管的小肝癌,疗效好且损伤小。对于大肝癌,射频可与经导管动脉栓塞化疗(transcatheter arterial chemoembolization,TACE)联合应用,明显提高疗效。

(2)肿瘤微波治疗:主要是利用微波的热效应,使肝癌组织凝固、坏死,达到原位灭活和局部根治的目的。近年来的研究发现,微波除热凝固效应外,还有增强机体免疫功能作用。

(3)高功率聚焦超声治疗:超声治疗肝肿瘤的研究已有十余年历史,国内外的研究表明,高功率聚焦超声治疗,是一种体外非创伤性治疗肝脏肿瘤的有效、安全、可行的治疗手段。

(4)激光治疗：早期是激光刀，主要用于术中肝癌切除减少出血，以后发展为 B 超引导下经皮穿刺插入光导纤维针至肿瘤间质内凝固肿瘤组织，中央受热区温度可达 60℃，使肿瘤组织变性坏死。其主要机制是将光能转化为热能，从而选择性杀伤癌细胞，而正常细胞不受伤害。

(5)直流电治疗：又称局部电化学治疗，其机制为通过直流电的电离作用，改变肿瘤细胞生存的内环境，使肿瘤细胞的代谢紊乱，引起肿瘤组织缺血坏死。

(6)氩氦激光刀冷冻：是一种只在刀尖冷冻，刀柄保持常温，唯一可用氦气解冻的微创靶向冷冻仪器。刀尖在几秒内温度降至 –140℃，借助氦气又可使温度急速升至 20~40℃，这种冷热逆转疗法对肿瘤摧毁更为彻底，并有利于调控肿瘤抗原，激活机体抗肿瘤免疫反应。

（六）预后及健康教育

1. 预后　肝癌 5 年生存率低，极易复发。影响预后的因素较多，早期肝癌预后较好，因体积小，包膜较完整，远处转移少，机体免疫状态较好，根治的效果好(据资料报道，小肝癌手术切除的病例 5 年生存率较高)；中晚期肝癌虽经多种综合治疗措施，根治机会少，易有远处转移，预后较差。

2. 健康教育

(1)戒除不健康嗜好：烟酒对疾病康复有害，烟草中有多种致癌物质，所以应积极戒烟；长期饮酒过度，加重肝脏负担。

(2)营养支持：肝癌患者宜多选用对肝脏有益的食品，饮食中含硒量丰富的食物对肝癌患者的康复有益，如大麦、西瓜子、蘑菇、香菇、蛋类、红枣及鱼类等，少吃含有亚硝胺类食物，如酸菜、咸菜、咸鱼、香肠等。

(3)增强体能：坚持锻炼身体，积极参加文体活动和社会活动，生活规律，乐观豁达，在工作和社会交往中重新确立自己的生存价值。

(4)防治病毒性肝炎：积极预防肝炎及肝损害，对降低肝癌发病率有重要意义。注射乙型肝炎病毒灭活疫苗预防肝炎；粮食霉变不要再食用、改进饮水水质亦是预防肝癌的重要措施。一旦患有病毒性肝炎，应积极治疗，防止肝硬化及癌变。

(5)家庭和社会支持：家庭和社会均应给予患者鼓励、照顾、安慰和关怀，为患者减轻身心痛苦，鼓励患者参加轻松的工作，参加社会活动。

(6)定期复查：肝癌的术后注意复发和转移，定期复查非常重要，每 3 个月检查 1 次 B 超、血清 AFP，AFP 升高提示肝癌复发，必要时做 CT、PET、ECT 等进一步的检查。

四、大肠癌

（一）概述

1. 定义　结直肠癌(colorectal cancer)即大肠癌，是指起源于结直肠黏膜的恶性肿瘤，其病理类型有腺癌、腺鳞癌、梭形细胞癌、鳞状细胞癌和未分化癌等。包括结肠癌和直肠癌，以腺癌最多见。是消化道常见的恶性肿瘤之一。

2. 病因　目前虽然病因仍不明确，但是国内外学者研究表明大肠癌发病与下列因素密切相关。

(1)环境因素及生活方式：土壤中缺硒和放射线损害，大肠癌发病率较高；长期饮酒、肥胖、动物脂肪摄入过多。新鲜蔬菜、纤维素摄入过少的人群大肠癌的发病率较高。

(2)遗传因素：肠息肉可呈现家族聚集现象，肠息肉或溃疡性结肠炎的患者患大肠癌发病率明显高于普通人群。

(3)高危因素：以下疾病可能与结直肠癌发病有关：①结直肠腺瘤与大肠癌发病有关，80% 以上的大肠癌是由大肠腺瘤演变而来；②炎症性肠病尤其是慢性非特异性溃疡性结肠炎，大肠癌的发生率比正常人高几倍;③大便隐血阳性;④一级亲属有结直肠癌病史;⑤本人有癌症病史;⑥长期吸烟或肥胖者,特别是年龄大于50岁者;⑦有盆腔放疗史者;⑧还有慢性腹泻,⑨有下列疾病史者慢性腹泻,慢性便秘,黏液血便慢性阑尾炎或阑尾切除时,慢性胆囊炎或胆囊切除时,长期精神压抑者,癌变发生率均较高。

3. 流行病学　发病情况有显著的地区性差异,高发区主要集中在美、欧等发达国家。我国大肠癌发病率不高,但是近几年来,随着我国经济的发展,人们的生活方式改变,尤其是饮食结构的变化,大肠癌已经成为我国发病率上升较快的恶性肿瘤之一,威胁着国人的生命和健康。在我国长江下游、东南沿海等省、地市为大肠癌的高发区,发病年龄多在31~60岁,以男性居多。好发部位直肠、乙状结肠、降结肠、横结肠、升结肠等,但以直肠部位多发。

(二)临床表现

1. 症状体征

(1)早期症状:早期结直肠癌可无明显症状,病情发展到一定程度出现腹胀、不适、消化不良样症状,而后出现排便习惯和性状的改变,如便次增多、腹泻、便秘、便前腹痛,稍后即可有黏液便或黏液脓性血便,为大肠癌常见的症状;直肠癌多有大便变形、便血,开始便血量少,多呈鲜血或暗红色血液,与大便不相混淆于粪便表面,合并感染后为脓血便,直肠癌还可出现直肠刺激症状,便意频繁,便前肛门有下坠感、里急后重、排便不尽感等。

(2)全身症状:由于肿瘤溃烂、失血和毒素吸收,常可导致患者出现贫血、低热、乏力、消瘦、腹水和水肿等全身表现。

(3)肠梗阻:表现为不全性或完全性肠梗阻症状,如腹胀、腹胀痛或绞痛、便秘或便闭、局部有触痛、肠鸣音亢进等肠梗阻表现。

(4)腹部肿块:通常腹部包块位置与发病部位一致,为瘤体或网膜与周围组织浸润黏结的肿块,质硬,形状不规则,有的可随肠管有一定的活动度,晚期肿瘤浸润较重,肿块可固定。

2. 实验室检查

(1)血常规检查:贫血情况;尿常规有无红细胞、白细胞,确定是否有泌尿系转移;便常规检查潜血,生化检测酶学改变。

(2)血清肿瘤标志物:检测癌胚抗原(CEA)、检测 CA19-9、CA72-4 等。癌胚抗原(CEA)的测定对评价治疗效果和预后有价值,手术不彻底或化学治疗无效 CEA 常维持在高水平;如手术后 CEA 下降至正常复又升高应注意是否肿瘤复发。疑有肝转移患者,建议检测 AFP;疑有卵巢转移患者,建议检测 CA125,协助判断肿瘤转移。

3. 特殊检查

(1)直肠指检:方法简单可行,约80% 的直肠癌,尤其是直肠下段癌、仅靠指检即可发现。指诊时可触及肿块的大小、肿块质硬、表面光滑或凹凸不平,晚期可触及肠腔狭窄,包块固定,指套见含粪的污浊脓血。指检肿块基底部活动度情况、探查有无肠壁外、盆腔内种植性肿块等。

(2)直肠镜或纤维肠镜检查:在直视下观察肿块的形态、部位以及距肛门缘的距离,并采取肿块组织做病理切片检查,以确定肿块性质及其分化程度。

(3)影像检查:腹部 X 射线检查,适用于伴发急性肠梗阻的病例,可见梗阻部位上方的结肠有充气胀大现象;钡剂灌肠用于排除结肠直肠多发性肿瘤,还可见癌肿部位的肠壁僵硬,蠕动至病灶处减弱或消失,结肠袋形态不规则或消失,肠腔狭窄,充盈缺损等。B 超、CT、MRI、PET 进一步确认肿瘤部位及大小,了解癌组织的侵犯范围,有无相邻或远隔脏器转移,可以协助确定大肠癌的分期。

（三）临床诊断与处理

1. 诊断 诊断主要通过肠镜及黏膜活检而确定,对高危患者出现排便习惯和粪便性状改变、腹痛、贫血等,应及早进行肠镜检查。对年龄较大者近期出现症状或症状发生改变,应做好鉴别诊断,切勿未经肠镜检查而轻易做出功能性疾病的诊断,以免漏诊。

2. 药物治疗 全身化学治疗是综合治疗的重要组成成分,也是防治远处转移的主要手段。治疗晚期或转移性结直肠癌使用的药物:氟尿嘧啶/亚叶酸钙、伊立替康、奥沙利铂、卡培他滨和靶向药物贝伐珠单抗。晚期患者若一般状况或器官功能状况很差,不建议化疗。

3. 手术处理 结直肠癌的治疗首先强调手术切除,并注重联合术前化疗、放疗等综合治疗以提高手术切除率,降低手术后复发率,提高生存率。手术中尽量根治的前提下,保护盆腔自主神经和性功能、排尿功能和排便功能是手术治疗的原则。对广泛转移者如病变肠断已不能切除,则应进行改道、造瘘等姑息手术。结直肠腺瘤癌变和黏膜内早期癌,可以经结肠镜用高频电凝切除,黏膜切除术或者黏膜剥离术。若病理检查累及基底部,则需追加手术,彻底切除有癌组织的部分。

4. 直肠放疗 直肠癌放射治疗在直肠癌的治疗中也占有重要的地位,可以促进保肛手术的成功、控制局部复发率。早期直肠癌不推荐放疗,直肠癌放疗的主要目的为辅助治疗和姑息治疗。适用于肿瘤最大径大于4cm、肿瘤大于肠直径1/3、低分化腺癌、神经侵犯或脉管瘤栓。

（四）康复评定

1. 身体结构与功能 肿瘤增长浸润形成腹部包块,导致不全性或完全性肠梗阻;一些患者会发生术前或术后肝脏、胃及相关肠系膜转移等,导致消化道的消化及吸收功能下降;直肠癌常使子宫及附件、盆底腹膜、骶前神经受到侵犯,导致二便功能和性功能障碍。结肠癌切除术,会切除相应的一段或大部肠管,以及大部分需做区域淋巴结或肠系膜淋巴结清除,以及有些晚期不能切除者肠造瘘等,均会影响肠道功能;直肠下段癌常需切除肛门和人工再造肛门,影响患者的生命质量和心理负担;癌细胞侵犯或手术损伤盆腔神经丛自主神经及躯体神经可有尿潴留或尿失禁改变,甚至性功能障碍。

2. 活动和参与 由于上述的躯体结构和功能障碍,导致患者的日常生活活动能力受限,由于疾病的影响,患者会产生焦虑、抑郁的心理状态或情绪影响患者参与到社会环境当中,影响到患者回归家庭、社区和工作岗位,因此上述这些情况都要进行评定,具体参见肝癌的活动和参与评定。

3. 环境因素 由于结直肠癌患者的发病与个人和环境的背景因素有关,尤其是与个人的不良生活习惯有关,因此要对患者的个人行为、嗜好进行评定,同时患者要想回归社会,需要全社会的支持,需要社会环境的评定。

4. 特殊评定 疲劳是结直肠癌患者常见的症状,如简易疲劳评定量表(brief fatigue inventory,BFI),多维疲劳量表(MFI),疲劳症状量表(fatigue symptom inventory,FSI),疲劳评定量表(fatigue assessing inventory,FAI)及Schwartz癌症疲劳量表(Schwartz cancer fatigue scale,SCFS)等,这些量表都具有较高的信度和效度。

（五）康复治疗

1. 运动治疗 对于结直肠癌的患者,要全程灌输围手术期的加速康复外科理念,在手术前要对患者进行宣教,并指导床上训练、大小便,增强患者信心,并提高患者自我保健意识。术后早期即进行呼吸训练、并进行有效的咳嗽排痰练习、指导踝泵运动、床上翻身和体位转移训练,叮嘱患者早期坐起和离床活动。恢复期的患者以有氧运动及抗阻训练为主要训练方式,具有改善癌症患者生活质量,提高免疫功能,提高患者身体机能水平等作用,因此要根据患者的身体机能水平和耐受能力,设计好运动处方。

2. 物理因子治疗 很多结直肠癌患者由于术前和术后的营养不良,存在低蛋白血症和贫血,会造成患者的伤口、造瘘口的感染和愈合不良甚至是全层裂开,红光、紫外线等物理因子具有杀菌、促进血液循环,促进伤口愈合的作用。另外,对于术后的一些不全肠梗阻,调制中频和干扰电疗法具有很好地促进肠蠕动和减轻肠粘连的作用。

3. 作业治疗 按照 P-E-O 模式,协助结直肠癌患者选择、参与,应用有目的和意义的活动,以达到最大限度地恢复躯体、心理和社会方面的功能,增进健康,预防能力的丧失及残疾的发生,以重建生活为目的,让患者回归家庭和社会。

4. 传统治疗 中医气功康复是一种以呼吸的调整,身体活动的调整和意识的调整(调息、调形、调心)为手段,以强身健体,防病治病为目的的一种身心锻炼方法,气功导引在帮助患者消除恐惧,焦虑,烦躁等方面有独特的效果。气功、五禽戏、站桩、太极拳、八段锦等都具有中医特色的运动康复方法,其相同点是动静相间,需要依靠患者自身的主观努力来主动进行锻炼,相比于其他被动疗法来说,更能调动患者自身的主观能动性。不同的气功具有不同的康复效果,五禽戏可用于癌症康复期,四肢活动功能锻炼,有助于肢体活动能力的康复。站桩可用于体力恢复较慢者、放化疗期间消化不良等。太极拳适用于身体较衰弱者。在选择康复方法时,应考虑肿瘤的部位,患者的病情、体质、兴趣爱好等,进行辨证练功,以免劳力太过,损伤人体正气,对于病情较重的患者可采取坐位或卧位的放松功

5. 心理干预 术前应向患者充分说明手术的必要性和术后康复的措施,解除其顾虑,使之能愿意配合手术治疗与术后康复;患者对腹壁永久性造瘘或永久性人工肛门会很担心,担心会妨碍生活、担心其他人嫌弃而自卑,妨碍与他人接触。因此,需家人和朋友的关爱,打消患者顾虑。

6. 康复护理 一些低位直肠癌需造人工肛门,护士必须教会患者管理人工肛门。

(1)术后排便习惯的建立:术后开始进食即要注意养成每天定时排便的习惯。参考患者过去排便的习惯时间,每天定时灌肠,一般经 10d 左右即可建立起每天定时排便的习惯。

(2)饮食的调整:术后初期不吃含纤维素多的食物,以防粪便的量和次数过多,应选用蛋白含量高、热量高、脂肪低、对肠道刺激小且易消化的食物。

(3)注意清洁造瘘出口:局部减少刺激,以免出血和痉挛。粪袋使用后要及时清洗,更换粪袋后要用温水将造口洗净、擦干,以免发生糜烂、感染。

(4)防止造口狭窄:为防止造口周围瘢痕挛缩造成出口狭窄,自术后 1~2 周起,可用示指戴指套,外涂石蜡油,伸入造口进行探查扩张,每天 1 次,持续 2~3 个月,狭窄严重时需行手术扩口。

(5)注意活动强度:教会患者适当掌握活动强度,避免过度活动增加腹压而引起人工肛门黏膜脱出。

(六) 预后及健康教育

1. 预后 大肠癌死亡率较高,预后取决早期诊断与治疗。出院后进行随访和定期体检,每 3 个月体检 1 次,第 2 年开始每 3~6 个月体检 1 次,5 年后每年体检 1 次。定期肠镜检查监测癌前病变和复发,检测 CEA、CA19-9、AFP 监测肿瘤复发及转移,如有异常状况住院治疗。

2. 健康教育

(1)积极防治大肠癌前期病变:如患有大肠腺瘤、大肠慢性炎症、特异性溃疡性结肠炎、慢性结肠炎肉芽肿、家族性息肉等疾病,应及时治疗。

(2)饮食:戒除烟酒,多吃一些新鲜富含维生素蔬菜和食物,减少动物脂肪摄入。

(3)保护好放疗照射区的皮肤:皮肤出现瘙痒时避免抓挠,在照射区皮肤没有完全恢复正常时避免用刺激性的物质涂擦,洗澡或清洗时不用刺激性皂类。

(4)人工肛门管理:佩戴粪袋者宜穿宽松衣服,做好粪袋的护理,较远途外出时不要吃喝生冷食物与饮料,可口服方樟脑酊等药物,减少肠蠕动和排气。

(5)保持乐观积极心态:听听轻音乐,到空气清新的场所疗养,适量运动。

(刘忠良)

第一节　泌尿系感染

一、概述

(一) 定义

尿路感染(urinary tract infection,UTI),也称为泌尿系感染,是指各种病原微生物在尿路中生长、繁殖而引起的尿路感染性疾病。根据感染发生部位,临床分为上尿路感染和下尿路感染。前者主要是肾盂肾炎,后者主要是膀胱炎。根据尿路有无功能或解剖异常,又可分复杂性和非复杂性尿路感染。复杂性尿路感染是指伴有尿路引流不畅、结石、畸形、膀胱输尿管反流等结构或功能异常,或在慢性肾实质性疾病基础上发生的尿路感染。不伴有上述情况者称为非复杂性尿路感染。根据尿路感染发作的频次,可分为初发尿路感染(首次发作)和再发性尿路感染(6 个月内尿路感染发作 ≥2 次或 1 年内 ≥3 次),后者又可分为复发和重新感染。尿菌转阴后在 6 周内再出现菌尿,与前次尿路感染的细菌为同一菌珠,称之为复发,常常发生在疗程结束 1 周以内。而没有隐匿的感染灶,停药 6 周后由与前次尿路感染不同菌株细菌引起的尿路感染,称之为重新感染。

(二) 病因

1. 病原微生物　尿路感染的病原微生物主要是细菌,极少数为病毒、真菌、衣原体、支原体及滴虫等,其中 95% 以上是革兰氏阴性杆菌所致尿路感染。大肠埃希菌约占全部尿路感染的 80%~90%,其次为变形杆菌和克雷伯菌。5%~10% 的尿路感染由革兰氏阳性菌引起,主要是粪链球菌和葡萄球菌,凝固酶阴性葡萄球菌(柠檬色和白色葡萄球菌)常发生于青年女性。大肠埃希菌最常见于无症状性细菌尿、短期导尿术患者、非复杂性尿路感染或者首次发生的尿路感染。变形杆菌常见于伴有尿路结石者,铜绿假单胞菌常见于尿路器械检查后,金黄色葡萄球菌常见于血源性尿路感染。临床上尿路感染 95% 以上为单一细菌感染,但在长期使用抗生素或免疫抑制剂治疗、长期留置尿管或输尿管插管以及机体抵抗力差、泌尿器械检查者,可见多种细菌混合感染、厌氧菌及真菌感染。

2. 感染途径

(1) 上行感染:指病原菌由尿道上行到膀胱,甚至输尿管、肾盂引起的感染,是尿路感染最常见的感染途径,可累及单侧或双侧。但正常膀胱有清除病原体的功能,当防御机制受损、并出现诱发因素才可能发生尿路感染。各种原因引起膀胱输尿管反流和肾内反流是导致上行感染的重要病理基础。多发生于尿道插管、尿路器械检查、生殖器感染、性生活后、全身抵抗力低下及尿流不畅者。

(2) 血行感染:是指病原菌通过血运到达肾脏和尿路其他部位引起的感染。约占尿路感染的 3% 以下。感染首发部位为皮肤疖、痈、扁桃体炎、中耳炎、龋齿等,当细菌侵袭力和毒力强或存在机体免疫受损时,病原菌可经血行途径入侵泌尿系统器官,常为化脓性感染。常见致病菌有金黄色葡萄球菌、假单胞菌属、沙门菌属、白色念珠球菌及结核分枝杆菌等。

（3）直接感染：外伤或泌尿系统周围脏器的感染性炎症时，如阑尾脓肿、盆腔化脓性炎症等，病原菌直接侵入到泌尿系统引起的感染。肾区瘘管也可直接引入病原菌导致感染。

（4）淋巴道感染：下腹部和盆腔器官与肾脏，特别是升结肠与右肾的毛细淋巴管吻合支相连，因此，相应器官感染的病原菌可经此路感染肾脏。

3. 尿路感染的基础疾病/易感因素

（1）尿路梗阻：各种原因（前列腺增生、狭窄、肿瘤、结石、异物等）引起的尿路梗阻都会发生不同程度的尿液淤滞，导致细菌滞留。此外，梗阻以上部位所受压力增加，影响了组织的血液供应和正常生理功能，降低黏膜的抵抗力。所以，尿路梗阻是尿路感染的最易感因素，合并尿路梗阻者尿路感染发生率是正常人的12倍。此外，膀胱输尿管反流、妊娠（2%~8% 的妊娠妇女）时增大子宫压迫和分泌增多的孕酮抑制输尿管蠕动，引起的尿流排泄不畅等，也是引起尿路梗阻的主要原因。

（2）泌尿系统畸形：如肾脏发育不全、多囊肾、海绵肾、马蹄肾、双肾盂或双输尿管畸形及巨大输尿管等使局部组织对细菌抵抗力降低。

（3）医疗器械操作：在尿路使用器械检查不仅会损伤泌尿道黏膜，还可将病原菌直接带入而引起尿路感染。尿路感染发生率，1 次导尿后为 1%~2%；留置导尿管 1 天为 50%，3 天以上可达 90%。即使严格地管理导尿管及预防性给予抗生素，留置尿管 1 个月以上者，约 90% 并发尿路感染。膀胱镜检查和逆行肾盂造影也可引起尿路感染。

（4）机体抵抗力低下：长期卧床、合并糖尿病等慢性疾病、免疫功能不全或长期应用免疫抑制剂容易发生尿路感染。而长期高血压、高尿酸血症、高钙血症等造成的肾间质损伤，局部抵抗力低下者也易发生尿路感染。

（5）神经源性膀胱：支配膀胱的神经功能障碍，如脊髓损伤、糖尿病、多发性硬化等疾病，因长时间的尿液潴留和/或应用导尿管引流尿液导致感染。

（6）性别：女性尿道短（约 4cm）、宽，且距离肛门较近，而女性尿道括约肌作用弱及尿道口与阴道口距离近而易损伤、感染等，因此女性在经期、性生活后易发生尿路感染。成年女性尿路感染的发生率为男性的 8~10 倍。男性前列腺增生，包皮过长、包茎也是尿路感染的诱发因素。

（7）不良的生活习惯和方式：性生活频率和性伴侣的过多是青年女性尿路感染的强烈危险因素。日常生活中，延迟排尿或憋尿，很少喝水所致排尿频率或排尿量偏少，个人卫生和性生活前后排尿等习惯也可能与尿路感染的发生相关。

（8）遗传因素：有人提出宿主的基因影响尿路感染的易感性。由于遗传而致使尿路黏膜局部防御能力降低，例如尿路上皮细胞 P 菌毛受体的数目增多，可使尿路感染的危险性增加。但这一新观点的研究还不成熟，需要进一步研究证明。

（三）流行病学

UTI 是一种常见的疾病，根据我国 2022 年《泌尿系感染诊断治疗指南》提示，全球每年有 1.3 亿~1.75 亿人患 UTI，男女老少均可发病，特别是女性常见。且菌尿发生率随着年龄的增长而增加，到 24 岁时有近 30% 的女性会出现症状性尿路感染需要抗菌药物治疗。65 岁以上有 20% 的女性和 10% 的男性出现菌尿，在我国尿路感染占院内感染的 9.39%~50%。65 岁以后的男性尿路感染发生率与女性相近，约 7%，主要与前列腺炎和前列腺肥大有关。

二、临床表现及处理

（一）症状和体征

1. 膀胱炎　占尿路感染的 60%。患者通常有膀胱刺激征，即尿痛、尿频、尿急，还可伴有排尿不适、下腹部疼痛等。最常见的症状是尿频,部分患者迅速出现排尿困难。尿液常混浊、恶臭,30% 可见血尿。膀胱刺激征合并血尿是膀胱炎症的典型症状。但一般全身症状不明显,少数患者出现腰痛、发热,但体温不超过 38.5℃。排尿期尿道烧灼感,排尿终末期疼痛加剧,尿后尿道滴血是较为特征性症状。体检膀胱区疼痛往往不严重,可能只有会阴部、耻骨上区域压痛。约 30% 的膀胱炎为自限性,可在 7~10d 内自愈。如患者有突出的泌尿系统表现,体温超过 38.0℃,应考虑上尿路感染。

2. 尿道炎　是指尿道黏膜的炎症,多见于女性。人群中大约 30% 女性会出现发作性尿痛、脓尿,中段尿培养阴性或少量细菌生长。急性期男性患者尿道口红肿,少数可发生尿道口糜烂,有黏液性或脓性分泌物溢出,女性患者尿道口分泌物少见。无论男女排尿时均有尿道痛或烧灼感,当炎症蔓延至后尿道时,可出现尿频、尿急、耻骨上区及会阴部钝痛。慢性尿道炎尿道分泌物逐渐减少,为浆液性或稀薄黏液分泌物,有时仅表现在晨起时分泌物黏住尿道口或内裤污秽,尿线可分叉。一般起病缓慢、无血尿、无耻骨上疼痛。排尿刺激症状轻或无症状,尤其是女性患者。临床上与膀胱炎不易区分,并应与沙眼衣原体、淋球菌、单纯疱疹病毒等性传播疾病(sexually transmitted diseases,STD)相鉴别。

3. 急性肾盂肾炎　一般在发病数小时或 1 天后快速出现症状。全身感染症状明显,常常发热、寒战、头痛、体温升高 38~40℃,热型不一;有尿频、尿急、尿痛等尿路刺激征;有腰痛,多为钝痛或酸痛,程度不一;少数有腹部绞痛,沿输尿管向膀胱方向放射;伴有恶心、呕吐、腹泻、心率加快等。大部分患者末梢血白细胞显著升高,严重者可出现革兰氏阴性杆菌败血症表现。体检时除发热、心动过速和全身肌肉压痛外,还可发现一侧或两侧肋脊角和季肋点压痛阳性和 / 或肾区叩痛阳性,常常输尿管压痛点阳性,可出现肌紧张。如继发肾脓肿、肾周脓肿,症状更为剧烈。有些患者尿革兰氏染色可检测到细菌,尿中出现白细胞管型,急性期可出现血尿。

4. 慢性肾盂肾炎　临床表现复杂,全身及泌尿系统局部表现均可不典型,容易反复发作。50% 的患者可有急性肾盂肾炎病史。出现腰部酸痛不适、间歇性尿频、排尿不适,可伴有乏力、低热、食欲减退及体重减轻。急性发作时出现急性肾盂肾炎的全身感染和膀胱炎症状;反复发作、病情迁延可合并肾小管功能损伤,出现夜尿增多,低渗、低比重尿;病情持续发展可导致尿毒症,出现相应症状。少数患者可无任何临床症状,仅表现为尿检异常和尿细菌检查阳性。

5. 无症状性菌尿症　人类无症状菌尿症的定义是存在或无脓尿的细菌,且缺乏尿路感染相关的临床症状,如尿痛、尿频或耻骨上痛。无症状性菌尿根据不同日的 2 次以上清洁中段尿培养菌落计数均 ≥ 10^5CFU/mL,可由症状性尿路感染演变而来或无急性尿路感染病史,常见于女性、老人、留置尿管、尿道器械操作后。伴随脓尿时,可考虑为"无症状性感染",临床上某些膀胱炎、肾盂肾炎患者均可仅仅表现为无症状性感染,给诊断造成一定困难。

6. 复杂性尿路感染　泌尿系统功能、结构异常或免疫力低下的患者发生的尿路感染。临床表现多样,轻者膀胱炎,到肾盂肾炎,更重者菌血症、败血症。复杂性尿路感染增加治疗失败的风险。

(二) 实验室检查

1. 尿液检查

(1)尿常规:尿液外观可混浊伴腐败味,尿比重低下,尿蛋白阴性或轻度。40%~60% 急性尿路感染患者出现镜下血尿,甚至肉眼血尿,尿沉渣镜检红细胞数多为 2~10 个 /HP,呈均一正常形态。脓尿即尿白细胞增多,新鲜清洁中段尿沉渣白细胞 ≥ 5 个 /HP;尿闪光细胞(尿中变形的白细胞染为淡蓝色,其胞质中小颗粒做布朗运动,在显微镜下呈现闪光现象)和尿吞噬细胞增多,镜下多为含有较多内含物的"吞噬型",而伪足较多的"游走型"少见;尿液乳铁蛋白浓度较高。

白细胞酯酶(leukocyte esterase,LE)是一种由白细胞产生的酯酶。白细胞酯酶试验是一种检测尿液中是否存在与感染相关的白细胞和其他异常的方法。在尿液中定居的大多数种类的细菌都会将饮食代谢物中的硝酸盐转化为亚硝酸盐,但有些细菌不会产生亚硝酸盐,因此亚硝酸盐测试呈阴性并不一定意味着尿液中没有细菌。尿白细胞酯酶试验和尿亚硝酸盐试验的结合为确定 UTI 的存在提供了一个很好的筛查方法。

《全科医师专业技术能力评价指南》建议,当亚硝酸盐试验结果为阳性时,对有 UTI 症状的妇女开始经验性抗生素治疗。Koeijers 等对男性患者进行了研究,结果表明,对于有症状的男性患者,亚硝酸盐检测结果阳性提示了 UTI,应根据经验对患者进行治疗,等待培养结果。但是,当亚硝酸盐试验阴性时,不能排除 UTI,尿液样本需要进一步培养研究,而不需要开始经验治疗。

研究表明,当尿液含菌量 $>10^5$/mL 时黄嘌呤氧化酶活性会显著升高,尿黄嘌呤氧化酶测定诊断尿路感染的灵敏度和特异度均为 100%;髓过氧化物酶活性在尿路感染中具有很高的灵敏度(87%)和特异度(100%)。因此,尿黄嘌呤氧化酶和尿髓过氧化物酶都可能成为诊断尿路感染的新的很有前途的标志物。

(2)尿白细胞排泄率:准确留取 2h 或 3h 尿液,立即进行尿白细胞计数,所得白细胞数按小时折算,正常人白细胞计数 $<2 \times 10^5$/h,白细胞计数 $>3 \times 10^5$/h 为阳性,介于 $(2\sim3) \times 10^5$/h 为可疑。但该方法存在假阳性和假阴性,不能独立作为诊断依据。

2. 细菌学检查

(1)细菌定性检查:尿标本可取自清洁中段尿、导尿和膀胱穿刺尿。采用新鲜中段离心尿革兰氏染色后油镜或不染色用高倍镜检查,计算 10 个视野细菌数,取其平均值,若 >1 个菌落/视野,尿路感染诊断的阳性率 90%; >5 个菌落/视野,则高达 99%。该方法简便易行,可初步确定细菌种类,对选择治疗方案具有一定指导意义,但未检测到细菌也不能排除尿路感染的诊断。

(2)细菌定量检查:是确定有无尿路感染的重要指标。有症状的患者,新鲜清洁中段尿细菌培养计数 $\geq 10^5$/mL,称为真性菌尿,可确诊尿路感染; $10^4\sim10^5$/mL 为可疑,需复查;如 $<10^4$/mL,可能为污染。无症状的患者,两次连续的新鲜清洁中段尿液标本,细菌培养计数 $\geq 10^5$/mL;耻骨上膀胱穿刺的尿标本出现任何程度的菌尿或从导管获得的尿液标本细菌含量 $\geq 10^2$/mL 均提示存在尿路感染。

(3)菌定位检查:下列检查阳性提示上尿路感染。①尿抗体包裹细菌;②尿液 N- 乙酰 -β- 葡萄糖苷酶升高;③尿液视黄醇结合蛋白;④ T-H 蛋白;⑤输尿管插管获得的尿液培养细菌阳性可直接诊断肾盂肾炎;⑥尿 β_2 微球蛋白。

3. 血液检查

(1)血常规:急性肾盂肾炎时血白细胞常升高,中性粒细胞增多,核左移。红细胞沉降率可增快。急性膀胱炎通常无上述改变。

(2)肾功能:可表现为正常的肾功能,但肾脏的进行性破坏可能会引起肾功能不全的临床表现,如肾小球滤过率下降,血肌酐升高等。

4. 其他检查项目

(1)尿 IL-6:尿 IL-6 浓度 >20pg/mL,且肾体积增大可能高度提示急性肾盂肾炎。

(2)血清 IL-6:以 22pg/mL 为临界点,其灵敏度为 88%,特异度为 83%。

(3)尿肝素结合蛋白(heparin-binding protein,HBP):在尿路感染过程中,肝素结合蛋白的尿液浓度明显升高。研究发现,与尿 IL-6、白细胞和亚硝酸盐相比,尿肝素结合蛋白是鉴别下尿路感染和肾盂肾炎的最佳尿生物标志物。

(4)血清降钙素原(procalcitonin,PCT):当全身细菌感染时,血清降钙素原血浆浓度大幅度上升,且与感染严重程度相关,可作为感染的早期诊断标志;此外,血清降钙素原水平还有助于预测肾脏损害。

(5)2,3,5- 氯化三苯基四氮唑(2,3,5-triphcnyltctrazolium chloride,TTC)试验:本试验阳性结合细菌培养阳性诊断泌尿系感染的准确性高达 95%;本试验结果阴性,细菌培养阳性,可能为泌尿系统感染也可能为标本被污染。需要注意的是,本试验对葡萄球菌、铜绿假单胞菌和变形杆菌可能出现假阴性结果。

5. 影像学检查　一般尿路感染无需进行影像学检查,但在复杂性尿路感染,尿路感染反复发作,尿路感染效果不佳时,为明确有无尿路感染的易患因素或并发症的存在,需要实施影像学检查。

(1)超声检查:能较好地显示肾脏形态、轮廓、大小及内部结构,对肾结石、肾积水、输尿管扩张、肾结核、肾脓肿及周围脓肿,畸形及前列腺增生有较好诊断价值,但对尿路感染本身无诊断价值。

(2)静脉肾盂造影和逆行肾盂造影:对肾盂、肾盏及输尿管解剖结构显示较好,有助于尿路梗阻和结石、结核、畸形、肿瘤的诊断和鉴别。逆行肾盂造影可发现尿路梗阻和畸形的病变部位和范围,但有使下尿路感染扩散的危险。静脉肾盂肾炎尚可反映肾脏功能,但对肾功能不全者,显像不清晰,且加重肾负担。

(3)其他:CT 和 MRI 相比超声检查,有助于确定感染的诱因、部位以及范围,能发现泌尿系统各器官解剖结构的异常,对肾实质和肾周感染的诊断准确性高,用于超声检查难以确诊的患者。而放射性核素是反映肾盂肾炎早期皮质缺血及肾脏瘢痕形成的最灵敏、可靠的检查手段。MRI 是评价妊娠合并尿路感染的最佳影像学检查方法;对评估复杂的下尿路感染和炎症性疾病(包括前列腺和尿道感染及炎症)特别有帮助;没有电离辐射,所以在评估年轻患者和需要随访研究的情况下是一种优势。

尿路感染急性期不宜做静脉肾盂造影,可做 B 超检查。对于反复发作的尿路感染或急性尿路感染治疗 7~10 天无效的女性应行静脉肾盂造影。男性患者无论首发还是复发,在排除前列腺炎和前列腺肥大之后均应行尿路 X 线检查以排除尿路解剖和功能上的异常。

(三) 药物治疗

1. 急性膀胱炎　急性单纯性膀胱炎,90%~95% 以上是由大肠杆菌或腐生葡萄球菌引起。可选用单剂量疗法或短疗程疗法。

(1)单剂量疗法:大多数膀胱炎患者经大剂量单剂抗菌治疗后 1~2 天,尿菌就可转阴。可选用 STS 方案:磺胺甲噁唑 2.0g、甲氧苄啶 0.4g、碳酸氢钠 1.0g;或选用阿莫西林 3.0g 或氧氟沙星 0.4g,一次顿服。单剂量疗法的优点是:副作用小;肠道、阴道或外阴菌群出现选择性耐药的可能性小;方法简便有效,医疗费用低,能保障患者依从性。但是治疗后的复发率较高。单剂量疗法不适用于:妊娠、糖尿病的患者、免疫力低下者、复杂性尿路感染、上尿路感染患者及男性患者。

(2)短疗程(3 天)疗法:复方磺胺甲噁唑(每片含磺胺甲噁唑 0.4g 和甲氧苄啶 0.08g)2 片,每日 2 次;或阿莫西林 0.5g,每日 4 次;或氧氟沙星 0.2g,每日 2 次,均连续口服 3 天。短疗程(3 天)疗法比单剂量疗法,提高了疗效,减少复发,并有利于清除阴道大肠杆菌,且副作用也较少。是目前推荐治疗急性膀胱炎的方案。短程疗法不适用于:前列腺炎患者、肾盂肾炎患者、留置尿管患者及高度怀疑耐药菌感染的患者。

(3)合并妊娠或糖尿病的患者,应持续抗生素治疗 7 天。妊娠时首选阿莫西林,也可选用二、三代头孢菌素治疗,但禁用喹诺酮类药物,分娩前禁用磺胺类药物。

无论单剂量还是短疗程疗法结束后,即使症状消失,也需要在停药后 7 天再次进行中段尿培养,如无细菌生长,可作为临床治愈;但妊娠的妇女每月均应进行尿培养,直到分娩。如仍有细菌生长,需要抗生素治疗 2 周。单剂量或短疗程疗法结束后,症状没有缓解,并伴有菌尿和 / 或脓尿,则继续长疗程治疗 10~14 天;如果伴脓尿,但无菌尿,则应考虑有无厌氧菌、结核分枝杆菌或支原体、沙眼衣原体及单纯疱疹病毒感染的可能;如果脓尿、菌尿均阴性,则继续观察或对症处理。

2. 急性肾盂肾炎

(1)抗生素选择:无尿细菌培养和药物敏感试验结果前①初发、无明显全身症状的急性肾盂肾炎,可选用复方磺胺甲噁唑 2 片,每日 2 次;或氧氟沙星 0.2g,每日 3 次口服;或环丙沙星 0.25g,每日 2 次口服;或二、三代头孢菌素口服或静脉给药治疗;疗程 7~14 天。②严重、全身感染症状明显的急性肾盂肾炎,应选择静脉给药治疗,最好根据尿细菌培养结果选用敏感药物。可选用环丙沙星 200~400mgq12h;或氧氟沙星 200~400mg q12h;或头孢曲松 1~2g qd;或氨苄西林 1g q6h;或亚胺培南 / 西司他丁 250/500mg q6~8h;或替卡西林 / 克拉维酸 3.0/0.2g q8h 静脉注射或点滴。至全身感染症状消退、体温恢复正常后,口服喹诺酮类或复方磺胺甲噁唑 14 天。获得尿细菌培养结果后,可参考药物敏感试验结果调整抗生素。氨基糖苷类抗生素毒性大,应慎用。必要时联合用药。

(2)随访和疗效评估:疗程结束时如临床症状消失、尿蛋白和细菌检查阴性,应在停药后第 2、6 周再行尿细菌培养。如 2 次尿培养均为阴性,则可视为临床痊愈。如果静脉抗生素治疗 3~5 天,临床症状仍无明显好转,应注意混合感染和 / 或并发症的存在。而疗程结束时仍有膀胱炎刺激症状、尿白细胞增多,应考虑结核分枝杆菌感染的可能。妊娠妇女即使临床治愈,也应每月进行尿培养,直到分娩。

3. 慢性肾盂肾炎　常常为复发性尿路感染,有基础疾病 / 易感因素存在。治疗原则是尽可能去除易感因素;按慢性肾盂肾炎的不同阶段选择不同治疗方案。

(1)慢性肾盂肾炎急性发作:原则按照急性肾盂肾炎治疗,但抗生素常常联合应用,且疗程延长,一般需要治疗 2~4 周。

(2)反复发作的慢性肾盂肾炎患者:急性期后可选用 2~4 组不同种类的抗生素交替使用,治疗 2~4 个月。无效或仍再发的患者可采取长程低剂量抑菌治疗:选用几种不同种类的抗生素(如磺胺类、喹诺酮类、头孢菌素、大环内酯等)排列组合,每晚睡觉前排尿后,服用单剂量抗生素 1 次。如复方磺胺甲噁唑 1~2 片或呋喃妥因 50~100mg 或氧氟沙星 200mg,每 7~10 天更换药物 1 次,连用半年。

(3)无症状型菌尿:大多数情况下,尤其是老年患者(>75 岁)的无症状菌尿,一般没有必要抗感染治疗;过度治疗可能会导致许多不良后果,例如肠道菌群失调、药物不良反应、抗药性日益增强的微生物的再次感染等。此外,过度治疗可能会消除抑制泌尿病原体发展的低毒力菌株,从而促进症状性尿路感染的发展。

(4)妊娠期尿路感染:鉴于致畸作用的报道和致病微生物的耐药率,β- 内酰胺类抗生素是治疗妊娠期泌尿系感染的良好选择。阿莫西林 / 克拉维酸是治疗妊娠期膀胱炎的首选药物。鉴于泌尿病原菌对阿莫西林耐药率较高,该药不宜经验性治疗。第二代或第三代头孢菌素是首选药物,阿莫西林 / 克拉维酸是治疗妊娠期肾盂肾炎的第二选择。孕妇的急性膀胱炎治疗时间一般为 3~7 天。孕妇急性肾盂肾炎应静脉滴注抗生素治疗,在 24~48 小时的退热期后,可以给予口服抗生素;总疗程必须至少为 10 天。

三、康复评估

(一) 临床评估

1. 尿路感染的诊断典型的尿路感染有尿路刺激征、感染中毒症状、腰部不适等,结合尿液改变和尿液细菌学检查,诊断不难。凡是有真性细菌尿者,均可诊断为尿路感染。无症状性细菌尿的诊断主要依靠尿细菌学检查,要求两次细菌培养均为同一菌种的真性菌尿。当女性有明显尿频、尿急、尿痛,尿白细胞增多,尿细菌定量培养 $\geq 10^5$/mL,并为常见致病菌时,可拟诊为尿路感染。

2. 尿路感染的定位诊断

(1)根据临床定位:上尿路感染常有发热、寒战,甚至出现毒血症,伴明显腰痛,输尿管点和 / 或肋脊点压痛、身躯叩痛等。而下尿路感染,常以膀胱刺激征为突出表现,一般少有发热、腰痛等。

(2)实验室检查定位:出现下列情况提示上尿路感染。①膀胱冲洗后尿培养阳性;②尿沉渣镜检有白细胞管型,并排除间质性肾炎、狼疮性肾炎(lupus nephritis,LN)等疾病;③尿 N - 乙酰 -β- 葡萄糖苷酶升高、尿 β_2 微球蛋白升高;④尿渗透压降低。

(3)慢性肾盂肾炎的诊断:除反复发作尿路感染病史之外,尚需结合影像学及肾脏功能检查。①肾外形凹凸不平,且双肾大小不等;②静脉肾盂造影可见肾盂肾盏变形、缩窄;③持续性肾小管功能损害。具备上述①②两条的任何一条再加上③可诊断慢性肾盂肾炎。

(二)心理功能评估

汉密尔顿抑郁量表(HAMD)和汉密尔顿焦虑量表(HAMA)是目前国内外最常采用的、由医务人员进行评定的、反映患者心理问题的量表。具体方法参见附录14和附录15。

(三)活动能力评估

改良Barthel指数是目前应用最广、研究最多、评定方法简单、可信度高、灵敏度也高的一种评定日常生活活动能力的方法,它不仅可以用来评定治疗前后的功能状况,而且可以预测治疗效果、住院时间及预后。具体评定方法参照附录4。

(四)参与能力评估

SF-36是目前世界上公认的具有较高信度和效度的普适性生活质量评定量表之一。评定内容包括躯体活动功能、躯体功能对角色的影响、躯体疼痛、总体健康自评、活力、社会功能、情绪对角色的影响和精神健康等8个领域,整个测量时间约需5~10min。具体方法参见附录6。

四、康复治疗

(一)康复治疗原则

以抗感染为主,纠正其他易患因素为辅,同时通过各种措施加强全身营养,提高机体免疫力。康复目标为减轻临床症状、减少肾功能损害、提高生活质量。

(二)物理治疗

利用物理因子如声、光、电、磁、水等,目的是使肾脏血管扩张,血流加速,改善肾脏的血液循环,解除血管痉挛,加强利尿,促进代谢产物排泄,促进坏死组织的再生和肾功能的好转。

1. 超短波疗法

(1)肾区疗法:作用于肾区可解除肾血管痉挛,改善微循环而使尿量增加,对急性肾炎效果明显,对慢性肾炎效果不明显。两个板状电极在肾区前后对置,剂量为无热量或微热量,急性炎症一般每次治疗时间5~10min,每日1次,10~20次为1个疗程。

(2)膀胱区疗法:以两个板状电极在膀胱区(下腹部)及腰骶部,前后对置,微热量,每次15~20min,每日1次。当膀胱区刺激症状明显时,可先在膀胱区后在肾区进行超短波,或者在每天的上午和下午,分别治疗1个部位。

2. 短波疗法 作用于肾脏时可以使肾脏血管扩张,血流量增加,排尿量增多。两个板状电极,肾区前后对置,如急性炎症治疗使用无热量,每次5~10min,每日1~2次(两次间隔时间>8h);如亚急性疾病治疗使用微热量,每次10~20min,每日1次,1个疗程10~20次;如治疗慢性疾病使用温热量,每次10~20min,每日1次,1个疗程20次;或者用鼓形电极在肾区治疗,适用于急性肾盂肾炎的恢复期及慢性肾盂肾炎。禁忌证:恶性肿瘤、出血倾向、非控制期结核病、妊娠女性下腹部、高热、心脏起搏器植入者、严重心肺功能不全者。

3. 中波疗法 两个15cm×20cm的电极,肾区前后对置,也可以用两个150cm² 电极,连于中波电疗机的一个输出端,另一个300cm² 电极放在腹部,电流0.8~1.4A,每次治疗时间20~30min,每日1次,15次为1个疗程。应用于慢性肾盂肾炎。

4. 微波疗法 以圆形辐射器,置于肾区,辐射器与皮肤之间的距离5~10cm,剂量50~100W,每次治疗时间10~20min,每日或隔日1次,5~15次为1个疗程。应用于慢性肾盂肾炎。

5. 中频电疗法(干扰电、电脑中频等) 具有镇痛、促进局部血液及淋巴循环的作用。方法:将病灶置于两电极板之间,可用并置法和对置法,电流强度以患者耐受为准,每次 20min,每日 1 次,10~20 次为 1 个疗程。

6. 红外线疗法　肾区照射,每次 15~30min,每天 1~2 次,15~20 天为 1 个疗程。应用于慢性肾盂肾炎时腰部症状明显者,具有改善血液循环,消炎止痛作用。可在病变区照射,温热量,15~20min。每日 1 次,10 次为 1 个疗程。红外线会对眼睛造成永久损伤,因此使用时避免红外线直射眼部。禁忌证:恶性肿瘤、有出血倾向、高热、急性损伤及急性感染性炎症、闭塞性脉管炎及重度动脉硬化、水肿增殖的瘢痕、过敏性皮炎。

7. 紫外线疗法　紫外线有消炎杀菌、改善血液循环、提高机体免疫力等作用。对于反复发作的慢性肾盂肾炎而无肾功能不全的患者,采用肾区紫外线照射,有一定的治疗作用。其剂量可用红斑量照射,每日或隔日照射 1 次,6~12 次为 1 个疗程。禁忌证:严重心、肝或肾疾病(因紫外线暴露加重病情),活动性结核病,光敏感患者,着色性干皮病,皮肤癌前病变,孕妇。

8. 石蜡疗法　温热作用可改善肾脏血液循环,并能增强药物的消炎作用。方法:用蜡袋或蜡饼敷于双肾区,20~30min,每日或隔日 1 次,10~20 次为 1 个疗程。或者先用刷法,在肾区皮肤涂刷 0.5~1cm 左右的石蜡后,再在其上放蜡块,每次 30~40min,每日 1~2 次,适用于慢性肾盂肾炎。禁忌证:局部有血管性疾病或功能不全、有出血倾向、恶性肿瘤、浅感觉减退或缺失、炎症或创伤急性期、血栓性静脉炎、孕妇、感染和开放伤口、传染性皮肤病。

9. 超声波　具有镇痛、消炎的作用。方法:将声头与病灶体表直接接触,并做缓慢均匀的移动,强度可根据病情而定,一般分为 3 个等级,弱(0.6~0.8W/cm^2)、中(1.0~1.2W/cm^2)、强(1.5~2.0W/cm^2);治疗时间为 5~10min,每日 1 次,10 次为 1 个疗程。禁忌证:恶性肿瘤、有出血倾向、感染部位、血栓性静脉炎、多发性血管硬化、孕妇下腰部、体内植入心脏起搏器者、眼睛、生殖器官。

10. 磁疗　扩张肾脏血管,改善血液循环的作用。方法:磁块对置于肾区,磁场强度为中剂量,20min,每日 1 次,10 次 1 个疗程。禁忌证:体内植入心脏起搏器者、孕妇下腹部。

（三）心理治疗

常采用的方法有:支持性心理治疗、认知疗法等。对于尿路感染患者,治疗者可通过与患者沟通,安慰及疏导来减轻患者焦虑、抑郁、沮丧的情绪,并指导患者改善情绪反应,缓解心理压力,解决患者所面临的心理困难与心理障碍,正确地认识疾病,树立战胜疾病的信心,配合治疗。

（四）传统治疗

针灸治疗、推拿等,可根据病情选择使用。

五、预后及健康教育

（一）预后

1. 单纯性膀胱炎或肾盂肾炎的患者经过治疗可痊愈;成年急性单纯性肾盂肾炎进展为肾功能损伤、慢性肾脏疾病罕有发生。

2. 尿路感染再发可分为复发和重新感染。超过 80% 的再发是重新感染。

3. 不伴有泌尿系疾病和梗阻的儿童和成人的无症状性菌尿,可使症状性尿路感染时间增加,但一般不导致肾损害。

4. 复杂性尿路感染只要易患因素没有清除,常常反复发作;易于进展为慢性肾脏疾病,直至肾功能不全。

（二）健康教育

尿路感染病因明确,经治疗后大多数可治愈,但容易复发。因此,在临床治疗中,既要积极治疗其临床症状,并纠正其易感因素,还要使患者了解疾病的易发因素,采取积极的预防措施,防止其复发。

1. 避免易患因素 掌握有效的预防措施。

(1)多饮水、勤排尿(2~3h 排尿 1 次),以冲洗膀胱和尿道,避免细菌在尿路繁殖,这是最有效的预防方法。

(2)注意阴部的清洁,女性患者在月经、妊娠和产褥期,特别要注意预防。性生活后立即排尿也是有效的预防方法。男性如包皮过长应注意清洁,包茎应手术矫正。

(3)尽量避免使用尿路器械,如必须留置尿管,须严格无菌操作,使用器械前 3d 给予抗生素可延迟尿路感染的发生。在尿路器械使用 48h 后,可做尿培养以观察有无尿路感染发生。在尿路器械使用前已有菌尿者应先控制感染。

(4)对于膀胱输尿管反流者,要"二次"排尿,即每次排尿后数分钟,再排尿 1 次。

(5)频发的尿路感染(≥3 次/年)可在全量治疗清除菌尿之后,长期给予小剂量抗生素预防复发。每天或每周 3 次给予复方磺胺甲噁唑(80/100mg),或诺氟沙星或其他氟喹酮类药物;也可给予二、三代头孢菌素预防。对于留置尿管的患者,给予抗生素也可以推迟尿路感染的发生,但留置尿管超过 3 天后,药物预防无效。

(6)作为易患人群,要全面了解自身疾病的特点,找出易患因素,学习与疾病相关的知识,要尽量避免易患因素,增强自我保护的意识,并积极做好预防。

2. 掌握基本防治方法 因尿路感染易复发,故教育患者认识疾病的常见症状,并能按疾病的康复治疗原则作出相应处理,做到早发现早预防,及时治疗,降低疾病复发率,减少对机体功能的损害。

3. 保持健康的生活方式

(1)合理饮食:补充维生素,经常食用利尿水果,如冬瓜、西瓜等。新鲜的蔬菜与水果有一定的利尿作用,对清除尿路感染有好处。

(2)生活规律:避免过度性生活,要坚持不懈开展体育运动,如跑步、体操等,增加泌尿系统血液循环,也就增强了御病能力。

4. 生活干预 因尿路感染发病率增高,年龄涉及广泛,宜在全社会开展宣传教育,使更多的人了解尿路感染的病因、易感因素及防治方法,减少其发病率。

5. 康复治疗 对尿路感染的生理功能、心理功能、日常生活能力及社会能力有改善,并能缓解病情,减轻症状,提高生活质量,故应早期介入。

(胡伟平　黄继义)

第二节　泌尿系损伤术后

一、概述

泌尿系损伤是指在外部力量的作用下造成泌尿系统脏器解剖结构被破坏,继而引发出一系列的临床表现。泌尿系损伤包括肾损伤、输尿管损伤、膀胱损伤、尿道损伤。世界急诊外科学会和美国创伤外科协会的肾和泌尿生殖创伤管理标准认为:最佳治疗方式应涵盖解剖损伤、血流动力学状态和相关损伤。泌尿生殖创伤的治疗旨在恢复稳态和正常的生理机能。在成人和儿童群体中,泌尿生殖系统创伤的累积发生率为 10%~20%,其中 65% 涉及肾脏。男性患者(包括成人和儿童)是女性患者的 3 倍。除外伤外,医源性的如妇科手术引起泌尿系损伤也是常见损伤原因之一。

　　与其他腹部损伤一样,非手术治疗的使用在过去几十年显著增加,这主要是由于采用了急诊混合病房系统和血管内复苏和创伤管理以及现代微创泌尿外科手术。但手术管理仍然是许多贯通伤不稳定患者在非手术治疗失败后的金标准。近年来康复医学的运动治疗、心理调节、教育等对减少泌尿系损伤术后应激、加速患者康复的疗效已经被肯定。本节重点介绍泌尿系损伤术后的康复治疗,分为肾损伤、输尿管损伤、膀胱损伤、尿道损伤四部分。

二、肾损伤

(一) 康复评定

　　1. 病因　肾脏位于腹膜后,位置较深,通常不易损伤,但肾质地脆,包膜薄,一旦受暴力打击,可以引起肾损伤。涉及肾脏的损伤最常见的机制是钝性创伤(90% 的病例),而其中穿透性创伤(枪伤和刺伤发生率为 1.4%~3.3%)。肾损伤按暴力方式和损伤程度可分为:开放性损伤(因枪弹、刀刃等锐器所致损伤) 和闭合性损伤(因直接暴力或间接暴力等所致的损伤)。直接暴力时由于腹部或背腰部受到外力冲撞或挤压是肾损伤最常见的原因。

　　2. 病理与分类　肾损伤根据损伤程度分为肾挫伤、肾部分裂伤、肾全层裂伤和肾蒂损伤(图 9-1)。

　　3. 临床表现　血尿、疼痛、腰、腹部肿块、发热、休克。

　　4. 辅助检查　实验室检查泌尿系彩超、排泄性尿路造影、动脉造影、CT。

　　5. 康复评定量表　90 项症状自评量表(SCL-90)、改良 Barthel 指数、视觉模拟评分法、抑郁量表、焦虑量表、恐惧量表。

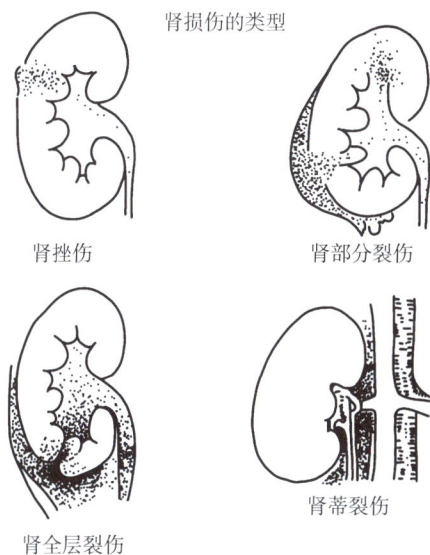

肾损伤的类型

肾挫伤　　　　肾部分裂伤

肾全层裂伤　　肾蒂裂伤

图 9-1　肾损伤位置示图

(二) 康复治疗

　　1. 适应证与禁忌证

　　(1)适应证:原则上生命体征平稳者都可以进行康复治疗。

　　(2)禁忌证:休克、生命体征不稳定、活动性出血。

　　2. 康复治疗目标　感染的预防和控制、营养支持、提高抗病能力,加快体质恢复。

　　3. 康复治疗方法

　　(1)康复教育:大部分肾挫裂伤患者经非手术疗法可治愈,绝对卧床休息是因为肾组织比较脆弱,损伤后 4~6 周肾挫裂伤才趋于愈合,过早活动易使血管内凝血块脱落,发生继发性出血。恢复后 2~3 个月不宜从事重体力劳动,不宜做剧烈运动;多饮水,保持尿路通畅,减少尿液对损伤创面的刺激;经常注意尿液颜色、排尿通畅程度及伤侧肾局部有无胀痛感觉,发现异常及时复查;5 年内定期复查,以便及时发现并发症;严重损伤致肾脏切除后,患者应注意保护健侧肾脏。

　　(2)运动疗法:适当的运动可以增加肠蠕动和肺活量,提高抗病能力,加快体质恢复,同时加速切口部位的血液循环,促进切口愈合及下肢静脉回流,预防术后深静脉血栓的形成。

　　1)卧床休息期:第 1 天即教会患者静力肌肉收缩;第 2 天指导患者床上做上肢伸展运动,股四头肌、小腿肌的等长练习及踝关节背伸和跖屈,足趾伸展等活动;第 3 天教会患者除肌肉收缩外进行踝、膝、髋关节小幅度伸屈活动;恢复肢体关节活动及良肢位活动度的康复护理措施:上肢可做举臂抬肩、屈肘、握拳、伸指等主动关节活动。待关节活动逐渐恢复正常,可进行全面的肌肉和关节主动运动训练。

　　2)术后或保守治疗 6~8 周:步行,起始速度为 70~90 步 /min,持续 10min 以上,适应后可在坡地上行走或加快速度,速度一般不超过 110 步/min(50~80m/min),每次锻炼 20~40min,每天 1~2 次。

3)术后 3 个月:慢跑、自行车,在疾病后期病情稳定可采用该方法,运动时精神放松,掌握好节奏并与呼吸相配合。以慢跑为例,运动速度为 120 步/min(约 120m/min),运动心率为 120 次/min,每次 30~60min,每周 3~6 次,持续 20 周。

(3)物理因子治疗:超短波疗法、无热量脉冲超短波,电极置于肾区。

三、输尿管损伤

(一)康复评定

1. 病因　输尿管位于腹膜后间隙,周围组织对其有良好的保护,因此外界暴力所致的输尿管损伤很少见,多为医源性损伤。输尿管损伤后易被忽视,多在出现症状时才被发现,往往延误诊治。输尿管损伤常见病因:医源性损伤(与输尿管腔内外器械操作有关引起的损伤)、开放性外伤(枪伤多见)、放射性损伤(宫颈癌放疗后等)。

2. 病理　依外伤类型、处理时间不同而异,可有挫伤、穿孔、结扎、钳夹、切断或切开、撕裂、扭曲、外膜剥离后缺血、坏死等。

3. 临床表现　血尿、尿外渗、尿瘘、梗阻症状。

4. 辅助检查　实验室检查、泌尿系彩超、静脉尿路造影(intravenous urography,IVU)、逆行肾盂造影、CT。

5. 康复评定量表　90 项症状自评量表(SCL-90)、改良 Barthel 指数、视觉模拟评分法、抑郁量表、焦虑量表、恐惧量表。

(二)康复治疗

1. 适应证与禁忌证

(1)适应证:原则上生命体征平稳者都可以进行康复治疗。

(2)禁忌证:休克、生命体征不稳定、活动性出血。

2. 康复治疗目标　感染的预防和控制,避免结石形成。

3. 康复治疗方法

(1)康复教育:输尿管支架植入术后(图 9-2),患者常出现血尿,需注意避免尿路感染,加强饮水,避免长期卧床;定期复查,2~6 个月可进一步评估是否可以移除支架。

(2)运动疗法:①步行,起始速度为 70~90 步/min,持续 10min 以上,适应后可在坡地上行走或加快速度,速度一般不超过 110 步/min(50~80m/min),每次锻炼 20~40min,每天 1~2 次。②慢跑、自行车,在疾病后期病情稳定可采用该方法,运动时精神放松,掌握好节奏并与呼吸相配合。以慢跑为例,运动速度为 120 步/min(约 120m/min),运动心率为 120 次/min,每次 30~60min,每周 3~6 次,持续 20 周。

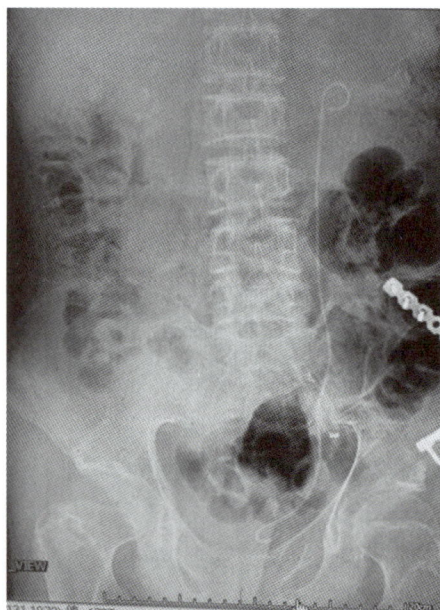

图 9-2　输尿管支架植入术后

四、膀胱损伤

(一)康复评定

1. 病因　膀胱损伤是指膀胱壁在受到外力的作用时发生膀胱浆膜层、肌层、黏膜层的破裂,引起膀胱腔完整性破坏、血尿外渗。钝性损伤后膀胱损伤比穿透性损伤更常见（65%~86% vs. 14%~35%）。特别是，膀胱损伤在 3.6% 的腹部枪伤和 20% 的穿透性臀部损伤中存在。按损伤原因可分为闭合性腹部损伤、开放性损伤、医源性损伤。

2. 病理　膀胱损伤主要有四种类型：腹膜内膀胱破裂（intraperitoneal bladder rupture）、腹膜外膀胱破裂（extraperitoneal bladder rupture）、膀胱挫伤和膀胱颈撕脱伤。

3. 临床表现　休克、腹痛和腹膜刺激征，血尿和排尿困难，尿瘘。

4. 辅助检查　膀胱造影、X 线检查、导尿检查、膀胱注水试验。

5. 康复评定　90 项症状自评量表（SCL-90）、改良 Barthel 指数、视觉模拟评分法、抑郁量表、焦虑量表、恐惧量表。

（二）康复治疗

1. 适应证与禁忌证

（1）适应证：原则上生命体征平稳者都可以进行康复治疗。

（2）禁忌证：休克、生命体征不稳定、活动性出血。

2. 康复治疗目标　感染的预防和控制。

3. 康复治疗方法

（1）康复教育：膀胱造瘘或留置导尿管在拔除之前要进行膀胱功能训练，如夹闭导尿管，使膀胱扩张到一定程度，以达到训练的目的；膀胱破裂合并骨盆骨折的患者，其中部分患者会有勃起障碍，在伤愈后应加强心理性勃起训练，或采取辅助治疗方法。

（2）运动疗法：适当的运动可以增加肠蠕动和肺活量，提高抗病能力，加快体质恢复，同时加速切口部位的血液循环，促进切口愈合及下肢静脉回流，预防术后深静脉血栓的形成。①步行：起始速度为 70~90 步 /min，持续 10min 以上，适应后可在坡地上行走或加快速度，速度一般不超过 110 步 /min（50~80m/min），每次锻炼 20~40min，每天 1~2 次。②慢跑、自行车：在疾病后期病情稳定可采用该方法，运动时精神放松，掌握好节奏并与呼吸相配合。以慢跑为例，运动速度为 120 步 /min（约 120m/min），运动心率为 120 次 /min，每次 30~60min，每周 3~6 次，持续 20 周。

（3）物理因子治疗：超短波疗法、无热量脉冲超短波，电极置于膀胱区。

五、尿道损伤

（一）康复评定

1. 病因　尿道损伤，多见于男性。男性尿道损伤以尿生殖膈为界，分为前、后两段。前尿道包括球部和阴茎部，损伤以球部多见；后尿道包括前列腺部和膜部，损伤以膜部多见。前尿道损伤的主要原因是直接钝性损伤。前尿道穿透性损伤很少见，主要由枪伤引起（图 9-3）。后尿道损伤通常由骨盆创伤、骨盆骨折尿道损伤引起，在后尿道损伤可分为完全损伤（65%）和不完全损伤（35%）。女性尿道损伤并不常见，通常由骨盆损伤引起，通常与直肠和阴道损伤有关。

2. 病理与分类　尿道损伤有四种病理类型：尿道挫伤、尿道裂伤、尿道断裂、尿外渗。

3. 临床表现　休克、疼痛、尿道出血、排尿困难、血肿及尿外渗。

4. 辅助检查　逆行尿道造影、膀胱尿道镜检查、经直肠超声检查、腹部或骨盆 CT 扫描等。

5. 康复评定　90 项症状自评量表（SCL-90）、改良 Barthel 指数、视觉模拟评分法、抑郁量表、焦虑量表、恐惧量表。

（二）康复治疗

1. 适应证与禁忌证

（1）适应证：原则上生命体征平稳者都可以进行康复治疗。

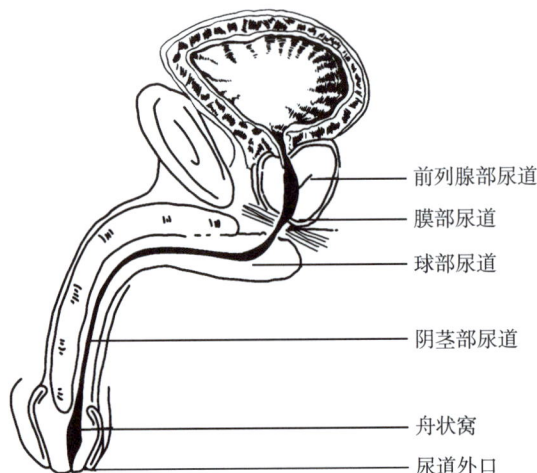

图 9-3 男性尿道解剖

（2）禁忌证：休克、生命体征不稳定、活动性出血。

2. 康复治疗目标　感染的预防和控制、营养支持、提高抗病能力，加快体质恢复。

3. 康复治疗方法

（1）康复教育：前、后尿道损伤经手术治疗修复后，患者常出现尿道狭窄，需定期进行尿道扩张以避免尿道狭窄导致的排尿困难；继发性功能障碍的患者应训练心理性勃起加辅助治疗。

（2）运动疗法：适当的运动可以增加肠蠕动和肺活量，提高抗病能力，加快体质恢复，同时加速切口部位的血液循环，促进切口愈合及下肢静脉回流，预防术后深静脉血栓的形成。①步行：起始速度为 70~90 步 /min，持续 10min 以上，适应后可在坡地上行走或加快速度，速度一般不超过 110 步 /min（50~80m/min），每次锻炼 20~40min，每天 1~2 次。②慢跑、自行车：在疾病后期病情稳定可采用该方法，运动时精神放松，掌握好节奏并与呼吸相配合。以慢跑为例，运动速度为 120 步 /min（约 120m/min），运动心率为 120 次 /min，每次 30~60min，每周 3~6 次，持续 20 周。③性功能障碍康复治疗、心理治疗、口服 PDE5 抑制剂、海绵体注射血管活性药物、经尿道给药、真空勃起装置及阴茎缩窄环、阴茎假体植入手术、骶神经调节等。

第三节　神经源性膀胱

一、概述

（一）定义

神经源性膀胱（neurogenic bladder）是一类由于神经系统病变导致膀胱和 / 或尿道功能障碍（即储尿和 / 或排尿功能障碍），进而产生一系列下尿路症状及并发症的疾病总称。

（二）病因

协调排尿反射的中枢位于脑桥，脑桥水平上下发生的疾病均可能出现排尿障碍。

1. 脑桥及其以上的神经通路损伤　脑桥水平以上高级排尿中枢如大脑皮质、丘脑、基底节、边缘系统、下丘脑和脑干网状结构等对排尿反射主要起抑制作用，其病变（如额叶脑肿瘤、脑血管病变、老年痴呆等)会导致大脑皮质无法感知膀胱充盈,易发生逼尿肌过度活动(detrusoroveractivity),不能随意控制排尿,往往出现尿失禁症状,很少发生逼尿肌 - 括约肌协同失调(detrusor-sphincterdyssynergia),对上尿路的损害通常较小。

2. 脊髓损伤　脊髓是控制逼尿肌和尿道内、外括约肌功能活动的初级排尿中枢所在,即交感神经中枢、副交感神经中枢和阴部神经中枢,此处病变(如脊髓肿瘤、脊髓空洞、脊髓炎等)位于脊髓 T_{11}~S_2 之间时,交感神经控制丧失,副交感神经过度兴奋,多表现为逼尿肌过度活动和逼尿肌 - 括约肌协同失调,膀胱内压增高,膀胱容量减少,急迫性尿失禁,导致肾脏反流和损害;脊髓 S_2~S_4 损伤时下尿路的神经控制全部丧失,膀胱逼尿肌松弛,尿道外括约肌松弛,膀胱颈机制仍存在,表现为"大膀胱"。

3. 周围神经病变　糖尿病周围神经病变、继发于盆腔手术的盆底神经损伤、带状疱疹病毒、人类免疫缺陷病毒感染、吉兰 - 巴雷综合征等引起的免疫性神经病易累及支配膀胱的交感和副交感神经,或同时累及支配尿道外括约肌的阴部神经,多导致逼尿肌无反射和 / 或尿道内、外括约肌无反射,最常见症状为尿潴留或尿失禁。

(三)分类

神经源性膀胱病理生理上逼尿肌可表现为逼尿肌无反射、逼尿肌不稳定(detrusor instability)、逼尿肌过度活动;括约肌可表现为协调正常,外括约肌协同失调或内括约肌协同失调;目前尚无理想统一的神经源性膀胱分类方法,尿动力学结果是神经源性膀胱分类的基础,常用 Krane-Siroky 分类法。

1. 逼尿肌过度活动　逼尿肌在储尿期出现自发或诱发的收缩即称为逼尿肌不稳定,如果合并有中枢神经系统的异常,则称为逼尿肌过度活动。诊断标准为在储尿期出现幅度超过 $15cmH_2O$ 的逼尿肌不自主性收缩。分以下亚型:

(1)括约肌协调正常:指逼尿肌收缩排尿时尿道括约肌能协调性松弛。

(2)外括约肌协同失调:指逼尿肌收缩排尿时,尿道外括约肌仍处于收缩状态,导致尿道开放不全。

(3)内括约肌协同失调:指逼尿肌收缩排尿时,尿道内括约肌不松弛。

2. 逼尿肌无反射　指在排尿期逼尿肌不能收缩或收缩无力。可进一步分为以下亚型:

(1)括约肌协调正常:指排尿时尿道括约肌能协调性松弛。

(2)外括约肌痉挛或失弛缓:表现为排尿时尿道外括约肌处于持续的收缩状态。

(3)内括约肌痉挛或失弛缓:表现为排尿时尿道内口不开放。

(4)外括约肌去神经:指尿道外括约肌及盆底肌失去神经支配后肌肉萎缩、松弛,致使膀胱尿道下垂,尿道成角产生排尿困难。

(四)并发症

尿路感染是神经源性膀胱最常见并发症;10%~15% 的患者还可发生尿路结石;膀胱输尿管反流在神经源性膀胱中发生率为 10%~40%,通常为可逆性,当排尿功能改善,残余尿减少,膀胱内压力减低时有好转的可能,还可并发肾盂肾炎、肾衰竭、肾积水等。

二、诊断

对于此类患者的诊断方法与非神经源性患者并无太多区别。

1. 临床评价　如排尿病史和排尿日记。

2. 查体　感觉功能、运动功能及神经反射检查,特别强调鞍区位置的检查。

3. 辅助检查　包括尿常规、肾功能检查、尿细菌学检查、泌尿系超声及影像学检查如排尿性膀胱尿道造影、磁共振泌尿系水成像检查等。

4. 尿动力学检查　如尿流率、膀胱测压(+ 肌电图)、影像尿动力学、压力 - 流率测定。

5. 神经学试验　球海绵体肌反射、氯贝胆碱超敏试验、冰水试验等。

三、治疗

（一）治疗目标及治疗原则

1. 治疗目标　神经源性膀胱治疗首要目标为保护上尿路功能（保护肾脏功能），确保储尿期和排尿期膀胱压力处于安全范围内；次要目标为恢复/部分恢复下尿路功能，提高控尿/排尿能力，减少残余尿量，预防泌尿系感染，提高患者生活质量。

2. 治疗原则　神经源性膀胱治疗原则首先要积极治疗原发病，在原发的神经系统病变未稳定以前应以保守治疗为主；选择治疗方式应遵循逐渐从无创、微创、再到有创的原则；单纯依据病史、症状和体征、神经系统损害的程度和水平不能明确尿路功能状态，影像尿动力学检查对于治疗方案的确定和治疗方式的选择有指导意义。

（二）药物治疗

1. 治疗逼尿肌过度活动的药物　抗胆碱药物是治疗神经源性逼尿肌过度活动的一线药物。对逼尿肌过度活动和明显逼尿肌-括约肌协同失调患者，托特罗定、索利那新、奥昔布宁、曲司氯铵、丙哌维林等对于治疗神经源性膀胱过度活动具有长期疗效，这些药物有不同的耐受曲线，因此若一种药物无效或副作用过大，仍可尝试另一种该类药物。常见不良反应为口干、眼干、便秘等，禁用于尿潴留、胃潴留或未得到控制的窄角型青光眼患者。

2. 治疗逼尿肌无反射的药物　对于无膀胱出口梗阻的逼尿肌无反射患者选择使用氯贝胆碱，可以有限地改善逼尿肌收缩力，减少残余尿量，对于存在逼尿肌-括约肌协同失调的患者不推荐使用，目前尚无有效的药物能够治疗逼尿肌收缩无力，间歇导尿仍是治疗逼尿肌无反射的首选方法。

3. 降低膀胱出口阻力的药物　α受体阻滞剂如盐酸坦索罗辛可以降低膀胱出口阻力，显著降低逼尿肌漏尿点压力，副作用较少；骨骼肌松弛剂如盐酸乙哌立松改善外括约肌痉挛。

（三）手法辅助排尿

由于手法辅助排尿可能导致膀胱压力超过安全范围，该类方法存在诱发或加重上尿路损害的潜在风险，因此不推荐常规使用此类方法。实施手法辅助排尿前必须通过影像尿动力学检查明确下尿路功能状态，以确定其安全性；禁忌证主要包括存在膀胱输尿管反流、膀胱出口梗阻、逼尿肌-括约肌协同失调、肾积水、盆腔器官脱垂、症状性泌尿系感染、合并疝气等。

1. Crede 手法排尿　指将双手置于耻骨联合上方膀胱顶部，缓慢按摩向膀胱体部挤压，将尿液挤出；常用于逼尿肌无反射、脊髓休克期及其他尿液引流期间的辅助排尿。

2. Valsalva 屏气法　患者取坐位，身体前倾屏气呼吸，增加腹压，向下用力做排便动作帮助尿液排出；用于逼尿肌无力，低压性膀胱的辅助排尿，有心脏病史的患者不适用。

3. 反射性排尿训练　又称扳机点排尿，导尿前 30min，通过寻找扳机点，如以手腕的力量，指腹轻轻叩击耻骨上区/大腿上 1/3 内侧，50~100 次/min，每次叩击 2~3min，或牵拉阴毛，挤压阴蒂、阴茎或用手刺激肛门诱发膀胱反射性收缩，产生排尿，扳机点排尿的本质是刺激诱发骶反射形成反射性排尿，其前提是具备完整的骶神经反射弧。

（四）康复治疗

1. 行为训练　主要包括定时排尿和提示性排尿。定时排尿是指在规定的时间间隔内排尿，主要适用于由于认知或运动障碍导致尿失禁的患者，同时也是针对大容量、感觉减退膀胱的首选训练方法（例如糖尿病神经源性膀胱）。提示性排尿指教育患者想排尿时能够请求他人协助，需要第三方的协助方能完成，该方法适用于认知功能良好、但高度依赖他人协助的患者。

2. 盆底肌功能训练　主要包括 Kegel 训练和阴道锥体训练。Kegel 训练在收缩盆底肌肉时首先收缩肛门，再收缩阴道、尿道，产生盆底肌上提的感觉，在肛门、阴道、尿道收缩时，大腿和腹部肌肉保持放松；具体方法：可取站立、仰卧或坐位等任何体位，首先排空膀胱，尽力收紧、提起肛门、会阴及尿道，持续 3~5s，然后放松肌肉 5s，5~30min 为 1 次治疗，3 次/天。阴道锥体训练较 Kegel 训练复杂，该方法将阴道锥置入患者阴道内、肛提肌以上，当重物置于阴道内时，会提供感觉性反馈，通过收缩肛提肌维持其位置保证阴道锥不落下，依次增加阴道锥重量，从而提高盆底收缩力；其优点在于可以自我学习且不需要仪器的监测。缺点为阴道锥置入困难、阴道不适感、阴道流血等，对于不完全去神经化的神经源性尿失禁及神经源性逼尿肌过度活动患者，推荐使用该类方法以增强盆底与括约肌力量，从而改善尿失禁、抑制逼尿肌过度活动。

（五）导尿治疗

1. 饮水指导

（1）保留导尿的饮水指导：急性期，多饮水，达到膀胱自动冲洗的目的，此期保留尿管完全开放，脊髓损伤休克期过后，可按间歇导尿要求饮水。

（2）进行间歇性导尿前后的饮水指导：饮水计划是间歇导尿的基础，可确保膀胱压力处于安全范围内，保护上尿路功能，导尿频率为每 4~6h 一次，根据患者的膀胱容量和尿量调整。饮水计划中每日饮水量应限制在 1 500~2 000mL 之间，并平均分配于早上 6 时到晚上 8 时之间进行，每次不超过 400mL（表 9-1）入睡前 2h 尽量避免饮水，避免膀胱夜间过度膨胀；饮水包括所有流质，如粥、汤、果汁等，如饮了以上流质，要减去饮开水的分量；尽量避免饮用茶、咖啡、酒精等利尿性饮料，同时尽量避免摄入刺激性、酸辣食物等。

表 9-1　饮水计划

时间	饮水量/mL	每隔 4h
上午 6 时	200	排尿
上午 8 时	300	
上午 10 时	200	排尿
上午 11 时	200	
下午 1 时	300	
下午 3 时	200	排尿
下午 6 时	100	
下午 8 时	100	排尿
凌晨 12 时		排尿

2. 间歇导尿　是协助膀胱排空的金标准，可有效地防止泌尿系的感染，加快膀胱功能的恢复，包括无菌间歇导尿（按常规无菌导尿术进行）和清洁间歇导尿（对自理能力强者由护士或医生教会患者自行在家清洁导尿）。

（1）间歇导尿的前提条件：包括①患者有足够的膀胱容量，规律饮水，保持 24h 尿量约 1 500~2 000mL；②每 4~6h 导尿 1 次，可以根据导出的尿量进行适当增减，每次导出的尿量不超过 500mL，不可让膀胱储存太多尿液，易引起尿道感染或并发症；③患者病情稳定，不需要抢救、监护治疗或大量地输液治疗，需检查尿常规每周 1 次，细菌培养及计数每周 1 次，无反复泌尿系感染患者，可延长至每 2~4 周 1 次。

（2）间歇导尿的禁忌证：并发尿道或膀胱损伤（尿道出血、血尿）；并发尿道畸形、狭窄、尿道炎、尿道脓肿；并发膀胱颈梗阻、严重前列腺增生症；并发膀胱输尿管反流、肾积水；盆底肌肉或尿道外括约肌严重痉挛；严重自主神经过反射；严重尿失禁。

（3）间歇导尿的次数：根据膀胱的功能调整，膀胱功能的恢复情况主要看膀胱内残余尿量的多少，通常情况下为：①残余尿量 300mL 以下时，每 6h 导尿 1 次；②残余尿量 200mL 以下时，每 8h 导尿 1 次；③残余尿量 100mL 以下时，每日导尿 1 次；④当残余尿量少于 80mL 时或为膀胱容量的 20%~30% 以下时，即膀胱功能已达到平衡，可停止导尿；⑤停止间歇导尿后，应每周测残余尿量 1 次。

（4）间歇导尿操作要点包括：①选择适当尺寸的导尿管，推荐使用 12~14Fr 的导管（女性可以选用 14 或 16Fr）；②无菌操作，尿道外口消毒后，经尿道无菌插管；③充分润滑尿道，推荐使用润滑剂以避免发生尿道损伤等并发症；④轻柔操作，缓慢插入导尿管，避免损伤尿道黏膜；⑤完全引流尿液后，轻微按压耻骨上区，同时缓慢拔出导尿管，尿管完全拔出前夹闭尿管末端，完全拔出尿管，防止尿液反流。

3. 留置导尿　膀胱造瘘原发神经系统疾病急性期时短期留置导尿是安全的，长期留置导尿或膀胱造瘘均有较多并发症，患者每年至少随访 1 次，随访内容包括尿动力检查、肾功能检测、全尿路影像学检查。

（六）外科治疗

1. A 型肉毒毒素膀胱壁注射术　A 型肉毒毒素（type A botulinum toxin，BTX-A）通过抑制周围运动神经末梢突触前膜乙酰胆碱释放，引起肌肉的松弛性麻痹，这是一种可逆的“化学性”去神经支配过程，注射后靶器官局部肌肉的收缩力降低，随着时间推移，神经轴突萌芽形成新的突触接触，治疗效果逐渐减弱直至消失。

BTX-A 膀胱壁注射术的适应证：保守治疗无效但膀胱壁尚未纤维化的成人逼尿肌过度活动患者。对于同时合并肌萎缩侧索硬化症或重症肌无力的患者、怀孕及哺乳期妇女、过敏性体质者以及对本品过敏者禁用 BTX-A 治疗，使用 BTX-A 期间禁用氨基糖苷类抗生素，罕见不良反应发生。

推荐治疗成人神经源性逼尿肌过度活动的剂量为 200~300IU，部分 BTX-A 药品规格不同需要相应调整剂量，使用时将 200~300IU 的 BTX-A 溶于 10~15mL 注射用水中，在膀胱镜下通过特制的注射针分 20~30 个点、每点 0.5mL 将其均匀注射于膀胱顶部、体部、两侧壁的逼尿肌内，注射时避开膀胱三角区、输尿管口周围和膀胱壁大血管。

神经源性逼尿肌过度活动患者接受 BTX-A 膀胱壁注射后，膀胱容量、顺应性、逼尿肌稳定性明显改善，尿失禁次数减少，大多数患者术后需配合间歇导尿，因此术前应告知患者术后需行间歇导尿、并提前加以训练。大多数患者接受注射 1 周左右起效，疗效平均维持 6~9 个月，随着时间推移治疗效果逐渐下降，目前有限的文献表明重复注射治疗不影响临床效果。

2. 耻骨上膀胱造瘘　是发展中国家治疗尿潴留和尿失禁的重要方法；脊髓损伤患者在急性期通过短期耻骨上膀胱造瘘来引流尿液是安全的，可以降低由于导尿或留置尿管带来的尿道感染、附睾炎、尿道损伤的发生率，减少患者的不便和护理工作量，但具有一定创伤。

3. 其他手术方式手术治疗　需经非手术治疗证明无效，并在神经病变稳定后进行，下尿路机械性梗阻患者应考虑首先去除梗阻因素，其作用是提高膀胱顺应性及容量，改变膀胱出口阻力，手术方法分为：①扩大膀胱容量的术式（逼尿肌切除术、肠道膀胱扩大术）；②增加尿道控尿能力的术式（填充剂注射术、尿道吊带术、人工尿道括约肌植入术）；③增加膀胱收缩力的术式（骶神经前根刺激术、逼尿肌成形术）；④降低尿道阻力的术式（尿道外括约肌切断术、膀胱颈切开术、尿道支架置入术）四大类。

（七）物理治疗

1. 盆底电刺激　目的是促进盆底肌肉的反射性收缩，教育患者如何正确收缩盆底肌肉并提高患者治疗的依从性；对于盆底肌及尿道括约肌不完全去神经化的患者，推荐使用经阴道或肛门电极进行盆底电刺激，以改善尿失禁，同时抑制逼尿肌不稳定收缩。盆底电刺激结合生物反馈治疗可以在增加盆底肌肉觉醒的同时使肌肉被动收缩。

2. 生物反馈　是一种评价和治疗盆底功能障碍高级训练方法。生物反馈作为盆底肌肉康复训练的一部分,可以让患者了解盆底肌肉的生理状态。生物反馈的形式包括视觉、触觉、听觉和语言。由于去神经病变可能导致感觉障碍,医生和患者可能无法感觉到肌肉活动,推荐应用肌电图生物反馈指导训练盆底肌,能够加强肌肉收缩后放松的效率和盆底肌张力,巩固盆底肌训练的效果。生物反馈信息种类:肛门指诊、会阴收缩力计、外括约肌肌电图、尿道压力分布图、尿流率图。电刺激频率:诱发阴部神经反射,针对盆底肌时用 35~40Hz,而诱发阴部神经盆神经反射,针对盆底肌及逼尿肌两者时用 5~10Hz。针刺及电刺激效应取决于原功能状态及施用部位,原亢进者可变抑制,原无力者可变有力,用于会阴者针对传入神经,用于骶根者一般针对传出神经。治疗时,要注意患者身心、精神、心理状况,要注意第一教会患者协调,第二才是增加力量。

3. 膀胱腔内电刺激　是通过带有刺激电极的尿管插入膀胱内,电极以生理盐水作为介质刺激逼尿肌,通过逼尿肌与中枢间尚存的传入神经联系通路,诱导膀胱排尿时的感觉,从而继发性增加传出通路神经冲动,促进排尿或提高控尿能力。推荐常用刺激参数为脉冲幅度 10mA、周期 2ms、频率 20Hz,每天刺激 90min,为期 7d。膀胱腔内电刺激的适应证为神经源性膀胱感觉减退合并收缩力低下的患者。目前对于中枢或外周神经不完全性损伤患者,IVS 是唯一既能够改善膀胱感觉功能又能够促进排尿反射的治疗方法。只有当逼尿肌与大脑皮质之间的传入神经通路完整,并且逼尿肌尚能收缩时,膀胱腔内电刺激才可能有效。

4. 胫神经电刺激　胫神经是包含脊髓 L_4~S_3 成分的混合神经,同支配膀胱和盆底的神经起自相同的脊髓节段。经皮胫神经电刺激(percutaneous tibial nerve stimulation,PTNS)可以通过去极化腰骶部的传入神经实现抑制逼尿肌过度活动的作用。在双侧内踝上方 10cm 处、胫神经走行位置分别黏贴 4cm × 4cm 的表面电极,导线与低频脉冲电仪器相连。治疗方案为每周刺激 5 次、每次刺激 30min、共刺激 4 周,刺激参数为持续双向方波,刺激频率 5Hz,脉宽 200μs。电流强度以患者能耐受的最高强度为准(完全脊髓损伤患者出现下肢痉挛,不完全脊髓损伤患者出现刺激部位不舒服)。

5. 经皮膀胱电刺激　先用叩诊法判断膀胱位置,4 个电极片分 2 组,将其中 1 组的 1 个贴在脐与耻骨垂直连线之间的膀胱顶部下缘,另 1 个贴于骶尾关节上 2~3cm 处;另 1 组电极贴在膀胱近顶部的两侧壁,确认腹部的 3 个电极片均贴在膀胱区。刺激电脉冲频率 55Hz,电流强度根据患者的最大耐受程度确定,最大不超过 50mA,30min/ 次,1 次 / 天,5 天 / 周,1 个月为 1 个疗程。

(何晓阔)

第四节　肾　炎

一、概述

(一) 定义及分类

肾小球肾炎(简称肾炎)是一组以血尿、蛋白尿、水肿、高血压、肾功能损害等为主要表现,病变累及双侧肾小球的临床综合征。根据病因可分为原发性、继发性和遗传性三大类。原发性肾小球肾炎系指病因不明者;继发性肾小球肾炎系指继发于全身性疾病的肾小球损害,如狼疮性肾炎、糖尿病肾病、血管炎肾损害、高尿酸肾损害等;遗传性肾小球肾炎为遗传基因突变所致的肾小球损害,如多囊肾病、Alport 综合征。各种肾小球肾炎的病因、发病机制、病理改变、病程及预后不尽相同。

（二）临床及病理分型

原发性肾小球肾炎的分类有临床分型和病理分型。临床分型是根据临床表现分为相应的临床综合征，一种综合征常包括多种不同类型疾病或病理改变，具体包括急性肾小球肾炎、急进性肾小球肾炎、慢性肾小球肾炎、无症状性血尿和 / 或蛋白尿、肾病综合征等五类。病理分型是依据病变性质和病变累及的范围来分为肾小球轻微病变（微小病变型肾病）、局灶节段肾小球病变（局灶节段性肾小球硬化、局灶性肾小球肾炎）、弥漫性肾小球肾炎（膜性肾病、增生性肾小球肾炎、硬化性肾小球肾炎）和未分类型肾小球肾炎。增生性肾小球肾炎指肾脏固有细胞（系膜细胞、内皮细胞、上皮细胞）增生引起的肾小球肾炎，包括系膜增生性肾小球肾炎、毛细血管内增生性肾小球肾炎、膜增生性肾小球肾炎、新月体性肾小球肾炎。肾小球肾炎临床和病理类型之间存在一定联系，但两者之间没有必然的对应关系，相同的临床表现可存在不同的病理类型，同一病理类型也可出现不同的临床表现，因此，通过肾活检明确肾小球肾炎病理类型，与临床表现相结合，指导临床治疗、判断预后显得十分重要。

（三）病因及发病机制

急性肾小球肾炎是由于乙型溶血性链球菌"致肾炎菌株"感染（如扁桃体炎、猩红热和皮肤脓疱疮等）诱发的免疫反应所致。其他原发性肾小球肾炎病因及发病机制尚未完全明确，一般认为是免疫反应和炎症反应所致，免疫反应是肾小球疾病的始动机制，在此基础上炎症介质（如补体、细胞因子、活性氧等）参与，最后导致肾小球损伤产生临床症状。在疾病慢性进展过程中有非免疫非炎症因素参与，如蛋白尿、高血压、高血脂、高尿酸、血液高凝状态以及吸烟等均会促进肾脏病进展。此外，遗传因素在肾小球疾病的易感性、疾病的严重性和治疗反应等方面也起重要作用。

二、临床表现及处理

（一）症状及体征

1. 急性肾小球肾炎　本病临床表现轻重不一，80% 患者表现为亚临床型，大部分患者有前驱感染史（于发病前 1~3 周，平均 10 天左右）。几乎均有肾小球源性血尿，约 30% 患者可有肉眼血尿，常为起病首发症状，约数天至 1~2 周消失；大部分患者呈轻 - 中度蛋白尿，少数表现肾病综合征；约 80% 以上患者早期有水肿，表现为晨起眼睑水肿或伴有下肢轻度凹陷性水肿，少数严重者可波及全身；约有 80% 病例出现一过性轻 - 中度高血压，少数出现高血压脑病、充血性心力衰竭，常与水钠潴留有关，利尿后血压可恢复正常；大部分患者起病时尿量<500mL/d，2 周后尿量逐渐增加，只有少数患者由少尿发展为无尿。常有一过性的氮质血症、血肌酐及尿素氮轻度升高，重者可呈少尿型急性肾衰竭表现。此外，患者常有疲乏、厌食、恶心、呕吐、嗜睡、头晕、视力模糊及腰部钝痛等表现。

2. 急进性肾小球肾炎　根据免疫病理，急进性肾小球肾炎分 3 型：Ⅰ型又称抗肾小球基底膜型；Ⅱ型又称免疫复合物型；Ⅲ型为少免疫复合物型，我国以Ⅱ型略为多见。Ⅰ型好发于中青年，Ⅲ型常见于中老年患者，男性略多。多数患者起病急，病情可急骤进展。在急性肾炎综合征基础上，早期出现少尿或无尿，急进性肾功能恶化并发展成尿毒症为其临床特征。患者常伴有不同程度贫血，Ⅱ型约半数伴肾病综合征，Ⅲ型常有发热、乏力、体重下降等系统性血管炎的表现。

3. 慢性肾小球肾炎　多数起病缓慢、隐匿；临床表现呈多样性，蛋白尿、血尿、高血压和水肿为其基本临床表现，可有不同程度肾功能减退；早期可有乏力、疲倦、腰酸，水肿可有可无；有的病程中出现恶性高血压，舒张压显著升高，出现眼底出血、渗出，甚至视盘水肿；肾功能慢性渐进性恶化，最后进入终末期肾衰竭。

4. IgA 肾病　是目前世界范围内最常见的原发性肾小球疾病，发病有明显的地域差别，已成为终末期肾病（end-stage renal disease，ESRD）的重要病因。IgA 肾病可发生于任何年龄，但以 20~30 岁男性为多见。

临床可伴有上呼吸道或消化道感染等前驱症状,血尿是常见表现,可为无症状性血尿或发作性、无痛性肉眼血尿伴或不伴蛋白尿;蛋白尿从少量到中重度蛋白尿均可出现,部分为肾病综合征(尿蛋白>3.5g/24h);20%~50%患者有高血压,少数患者出现恶性高血压及不同程度的肾功能损害。

5. 肾病综合征　表现为大量蛋白尿,低蛋白血症、高脂血症和不同程度的水肿。反复发作者可并发感染、血栓和栓塞、急性肾损伤、蛋白质和脂类代谢紊乱等。

6. 无症状性血尿和/或蛋白尿　表现为肾小球源性血尿和/或轻至中度蛋白尿,而不伴水肿、高血压及肾功能损害。通常通过体检实验室检查发现并诊断。

（二）实验室检查

1. 急性肾小球肾炎　尿液检查除红细胞尿及蛋白尿外,常可见红细胞管型、颗粒管型及少量肾小管上皮细胞及白细胞。血液化验可见患者红细胞沉降率常增快,约 30~60mm/h,可有轻度正细胞正色素性贫血,血红蛋白约 110~120g/L,血白蛋白轻度下降,可有一过性高脂血症、高钾血症等。大部分患者血清补体 C3 及总补体下降,8 周内逐渐恢复至正常。若为链球菌感染后,血清抗链球菌溶血素 O 滴度明显升高。另外,部分患者起病早期循环免疫复合物及血清冷球蛋白可呈阳性。

2. 急进性肾小球肾炎　尿液检查可发现血尿蛋白尿,蛋白尿多数是轻、中度,很少出现肾病综合征;血液化验血肌酐尿素氮呈进行性升高;免疫学检查主要有抗肾小球基底膜抗体阳性(Ⅰ型)和抗中性粒细胞胞质抗体(antineutrophil cytoplasmic antibody,ANCA)阳性(Ⅲ型)。此外,Ⅱ型患者的血液循环免疫复合物及冷球蛋白可呈阳性,并可伴血清补体 C3 降低;B 超等影像学示双肾增大或正常。

3. 慢性肾小球肾炎　尿液检查可见镜下血尿和/或蛋白尿,以白蛋白为主,可见管型,尿蛋白常在 1~3g/d 之间,相差显微镜尿红细胞形态检查提示肾小球源性血尿;肾功能早期可正常,后不同阶段升高至不同水平;B 超检查早期肾脏大小正常,晚期可出现双肾对称性缩小、皮质变薄;无禁忌症者建议行肾活检病理协助诊断与治疗。

4. IgA 肾病　尿液检查可表现为镜下血尿或肉眼血尿,以畸形红细胞为主;约 60% 的患者伴有不同程度的蛋白尿,有些表现肾病综合征。30%~50% 患者免疫学检查伴有血 IgA 增高,与疾病的严重程度和病程无相关,血清补体水平多数正常。肾穿刺活检肾组织病理学检查可见肾小球系膜区以 IgA 或 IgA 沉积为主。

5. 肾病综合征　尿液检查表现为大量蛋白尿(>3.5g/24h),血生化检查表现为低白蛋白血症、高胆固醇血症,某些患者可出现血肌酐升高。

6. 无症状性血尿和/或蛋白尿　尿液检查表现镜下血尿和/或轻中度蛋白尿。

（三）药物治疗

1. 急性肾小球肾炎　本病治疗原则以休息及对症支持治疗为主。出现急性肾衰竭可予透析治疗,待其自然恢复。本病为自限性疾病,不宜使用激素及细胞毒性药物治疗。

（1）一般治疗:急性期以卧床休息为主,待肉眼血尿、水肿消退及血压恢复正常后逐渐增加活动量。饮食需要低盐饮食(<3g/d)。肾功能正常者不需限制蛋白摄入量,但肾功能不全时需限制蛋白摄入,以优质动物蛋白为主。明显少尿者应注意控制液体入量。

（2）对症治疗:利尿消肿、降血压、降钾、预防心脑血管并发症的发生。若利尿之后血压仍控制不满意时可考虑加用降压药。

（3）治疗感染灶:若仍存在感染,应积极治疗原发灶感染,如无感染证据,不需要使用抗生素。若反复出现扁桃体炎,待病情稳定后可考虑行扁桃体摘除。

（4）透析治疗:少数发生肾衰竭具有透析指征时,应给予血液透析或腹膜透析治疗,一般无需长期维持透析。

2. 急进性肾小球肾炎　包括急性免疫介导炎症病变的强化治疗以及对症治疗。

(1) 强化疗法：血浆置换疗法，每日或隔日 1 次，直到血清自身抗体（如抗肾小球基底膜抗体、ANCA）转阴，一般需 7 次以上。适用于Ⅰ型和Ⅲ型。肺出血的患者首选。甲泼尼龙冲击：甲泼尼龙 0.5~1.0g 静脉滴注，每日或隔日 1 次，主要适用Ⅱ、Ⅲ型。

(2) 支持对症治疗：凡是达到透析指征者，应及时透析。对强化治疗无效的晚期病例或肾功能已无法逆转者，则长期维持透析。肾移植应在病情静止半年，特别是Ⅰ型患者血中抗肾小球基底膜抗体需转阴后半年进行。

(3) 替代治疗：凡急性肾衰竭已达到透析指征者，应及时透析。对强化治疗无效的晚期病例或肾功能已无法逆转者，则有赖于长期维持性透析或肾移植治疗。

3. 慢性肾小球肾炎　本病治疗目标以防止或延缓肾功能进行性恶化、改善或缓解临床症状及防治心脑血管并发症为主要目的，而不以消除尿红细胞或轻度尿蛋白为目标。

(1) 积极控制高血压和减少尿蛋白：在低盐饮食（3~5g/d）前提下，首选 ACEI 或 ARB 类降压药，除降压外，尚有降蛋白、延缓肾功能进展的作用。血压控制不佳，可联合多种降压药或使用单片复方制剂将血压控制到靶目标值，尿蛋白治疗目标：争取减少至<0.5g/24h；高血压治疗目标依尿蛋白量而定，蛋白尿 ≥1g/24h，血压应控制在 125/75mmHg，蛋白尿 ≤1g/24h，血压应控制在 130/80mmHg。ACEI 或 ARB 类药物降尿蛋白作用常需要最大耐受剂量，应注意不良反应，掌握好适应证和使用方法，监测血肌酐、血钾，防止严重副作用，有肾功能损害的患者要防止高血钾，血肌酐>264μmol/L（3mg/dL）时要严密观察下慎重使用。

(2) 限制食物中蛋白及磷的摄入量：随着病情进展，出现肾功能不全的患者应该限制蛋白和磷的摄入量，给予优质低蛋白 [0.6~1.0g/（kg·d）]、低磷饮食，同时要适当增加碳水化合物的摄入，以保证足够热量，必要时给予口服 α- 酮酸和降磷药物（司维拉姆、碳酸镧或蔗糖羟基氧化铁）。

(3) 糖皮质激素和细胞毒性药物：是否应用宜区别对待，一般不主张应用，如果表现蛋白尿较多（>1.0g/24h），肾脏病理较轻，慢性化病变不明显，无禁忌症者可短期应用，如无效则应逐步撤除。

(4) 避免加重肾脏损害的因素：各种感染、劳累和肾毒性药物（氨基糖苷类抗生素、非甾体抗炎药、含马兜铃酸的中草药、对比剂等）均可导致肾损伤，应予避免。妊娠也可能导致肾功能恶化，应严格掌握适应证，尿蛋白<0.5g/24h，肾功能正常，无高血压，免疫抑制剂如环磷酰胺停用 3 个月以上的育龄女性可考虑妊娠。

4. IgA 肾病　本病治疗原则为根据不同的临床表现、病理类型等综合制订个体化治疗方案。

(1) 单纯镜下血尿：无特殊治疗，避免劳累、预防感染和避免使用肾毒性药物。一般预后较好。

(2) 反复发作性肉眼血尿：对于感染后的患者，积极控制感染，抗生素应选用无肾毒性的；对于反复扁桃体感染造成血尿反复发作者，建议行扁桃体摘除。

(3) 伴蛋白尿：在改变不良生活习惯、限盐摄入的前提下，首选 ACEI 或 ARB 治疗，逐渐增加至可耐受的剂量，可联合钠 - 葡萄糖共转运蛋白 2（SGLT2）抑制剂和 / 或非甾体盐皮质激素受体拮抗剂（MRA），以使尿蛋白<0.3~0.5g/d；经上述优化治疗 3~6 个月后，如尿蛋白仍持续>0.75g/d 且 eGFR>50mL/（min·1.73m^2），可使用糖皮质激素治疗，每日泼尼松 0.5mg/（kg·d），4~8 周后酌情减量，总疗程 6~12 个月；免疫抑制剂如环磷酰胺、吗替麦考酚酯、环孢素、他克莫司、来氟米特等有一定作用，目前获益仍存在争议。布地耐德肠溶胶囊和泰它西普等靶向制剂亦有一定程度降尿蛋白作用。

(4) 肾病综合征：病理改变较轻者，可选用激素或联合应用细胞毒性药物；病理改变较重者，疗效常较差，尤其是大量蛋白尿难于控制者，肾脏病变呈持续进展，预后差。

(5) 急性肾衰竭：若肾活检提示为细胞性新月体肾小球肾炎，应及时给予大剂量激素和细胞毒性药物强化治疗;若患者已达到透析指征,应给予透析治疗;红细胞管型阻塞肾小管引起的急性肾衰竭,给予支持治疗,必要时透析治疗,大多数自发缓解。

(6)高血压:积极控制血压可减轻肾脏的继发损害,ACEI 或 ARB 可减少蛋白尿,延缓肾衰竭进展。

(7)慢性肾衰竭:积极防治肾功能恶化因素,延缓肾功能进展;ESRD 需透析或移植治疗。

5. 肾病综合征　应根据不同病理类型选择个体化合理的治疗方案

(1)一般治疗:注意卧床休息,酌情适当活动;低盐(<3g/d)、优质蛋白 0.8~1.0g/(kg·d)饮食,并保证足够的热量 125.6~146.5kJ/(kg·d)[30~35kcal/(kg·d)]。

(2)对症治疗:合理选择利尿剂或间断使用胶体(血浆或白蛋白)联合利尿剂利尿消肿,选择 ACEI 或 ARB 类药物减少蛋白尿。

(3)抑制免疫及炎症反应:糖皮质激素和细胞毒性药物仍是治疗肾病综合征的主要药物,对于轻微病变型、轻中度系膜增生性肾小球肾炎、局灶节段性肾小球硬化等起始治疗首选糖皮质激素。使用原则为:①起始足量:常用药物为泼尼松 1mg/(kg·d),口服 8~12 周。②缓慢减量:足量治疗尿蛋白消失后每 2~3 周减原用量的 10%,当减至 20mg/d 时病情易复发,应更加缓慢减量。③长期维持:以最小有效剂量(10mg/d),再维持半年左右。对于激素依赖型或激素抵抗型或常复发型(每半年复发 2 次、1 年复发 3 次)即难治性肾病综合征和高危的膜性肾病患者应激素联合细胞毒性药物或其他免疫抑制剂包括环磷酰胺、环孢素、吗替麦考酚酯、他克莫司、来氟米特等治疗,选择方案应结合病理类型、年龄、肾功能水平和有无禁忌证制订个体化治疗方案,治疗过程中注意药物的不良反应。

(4)生物制剂治疗:近年来,有不少临床研究报道,病理类型为轻微病变、膜性肾病或局灶节段性肾小球硬化的难治性肾病综合征患者使用生物制剂如利妥昔单抗治疗有较高的缓解率。

(5)中医药治疗:在减少激素副作用、防止复发、促进病情恢复方面可取得很好的辅助治疗,但需辨证论治,避免使用肾毒性中草药。

(6)并发症防治:各种并发症的发生是造成患者病情反复和决定预后的重要因素,故应对各种感染、急性肾损伤、血栓及栓塞、蛋白质及脂类代谢紊乱等并发症给予积极防治。

6. 无症状性血尿和/或蛋白尿　临床表现结合肾脏病理改变选择合理的个体化治疗方案。①避免劳累和避免使用肾毒性药物。②定期检查,每 3~6 个月监测尿常规、肾功能和血压变化,随访过程中出现高血压或肾功能损害,按慢性肾小球肾炎治疗,积极延缓肾功能进展。③伴血尿的蛋白尿者,可选择 ACEI/ARB 类药物治疗,注意监测血压、血钾和血肌酐水平。有些患者蛋白尿 0.5~1.0g/24h,肾脏病理改变并不轻者应长期保护肾功能治疗。

三、康复评估

(一)临床评估

1. 明确肾炎的临床诊断　尿常规检查是早期发现和诊断肾炎的重要线索,临床诊断发现有肾炎后,根据病史、临床表现和实验室检查,在排除继发性因素后,可明确急性肾小球肾炎、急进性肾小球肾炎、慢性肾小球肾炎、肾病综合征和无症状性血尿和/或蛋白尿的临床诊断。

2. 明确肾炎的病理诊断　在没有绝对禁忌证情况下,给予患者行超声引导下经皮肾穿刺活检行肾脏病理(光镜、免疫病理和电镜)检查,明确各种肾炎的病理变化,依据临床与病理表现,制订合理的个体化治疗方案,并可判断患者的预后。

3. 肾脏功能的评估　患者病程长,疾病迁延不愈,要定期检测血压和肾脏功能,肾功能包括肾小球滤过功能和肾小管功能。因血肌酐不能早期反应肾损害,且受年龄、性别、体重、蛋白质摄入量和某些药物如西咪替丁影响,临床常用估算的肾小球滤过率(eGFR)来评估肾小球滤过功能。行尿液常规检查、尿沉渣检查、尿生化检查、尿理化检查可判断是否有肾小管功能受损，必要时行放射性核素检查，有助于临床判断肾脏病变严重程度，指导治疗。

4. 肾脏形态学评估　行肾脏超声检查，明确肾脏大小、肾皮质厚度、皮质与髓质形态学改变。有不明原因梗阻但肾功能尚正常者可行肾盂静脉尿路造影或泌尿系 CT 或 MRI 检查明确病变部位。

（二）心理功能评估

采用国内外常用的汉密尔顿抑郁量表（HAMD）和汉密尔顿焦虑量表（HAMA）来评定患者的心理问题。

（三）活动能力评估

采用 Barthel 指数来评定患者日常活动能力，该评定方法简单、可信度高、灵敏度高，特别对于病程长、病情反复的患者，它可用于评定治疗前后功能状态、治疗效果预测和预后判断。

（四）参与能力评估

采用 SF-36 生活质量评定量表，对患者的身体状况、活动能力、语言功能、认知功能、社交能力、社会活动能力和社会地位等方面进行评定。

四、康复治疗

（一）饮食疗法

各种肾炎（除急性肾炎外）表现为不同程度蛋白尿，在疾病慢性进展过程中可能并发高血压、高尿酸、高血脂等代谢紊乱，饮食控制是药物治疗的基础。明显蛋白尿、水肿和高血压患者需限盐摄入，同时也要限制蛋白质摄入，每天控制在 1.0~1.2g/（kg·d），优质蛋白与植物蛋白按 1∶1 搭配。

（二）药物治疗

各种肾炎治疗过程中涉及的药物可能有激素、免疫抑制剂、降压药、调脂药、利尿剂、抗凝药、纠正贫血药、调节钙磷代谢异常药物等，临床应严格掌握各种药物的适应证和禁忌证，做到合理规范使用，早期应根据不同肾炎临床表现和病理特点选择个体化治疗方案，并注意长期使用药物可能出现的不良反应。

（三）运动疗法

除了急性活动期应卧床休息外，病情稳定期应每天 30min 以上的有氧运动或柔韧性运动有利于病情恢复，对血压的控制、缓解心理压力、促进睡眠、保持心肺功能均有益处。

（四）心理治疗

各种肾炎（除急性肾炎外）多数不能根治，而且容易反复，需长期治疗。中青年好发，患者往往背负着身体、精神、经济及社会的重重压力，许多患者可能出现不同程度的焦虑、抑郁和睡眠障碍，这些心理问题将影响患者生活和工作。对这些患者可采用支持性心理治疗和认知疗法，与患者反复沟通交流，让患者了解疾病特点和各种有效的治疗措施，减轻患者焦虑、抑郁和沮丧情绪，缓解患者心理压力，增强患者战胜疾病的信心。

（五）物理治疗

利用物理因子如声、光、电、磁、水等，用于各种肾炎早中期的辅助治疗，可选择在肾区行超短波疗法、短波疗法、中波疗法、石蜡疗法或磁疗等，每天 1 次，每次 15~20min，10~15 天为 1 个疗程，目的是促使肾脏血管扩张，改善肾脏血液循环，促进肾脏功能恢复。

（六）传统治疗

针灸、推拿等，中医中药，可根据病情选择使用。

五、预后及健康教育

(一) 预后

1. 急性肾小球肾炎 本病为自限性疾病，多数患者预后良好；6%~18% 病例遗留尿异常和 / 或高血压而转为"慢性"，或于"临床痊愈"多年后又出现肾小球肾炎表现；老年、持续高血压、大量蛋白尿或肾功能不全者预后较差；散发者较流行者预后差。

2. 急进性肾小球肾炎 及时明确诊断和早期强化治疗可改善预后。影响预后主要因素有：①免疫病理类型：Ⅲ 型较好，Ⅰ 型差，Ⅱ 型居中。②治疗时机：早期强化治疗效果好，预后较好，少尿、血肌酐>600μmol/L、病理显示广泛慢性化病变，预后差。③年龄：老年患者预后相对较差。

3. 慢性肾小球肾炎 病情迁延，病变均为缓慢进展，最终进展至慢性肾衰竭；病变进展速度个体差异很大，主要取决于肾脏病理类型、是否采取延缓肾功能进展的措施、治疗是否恰当及是否避免各种危险因素等。

4. IgA 肾病 一般肾脏 10 年存活率 80%~85%，20 年约 65%，但个体差异大，有些患者预后良好，但有些快速进展至大量蛋白尿、高血压和肾衰竭。预后不良指标包括持续难以控制的高血压、持续>1g/24h蛋白尿、肾功能损害、病理表现慢性化明显 (肾小球硬化、肾小管萎缩、肾间质纤维化或伴有大量纤维性新月体形成)。肾移植患者预后：存在一定比例的复发，但不常导致移植物失功。

5. 肾病综合征 影响肾病综合征预后的因素有：①病理类型：轻微病变型肾病和轻度系膜增生性肾小球肾炎和蛋白尿<3.5g/24h 的膜性肾病预后较好，系膜毛细血管性肾炎、局灶节段性肾小球硬化、重度系膜增生性肾小球肾炎及晚期膜性肾病预后较差。②临床表现：大量蛋白尿长时间不缓解、出现严重高血压及肾功能损害者预后较差。③激素治疗反应：激素敏感者预后较好，激素抵抗者预后差。④并发症：反复感染导致肾病综合征常复发者预后差。

6. 无症状性血尿和 / 或蛋白尿 可长期迁延，也可呈间歇性加重；大多数患者的肾功能长期维持正常；少数患者疾病转归表现为自动痊愈或蛋白尿增多，出现高血压和肾功能损害，最终发展为终末期肾病。

(二) 健康教育

除急性肾小球肾炎是链球菌感染引起的自限性疾病外，其他各种肾小球肾炎治疗时间均较长，多数不能根治，需长期甚至终身治疗，而且其发生发展与不良生活习惯息息相关，所以健康教育的目的是改变患者不良生活习惯和提高患者用药依从性，增强患者战胜疾病的信心，提高患者自我管理疾病的能力，使之成为自我管理的"家庭医生"。

1. 改变不良生活习惯 长期高盐饮食、高蛋白饮食、熬夜、吸烟、酗酒等不良生活习惯与各种肾炎的发生发展密切相关。建议食盐摄入量每天不超过 5g，有水肿或高血压者更应严格限制盐摄入 (3~5g/d)。限制蛋白质摄入，每天控制在 1.0~1.2g/(kg·d)，优质蛋白与植物蛋白按 1∶1 比例搭配，鼓励多食新鲜蔬菜、水果和富含纤维食物。对于肥胖患者，建议控制饮食摄入量，同时加强运动，鼓励坚持以每天 30min 以上的中等强度的有氧运动或柔韧性活动，将体重控制到标准体重，体重指数 (BMI)<25kg/m² 。保证足够睡眠，养成早睡早起习惯，并建议各种肾炎患者戒烟戒酒。

2. 学会与疾病共生存 慢性肾小球肾炎虽不能根治，但经过规范治疗，可以明显延缓疾病进展，患者只要重视疾病防治，积极配合治疗，疾病完全可以控制，与疾病共生存，完全可以和正常人一样生活、学习、工作。

第五节 透 析

一、概述

透析是指肾替代治疗的方法,包括血液透析和腹膜透析。

1. 血液透析 是主要替代肾脏对溶质(主要是小分子溶质)和液体的清除功能,利用半透膜原理,通过溶质交换清除血液内的代谢废物、维持电解质和酸碱平衡,同时清除过多的液体。溶质清除主要依靠弥散,即溶质依半透膜两侧溶液浓度梯度差从浓度高的一侧向浓度低的一侧移动。溶质清除的另一种方式是对流,即依靠膜两侧压力梯度、水分和小于膜截留分子量的溶质从压力高侧向压力低侧移动。在普通血透中弥散起主要作用,血液滤过中对流起主要作用。透析液多用碳酸氢盐缓冲液,并含有钠、钾、钙、镁、氯等物质,透析用水纯度由水处理系统来控制。

血管通路是血液透析患者的"生命线"。动静脉内瘘是目前最理想的永久通路,包括自体血管和人造血管内瘘。建立血管通路的另一途径是放置双腔深静脉导管,按其类型可分为临时导管和半永久长期导管,深静脉导管置管部位可分为颈内静脉、股静脉或锁骨下静脉。主要并发症为感染、血栓形成和静脉狭窄。

2. 腹膜透析 是利用患者自身腹膜为半透膜的特性,通过向腹膜腔内灌注透析液,实现血液与透析液之间溶质交换以清除血液内代谢废物、维持电解质和酸碱平衡,同时清除过多的液体。腹膜对溶质的转运主要通过弥散方式,对水分的清除主要通过超滤。溶质清除效率与毛细血管和腹腔之间的浓度梯度、透析液交换量、腹膜透析液停留时间、腹膜面积、腹膜厚度、溶质分子量等相关。水分清除效率主要与腹膜对水通透性、腹膜面积、跨膜压渗透梯度等有关。

腹膜透析装置主要由腹透管、连接系统、腹膜透析液组成。腹透管是腹膜透析液进出腹腔的管路,需要通过手术置入,导管末端的最佳位置是膀胱(子宫)直肠陷凹。腹膜透析液由渗透剂、缓冲液、电解质三种组成。葡萄糖是目前临床最常用的渗透剂,3 种浓度,分别为 1.5%、2.5%、4.25%,浓度越高超滤作用越大,相同时间内清除的水分越多。临床上根据患者液体潴留程度选择相应浓度腹膜透析液。

二、临床表现及处理

(一) 临床表现

透析患者临床表现包括原发病表现、终末期肾病(ESRD)相关表现、透析相关并发症以及躯体和心理等方面的表现。

1. 原发病表现 常见原发病有慢性肾炎、糖尿病肾病、高血压肾小动脉硬化症、多囊肾病、狼疮性肾炎等,涉及肾外表现的主要是糖尿病肾病。糖尿病主要并发症为微血管并发症和大血管并发症,糖尿病肾病是糖尿病微血管并发症之一。其他并发症还有糖尿病视网膜病变,表现为视力下降、视物模糊;糖尿病周围神经病变表现为肢体麻木乏力;糖尿病性胃轻瘫表现为腹胀、恶心呕吐;糖尿病性肠病表现为腹胀、便秘或腹泻;糖尿病足表现为足部感染、伤口破溃不易愈合、末端脚趾缺血坏死;糖尿病大血管病变表现为冠状动脉硬化性心脏病、颈动脉斑块形成等。

2. ESRD 相关表现 维持性透析患者由于尿毒症毒素增高、酸碱失衡和电解质紊乱和肾脏内分泌功能丧失可导致全身各系统出现相应临床表现,但最主要表现是高血压、贫血、慢性肾脏病 - 矿物质和骨代谢异常（chronic kidney disease-mineral and bone disorder，CKD-MBD）、蛋白质 - 能量消耗（protein energy wasting，PEW）和心功能不全等表现。

（1）高血压：ESRD 患者高血压发生率超过 90%，是患者预后不良最主要危险因素之一。引起高血压原因涉及多种机制，包括水钠潴留、肾素 - 血管紧张素 - 醛固酮系统（RAAS）活性增强、交感神经兴奋、血管活性物质分泌失调（收缩血管物质分泌增多、舒张血管物质分泌减少），还与使用某些药物（EPO、非甾体抗炎药等）和继发性甲状旁腺功能亢进（secondary hyperparathyroidism，SHPT）有关。其中水钠潴留是最主要原因，但不同患者的高血压涉及的机制可能不尽相同，可能有一种或多种机制共同参与，临床有时很难判断机体哪些机制参与。由于多数患者已逐渐耐受血压增高的状态，血压明显增高并没有头晕头痛、视物模糊等症状，但可因血压增高突发脑血管意外。

（2）贫血：主要与肾脏分泌促红细胞生成素（EPO）减少有关。其他会加重贫血的因素还有铁缺乏、叶酸和维生素 B_{12} 缺乏、消化道出血、铝中毒、感染、高血压、严重的甲状旁腺功能亢进、毒素导致红细胞寿命缩短、血液透析失血和反复抽血检查等。贫血可增加心脑血管疾病发生率和病死率，表现为自觉体力下降，活动后头晕、乏力，可导致失眠、认知能力下降、食欲差、活动耐力下降，直接影响患者的生活质量。

（3）CKD-MBD：常具有以下一个或多个表现：①低钙、高磷、高甲状旁腺激素或维生素 D 代谢异常，出现继发性甲状旁腺功能亢进。②骨转化、矿化、骨容量、骨骼线生长或骨强度的异常，严重患者可引起骨质破坏，骨骼畸形，甚至为退缩人综合征。③血管或其他软组织钙化：心脏瓣膜钙化和多部位血管不同程度的钙化以及软组织的钙化，严重者出现钙化防御，是患者截肢致残的主要原因，也是影响患者生活质量和不良预后的主要因素。

（4）PEW：是透析患者常见的并发症，与过度限制蛋白质的摄入、代谢紊乱、蛋白质丢失过多、透析不充分、炎症反应和氧化应激水平增高等有关。患者表现为消瘦、乏力、肌无力，可降低患者机体抵抗力，增加感染机会，促进动脉粥样硬化的发生发展，导致患者生活质量下降，同时增加住院率、心血管事件发生率和全因死亡率，与不良预后密切相关。

（5）心功能不全：维持性透析患者由于高血压、糖尿病、脂质代谢紊乱、左心室肥厚、钙磷代谢紊乱、贫血等常合并有缺血性心脏病、尿毒症性心肌病、心律失常、心包疾病等心脏疾病，导致心脏收缩和 / 或舒张功能减退，出现活动后心悸、胸闷、气促，严重时可伴夜间阵发性呼吸困难。血液透析患者透析间期水分摄入过多，易出现容量负荷过重导致急性左心衰，是急诊血液透析最常见的原因之一，也是患者预后不良的独立危险因素。

3. 透析相关并发症　包括腹膜透析和血液透析相关并发症。

（1）腹膜透析相关并发症：主要有腹膜透析管功能不良（如导管移位、导管堵塞）、腹膜炎、疝、腹膜透析液渗漏等。

（2）血液透析相关并发症：主要有透析失衡综合征、低血压或高血压、血栓、空气栓塞、导管相关性感染等。

4. 躯体功能下降　保持正常的躯体功能是透析患者独立日常生活能力和高生活质量的重要保障，也能减少住院率、降低病死率和延长患者寿命。行维持性透析治疗的患者会出现躯体功能下降，表现肌肉关节酸痛、乏力、气短、易疲劳等。其主要原因如下。

（1）活动量减少：导致透析患者运动能力下降，是引起肌肉萎缩的最主要因素之一。

（2）心肺功能下降：是导致透析患者躯体功能严重受限的重要因素之一，包括心肌供血不足、心功能不全、外周动脉病和肺功能下降，其中心功能不全与透析患者运动频率的降低有关，是患者参与运动的重要障碍。

（3）肌肉结构和功能异常：透析患者营养摄入不足、代谢性酸中毒、活动量减少等情况十分常见，导致蛋白分解增加和／或蛋白合成减少,进而引起肌肉萎缩。

(4)贫血:由于肾脏促红细胞生成素分泌减少,几乎所有透析患者都会出现不同程度的贫血,有个别患者可能肾外促红细胞生成素生成增多,贫血不明显。研究已表明,贫血与患者自我评价的躯体功能和运动能力下降有关。

5. 心理障碍和生活质量下降

(1)抑郁:是维持性透析患者最常见的心理问题,以显著而持久的情绪低落为主要特征,临床主要表现为持续的心境低落、显著消瘦或体重过度增加、睡眠障碍、疲乏无力、注意力不集中、自我价值贬低甚至有自杀倾向。其患病率为 22%~25%,是普通人群的 5 倍。与患者个体自身状况及合并症相关,是患者预后不良的主要因素之一。

(2)焦虑:表现为有明显的烦躁、易怒、易激惹、坐立不安、睡眠障碍,部分患者有心悸、胸闷、乏力、出冷汗等自主神经紊乱的症状。在一般人群中焦虑的发病率为 4.5%~7.1%,而维持透析患者中患病率高达 12%~52%。常与抑郁并存,导致患者工作效能、社会心理功能以及生活质量显著下降。

(3)认知障碍:指与学习、记忆以及思维判断有关的大脑高级智能加工过程出现异常,从而引起严重学习、记忆障碍,同时可伴有失语、失用、失认或行为异常的病理过程。透析患者发病率达 16%~38%,与透析不充分密切相关。

(4)性功能障碍:在透析患者中很常见,常表现为男性勃起功能障碍,女性月经异常,性欲减退,不孕不育等。

(5)生活质量下降:不少患者长期透析不充分,药物治疗依从性差,出现各种并发症或合并症,引起心肺功能下降和不同程度的心理障碍,导致患者生活质量明显下降,同时也影响患者的预后。

(二)药物治疗

充分透析是透析患者药物治疗的前提和基础,透析不充分,药物治疗效果差。充分透析即要保证足够的透析次数和透析时间,血液透析至少每周 3 次,每次 4h 以上,腹膜透析每天至少置换 3~4 袋,每袋 2 000mL;血液透析患者必要时联合其他透析方式如血液透析滤过、血液灌流或延长每次透析时间;腹膜透析患者可联合夜间自动腹膜透析机治疗或每周加做 1~2 次血液透析治疗以增加代谢产物和水的清除。

1. 原发病的治疗　自身免疫性疾病如狼疮性肾炎、ANCA 相关性血管炎和代谢性疾病如糖尿病等的治疗。自身免疫性疾病的透析患者往往体内抗体滴度较低,活动度低,用小剂量激素维持治疗即可控制病情。糖尿病透析患者伴有各种肾外并发症,临床在积极控制血糖的同时,应个体化对各种并发症进行积极干预治疗。

2. ESRD 并发症治疗　包括高血压、贫血、慢性肾脏病 - 矿物质和骨代谢异常(CKD-MBD)、蛋白质 - 能量消耗(PEW)和心功能不全等治疗。

(1)积极控制血压:综合分析判断可能引起高血压的原因进行个体化优化治疗。对透析患者的血压管理应注意从这几方面进行:①容量管理:是基础也是关键,控制透析间期液体摄入量,制订合适的干体重,制订合适的透析处方。②合理联合使用降压药。③选择不同透析方式或延长透析时间。血压控制目标值透析前血压 ≤ 140/90mmHg,透析后血压 130/80mmHg。

(2)积极纠正贫血:常使用重组人促红素(recombinant human erythropoietin,rHuEPO)治疗,一般剂量为 80~120U/kg,分 2~3 次(或每次 2 000~3 000U,每周 2~3 次),皮下或静脉给药,应根据 Hb 水平和上升的速率来调整剂量,目标值为 110~120g/L,不建议 Hb>130g/L,超过 130g/L 有增加心脑血管意外的风险。患者如对 rHuEPO 低反应,首先分析是否剂量不足或是否有影响 rHuEPO 疗效的因素,其次临床要注意在治疗过程中贫血加重要考虑其他原因引起的贫血如消化道出血、严重甲旁亢引起的骨髓纤维化或 rHuEPO 导致的纯红细胞再生障碍性贫血的可能。如果临床贫血与肾功能损害不相符,要进一步查明非肾性贫血如肿瘤、血液性疾病或风湿性疾病。新型缺氧诱导因子脯氨酰羟化酶抑制剂如罗沙司他是一种口服纠正贫血的药物,可促进内源性促红细胞生成素的生成、抑制铁调素的生成,促进铁的吸收和利用,国内外临床多中心研究表明,罗沙司他对不管是透析还是非透析患者的肾性贫血均有很好的效果及安全性,且其疗效不受微炎症、高血压和机体相对缺铁状态等因素的影响,但会受机体严重感染、绝对缺铁状态和骨髓造血功能的影响。

(3)CKD-MBD 防治:主要包括降低高血磷,维持正常血钙,控制继发性甲状旁腺功能亢进(SHPT)和防治血管钙化。①降低高血磷主要措施:控制饮食,限制磷的摄入;透析方案的调整;合理选择磷结合剂。限制磷的摄入包括限制蛋白质摄入总量,选择磷/蛋白比例更低的食物,限制含磷添加剂的摄入,选择正确的烹饪方式(焯水、水煮)以及强化教育。调整透析治疗方案包括使用合适的钙离子浓度(1.25~1.50mmol/L)的透析液和腹膜透析液(1.25mmol/L),以及充分透析,并可延长透析时间或增加透析频率。磷结合剂包括含铝磷结合剂、含钙磷结合剂和非钙非铝磷结合剂,长期使用含铝磷结合剂会引起铝中毒,含钙磷结合剂包括碳酸钙和醋酸钙,长期使用会增加血管和组织转移性钙化的风险,非钙非铝磷结合剂(司维拉姆和碳酸镧)可有效降低血磷而不升高血钙,所以,KDIGO 指南最新更新指出,将非钙非铝磷结合剂作为一线用药。② SHPT 的治疗包括饮食、药物、手术和介入治疗。因为慢性肾脏病(chronic kidney disease,CKD)患者引起 SHPT 机制复杂,目前认为可能的机制包括钙磷代谢异常(低钙、高磷、高全段甲状旁腺激素)、成纤维细胞生长因子 23(fibroblast growth factor 23,FGF23)表达上调和 1,25- 二羟维生素 D_3 下降等 3 方面;临床除饮食控制磷的摄入外,药物治疗也是围绕这 3 方面机制合理选择药物,包括活性维生素 D 及其类似物、拟钙剂等,活性维生素 D 及其类似物可降低全段甲状旁腺激素(intact parathyroid hormone,iPTH),但可升高血钙血磷,拟钙剂(如西那卡塞、依特卡肽、依伏卡塞)除有效降低 iPTH 外,还可降低 FGF23,延缓心脏瓣膜钙化,减少心血管事件,但要注意有胃肠道反应、低钙血症和上呼吸道感染等不良反应。当药物治疗无效的严重 SHPT 患者,指南建议行甲状旁腺切除术或甲状旁腺介入治疗。③血管钙化的防治措施包括防治高磷血症、避免高钙血症和防治继发性甲状旁腺功能亢进或低下。

(4)PEW 的防治:包括饮食指导,加强营养支持,严重者可予鼻饲、透析中胃肠外营养甚至全静脉营养等,也可考虑补充一些营养辅助物质,如左旋肉碱、维生素 B、叶酸、维生素 C、活性维生素 D、维生素 E 和微量元素硒及锌等。透析患者推荐蛋白摄入量 1.0~1.2g/(kg·d)。低蛋白饮食中,可同时补充 α- 酮酸制剂。每天应补充足够热量,一般为 125.6~146.5kJ/(kg·d)[30~35kcal/(kg·d)]。对于血液透析患者,采用高通量透析对患者的营养改善有益处。

(5)心功能不全的防治:做好容量管理,保证透析充分性、控制血压、纠正贫血,早期积极防治 CKD-MBD、戒烟等是预防透析患者心功能不全的重要手段。出现严重的缺血性心脏病,则需进一步治疗,包括心脏支架植入、抗凝、改善心脏重构等手段。

3. 透析相关并发症防治

(1)腹膜透析相关并发症的防治:最主要是对患者和家属做好透析治疗的培训和教育,预防大于治疗,出现相关并发症根据临床表现结合指南制订个体化合理治疗方案。

(2)血液透析相关并发症的防治:做好透析患者的健康教育是关键,改变不良饮食习惯、规范透析、规范用药,绝大多数可预防各种并发症发生,出现相关并发症及早发现,及时处理可取得很好疗效。

4. 躯体功能下降和心理障碍的防治

(1)躯体功能下降的防治:充分透析基础上综合治疗包括控制血压、纠正贫血、调节钙磷代谢紊乱和改善营养状况,鼓励参加合适的有氧或抗阻运动,联合柔韧性训练,提高心肺功能,促进躯体功能改善。

(2)对于心理障碍方面的防治:一旦诊断抑郁,应及时积极干预治疗。其治疗手段包括心理康复治疗、药物治疗或者联合治疗为主要治疗方法,同时可以结合运动、光疗、减压治疗、音乐、艺术或物理疗法。对于焦虑患者诊治常需要一个团队的配合,除肾脏科医生外,还需要心理学家、精神科医生、社会工作者及家庭成员的支持。对于有认知功能障碍的患者应在充分透析的基础上,积极纠正 ESRD 的各种并发症,并针对脑血管疾病进行积极合理的防治。有性功能障碍者,治疗上首先应优化透析方案,纠正肾性贫血,控制继发性甲状旁腺功能亢进等,成功的肾移植是恢复正常性功能的最有效手段。

三、康复评估

(一)透析充分性评估

充分的透析治疗是各种药物治疗和其他治疗的前提和基础,是稳定病情,改善预后,提高患者生活质量的保证。对透析患者定期进行透析充分性评估是提高透析质量的重要保证。

1. 血液透析充分性评估

(1)临床综合指标:临床症状如食欲、体力等;体征如水肿、血压等;干体重的准确评价;血液生化指标如血肌酐、尿素氮、电解质、酸碱指标;营养指标包括血清白蛋白等;影像学检查如心脏超声检查等。

(2)尿素清除指标:尿素清除指数(urea clearance index,Kt/V)[包括单室 Kt/V(single-pool kt/V,spKt/V)、平衡 Kt/V(equilibrated Kt/V,eKt/V)、标准 Kt/V(standard Kt/V,stdKt/V)]和尿素清除率。

(3)充分性评估标准:达到如下要求即可认为患者得到了充分透析。①患者自我感觉良好。②透析并发症较少,程度较轻。③患者血压和容量状态控制较好。透析间期体重增长不超过干体重 5%,透析前血压 <160/90mmHg 且 >120/70mmHg。④血电解质和酸碱平衡指标基本维持于正常范围。尽可能将血磷血钙控制在正常范围,血钙 2.10~2.50mmol/L,血磷 0.87~1.45mmol/L,iPTH 维持在 150~300pg/mL。⑤营养状况良好。⑥血液透析溶质清除较好。小分子溶质清除指标单次血液透析尿素清除率达到 65%,spKt/V 达到 1.2;目标值:尿素清除率 70%,spKt/V 1.4。

2. 腹膜透析充分性评估

(1)临床综合指标:身心安泰、食欲良好、体重增加、体力恢复、慢性并发症减少或消失,尿毒症毒素清除充分;透析剂量足够或透析剂量满意。

(2)尿素清除指标:每周尿素清除指数(Kt/V)≥1.7,每周肌酐清除率 ≥50L/1.73m²。临床上不能采用单一指标评估透析充分性,应根据临床表现、溶质清除和液体平衡状况等指标进行综合评估。

(3)充分性评估标准:①腹膜透析患者临床状态良好,食欲佳,无恶心、呕吐、失眠及明显乏力、不宁腿综合征等毒素蓄积症状,可维持较好的生活能力;处于正常容量状态,无容量依赖性高血压、心力衰竭、肺水肿、浆膜腔积液与组织间隙水潴留及外周水肿表现,干体重稳定;营养状况良好,血清白蛋白 ≥35g/L,主观全面评定(SGA)正常,无明显贫血;无明显代谢性酸中毒和电解质紊乱的表现,尽可能将血磷血钙控制在正常范围,血钙 2.10~2.50mmol/L,血磷 0.87~1.45mmol/L,iPTH 维持在 150~300pg/mL。②腹膜透析患者溶质清除充分须依靠 Kt/V、肌酐清除率等指标综合判定。小分子溶质清除应达到最低目标值:要求每周尿素清除指数(Kt/V)≥1.7,每周肌酐清除率 ≥50L/1.73m²。应注意即使小分子溶质清除达到最低目标值,如有症状或体征,也应考虑透析不充分。

(二)营养状况的评估

包括身体测量、生化指标检测和主观全面评定(SGA)、营养不良 - 炎症评分(malnutrition-inflammation score,MIS)等方面。

1. 身体测量　身高体重(BMI)、体脂肪(上臂测量 TSF)、肌肉量(MAC 和 MAMC)。BMI= 体质量(kg)/ 身高 ^{2}(m²); MAMC=MAC(cm)−3.14×TSF(mm)。

2. 生化指标检测　检测高敏 C 反应蛋白(high-sensitivity-CRP,hs-CRP)、转铁蛋白(transferrin,TF)、不饱和铁结合力(unsaturated iron binding capacity,UIBC),并检测血红蛋白(Hb)、血清白蛋白、前白蛋白、血肌酐(SCr)、血尿素氮(BUN)、总胆固醇(TC)、总铁结合力(total iron-binding capacity,TIBC)。

3. 主观全面评定(SGA)　内容包括体重变化、饮食变化、胃肠道症状、活动能力、营养相关的疾病状态、体格检查 6 项,具体内容见表 9-2。

表 9-2 主观全面评定(SGA)

项目	说明	询问词	评价标准
体重改变	据既往半年和两周的体重变化情况给予积分,尤其重视近两周来的变化,若最近体重稳定或有增加,应加分	您目前体重? 您 6 个月前体重相比有变化吗? 最近两周体重变化了吗?(不变、增加、减少)	①6 个月内体重变化:A= 体重变化<5%,或 5%~10%,但正在改善;B= 持续减少 5%~10%,或由 10% 升至 5%~10%;C= 持续减少>10% ②2 周内体重变化:A= 无变化、正常体重或恢复到 5% 内,B= 稳定,但低于理想或通常体重;部分恢复但不完全;C= 减少 / 降低
进食		您的食欲如何?(好、不好、正常、非常好) 您的进食量有变化吗?(不变、增加、减少) 进食发生改变的持续时间? 您的食物类型有变化吗?(没有变化;半流量、全流量、低能量流食、不能摄食或有其他的变化)	①摄食变化:A= 好,无变化,轻度、短期变化;B= 正常下限,但在减少;差,但在增加;差,无变化(取决于初始状态);C= 差并在减少;差,无变化 ②摄食变化的时间:A=<2 周,变化少或无变化;B=>2 周,轻至中度低于理想摄食量;C=>2 周,不能进食,饥饿
胃肠道症状		近 2 周以来您常出现下面的问题吗? ①没有食欲(很少、从不、每天、2~3 次 / 周、1~2 次 / 周) ②腹泻(很少、从不、每天、2~3 次 / 周、1~2 次 / 周) ③恶心(很少、从不、每天、2~3 次 / 周、1~2 次 / 周) ④呕吐(很少、从不、每天、2~3 次 / 周、1~2 次 / 周)	A= 少有,间断;B= 部分症状,>2 周;严重、持续的症状,但在改善;C= 部分或所有症状,频繁或每天,>2 周
功能异常		您现在还能像往常那样做以下的事吗? ①散步(没有、稍减少、明显减少、增多) ②工作(没有、稍减少、明显减少、增多) ③室内活动(没有、稍减少、明显减少、增多) ④过去 2 周内有何改变(有所改善、无变化、恶化)	A= 无受损,力气及精力无改变或轻至中度下降,但在改善;B= 力气及精力中度下降,但在改善;通常的活动部分减少;严重下降但在改善;C= 力气及精力严重下降,卧床
体检	见表 9-3		①皮下脂肪:A= 大部分或所有部位无减少;B= 大部分或所有部位轻至中度减少,或部分部位中至重度减少;C= 大部分或所有部位中至重度减少 ②肌肉消耗:A= 大部分肌肉改变少或无变化;B= 大部分肌肉轻至中度改变,一些肌肉中至重度改变;C= 大部分肌肉重度改变 ③水肿:A= 正常或轻微;B= 轻至中度;C= 重度 ④腹水:A= 正常或轻微;B= 轻至中度;C= 重度
SGA 总评	SGA 评分等级:A= 营养良好(大部分是 A,或明显改善);B= 轻至中度营养不良;C= 重度营养不良(大部分是 C,明显的躯体症状) 计算总分为营养不良评分(malnutrition score,MS),MS 1~2 分为重度营养不良,3~5 分为中度营养不良,6~7 分为轻度营养不良或正常		

表 9-3　体检说明

部位	要旨	重度营养不良	轻、中度营养不良	营养状况良好
皮下脂肪				
下眼睑	/	黑眼圈,眼窝凹陷,皮肤松弛	/	轻度凸出的脂肪垫
肱二/三头肌	臂弯曲,不要捏起肌肉	两指间空隙很少,甚至紧贴	/	大量脂肪组织
肌肉消耗				
颞部	直接观察,让患者头转向一边	凹陷	轻度凹陷	看不到明显的肌肉
锁骨	看锁骨是否凸出	凸出	部分凸出	男性看不到,女性看到但不凸出
肩	看骨骼是否凸出、形状,手下垂	肩锁关节方形,骨骼凸出	肩峰轻度凸出	圆形
肩胛骨	患者双手前推,看骨是否凸出	骨凸出,肋、肩胛、肩、脊柱间凹陷	骨轻度凸出,肋、肩胛、肩、脊柱间轻度凹陷	不凸出,不凹陷
骨间肌	手背,前后活动拇指和示指	平坦或凹陷	轻度	肌肉凸出,女性可平坦
膝盖(下肢变化不明显)	患者坐着,腿支撑在矮板凳上	骨凸出	/	肌肉凸出,骨不凸出
股四头肌	不如上肢敏感	大腿内部凹陷,明显消瘦	轻度凹陷,瘦	圆形,无凹陷
腓肠肌	/	瘦,无肌肉轮廓	/	肌肉发达
水肿/腹水	活动受限的患者检查骶部	明显	轻至中度	无

4. MIS 是在主观全面　评定(SGA)基础上,是根据过去 3~6 个月透析后干体重变化、饮食摄入、胃肠道症状、活动能力、合并症、皮下脂肪、肌肉消耗、BMI、血清白蛋白和 TIBC 10 个方面对患者营养状态进行定量评估,每部分分值在 0 分(正常)至 3 分(严重)之间,最后计算总分。总分为 0(营养正常)至 30 分(严重营养不良)之间,分值越高表明营养不良、炎症程度越严重。总分 0 分为营养正常;1~8 分为轻度营养不良;9~18 分为中度营养不良;19~30 分为重度营养不良。

(三)运动功能评估

1. 生理功能评估　包括心肺耐力的评估、肌肉功能测试和柔韧性测试。

(1)心肺耐力的评估:心肺耐力是循环呼吸系统保证机体长时间肌肉活动时营养和氧的供应及清除代谢废物的能力。①心肺耐力评价指标:最大摄氧量(VO₂max)、代谢当量(MET)、无氧阈(AT)。②心肺耐力的测试方式:标准的递增运动负荷试验,主要有场地测试、电动跑台测试、机械负荷功率车测试、台阶试验等方法。

(2)肌肉功能测试:主要是肌肉力量和肌肉耐力的测试。肌肉力量是指通过肌肉收缩克服和对抗阻力完成运动的能力,肌肉耐力是指肌群能够持续收缩的能力或重复收缩的次数,两者与骨骼重量、糖耐量、肌腱的完整性、瘦体重和基础代谢率有关,也影响到透析患者能否完成日常活动。该测试可指导制订合适的运动康复训练计划。

1)肌肉力量:包括静态力量和动态力量。静态力量可通过电子拉力和握力计等进行测量;动态力量则一般使用一次重复最大用力(1RM)作为评价标准,即在正确姿势和一定规则下全关节活动范围内所能完成的最大阻力值。

2)肌肉耐力:可通过简单的场地测试进行,如仰卧起坐测试通过完成一定数量的仰卧起坐动作所花费的时间来评价腹部肌群的耐力,俯卧撑测试可通过不间断连续完成的俯卧撑次数评价上半身肌群的耐力,也可利用抗阻训练设备如 3min 台阶测试。

3)最大握力测试:握力是个体在抓握物体时产生的力量,主要测试受试者前臂和手部肌肉力量。

4)握力耐力测试:握力耐力指在一定时间内维持最大等长握力的能力,能体现个体能重复某项运动的能力,是评价患者能否重复或持续完成某项功能动作的指标。通常通过受试者能维持50%最大握力的时间来计算。

(3)柔韧性测试:柔韧性是指人体关节活动幅度及关节韧带、肌腱、肌肉、皮肤和其他组织的弹性和伸展能力即关节与关节系统的活动范围。柔韧性测试一般通过关节活动度来进行量化,以度数表示。常用测量仪器有:多种量角器、电动量角器、Leighton曲率计、倾角器等。

2. 运动能力评估 能确保透析患者运动康复训练的安全性,因透析患者是心血管疾病的高危人群,有不同程度的心肺功能受损,对患者进行运动能力的评估至少包括疾病状态的评估、心血管疾病危险因素评估和运动功能测试(表9-4)。因透析患者存在肌肉疲劳会影响运动测试结果,有些患者无法完成症状限制性运动功能测试,临床对于维持性透析患者常选择简易运动功能测试方法,主要有6min步行试验(6MWT)、坐立试验(sit-to-stand test,STS)、起立行走试验(timed get up and go test,TUG)(表9-5)。

表9-4 透析患者运动前评估

评估项目	评估内容
疾病状态的评估	询问病史:既往是否合并心血管疾病及家族史 体格检查 透析是否充分 目前用药情况 ESRD及心血管疾病并发症控制情况
心血管疾病危险因素评估	血压、血糖、血脂控制情况 是否有超重、肥胖 是否有动脉粥样硬化 是否有吸烟、饮酒 其他:胰岛素抵抗、高同型半胱氨酸血症
运动功能评估	运动功能测试 日常生活活动能力/生活质量评定

表9-5 透析患者简易运动功能测试方法

测试方法	测试细节	指标	评估目标
6min步行试验(6MWT)	受试者在平直硬地面(已标记距离)6min内能够行走的最大距离。允许按照其自己的节奏,如果需要也可以休息	6min内步行的距离。评估有氧运动能力或体能状况,用来和最大摄氧量测试结合;通过Borg评分评估劳累程度	功能能力/虚弱状况
坐立试验(STS)	受试者从坐位完全站起,再完全坐下,重复30s	记录30s内完成的次数	下肢肌肉肌力和耐力
起立行走试验(TUG)	受试者坐在专用椅子上,按照要求站起并向前坐下	从受试者开始从椅子上站起开始计时,当其回到椅子坐下后结束计时。测量3次取平均值	移动/运动能力

(四)心理功能评估

主要包括抑郁、焦虑的评估和认知功能的评估。采用国内外常用的汉密尔顿抑郁量表(HAMD)、汉密尔顿焦虑量表(HAMA)来评定患者的心理问题;采用简易精神状态检查量表(mini-mental stateexamination,MMSE)或蒙特利尔认知评估量表(Montreal cognitive assessment,MoCA)来评定患者的认知功能。

(五)活动能力评估

采用Barthel指数(BI)来评定患者日常活动能力,该评定方法简单、可信度高、灵敏度高,特别对于病程长、病情反复的患者,它可用于评定治疗前后功能状态、治疗效果预测和预后判断。

(六)参与能力评估

采用 SF-36 生活质量评定量表,对患者的身体状况、活动能力、语言功能、认知功能、社交能力、社会活动能力和社会地位等方面进行评定。

(七)虚弱症的评估

虚弱是一种由于多个生理系统病变累及功能下降而导致的生物学症状,表现为储备能力和抵御能力下降,最终会影响患者生活质量和预后。据报道,慢性肾脏病(CKD)患者中虚弱症发生率高达 73%。虚弱症的评估方法主要有 Fried 等提出的虚弱症表型和 Johansen 等确立的标准。

1. Fried 等提出的虚弱症表型包括 5 个指标,体重下降、疲倦、运动能力、步行时间、握力。每符合一项标准评 1 分,0~1 分为无虚弱;2~3 分为轻度虚弱;4~5 分为虚弱(表 9-6)。

表 9-6 虚弱症的评估(美国心血管健康研究虚弱症筛选评估表)

指标	内容
体重下降	1. "在过去 1 年里,您是否有非目的性的体重下降超过 10 磅(不是通过节食或运动)?"如果是,则虚弱症的本条诊断成立 2. 在今后的随访中,体重下降按如下标准计算:(前一年体重 − 目前体重)/ 前一年体重 =K,如果 $K \geqslant 0.05$ 并且该受试者未报告他试图减肥,则虚弱症的本条诊断成立
疲倦	应用抑郁自评量表(CES-D),阅读如下两个问题:①我认为我做任何事情都需要付出努力;②我一点都动不了了 询问"在过去的 1 周里有几次上述感觉?" 0= 几乎没有或没有(＜1d) 1= 小部分或较少(1~2d) 2= 约一半时间(3~4d) 3= 大部分时间 如上述任意一个问题受试者回答"2"或"3"则虚弱症的本条诊断成立
运动能力	应用明尼苏达州闲暇时间体力活动问卷简短版,询问有关散步、家务劳动(中等强度)、除草作业、园艺劳动、远足、慢跑、骑自行车、健身单车、跳舞、保龄球、高尔夫、单打网球、双打网球、壁球、游泳等项目,使用标准化算法计算每周消耗的热量,该量表需按性别进行分层,如男性<383kcal/ 周,女性<270kcal/ 周则虚弱症本条诊断成立
步行时间	按性别和升高分层 男性 诊断虚弱症的步行 15 步所需时间介值 身高 ≤ 173cm ≥ 7s 身高 >173cm ≥ 6s 女性 身高 ≤ 159cm ≥ 7s 身高 >159cm ≥ 6s
握力	按性别及 BMI 指数四分位数进行分层 男性诊断虚弱症的握力(kg)介值 BMI ≤ 24kg/m² ≤ 29kg BMI 24.1~26kg/m² ≤ 30kg BMI 26.1~28kg/m² ≤ 30kg BMI>28kg/m² ≤ 32kg 女性 BMI ≤ 23kg/m² ≤ 17kg BMI 23.1~26kg/m² ≤ 17.3kg BMI 26.1~29kg/m² ≤ 18kg BMI>29kg/m² ≤ 21kg

注:1 磅 =0.453 5kg。

2. Johansen 等确立的标准采用 SF-36 生活质量评定量表评估虚弱的四个方面：肌无力（评分 ≥ 75 分）、疲劳（评分 ≥ 75 分）、躯体活动、每年非自主体重减轻超过 5kg；其中确认肌无力评 2 分，没有肌无力评 0 分，其他条目评 1 分，总分 ≥ 3 分的患者归类为虚弱；0~2 分患者为非虚弱。

四、康复治疗

透析患者康复治疗目的是提高透析充分性，改善心肺功能，增强躯体功能和减轻心理负担，改善生活质量，以延长生命并促进社会回归。康复治疗手段主要包括饮食康复、药物康复、运动康复和心理康复等在内的长期综合性治疗。

（一）饮食康复

透析患者饮食康复主要包括：①控制蛋白质的摄入，减少含氮代谢产物、血磷和血尿酸产生，同时保证足够热量，均衡饮食，防止营养不良的发生。②限制盐水的摄入，保持体内容量平衡。③注意饮食对药物疗效的影响。

1. 保证足够蛋白质和热量的摄入　血液透析患者推荐蛋白质摄入量为 1.0~1.2g/(kg·d)，腹膜透析患者推荐蛋白质摄入量为 1.2~1.3g/(kg·d)。摄入动物蛋白和植物蛋白比例应为 1:1。蛋白质摄入不足者可补充 α- 酮酸，可减少含氮代谢产物，同时又可补充必需氨基酸。在限制蛋白质摄入前提要保证足够的热量，一般为 125.6~146.5kJ/(kg·d)［30~35kcal/(kg·d)］。机体能量摄入不足时，所摄入的蛋白质会被燃烧，仅为身体提供能量，而起不到合成人体成分的作用，会导致营养不良，并且可增加体内氮代谢产物的蓄积。糖类、脂肪是提供能量的主要营养素。非糖尿病肾病患者可适当补充一些淀粉类物质，以保证能量供应充足，且不摄入过多的植物蛋白。如果患者食欲差，通过饮食供给充足的能量有困难，则需通过静脉输液的方法予以补充。

2. 控制脂肪和胆固醇的摄入　严格限制动物内脏、动物性油脂。烹调油宜选用植物油，并且建议适当增加单不饱和脂肪酸高的橄榄油、茶油、花生油等植物油。蛋黄虽然胆固醇含量较高，但鸡蛋蛋白质质量好，蛋黄内维生素含量丰富，建议每天食用 1 个，或者可以采取 1 周之中 3~4 天每日吃 1 个整蛋，其余几天每天只吃蛋清的方式。

3. 酌情限制食物中的钠、磷、钾等矿物质　限制钠的摄入有助于减轻水肿、控制血压，获得适宜的血容量。伴有高血压、水肿、充血性心力衰竭、腹水或胸腔积液的患者，每日钠盐摄入量 3~5g（盐 1g 相当于 5mL 优质酱油）。伴有液体潴留的患者，推荐进一步减少钠盐的摄入，含钠高的食物包括咸菜、咸蛋、咸肉、酱豆腐、酱油、黄酱、调味酱料、味精等应尽量少吃。血液透析患者要预防高钾血症的发生，要适当调节食物中的钾量，避免摄入过多含钾高的食物如蔬菜或水果，含钾高的食物炒前用水煮一遍再炒可减少食物中 30%~40% 的钾。腹膜透析患者不必限制血钾的摄入，部分患者可能出现低钾，需增加钾的摄入。高磷血症是透析患者继发性甲状旁腺功能亢进和血管钙化的启动因素，因此饮食中限制磷的摄入非常重要。磷的摄入量一般 <800mg/d，高蛋白质食物（例如肉类、豆类）除了磷高，钾含量也高，普通的粮食、豆类、坚果类、动物内脏等都含磷较高。

4. 微量元素、维生素的摄取　透析患者微量元素只要平时均衡饮食的情况下就不会缺少。维生素的补充尽量从食物中获得，新鲜的蔬菜、水果中维生素含量丰富，可适量食用。必要时，可口服维生素类药物来补充。

5. 药物治疗与饮食疗法的相互影响　血管紧张素转化酶抑制剂（ACEI）和血管紧张素受体拮抗剂（ARB）是透析患者常用的降压药，这两种药在低钠摄入的情况下疗效更好，同时这两种药物都会引起血钾升高，故服用该类药物时要限盐摄入和控制饮食中钾的摄入量，必要时服用钾离子吸附剂。他汀类调脂药、钙通道阻滞剂、促胃肠动力药时，应避免饮用橙汁。在服用抗凝药物的情况下，纳豆、小球藻、叶绿素汁等富含维生素 K 的食物会影响药物的疗效。使用 EPO 纠正贫血的同时常常同时补充铁剂，如喝茶、咖啡等,会影响铁与丹宁酸的结合而阻碍铁的吸收,从而降低铁剂的疗效。

（二）运动康复

1. 运动康复治疗益处　国内外大量临床研究表明,维持性透析患者,在充分透析的基础上坚持4周以上的康复运动,可获得以下临床益处:①对患者骨骼肌纤维数量显著增加,肌肉力量和强度呈现不同程度的改善,能有效改善肌肉萎缩及肌纤维肥大。②有利于患者控制血压和血糖,改善心血管功能。③有利于提高透析充分性。④减轻机体炎症状态,改善营养状态。⑤改善心理抑郁、焦虑状态。⑥提高生活质量,改善患者预后。

2. 运动康复的类型　包括有氧运动、抗阻运动和柔韧性或灵活性训练。

（1）有氧运动:指人体在氧气充分供应的状况下进行的运动训练。通常涉及全身主要肌群参与、有韵律且运动持续较长。常见有氧运动项目有步行、慢跑、滑冰、游泳、骑自行车、跳健身舞、韵律操等。

（2）抗阻运动:指肌肉拮抗自身重力或者克服外来阻力时进行的主动运动,可以恢复和发展肌力。常见的抗阻运动项目包括:拉伸拉力器或者弹力绷带、抬举哑铃、仰卧起坐、俯卧撑等。抗阻运动的1RM,指的是一个人在某个特定动作完整执行一次所能负荷的最大重量。

（3）柔韧性或灵活性训练:通过柔和的肌肉拉伸和慢动作练习来增加CKD患者肌肉的柔韧性及关节活动范围,帮助防止肌肉在其他运动中拉伤或撕裂。该类运动主要增强颈椎关节、上肢和下肢关节、骶髂关节的活动性,便于步行、弯腰、下蹲等日常生活活动的完成。一般多与有氧运动训练相结合,在运动训练的准备和结束阶段进行,包括太极拳、广场舞、八段锦等。

3. 运动康复治疗处方　一个完整的运动康复计划应该包括有氧运动、抗阻运动和柔韧性或灵活性训练共同组成,透析患者首先要在提高患者的体力活动的基础上,根据个人康复目标、治疗需求和生活环境制订以运动频率（frequency）、强度（intensity）、时间（time）、类型（type）即FITT为原则的个体化运动康复处方。具体可参考表9-7。

表9-7　维持性透析患者运动康复处方

处方内容	有氧运动	抗阻运动	柔韧性或灵活性训练
频率	起始2次/周,以后加至3~5/周	起始每周非连续的2次,可加至3次/周	5次/周
强度	起始RPE 11~13分,逐渐增至RPE 11~16分	涉及8~12个大肌群,10~15次60%~70%1RM	柔韧性训练时保持肌肉轻微紧张的姿势10~30s,建议将时间逐渐延长至30~60s
类型	体操、步行、骑车、游泳及其他	沙袋、弹力带或拮抗自身重力	太极拳、瑜伽、八段锦等。高跌倒风险的患者需要包括平衡性训练（2~3次/周）
时间	20~60min	每组抗阻运动动作10~15个,起始2组,以后增至3~5组,每组动作间休息2~3min	10~20min

注:RPE.主观用力程度分级;1RM.一次重复最大用力,指一个人在某个特定动作完整执行一次所能负荷的最大重量。

4. 运动训练的主要风险

（1）骨骼肌肉的损伤:这可能与其常合并有甲状旁腺功能亢进或肾性骨病有关。有研究表明与普通人群相比,ESRD患者股骨颈骨折的风险明显升高。

（2）心脏疾病:包括低血压、心律失常、心肌缺血,甚至猝死。运动训练的强度越大风险越大。但有研究发现,极量运动过程中心血管事件的风险非常低,发生风险主要见于有明确心脑血管疾病史的ESRD患者,低、中等强度的运动康复训练对于透析患者来说可能是安全的,此后可逐渐加大运动强度。

因此,运动康复训练的过程中存在一定的风险,但对大多数 ESRD 患者来说不运动的风险更大,而选择适当的运动方式会降低风险获益比。研究表明,对于透析患者来说有氧运动联合柔韧性训练是安全的,在进行运动康复治疗前应对患者进行全面评估,以确定是否存在心血管系统、骨骼肌肉系统等临床并发症,可以通过延长热身运动时间、避免高强度的运动训练、从低强度的运动开始、逐渐增加运动量、定期对患者进行评估等预防措施来将风险最小化。

5. 运动康复训练的禁忌证

(1)血压异常:严重的高血压(如血压>180/110mmHg),或低血压(血压<90/60mmHg)。

(2)心肺疾病:严重的心力衰竭、心律失常,不稳定型心绞痛,重度心包积液、瓣膜狭窄,肥厚型心肌病,主动脉夹层等,未控制的肺动脉高压(肺动脉平均压>55mmHg)。

(3)急性临床事件:急性全身炎症性疾病。

(4)深静脉血栓的症状:如小腿不正常的水肿、发红和疼痛时要暂缓或停止运动。

(5)严重水肿、骨关节病等不能配合运动。

6. 运动康复训练的终止指标　运动康复训练过程中出现以下任何一种表现应及时终止:①胸、臂、颈或下颌等部位烧灼痛、酸痛、缩窄感。②严重的胸闷、气短,交谈困难。③头痛、头晕、黑矇、周身无力。④严重心律失常。⑤运动相关的肌肉痉挛、关节疼痛。

7. 运动训练时注意事项　当建议和监督 CKD 患者运动时,需要考虑到以下安全注意事项:

(1)血糖>13.9mmol/L 或<5.6mmol/L 时暂缓运动。

(2)有低血糖倾向的患者应该在运动前、运动时和运动后测量指尖血糖,同时备好高升糖的点心,如糖、枣、米饼、馒头、蜂蜜等。

(3)如果有深静脉血栓的症状,如小腿不正常的水肿,发红和疼痛时要暂缓或停止运动。

(4)有开放性伤口及没有愈合的溃疡时应该避免游泳及负重运动,直到溃疡完全愈合。

(5)应该告诉患者如何避免引发 Valsalva 动作(深吸气后屏气,再用力做呼气动作)反应,特别是在肌力训练时。

(6)如果有头晕、严重头痛或心率、血压反应的波动时应该延缓或停止运动。

(7)需要咨询肾脏科医生有关运动和药物的相互作用,如果规律运动的患者持续地出现透析和运动后的低血压和不适时,需要调整药物剂量。

(8)透析患者理想的生理功能评估应该在透析间期、非透析日、非周末后及非透析前后进行。

(9)只要动静脉内瘘愈合良好且没有连接透析机,内瘘侧肢体就可以运动。

(10)腹膜透析患者干腹时运动更容易,所以要避免对横膈加压以免引起不适或置管处漏液。

(三) 心理治疗

首先必须强调的是充分透析是心理治疗的前提和基础,在此基础上进行药物治疗和心理康复治疗。

1. 药物治疗　有限的研究表明,抗抑郁抗焦虑药物可改善患者症状,减少患者死亡率。由于抗抑郁药物血浆结合率高、部分近肝脏代谢、无法经过透析清除,其活性成分和代谢产物清除不确定,其药物安全性尚不明确,增加了临床用药的难度和风险。

2. 心理康复治疗　治疗模式包括认知行为疗法、运动康复治疗、康复音乐疗法、透析方案的调整和社会支持等。

(1)认知行为疗法治疗:原则包括认知重建、行为矫正、情绪控制、学会对应触发事件、掌握对疾病复发的预防等。

(2)运动康复治疗:可明显改善患者抑郁焦虑状态,提高透析患者生活质量,详见运动康复治疗。

（3）康复音乐疗法：是应用一切音乐活动的形式，包括聆听、演唱、演奏、律动，使透析患者达到改善或缓解心理障碍状态的目的。

（4）透析方案的调整：包括延长透析时间、增加透析频率和改变透析方式等，主要目的是提高透析充分性，改善患者认知功能障碍包括记忆和语言的流畅性。

（5）社会支持：包括家人、朋友、同事、社会、政府等给予患者精神和／或物质上的帮助和支持。

（四）中医治疗

透析患者出现某些并发症，如腰背酸痛、不宁腿综合征、肢体麻木、胃轻瘫（腹胀、恶心呕吐）、便秘等，在药物治疗基础上，可根据病情选择使用针灸、推拿、中医辨证论治等。

五、预后及健康教育

（一）预后

1. 生存率提高　我国透析患者 5 年、10 年生存率逐年增高，确切数据尚不清楚。日本报道，有透析龄59 年存活患者，国内有报道透析龄 27 年坚持长跑的存活患者，提示充分透析、规则服药，配合各种康复治疗可明显改善透析患者的不良预后。

2. 危险因素　高血压、贫血、CKD-MBD、PEW 和心理障碍等均是患者预后不良的独立危险因素，可明显增加患者心血管死亡、全因死亡的风险。积极纠正各种并发症和合并症，可明显改善透析患者的预后。

（二）健康教育

对于透析患者的健康教育主要目的是改变患者不良生活习惯和提高患者用药依从性，增强患者战胜疾病的信心，提高患者自我管理疾病的能力。

1. 血液透析患者的健康教育

（1）透析前的教育：包括肾脏的结构和生理功能、肾衰竭的原因和临床表现、什么是血液透析、血液透析的作用和注意事项、充分透析的重要性、血液透析并发症的防治等。

（2）透析后的教育：包括饮食指导重点是控制水盐摄入和蛋白质热量的摄入、各种疾病相关并发症的用药指导、干体重的控制、血管通路的自我维护、各种感染的控制、定期行相关检查的重要性。

（3）运动康复治疗的教育：包括运动康复的好处、运动康复的类型、如何选择运动康复训练及其注意事项。

（4）心理疏导的教育：多种形式的心理疏导，缓解患者抑郁焦虑症状和认知功能障碍。

2. 腹膜透析患者的健康教育

（1）透析前的教育：包括肾脏的结构和生理功能、肾衰竭的原因和临床表现、什么是腹膜透析、腹膜透析的作用和注意事项、腹膜透析并发症的防治、充分透析的重要性、腹膜透析与血液透析的区别等。

（2）透析后的教育：包括饮食指导重点是控制水盐摄入和蛋白质热量的摄入、疾病相关并发症的用药指导、定期行相关检查的重要性。

（3）运动康复治疗的教育：包括运动康复的好处、运动康复的类型、如何选择运动康复训练及其注意事项。

（4）心理疏导的教育：多种形式的心理疏导，缓解患者抑郁焦虑症状和认知功能障碍。

（5）教育方式：可按照国际康复协会提出的 5E 教育模式。

1）鼓励（encouragement）：日本报道，通过透析维持生命的患者有长达 59 年，国内透析龄在 20~30 年的患者也越来越多，所以要鼓励透析患者要有信心，只要充分透析，规则服药，定期复查，正确面对现实，完全可以与疾病共生存。

2）教育（education）：主要包括饮食指导、疾病和透析的相关知识、各种康复治疗基础知识等，根据个体差异制订个体化的教育与康复计划。

3）运动（exercise）：评估患者的活动能力，遵循由少到多的原则为每位患者制订适当的活动计划。如患者完成计划则可给予语言的奖励,激发患者活动的主动性。因器质性因素不能下床者,应指导并教会家属给予患者被动活动,如床上伸屈肢体、翻身,以保证患者有一定量的活动。

4)工作(employment):当患者病情改善、生活自理能力增强时,鼓励患者重新工作,或参与家务,让患者感到自己是对社会和家庭有用的人。

5)评估(evaluation):包括患者的依从性、饮食与运动状况、营养状况、生活质量及精神状况等,根据评估的结果及时调整与修订康复治疗计划。

需强调的是,患者不良生活习惯的改变是一个长期曲折的过程,医护人员对患者的健康教育首先要用心、细心,有耐心,教育形式应该多样化,包括一对一教育、小组教育、定期组织肾友会、电话、微信、家访等。

第六节　慢性肾脏病

一、概述

(一) 定义

慢性肾脏病(CKD)是各种原因引起肾脏结构和功能损害≥3个月,包括出现肾损伤标志(白蛋白尿、持续性血尿、尿沉渣异常、肾小管病变、组织学检查异常和影像学检查异常)或有肾移植病史,伴或不伴肾小球滤过率(GFR)下降;不明原因的GFR下降(<60mL/min)≥3个月。持续进展最终发展为终末期肾病(ERSD),出现肾脏排泄和内分泌功能逐渐丧失而导致机体代谢产物蓄积、水电解质及酸碱平衡紊乱和全身各系统受累的一种临床综合征。

(二) 病因

CKD的病因主要有原发性与继发性肾小球肾炎、糖尿病肾病、高血压肾小动脉硬化、肾小管间质疾病(慢性间质性肾炎、慢性肾盂肾炎、尿酸性肾病、梗阻性肾病、反流性肾病等)、肾血管性疾病、遗传性肾病(多囊肾病、Alport综合征)等,在发达国家,糖尿病肾病、高血压肾小动脉硬化是CKD的常见病因,在我国,CKD常见病因仍然是原发性肾小球肾炎,但随着我国经济的发展,城市化进程加快,饮食结构的改变,糖尿病发病率不断增加,目前我国已成为糖尿病大国,在经济发达的城市,糖尿病肾病导致CKD也逐年增多,将来有可能成为导致我国CKD的首要原因。

(三) 流行病学

据流行病学资料估计,CKD患者死亡率是健康人的15~30倍,排在全球疾病死亡原因的第十位。近年来CKD患病率逐年上升,世界各地CKD的患病率在7%~15%之间,根据流行病学调查数据显示,2011年我国18岁以上成人CKD患病率为10.8%,儿童CKD患病率数据尚不完整。随着糖尿病、高血压病和肥胖的患病率增加,未来CKD患者的发病率还将进一步增加。CKD病程长、花费大,给国家、社会和家庭带来沉重的经济负担,已成为全球重大公共健康问题。

二、临床表现及处理

(一) 症状与体征

CKD临床表现包括原发病表现、肾功能下降的表现和躯体心理功能异常的表现。

1. 原发病表现　原发病不同,其临床表现也不尽相同。常见的原发病为慢性肾炎、糖尿病肾病、高血压肾小动脉硬化(主要为良性小动脉性肾硬化症和恶性小动脉性肾硬化症)、遗传性肾病、慢性肾小管间质性肾炎和狼疮性肾炎、ANCA 相关性血管炎肾损害等。

2. 肾功能下降表现 CKD 1~3a 期可无明显症状,随着病情进展,肾小球硬化、肾小管萎缩和肾间质纤维化等逐渐加重。进入 CKD 3b 期后,可出现夜尿增多、高血压、贫血、钙磷代谢异常,甚至不同程度的营养不良,进入 ESRD 后出现全身各系统症状愈加明显,如腹胀、恶心呕吐、食欲下降,可合并有代谢性酸中毒、高钾低钙高磷血症,甚至出现不同程度骨病和神经精神症状。

3. 躯体功能下降和心理障碍表现 由于活动量减少、肌肉结构和功能异常、贫血、心功能下降等原因导致患者出现躯体功能下降,主要表现为肌肉关节酸痛、乏力、气短、易疲劳等症。与此同时,可出现不同程度焦虑、抑郁、认知功能障碍和生活质量下降。

(二) 实验室检查

1. 尿液检查 可明确是否有蛋白尿、红细胞尿、白细胞尿、管型,是早期发现和诊断肾脏病的重要线索;可明确尿比重、尿渗透压、尿电解质、尿 β- 微球蛋白,以了解肾小管功能;并行尿蛋白定量、尿白蛋白检测,对糖尿病或高血压病引起肾损害早期诊断有帮助,对临床治疗也有重要指导作用。

2. 血常规检查 明确是否贫血,以及根据白细胞、血小板数量和网织红细胞数量可提供临床诊断线索和治疗疗效判断。

3. 肾功能检查 ①血清肌酐检测:是临床评估肾小球滤过功能常用方法,但不能反映早期肾损害,且受年龄、性别、肌肉量、蛋白质摄入量、某些药物(西咪替丁)的影响。②估算的肾小球滤过率(eGFR):计算公式包括 MDRD 公式、Cockcroft-Gault 公式和 CKD 流行病学研究(CKD-EPI)公式。临床常用的是简化MDRD 公式:$eGFR=186 \times Scr-1.154 \times$ 年龄 -0.203×0.742(女性)。可明确 CKD 分期,有助于指导治疗。

4. 免疫学检查 抗核抗体(ANA)滴度、抗双链 DNA 抗体、抗 Sm 抗体、抗中性粒细胞胞质抗体(ANCA)、抗中性粒细胞核周抗体(pANCA)、抗中性粒细胞胞质抗体(anti-antineutrophilic cytoplasmic antibody, cANCA)以及红细胞沉降率、高敏 C 反应蛋白(hs-CRP)和补体 C3、C4 水平。可明确系统性红斑狼疮和血管炎的诊断和指导治疗。

5. 影像学检查 包括超声显像、静脉尿路造影、CT、MRI、肾血管造影和放射性核素检查等,可了解肾脏大小、形态,可明确占位性病变或梗阻的诊断及定位以及残存肾功能情况,还可评估心脏结构功能和血管病变程度。

(三) 药物治疗

1. 治疗基本策略 ①早期开始,长期合理有效治疗原发病,如糖尿病控制血糖、高血压病控制血压、肾小球肾炎降低蛋白尿、狼疮性肾炎控制狼疮活动等是改善患者预后的关键;②积极防治促进肾功能渐进发展和急剧恶化的各种危险因素;③积极防治 CKD 各种并发症,包括防治控制血压、纠正贫血、治疗CKD-MBD、改善 PEW 等。

2. 原发病的治疗

(1)严格控制血糖:使糖尿病患者空腹血糖控制在 5.0~7.2mmol/L(睡前 6.1~8.3mmol/L),糖化血红蛋白(HbA1c)<7%。

(2)及时有效控制高血压:尽可能将血压控制在<130/80mmHg,在严格控制盐摄入的前提下,选择长效降压药物,首选 ACEI 或 ARB。疗效不佳可联合 CCB,两者联用作用机制互补,疗效叠加。

(3)控制蛋白尿:根据原发病个体化选择免疫抑制剂和非免疫抑制剂治疗,尽可能将蛋白尿控制在<0.5g/24h。

(4)其他:如狼疮性肾炎、血管炎、高尿酸等的规范治疗。

3. 促进肾功能进展因素的防治

(1)常见渐进发展的因素:高血糖、高血压、蛋白尿(包括微量白蛋白尿)、高血脂、高尿酸、高同型半胱氨酸血症、低蛋白血症、吸烟、营养不良等。

(2)常见急剧恶化因素：原发病的复发或加重、严重高血压未控制、有效血容量不足(低血压、脱水、大出血或休克等)、肾脏局部供血急剧减少(不合理使用 ACEI 或 ARB、非甾体抗炎药、利尿剂等)、肾毒性药物(氨基糖苷类抗生素、非甾体抗炎药、对比剂、含有马兜铃酸的中草药等)、严重感染、心力衰竭、泌尿道梗阻等。

4. 并发症的防治

(1)控制血压：高血压与 CKD 互为因果，恶性循环。随着 CKD 进展，高血压发病率也逐渐增高，CKD 5 期患者高血压发病率达 90% 以上。CKD 并发高血压绝大多数是难治性高血压，常需要联合多种降压药物治疗。虽然 CKD 引起高血压涉及机制多种，但水钠潴留引起容量负荷过重是主要因素，所以对于非透析患者要严格限制盐的摄入，可适当联合利尿剂降压，对于透析患者，除了限盐限水外，要充分透析，减轻体内容量负荷。

(2)贫血治疗：CKD 贫血主要是因为促红细胞生成素(EPO)的缺乏，治疗药物主要有重组人促红素(rHuEPO)和缺氧诱导因子脯氨酰羟化酶抑制剂。具体用法和注意事项见透析章节。

(3)CKD-MBD 治疗：尽早干预，效果好，可明显改善患者预后。主要治疗措施包括：①降低高血磷，维持正常血钙；② SHPT 的防控；③血管钙化的防治(具体方法见透析章节)。

(4)PEW 防治：包括限制蛋白摄入和补充足够的热量。限制蛋白摄入以优质低蛋白饮食为主，能减少含氮代谢产物生成，减轻临床症状及相关并发症，延缓病情进展。CKD 1~2 期患者，推荐蛋白摄入量 0.8~1.0g/(kg·d)，CKD 3~5 期非透析患者推荐蛋白摄入量 0.6~0.8g/(kg·d)，透析患者推荐蛋白摄入量 1.0~1.2g/(kg·d)。低蛋白饮食中，可同时补充 α- 酮酸制剂。每天应补充足够热卡，一般为 125.6~146.5kJ/(kg·d)[30~35kcal/(kg·d)]。此外，还应补充维生素及叶酸等营养素以及控制钾磷的摄入。

三、康复评估

(一)临床评估

1. CKD 的临床诊断　主要依据病史、相关的临床表现和肾功能检查可做出诊断。CKD 早期患者常无相关临床表现，肾功能检查和影像学检查也可正常，仅表现为血尿和 / 或不同程度的蛋白尿，需做经皮肾穿刺活检行肾脏病理学检查明确。不明原因的肾功能异常，临床难以判断是 CKD 还是急性肾损伤时，也需通过经皮肾穿刺活检行肾脏病理学检查来明确。如果患者有明确的肾炎或肾病病史，出现夜尿增多、贫血、高血压、低钙高磷、高 PTH，超声显示双肾弥漫性病变，皮质变薄或皮髓质分界不清，或双肾已萎缩，则可明确做出 CKD 诊断。

2. CKD 的分期诊断　根据国际公认的肾脏病预后质量倡议(kidney disease outcomes quality initiative，K/DOQI)制订的指南按 GFR 水平分为 CKD 1~5 期，具体见表 9-8。

表 9-8　K/DOQI 对 CKD 的分期

分期	特征	GFR(mL/min·1.73m^2)
1	GFR 正常或升高	≥90
2	GFR 轻度降低	60~89
3a	GFR 轻到中度降低	45~59
3b	GFR 中到重度降低	30~44
4	GFR 重度降低	15~29
5	ESRD	<15 或透析

3. CKD 的并发症和合并症的诊断   各种并发症和合并症的存在是影响患者预后的主要因素。常见的并发症和合并症有：①感染：呼吸道、泌尿道、消化道和皮肤的感染。②心血管方面：高血压、心律失常、心力衰竭。③肾性贫血。④ CKD-MBD。⑤ PEW。⑥尿毒症脑病。⑦高钾血症。⑧代谢性酸中毒等。

4. CKD 的病因诊断   不同病因，其治疗和预后截然不同。常见病因有慢性肾炎包括 IgA 肾病、糖尿病肾病、高血压肾小动脉硬化、慢性肾小管间质疾病、多囊肾病、狼疮性肾炎、ANCA 相关性小血管炎等，根据病史、症状、体征、实验室或组织学检查多数可明确。某些患者发病前期未引起重视，初次住院就ESRD，是慢性肾炎引起还是高血压肾小动脉硬化引起，临床常难以判断。

（二）营养状况的评估

无论是透析还是非透析 CKD 患者，都要定期进行营养状况评估。评价营养状况，应从多方面进行评估，综合判断很重要。主要包括身体测量、生化指标检测和主观综合营养评估、营养不良 - 炎症评分等方面。

（三）心理功能评估

国内外常采用汉密尔顿抑郁量表（HAMD）和汉密尔顿焦虑量表（HAMA）来评定患者的心理问题。

（四）活动能力评估

采用 Barthel 指数来评定患者日常活动能力，该评定方法简单、可信度高、灵敏度高，它可用于评定治疗前后功能状态、治疗效果预测和预后判断。

（五）参与能力评估

采用 SF-36 生活质量评定量表，对患者的身体状况、活动能力、语言功能、认知功能、社交能力、社会活动能力和社会地位等方面进行评定。

四、康复治疗

（一）饮食康复

CKD 的发生发展与患者饮食习惯息息相关，控制饮食也是 CKD 很多药物治疗的基础。研究已证实，饮食疗法可以明显延缓 CKD 的进展，但过于严格控制饮食摄入，容易造成营养不良，增加死亡风险，故合理的饮食对 CKD 的防治非常重要。

1. 优质低蛋白饮食   是非透析 CKD 患者，改善 CKD 症状的有效方法。已有大量研究表明，低蛋白饮食，不仅可减少含氮代谢产物的产生，改善尿毒症症状，还可以明显降低肾小球血流量和肾小球滤过负荷，延缓肾小球硬化，减少尿蛋白产生及蛋白尿对肾小管间质的损伤，从而保护残存肾功能。但蛋白质又是我们身体不可缺少的营养物质，是人体组织、器官的重要组成成分，在人体内发挥着重要的生理功能。如果摄入过低可降低各脏器功能，增加营养不良的发生风险。因此 CKD 患者应根据个体情况，限制一般蛋白质的摄入，选择优质蛋白质。优质蛋白质主要来源于动物性食物，因此在蛋白质限量范围内，多选动物蛋白(瘦肉、鱼、鸡蛋、牛奶)；少吃来源于植物性食物的蛋白质(如谷类、豆类、硬果类等)，大豆类除外。此外，限制主食是 CKD 饮食治疗中经常采用的方法，其目的是在有限的蛋白质中尽量给予优质蛋白质，但为了保证必须能量摄入充足，通常采用麦淀粉替代部分主食。50g 大米、面粉约含蛋白质 4~5g，而 50g 麦淀粉仅含蛋白质 0.2~0.3g。采用麦淀粉做主食后，质量差的植物蛋白质减少，节省下来的蛋白质可由优质蛋白质食物进行补足。明确每天蛋白质摄入量，首先要知道常见食物的蛋白质含量（表9-9），CKD 各期蛋白质的摄入量要求：CKD 1~2 期患者，推荐蛋白质摄入量为 0.8~1.0g/（kg·d），可同时补充 0.075~0.12g/（kg·d）的 α 酮酸制剂。CKD 3 期至非透析 CKD 5 期患者，推荐蛋白质摄入量为0.6~0.8g/（kg·d）。血液透析和腹膜透析患者，推荐蛋白质摄入量为 1.0~1.2g/（kg·d）。蛋白质摄入动物蛋白和植物蛋白比例应为 1:1。

表 9-9 常用食物蛋白质含量

食物	蛋白质含量 /g
50g 大米	4
50g 瘦肉	9
50g 黄豆	18
1 个鸡蛋	8
250mL 牛奶	8

2. 能量供给充足　值得重视的是,限制蛋白质摄入前提是保证足够的热量,一般为 125.6~146.5kJ/(kg·d)［30~35kcal/(kg·d)］。

3. 控制脂肪和胆固醇的摄入　CKD 患者普遍存在脂质转换和代谢异常,脂代谢异常是 CKD 患者并发心血管疾病的主要危险因素之一。

4. 酌情限制食物中的钠、磷、钾等矿物质　限制钠的摄入有助于减轻水肿、控制血压,获得适宜的血容量。不伴有高血压、水肿、充血性心力衰竭、腹水或胸腔积液的患者,每日钠盐摄入量不宜超过 5g(盐 1g 相当于酱油 5mL)。伴有液体潴留的患者,推荐进一步减少钠盐的摄入。为了预防高钾血症的发生,同时根据血电解质的情况适当调节食物中的钾量,避免摄入含钾高的食物,含钾高的食物炒前用水煮一遍再炒可减少食物中 30%~40% 的钾。随着 CKD 的进展,肾小管萎缩和肾间质纤维化明显,内分泌功能下降,导致患者发生钙磷代谢紊乱,可发生高磷血症,高磷血症是甲状旁腺功能亢进和血管钙化的启动因素,因此饮食中限制磷的摄入非常重要。有研究表明,早期限制磷的摄入有助于控制甲状旁腺激素水平,减少骨质吸收等代谢紊乱。低磷饮食还可使患者肾功能下降速率明显减慢,磷的摄入量一般 <800mg/d。需要强调的是,限制食物中的钠、钾、磷等成分,不应理解为不吃含量高的食物,而是说含量低的食物可多吃一点,含量高的就要少吃一点。

含钠高的食物包括咸菜、咸蛋、咸肉、酱豆腐、酱油、黄酱、调味酱料、味精等。大部分蔬菜或水果富含钾,而高蛋白质食物(例如肉类、豆类)除了磷高,钾含量也高。普通的粮食、豆类、坚果类、动物内脏等都含磷较高。

5. 微量元素、维生素的摄取　维生素分为水溶性和脂溶性两种。正常人可以从尿中排泄。维生素的补充尽量从食物中获得,新鲜的蔬菜、水果中维生素含量丰富,可适量食用。必要时,可口服维生素类药物来补充。同样,微量元素在平时的饮食摄取的情况下不会缺少。

(二) 运动疗法

研究显示,活动量下降是 CKD 发生和发展的独立危险因素,与 CKD 并发症密切相关。CKD 2~5 期的患者存在明显的活动量和功能下降,进行"一些"活动量与"无"活动量相比,全因死亡率和心血管死亡风险下降达 50%。在 CKD 2~3 期的老年患者(年龄大于 65 岁)中,高活动量患者肾功能下降的风险降低 37%。一项基于实践的长期观察性研究报告了 12 个国家 20 920 例患者的透析相关预后的研究,结果显示"简单地"在透析中心的监督运动可以通过改善维持性血液透析患者的生理功能、睡眠质量,减少身体疼痛或厌食,缓解抑郁情绪,从而提高维持性血液透析患者的生活质量。具体详见透析章节。

(三) 心理治疗

CKD 患者,尤其是透析患者,背负着身体、精神、经济及社会的重重压力,这些压力给患者和家属都带来沉重的负担。有研究报道,CKD 3~5 期患者发生焦虑、抑郁和睡眠障碍的发生率分别为 71%、69% 和

86.5%，这些心理问题严重影响患者生活质量。对这些患者医护人员可采取支持性心理治疗、认知疗法等与患者进行有效沟通和交流，要具备足够的沟通技巧，要抱有足够耐心，以聆听、理解和共鸣的态度对待，尽可能明确患者的问题，必要时采用多学科共同处理，让患者抱有与疾病共生存的心态，面对现实，积极配合治疗。

（四）物理治疗

利用物理因子如声、光、电、磁、水等，用于 CKD 早期患者，可选择超短波疗法、短波疗法、中波疗法、石蜡疗法或磁疗等，每天 1 次，每次 15~20min，10~15 天为一疗程，目的是促使肾脏血管扩张，改善肾脏血液循环，促进利尿和代谢产物排泄，改善肾功能。

（五）传统治疗

针灸、推拿等，可用于某些 CKD 患者如糖尿病并发各种并发症的辅助治疗，可根据病情选择使用。中药灌肠治疗可促进肠道排毒，延缓肾功能进展。

五、预后及健康教育

（一）预后

预后与原发病、病情的严重程度、年龄和治疗反应均有关系。

1. 糖尿病肾病出现大量蛋白尿提示预后不良，一旦出现肾功能不全，其进展速度比非糖尿病肾病快。遗传性肾病无特别有效的治疗，最终将会发展为 ESRD。

2. CKD 出现大量蛋白尿、高血压、肾功能不全、贫血均是预后不良的因素。

3. CKD 患者小管间质病变和肾血管病变明显者预后相对较差。

4. 老年 CKD 患者对药物治疗反应相对年轻患者差，预后相对较差。

（二）健康教育

CKD 发生发展与不良生活习惯密切相关，不良的饮食习惯、不规则地使用药物和长期低活动量等均是影响患者疾病进展和生活质量以及预后的重要因素。对 CKD 患者的健康宣教目的是改变患者不良生活习惯和提高患者用药依从性，增强患者战胜疾病的信心，提高患者自我管理疾病的能力，使之成为自我管理的"家庭医生"。

1. 优质低蛋白、低磷低脂、低盐饮食　如前所述，根据 CKD 不同分期限制蛋白质的摄入量，并要补充一定碳水化合物，以保证足够热量。CKD 患者高血压绝大多数与水钠潴留有关，建议食盐摄入量每天不超过 3~5g，CKD 1~3 期不伴高血压和体液过多时，食盐摄入量依据尿钠的排泄量而定，CKD 4~5 期伴有水肿和体液过多时，必须严格限制食盐摄入量。

2. 改变不良生活习惯　不良生活习惯与 CKD 发生发展密切相关。对于肥胖患者，建议控制饮食摄入量，同时加强运动，将体重控制到标准体重，体重指数（BMI）$<25kg/m^2$。治疗糖尿病的基础是控制饮食和适量运动，所以对于糖尿病患者，要通过指导饮食方法配合使用降糖药来控制血糖。吸烟和大量饮酒都是 CKD 进展的危险因素，因此，对于 CKD 患者应戒酒和限制饮酒量。

3. 坚持规律的运动　无心血管疾病的高血压患者，鼓励坚持以每天 30min 以上的中等强度的有氧运动。

4. 学会与疾病共生存　CKD 虽不能根治，但完全可以控制，规则地服药，定期复查，发现问题及时调整治疗方案，可以明显延缓疾病进展，即使进入透析阶段的治疗，也可和正常人一样生活、学习、工作。

对于患者的教育方式可按照国际康复协会提出的 5E 教育模式（详见第九章第五节）。

（钟鸿斌　黄继义）

第七节 泌尿生殖系统肿瘤

一、肾癌

肾癌是泌尿生殖系统常见的肿瘤之一,成人恶性肿瘤中发病率为2%~3%。近年来肾癌的发病率呈上升趋势。肾癌多发于50~70岁的患者,占肾恶性肿瘤的80%~90%,男女比例为3:2;30~39岁的年轻患者很少见,但患病人数呈上升趋势。本病的病因至今尚不清楚,与吸烟、遗传、病毒、接触放射线有关;与长期接触有害物质(如芳香族碳氢化合物、芳香胺、二氧化钍、黄曲霉毒素等)有关;与遗传(如 *VHL* 抑癌基因突变或缺失)等有关。

(一)临床表现与检查

1. 症状 常见的症状为间断性、全程性、无痛性肉眼血尿,可为茶色或酱油色;约40%患者有腰部疼痛,疼痛常为腰部钝痛或隐痛,多因肿瘤生长导致肾包膜张力增加或侵犯腰大肌、邻近器官所致;血块通过输尿管引起梗阻可发生肾绞痛。有些患者可有发热,但是有些患者的症状并不典型,甚至没有症状。

2. 体征 肿瘤较大时可在腰部或上腹部触及包块,有时可有精索静脉曲张或下肢水肿。肉眼血尿、腰痛、腹部肿块被称为肾癌的三联征。

3. 实验室检查 包括尿常规、尿细胞学检查,但对肾癌的诊断价值不大。红细胞沉降率、尿乳酸脱氢酶、尿 β- 葡糖醛酸糖苷酶在肾癌病例中均明显升高。

4. 特殊检查

(1)X 线检查:尿路平片可见肾影不规则增大,腰大肌影像模糊;肾盂造影分逆行肾盂造影和静脉肾盂造影,是诊断肾脏肿瘤最基本的方法;腹主动脉 - 肾动脉造影是肾脏肿瘤早期诊断及定性诊断的重要手段。

(2)CT 检查:对肾癌的确诊率高,可发现 0.5cm 以上的病变,能精确了解肾脏肿瘤的大小、范围、有无浸润、周围淋巴情况,对肾癌的分期提供依据。CT 表现肾实质内肿块,肿瘤边缘不规则,呈圆形或分叶状;增强后肿瘤可有不同程度的强化,但仍低于正常组织。CT 增强血管造影及三维重建可以见到增粗、增多和紊乱的肿瘤血管,可代替传统的肾动脉造影。

(3)MRI 检查:可以非常清楚地显示肾实质肿块,表现为肾癌密度高低不平,信号强度不均和肿块边界不规则,肾癌的 T_1 加权像呈低信号或等信号,而 T_2 加权像呈高信号,少数肾癌的信号强度相反。MRI 对肾癌诊断的准确性及敏感性与 CT 相仿,但在判断邻近器官有无受侵犯、肾静脉或下腔静脉内有无癌栓方面优于 CT。

(4)超声检查:由于超声检查方便低廉、无创伤且对鉴别肾囊肿和肾实质性肿瘤十分准确,故为肾脏肿瘤的重要检查方法之一,可作为肾癌的常规筛查。超声检查可以发现肾内 0.5cm 以上的占位病变,对病灶直径>1cm 的肾癌诊断准确性达 90% 以上,典型肾癌表现为不均质的中低回声实性肿块。部分囊性肾癌可表现为无回声的囊性肿块,合并钙化时可伴有局部强回声。

(5)病理检查:不推荐对能进行手术治疗的患者行术前穿刺检查。手术标本送病理检查,以获得组织学诊断。

(6)cfDNA 甲基化免疫沉淀和高通量测序(cfMeDIP-seq):是一种能够检测早期肿瘤的高度敏感的检测方法。根据研究显示,可用血浆和尿液 cfDNA 甲基体法检测到早期肾癌,从而降低死亡率。

（二）临床处理

肾癌的主要治疗方法为手术切除,放疗和化疗效果不佳,生物治疗有一定疗效。Ⅰ期采用根治性肾切除术,术后一般不需要化疗及放疗;Ⅱ级、Ⅲ级则尽可能行根治性肾切除术。术前、术后辅以放疗,术后酌情采用生物治疗或化疗;Ⅳ级主要采用临床试验、生物治疗、放疗及化疗,如可能行姑息性肾切除术。远处转移灶也可手术切除或放疗。

1. 药物治疗原则 由于正常肾组织和肾癌组织均含有孕激素受体及雄激素受体,所以激素被用来治疗肾癌,常用的药物有甲羟孕酮、甲地孕酮、丙酸睾酮、他莫昔芬等。此外,化疗药物治疗肾癌不够理想,现多采用多种药物联合化疗。

2. 手术治疗原则 手术切除的根治性治疗是临床局部疾病的标准治疗方法,但有 20%~30% 的患者术后复发。应行根治性肾切除加区域淋巴结清扫术。若患者全身情况差不能耐受手术或因晚期肾癌为缓解症状,可行单纯性肾切除。对肾癌的转移灶能手术切除者尽量切除,尤其是肺部转移灶。

（三）康复评估

1. 身体结构与身体功能 ①全身功能状态评估:目前的评估方法多采用 Karnofsky(KPS)方法,实行百分制,将患者的身体状况评为不同等级。这种方法简便、可靠、易于操作。②疼痛的评定:除了一般疼痛评定法(如麦吉尔疼痛问卷、VAS),还可以根据患者应用镇痛剂、麻醉剂的情况将癌痛分为 5 级。

2. 活动能力 侧重于最基本的能力,日常最基本的生活活动、家庭劳动及购物等。ADL 评定多采用改良 Barthel 指数。

3. 参与生存质量 参与主要进行生活质量评定、职业能力的评定。

（四）康复治疗

1. 运动治疗 患者术后尽早开始活动,原则是从小强度和短时间开始,循序渐进,要根据患者的情况予以个体化选择运动处方,促进患者早日生活自理。运动治疗主要保持肌肉的力量和功能,促进血液淋巴回流,减少深静脉血栓的形成,增强消化功能,提高机体免疫力,增强体质等,如每天坚持一定时间的散步、太极拳、体操等。

（1）术后第 1 天:掌握患者心理动态,认真解答患者提出各种问题,解除患者心理顾虑,同时向患者宣教手术后康复对机体体能恢复的益处,讲清楚训练中注意事项,鼓励患者积极锻炼。

（2）术后第 2 天:卧位做双上肢活动操,每一动作做 5~10 次,2 次 / 天,达到活动上肢。双下肢直腿抬高训练,肾脏手术侧抬高的范围以不引起明显伤口痛感为度,持续时间因人而异,未移植侧要求达 45° 持续 10s,次数视患者具体体力而定;双下肢做屈髋屈膝、伸髋伸膝练习 20 次,3~4 次 / 天。做深呼吸练习,每次 30 次,3~4 次 / 天,以增加肺活量,减少肺部感染。

（3）术后第 3 天:除了进行上肢训练,双下肢直腿抬高持续时间延长,手术侧肢体抬高度数增大;双下肢抗阻屈髋屈膝、伸膝伸髋练习。体力恢复良好者可下床站立做深呼吸练习。

（4）术后第 4 天:继续前 3 天练习,下床静坐 15~30min,2 次 / 天,伤口疼痛明显减轻者,坐位下进行四肢抗阻练习,短距离步行。

（5）循序渐进:根据病情增加四肢、手部抗阻训练的强度,增加步行距离。肢体训练以力量型为主,训练时要根据患者具体病情,不能千篇一律,不断增加训练项目和强度,使患者有新鲜感,同时增进医患间的关系。

2. 作业治疗 身体条件允许尽早开始自己或家属协助翻身、进食、穿衣等。长期卧床患者先将下肢下垂床边,每日 2~3 次,每次 15~30min,使下肢血液循环适应站立。一些患者经治疗后,身心健康得到较好的恢复,逐步过渡到与职业近似的操作训练,使其尽快回归家庭及社会。

3. 中药治疗 从整体治疗出发,辨证论治是关键:①对于低热、口渴、纳呆、乏力、腰酸痛,转腰活动受限。舌质暗红或黄腻脉细数者,宜清热利湿、活血散结,用龙蛇羊泉汤治疗。②腰痛及腰痛喜按,小便短赤或血尿、疲倦、神情淡漠、乏力、逐渐消瘦、低热、寐不安、纳呆、大便干结、舌暗红或舌少苔,脉细濡,常需补肾益气、解毒消结,用左归丸加味。③腰部肿块渐大疼痛、肿块沉重、血尿不出、精神萎靡、气短无力、消瘦、口干发热、舌质暗、脉沉细。宜补气养血、解毒散结,用十全大补汤加减。

（五）预后及健康教育

1. 预后 肾癌在发现时约有50%尚局限于肾内,但有30%在初次诊断时肾癌已有远处转移。前列腺癌的早期症状在肾癌手术后出现远处转移者占50%。肾癌在术后的存活率大致是3年为50%、5年为40%、10年为20%。只有3%病例未经任何治疗能存活3年。

2. 健康教育 吸烟是肾癌的重要致病因素,应戒烟。注意腰部有无疼痛症状,发现异常及时就诊。定期进行尿常规、尿脱落细胞、血红蛋白、肝功能的测定。注意营养物质的摄入,进一步纠正贫血,增强机体抗病的能力。香蕉、根类蔬菜和卷心菜可降低肾癌风险。创造良好的休养环境,保持乐观的精神,建立康复的信心。

二、膀胱癌

膀胱癌是起源于膀胱黏膜上皮细胞的恶性肿瘤,是泌尿系统中最常见的恶性肿瘤。占全部恶性肿瘤的1.23%~1.9%。发病年龄多为50~70岁,男女比约为4:1。60岁以后膀胱癌发病率高,40岁以下较少发病,且年轻人发病多为分化良好的乳头状表浅移行细胞癌,治疗后复发较少。膀胱癌的病因不十分清楚,吸烟是最重要的致癌因素,使膀胱癌发病风险增加2~4倍,约1/3膀胱癌与吸烟有关,其原因是与吸烟有关的致癌物在膀胱内保持持续接触。膀胱癌的第2个最常见的危险因素是职业暴露,如苯胺染料、芳香胺和多环芳烃,这些化学品经常用于纺织、油漆、塑料、印刷和橡胶行业,这些人患膀胱癌的风险增加,以及慢性尿路感染(UTI)、长期使用导尿管和膀胱结石的患者患膀胱癌的风险增加。

（一）临床表现与检查

1. 症状 无痛肉眼血尿是膀胱癌最常见的症状,可自行减轻或停止,可带有血块。80%膀胱癌患者因为血尿而就医,几乎所有膀胱癌患者在整个病程中有血尿,但血尿的严重程度与肿瘤的大小、数目、肿瘤浸润程度具有相关性。腰痛、尿频、尿急、尿痛等膀胱刺激症状多为膀胱癌的晚期表现,因肿瘤坏死、溃疡或并发感染所致。可有不明原因的发热、贫血和消瘦。遇到长期难以治愈的膀胱炎症时,应警惕膀胱癌的可能性。膀胱癌还可以引起输尿管梗阻、肾衰竭等。与浸润性或转移性膀胱癌相关的晚期体征和症状包括腰部疼痛、盆腔饱满、尿潴留、下肢水肿、体重减轻和骨痛。

2. 体征 膀胱双合诊对膀胱癌浸润深度有一定辅助作用,双合诊不能触及肿物,提示肿瘤为Ta期或T_1期;若在下腹部耻骨上区触及肿块且排尿后不消褪,提示肿瘤为T_4期。

男性患者应进行阴茎、尿道通道、阴囊、直肠和前列腺检查。如果阴茎未割包皮,包皮可能会受到刺激并出血;尿道有肿块、尿道狭窄可能会导致血尿;前列腺或前列腺肿块增大可能导致血尿。

女性患者的泌尿生殖检查应包括检查尿道是否有肿块、血或尿道肉芽,以及检查阴道是否有更年期泌尿生殖系统综合征的迹象(阴道狭窄或萎缩性阴道变化)作为血尿的可能外部原因。

3. 实验室检查

(1)尿常规检查:尿常规检查时反复尿沉渣中红细胞>5个/高倍镜视野应警惕膀胱癌可能。

(2)尿脱落细胞学检查:在新鲜尿液中发现脱落的肿瘤细胞,是诊断膀胱癌和术后随诊的主要方法之一,还可以作为接触化学致癌物人群膀胱癌患者的筛查方法。虽然尿细胞学检查很容易获得,对高级别病变具有高度的灵敏度和特异度,但对低级别病变的灵敏度较低,结果可疑的比率较高。

4. 荧光原位杂交(fluorescence in situ hybridization,FISH) FISH 具有检测常见的染色体缺陷的能力,可用于膀胱癌的诊断和监测。与细胞学不同,FISH 具有"预测"复发膀胱癌的能力。

5. 影像学检查

(1)尿路平片及静脉肾盂造影:了解肾脏及输尿管是否存在同样肿瘤,对鉴别原发性膀胱肿瘤或转移性肿瘤有意义。

(2)CT 检查:能发现膀胱壁的浸润程度及增厚变形,并能发现局部转移淋巴结,对分期有利。此外,对膀胱憩室内癌和浸润在膀胱壁内癌的诊断有重要价值。但对膀胱癌分期的准确性不高。

计算机体层成像尿路造影(computed tomography urography,CTU):是一种无创性检查,无需肠道准备和腹部加压,可显示泌尿系统全程或者重建所需要的图像,并在一定程度上反映了肾脏分泌、排泄功能。CTU 集合了传统 CT、IVU 及 B 超的优点。

CT 仿真膀胱镜(CT virtual cystoscopy,CTVC):视野清晰、无盲区、可多角度观察肿瘤,不受血尿或尿道狭窄影响,同时观察膀胱外病变,有利于肿瘤分期。此外,CTVC 可作为不能行膀胱镜患者的补充替代方法。有研究表明,CTVC 对膀胱肿瘤诊断灵敏度为 97.2%,特异度 100%,但对直径<0.5cm 的病灶可能漏诊。

(3)MRI 检查:可明确膀胱癌浸润程度及淋巴结有无转移。对于膀胱穹隆部、底部也容易与前列腺及尿道分辨开。对膀胱癌的诊断及分期均有意义,准确性可达 78%~90%。

(4)超声检查:简便经济。可发现直径>0.5cm 的肿瘤,还可以显示膀胱肿瘤的位置、大小、形态等。对鉴别血尿来源及分期有一定意义。可用于膀胱癌的最初筛查。

(5)骨扫描:当患者出现骨痛或碱性磷酸酶增高时,明确有无骨转移病灶。

(6)胸部 X 线或 CT 检查:明确有无肺部转移,应作为膀胱癌术前的常规检查。

6. 膀胱镜检查及肿瘤组织活检 膀胱镜检查对确诊十分重要,可以了解肿瘤的形态、发生部位、病变范围、数目及初步估计浸润程度等,并可对获取可疑病变组织来进行活检。通过膀胱镜活组织检查是膀胱肿瘤诊断最可靠的方法。

(二) 临床处理

1. 外科手术治疗 常见的外科手术有:①诊断性手术;②探查性手术;③根治性手术;④姑息性手术;⑤重建与康复性手术。

2. 化疗 根据肿瘤的类型、病理分期等选择抗肿瘤药物治疗,包括根治性化疗、术前或放疗前化疗、术后或放疗后化疗、同期化疗、姑息性化疗、生物化疗或基因治疗等。

3. 放射治疗 有立体定向放射治疗(X 刀)、三维适形放射治疗(利用中子、质子、介子射线)及直线加速器等。

4. 热疗 是改善膀胱癌治疗策略的一种独特、安全和有利的方法,特别是在与膀胱内化疗、全身治疗和放射治疗相结合时,热疗显示出特别的协同效益,提高了疗效,同时降低了毒性。

(三) 康复评估

1. 身体结构与身体功能 ①全身功能状态评估:肿瘤及肿瘤的治疗常会对患者产生巨大的影响,因此在临床上需要对患者进行躯体功能状态评估。目前的评估方法多采用 Karnofsky(KPS)方法,实行百分制,将患者的身体状况评为不同等级。用作定量指标,作为肿瘤患者治疗前后的客观评估指标。②疼痛评定:除了一般疼痛评定法(如麦吉尔疼痛问卷、VAS),还可以根据患者应用镇痛剂、麻醉剂的情况将癌痛分为 5 级(表 9-10)。③排尿功能:采用尿流动力学检查。

表 9-10　癌痛 5 级评定标准

级别	应用镇痛药情况
0级	不痛
1级	需非麻醉性镇痛药
2级	需口服麻醉剂
3级	需口服和/或肌内注射麻醉剂
4级	需静脉注射麻醉剂

2. 活动能力　①运动功能评定：肢体关节运动功能评定。② ADL 评定：ADL 侧重于最基本的能力，日常最基本的生活活动、家庭劳动及购物等。ADL 评定多采用改良 Barthel 指数。

3. 参与能力评定　参与主要进行生活质量评定、职业能力的评定。

(四) 康复治疗

1. 物理治疗　①腔镜下钇铝石榴石激光疗法：该方法对病变组织行凝固、炭化或切割手术，激光创伤小、不出血、不易感染及种植，一般无需住院。②高频电刀手术疗法：治疗方法类似钇铝石榴石激光疗法。③激光光动力学疗法：光动力治疗是一种较新的治疗方法。机体在接受光敏剂血卟啉衍生物后的一定时间，光敏剂可以较高的浓度存留在肿瘤组织中，以特定波长的激光照射肿瘤部位，光敏剂发生光化学反应，将光能转化为化学能，使细胞功能障碍和结构损伤导致肿瘤组织坏死，达到治疗的目的。

2. 膀胱护理

(1) 膀胱控制训练：膀胱部分切除后膀胱的容量比术前大大缩小，所以当病情允许拔除导尿管后，患者会有频繁排尿的现象，且排尿量少。膀胱是在存储和排尿的过程中得到锻炼而逐渐恢复功能的，尤其是在术后的半年至 1 年的时间内，不要有意识地减少饮水量，想喝就喝，有尿即排，给膀胱以锻炼恢复的机会。

(2) 避免膀胱痉挛：出现膀胱痉挛时要查找原因。如果是气囊尿管所致，可以适量放出一些气，使气囊变小。如果是冲洗液的温度所致，可以给冲洗液适当加温。但在手术后 24h 内冲洗液的温度不宜太高，以免热刺激下出血。

(3) 不过度憋尿：尽管吻合口已经愈合良好，但在憋尿的情况下如果遇到突然的外力作用还是存在危险的。

(4) 尿袋护理：晚期膀胱癌患者多需要进行全膀胱切除，在腹壁造口，行尿路改道术。因此，患者需要长期佩带尿袋，要加强尿袋护理。

3. 心理治疗　相比其他恶性肿瘤，膀胱癌的自杀率较高，每 10 万患者中有 48 人自杀，这强调了对膀胱癌患者提供长期生存支持的必要性。医务人员与患者家属要对患者表示充分的理解、同情和关怀，对其心理状况进行细致的了解、分析和有针对性的启发教育、疏导，给予心理支持。尿袋和造口的护理与康复、治疗的副作用、担心肿瘤的复发等均易造成患者沉重的心理负担，要及时给予心理疏导，避免发生心理问题。曾经同样疾病和类似功能障碍而经康复治疗后恢复较好的患者自愿与患者谈经历和体会，对患者克服心理障碍也很有帮助。必要时可使患者学会松弛，或进行药物治疗，使其紧张状态松弛下来，消除疑虑、恐惧。

4. 营养治疗　由于恶性肿瘤可引起患者体内脂肪、蛋白质、碳水化合物、维生素、无机盐等营养物质的代谢失常，加上手术、放疗和化疗对机体的影响，很多患者食欲不振、食物摄入困难、消化吸收不良而身体虚弱、体重减轻，进而活动减少，食欲更差，形成恶性循环。因此，营养不良既是恶性肿瘤的后果，又是加重病情的因素之一。营养治疗的原则包括以下内容。①患者应有一个能提供适量蛋白质与热量的合理、平衡的食谱，保证每天能摄入足够的营养。②餐前心情愉快，稍微活动 5~10min，以增加食欲。③少量多餐,在三餐之间再适量吃些高蛋白、高营养的饮食。④吞咽或咀嚼困难、消化能力差的患者可采用流食、半流食,以后再改软食。中医饮食营养学是在中医理论指导下,运用食物来保健强身、防治疾病或促进机体康复。

5. 中药治疗 肿瘤患者术后常见气血不足、脾胃失健,故应进食肉类、禽类、蛋、乳、豆制品等以补充营养;同时给予调味品与山楂、粥类、山药等健脾开胃。放疗后患者容易出现舌红少苔、咽干欲饮、脉细数等阴虚火旺症状,宜吃清淡泻火、甘寒生津的食物。化疗后患者恶心呕吐、白细胞减少、血小板减少时,宜食用一些开胃醒脾、促进食欲、营养丰富的食品,如蛋类、乳品、瘦肉、鲤鱼、蜂蜜和红枣等。一些可能助热生火、使一些疾病发作或加重的食物(俗称"发物"),如无鳞鱼、虾、螃蟹、狗肉、驴肉、韭菜、茴香等,肿瘤患者应谨慎食用。

（五）预后及健康教育

1. 预后 膀胱癌术后患者由于膀胱被部分切除,膀胱的容量比术前明显缩小,膀胱逼尿和存储功能减弱,出现尿频、尿量较少;而在腹壁造口行尿道改道术后,患者正常的排尿功能丧失亦给其造成负担。病情的发展及转移可出现疼痛及相应的功能障碍,晚期出现恶病质,消化功能、运动功能及日常生活能力等都下降。

2. 健康教育 如若患者抽烟,应借机向患者说明吸烟的不良反应,包括膀胱癌。让患者意识到吸烟与膀胱癌之间的联系,并可向患者提供戒烟支持工具,这是一项重要的生活方式调整建议。平日进食清淡及易消化食物,多吃新鲜的水果蔬菜,多饮水。放疗中或放疗后会出现膀胱刺激症状,如尿频、尿急等。一般对症处理后症状多可消失。血尿是放疗中比较严重的不良反应,要及时处理。要注意患者的心理康复和腹壁造口的护理。在预防复发的治疗期间内应每 3 个月做 1 次膀胱镜检查。

三、前列腺癌

前列腺癌好发于老年男性,65 岁以上约占 60%;50 岁以下男性患者罕见,仅占 2%。前列腺癌在全球男性癌症发病率中排名第二,在癌症死亡率中排名第四,发病率有明显的地区和种族差异,欧美国家发病率最高,已经成为男性实体恶性肿瘤首位。随着人口老龄化、生活水平提高及癌症筛查普及,近年来我国前列腺癌发病率呈上升趋势。值得注意的是,我国前列腺癌存在较大的城乡差异,城市地区和农村地区的发病率分别为 10.06/10 万和 4.79/10 万。

前列腺癌的病因尚未完全明确。可能与种族、遗传、环境、炎症与感染、肥胖和性激素等有关。其中遗传是重要危险因素,1 个一级亲属患有前列腺癌,其本人危险性增加 1 倍以上;2 个或 2 个以上一级亲属患病,其本人危险性增加 5~11 倍。Meta 分析显示肥胖与侵袭性前列腺癌风险的增加特别相关。

（一）临床表现与检查

1. 症状 早期前列腺癌无明显临床症状,常因体检发现。随着肿瘤生长压迫尿道,引起进行性排尿困难,如尿线细、射程短、尿流缓慢、排尿不尽、排尿等待或中断等,或者尿频、尿急、夜尿增多、尿失禁等表现。当肿瘤压迫直肠时可引起排便困难或肠梗阻,压迫神经引起阴部疼痛,并可向坐骨神经放射。

2. 体征 盆腔淋巴结转移可引起双下肢水肿。

3. 直肠指诊联合血清前列腺特异性抗原(prostate specific antigen,PSA)检测 是诊断前列腺癌的基本方法。直肠指诊是一种简便、经济且不可或缺的检查,可了解前列腺大小、形状、质地,如前列腺表面结节、质地硬者,需行血清 PSA 检查、盆腔 MRI 检查等。

4. 实验室检查血清前列腺特异性抗原(PSA)检查:正常参考值为 0~4ng/mL,当血清 PSA>10ng/mL 时患前列腺癌的患病率高达 70%。血清 PSA 检查准确度高、稳定性及重复性好,有助于前列腺癌的早期筛查、监测治疗反应及判断预后。直肠指诊、前列腺按摩、前列腺穿刺均可对血清 PSA 数值有所影响,应先检测血清 PSA 进而进行其他检查。

5. 尿源生物标志物

(1)前列腺癌抗原 3(prostate cancer antigen 3,PCA3):首先进行前列腺按摩,通常在前列腺左右叶及中央沟各触压 3 次后收集尿液标本进行 PCA3 检测。尿液 PCA3 的正常值范围仍未明确,研究表明 PCA3>100 时穿刺阳性率达 70%。中国学者王富博等研究发现,PCA3 在 PSA4-1-ng/mL 患者中诊断效能较高。

(2)融合基因:ERC 融合基因等新型标志物对前列腺诊断有较高的特异度,如果尿中出现融合基因则患者应进一步行穿刺检查。

6. 影像学检查

(1)经直肠超声检查(transrectal ultrasonography,TRUS):多数早期患者无异常,诊断前列腺癌的特异性也较低。

(2)CT 检查:对早期前列腺癌的灵敏度低于 MRI,主要用于临床分期,了解周围组织及器官是否受到侵犯、盆腔内有无肿大淋巴结。

(3)MRI 检查:MRI 对前列腺癌诊断有较高的灵敏度和特异度,可显示前列腺包膜的完整性,显示肿瘤是否侵犯周围组织及器官,有无淋巴结转移,以及显示骨转移病灶,对前列腺癌临床分期有重要作用。

(4)ECT 检查:前列腺癌最常见的远处转移部位是骨骼,ECT 可比 X 线提前 3~6 个月发现骨转移灶,灵敏度较高但特异度较低。

7. 前列腺穿刺活检　是诊断前列腺癌最准确的方法,多在经直肠超声引导下进行。应在完善 MRI 检查后进行穿刺活检,防止穿刺出血干扰影像学检查。

(二)临床处理

1. 外科手术治疗　常见的外科手术有:①诊断性手术;②探查性手术;③根治性手术;④姑息性手术;⑤重建与康复性手术。

2. 化疗　根据肿瘤的类型、病理分期等选择抗肿瘤药物治疗,包括根治性化疗、术前或放疗前化疗、术后或放疗后化疗、同期化疗、姑息性化疗、生物化疗或基因治疗等。

3. 放射治疗　分为根治性放疗和姑息性放疗。根治性放疗主要用于器官局限性肿瘤,能达到近似治愈的效果;姑息性放疗主要用于前列腺癌骨转移病灶的治疗,缓解疼痛。有立体定向放射治疗(X 刀)、三维适形放射治疗(利用中子、质子、介子射线)及直线加速器等。

4. 雄激素剥夺治疗(androgen-deprivation therapy,ADT)　包括外科去势和药物去势,前者指双侧睾丸切除,后者指用药物抑制睾丸分泌睾酮。

(三)康复评估

身体结构与身体功能:①全身功能状态评估:目前的评估方法多采用 Karnofsky(KPS)方法,实行百分制,将患者的身体状况评为不同等级。这种方法简便、可靠,易于操作。②疼痛的评定:除了一般疼痛评定法(如麦吉尔疼痛问卷、VAS),还可以根据患者应用镇痛剂、麻醉剂的情况将癌痛分为 5 级。

(四)日常生活活动能力评定

常用 Barthel 指数评定日常生活自理能力。

(五)生存质量

我国癌症患者常用以 QLQ-C30 为核心测定量表、罗健等开发的生存质量量表(QLQ-CCC)、万崇华等研制的量表(QLICP)。

(六)康复治疗

1. 心理疗法　前列腺癌多为老年人,部分老年人担心手术是否耐受、是否有必要继续治疗,医务人员可对患者及家属的情绪通过自评问卷进行量化评估,给予适当安慰;与患者有效沟通,耐心、专心、关心的倾听,用浅显易懂的语言解释前列腺癌治疗的目的和方法、可能出现的副作用及其处理方式、康复方法等。必要时可使用药物治疗使患者情绪平稳。

2. 运动疗法 患者术后应选择适合自己体力的运动,劳逸结合,以不产生明显疲劳和症状加重为度。体力允许者尽早开始盆底肌训练、膀胱训练,防止尿失禁这个最常见的并发症发生。

3. 营养治疗 指导患者科学饮食,以高维生素、低脂饮食为主,多吃蔬菜、水果等富含维生素的东西,减少红肉、蛋类、高脂奶制品的摄入。番茄、番石榴和西瓜中含有的番茄红素有防癌、抗癌的作用,对前列腺癌晚期尤为显著。食物中的微量营养素,如香料姜黄中的姜黄素、西蓝花芽中的萝卜硫素和红酒中的白藜芦醇,会引起表观遗传变化,从而有益于健康。低碳水化合物饮食、生酮饮食也对前列腺癌患者有一定益处。

4. 中医治疗 前列腺癌病理特点是雄激素依赖性的肿瘤,中医中药治疗上要注意加用含有丰富的黄酮类雌激素中药及含有抗肿瘤生物碱的动植物中药,如补骨脂、苦参、益母草、射干、姜黄、蛇六谷、冬凌草、肿节风、山慈菇、斑蝥、蜈蚣、全蝎、蟾蜍、黄芪、白花蛇舌草、三棱等。

前列腺癌出现尿失禁可服用桑螵蛸散加味并配合盆底肌训练、膀胱训练;或补中益气汤加减配合盆底肌训练、膀胱训练;或温通缩尿汤。

(七) 预后及健康教育

1. 预后 肿瘤未突破前列腺包膜且全身状况良好者行根治性前列腺切除术预期寿命≥10年,手术并发症有尿失禁、直肠损伤、术后勃起功能障碍、吻合口狭窄、尿道狭窄等。

2. 健康教育

(1)随访:在治疗后前2年内每3个月、2年后每6个月、5年后每年进行定期随访。随访内容主要有监测PSA、进行直肠指诊。无特殊症状者无需行其他影像学检查和骨扫描;如血清PSA升高,直肠指诊阳性,行骨盆CT和MRI以及骨扫描;如有骨痛,无论血清PSA和直肠指诊结果如何,应行骨扫描。

(2)定期体检:存在前列腺癌危险因素者应定期进行体检。

四、睾丸肿瘤

睾丸肿瘤较少见,仅占男性恶性肿瘤的1%~1.5%。睾丸肿瘤中最多见的是生殖细胞瘤,占90%~95%,多发于20~30岁的青壮年男性。睾丸肿瘤病因不清,危险因素包括隐睾、睾丸发育不全、种族、遗传等先天性因素及化学致癌物质、感染、内分泌等后天性因素。隐睾或睾丸发育不全发生睾丸肿瘤的概率是正常人的20~40倍,约30%睾丸肿瘤患者患有隐睾,即使早期行睾丸下降固定术也不能完全防止睾丸恶变。

(一) 临床表现与检查

1. 症状 典型表现为病侧阴囊内单发无痛性肿块,约占88%睾丸肿瘤患者。早期无明显临床症状,当睾丸肿瘤逐渐增大时病侧睾丸可有轻微坠胀或钝痛。睾丸肿瘤可并发鞘膜积液,导致阴囊肿大。少数患者起病较急,突然出现疼痛性肿块,局部红肿伴发热,易误诊为急性附睾炎或睾丸炎;还有高达10%的睾丸癌患者最初被诊断为创伤后疼痛或肿胀;有些患者则被诊断为感染和/或鞘膜积液。

2. 体征 可触及阴囊内肿块;隐睾患者可在下腹部、腹股沟等处触及肿块,而同侧阴囊空虚。同时应行腹部触诊,了解有无淋巴结转移或侵犯内脏器官;行胸部检查,了解有无男性乳房女性化;行锁骨上淋巴结检查,了解有无淋巴结远处转移。

3. 血清肿瘤标志物检查 血清肿瘤标志物包括甲胎蛋白(AFP)、人绒毛膜促性腺激素(hCG)、乳酸脱氢酶(LDH)、胎盘碱性磷酸酶(placental alkaline phosphatase,PLAP)。51%睾丸肿瘤患者的血清肿瘤标志物升高,但肿瘤标志物不升高不能代表无睾丸肿瘤。前二者特异性较高,后二者特异性较差。

4. 影像学检查

(1)超声检查:B超检查是睾丸肿瘤的首选检查,可以确定肿块的大小、位置,明确肿块的特点,了解对侧睾丸情况,还可区别肿大的肿瘤是否为炎症、组织水肿或肿瘤。

(2)X线检查:可了解有无肺、纵隔转移,胸部X线检查可发现1cm以上的转移灶,故X线检查应作为睾丸肿瘤的常规检查。

(3)CT检查:用于检查腹膜后有无淋巴结转移及转移的范围,可发现2cm以上的淋巴结转移。

(4)MRI检查:MRI对睾丸肿瘤诊断灵敏度近100%,特异度95%~100%,对前列腺癌临床分期有重要作用。

(5)核素骨显像:出现骨转移相关症状时了解有无骨转移。

5. 睾丸穿刺活检　一般不建议进行睾丸穿刺活检,因为睾丸穿刺活检会增加睾丸癌根治性切除术后的局部复发率。

(二)临床处理

根治性腹股沟睾丸切除术是睾丸肿块患者的首选治疗方法。对于睾丸切除患者可推荐放置睾丸假体,放置睾丸假体是安全的,并发症发生率非常低。睾丸肿瘤患者应先经腹股沟入路行根治性睾丸切除术,根据睾丸肿瘤组织类型和临床分期再选择后续的治疗方法。即使早期的睾丸肿瘤仍有10%~15%腹膜后淋巴结转移概率,因此术后的辅助性化疗或放疗应作为常规。

(三)康复评估

1. 身体结构与身体功能　①全身功能状态评估:目前的评估方法多采用Karnofsky(KPS)方法,实行百分制,将患者的身体状况评为不同等级。这种方法简便、可靠、易于操作。②疼痛的评定:除了一般疼痛评定法(如麦吉尔疼痛问卷、VAS),还可以根据患者应用镇痛剂、麻醉剂的情况将癌痛分为5级。

2. 日常生活活动能力评定　常用Barthel指数和功能独立性评定(FIM)来评定日常生活自理能力。

3. 生存质量　我国癌症患者常用以QLQ-C30为核心测定量表、罗健等开发的生存质量量表(QLQ-CCC)、万崇华等研制的量表(QLICP)。

(四)康复治疗

1. 心理治疗　不良的社会心理因素对癌症有促进作用,医务人员应进行干预,把治疗计划及其利弊向患者及其家属解释清楚,使患者有充分的心理准备,让患者建立信心。对于恶心、失眠等治疗反应可给予对症及保护性药物。

2. 运动治疗　主要保持肌肉的力量和功能,促进血液淋巴回流,减少深静脉血栓等并发症的形成,增强消化功能,提高机体免疫力,增强体质等,如果体力允许坚持一定时间的散步、太极拳、体操等,同时注意劳逸结合。

(五)预后及健康教育

1. 预后　目前,睾丸癌的5年生存率超过95%,已成为可治愈的实体肿瘤的典范。

2. 健康教育　有隐睾、睾丸发育不全等睾丸肿瘤危险因素的人应定期体检,争取早发现、早诊断、早治疗。

五、阴茎癌

阴茎癌是一种罕见的恶性肿瘤。主要发生于50岁以上的老年男性,年龄越大发病率越高,偶可见年轻男性。由于国家、民族、宗教信仰以及社会发展水平与卫生条件不同发病率存在明显的差异,在欧洲及北美发病率仅(0.1~0.9)/10万,在亚洲、非洲及拉丁美洲发病率可达19/10万。

阴茎癌病因尚不明确。目前确定了阴茎癌的几个危险因素,如包茎、吸烟史和高危型人乳头瘤病毒(human papilloma virus,HPV)感染。

（一）临床表现与检查

1. 症状　阴茎癌常表现为阴茎龟头处一个难以愈合的小病灶或包皮处经久不愈合的溃疡。早期容易被包皮遮盖而不易发现,若包皮可上翻显露阴茎头部,早期可有类丘疹、疣、红斑、溃疡样改变等。随着肿瘤生长,可出现糜烂溃疡,疣状或菜花样肿块,逐渐侵犯至阴茎头部、体部和海绵体,甚至整个阴茎被肿瘤破坏而完全消失。阴茎癌一般没有疼痛,很少发生排尿困难。晚期可出现污秽不堪的外观伴脓性或血性恶臭分泌物流出;当侵犯邻近器官或远处转移可出现疼痛。

2. 体征　可触及腹股沟肿大、质硬的淋巴结,可能是转移,也可能是由炎症引起。

3. 辅助检查　对于高度怀疑阴茎癌可能患者可行病理活检明确诊断。超声检查、CT 检查、MRI 检查对阴茎癌临床分期有重要作用。

（二）临床处理

1. 外科手术治疗　是阴茎癌的主要治疗方法,也是主要的治愈手段。原则是原发病灶的根治性切除和局部器官的最大保留。对分化程度较差或伴有区域淋巴结肿大的患者应加行髂腹股沟淋巴结切除术。

2. 化疗　对于伴有区域淋巴结转移的患者在根治术后行辅助化疗,5 年生存率可达 82%;对于伴有远处转移的晚期患者可行姑息性化疗。新辅助化疗可控制病情、缩小病灶,提高手术效果或使部分患者获得手术机会。

3. 放射治疗　是治疗原发性肿瘤的一种选择,无论是作为主要干预还是作为姑息治疗。对于病灶直径<2cm,表浅、外生性、无浸润或轻度浸润,无淋巴结转移或无远处转移者可选择根治性放疗,但放疗后局部再发率较高,需严格检测病情;对于病灶>5cm,浸润指阴茎根部的肿瘤可行姑息性放疗。有立体定向放射治疗(X 刀)、三维适形放射治疗(利用中子、质子、介子射线)及直线加速器等。

4. 激光消融　这是低级别肿瘤的理想选择,美容效果满意,勃起功能保存率高。激光有两种主要形式,一种是深度凝固穿透(3~5mm)的掺钕钇铝石榴石激光,另一种是穿透深度较短(2.0~2.5mm)的 CO_2 和钬激光。

（三）康复评估

1. 身体结构与身体功能　①全身功能状态评估:目前的评估方法多采用 Karnofsky(KPS)方法,实行百分制,将患者的身体状况评为不同等级。这种方法简便、可靠、易于操作。②疼痛的评定:除了一般疼痛评定法(如麦吉尔疼痛问卷、VAS),还可以根据患者应用镇痛剂、麻醉剂的情况将癌痛分为 5 级。

2. 日常生活能力评定　常用 Barthel 指数和功能独立性评定(FIM)来评定日常生活自理能力。

3. 参与生存质量　我国癌症患者常用以 QLQ-C30 为核心测定量表、罗健等开发的生存质量量表(QLQ-CCC)、万崇华等研制的量表(QLICP)。

（四）康复治疗

1. 运动治疗　患者术后尽早开始活动,原则是从小强度和短时间开始,循序渐进,以不产生明显疲劳和症状加重为度。体质较弱者可在床上进行呼吸体操、肢体躯体活动,防止深静脉血栓、坠积性肺炎等并发症;能下地活动者可从自理个人生活活动、步行等小强度活动开始,循序渐进,提高心肺功能和耐力。

2. 心理治疗　患者可能由于存在不洁性行为或对疾病缺乏正确认识而难以启齿,感到恐慌和无助,医务人员应针对患者的问题,引导其正确对待疾病,配合治疗,并帮助解决一些实际问题。

3. 营养治疗　恶性肿瘤是消耗性疾病,患者应适当补充营养,改善饮食方式,戒烟戒酒,多吃富含蛋白质、维生素的食物。

（五）预后及健康教育

1. 预后　早期阴茎癌治愈率达 70%~80%,而肿瘤晚期、伴区域淋巴结转移者治愈率明显下降,5 年生存率仅 20%~30%。不经治疗的患者一般 2 年内死亡。阴茎癌患者 5 年生存率：按病理分级，G1 为 99.1%，G2 为 84.9%，G3 为 44.4%；按临床分期，Ⅰ 期 95.8%，Ⅱ 期 77.8%，Ⅲ 期 47.8%，Ⅳ 期 0%；按腹股沟淋巴结转移状态，淋巴结阴性者 86%，淋巴结阳性者 50%。

2. 健康教育　①随访：对于行阴茎切除术患者，在治疗后前 2 年每 4 个月、第 3 年每 6 个月、第 4~5 年每年进行随访。随访内容包括检查阴茎及腹股沟淋巴结，对于怀疑局部复发及淋巴转移者行病理活检。②阴茎癌是一种可预防的疾病，包皮过长、包茎是阴茎癌目前公认的危险因素，对于包皮过长者洗澡应经常翻转包皮清洁，对于包茎者应及时行包皮环切术。此外，使用避孕套、戒烟、避免 HPV 感染等这些措施也可有效降低其发病率。早期诊断和及时治疗可以显著降低相关的死亡率。

六、宫颈癌

宫颈癌是发生于子宫颈的恶性肿瘤。宫颈癌在全球癌症发病率中排名第 3，是发展中国家最常见的妇科癌症，我国宫颈癌死亡位居恶性肿瘤死亡的第 7 位，好发于 50~55 岁的女性。

宫颈癌发病的确切病因至今尚未完全清楚。流行病学调查与实验研究证实：多因素综合作用与宫颈癌发病明显相关。宫颈癌的发病与早婚、早育、多产、性生活过频、性生活紊乱、性生活不洁等婚育及性生活因素相关；人乳头瘤病毒（HPV）、疱疹病毒、人巨细胞病毒（cytomegalovirus，CMV）、梅毒、滴虫、衣原体、真菌等各种感染也与宫颈癌的发病有关；此外，宫颈癌发病还与宫颈糜烂、裂伤、外翻、内分泌、吸烟、生活经济状况、精神创伤、家族肿瘤史等因素有关。在已确定的 200 种 HPV 类型中，有 12 种被国际癌症研究机构指定为致癌类型，其中 HPV-16 和 HPV-18 分别占宫颈癌病例的 50% 和 10%，感染这两种 HPV 中的一种分别使患癌症风险比未感染的人增加 435 倍和 248 倍。

（一）临床表现及检查

1. 症状　HPV 感染通常在青春期和成年早期感染，感染没有症状，可能需要 10~15 年的时间才能表现出宫颈的变化，少数患者可出现白带增多、接触性阴道出血等。虽然宫颈癌无特异性症状，但是中晚期患者常出现以下症状：80%~90% 的宫颈癌患者有不同程度的白带增多症状；多数患者有白色或血腥、稀薄如水样或米泔状、有腥臭味的阴道排液；随着肿瘤的进展坏死脱落和继发感染，可出现恶臭的脓血性白带；80%~85% 的患者可出现阴道不规则出血，主要表现为接触性阴道出血、非经期出血和绝经后阴道出血等；晚期患者还可有下腹部疼痛、腰骶部疼痛、尿频、体重减轻等症状。

2. 体征　早期患者宫颈局部可出现糜烂、红斑、表浅溃疡，也可能光滑无任何肉眼可见的新生物。宫颈局部肿瘤进展可出现明显新生物，宫颈原形消失，局部肿瘤肉眼观可表现为糜烂、菜花状、溃疡状、结节状新生物。妇科检查还要肿瘤侵犯阴道及子宫旁的范围、阴道扩张度、子宫、附件、直肠本身的情况。此外，一般查体还要注意腹股沟及锁骨上淋巴结有无肿大，晚期患者注意肾区有无叩击痛，下肢有无水肿。

3. 特殊检查

（1）阴道镜：用阴道镜观察宫颈上皮及血管，可发现肉眼看不到的早期变化，帮助定位取材活检，提高活检的阳性率。癌前病变表现为宫颈上皮不典型转变区或移行区白色病变、点状结构、镶嵌、白斑。原位癌及早期浸润癌可出现血管大小、管径、形状、走行方向、血管间距改变等异性血管。

（2）影像学：宫颈癌患者行影像学检查的主要目的是了解病变范围及合并症。可以选择的常规检查有胸部 X 线检查，肝、肾、盆腹腔的超声检查，放射性核素肾图等。根据病情选择性进行静脉肾盂造影、骨扫描、CT、MRI 扫描等检查。

（3）脱落细胞学检查：宫颈脱落细胞涂片巴氏染色检查是筛查及早期发现宫颈癌的有效方法。巴氏染色结果分为 5 级：Ⅰ 级，正常细胞；Ⅱ 级，良性改变，多为炎症；Ⅲ 级，可疑癌，多见于不典型增生；Ⅳ 级，高度可疑癌，可能为原位癌；Ⅴ 级，癌症，多为浸润癌。

(4)组织病理学:钳取宫颈活体组织、宫颈管诊刮术、宫颈锥切术标本送病理组织学检查,是确诊宫颈癌最可靠的方法。

(二)临床处理

1. 手术治疗　是宫颈上皮瘤样病变和早期宫颈癌的主要治疗方法,根据患者肿瘤的不同分期,选择不同的手术方式,如宫颈锥切术、子宫全切术、广泛性子宫切除术、超广泛性子宫切除术等。

2. 化学治疗　化疗对于晚期宫颈癌及复发患者有一定姑息性治疗作用,对于单纯放疗或手术治疗预后差的患者,化疗作为综合性治疗的一部分具有积极的治疗作用。宫颈癌化疗常用的药物有顺铂、卡铂、紫杉醇类、异环磷酰胺、环磷酰胺、氟尿嘧啶、甲氨蝶呤、长春碱类等。其中顺铂是有效的常用药物。多数研究表明联合化疗治疗宫颈癌的疗效优于单一药物化疗。

3. 放射疗法　放疗是宫颈癌的主要治疗手段,放疗可用于各期宫颈浸润性癌的治疗,早期宫颈癌放疗的效果与手术治疗相当,部分Ⅳ期及手术后复发的宫颈癌接受放疗仍可取得一定的治疗效果。以铂类为基础的化疗与放疗同时进行,可明显降低宫颈癌复发率和死亡率。宫颈癌的放疗可分为三种类型:包括调强适形放射治疗(intensity-modu-lated radiation therapy,IMRT)在内的体外放疗和体内放疗(近距离放疗)。要根据患者的具体情况,精心设计个体化放疗方案。体腔内照射与体外照射相结合。体外照射使用高能射线治疗机,如 ^{60} 钴(^{60}Co)治疗机或加速器。体外照射的靶区是盆腔,包括宫颈、子宫、宫旁、阴道上段、盆腔组织及盆腔淋巴区;体腔内照射的靶区是宫颈、子宫体、阴道及邻近的宫颈及子宫旁浸润癌灶。

(三)康复评估

1. 身体结构与身体功能　目前的评估方法多采用 Karnofsky(KPS)方法,实行百分制,将患者的身体状况评为不同等级。这种方法简便、可靠、易于操作。

2. 活动能力　侧重于最基本的能力,日常最基本的生活活动、家庭劳动及购物等,多采用改良 Barthel 指数评定。

3. 生存质量　生活质量评定、职业能力的评定。

(四)康复治疗

1. 运动治疗　患者术后尽早开始活动,原则是从小强度和短时间开始,循序渐进,要根据患者的情况予以个体化选择运动处方,促进患者早日生活自理。运动治疗主要保持肌肉的力量和功能,促进血液淋巴回流,减少深静脉血栓的形成,增强消化功能,提高机体免疫力,增强体质等,如每天坚持一定时间的散步、太极拳、体操等。

2. 物理因子治疗　广泛性、次广泛性子宫切除术是早期宫颈癌常选择的治疗方法。支配膀胱的神经主要来自 $S_2 \sim S_4$ 段骶神经,膀胱神经丛就位于阴道旁和宫旁的组织中。由于手术切除范围广,常造成术后尿潴留的发生。国内报道广泛性子宫切除术后引起的尿潴留发生率为 7.5%~44.9%。针对术后尿潴留,可以采用感应电或重复磁刺激治疗。

(1)感应电治疗:感应电治疗电极放置于下腹部膀胱区,采用并置法,电流强度以引起肌肉弱收缩为准,每次治疗 10~15min,每天治疗 1 次。

(2)重复磁刺激治疗:它利用一定强度的时变磁场诱发电场并产生感应电流,刺激可兴奋组织以改善膀胱功能的治疗方法。

3. 作业治疗　身体条件允许尽早开始自己或家属协助翻身、进食、穿衣等。长期卧床患者先将下肢下垂床边,每日 2~3 次,每次 15~30min,使下肢血液循环适应站立。一些患者经治疗后,身心健康得到较好的恢复,逐步过渡到与职业近似的操作训练,使其尽快回归家庭及社会。

4. 中医治疗　术后尿潴留如辨证为实证则清热利湿、通利三焦,针灸选取膀胱俞、三阴交、阴陵泉、太冲、血海等穴位,手法采用泻法;如辨证为虚证则温补脾肾、益气启闭,选取脾俞、肾俞、三焦俞、关元、复溜、足三里等,手法采用补法。每天治疗 1 次,每次留针 30min。可以同时与电针相结合使用。也可以选取耳穴膀胱、肾、尿道、三焦等,用揿针埋藏或用王不留行籽贴压,每 3~5 日更换 1 次。

放化疗的胃肠道反应治疗法则为和胃降逆、行气止呕。针灸选取中脘、内关、足三里、脾俞、胃俞等穴位,补虚泻实,每天治疗 1 次,每次留针 30min。可以同时与电针相结合使用或采用维生素 B_1 注射液穴位注射,每穴注射 0.5mL,每日 1 次。也可以选取耳穴胃、脾、贲门、食管等,用毫针针刺或用王不留行籽贴压,每 3~5 日更换 1 次。

(五)预后及健康教育

1. 预后 宫颈癌的预后与组织学类型及间质反应、患者年龄、肿瘤的体积及生长类型、淋巴结转移、肿瘤浸润深度、癌细胞 DNA 含量及细胞周期、血清蛋白、并发症等因素有关。单纯放疗各期宫颈癌的 5 年生存率分别为:Ⅰ期 91.5%,Ⅱa 期 83.5%,Ⅱb 期 66.5%,Ⅲa 期 45.0%,Ⅲb 期 36.0%,Ⅳ期 14.0%。手术治疗各期宫颈癌的 5 年生存率分别为:Ⅰ期 86.3%,Ⅱa 期 75.0%。早期宫颈癌的 5 年生存率达 90%,晚期仅为 10%。普查对宫颈癌的早期诊疗具有肯定的作用。

2. 健康教育

(1)随诊:随诊时间第 1 年每 3 个月、第 2 年每 4 个月、第 3~5 年每 6 个月随访 1 次,5 年以后每 1 年随访 1 次。如果是高危患者,前 2 年每 3 个月随访 1 次,其余同前。随诊内容包括妇科检查、阴道脱落细胞学检查、子宫颈鳞状细胞癌抗原、腹部 X 线检查、超声等。

(2)性生活:宫颈癌治疗达根治效果后,完全可以恢复正常性生活,无需长期禁房事。放疗后患者卵巢功能丧失、阴道炎、阴道黏膜萎缩、阴道狭窄等因素可在一定程度上影响性生活。放疗后坚持阴道冲洗 3 个月,早期恢复性生活,注意性生活卫生等有利于性生活的恢复。

(3)普通人群:21~29 岁的妇女应每 3 年进行一次巴氏涂片,若巴氏涂片异常应进行 HPV 检测。30~65 岁的妇女应该每 5 年进行一次巴氏涂片和 HPV 检测(联合检测)的筛查。在美国,建议 9~26 岁的所有女孩和妇女接种 HPV 疫苗,建议 9~21 岁的男性接种 HPV 疫苗。

(胡伟平 黄继义)

10 | 第十章
生殖系统疾病康复

第一节　乳　腺　疾　病

　　女性乳腺是由皮肤、纤维组织、乳腺腺体和脂肪组成。乳腺疾病是源于乳腺腺体、脂肪、淋巴、血管、乳头等乳腺相关组织的疾病,是危害妇女身心健康的主要疾病。临床主要包括为乳腺炎、乳腺增生、乳腺纤维瘤、乳腺囊肿、乳腺癌等五大类,其致病因素比较复杂,如治疗不及时或治疗不当,就可能发生恶变,甚至导致生命危险。

一、乳腺增生症

(一) 概述

　　1. 定义　乳腺增生症是指乳腺上皮和纤维组织增生,乳腺组织导管和乳腺小叶在结构上的退行性病变及进行性结缔组织的生长为特征的一种既非炎症又非肿瘤,以乳房出现肿块和胀痛为主要临床表现的一种增生性病变。乳腺增生是乳腺癌发病的危险因素,由于该病常常迁延不愈,且易反复发作,严重影响患者身心健康。

　　2. 病因　乳腺在内分泌激素,特别是雌/孕激素的作用下,随着月经周期的变化,会有增生和复旧的改变。由于某些原因引起内分泌激素代谢失衡,雌激素水平增高,可以出现乳腺组织增生过度和复旧不全,经过一段时间以后,增生的乳腺组织不能完全消退,就形成乳腺增生症。

　　3. 流行病学　本病好发于 30~50 岁的女性。是最常见的一种良性乳腺疾病,70%~80% 女性有不同程度的乳腺增生。

(二) 临床表现

　　1. 症状与体征　在不同年龄组有不同特点,未婚女性、已婚未育、尚未哺乳的妇女,其主要症状为乳腺胀痛,可同时累及双侧,但多以一侧偏重。月经前乳腺胀痛明显,月经过后即见减轻并逐渐停止,下次月经来前疼痛再度出现,整个乳房有弥漫性结节感,并伴有触痛。35 岁以后妇女主要症状是乳腺肿块,乳痛和触痛较轻,且与月经周期无关。用手触摸乳房可摸到大小不等、扁圆形或不规则形、质地柔韧的结节,边界清楚,与皮肤及深部组织无粘连,可被推动。45 岁以后常表现为单个或多个散在的囊性肿物,边界清楚,多伴有钝痛、胀痛或烧灼感。绝经后妇女乳房腺体萎缩,囊性病变更为突出。乳房疼痛的严重程度与结节的有无及范围无相关性,疼痛可向腋下、肩背部放射。少数患者可伴发乳头溢液。由于病因来自身体内分泌功能紊乱,故除乳房方面的症状外同时还可出现月经不规律,脾气不好,爱着急爱生气、爱出汗等症状。

　　2. 检查

　　(1)乳房触诊:女性乳房是凹凸不平的,许多妇女自己摸到肿块只不过是正常乳腺凸起的区域,在每次月经到来前,这些肿块会变得更加明显更容易触及。就乳腺肿块的特点而言,乳腺增生症常会同时或相继在两侧乳房发现多个大小不等、界限清的结节,可被推动。

（2）彩超：方便、无创伤，可多次重复。依据乳腺结节的形状，囊实性，与周围组织的关系，可对乳腺增生症、乳腺纤维腺瘤和乳腺癌做出鉴别诊断。

（3）乳腺 X 射线摄影：具有较高的诊断价值，能清晰显示乳腺各层组织及钙化灶，对鉴别良、恶性病变及早期发现乳腺癌具有一定优势，但对年轻女性、致密型乳腺（腺体密度＞70%）显像欠佳。

（4）乳腺磁共振检查：能快速获得乳房内部结构的高精确度图像，无电离辐射，对人体没有不良影响。更适合乳房内多发小病灶，位置较深临近胸壁的病灶，以及置入乳房假体患者的检查，故彩超和乳腺 X 射线摄影高度可疑病灶时，可进一步行磁共振检查。

（5）乳腺病灶穿刺活检：为排除恶性病变，必要时可进行病灶穿刺检查，该项检查是一种创伤性检查，是诊断和排除乳腺癌的"金标准"。

（三）临床诊断与处理

1. 诊断　主要依据典型的表现（与月经相关的乳房胀痛及肿块），以及超声等影像学检查，必要时进行病理活检，明确诊断的同时，还可排除其他疾病。乳腺增生症的临床表现无特异性，很多乳腺良、恶性疾病都可以出现乳房疼痛及乳腺结节，因此鉴别诊断很重要。乳腺增生症可以并发乳腺肿瘤，包括乳腺癌。故此，乳腺增生症的诊断应首先除外乳腺良、恶性肿瘤。

2. 药物治疗　①可采用激素类药物、碘制剂及他莫昔芬，可以缓解疼痛，因有一定的副作用，不作首选。维生素 A、B_6、E 有调节性激素的作用，可作为乳腺增生症的辅助用药。②中医认为乳腺增生症始于肝郁，而后血瘀痰凝成块，治宜疏肝理气，活血化瘀，软坚散结，柴胡、白芍、香附、橘叶、丹参、地龙为中医处方中的常用药。有些患者还可服用中成药，如散结灵、乳块消、乳宁、乳康片、逍遥散或丹栀逍遥散（加味逍遥散）等。

3. 手术处理　乳腺增生症因内分泌代谢失衡所致，本身没有手术适应证，临床上遇到个别与乳腺癌不易鉴别的乳腺结节，亦可采用手术切除，经病理学检查明确诊断。

4. 营养调理　养成良好的饮食习惯。婴幼儿时期注意营养均衡，提倡母乳喂养；儿童发育期减少摄入过量的高蛋白和低纤维饮食；青春期不要大量摄入脂肪和动物蛋白，加强身体锻炼；绝经后控制总热量的摄入，避免肥胖。平时养成不过量摄入肉类、煎蛋、黄油、奶酪、甜食等饮食习惯，少食腌、熏、炸、烤食品，增加食用新鲜蔬菜、水果、维生素、胡萝卜素、橄榄油、鱼、豆类制品等。

（四）康复评估

1. 身体结构与功能　与月经相关的乳房胀痛及乳腺结节或肿块，包括颗粒状结节，条索状结节，局限性或弥漫性腺体增厚等结节，常为多个，可累及双侧乳腺，亦可单发，肿块一般较小，形状不一，可随月经周期性变化。

2. 活动和参与　日常生活活动能力（ADL）评定：一般采用改良 Barthel 指数进行评定，其评定内容包括大小便控制、修饰、用厕、进食、转移、步行、穿着、上楼梯及洗澡。具体评定方法参照附录 4。

3. 特殊评估　① McGill-Melzack 疼痛问卷调查表：可对疼痛部位、对疼痛的印象、疼痛随时间变化、疼痛严重程度等进行评估。②视觉模拟评分法（VAS）。③类比评分法 NRS 量表。

（五）康复治疗

1. 运动治疗　对于存在轻、中度乳房疼痛的症状，但乳腺组织无明显病理改变的乳腺增生症患者，治疗上应以安慰性干预为主。对此类患者进行心理疏导和健康宣教，可督促其养成良好的生活习惯。研究发现，对出现乳痛的乳腺增生症患者进行安慰性干预的有效率为 50%，因此，适当的运动有助于减轻及缓解乳腺增生症的症状及病情。运动项目包括跑步、游泳、各类球类运动等，结合个人兴趣选择项目，持之以恒。

2. 物理因子治疗

（1）热疗法：局部热敷或磁疗法、红外线照射，同时轻揉、按摩乳房，疏通经络。

（2）超声波疗法：声头在患区，接触移动法，0.5~1.2W/cm²，5~15min/次，1~2次/d，疗程视病情而定，一般治疗 10~12 次。

（3）电疗法：主要采用中频电疗、低频电疗等。电极置于患病部位，20~30min/次，1~2次/d，一般治疗 6~12 次。

3. 中医治疗　中医认为乳腺增生症始于肝郁，而后血瘀痰凝成块，治宜疏肝理气，活血化瘀，软坚散结，柴胡、白芍、香附、橘叶、丹参、地龙为中医处方中的常用药。有些患者还可服用中成药，如散结灵、乳块消、乳宁、乳康片、逍遥散或丹栀逍遥散（加味逍遥散）等。在除外乳腺恶性肿瘤的前提下还可试用中医外治疗法，如中药乳罩、针灸、按摩等。

4. 心理干预　乳腺增生症的发生往往与劳累、生活不规律、精神紧张、压力过重有关。治疗乳腺增生症首先就是要舒缓生活和工作压力，消除烦恼，心情舒畅，心态平和，症状就可以缓解。

（六）预后及健康教育

1. 预后　乳腺增生症本身为女性孕雌激素分泌紊乱引起的良性疾病，无有效的直接预防手段，健康的饮食生活习惯对于该病的预防具有一定积极意义，对于疾病进展或恶变，目前主要有 3 种预防方法：密切随访，药物干预和手术干预。如有不典型上皮增生，同时有对侧乳腺癌或乳腺癌家族史等高危因素者，以及年龄大，肿块周围乳腺组织增生也比较明显，可以考虑穿刺活检。

2. 健康教育　①建立良好的生活方式，调整好生活节奏，保持心情舒畅，坚持体育锻炼，积极参加社交活动，避免和减少精神心理紧张因素。②学习和掌握乳房，自我检查方法，养成每月 1 次的乳房自查习惯，自查最佳时间应选择在月经过后或两次月经中间，此时乳房比较松软，无胀痛，容易发现异常，已绝经的妇女可选择每月固定的时间进行乳房自查，自查中如发现异常或与以往不同，应及时到医院就诊。③积极参加乳腺癌筛查或每年 1 次乳腺体检。

二、乳腺癌

（一）概述

1. 定义　乳腺癌是发生在乳腺腺上皮组织的恶性肿瘤。乳腺癌中 99% 发生在女性，男性仅占 1%。乳腺并不是维持人体生命活动的重要器官，原位乳腺癌并不致命；但由于乳腺癌细胞丧失了正常细胞的特性，细胞之间连接松散，容易脱落。癌细胞一旦脱落，游离的癌细胞可以随血液或淋巴液播散全身，形成转移，危及生命。目前乳腺癌已成为威胁女性身心健康的常见肿瘤。

2. 病因　乳腺癌的病因尚未完全清楚。研究发现乳腺癌的发病存在一定的规律性，具有乳腺癌高危因素的女性容易患乳腺癌。所谓高危因素是指与乳腺癌发病有关的各种危险因素。据中国肿瘤登记年报：女性乳腺癌发病率 0~24 岁年龄段处较低水平，25 岁后逐渐上升，50~54 岁组达到高峰，55 岁以后逐渐下降。乳腺癌家族史是乳腺癌发生的危险因素，所谓家族史是指一级亲属（母亲，女儿，姐妹）中有乳腺癌患者。近年发现乳腺腺体致密也成为乳腺癌的危险因素。乳腺癌的危险因素还有月经初潮早（＜12 岁），绝经迟（＞55 岁）；未婚，未育，晚育，未哺乳；患乳腺良性疾病未及时诊治；经医院活检（活组织检查）证实患有乳腺非典型增生；胸部接受过高剂量放射线的照射；长期服用外源性雌激素；肥胖；长期过量饮酒；以及携带与乳腺癌相关的突变基因；精神因素和病毒因素等。乳腺癌的易感基因现已知的有 *BRCA-1*、*BRCA-2*，还有 *p53*、*PTEN* 等，与这些基因突变相关的乳腺癌称为遗传性乳腺癌，占全部乳腺癌的 5%~10%。具有以上若干项高危因素的女性并不一定患乳腺癌，只能说其患乳腺癌的风险比正常人高。乳腺癌是多种因素在一定条件下综合作用的结果。

3. 流行病学　全球范围内，北美、北欧是乳腺癌的高发地区，南欧和南美属中发区，大多数亚洲和非洲国家属低发区。在国内沿海大城市的发病率和死亡率高于内陆地区。从城乡分布来看，城市发病率高于农村。乳腺癌死亡率的地区分布则与发病率基本一致,死亡率高发区仍为欧洲和北美洲,近年来乳腺癌的发病率都有上升的趋势,各年龄组乳腺癌的发病率也上升。乳腺癌的发病率与日照强度呈负相关,从世界各国乳腺癌发病率的地区来看,其低发区在赤道附近,随着地球纬度的增加,其发病率也增加,在美国北半部乳腺癌的发病率为南半部发病率的1.5~2.0倍,我国也是北方地区乳腺癌的发病率高于南方。人群分布乳腺癌以女性居多,男性少见,男性乳腺癌仅占1%左右。成年女性同年龄组中,未婚女性较已婚女性为高。从年龄组来看,发病率随着年龄的增加而上升,到55岁时女性人群的发病率稍微降低。我国的年龄分布25岁以后随着年龄增大乳腺癌的发病率陡然增加,直到绝经期前后才较平稳,绝经后可稍降低。种族特点:乳腺癌的发病率存在一定种族差异,美国白人比黑人发病率高,我国汉族人发病率比少数民族高,死亡率则以蒙古族和藏族为低。

(二)临床表现

1. 症状与体征　早期乳腺癌往往不具备典型的症状和体征,不易引起重视,常通过体检或乳腺癌筛查发现。以下为乳腺癌的典型体征。

(1)乳腺肿块:80%的乳腺癌患者以乳腺肿块首诊。患者常无意中发现乳腺肿块,多为单发,质硬,边缘不规则,表面欠光滑,常与皮肤粘连。大多数乳腺癌为无痛性肿块,仅少数伴有不同程度的隐痛或刺痛。

(2)乳头溢液:非妊娠期从乳头流出血液、浆液、乳汁、脓液,或停止哺乳半年以上仍有乳汁流出者,称为乳头溢液。引起乳头溢液的原因很多,常见的疾病有导管内乳头状瘤、乳腺增生、乳腺导管扩张症和乳腺癌。单侧单孔的血性溢液应进一步检查,若伴有乳腺肿块更应重视。

(3)皮肤改变:乳腺癌引起皮肤改变可出现多种体征,最常见的是肿瘤侵犯了连接乳腺皮肤和深层胸肌筋膜的乳房悬韧带,使其缩短并失去弹性,牵拉相应部位的皮肤,出现酒窝征,即乳腺皮肤出现一个小凹陷,像小酒窝一样。若癌细胞阻塞了淋巴管,则会出现橘皮样改变,即乳腺皮肤出现许多小点状凹陷,就像橘子皮一样。乳腺癌晚期,癌细胞沿淋巴管、腺管或纤维组织浸润到皮内并生长,在主癌灶周围的皮肤形成散在分布的质硬结节,即所谓皮肤卫星结节。

(4)乳头、乳晕异常:肿瘤位于或接近乳头深部,可引起乳头回缩。肿瘤距乳头较远,乳腺内的大导管受到侵犯而短缩时,也可引起乳头回缩或抬高。乳头湿疹样癌,即乳腺 Paget 病,表现为乳头皮肤瘙痒、糜烂、破溃、结痂、脱屑、伴灼痛,以致乳头回缩。

(5)腋窝淋巴结肿大:乳腺癌患者大约1/3以上有腋窝淋巴结转移。初期可出现同侧腋窝淋巴结肿大,肿大的淋巴结质硬、散在、可推动。随着病情发展,淋巴结逐渐融合,并与皮肤和周围组织粘连、固定。晚期可在锁骨上和对侧腋窝摸到转移的淋巴结。

2. 实验室检查　肿瘤标志物癌胚抗原(CEA)的检测对于乳腺癌的诊断、治疗效果及预后有很好的参考价值。

3. 特殊检查

(1)乳腺 X 射线摄影(乳腺钼靶照相):是近年来国际上推荐的乳腺癌筛查中的主要方法,可以发现临床查体摸不到肿块的乳腺癌,通常用于40岁以上的妇女,此年龄段妇女乳腺对射线敏感,受到的放射损伤有限,且乳腺密度相对较低,乳腺 X 射线片容易发现异常征象。

(2)彩超:乳腺彩超对人体没有损伤,对年轻女性、致密型乳腺均较理想。

(3)乳腺磁共振成像(MRI):可以发现多灶、多中心的小病灶,也不失为一种早期诊断的影像学检查方法。

(4)细胞病理学和组织病理学诊断:乳腺癌确诊的金标准,在临床检查发现异常的基础上进行活检,可用穿刺的方法,也可用外科手术的方法,一旦发现癌细胞就马上采取治疗。

(5)乳管镜、乳腺导管造影、溢液细胞学涂片:针对乳头溢液的检查方法。

（三）临床诊断与处理

1. 诊断　乳腺癌的早期发现、早期诊断，是提高疗效的关键。应结合患者的临床表现及病史、体格检查、影像学检查、组织病理学和细胞病理学检查，进行乳腺癌的诊断与鉴别诊断。

多数患者是自己无意中发现乳腺肿块来医院就诊的，少数患者是通过定期体检或筛查被发现乳腺肿物或可疑病变。可触及肿块可采用针吸活检或手术切除活检明确诊断。若临床摸不到肿块是靠影像学检查发现可疑病变，可借助影像学检查定位进行活检，病理学检查是乳腺癌诊断是金标准。

2. 药物治疗　随着对乳腺癌生物学行为认识的不断深入，以及治疗理念的转变与更新，乳腺癌的治疗进入了综合治疗时代，形成了乳腺癌局部治疗与全身治疗并重的治疗模式。医生会根据肿瘤的分期和患者的身体状况，酌情采用手术、放疗、化疗、内分泌治疗、生物靶向治疗及中医药辅助治疗等多种手段。放疗是利用放射线破坏癌细胞的生长、繁殖，达到控制和消灭癌细胞的作用。手术、放疗均属于局部治疗。化学治疗是一种应用抗肿瘤药物抑制癌细胞分裂，破坏癌细胞的治疗方法，简称化疗。内分泌治疗是采用药物或去除内分泌腺体的方法来调节机体内分泌功能，减少内分泌激素的分泌量，从而达到治疗乳腺癌的目的。分子靶向治疗是近年来最为活跃的研究领域之一，与化疗药物相比，是具有多环节作用机制的新型抗肿瘤治疗药。中医治疗肿瘤强调调节与平衡的原则，恢复和增强机体内部的抗病能力，从而达到阴阳平衡治疗肿瘤的目的。化疗、内分泌治疗、靶向治疗及中医药治疗，均属于全身治疗。治疗过程中医生会兼顾患者的局部治疗和全身治疗，对早、中期乳腺癌患者争取治愈，对晚期患者延长寿命，提高生活质量。

3. 手术处理　乳腺癌的外科手术包括乳腺和腋窝淋巴结两部分。乳腺手术有保留乳房手术（保乳手术）和全乳房切除术。腋窝淋巴结手术有前哨淋巴结活检和腋窝淋巴结清扫。前哨淋巴结活检是只切除前哨淋巴结，经检测前哨淋巴结转移再进行腋窝淋巴结清扫，也有人称之为保腋窝手术。保乳手术有严格的手术适应证，目前还做不到所有的乳腺癌患者都能进行保乳手术。对不适合保乳手术的乳腺癌患者还需要切除乳房，医生可以采用整形外科技术重建乳房。乳房重建可采用自体组织重建，也可采用假体重建。可以在切除肿瘤手术的同时进行乳房重建，也可在治疗结束后，各项复查结果正常时进行重建。进行乳房重建不会影响乳腺癌的整体治疗。

4. 营养调理　养成良好的饮食习惯。婴幼儿时期注意营养均衡，提倡母乳喂养；儿童发育期减少摄入过量的高蛋白和低纤维饮食；青春期不要大量摄入脂肪和动物蛋白，加强身体锻炼；绝经后控制总热量的摄入，避免肥胖。平时养成不过量摄入肉类、煎蛋、黄油、奶酪、甜食等饮食习惯，少食腌、熏、炸、烤食品，增加食用新鲜蔬菜、水果、维生素、胡萝卜素、橄榄油、鱼、豆类制品等。

（四）康复评估

1. 身体结构与功能

（1）疼痛的评定：乳腺癌术后的疼痛，对于疼痛发展的过程的评定，用于连续记录疼痛相关结果范围，如疼痛严重程度、疼痛发作频度、疼痛持续时间、药物用法和日常活动对疼痛的影响等，以及了解被评定者行为与疼痛、疼痛与药物用量之间关系等。① McGill-Melzack 疼痛问卷调查表：可对疼痛部位、对疼痛的印象、疼痛随时间变化、疼痛严重程度等进行评估。②视觉模拟评分法（VAS）。③类比评分法：NRS 量表。

（2）呼吸功能的评定：由于患者活动能力水平的下降，卧床时间延长，使得肺部的并发症如肺炎的发生率增高。同时，切口的疼痛使得患者不愿意去咳嗽和深呼吸，但是咳嗽和深呼吸对于手术后的患者保持气道的清洁是必须的。

（3）上肢淋巴水肿的评定：由于疾病本身及手术的原因，淋巴循环系统功能受损，患者会出现上肢淋巴水肿。依据国际淋巴协会推荐的淋巴水肿分期方法，将上肢淋巴水肿分为四期。0 期 - 潜伏期：没有明显的肿胀，偶然肢体出现沉重但是没有别的伴随症状。1 期 - 可逆期：明显的肢体肿胀，抬高肢体肿胀可以暂时消退，没有组织纤维化，肿胀软，可能会有凹陷性水肿。2 期 - 不可逆期：上抬肢体时肿胀不会消退，组织开始纤维化,肢体变硬,反复感染。3 期 - 象皮肿期:该期最典型特征是淋巴滞留性象皮肿,肢体围度明显增大,脂肪沉积和组织纤维化更加严重,皮肤由于营养异常出现色素沉着、疣状增生,感染愈加频发,皮肤和指甲的细菌、真菌感染更加常见,此期的患者不能独立进行日常活动。

(4)瘢痕的评定:肉眼观察和照相比较瘢痕的颜色、厚度、弹性的质地进行评估。颜色分为:稍红、粉红、紫红、深紫红。弹性分为:很软、软、稍硬、坚硬。厚度分为:很薄、薄、稍厚、很厚。是否伴随痒、痛症状分为:无、偶有、需药物控制。

(5)肩关节活动度评定:肩关节是人体最灵活的关节,主要功能包括前屈、外展、后伸、内旋、外旋。正常人肩关节前屈可达到 180°、外展 180°、后伸 40°、内旋或外旋 90°。由于乳腺癌术后制动,缺乏锻炼,淋巴水肿等造成肩部活动度受限。

(6)手部握力、捏力评定:由于淋巴水肿和手指僵硬可能造成手部握力和捏力降低。①手部握力评定:用握力计评定,评定时上肢在体侧下垂,握力计表面向外,将把手调节到适宜的宽度。评定标准以握力指数评定:握力指数 = 手的握力(kg)/ 体重(kg)× 100。正常值应大于 50。测试 2~3 次,取最大值。②手部捏力评定:用握力计或者捏力评定。分别评定拇指与其他四指的指腹相对捏的力量,其值约为握力的30%。

2. 活动和参与　①日常生活活动能力评定:改良 Barthel 指数。②心理评定:汉密尔顿抑郁量表(HAMD),汉密尔顿焦虑量表(HAMA)。

(五)康复治疗

1. 肩关节活动受限的运动治疗

(1)良肢摆放:术后使术侧肩关节放置于功能位,术后第 2 天做肩的被动活动,起初外展、前屈不得超过 40°,第 4 天开始每天增加 10°~15°,但不能超过耐受度。如果手术切口引流条短期内不能去除,肩外展应限制在 45° 以内,以后逐渐增加,内旋、外旋不受限制。

(2)等长收缩练习:肌肉收缩时长度不变,关节不活动,张力增加。等长收缩训练可在关节疼痛时或者不允许关节活动的情况下进行,在术后早期进行,以防肌肉萎缩。①伸指、握拳练习:用力张开手掌保持2s,然后最大力量握拳,保持 2s,放松后重复。②肱三头肌等长收缩练习:患肢上臂背侧肌肉等长收缩练习,可在健侧肢体协助保护下进行。③肱二头肌等长练习,可在健侧肢体协助保护下进行。④耸肩练习:耸肩可以耐受的最大力量,保持 2s,放松后重复。⑤扩胸练习:用健侧手托住术侧保护,在不增加肩部疼痛的前提下逐渐完成扩胸运动。至可耐受的最大力量,保持 2s,放松后重复。⑥含胸练习:双臂自然垂直于身体两侧,用健侧手托住术侧肘部保护,完成含胸动作至可耐受的最大力量,保持 2s,放松后重复。

(3)等张运动练习:肌肉收缩时张力不变,长度改变,引起关节活动。①摆动练习:体前屈(弯腰)至上身与地面平行,术侧在健侧保护下摆动手臂。首先是前后方向,待适应无痛后左右侧向摆动,最后增加环绕(划圈)动作,逐渐增大范围,但不超过 90°。②轻柔的操纵杆运动:使用拐杖做自我协助式肩关节旋转。也可以做屈曲 / 伸直和对角线模式。

2. 主动 - 助力运动练习

(1)肩关节前屈运动:①目的是增加肩关节前屈活动度。②患者体位为仰卧位。③患者操作手法:患者握住治疗棒两端,健侧手带动帮助患侧完成前屈角度练习。至感到疼痛处停止 2~3min,待疼痛减轻后继续加大角度。④患者活动量:3~5 次 / 组,1~2 组 /d。逐渐增加被动活动角度。

(2)肩关节外展运动:①目的是增加肩关节外展活动度。②患者体位为坐位。③患者操作手法:患者握住治疗棒两端,健侧手带动患侧完成外展角度练习。至感到疼痛处停止 2~3min,待疼痛减轻后继续加大角度。④患者活动量:3~5 次 / 组,1~2 组 /d。逐渐增加被动活动角度。

(3)肩关节后伸运动:①目的是增加肩关节后伸活动度。②患者体位为仰卧位。③患者操作手法:患者握住治疗棒两端,帮助健侧手带动患侧完成后伸角度练习。至感到疼痛处停止 2~3min,待疼痛减轻后继续加大角度。④患者活动量:3~5 次 / 组,1~2 组 /d。逐渐增加外旋被动活动角度。

(4)肩关节外旋运动:①目的是增加肩关节外旋活动度。②患者体位为仰卧位。③患者操作手法:患者握住治疗棒两端,帮助健侧手带动患侧完成外旋角度练习。至感到疼痛处停止 2~3min,待疼痛减轻后继续加大角度。④患者活动量:3~5 次 / 组,1~2 组 /d。逐渐增加被动活动角度。

3. 医疗体操

(1)肩关节活动度训练

1)肩关节前屈运动:①目的是增加肩关节前屈活动度。②患者体位为仰卧位。③患者操作手法:健侧手握紧患侧肘部,向上举起患侧手臂,至感到疼痛处停止 2~3min,待疼痛减轻后继续加大角度。④患者活动量:3~5 次 / 组,1~2 组 /d。逐渐增加被动活动角度。

2)肩关节外展运动:①目的是增加肩关节外展活动度。②患者体位为坐位。③患者操作手法:上肢保持正直,不得耸肩,健侧手握紧患侧肘部,沿水平方向举起患侧手臂,至感到疼痛处停止 2~3min,待疼痛减轻后继续加大角度。④患者活动量:坐位,3~5 次 / 组,1~2 组 /d。逐渐增加被动活动角度。

3)肩关节后伸运动:①目的是增加肩关节后伸活动度。②患者体位为仰卧位。③患者操作手法:仰卧,屈肘 90°,健侧手握紧患侧手腕,至上臂可以平放至床面,再将上身移动至床边,使手臂在床外自然下垂。④患者活动量:坐位,3~5 次 / 组,1~2 组 /d。逐渐增加被动活动角度。

4)肩关节外旋运动:①目的是增加肩关节外旋活动度。②患者体位为仰卧位。③患者操作手法:仰卧,上臂贴紧体侧,屈肘 90°,健侧手握紧患侧手腕,向外推患侧小臂,至感到疼痛处 2~3min,待疼痛减轻后继续增大外旋角度。④患者活动量:坐位,3~5 次 / 组,1~2 组 /d。逐渐增加被动活动角度。

5)肩关节内旋运动:①目的是增加肩关节内旋活动度。②患者体位为仰卧位或者坐位。③患者操作手法:仰卧位,上臂紧贴体侧,屈肘 90°,健侧手握紧患侧手腕,向内拉患侧小臂,至感觉疼痛处停止 2~3min,待疼痛减轻后继续增大内旋角度。④患者活动量:坐位,3~5 次 / 组,1~2 组 /d。逐渐增加被动活动角度。

6)肩关节内收运动:①目的是增加肩关节内收活动度。②患者体位为坐位。③患者操作手法:坐位或仰卧位,手臂向正上方伸出,以健侧手握住肘部,向身体中线移动患侧手臂,患侧手尽量去触摸对侧肩头。至感到疼痛处保持 1~2min 为 1 次。④患者活动量:3~5 次 / 组,1~2 组 /d。

7)"手背后":①目的是增加肩关节后伸、内旋、内收活动度。②患者体位为站位。③患者操作手法:健侧手在背后握住患侧手臂的手腕,向上移动,使患侧手尽量接触对侧肩胛骨。可以增加肩关节的活动。④患者活动量:3~5 次 / 组,1~2 组 /d。

(2)改良勃克氏体操:可以促进侧支循环的建立,减轻水肿。方法:患者平卧,抬高患肢 45° 以上,维持 1~2min,继之患肢下垂 2~3min,然后放平 2min,如此重复 10~20 遍,每天 3~4 次。

4. 牵伸技术　对于乳腺癌患者的肩部肌群的牵伸,需要根据患者的具体情况掌握运动量。

(1)助力牵伸

1)增加肩关节外展活动度的牵伸——肩关节外展牵伸:①牵伸肌群:肩内收肌群。②牵伸目的:增加肩外展活动范围。③患者体位:仰卧位:肩外展,屈肘 90°。④治疗师位置:面向患者站在牵伸侧,上方手托住肘部,下方手放在腋下。⑤牵伸手法:上方手托住肱骨远端,将肱骨被动外展至最大范围,以牵伸肩内收肌群。下方手固定肩胛骨的腋侧缘,移动患者肱骨被动外展至肩完全外展的最大范围,以牵拉肩内收肌群。⑥牵伸量:5~8min/ 组,3~4 组 /d。

2)肩关节水平外展牵伸:增加肩关节水平外展活动度的牵伸。①牵伸肌群:胸肌。②牵伸目的:增加肩水平外展活动度(以牵拉胸肌)。③患者体位;仰卧位,患侧肩部需位于床沿,肩关节外展 60°~90°。④治疗师位置:面向患者站在牵伸一侧。内侧手握住肱骨远端,外侧手握住前臂远端掌侧。⑤牵伸手法:双手将移动患者上肢向地面方向被动运动肩关节完全水平外展至最大范围,以牵伸肩关节水平内收肌胸肌。胸肌的牵伸也可以在坐位下进行,患者双手5指交叉放在头后部,治疗者位于患者身后,双手分别握住肘关节并被动向后运动水平外展,同时让患者配合做深吸气后呼气的运动效果更好。⑥牵伸量:5~8min/组,3~4组/d。

3)肩关节外旋牵伸:增加肩关节外旋活动度的牵伸。①牵伸肌群:肩内旋肌群。②牵伸目的:增加肩关节外旋(以牵拉肩内旋肌)。③患者体位:仰卧位,外展患者肩关节至一舒服的位置(30°~45°),如果肩关节稳定则外展至90°、屈肘90°。④治疗师位置:面向患者站在牵伸的一侧,外侧手握住肱骨远端,内侧手握住前臂远端。⑤牵伸手法:内侧手移动前臂使肩关节外旋,将前臂向床面被动运动至最大范围,充分拉长肩关节内旋肌群。⑥牵伸量:5~8min/组,3~4组/d。

4)肩关节内旋牵伸:增加肩关节内旋活动度的牵伸。①牵伸肌群:肩外旋肌群。②牵伸目的:增加肩内旋活动度。③患者体位:仰卧位,外展患者肩关节至一舒服的位置(起始的30°或45°)或肩关节稳定在外展90°、屈肘90°。④治疗师位置:面向患者的足,站在牵伸一侧。内侧手握住肱骨远端,外侧手握住前臂远端。⑤牵伸手法:内侧手固定肱骨远端,外侧手移动前臂使肩关节内旋,将前臂向床面被动运动至最大范围,充分拉长肩关节外旋肌群。⑥牵伸量:5~8min/组,3~4组/d。

5)肩关节后伸牵伸:增加肩关节后伸活动度的牵伸。①牵伸肌群:肩关节前屈肌群。②牵伸目的:增加肩关节后伸的活动范围。③患者体位:俯卧位,上肢放在体侧,前臂及手放松。④治疗师位置:面向患者站在牵伸一侧,上方手放在肩胛骨上固定肩胛骨,下方手从掌侧握住肘关节。⑤肩部后伸牵伸手法:下方的手从掌侧托起肱骨远端,将肱骨被动后伸至最大范围,以拉长肩前屈肌群,注意固定好肩胛骨后部并防止代偿运动。⑥牵伸量:5~8min/组,3~4组/d。

6)肩关节前屈牵伸:增加肩关节前屈活动度的牵伸。①牵伸肌群:肩关节后伸肌群。②牵伸目的:增加肩关节前屈的活动范围。③患者体位:仰卧位,上肢前屈,屈肘,前臂及手放松。④治疗师位置:面向患者站在牵伸一侧,上方手从内侧握住肘关节/肱骨远端的后方,下方手放在肩胛骨腋缘固定肩胛骨。⑤牵伸手法:上方手将肱骨被动前屈到最大范围,以拉长肩后伸肌群。牵拉大圆肌,或者固定胸椎或骨盆上部以牵拉背阔肌。上方的手将移动患者肱骨被动前屈至肩完全屈曲的最大范围,以牵拉肩关节后伸肌群。⑥牵伸量:5~8min/组,3~4组/d。

7)增加肩胛骨活动度的牵伸:①牵伸肌为肩胛提肌。②患者体位:坐在椅上,头转向非牵伸侧,稍向前屈,直至颈部后外侧有酸胀感。牵伸侧上肢外展,屈肘,手放在头后部。③治疗师位置:站在患者身后牵伸侧,外侧手从前面托住上臂远端,内侧手放在牵伸侧颈肩部变界处。④牵伸手法:外侧手向上抬,内侧手向下压,同时,让患者深吸气后深呼气,以牵伸肩胛提肌。⑤牵伸量:5~8min/组,3~4组/d。

(2)自我牵伸技术

1)增加肩前屈活动范围:当上肢前屈不到90°时,可侧坐在桌旁。牵伸侧上肢放在桌上,伸肘,前臂旋前,非牵伸侧手放在上臂上面,身体向前方及桌子方向倾斜,以牵伸肩后伸肌群。牵伸量:5~8min/组,3~4组/d。

2)增加肩后伸活动范围:患者背对桌子而坐。牵伸侧上肢后伸,手放在桌上,肘、非牵伸侧手放在肩部以固定肩关节,身体向前并向下运动,以牵伸肩前屈肌群。牵伸量:5~8min/组,3~4组/d。

3)增加肩外展活动范围:当上肢外展不到90°时,可坐在桌旁。牵伸侧上肢放在桌上,伸肘,前臂旋前。非牵伸侧手放在上臂上面,身体向下及桌子方向倾斜。牵伸量:5~8min/组,3~4组/d。

4)增加肩外展活动范围:如果上肢外展超过90°,可侧对墙边站立,牵伸侧肩外展,屈肘,前臂放在墙上,牵伸肩内收肌群。非牵伸侧手放在肱骨近端,固定肩关节,身体缓慢下蹲,以牵伸肩内收肌群。通常水平双侧内收肌均较紧,牵拉技术两侧都可运用,也可让患者站于墙角进行自我牵拉。牵伸量:5~8min/组,3~4组/d。

5. 淋巴水肿的运动治疗

(1)术后经常抬高术侧上肢:第1天即可以做伸指、握拳活动,第2~3天屈肘活动。在做肩活动功能训练的同时做术侧上肢各关节的主动活动、静力性等长收缩,向心性按摩。

(2)人工淋巴引流(按摩):早期可以由治疗师按照一定方向进行按摩治疗,使用缓慢,轻柔的患肢按摩。

(3)自我按摩:患者也可以利用健侧手按照治疗师按摩的方向进行自我按摩。

(4)压力治疗:术侧上肢可用绷带、弹力袖套或序贯性间断性压力袖套,需要每天应用2~12h压力治疗仪进行预防治疗,手术后7~10d开始治疗,患者取坐位或者平卧位,患侧肢与心脏呈水平位置,将袖套包裹整个患肢至肩部,自远端开始以适当压力向近端充气加压,治疗过程中密切观察患肢皮肤颜色变化,询问患者感觉。

(5)关节活动训练:主动的关节活动度,低强度的抗阻练习,低强度的心肺耐力活动,如骑自行车。通常紧跟着关节活动度和肌力训练。

(6)注意事项:避免在患肢测量血压,静脉抽血、输液。注意保持患侧上肢清洁卫生,避免受压、抓伤、割伤、蚊子叮咬,不使用腐蚀性洗涤剂,有破损或感染时及时对症处理。

6. 呼吸功能康复　是患者整体肺功能康复方案的一个组成部分。患者开始训练之前,必须掌握正确的呼吸技术,此技术训练要点是练习深而慢的腹式呼吸,减少呼吸频率,协调呼吸(即让吸气不在呼气完成前开始),调节吸气与呼气的比例。

(1)目标:改善换气,增强呼吸肌的肌力、耐力及协调性;保持或者改善胸廓的活动度;建立有效呼吸方式;促进放松;教育患者处理呼吸急促;增强患者整体的功能。

(2)禁忌证:生命体征不平稳,如血压过低或者严重心律失常,不能解释的急性气促;气胸;急性肺水肿,咯血,严重气管痉挛;急性呼吸窘迫综合征(ARDS)的初期,脑压未受控制者,高危出血;肺结核病未受控制者;进行腹膜透析的入水期。

(3)方法:术后定时改变患者体位,叩击背部,促使其排出呼吸道分泌物。

1)缩唇呼吸:可降低呼吸速率,增加潮气量及增加运动耐力。方法如下:第1步:从鼻孔吸入空气,嘴唇紧闭。第2步:撅嘴唇,慢慢呼气,如同吹口哨。吸气时让气体从鼻孔进入,这样吸入肺部的空气经鼻腔黏膜的吸附、过滤、湿润、加湿可以减少对咽喉、气道的刺激,并有防止感染的作用。吹口哨状能使呼吸道保持通畅,防止过多气体潴留在肺内,从而提高呼吸的频率。每次吸气后不要忙于呼出,稍屏气片刻再行缩唇呼气;吸气和呼气时比例为1:2。按照以上方法每天练习3~4次,每次15~30min。

2)腹式呼吸(膈肌呼吸):通过增大横膈的活动范围以提高肺的伸缩性来增加通气。横膈活动增加1cm,可以增加肺通气量250~300mL,深而慢的呼吸可以减少呼吸频率和每分通气量,增加潮气量和肺部通气量,提高动脉血氧饱和度。膈肌较薄,活动时消耗氧不多,又减少了辅助呼吸肌不必要的使用,因而呼吸效率提高,呼吸困难缓解。膈肌呼吸在体外引流时有助于排出肺内分泌物。

7. 身体耐力的运动疗法

(1)步行:日常生活中的步行速度一般为4km/h,漫步为1~2km/h,散步为3km/h,快步为5km/h,疾步6km/h,慢跑一般为8km/h,每分钟步行100步以上者,可以使心率达100~110次/min。在治疗室可以用活动平板进行步行训练。

(2)医疗体操:具体方法见本章第一节。

8. 物理因子治疗

(1)冲击波疗法:对术后瘢痕、肩关节功能障碍及疼痛、上肢淋巴水肿用冲击波治疗有较好的效果。

(2)蜡疗法:治疗肩关节功能障碍或者瘢痕。蜡疗有软化瘢痕、改善局部循环、止痛等治疗作用。

9. 作业治疗

(1)肩关节活动受限的作业治疗:肩关节是全身最灵活的关节,活动范围最大。因此,动作也多种多样。作业治疗以增加关节活动范围为主,辅以肌力训练。①屈 - 伸作业治疗:如用砂纸打磨木板、擦拭桌面、打篮球、在台面上推滚筒、在肩梯上练习等。②肩内收 - 外展作业治疗:例如粉刷、编织、绘图、拉琴、写大字等。③肩旋转作业治疗:打乒乓球、木工、投球等。④整体运动:肩关节轮转练习、滑轮练习等。⑤肌力练习:主要练习三角肌肌力,可用哑铃、拉力器等机械进行抗阻练习或等速练习。

(2)淋巴水肿的作业治疗:①压力治疗,手术侧上肢可用弹性绷带、弹性袖套、序贯性间断性压力袖套,根据需要每天应用 2~12h。②术后禁止在术侧上肢进行静脉穿刺、输液、测量血压等操作,避免患肢下垂、做重负荷劳动,以免加重水肿。③患肢避免使用腐蚀性洗涤剂,避免外伤、皮肤破损。

(3)呼吸功能障碍的作业治疗:有氧训练慢走配合呼吸,先吸气再迈步,主要是教会患者如何将正常呼吸模式即腹式呼吸与日常生活协调起来,如何正确运用呼吸,增加呼吸的信心,避免生活中的呼吸困难。练习时要求:用力时呼气而放松时吸气;身体屈曲时呼气,伸展时吸气;上楼梯或爬坡时,以"吸 - 呼 - 呼"对应"停 - 走 - 走";如果要将物品放在较高的地方,则先拿好物品同时吸气,后边呼气边将物品放在所需位置。同时,要学会日常生活中的自我放松,以免由于精神紧张及肌肉紧张所致的呼吸短促,如缓慢、深长的呼吸练习;传统医疗静松功;进行园艺活动、草地漫步、音乐疗法等。

(4)提高全身耐力的作业治疗:全身耐力的增强可以增加活动能力,改善精神症状,减少呼吸功能的障碍。常见的提高耐力的作业活动包括:一些中等程度的文体、娱乐和职业活动,如快走、划船、骑车、游泳、打乒乓、跳健身舞、家务、木工活等,每项活动开始进行 5min,休息适应后逐渐增加活动时间。当患者能耐受 20min/ 次的活动后,即可以增加运动强度。每次运动后心率至少增加 20%~30%,并在停止活动后 5~10min 恢复至安静期,或活动至出现轻微呼吸急促为止。

10. 传统治疗

(1)中药:中医治疗对本病有一定的效果,具体用药应在有资质的中医师指导下,按照个体化原则,辨证论治。

(2)针灸:以肩井、天宗、合谷、少泽、太冲为主穴,采取随证配穴的方法治疗。

11. 心理干预 乳腺癌根治术患者要勇敢地面对现实,坚定战胜恶性肿瘤的信心,不要因为躯体的部分缺陷产生自卑心理。心理干预是目前认为有肯定效果的方法。国外一些学者提出多重模式治疗,包括咨询、行为认知疗法以及针对特殊问题的干预。

12. 康复护理 保护好照射野皮肤,保持身心健康,提高自身体能,增强机体免疫力。锻炼患侧上肢,促进血液循环,预防功能障碍及淋巴水肿。提倡自查与定期复查相结合,治疗后的第 1 年,每 3 个月复查 1 次;以后每 6 个月复查 1 次,5 年后可 1 年复查 1 次;复查的内容包括胸部 X 线检查、骨 ECT 及全身体检,尤其要注意患者的咳嗽、骨痛及头疼等症状。一旦发现异常情况,应立即诊治,乳腺癌的患者治疗后应该终生随诊。

(六) 预后及健康教育

1. 预后 乳腺并不是维持人体生命活动的重要器官,原位乳腺癌并不致命;但由于乳腺癌细胞丧失了正常细胞的特性,细胞之间连接松散,容易脱落。癌细胞一旦脱落,游离的癌细胞可以随血液或淋巴液播散全身,形成转移,危及生命。目前乳腺癌已成为威胁女性身心健康的常见肿瘤。乳腺癌的预后与疾病的发展密切相关,疾病越早发现,则患者 5 年内存活的机会就越大,据国际癌症组织统计的数据,乳腺癌患者 5 年相对生存率为 89.9%,其中原位癌的 5 年生存率为 98.8%,早期浸润癌的 5 年生存率为 85.5%,而浸润癌发生远处转移的 5 年生存率仅 27.4%。

2. 健康教育　乳腺癌的病因尚不完全清楚,所以还没有确切的预防乳腺癌的方法。从流行病学调查分析,乳腺癌的健康教育可以考虑以下几个方面:①建立良好的生活方式,调整好生活节奏,保持心情舒畅。②坚持体育锻炼,积极参加社交活动,避免和减少精神、心理紧张因素,保持心态平和。③养成良好的饮食习惯。④积极治疗乳腺疾病。⑤不乱用外源性雌激素。⑥不长期过量饮酒。⑦建议女性朋友了解一些乳腺疾病的科普知识,掌握乳腺自我检查方法,养成定期乳腺自查习惯,积极参加乳腺癌筛查,防患于未然。

(林子玲)

第二节　盆腔炎症

一、概述

(一)定义

盆腔炎性疾病(pelvic inflammatory disease,PID)是女性上生殖道感染引起的一组疾病。主要包括子宫内膜炎、输卵管炎、输卵管卵巢脓肿、盆腔腹膜炎。大多发生在性活跃期,有月经的妇女。引起 PID 的致病微生物多数是由阴道上行而来的,且多为混合感染。延误对 PID 的诊断和有效治疗都可能导致 PID 永久性后遗症(如输卵管因素不孕症、异位妊娠等)。大量不孕症女性中慢性子宫内膜炎(chronic endometritis,CE)的发生率也较高。子宫内膜是孕卵着床的基础,CE 可能影响子宫内膜容受性,导致不孕或复发性流产。

(二)病因

1. 年龄　盆腔炎性疾病的高发年龄为 15~25 岁。

2. 性活动　年轻妇女容易发生盆腔炎性疾病可能与初次性交年龄小、有多个性伴侣、性交过频以及性伴侣有性传播疾病者有关。性卫生不良如经期性交、不注意性卫生保健也是高危因素。

3. 下生殖道感染　如淋球菌宫颈炎、衣原体性宫颈炎以及细菌性阴道病与盆腔炎性疾病的发生密切相关。性伴侣未予治疗并携带淋球菌是女性感染和复发的重要来源。宫腔内手术操作后也易感染(如刮宫术、输卵管通液术等)。

4. 吸烟　患病率是非吸烟妇女的 2 倍,而且具有更高的 PID 后遗症获得风险。可能是烟草中某些成分改变了宫颈黏液性状,导致致病微生物更容易上行感染。

5. 病原体　由于 PID 发生部位深藏于盆腔,病原微生物种类繁多且不容易采集。

(三)流行病学

PID 主要在年轻的性成熟女性中流行,估计约占女性性成熟人口的 1%~2%。由于许多病例没有典型的症状,同时缺乏简单、特异的临床诊断标准,据估计有 2/3 的 PID 病例被忽略。目前国内外尚缺乏准确的数据说明 PID 确切的发病率及患病率。

二、临床表现

(一)症状与体征

1. 症状　PID 症状不典型且轻重不一,下腹痛是最常见的症状,腹痛为持续性,活动或性交后加重。

其他的常见症状为发热、阴道分泌物增多。若病情严重可有寒战、高热、头痛、食欲不振。病程时间较长者可出现神经衰弱症状，如精神不振、周身不适、失眠等。慢性炎症形成的瘢痕粘连以及盆腔充血，常引起下腹部坠胀、疼痛及腰骶部酸痛，常在劳累、性交后及月经前后加剧。盆腔淤血时常有经量增多；卵巢功能损害时有月经失调；输卵管粘连阻塞时可致不孕。CE 通常没有症状，临床上容易被忽视。

2. 体征　轻者无明显异常发现。典型呈急性病容，体温升高，心率加快，下腹部有压痛、反跳痛及肌紧张，严重可出现腹胀、肠鸣音减弱或消失。盆腔检查：阴道内可有脓性分泌物。子宫颈充血、水肿，急性炎症见脓性分泌物从子宫颈口流出。穹隆触痛明显，子宫颈举痛。

3. 影像学检查　对于症状较多而无明显盆腔炎病史及阳性体征者可行盆腔 CT、MRI 及彩超影像学检查，B 超显示盆腔有炎性包块；或子宫输卵管碘油造影示输卵管部分或完全堵塞，或呈油滴状集聚；或腹腔镜检有明显炎症、粘连。

（二）实验室检查

1. 病原学　阴道微生态检查有无阴道炎症、子宫颈分泌物沙眼衣原体及淋病奈瑟球菌检测（核酸扩增试验）等、子宫颈分泌物培养及药敏试验。

2. 感染指标的检查　血常规、C 反应蛋白及红细胞沉降率、尿常规、尿或血 hCG 检测、降钙素原、子宫内膜活检、盆腔感染部位和 / 或子宫内膜培养、性伴尿液沙眼衣原体及淋病奈瑟球菌检测。

（三）特殊检查

PID 缺乏非常特异的实验室检查诊断手段，腹腔镜诊断相对更准确和全面，但对子宫内膜炎和输卵管轻度炎症也有局限。随着宫腔镜技术的普及，发现部分不孕症妇女宫腔内存在难以明确的微小病变，利用宫腔镜检查发现宫腔内病变，并行正确处理，有望改善妊娠率。子宫内膜炎是盆腔炎性疾病的一部分，CE 对妊娠结局的影响备受关注。宫腔镜下 CE 主要表现为子宫内膜基质的水肿，局部点状或弥散性的充血或者散在直径小于 1mm 的微小息肉。虽然与宫腔镜检查相比，组织学检查阳性率较低，但目前对于 CE 的诊断其仍为金标准。

三、临床诊断与处理

（一）诊断

PID 的临床诊断准确度不高，无症状或轻症 PID 也可导致不孕，所以需要使用最低诊断标准。

1. PID 诊断的最低标准　①子宫压痛；②附件压痛；③子宫颈举痛。下腹疼痛同时伴有下生殖道感染征象，诊断 PID 的准确性增加。

2. PID 诊断的附加标准　①口腔温度>38.3℃；②子宫颈或阴道黏液脓性分泌物；③阴道分泌物显微镜检查白细胞增多；④红细胞沉降率升高；⑤ C 反应蛋白水平升高；⑥实验室检查证实有子宫颈淋病奈瑟球菌或沙眼衣原体感染。

3. PID 诊断的特异性标准　①子宫内膜活检显示有子宫内膜炎的组织病理学证据；②经阴道超声检查或 MRI 检查显示输卵管管壁增厚、管腔积液，可伴有盆腔游离液体或输卵管卵巢包块；③腹腔镜检查见输卵管表面明显充血、输卵管水肿、输卵管伞端或浆膜层有脓性渗出物等。

（二）临床处理

有关无症状 PID 或非典型 PID 的理想治疗方案和早期治疗的价值尚未确定。目前对慢性盆腔炎的治疗尚缺乏疗效肯定的药物。长期大量应用抗生素，副作用和耐药性是不可避免的。慢性盆腔炎单一治疗效果较差，采用综合治疗为宜，配合物理治疗可以起到事半功倍的效果。

1. 药物治疗　根据经验选择广谱抗菌药物覆盖可能的病原体，包括淋病奈瑟球菌、沙眼衣原体、支原体、厌氧菌和需氧菌等。诊断后立即开始治疗，及时、合理地应用抗菌药物与远期预后直接相关。静脉给药应在临床症状改善后继续给药至少 24h,然后转为口服药物治疗,总治疗时间至少持续 14d。药物治疗持续 72h 无明显改善者应重新评估,确认诊断并调整治疗方案。

2. 手术处理　输卵管卵巢脓肿或盆腔脓肿经药物治疗 48~72h,体温持续不降、感染中毒症状未改善或包块增大者,应及时手术。若脓肿破裂未及时手术,死亡率高。超声引导下脓肿穿刺引流术也可在临床开展应用。年轻妇女应尽量保留卵巢功能;年龄大、双侧附件受累或附件脓肿屡次发作者,行子宫全切术及双附件切除术。

四、康复评估

(一)身体结构与功能

1. 经阴道盆底三维超声或磁共振检查　可显示输卵管增粗、输卵管积液,伴或不伴有盆腔积液、输卵管卵巢肿块。

2. 排尿障碍评估　①尿液分析:包括尿常规、镜检和细菌培养。②超声检查:除上尿路病变外,还可以发现膀胱内病变、评价膀胱排空等情况。测定膀胱残余尿量,同时可观察肾及输尿管的结构,膀胱形态、膀胱壁的增厚。③尿动力学测定:可测尿流率及残余尿量,测定膀胱压、直肠压(腹压)和逼尿肌压。尿道功能包括直肠压和逼尿肌压,尿道压力分布和尿道括约肌肌电活动。

3. CE 的诊断　为提高慢性子宫内膜炎的诊断率,防止部分不典型病例的漏诊和误诊。在常规子宫内膜 HE 染色常规病理的基础上,增加膜硫酸乙酰肝素蛋白多糖配体蛋白聚糖 -1(transmembrane heparan sulfate proteoglycan syndecan-1,CD138)免疫组化染色,来弥补形态学检查的不足。推荐 CD138 免疫组化染色判断标准:每 400 倍高倍镜视野下子宫内膜间质中见到 5 个或以上典型的浆细胞。

4. 生殖评估

(1)性交疼痛障碍:是指在试图或完成阴道进入和 / 或阴茎阴道性交时持续或反复出现疼痛。性交疼痛障碍不仅包括试图插入时疼痛,也包括性交过程中的疼痛。

(2)阴道痉挛:是指在除外解剖结构或其他的身体异常后,尽管有性交的欲望,但持续或反复出现阴茎、手指和 / 或任何物体进入阴道困难。盆腔肌肉不随意收缩,常伴有对性行为恐惧性回避和对疼痛的预期、畏惧的体验。典型的阴道痉挛为阴茎无法插入,但轻度的阴道痉挛阴茎可插入但引起女性疼痛和不适。

(3)妊娠:临床不但能检测到 hGG,而且 B 超可见孕囊。而生化妊娠虽然血 hCG 大于 25U/L 或者尿中 hCG 检查阳性,但超声下检查不到孕囊,有少部分仅表现子宫内膜稍增厚,抽血孕酮和 hCG 值很低,月经延迟一般不会超过 50d,一般量会增加或有膜状物排出。这种宫内亚临床早期胚胎丢失合并黄体或附件小囊肿时临床表现、辅助检查与异位妊娠相近,极其容易误诊。

(二)活动能力

1. 尿痛　询问患者排尿时有无不适,多采用 VAS 评定量表。

2. 尿失禁　指排尿失去意识控制,尿液不自主地由尿道流出。评定尿失禁时一定要认真分析其出现频率和严重程度。1 级,滴沥弄湿内裤;2 级,流尿,流在地上;3 级,流尿,弄湿外裤。

3. 性功能　由于盆腔炎症、盆底肌松弛、生殖器官的萎缩等组织变化使性反应能力下降,雌激素和雄激素的水平下降、性欲下降、阴道干涩和性交疼痛都可导致性活动障碍。其中性生活频率是重要的评估指标。

(三)参与能力评定

盆腔炎一般不会影响患者社交能力,但如果长期不愈,主要影响生殖、心理异常及体质受限。

1. 心理功能评估　患者可有抑郁、情绪低落,可行汉密尔顿抑郁量表(HAMD)、汉密尔顿焦虑量表

（HAMA）评定。

2. 生活质量和社会活动评定　盆腔炎可致不孕或复发性流产,如慢性子宫内膜炎常导致接受体外受精胚胎移植术的患者反复种植失败,影响生活质量。长期不愈或严重者可致各种职业活动受限,影响患者工作、社交以及参与各种娱乐活动。

五、康复治疗

（一）运动治疗

1. 盆底肌类型　Ⅰ类:慢肌,强直收缩,长且持久,不易疲劳;正常可以维持 10~20s/ 次。Ⅱ类:快肌,快速短暂,易疲劳。快速收缩 1~2s/ 次。

2. 盆底肌运动前准备　①寻找盆底肌肉:最常用的方法是小便时突然憋住,这种紧缩是凯格尔运动的基本动作。如果仍找不到盆底肌肉,可以尝试把清洁的手指放入阴道,挤压周围的肌肉,你会感觉到肌肉紧缩和骨盆上移,放松,骨盆会回落,从而找到盆底肌肉。②排空膀胱:开始凯格尔运动前需确保膀胱空虚,否则做运动时你会感觉到疼痛或者尿液漏出。③做好准备:凯格尔练习过程中保持正常呼气和吸气,不要屏住呼吸,保持臀部和腹部肌肉放松。

3. 盆底肌运动　①紧缩盆底肌肉,保持 5s,如果 5s 对你来说仍然很长,可尝试从 2~3s 开始。②放松肌肉,保持 10s。③重复练习 10 次,这被认为是一组凯格尔运动,每日应该做这组动作 3~4 次,但不需再多了。④向每次紧缩肌肉 10s 努力。⑤放松盆底肌肉:"婴儿式" 放松,取双膝跪位,臀部紧贴双脚足跟上,配合呼吸,呼气时身体向前方趴下双手向前延伸,保持自然呼吸放松 1min。运动前后均可进行盆底放松。

4. 盆底肌训练时间　40~60min/ 次,1 次 /d,1 周为 1 个疗程,共进行 6 个疗程治疗。

（二）手法治疗

盆腔筋膜的主要功能是确保生殖器官和盆底肌群的自主功能,此外也能维持和支撑生殖器官的位置和活动。

1. 腹部筋膜松解术　主要针对 CE、盆腔积液及粘连者。利用手部力量施加于腹部的特定部位,促进盆腔与其周边结缔组织的正常活动度、张力与动作。手法不直接作用于子宫、盆腔器官的筋膜,而是作用于这些器官的 "容器" 筋膜,即盆腔壁的筋膜。通过松解盆腔壁肌筋膜链,达到消除内部炎症,改善其功能失调,恢复其正常生殖功能。45~60min/ 次,1 次 / 周,3~4 次为 1 个疗程。

2. 盆底肌筋膜松解术　主要针对性交功能障碍、阴道痉挛和盆底肌无力者。用手指指腹(示指、中指),通过按压、轻揉、拉伸等指法作用于会阴和阴道内的浅、中、深层盆底肌筋膜,从而放松异常高张的盆底肌筋膜和激活盆底肌肉力量。由腔外到腔内,由浅入深。①会阴:双侧球海绵体肌→坐骨海绵体肌→会阴浅横肌→会阴中心腱→肛门外括约肌。②阴道内:会阴深横肌→肛提肌:耻直肌、耻尾肌、髂尾肌→肛提肌腱弓→闭孔内肌→坐骨尾骨肌→梨状肌。我们可以把肌肉和筋膜的关系想象成 "三明治",一层筋膜,一层肌肉,一层筋膜。手感 "琴弦感" "条索状" 的高张处筋膜常伴有酸痛感,严重者刺痛难耐或伴疼痛放射到下腹或者腰骶部。操作者通过手检触诊,找到致密的筋膜点并进行手法放松 3~5min。治疗有效伴随筋膜的张力释放者疼痛可立即缓解。15~20min/ 次,1~3 次 / 周,5~10 次为 1 个疗程。

3. 注意事项

(1)阴道有血性分泌物,阴道炎患者慎做。宫颈癌易出血者禁做。

(2)操作前排空膀胱,尽量避免阴道感染,分泌物多者可使用碘伏或妇科酒精消毒外阴。

(3)操作前,有异常者,建议查白带常规和液基薄层细胞学检查(thin-prep cytology test, TCT)检查。

(4)患者一般取截石体位,垫上治疗巾。治疗手法轻柔,禁用暴力。如阴道干涩,黏膜容易出血者,可以口服或阴道局部应用最低剂量雌激素,也可外用润滑剂。

（三）物理因子治疗

1. 电疗法

（1）超短波疗法：两电极对置于耻骨上及腰骶部，急性期用无热量，8~10min，炎症好转后改为微热量，10~15min，1次/d，15~20次为一个疗程。慢性期粘连增厚明显时不宜长期使用。

（2）短波、分米波疗法：微热量，10~15min/次，1次/d，15~20次为一个疗程，适用于慢性期及粘连增厚明显者。

（3）等幅中频电疗法：20min/次，1次/d，15~20次为一个疗程，适用于慢性期及粘连增厚明显者。

（4）直流电碘离子导入疗法：5%~10%KI于下腹部，阴极导入，15~20min/次，1次/d，15~20次为一个疗程。适用于慢性期。

2. 磁疗法　高频磁探头于下腹部，10min/次，1次/d，15~20次为一个疗程，适用于急慢性期。磁振热双导子分别置于下腹部和腰骶部，20min/次，1次/d，15~20次为一个疗程，适用于慢性期。盆底肌磁刺激主要采用有座椅高频磁刺激仪。盆底肌磁刺激优于盆底肌电刺激，可作用一组肌肉，刺激范围广而深。

3. 盆底生物反馈及电刺激　30min/次，1次/d，15~25次为一个疗程。

（四）作业治疗

1. 排尿障碍的作业治疗　通过记录膀胱控制日记和膀胱行为治疗，使患者学会抑制尿急，通过延长排尿间隔来提高膀胱容量，并训练患者的感觉，学会用增加腹内压的方法增加膀胱内压力。

2. 性交疼痛的作业治疗　性交疼痛包括外阴、阴道及下腹部的疼痛，性交疼痛可由一系列问题引起，包括子宫内膜异位症、卵巢囊肿、阴道炎，阴道不够润滑，外在的一些瘢痕组织或性传播疾病。主要训练和提高患者对于治疗活动的参与性，改善患者的性高潮障碍，恢复其生殖功能，如性唤起障碍治疗时不能单纯只针对患者，必须夫妻双方共同参与。治疗成功必须改善社会心理问题以及有良好的亲密关系作为基础。应告知男女双方随着年龄的增长，需要集中精力、直接和足够有效的刺激才能充分性唤起，每次重复单调和短平快的性活动必然导致对性生活缺乏兴趣和性唤起障碍。应该创造和谐、新鲜的性生活方式、方法、地点、氛围等，使男女双方均有对性生活的积极要求。每次30min，每周2次，4周为1疗程。

（五）中医治疗

1. 中药　急性炎症主要以清热解毒为主，活血化瘀为辅。慢性炎症以活血化瘀为主，按照个体化原则，辨证论治。

2. 针灸　可采用体针、温针等治疗，常用的穴位有关元、水道、足三里、三阴交、归来、中极穴等。颊针也是一种可行的针灸新技术。月经期外每日1次，10次为一个疗程。疗程间隔3~5d。

3. 中药灌肠　用清热解毒、活血化瘀方药。药温约50℃，缓慢灌肠，保留。每日1次，10d为一个疗程。

（六）心理干预

常用的方法有支持性心理治疗、认知疗法等。对患者坦诚相待，以通俗易懂的方法给患者讲解疾病的相关知识，使患者能清楚了解自身的病症，从而达到领悟和缓解病情的目标，减轻患者的不良心理反应，消除心理症状，提高治疗效果。

六、预防及健康教育

（一）预防

对急性盆腔炎患者应给以彻底的治疗，以防炎症迁延成慢性；做好避孕节育工作，减少人工流产率，放宫内节育器时注意无菌操作，减少医源性感染；注意加强体质锻炼，增强机体抵抗力，注意经期卫生及性生活卫生；PID发病率与性传播疾病（STD）相关，我们在治疗PID同时应重视STD的治疗，减少STD发生和传播；对青少年和年轻女性进行健康宣教，及时治疗下生殖道感染性疾病，从源头上防止 PID 的形成。

（二）健康教育

1. 养成良好的卫生习惯　注意会阴部清洁。经期注意腹部保暖。经期、产后、流产后应使用消毒卫生垫，节制房事。炎症发作期与月经期均禁止性交。

2. 生活起居　应有规律，避免久坐，适当进行跳绳等针对性体育锻炼，减少导致盆腔过度充盈的高危因素。

（李　舜）

第三节　前列腺炎及前列腺增生

一、前列腺炎

（一）概述

1. 定义　前列腺炎是指前列腺受到致病菌感染和 / 或某些非感染因素刺激而出现的骨盆区域疼痛或不适、排尿异常、性功能障碍等临床表现。

根据目前对前列腺炎的基础和临床研究情况，美国国立卫生研究院（National Institute of Health，NIH）提出新的分类方法，将前列腺炎分为四型。Ⅰ型：急性细菌性前列腺炎（acute bacterial prostatitis，ABP）；Ⅱ型：慢性细菌性前列腺炎（chronic bacterial prostatitis，CBP）；Ⅲ型：慢性前列腺炎 / 慢性骨盆疼痛综合征（chronic prostatitis/chronic pelvic pain syndrome，CP/CPPS），该型又分为ⅢA 型（炎症性 CPPS）和ⅢB 型（非炎症性 CPPS）两种亚型；Ⅳ型：无症状炎症性前列腺炎（asymptomatic inflammatory prostatitis，AIP）。

2. 病因　目前，前列腺炎的发病机制、病理生理改变尚不十分清楚。最近有许多学者都认为它不是一个单独的疾病，而是前列腺炎综合征（prostatitis syndrome，PS）。这些疾病各有各的病因、临床特点和预后。

3. 流行病学　前列腺炎是成年男性的常见疾病，50 岁以下的成年男性患病率较高。有资料显示前列腺炎患者占泌尿外科门诊患者的 8%~25%；尸检中的患病率为 24.3%~44%。

（二）临床表现

1. 症状及体征

（1）急性细菌性前列腺炎（ABP）：ABP 是前列腺的急性炎症，伴有盆腔疼痛和尿路症状。其患病率高达所有前列腺炎诊断的 10%，而且年龄范围在 20~40 岁之间和 70 岁以上的人群中更常见。急性细菌性前列腺炎大多由尿道上行感染所致，如经尿道器械操作。血行感染来源于疖、痈、扁桃体、龋齿及呼吸道感染灶。也可由急性膀胱炎、急性尿潴留及急性淋球菌性后尿道炎等的感染尿液经前列腺管逆流引起。致病菌多为革兰氏阴性杆菌或假单胞菌，也有葡萄球菌、链球菌、淋球菌及衣原体、支原体等。前列腺腺泡有大量白细胞浸润，组织水肿。大部分患者治疗后炎症可以消退，少数严重者变为前列腺脓肿。

临床表现：ABP 的临床表现可能高度多变，症状从轻度到重度不等。症状主要包括：①发热；②排尿困难；③会阴与下腹痛；④尿急；⑤尿频；⑥败血症；⑦射精痛。

（2）慢性细菌性前列腺炎（CBP）：CBP 的患病率很低，只有 5%~10% 的前列腺炎患者患有这种疾病。这种前列腺炎的特点是常伴有泌尿生殖系统感染，导致这种综合征的病原体包括革兰氏阳性菌和革兰氏阴性菌，其中革兰氏阳性菌往往发生短暂，病原体导致复杂的泌尿生殖道感染。其致病菌有大肠杆菌、变形杆菌、克雷伯菌属、葡萄球菌或链球菌等，也可由阴道毛滴虫、解脲支原体、人支原体、黏菌及淋球菌感染,主要是经尿道逆行感染所致。组织学上前列腺分为内层与周围层,内层腺管为顺行性,而周围层腺管呈逆行倒流。射精时,如后尿道有感染,则致病菌会大量挤向周围层。如排尿不畅,感染的尿液也可经前列腺管逆流至前列腺组织内形成微结石,使感染更难控制。此外,前列腺腺上皮的类脂质膜是多种抗生素进入腺泡的屏障,也是慢性细菌性前列腺炎治疗不理想、难以根治的原因。

临床表现:①排尿改变及尿道分泌物:尿频、尿急、尿痛,排尿时尿道灼热或不适。排尿后和便后常有白色分泌物自尿道口流出,俗称尿道口"滴白"。合并精囊炎时,可有血精。②疼痛:会阴部、下腹隐痛不适,有时腰骶部、耻骨上、腹股沟区等也有酸胀感。③性功能减退:可有阳痿、早泄、遗精或射精痛等。④精神神经症状:出现头昏、头胀、乏力、疲惫、失眠、情绪低落、疑虑焦急等。⑤并发症:可表现变态反应如虹膜炎、关节炎、神经炎、肌炎、不育等。

(3)慢性前列腺炎/慢性骨盆疼痛综合征(CP/CPPS):其定义是没有可识别的细菌感染作为慢性盆腔疼痛和泌尿症状的原因,非细菌性前列腺炎的患病率占所有前列腺炎病例的 90%~95%,这种类型的病因尚不清楚,炎症、感染、心理压力都可能与发病相关,而纤维肌痛、慢性疲劳综合征和肠易激综合征与 CP/CPPS 之间也有相关性。此病的致病原未有统一意见。由其他微生物,如沙眼衣原体、支原体、滴虫、真菌、病毒等所致。发病可能与性生活无规律、勃起而不射精、性交中断或长途骑车、长时间坐位工作致盆腔及前列腺充血等有关。过量饮酒及辛辣食物常可加重前列腺炎症状。

CP/CPPS 的典型症状是尿流虚弱、排尿困难、尿频、尿急、下腹部疼痛、会阴、睾丸或阴茎疼痛;血精症或难以勃起。临床表现类似慢性细菌性前列腺炎,所不同的是 CP/CPPS 没有尿路感染反复发作。体检与临床表现不一定相符。直肠指检前列腺稍饱满,质较软,有轻度压痛。前列腺液内白细胞>10 个/高倍视野,但多次细菌涂片及培养都找不到细菌。用特殊的检测方法有时可获得关于衣原体、支原体的佐证。

临床上具有慢性前列腺炎的症状,尤其是盆腔、会阴部疼痛明显,而前列腺液检查正常,培养无细菌生长,称为前列腺痛(prostatodynia)。

2. 实验室检查

(1)血常规检查:急性感染期可有白细胞总数及中性粒细胞总数的增高。

(2)尿常规检查:可见白细胞等。

(3)尿沉渣检查:可见白细胞增多。

(4)病原学检查:可行血液、尿液、前列腺液培养,寻找致病菌,有利于合理选用敏感抗生素。

(5)前列腺液检查:前列腺液白细胞>10 个/高倍视野,卵磷脂小体减少,可诊断为前列腺炎。

3. 特殊检查

(1)直肠指检:前列腺呈饱满、增大、质软、轻度压痛。病程长者,前列腺缩小、变硬、不均匀,有小硬结。同时应用前列腺按摩获取前列腺液送检验。

(2)超声检查:彩超可以显示前列腺组织结构界限不清、混乱,可提示前列腺炎。

(3)膀胱镜检查:可见后尿道、精阜充血、肿胀。

(三)临床诊断与处理

1. 诊断　推荐按照 NIH 分型诊断前列腺炎。

Ⅰ型:诊断主要依靠病史、体格检查和血、尿的细菌培养结果。对患者进行直肠指检是必须的,但禁忌进行前列腺按摩。在应用抗生素治疗前,应进行中段尿培养或血培养。经 36h 规范处理,患者病情未改善时,建议进行经直肠 B 超等检查,全面评估下尿路病变,明确有无前列腺脓肿。血清 PSA 不推荐用于与急性细菌性前列腺炎的诊断筛查,因为这通常会导致患者的混淆和恐惧。

Ⅱ型和Ⅲ型(CP/CPPS):须详细询问病史、全面体格检查(包括直肠指检)、尿液和前列腺按摩液常规检查。推荐"两杯法"或"四杯法"进行病原体定位试验。为明确诊断及鉴别诊断,可选择的检查有:精液分析或细菌培养、前列腺特异性抗原（PSA）、尿细胞学、经腹或经直肠 B 超（包括残余尿测定）、尿流率、尿动力学、CT、MRI、尿道膀胱镜检查和前列腺穿刺活检等。血尿患者完善内镜检查。

Ⅳ型：无症状，在前列腺按摩液、精液、前列腺按摩后尿液、前列腺组织活检及前列腺切除标本的病理检查时被发现。

2. 药物治疗

（1）抗生素治疗：细菌性前列腺炎可选用复方磺胺甲噁唑、喹诺酮类及头孢菌素类等抗生素。如为淋球菌感染可选择头孢曲松；如为厌氧菌感染则选用甲硝唑；若致病菌为衣原体、支原体则可用米诺环素、多西环素及碱性药物。

（2）α 受体阻滞剂：可以缓解肌肉痉挛，改善下尿路刺激症状。

（3）植物疗法：植物疗法是利用植物提取物作为治疗各种泌尿系统疾病的药物，如槲皮素、南瓜籽油等。这些替代疗法由于其不良反应低、疗效高、效力强，改善了慢性前列腺炎的体征和症状，在治疗中得到了越来越多的关注。

3. 手术治疗　对于并发前列腺脓肿的患者，须会阴切开引流。

（四）康复评估

1. 临床评估

（1）一般情况：对于前列腺炎患者，需整体评价的患者的年龄、性别、职业、个人史、既往史、社会史、职业史、家族史等一般情况。

（2）临床症状：如疼痛、下尿路刺激症状等。

（3）辅助检查结果：如前列腺超声可见前列腺的大小、形态；膀胱镜检查可见后尿路情况等。

2. 美国国立卫生研究院慢性前列腺炎症状指数（National Institutes of Health chronic prostatitis symptom index，NIH-CPSI）　主要包括三部分内容，有 9 个问题（0~43 分）。第一部分评估疼痛部位、频率和严重程度，由问题 1~4 组成（0~21 分）；第二部分为排尿症状，评估排尿不尽感和尿频的严重程度，由问题 5~6 组成（0~10 分）；第三部分评估对生活质量的影响，由问题 7~9 组成（0~12 分）。目前已被翻译成多种语言，广泛应用于慢性前列腺炎的症状和疗效评估（表 10-1）。

表 10-1　美国国立卫生研究院慢性前列腺炎症状指数（NIH-CPSI）

疼痛或不适

1. 在过去 1 周，下述部位有过疼痛或不适吗？	
a. 直肠（肛门）和睾丸（阴囊）之间即会阴部	是（　）　否（　）
b. 睾丸	是（　）　否（　）
c. 阴茎的头部（与排尿无相关性）	是（　）　否（　）
d. 腰部以下，膀胱或耻骨区	是（　）　否（　）
2. 在过去 1 周，你是否经历过以下事件	
a. 排尿时有尿道烧灼感或疼痛	是（　）　否（　）
b. 在性高潮后（射精）或性交期间有疼痛或不适	是（　）　否（　）
3. 在过去 1 周是否总是感觉到这些部位疼痛或不适	（　）a. 从不 （　）b. 少数几次 （　）c. 有时 （　）d. 多数时候 （　）e. 几乎总是 （　）f. 总是

4. 下列哪一个数字是可以描述你过去 1 周发生疼痛或不适时的"平均程度"

( )	( )	( )	( )	( )	( )	( )	( )	( )	( )	( )
0	1	2	3	4	5	6	7	8	9	10

"0"表示无疼痛,"2~9"依次增加,"10"表示可以想象到最严重疼痛

排尿

5. 在过去 1 周,排尿结束后,是否经常有排尿不尽感	( ) a. 根本没有 ( ) b. 5 次中少于 1 次 ( ) c. 少于一半时间 ( ) d. 大约一半时间 ( ) e. 超过一半时间 ( ) f. 几乎总是
6. 在过去 1 周,是否在排尿后少于 2h 内经常感到又要排尿	( ) a. 根本没有 ( ) b. 5 次中少于 1 次 ( ) c. 少于一半时间 ( ) d. 大约一半时间 ( ) e. 超过一半时间 ( ) f. 几乎总是

症状的影响

7. 在过去的 1 周里,你的症状是否总是影响你的日常工作	( )0. a. 没有 ( )1. b. 几乎不 ( )2. c. 有时 ( )3. d. 许多时候
8. 在过去的 1 周里,你是否总是想到你的症状	( )0. a. 没有 ( )1. b. 几乎不 ( )2. c. 有时 ( )3. d. 许多时候

生活质量

9. 如果在你以后的日常生活中,过去 1 周出现的症状总是伴随着你,你的感觉怎么样	( ) a. 快乐 ( ) b. 高兴 ( ) c. 大多数时候满意 ( ) d. 满意和不满意各占一半 ( ) e. 大多数时候不满意 ( ) f. 不高兴 ( ) g. 难受

注:"是"代表 1 分,"否"代表 0 分,a~g 分别代表 1~6 分。

(五)康复治疗

前列腺炎主要的康复治疗方法是物理因子治疗,物理因子治疗有利于促进排出聚积的炎症因子,改善前列腺血液循环,消除炎症。

(1)直肠内离子导入疗法:先将药液(常用链霉素、小檗碱或大蒜泥)由肛门灌入直肠并保留。将两块 $200cm^2$ 的电极,分别置于腰骶部和下腹部(极性连接视药物而定),每次 20~30min,每日 1 次,10~15 次为 1 疗程。

（2）超短波疗法：双极分别置于骶部及下腹部对置，无或微热量，每次 8~12min，15~20 次为 1 疗程。

（3）微波疗法：用体腔辐射器放入直肠 5~6cm 处，剂量为无热量或微热量，每次 8~12min，每日 1 次，10~15 次为 1 疗程。

（4）磁疗法：采用 0.1~0.13T 的圆形磁片，直接贴在穴位上，主极为关元，中极为三阴交、肾俞，配穴为曲骨、足三里等，根据病情选择应用，每次用 3~5 个穴位，2~3 周为 1 疗程。

（5）调制中频电疗：两个电极分别置于骶部和下腹部，调幅 75%~100%，用连调或变调，每次 10min，每日 1 次，10~15 次为 1 疗程。

（6）温水坐浴：以水温 38~40℃的水，行坐浴，每次 20~30min，每日 1~2 次，10d 为 1 疗程。

（7）针灸：是一种在许多国家被认可的替代疗法，针刺能改善疼痛症状，对 NIH-CPSI 和慢性前列腺炎患者的生活质量有更好的疗效。经典的取穴如关元、合谷、三阴交或中极、阴陵泉、照海均可不同程度改善小便不通问题。

（8）冲击波疗法：冲击波是单声脉冲，由于高压和可变负压可以形成空化。冲击波疗法在缓解疼痛、促进排尿方面有显著作用。治疗强度 3 000 次脉冲 / 次。每周 1 次，一般连续 4 周。

（9）热平衡疗法：该疗法是 Allen Simon 发明的一种无创和安全的治疗方法。它将一种特殊的蜡混合物（热敷）应用于皮肤可以通过前列腺传播能量，减轻腺体的压力，减轻疼痛。

（10）经皮神经电刺激疗法（TENS）：TENS 具有缓解慢性疼痛的优势，被患者广泛接受。TENS 治疗每周 5 次，持续 4 周，频率、强度、脉宽和持续时间分别为 60Hz、25mA、100μS 和 20min。

（11）经尿道针刺消融术：该疗法是通过前列腺内交感神经切除术和凝固区坏死来加速炎症恢复和改变黏膜通透性。

（六）预后及健康教育

前列腺炎的预后良好。教育患者养成良好的生活习惯，忌食辛辣食物，戒烟酒，保持正常心态，参加适当的运动，如慢跑、打羽毛球、乒乓球等。不宜久坐，久坐可使盆腔血流变慢，循环不良，从而加重症状。不宜长途旅游，不宜过度疲劳，按时休息。避免憋尿，保持会阴部清洁卫生。避免不洁性交。

二、前列腺增生

（一）概述

1. 定义　良性前列腺增生（benign prostatic hyperplasia，BPH），简称前列腺增生，是引起中老年男性排尿障碍原因中最为常见的一种良性疾病，主要表现为组织学上的前列腺间质和腺体成分的增生、解剖学上的良性前列腺增大（benign prostatic enlargement，BPE）、下尿路症状为主的临床症状以及尿动力学上的膀胱出口梗阻。

2. 病因　BPH 的病理生理学尚不完全清楚。组织学上，尿道周围区腺体元素增生和过渡区基质元素增生是男性报告症状的原因，并依赖于睾酮和二氢睾酮的生物利用度。前列腺大小在体格检查和症状严重程度之间没有明显的相关性。静态症状是由于解剖阻塞，而动态症状是通过许多受体（α- 肾上腺素能受体、毒蕈碱受体和磷酸二酯酶 -5 [PDE-5]）介导的。这些受体是药物治疗的靶点。除了年龄的增长，BPH 发展的危险因素还包括肥胖、2 型糖尿病、过量饮酒和身体不活动。

3. 流行病学　组织学上 BPH 的发病率随年龄的增长而增加，最初通常发生在 40 岁以后，到 60 岁时大于 50%，80 岁时高达 83%。与组织学表现相类似，随着年龄的增长，排尿困难等症状也随之增加。大约有 50% 组织学诊断 BPH 的男性有中度到重度下尿路症状。有研究表明似乎亚洲人较美洲人更易于产生中、重度 BPH 相关症状。

（二）临床表现

1. 症状与体征　一般在 50 岁以后出现症状。症状决定于梗阻的程度、病变发展的速度，以及是否合并感染和结石，而不在于前列腺本身的增生程度，症状可以时轻时重。增生未引起梗阻或轻度梗阻时可全无症状，对健康亦无影响。前列腺增生的早期由于代偿，症状不典型，随着下尿路梗阻加重，症状逐渐明显，临床症状包括储尿期症、排尿期症状以及排尿后症状。由于病程进展缓慢，难以确定起病时间。

（1）储尿期症状：该期的主要症状包括尿频、尿急、尿失禁以及夜尿增多等。①尿频、夜尿增多为早期症状，夜尿次数增加，但每次尿量不多。膀胱逼尿肌失代偿后，发生慢性尿潴留，因而膀胱的有效容量减少，排尿间隔时间更为缩短。若伴有膀胱结石或感染，则尿频愈加明显，且伴有尿痛。②尿急、尿失禁下尿路梗阻时，50%~80% 的患者有尿急或急迫性尿失禁。

（2）排尿期症状：该期症状包括排尿踌躇、排尿困难以及间断排尿等。随着腺体增大，机械性梗阻加重，排尿困难加重，下尿路梗阻的程度与腺体大小不成正比。由于尿道阻力增加，患者排尿起始延缓，排尿时间延长，射程不远，尿线细而无力。小便分叉，有排尿不尽感觉。如梗阻进一步加重，患者必须增加腹压以帮助排尿。呼吸使腹压增减，出现尿流中断及淋漓。

（3）排尿后症状：该期症状包括排尿不尽，尿后滴沥等。尿不尽、残余尿增多：残余尿是膀胱逼尿肌失代偿的结果。当残余尿量很大，膀胱过度膨胀且压力很高，高于尿道阻力，尿便自行从尿道溢出，称充溢性尿失禁。有的患者平时残余尿不多，但在受凉、饮酒、憋尿、服用药物或有其他原因引起交感神经兴奋时，可突然发生急性尿潴留。患者尿潴留的症状可时好时坏。部分患者可以是急性尿潴留为首发症状。

（4）其他症状：①血尿：前列腺黏膜上毛细血管充血及小血管扩张并受到增大腺体的牵拉或与膀胱摩擦，当膀胱收缩时可以引起镜下或肉眼血尿，是老年男性常见的血尿原因之一。②泌尿系感染：尿潴留常导致泌尿系感染，可出现尿急、尿频、排尿困难等症状，且伴有尿痛。当继发上尿路感染时，会出现发热、腰痛及全身中毒症状。③膀胱结石下尿路梗阻：特别在有残余尿时，尿液在膀胱内停留时间延长，可逐渐形成结石。伴发膀胱结石时，可出现尿线中断，排尿末疼痛，改变体位后方可排尿等表现。④肾功能损害：多由于输尿管反流，肾积水导致肾功能破坏，患者就诊时的主诉常为食欲不振、贫血、血压升高或嗜睡和意识迟钝。⑤长期下尿路梗阻：可出现因膀胱憩室充盈所致的下腹部包块或肾积水引起的上腹部包块。长期依靠增加腹压帮助排尿可引起疝、痔和脱肛。

2. 实验室检查

（1）尿常规：尿常规可以确定有下尿路症状患者是否有血尿、蛋白尿、脓尿及尿糖等。

（2）血清 PSA：前列腺癌、良性前列腺增生症、前列腺炎都可能使血清 PSA 升高。因此，血清 PSA 升高不是前列腺癌特有的。另外，泌尿系感染、前列腺穿刺、急性尿潴留、留置导尿、直肠指诊及前列腺按摩也可以影响血清 PSA 值。血清 PSA 与年龄和种族有密切关系。一般 40 岁以后血清 PSA 会升高，不同种族的人群 PSA 水平也不相同。血清 PSA 升高可以作为前列腺癌穿刺活检的指征。一般临床将 PSA ≥ 4ng/mL 作为分界点。

（3）血肌酐：由于良性前列腺增生导致的膀胱出口梗阻可以引起肾功能损害、血肌酐升高。

3. 特殊检查

（1）超声检查：超声检查可以了解前列腺形态、大小、有无异常回声、突入膀胱的程度，以及残余尿量。经直肠超声检查（TRUS）还可以精确测定前列腺体积（计算公式为 0.52× 前后径 × 左右径 × 上下径）。另外，经腹部超声检查可以了解泌尿系统（肾、输尿管）有无积水、扩张、结石或占位性病变。

（2）尿流率检查：尿流率有两项主要指标（参数）：最大尿流率和平均尿流率，其中最大尿流率更为重要。但是最大尿流率减低不能区分梗阻和逼尿肌收缩力减低，必要时行尿动力学等检查。最大尿流率存在个体差异和容量依赖性，因此尿量在 150~200mL 时进行检查较为准确，必要时可重复检查。

(3)静脉尿路造影检查：如果有下尿路症状患者同时伴有反复泌尿系感染、镜下或肉眼血尿，怀疑肾积水或者输尿管扩张反流、泌尿系结石，应行静脉尿路造影检查。应该注意，当患者对比剂过敏或者肾功能不全时禁止行静脉尿路造影检查。

(4)尿道造影：怀疑尿道狭窄时建议此项检查。

(5)尿动力学检查：对引起膀胱出口梗阻的原因有疑问或需要对膀胱功能进行评估时建议行此项检查，结合其他相关检查以排除外神经系统病变或糖尿病所致神经源性膀胱的可能。

(6)尿道膀胱镜检查：怀疑 BPH 患者合并尿道狭窄、膀胱内占位性病变时建议行此项检查。通过尿道膀胱镜检查可了解以下情况：①前列腺增大所致的尿道或膀胱颈梗阻；②膀胱颈后唇抬高所致的梗阻；③膀胱小梁及憩室的形成；④膀胱结石；⑤残余尿量测定；⑥膀胱肿瘤；⑦尿道狭窄的部位和程度。

（三）临床诊断与处理

1. 临床诊断　①50 岁以上男性出现典型排尿不畅的临床表现。②直肠指诊可扪及前列腺体积增大，表面光滑、质韧、有弹性、边缘清楚，中央沟变浅或消失，尿潴留者下腹部可扪及包块。③前列腺 B 超可清晰显示前列腺的大小，内部结构是否凸入膀胱，还可测定膀胱残余尿量，还可了解有无膀胱结石及上尿路有无继发积水等。④有下尿路梗阻症状而前列腺不大，或有血尿、膀胱内有其他病变时，可行膀胱镜检查。⑤尿流率检查可以确定前列腺增生患者排尿的梗阻程度，如果排尿困难，主要是由于逼尿肌失常功能引起，应做尿流动力学检查。

2. 药物治疗　对于症状明显的患者，除外前列腺癌后可行药物治疗。良性前列腺增生患者药物治疗的短期目标是缓解患者的下尿路症状，长期目标是延缓疾病的临床进展，预防并发症的发生。在减少药物治疗副作用的同时保持患者较高的生活质量是良性前列腺增生患者药物治疗的总体目标。

(1)α 受体阻滞剂：α 受体阻滞剂是通过阻滞分布在前列腺和膀胱颈部平滑肌表面的肾上腺素能受体，松弛平滑肌，达到缓解膀胱出口动力性梗阻的作用。α 受体阻滞剂适用于有下尿路症状的 BPH 患者。推荐坦索罗辛、多沙唑嗪、阿夫唑嗪、特拉唑嗪、萘哌地尔等。常见的副作用包括头晕、头痛、无力、困倦、直立性低血压、逆行射精等，直立性低血压更容易发生于老年及高血压患者中。

(2)5α- 还原酶抑制剂：通过抑制体内睾酮向双氢睾酮的转变，进而降低前列腺内双氢睾酮的含量，达到缩小前列腺体积、改善排尿困难的治疗目的，包括非那雄胺和爱普列特。副作用：非那雄胺最常见的副作用包括勃起功能障碍、射精异常、性欲减退和男性乳房女性化、乳腺痛等。

(3)中药和植物制剂：目前应用于良性前列腺增生临床治疗的中药种类很多，请参照中医或中西医结合学会的推荐意见开展治疗。植物制剂：如普适泰等在缓解良性前列腺增生相关下尿路症状方面获得了一定的临床疗效，在国内外取得了较广泛的临床应用。

3. 手术治疗　良性前列腺增生是一种进展性疾病，部分患者最终需要外科治疗来解除下尿路症状及其对生活质量的影响和并发症。外科治疗包括一般手术治疗、激光治疗以及其他治疗方式。

(1)一般手术：经典的外科手术方法有经尿道前列腺切除术（transurethral resection of prostate，TURP）、经尿道前列腺切开术（transurethral incision of prostate，TUIP）以及开放性前列腺切除术。可根据患者病情选择。

(2)激光治疗：前列腺激光治疗是通过组织汽化或组织凝固性坏死后的迟发性组织脱落达到解除梗阻的目的。疗效肯定的方式有经尿道钬激光前列腺剜除术、经尿道前列腺激光汽化术、经尿道前列腺激光凝固术等。

（四）康复评估

1. 临床评估

(1)年龄：年龄是良性前列腺增生的一个高危因素。

（2）一般状况：下尿路症状的特点、持续时间及其伴随症状、手术史、外伤史，尤其是盆腔手术或外伤史、既往史和性传播疾病、糖尿病、神经系统疾病史、药物史，可了解患者目前或近期是否服用了影响膀胱出口功能的药物。

（3）血清 PSA：血清 PSA 增高可增加良性前列腺增生患者急性尿潴留的发生风险。

（4）前列腺体积：前列腺体积可预测良性前列腺增生患者发生急性尿潴留的危险性和需要手术的可能性。

（5）最大尿流率：最大尿流率<10.6ml/s 的良性前列腺增生患者发生急性尿潴留的风险增加。

（6）残余尿量：良性前列腺增生患者肾积水的发生率随着残余尿量的增加而明显上升。

2. 国际前列腺症状评分（international prostate symptom score, I-PSS） I-PSS 评分标准是目前国际公认的判断良性前列腺增生患者症状严重程度的最佳手段。I-PSS 评分是患者下尿路症状严重程度的主观反映，它与最大尿流率、残余尿量以及前列腺体积无明显相关性。I-PSS>7 分的良性前列腺增生患者发生急性尿潴留的风险是 I-PSS<7 分者的 4 倍。对于无急性尿潴留病史的良性前列腺增生患者，储尿期症状评分及总的症状评分均有助于预测患者接受手术治疗的风险。I-PSS 评分患者分类如下（总分 0~35 分）：轻度症状 0~7 分；中度症状 8~19 分；重度症状 20~35 分（表 10-2）。

表 10-2　国际前列腺症状评分（I-PSS）

1. 过去 1 个月排尿不尽感	0 分	1 分	2 分	3 分	4 分	5 分
2. 过去 1 个月排尿后 2h 内又要排尿	0 分	1 分	2 分	3 分	4 分	5 分
3. 过去 1 个月排尿时停止和开始多次	0 分	1 分	2 分	3 分	4 分	5 分
4. 过去 1 个月排尿不能等待	0 分	1 分	2 分	3 分	4 分	5 分
5. 过去 1 个月感觉尿线变细	0 分	1 分	2 分	3 分	4 分	5 分
6. 过去 1 个月感觉排尿费力	0 分	1 分	2 分	3 分	4 分	5 分
7. 过去 1 个月夜间睡觉时起床排尿次数	0 分	1 分	2 分	3 分	4 分	5 分

注：轻度症状 0~7 分；中度症状 8~19 分；重度症状 20~35 分。

3. 生活质量评分（quality of life score, QOL） QOL 评分（0~6 分）是了解患者对其目前下尿路症状水平伴随其一生的主观感受，其主要关心的是良性前列腺增生患者受下尿路症状困扰的程度及是否能够忍受，因此又叫困扰评分（表 10-3）。

表 10-3　生活质量评分（QOL）

	非常好	好	多数满意	满意和不满意各半	多数不满意	不愉快	很痛苦
假如按照你现在的排尿状况，你觉得今后生活质量如何	0 分	1 分	2 分	3 分	4 分	5 分	6 分

4. 美国泌尿外科协会症状指数（American Urological Association Symptom Index, AUASI） AUASI 是一个有效的，自我管理的，定量的测量严重程度的指数，该评分包括如下症状：尿频、尿急、尿不尽、尿线细、尿中断、排尿费力、夜尿，上述症状程度由轻至重分为没有，在 5 次排尿中小于 1 次、小于半数、大约半数、多于半数、几乎每次，分别计分 0~5 分。总分 0~7 分者为轻度症状，8~19 分者为中度症状，20~35 分者为重度症状。除了诊断 BPH 外，AUASI 还可以帮助选择初始治疗和监测对治疗的反应。

（五）康复治疗

1. 运动治疗　提肛运动，即主动有规律地收缩肛门部的肌肉，站、坐、卧均可进行。具体方法是：吸气时，提收肛门、会阴和尾骨；呼气时，缓慢放松肛门、会阴和尾骨，如解小便状。一提一松为 1 次，20~30 次为 1 遍,每日可做 2~3 遍。提肛运动对预防和治疗前列腺增生肥大有一定效果。

2. 物理因子治疗

经尿道微波热疗:可部分缓解良性前列腺增生患者的尿流率和下尿路刺激症状。适用于药物治疗无效(或不愿意长期服药)而又不愿意接受手术的患者,以及伴反复尿潴留而又不能接受外科手术的高危患者。各种微波治疗仪的原理相似。超过 45℃为高温疗法。低温治疗效果差,不推荐使用。有研究显示其 5 年的再治疗率高达 84.4%,其中药物再治疗率达 46.7%,手术再治疗率为 37.7%。

3. 膀胱训练 鼓励患者适当憋尿,以增加膀胱容量和延长排尿间歇时间。

4. 康复护理

(1)适当限制饮水:可以缓解尿频症状,例如夜间和出席公共社交场合时限水。但每日水的摄入不应少于 1 500mL。酒精和咖啡具有利尿和刺激作用,可以引起尿量增多、尿频、尿急等症状,因此应适当限制酒精类和含咖啡因类饮料的摄入。指导排空膀胱的技巧,如重复排尿等。

(2)排尿日记(voiding diary):如以夜尿为主的下尿路症状患者排尿日记很有价值,记录 24h 排尿日记有助于鉴别夜间多尿和饮水过量,且有利观察临床治疗效果。

(六) 预后及健康教育

1. 预后 绝大多数患者预后良好,仅有极少数的良性前列腺增生患者会确诊为前列腺癌。

2. 健康教育 积极向患者宣教,让患者了解效果和预后,养成良好的生活习惯,同时生活中需注意以下几点。

(1)改变饮食习惯:对于前列腺增生的患者,应忌食辛辣,戒烟酒,饮食要清淡,多吃含纤维素的蔬菜和水果,保持大便通畅。辛辣刺激性食品既可导致性器官充血,又往往会使痔疮、便秘症状加重,压迫前列腺,加重排尿困难;特别是饮酒,可使前列腺及膀胱颈充血、水肿而易诱发尿潴留。

(2)进行规律有节制的性生活:因为过度的性生活或过频的性冲动,可引起前列腺充血和增生加速。

(3)不要憋尿:憋尿会造成膀胱过度充盈,使膀胱逼尿肌张力减弱,致排尿发生困难,容易诱发尿潴留。夜间要少饮水,以免睡后膀胱过度充盈。

(4)保持外生殖器清洁:经常清洗外生殖器,这样可以防止隐藏在外阴部的细菌进入男性尿道,侵犯前列腺使其发炎。

(5)避免久坐或久骑自行车:久坐不动或长时间挤压、摩擦会阴部会阻碍其血液循环,使前列腺充血、水肿而易患前列腺炎。

(6)经常按摩小腹:按摩小腹可促进新陈代谢,有利于膀胱功能恢复,促进膀胱排空,减少残余尿液,并有利于肠蠕动,保持大便通畅。

(丁呈彪　吴建贤)

第四节　多囊卵巢综合征

一、概述

(一) 定义

多囊卵巢综合征(polycystic ovary syndrome,PCOS)是生育期女性最常见的内分泌和代谢性疾病。以胰岛素抵抗、高雄激素血症、持续慢性稀发排卵或无排卵为主要特征,主要表现为稀发月经 / 闭经、不孕、多毛、痤疮、肥胖、卵巢多囊样变及黑棘皮征等,长期可导致机体多脏器损伤,增加子宫内膜癌、心脑血管等疾病发病风险。

（二）病因

1. 遗传因素　研究人员对PCOS患者进行追踪调查,发现其母亲及姐妹的患病率显著高于一般人群。

2. 高黄体生成素　PCOS患者普遍存在LH升高,且部分患者的LH/FSH比值升高,这种下丘脑-垂体-卵巢轴的紊乱导致卵巢合成甾体激素的异常,造成慢性无排卵。

3. 高雄激素血症　80%~90%患者循环血液中能监测到雄激素水平的升高,肾上腺功能异常可以使下丘脑-垂体-卵巢轴功能失常与分泌异常。

4. 胰岛素抵抗（IR）　因长期受IR的影响而引起代谢紊乱,其发生糖尿病、高血压、冠心病的风险明显增加。PCOS患者普遍存在肥胖,且多表现为中心性肥胖。

（三）流行病学

PCOS是最常见的内分泌疾病之一。全球发病率为5%~10%。国内研究发现,育龄期妇女的发病率为4%~12%,不孕患者中20%~30%由PCOS所致,占不排卵性不育75%左右。

二、临床表现

1. 症状体征　月经紊乱、月经稀发或闭经、胰岛素抵抗、高胰岛素血症、高雄激素血症、多毛、痤疮、肥胖、慢性不排卵、不孕及多囊卵巢。

2. 辅助检查　可通过B超检查发现卵巢多囊样改变,≥12个滤泡(在一个卵巢里已足够被诊断)。有的患者可能合并有输卵管堵塞等其他生殖系统结构的改变,可通过妇科检查及影像学明确。性激素水平示血促卵泡激素、睾酮、孕酮、催乳素水平可低于正常。

三、临床诊断与处理

（一）诊断

在国际上PCOS的诊断标准是具备下列3项中2项:①排卵少或不排卵;②临床或血测定有高雄激素表现;③超声显像为多囊卵巢。

（二）临床处理

1. 药物治疗　①治疗痤疮、降雄激素:炔雌醇环丙孕酮片口服,每日1次,每次1片,月经第3天起口服,21d后停药,次月月经第3天起再次口服。②调节月经周期:孕激素治疗,地屈孕酮片10mg口服,每日2次,7d后停药。③促排卵:予枸橼酸氯米芬50mg/d口服促排卵治疗,共5d。也可选用氯米芬等促使黄体生成素与促卵泡生成素的分泌。④胰岛素增敏剂:二甲双胍缓释片500mg口服,每日1次。也可选用噻唑烷二酮类药物。⑤改善子宫内膜容受性（endometrial receptivity,ER）:低剂量的阿司匹林通过抑制血小板聚集,改变前列环素和血栓素的平衡,增加子宫和卵巢的血供。通过宫腔灌注富血小板血浆、生长激素、米非司酮、西地那非、糖皮质激素等药物也可刺激子宫内膜。

2. 手术治疗　主要有腹腔镜下卵巢打孔术、B超引导下经阴道卵泡穿刺术以及经宫腔镜行子宫内膜微创术,但手术方面疗效尚无一致共识。严重PCOS患者或合并有双侧输卵管堵塞者也可考虑体外受精治疗。

四、康复评估

（一）身体结构和功能

1. 身体结构　彩色多普勒超声检查时患者取截石位,经阴道100%可探测多囊卵巢,而经腹部有30%的患者漏诊,对于未婚肥胖的患者可用肛门超声来检测。探头套上避孕套行多切面检查,与正常人比较,患者的子宫内膜可变薄,卵巢体积、卵巢面积可变大或卵巢可有多囊性改变,每侧卵巢至少有 10 个卵泡,平均卵泡数量可变多,成熟卵泡数量可减少;子宫、卵巢动脉收缩期与舒张期峰值血流速度可增高,搏动指数可降低,阻力指数可增高。

2. 身体功能 胰岛素抵抗指数公式为:胰岛素抵抗指数 = 空腹胰岛素 × 空腹血糖 /22.5,当结果大于 2.69 时,患者存在胰岛素抵抗;当患者血清睾酮在 76ng/dL 时,表明发生高雄激素血症。通过体重指数等人体形态学的测量评定体重维持功能,通过激素测定等实验室检查评定内分泌功能,通过心电运动试验评定运动耐受功能。

3. 生殖功能 子宫内膜容受性(ER)指子宫内膜对胚胎的接受能力,即允许胚胎黏附其上直至植入完成的特定阶段,它有严格的时空限制,一般仅为月经周期的第 20~24 天,持续不到 48h。PCOS 患者 ER 下降,促排卵治疗进一步加重 ER 的降低,使胚胎种植率降低。研究显示临床妊娠率与子宫的内膜厚度呈正相关,子宫内膜适合着床的理想厚度是 8~12mm。高分辨率经阴道多普勒超声可评估子宫内膜的厚度、形态、容积、内膜血流灌注(子宫动脉及内膜下的血流情况)。ER 的评估包括超声指标、形态学标志胞饮突以及影响 ER 的调控因子。

（二）活动能力与参与

日常生活时是否受到限制可通过 ADL 评定,涉及社交、有报酬的就业等各个方面可通过生活质量问卷进行评定。

（三）心理干预

患者可有抑郁、情绪低落,可行汉密尔顿抑郁量表(HAMD)、汉密尔顿焦虑量表(HAMA)评定。

五、康复治疗

（一）盆底肌群运动训练

1. 感知训练 呼吸配合发 "S" 或 "呼" 收缩或放松盆底肌;敲打瑜伽砖;正中位置感知盆底肌、左右两侧;感知盆底肌;坐位感知盆底肌;下蹲位感知盆底肌。

2. 控制训练 仰卧位髋关节的灵活性运动;仰卧位踩墙控制;配合瑜伽球控制;跪位控制;瑜伽球上弹跳;双人配合控制;单腿控制。

3. 加强训练 仰卧位拉弹力带;弹力带加强;跪位压瑜伽球;双人配合深蹲;跳跃。

4. 放松训练 泡沫轴放松(针对盆底肌、内收肌、臀肌、胸腰筋膜、胸大肌);婴儿式放松;瑜伽球上放松。

运动疗法每次 40~60min,1 次 /d,1 周为 1 个疗程,建议完成 6 个疗程的治疗。

（二）手法治疗

腹部筋膜松解术主要针对慢性子宫内膜炎(CE)、盆腔积液及粘连者。利用手部力量施加于腹部的特定部位,促进盆腔与其周边结缔组织的正常活动度、张力与动作。手法不直接作用于子宫、盆腔器官的筋膜,而是作用于这些器官的 "容器" 筋膜,即盆腔壁的筋膜。通过松解盆腔壁肌筋膜链,达到消除内部炎症,改善其功能失调,恢复其正常生殖功能。45~60min/ 次,1 次 / 周,3~4 次为 1 个疗程。

（三）物理因子治疗

1. 电疗法 ①超短波疗法:两电极对置于耻骨上及腰骶部,15min,1 次 /d,15~25 次为一个疗程。②短波、分米波疗法:微热量,15min/ 次,1 次 /d,15~25 次为一个疗程。③等幅中频电疗法:20min/ 次,1 次 /d,15~25 次为一个疗程。④直流电碘离子导入:5%~10%KI 于下腹部,阴极导入,20min/ 次,1 次 /d,15~25 次为一个疗程。

2. 磁疗法 高频磁探头于下腹部,10min/ 次,1 次 /d,15~25 次为一个疗程。磁振热双导子分别置于下腹部和腰骶部,20min/ 次,1 次 /d,15~25 次为一个疗程。有座椅高频盆底磁刺激仪,10min/ 次,1 次 /d,

15~25 次为一个疗程。

3. 中药熏蒸　30min/次,1 次 /d,10~20 次为一个疗程。

4. 盆底生物反馈及电刺激　30min/次,1 次 /d,15~25 次为一个疗程。

（四）中医治疗

1. 针灸治疗　采用调任通督针刺法,主穴取中脘、关元、气海、中极、命门、腰阳关、腰俞,治疗于月经结束后开始,隔日 1 次,治疗 4 次后行 B 超检测卵泡,待卵泡长至 18mm 及以上改为每日针刺 1 次至卵泡排出后停止针刺治疗。

2. 中药口服　可根据 PCOS 不同证型以补肾治其本,健脾化痰、行气疏肝、活血化瘀治其标,采用中药口服使气血充足,痰瘀得化,冲任通盛。

（五）减重治疗

减重目标由体重 10% 开始,每日锻炼 1 次,每次 45min;避免久坐;控制饮食,减少摄入富含脂肪和胆固醇的食物。

六、预后与健康教育

（一）预后

进行物理治疗（包括物理因子、手法及盆底康复训练）和生活方式干预的 PCOS 人群成功受孕率可得到明显增加。

（二）健康教育

饮食规律、营养均衡,将体重控制在标准范围内,不暴饮暴食;养成科学的运动习惯;保持平和的心态也是重要的。不孕患者可给予性生活指导。

（李　舜）

第五节　盆　腔　肿　瘤

一、宫颈癌

（一）概述

1. 定义　宫颈癌（cervical cancer）是发生在子宫颈部位的恶性肿瘤,为最常见的妇科恶性肿瘤,发病率在女性恶性肿瘤中居第二位。

2. 病因　高危型人乳头瘤病毒（HPV）持续感染是宫颈癌的主要危险因素;多个性伴侣、初次性生活 <16 岁、初产年龄小、多孕多产等与宫颈癌发生密切相关;其他行为如吸烟、长期生殖道感染、阴道菌群失调等可增加宫颈癌的患病风险。

3. 流行病学　宫颈癌全球每年新发病例约 50 万,占所有癌症新发病例的 5%,其中 80% 以上在发展中国家。每年超过 26 万的妇女死于宫颈癌,主要在低、中收入国家。宫颈癌可发生于任何年龄的妇女,20 岁以前罕见,40~60 岁为发病高峰,60 岁以后呈下降趋势。

（二）临床表现

1. 症状与体征

(1)症状:早期宫颈癌患者一般无症状,随病变发展,可表现为接触性出血、非经期出血、绝经后阴道流血、白带增多、腥臭味阴道排液等。晚期因癌组织坏死伴感染，可有大量米泔样或脓性恶臭白带。晚期根据癌灶累及范围出现不同继发性症状，如尿频、尿急、便秘、下肢肿痛、肾盂积水、尿毒症、贫血、恶病质等全身衰竭症状。

（2）体征：早期宫颈局部可无明显病灶，也可出现糜烂、红斑、表浅溃疡，随病情发展，外生型宫颈癌局部可出现明显息肉样、菜花状赘生物，常伴感染、质脆易出血，内生型宫颈癌表现为子宫肥大、质硬、子宫颈管膨大；晚期癌组织坏死脱落，形成溃疡或空洞伴恶臭，阴道壁受累时，可见赘生物生长或阴道壁变硬；宫旁组织受累时，双合诊、三合诊检查可扪及子宫颈旁组织增厚、结节状、质硬或形成冰冻骨盆状。

2. 实验室检查　早期病例采用三阶梯程序：宫颈刮片细胞学 +HPV 检查、阴道镜检查、子宫颈活组织检查。宫颈刮片细胞学 +HPV 检查是宫颈癌筛查的主要方法，在宫颈转化区取材；常规影像学检查包括胸部 X 线检查、肝肾、盆腹腔 B 超、经阴道 B 超，必要时可根据需要行 CT、MRI 等确定肿瘤大小、范围及与周围组织关系，判断肿瘤转移情况。血清肿瘤标志物通常检查血清鳞状细胞癌抗原，细胞角蛋白、甲胎蛋白、癌胚抗原等，有助于宫颈癌的确诊及随访。

3. 阴道镜检查　宫颈刮片细胞学检查巴氏Ⅲ级及Ⅲ级以上、TBS 分类为鳞状上皮内癌变及恶性肿瘤、ASC-US（非典型鳞状细胞，不能明确意义）合并高危型 HPV 感染、HPV16 和 18 型阳性均应在阴道镜观察，必要时选择可疑癌变区行宫颈活组织检查。宫颈和宫颈管活组织检查为确诊宫颈癌及宫颈癌前病变的金标准，所取组织应包括间质及邻近正常组织。子宫颈锥切术适用于子宫颈细胞学检查多次阳性而子宫颈活检阴性者。

（三）临床诊断与处理

1. 诊断　组织学活检病理为最终确诊金标准。

2. 药物治疗　化疗主要用于晚期或复发转移患者和同期放化疗。常用化疗药物有顺铂、卡铂、紫杉醇、博来霉素、异环磷酰胺、氟尿嘧啶等。常采用以铂类为基础的联合化疗方案，多采用静脉化疗，也可动脉局部灌注化疗。

3. 手术处理　总原则为采用手术和放疗为主，化疗为辅的综合治疗。手术治疗是宫颈上皮瘤样病变和早期宫颈癌的主要治疗方法，根据患者不同分期选用不同的术式，如宫颈锥切术或根治性宫颈切除术、子宫全切术、子宫次全切术及盆腔淋巴结清扫术、广泛性子宫切除术及盆腔淋巴结清扫术、腹主动脉旁淋巴结切除术或取样。

4. 放射治疗　可用于各期宫颈浸润性癌的治疗，全身情况不适宜手术的早期患者，子宫颈大块病灶的术前放疗，手术治疗后病理检查发现有高危因素的辅助治疗。包括腔内照射和体外照射。

5. 营养调理　饮食建议为富含营养、提高免疫功能的食物，如胡萝卜、黑木耳、黑枸杞等食物，避免辛辣等刺激性食物。

（四）康复评估

1. 身体结构与功能　目前的评估方法多采用 Karnofsky（KPS）方法，实行百分制，将患者的身体状况评为不同等级。

2. 活动和参与　侧重于最基本的能力，日常最基本的生活活动、家庭劳动及购物等，多采用改良 Barthel 指数评定；参与主要进行生活质量评定、职业能力的评定。

3. 环境因素　避免不良生活习惯，如熬夜、吸烟、酗酒等。注意个人卫生，保持周边生活环境清洁。

（五）康复治疗

1. 运动治疗　患者术后应尽早开始活动，原则是从小强度和短时间开始循序渐进，根据患者个人情况予个体指导，促进患者恢复自理能力。运动治疗主要保持肌肉的力量和功能，促进血液淋巴回流，减少深静脉血栓的形成，增强消化功能以及提高免疫力等，每天坚持定量的身体锻炼，切忌过度。

2. 物理因子治疗　多数研究认为神经损伤是宫颈癌根治术后尿潴留发生的主要原因,针对术后尿潴留,可实施电刺激联合生物反馈治疗,研究表明可有效地恢复其盆底肌功能,从而降低尿潴留发生率。

3. 作业治疗　身体条件允许者,可尽早开始自己或家属协助翻身、进食、穿衣等。长期卧床患者先将下肢下垂床边,每日 2~3 次,每次 15~30min,使下肢血液循环适应站立;逐步恢复身心健康,与正常生活状态接轨。

4. 中医治疗　宫颈癌的基本病机为本虚标实,是由于脏腑功能失调,冲任失约,邪毒瘀阻血络,痰湿蕴结胞宫日久所致而形成癌毒,与肝、脾、肾三脏关系最为密切。故治则应以疏肝解郁,清热利湿,活血化瘀为主。目前国内多项研究发现中药栓剂保妇康栓具有活血化瘀,消肿散结,抗肿瘤、抗病毒、抗菌等作用,抑制宫颈癌细胞生长。中药汤剂是最早、最广泛的一种剂型,它能够适应中医的辨证论治的需要,根据病情变化,灵活地进行调整剂量;国内研究发现苓桂术甘汤加味在一定程度上能够抑制瘤体大小,改善患者临床症状,提高生存质量,八珍汤能够改善患者因放化疗产生的副作用,提高机体免疫功能。

5. 心理干预　主要包括倾听患者的主诉,鼓励患者正视疾病,使患者心理重新适应疾病带给身体及精神上的改变,此外家庭成员及社会的关心与关注也十分重要,提倡治疗间期和治疗结束后做力所能及的工作及家务。

6. 康复护理　综合性护理是近年来新兴的护理方式,从患者的环境、心理、饮食、教育等方面着手,更加全面深入地对患者进行护理,让患者准确了解该疾病及各种并发症等,护理人员要主动积极与患者沟通,了解患者的心理状态,如发现患者出现负面的心理状态要及时进行疏导,让患者保持一个积极乐观的心理状态。护理人员要为患者提供正确的饮食指导,患者要多摄入低盐低脂高蛋白的食物,一般为流质食物,禁止患者食用油腻、辛辣的食物。

(六) 预后及健康教育

1. 预后　与临床级别、病理类型等密切相关,有淋巴结转移者预后差。国际妇产科联盟(International Federation of Gynecology and Obstetrics,FIGO)的数据显示,宫颈癌分期越早,治愈率越高, I A1、I A2、I B1、I B2、II A1、II A2、III A、III B、IV A、IV B 期的 5 年存活率分别为 97.5%、94.8%、89.1%、75.7%、73.4%、65.8%、39.7%、41.5%、22%、9.3%。

2. 健康教育

(1) 随诊:治疗后 2 年内应每 3~4 个月复查 1 次;3~5 年内每 6 个月复查 1 次;第 6 年开始每年复查 1 次。随访内容包括盆腔检查、阴道脱落细胞学检查、胸部 X 线检查、血常规及子宫颈鳞状细胞癌抗原等。

(2) 宫颈癌筛查:HPV 感染是宫颈癌的主要因素,多数 HPV 感染为一过性,少数 HPV 持续感染可能会导致宫颈癌前病变。定期筛查可利于及时发现癌前病变。目前双价、四价、九价 HPV 疫苗已在国内上市认可,不同疫苗适用年龄及预防 HPV 类型各不相同,建议专业医务人员下指导接种。

二、子宫肌瘤

(一) 概述

1. 定义　子宫肌瘤是女性生殖器最常见的良性肿瘤。由平滑肌及结缔组织构成,按肌瘤与子宫肌壁关系可分为:子宫肌壁间肌瘤(60%~70%)、子宫浆膜下肌瘤(约 20%)、子宫黏膜下肌瘤(10%~15%)。因肌瘤多无或者轻症状,临床报道发病率远低于肌瘤发病率。

2. 病因　病因尚未明确。因肌瘤好发于生育年龄,青春期前少见,绝经后萎缩或消退,提示其发生可能与女性性激素相关。此外还可能与遗传、单一干细胞突变相关。

3. 流行病学　常见于 30~50 岁妇女,20 岁以下少见。人群中发病率约 15.3%,育龄期妇女子宫肌瘤的发生率约 25%~50% 妊娠期合并子宫肌瘤的发病率大约 0.1%~3.9%%。

（二）临床表现

1. 症状与体征

（1）症状：多无明显症状，仅在体检时偶然发现。症状与肌瘤部位、有无变性相关，而与肌瘤大小、数目关系不大。常见症状有经量增多及经期延长，下腹包块、白带增多及压迫症状如尿频尿急、排尿困难、尿潴留、下腹坠胀不适、便秘、肾盂积水等。此外，肌瘤红色样变时有急性下腹痛，伴呕吐、发热及肿瘤局部压痛；浆膜下肌瘤蒂扭转可有急性腹痛；黏膜下肌瘤和引起宫腔形态失常的肌壁间肌瘤可引起不孕或者流产；孕期易发生子宫肌瘤变性红色样变，出现腹痛、发热等。

（2）体征：与肌瘤大小、位置、数目及有无变性相关。妇科检查可扪及子宫增大，表明不规则单个或多个结节状突起。黏膜下肌瘤位于宫腔内者子宫均匀增大，脱出于宫颈外口者，阴窥可见宫颈口处有肿物，表面光滑，与周边边缘清楚。如伴感染时可有坏死、出血及脓性分泌物。

2. 实验室检查　B超是常用的辅助检查，不仅具有较高的灵敏度及特异度，还能区分子宫肌瘤与其他盆腔肿块。MRI能准备辨别肌瘤的大小、位置、数量、边界。

3. 特殊检查　可通过宫腔镜下观察宫腔形态，必要时可进行宫腔镜下肌瘤电切术治疗；腹腔镜下能清晰地看到肌瘤大小、位置以及与周围脏器组织的关系；子宫输卵管造影可通过显影情况了解宫腔形态及输卵管通畅情况，可协助诊断。

（三）临床诊断与处理

1. 诊断　结合患者症状、体征及辅助检查，诊断多无困难。

2. 一般治疗　无症状肌瘤一般不需治疗，特别是近绝经期妇女。可3~6个月随访复查了解肌瘤生长情况，若出现症状或者肌瘤短期内增大可进一步治疗。

3. 药物治疗　主要适用于症状轻、近绝经年龄、全身情况不宜手术者。常用药物有促性腺激素释放激素类似物，应用指征：缩小肌瘤利于妊娠；术前治疗控制症状、纠正贫血；术前应用缩小肌瘤，降低手术难度；近绝经期患者可提前过渡至自然绝经，绝经后肌瘤多可萎缩、症状消失。米非司酮可作为术前用药或提前绝经使用，但不宜长期使用，增加子宫内膜增生的风险。

4. 手术处理

手术适应证：子宫肌瘤合并月经过多或异常出血甚至导致贫血；或压迫泌尿系统、消化系统、神经系统等出现相关症状，经药物治疗无效；子宫肌瘤合并不孕；子宫肌瘤患者准备妊娠时若肌瘤直径≥4cm建议剔除；绝经后未行激素补充治疗但肌瘤仍生长。

手术途径：经腹手术（包括腹腔镜和开腹两种术式）、经阴道手术、宫腔镜手术；经腹子宫肌瘤剔除术适用于有生育要求、期望保留子宫者。对于肌瘤数目较多、肌瘤直径大（如>10cm）、特殊部位的肌瘤、盆腔严重粘连手术难度增大或可能增加未来妊娠时子宫破裂风险者宜行开腹手术。此外，对于可能存在不能确定恶性潜能的平滑肌肿瘤甚至平滑肌肉瘤者，肌瘤粉碎过程中可能存在肿瘤播散的风险（ⅢB级证据），应选择开腹手术。无生育要求、不期望保留子宫者可行子宫全切术。对于年轻希望保留子宫颈者也可行子宫次全切除术，术前应注意宫颈癌的筛查，以减少子宫颈残端癌的发生。

5. 其他治疗　高强度超声聚焦疗法（high intensity focused ultrasound therapy）是在超声或MRI引导下，将体外低强度的超声波聚焦于体内的定位肌瘤靶区，形成高能量密度的焦点，致靶区的组织快速升温，在很短的时间内发生凝固性坏死，完成对靶区的适形性消融治疗，适应证基本同手术治疗，适用于要求保留子宫者，尤其适合于不能耐受或不愿意手术治疗者。

6. 营养调理　饮食建议为富含蛋白质、维生素、铁、易消化、提高免疫功能的食物，避免辛辣等刺激性食物。

（四）康复评估

1. 身体结构与功能　目前的评估方法多采用Karnofsky（KPS）方法，实行百分制，将患者的身体状况评为不同等级。

2. 活动和参与 侧重于日常最基本的生活活动、家庭劳动及购物等,可根据自身情况在术后进行适当锻炼,劳逸结合,术后半年内避免重体力活和提重物,避免长时间坐或者站。多采用改良 Barthel 指数评定;参与主要进行生活质量评定、职业能力的评定。

3. 环境因素 避免不良生活习惯,如熬夜、酗酒等。注意经期及性生活卫生,术后 3 个月内禁止性生活及盆浴,保持周边生活环境清洁。

(五)康复治疗

1. 运动治疗 患者术后应尽早开始活动,原则是从小强度和短时间开始循序渐进,根据患者个人情况予个体指导,促进患者恢复自理能力。运动治疗主要保持肌肉的力量和功能,促进血液淋巴回流,减少深静脉血栓的形成,增强消化功能以及提高免疫力等,每天坚持定量的身体锻炼,切忌过度。

2. 作业治疗 身体条件允许者,可尽早开始自己或家属协助翻身、进食、穿衣等。不建议长期卧床,拔除尿管后嘱患者多下床活动,围手术期在护理人员及家人的共同努力下帮助患者逐步恢复身体、身心健康。

3. 中医治疗 中医药治疗子宫肌瘤以化瘀消癥为主,辨证论治,药方众多。中药治疗子宫肌瘤的文献结果多以症状改善为疗效指标。Meta 分析表明,桂枝茯苓胶囊联合米非司酮治疗子宫肌瘤可获得更明显的疗效,米非司酮联合宫瘤清也可以有效治疗子宫肌瘤,降低复发率。但是,由于这些研究的样本量较小,设计有缺憾,中药治疗子宫肌瘤的确切疗效尚不能肯定。

4. 心理干预 围手术期患者多数承受着巨大的生理、心理压力,因此应重视围手术期护理干预,术前耐心向患者讲解子宫肌瘤术前准备及帮助患者熟悉陌生的医院环境,加强心理护理,减轻患者的压力,缓解患者不安、焦躁情绪,促进患者舒适,改善患者生活质量。此外家人的关心与陪伴也是必不可少的,术后帮助患者逐步过渡至正常生活状态。

5. 康复护理 术前加强疾病宣教及心理护理,可改善患者的不良情绪;术中注意加强体位管理以预防压疮、注意手术室温度等;术后加强体位管理如勤翻身及多下床活动避免下肢血栓形成、平衡饮食指导、更换切口敷料、活动指导以及肢体按摩等,从而加强营养,促进切口清洁、恢复,早日下床活动,从而有效缩短住院天数,提高生活质量水平。

(六)预后及健康教育

1. 预后 子宫肌瘤恶变发生率在 0.13%~2.02%。有生育要求的患者,经过药物或者手术治疗后一般预后良好,但有复查的可能性。

2. 健康教育 术后定期随访,定期复查妇科超声,注意月经异常、贫血等情况。

三、子宫内膜癌

(一)概述

1. 定义 子宫内膜癌(endometrial carcinoma)是发生于子宫内膜的一组上皮性恶性肿瘤,是女性生殖道三大恶性肿瘤之一。以来源于子宫内膜腺体的腺癌最常见,占女性生殖道恶性肿瘤 20%~30%。

2. 病因 目前病因尚未十分清楚。子宫内膜癌是一种生殖内分泌失调性疾病。主要是由于雌激素过度刺激子宫内膜引起。高危因素包括肥胖、高血压、糖尿病、月经初潮早和绝经晚、不孕不育和卵巢疾病等;根据子宫内膜癌的发病机制和生物学行为特点,目前将子宫内膜癌分为 I 型子宫内膜癌(雌激素依赖型)和 II 型子宫内膜癌(非雌激素依赖型)。

3. 流行病学 子宫内膜癌发病率及病死率在全球呈上升趋势,发病率最高的是北美和东欧,而美拉尼西亚、东欧和加勒比地区的病死率最高;平均每年子宫内膜癌在全球范围内有 319 600 例新发病例和

76 200 例死亡病例,在我国新发病例约 50 000 例,死亡病例约为 18 000 例。

（二）临床表现

1. 症状与体征

（1）症状：主要表现为绝经后阴道流血,量一般不多,而尚未绝经者表现为月经量增多、经期延长或者月经紊乱；其次表现为阴道排液,多为血性液体或浆液性分泌物；或引起下腹疼痛等症状；晚期可出现贫血、消瘦及恶病质等症状。

（2）体征：早期妇科检查可无异常。晚期可触及子宫增大,合并宫腔积脓时可有明显压痛,宫颈管内偶有癌组织脱出,触之易出血。若癌症侵犯周围组织时,子宫固定或在宫旁处扪及不规则结节状物。

2. 实验室检查　影像学检查：经阴道 B 超；必要时可盆腔 MRI 或 CT 协助判断肿瘤浸润深度及有无转移。血清 CA125 测定,若升高,则提示有子宫外转移,也可判断观察疗效。

3. 特殊检查　诊断性刮宫：最常用而有价值的诊断方法,组织学检查是确诊依据；宫腔镜检查：直接观察宫腔形态及宫颈管内有无癌灶存在、癌灶大小及部位,直视下活检送病理。

（三）临床诊断与处理

1. 诊断　症状、体征及影像学检查,组织学活检病理为确诊依据。

2. 化疗　目前普遍认为,化疗多适用于特殊类型或晚期子宫内膜癌患者的治疗,也可用于术后有复发高危因素患者的治疗以期减少盆腔外的远处转移。主要药物包括顺铂 / 卡铂（P）、多柔比星（A）、紫杉醇（T）、环磷酰胺（C）等,其中 A 是首选,常用化疗方案包括 CAP、TP、TC、AP 等。

3. 手术处理　早期患者以手术为主。手术治疗是首选的治疗方式。手术的目的为进行手术 - 病理分期,确定病变范围及与预后相关因素；切除病变子宫及其他可能存在的转移病灶。Ⅰ期子宫内膜癌采用全子宫 + 双附件切除术伴或不伴盆腔及腹主动脉旁淋巴结切除；Ⅱ期行改良广泛性子宫切除 + 双附件切除术,同时行盆腔淋巴结切除及腹主动脉旁淋巴结取样术；Ⅲ期和Ⅳ期手术应个体化,以尽可能切除所有肉眼可见病灶为目的。目前常用的子宫内膜癌手术方式包括传统开腹手术、腹腔镜手术、单孔腔镜手术、机器人手术系统等。术后根据高危因素选择辅助治疗。

4. 放射治疗　子宫内膜癌对放疗较敏感,其主要方式包括体外照射与腔内照射,体外照射总剂量40~45Gy,腔内照射总剂量 45~50Gy。根据患者病情,可选择术前放疗、术后放疗与单纯放疗。术后放疗是Ⅰ期高危和Ⅱ期子宫内膜癌最主要的术后辅助治疗方法,可有效控制局部肿瘤,改善无瘤生存期,其中以全盆腔照射较常见。

5. 内分泌治疗　孕激素治疗：主要用于晚期或复发癌。可延长患者生存时间,可作为其姑息治疗手段之一。研究认为,孕激素结合孕激素受体对雌激素的拮抗作用可用于子宫内膜癌的治疗。子宫内膜癌内分泌治疗的主要适应证为：①因严重并发症无法进行手术治疗的晚期或复发子宫内膜癌患者,内分泌治疗可作为姑息治疗；②有生育要求的年轻未生育者；③高分化腺癌,尤其是受体阳性者,可通过术后孕激素治疗降低复发率,延长患者生存时间。

6. 营养调理　合理饮食,建议为富含营养、易消化、提高免疫功能的食物,不要过多地吃咸而辣的食物,不吃过热、过冷、过期及变质的食物；年老体弱或有某种疾病遗传基因者酌情吃一些防癌食品和碱性食品,保持良好的精神状态。

（四）康复评估

1. 身体结构与功能　目前的评估方法多采用 Karnofsky（KPS）方法,实行百分制,将患者的身体状况评为不同等级。

2. 活动和参与　侧重于最基本的能力,日常最基本的生活活动、家庭劳动及购物等,多采用改良Barthel 指数评定；参与主要进行生活质量评定、职业能力的评定。

3. 环境因素　避免不良生活习惯,如熬夜、吸烟、酗酒等。注意伤口、个人卫生,放疗后注意口腔及皮肤卫生,保持周边生活环境清洁。

（五）康复治疗

1. 运动治疗　患者术后可根据患者个人情况予个体指导,促进患者逐步恢复自理能力。运动治疗主要保持肌肉的力量和功能,减少深静脉血栓的形成,增强消化功能以及提高免疫力等,每天坚持定量的身体锻炼,切忌过度。

2. 作业治疗　身体条件允许者,可尽早开始自己或家属协助翻身、进食、穿衣等。长期卧床患者先将下肢下垂床边,每日 2~3 次,每次 15~30min,使下肢血液循环适应站立;逐步恢复身心健康,与正常生活状态接轨。

3. 中医治疗　现代中医理论认为,子宫内膜癌因脾肾虚弱,脾气虚则不能运化水液,引起水湿内蕴、郁久化热则湿热内生而蕴于带脉之间,最终湿热之气与血俱下;此外,肝郁血热、肾阴虚也可致肝气郁结、日久化热而致冲任失调,最终可引起子宫内膜癌。中医治疗子宫内膜癌可减轻患者的症状和痛苦,提高生存质量,延长生命,降低癌症的病死率。中医将子宫内膜癌分血热型、气虚型、血瘀型、肾虚型 4 型。

4. 心理干预及康复护理　中医学角度认为子宫内膜癌为脾、肝、肾三脏器功能失调,肝气郁结,气滞血瘀,经络阻塞,日久积于腹中所致,而负性情绪会加剧肝气郁结,恶化病情。研究报道从中医护理角度对子宫内膜癌患者介入手术前后进行心理层面干预,认为情志调护对应负性情绪表征,有对症之效,特别是中医七情说,七情所伤可"致病",情志调护则可"治病",针对性采用以情胜情、释疑解惑、暗示、活动转移等方法调理。

（六）预后及健康教育

1. 预后　Ⅰ型较Ⅱ型子宫内膜癌预后好。影响预后的因素主要有:肿瘤的恶性程度及病变范围,包括手术病理分期、组织学类型、肿瘤分级、肌层浸润深度、淋巴转移及子宫外转移等;患者全身状况;治疗方案的选择。

2. 健康教育

(1)随诊:治疗后应定期随访,75%~95% 复发在术后 2~3 年内。术后 2~3 年内应每 3 个月随访 1 次;3 年后每 6 个月随访 1 次;5 年后每年随访 1 次。随访内容包括详细询问病史、盆腔检查、阴道细胞学涂片、胸部 X 线检查、血清 CA125 检测等,必要时可做 MRI 或 CT 检查。

(2)预防及筛查:2018 年 ACS 指南推荐具有平均风险或者高风险的一类妇女进行筛查。建议具有平均风险(无高危因素的绝经后女性)或高风险(无抵抗雌激素治疗史、绝经晚、他莫昔芬治疗、未生育、不孕或排卵障碍、肥胖、高血压等)的女性应该在月经开始时被告知子宫内膜癌相关风险和症状,尤其是超出预期的流血,并强烈建议如果出现这些症状应立即告知医生。

四、子宫肉瘤

（一）概述

1. 定义　子宫肉瘤(uterine sarcoma)是少见、恶性程度高的女性生殖道肿瘤,来源于子宫肌层、肌层内结缔组织和内膜间质,也继发于子宫平滑肌瘤。主要分为子宫平滑肌肉瘤(uterine leiomyosarcoma)、低级别子宫内膜间质肉瘤(low-grade endometrial stromal sarcoma,LG-ESS)、高级别子宫内膜间质肉瘤(high-grade endometrial stromal sarcoma,HG-ESS)、未分化子宫肉瘤(undifferentiated uterine sarcoma)、子宫腺肉瘤(adenosarcoma of the uterus)、子宫血管周上皮样细胞肿瘤及横纹肌肉瘤等。各类型子宫肉瘤具有独特的流行病学和病理特征。

2. 病因　其病因尚未明确。有研究发现,*RB1* 基因丢失、*TP53* 遗传突变者患子宫肉瘤的风险增加,长期使用他莫昔芬可使子宫肉瘤的发病风险增加 3 倍,盆腔接受放射治疗者远期可能继发子宫肉瘤。

3. 流行病学 子宫肉瘤少见。好发于 40 岁以上女性,占子宫肿瘤的 3%~9%,年发病率为 0.36/10 万。各组织类型在子宫肉瘤中的占比分别为:子宫平滑肌肉瘤 63%,子宫内膜间质肉瘤 26%,子宫腺肉瘤 5%。子宫平滑肌肉瘤好发于 50~55 岁妇女,复发率高,在 53%~71% 之间,总体 5 年生存率较低,5 年生存率为 15%~25%,中位生存期 10 个月。即使局限于子宫,预后仍然很差,Ⅰ期患者的 5 年生存率为 51%,Ⅱ期患者 5 年生存率为 25%,若有盆腔外转移的患者均于 5 年内死亡。有研究报道,各分期的低级别和高级别子宫内膜间质肉瘤 5 年相对生存率约为 72.7%。低级别子宫内膜间质肉瘤主要发生于 40~55 岁之间的妇女,超过一半的患者未绝经,预后良好,复发率约为 33%,且复发时间较晚,Ⅰ期和Ⅱ期的 5 年生存率为 90%,Ⅲ期和Ⅳ期为 50%。高级别子宫内膜间质肉瘤平均发病年龄为 50 岁,复发率高于低级别子宫内膜间质肉瘤,并且复发时间更早。未分化子宫肉瘤罕见且恶性程度高,约 60% 的患者为Ⅲ或Ⅳ期疾病,预后差,一旦转移,患者生存期少于 1 年。子宫腺肉瘤中多为Ⅰ期患者,5 年总生存率为 60%~80%,10 年的总生存率约为 60%,伴肉瘤过度生长的患者,复发风险显著增加 23%~77%,5 年总生存率降低 50%~60%。

(二)临床表现

1. 症状与体征 早期症状不明显,无特异性,多数病例在子宫切除或肌瘤粉碎后偶然发现。最常见的临床症状是绝经前后异常阴道出血和子宫快速增大。随病情发展出现:①腹痛。②腹部包块。③压迫症状:压迫膀胱或直肠,致尿频、尿急、尿潴留或大便困难。④其他症状:晚期患者全身消瘦、贫血、低热或肺、脑转移相应症状,宫颈肉瘤或肿瘤自宫腔脱出至阴道内,常有大量恶臭分泌物。

早期肉瘤,子宫增大,外形不规则。宫颈口有息肉或肌瘤样肿块,呈紫红色,极易出血,继发感染后有坏死及脓性分泌物。晚期肉瘤可累及骨盆侧壁,子宫固定不活动,可转移至肠管及腹腔,但腹水少见。

2. 实验室检查 目前暂无特异性肿瘤标志物可用于辅助诊断及病情监测。彩色多普勒超声及胸、腹、盆腔的 CT 或 MRI 检查有助于诊断子宫肉瘤,必要时行 PET/CT 检查。根据患者情况可选择行 X 射线、静脉肾盂造影、膀胱镜、胃肠造影或胃肠镜等。

3. 特殊检查 部分有症状的患者行诊断性刮宫或子宫内膜活检,可提高 LG-ESS 的诊断率。术中怀疑恶性子宫肿瘤者应行病理切片检查,术后确诊子宫肉瘤者需做雌激素受体和孕激素受体检测。

(三)临床诊断与处理

1. 诊断 子宫肉瘤无特异性症状,对短期内明显增大的子宫肌瘤应予以重视,尤其是绝经后妇女。诊断性刮宫、子宫内膜活检协助部分子宫内膜间质肉瘤,但敏感性差。影像学检查难以在术前区分肿瘤良恶性。需采集患者详细病史,结合全面体格检查、影像学检查、病理及其他检查结果进行初步诊断。

2. 处理 治疗原则:以手术为主,内分泌治疗、化疗和/或放疗为辅。Ⅰ期患者行全子宫及双附件切除术,Ⅰ期以上患者行全子宫 + 双附件 + 转移病灶切除术,在特殊情况下,如宫颈肌瘤肉瘤变或肉瘤侵及子宫颈,可行广泛性子宫切除术,必要时行盆腔及腹主动脉旁淋巴结切除术,有生育要求患者需谨慎选择手术方式。根据 FIGO 分期及病理检查结果,术后可予雌激素阻断剂、术后辅助化疗和/或体外放疗。无法耐受手术或手术无法切除,以及有远处转移的患者,选择姑息治疗。复发性子宫肉瘤患者根据能否再次手术、有无放疗史、复发部位及肿瘤恶性程度选择治疗方案。

3. 营养调理 手术治疗后因雌激素水平下降,易发生钙的吸收不足,要注意钙的补充,通过牛奶、奶制品等补充钙量和维生素 D,患者每日应补充 1 500mg 元素钙,维生素 D 400~800IU。注意:同时食入过多的粗纤维可降低钙的吸收。患者贫血时,多食用富含铁的食物及瘦肉、大枣、花生等。

(四)康复评估

1. 身体结构与功能 目前广泛采用 Karnofsky(KPS)方法评定患者的活动状况,实行百分制,将患者的身体状况评为不同等级,也可采用 5 级分类法评估患者的生存质量。视觉模拟评分法(VAS)评估患者疼痛主观感受程度。盆底功能(PFDI-20)问卷评定膀胱、肠道及盆腔的症状对生活质量的影响,分值越高影响越大。采用尿流率检测仪测定膀胱功能,肛门指检评定肛门括约肌功能。

2. 活动和参与　国内通常使用改良 Barthel 指数(MBI)及功能独立性评定(FIM)来评定患者的日常生活活动,得分越高患者独立能力越强。

3. 环境因素　采用汉密尔顿抑郁量表(HAMD)、焦虑自评量表(SAS)评定患者心理状态。评估患者及家属居住条件和社会环境,包括家庭环境、家属心理、工作情况、经济条件、生活习惯等。

（五）康复治疗

1. 运动治疗　适当的有氧运动可增加患者的活力,预防静脉栓塞,减少不适感觉,如散步、太极、简单瑜伽等。可根据患者身体状况,调整合适的运动量,循序渐进。针对性的盆底肌和肛门括约肌训练,可增加盆底肌和肛门括约肌的控制能力,减轻尿道和肠道症状。

2. 物理因子治疗　紫外线疗法、电疗法、超声波疗法等有消炎、止痛、促进伤口愈合和软化硬结等作用。热疗、红外线或紫外线光疗法、穴位电刺激、经皮神经电刺激疗法、低中频电疗及生物反馈等物理疗法可明显改善疼痛的程度。术后患者采用间隙式气压装置和分级加压弹力袜预防静脉栓塞。

3. 作业治疗　根据患者情况,制订个性化作业治疗方案,如日常生活活动能力与工具性日常生活活动功能训练,药物提醒、安排预约、处理购物、烹饪和资金管理、待办事项、导航系统的使用培训等。提高患者生活质量,提高独立的功能,逐渐恢复到与职业近似的操作训练,使其尽快回归正常生活。

4. 中医治疗　中医学认为盆腔肿瘤,主因正气不足,风寒湿热之邪内侵,或房室所伤、情志因素、饮食劳倦脏腑功能失常,机体气机运行受阻,气机阻滞,瘀血、痰饮、寒凝、湿浊等有形之邪凝结不散,结于胞中内外,聚集成块。主张理气药物和活血化瘀药物配合应用,使之气行瘀化;瘀血内结胞宫日久而成癥瘕,癥瘕已成,须配伍软坚散结之品有利于消癥的治疗。经手术、放化疗后,仍有余毒未净,因此虚、瘀、寒、毒是晚期肿瘤发生最主要的病理因素,治疗上强调肝、脾、肾三脏的治疗作用,以健脾益气,扶正祛邪为法。治疗上用黄芪、党参、白术、枸杞子等健脾益肾为君药,取“养正积自除”之意,用乌药、肉桂、橘核、莪术、三棱等为臣药,以行气散结,佐以龙葵、白花蛇舌草,一则清除余邪,二则防本病日久易化热化火伤津。

5. 心理干预　癌症确诊所带来的焦虑和负面情绪,将导致患者整体生活质量下降,甚至出现抑郁症状。针对患者的心理改变,进行健康教育,建立患者对治疗的信心,通过放松训练、心理疏导、缓解压力等方式减轻患者负面情绪,提高患者对治疗的耐受能力、生活质量及社交能力。

6. 康复护理　鼓励患者尽早下床活动,预防下肢血管栓塞、泌尿系感染、便秘等并发症,缩短术后留置尿管时间。长期卧床患者,建议多翻身、按摩,预防坠积性肺炎、压疮、肌肉萎缩等。

（六）预后及健康教育

1. 预后　即使在诊断时病变局限于子宫体,平滑肌肉瘤仍然预后不良,40% 首次复发在肺部,13% 首次复发在盆腔。预后与患者年龄、临床分期、肿瘤大小、包膜情况、有无坏死、有丝分裂率、细胞核异型性程度以及血管浸润等有关。p53、p16、Ki-67 和 Bcl-2 等辅助指标可用于预测平滑肌肉瘤的预后。肿瘤直径 ≥10cm、有丝分裂象 ≥20/10HPF,≥10% 的肿瘤细胞核表达 Ki-67,Bcl-2 阴性的患者预后较差;肿瘤直径较小、有丝分裂象 <20/10HPF,<10% 的肿瘤细胞核表达 Ki-67,Bcl-2 阴性 / 阳性的患者预后较好。

2. 健康教育　前 2~3 年每 3 个月随访 1 次,以后每 6~12 个月随访 1 次;复查内容包括全身体检及妇科检查、影像学检查和健康宣教。胸部、腹部和盆腔 CT 检查(也可选择胸部 CT 结合腹部和盆腔 MRI),前3 年内每 3~6 个月检查 1 次,第 4~5 年每 6~12 个月检查 1 次,第 6~10 年根据肿瘤初始分期和病理分级,每 1~2 年检查 1 次。当上述检查不能排除肿瘤转移时,宜行全身 PET/CT 检查。子宫肉瘤的治疗完成后,可进行性生活,无需禁房事。

五、卵巢肿瘤

(一)概述

1. 定义 卵巢肿瘤(ovarian tumor)是常见的妇科肿瘤。组织成分非常复杂,是全身各脏器原发肿瘤类型最多的器官,不同类型的组织学结构和生物学行为,均存在很大差异。

2. 病因 至今病因尚不清楚,有学者提出持续排卵的假说。5%~10%的卵巢上皮癌有家族史或遗传史。

3. 流行病学 卵巢肿瘤在各种年龄均可发病,但肿瘤的组织学类型有所不同,卵巢上皮性肿瘤好发于50~60岁的妇女,而卵巢生殖细胞肿瘤多见于30岁以下的年轻女性。卵巢恶性肿瘤是女性生殖器常见的三大恶性肿瘤之一。卵巢位于盆腔深部,早期病变不易发现,一旦出现症状多属晚期,应高度警惕。近20年来,由于有效化疗方案的应用,使卵巢恶性生殖细胞肿瘤的治疗效果有了明显的提高,病死率从90%降至10%;但卵巢恶性上皮性肿瘤的治疗效果却一直未能改善,5年生存率30%~40%,病死率居妇科恶性肿瘤首位。卵巢恶性上皮性肿瘤已成为严重威胁妇女生命和健康的主要肿瘤。

(二)临床表现

1. 症状与体征 早期常无症状,可在妇科检查发现。主要症状为腹胀、腹部肿块及腹水,症状的轻重取决于:①肿瘤的大小、位置、侵犯邻近器官的程度;②肿瘤的组织学类型;③有无并发症。肿瘤若向周围组织浸润或压迫神经,可引起腹痛、腰痛或下肢疼痛;若压迫盆腔静脉,出现下肢水肿;若为功能性肿瘤,产生相应的雌激素或雄激素过多症状。晚期可表现为消瘦、严重贫血等恶病质征象。三合诊检查在阴道后穹隆触及盆腔内硬结节,肿块多为双侧,实性或半实性,表面凹凸不平,不活动,常伴有腹水。有时在腹股沟、腋下或锁骨上可触及肿大淋巴结。

2. 实验室检查

(1)肿瘤标志物:目前尚无任何一种肿瘤标志物为某一独特肿瘤专有,各种类型卵巢肿瘤可具有相对较特殊标志物,可用于辅助诊断及病情监测。① CA125:80%卵巢上皮癌患者CA125水平高于正常值(正常值:<35IU/mL);90%以上患者CA125水平的高低与病情缓解或恶化一致,可用于病情监测,灵敏度高。② AFP:对卵巢内胚窦瘤有特异性价值,对未成熟畸胎瘤、混合性无性细胞瘤中含卵黄囊成分者有协助诊断意义。③ hCG:对于原发性卵巢绒癌有特异性。④性激素:颗粒细胞瘤、卵泡膜细胞瘤产生较高水平雌激素。浆液性、黏液性或卵巢布伦纳瘤(ovarian Brenner tumor)有时也可分泌一定量的雌激素。

(2)影像学检查:① B型超声:检测肿块部位、大小、形态,提示肿瘤性状囊性或实性,囊内有无乳头以及鉴别卵巢肿瘤、腹水和结核性包裹性积液。B型超声检查的临床符合率>90%,但直径<1cm的实性肿瘤不易测出。通过彩色多普勒超声扫描,能测定卵巢及其新生组织血流变化,有助于诊断。②腹部平片:若为卵巢畸胎瘤,可显示牙齿及骨质,囊壁为密度增高的钙化层,囊腔成放射透明阴影。③ CT检查:可清晰显示肿块,良性肿瘤多呈均匀性回声,囊壁薄,光滑,恶性肿瘤轮廓不规则,向周围浸润或伴腹水;CT还可显示有无肝、肺结节及腹膜后淋巴结转移。

3. 特殊检查

(1)腹腔镜检查:可直接观察肿块状况;盆腔、腹腔及横膈部位进行窥视,并在可疑部位进行多点活检,抽吸腹腔液进行细胞学检查。

(2)细胞学检查:阴道脱落细胞涂片找癌细胞诊断卵巢恶性肿瘤的阳性率不高,价值不大,腹水或腹腔冲洗液找癌细胞对Ⅰ期患者进一步确定分期及选择治疗方法有意义。若有胸腔积液应做细胞学检查确定有无胸腔转移。

（三）临床诊断与处理

1. 诊断　卵巢肿瘤虽无特异性症状，常于体检时发现，但根据患者的年龄、病史及局部体征等特点可初步确定是否为卵巢肿瘤，并对良、恶性做出估计。卵巢恶性肿瘤的体格检查特点是，双侧、实性、不规则的盆腹腔包块，活动度差，常伴有腹水和子宫直肠窝结节。诊断困难时可做上述的辅助检查。

2. 处理　一经发现卵巢肿瘤，应行手术，手术目的：①明确诊断；②切除肿瘤；③恶性肿瘤进行手术 - 病理分期。术中不能明确诊断，应将切下的卵巢肿瘤送快速冰冻组织病理学检查，进行确诊。手术可通过腹腔镜和 / 或剖腹进行，卵巢良性肿瘤常采用腹腔镜手术，卵巢恶性肿瘤则多使用剖腹手术。手术后应根据卵巢肿瘤的性质，组织学类型，手术 - 病理分期等因素决定是否进行辅助治疗。

3. 营养调理　卵巢肿瘤手术治疗后要注意钙的补充；因雌激素水平下降，易发生钙的吸收不足。患者贫血时，多食用富含铁的食物及瘦肉、大枣、花生等。

（四）康复评估

1. 身体结构与功能　目前广泛采用 Karnofsky（KPS）方法评定患者的活动状况，实行百分制，将患者的身体状况评为不同等级，也可采用 5 级分类法评估患者的生存质量。女性性功能指数量表（female sexual function index，FSFI）和女性性功能障碍筛查工具（sexual complaints screener for women，SCS-W）评估女性性功能情况及患者对目前治疗的意愿。

2. 活动和参与　国内通常使用改良 Barthel 指数（MBI）及功能独立性评定（FIM），主要评定康复对象的自我照顾能力。

3. 环境因素　改善居住条件和社会环境，改善家庭环境，包括家属在心理上、护理上、经济上的支持，注意个人心理支持，注意卫生，保持周边生活环境清洁。

（五）康复治疗

1. 运动治疗　不感到乏力的情况下适当做家务劳动。应以有氧运动为主，运动量以能够增加患者的活力，减少不适感觉为准，如散步、简单瑜伽等。

2. 物理因子治疗　热疗、冷疗、功能性电刺激、神经肌肉电刺激、痉挛电刺激及生物反馈等物理疗法可明显改善疼痛的程度，采用针对性治疗以促进患者胃肠功能恢复。

3. 作业治疗　主要是日常生活动作（衣、食、住、行的基本技巧），职业性劳动动作，工艺劳动动作（如编织）等方面的训练，使患者出院后能适应个人、家庭及社会生活和劳动的需要。此外康复治疗师还要根据患者的功能障碍情况，提供简单的辅助工具并指导使用，帮助患者生活动作顺利完成。

4. 中医治疗　中医学认为肿瘤的发生是由于肌体内存在着功能失调或障碍，气血凝滞，致使正气严重不足所致，应以调整阴阳的辨证论治为其核心，着眼全身状态的调节，重现提高抗病能力，强调扶正祛邪，因而在改善临床症状，从而提高患者生存治疗方面有独到的优势。

5. 心理干预　针对患者的心理改变，有目的地采用各种心理治疗技术，并结合疾病的进展和临床特点进行支持心理治疗，使患者对自己的病情有正确的认识，积极配合治疗，以良好的心态和乐观的精神适应日常的生活和工作。

6. 康复护理　预防泌尿系感染、压疮、坠积性肺炎、关节挛缩、便秘等并发症，鼓励患者尽早下床活动，预防下肢血管栓塞，缩短术后留置尿管时间，加强肠道护理，减轻恶心、厌食等症状。

（六）预后及健康教育

1. 预后　预后与良恶性、分期、组织学分类及分级、患者年龄及治疗方式有无。恶性肿瘤以分期最重要，期别越早，预后越好。

2. 健康教育

（1）开展卫生宣传教育：饮食与卵巢癌的发生有一定关系，多食蔬菜、胡萝卜、谷物、碳水化合物、维生素 A、维生素 C 和富含纤维的食物可减少卵巢癌的发生。提倡高蛋白、富含维生素 A 的饮食,避免高胆固醇食物。高危妇女可服避孕药物预防。

(2)高危人群的筛查:最近的研究表明,遗传性卵巢癌综合征(hereditary ovarian cancer syndrome,HOCS)家族中的成员是发生卵巢癌的高危人群,发生卵巢癌的危险概率高达 20%~59%,*BRCA* 基因表达与遗传性卵巢癌综合征(HOCS)有密切的相关性,而且将 *BRCA* 基因监测用于卵巢癌高危人群的筛查。

(3)重视卵巢肿瘤的诊断及处理:30 岁以上妇女每年应行妇科检查;高危人群每半年检查 1 次,早期发现或排除卵巢肿瘤。若配合 B 型超声检查,CA125 检测等则更好。对卵巢实性肿瘤或囊肿直径>5cm 者,应及时手术切除。重视青春期前、绝经后或生育年龄口服避孕药的妇女发现卵巢肿大,应及时明确诊断。卵巢肿块诊断不清或治疗无效者,应及早行腹腔镜检查或剖腹探查,早期诊治。

(4)乳癌和胃肠癌的女性患者:治疗后应严密随访,定期做妇科检查,确定有无卵巢转移癌。

(5)手术后和放化疗后:可恢复正常性生活,但由于治疗影响可导致性欲下降、潮热、黏膜萎缩和阴道干燥等。盆底肌康复训练和低频电刺激联合生物反馈训练,局部激素疗法配合阴道扩张器治疗,可缓解上述症状,有助于早期恢复性生活。

六、原发性输卵管癌

(一) 概述

1. 定义　输卵管肿瘤(tumor of the fallopian tube)少见。特别是良性输卵管肿瘤更罕见。输卵管和子宫都是由胚胎期米勒管发育而成,凡子宫体或子宫颈发生的肿瘤,输卵管也可发生,因此输卵管肿瘤种类繁多。但由于输卵管肿瘤无特异性症状和体征,且卵巢癌常累及输卵管,临床上易发生漏诊和误诊。

2. 病因　病因不明。不孕与生育少可能是其主要的发病因素。输卵管癌患者中有不孕史者占 30%~60%。

3. 流行病学　原发性输卵管癌(primary fallopian tube cancer)是少见的妇科恶性肿瘤,约占女性生殖道肿瘤的 0.5%。发病高峰年龄为 52~57 岁。阴道排液是最常见的症状,常伴有盆腔或下腹部疼痛和盆腔包块。输卵管癌的生物学性状及治疗与卵巢癌相似。

(二) 临床表现

1. 症状与体征　早期多无症状,易被忽视或延误诊断。随病变发展,临床上表现为阴道排液、腹痛和盆腔肿块,称输卵管癌的三联征。但临床不足 15% 的患者有此典型三联征。

2. 实验室检查

(1)血清 CA125 测定:可作为输卵管癌诊断及判断预后的重要参考指标,但无特异性。

(2)影像学检查:B 型超声、CT、MRI 等有助于术前诊断和分期,可确定肿块的部位、大小、性质及有无腹水等。

3. 特殊检查

(1)细胞学检查:阴道脱落细胞学检查找到不典型腺上皮纤毛细胞,提示输卵管癌的可能。阳性者应行分段诊刮以排除子宫内膜癌和宫颈癌。若细胞学阳性而诊断性刮宫阴性者则可能为输卵管癌。当肿瘤穿破浆膜层或盆腹腔扩散则可在腹水或腹腔冲洗液中找到恶性细胞。

(2)子宫内膜检查:子宫内膜癌、子宫黏膜下肌瘤患者常有阴道排液,为排除以上疾病需行分段诊刮,输卵管癌诊断性刮宫常为阴性,伴有宫内转移者除外。

(3)腹腔镜检查:腹腔镜可直接观察输卵管及卵巢,有助于输卵管癌的诊断,同时可吸取腹腔镜液进行细胞学检查。

（三）临床诊断与处理

1. 诊断　术前诊断较困难,常误诊为卵巢癌。术后组织学诊断为金标准,超声检查、CT、腹腔镜探查等可协助诊断。

2. 药物治疗　与卵巢癌相似,多采用以铂类和紫杉醇为主的联合化疗方案。

3. 手术处理　治疗以手术为主。原则上早期应行全面分期手术,晚期行肿瘤细胞减灭术。

4. 营养调理　对患者进行细致的营养状况评估和提供营养处方,制订个体化的营养治疗方案,确保患者有充足的营养摄入。

（四）康复评估

1. 身体结构与功能　随着肿瘤病情的进展,根据患者对疼痛程度打分来评定疼痛的程度。根据Raven分类,对恶性肿瘤残疾评定可分为四类。

2. 活动和参与　同卵巢肿瘤,常采用改良Barthel指数(MBI)及功能独立性评定(FIM),对患者自理、运动、交流和家务活动等诸多方面进行评估。生活质量的主观评估采用生活满意度指数A量表,相对客观的评估采用生活质量指数。

3. 环境因素　营造利于患者康复的环境,保持环境清洁、安静,保持周围空气新鲜、洁净,无特殊气味,湿度、温度适宜。

（五）康复治疗

1. 运动治疗　有氧运动可引起多种生理改变,包括提高机体最大耗氧量、改善胰岛功能、调节血浆脂蛋白组成、降低血压、增加骨密度、提高机体的耐力和免疫力,配合饮食调节可促使患者体重减轻,减少骨关节负荷。常用的有氧运动方法有骑车、游泳、散步、跳舞、太极拳等。避免从事重体力劳动,不要过度劳累,以免损伤骨关节与肌肉组织或加重心肺疾病。

2. 物理因子治疗　各种物理因子治疗,如蜡疗或红外线具有镇痛消肿作用,减轻瘢痕疼痛感,低中频电疗具有促进局部血液循环作用,高频电疗则具有消炎、镇痛、缓解肌肉痉挛、改善血液循环的作用。

3. 作业治疗　在家属的协助下,进行日常生活活动训练,包括穿衣、翻身、洗澡、基本行动能力等。鼓励患者勤翻身,做踝泵运动,早日下床活动。各种支具、夹板、拐杖、助行器、轮椅等辅助具的应用可起到制动、保护、增加负荷能力、防止畸形发展等作用,可视患者的具体情况加以应用。

4. 中医治疗　根据祖国传统医学理论,在辨证论治的基础上采用针灸、按摩等促进病情改善。在并发症的治疗中,应用中药内服、外用。

5. 心理干预　针对患者术后心理变化的不同阶段,制订心理治疗计划,进行个体、集体和家庭、行为等多方法治疗。

6. 康复护理　采用康复护理药物治疗等,预防并发症发生。同时,施行针对性治疗处理,减轻症状,促进功能恢复。

（六）预后及健康教育

1. 预后　预后与临床级别、初次手术后残留肿瘤的直径相关。5年生存率Ⅰ期100%,Ⅱ期65%,Ⅲ期40%,Ⅳ期25%。

2. 健康教育　建议治疗后的第1~2年,每3个月复查1次;第3~5年,每4~6个月复查1次;5年以后每年复查1次。随访内容包括详细询问病史,仔细体格检查(包括乳房、盆腔和直肠);定期复查CA125,特别是初次诊断时有CA125升高的患者;根据临床指征选择影像学检查,如B超声、X线、CT和MRI等。

（刘　娟）

第十一章 血液系统疾病康复

11

第一节 贫　血

一、概述

贫血(anemia)是指人体外周血红细胞容量减少,低于正常范围下限,不能运输足够的氧至组织而产生的一种临床综合征。由于红细胞容量测定较复杂,临床上常以血红蛋白(hemoglobin,Hb)浓度来代替。我国血液病学家认为在我国海平面地区,成年男性 Hb<120g/L,成年女性(非妊娠)Hb<110g/L,孕妇 Hb<100g/L 即为贫血。

贫血是一种症状,而不是具体的疾病。不管哪种原因导致的贫血,由于血红蛋白浓度下降,机体携带氧气的能力就会明显地不足,患者就会出现组织缺氧的症状,从而表现出一系列临床表现。其中,由于中枢神经系统对缺血缺氧最为敏感,所以说贫血的患者中枢神经系统的症状最为突出,患者可以表现为头晕、头疼、耳鸣、眼花、失眠、健忘,严重者还会出现神智和情绪方面的改变,所以说贫血对人们的健康威胁巨大。对于临床上出现的贫血,首先要明确贫血的病因,给予对症治疗,但贫血患者的康复治疗也很重要。临床常见的贫血主要有缺铁性贫血、巨幼细胞贫血、再生障碍性贫血和溶血性贫血等。

二、病因和发病机制

(一) 缺铁性贫血

1. 定义　当机体对铁的需求与供给失衡,导致体内贮存铁耗尽(iron depletion,ID),继之红细胞内铁缺乏(iron deficient erythropoiesis,IDE),最终引起缺铁性贫血(iron deficiency anemia,IDA)。IDA 是铁缺乏症(包括 ID、IDE 和 IDA)的最终阶段,表现为缺铁引起的小细胞低色素性贫血及其他异常。缺铁和铁利用障碍影响血红素合成,故有学者称该类贫血为血红素合成异常性贫血。

2. 主要病因

(1)需铁量增加而铁摄入不足:多见于婴幼儿、青少年、妊娠和哺乳期妇女。

(2)铁吸收障碍:常见于胃大部分切除术后,胃酸分泌不足且食物快速进入空肠,绕过铁的主要吸收部位(十二指肠),使铁吸收减少。另外,长期不明原因腹泻、慢性肠炎、克罗恩病等造成的胃肠道功能紊乱导致铁吸收障碍而发生 IDA。

(3)铁丢失过多:慢性胃肠道失血(包括痔疮、胃十二指肠溃疡、消化道息肉、胃肠道肿瘤、食管或胃底静脉曲张破裂)、各种原因的月经过多、咯血和肺泡出血(肺结核、支气管扩张、肺癌等)及其他(如遗传性出血性毛细血管扩张症、多次献血等)。

3. 发病机制

(1)缺铁对铁代谢的影响:当体内贮存铁减少到不足以补偿功能状态的铁时,铁代谢指标发生异常。贮铁指标(铁蛋白、含铁血黄素)减低、血清铁和转铁蛋白饱和度减低、总铁结合力和未结合铁的转铁蛋白升高、组织缺铁、红细胞内缺铁。

（2）缺铁对造血系统的影响：红细胞内缺铁，血红素合成障碍，继而血红蛋白生成减少，红细胞胞质少、体积小，发生小细胞低色素性贫血；严重时粒细胞、血小板的生成也受影响。

（3）缺铁对组织细胞代谢的影响：组织缺铁，细胞中含铁酶和铁依赖酶的活性降低，进而影响患者的精神、行为、体力、免疫功能及患儿的生长发育和智力。

4. 流行性病学　IDA 是最常见的贫血。其发病率在发展中国家、经济不发达地区、婴幼儿、育龄妇女明显增高。上海地区人群调查显示：铁缺乏症的年发病率在 6 个月 ~2 岁婴幼儿为 75.0%~82.5%、妊娠 3 个月以上妇女为 66.7%、育龄妇女为 43.3%、10~17 岁青少年为 13.2%；以上人群 IDA 患病率分别为 33.8%~45.7%、19.3%、11.4% 和 9.8%。

（二）巨幼细胞贫血

1. 定义　机体内叶酸或维生素 B_{12} 缺乏或某些影响核苷酸代谢的药物导致细胞核脱氧核糖核酸（DNA）合成障碍所致的贫血，称巨幼细胞贫血。本病的特点是呈大红细胞性贫血，骨髓内出现巨幼红细胞、粒细胞及巨核细胞系列。此类贫血的幼红细胞 DNA 合成障碍，故又称为幼红细胞增殖异常性贫血。

2. 发病原因　根据缺乏物质的种类，病因有单纯叶酸缺乏、单纯维生素 B_{12} 缺乏、叶酸和维生素 B_{12} 同时缺乏。①叶酸缺乏的原因主要有摄入减少、需求量增加、吸收和利用障碍，多见于食物加工温度过高或时间过长、妊娠期妇女或生长发育的儿童及青少年、小肠炎症、抗叶酸类或抗肿瘤类等药物影响。②维生素 B_{12} 缺乏的原因主要有内因子缺乏、肠道疾病、药物诱发等。

3. 发病机制　维生素 B_{12} 和叶酸是细胞合成 DNA 过程中的重要辅酶，维生素 B_{12} 和叶酸缺乏可导致 DNA 合成障碍、复制延迟。RNA 合成所受影响不大，细胞内 RNA/DNA 比值增大，造成细胞体积增大，胞核发育滞后于胞质，形成巨幼变。维生素 B_{12} 还参与神经组织的代谢，缺乏时可引起神经细胞甲基化反应受损，出现神经脱髓鞘病变。

4. 流行性病学　在我国叶酸缺乏者多见于山西、陕西、河南等地。

（三）溶血性贫血

1. 定义　溶血（hemolysis）是红细胞遭到破坏，寿命缩短的过程。骨髓具有正常造血 6~8 倍的代偿能力，当溶血超过骨髓的代偿能力，引起的贫血即为溶血性贫血（hemolytic anemia，HA）；当溶血发生而骨髓能够代偿时，可无贫血，称为溶血状态。HA 占全部贫血的 5% 左右，可发生于任何年龄阶段。

2. 发病原因　是红细胞遭到破坏，寿命缩短。大多数遗传性溶血性贫血是由于红细胞内部因素造成的红细胞过度破坏，而大多数获得性溶血性贫血是由于来自红细胞外部因素造成的红细胞过度破坏，但也有例外，即阵发性睡眠性血红蛋白尿是唯一由于红细胞内部因素造成的获得性溶血性贫血。

3. 发病机制　与红细胞破坏加速密切相关，一是红细胞内在缺陷，包括红细胞膜缺陷，红细胞酶缺陷，珠蛋白异常；二是红细胞外部因素异常，包括自身免疫、同种异体免疫或同族免疫等免疫性因素，物理和创伤性因素等非免疫性因素。另外，骨髓内的幼红细胞在释入血液循环之前已在骨髓内破坏，可伴有黄疸，其本质是一种血管外溶血，称为无效性红细胞生成或原位溶血，常见于巨幼细胞贫血等。

（四）再生障碍性贫血

1. 定义　再生障碍性贫血（aplastic anemia，AA），简称再障。一种可能由不同病因和机制引起的骨髓造血功能衰竭症。主要表现为骨髓造血功能低下、全血细胞减少（pancytopenia）及所致的贫血、出血、感染综合征。

2. 发病原因　从病因上 AA 可分为先天性（遗传性）和后天性（获得性）。获得性 AA 根据是否有明确病因分为原发性和继发性。原发性 AA 即无明确病因者。近年多数学者认为 T 细胞功能异常、造血负调控因子增加引起的骨髓衰竭是获得性 AA 的主要发病机制。

再障分为原发性与继发性。约 50% 的患者无明确病因,称为原发性再障。继发性再障可能和下列因素有关。①药物因素:药物的毒性、特异质反应均可引起骨髓抑制,如氯霉素等药物。②化学因素:如化学毒物苯及其衍化物,其骨髓毒性直接引发骨髓增生不良。③物理因素:电离辐射 X 射线、γ 射线或中子可穿过或进入细胞,直接损害造血干细胞(hematopoietic stem cell, HSC)和骨髓微环境。④生物因素:病毒感染尚可破坏骨髓微循环,再障还可继发于免疫性疾病、慢性肾衰竭、严重的甲状腺或腺垂体功能减退症等。

3. 发病机制　①造血干祖细胞减少或缺陷:包括质和量的异常,造血干细胞有缺陷,端粒长度缩短。②造血微环境异常:AA 患者骨髓活检除发现造血细胞减少外,还有骨髓"脂肪化"等;部分 AA 骨髓基质细胞体外培养生长情况差。③免疫功能紊乱:尤其是细胞免疫出现异常,T 细胞亚群失衡,T 细胞分泌的造血负调控因子(IL-2、IFN-γ、TNF)明显增多,骨髓造血组织遭受免疫损伤。

4. 流行性病学　再障的年发病率在欧美为(0.47~1.37)/10 万,日本为(1.47~2.40)/10 万,我国为 0.74/10 万。可发生于各年龄段,青年人和老年人发病率较高。男、女发病率无明显差别。

三、临床表现

(一) 缺铁性贫血

1. 贫血表现　乏力、易倦、头晕、头痛、耳鸣、记忆力衰退、心慌、气短、纳差、面色苍白等是常见症状。

2. 原发病表现　如消化道溃疡、肿瘤或痔疮导致的黑便、血便或腹部不适,月经过多,肿瘤性疾病所致的消瘦等。

3. 组织缺铁表现　①患儿精神发育和行为改变,对外界反应差、易激惹、注意力不集中;②体力、劳动耐力降低;③细胞免疫功能减低,易感染;④严重缺铁性贫血可致黏膜组织变化和外胚叶营养障碍,出现口炎、舌炎、萎缩性胃炎和胃酸缺乏,皮肤干燥,毛发干枯脱落、指甲扁平、脆薄易裂和反甲,甚至出现吞咽困难及异食癖。

(二) 巨幼细胞贫血

1. 常见症状　面色苍白、疲倦、乏力、头晕,活动后心悸、气短等。少数患者可出现轻度黄疸。

2. 消化系统症状　食欲减退、腹胀、腹泻及舌炎等。舌面呈牛肉样舌,以舌炎、舌痛表现最为明显。

3. 神经系统症状　维生素 B_{12} 缺乏,特别是恶性贫血时,常有对称性手足麻木、感觉障碍、行走困难、共济失调等周围神经炎、亚急性或慢性脊髓后侧索联合变性表现;叶酸缺乏可引起易怒、妄想等精神症状,补充叶酸即可消失。

(三) 溶血性贫血

1. 急性溶血性贫血　多为血管内溶血,起病急骤(如血型不合输血),可有严重的腰背及四肢酸痛,伴头痛、呕吐、寒战,随后出现高热、面色苍白和血红蛋白尿、黄疸。严重者可出现周围循环衰竭和急性肾衰竭。

2. 慢性溶血性贫血　多为血管外溶血,起病缓慢,症状相对较轻,临床表现有贫血、黄疸、脾大。慢性溶血过程中,感染等诱因可使溶血加重,发生溶血危象及再障危象。慢性重度溶血性贫血时,长骨部分的黄骨髓可变成红骨髓,骨髓腔扩大,骨皮质变薄,骨骼变形。

(四) 再生障碍性贫血

1. 重型再生障碍性贫血(severe aplastic anemia, SAA)　起病急,进展快,病情重;贫血呈进行性加重,以感染和出血表现更多,有些患者体温可达 39℃ 以上,严重者出现肺炎、败血症及颅内出血,如仅采用一般性治疗多数在 1 年内死亡。

2. 非重型再生障碍性贫血(non-severe aplastic anemia, NSAA)　起病缓慢,以贫血为主要表现,有皮肤黏膜轻度出血、呼吸道感染,大多数患者可获得长期缓解及痊愈,但有少数到后期转为重型再生障碍性贫血。

四、实验室检查

(一)缺铁性贫血

1. 血象　呈小细胞低色素性贫血。平均红细胞体积(mean corpuscular volume,MCV)低于80fl,平均红细胞血红蛋白含量(mean corpuscular hemoglobin,MCH)小于27pg,平均红细胞血红蛋白浓度(mean corpuscular hemoglobin concentration,MCHC)小于32%。

2. 铁代谢　血清铁低于8.95μmol/L,总铁结合力>64.44μmol/L,运铁蛋白饱和度<15%,转铁蛋白受体浓度>8mg/L,血清铁蛋白<12μg/L。骨髓铁染色显示骨髓小粒可染铁消失或减少,铁粒幼细胞低于15%。

3. 骨髓象　增生活跃或明显活跃;以红系增生为主,粒系、巨核系无明显异常;红系呈"核老浆幼"现象。

4. 红细胞内卟啉代谢　血液锌原卟啉(zinc protoporphyrin,ZPP)>0.96μmol/L(全血),红细胞游离原卟啉(free erythrocyte protoporphyrin,FEP)>0.9μmol/L(全血)。

(二)巨幼细胞贫血

1. 血象　呈大细胞性贫血,MCV、MCH均增高,MCHC正常。网织红细胞计数可正常或轻度增高。重症病例常呈全血细胞减少。血片中可见中性粒细胞分叶过多(5叶核占比>5%,或有6叶以上核)。

2. 骨髓象　增生活跃或明显活跃,红系增生显著、巨幼变,"核幼浆老"现象,粒系也有巨幼变、巨核细胞体大,分叶过多。骨髓铁染色常增多。

3. 血清维生素B$_{12}$、叶酸含量测定　血清叶酸测定<6.8nmol/L(3ng/mL),血清维生素B$_{12}$测定<74pmol/L(100ng/mL)。

4. 其他　血清间接胆红素可稍增高、内因子抗体阳性(见于恶性贫血)。

(三)溶血性贫血

1. 血象　网织红细胞升高,外周血涂片破碎和畸形红细胞升高,可见有核红细胞。

2. 骨髓象　骨髓红系增生旺盛,粒红比例降低或倒置。

3. 其他检查　血清间接胆红素增高,尿胆原升高,尿胆红素阴性。尿含铁血黄素阳性。

(四)再生障碍性贫血

1. 血象　SAA呈全血细胞减少,贫血属正细胞正色素性,网织红细胞显著减少。

2. 骨髓象　骨髓增生减低或重度减低,粒、红系及巨核细胞明显减少且形态大致正常,淋巴细胞、网状细胞及浆细胞等非造血细胞比例明显增高,骨髓小粒较空虚。骨髓活检显示全切片增生减低,造血组织减少,脂肪组织和/或非造血细胞增多,无异常细胞。

3. 其他检查　CD4$^+$细胞:CD8细胞比值减低,Th1:Th2型细胞比值增高,血清IL-2、IFN-γ、TNF水平增高;骨髓细胞染色体核型正常,中性粒细胞碱性磷酸酶染色强阳性;溶血检查均呈阴性。

五、诊断与鉴别诊断

(一)缺铁性贫血

1. 诊断

(1)体内贮存铁耗尽(ID):①血清铁蛋白<12μg/L;②骨髓铁染色显示骨髓小粒可染铁消失,铁粒幼细胞<15%;③血红蛋白及血清铁等指标正常。

（2）红细胞内铁缺乏（IDE）：① ID 的① + ②；②转铁蛋白饱和度<15%；③ FEP/Hb>4.5μg/gHb；④血红蛋白正常。

（3）缺铁性贫血（IDA）：① IDE 的① + ② + ③；②小细胞低色素性贫血：男性 Hb<120g/L，成年女性（非妊娠）Hb<110g/L，孕妇 Hb<100g/L；MCV<80fl，MCH<27pg，MCHC<32%。

（4）病因诊断：IDA 仅是一种临床表现，常常隐藏着其他疾病。如消化道疾病伴慢性失血，应多次检查大便潜血，必要时做胃肠道 X 线或内镜检查；月经过多的妇女应注意检查有无妇科疾病。

2. 鉴别诊断

（1）铁粒幼细胞贫血：遗传或不明原因导致的红细胞铁利用障碍性贫血。表现为小细胞性贫血，但血清铁蛋白浓度增高、骨髓小粒含铁血黄素颗粒增多、铁粒幼细胞增多，并出现环形铁粒幼细胞。血清铁和铁饱和度增高，总铁结合力不低。

（2）慢性病性贫血：慢性炎症、感染或肿瘤等引起的铁代谢异常性贫血。贫血为小细胞性。贮铁（血清铁蛋白和骨髓小粒含铁血黄素）增多。血清铁、血清铁饱和度、总铁结合力降低。

（3）珠蛋白生成障碍性贫血：原名地中海贫血，有家族史，有溶血表现。血片中可见多量靶形红细胞，并有珠蛋白肽链合成数量异常的证据，如胎儿血红蛋白或血红蛋白 A2 增高，出现血红蛋白 H 包涵体等。血清铁蛋白、骨髓可染铁、血清铁和铁饱和度不低且常增高。

（二）巨幼细胞贫血

1. 诊断　①有叶酸、维生素 B_{12} 缺乏的病因及临床表现；②外周血呈大细胞性贫血，中性粒细胞核分叶过多；③骨髓呈典型的巨幼样改变，无其他病态造血表现；④血清叶酸和 / 或维生素 B_{12} 水平降低。

2. 鉴别诊断

（1）造血系统肿瘤性疾病：如急性髓细胞白血病 M_6 型、骨髓增生异常综合征，骨髓可见巨幼样改变等病态造血现象。

（2）有红细胞自身抗体的疾病：如温抗体型自身免疫性溶血性贫血、伊文思综合征（Evans syndrome）、免疫相关性全血细胞减少，不同阶段的红细胞可因抗体附着"变大"，又有间接胆红素增高，少数患者尚合并内因子抗体，故极易与单纯叶酸、维生素 B_{12} 缺乏引起的 MA 混淆。其鉴别点是此类患者有自身免疫病的特征，用免疫抑制剂能显著纠正贫血。

（三）溶血性贫血

1. 诊断　根据溶血性贫血（HA）临床表现、实验室检查有贫血、红细胞破坏增多、骨髓红系代偿性增生的证据，可确定 HA 的诊断及溶血部位。通过详细询问病史及 HA 的特殊检查可确定 HA 的病因和类型。

2. 鉴别诊断　最易与 HA 相混淆有：①贫血伴网织红细胞增多：如失血性贫血、缺铁性贫血或巨幼细胞贫血的恢复早期。②幼粒幼红细胞性贫血伴轻度网织红细胞增多：如多发性骨髓瘤（multiple myeloma，MM）等。它们类似 HA，但本质不是溶血，缺乏红细胞破坏增多的实验室证据，故易鉴别。

（四）再生障碍性贫血

1. 诊断

（1）AA 诊断标准：①全血细胞减少，网织红细胞百分数<0.01，淋巴细胞比例增高；②一般无肝脾大；③骨髓多部位增生减低，造血细胞减少，非造血细胞比例增高，骨髓小粒空虚（有条件者做骨髓活检可见造血组织均匀减少）；④除外引起全血细胞减少的其他疾病，如阵发性睡眠性血红蛋白尿症（paroxysmal nocturnal hemoglobinuria，PNH）、范科尼贫血（Fanconi anemia）、伊文思综合征、免疫相关性全血细胞减少等。

（2）AA 分型诊断标准：① SAA：发病急，贫血进行性加重，常伴严重感染和 / 或出血。血象具备下述三项中两项:网织红细胞绝对值<15×10^9/L,中性粒细胞<0.5×10^9/L 和血小板<20×10^9/L。骨髓增生广泛重度减低。如 SAA 的中性粒细胞<0.2×10^9/L,则为极重型再生障碍性贫血(very severe aplastic anemia,VSAA)。②NSAA:指达不到 SAA 诊断标准的 AA。

2. 鉴别诊断

(1)阵发性睡眠性血红蛋白尿症(PNH):典型患者有血红蛋白尿发作,易鉴别。不典型者无血红蛋白尿发作,全血细胞减少,骨髓可增生减低,易误诊为 AA,PNH 患者骨髓或外周血可发现 CD55⁻、CD59⁻的各系血细胞。

(2)骨髓增生异常综合征(MDS):MDS 中的难治性贫血(refractory anemia,RA)有全血细胞减少,网织红细胞有时不高甚至降低,骨髓也可低增生,这些易与 AA 混淆。但 RA 有病态造血现象,早期髓系细胞相关抗原(CD34)表达增多,可有染色体核型异常等。

(3)急性白血病(acute leukemia,AL):特别是白细胞减少和低增生性 AL,早期肝、脾、淋巴结不大,外周血两系或三系细胞减少,易与 AA 混淆。仔细观察血象和多部位骨髓,或特殊的染色体易位如 t(15;17)和 *PML-RARA* 基因等的存在有助于鉴别。

(4)急性造血功能停滞:常由感染和药物引起,多伴有高热,重度贫血,进行性加重,易误诊为再障。该病有自限性,一般 2~6 周可恢复。

六、康复评估

(一)贫血程度评估

贫血最常见的全身症状为乏力,临床表现与 5 个因素有关:贫血的病因(包括引起贫血的相关疾病),贫血导致血液携氧能力下降的程度,贫血时血容量下降的程度,发生贫血的速度和血液、循环、呼吸等系统对贫血的代偿和耐受能力。

按照血红蛋白评估贫血程度可分为:极重度贫血,Hb ≤ 30g/L;重度贫血,Hb 为 31~60g/L;中度贫血,Hb 为 61~90g/L;轻度贫血,Hb>90g/L 但低于正常参考值的下限。

(二)躯体功能评估

1. 皮肤及营养　皮肤黏膜苍白是贫血时皮肤、黏膜的主要表现,其机制主要是贫血通过神经体液调节引起有效血容量重新分布,为保障重要脏器(如脑、心、肾、肝、肺等)供血,相对次要脏器(如皮肤、黏膜)则供血减少;另外,由于单位容积血液内红细胞和 Hb 含量减少,也会引起皮肤、黏膜颜色变淡。粗糙、缺少光泽甚至形成溃疡是贫血时皮肤、黏膜的另一类表现,这除了与贫血导致皮肤、黏膜供血减少和营养不足有关外,还可能与贫血的原发病(如叶酸、维生素 B_{12} 缺乏、缺铁以及自身免疫病等)有关。溶血性贫血(特别是血管外溶血性贫血)可引起皮肤、黏膜黄染,某些造血系统肿瘤性疾病引起的贫血可并发皮肤损害(如绿色瘤等)。

2. 神经功能　神经系统头痛、眩晕、萎靡、晕厥、失眠、多梦、耳鸣、眼花、记忆力减退、注意力不集中是贫血常见的症状。其中有些是贫血导致脑组织缺氧所致,有些是急性失血性贫血引起血容量不足或血压降低所致,有些是严重的溶血引起高胆红素血症或高游离血红蛋白血症所致,有些是引起贫血的原发病(如白血病中枢神经系统浸润)所致,甚至可能是贫血并发颅内或眼底出血所致(如再生障碍性贫血)。肢端麻木可由贫血并发的末梢神经炎所致,特别多见于维生素 B_{12} 缺乏性巨幼细胞贫血。小儿患缺铁性贫血时可哭闹不安、躁动甚至影响智力发育。常用的认知功能筛查量表如简易精神状态检查量表(MMSE)(附录 7),认知能力筛查量表(cognitive capacity screening examination,CCSE)等(附录 8)。

3. 呼吸功能　由于机体有一定的代偿和适应能力,平静时呼吸次数可能不增加;活动后机体处于低氧和高二氧化碳状态,刺激呼吸中枢,进而引起呼吸加快加深。重度贫血时,即使平静状态也可能有气短甚至端坐呼吸。另外，贫血的并发症和引起贫血的原发病也可能影响呼吸系统，如再生障碍性贫血合并呼吸道感染、白血病性贫血引起呼吸系统浸润、红斑狼疮性贫血并发"狼疮性肺炎"、长期反复输血导致"肺含铁血黄素沉着症"等，均可引起相应的肺部症状、体征和 X 线表现。

4. 心功能　循环系统的主要表现是对低血容量的反应，如外周血管的收缩、心率的加快、主观感觉的心悸等。非失血性贫血由于血容量不低，故循环系统的主要表现是心脏对组织缺氧的反应：轻度贫血时，安静状态下可无明显表现，仅活动后有心悸、心率加快；中、重度贫血时，无论何种状态均可出现心悸和心率加快，且贫血愈重，活动量愈大，心脏负荷愈重，症状愈明显；长期贫血，心脏超负荷工作且供血不足，会导致贫血性心脏病，此时不仅有心率变化，还可有心律失常、心脏结构异常，甚至心功能不全。多次输血导致血色病，也会引起心功能不全和心率、心律的改变。某些引起贫血的原发病累及心脏和血管，也会出现相应的改变。

5. 消化功能　消化系统凡是能引起贫血的消化系统疾病，在贫血前或贫血同时可有原发病的表现。某些消化系统以外的疾病可引起贫血，也可同时累及消化系统。贫血本身可影响消化系统，出现功能甚至结构的改变，如消化腺分泌减少甚至腺体萎缩，进而导致消化功能减低、消化不良，出现腹部胀满、食欲减低、大便规律和性状的改变等。长期慢性溶血可合并胆道结石和 / 或炎症。缺铁性贫血可有吞咽异物感。钩虫病引起的缺铁性贫血可合并异嗜症。巨幼细胞贫血或恶性贫血可引起舌炎、舌乳头萎缩、牛肉舌、镜面舌等。

6. 泌尿功能　肾性贫血在贫血前和贫血同时有原发肾疾病的临床表现。血管外溶血出现胆红素尿和高尿胆原尿；血管内溶血出现游离血红蛋白和含铁血黄素尿，重者甚至可发生游离血红蛋白堵塞肾小管，进而引起少尿、无尿、急性肾衰竭。急性重度失血性贫血可因血容量不足而致肾血流量减少，进而引起少尿甚至无尿，持续时间过长可致肾功能不全。

7. 内分泌及生殖系统　孕妇分娩时，因大出血，贫血可导致垂体缺血坏死而发生希恩综合征。长期贫血会影响甲状腺、性腺、肾上腺、胰腺的功能，会改变 EPO 和胃肠激素的分泌。某些自身免疫可影响造血系统，且可同时累及一个甚至数个内分泌器官，导致激素分泌异常。生殖系统长期贫血会使睾丸的生精细胞缺血、坏死，进而影响睾酮的分泌，减弱男性特征；对女性，贫血除影响女性激素的分泌外，还可因合并凝血因子及血小板量或质的异常而导致月经过多。

8. 免疫系统　所有继发于免疫系统疾病的贫血患者，均有原发免疫系统疾病的临床表现。贫血本身也会引起免疫系统的改变，如红细胞减少会降低红细胞在抵御病原微生物感染过程中的调理作用，红细胞膜上 C3 的减少会影响机体的非特异性免疫功能。贫血患者反复输血会影响 T 细胞亚群。某些治疗贫血的药物能改变患者的免疫功能。

9. 血液系统　外周血的改变主要表现在血细胞量、形态和生化成分上，某些情况下还可合并血浆或血清成分的异常。血细胞量的改变首先是红细胞减少，相应的 Hb、血细胞比容减低以及网织红细胞量的改变，其次是有时合并白细胞或血小板量的异常（包括白细胞分类的异常）。血细胞形态的改变包括大小、正细胞性贫血，以及异形红细胞和异形白细胞、血小板。红细胞生化成分的异常有两方面：一是红细胞内合成较多的 2,3- 二磷酸甘油酸，以降低 Hb 对氧的亲和力，使氧解离曲线右移，组织获得更多的氧；二是因贫血种类不同而异的改变，如红细胞膜、酶、Hb 的异常以及某些贫血时并发的白细胞和血小板质的改变。血浆或血清成分的改变多见于浆细胞病性贫血（M 蛋白增多及钙、磷水平变化等）、溶血性贫血（游离 Hb 增高、结合珠蛋白降低、血钾增高、间接或直接胆红素增高等）、合并弥散性血管内凝血的贫血（血浆各类凝血因子、纤溶成分均发生异常）、肝病性贫血和肾性贫血（低蛋白血症和代谢产物累积）等。造血器官的改变主要在骨髓，不同类型的贫血，骨髓有核细胞的多寡（即增生度）不同，不同病因或不同发病机制的贫血，其骨髓粒、红、单核、巨核、淋巴细胞系各阶段的形态、比例、位置、超微结构、组化反应、抗原表达、染色体核型、癌基因重排、过度表达以及体外干祖细胞集落培养等情况可能千差万别；造血系统肿瘤性疾病所致的贫血可能还会合并肝、脾、淋巴结肿大；溶血性贫血可能合并肝或脾大；骨髓纤维化和脾功能亢进性贫血合并脾大。

10. 运动功能　由于心肺功能的下降,贫血患者常有程度不同的运动耐力减退,平衡功能下降,应对中、重度贫血患者常规进行肌力的评定,采用徒手肌力测定。运动耐力评定,主要是对肌肉耐力(上肢、下肢、腰背肌和心肺耐力)的评定。平衡功能评定,采用 Berg 平衡量表进行测量参见附录 2。通过运动功能评估,以确定患者的心脏负荷能力及身体运动耐力和运动风险,保证康复治疗的安全性。运动试验的方式多数采用 6min 步行试验、运动平板和功率自行车。运动试验的具体方法:在平坦的地面划出一段长达 30m 的直线距离,两端各置一椅作为标志,患者在其间往返走动,步履缓急由患者根据自己的体能决定。在旁监测的人员每 2min 报时 1 次,并记录患者可能发生的气促、胸痛等不适。如患者体力难支可暂时休息或终止试验。6min 后试验结束,监护人员统计患者步行距离进行结果评估。测定结果即为 6min 步行试验总距离,按距离分为 4 个等级,1 级少于 300m,2 级为 300~374.9m,3 级为 375~449.5m,4 级超过 450m。级别越低表明心功能越差,达到 3 级或 4 级者,说明心脏功能接近或已达到正常。

11. 心理功能　长期慢性贫血患者存在不同程度的心理障碍问题,常常出现焦虑、抑郁甚至悲观失望。可采用抑郁自评量表(SDS)和焦虑自评量表(SAS)等对患者的心理状态进行评定(附录 9、附录 10)。

（三）日常生活能力

轻度贫血患者,基本生活可以自理。中、重度贫血时,由于患者的心肺功能、运动耐力下降,可影响患者的日常生活活动(ADL)能力,个人转移、洗漱、行走、上下楼等能力明显降低,生活需要较大帮助。可应用改良 Barthel 指数(MBI)进行 ADL 评定(附录 4),确定患者的生活自理能力。

（四）社会参与活动能力

中、重度贫血患者的社会活动能力、工作能力下降造成就业困难,长期的就医进一步导致家庭经济负担加重,生存质量明显降低。可应用世界卫生组织生存质量评定量表(附录 13)。对患者的身体功能、心理状态、独立能力、社会关系、生活环境、宗教信仰与精神寄托等方面进行评定,判断其综合的生存质量。

七、康复治疗

（一）药物治疗

1. 缺铁性贫血　口服铁剂是治疗 IDA 的首选方法,注射铁剂适用于不能耐受口服铁剂、口服铁剂后消化道症状加重、胃肠道铁吸收障碍、不易控制的慢性出血等患者。用于治疗性的铁剂分为无机铁和有机铁两类。无机铁主要有硫酸亚铁;有机铁包括富马酸亚铁、葡萄糖酸亚铁、右旋糖酐铁和琥珀酸亚铁等。

2. 巨幼细胞贫血　①叶酸治疗:口服叶酸,每次 5~10mg,每日 3 次。用至贫血表现完全消失,若无原发病,不需维持治疗。②维生素 B_{12} 治疗:肌内注射维生素 B_{12} 每次 500μg,每周 2 次;直至血象恢复正常;若有神经系统表现,治疗持续半年到 1 年;恶性贫血患者,治疗维持终身。

3. 溶血性贫血　①肾上腺皮质激素和免疫抑制剂:适用于免疫性溶血性贫血;②脾切除术;③输血或红细胞输注;④适当补充造血原料,如补充叶酸、补铁等。

4. 再生障碍性贫血

(1)支持对症治疗:纠正贫血、控制出血、控制感染,对 SAA 患者应采取保护性隔离。

(2)针对发病机制治疗

1)免疫抑制治疗:①抗淋巴细胞球蛋白(antilymphocyte globulin, ALG)/抗胸腺细胞球蛋白(antithymocyte globulin, ATG),主要用于 SAA。②环孢素:适用于全部 AA。3~5mg/(kg·d),根据血药浓度、药物不良反应等调整药物剂量和疗程。

2)促造血治疗:①雄激素治疗:为治疗慢性再障的首选药物,常用的有司坦唑醇、十一酸睾酮、达那唑。②造血生长因子:适用于全部 AA,特别是 SAA。常用粒细胞 - 巨噬细胞集落刺激因子(granulocyte-macrophage colony stimulating factor,GM-CSF）或粒细胞集落刺激因子（granulocyte colony stimulating factor,G-CSF）；促红细胞生成素（EPO）；还有艾曲泊帕、重组人血小板生成素（recombinant human thrombopoietin,rhTPO）。

（3）造血干细胞移植：对40岁以下、无感染及其他并发症、有合适供体的 SAA 患者，可首先考虑异基因造血干细胞移植。

（二）病因治疗

1. 缺铁性贫血　对婴幼儿、青少年和孕妇营养不足引起的 IDA，应改善饮食；对确定有消化道溃疡、肿瘤或痔疮等疾病患者应予以抑酸或手术等治疗；对月经过多的 IDA 患者，应检查有无妇科疾病，给予月经调理等治疗。

2. 巨幼细胞贫血　积极治疗自身免疫疾病、胃肠道疾病及肿瘤等原发疾病。

3. 溶血性贫血　有溶血诱发因素者，如冷抗体型自身免疫性溶血性贫血应注意防寒保暖；葡萄糖-6-磷酸脱氢酶缺乏症应避免食用蚕豆和具有氧化性质的药物；并发感染者，应积极控制感染。

4. 再生障碍性贫血　去除可能引起骨髓损害的一切物质，禁用一切对骨髓有抑制作用的药物。积极做好个人卫生和护理工作。对粒细胞缺乏者宜保护性隔离，积极预防感染。

（三）饮食治疗

饮食治疗的目的是均衡营养摄入，减轻贫血症状和减缓神经和内脏功能减退的发生与发展；维持合理的体重，特别是使儿童、青少年得到正常的生长和发育；保持患者基本营养素需求，使患者身心处于最佳状态。

在饮食中增加紫菜、海带、鱼以及红枣各种新鲜蔬菜和水果等含铁丰富的食物；猪瘦肉、猪肝、鱼等动物脏器中含维生素 B_{12} 较丰富，而叶酸在蔬菜的绿叶和各种瓜果中含量都较丰富，因此，膳食要均衡，不可偏食。注意避免过长时间烹煮食品，保证患者基本营养素需求；对于偏食、厌食贫血患者，必需配合运动锻炼、心理治疗才能发挥理想的治疗效果。

（四）物理因子治疗

1. 改善胃肠功能　红外线照射腹壁浅层，皮肤温度升高，通过反射作用使胃肠道平滑肌松弛、蠕动减慢，用于胃肠道痉挛；超短波能缓解胃肠平滑肌痉挛，增强胃肠道的吸收和分泌功能；热磁疗法可以促进肠黏膜上皮细胞对水分、葡萄糖等物质的吸收，同时可降低肠蠕动的频率，使肠道分泌减少、蠕动减慢，具有良好的止泻作用；通过物理因子治疗改善贫血患者的胃纳差、消化不良症状。

2. 改善精神症状　氦氖激光穴位照射内关、神门、足三里、三阴交、肾俞、心俞、厥阴俞，分两组交替进行，可改善贫血所致精神症状，同时提高机体免疫功能，刺激红细胞生成。

3. 缓解疼痛　舌炎伴疼痛者，可行紫外线导致局部照射。

4. 改善神经及脊髓损伤　伴有周围神经炎、亚急性或慢性脊髓后侧索联合变性者，行脊柱小剂量超短波疗法，周围神经及肌肉低、中频刺激，还可配合温水浴。

（五）运动治疗

1. 有氧运动　针对患者的贫血程度，选择不同的有氧运动以改善患者的肌力及耐力。轻、中度贫血患者可选择步行、登梯、踏板、踏车、划船、跑步、游泳、健身操等有氧运动。①运动强度：运动训练一般以50%~80% 最大代谢当量（METmax）为靶强度，采用 70%~85% 最大心率作为靶心率。②运动时间：每次30~45min。③运动频度：每周 3~5 次。重度贫血患者根据患者的自我感觉尽量进行可以耐受的日常活动，治疗内容主要包括床上活动、呼吸训练、坐位训练、步行训练、上楼训练、排便指导、心理康复等。可节能训练与耗能训练相结合，在进行运动训练时应密切注视患者的症状变化，有无呼吸困难加重、发绀、面色苍白等，有条件还应监测患者的心率、血压、呼吸频率、血氧饱和度等。

2. 其他运动治疗　恶性贫血患者出现手足麻木、感觉障碍、行走困难、共济失调等时，可给予平衡协调训练、行走训练、牵张治疗、医疗体操等。在进行运动训练时观察患者有无呼吸困难加重、发绀、面色苍白等,注意治疗安全。

（六）作业治疗

根据患者 ADL 评定情况,进行相应的 ADL 训练。ADL 训练可用 PT 联合 OT 方法进行,通过 PT 训练达到增强肌力、耐力,维持和恢复 ROM,改善平衡协调功能等目的。OT 训练以床上活动、转移活动、自我照料、家务活动、社会活动训练等,以适应日后回归家庭、重返社会。

（七）心理及认知治疗

贫血患者病程长,要使患者有"打持久战"的心理准备,克服急躁情绪,安心休养;及时发现病情变化和治疗副反应引起的不良心理状态,如疑虑、失去治疗信心以及拒绝治疗,要给予必要的解释,以安慰鼓励为主,解释要有分寸,与其负责医师沟通,保持一致,解除患者心理压力。对有抑郁等心理问题患者,进行心理疏导,并可结合药物、音乐治疗、医疗体操等治疗。有认知功能障碍的患者,行经颅电刺激或经颅磁刺激(transcranial magnetic stimulation,TMS)结合认知功能训练进行治疗。

（八）中医治疗

1. 缺铁性贫血 以面色萎黄为主要特征,中医学命名为萎黄病。可由血证、崩漏、虫证等多种疾病发展而来。多由先天禀赋不足、饮食不节、长期失血、劳倦过度、妊娠失养、病久虚损等引起脾胃虚弱、气少血衰所致。根据中医辨证常分为下列五型:脾胃虚弱证、心脾两虚证、脾肾两虚证、冲任失调证、虫积肠道证。脾胃虚弱证选择香砂六君子汤加味,心脾两虚证选择归脾汤加减,脾肾两虚证选择异功散合六味地黄丸加减,冲任失调选择固冲汤加减,虫积肠道证选择四君子汤合化虫丸加减。

2. 巨幼细胞贫血 以营养不良为主要发病原因,面色表现为柠檬黄,中医学命名为黄胖病。多由先天禀赋不足,后天脾胃虚弱,大病失于调养,精微物质不足,药毒损耗精气引起。根据中医辨证常分为下列六型:脾胃虚弱证、心脾两虚证、脾肾两虚证、胃阴不足证、气阴两虚证、阴阳两虚证。脾胃虚弱证选择六君子汤加减,心脾两虚证选择归脾汤加减,脾肾两虚证选择六君子汤合八味肾气丸加减,胃阴不足证益胃汤合生脉散加味,气阴两虚证选择四君子汤合生脉散加味,阴阳两虚证选择虎潜丸加减。也可用现代中成药十全大补丸、复方阿胶浆、河车大造丸、血速升颗粒。

3. 溶血性贫血 以贫血和黄疸为主要临床表现,中医学命名为血疸病。常因先天禀赋薄弱或不足,或感受邪毒,长期接触毒物或药物(如苯、苯肼、铅、砷、磺胺类药物等)、烦劳过度、饮食不节、情志不遂或久病不愈所伤,而致脾肾亏虚,精血不足等。根据中医辨证分为以下五型:血败急黄证、脾虚发黄证、肾虚发黄证、湿热发黄证、血瘀发黄证。血败急黄证选择茵陈蒿汤合黄连解毒汤加味,脾虚发黄证选择人参养荣汤加减,肾虚发黄证选择六味地黄汤加味,湿热发黄证选择茵陈五苓散,血瘀发黄证选择膈下逐瘀汤。也可用现代中成药归脾丸、左归丸、右归丸、茵栀黄口服液、护肝片等。

4. 再生障碍性贫血 是由多种病因引起的骨髓造血功能衰竭,中医学命名为髓劳病。多因禀赋不足,肾精不充,体质不健,外感疫毒之邪,误食或过用药物,有毒物质或放射线侵害脏腑,累及骨髓所致。根据中医辨证分为以下四型:急劳髓枯温热证、肾阴虚证、肾阳虚证、肾阴阳两虚证。急劳髓枯温热证选择犀角地黄汤合清瘟败毒饮加减,肾阴虚证选择左归丸加减,肾阳虚证选择右归丸加减,肾阴阳两虚证选择桂附地黄丸加减。也可用现代中成药复方皂矾丸、再造生血胶囊(片)、生血丸、血宝胶囊、益血生胶囊。

5. 慢性病贫血 是一组由慢性感染、慢性炎症、肿瘤、慢性肝病、慢性肾病或创伤等导致机体铁代谢紊乱所致的贫血综合征。中医学命名为血劳病。病因多由七情内伤,饮食不节,大病久病,失于调理,正虚难复,外感邪毒,内生痰饮、瘀血,瘀阻骨髓所致。中医临床辨证分为四型:心脾两虚证、脾肾阳虚证、肾精不足证、血瘀内阻证。心脾两虚证选择归脾汤加减,脾肾阳虚证选择济生肾气丸加减,肾精不足证选择左归丸加减,血瘀内阻证选择圣愈汤加减。也可用现代中成药桃芪生血胶囊、复方皂矾丸、贞芪扶正胶囊、健脾益肾颗粒、复方阿胶浆、生血丸、再造生血胶囊(片)、血速升颗粒。

(九)针灸治疗

常用针刺治疗,以补益心脾肾、调养气血为针灸施治原则,参考处方以足太阳经背俞穴为主。同时根据患者症状临症加减,如头晕可加百会;心悸可加内关;纳差可加中脘、建中;潮热盗汗、五心烦热可加劳宫;两颧潮红可加太溪;遗精阳痿可加关元;月经不调、月经过多或崩漏不止可加灸关元、三阴交、隐白。所有穴位常规针刺,背部穴位应当注意针刺的角度、方向和深度。

其他疗法:①耳针:取皮质下、肝、肾、膈、内分泌、肾上腺;每次可选用3~4穴,毫针中度刺激,或用耳穴压丸法。②穴位注射:可取血海、膈俞、脾俞、足三里等,用当归注射液或黄芪注射液,或维生素 B_{12} 注射液,辨证选穴,每穴注射 0.5mL。③穴位埋线:用羊肠线埋藏,每月 2 次。

(十)传统运动康复

常用的有太极拳、华佗五禽戏、八段锦、六字诀等几种,具有强身健体,增加机体抵抗力等作用。贫血患者可根据自身体力由浅入深,学练结合,适度活动。

八、预防与健康教育

(一)简介疾病知识

贫血是由许多不同原因或疾病所引起的一系列共同症状。贫血患者外周血中血红蛋白、红细胞计数或红细胞比容等化验结果低于同年龄和同性别正常人的最低值。贫血患者临床表现系由于循环血液中血红蛋白减少而致血液携氧能力下降,使全身组织器官缺氧,呼吸系统、循环系统、中枢神经系统、消化系统等功能失调,从而出现各种不适症状,外观皮肤、黏膜苍白,毛发干枯。重症贫血者可有低热。根据病因有针对性地合理治疗和休养,贫血症状完全可以缓解或治愈。

(二)检查治疗指导

患者在确定诊断和观察治疗效果的过程中需进行各种检查,如 B 超、心电图、X 线片及各种化验等,要向患者讲明目的、方法和时间,使其心中有数有利于配合。有些检查一定要空腹进行,检查前不宜进食,如肝、脾、肾等 B 超检查,而心脏 B 超检查可以进食。心电图、X 线片一般无特殊准备,但嘱患者穿着易脱解的衣服。钡餐造影者需空腹并到放射科口服钡剂等。化验检查如静脉采血有时必须空腹取血。尿常规化验时注意女患者月经期暂不留尿化验。粪潜血检查之前要说明饮食要求,防止化验结果有误。骨髓穿刺是贫血患者常需做的检查,应向患者介绍技术操作的部位、方法及检查的目的,解除患者对"抽髓"的恐惧心理,使之主动配合。实施各种治疗措施之前,要使患者有心理准备,同时耐心回答患者提出的问题。

(三)饮食指导

为保证营养的摄入,可协助患者制订食谱,其原则为增加高蛋白、高维生素和富含铁的食品的摄入量。普食或软食者,可在午、晚二餐各加全荤菜一份,这样可以每日增加蛋白质 30g 左右。荤菜制备可选用鸡、猪、牛、羊肉,蛋类、鱼类,动物肝,佐以香菇、木耳等菌类,烹调及供应方式应针对病情和患者口味进行。如用半流质或流质的患者,则可加牛奶、豆浆、鸡蛋等,每日可增加蛋白质 15~20g。用餐做到荤素搭配,应多选用新鲜绿叶蔬菜,餐后定时食用新鲜水果。患者做到不偏食,忌辛辣、油腻,贫血校正前忌饮浓茶。

(四)休息活动指导

修养环境安静舒适,做到生活有规律,睡眠充足,轻型贫血者可安排适当的娱乐活动,看电视、听广播、读书看报,但要适度,不要过分疲劳。重型患者卧床休息,生活需照顾。特别注意避免因突然变体位晕厥摔伤。

九、预后

单纯营养不足引起的贫血,易恢复正常,多数患者预后良好。继发于其他疾病者,病程时间不一,主要取决于原发病能否根治。对于再生障碍性贫血,如果治疗得当,NSAA 患者多数可缓解甚至治愈,仅少数患者进展为 SAA。SAA 发病急、病情重,早期死亡率极高,可达 90% 以上。近 10 年来,随着治疗方法的改进,SAA 的预后明显改善,但仍有约 30% 的患者死于感染和出血。

(梁云霞　谢莉　董红琳)

第二节　白　血　病

一、概述

(一) 定义与分类

1. 定义　白血病(leukemia)是一类造血干祖细胞的恶性克隆性疾病。因白血病细胞自我更新增强、增殖失控、分化障碍、凋亡受阻,而停滞在细胞发育的不同阶段。白血病细胞大量增生累积,在骨髓、肝、脾、淋巴结等脏器广泛浸润,外周血中白细胞异常、红细胞及血小板减少,导致贫血、出血、感染和浸润等临床特征性表现。

2. 分类　根据白血病细胞的分化成熟程度和自然病程,主要将白血病分为急性白血病(acute leukemia,AL)和慢性白血病(chronic leukemia,CL)两大类。其次,根据主要受累的细胞系列可将 AL 分为急性淋巴细胞白血病(acute lymphoblastic leukemia,ALL)和急性髓系白血病(acute myeloid leukemia,AML)。CL 则分为慢性髓细胞性白血病(chronic myeloid leukemia,CML)、慢性淋巴细胞白血病(chronic lymphocytic leukemia,CLL)及少见类型的白血病,如毛细胞白血病、幼淋巴细胞白血病等。

(二) 病因

1. 生物因素　主要是病毒感染和免疫功能异常。成人 T 细胞白血病/淋巴瘤可由人 T 细胞白血病病毒 I 型所致。EB 病毒属 DNA 病毒,与 Burkitt 白血病(成熟 B-ALL)发病有关。部分免疫功能异常者白血病危险度会增加。

2. 物理因素　包括 X 射线、γ 射线等电离辐射。其作用与放射剂量大小、放射部位及年龄有关。短期内较大剂量或较大面积照射,尤其是骨髓受到照射,可造成骨髓抑制和免疫力下降,DNA 突变、断裂和重组,诱发白血病的发生。放射诱发的白血病发病前常有一段骨髓抑制期,可长达 2~16 年。

3. 化学因素　苯的致白血病作用比较肯定,其毒性作用与累积剂量有关,多年接触苯以及含有苯的有机溶剂与白血病发生有关。抗肿瘤药物中烷化剂、拓扑异构酶 II 抑制剂、氯霉素、保泰松、乙双吗啉等与白血病发生有明显关系。化学物质所致的白血病以 AML 为多。

4. 遗传因素　家族性白血病约占白血病的 0.7%。唐氏综合征(Down syndrome)其白血病发病率达 50/10 万,比正常人群高 20 倍。范科尼贫血(先天性再生障碍性贫血)、共济失调毛细血管扩张症及先天性免疫球蛋白缺乏症等白血病发病率均较高。

5. 其他血液病　骨髓增生异常综合征、多发性骨髓瘤、阵发性睡眠性血红蛋白尿症及淋巴瘤等血液病最终可能发展为白血病。

(三) 发病机制

白血病的发病机制仍不完全清楚。目前认为至少有两类分子事件共同参与发病,即所谓的"二次打击"学说。其一,各种原因所致的造血细胞内一些基因的决定性突变(如 *RAS*、*MYC* 等基因突变),激活某种信号通路,导致克隆性异常造血细胞生成,此类细胞获得增殖和/或生存优势、多有凋亡受阻;其二,一些遗传学改变(如形成 *PML-RARA* 等融合基因)可能会涉及某些转录因子,导致造血细胞分化阻滞或分化紊乱。

(四)流行病学

我国白血病发病率为(3~4)/10万,与亚洲其他国家相近,低于欧美国家。在恶性肿瘤所致的死亡率中,白血病居第6位(男)和第7位(女);儿童及35岁以下成人中,则居第1位。成人 AL 中以 AML 多见,儿童以 ALL 多见。CML 随年龄增长而发病率逐渐升高。CLL 在50岁以后发病才明显增多。我国慢性淋巴细胞白血病发病率较低,约占白血病总数的5%以下,慢性髓细胞性白血病占慢性白血病的90%。

二、临床表现

(一)急性白血病

各类急性白血病的共同临床表现主要是由于正常造血细胞生成减少,导致的感染、发热、贫血和出血;也可由于白血病细胞浸润导致肝、脾、淋巴结肿大及其他器官病变。起病缓急不一,儿童和青年起病急骤,有高热、进行性贫血和严重出血倾向;部分成人和老年人可缓慢起病。

1. 正常血细胞减少症状 ①发热:多数患者以发热为早期表现,高热往往提示有继发感染,以口腔炎、牙龈炎、咽峡炎最多见,可出现真菌感染、病毒感染;长期应用抗生素及粒细胞缺乏者可出现真菌感染。②出血:出血可发生在全身各个部位,表现为皮肤瘀点、瘀斑、鼻出血、牙龈出血、月经过多,严重时出现胃肠道出血、眼底出血、颅内出血及全身广泛性出血,导致死亡。大量白血病细胞在血管中淤滞及浸润、血小板减少、凝血异常以及感染是出血的主要原因。③贫血:为正细胞性贫血,呈进行性发展,部分患者因病程短,可无贫血。半数患者就诊时已有重度贫血。

2. 白血病细胞增殖浸润症状 ①淋巴结和肝脾大。②骨和关节:常有胸骨下段局部压痛,可出现关节、骨骼疼痛,尤以儿童多见。③口腔及皮肤:可有牙龈增生、肿胀;皮肤可出现蓝灰色斑丘疹、紫蓝色结节。④中枢神经系统:是白血病最常见的髓外浸润部位。轻者表现头痛、头晕,重者有呕吐、颈项强直,甚至抽搐、昏迷。⑤眼部:可有眼球突出、复视或失明。⑥睾丸肿大:多见于 ALL 化疗缓解后的幼儿和青年。⑦心脏和呼吸系统:可表现为心律失常、心肌炎、心力衰竭,偶有心包炎表现;肺部感染多见。

(二)慢性髓细胞性白血病

1. 慢性期 一般起病缓慢,患者可因易疲倦、乏力、低热、多汗或盗汗、体重减轻等症状就诊。大约10%~30%的患者因定期体检发现,50%以上的患者确诊时有脾大,部分患者可出现胸骨中下段疼痛。在急变期才会出现明显的贫血及出血。

2. 加速期和急变期 出现不明原因的高热、关节疼痛、出血、脾脏持续或进行性肿大和其他髓外浸润表现,急变期为慢性髓细胞性白血病的终末期,临床表现同急性白血病。

三、实验室检查

(一)急性白血病

1. 血象 大多数患者白细胞增多,白细胞计数>10×10^9/L,也有白细胞计数正常或减少,白细胞计数<1.0×10^9/L。血涂片分类检查可见数量不等的原始或幼稚细胞。患者常有不同程度的正常细胞性贫血,约50%的患者血小板计数<60×10^9/L,晚期血小板往往极度减少。

2. 骨髓象 是诊断 AL 的主要依据和必做检查。大多数呈增生活跃、明显活跃或极度活跃,WHO 分型主要是原始细胞大量增生,原始细胞比例≥20%,原始细胞比例<20%但伴有 t(15;17)/PML-RARA,t(8;21)/RUNX1T1,inv(16)或 t(16;16)/CBFB-MYH11 者亦诊断为 AML。

3. 细胞化学 用于协助形态鉴别各类白血病。

4. 免疫学检查 根据白血病细胞表达的系列相关抗原确定其来源。

5. 细胞遗传学和分子生物学检查 多数急性白血病都有染色体数量和结构上的异常,白血病完全缓解后染色体异常可消失,复发时再次出现。

（二）慢性髓细胞性白血病

1. 血象 白细胞数明显增高,白细胞计数$>20 \times 10^9$/L,半数患者白细胞计数$>100 \times 10^9$/L,血涂片可见中幼粒细胞、晚幼粒细胞及杆状核粒细胞明显增多,原始细胞比例$<10\%$,嗜酸嗜碱性粒细胞增多。大约50%的患者确诊时血小板计数高于正常,若血小板计数明显升高或降低,则预示着疾病向加速期或急变期进展。

2. 骨髓象 增生明显至极度活跃,以粒系增生为主,中幼粒、晚幼粒及杆状核粒细胞明显增多,嗜酸性、嗜碱性粒细胞增多;红系增生相对受抑。巨核细胞正常或增多,晚期减少。可有不同程度的骨髓纤维化。

3. 细胞遗传学及分子生物学检查 95%以上的CML患者可出现标记性的费城染色体,显带分析为t(9;22)(q34;q11)。进入加速期或急变期时,约75%的患者合并费城染色体以外的染色体核型异常。9号染色体长臂上C-ABL原癌基因易位至22号染色体长臂的断裂点丛集区（breakpoint cluster region, BCR）形成BCR-ABL融合基因。其编码的蛋白主要是p210。p210具有酪氨酸激酶活性。分子生物学检测可以提供基因重排的依据,补充细胞遗传学在诊断上的不足,对费城染色体阴性的CML有进一步确诊价值。

4. 血清生化 血清及尿中尿酸浓度增高、血清乳酸脱氢酶增高。

四、诊断与鉴别诊断

根据临床表现、血象和骨髓象特点,白血病的诊断一般不难。应注意排除以下疾病。

1. 骨髓增生异常综合征 该病的EB1、EB2型除病态造血外,外周血中有原始和幼稚细胞,全血细胞减少和染色体异常,易与白血病相混淆。但骨髓中原始细胞小于20%。

2. 巨幼细胞贫血 有时可与红白血病混淆。但前者骨髓中原始细胞不增多,幼红细胞PAS反应常为阴性,予以叶酸、维生素B_{12}治疗有效。

3. 某些感染引起的白细胞异常 如传染性单核细胞增多症,血象中出现异形淋巴细胞,但形态与原始细胞不同,血清中嗜异性抗体效价逐步上升,骨髓原幼细胞不增多,病程短,可自愈。

五、康复评定

（一）疾病程度评估

1. 病程进展评估 急性白血病发病有高热、进行性贫血和严重出血倾向,慢性粒细胞白血病出现不明原因的高热、关节疼痛、出血和髓外浸润表现,为评估病情严重的因素。

2. 贫血程度评估 对缓解期的急性白血病和慢性期的慢性粒细胞白血病患者,可按照血红蛋白评估贫血程度。贫血程度分为:极重度贫血,Hb$\leq$30g/L;重度贫血,Hb 31~60g/L;中度贫血,Hb 61~90g/L;轻度贫血,Hb$>$90g/L低于正常参考值的下限之间。

（二）躯体功能评估

1. 中枢神经功能 中枢神经系统是白血病最常见的髓外浸润部位。多数化疗药物难以通过血脑屏障,不能有效杀灭隐藏在中枢神经系统的白血病细胞,因而引起中枢神经系统白血病（central nervous system leukemia, CNSL）。另外大量白血病细胞在血管中淤滞及浸润、血小板减少、凝血异常以及感染是引起颅内出血的主要原因。轻者表现为头痛、头晕,重者有呕吐、颈项强直,甚至出现肢体瘫痪、感觉异常、失语、抽搐、昏迷等。可采用Brunnstrom六阶段分级法（附录11）、Fugl-Meyer运动功能评定（附录12）、改良Ashworth量表、Berg量表评价等。

2. 呼吸功能 急性白血病的肺部表现多由感染、浸润及白细胞淤滞等引起,可引起呼吸困难,低氧血症,呼吸窘迫;由于多伴发中、重度贫血,可见患者轻体力活动或情绪激动就有气急,神志安静发生呼吸急促。国内学者建议呼吸功能障碍程度评定采用主观呼吸功能障碍分级(6级制);自觉气短、气急分级法:根据 Borg 量表改进,气短气急症状及呼吸功能半定量评分。

3. 循环功能　心肌及心包发生白细胞浸润的尸检报告可达35%,多见于 ALL;但有临床症状者仅5%,可表现为心律失常、心肌炎、心力衰竭,偶有心包炎表现。常见心肌缺氧缺血表现,如心绞痛、心慌、气短,或窦性心动过速、心搏亢进、心排血量增多等。

4. 运动功能　由于心肺功能的下降,白血病患者常有程度不同的运动耐力下降,应进行运动耐力评定,以确定患者的心脏负荷能力及身体运动耐力。运动试验的方式多数采用 6min 步行试验、运动平板和功率自行车。

5. 心理功能　白血病患者存在不同程度的心理障碍问题,常常出现焦虑、抑郁甚至悲观失望。可采用 90 项症状自评量表(SCL-90),该量表共有 90 个项目,包含较广泛的精神病症状学内容,如感觉、情感、思维、意识、行为直至生活习惯、人际关系、饮食睡眠等,均有涉及,并采用 10 个因子分别反映 10 个方面的心理症状情况。

（三）疼痛

白血病细胞增殖浸润骨骼和关节常有胸骨下段局部压痛,可出现关节、骨骼疼痛,尤以儿童多见。发生骨髓坏死时,可引起骨骼剧痛。临床上可采用疼痛视觉模拟评分法、数字分级评分法等简便易行方法进行疼痛评分。

（四）日常生活活动能力

化疗是白血病治疗的主要手段之一,确定患者可否耐受细胞毒性治疗以及评估治疗效果等方面,行为状态都是重要指标,行为状态是用半定量法评估患者致残的程度,可采用行为状态分级标准(卡洛夫斯基分级)和美国东部肿瘤协作组(Eastern Cooperative Oncology Group,ECOG)提出的简化版本,分别见表11-1、表11-2。中枢神经系统白血病可显著影响患者的日常生活活动能力,可应用改良 Barthel 指数(MBI)进行 ADL 评定,确定患者在进食、穿衣、如厕、修饰、转移、行走、上下楼等方面的生活自理能力。

表 11-1　行为状态分级标准(卡诺夫斯基分级)

能够进行正常活动,不需特别护理	
100%	正常;无主诉;无疾病迹象
90%	能够进行正常活动,轻微疾病体征或症状
80%	正常活动费力,有些疾病体征或者症状
不能工作,能在家生活,大多数个人生活需求可自理;需要同程度扶助	
70%	生活能自理,不能正常活动或做体力活动
60%	偶尔需要扶助,但大部分个人需求可自理
50%	需要相当多的扶助,经常需要医疗护理
生活不能自理,需要相当于护理机构或医院的护理;疾病能快速恶化	
40%	丧失活动能力,需要特殊护理和扶助
30%	严重丧失活动能力,虽不至于马上有生命危险,但须住院
20%	非常虚弱,必须住院和积极支持治疗
10%	濒死,生命过程行将结束
0	死亡

表 11-2　美国东部肿瘤协作组行为状态分级

级别	活动能力
0	完全活动自如,病前所有活动不受限
1	体力要求高的活动受限,但能行走并能进行轻微或坐姿工作,如轻微家务,办公室工作
2	能行走,生活自理,但不能承担任何体力活,非睡眠时一半以上时间可站立行走
3	生活自理能力有限,非睡眠时一半以上时间只能坐或卧
4	完全失去活动能力,生活完全不能自理,只能完全坐或卧
5	死亡

(五) 社会参与能力

白血病患者的社会活动能力、工作能力下降造成就业困难,长期的就医进一步导致家庭经济负担加重,生存质量明显降低。可应用世界卫生组织生存质量评定量表(WHOQOL-100 量表),对患者的身体功能、心理状态、独立能力、社会关系、生活环境、宗教信仰与精神寄托等方面进行评定,判断其综合的生存质量。

六、康复治疗

(一) 药物治疗

1. 急性白血病　治疗目标是彻底清除体内的白血病细胞,同时使正常造血功能得以恢复,第一阶段是诱导缓解治疗,主要方法是联合化疗。第二阶段即缓解后治疗,主要方法为化疗和造血干细胞移植,使体内的白血病细胞降到最低残留,这些残留的白血病细胞称为微量残留病(minimal residual disease, MRD),MRD 水平可预测白血病复发,必须定期进行监测。MRD 持续阴性的患者有望获长期无病灶生存甚至治愈。

2. 慢性髓细胞性白血病(CML)　CML 治疗应着重于慢性期早期,避免疾病转化,力争细胞遗传学和分子生物学的缓解。①分子靶向治疗药物:第一代酪氨酸激酶抑制剂(tyrosine kinase inhibitor, TKI),如甲磺酸伊马替尼,可抑制慢粒细胞的增殖,加速慢粒细胞的凋亡。甲磺酸伊马替尼治疗 CML 患者完全细胞遗传学缓解率 92%,10 年总体生存率可达 84%;第二代 TKI,如尼洛替尼、达沙替尼、氟马替尼治疗 CML 能够获得更快、更深的分子学反应,尼洛替尼已成为 CML 一线治疗方案的可选药物。②干扰素是分子靶向药物出现之前的首选药物。目前用于不适合 TKI 和异基因造血干细胞移植(allogeneic hematopoietic stem cell transplantation, allo-HSCT)的患者。③羟基脲是细胞周期特异性化疗药,现主要用于白细胞计数极高或有白细胞淤滞表现的 CML 患者,对于这一部分患者可以进行治疗性的白细胞单采。

(二) 支持治疗

1. 控制感染　铜绿假单胞菌感染一直是化疗后粒细胞缺乏患者感染的主要病原体,近年来革兰氏阳性球菌逐步呈上升趋势,致病菌出现耐药趋势,应根据不同致病菌使用敏感药物。由于急性白血病患者机体免疫功能低下,对严重细菌和病毒感染疗效不佳者可静脉滴注大剂量丙种球蛋白。

2. 纠正贫血　为缓解白血病贫血症状最有效的方法,有显著贫血者可酌量输注红细胞悬液。病情开始缓解,但血红蛋白恢复不满意,可口服司坦唑醇或皮下注射促红细胞生成素。

3. 防治出血　血小板计数 $<20 \times 10^9/L$ 伴出血可输注单采血小板。急性白血病并发弥散性血管内凝血应迅速给予低分子量肝素治疗,持续至凝血现象好转。

4. 纠正高尿酸血症　由于大量白血病细胞破坏,特别是在化疗时更甚,血清和尿中尿酸浓度增高,积聚在肾小管,引起阻塞而发生高尿酸血症肾病。并应注意鼓励患者多饮水。同时可给予别嘌醇口服,以抑制尿酸合成。

5. 维持营养　目的是均衡营养摄入，减轻白血病症状，减缓神经和内脏功能减退的发生与发展。白血病系严重消耗性疾病，特别是化疗、放疗引起患者消化道黏膜炎及功能紊乱时。应注意补充营养，维持水、电解质平衡，给患者高蛋白、高热量、易消化食物。

（三）饮食治疗

白血病患者应给予高蛋白、高热量、富含维生素易消化的食物，如有消化道出血，应暂禁食，从静脉补充营养。如果患者高热、口腔溃疡严重，应给予半流或流食，化疗期胃肠反应影响食欲，给予清淡饮食，并酌情避开化疗时间进食。饮食治疗的目的是均衡营养摄入，供给足够的营养要素，以补充白血病消耗，应确保蛋白质、热量、矿物质及维生素的供应，维持合理的体重，特别是使儿童、青少年得到正常的生长和发育；保持患者基本营养素需求，使患者身心处于最佳状态。

（四）物理因子治疗

1. 磁疗　磁热疗法可以激活肠胃功能，用于缓解白血病患者化疗后呕吐反应、便秘、腹泻症状。磁场转速 200r/min，强度 0.753T × 10E$_3$/min，时间 1~3h。

2. 低能量氦氖激光　可用于治疗白血病患者因免疫功能低下所致皮肤、黏膜损害及长期卧床所致压疮。

3. 光敏疗法　又称光动力疗法或光化学疗法。骨髓光敏疗法可用于杀伤骨髓组织中残留的白血病细胞，治疗白血病；血液光敏疗法用于各种血液制品的消毒、白血病等自身免疫性疾病的治疗。

4. 紫外线　可用于治疗白血病患者口腔感染。首次 5MED，每日 1 次，后每日增加 1MED，一般应用 4~8 次。病变区分泌物较多，表面伪膜较厚时，可用 20~50MED，伪膜脱落，分泌物消失，露出新鲜创面时可酌情减量。此外，还发现补骨脂素 200μg/mL 预孵 1h，加紫外线 1J/cm^2，对白血病细胞株有抑制作用。

（五）运动治疗

运动疗法可促进机体功能的恢复以及提高抗病能力，在白血病早期治疗中，运动可与化疗同时进行，运动的形式包括：力量训练（手部力量、下肢肌力、踝背屈肌力）、牵伸训练、有氧运动训练（步行、舞蹈）；球类运动（手球、排球），投掷类运动（投石块、飞镖），健身自行车等。对于维持期和完全停药后的患者，进行中等强度到高强度的运动可以提高身体素质；中等强度的运动是与快走和骑自行车强度相类似的运动；大强度的运动如慢跑、有氧操、骑车上山等，可以大幅增加呼吸频率和心率；推荐患者每周至少参加 3~5 次，或最好每天进行 30~45min 的上述活动。在化疗治疗的整个过程中，给予个体化的训练指导。运动干预措施，包括室内活动的锻炼计划，与症状匹配的室内步行训练，开始每天间断步行 15~20min，每周 5~6d，以中等强度为宜（目标心率为 60~80 次 /min），对年龄较大以及心肺功能下降的患者，可以进行智能上、下肢主被动训练器训练。每次训练开始和结束时都要有 3~5min 的"慢行"以保护心脏。康复过程中，每周 2 次与患者讨论训练的进展以及化疗治疗的副作用，以便对康复计划作出调整，教会患者如何进行安全的训练，每天或者隔天监测患者血象情况，每天记录患者的疲劳程度，评价指标采用标尺法：即在 0~10 的刻度上，0 代表没有疲劳，10 表示所能想象到的最严重的疲劳。1~3 表示轻度疲劳；4~6 表示中度；7~10 为重度。

（六）作业疗法

根据患者 ADL 评定情况，尤其对中枢神经系统白血病的患者，早期可以介入治疗性作业活动，以达到增强肌力、耐力，改善关节活动度和协调平衡功能，如推磨砂板、橡皮泥作业等。白血病患者由于化疗导致机体免疫力下降，易出现疲乏无力，在作业活动中采用节省体能技术，合理安排好每日的训练时间，准备好作业活动所需的物品，并放在容易拿到的地方，避免不必要的身体前倾和旋转，同时要注意休息，每做一次作业活动，要有足够休息，再做下一次活动，尽量不要疲劳，每小时至少休息 10min，最好躺下来休息,因为卧位与坐位的体能消耗比例是1:3,在进行活动时要挺直腰背,避免拿或推重物,活动中配合呼吸,控制好呼吸节奏,指导患者用鼻轻吸气约2s,然后用口将气慢慢吹出,时间约为4~6s。做伸展扩胸动作时应深吸气,做弯腰手收向身体时应呼气,从而达到改善患者身体功能,提高生活自理能力和生活质量。

(七)心理治疗

白血病是一种恶性肿瘤。一旦确诊,对患者的刺激是巨大的。患者往往一时无法接受这严酷的事实,且长期所承受疾病的痛苦使患者的信心、精力消失殆尽,而劳动能力的丧失及医疗费昂贵常使患者经济拮据,家庭关系紧张。医护人员要了解患者的心理动态,做好心理疏导,对患者耐心、亲切、和蔼、循循诱导。主动与之交谈,多倾听患者的诉说,提供他们表达感情的机会,并劝导家属给予患者安慰与关怀,教育和帮助患者及家庭成员正确对待疾病。随着医学的发展,化疗方法的改进,积极的支持疗法和骨髓移植的推广,白血病的预后是有希望的。鼓励患者增强信心。

(八)中医治疗

1. 中药治疗

(1)急性髓系白血病:常有面色苍白、乏力、气短、眩晕等精气内夺表现,多数病例病情急重,预后凶险,常可危及生命,中医学命名为急髓毒。病因多由禀赋不足,大病久病,形体羸弱,正虚邪侵,合而发病,或外感邪毒,辐射毒邪及化学毒物所致。中医临床辨证分为四型:热毒炽盛证、毒瘀互结证、气血两虚证、气阴两虚证。热毒炽盛证选择清温败毒饮加减,毒瘀互结证选择消瘰丸合仙方活命饮加减,气血两虚证选择归脾汤加减。气阴两虚证选择生脉散合四君子汤加减。

(2)急性淋巴细胞白血病:具有发热、贫血、出血,以及肝脾、淋巴结肿大等临床表现,结合其病情危重、进展迅速的发病特点,中医学命名为急淋毒病。中医临床辨证分为四型:邪毒炽盛证、痰毒互结证、气阴两虚证、气血两虚证。邪毒炽盛证选择清瘟败毒饮加减,痰毒互结证选择西黄丸合消瘰丸加减,气阴两虚证选择益气养阴汤加减,气血两虚证选择八珍汤加减。也可用现代中成药再造生血片/胶囊、贞芪扶正胶囊、安宫牛黄丸等。

(3)慢性粒细胞白血病:是在正气虚损的基础上,外来之毒继发内生之毒,内外合邪,联合致病,中医学命名为慢髓毒。本病多由先天禀赋不足,正气虚弱,感受疫疠之气、久居电离辐射之地或接受放疗、化学药物所致。中医临床辨证分为四型:热毒炽盛证、肝肾阴虚证、气阴两虚证、气血两虚证。热毒炽盛证选择犀角地黄汤合青蒿鳖甲汤加减,肝肾阴虚证选择杞菊地黄丸加减,气阴两虚证选择生脉散和沙参麦门冬汤加减,气血两虚证选择归脾汤加减。也可用现代中成药大黄䗪虫丸、梅花点舌丸、六神丸、牛黄解毒丸。

2. 针灸治疗　根据辨证取穴,按不同临床表现分为气虚、血虚、阴虚、阳虚四类。

(1)气虚:分肺、脾、肾气虚。肺气虚取穴:风池、大椎、风门、肺俞、曲池、外关、合谷等。脾气虚取穴:中脘、气海、关元、脾俞、肾俞、三阴交等。肾气虚取穴:气海、关元、肾俞、太溪等。

(2)血虚:分心、肝血虚。心血虚取穴:中脘、关元、气海、心俞、足三里等。肝血虚取穴:中脘、气海、肝俞、血海、三阴交等。

(3)阴虚:分肺、心、脾胃、肝、肾阴虚。肺阴虚取穴:风池、肺俞、肾俞、合谷、足三里等。心阴虚取穴:巨阙、心俞、内关、足三里、太冲等。脾胃阴虚取穴:中脘、合谷、气海、足三里等。肝阴虚取穴:肝俞、脾俞、期门、曲泉、太冲等。肾阴虚取穴:气海、关元、肾俞、复溜、太溪等。

(4)阳虚:分心、脾、肾阳虚。心阳虚取穴:心俞、巨阙、气海、关元、足三里等。脾阳虚取穴:中脘、气海、脾俞、胃俞、足三里等。肾阳虚取穴:中脘、气海、关元、肾俞、脾俞、足三里、三阴交等。

3. 传统运动康复　可参见贫血中相关内容。

4. 气功治疗　具有调整阴阳、疏通经络、促进气血运行、改善机能代谢、提高免疫功能等多方面作用。常采用意念导引、呼吸导引(调息导引)、吐音导引和按摩导引等,目的在打通郁结、疏导经络循行道路、调理脏腑气血阴阳偏胜、恢复人体生理正常平衡,对肿瘤的康复具有一定的效果。

5. 中西医结合治疗　20 世纪 70 年代我国学者即首先使用中药砒霜的主要成分三氧化二砷,治疗复发性和难治性急性早幼粒细胞白血病并取得了良好的效果,并发现其可诱导急性早幼粒细胞白血病细胞的凋亡和部分分化。

慢性粒细胞白血病在慢性期阶段,给予中医辨证论治,配合清热解毒,化瘀散结之中成药(如雄黄、青黛等),配合西医治疗如酪氨酸激酶抑制剂、干扰素、化疗等,以延长生存期、提高生存质量;有条件者宜在慢性期行干细胞移植,有望长期无病生存乃至治愈。发生急变后,宜采取中西医结合治疗,扶正祛邪;西医宜予以适量的化疗,积极配合支持治疗,以期带病生存为宜。患者常有肝脾大,甚至巨脾,并因其压迫胃、小肠等周围组织和器官,引起腹胀、纳差、梗阻等压迫症状,可予以中医活血祛瘀,软坚散结之药物如大黄䗪虫丸、失笑散等,常可取得疗效。

七、预防与健康教育

(一) 饮食指导

由于白细胞异常增生、发热和感染、广泛性出血,消耗大量热量,蛋白质消耗和分解均增加,往往呈负氮平衡。因此,应给予高热量、高蛋白、富含维生素、清淡易消化的食物,如甲鱼、鳝鱼、瘦肉、牛奶、鸡蛋、新鲜水果、蔬菜,禁食坚硬(如蚕豆、瓜子类)及辛辣、带骨刺食物,以避免消化道损伤,同时注意调节饮食的色、香、味,以增进食欲。化疗期间多饮水,防治尿酸性肾炎;多进食含粗纤维食物,保持大便通畅。

(二) 作息指导

急性期,有严重贫血感染或明显出血倾向时,患者应绝对卧床休息,以减少机体耗氧量,避免晕厥。病情轻或缓解期患者可适当运动,避免过度疲劳。完全缓解期患者可视其体力情况适当活动,参加轻松的工作,但避免重体力劳动。保持环境安静,避免噪声刺激。

(三) 行为指导

指导患者用软毛刷刷牙,勿用牙签剔牙。注意口腔卫生,三餐后、睡前、呕吐后应用漱口液强力漱口,每天检查口腔与咽喉部位,若发现口腔内白斑、伪膜、溃疡、疼痛时,及时报告医护人员。勿用含酒精的溶液清洗口腔,不要摄入刺激性食物和酸性饮料。不要用力捏鼻涕、咳嗽和打喷嚏,不要用手挖鼻孔以防出血。鼻腔有鼻痂时可先用生理盐水湿润待其软化后轻柔取出。注意个人卫生,饭前、便后要认真洗手。做好会阴及肛周皮肤卫生,每次大便后用 1∶5 000 高锰酸钾溶液坐浴;注意女性经期不能坐浴,可以用以上溶液清洗会阴。

八、预后

AL 若不经特殊治疗,平均生存期仅 3 个月左右,短者甚至在诊断数天后即死亡,经过规范治疗,不少患者可长期存活。对于 ALL,1~9 岁低危的患者,80% 可以获得长期的无病生存甚至治愈。老年、高白细胞的 AL 预后不良。继发性 AL、复发、多药耐药、需要多疗程化疗方能缓解以及合并髓外白血病的 AL 预后较差。而对于慢性髓细胞性白血病,TKI 出现前,慢性髓细胞性白血病慢性期患者中位生存期为 39~47个月,3~5 年内进入急变期,少数慢性期患者可延续 10~20 年。随着 TKI 药物的应用,患者生存期显著延长,达到功能性治愈(即无治疗缓解)。

(梁云霞　谢莉　董红琳)

第三节 浆细胞病

一、概述

浆细胞病（plasma cell dyscrasia）是指克隆性浆细胞或产生免疫球蛋白的 B 淋巴细胞过度病态增殖，血清或尿液中出现过量的单克隆免疫球蛋白即 M 蛋白（monoclonal protein）或其轻链或重链片段的一组疾病。临床上浆细胞病以多发性骨髓瘤、瓦尔登斯特伦巨球蛋白血症（Waldenström macroglobulinemia，WM）、意义未明的单克隆免疫球蛋白血症较为常见，目前该类疾病病因未明，可能与遗传、电离辐射、化学物质、病毒感染、抗原刺激等有关。

二、病因与发病机制

（一）多发性骨髓瘤

多发性骨髓瘤（multiple myeloma，MM）是起源于生发中心后终末分化 B 淋巴细胞的恶性克隆性浆细胞疾病中最常见的一种。浆细胞（亦称骨髓瘤细胞）主要侵犯骨髓，并产生大量 M 蛋白而发病。造血活跃的部位如椎骨、肋骨、颅骨、骨盆、股骨、锁骨和肩胛骨最易受累，临床上出现骨痛、骨质破坏、病理性骨折、高钙血症和贫血，易发生细菌感染，尿中出现本 - 周蛋白（Bence-Jones protein），肾功能损害。多发性骨髓瘤西方国家发病率为 5/10 万，我国随着老龄人口的逐年增长，发病率已达 2/10 万，有逐年增加的趋势。好发于 50 岁以上的中老年人，40 岁以下较少见，男女之比为 3∶2。

多发性骨髓瘤的病因尚不明确，推测和环境的化学物质、家族遗传和肥胖有关。接触电离辐射和某些化学物质可增加该病的发生率；某些癌基因和抑癌基因的异常可能与发病有关。骨髓瘤细胞起源于前 B 淋巴细胞或更早阶段，突变后进入血液循环形成单克隆迁移性浆母细胞（migratory plasmablasts），最终归巢到骨髓，分化形成骨髓瘤细胞而发病。白细胞介素 -6（IL-6）与发病密切相关，是促进 B 细胞分化成浆细胞的调节因子，目前认为 IL-6 是骨髓瘤细胞的生长因子，促进骨髓瘤细胞增生，抑制骨髓瘤细胞凋亡；另外浆母细胞和骨髓瘤细胞可产生 IL-1β 和肿瘤坏死因子 -α（TNF-α），通过激活破骨细胞而致骨质损害。

（二）瓦尔登斯特伦巨球蛋白血症

瓦尔登斯特伦巨球蛋白血症（WM），主要是由于淋巴样浆细胞恶性增殖，浸润骨髓和髓外器官，并产生大量单克隆 IgM，从而引起一系列临床表现。2000 年世界卫生组织（WHO）将其归类于淋巴瘤，称淋巴浆细胞性淋巴瘤（lymphoplasmacytic lymphoma，LPL）。瓦尔登斯特伦巨球蛋白血症每年总的发病率为 2.5/100 万，好发于老年人，男性多见。病程进展分两种，良性进展者生存期可达 10 年以上，少数恶性进展者生存期仅为 3 年左右。

（三）意义未明单克隆丙种球蛋白血症

意义未明的单克隆丙种球蛋白血症（monoclonal gammopathy of undetermined significance，MGUS）是指血液中有单克隆丙种球蛋白增高而无恶性浆细胞病或其他能引起单克隆丙种球蛋白增高的有关疾病。MGUS 多见于老年人，随年龄的增长而增高。70 岁以下的成年人。MGUS 的患病率约为 3.2%，而在 70 岁以上的老年人中，患病率可达 5.3%。一些患者在长期随访过程中可转变为多发性骨髓瘤等恶性浆细胞病。单克隆丙球病合并周围神经病的重要病理机制是 M 蛋白中含有多种直接作用于髓鞘和轴突膜的抗体，从而破坏髓鞘结构的完整性和稳定性，导致产生脱髓鞘性周围神经病。

三、临床表现

(一) 多发性骨髓瘤

1. 骨骼损害　骨痛为主要症状,以腰骶部最多见,其次为胸部和下肢。

2. 贫血　贫血表现在临床中亦很常见。与骨髓瘤细胞浸润抑制造血、肾功能不全等有关。

3. 肾功能损害　部分患者以蛋白尿、血尿、管型尿和急、慢性肾衰竭为首发症状。急性肾衰竭多因脱水、感染、静脉肾盂造影等引起。慢性肾衰竭多由于肾脏淀粉样变性,高钙血症、高黏滞综合征和骨髓瘤细胞浸润等所引起。

4. 高钙血症和反复的感染　正常多克隆免疫球蛋白及中性粒细胞减少,免疫力下降,容易发生各种感染。病毒感染以带状疱疹多见。

5. 高黏滞综合征　患者可有头晕、耳鸣、手指麻木、视力障碍、充血性心力衰竭、意识障碍甚至昏迷。血清中 M 蛋白增多,使血液黏滞性过高,引起血流缓慢、组织淤血和缺氧。

6. 出血倾向　如鼻出血、牙龈出血,淀粉样变性等在临床中也经常见到。

(二) 瓦尔登斯特伦巨球蛋白血症

病程进展缓慢,早期可数年无临床症状。WM 的临床表现主要是由淋巴浆细胞和血清 IgM 两部分造成的。淋巴浆细胞增殖 / 侵犯可导致肝脾大、淋巴结肿大、全血细胞减少以及中枢侵犯引起的宾 - 尼尔综合征(Bing-Neel syndrome)。而高水平的血清单克隆 IgM 会引起高黏滞反应,表现为头晕、黏膜出血和视物模糊等。另外,部分患者的血清单克隆 IgM 还具有自身抗体效应,造成自身免疫现象,如免疫性溶血性贫血和血小板减少症、冷球蛋白血症、冷凝集素病和 IgM 相关性周围神经病。最后,单克隆 IgM 还会出现沉积效应,造成继发性轻链型淀粉样变性或范科尼综合征(Fanconi syndrome)等。

(三) 意义未明的单克隆免疫球蛋白血症

本病常发生于老年,男性多于女性。患者多数无明显症状,无骨损害和肾损害,常因无关疾病就诊而在实验室检查时发现 M 蛋白,M 蛋白多为 IgG、IgA 和 IgM,共占 1/4 左右。有 29%~71% 合并周围神经病,而临床上特发性周围神经病中,有 10% 合并单克隆丙球病。初起症状较轻,可持续数年,随着病情发展,出现肝、脾和淋巴结肿大,出血和发热,酷似淋巴瘤和慢性淋巴细胞性白血病。90% 患者有血清黏度增高,从而影响了血液循环和毛细血管的灌注,轻者有头痛、头昏、眩晕、雷诺现象,重者脑内血管栓塞引起嗜睡、痴呆,甚至昏迷、瘫痪。

四、实验室及其他检查

(一) 多发性骨髓瘤

1. 血象　主要是贫血,晚期可呈全血细胞减少(pancytopenia)。血涂片上红细胞呈缗钱状排列是本病的特点,可偶见浆细胞,当浆细胞比例>20% 时则变成浆细胞白血病,较多见于 IgA 型。红细胞沉降率常增快。

2. 骨髓检查　对诊断有决定意义,骨髓中单克隆浆细胞比例 ≥ 10% 和 / 或活检证明有浆细胞瘤。

3. 血液生化检查　①血清蛋白电泳和免疫球蛋白测定:血清蛋白电泳见 γ 区或 γ 与 β 区之间呈窄底高峰的 M 蛋白。免疫球蛋白测定结果因类型不同而异,以 IgG 型发生率最高,约占 60%,其次为 IgA 和轻链型,各占 20%。②尿和肾功能检查:90% 以上患者有蛋白尿,50% 患者出现本 - 周蛋白尿。血清尿素氮和肌酐可以增高。③血钙和血尿酸测定均可增高。④血清 β_2 微球蛋白、血清乳酸脱氢酶和 C 反应蛋白均可高于正常。

4. 细胞遗传学　荧光原位杂交(FISH)可发现 90% 以上 MM 患者存在细胞遗传学异常。

5. 影像学检查　骨病变 X 线表现:①典型为圆形、边缘清楚如凿孔样的多个大小不等的溶骨性损害,常见于颅骨、盆骨、脊柱、股骨、肱骨等处；②病理性骨折；③骨质疏松，常为早期改变，多在脊柱、肋骨和盆骨。为避免急性肾衰竭，应禁止静脉肾盂造影。有骨痛但X线上未见异常的患者，可做CT、MRI或PET/CT检查。

（二）瓦尔登斯特伦巨球蛋白血症

1. 血象　多数有贫血，少数伴白细胞和血小板减少，血涂片见红细胞呈明显的缗钱状排列，红细胞沉降率增快。

2. 骨髓象　特征性改变是淋巴样浆细胞增多，而淋巴细胞和浆细胞亦可稍增多，有的可见肥大细胞。

3. 血清蛋白电泳　在γ区可见单克隆IgM；免疫球蛋白测定IgM>10g/L，而正常的IgG和IgA降低。

4. 血浆黏滞度　测定明显升高。

（三）意义未明的单克隆免疫球蛋白血症

实验室检查是发现该病的唯一方法。

1. 血象　一般均正常。

2. 骨髓象　浆细胞增多，但一般<10%，而且形态正常。

3. 血清蛋白电泳　在γ区或β与γ区之间显示一单峰，即M蛋白；免疫球蛋白测定显示单克隆Ig可分别为IgG<30g/L，IgA<15g/L，IgM<15g/L，尿轻链<1g/24h，其中以IgG增高最常见。正常免疫球蛋白不降低。

五、诊断与鉴别诊断

（一）诊断

确诊多发性骨髓瘤，患者必须至少符合1个主要标准+1个次要标准，或3个次要标准。

主要标准：①组织学活检证实浆细胞瘤；②骨髓浆细胞增多≥30%；③过量M蛋白存在：IgG>3.5g/dL（血清），IgA>2g/dL（血清），轻链（本周蛋白）≥1g/24h。

次要标准：①骨髓浆细胞增多10%~29%；②M蛋白存在，但未达到主要标准中的规定；③溶骨性病变；④血清中正常免疫球蛋白减少（低丙种球蛋白血症）：IgM<50mg/dL，IgA<100mg/dL，IgG<600mg/dL。

（二）鉴别诊断

1. 反应性浆细胞增多症　可由慢性炎症、伤寒、系统性红斑狼疮、肝硬化、转移癌等引起。浆细胞一般不超过15%且无形态异常，免疫表型为CD38+、CD56-且不伴有M蛋白，IgH基因重排阴性。

2. 意义未明单克隆丙种球蛋白血症（MGUS）　血清和/或尿液中出现M蛋白，骨髓中单克隆浆细胞增多但未达到MM诊断标准，且无组织、器官损伤的证据。

3. 瓦尔登斯特伦巨球蛋白血症（WM）　血清和/或尿液中出现单克隆IgM，骨髓或其他组织中有淋巴样浆细胞浸润。FISH常无t(11；14)等IgH易位，分子生物学检测常常有 *MYD88* 基因 *L265P* 突变。

4. AL型淀粉样变性　又称原发性系统性轻链型淀粉样变性，是单克隆轻链变性、沉积造成的组织和器官的损伤。活检组织刚果红染色阳性。

5. 引起骨痛和骨质破坏的疾病　如骨转移癌、老年性骨质疏松症、肾小管酸中毒及甲状旁腺功能亢进症等。因成骨过程活跃，常伴血清碱性磷酸酶升高。如查到原发病变或骨髓涂片找到成堆的癌细胞将有助于鉴别。

六、康复评估

（一）疾病严重程度评定

当多发性骨髓瘤的诊断确定之后应进一步明确患者的临床分期。临床分期反映多发性骨髓瘤病程早晚和肿瘤负荷。

1. 自 20 世纪 70 年代以来临床上广泛采用的迪里 - 萨蒙分期系统（Durie-Salmon staging system）目前仍然在沿用。迪里 - 萨蒙分期系统主要反映骨髓瘤肿瘤负荷，肿瘤负荷与骨病程度、血红蛋白、血钙水平及血和尿单克隆免疫球蛋白水平相关。但是骨检查评估骨病的方法依赖操作者经验，具有一定主观性。每期可再根据肾功能情况分为 A、B 两个亚型，肾功能正常为 A 亚型，肾功能损害为 B 亚型（见表 11-3）。

表 11-3　迪里 - 萨蒙分期系统

分期	分期标准
Ⅰ期	满足以下所有条件： 血红蛋白>100g/L 血清钙≤2.65mmol/L（11.5mg/dL） 骨骼 X 线片：骨骼结构正常或孤立性骨浆细胞瘤 血清或尿骨髓瘤蛋白产生率低：① IgG<50g/L；② IgA<30g/L；③本周蛋白<4g/24h
Ⅱ期	不符合Ⅰ和Ⅱ期的所有患者
Ⅲ期	满足以下 1 个或多个条件： 1. 血红蛋白<85g/L 2. 血清钙>2.65mmol/L（11.5mg/dL） 3. 骨骼检查中溶骨病变大于 3 处 4. 血清或尿骨髓瘤蛋白产生率高：① IgG>70g/L；② IgA>50g/L；③本周蛋白>12g/24h
亚型	A 亚型　肾功能正常［肌酐清除率>40mL/min 或血清肌酐水平<177μmol/L（2.0mg/dL）］ B 亚型　肾功能不全［肌酐清除率≤40mL/min 或血清肌酐水平≥177μmol/L（2.0mg/dL）］

2. 研究表明 β_2- 微球蛋白（β_2-microglobulin，β_2-MG）和白蛋白具有很强的预后判断价值。在此基础上国际骨髓瘤工作组于 2005 年提出了基于 β_2-MG 和白蛋白的国际分期标准（international staging system，ISS）。越来越多的研究表明遗传学异常是多发性骨髓瘤最重要的预后因素。2015 年国际骨髓瘤工作组对 ISS 进行了修订，提出了修订的国际分期标准（revised international staging system，R-ISS）。ISS 和 R-ISS 均具有很强的预后判断价值（表 11-4）。

表 11-4　多发性骨髓瘤的 ISS 和 R-ISS 分期标准

分期	ISS	R-ISS
Ⅰ	白蛋白≥35g/L 和 β_2-MG<3.5mg/L	ISS Ⅰ期和非细胞遗传学高危患者，同时 LDH 正常水平
Ⅱ	不符合Ⅰ和Ⅲ期的所有患者	不符合 R-ISS Ⅰ和Ⅲ期的所有患者
Ⅲ	β_2-MG≥5.5mg/L	ISS Ⅲ同时细胞遗传学高危患者或者 LDH 高于正常水平

注：β_2-MG. β_2- 微球蛋白；LDH. 乳酸脱氢酶。

细胞遗传学高危指间期荧光原位杂交检测出 del（17p）或 t（4；14）或 t（14；16）。

（二）躯体功能评估

1. 骨骼系统　骨痛为主要症状，以腰骶部最多见，其次为胸部和下肢。活动或扭伤后剧痛者有病理性骨折的可能。MM 骨病的发生主要是由于破骨细胞和成骨细胞活性失衡所致。

2. 神经系统 神经系统损害表现为肌肉无力、肢体麻木和痛觉迟钝等。脊髓压迫是较为严重的神经受浸润所致。MM 的神经损害的病因包括骨髓瘤细胞浸润、肿块压迫、高钙血症、高黏滞综合征、淀粉样变性、单克隆轻链和 / 或其片段的沉积等。

3. 血液系统 贫血为本病的常见表现。因贫血发生缓慢，症状多不明显，多为轻、中度贫血。贫血的发生主要为红细胞生成减少所致，与骨髓瘤细胞浸润抑制造血、肾功能不全等有关。出血倾向为本病的另一常见表现，鼻出血、牙龈出血和皮肤紫癜多见。出血的机制：①血小板减少，且 M 蛋白包裹在血小板表面，影响血小板的功能。②凝血障碍：M 蛋白与纤维蛋白单体结合，影响纤维蛋白多聚化，M 蛋白尚可直接影响凝血因子的活性。③血管壁因素：高免疫球蛋白血症和淀粉样变性损伤管壁。

4. 泌尿系统 肾脏损害表现为蛋白尿、血尿、管型尿和急、慢性肾衰竭。急性肾衰竭多因脱水、感染、静脉肾盂造影等引起。慢性肾衰竭的原因是多方面的：①游离轻链（本 - 周蛋白）被近曲小管吸收后沉积在上皮细胞胞质内，使肾小管细胞变性，功能受损，如蛋白管型阻塞，则导致肾小管扩张；②高血钙引起肾小管和集合管损害；③尿酸过多，沉积在肾小管，导致尿酸性肾病；④肾脏淀粉样变性，高黏滞综合征和骨髓瘤细胞浸润等。

5. 循环系统 血清中 M 蛋白增多，可使血液黏滞性过高，引起血流缓慢、组织缺氧，表现为头晕、眩晕、眼花、耳鸣、手指麻木、视力障碍、充血性心力衰竭、意识障碍，甚至昏迷。部分患者的 M 蛋白成分为冷球蛋白，可引起微循环障碍，出现雷诺现象。

6. 内分泌系统 广泛的溶骨性改变和肾功能不全引起高钙血症，表现为食欲缺乏、呕吐、乏力、意识模糊、多尿或便秘等。

7. 呼吸系统 正常多克隆免疫球蛋白及中性粒细胞减少，免疫力下降，容易发生各种感染，如细菌性肺炎，表现为咳嗽咳痰、胸痛、呼吸困难等，严重者可引起败血症。病毒感染以带状疱疹多见。

8. 髓外浸润 以肝、脾、淋巴结和肾脏多见。因骨髓瘤细胞的局部浸润和淀粉样变性所致。肝脾大一般为轻度。淋巴结肿大者较为少见。其他组织，如甲状腺、肾上腺、卵巢、睾丸、肺、皮肤、胸膜、心包、消化道和中枢神经系统也可受累。瘤细胞也可以侵犯口腔及呼吸道等软组织。MM 患者可以在诊断时即合并髓外浆细胞瘤，也可以在 MM 的治疗过程中，随着疾病的进展而出现。淀粉样变性少数患者可发生淀粉样变性，常见舌体、腮腺肿大，心肌肥厚、心脏扩大，腹泻或便秘，皮肤苔藓样变，外周神经病变及肝、肾功能损害等。心肌淀粉样变性严重时可猝死。

（三）疼痛评估

疼痛是 MM 患者常见的临床症状，且疼痛剧烈，临床上可采用疼痛视觉模拟评分法、数字分级评分法等简便易行方法进行疼痛评分。将疼痛程度用 0~10 这 11 个数字表示，0 表示无痛，10 表示最剧烈的疼痛，受试者概括个人疼痛感受，在其中一个数字上做标记，应提醒受试者尽量准确标记，避免随意标记影响评分结果。

（四）心理评估

患者的心理受两方面的因素影响较大：一是受疾病本身各种临床症状如疼痛、反复感染、头昏乏力、截瘫、大小便障碍等病痛折磨影响；二是浆细胞疾病作为恶性肿瘤这一诊断对患者心理产生消极影响。常常出现焦虑、抑郁甚至悲观失望。可采用 90 项症状自评量表（SCL-90）。该量表共有 90 个项目，包含有较广泛的精神病症状学内容，如感觉、情感、思维、意识、行为直至生活习惯、人际关系、饮食睡眠等，均有涉及，并采用 10 个因子分别反映 10 个方面的心理症状情况。

（五）日常生活能力评估

发病早期患者日常生活能力无影响，可生活自理，出现病理性骨折、神经损害等表现时日常生活能力多受限明显。常用改良 Barthel 指数进行 ADL 评定，有 10 项内容，总分 100 分，完全自理；75~90 分，轻度功能缺陷；50~70分,中度功能缺陷；25~45分,严重功能缺陷；0~20分,极严重功能缺陷。浆细胞病早期患者日常生活可自理,但晚期或出现明显临床症状如剧烈疼痛、脊柱骨折、脊髓受压后截瘫、大小便障碍等情况时患者日常生活能力下降。

（六）运动功能评估

骨折是 MM 常见的临床表现之一。骨折后,由于肢体运动减少,常发生肌肉萎缩,肌力下降。肌力检查是判定肌肉功能状态的重要指标,常用 MMT 法。骨折后期,关节内外粘连、关节挛缩将导致关节活动受限。测量关节活动度常用量角器进行。另外骨折后,由于伤肢的制动,肌肉发生萎缩,肢体周径变细,而且骨折后骨缺损,骨断端移位重叠,骨骺损伤影响生长发育等原因也可造成骨折后期肢体长度改变,所以测量肢体长度也是必要的。脊柱或四肢骨折产生功能障碍参照骨折残障评估,伴脊髓损伤造成截瘫、神经源性膀胱、神经源性直肠等功能障碍评估参见脊髓损伤评估。

七、康复治疗

（一）临床治疗

1. 多发性骨髓瘤　治疗原则:对于无症状骨髓瘤暂不推荐治疗;对于有症状的 MM 应采用系统化疗,包括诱导、巩固治疗(含干细胞移植)及维持治疗。如年龄 ≤ 65 岁,体能状况好,或虽>65 岁但全身体能状态评分良好的患者,经有效的诱导治疗后应将 ASCT 作为首选。

（1）诱导治疗:目前我们多选择的是硼替佐米(V)、来那度胺(R)、沙利度胺(T)联合环磷酰胺(C)、多柔比星(A)、地塞米松(D)所组成的方案,如 VD、RD、VRD、PAD、VCD、VTD、TAD、TCD 等。

（2）造血干细胞移植:自体外周血干细胞移植为主要的治疗手段,3 年无病生存率达 50%。肾功能不全及老年并非移植禁忌证。相比于晚期移植,早期移植者无事件生存期更长。对于年轻、高危、复发难治患者可考虑 allo-HSCT。

（3）巩固治疗:目的主要是进一步提高疗效及反应深度,以强化疾病控制。多采用原诱导方案短期巩固治疗 2~4 个疗程。

（4）维持治疗:可选用硼替佐米、来那度胺、沙利度胺单药或联合糖皮质激素。

（5）支持治疗:①骨痛:可口服或静脉使用双膦酸盐。常用帕米膦酸二钠、唑来膦酸,可缓解骨痛和抑制骨质破坏。②高钙血症:水化、碱化、利尿,患者尿量正常,则日补液量 2 000~3 000mL,保持尿量>1 500mL/d。③高黏滞血症:采用血浆置换,可迅速降低血黏度。④肾功能不全:水化和碱化尿液,服用别嘌醇配合化疗,必要时透析治疗。⑤贫血:可考虑使用 EPO 治疗。⑥积极治疗和预防感染并发症。

2. 瓦尔登斯特伦巨球蛋白血症（WM）　WM 是一种惰性的、不可治愈性的疾病,只有在患者出现治疗指征时才开始接受治疗。对于无症状或轻微症状的 WM 患者,即使 IgM 水平较高,也应采取观察等待的策略。

（1）化学治疗:目前常用的一线治疗方案如硼替佐米(V)、利妥昔单抗(R)、地塞米松(D)、环磷酰胺(C)、醋酸泼尼松(P)所联合的方案:V ± R、VD、COP-R、RCD/P、R 单药、伊布替尼等。

（2）对症治疗:高黏滞血症采用血浆去除术可迅速降低血黏度,然后再用化疗维持;贫血明显(Hb<60g/L)者,可输浓缩红细胞;积极治疗和预防感染并发症。

3. 意义未明的单克隆免疫球蛋白血症　无症状者,可定期随访,糖皮质激素、环磷酰胺、苯丁酸氮芥、环孢素、硫唑嘌呤对少数患者有效,治疗性血浆置换有一定疗效,主要适用于症状严重伴高黏滞综合征患者,干扰素对丙型肝炎病毒抗体阳性患者有较好疗效,合并有周围神经病变时,予以对症处理。

（二）饮食治疗

饮食治疗的目的是均衡营养摄入,减轻放疗、化疗引起的恶心、呕吐、腹泻、腹胀、便秘、贫血乏力等表现。有恶心、呕吐表现时饮食宜清淡而少油腻,少食多餐,菜中可放少量姜汁以调味,尽量避免不新鲜的或气味怪异的蛋白质食品及其他食品,也可口含鲜生姜片,或用中药陈皮、柿蒂、竹茹煎水当茶饮,可减轻胃肠道反应。

有腹胀、腹泻时宜食用易消化、清淡、少油腻的食品,如半流饮食或少渣饮食,忌含纤维素多的食品及黏腻、寒凉食品;便秘时应适当地增加活动量,多食新鲜蔬菜和水果及其他富含纤维素的食物,如香蕉、苹果、红薯等,每晚临睡前服1杯蜂蜜水,必要时服中药麻仁润肠丸,或少量的液体石蜡。

出现贫血乏力等表现时,要注意加强营养,多食"血肉有情之品",如鸡、鸭、鱼、肉等,宜煮、炖、蒸等方法烹制,还可以选择含铁较多的食品如动物的肝脏、腰子、心脏、瘦肉、蛋黄;蔬菜如菠菜、芹菜、番茄;水果可给以杏、桃、李子、葡萄干、红枣、菠萝、杨梅、橙子、橘子、柚子和无花果等,还可以选用炖乌鸡、花生衣等补血。

(三)物理因子治疗

1. **免疫力低下** 小功率的激光照射虽然不能直接杀灭细胞,但可加强机体的细胞和体液免疫功能,使白细胞吞噬能力增强,免疫球蛋白增加,补体滴度增加,肾上腺皮质功能加强,增加机体免疫功能,提高局部抗感染能力,有明显的消炎作用。

2. **各种急慢性疼痛** 可采用经皮神经电刺激疗法、间动电治疗、冷敷等缓解疼痛;有雷诺现象者选择干扰电治疗、间动电治疗、调制中频电治疗、局部热敷等。

3. **继发脊髓损伤、下肢瘫痪** 早期可采用功能性电刺激疗法、感应电治疗、神经肌肉电刺激疗法等,痉挛期可采用痉挛肌电刺激疗法。

4. **周围神经损伤后肢体无力** 可采用功能性电刺激疗法、感应电治疗、失神经支配肌肉电刺激疗法;神经源性膀胱可采用神经肌肉电刺激疗法、感应电疗法等。

(四)运动治疗

通过运动可以提高肌耐力,改善关节活动度和平衡功能。根据患者的身体状况,康复医生进行详细评估,要注意骨折风险,选择合理的运动方式。无明显功能障碍的患者可进行主动运动如健步走,健步走要将心率控制在最大心率的60%~80%(最大心率=220-年龄),时间15~20min,每周3~4次,运动以感觉累为度。对于腰背痛患者,开展脊柱不增加负重和前屈负荷的伸展运动,对于高龄老年患者,可进行低强度日常活动。对继发骨折后脊髓损伤出现截瘫患者,可按脊髓损伤运动康复治疗,早期给予关节被动活动、全身肌力训练等,骨折稳定后在佩戴外固定保护下进行站立床训练及站立行走训练。由于患者易发生病理性骨折,康复训练中注意对患者进行保护,并控制训练量。

(五)作业疗法

在对患者进行全面评估后,根据其耐力和体能有目的有针对性地从日常生活活动、认知活动中选择一些作业,如棋牌类游戏、套圈训练、拼图、电脑游戏等,以完成任务的方式来对患者进行训练,既可以改善躯体功能,又能提高其日常生活活动能力;对于处于就业年龄,病情稳定,全身功能状况恢复较好的患者可根据其功能情况、劳动能力进行职业技能训练,以恢复原来的工作或更换做其他工作;对于因骨折或神经病变导致肢体功能障碍,应针对性地作业训练,恢复其肌力和关节活动度,从而改善其心理和社会功能,达到全面康复的目的。

(六)心理治疗

患者的心理问题不容忽视,浆细胞病患者因病痛折磨及对浆细胞病为恶性肿瘤的认识,多伴有焦虑、抑郁、意志消沉甚至烦躁绝望等心理问题。应及时对患者进行疏导,给患者讲解本病的知识,让患者了解及早接受化疗可缓解症状,使患者有一定的自我保健能力,为其解除躯体痛苦,减少不良心理刺激,鼓励患者增强信心,全力配合治疗与护理。

(七) 中国传统康复治疗

1. 中药治疗　多发性骨髓瘤以贫血、骨骼疼痛或溶骨性骨质破坏、高钙血症和肾功能不全为主要临床特征,中医学命名为骨髓瘤。先天不足或后天失养,肾气虚损,外邪乘虚而入侵机体,气血运行不畅,瘀毒搏结,痹阻经络,骨节经脉失于濡养而发本病。根据中医辨证分为以下四型:气血亏虚证、肝肾阴虚证、脾肾阳虚证、痰瘀痹阻证。气血亏虚证选择十全大补汤加减,肝肾阴虚证选择六味地黄丸加减,脾肾阳虚证选择真武汤加减,痰瘀痹阻证选择涤痰汤合身痛逐瘀汤加减龙,也可用现代中成药华蟾素胶囊、参麦注射液、参芪扶正注射液。

2. 针灸治疗　针灸治疗可缓解疼痛,提高免疫能力,促进神经损伤恢复,改善消化功能等。如疼痛剧烈者可选用合谷、太冲、后溪等,配合腕踝针止痛;足三里、太溪、悬钟、三阴交、气海、关元、命门、脏俞穴等有增加机体免疫机能。

3. 气功疗法　可选用静功,通过练习使患者精神放松,保持内环境稳定,增强机体免疫力。

八、预防与健康教育

(一) 饮食指导

一般采用高维生素、高蛋白质、易消化饮食,若有出血倾向者忌食干硬、带刺食物,伴有肾功能不全者忌食高蛋白饮食并限制盐的摄入。

(二) 作息指导

平时应睡硬板床,以保持骨、关节正常生理位置,避免脊柱骨破坏而出现神经压迫症状。无发生脊椎压缩性骨折的危险时,可不限制活动,进行适当运动(如散步),但要防止跌倒碰伤。

(三) 行为指导

日常起居饮食注意安全,避免损伤及病理性骨折;注意经常改变体位,避免长期卧床致局部组织受压而产生褥疮;保持皮肤黏膜清洁,注意外阴部卫生,防止尿路感染。

九、预后

MM 在生物学及临床上都具有明显的异质性,生存期差别较大,中位生存期 3~4 年,有些患者可存活10 年以上。影响预后的因素有:年龄、体能状态、老年人身心健康评估、C 反应蛋白水平、血清乳酸脱氢酶水平、骨髓浆细胞浸润程度、肾功能、ISS 及 R-ISS 分期及细胞遗传学异常。WM 的预后和患者的年龄、贫血、血小板数目、微球蛋白及血清单克隆免疫球蛋白水平有很大关系,尤其伴有高乳酸脱氢酶者预后更差。

（梁云霞　谢莉　董红琳）

第四节　出血性疾病

人体血管受到损伤时,血液可自血管外流或渗出。此时,机体将通过一系列生理性反应使出血停止,此即止血。止血过程有多种因素参与,并包含一系列复杂的生理、生化反应。因先天性或遗传性及获得性因素导致血管、血小板、凝血、抗凝及纤维蛋白溶解等止血机制的缺陷或异常而引起的以自发性或轻度损伤后过度出血为特征的疾病,称为出血性疾病。主要包括血小板无力症、原发免疫性血小板减少症(primary immune thrombocytopenia,ITP)、血栓性血小板减少性紫癜、血友病、巨大血小板综合征等。

一、原发免疫性血小板减少症

原发免疫性血小板减少症(ITP)既往亦称为特发性血小板减少性紫癜,是一种复杂的多种机制共同参与的获得性自身免疫性出血性疾病。该病的发生是由于患者对自身血小板抗原免疫失耐受,产生体液免疫和细胞免疫介导的血小板过度破坏与血小板生成受抑,导致血小板减少,伴或不伴皮肤黏膜出血。本节主要讲述成人ITP。

ITP约占出血性疾病的1/3,ITP的发病率为(5~10)/10万,男女发病率相近,育龄期女性发病率高于男性,60岁以上老年人是该病的高发群体,出血风险随年龄增加而增加。

(一)病因和发病机制

1. 体液免疫和细胞免疫介导的血小板过度破坏 50%~70%的ITP患者血浆和血小板表面可检测到一种或多种抗血小板膜糖蛋白自身抗体。自身抗体致敏的血小板被单核巨噬细胞系统吞噬破坏。另外,ITP患者的细胞毒性T细胞可直接破坏血小板。

2. 体液免疫和细胞免疫介导的巨核细胞数量和质量异常 自身抗体还可损伤巨核细胞或抑制巨核细胞释放血小板,造成ITP患者血小板生成不足。另外,CD8$^+$细胞毒性T细胞可通过抑制巨核细胞凋亡,使血小板生成障碍。

(二)临床表现

成人ITP一般起病隐袭,常表现为反复的皮肤黏膜出血如瘀点、瘀斑及外伤后止血不易等,鼻出血、牙龈出血、月经过多亦很常见。严重内脏出血较少见。患者病情可因感染等而骤然加重,出现广泛、严重的皮肤黏膜及内脏出血。部分患者仅有血小板减少而没有出血症状。乏力是ITP的另一常见临床症状。出血过多或长期月经过多可出现失血性贫血。

本病一般无肝、脾、淋巴结肿大,不到3%的患者因反复发作,脾脏可轻度肿大。

(三)实验室检查

1. 血常规检查 血小板计数减少,血小板平均体积偏大。可有程度不等的正常细胞或小细胞低色素性贫血。

2. 出凝血及血小板功能检查 凝血功能正常,出血时间延长。血小板功能一般正常。

3. 骨髓象检查 骨髓巨核细胞数正常或增加,巨核细胞发育成熟障碍,表现为体积变小,胞质内颗粒减少,产板型巨核细胞显著减少(<30%);粒、红系正常。

4. 血清学检测 血小板生成素(thrombopoietin,TPO)水平正常或轻度升高。约70%的患者抗血小板自身抗体阳性。

(四)诊断与鉴别诊断

1. 诊断要点 ①至少2次检查血小板计数减少,血细胞形态无异常;②脾脏一般不增大;③骨髓检查:巨核细胞数量增多或正常、有成熟障碍;④排除其他继发性血小板减少症,如自身免疫性疾病、甲状腺疾病、药物诱导的血小板减少、淋巴系统增殖性疾病等。

2. 鉴别诊断 需排除假性血小板减少症及继发性血小板减少症,如再生障碍性贫血、脾功能亢进、MDS、白血病、系统性红斑狼疮、药物免疫性血小板减少症等。

(五)治疗

ITP为自身免疫性疾病,目前尚无根治的方法,治疗的目的是使患者血小板计数提高到安全水平,降低病死率。

1. 一线治疗

(1)糖皮质激素:一般为首选治疗,近期有效率约80%。泼尼松:1.0mg/(kg·d),分次或顿服,血小板升至正常或接近正常后,1个月内尽快减至最小维持量(≤15mg/d),在减量过程中血小板计数不能维持者应考虑二线治疗。治疗4周仍无反应者,应迅速减量至停用。大剂量地塞米松:40mg/d×4d,口服用药,不需要进行减量和维持。治疗过程中要注意监测血压、血糖变化,预防感染,保护胃黏膜及对症补钙、补钾。

(2)静脉输注丙种球蛋白(IVIg):常规剂量0.4g/(kg·d)×5d或1.0g/(kg·d)×2d。主要用于ITP的紧急治疗;不能耐受糖皮质激素治疗的患者;脾切除术前准备;妊娠或分娩前。IgA缺乏、糖尿病和肾功能不全者慎用。

2. 二线治疗 对于一线治疗无效或需要较大剂量糖皮质激素(>15mg/d)才能维持的患者,可选择二线治疗。

(1)促血小板生成药物:常用药物包括重组人血小板生成素(rhTPO)、艾曲泊帕、罗普司亭。

(2)抗CD20单克隆抗体(rituximab,利妥昔单抗):为一种人鼠嵌合型抗体,可清除体内B淋巴细胞,减少抗血小板抗体的产生。

(3)其他二线治疗药物:缺乏循证医学证据,需个体化选择。包括长春碱类、环孢素、硫唑嘌呤、环磷酰胺、达那唑等。

(4)脾切除:在脾切除之前,必须对ITP的诊断进行重新评估。近期有效率70%左右。

(六)中医治疗

根据中医辨证分为四型:血热妄行证、阴虚火旺证、气不摄血证、瘀血内阻证。血热妄行证选择十灰散加减,阴虚火旺证选择茜根散加减,气不摄血证选择归脾汤加减,瘀血内阻证选择桃红四物汤加减,也可用现代中成药升血小板胶囊、维血宁合剂、金薯叶止血合剂、江南卷柏片、维血宁颗粒、血美安胶囊。

(七)健康教育

1. 活动 当血小板计数<50×10⁹/L时,不可做强体力活动,可适当散步、预防外伤;当血小板计数<20×10⁹/L时需卧床休息,避免一切可能造成身体受伤的因素,避免碰撞,禁用牙签剔牙或用硬毛刷刷牙;当血小板计数<10×10⁹/L时应绝对卧床休息。

2. 饮食 宜进软食,勿过热,给予营养丰富,富含维生素,易消化软食,饮食清洁卫生。忌生姜、葱、蒜,因对血小板有破坏作用。饮食仍需注意低盐、高钾、高钙。如有消化道出血,应进半流质或流质,忌食烟酒辛辣刺激之物。

3. 用药 避免使用可能引起血小板减少或抑制其功能的药物,如阿司匹林、吲哚美辛、保泰松等。其治疗药物首选肾上腺糖皮质激素,此药在使用过程中出现痤疮、月经紊乱、满月脸、向心性肥胖、骨质疏松易骨折、部分患者可出现失眠等不良反应。应注意以下几个方面。

(1)须按医嘱服药,不能擅自增减剂量或停药。应定期复查血常规。

(2)用药间勿饮酒及咖啡,进餐时或餐后服用,与牛奶同服可减少胃肠道反应。

(3)长期服用者应低盐饮食,多进清淡及高钾(香蕉、绿色蔬菜、芦笋、全麦片及柑橘等)食品,多进食高钙的食品(如虾类、坚果、牛奶、骨头汤等)。

(4)长时间用药后出现向心性肥胖在停药后可逐渐恢复。

(5)长期用药会导致机体抵抗力下降,应及时处理身体各部位的小感染灶,预防感冒。

4. 各项穿刺后延长压迫时间,避免肌内注射。鼻出血患儿应半卧位,床头抬高30°~50°,头部或鼻部冷敷,用力压鼻翼部,也可用棉球填塞,并请医生处理。指导家长会识别出血征象:如消化道出血常有腹痛、便血,血尿、腰痛提示肾出血,剧烈头痛警惕颅内出血发生。

(八)预后

急性型的病程短,有自愈趋势,约80%患者可以缓解。50%患者在6周内恢复,其余的在半年内完全恢复,6%~20%可转为慢性,病死率1%,多在发病1~2周时。慢性型有10%~20%可以自愈,多数病程较长,发作与缓解相间隔,有的呈周期性发作。个别严重患者,血小板极度减少,有颅内出血危险,后者为本病的致死原因。

二、血友病

血友病是一种 X 染色体连锁的隐性遗传性出血性疾病。包括血友病 A 和血友病 B,其中以血友病 A 较为常见。血友病以阳性家族史、幼年发病、自发或轻度外伤后出血不止、血肿形成及关节出血为特征。关节内的反复出血会导致严重的破坏性血友病关节病,严重地影响患者的生活质量。血友病的社会人群发病率为 (5~10)/10 万。我国血友病登记信息管理系统数据显示,国内血友病 A 患者占 80%~85%,血友病 B 患者占 15%~20%。

(一) 病因与遗传规律

血友病 A 又称凝血因子Ⅷ(FⅧ)缺乏症,是临床上最常见的遗传性出血性疾病。FⅧ在循环中与血管性血友病因子(von willebrand factor,vWF)以复合物形式存在,前者被激活后参与 F X 的内源性激活;后者作为一种黏附分子参与血小板与受损血管内皮的黏附,并有稳定及保护 FⅧ的作用。

FⅧ基因位于 X 染色体长臂末端(Xq28),当其因遗传或突变而出现缺陷时,人体不能合成足量的 FⅧ,导致内源性途径凝血障碍及出血倾向的发生。

血友病 B 又称遗传性 FⅨ缺乏症。FⅨ为一种维生素 K 依赖的单链糖蛋白,被 FⅨa 等激活后参与内源性 F X 的激活。FⅨ基因位于 X 染色体长臂末端(Xq26-q27)。遗传或突变使之缺陷时,不能合成足够量的 FⅨ,造成内源性途径凝血障碍及出血倾向。

血友病 A、B 均属于 X 染色体连锁隐性遗传性疾病。其遗传规律见图 11-1。

(二) 临床表现

血友病以体内多种组织过度出血为特征,包括软组织血肿和关节内出血,导致严重的破坏性血友病关节病。周期性关节内出血是该疾病的一个特征。

血友病 A 出血较重,血友病 B 则较轻。血友病 A 一般被分为轻型、中间型和重型,尽管这些分类之间存在重叠。表 11-5 以临床表现的严重程度对血友病 A/B 进行了临床分型。FⅧ浓度范围是以正常人的百分比以及 IU/mL 标注。

图 11-1 血友病遗传规律

表 11-5 血友病 A 和血友病 B 的临床分型

临床分型	因子活性水平	出血症状
轻型	正常的 6%~40% (0.06~0.40IU/mL)	大的手术或外伤可致严重出血,罕见自发性出血
中间型	正常的 1%~5% (0.01~0.05IU/mL)	小手术/外伤后可有严重出血,偶有自发性出血
重型	≤正常的 1% (≤0.01IU/mL)	肌肉或关节自发性出血

血友病 B 患者从整体人群上来说比重型血友病 A 患者少,且严重的并发症也比他们少,但是血友病 B 患者的出血在临床上仍然很难与血友病 A 相区别。患者所面临的身体、心理、职业、和社会方面的问题也与血友病 A 所相似。血友病 B 的分类基于临床严重程度,并大致与凝血因子Ⅸ凝血活性水平相关。重

型患者的凝血因子Ⅸ水平通常低于正常的 1%，中间型患者的凝血因子Ⅸ水平在正常的 1%~5% 之间，轻型患者凝血因子Ⅸ水平在正常的 6%~40% 之间。

重型血友病 A 患者关节内出血约占所有出血的 75%。根据所累及关节使用频率的递减顺序，包括膝关节、肘关节、踝关节、肩关节、腕关节和髋关节。关节内出血通常在患儿开始走路时便发生。反复关节内出血的主要并发症是关节肿胀、僵硬、畸形，伴发肌肉和软组织萎缩（图 11-2），图 11-3 显示了关节软骨和相邻骨质进行性损伤不同时期的影像学改变。这种改变可能会发展为骨质疏松或软骨下骨囊肿，关节间隙进行性缩小。图 11-4 为血友病患者踝关节出血的影像图。关节内反复出血可导致滑膜增生和炎症。滑膜增厚折叠，从而限制关节活动。

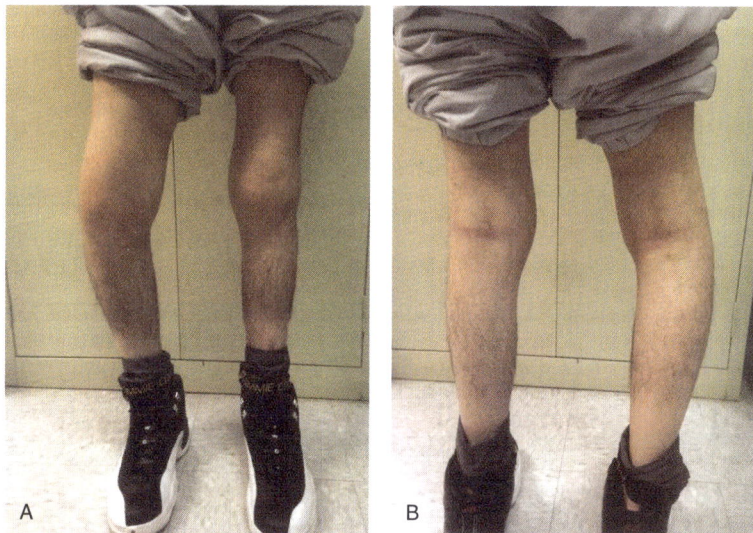

图 11-2　血友病关节病
A. 前面观；B. 后面观。可看到患者膝关节反复出血所产生的慢性影响。

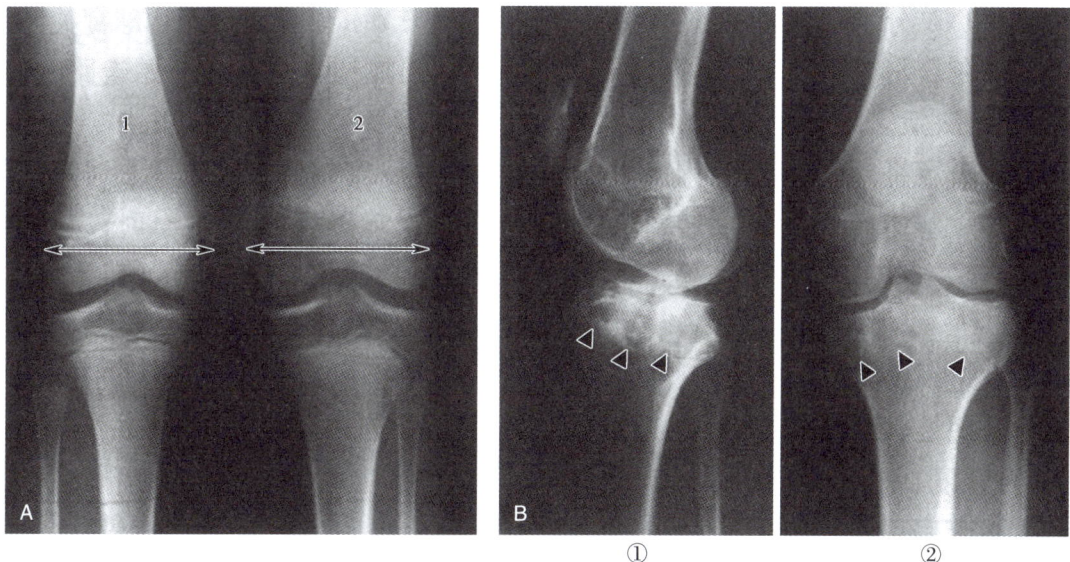

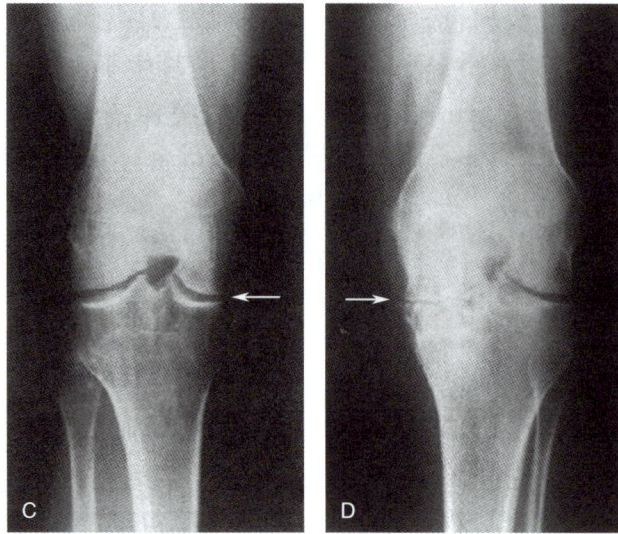

图 11-3　血友病关节病不同阶段的影像学改变

0 期(正常膝关节)和 1 期(关节内有液体)未在此图中显示。A. 2 期：膝关节 2 上出现骨质疏松和骨骺过度增生，膝关节 2 中的骨骺比膝关节 1 中的更宽(黑箭头)；B. 3 期：软骨下骨囊肿(黑三角)；C. 4 期：突出的骨囊肿伴随关节空隙缩小(白箭头)；D. 5 期：关节间隙消失伴随骨骺过度增生(白箭头)。

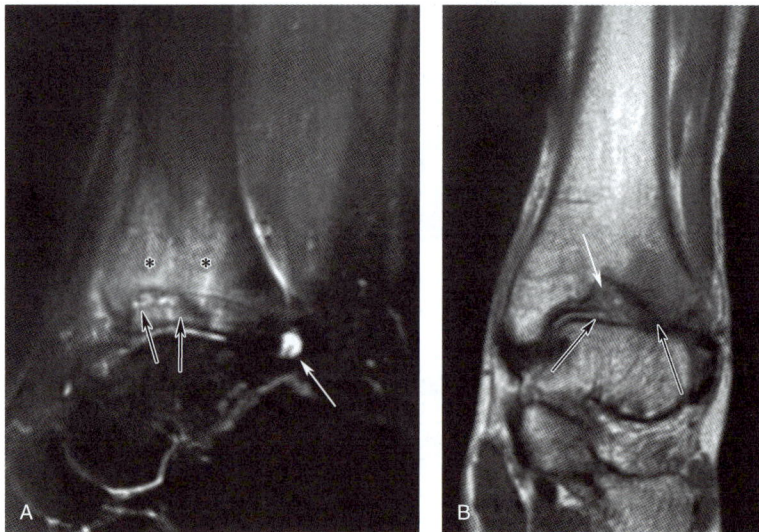

图 11-4　血友病患者踝关节出血的影像图

A. 踝关节的矢状位 STIR 图像有渗出(白色箭头)，胫骨末端水肿(星号)围绕其软骨下的病变残片(黑箭头)；
B. 与 A 为同一患者的踝关节。远端胫骨的软骨下缺陷(白箭头)，胫距骨关节轻微变窄(黑箭头)。

(三) 实验室及其他检查

1. 筛选试验　出血时间、凝血酶原时间、血小板计数及血小板聚集功能正常，APTT 延长，但 APTT 不能鉴别血友病的类型。

2. 临床确诊试验　F Ⅷ活性测定辅以 F Ⅷ:Ag 测定和 F Ⅸ活性测定辅以 F Ⅸ:Ag 测定可以确诊血友病 A 和血友病 B，同时根据结果对血友病进行临床分型；同时应行 vWF:Ag 测定(血友病患者正常)，可与血管性血友病鉴别。

3. 基因诊断试验　建议对患者进行基因检测，以便确定致病基因，为同一家族中的携带者检测和产前诊断提供依据。此外，可以通过基因突变判定患者产生抑制物的风险。

(四)康复评定

1. 身体结构与身体功能

(1)关节评估方法:定期给血友病患者进行关节功能评估可以为定制或调整预防治疗方案以及处理关节病变提供依据。血友病性关节病的影像评估是监测血友病预防治疗、关节进展和防止严重关节并发症的主要手段。检查方法包括 X 线、CT、磁共振成像(MRI)和超声。其中,超声检查经济、简便和实时,能够探测血友病性关节病的关节积液、滑膜增生和关节浅表部位软骨破坏,多普勒超声能够显示急性滑膜血流信号增加,适合筛查和疾病进展监测。MRI 是目前公认的诊断血友病性关节病的最敏感方法,具有多参数、多序列、多方位成像和软组织分辨率高的特点,不仅能显示关节积液不同时期的出血改变、滑膜增生和含铁血黄素沉积,而且能够早期显示软骨异常。关节功能评分采用国际血友病关节健康状况评分(hemophilia joint health score,HJHS),表 11-6 对血友病患者的关节健康状况进行评定,评价内容包括双肘、双膝及双踝关节的肿胀情况、肿胀持续时间、肌肉萎缩、运动时关节摩擦音、屈曲度降低、伸展度降低、关节疼痛、肌力及总体步态 9 个方面,评分越低,说明关节健康状况越好。

表 11-6 血友病关节健康状况评分(HJHS)总表

评价内容	左肘	右肘	左膝	右膝	左踝	右踝
肿胀	0~3					
肿胀持续时间	0~1					
肌肉萎缩	0~2					
运动时关节摩擦音	0~2					
屈曲度降低	0~3					
伸展度降低	0~3					
关节疼痛	0~2					
肌力	0~4					
总体步态	0~4					
关节总评分	0~24					

评估说明:

肿胀:0= 无肿胀;1= 轻度;2= 中度;3= 重度。

肿胀持续时间:0= 无肿胀或<6 个月的肿胀;1= ≥6 个月的肿胀。

肌肉萎缩:0= 无(无萎缩);1= 轻度(肌肉轮廓轻度模糊或腹肌轻微扁平);2= 重度(中度 / 重度肌肉萎缩及凹陷或腹肌扁平)。

运动时关节摩擦音:0= 无(无摩擦音);1= 轻度(可轻微听到并 / 或察觉到摩擦音);2= 重度(有中等强度或非常明显的摩擦音,当关节活动时有更多能听到并 / 或察觉到摩擦音和嘎吱音)。

关节活动度(屈曲度和伸展度降低):建议要同时使用两种方法评分(正常对照侧和正常值表),然后在记录较差的分数。①正常对照侧:将正常 - 对照侧用于屈曲度和伸展度降低类别的评估,如下:0=<5°;1= 降低 5°~10°;2= 降低 11°~20°;3= 降低>20°。②正常值表:将正常值表用于屈曲度和伸展度降低类别的评估,如下:当使用正常值表时,在所提供范围内之外任何测量的最低分数须为 1。0= 在正常值范围之内;1= 降低 1°~4°;2= 降低 5°~10°;3= 降低>10°

关节疼痛:通过自主移动关节、轻度(至终端)和通过触诊至越过关节轴线来评估关节疼痛。0= 自主移动关节无疼痛;1= 自主移动关节无疼痛;仅在轻度过压或触诊时疼痛;2= 自主移动关节时疼痛。

肌力:0= 在抗重力与最大阻力下维持测试体位(级数 5);1= 在抗重力与中度阻力下维持测试姿位(但在最大阻力下姿位破坏)(级数 4);2= 在最小阻力下维持测试姿位(级数 3+)或者在抗重力下维持测试姿位(级数 3);3= 能够在抗重力下部分地完成 ROM(级数 3-/2+),或者能够在消除 ROM 重力情况下移动(级数 2),或者在消除部分 ROM 重力情况下(级数 2-);4= 极微(级数 1)或者没有肌肉收缩(级数 0);NE= 无法评估。

总体步态(步行、登阶梯、跑步、单腿跳):0= 所有技能都在正常范围内;1=1 项技能不在正常范围内;2=2 项技能不在正常范围内;3=3 项技能不在正常范围内;4= 技能都不在正常范围内;NE= 无法评估。

(2)疼痛评估:肌肉出血表现为肌肉肿胀、僵直、疼痛,关节出血表现为关节腔积液、血流增强、滑膜增厚(滑膜炎)、关节面粗糙、软骨缺失、骨破坏等,关节肿胀疼痛是血友病患者常见的临床症状,且疼痛剧烈,临床上可采用疼痛视觉模拟评分法、数字分级评分法等简便易行方法进行疼痛评分。将疼痛程度用0~10这11个数字表示,0表示无痛,10表示最剧烈的疼痛,受试者概括个人疼痛感受,在其中一个数字上做标记,应提醒受试者尽量准确标记,避免随意标记影响评分结果。

(3)关节活动度评定:肌肉出血和关节出血易发生在负重的大关节如髋、膝、踝和肘关节,关节积血可呈自发性或轻微外伤后发生,表现为肿胀、疼痛、和活动受限。由于关节内积血吸收不完全,残留血液刺激滑膜增生、血管增生且脆性增加,易导致再发出血而形成恶性循环,久之引起变形性关节炎、关节强直、畸形。关节活动度的测量工具为量角器、电子角度计、皮尺、X线片等。

(4)心理评估:严重的疼痛、关节活动受限及疾病引起的经济负担使患者烦躁、焦虑不安,因本病尚不能根治,患者终生带病,易反复发作,故悲观、自卑情绪突出,可采用抑郁自评量表(SDS)和焦虑自评量表(SAS)、汉密尔顿抑郁量表等对患者的心理状态进行评定(具体量表见附录)。

2. 日常生活能力评估 血友病患者实际独立功能缺失评估采用血友病功能独立性评分(functional independence score in haemophilia,FISH)(表11-7),它可以用于评估一段时间或是介入治疗后的独立功能的改变。基于患者的操作执行能力,在评估过程中相对安全。

表11-7 血友病功能独立性评分(FISH)

患者姓名:	病案号:
	日期(日 / 月 / 年):____/____/____
A. 自理	
1. 吃饭和梳洗	
2. 洗澡	
3. 穿衣	
B. 转移	
4. 坐位站立	
5. 蹲下站起	
C. 运动	
6. 走路	
7. 上下台阶(12~14阶)	
8. 跑步	
总分	

注:该量表是评估血友病患者ADL能力的特异性量表,评价内容包括自理、转移和运动三个方面,满分32分。其中自我照顾功能包括进食与洗漱、洗澡、穿衣3项,最低分3分,满分12分;转移功能包括轮椅转移、下蹲2项,最低分2分,满分8分;移行功能包括步行模式、上下楼梯、跑步3项,最低分3分,满分12分。受试者在完成每项动作任务的过程中,根据其是否有不适或者是否需要帮助等将评分划分为4个等级,分值分别为1、2、3、4分,4分表示完成动作时无困难或不适,3分表示需要中等量帮助,2分表示需要少量帮助,1分表示无法完成动作。评分越高,说明患者的ADL能力越好。

3. 社会活动能力　大多数成年血友病患者由于诊疗条件的限制,不少患者在青少年甚至儿童时期即已出现肢体残疾,严重影响患者的活动能力,因此迫切需要受到更多的关注。最大限度地改善血友病患者的功能状态和生活质量是血友病综合关怀和康复治疗的目标。加拿大血友病儿童生活质量评估工具(Canadian hemophilia outcomes-kids' life assessment tool,CHO-KLAT)由加拿大 Nancy 等于 2004 年前编制而成,该问卷包含了 35 个条目,见表 11-8。在大多数有关成年血友病患者 QOL 的研究中,SF-36 是最常用的选择,评价血友病患者的 QOL(附录 6)。

表 11-8　加拿大血友病儿童生活质量评估工具(CHO-KLAT)

	从来没有	很少	有时	经常	总是
1. 我感觉和同年龄的小朋友们一样好					
2. 我对自己的身体状况感觉很好					
3. 我因为不能做自己喜爱的运动而烦恼					
4. 我因为父母没让做一些事情而烦恼					
5. 我对父母隐瞒了自己血友病的病情					
6. 我担心自己的健康					
7. 虽然我有血友病,可是我仍然快乐					
8. 我试图忘记自己有血友病					
9. 我担心如果受伤,我的身体就再也不能恢复到以前的样子了					
10. 当有些医护人员不真正了解血友病,我就会沮丧					
11. 我非常害怕有严重的关节出血					
12. 我喜欢和朋友们一起在户外玩游戏					
13. 我可以对朋友们讲自己的血友病					
14. 我可以对其他人讲自己的血友病					
15. 我因为不能参与学校安排的特殊活动而烦恼					
16. 我感觉到别人在过分的保护我					
17. 我的父母常唠叨着/烦忧者要我戴护具(如护膝/护肘)					
18. 我需要更多地了解血友病					
19. 我感觉在日常生活中有些事情我能做主					
20. 当我受伤时,我知道该怎么应付					
21. 我喜欢参与和我治疗有关的决定					

对于下一组问题,如果这些事没有发生过,请标注:在过去 4 个星期里,我没有需要治疗。

在最近的 4 个星期内	从来没有	很少	有时	经常	总是
22. 在过去 4 个星期里,我没有需要治疗					
23. 在过去 4 个星期里,我没有任何出血					
24. 在过去 4 个星期里,我没有接受治疗					
25. 在过去 4 个星期里,我没有接受因子注射					
26. 在过去 4 个星期里,我没有接受其他治疗					
27. 在过去 4 个星期里,我没有受到体育活动的限制					
28. 在过去 4 个星期里,我没有过疼痛					
29. 在过去 4 个星期里,我没有出血					
30. 在过去 4 个星期里,我没有接受家庭注射					
31. 在过去 4 个星期里,我没有旅游					
32. 在过去 4 个星期里,没有陌生人对我的血友病多管闲事					
33. 在过去 4 个星期里,体育运动没有变得更加难做					
34. 在过去 4 个星期里,我在外面时没有发生出血					
35. 在过去 4 个星期里,我没有自我注射					

与中国国情相关的条目

在过去的 4 个星期内	从来没有	很少	有时	经常	总是
A. 我感觉别人(除家庭以外的人)对待我不如对待其他孩子好					
B. 我担心我不能上学					
C. 我担心长大以后找不到好的工作					
D. 我感觉我能控制自己不发脾气					
E. 我感觉需要时,我能得到很好的理疗					
F. 我为血友病治疗的因子费用发愁					
G. 我确信我的治疗能得到各种社会机构或政府(医保)的经济资助					
H. 我认为在我需要时能得到因子					
I. 我住在农村,很难得到好的血友病治疗					

注:从来没有为 0 分,很少为 1 分,有时为 2 分,经常为 3 分,总是为 4 分。

(五) 康复治疗

安全性是血友病康复治疗的首要原则,任何不当的治疗方式都存在引发新的出血的潜在可能。治疗原则是以替代治疗为主的综合治疗:①加强自我保护,预防损伤出血极为重要;②尽早有效地处理患者出血,避免并发症的发生和发展;③禁用阿司匹林、非甾体抗炎药及其他可能干扰血小板聚集的药物;④家庭治疗及综合性血友病诊治中心的定期随访;⑤出血严重患者提倡预防治疗。

1. 替代疗法　目前血友病的治疗仍以替代疗法为主,即补充缺失的凝血因子,它是防治血友病出血最重要的措施。血友病 A 的替代治疗首选基因重组 F Ⅷ制剂或病毒灭活的血源性 F Ⅷ制剂,仅在无上述条件时可选用冷沉淀物(F Ⅷ浓度较血浆高 5~10 倍)或新鲜冰冻血浆等。血友病 B 的替代治疗首选基因重组 F Ⅸ 制剂或病毒灭活的血源性凝血酶原复合物,在无上述条件时可选用新鲜冰冻血浆等。

F Ⅷ 及 F Ⅸ 的半衰期分别为 8~12h 及 18~24h,故补充 F Ⅷ 需连续静脉滴注或每 12h 1 次; F Ⅸ 每日 1 次即可。

凝血因子的补充一般可采取下列公式计算:

F Ⅷ 剂量(U)= 体重(kg)× 所需提高的活性水平(%)÷2。

F Ⅸ 剂量(U)= 体重(kg)× 所需提高的活性水平(%)。

至于何时开始预防治疗,建议在发生第一次关节出血或者严重的肌肉出血后立即开始。如果发生颅内出血,也应该立即开始预防治疗。积极开展预防治疗,以便降低我国血友病患者的致残率,提高生活质量。

2. 其他药物治疗 ①去氨加压素(desmopressin):是一种半合成的抗利尿激素,可促进内皮细胞释放储存的 vWF 和 F Ⅷ。由于水潴留等,此药在幼儿慎用,2 岁以下儿童禁用。②抗纤溶药物:通过保护已形成的纤维蛋白凝块不被溶解而发挥止血作用。常用的有氨基己酸和氨甲环酸等。泌尿系统出血时禁用。避免与凝血酶原复合物同时使用。

3. 家庭治疗 血友病患者的家庭治疗在国外已广泛应用。除有抗 F Ⅷ:C 抗体、病情不稳定、小于 3 岁的患儿外,均可安排家庭治疗。血友病患者及其家属应接受有关疾病的病理、生理、诊断及治疗知识的教育,家庭治疗最初应在专业医师的指导下进行。除传授注射技术外,还包括血液病学、矫形外科、精神、心理学、物理治疗以及艾滋病和病毒性肝炎的预防知识等。

4. 外科治疗 有关节出血者应在替代治疗的同时,进行固定及理疗等处理。对反复关节出血而致关节强直及畸形的患者,可在补充足量因子的前提下,行关节成形或人工关节置换术。

5. 物理因子治疗

(1)冷疗:血友病急性期出血患者需进行冰敷治疗,促进局部毛细血管收缩,减慢局部血流速度,达到减少出血效果,时间每次 15~20min,间隔 1h 以上可进行下一次治疗,每日可多次进行,出血后 24~48h 均有效。

(2)低频脉冲治疗:低频电刺激用于血友病出血后引起的疼痛,每日 1~2 次,每次 15~20min。

(3)超声波治疗:用于急性疼痛,减少肿胀和促进血肿吸收,每日 1~2 次,每次 5~10min。

(4)脉冲短波:无热量超短波采用脉冲输出模式,运动频率为 50Hz,一般每日 1 次,每次 15~20min。

(5)水疗:用于血友病稳定期患者,利用水的浮力、温热等物理特性作用人体以达到疗效,通过水中运动减轻关节的承重,加强关节、肌肉的肌力和耐力。

(6)磁疗:磁疗为低热量,频率为 50Hz,一般每日 1 次,每次 15~20min。

6. 运动疗法

(1)血友病患者易出现关节或肌肉出血:反复的出血和炎症将引起滑膜、软骨及骨的破坏,一旦病因及症状未及时有效控制,最终将导致慢性滑膜炎和血友病性关节炎,伴随而来的是慢性疼痛、关节僵硬及功能减少,运动能力下降。在血友病肌肉出血及关节出血,给予及时足量的凝血因子替代治疗,并尽早开始功能训练,一般在关节出血后 24~48h,肌肉出血后 2~4d,肌肉扭挫伤后 5~10d 介入康复治疗,出血急性期要遵循 “RICE” 原则(rest,休息制动; ice,局部冰敷,至于术后是否需全程冰袋,应视具体手术情况及骨科术后治疗规范而定; compress,局部适当压迫; elevate,抬高患肢),运动疗法包括关节周围肌肉的主被动肌力训练,渐进抗阻训练,非负重状态下关节稳定性训练,本体感觉及平衡功能训练等,训练时间每次控制 ≤ 30min,每周至少 2~3 次。早期规范的肌力训练及指导,通过改善四肢肌躯干的肌肉功能以提高患者的运动能力和本体感觉,从而达到减少出血和减轻疼痛的目的。

(2)关节置换术后的康复重点:包括增强肌肉力量和改善关节活动度的训练、负重练习、本体感觉训练、步态训练、ADL 训练。具体如下：①消肿止痛：RICE 法则、理疗(物理因子治疗)。②肌力训练：术后1~2d，进行术侧关节周围肌肉等长收缩和非手术关节周围肌肉等张或等速收缩；术后 1 周，可开始渐进性抗阻力量练习。上肢的肌力训练可帮助患者转移和自理，非手术侧下肢的肌力训练可以提高患者站立和行走的能力。③关节活动范围训练：关节活动范围的训练应使非手术关节维持全范围活动或日常状态，对于手术关节，术后早期可以行 CPM、主动 - 辅助关节活动练习并逐渐过渡到主动活动。④牵伸练习：根据不同关节在术后 2~6 周开始。在关节活动范围内，先主动、后被动活动关节至受限处，然后固定关节近端，牵伸远端，以增加肌肉长度和关节活动范围。牵伸练习前给予一些物理水疗可增强效果。⑤负重练习和步态训练：负重练习可借助平行杠和助行器，从部分负重逐步过渡到完全负重。步态训练也是必要的，通过步态训练可以使施加在假体上的异常应力降到最低。⑥本体感觉训练：下肢本体感觉训练应在关节活动范围达到全范围、关节周围肌肉力量至少达到 4 级后进行。⑦日常生活活动训练：包括转移能力、上下楼梯、步行等。

7. 作业疗法　成年血友病患者均有不同程度的日常生活能力下降，中重度血友病患者的 ADL 能力明显下降，主要表现在需要下肢负重的活动项目上，应进行下蹲、步行及上下楼梯等训练，而轻度血友病患者的功能则无明显异常，进行适当的有氧训练如步行、蹬车等以增进关节周围肌肉力量，增加关节的稳定性和灵活性。

8. 基因疗法　目前已有临床试验成功地将 FⅧ及 FⅨ合成的正常基因，通过载体转导入人体，以纠正血友病的基因缺陷，生成具有生物活性的 FⅧ及 FⅨ。

9. 传统治疗

(1)中医治疗：血友病共同特征是活性凝血活酶生成障碍，凝血时间延长，终身具有轻微创伤后出血倾向，重症患者没有明显外伤也可发生自发性出血，中医学命名为血溢病。禀赋不足，肾精气血亏虚，血脉脆弱是发病的内伤基础，饮食不节、七情所伤、劳倦过度、金刃所伤致脉络破损而诱发血溢。中医辨证分为四型：血热妄行证、阴虚内热证、气不摄血证、瘀血阻络证。血热妄行证选择犀角地黄汤加减，选用水牛角、地黄、牡丹皮、赤芍。阴虚内热证选择知柏地黄汤加减，选用熟地黄、山茱萸、干山药、泽泻、茯苓、牡丹皮、知母、黄柏。气不摄血证选择归脾汤加减，选用白术、当归、白茯苓、炙黄芪、龙眼肉、远志、酸枣仁、木香、炙甘草、人参。瘀血阻络证选择桃红四物汤加减，选用桃仁、红花、川芎、白芍、当归、熟地黄。也可用现代中成药血宁片、血宁糖浆。

(2)其他传统疗法：传统疗法如针灸能有效缓解慢性疼痛，但对血友病控制欠佳的患者需要在严密监测凝血功能的基础上使用，否则出现潜在出血风险可能。而治疗性按摩则能改善血液循环、减少肌肉的紧张或松弛，提高运动的灵活性和效率，促进组织愈合、帮助肢体放松，从而改善疼痛，但运动处方必须由经验丰富的康复医师和治疗师共同制订和实施，避免进一步加重损伤或导致新的出血。治疗性按摩和运动疗法的实施，一方面能有效缓解疼痛、消除肿胀、恢复及维持关节活动度；另一方面能增强肌肉力量防止继发性损害及提高生活质量。

10. 心理治疗　血友病终身是以反复出血为主的临床症状，大部分患者均无法像正常人一样进行工作、恋爱、婚姻，导致患者内心都会存在程度各异的抑郁、恐惧、焦虑以及悲观等不良状态。结合每位患者心理变化特点给予心理疏导，让患者正确认识疾病，对自身心理和身体状况有正确评估，树立战胜疾病的信心，采取健康的生活方式，消除患者对疾病的过度恐慌和担忧。鼓励患者多与周围人群交往及参加一些力所能及的无创性工作，逐步消除对人际关系的过度敏感，减轻对周围环境的猜疑，促使个人和群体更好地接纳自己，融入社会，以更加健康、积极的心态应对疾病带来的困扰，增强患者的社会适应能力，从而改善患者的心理健康状况。同时教会家属减轻患者心理负担的简单方法，联合家庭其他成员帮助患者树立治疗的信心。对患有严重心理问题且持续不缓解的患者预约心理科医生进行治疗，给予精神上的支持及抑郁情绪的缓解,避免患者心理问题加重造成意外伤害的发生。

11. 康复护理　根据病情轻重,要做好血液病患者休息、活动、心理、饮食等方面的护理指导,配合医生准确执行医嘱。指导患者做好自我保护,防止挤压、碰撞等外力损伤,体表出血时,立即压迫后,用加压包扎法。随时警惕患者颅内出血的征象如头痛、呕吐、视物模糊、意识障碍、颈项强直等,立即通知医生做好抢救准备。

（六）健康教育

1. 简介疾病知识　血友病是一组遗传性出血性疾病,由于患者体内缺乏与凝血有关的凝血因子,使正常的凝血活酶生成障碍而终生存在出血倾向,极易发作出血疾病。该类疾病包括血友病 A、血友病 B 和血友病 C。其中以血友病 A 发病率最高,血友病 B 次之,血友病的临床表现为出血症状及其伴发的各种的症状。本病根本的治疗方法是发生出血时尽快补充缺乏的凝血因子,称为替代治疗,可输注凝血因子制剂、新鲜血浆或新鲜血。同时,对出血引起的相应症状对症治疗如局部止血、止痛、限制活动等。患者必须明了个人确切的诊断并最好能与专科医师保持联系,随身携带,详细填写有关项目的血友病卡片,为发生出血尽早做医疗处置提供帮助。

2. 检查治疗指导　为诊断和观察治疗效果,多以静脉抽血化验检查为主,采血时向患者做说明,使患者理解并主动配合。治疗措施则以病情严重程度决定采取替代治疗或对症处理,治疗之前给予患者解释并介绍治疗方法及需患者配合的事项。输注凝血因子制剂或血浆制品或血液时向患者说明可能的不良反应,使患者做到心中有数,一旦发生不良反应引起不适时可做出及时说明,从而及早得到合理处置。

3. 饮食指导　饮食做到蛋、肉、乳类、粮食、鲜蔬菜和水果合理搭配,保持营养平衡,控制体重,避免肥胖。蔬菜、水果性凉对止血有利,可以多选用,其中鲜藕、藕汁/粉、荸荠、木耳、梨、杨桃和荠菜较佳。健脾益气以花生及红枣为好。饮食品种避免用刺激性大及过热过燥的食品,如辣椒、胡椒、干炒花生、葵花籽等。硬壳干果不要用牙直接啃咬,用工具取仁食用,有骨刺的食物先剔除不可食用部分后再食用;忌食粗硬食品,以防损伤口腔黏膜。酒精可致小血管扩张充血,诱发胃肠道出血,故患者不要饮酒。现代医学认为鱼体内有一种 EPA 蛋白,具有抑制凝血的作用,为此,患者应少吃鱼。

4. 预防出血指导

（1）尽量消除出血的诱发因素:血友病出血的根本原因是由于患者本身先天缺乏一种与本病有关的凝血因子而存在着不可避免的出血倾向,多数患者在出血发生之前都可能有一些诱发因素存在,如过度劳累或跌、摔、挫、碰、扭伤等外力引起身体局部或内脏出血;手术开刀、拔牙、注射、针刺等治疗也可招致出血;饮食不当,如大量饮酒或食用有骨刺、粗糙、坚硬的食物及其他刺激性食物,引起口腔或消化道出血;鼻干舌燥、咽喉肿、牙龈炎症也会引发出血;儿童换牙出血;伤风感冒、鼻堵塞时鼻腔出血;忧伤、郁闷、烦躁等不良心境导致的出血。血友病患者要了解和认识这些诱发出血的因素,在工作、生活中注意排除,就可能减少和避免出血的发生。

（2）养成和保持良好的卫生习惯:居住环境保持清洁、整齐,最好保持室内温度在 15~25 ℃,湿度 50%~60%,过于干燥时鼻黏膜易干裂出血。患者衣着宽松,被盖适中,防止因过冷过热而感冒;保持皮肤清洁,勤洗头、洗澡、更衣,每日定时泡脚,洗外阴;常修剪指/趾甲,但要注意勿损伤。患者特别要注意口腔清洁,预防龋齿和牙周病,养成三餐后刷牙的习惯。掌握正确的刷牙方法,用软毛牙刷和含氟化物的牙膏刷牙,有效地清除口内食物残渣和污垢。牙齿外侧面顺牙缝上下刷;后牙咬合面前后刷;后牙内侧面顺牙缝上下刷;前牙内侧面的刷法是将牙刷立于上或下前牙舌面,自上而下或自下而上刷。如果患者口内已有出血、破溃或感染,以漱口清洁为主,采用淡茶水或专用漱口水加清水含漱,至吐出的水清亮为止。饭前便后洗手,外出归来或接触不洁之物后应及时洗手并注意饮食卫生。不食不洁和酸败食品。

（3）避免过度疲劳和外伤:对于血友患儿童的活动应有约束,不宜爬高、蹦跳、踢球、长跑等剧烈运动,力戒打架斗殴行为。为患儿购玩具时注意避免选购带有锐利部件者。患者举止姿势动作要稳而轻,不要强制高举、劈叉或倒立等超常的举动,避免连续长途旅行和爬山,不做超重体力劳动如肩挑背扛搬运重物。使用刀、剪等锐利工具时谨防误伤。生活起居规律,按时作息,保证充足的睡眠,即使节假日也不要因贪图快乐而熬夜劳神,以免过度疲劳而诱发出血。

(4)不要隐瞒病情:在生活中,患者或患儿的亲人有必要向所在幼儿园、学校工作单位说明病情及有关防护知识,以便家庭与之协同照顾,关注患者,因为没有发生出血时,患者一般如常人,易被忽略特别的关心。患者要牢记无论在何地因何种疾病就医,都不要疏忽向诊治的医护人员说明自己存在血友病的实情,以提示选用安全合理的诊疗方法,防止意外出血,以往有的患者(包括成年患者或患儿家长)知情而未及时说明,造成拔甲、开刀针刺、注射引发出血,甚至危及生命要引以为戒,高度重视。

(七)预后

一般此类疾病患者的预后情况受到诸多因素的影响,其中最为重要的即为治疗方案的差异。仅接受按需治疗的患者,虽然仍可起到一定的治疗作用,但是最终仍无法摆脱残疾的结局,然而若接受积极的替代治疗,预后一般更为理想。与健康人的寿命无明显差异。

(梁云霞　谢莉　董红琳)

第五节　造血干细胞移植

一、概述

骨髓是人出生后的主要造血器官,存在其中的造血干细胞具有自我更新、增殖、分化的功能,从而维持正常成熟血液细胞数量及功能的稳定。造血干细胞移植(hematopoietic stem cell transplantation,HSCT)是指通过大剂量放射治疗、化学治疗和免疫抑制预处理后,清除患者体内的肿瘤或异常细胞,再将正常供体或自体的造血干细胞(hematopoietic stem cell,HSC)输注入患者体内,使之重建正常的造血和免疫功能。可用于HSCT的干细胞一般来源于骨髓、外周血、脐带血和胎肝细胞(现已不采用)。

经过60余年的不断发展,目前HSCT已广泛应用于恶性血液病、非恶性血液病、遗传性疾病和某些实体瘤、自身免疫性疾病的治疗并获得较好的疗效,是临床重要的有效治疗方法,全世界每年移植病例数都在增加,移植患者无病生存最长的已超过30年。1990年,美国E.Donnall Thomas医生因在骨髓移植方面的卓越贡献而获得诺贝尔生理学或医学奖。

(一)造血干细胞移植的分类及供体选择

按HSC取自健康供体还是患者本身,HSCT被分为异体造血干细胞移植和自体造血干细胞移植(autologous hematopoietic stem cell transplantation,auto-HSCT)。异体HSCT又分为异基因造血干细胞移植(allo-HSCT)和同基因造血干细胞移植(syngeneic hematopoietic stem cell transplantation,syn-HSCT)。后者指遗传基因完全相同的同卵孪生者间的移植,供受者间不存在移植物被排斥和移植物抗宿主病(graft versus host disease,GVHD)等免疫学问题,此种移植概率不足1%。按HSC取自骨髓、外周血或脐带血,又可区分为骨髓移植(bone marrow transplantation,BMT)、外周血干细胞移植(peripheral blood stem cell transplantation,PBSCT)和脐带血移植(umbilical cord blood transplantation,UCBT)。按供受者有无血缘关系而分为血缘移植(related transplantation)和无血缘移植(unrelated donor transplantation,UDT)。按人类白细胞抗原(human leukocyte antigen,HLA)配型相合的程度,分为HLA相合、部分相合和单倍型相合

（haploidentical）移植。

Auto-HSCT 的供体是患者自己,应能承受大剂量化放疗,能动员采集到未被肿瘤细胞污染的足量造血干细胞。通常情况下,allo-HSCT 的供体首选人类白细胞抗原(HLA)相合同胞(identical sibling),次选 HLA 相合无血缘供体(matched unrelated donor,MUD)、单倍型相合亲缘供体或脐带血干细胞。若有多个 HLA 相合者,则选择年轻、健康、男性、巨细胞病毒(CMV)阴性和红细胞血型相合者。

（二）造血干细胞的采集

Allo-HSCT 的供体应是健康人,需检查除外感染性、慢性系统性疾病等不适于捐献情况并签署知情同意书。造血干细胞捐献过程是安全的,不会降低供者的抵抗力,不影响供体健康,采集管道等医疗材料不重复使用,不会传播疾病。

1. 骨髓　骨髓采集已是常规成熟的技术。多采用连续硬膜外麻醉或全身麻醉,以双侧髂后上棘区域为抽吸点。按患者体重,$(4\sim6)\times10^8/kg$ 有核细胞数为一般采集的目标值。为维持供髓者血流动力学稳定、确保其安全,一般在抽髓日前 14d 预先保存供者自身血,在手术中回输。供受者红细胞血型不一致时,为防范急性溶血反应,需先去除骨髓血中的红细胞和/或血浆。对自体 BMT,采集的骨髓血需加入冷冻保护剂,液氮保存或 $-80℃$ 深低温冰箱保存,待移植时水浴复温后迅速回输。

2. 外周血　在通常情况下,外周血液中的 HSC 很少。采集前需用粒细胞集落刺激因子(G-CSF)动员,使血中 $CD34^+$ HSC 升高。常用剂量为 G-CSF $(5\sim10)\mu g/(kg\cdot d)$,分 $1\sim2$ 次,皮下注射 4d,第 5 天开始用血细胞分离机采集。采集 $CD34^+$ 细胞至少 $2\times10^6/kg$(受者体重)以保证快速而稳定的造血重建。自体外周血干细胞移植(autologous peripheral blood stem cell transplantation,auto-PBSCT)患者采集前可予化疗[环磷酰胺(CTX),依托泊苷(VP-16)等]进一步清除病灶并促使干细胞增殖,当白细胞开始恢复时,按前述健康供体的方法动员采集造血干细胞。自体外周造血干细胞的保存方法同骨髓。

3. 脐带血　脐带血干细胞由特定的脐带血库负责采集和保存。采集前需确定新生儿无遗传性疾病。应留取标本进行血型、HLA 配型、有核细胞和 $CD34^+$ 细胞计数,及各类病原体检测等检查,以确保质量。

（三）预处理方案

预处理是 HCT 过程中的重要环节,是在输注造血干细胞前对患者进行的大剂量化疗和/或放疗。一方面,通过预处理可以清除体内的恶性肿瘤细胞,为正常造血干细胞的植入提供足够的生长空间;另一方面,预处理可抑制受者的免疫系统,预防排斥抑制物而使抑制成功。预处理主要采用全身照射(total body irradiation,TBI)、细胞毒性药物和免疫抑制剂。常用的预处理方案有:① TBI 分次照射,总剂量为 12Gy,并用环磷酰胺(CTX)60mg/$(kg\cdot d)$连续 2d;②静脉用白消安 0.8mg/$(kg\cdot6h)$连用 4d,联合 CTX 60mg/$(kg\cdot d)$连用 2d;③ BEAM 方案(BCNU+VP-16+Ara-C+Mel),用于淋巴瘤;④ HD-Mel 方案(Mel 200mg/m^2),用于 MM。预处理方案的选择受患者疾病种类、疾病状态、身体状况、移植供者来源等因素的影响。自体移植和同基因移植治疗恶性病因无移植物抗白血病反应(graft-versus-leukemia reaction,GVLR),预处理剂量应尽量大些,且选择药理作用协同而不良反应不重叠的药物。

（四）并发症及其处置

HSCT 的并发症及其防治,是移植成败的重要部分。并发症的发生与大剂量放化疗的毒副作用及移植后患者免疫功能抑制、紊乱有关。虽然多数并发症病因明确,但在某些并发症,多种因素均参与疾病发病过程。此外,患者可同时存在多种并发症表现。Allo-HSCT 的并发症发生概率和严重程度显著高于 auto-HSCT。

1. 预处理毒性　不同的预处理方法/药物产生不同的毒副作用。恶心、呕吐、黏膜炎等是最常见的消化道不良反应。急性肝肾功能受损、出血性膀胱炎等也不少见。糖皮质激素可减轻放射性胃肠道损伤。口腔黏膜炎常出现在移植后 $5\sim7d$,严重者需阿片类药物镇痛,继发疱疹病毒感染者应用阿昔洛韦和静脉营养支持,一般 7~12d "自愈"。移植后 5~6d 开始脱发。苯妥英钠能有效预防白消安所致的药物性惊厥。美司钠、充分水化、碱化尿液、膀胱冲洗和输血支持可以防治高剂量 CTX 导致的出血性膀胱炎。另外,预处理中 CTX 是造成心脏毒性的主要因素,且是剂量依赖性的,多数可逆,主要表现为心电图异常、心肌酶学改变。Ⅲ~Ⅳ级心脏毒性(主要指心力衰竭)罕见。

移植后长期存活的患者也可因预处理发生晚期并发症,主要包括:①白内障:主要与 TBI 有关,糖皮质激素可促进其发生。②白质脑病:主要见于合并 CNSL 而又接受反复鞘内化疗和全身高剂量放、化疗者。③内分泌紊乱:甲状腺和性腺功能降低、闭经、无精子生成、不育、儿童生长延迟。④继发肿瘤:少数患者几年后继发淋巴瘤或其他实体瘤,也可继发白血病或 MDS。

2. 感染 感染仍是造成血干细胞移植(HSCT)的主要死亡原因之一。移植后由于全血细胞减少、粒细胞缺乏、留置导管、黏膜屏障受损、免疫功能低下等原因,感染相当常见。移植后感染一般分为 3 期,早期为移植后 1 个月内,中期为移植后 1 个月到 100d,晚期为移植 100d 后,各期感染的特点和致病菌有所差别。后期患者的感染风险主要取决于免疫功能的恢复水平。为预防和减少感染我们常采取以下措施:①保护性隔离,住层流净化室;②无菌饮食;③胃肠道除菌;④免疫球蛋白输注支持;⑤患者、家属及医护人员注意勤洗手、戴口罩等个人卫生。

(1)细菌感染:移植早期患者易感因素最多,中性粒细胞缺乏伴发热的患者,仅 50% 的感染能够被发现,其余患者可能找不到感染的原因。因为在中性粒细胞缺乏期,感染的症状、体征并不明显,细菌感染如不及时治疗,可能是致命性的。因此,中性粒细胞缺乏伴发热就应当被认为有感染的存在。治疗应依照高危粒细胞缺乏患者感染治疗指南,尽早进行广谱、足量的静脉抗生素治疗,并及时实施血培养或疑似感染部位的病原学检查,根据感染部位或类型、病原学检查结果和所在医疗单位细菌定植和耐药情况进行调整。移植中后期患者骨髓造血功能虽基本恢复但免疫功能仍有缺陷,尤其是存在 GVHD、低免疫球蛋白血症的患者仍有较高的感染风险,尤其肺部感染。

(2)侵袭性真菌病(invasive fungal disease,IFD):IFD 系指真菌侵入人体,在组织、器官或血液中生长、繁殖,并导致炎症反应及组织损伤的感染性疾病。IFD 是异基因造血干细胞移植术后重要的并发症及致死原因。念珠菌和曲霉菌是血液病患者 IFD 最常见致病菌。毛霉菌感染的治疗也相当有挑战性。临床中常用氟康唑 400mg/d 口服预防用药大大降低了白念珠菌的感染。另外,根据诊断结果可选择伊曲康唑、伏立康唑、卡泊芬净、米卡芬净、两性霉素 B 等药物。

(3)病毒感染:HSCT 患者病毒感染包括原发性病毒感染或潜伏病毒的再激活。移植后疱疹类病毒感染最为常见。单纯疱疹病毒感染应用阿昔洛韦 5mg/kg,每 8h 1 次静脉滴注治疗有效。预防时减量口服。为预防晚期带状疱疹病毒激活(激活率为 40%~60%),阿昔洛韦可延长使用至术后 1 年。EB 病毒和人类疱疹病毒 6 型(human herpes virus 6,HHV-6)感染也不少见,并分别与移植后淋巴细胞增殖性疾病和脑炎密切相关。

CMV 感染是最严重的移植后病毒性感染并发症,多发生于移植后中晚期。CMV 感染的原因是患者体内病毒的激活或是输入了 CMV 阳性的血液制品。CMV 病可表现为 CMV 肺炎、CMV 胃肠炎、CMV 肝炎、CMV 脑膜炎和 CMV 视网膜炎。临床最常见的是 CMV 肺炎和胃肠炎。对其治疗除支持治疗外,还需抗 CMV 病毒治疗,可选药物有更昔洛韦、膦甲酸钠。

(4)肺孢子虫病:移植前 1 周起即预防性服用复方磺胺甲噁唑,每天 4 片,每周用 2d 至免疫抑制剂停用,可显著预防肺孢子虫病。

3. 移植物抗宿主病(GVHD) 是多系统疾病,指异基因造血干细胞移植的患者,在重建供者免疫的过程中,来源于供者的淋巴细胞攻击受者脏器所产生的临床病理综合征。是移植治疗相关死亡主要原因之一。GVHD 可分为急性移植物抗宿主病(acute GVHD,aGVHD)和慢性移植物抗宿主病(chronic GVHD,

cGVHD）两类，经典 aGVHD 发生于移植后 100d 内，cGVHD 发生于 100d 后。但目前认为 GVHD 的判定除依据发生时间外，更应强调临床表现（表 11-9）。aGVHD 主要累及皮肤、消化道和肝脏这 3 个器官，表现为皮肤红斑和斑丘疹、持续性厌食和 / 或腹泻、肝功能异常（胆红素、ALT、AST、ALP 和 GGT 升高）等。

表 11-9　移植物抗宿主病的分类

分类	HSCT 或 DLI 后症状出现时间	aGVHD 特征	cGVHD 特征
aGVHD			
典型 aGVHD	≤100d	有	无
持续性、复发性或迟发性 aGVHD	>100d	有	无
cGVHD			
典型 cGVHD	无时间限制	无	有
重叠综合征	无时间限制	有	有

aGVHD 的临床严重程度分 Ⅰ～Ⅳ度（表 11-10、表 11-11）。Ⅰ度不需全身治疗，Ⅱ～Ⅳ度影响生存及预后，需迅速积极干预。常用的药物预防方案为环孢联合甲氨蝶呤。环孢素先用 2~4mg/（kg·d）静脉滴注，待消化道反应过去后改为口服，维持血药浓度在 150~250ng/mL。血清肌酐>177μmol/L（2mg/dL）时需停药；移植 40d 后每周减少环孢素剂量 5%，一般至少应用 6 个月。甲氨蝶呤 15mg/m^2 于移植后第 1 天，10mg/m^2 于移植后第 3 天、6 天和 11 天，共静脉滴注 4 次。此外，他克莫司、吗替麦考酚酯、抗胸腺细胞球蛋白等也可作为预防用药。

移植后生存期超过 6 个月的患者 20%~50% 合并 cGVHD。cGVGD 可累及全身所有器官和组织，临床表现类似自身免疫疾病。需注意预防感染。治疗以免疫抑制为主。

表 11-10　急性移植物抗宿主病时组织器官的受累程度

	皮肤	肝	消化道
受累程度	体表面积计算（按烧伤面积表计算）	血总胆红素	成人每天腹泻量
+	斑丘疹<25% 体表面积	2~3mg/dL	>500mL 或持续性恶心
++	斑丘疹占 25%~50% 体表面积	3.1~6mg/dL	>1 000mL
+++	全身红皮病	6.1~15mg/dL	>1 500mL
++++	水疱和皮肤剥脱	>15mg/dL	严重腹痛和 / 或肠梗阻

表 11-11　急性移植物抗宿主病的临床分级

临床分级	皮肤	肝	消化道	ECOG 体能
Ⅰ度（轻度）	+~++	0	0	0
Ⅱ度（中度）	+~+++	+	+	+
Ⅲ度（重度）	++~+++	++~+++	++~+++	++~+++
Ⅳ度（极重度）	++~++++	++~++++	++~++++	++~++++

4. 肝脏并发症　是移植后常见的并发症。其发生率为 47.6%~84.2%。这些疾病异质性强，既可是无症状的转氨酶升高，也可表现为暴发性肝衰竭。肝窦阻塞综合征（hepatic sinusoidal obstruction syndrome, HSOS）是移植后早期最严重的并发症。

因血管内皮细胞损伤，移植可导致 HSOS、植入综合征、毛细血管渗漏综合征、弥漫性肺泡出血综合征和血栓性微血管病（thrombotic microan-giopathy,TMA）等各类临床综合征。HSOS,原称肝小静脉闭塞症,其临床特征为不明原因的体重增加、黄疸、右上腹痛、肝大和腹水。发病率10%,确诊需肝活检。主要因肝血管和窦状隙内皮的细胞毒损伤并在局部呈现高凝状态所致。高峰发病时间为移植后2周,一般都在1个月内发病。高强度预处理、移植时肝功能异常、接受了HBV或HCV阳性供体的干细胞是HSOS的危险因素。低分子量肝素[100U/（kg·d）]持续静滴30d和前列腺素E2、熊去氧胆酸预防HSOS有效。HSOS的治疗以支持为主,包括限制钠盐摄入,改善微循环和利尿治疗,轻、中型HSOS可自行缓解且无后遗症,重型患者预后恶劣,多因进行性急性肝衰竭、肝肾综合征和多器官衰竭而死亡。

5. 植入综合征　植入综合征是造血干细胞移植后中性粒细胞恢复初期发生的一种临床综合征,其临床表现包括发热（T>38.0℃）、皮疹、体重增加、弥漫性肺实质浸润。其与急性移植物抗宿主病的表现接近。主要表现为非感染性发热,类似于GVHD的皮疹,弥漫性肺脏病变和腹泻,可伴有肝功能异常、肾功能异常、体重增加、短暂意识障碍等表现,严重者可出现多器官衰竭。治疗上糖皮质激素具有良好的疗效,其可能通过抗炎效应和免疫抑制效应发挥作用。一般甲泼尼龙1~2mg/（kg·d）,并快速在2周内减停。

6. 造血干细胞移植（HSCT）后溶血　病因可分为免疫介导的溶血或与血栓性微血管病（TMA）相关的溶血。免疫介导的溶血大多由异基因HSCT中供受者血型不合时针对细胞抗原的异体抗体所引起;自身免疫性溶血少见;TMA所导致溶血的机制尚不清楚,推测为放疗、大剂量化疗、免疫抑制剂（他克莫司、西罗莫司、环孢素）或与移植物抗宿主病（GVHD）相关的细胞因子释放等多种因素导致内皮细胞损伤所引起。

二、康复评估

（一）身体结构与身体功能

1. HSCT后晚期并发症　大剂量的放化疗预处理、HSCT后急慢性GVHD、免疫功能低下及长期应用免疫抑制剂会引起许多难以恢复的晚期并发症,包括神经系统并发症（如代谢性脑病、脑血管意外、神经精神异常、免疫介导的神经系统疾病导致的截瘫、病因未明的神经系统并发症）、肌肉骨骼系统并发症（如多发性肌炎、重症肌无力、肌膜炎、骨质疏松、骨坏死）、肺部晚期并发症（如梗阻性细支气管炎）、眼部并发症（如干燥性角结膜炎、白内障、视网膜病变）、消化系统并发症（如累及胰腺外分泌功能而导致的脂肪泻、累及口腔唾液腺而导致的唾液分泌减少）、内分泌代谢紊乱（如甲状腺功能亢进）、继发性第二肿瘤（如HSCT后淋巴系统增殖性疾病、皮肤癌、口腔鳞状细胞癌）、泌尿系统并发症（如肾病综合征）、循环系统并发症（如心包积液）。

2. 体能状态、精神状态　HSCT会对患者的体能状态产生重大影响,直接影响到患者的生存质量。随着HSCT后时间的延长,患者的体能状态逐渐恢复,对生存质量的不良影响逐渐减弱。但cGVHD等并发症可引起患者较为明显的疲乏症状,使体能状况下降,从而影响到患者的生存质量。另外,食欲下降也是影响HSCT后一段时间内有些患者会出现焦虑和抑郁,甚至有部分患者出现严重精神症状而需要应用抗精神药物治疗,焦虑状态可在HSCT后半年开始逐步改善,但少部分患者在HSCT后3年仍存在心理压抑、睡眠不佳乃至失眠及记忆力下降等问题,从而对生存质量造成不良影响。

3. 慢性移植物抗宿主病（cGVHD）　cGVHD是影响患者生存质量的最为常见的不良因素,cGVHD是allo-HSCT后最为常见的晚期并发症,国内资料显示HSCT后2年的累计发生率为40%~70%。因其累计不同的器官,临床表现多样、严重程度不一。

4. 性功能情况　HSCT后女性的性功能障碍问题较男性常见。原因主要是卵巢功能衰竭而导致的更年期提前、心情不稳、阴道干燥、性交疼痛以及生育能力的丧失,大约半数患者从不愿向医护人员提及这些问题。

5. 心理问题　心理问题既是引起恶性肿瘤的原因，又是恶性肿瘤常见的并发症。恶性肿瘤的心理问题主要以焦虑和抑郁为主，它不仅影响患者的治疗，而且还会影响疾病的预后和患者的生存质量。白血病患者在初次诊治过程中其心理问题已经受到家属及医护人员的高度重视，但 HSCT 后取得完全缓解以后，心理问题往往被忽视。研究发现，以焦虑和抑郁为代表的心理问题不仅存在，而且随着时间的推移呈动态性改变；心理问题主要存在移植成功 2 年内，2 年后逐渐消失。调查发现心理问题主要来自患者本人和其周围环境两个方面。在患者方面：首先，如果出现一些异体移植的慢性排斥反应，甚至发生与白血病不相关的其他疾病症状，他们也将这些症状和白血病联系起来，担心自己时刻有复发的可能，整天处在恐惧、忧虑之中。其次，由于患者暂时失去经济收入，担心自己遭家属和朋友的歧视，不愿参加交往，将自己束缚在一个与世隔绝的环境中，感到孤独无助。在周围环境方面：主要是其家属和朋友的态度，家属担心患者将白血病传染给自己，不愿和患者密切接触，包括一些日常生活，部分已婚患者，甚至拒绝过性生活。朋友和同事也另眼相待，日常问候只是礼貌之举，不愿和患者谈心、不愿患者加入自己的社会活动。一些曾经从事商业活动的患者，很难找到合作伙伴。以上几个方面会给患者的心理带来巨大的压力，如果得不到及时的疏导和调整，终究会产生心理问题。

6. 营养状态评估　在整个移植过程中患者通常要经历清髓、抗感染以及激素等多种治疗手段。白血病本身也会导致患者出现恶病质，这些因素都会导致患者食欲减退、胃肠道黏膜受损、体重指数严重下降、虚弱、贫血等，从而使患者出现严重的营养不良。营养状态的降低又导致患者抗感染能力降低，对药物耐受力减弱，严重的甚至会影响患者的预后及生活质量。常采用美国东部肿瘤协作组（ECOG）制订的简化活动状态评分表对患者的体力状态进行评价。将患者的体力状态分为 6 级，0~5 分。一般认为活动状况3~4 分的患者不适宜化疗。血生化指标检测，检测项目包括血小板计数、红细胞、血红蛋白、总蛋白以及白蛋白。

（二）活动与参与

HSCT 后患者出现体能下降及晚期各种并发症的发生，严重影响患者的自理能力和生活质量，常采用改良 Barthel 指数进行 ADL 评定，确定患者在进食、穿衣、如厕、修饰、转移、行走、上下楼等方面的生活自理能力。多项研究表明，HSCT 在成年人身体状况、认知能力、情感、社会作用等不同方面、不同程度地影响到患者的生存质量，使患者的生存质量下降，可应用世界卫生组织生存质量评定量表（WHOQOL-100 量表），对患者的身体功能、心理状态、独立能力、社会关系、生活环境、宗教信仰与精神寄托等方面进行评定，判断其综合的生存质量。

（三）环境因素

全环境保护，其内涵包括空间环境和人体环境。空间环境又包括白血病患者的生活环境和医护人员的工作环境，人体环境又包括患者和医护人员两种环境，患者环境包括体内和体外两种环境。全环境保护的主要内容包括四方面，即居住在 100 级无菌层流病房、进无菌饮食、肠道消毒、皮肤消毒。居住在 100 级无菌层流病房：无菌层流病房的墙壁、台面、门窗、地面均用 0.05% 的消毒液清洗剂擦拭。进无菌饮食：患者所有饮食需经微波炉消毒后食用。肠道消毒：口服肠道不吸收抗生素，如硫酸庆大霉素、小檗碱、制霉菌素片、复方磺胺甲噁唑。皮肤消毒：入舱前 1∶2 000 醋酸氯己定药浴、每日清洁皮肤表面、每日坐浴。

三、康复治疗

（一）运动治疗的内容

运动方式根据移植不同阶段进行选择。考虑到移植期间患者要求全环境保护，入住层流病房，活动空间受到限制，多选用瑜伽、动感单车、简单活动操、在床上轻微举重等方式。移植前和移植后运动的方式较为多样，散步、快走、跑步、游泳等均可选择，运动强度以心率达到最大心率（220– 年龄）的 50%~80% 为宜，每次运动 10~60min，频率为每周 3~5 次。当患者出现气短、心悸、头晕、疼痛增加、平衡问题、突然感到非常虚弱时应立即停止活动。运动疗法不仅提高干细胞移植患者的生命质量，还可以提高患者的肌肉力量、情感、认知功能。运动还可以提高干细胞移植患者的心肺功能，降低患者的死亡率。多项研究表明运动可以促进骨髓造血功能，增加造血细胞，增强机体免疫力，同时还可能促进患者的血液学指标缓解。

（二）物理因子治疗

1. 免疫力低下　小功率的激光照射可加强机体的细胞和体液免疫功能，使白细胞吞噬能力增强，免疫球蛋白增加，补体滴度增加，肾上腺皮质功能加强，增加机体免疫功能，提高局部抗感染能力，有明显的消炎作用。

2. 神经系统和肌肉骨骼系统并发症　代谢性脑病、脑血管意外、神经精神异常、免疫介导的神经系统疾病导致的截瘫、多发性肌炎、重症肌无力、肌膜炎、骨质疏松、骨坏死等症状可以采用功能性电刺激疗法、感应电治疗、神经肌肉电刺激疗法等，痉挛期可采用痉挛肌电刺激疗法。

（三）作业治疗

在对患者进行全面评估后，根据其耐力和体能有目的、有针对性地从日常生活活动、认知活动中选择一些作业，对患者进行指导，如棋牌类游戏、套圈训练、拼图、电脑游戏等，以完成任务的方式来对患者进行训练，既可以改善躯体功能，又能提高其日常生活活动能力；对于因神经病变导致肢体功能障碍，应针对性地作业训练，恢复其肌力和关节活动度，从而改善其心理和社会功能，达到全面康复的目的。

（四）心理治疗

患者的心理问题主要以焦虑和抑郁为主，它不仅影响患者的治疗，而且还会影响疾病的预后和患者的生存质量。HSCT 后取得完全缓解以后，一些异体移植的慢性排斥反应及担心复发使得患者存在焦虑、抑郁、意志消沉，甚至烦躁，应及时对患者进行疏导，给患者讲解本病的知识，让患者积极配合医生治疗移植后各种排斥反应，加强运动提高自我保健能力和免疫力，减少不良心理刺激，鼓励患者增强信心，全力配合治疗与护理。

（五）传统治疗

1. 中医治疗　干细胞移植术后肾精封藏失职，或后天失养，肾气虚损，脾失统摄，气血运行不畅，血溢脉外。经中医辨证分为三型：血热妄行证、阴虚内热、气不摄血证。血热妄行选择犀角地黄汤加减，选用水牛角、地黄、牡丹皮、赤芍。阴虚内热证选择知柏地黄汤加减，选用熟地黄、山茱萸、干山药、泽泻、茯苓、牡丹皮、知母、黄柏。气不摄血证选择归脾汤加减，选用白术、当归、白茯苓、炙黄芪、龙眼肉、远志、酸枣仁、木香、炙甘草、人参。也可用现代中成药血宁片、血宁糖浆。

2. 传统疗法　如针灸能健脾益气固摄，补肾生髓。而治疗性按摩则能改善血液循环，促进组织再生，但运动处方必须由经验丰富的康复医师和治疗师共同制订和实施，避免进一步加重损伤或导致新的出血。治疗性按摩和运动疗法的实施，一方面能有效促进皮肤黏膜修复，消除肿胀、恢复及维持关节活动度；另一方面能增强肌肉力量防止继发性损害及提高生活质量。

（六）健康教育

1. 简介疾病知识　向患者说明消化道毒性反应、泌尿道黏膜损伤是化疗、放疗过程中不可避免的反应，主要是个体差异造成。肝脏受损，是以肝内小静脉纤维性闭塞为主要病理改变的疾病，以异基因干细胞移植发生率为高。GVHD 是异基因干细胞移植后一种免疫反应性异常而影响到人体多器官发生的病变，它是供者骨髓中的 T 细胞损伤受者（宿主）组织而引起。

2. 饮食指导　呕吐腹泻不严重时，可酌情用半流食、流食。调味不可油腻，应清淡，易消化。饮食按保护性隔离要求，必须经过高压消毒。严重的呕吐、腹泻，应禁饮食，以减少对胃肠道的刺激，营养和水分经静脉输入，防止脱水和电解质紊乱。肝脏损伤以高热量、高蛋白（含必要氨基酸）丰富维生素、适当脂肪且易消化的饮食为宜。病情严重或血氨偏高的患者，根据病情限制蛋白质，以免增加胃肠道和肝脏的负担，加重病情；腹水患者宜予低盐或无盐饮食，进水量限制在 1 000mL/d 左右，如有低钠血症则限制在 500mL/d 以内。此外，应忌酒和避免用粗糙坚硬或辛辣的刺激性食物。出血性膀胱炎患者应鼓励患者多饮水，可同时给予鲜果汁，保证摄入充足的水分，增加尿量，促进毒性代谢产物随尿排出，有利于碱化尿液，升高尿 pH，以预防出血性膀胱炎的作用。

3. 休息活动指导　应卧床休息以减少体力消耗。患者体衰虚弱，起床或站立时动作要缓慢，以防突然变换体位引起脑缺血致晕厥。如果起立时患者自感头昏眼花，应立即下蹲闭目休息片刻，再慢起身，不可勉强立起而摔倒损伤。肝病所致腹水不严重者可平卧；腹水严重影响呼吸时可改为半卧位，定时变换体位。

4. 皮肤护理指导　避免皮肤长期压迫，接受翻身、拍背、按摩等护理，积极预防褥疮，定时用温水擦浴，保持床位的清洁、干燥、平整。出汗多时及时擦拭及更换内衣。低蛋白血症引起臀部、下肢、阴囊水肿时，用软棉垫垫之。注意观察皮肤、黏膜及排泄物有无出血现象等，及时向医护反映异常情况。

（七）生存质量及展望

HSCT 是治疗血液恶性疾病等人类疾病的一种规范化手段，它的成功开展使很多患者长期存活。大多数存活者身体、心理状况良好，多能恢复正常工作、学习和生活。10%~15% 的存活者存在社会心理问题，cGVHD 是影响生存质量的主要因素。由于我国独生子女家庭众多，因此研究开展无血缘关系供体移植、单倍型相合亲缘供体移植及脐带血干细胞移植意义重大。随着移植技术的不断改进及相关学科的不断发展，必将进入"人人都能进行造血干细胞移植"的新时代，造血干细胞移植必将能治愈更多的患者。

（梁云霞　谢莉　董红琳）

第一节　痛　风

一、概述

痛风(gout)是一组嘌呤代谢紊乱所致的疾病,是尿酸盐沉积于骨关节、肾脏和皮下等部位,引发的急、慢性炎症和组织损伤,与体内尿酸生成过多和/或尿酸排泄减少所引起的高尿酸血症直接相关。临床表现为特征性急性关节炎、痛风石沉积、痛风石性慢性关节炎和关节畸形,累及肾脏引起痛风性肾病、肾结石等。男性多见于40岁以上,女性多见于更年期后,常有家族遗传史。

(一)病因

1. 高尿酸血症的形成　尿酸(uric acid)是嘌呤代谢的最终产物,人体中80%来源于内源性细胞嘌呤代谢,20%来源于富含嘌呤类化合物、核酸或核蛋白食物经酶的作用分解而来。正常人体内血清尿酸在一个较窄的范围内波动,高于420μmol/L(7mg/dL)即为高尿酸血症。高尿酸血症形成主要由于尿酸排泄减少和/或生成增多。

(1)尿酸排泄减少:80%~90%的高尿酸血症具有尿酸排泄障碍,包括肾小球滤过减少、肾小管重吸收增多、肾小管分泌减少以及尿酸盐结晶沉积,其中以肾小管分泌减少最为重要。

(2)尿酸生成增多:主要由体内某些酶的缺陷所致,导致对嘌呤代谢的负反馈作用减弱,嘌呤代谢生成尿酸增多。已证实部分酶缺陷为X连锁遗传。

原发性高尿酸血症与遗传有关,常伴有肥胖、糖尿病、动脉粥样硬化、高血压等;继发性高尿酸血症主要因肾脏疾病、血液疾病,以及某些药物抑制尿酸排泄等所致。

2. 痛风的发生　临床上5%~15%的高尿酸血症患者发展为痛风,尿酸盐沉积于关节、软组织、软骨、骨骺及肾脏等处,出现痛风性关节炎、痛风石和痛风肾等。

(二)流行病学

痛风见于世界各地区、各民族。我国痛风的患病率近几年有明显上升趋势,为0.34%~2.84%,可能与我国经济发展、生活方式和饮食结构改变有关。

二、临床表现

(一)症状及体征

1. 无症状期　只有波动性或持续性的高尿酸血症,无任何不适症状。但随年龄增长,持续的高尿酸血症致痛风患病率增加。

2. 急性关节炎期　多在半夜或清晨急性起病,关节剧痛,受累关节常在数小时内出现红、肿、热、痛、活动受限;秋水仙碱可以迅速缓解关节症状;可伴有发热,伴或不伴高尿酸血症;关节液或皮下痛风石抽吸物中发现双折光的针形尿酸盐结晶是确诊本病的依据;常见为第1跖趾关节,其次为趾、踝、膝、指、腕、肘关节；发作常呈自限性，多于数天或2周内症状自行缓解，受累关节局部皮肤脱屑、皱缩，数日或数年后可再发，以后转入慢性期。

3. 痛风石及慢性关节炎期　痛风石（tophus）是痛风的特征性临床表现，多见于耳廓，也常见于反复发作的关节周围，以及鹰嘴、跟腱、髌骨滑囊等处。外观为突出的黄白色赘生物，大小不一，表面皮肤菲薄，破溃后排出白色粉状或糊状物经久不愈。关节内沉积大量的痛风石及炎症反复发作，可引起关节骨质侵蚀缺损，周围组织纤维化，受累关节肿痛、畸形，关节活动功能障碍。

4. 痛风性肾病及尿酸性肾结石　早期出现夜尿增多、尿比重降低，低分子蛋白尿、白细胞尿及管型等，晚期出现肾功能不全，少数患者出现急性肾衰竭，尿中可见大量尿酸晶体。10%~25%的痛风患者有肾尿酸结石。较小沙砾样结石可随尿排出，无明显症状；较大者引起肾绞痛、血尿、排尿困难等。

（二）实验室及其他检查

1. 血尿酸测定　血清尿酸酶法测定，男性>420μmol/L（7.0mg/dL），女性>350μmol/L（6.0mg/dL），具有诊断价值。血尿酸存在较大波动，应反复监测。

2. 尿酸测定　限制嘌呤饮食5d后，每日尿酸排出量超过3.57mmol/d（600mg/d），可认为尿酸生成增多。

3. 关节液或痛风石内容物检查　偏振光显微镜下可见双折光的针形尿酸盐结晶。

4. X线检查　急性关节炎期可见非特征性软组织肿胀；反复发作后或慢性期可见软骨缘破坏，关节面不规则，特征性改变为凿孔样、虫蚀样骨质透亮缺损。

5. CT与MRI检查　CT扫描受累关节可见不均匀斑点状高密度痛风石影像；MRI的T_1和T_2加权图像呈斑点状低信号。

三、临床诊断与处理

（一）诊断

出现特征性关节炎表现，尿路结石或肾绞痛发作，伴有高尿酸血症患者应考虑诊断痛风，关节液穿刺或痛风石活检证实为尿酸盐结晶，可做出诊断。

急性痛风性关节炎诊断多采用1997年美国风湿病学会（American College of Rheumatology, ACR）的分类标准（表12-1），满足下述3条中的任意一条，即可诊断。

表12-1　1997年 ACR 急性痛风性关节炎分类标准

1. 关节液中有特异性尿酸盐结晶
2. 用化学方法或偏振光显微镜证实痛风石中含尿酸盐结晶
3. 具备以下12项（临床、实验室、X线表现）中6项
    3.1　急性关节炎发作>1次
    3.2　炎症反应在1d内达到高峰
    3.3　单关节炎发作
    3.4　可见关节发红
    3.5　第1跖趾关节疼痛或肿胀
    3.6　单侧第1跖趾关节受累
    3.7　单侧跗骨关节受累
    3.8　可疑痛风石
    3.9　高尿酸血症
    3.10　不对称关节内肿胀（X线证实）
    3.11　无骨侵蚀的骨皮质下囊肿（X线证实）
    3.12　关节炎发作时关节液微生物培养阴性

（二）药物治疗

急性痛风关节炎尽早、足量使用非甾体抗炎药（NSAID）、秋水仙碱、糖皮质激素，见效后逐渐减停。急性发作期不进行降尿酸治疗，已经在服用降尿酸药物者不需停用，以免引起血尿酸波动，导致发作时间延长或再次发作。中小剂量的糖皮质激素，如口服泼尼松 20~30mg/d，通常用于不能耐受 NSAID 或秋水仙碱或肾功能不全的患者，但停用激素后症状易反跳。

发作间歇期和慢性期的治疗目的是使血尿酸维持正常水平，治疗目标是使血尿酸<6mg/dL，以减少或清除体内沉积的单钠尿酸盐晶体。临床应用的降尿酸药物主要有抑制尿酸生成药物和促进尿酸的排泄药物两类，前者常用药物别嘌醇，后者常用药物有苯溴马隆、丙磺舒，两类药物均应在急性发作缓解 2 周后从小剂量开始，逐渐加量，并结合血尿酸水平调整至维持剂量长期服用。单一药物疗效不好时，可联用两类降尿酸药物。亦可同时口服碳酸氢钠，碱化尿液，利于尿酸排出。慎用抑制尿酸排泄的药物如氢氯噻嗪类利尿药。

无症状期高尿酸血症参考发作间歇期和慢性期，维持血尿酸正常水平。

（三）手术处理

必要时可选择手术剔除痛风石，对畸形、残障关节可选择矫形手术治疗。

（四）营养调理

清淡饮食并控制进食总热量，限制饮酒和高嘌呤食物（如心、脑、肝、肾等），保证每日饮水量 2 000mL 以上。伴有肥胖者要加强运动，低脂饮食，控制体重。高脂饮食会减少尿酸排出，患者应合理控制热卡的摄入，尽可能维持理想体重。

四、康复评估

（一）身体结构和功能

1. 参见血尿酸、尿尿酸含量的评估，受累关节的关节液或痛风石内容物的检查，以及 X 线、CT、MRI 对受累关节损伤情况的评估。

2. 疼痛 痛风引起的急、慢性关节炎表现出相应关节的疼痛，可采用视觉模拟评分法（VAS）、数字分级评分法（NRS）口述分级评分法等对疼痛进行评定。

3. 关节活动度评定 通过关节活动度评定了解受累关节活动受限的程度，并评估治疗效果。痛风慢性关节炎反复发作，尿酸盐在关节内沉积增多，导致关节骨质侵蚀受损，关节周围组织纤维化，可使关节发生活动受限、僵硬畸形，严重影响关节活动功能。

4. 肌力评定 痛风关节炎患者，因疼痛、关节活动受限等因素，肢体运动减少，可致肌力减弱，失用性肌萎缩。相关肌群肌力的评定方法包括徒手肌力测定、等长肌力测定和等速肌力测定。

（二）日常生活活动能力受限

上述的疼痛、运动功能障碍会影响患者的衣、食、住、行等日常生活活动，可用改良 Barthel 指数（MBI）评定患者日常生活活动能力。

（三）社会参与能力受限

患者社会生活能力和工作能力的下降，从而导致生活质量下降。可用世界卫生组织生活质量测定简表和 SF-36 量表进行评定。

五、康复治疗

痛风的康复治疗要尽快控制急性关节炎的发作，防止关节炎复发，纠正高尿酸血症，防止尿酸盐沉积于关节、肾脏等引起相应组织器官的损害。药物、物理因子、运动治疗等综合康复治疗可积极控制病变，并改善和提高患者的日常生活能力和生活质量。

（一）运动治疗

痛风急性关节炎期应绝对卧床休息,抬高患肢,休息至关节痛缓解48~72h后可恢复活动。痛风缓解期及无症状期应坚持合理运动,建立良好的运动习惯,主要以有氧运动为宜,如匀速步行、慢跑、游泳、打太极拳等预防痛风发作。出现关节活动明显障碍者,可进行关节活动度训练;有相关肌群肌力降低的患者,可进行针对性肌力增强训练。运动疗法遵循循序渐进的原则,强度适宜,劳逸结合;还须避免剧烈运动和长时间的体力活动,因这类运动可致一过性高尿酸血症,也可能诱发痛风发作。

（二）物理因子治疗

痛风急性关节炎发作期,受累关节局部可采用冷疗、冰敷,达到止痛、减轻水肿的作用。可辅助使用经皮神经电刺激疗法(TENS)减轻疼痛。无热量超短波和微波治疗可以减轻疼痛和促进炎症的吸收。

痛风缓解期或慢性关节炎期为了预防痛风急性发作,可通过物理因子治疗如调制中频电、干扰电治疗,减轻疼痛,减少肌肉萎缩;磁疗、红外线、激光照射可改善局部微循环,促进周围组织炎症吸收,减轻局部水肿,改善关节功能。

（三）作业治疗

可根据痛风患者的作业功能障碍的评估,有目的、有针对性地进行日常生活活动、职业劳动、作业活动训练,改善受累关节的活动范围,增强肌力,提高生活兴趣,放松情绪,从而提高患者的日常生活能力,早日回归工作岗位。

（四）传统治疗

按摩关节,缓解关节疼痛。

（五）心理干预

精神紧张、焦虑、抑郁等不良情绪,可使血尿酸升高而诱发痛风急性发作或加重。在康复治疗全程中,要适时做好心理疏导,安慰、支持、鼓励患者正确认识疾病,树立战胜疾病的信心。

（六）康复护理

在临床开展疾病认知、饮食控制的护理干预,可以帮助患者掌握痛风的防治知识,改变不良生活习惯和行为,避免饮酒、寒冷、潮湿、过度疲劳等诱发痛风关节炎急性发作的因素,将痛风的发作次数控制到最低限度,促进患者更快康复,参与社会活动。

（七）其他治疗

针对有关节功能障碍的患者,可根据康复工程原理,制作个体化的支具、拐杖、矫形器等辅助器具以避免受累关节负重,缓解受累关节的疼痛、肿胀等症状,改善受累关节功能。此外,保持鞋袜的宽松,防止对受累足、趾关节的挤压摩擦。

六、预后及健康教育

（一）预后

痛风是一种终身性疾病,病程长,易反复发作。慢性病变可致关节残毁,严重影响患者的运动功能和生活质量。但若及时诊断,合理治疗,大多数患者可如同正常人一样饮食起居、工作生活。30岁以前出现初发症状的患者,预示病情严重。伴发高血压、糖尿病或其他肾病者,如未经治疗可进一步导致尿酸盐排泄障碍,这不仅能加速关节内的病理进程,同时也使肾功能进一步恶化而危及生命。

（二）健康教育

宣教痛风发生的病因、临床表现、药物治疗、康复治疗方法,调整饮食习惯和生活方式,避免进食高嘌呤食物,如动物内脏、骨髓、海鲜等含嘌呤最丰富;大部分蔬菜、水果、牛奶、鸡蛋等则不含嘌呤。肥胖患者必须减少热量的摄入,控制体重。多食碱性食物,多饮水,有条件可饮用碱性水,保证每日饮水量在

2 000~3 000mL，以利尿酸排出。培养良好的运动习惯和生活方式，并坚持不懈，避免过度劳累、紧张、饮酒、受冷、潮湿及关节损伤等诱发痛风发作的因素。

（罗爱华）

第二节 糖 尿 病

一、概述

（一）定义

糖尿病（diabetes mellitus，DM）是一种多病因引起的慢性、全身性、代谢性疾病，以血浆葡萄糖水平增高为特征，可导致全身多组织器官的慢性进行性病变、功能减退及衰竭，病情严重或应激时也可发生急性严重代谢紊乱。胰岛素分泌不足和 / 或利用缺陷是糖尿病的主要发病机制，可导致碳水化合物、脂肪、蛋白质的代谢紊乱，从而引起多系统的损害。

（二）临床分型和病因

根据 WHO 糖尿病专家委员会提出的分型标准（1999 年），糖尿病分为四类：1 型糖尿病（type 1 diabetes mellitus，T1DM）、2 型糖尿病（type 2 diabetes mellitus，T2DM）、妊娠糖尿病和特殊类型糖尿病。其中，T2DM 最多见，占 90%~95%。

T1DM 病因和发病机制未明，其病理生理学特征是胰岛 β 细胞破坏导致的胰岛素绝对缺乏，多数患者自身免疫异抗体阳性，但也有少部分患者无自身免疫证据。T2DM 病因和发病机制也未明确，可能是遗传因素、环境因素共同作用的结果，其病理生理学特征是以胰岛素抵抗为主伴胰岛素进行性分泌不足，以及胰岛素进行性分泌不足为主伴胰岛素抵抗。妊娠糖尿病是在妊娠期间发生的不同程度的糖调节异常，不包括已经被诊断的糖尿病患者妊娠时高血糖状态。特殊类型糖尿病是病因学相对明确的一些高血糖状态，如胰腺炎、库欣综合征等引起的高血糖状态。

无论何种病因的糖尿病，其自然病程均会经历以下几个阶段：①患者存在于糖尿病相关的病理生理状态（例如自身免疫抗体阳性、胰岛素抵抗、胰岛 β 细胞功能缺陷）相当长时间，但糖耐量正常；②随着病情进展，部分患者出现血糖升高，但未达到糖尿病的诊断标准，目前糖尿病学界将此类患者称为糖调节受损（impaired glucose regulation，IGR）者，表现为空腹血糖受损（impaired fasting glucose，IFG）或糖耐量受损（impaired glucose tolerance，IGT）。③病情进展为糖尿病。

（三）流行病学

糖尿病是一种常见、多发的慢性病。根据国际糖尿病联盟的数据，全球糖尿病患者 2014 年为 3.87 亿，2021 年增加至 5.37 亿，增幅接近 38.8%。随着我国城市化进程加快、人口老龄化、生活方式改变等原因，糖尿病的患病率显著增加。我国成人糖尿病患病率 1980 年为 0.67%，2015 年至 2017 年则为 11.2%。目前我国已成为世界上糖尿病患病人数最多的国家。

二、临床表现

（一）症状和体征

1. 代谢紊乱综合征　主要表现为多饮、多尿、多食和体重减轻。故糖尿病的临床表现常被描述为"三多一少"。

2. 糖尿病急性并发症

(1)糖尿病酮症酸中毒（diabeticketoacidosis,DKA）：1 型糖尿病患者有自发 DKA 倾向,2 型糖尿病患者常有诱因。常见诱因例如急性感染、胰岛素不适当减量或突然中断治疗、饮食不当等。早期主要表现为乏力和"三多一少"症状加重。随后失代偿阶段出现食欲减退、恶心、呕吐,常伴头痛、嗜睡、烦躁、呼吸深快有烂苹果味。随着病情进一步发展,出现严重失水,尿量减少、皮肤弹性差、眼球下陷、脉细速、血压下降、四肢厥冷。晚期各种反射迟钝甚至消失,患者出现昏迷。血糖多为 16.7~33.3mmol/L。

(2)高血糖高渗状态（hyperglycemichyperosmolarstatus,HHS）：临床以严重高血糖、高血浆渗透压、脱水为特点,无明显酮症酸中毒,常有不同程度的意识障碍和昏迷。多见于老年 2 型糖尿病患者。

3. 感染性疾病　糖尿病患者极易感染,常见的感染部位包括呼吸道、泌尿道、皮肤等。泌尿系统感染最常见,如肾盂肾炎、膀胱炎等。糖尿病患者还是肺炎球菌感染的高风险人群,合并肺结核的发生率也显著增高。疖、痈等皮肤化脓性感染多见。足癣、体癣等皮肤真菌感染也较常见。真菌性阴道炎也常见于女性患者。

4. 糖尿病慢性并发症　主要由血糖长期得不到控制累及眼、肾、神经以及心脏和周围血管等组织器官。

(1)视网膜病变及其他眼部病变：长期血糖升高的患者大多合并不同程度的视网膜病变,轻则由于血管渗出导致视力模糊,严重者则继发视网膜脱离导致失明。除此之外,糖尿病还可出现黄斑病变、白内障、青光眼、屈光改变,进而导致视力降低和其他相应症状。

(2)慢性肾脏病变：主要由毛细血管间肾小球硬化引起,临床表现为蛋白尿、水肿和高血压,严重者转变为肾衰竭。

(3)神经病变：可累及神经系统任何一部分,以周围神经病变最常见。通常表现为袜子或手套状肢体感觉异常,随后出现肢痛,后期可出现肌力、肌张力减退甚至肌萎缩或瘫痪,下肢较上肢严重。自主神经受累可出现尿潴留、尿失禁及性功能障碍。

(4)心脏血管病变：主要由冠状动脉粥样硬化进而引起冠状动脉供血不足,导致无症状性心肌缺血、心绞痛或心肌梗死冠心病,主要表现有心前区疼痛、心律失常、心电图特征性改变及心肌酶谱改变。

(5)脑血管病变：主要由脑动脉粥样硬化引起,临床上易继发脑梗死和脑出血,进而表现为运动障碍、语言障碍及认知障碍等。

(6)糖尿病足：主要由神经病变、周围血管病变及感染引起,是糖尿病最严重的和治疗费用最多的并发症之一。轻者主要临床表现为足部畸形、皮肤干燥和发凉、酸麻、疼痛等,重者可出现足部溃疡与坏疽。

(二)实验室检查

1. 血糖测定和口服葡萄糖耐量试验（OGTT）　血糖测定的方法有静脉血浆葡萄糖测定、毛细血管血葡萄糖测定和 24h 动态血糖测定 3 种。前者用于诊断糖尿病,后两种仅用于糖尿病的监测。当血糖值高于正常范围而又未达到糖尿病诊断标准或疑有糖尿病倾向者,需进行 OGTT。

根据世界卫生组织的标准（表 12-2）,空腹血糖 3.9~6.0mmol/L 为正常；空腹血糖 6.1~6.9mmol/L 为空腹血糖受损（IFG）；空腹血糖 ≥ 7.0mmol/L 应考虑为糖尿病。OGTT 2h 血糖 ≤ 7.7mmol/L 为正常糖耐量；OGTT 2h 血糖 7.8~11.0mmol/L 为糖耐量受损（IGT）；OGTT 2h 血糖 ≥ 11.1mmol/L 应考虑糖尿病。

表 12-2　糖代谢状态分类（WHO 1999 年）

糖代谢分类	静脉血浆葡萄糖 /（mmol/L）	
	空腹血糖	OGTT 2h 血糖
正常血糖	<6.1	<7.7
空腹血糖受损（IFG）	6.1~6.9	<7.8
糖耐量减低（IGT）	<7.0	7.8~11.0
糖尿病	≥7.0	≥11.1

2. 糖化血红蛋白 A1（glycosylated hemoglobin A1，HbA1）　HbA1 是葡萄糖与血红蛋白的氨基发生非酶催化反应的产物，为不可逆反应，其量与血糖浓度呈正相关。HbA1 有 a、b、c 三种，其中以 HbA1c 为主。HbA1c 可以客观准确地反映近 2~3 个月内的总体血糖水平。

3. 胰岛 β 细胞功能检查　主要包括胰岛素释放试验和 C 肽释放试验，用于评价基础和葡萄糖介导的胰岛素释放功能，其中 C 肽不受血清中胰岛素抗体和外源性胰岛素影响。

4. 其他　糖尿病常伴有脂质代谢紊乱，故应将血浆总胆固醇、低密度脂蛋白胆固醇、高密度脂蛋白胆固醇和甘油三酯列为常规检测项目。有条件时，也应将尿微量蛋白列为常规检查项目，以便能早期发现糖尿病肾病。另外，肝功能、肾功能检查也是监测并发症、指导用药的常用辅助检查。

三、临床诊断与处理

（一）诊断

我国目前采用 WHO 糖尿病专家委员会（1999 年）提出的诊断标准（表 12-3）。依据是糖尿病典型症状、空腹血糖、随机血糖或口服葡萄糖耐量试验（OGTT）2h 血糖值。糖尿病典型症状包括多饮、多尿、多食、体重下降等；空腹血糖是指至少 8h 未进食热量后所测血糖值；随机血糖指不考虑上次用餐时间，一天中任意时间的血糖。

表 12-3　糖尿病的诊断标准（WHO 1999 年）

诊断标准	静脉血浆葡萄糖水平 /（mmol/L）
典型糖尿病症状 + 随机血糖	≥11.1
或	
空腹血糖	≥7.0
或	
OGTT 2h 血糖	≥11.1

注：若无典型糖尿病症状，需再测一次予证实，诊断才能成立。

（二）药物治疗

1. 口服降糖药物目前常用的口服降糖药物大致分为三类：促胰岛素分泌剂、胰岛素增敏剂和葡萄糖苷酶抑制药。

（1）促胰岛素分泌剂：主要包括磺脲类、非磺脲类和二肽基肽酶 4（dipeptidyl peptidase 4，DPP-4）抑制剂。

1）磺脲类降糖药：它是临床应用最广泛的一类口服降糖药，其主要作用机理是通过刺激胰岛 β 细胞释放胰岛素，增加外周组织对胰岛素的敏感性。临床上多用于尚有一定胰岛素分泌功能，经饮食治疗和运动治疗效果不满意的 2 型糖尿病患者。

2）格列奈类降糖药：这类药物是 20 世纪 90 年代后期才应用于临床的。主要通过刺激进食后胰岛素的分泌降血糖，故应在餐前 15min 或进餐时使用。其适应证同磺脲类降糖药物相似，在新诊断的 2 型糖尿病患者行饮食控制及运动疗法后血糖仍高，瑞格列奈可作为首选药物，尤其餐后血糖增高者更为合适。

3）二肽基肽酶 4 抑制剂：胰高血糖素样肽 1（glucagon-like peptide 1，GLP-1）由肠道 L 细胞分泌，主要作用包括刺激 β 细胞合成和分泌胰岛素，抑制胰高血糖素分泌，促进 β 细胞增殖和减少凋亡，延缓胃内容物排空，通过中枢抑制食欲来减少进食量，显著降低体重和改善甘油三酯、血压，改善血管内皮功能和保护心脏功能等。内源性 GLP-1 迅速被二肽基肽酶 4（DPP-4）降解而失活，因此可通过抑制 DPP-4 活性而减少 GLP-1 的失活,提高内源性 GLP-1 水平。常见 DPP-4 抑制剂有西格列汀、沙格列汀、维格列汀、利格列汀和阿格列汀等。常见不良反应为有头痛、转氨酶升高、上呼吸道感染等,多可耐受,长期安全性未知。

(2)胰岛素增敏剂:目前包括双胍类和噻唑烷二酮类。

1)双胍类:作用机制目前尚未完全阐明,可能是增加外周组织对葡萄糖的摄取和利用,如增加肌细胞内葡萄糖的无氧酵解,乳酸生成增加;增加靶细胞胰岛素受体数目和对胰岛素的亲和力,提高外周组织对胰岛素的敏感性;抑制葡萄糖从肠道吸收;抑制肝脏糖异生,减少肝糖原输出;降低血浆甘油三酯、胆固醇和极低密度脂蛋白水平,增加高密度脂蛋白水平,有预防动脉粥样硬化症的作用;同时还能减轻肥胖型糖尿病患者的体重。双胍类降糖药适用于中年以上起病的 2 型糖尿病患者,特别是肥胖型经严格饮食控制和运动治疗不能满意控制病情时,应首选双胍类降糖药;磺脲类降糖药失效时,可改用双胍类降糖药和磺脲类降糖药物联合应用,可获得良好效果;需胰岛素治疗的患者以双胍类降糖药联合治疗,可减少胰岛素的用量、减少血糖波动;双胍类降糖药还能预防糖调节受损者发展为临床糖尿病。常用的双胍类降糖药有苯乙双胍和二甲双胍等。

2)噻唑烷二酮类:这类药物又被称为格列酮类药物。主要通过作用于过氧化物酶体增殖物激活受体γ(peroxisomeproliferator-activated receptor-γ,PPARγ),来调节与脂肪代谢相关基因的表达,从而达到增加胰岛素的敏感性。我国目前临床上常用的药物为罗格列酮和吡格列酮。目前临床不作为 2 型糖尿病的一线用药。禁用于有心力衰竭、肝病、严重骨质疏松和骨折病史患者,1 型糖尿病、孕妇和儿童慎用。

(3)葡萄糖苷酶抑制药:是新一代降糖药物,主要产品有阿卡波糖和米格列醇,主要作用机理是竞争抑制小肠黏膜上的 α- 葡萄糖苷酶的活性,抑制淀粉、蔗糖、麦芽糖的分解,使葡萄糖的吸收减慢,降低餐后高血糖。临床应用:可作为 2 型糖尿病的首选药物,也可与磺脲类或双胍类降糖药联合应用,还可与胰岛素联合使用。其降糖作用较为理想,尤其是降低餐后高血糖。

2. 胰岛素治疗　主要适用于 1 型糖尿病患者和 2 型糖尿病患者经饮食治疗、运动治疗和口服降糖药疗效不明显者,新诊断 2 型糖尿病并伴有明显高血糖者等。由于胰岛素制剂的类型不同,产生药效的时间也不同。因此应根据患者的情况选用不同剂型的胰岛素制剂进行治疗。

3. GLP-1 受体激动剂　GLP-1 受体激动剂通过激动 GLP-1 受体而发挥降血糖作用。临床常用艾塞那肽和利拉鲁肽等,给药方式为皮下注射。可单独使用或与其他口服降糖药合用。常见不良反应为胃肠道症状(如恶心、呕吐等)。慎用于 1 型糖尿病或 DKA 的治疗,有胰腺炎病史者禁用。长期使用安全性未知。

四、康复评估

(一)身体结构与功能

1. 生化指标测定　包括血糖、糖化血红蛋白 A1、血脂、肝肾功能等。其中糖化血红蛋白 A1 测定可反映近 2~3 个月内血糖的总水平,可弥补空腹血糖只反映瞬时血糖值之不足,是糖尿病控制的重要检测指标之一。

2. 靶器官损害程度的评定

(1)视网膜病变的评定:糖尿病患者确诊后应定期进行眼底检查。依据眼底改变分为非增殖型、增殖性和糖尿病性黄斑水肿三种。糖尿病视网膜病变是最常见的致盲眼病。2 型糖尿病患者在确诊后应尽快进行首次眼底检查和其他方面的眼科检查,并进行定期的随访。

(2)肾脏病变的评定:主要根据尿白蛋白肌酐比值(urine albumin-creatinineratio,UACR)和估算的肾小球滤过率(eGFR)进行糖尿病肾脏病的评定。UACR 可采集随机尿样(清晨首次尿最佳)检测。若 UACR 为 2.5~25.0mg/mmol(男),3.5~25.0mg/mmol(女),可诊断为微量蛋白尿;UACR 持续>25.0mg/mmol(无论男女)为大量蛋白尿。糖尿病肾病确诊之后,可根据 eGFR 进一步判断慢性肾脏病严重程度(表 12-4)。

表 12-4　糖尿病肾病的肾功能分期

分期	特点描述	eGFR(mL/min·1.73m²)
1 期	肾脏损伤伴 eGFR 正常*	≥90
2 期	肾脏损伤伴 eGFR 轻度下降*	60~89
3a 期	eGFR 轻中度下降	45~59
3b 期	eGFR 中重度下降	30~44
4 期	eGFR 重度下降	15~29
5 期	肾衰竭	<15 或透析

注:* 肾脏损伤定义:白蛋白尿(UACR≥30mg/g),或病理、尿液、血液或影像学检查异常。

(3)冠心病的评定:对于 35 岁以上的患者,还应行运动负荷试验,以判断患者心血管系统对运动的反应能力及患者的体力活动能力,筛查未诊断出的缺血性心脏病。

(4)脑血管病变的评定:主要评定糖尿病脑血管病变引起的脑损伤后运动功能、感觉功能、语言功能及认知功能的障碍程度。

(5)糖尿病足的评定:糖尿病足的评定包括神经病变评定、血管病变评定及影像学检查等。常用 10g 尼龙单丝触觉试验评定足部轻触感觉,采用 128Hz 音叉测试振动觉,其他的神经病变检查还包括患者的两点辨别觉、温度觉、跟腱反射等。血管病变评定常用踝肱压力指数(ankle-brachial pressure index,ABI)测定。ABI= 踝动脉收缩压 / 肱动脉收缩压,可反映下肢血压与血管的状态。正常情况下,踝动脉收缩压稍高于或相等于肱动脉收缩压。ABI≤0.9 提示有明显的缺血。

其他可反映血管功能的检查还包括胫后动脉和足背动脉的搏动触诊、足趾压力测定、经皮氧分压测定、甲襞微循环检查等。另外,可通过 X 线检查、彩色多普勒超声检查、血管造影等检查局部足部畸形、血管情况等。

3. 心理功能的评定　糖尿病患者常见的心理问题表现为焦虑、抑郁、睡眠障碍等。可采用相应的量表测试评定,如汉密尔顿焦虑量表、汉密尔顿抑郁量表、睡眠自测阿森斯失眠量表(Athens insomnia scale,AIS)等。

(二)活动和参与

可用 Barthel 指数(BI)来评定日常生活自理能力。

(三)生存质量的评定

常用的普适性量表有 SF-36、世界卫生组织生存质量评定量表(WHOQOL)、诺丁汉健康量表(Nottingham Health Profile,NHP)等,疾病专用量表有糖尿病特异性生存质量量表(Diabetes Specificity Quality of Life Scale,DSQL)等。

五、康复治疗

(一)糖尿病康复治疗的目标

康复治疗的目标与临床治疗相同,包括以下几方面:①控制血糖,纠正各种代谢紊乱,促进糖、蛋白质、脂肪代谢功能的正常化,消除临床症状;②防治各种急、慢性并发症的发生和发展,减少患者的致残率和病死率;③保证儿童、青少年患者的正常生长发育;④保证育龄期妇女的正常妊娠、分娩和生育;⑤通过糖尿病教育,使患者掌握糖尿病的防治知识、必要的自我监测技能和自我保健能力;⑥改善糖尿病患者的生活质量,使之成为一个条件健康人(即能和正常人一样参与正常的社会劳动和社交活动,享有并保持正常人的心理和体魄状态)。

每一位患者的治疗目标和策略都应该是个体化的,具体的控制目标可参考中华医学会糖尿病学分会的《中国 2 型糖尿病防治指南》(表 12-5)。

表 12-5　糖尿病综合控制目标(2020 年中国 2 型糖尿病防治指南)

检测指标	目标值
血糖 *	
空腹	4.4~7.0mmol/L
非空腹	<10.0mmol/L
糖化血红蛋白	<7.0%
血压	<130/80mmHg
总胆固醇	<4.5mmol/L
甘油三酯	<1.7mmol/L
高密度脂蛋白胆固醇	
男	>1.0mmol/L
女	>1.3mmol/L
低密度脂蛋白胆固醇	
未合并动脉粥样硬化性心血管疾病	<2.6mmol/L
合并动脉粥样硬化性心血管疾病	<1.8mmol/L
体重指数	<24.0kg/m^2

注: * 毛细血管血糖。1mmHg=133.32Pa。

(二) 糖尿病饮食疗法

饮食疗法是糖尿病治疗中一项最基本的治疗措施。糖尿病患者已经存在胰腺分泌胰岛素的相对或绝对不足,如果仍像正常人那样随意进食,特别是进食大量高糖、高脂食物,势必增加胰腺负担,长此以往,胰腺将不堪重负。饮食治疗可通过指导患者制订合理的健康食谱,达到帮助血糖控制、减轻胰腺负担的目的。同时,糖尿病患者往往合并有血脂紊乱、高尿酸血症和营养元素缺乏等代谢紊乱,饮食治疗通过合理的饮食结构搭配可纠正合并存在的这类代谢紊乱。因此,饮食治疗对糖尿病患者至关重要。糖尿病患者不必谈“食”而色变,可以说糖尿病患者什么都能吃,只不过在饮食量上更要注重节制罢了。

1. 饮食治疗的目的　适当饮食控制可以减轻糖尿病患者胰岛 β 细胞的负担,改善 β 细胞分泌功能,使糖代谢紊乱得以改善或纠正,并延缓和预防并发症的发生和发展;通过饮食控制还可使肥胖者体重下降,改善外周组织对胰岛素的敏感性,从而减少降糖药物或胰岛素的用量。

2. 饮食治疗的原则　糖尿病患者的饮食中应含有足够的热量、营养成分及适当的碳水化合物、蛋白质和脂肪的比例。

(1)饮食总热量:在安排总热量时既要充分考虑减轻 β 细胞负担,又要保证机体正常生长发育的需要,以使体重恢复到标准体重 ±5% 的水平为标准。肥胖者总热量要减少,而消瘦者总热量要增加。

(2)饮食结构:比例要合理,同时要个体化,根据患者的病情、不同病情阶段、饮食习惯、生活方式等加以调整。比较合理的饮食结构为:碳水化合物,约占总热量的 60%;脂肪,少于总热量的 30%;蛋白质,占总热量的 10%~20%;丰富的膳食纤维。其中碳水化合物中谷类复杂碳水化合物食物占 2/3,其余由水果、蔬菜、薯类等补充。《中国居民膳食指南》就将第一类食物谷类作为膳食金字塔的基础，推荐每日供给300~500g，提倡经常吃一些粗粮、杂粮等。米是我国人民的主食，属谷物类糖尿病患者一般每日大米摄入量，女性200~300g，男性300~500g，不少于150g。

(3)进食方法：宜少食多餐，每日不少于3餐，这样既保证了营养物质的吸收，又能减轻胰岛的负担；早餐量要少，上午肝糖原分解较多，早餐量过多易发生餐后高血糖；少食零食；同时进餐时间要有规律。

3. 饮食治疗的方法

(1)饮食中总热量的计算：可以根据劳动强度、标准体重及体型估计每天所需的总热量。劳动强度分为4级：①休息。②轻体力劳动：以坐着、站着或少量走动为主的工作，如办公室工作和一般实验室操作等。③中体力劳动：如机动车驾驶、学生日常活动等。④重体力劳动：如非机械化农业劳动、足球、篮球、游泳等。

计算标准体重，按患者身高、性别、年龄查表得出，也可运用公式粗略计算：标准体重(kg)=身高(cm)-105，在上述标准体重±10%以内为正常，±10%以上为超重或偏瘦；超过20%者为肥胖；低于20%者为消瘦。

然后根据劳动强度、标准体重及体型估计成人糖尿病每天每千克标准体重所需热量，具体见表12-6。然后将成人糖尿病每天每千克标准体重所需热量与标准体重的相乘所得的值为每天所需的总热量。

表 12-6　成人糖尿病每天每千克标准体重所需热量

单位：kcal/(kg·d)

劳动强度	消瘦	正常	肥胖、超重
休息	25	20	15
轻体力劳动	35	30	25
中体力劳动	40	35	30
重体力劳动	45	40	35

儿童糖尿病患者的热量供给量可按年龄计算，1岁时每天需4 184kJ，以后每岁递增418.4kJ。孕妇、乳母、营养不良及有消耗性疾病而体重低于标准体重者，总热量可适量增加10%~20%。

(2)饮食中成分及分配：蛋白质的量按成人每天每千克体重0.8~1.2g计算，约占总热量的15%，孕妇、乳母、营养不良及有消耗性疾病者，可酌情加至1.5g左右，个别可达2g，占总热量的20%。儿童糖尿病患者可按每千克体重2~4g计算，肾脏病变者，可给予低蛋白膳食，占总热量的10%左右。脂肪量一般按每天每千克体重0.6~1.0g计算，热量不超过全天总热量的30%。所有脂肪以不饱和脂肪酸为宜。碳水化合物量：中国人的饮食习惯以碳水化合物为主，故碳水化合物的摄入量可占总热量的55%~65%。近年来研究发现，适当提高碳水化合物的摄入量不仅可改善糖耐量，降低胆固醇及甘油三酯，还可提高外周组织对胰岛素的敏感性。如对碳水化合物的摄入限制过严，可使糖耐量降低，并可由于体内脂肪分解过多而引起饥饿性酮症。

多数糖尿病患者有高血压和肥胖，这是冠心病和脑血管意外的危险因素。因此，食物中应限制钠的摄入，以利于血压的控制，一般建议每天食盐摄入量为5~6g为宜。

(3)饮食的热量分布：通常早、中、晚三餐的热量分布为1/5、2/5、2/5；或分为四餐，即1/7、2/7、2/7、2/7。可按生活饮食习惯、用药情况及病情控制情况作必要的调整。

(三)糖尿病运动疗法

运动疗法是糖尿病康复治疗基本方法之一，尤其对2型糖尿病其治疗作用较大。运动疗法可有效地改善糖尿病患者周围组织对胰岛素的敏感性，辅助降低血糖。同时康复治疗还能提高糖尿病患者的心肺功能和体力活动能力,改善生活质量。因此,它是糖尿病综合治疗中重要治疗方法之一。

1. 适应证与禁忌证

(1)适应证:①肥胖的 2 型糖尿病患者:患者以胰岛素抵抗为主,通过运动增加胰岛素敏感性,减轻胰岛素抵抗,同时有利于减肥,为最佳适应证。②轻中度的非肥胖的 2 型糖尿病患者:患者有一定程度的胰岛素分泌,通过运动可促进肌肉组织对葡萄糖的摄取和利用,同时可抑制肝脏葡萄糖输出,起到降糖作用。③病情稳定的 1 型糖尿病患者:运动有助于改善体力状态,改善生活质量。

(2)禁忌证:①合并急性感染时。②严重的糖尿病肾病:运动会减少肾血流量,增加蛋白尿,加重肾脏病变。③伴有心脑血管疾病,尤其是心功能不全、严重的心律失常(如二度、三度房室传导阻滞)、血压未有效控制(如收缩压>180mmHg),运动会增加心脏负担,升高血压,诱发心绞痛甚至心肌梗死。严重的肺心病、新近发生的心肌梗死等患者也不宜运动。④严重的视网膜病变:运动有增加眼底出血的风险。⑤糖尿病足:运动会加剧肢端缺血、缺氧,加重足部病变。⑥急性代谢紊乱,如糖尿病酮症酸中毒。⑦血糖未有效控制的患者(血糖>16.8mmol/L)。

2. 2 型糖尿病患者的运动疗法　任何由大肌肉群参与、导致心率持续增加的有氧运动均适用于 2 型糖尿病患者进行运动锻炼。这种运动方式对增强心血管功能和呼吸功能,改善血糖、血脂代谢均有明显作用。运动时应掌握好适宜的运动强度、运动时间、运动频度和运动方式。

(1)运动强度:运动强度决定运动的效果,当运动强度达到 40%~60% 最大摄氧量时,方可改善代谢和心血管功能。如果运动强度过低只能起安慰作用,达不到治疗效果。如果运动强度过大时,无氧代谢的比重增加,治疗作用降低,且可引起心血管负荷过度。衡量运动强度是否适宜有很多种方法,用心率计算是比较简单而实用的评定运动强度大小的指标。临床上将能获得较好运动效果,并能确保安全的运动心率称为靶心率。靶心率的确定最好通过运动试验获得,即取运动试验中最高心率的 70%~80% 作为靶心率。如果无条件作运动试验,可选用以下公式计算最高心率:最高心率 =220– 年龄。也可根据安静时心率计算靶心率:靶心率 = 安静心率 + 安静心率 ×50%。更简单的方法是根据年龄计算靶心率:靶心率 =170–年龄(岁),例如 60 岁的人平均心率应在 110 次 /min 左右,这样的运动强度既能获得较好的运动效果,又能确保安全,避免心血管系统负荷过重以及运动系统损伤。

(2)运动时间:合理的运动时间包括两个方面,一方面指每次应持续的运动时间,另一方面指一天中较适宜的运动时间。2 型糖尿病患者最好每周能最少进行 150min 中等强度以上的有氧运动,每次运动最少需持续 10min 以上。一天中较适宜运动的时间应根据患者的实际情况决定,并注意与饮食、药物等治疗相互协调,相互配合。通常糖尿病患者应避免空腹运动,而以餐后运动为宜。餐后因摄入食物,加上餐前使用了降糖药物或胰岛素,能阻**止肝糖**原的分解,又能促进肌肉利用外源性葡萄糖,达到糖代谢平衡。在餐后进行运动时,应注意避开药物作用的高峰期,以免发生低血糖。选择运动时间有两种方法,可以选择在早餐或中餐、晚餐后抽出 1h,以早餐后或晚后为宜,分为 3 段,每次运动 20min,间歇 10~15min;或选择在三餐后各抽出 20min 进行运动。注意要在餐后 1h 后运动。

(3)运动频率:建议每周最少运动 3 次,相邻两次运动间隔不超过 2d。如果身体条件较好,每次运动后无疲劳感,可坚持每天运动 1 次。

(4)运动方式:比较适合糖尿病患者的运动方式有步行、慢跑、游泳、划船、功率自行车、有氧体操等。进行适当的球类活动、太极拳、木兰拳、原地跑或登楼梯等也是一些简单易行的运动锻炼方法,可根据患者的兴趣爱好和环境条件加以选择。除有氧训练之外,也可鼓励 2 型糖尿病患者每周进行 3 次以上的抗阻运动。

步行是 2 型糖尿病患者最常用、简便易行的有氧运动训练方式,一般可在社区中进行。步行最好选择在空气新鲜的环境中进行,根据步行时速度是否改变分为变速步行法和匀速步行法。变速步行法时一般先中速或快速行走30s~1min,后缓步行走2min,交替进行,每日步行路程1 000~2 000m;如果采取匀速步行法即每天坚持行走1 500~3 000m的路程,行走速度保持均匀而适中,并且不中断走完全程。可根据体力逐渐增加行走的路程,每次走完以略感觉疲劳为度。

3. 1型糖尿病患者的运动治疗 1型糖尿病的治疗原则与2型糖尿病治疗原则不同,一旦确诊就宜首先实施胰岛素治疗和饮食控制,待血糖得到较好控制后再实施运动疗法。运动是儿童正常生长发育所需要的一个促进因素。运动锻炼对1型糖尿病患者具有双重意义。一方面可促进患儿生长发育,增强心血管功能,维持正常的运动能力;另一方面可提高外周组织对胰岛素的敏感性,增强胰岛素的降糖作用,有利于血糖的控制。经常参加运动的1型糖尿病患者其糖代谢控制较好,今后并发症的发生率和病死率均明显减少。但是1型糖尿病患者运动时出现运动诱发的低血糖、运动后迟发低血糖、高强度运动后的高血糖、胰岛素不足患者出现高血糖和酮症的概率较2型糖尿病患者更高。

运动的种类和运动强度可根据1型糖尿病患者的年龄、病情、兴趣爱好和运动能力而制订,如选择步行、慢跑、踢球、跳绳、游泳、舞蹈等均可。起初运动强度以最高心率的50%~60%为宜,运动时间从20min开始,逐渐延长,每周运动3~4次。随着运动功能的提升,可逐渐增加运动的时间和运动频率。每次运动量应适度,避免过度劳累,以免加重病情。在制订1型糖尿病患者运动方案时,因患者多为儿童或青少年,应多注意运动的兴趣性和直观性,不断变换运动的方法和内容,以提高他们对运动的积极性,并使运动能长期坚持,达到促进生长发育的目的。

4. 糖耐量受损者的运动疗法 由于糖耐量受损是糖尿病发病前的糖代谢异常逐渐失代偿的过程,因此防治糖耐量受损转化为糖尿病,是糖尿病早期预防的关键步骤。近年来认为对糖耐量正常,但具有高血压、高脂血症、高胰岛素血症、肥胖者的高危人群,即应开始干预。其中运动疗法结合饮食控制和药物治疗,可减轻体重,减轻外周组织对胰岛素的抵抗,积极消除上述高危人群的危险因素。

国外研究表明,经常中等强度的运动锻炼可预防2型糖尿病的发生,尤其对已具备了一个或数个危险因素者进一步向2型糖尿病发展有积极的预防作用。

5. 运动治疗实施中的注意事项 为了使糖尿病患者运动疗法更有效地进行和实施,应注意以下几方面。

(1)运动前的检查:糖尿病患者在进行运动锻炼前,应进行一次全面的体格检查。有条件的可做一次运动试验,以早期发现糖尿病患者潜在的心血管疾病,同时运动试验也可判断患者心血管系统对运动的反应能力及本身的体力活动能力,便于制订合适的运动方案。

(2)运动中运动量的选择:要适当,应量力而行,短时间的剧烈运动可刺激交感神经升高血糖,而过度劳累可诱发酮症酸中毒使糖尿病的病情加重。

(3)运动锻炼应循序渐进:从小量运动开始逐步增加,同时密切观察血糖、尿糖及症状的变化,及时调整运动方案。同时强调运动锻炼应持之以恒,长期坚持才能达到理想效果。

(4)预防低血糖:运动中易发生低血糖者,可将运动前的胰岛素剂量减少,同时可在运动前、运动后适当补充糖类,或在运动时随身携带饼干或糖果,以防低血糖的发生。

(5)运动后整理:每次运动后应做好放松活动,以加速代谢产物的清除,加快体力恢复。运动后如果出汗较多,不宜马上洗冷水浴和热水浴。因为运动后,皮肤血管处于显著扩张状态,血压较低,若用冷水冲浴,可引起皮肤血管收缩,导致血压升高,增加心血管负荷。如用热水冲浴,会对机体产生刺激作用,导致皮肤血管进一步扩张,血压更趋降低,严重时可引起脑缺血。正确的方法是在运动后心率恢复正常,汗已擦干,再进行温水淋浴。

(6)运动后自我监测:每次运动后,患者应注意自我感觉,根据情况对运动方案进行相应调整。运动量适宜的标志:运动结束后,心率应在休息后5~10min内恢复到运动前水平,并且运动后轻松愉快,食欲和睡眠良好,虽有疲乏、肌肉酸痛,但短时休息后即可消失。运动量过大的标志:如果运动结束后 10~20min 心率仍未恢复,并且出现疲劳、心慌、睡眠不佳、食欲减退等情况,说明运动量过大,这时应减少运动量或暂停运动,做进一步检查,待身体情况好转后,再恢复运动。运动量不足的标志:运动后身体无发热感、无汗,脉搏无明显变化或在 2min 内迅速恢复,表明运动量过小,因而难以产生运动效果,应在以后的运动中逐渐增加运动量。

(7)错峰锻炼:在药物作用高峰时间应避免运动锻炼,例如,中效胰岛素的高峰时间为注射后 2~4h;口服降糖药高峰时间因品种不同而异,以格列本脲为例,为服药后的 1.5h 左右。因此,使用中效胰岛素或格列本脲的患者,运动时间一般以餐后 30min 至 1h 为宜。若必须在药物作用高峰期进行运动或体力劳动,应适当补充饮食以维持血糖平衡。同时应避免对将进行运动的肢体注射胰岛素,以免胰岛素吸收过快出现低血糖,如进行腿部运动时,胰岛素注射部位可选择在手臂或腹部。

(四)糖尿病康复教育

1. 糖尿病康复教育的对象　糖尿病教育的对象主要包括:①糖尿病患者;②有患糖尿病可能的高危人群;③血糖增高者;④糖尿病患者的亲属好友;⑤糖尿病专科医生;⑥糖尿病专科护士;⑦营养师;⑧基层医务人员等。

2. 糖尿病康复教育的内容　糖尿病教育的内容包括:①糖尿病知识教育:什么是糖尿病,怎样确诊。②糖尿病心理教育:正确认识疾病,树立战胜疾病的信心。③饮食治疗教育:饮食治疗的意义、目的、重要性和具体实施方法。④运动治疗教育:运动治疗在糖尿病治疗中的意义、方法和运动中的注意事项。⑤药物治疗教育:口服降糖药的种类、适应证、作用、不良反应和服用方法;胰岛素的种类(短、中和长效)、胰岛素剂量的计算、调整以及胰岛素治疗中可能出现的并发症、不良反应及相应的处理措施等。⑥糖尿病自我监测及自我保健教育:患者自我观察和记录病情,包括每天饮食、精神状态、体力活动、胰岛素注射以及血糖、尿糖、尿酮的检查结果等;如何进行皮肤护理和足部护理、处理各种应急情况等。

(五)糖尿病血糖监测

糖尿病患者实施综合治疗的目的是有效地控制血糖,减少各种急、慢性并发症的发生。为了达到这个目的,必须做好血糖的自我监测。血糖自我监测的临床意义在于:①是糖尿病控制是否达标的核心指标(高血糖);②是评价康复治疗疗效和调整治疗方案的主要依据;③是真实反映血糖各时点水平,以及 1d 内血糖波动幅度、血糖平均值和及时发现并处理低血糖的最好指标;④是帮助患者了解自己病情,并调动患者进行自我保健的主动性和积极性,促成自我管理动机的必要手段。

进行血糖自我监测,可向患者推荐简便、快速、准确、可靠、患者容易掌握操作的血糖测试仪。自测血糖的次数,视病情而异。对正在调整治疗和控制困难、病情不稳定、和实施胰岛素强化治疗阶段,应测早晨空腹、餐前、餐后 2h 及临睡前血糖,以探寻血糖波动水平、幅度及其原因;对病情稳定或轻型糖尿病患者,定期检测空腹及餐后 2h 血糖,结合监测尿糖即可判断疗效是否维持恒定达标状态。

(六)祖国传统医学治疗

祖国传统医学治疗糖尿病历史悠久。目前,有 400 多种植物曾用于糖尿病治疗,但其中只有少数植物经过医学试验被确定有效,这些植物的提取物被证实对 2 型糖尿病患者和动物模型具有降血糖效果,还有很多植物没有经过医学试验证实。具体治疗需中医专科医师辨证论治。

国内较多研究显示针刺不仅可治疗糖尿病,也可预防糖尿病并发症的发生。动物实验显示,针刺可通过激活葡萄糖 -6- 磷酸酶,促进胰岛 β 细胞合成胰岛素和增加靶细胞受体的数目,来加速靶细胞利用葡萄糖,进而使血糖下降。也有研究资料显示,针刺具有抗肥胖效应,进而预防 2 型糖尿病的发生。越来越多的研究表明,针刺对糖尿病的治疗效应是通过作用于多个系统发挥作用的,而不是通过作用单一器官发生的,其中的详细机制可能需要从分子生物学角度做全面系统的深入研究。

六、预后和健康教育

(一) 预后

糖尿病不仅是多发病,而且是一种严重影响人类健康的全身性终生疾病。在漫长的病程中,患者会逐渐产生各种慢性并发症,造成失明、步行障碍等严重的伤残,最终导致死亡。糖尿病康复预后取决于能否早期诊断、早期治疗和长期的良好血糖、血压和血脂控制,尽可能减少因糖尿病血管病变和神经病变引起的视力障碍、步行障碍、日常生活自理能力障碍、心功能减退和肾功能减退等并发症的发生。如果糖尿病患者已经出现这些并发症,可以通过积极血糖控制、康复训练和佩戴辅助用具,尽可能减少这些并发症对患者日常生活自理能力的影响。糖尿病患者在血糖控制良好和无糖尿病并发症的情况下,体能和智能方面与普通人没有大的差别,是可以从事绝大多数工作的,应积极参加社会工作,在工作方面也不应受到歧视。

(二) 健康教育

糖尿病是一种可防、可治的疾病。为了提高糖尿病及其并发症的防治水平,降低糖尿病的医疗费用和提高患者的生活质量,应积极地开展糖尿病综合防治和进行糖尿病教育。研究显示糖尿病患者的康复治疗效果在很大程度上取决于患者的依从性,所以糖尿病教育一直被视为糖尿病康复治疗 5 个基本方法之一。糖尿病康复教育的对象应包括一般人群的宣传教育、糖尿病专业医护人员的专业培训,以及糖尿病患者及其家属的教育等。康复教育的内容包括糖尿病的预防和并发症。

1. 糖尿病的预防 "仅靠治疗已不能有效遏制糖尿病,预防糖尿病的发生才是根本"是从事糖尿病防治的医护人员的共识。1 型糖尿病从病因角度可分为免疫介导性和特发性两类,较难预防。但在糖尿病患者中占 90% 以上的 2 型糖尿病在很大程度上与体力活动减少、能量摄入增多、吸烟及应激等有关。近年来研究表明生活方式干预能有效地降低糖调节受损者的糖尿病发生率,且同时可以降低血压、血脂,因此也会起到预防心血管疾病。生活方式干预的具体措施有健康饮食、增加体力活动、戒烟限酒和心理平衡等。改变生活方式的一般要求为主食减少 2~3 两 /d;运动增加 150min/ 周;体重减少 5%~7%。

有相当数量的 IGT 者对生活方式干预的效果尚不满意,需考虑药物干预。目前在全世界有几个药物干预预防糖尿病的临床试验,如二甲双胍、阿卡波糖和胰岛素增敏剂。国内外的研究都证明药物干预预防糖尿病也是有效的。

2. 糖尿病并发症的防治 当糖尿病患者发展到一定程度,可能会出现视力减低或失明、神经病变、糖尿病足等慢性并发症时,导致患者生活质量明显下降时,则需在上述康复治疗的基础上,根据患者具体情况进行针对性康复治疗。

(1)视力减低患者:可予配置助视器,并予加强注视训练、视觉追踪训练、视觉辨认训练、视觉搜寻训练及视觉记忆训练等,以使视力减低对生活质量的影响降至最小程度。对于失明患者可配置盲杖和导盲犬,同时可加强导盲随行训练和独立行走训练。

(2)周围神经病变者:可予以低频电刺激防止失神经肌肉萎缩和减轻周围神经去传入引起的疼痛,也可通过高频电、低强度激光及红外线等疗法来改善病变周围神经的血液循环,来促进病变周围神经修复。也可根据情况给予针灸、按摩及中药等祖国传统医学方法来治疗周围神经病变。

(3)糖尿病足:患者可用超短波、紫外线、红外线、氦氖激光和漩涡浴等物理治疗来促进糖尿病足溃疡愈合,也可通过按摩、气血液循环仪及高压氧等来改善糖尿病足的供血。对于无开放性病灶的患者,可进行局部按摩的治疗;对于皮肤破溃患者,可选用无热量超短波及紫外线控制感染,促进破溃伤口愈合;对于伤口深及肌肉肌腱时,可采取气血液循环仪或漩涡浴治疗。对于存在严重感染导致湿性坏疽或干性坏痘的患者,可考虑外科手术治疗。糖尿病足患者可使用特殊鞋袜、全接触式支具或特殊支具靴来减轻足部的压力,对于步行障碍的患者可予配置拐杖和轮椅,对于截肢患者可安装假肢。

(李　琨　彭　源)

第三节　肥　胖　症

一、概述

肥胖症(obesity)是指一种以体内脂肪过度蓄积和/或分布异常,通常伴有体重增加为特征的慢性代谢性疾病。肥胖及其并发症可严重威胁患者健康,缩短预期寿命,对医疗卫生体系和社会经济造成沉重负担,成为世界性健康难题之一。本章主要论述单纯性肥胖,即并非由某种已知的器质性疾病所导致的均匀性肥胖。

(一)病因

肥胖症病因未明,被认为是包括遗传和环境因素在内的多种因素相互作用的结果。

1. 过多摄入　下丘脑中存在着两对与摄食行为有关的神经核。一对为下丘脑腹内侧核(ventromedial hypothalamic nucleus,VMH)称饱中枢;另一对为下丘脑外侧区(lateral hypothalamus area,LHA)称饥中枢。二者相互调节,相互制约,在生理条件下处于动态平衡状态,使食欲调节于正常范围而维持正常体重。当饱腹感调定点异常(饱中枢对血糖的调节位点上升),或胰岛素分泌过多,或脑内氨基酸异常,神经元肽类激素等因素都会刺激摄食中枢,促进食欲亢进。

2. 摄食行为异常　吃饭不定时,吃饭太快,喜吃干食等都是导致肥胖的因素。

3. 运动不足　缺乏充足的运动,首先可导致能量消耗减少,而当人热量摄入多于消耗,多余能量则以脂肪形式储存,当脂肪储量超过生理正常值,则可逐步演化为肥胖症;其次,可增加肌肉组织的胰岛素抵抗,而直接导致糖耐量减低,诱发肥胖的发生。

4. 遗传　人类肥胖一般认为属多基因遗传,遗传在其发病中起着易发的作用,肥胖的形成与生活行为方式、摄食行为、嗜好等环境因素和社会心理因素相互作用有关。

5. 热量产生异常　脂肪组织分为白色脂肪组织和褐色脂肪细胞,前者储存能量,后者产热,升高体温,占全脂肪细胞的1%,当棕色脂肪细胞功能低下时易致肥胖。

(二)流行病学

目前,肥胖呈世界流行趋势,不仅发生在高收入国家,在低到中等收入国家(尤其是在城市)超重和肥胖人口的增加更加引人注目。根据世界肥胖联盟公布的数据,2020年,全球共有约26亿人超重或肥胖(BMI≥25kg/m²),超重或肥胖率38%;约9.9亿人肥胖(BMI≥30kg/m²)。预计到2035年,肥胖将影响近20亿人,肥胖的患病率将从14%上升至24%。根据世界肥胖联盟公布的数据,2020年,全球共有约26亿人超重或肥胖(BMI≥25kg/m²),超重或肥胖率38%;约9.9亿人肥胖(BMI≥30kg/m²)。预计到2035年,肥胖将影响近20亿人,肥胖的患病率将从14%上升至24%。据2020年,《中国居民营养与慢性病状况报告》显示,我国成年人超重或肥胖率已超过50%,6~17岁儿童和青少年的超重或肥胖率为19%,中国6岁以下儿童的超重或肥胖率为10.4%。呈全国急速发展态势。

二、临床表现

肥胖症的临床表现包括肥胖本身的表现以及肥胖导致的相关疾病的表现。一般轻中度肥胖无自觉症状,重度肥胖可因体重增加,引起活动能力下降、活动性气促、打鼾、下腰痛、关节痛和消化不良等表现。

体格检查:头向后仰时,枕部皮褶明显增厚。胸圆,乳腺因皮下脂肪厚而增大。站立时腹部前凸出于胸部平面,脐孔深凹。短时间明显肥胖者在下腹部两侧、双大腿、上臂内侧上部和臀部外侧可见紫纹。儿童肥胖者的外生殖器埋于会阴皮下脂肪中。严重肥胖者的臀部、腋部和大腿内侧皮肤粗厚而多皱褶。

与肥胖相关的疾病主要有代谢综合征(包括糖耐量异常、2 型糖尿病、高胰岛素血症、高血压、动脉粥样硬化、血脂异常、冠心病、脑血管病、高尿酸血症与痛风等)、睡眠呼吸暂停综合征、特发性高颅压、白内障、脂肪肝、胆石症、胰腺炎、性腺功能减退症、静脉血栓、阴茎勃起障碍、脂肪异位蓄积与非酒精性脂肪肝等。以上疾病的患病率和病死率随肥胖人群的增加而增加,同时,增加手术和麻醉的风险性。此外,肥胖症患者恶性肿瘤发生率升高,如肥胖女性的子宫内膜癌、胆囊癌、胆道癌以及绝经后乳腺癌,肥胖男性的结肠癌、直肠癌和前列腺癌,发生率均较非肥胖者高。肥胖症患者因长期负重易患腰背痛、关节痛。皮肤皱褶易发生皮炎、擦烂,并容易合并化脓性或真菌感染。肥胖症患者可因体型而引起自卑感、焦虑、抑郁等身心相关问题。

按脂肪组织块的分布,肥胖症通常分为两种体型,即男性型和女性型。中心性肥胖者脂肪主要分布在腹腔和腰部,多见于男性,故又称内脏型、苹果型、男性型。另一类多见于女性,脂肪主要分布在腰以下,如下腹部、臀部、大腿,称为梨型、女性型。

三、康复评定

(一) 身体结构与功能

1. 身体结构检查

(1)体重指数(BMI): BMI= 体重(kg)/ 身高 ^{2}(cm^2),是诊断肥胖症最重要的指标。WHO 根据西方人群 BMI 值分布与一些慢性疾病发病率和病死率的关系,认为成人 BMI 正常为 18.5~24.9kg/m^2,18.5kg/m^2 以下为消瘦,25.0~29.9kg/m^2 为超重,30.0~34.9kg/m^2 为一级肥胖,35.0~39.9kg/m^2 为二级肥胖,40.0kg/m^2 以上为三级肥胖。但是,世界不同地区人群 BMI 存在一定差异,很多亚洲人群个体 BMI 在未到达上述诊断水平时已经出现肥胖相关的代谢紊乱。因此,2011 年中华医学会内分泌学分会肥胖学组的共识中国成人超重和肥胖诊断切点是: BMI<18.5kg/m^2 为体重过低,18.5~23.9kg/m^2 为正常,24.0~27.9kg/m^2 为超重,≥28kg/m^2 为肥胖。

(2)标准体重百分率:计算公式为,标准体重百分率 = 被检者实际体重 / 标准体重 ×100%。标准体重(kg)=(身高 −100)× 0.9。标准体重百分率 ≥120% 为轻度肥胖,≥125% 为中度肥胖,≥150% 为重度肥胖。但该标准不适用于某些人群(如健美和举重运动员)。

(3)腰围(WC):反映脂肪分布。WHO 推荐的测量方法:被测者站立位,两脚分开 25~30cm,体重均匀分配,测量髂前上棘和第 12 肋下缘连线的中点水平,将软尺紧贴软组织测量,不能压迫。

(4)腰臀比(WHR):是以脐为标志的腰腹围长度与以髂前上棘为标志的臀部围长之比所得比值。

(5)体脂测量:双能 X 射线吸收法和磁共振成像测定体脂的准确度高,但需要特殊设备且价格昂贵,通常仅用于研究工作。按体内脂肪的百分量计算,男性>25%,女性>30% 为肥胖。水下称重的密度测定法是测定体脂量的"金标准",需特殊设备,结果受肺残气量、腹腔内气体及体液总量的影响。皮肤皱褶厚度测量一定程度上可以反映身体脂肪含量,且测量简便、可重复。

2. 辅助检查　CT 或 MRI 扫描第 4~5 腰椎间水平,计算内脏脂肪面积。

3. 诊断标准　肥胖评估的方法很多,临床以体重指数和腰臀比值或腰围最常用。通常以 BMI 估测全身肥胖,以腰围或腰臀比(WHR)估测腹部或中心性肥胖。

目前,中国成人超重和肥胖症预防控制指南提出的诊断标准如下:

（1）BMI法：体质指数（BMI）= 体重（kg）/ 身高（cm）^{2}，超重为 24kg/m$^2 \leqslant$ BMI<28kg/m^2，全身性肥胖为 BMI $\geqslant$ 28kg/m^2。

（2）标准体质量法：根据中国单纯性肥胖病诊断标准：成人标准体质量（kg）=［身高（cm）－100］*0.9。超重：实测体质量大于标准体质量<20%；肥胖：20% $\leqslant$ 实测体质量大于标准体质量。

（3）体脂率法：男生体脂率 $\geqslant$ 20%、女生 $\geqslant$ 30% 是超重，男生体脂率 $\geqslant$ 25%、女生 $\geqslant$ 35% 是肥胖。

（4）腰围（Waist circumference，WC）法：男生 WC $\geqslant$ 85cm，女生 WC $\geqslant$ 80cm 为中心性肥胖。

（5）腰围身高比（Waist-to-height ratio，WHtR）法：WHtR $\geqslant$ 0.5 为中心性肥胖。

其他常用的肥胖诊断标准如下：

（1）腰臀比：男性 WHR $\geqslant$ 0.85，女性 $\geqslant$ 0.80 为腹型肥胖，糖尿病、高脂血症、高血压、冠心病的发病率较高。

（2）皮脂厚度：成人三角肌外皮脂厚度及肩胛角下皮脂厚度相加，男性>4cm，女性>5cm 即可诊断为肥胖。如能多处测量则更可靠。

（3）CT 或 MRI 测量：腹内脂肪面积 100cm^2 作为判断腹内脂肪增多的切点。腹腔内脂肪和皮下脂肪面积比（V/S）：V/S $\geqslant$ 0.4 为内脏脂肪型肥胖；V/S<0.4，为皮下脂肪型肥胖。

4. **身体功能** 主要观察患者的活力和动力、体重的保持。其他方面还有脾气和人格、睡眠能力、情感功能、自我和时间体验、身体意象、痛觉、心血管功能、血液系统、免疫系统、呼吸系统、运动耐力功能、摄入消化功能、与消化系统相关的感觉、一般代谢功能、水电平衡、内分泌腺体功能、排尿功能、性功能、月经、关节活动度、皮损的修复等。

（二）活动能力

在参与和活动相关方面，主要观察处理压力和心理需求的能力、散步和走动、照顾自己的健康，另外还要注意维持和改变体位、搬起和移动物品、使用设备四处移动、使用交通工具移动、驾驶、洗澡、上厕所、打扮、获得商品和服务、做家务、关爱他人、基本的人际交往、非正式的社会关系、家庭关系、亲密关系、学校教育、高级教育、获得维持以及终止工作、有酬就业、自给自足、社区生活、休闲娱乐等。

（三）生存质量

环境因素评估主要调查个人消费产品或物质以及直系亲属。另外还要注意日常生活中使用的产品和技术；室内外流动及运输的产品和技术；交流所需的产品和技术；文化、娱乐和体育使用的产品和技术；公用和私用建筑设施的设计、建设；气候；朋友；熟人、同辈、同事、邻居及社区人员；身处权利中心的人；个人护理提供者和个人助理；保健及其他专业人员；直系家庭成员的态度；朋友的态度；熟人、同辈、同事、邻居及社区人员的态度；个人护理提供者和个人助理的态度；保健及其他专业人员的态度；社会态度；社会规范、原则、意识形态；消费品生产的服务、制度和政策；住房服务、制度、政策；交流服务、制度、政策；运输服务、制度、政策；医疗服务、制度、政策；总社会供应的服务、制度、政策；健康服务、制度、政策；教育和训练服务、制度、政策；劳务和雇佣服务、制度、政策。

WHO 制订的肥胖 ICF 简要核心组套可作为临床上身体功能、身体结构、活动与参与以及环境因素等综合评定的基本标准。

四、临床处理

（一）控制体重

肥胖的治疗是当前医学界面临的严峻挑战。减重的获益主要有：①减轻胰岛素抵抗，改善糖代谢；②改善异常的脂代谢；③降低血压；④降低肥胖相关性疾病（尤其是心血管不良事件）的发病风险；对于心血管危险因素（高血压、血脂紊乱、高血糖）的超重和肥胖者，即使只减重 3%~5%，也能产生有临床意义的健康获益。AHA/ACC/美国肥胖学会(The Obesity Society,TOS)指南建议,在最初 6 个月内,减重的目标为减轻实际体重 5%~10%。减重治疗的主要手段包括医学营养治疗、认知行为治疗、运动治疗、药物治疗和手术治疗。减重治疗应从改变生活方式开始,其中最有效且必备的方法包括饮食干预、体力活动和行为辅导,对具备适应证的患者推荐采用合理的药物治疗或进行减重手术。美国临床内分泌医师学会(AACE)和美国内分泌学会(ACE)框架推荐的治疗选择。肥胖 0 级,改变生活方式;肥胖 1 级,强化生活方式和行为干预治疗,使用或不使用药物;肥胖 2 级,强化生活方式和行为干预治疗,药物治疗,可考虑减重手术。

我国及欧美国家制订并颁布了肥胖治疗指南。肥胖治疗总纲包括两方面:生活方式干预手段及医疗手段,前者为肥胖治疗基石,后者主要指药物减重及手术减重,是减重的重要辅助手段。

(二) 药物治疗

尽管生活方式干预是所有减肥计划的基础,但减重幅度有限,且易出现体重反弹;大量临床实践显示,生活方式干预辅以药物治疗,减肥效果更显著持久。AHA/ACC/TOS 指南指出当综合生活方式干预无法达到或维持减重目标时,可使用减肥药物进行治疗。对 BMI ≥ 30kg/m^2 或 BMI ≥ 27kg/m^2 伴有合并症的患者可尝试使用一种减肥药物治疗。建议在药物治疗 12 周后对患者进行评估,如果使用药物最大剂量治疗 12 周后患者体重降低小于治疗前体重的 5% 说明药物治疗无效,应停止继续使用减肥药物。国内建议中国人采取药物治疗肥胖的适应证为: BMI ≥ 28kg/m^2 或 BMI ≥ 24kg/m^2 伴有合并症,经过 3~6 个月的综合生活方式干预仍不能减重 5%,甚至体重仍有上升趋势者,可考虑药物辅助治疗。《中国肥胖和 2 型糖尿病外科治疗指南(2014)》未提出药物疗法。目前奥利司他和利拉鲁肽是被美国食品药品管理局(FDA)批准在国内可获得的减肥药物。

近年来,随着肥胖相关机制研究日益深入,一些新研发的药物正处于临床前实验阶段,或将成为肥胖治疗的新手段。

1. 靶向神经系统 下丘脑是机体代谢调控的重要中枢,下丘脑核团接收并整合外周代谢信号,共同调控代谢稳态与能量平衡。目前已有 6 种美国 FDA 批准上市的减肥药物可供临床应用,其中 4 种是以中枢神经系统神经递质及其受体为靶点。

2. 靶向脂肪组织 可分泌脂肪因子参与调节摄食、基础代谢率、胰岛素敏感性等能量稳态,以脂质代谢相关酶为靶点,可抑制脂肪合成或促进脂解。瘦素目前已被美国 FDA 批准用于治疗先天性瘦素缺乏性肥胖患者。研发高效瘦素类似物及其增敏剂是肥胖治疗重要策略之一。Nesfatin-1 为肽类强效抑摄食药,其在瘦素抵抗情况下,亦可引发显著抑食反应,可能为治疗肥胖的有效方法。促进脂肪米褐色样变(adipose browning)可提高能耗,降低白色脂肪蓄积,而肾上腺素能受体激动剂和甲状腺激素等均可诱导脂肪组织褐变,是当前的前沿减肥策略之一。

3. 靶向消化系统 胃肠激素可作为短效激素,与长效激素(瘦素、胰岛素等)共同参与饥饿 / 饱腹感及机体能量稳态调节。胰高血糖素样肽 1(GLP-1)可促进胰岛素分泌,并参与食欲调节。利拉鲁肽为 GLP-1 受体激动剂,可抑制食欲并减少能量摄入,常用剂量为 3mg,每日 1 次,早餐前皮下注射,于 2014 年被 FDA 批准用于肥胖治疗,而司美格鲁肽(semaglutide)为 GLP-1 受体新型激动剂,减肥效果显著,且不易引起耐药性。临床证实,GLP-1 单独应用能达到较好减肥效果,而其他肠道激素单独应用,则减肥效果有限。

抑制胃肠道脂质吸收是研发减肥药物重要策略。奥利司他为胃脂肪酶及胰脂肪酶抑制剂,于 2006 年被美国 FDA 批准上市,可使肠脂肪水解与吸收减少约 30%,其疗效与安全性较为肯定,常用剂量 120mg,每日 3 次,餐中服用。与低脂饮食配合体重减轻更多。不良反应主要有脂肪吸收不良性腹泻和脂溶性维生素吸收障碍。长期服用要注意脂溶性维生素的补充。

4. 靶向肾脏 钠 - 葡萄糖耦联转运体 2(SGLT-2)抑制剂为治疗糖尿病及肥胖的新型药物。其与

GLP-1 受体激动剂联合使用,可减轻其引发的食欲反弹等副作用。

另外,部分降糖药如二甲双胍、阿卡波糖有一定减轻体重作用,但目前只在肥胖伴 2 型糖尿病患者中推荐,并没有作为治疗单纯性肥胖的推荐药物。

(三) 手术治疗

近年来,严重肥胖患者尤其是伴有合并症时减重手术已经成为有力的治疗手段。2012 年美国临床内分泌医师学会(AACE)推荐 BMI ≥ 40kg/m² 作为减重手术的绝对适应证,BMI ≥ 35kg/m² 合并肥胖相关伴发疾病者也推荐手术治疗。但该观念可能不符合中国人。国际糖尿病联盟(International Diabetes Federation,IDF)推荐亚洲人减重手术指征为上述 BMI 切点分别降低 2.5kg/m²。《中国肥胖和 2 型糖尿病外科治疗指南(2014)》对 BMI 27.5~32.5kg/m² 的单纯肥胖患者,建议采取运动疗法或行为干预;对 BMI>32.5kg/m² 的重度肥胖患者则建议手术治疗。对于特定减重外科手术,应考虑年龄、肥胖重度、肥胖相关合并症情况、其他手术危险因素、术后短期 / 长期并发症、行为 / 心理社会因素、患者对手术的耐受度以及手术方式因素。减重手术的总体安全性较好,术后较常出现的代谢异常,主要是维生素及微量元素的缺乏,需予以定期随访评估。

腹腔镜可调节性胃束带术、腹腔镜袖状胃切除术、胆胰分流、胆胰分流与十二指肠切换术(biliopancreatic diversion with duodenal switch,BPDDS)作为主要的减重和代谢手术方式已经广泛应用。该类手术不仅通过改变胃肠构造以减少脂肪吸收,术后肠道适应过程也可引起脑、肝等器官调节功能重塑,以降低饥饿感、增加饱足感、优化葡萄糖代谢及免疫功能,从而改善整体代谢水平。另外,超声吸脂术、脂肪抽吸术等仍在临床中有一定的应用,但仅适合于局部皮下脂肪堆积的轻、中度肥胖者,禁用于全身性肥胖,或伴有内分泌代谢紊乱、凝血机制异常、心脑血管疾病者等。

(四) 肠道菌群干预

肠道菌群通过调控神经系统、参与能量代谢、调节免疫等机制诱导肥胖。肠道微生态变化与肥胖的发生密切相关,优化肠道菌群组成可改善机体能量代谢功能,在体重管理中发挥重要作用。如膳食纤维经肠道菌群发酵后可产生短链脂肪酸和琥珀酸,二者可通过增加能量消耗、厌食激素产生来预防肥胖。因此,补充膳食纤维以增强远端结肠微生物发酵,可能成为防治肥胖的新方法。临床试验表明,口服补充肠道细菌嗜黏蛋白阿克曼菌可改善肥胖患者胰岛素敏感性。此外,肠道菌群参与肥胖相关慢性炎症发生,口服益生菌(双歧杆菌)和半乳糖可改善肥胖成人肠道屏障功能,改善炎症状态及减轻肥胖。

五、康复治疗

肥胖的康复治疗方法中,饮食疗法和运动疗法是治疗肥胖的最重要也是最基本的措施,行为疗法是实施这两项措施的基本保证,也是长期维持疗效、预防体重反弹的有效方法。适当配合药物治疗可以取得更佳的效果。

(一) 饮食疗法

肥胖的饮食治疗是指通过限制能量摄入,释放体内储存的能量,减少体内脂肪贮存量,减轻体重的一种治疗方法。

1. 饮食治疗原则:①日常饮食热能调查,了解每天能量的摄入与活动消耗情况,按照热能负平衡的原则制订饮食处方。②膳食总热量应根据患者的具体情况如年龄、劳动强度、治疗前的进食热量以及病情等,参照正常供给量,结合减肥的目标来决定。如每周减少体重 0.5~1.0kg,则每天减少热能 550~1 100cal 为宜;每月减少体重 0.5~1.0kg,则每天少供应热能 125~250cal。③限制糖类供应,占总热能的 40%~55% 为宜。糖类在体内能转变成脂肪,尤其肥胖者摄入单糖类后,更容易以脂肪的形式沉积。同时应限制酒精的摄取,酒精中含有很高的热卡。④限制脂肪,占总热能的 25%~30% 以下。过多的脂肪摄入可引起酮症。⑤适量蛋白质供应，控制在总热量的 20%~30%，即每公斤体重 1g 左右。低热能饮食中蛋白质供给量过高会导致肝肾功能不可逆损伤。⑥鼓励食用新鲜低糖水果、蔬菜和粗粮，保证每天食物纤维供给量不低于 12g。

2. 饮食治疗方法　目前有数十种减重饮食计划，但尚无证据证实某种减重饮食计划具有显著优势，因此建议根据患者的喜好及其健康状态选择合理的饮食干预计划。尽力做到摄入和耗能平衡并维持正常体重；限制脂肪摄入并用不饱和脂肪代替饱和脂肪；增加蔬菜、水果、豆类以及谷物和坚果的摄入，同时减少简单糖类的摄入。常量营养素的摄入原则是低脂 - 低热量，其比例是：脂肪 20%~30%；其中饱和脂肪酸 8%~10%，单不饱和脂肪酸 15%，多不饱和脂肪酸 10%，胆固醇 <300mg/d；蛋白质 15%~20%；糖类 55%~65%。减重饮食主要包括极低脂 - 低热量饮食和低脂 - 低热量饮食两种。

常用的方法有饮食限制疗法、低热量饮食疗法、超低热量饮食疗法以及绝食疗法。

(1)饮食限制疗法：适当限制患者的总热量，一般在 1 200~1 800cal 之间，适合于超重或轻度肥胖者。这种饮食还可以采用多种调整模式，如高蛋白(40%~50%)、低脂肪(20%)、低糖类(20%~25%)饮食，此方案热卡低，虽然脂肪减少，却有因早期发生酮症而引起大量水、盐从尿中排出，造成体重降低的假象。医院较多采用的饮食方案是强调食用水果、蔬菜、谷类，不用奶制品，不用砂糖，用低钠、铁、必需脂肪酸和脂溶性维生素，形成脂肪含量低、低热能而有足够的蛋白质的饮食疗法。

(2)低热量饮食疗法：这也是肥胖患者常用的饮食控制方法，供给热量限制在 600~1 200cal/d，可保证常量元素和微量元素的供给。蛋白质比例适当提高(占 25%)，每天 60g，且为高生物价蛋白质，糖类 20%，脂肪占 20%。这种饮食有足够的脂溶性维生素及必需脂肪酸，又有糖类存在，故有抗生酮作用。若饮食总热量在 1 000cal 以下，应供给维生素和矿物质的补充剂。在治疗 12 周可使体重减轻 5kg，如果配合运动和教育可使体重减轻更多，易被接受且易保持减肥的效果，适合于中度肥胖的患者，但不适合于儿童和老年患者。

(3)超低热量饮食疗法：是指除补充人体所必需的蛋白质、维生素、微量元素及食物纤维外，将每天的能量摄入限制在 600cal 以内，是一种快速减肥的饮食控制方法。这种饮食治疗仅适用于重度肥胖及采用低热量饮食加运动治疗无效的肥胖患者。此种饮食可完全用流汁饮料，但含有供人体需要的最低能量，能快速减重，但有以下缺点：①顺应性差，多为短期使用；②必须严格掌握禁忌证，禁用于严重心脑血管病变、造血器官障碍、肝肾功能障碍者等严重器质性疾病者；③需要监护；④通常减肥幅度较大，初期效果好，以后逐渐减缓，停止后可发生反弹，此时配合行为治疗可以维持减肥疗效。由于超低热量饮食治疗可引起组织蛋白分解增多，而出现不良反应。因此，当体重下降到一定程度时，应逐步过渡到低热量平衡饮食，或采用极低脂 - 低热量饮食与低脂 - 低热量饮食交替较易被接受和坚持。

3 种饮食疗法的优缺点比较见表 12-7。

表 12-7　3 种饮食疗法的比较

项目	饮食限制疗法	低热量饮食疗法	超低热量饮食疗法
热卡	20~30cal/(kg·d)	10~20cal/(kg·d)	<10cal/(kg·d)
每日	1 200~1 800cal	600~1 200cal	<600cal
体重减少效果	小,缓慢	较大,较快	大,急速
长期治疗	可能	可能	困难
治疗方法	门诊	以门诊为主	以病房为主
营养素的平衡	容易	稍困难	困难,确保蛋白摄取
副作用	无	几乎无	多
体重的反弹	较少	易出现	多见

(4)绝食疗法:绝食疗法分为间歇绝食疗法和完全绝食疗法。前者是指在原低热量饮食的基础上,每周完全禁食24~48h;后者是指连续绝食1~2周。绝食疗法期间饮水不限。这些方法仅适用于重度肥胖患者应用超低热量饮食治疗效果不明显者。这种疗法的缺点是不仅丢失脂肪,而且蛋白质丢失过多,产生较多不良反应。有一种间歇绝食设计为"补充蛋白质"的禁食,采用优质蛋白,可用配方食品或瘦肉、禽类、鱼肉等提供优质蛋白。这种饮食可使每周体重降低1.5~2.5kg,有一定的危险性,不宜超过16周。因此绝食疗法实际应用很少。

3. 饮食疗法效果　单纯饮食控制对多数轻度肥胖者可产生明显的减肥效果,但对中度或重度肥胖者来说,严格的饮食控制不容易长期坚持,并且进行饮食治疗时,随着摄入能量的减少、体重的减轻,机体会产生保护性代谢率降低,到达新的能量平衡状态,导致减肥的停滞。此外,严格的饮食控制可引起乏力、嗜睡、直立性低血压、低血糖等不良反应。如果长期饥饿,体内糖及组织蛋白的分解代谢增加,而导致肌萎缩、贫血、酮症酸中毒、神经性厌食等不良后果。因此,单纯的饮食控制将使患者长期忍受饥饿之苦,增加心理负担,同时由于组织蛋白丢失较多,反而对机体产生有害影响,使得减肥治疗难以持久。而运动疗法则可纠正因饮食控制所引起的不良反应,减轻患者的心理负担,使减肥治疗能长期稳固地坚持下去。由此可知,在饮食控制的基础上,应强调运动锻炼的重要性(表12-8)。

表 12-8　不同减肥方法对机体的影响

观察指标	饮食限制	饮食限制结合运动锻炼
营养状态	下降	不变
心肺功能	减弱	改善
肌肉重量	减少	增加
体脂肪丢失	少	多
高密度脂蛋白	下降	增高
产热效应	减少	增加或不变
糖耐量	降低	改善
胰岛素敏感性	降低	改善
抑郁、焦虑等精神症状	多见	少见或无
体能	下降	增强
代谢紊乱	多见	少见或无
计划实施	不易坚持	易坚持
减肥效果	不持久	持久

(二) 运动疗法

近年来,运动治疗肥胖越来越受到重视,肥胖者进行运动锻炼的益处有:增进心肺适应性,减少心血管危险因素,增加能量的消耗,增强自我有效感和舒适感。肥胖的基础是能量消耗不足,因此,运动治疗显得尤为重要。肥胖者能量消耗不足的原因有较低的基础代谢率、产热能力减弱、体力活动过少等,这些因素通过运动锻炼是可以加以纠正的。

1. 运动方式　选择以大肌群参与的动力型、节律性的有氧运动,步行、快走、健身操、自行车和游泳等,有助于维持能量平衡、长期保持肥胖者的体重不反弹,提高心肺功能。其中自行车和游泳尤其适合肥胖者,水中运动是最有前途的减肥手段,除可增加左心室收缩和舒张末直径,改善有氧运动能力外,还可依靠浮力,减轻关节负荷。此外,还可以利用水的导热性能,将运动中产生的热量排出体外。除游泳外,水中运动还包括水中行走、跑步、跳跃、踢水、球类游戏的多种形式。结合患者的具体情况进行选择。

配合力量性练习不仅能降低体脂,还可以改善体型,增强肌力,既增进健康又增加健美;同时还可以改善胰岛素抵抗。力量性练习主要是躯干和四肢大肌群的运动,可以利用自身的体重进行仰卧、起坐、下蹲起立的方式,也可利用哑铃、拉力器等运动器械进行锻炼。

2. 运动强度　关系到运动处方的有效性和安全性。普遍认为有氧运动中,以 50%~70%VO₂max 或 60%~80% 的最大心率为宜。开始进行时,运动强度应从 50%VO₂max 或 60% 的最大心率开始,逐渐增加。运动中患者可以自测心率衡量运动强度,以测量桡动脉的脉搏为例:一般来说,30~40 岁,运动心率 110~150 次 /min;40~49 岁,105~145 次 /min;50~60 岁,心率 100~140 次 /min;60 岁以上,100~130 次 /min 为合适。

3. 运动时间　有氧运动时,每次运动时间应持续 60~80min,其中包括准备运动时间 5~10min,靶运动强度运动时间 30~50min,放松运动时间 5~10min。力量练习时可取最大肌力的 60%~80% 作为运动负荷,重复 20~30 次 / 组,每隔 2、3 周增加运动负荷。根据不同年龄和体质配合运动强度调节运动量,中老年、体质较差的肥胖者可进行运动强度较低、时间较长的运动项目,而年轻体质较好的肥胖者可进行强度较大、时间相对较短的运动。

4. 运动频率　一般认为每周至少 3 次,5~7 次较为理想。若患者情况允许,有氧运动也可每天早晚各 1 次,以增加热卡的消耗,提高减肥效果。

5. 实施及注意事项　①强调运动疗法与饮食疗法须平行进行,增强减肥疗效。②运动实施前后要有准备运动和放松运动,主要是运动关节的活动和韧带的牵伸,避免心脑血管意外事件的发生。③肥胖者因体重的原因,尤其是 60 岁以上者常合并骨关节退行性改变,运动中易招致膝、踝等关节损伤,运动时穿轻便软底鞋;同时指导患者选择适当的下肢减重运动方式。④运动循序渐进,开始时运动强度较低,时间短,而后逐渐延长时间,增加强度。⑤采用集体治疗法,有利于患者之间的相互交流,树立信心,长期坚持。

运动治疗结合饮食治疗相结合可使体重减轻更明显。健康饮食同时增加体力运动,每天保持至少 30min 规律、中等强度的运动;必要时为了控制体重需要增加运动强度。肥胖者以平均每周消耗 1 000kcal,每周体重减轻 0.5~1kg 为宜。每减轻 1kg 体重约需消耗热量 7 000kcal。

减肥是一个长期的过程,需要有目的、有计划地进行。在具体设计运动处方时应参考患者每天日常生活活动的能量消耗,将其总量的 10% 定为日运动量,然后根据患者的个体情况(运动爱好、运动场所等)转换成具体的运动种类及时间,指导实施后再根据疗效及反应进行调整。

(三) 健康教育与认知行为治疗

行为治疗是帮助肥胖者改善其不良的生活习惯,建立健康的饮食和运动习惯,达到减轻体重,成功维持体形的治疗方法。行为治疗的方法包括自我监测、刺激控制、认知重塑、应激处理、社会支持等。这些干预在肥胖者短期体重减轻疗效较好,但对长期保持较低体重的效果略差。因为肥胖是一个不易治愈的慢性状态,所以行为干预一方面需要覆盖面广,包括生存质量、良好的心理素质、较低的心血管危险因素等,另一方面需要持久的干预。行为治疗可以帮助肥胖者控制体重,改善整体形象以及解决与饮食和运动有关的长期问题,正确地使用行为治疗技术是减肥成功的保障。

1. 自我监测　指行为模式以及行为反馈的观察和记录。具体方法是观察和记录自己每天的行动,包括:①总热卡、脂肪、食物类别、摄入量、摄入方法、摄入时间甚至进餐时的心情等饮食日记。②运动种类、强度、时间、频率等运动日记。③每天的体重变化日记等。记录的目的并不只是为了回顾具体的数值,而是要使肥胖者更多地注意自己的行为与改变这些行为后所获得结果之间的关系,增强治疗的信心。自我监测是非常有效的饮食和运动的行为干预,应积极鼓励患者使用这种方法。

2. 刺激控制　指识别与不良生活方式有关的环境因素,帮助肥胖者改善这些因素有利于成功地控制体重。如患者诉说工作忙无时间运动,就应该帮助患者寻找时间,或早起或步行上班等,养成习惯后部分患者就能坚持下去。

3. 认知重塑 指改变患者不符合实际的目标和不正确的想法。比如有些肥胖者对减肥抱有不切实际的幻想,大多数人在治疗时对减去 10% 的体重不被接受,希望减得越多越好,应该帮助患者正确认识的自己体重,主动地改变自己内心的对话,使自己的想法更接近实际。

4. 应激处理 应激主要与反弹和过多摄入有关,可触发不健康的饮食行为,应激处理是教会患者识别和应对应激和紧张。减压在治疗中是有效的,应激处理的手段包括全身放松、运动、膈肌呼吸、仔细思考等,这些方法有助于患者减轻紧张,减弱交感神经兴奋,从应激环境中转移出来。如当看到自己喜爱的食物时,可以先尝试做一些自己感兴趣的事如看书或喜爱的运动等,然后再回到餐桌旁时,食欲也许已得到了抑制。应激处理可以有效地帮助患者应对高危环境,学会避免过多摄入的方法。

5. 厌恶疗法 可将体态臃肿的照片挂在就餐间,每次就餐就能感受到讨厌的刺激,以抑制食欲。

6. 社会支持 个人的生活是无法脱离社会环境而独立存在的,减肥虽属个人行为,但离开不了家庭成员、朋友及同事的支持,否则减肥不易成功,即使成功也无法持久。

(四) 中医治疗

1. 针灸治疗 肥胖的机制是调整人体的代谢功能和内分泌功能,主要与以下几个方面有关:①使体内乳酸脱氢酶活性上升,糖分解代谢加速,血糖回降至正常水平,没有多余的能量转化为脂肪。②使血中的胰岛素回降而促使葡萄糖转化为脂肪速度减缓。③使下丘脑 - 垂体 - 甲状腺轴的功能增强,促进甲状腺激素分泌,增强基础代谢率。依据中医学术思想指导,针灸减重要辨证取穴施治,主要用穴包括天枢、大横、中脘、下脘、气海、关元、足三里、丰隆、三阴交等。针灸减重对 20~50 岁的中青年肥胖者和“苹果型”的肥胖者效果较好。针灸因促使新陈代谢加快,易致厌食、口渴、大小便次数增多等情况,均属于正常现象,待机体重新建立代谢平衡,这些症状就会消失。

2. 穴位埋线 大量临床研究认为穴位埋线具有良好的减重作用,目前已有动物研究发现,穴位埋线足三里可降低肥胖小鼠的体重及内脏脂肪含量,从而达到减脂目的。穴位埋线治疗单纯性肥胖核心穴位为天枢、足三里、中脘、丰隆、三阴交、曲池、阴陵泉、关元、脾俞、气海、肾俞、上巨虚、大横、水分、肝俞,天枢与中脘的关联频度最高,其次是天枢与足三里、丰隆与天枢,体现了按部位配穴和按经脉配穴的原则。另外,穴位埋线的减肥效应与线体粗细、埋置深浅有相关性。关于穴位埋线能减重的机制研究较多,可能有以下方面:①能有效减轻肥胖大鼠体重,脂肪层埋线组、肌肉层埋线组在调节血脂方面,甘油三酯、胆固醇有下降趋势;脂肪层穴位埋线在减轻体重、Lee's 指数方面疗效较好,可能是因为促进瘦素的表达。②穴位埋线对肥胖大鼠能够有效减轻其体重,减少内脏脂肪量,降低血脂水平,降低血清瘦素的含量,下调脂肪和肝脏组织中 PPARγ 的表达,上调脂肪组织中 PPARα、UCP1 及肝脏组织中 PPARα、CPT1 的表达,从而达到治疗肥胖的目的。③穴位埋线足三里可以降低肥胖小鼠的体重,降低小鼠内脏脂肪含量和血脂、血糖水平,抑制肥胖小鼠脂肪组织炎症因子 IL-6-mRNA、TNF-α-mRNA 与 MCP-1-mRNA 的表达,减轻炎症反应,从而达到减脂的目的。

3. 中药 用于减肥已有 30 余年了,目前多以中药复方的形式出现。同时,对中药及其有效成分、化学成分减肥作用及机制的研究,已成为中医药现代化研究的新特点。最近的研究发现,雷公藤红素通过提升瘦素敏感性、增加体内脂肪代谢、抑制脂肪细胞生成等作用而发挥减肥效果。泄热化浊方可以一定程度降低胃热滞脾证肥胖患者体质量、体脂量、腰围及血清瘦素水平,改变肥胖患者血清瘦素、肿瘤坏死因子 -α、脂联素和白介素 -6 等脂肪因子和炎症因子的表达水平,具有减肥作用。

另外,有研究发现,单纯进行 12 周太极养生功锻炼对肥胖老年人 BMI 无明显影响,但能改善其体脂率及部分血液流变学指标,而联合穴位按揉治疗效果更显著,该联合疗法明显优于单一锻炼效果。

六、预后及健康教育

（一）健康教育

减重健康教育包括营养教育、增加体力活动和社会支持等。医生的告诫不能阻止肥胖症的流行，应加强普及教育，让社会全员充分认识到肥胖症的危害性及积极减重的获益。肥胖症的预防应从幼年开始，正确理解现代健康概念应包括身、心、社会适应上的完好状态，坚持体力劳动和运动锻炼，合理安排饮食，防止中国饮食西方化。

肥胖症的预防包括：①普遍性的预防是针对整体群体，其目的是稳定群体的肥胖水平，减少肥胖症的发生率，最终降低肥胖症的患病率；通过生活方式的改善，减少与肥胖相关的疾病；②选择性预防是针对具有高危因子的人群亚组进行教育，使他们能有效地处理这些危险因素，这些措施可在那些易于接近高危人群的地方进行，诸如学校、社区中心、初级卫生保健中心等；③针对性预防是面对那些可能发展为肥胖症或肥胖相关疾病的高危人群，应防止他们的体重继续增加，减少肥胖相关性疾病的发生。已有心血管疾病或 2 型糖尿病的个体应成为针对性预防的主要对象。在制订城市设施、交通及住宅规划的政策时应充分考虑自发性体育活动的需求，并需要公共卫生专家及卫生部门的大力推广。

（二）预后

肥胖症预后不良，不治疗往往会进展。人们普遍认为，肥胖是一种恶习，而非疾病，如肥胖者能节制饮食并合理运动就足以减肥。然而，肥胖是一种疾病，仅依赖意志力难以自愈。肥胖歧视，是造成肥胖诊治率较低原因之一。对肥胖患者的偏见，在医生中普遍存在，因而对肥胖患者帮助意愿更低。

减肥药物因费用昂贵，需要长期服用，导致患者抵制或放弃药物减肥的主要原因。目前已上市的减肥药物仅能减轻体重 5%~10%，难以满足大多数肥胖患者的需要。但患者和大多数医生存在"减肥即停药"倾向，而这易导致体重反弹。

（赵俊红）

第四节 甲状腺疾病

一、甲状腺功能亢进

（一）概述

1. 定义　甲状腺功能亢进（hyperthyroidism）系指甲状腺腺体不适当地持续合成和分泌过多甲状腺激素而引起的内分泌疾病。其病因主要是弥漫性甲状腺肿（Graves 病）、多结节性毒性甲状腺肿和自主性高功能性甲状腺腺瘤。Graves 病（Graves disease，GD）亦称 Basedow 病或毒性弥漫性甲状腺肿。GD 属于甲状腺激素（TH）分泌增多的自身免疫性甲状腺病，占甲亢的 80%~85%，女性患病率高于男性，高发年龄为 30~60 岁，但也可以发生在任何年龄。临床主要表现：弥漫性甲状腺肿、甲状腺毒症、甲状腺相关眼病（thyroid-associatedophthalmopathy，TAO）、胫前黏液性水肿。但约有 5% 的 TAO 患者不伴甲亢，称为甲状腺功能"正常"性 Graves 病。

2. 病因　目前公认本病的发生于自身免疫有关，属于器官特异性自身免疫病。

（1）遗传因素：本病有显著的遗传倾向，目前发现它与主要组织相容性复合体（major histocompatibility complex，*MHC*）基因有关。白种人与 *HLA-38*、*HLA-DR3*、*DQA1*501* 相关；非洲人种与 *HLA-DQ3* 相关；亚

洲人种与 *HLA-Bw46* 相关。有研究报告：同卵双生相继发生 GD 者达 30%~60%；异卵双生仅为 3%~9%；GD 亲属中患另一种自身免疫性甲状腺病（如慢性淋巴细胞性甲状腺炎）的比率和促甲状腺激素受体抗体（thyroid stimulating hormone receptor antibody，TRAb）的检出率均高于一般人群。

（2）自身免疫因素：GD 患者的血清中存在对甲状腺细胞促甲状腺激素（TSH）受体的特异性自身抗体，称为促甲状腺激素受体抗体（TRAb），也称为抑制性促甲状腺激素结合免疫球蛋白（thyrotropin binding-inhibiting immunoglobulin，TBII）。TRAb 有两种类型，即促甲状腺激素受体刺激性抗体（thyroid stimulating hormone receptor-stimulating antibody，TSAb）与促甲状腺激素刺激阻断性抗体（thyroid stimulating hormone-stimulation blocking antibody，TSBAb）。TSAb 与 TSH 受体结合，激活腺苷酸环化酶信号系统，导致甲状腺细胞增生和甲状腺激素合成、分泌增加。所以，TSAb 是 GD 的致病性抗体。95% 未经治疗的 GD 患者 TSAb 阳性，母体的 TSAb 也可以通过胎盘，导致胎儿或新生儿发生甲亢。TSBAb 与促甲状腺激素受体（thyrotropin receptor，TSHR）结合，占据了 TSH 位置，使 TSH 无法与 TSHR 结合，所以产生抑制效应，甲状腺细胞萎缩，甲状腺素产生减少。TSBAb 是自身免疫性甲状腺炎（autoimmune thyroiditis，AIT）导致甲减的原因之一。因为 GD 和 AIT 同属于自身免疫性甲状腺疾病（autoimmune thyroid disease，AITD），所以 50%~90% 的 GD 患者也存在针对甲状腺的其他自身抗体。

Graves 眼病（Graves'ophthalmopathy，GO）是本病的表现之一。其病理基础是在眶后组织浸润的淋巴细胞分泌细胞因子（γ 干扰素等）刺激成纤维细胞分泌黏多糖，堆积在眶外肌和眶后组织，导致突眼和眼外肌纤维化。

（3）感染因素：感染因素与 GD 的关系未明，曾提出三种可能：①分子模：感染因子和 TSH 受体的抗原决定簇分子结构相似，引起抗体对自身 TSH 受体的交叉反应，例如耶尔森菌中的 TSH 受体样物质能增加 GD 发病危险性；②感染因子直接作用于甲状腺和免疫淋巴细胞，诱发甲状腺自身免疫反应；③感染因子产生超抗原分子，诱发甲状腺自身反应。

（4）药物因素：碘摄入过量，包括服用含碘药物，如胺碘酮，会出现甲状腺功能亢进症状（Jod-Basedow 现象），又称碘甲亢。胺碘酮诱发的甲状腺功能亢进分为 Ⅰ、Ⅱ 型。

（5）精神因素：部分 GD 患者在临床症状出现前有明显的精神刺激或精神创伤史。精神因素使中枢神经去甲肾上腺素水平降低，CRH 和 ACTH 及皮质醇分泌增多，从而使免疫监视功能低下，进而引起 GD。

（二）临床表现及处理

1. 临床表现　起病多较缓慢，少数在精神创伤和感染后急性起病，或因妊娠而诱发本病。

（1）甲状腺毒症：甲状腺毒症表现如下：

1）高代谢症状：甲状腺激素分泌增多导致交感神经兴奋性增高和新陈代谢加速，患者常有疲乏无力、怕热多汗、皮肤潮湿、多食善饥、体重显著下降、低热（危象时可有高热）等；TH 促进肠道糖的吸收，加速糖的氧化、利用和肝糖分解，可致糖耐量异常或使糖尿病加重；蛋白质代谢加速致负氮平衡、体重下降；骨骼代谢和骨胶原更新加速、尿钙磷、羟脯氨酸等排出量增高。

2）精神神经系统：患者易激动，精神过敏，伸舌或双手向前平举时可见细震颤，伴有多言多动、失眠紧张、思想不集中、焦虑烦躁、多猜疑等。有时出现幻觉，甚至亚躁狂症；但也有寡言、抑郁不欢者，以老年人多见。腱反射活跃，反射时间缩短。

3）心血管系统：心悸气短、心动过速多为持续性（心率 90~120 次 /min），睡眠和休息时有所降低，但仍高于正常，是本病诊断和疗效观察的一个重要参数。心搏增强，心尖部第一心音亢进，常有收缩期杂音，偶在心尖部可听到舒张期杂音。收缩压升高，舒张压下降和脉压增大为甲亢的特征性表现之一。甲亢性心脏病表现为心动过速、心律失常、心脏扩大和心力衰竭。多见于老年甲亢和病史较久未能良好控制者。在过量 TH 的长期作用下，心肌肥厚导致高心输出量性心脏病。其特点为甲亢完全控制后心脏功能可恢复正常。

4）消化系统：多数表现为食欲亢进，体重却明显下降。少数出现厌食，甚至恶病质。由于过多 TH 的作用，肠蠕动增加，大便溏稀，次数增加，甚至呈顽固性腹泻。少数可出现肝功能异常，转氨酶升高。重者可以肝大、肝功能异常，偶有黄疸。

5）血液系统：周围血液中白细胞总数偏低、淋巴细胞及单核细胞增多，有时可出现血小板减少性紫癜。由于消耗增加、营养不良和铁利用障碍可引起贫血。

6）运动系统：主要是甲状腺毒症性周期性瘫痪（thyrotoxic periodic paralysis，TPP）。TPP 在 20~40 岁亚洲男性好发，诱因有剧烈运动、高碳水化合物饮食、注射胰岛素等，病变主要累及下肢，有低钾血症。TPP 病程呈自限性，甲亢控制后可以自愈。少数患者发生甲亢性肌病，肌无力多累及近心端的肩胛和骨盆带肌群。另有 1%GD 伴发重症肌无力，该病和 GD 同属自身免疫病。GD 还可伴有骨密度降低。

7）生殖系统：女性患者常有月经稀少，周期延长，甚至闭经。男性可出现阳痿，偶见乳腺发育。

8）皮肤、毛发及肢端表现：皮肤光滑细腻，缺少皱纹，触之温暖湿润，颜面潮红，部分患者面部和颈部可呈红斑样改变，触之褪色，尤以男性多见。部分患者色素减退，出现白癜风、毛发脱落或斑秃。

约 5% 患者有典型对称性皮肤损坏，常与浸润性突眼同时或先后发生，有时不伴甲亢症状。多见于小腿胫前下 1/3 处，称为胫前黏液性水肿，是本病的特异性表现之一。黏液性水肿性皮肤损害也可见于足背和膝部、面部、上肢，甚至头部。初期时呈暗紫红色皮损。皮肤粗厚，以后呈片状或结节状叠起，最后呈树皮状，可伴继发感染和色素沉着。少数尚可见到指端软组织肿胀，呈杵状，掌指骨骨膜下新骨形成（肥皂泡样），以及指或趾甲的邻近游离缘与甲床分离，称为指端粗厚征，也是 GD 的特征性表现之一。

（2）甲状腺肿：大多数患者有程度不等的甲状腺肿大。甲状腺肿大呈弥漫性、对称性、质软、无压痛。吞咽时上下移动。少数患者的甲状腺肿大不对称或肿大不明显。由于甲状腺的血流量增多，故在上、下叶外侧可听到血管杂音（为连续性或以收缩期为主的吹风样杂音）可触及震颤（以腺体上部较明显）。杂音明显时可在整个甲状腺区听到，杂音和震颤为本病的较特异性体征，有重要诊断意义。

（3）眼征：大致分为两种类型。一类为单纯性突眼（非浸润性眼征），主要系交感神经兴奋眼外肌群和提上睑肌张力增高所致，主要改变为眼睑及眼外部的表现，球后组织改变不大；另一类为浸润性眼征，病因与眶周组织的自身免疫炎症反应有关。表现为眶内和球后组织容积增加、淋巴细胞浸润、水肿和突眼。

（4）特殊的临床表现和类型：①甲状腺危象；②甲状腺毒症性心脏病；③淡漠型甲亢；④ T_3 型甲状腺毒症；⑤亚临床甲亢；⑥妊娠期甲状腺功能亢进；⑦胫前黏液性水肿；⑧甲状腺肌病。

2. 实验室检查

（1）甲状腺功能评估指标：① TSH 测定：临床甲亢、亚临床甲亢和非甲亢性甲状腺毒症患者 TSH 均低于正常值下限。②甲状腺激素测定：在一般情况下，临床甲亢患者血清游离三碘甲腺原氨酸（free triiodothyronine，FT_3）、游离甲状腺素（free thyroxine，FT_4）、总三碘甲腺原氨酸（total triiodothyronine，TT_3）和总甲状腺素（total thyroxine，TT_4）均升高，T_3 型甲亢仅 TT_3、FT_3 升高，亚临床甲亢患者甲状腺激素水平正常。

由于血清 TT_3 和 TT_4 主要与甲状腺球蛋白结合，所以 TT_3 和 TT_4 测定受甲状腺球蛋白水平的影响。妊娠、病毒性肝炎等可使甲状腺球蛋白水平升高、血清 TT_3 和 TT_4 水平升高。反之，低蛋白血症、应用糖皮质激素等可使甲状腺球蛋白水平下降，血清 TT_3 和 TT_4 水平下降。FT_3、FT_4 不受甲状腺球蛋白影响，较 TT_3、TT_4 更能直接反映甲状腺功能状态，尤其适用于甲状腺球蛋白水平存在变化的患者。

（2）甲状腺自身抗体：① TRAb 测定：Graves 病患者 TRAb 阳性率达 80%~100%，多呈高滴度阳性，对诊断、判断病情活动及评价停药时机有一定意义，并且是预测复发的最重要指标，但无法区分 TSAb 和 TSBAb。②甲状腺过氧化物酶自身抗体（thyroid peroxidase autoantibody，TPOAb）和甲状腺球蛋白抗体（thyroglobulin antibody，TgAb）测定：Graves 病患者可见 TPOAb、TgAb 阳性；如同时存在桥本甲状腺炎，

TPOAb、TgAb 多呈高滴度阳性。

（三）影像学检查

1. 超声检查　Graves 病患者甲状腺弥漫性或局灶性回声减低，在回声减低处，血流信号明显增加，呈"火海征"。甲状腺上动脉和腺体内动脉流速增快、阻力减低。自主性高功能性甲状腺腺瘤患者的甲状腺结节体积一般>2.5cm，边缘清楚，结节内血流丰富。多结节性毒性甲状腺肿患者可见多个甲状腺结节。

2. 碘摄取率　用于鉴别甲亢（碘甲亢除外）和非甲亢性甲状腺毒症。Graves 病患者 ^{131}I 摄取率升高、多有高峰前移。多结节性毒性甲状腺肿和自主性高功能性甲状腺腺瘤患者 ^{131}I 摄取率升高或正常。碘甲亢和非甲亢性甲状腺毒症患者 ^{131}I 摄取率正常或降低。

3. 甲状腺核素显像　自主性高功能性甲状腺腺瘤提示为热结节，周围萎缩的甲状腺组织仅部分显影或不显影。多结节性毒性甲状腺肿为多发热结节或冷、热结节。

4. 眼眶 CT/MRI　怀疑浸润性突眼的患者可行 CT 或 MRI 评价眼外肌的大小和密度、眼球位置等，并有助于排除其他病因所致的突眼。

（四）临床处理

1. 处理原则　一般年龄较小、病情轻、甲状腺轻、中度肿大者应药物治疗。病情较重、病程长、甲状腺重度肿大者可采用放射性碘或手术治疗。甲状腺巨大和结节性甲状腺肿伴甲亢者应首先考虑手术治疗。妊娠和哺乳期妇女禁用放射性碘治疗。儿童患者首先考虑药物治疗，尽可能避免使用放射性碘治疗。

2. 一般治疗　适当休息，注意补充足够热量和营养，包括糖、蛋白质和 B 族维生素等，但应限制碘的摄入量。精神紧张、不安或失眠较重者，可给予地西泮类镇静剂。

3. 药物治疗　抗甲状腺药物（antithyroid drug，ATD）应用最广，是治疗甲亢的基础治疗，但仅能获得40%~60% 的治愈率，复发率高达 50%~60%。

（1）常用的抗甲状腺药物：分为硫脲类和咪唑类两类。硫脲类有甲硫氧嘧啶及丙硫氧嘧啶，咪唑类有甲巯咪唑和卡比马唑，其作用机制基本相同，都可抑制甲状腺过氧化物酶活性，抑制碘化物形成活性碘，影响络氨酸残基碘化，抑制单点络氨酸碘化为双碘络氨酸及碘化络氨酸偶联形成各种碘甲腺原氨酸。近年发现此组药物可轻度抑制免疫球蛋白生成，使甲状腺中淋巴细胞减少，血 TSAb 下降。其中丙硫氧嘧啶还在外周组织抑制 5′-脱碘酶而阻抑 T4 转换成活性更强的 T3，故首选用于严重病例或甲亢危象。

（2）其他药物：如复方碘化钠溶液用于术前准备和甲亢危象。β 受体阻滞剂用于改善甲亢初治期（如普萘洛尔 10~40mg，每日 3~4 次）的症状，近期疗效显著。此药可与碘剂合用于术前准备，也可用于碘治疗前后及甲亢危象时。支气管哮喘或喘息型支气管炎患者禁用，此时可用选择性 β$_1$ 受体阻滞剂，如阿替洛尔、美托洛尔等，在不能耐受 β 受体阻滞剂的患者中，非二氢吡啶钙通道阻滞剂如地尔硫䓬等对控制心率亦有作用。

4. 放射性碘治疗　利用甲状腺高度摄取和浓集碘的能力及摄取碘后释放出 β 射线对甲状腺的生物效应（β 射线在组织内的射程约 2mm，电离辐射仅限于甲状腺局部而不累及甲状旁腺），破坏滤泡上皮而减少 TH 分泌。另外，也抑制甲状腺内淋巴细胞的抗体生成，加强了治疗效果。因而，放射线碘治疗具有迅速、简便、安全、疗效明显等优点。

5. 手术治疗　甲状腺次全切除术的治愈率可达 95% 以上，但可引起多种并发症，有的病例于术后多年仍可复发或出现甲状腺功能减退。复发率 0.6%~9.8%。

6. 甲亢危象的防治　去除诱因，处理基础疾病是预防危象发生的关键。尤其是要注意积极防治感染和做好充分的术前准备。一旦发生危象则需要积极抢救。

7. 甲状腺相关眼病（TAO）治疗　纠正甲状腺功能及下丘脑-垂体-甲状腺轴功能异常，改善和保护视力、减轻疼痛等不适,改善容颜。

8. **妊娠期甲亢的治疗** 甲亢合并妊娠时治疗的目的是使母亲达到轻微甲亢或甲状腺功能正常上限,并预防胎儿甲亢或甲减的发生。妊娠可加重甲亢,故宜于治愈 GD 后再妊娠。如患者欲维持妊娠,应及早到专科就诊使甲状腺功能恢复正常。

9. **胫前黏液性水肿的防治** 轻型病例不需治疗;重者可用倍他米松乳膏等局部外用,每晚 1 次,疗程 1 年左右,疗效较好,但停药后可复发。

10. **Ⅱ型胺碘酮诱发甲状腺毒症治疗** 可适当运用糖皮质激素冲击治疗,在 6~8 周内逐渐减少糖皮质激素剂量,糖皮质激素可以抑制外周组织中 T_4 向更活跃的 T_3 的转化。

(五) 康复评估

1. 临床评估

(1)甲亢的诊断:①高代谢症状和体征;②甲状腺肿大;③血清 TT_4、FT_4 增高,TSH 减低。具备以上 3 项诊断即可成立。应注意的是,淡漠型甲亢的高代谢症状不明显,仅表现为明显消瘦或心房颤动,尤其在老年患者;少数患者无甲状腺肿大;T_3 型甲亢仅有血清 T_3 增高。

(2)Graves 病诊断:①甲亢诊断成立;②弥漫性甲状腺肿大(触诊和 B 超证实),少数患者可无甲状腺肿大;③眼球突出和其他浸润性眼征;④胫前黏液性水肿;⑤ TRAb、TSAb、TPOAb、TgAb 阳性。以上标准中,①②项为诊断必备条件,③④⑤项为诊断辅助条件。TPOAb、TgAb 虽然不是本病致病性抗体,但是可以交叉存在,提示本病的自身免疫病因。

2. 身体结构及功能评估

(1)运动功能评定:由于分解代谢增强,以致肌肉等组织过多的消耗而消瘦软弱,另外,甲亢可引起肌无力、肌病和周期性瘫痪,都可导致运动功能障碍。采用徒手肌力检查(表 12-9)和关节活动度检查方法。

表 12-9 徒手肌力分级标准(MMT)

级别	名称	标准	相当于正常肌力 %
0	零(Zero,O)	无可测知的肌肉收缩	0
1	微缩(Trace,T)	有微弱肌肉收缩,但没有关节活动	10
2	差(Poor,P)	在去重力条件下,能完成关节全范围运动	25
3	尚可(Fair,F)	能抗重力完成关节全范围运动,不能抗阻力	50
4	良好(Good,G)	能抗重力及轻度阻力完成关节全范围运动	75
5	正常(Norma,N)	能抗重力及最大阻力完成关节全范围运动	100

(2)心功能障碍评定:由于代谢亢进,甲状腺激素过多的毒性作用,以及心脏血管对儿茶酚胺的敏感性增强,患者感心悸、气急,活动后加重,老年人可出现心绞痛和心力衰竭症状。甲亢性心脏病的心功能分级和代谢当量相对应,可以指导患者的日常生活和运动。

1)心功能分级:标准如下:

Ⅰ级:平时无自觉症状,可适应一般体力活动,仅在剧烈运动或过度疲劳时才有心悸和呼吸困难,代谢当量 ≥ 7。

Ⅱ级:轻度活动无不适,中度活动时出现心悸、疲劳和呼吸困难,心脏常有轻度扩大,5 ≤ 代谢当量 <7。

Ⅲ级:轻度活动时迅速出现心悸、疲劳和呼吸困难,心脏中度增大,下肢水肿,2 ≤ 代谢当量 <5。

Ⅳ级：静息时有呼吸困难和心悸，心脏明显扩大，水肿明显，代谢当量<2。

2）主观用力程度分级（RPE）：由瑞典心理学家 Borg 提出有 10 级和 15 级分泌，现多用 15 级分法（表4-12）。

3. 活动能力评估　Barthel 指数（BI）是目前应用最广、研究最多、评定方法简单、可信度高、灵敏度也高的一种评定日常生活活动能力的方法，它不仅可以用来评定治疗前后的功能状况，而且可以预测治疗效果、住院时间及预后。改良 Barthel 指数（MBI）是在 BI 的基础上进行了改良，将每个项目的评分细分为 5 个等级，而不是 BI 的 3 个或 2 个等级，提高了评估的敏感性和准确性。具体评定方法参照附录 4。

4. 心理功能评估　患者易怒、好与人争吵、神经质、焦虑、失眠、猜疑，偶尔则可出现幻觉、躁狂或抑郁状态。对患者进行心理评测，多采用汉密尔顿抑郁量表（HAMD）和汉密尔顿焦虑量表（HAMA），以了解其焦虑、抑郁、情感冲突等心理及情绪障碍的情况，方法详见附录 14 和附录 15。

5. 参与能力评估

（1）生活质量评估：SF-36 是目前世界上公认的具有较高信度和效度的普适性生活质量评定量表之一。评定内容包括躯体活动功能、躯体功能对角色的影响、躯体疼痛、总体健康自评、活力、社会功能、情绪对角色的影响和精神健康等 8 个领域，整个测量时间约需 5~10min。具体方法参见附录 6。

（2）社会生活能力评估

1）社会生活能力概况评定：详见表 4-13。

2）社会生活能力近况评定：用于了解患者近 1~2 个月的现状，采用功能状态问卷（FSQ）中有关社会生活能力评估的内容，具体见表 4-14。

（3）劳动能力评估和职业评估：可采用功能评估调查表（FAI）进行评定，该调查表实际上评估的是与职业有关的各种功能状况，是一个较全面的功能状态评定表。

（六）康复治疗

1. 运动治疗　甲亢性心脏病的运动治疗应该根据心功能的评定决定运动的方式和强度。但甲亢患者的心率本身就快，所以采用心率作为运动训练强度的指征不完全可靠，应联合采用代谢当量和主观用力程度分级的方法比较合理。

（1）Ⅰ级：最大 MET 为 6.5，主观劳累计分在 13~15 分，可采用医疗步行、踏车、腹式呼吸、气功、太极拳、放松疗法、医疗体操等活动方法。

（2）Ⅱ级：最大 MET 为 4.5，主观劳累计分在 9~11 分，可采用医疗步行、踏车、腹式呼吸、气功、太极拳、放松疗法、医疗体操等活动方法，但活动强度应明显较小，活动时间不宜过长，活动时的心率增加一般不超过 20 次 /min。

（3）Ⅲ级：最大 MET 为 3.0，主观劳累计分为 7 分，以静气功、腹式呼吸、放松疗法为宜，可作不抗阻的简单四肢活动，活动时间一般为数分钟。活动时心率增加不超过 10~15 次 /min。每次运动的时间可以达到 30min，每周至少活动 3 次。

（4）Ⅳ级：最大 MET 为 1.5，只做不增加心脏负荷的静气功，腹式呼吸和放松疗法之类的活动，可做四肢被动活动。活动时心率和血压一般应无明显增加，甚至有所下降。

2. 物理因子

（1）超短波：甲亢性眼肌麻痹常与突眼并存，早期可用无热量超短波缓解临床症状，15min，每日 1 次，15 次一疗程。

（2）电疗：对于甲亢引起的肌无力、肌病和周期性瘫痪，可采用调制中频、干扰电治疗，促进肌力恢复，减少肌萎缩，20min，每日 1 次，15 次一疗程。

（3）光疗：对于甲亢性局部黏液性水肿可采用红光、氦氖激光、红斑剂量的紫外线照射，改善局部血液循环,减轻局部水肿。

(4)激光聚焦照射穴位:可用于药物或 ^{131}I 治疗效果不佳者的辅助治疗。以扶突穴(双侧或加天突穴)为主穴,睛明或耳穴为辅助穴。每次主穴照射 5~7min,辅助穴照射 3~5min,1 次 /d,10 次为一疗程。

(5)水疗法:应用冷水浴(26~35℃)或局部冷敷,1 次 /d,每次 5~10min,对甲亢患者的康复有一定作用。

(6)音乐疗法:能协调心血管、内分泌等系统的功能,有助于甲亢的康复。

3. 作业治疗　通过功能性作业、日常生活能力训练、适合患者能力的职业训练来提高患者生活质量,早日重返社会。

4. 康复护理　对于甲亢性浸润性突眼,戴黑眼镜防止强光与尘土刺激眼睛,睡眠时用抗生素眼膏并且佩戴眼罩,以免角膜暴露而发生角膜炎。

5. 心理治疗　引起甲亢的原因是多方面的,但长期的情绪压抑或受到精神刺激容易诱导此病。因此,要保持乐观、豁达的态度对待周围事物,应尽量保持工作环境的宽松,维持家庭生活的和睦,学会给自己减压。通过心理治疗解除患者的症状,提供心理支持,重塑人格系统。

患者多有焦虑情绪,医护人员要关心体贴,及时了解患者的情绪变化,用通俗易懂的语言向患者宣传疾病的有关知识,鼓励患者树立信心配合治疗。医护人员态度亲切和蔼,工作热情负责,观察病情认真细致,均能给患者以信赖感,有利于消除其焦虑心理。

6. 中医治疗

(1)中药疗法:本病中医辨证多属阴虚、肝阳上亢,采用滋阴为治则。可用生地、白芍、天冬、麦冬、夏枯草、鳖甲、龟甲、牡蛎、珍珠母等,随证加减做辅助治疗,佐以养血安神,用归脾汤加减。与西药等联合治疗须注意药物中的含碘量,以免影响疗效。

(2)针灸疗法:主穴为局部取穴。甲状腺明显肿大者,用"钟表法",即将肿物以钟表样划分,先从 2 点处进针至 8 点处的皮下,再从 10 点处至 4 点处皮下,以不穿透皮肤为度。甲状腺无明显肿大者,用直刺法,即在气管两侧(相当于第 2~4 气管软骨环水平)稍向外进针,可进 0.5~1.5 寸,行针时要避开血管,并注意避免刺入气管和损伤神经干。配穴常选用内关、曲池、足三里、天突、太冲、期门等,每次取 1~2 穴。还可根据主要症状配穴。每日 1 次,10 次一疗程。

体外可按中医辨证类型不同取穴,肝郁型可取肝俞、风池、天突、内关、足三里、神门、太冲;肝炎型可取风池、行间、内庭、太溪、三阴交、足三里;阴虚型可取心俞、肝俞、肾俞、神门、内关、太溪、太冲、三阴交、阳陵泉。每天行针 1 次,每次取每组 2~3 穴行针,每次留针半小时,12 次为一疗程。耳针可取甲状腺、内分泌、肾上腺、肝、肾穴,每天行针 1 次,两耳交替行针,每次留针半小时,12 次为一疗程。

7. 疗养康复　适应证为病情较轻,无严重并发症及术后恢复期患者。疗养地宜选择风景秀丽、气候适宜的海滨、湖畔、山地和矿泉疗养地,环境要求优雅、美观、安静、整洁、通风,室温适宜(20℃左右),避免强光照射。舒适宜人的环境可消除患者的精神紧张,使心情愉快、情绪稳定、睡眠改善。

8. 营养与饮食疗法　采用高热量、高蛋白膳食,使营养摄入量能满足高代谢需要。热能摄入量每日约 12.6MJ(3 000kcal)。蛋白质摄入量,每日约 100~150g,并多食富含优质蛋白质的肉、蛋、奶、豆等。维生素供给要充足,特别是维生素 B_1、B_2、B_6、B_{12}、C 以及 A、D、E,以满足细胞代谢增强的需要。充分补给钙、钾、铁等无机盐,以防缺失。腹泻时,应供给含纤维素少且易消化的食物。不饮浓茶、咖啡等兴奋性饮料和辣椒等刺激性食品。

(七) 预后及健康教育

1. 预后　本病的预后与患者的年龄、遗传素质、GD 病情、治疗方式和疗效等有关。多数患者的病程冗长,反复发作,部分患者经药物治疗后甲亢症状易控制,但甲状腺肿和眼病无缓解;少数无须治疗而自行缓解,进展为甲减或演变为慢性淋巴细胞性甲状腺炎。大部分患者经积极的治疗对生理功能、心理功能、ADL 能力及职业能力不会产生影响,预后良好,只有部分病例会遗留有视力障碍、心理障碍而影响 ADL 能力,也有严重的患者发生甲亢危象、心力衰竭造成死亡的结局。

2. 健康教育

(1)心理健康:鼓励患者保持乐观情绪,帮助其消除疑虑、树立信心、积极配合治疗。避免精神刺激、过度紧张、劳累等诱发因素。

(2)药物的服用:了解并遵守服药注意事项,坚持在医生指导下服药,不随意停药或改药。出院后定期复诊,根据病情及时调整药物剂量。

(3)饮食起居:保证高热量、高蛋白质、高维生素饮食。甲亢患者代谢率增高,能量消耗增多,应适当增加主食量,多吃瘦肉和鱼,每天 1 个鸡蛋,1 杯牛奶(200mL)。出汗多时,应多饮水,每日宜在 1 500~2 000mL。另外,还要多吃新鲜蔬菜、水果,戒烟酒,不喝咖啡、浓茶,应尽量少吃或不吃含碘食物。如海带、紫菜等。保证足够的休息,在疾病急性期,最好在家休息。在稳定期,可在安静、舒适工作环境中从事轻工作。

(4)自我运动训练:为激发患者的情绪,鼓励患者多到户外参加文体活动,如散步、太极拳、保健操等,尤其是集体活动,如各种球类运动、交谊舞等全身运动,也可做气功、健美操,但活动要适量,避免剧烈运动。

(5)休闲性作业活动:保持放松、愉快的心情。尽量做到遇事不怒,有苦闷心情时要及时向亲属、好友诉说,缓解紧张心情。也可以听听优雅动听的音乐、养养花等。

(6)其他:如出现体温升高、心率增快至 120 次 /min 以上,大汗、谵妄等甲亢危象症状,应立即就诊。

二、甲状腺功能减退

(一)概述

1. 定义　甲状腺功能减退(hypothyroidism),简称甲减,是由各种原因导致的低甲状腺激素血症或甲状腺激素抵抗而引起的全身代谢综合征。其病理特征是黏多糖在组织和皮肤堆积,表现为黏液性水肿。国外报告临床甲减患病率为 0.8%~1.0%,发病率为 3.5/1 000;我国学者报告的临床甲减患病率是 1.0%,发病率为 2.9%。

2. 分类

(1)根据病变发生的部位分类:①原发性甲减:由于甲状腺腺体本身病变引起的甲减,占全部甲减的 95% 以上,且 90% 以上原发性甲减是由自身免疫、甲状腺手术和甲亢 [131]I 治疗所致。②中枢性甲减:由下丘脑和垂体病变引起的促甲状腺激素释放激素(TRH)或者促甲状腺激素(TSH)产生和分泌减少所致的甲减,垂体外照射、垂体大腺瘤、颅咽管瘤及产后大出血是其较常见的原因。③甲状腺激素抵抗综合征:由于甲状腺激素在外周组织实现生物效应障碍引起的综合征。

(2)根据病变的原因分类:药物性甲减、手术后甲减、[131]I 治疗后甲减、特发性甲减、垂体或下丘脑肿瘤手术后甲减等。

(3)根据甲状腺功能减退的程度分类:临床甲减和亚临床甲减。

3. 病因

(1)自身免疫损伤:最常见的原因是自身免疫性甲状腺炎,包括桥本甲状腺炎、产后甲状腺炎、萎缩性甲状腺炎等。

(2)甲状腺破坏:包括手术、碘治疗。甲状腺次全切除术、碘治疗 GD 病,10 年的甲减累积发生率分别为 40%、40%~70%。

（3）碘过量：碘过量可引起具有潜在性甲状腺疾病者发生甲减，也可诱发和加重自身免疫性甲状腺炎。含碘药物胺碘酮诱发甲减的发生率是 5%~22%。

（4）抗甲状腺药物：如锂盐、硫脲类、咪唑类等。

（5）中枢性甲减或继发性甲减：由于下丘脑和/或垂体引起的促甲状腺激素释放激素（TRH）或者 TSH 合成和分泌减少。常见于垂体大腺瘤、颅咽管瘤、垂体缺血坏死等。

（6）先天性甲减：由于甲状腺缺如或异位、甲状腺激素合成的相关基因异常所导致的甲减。

（7）消化性甲减：是一种特殊类型的甲状腺功能减退症，它通常是由某些肿瘤（如胃肠间质瘤）表达过多的 3 型脱碘酶从而致 T_4 转化为反式三碘甲腺原氨酸（reverse triiodothyronine, rT_3）或 T_3 转化为 T_2 增多引起的甲减。

（二）临床表现

（1）一般表现：易疲劳、怕冷、体重增加、记忆力减退、反应迟钝、嗜睡、精神抑郁、便秘、月经不调、肌肉痉挛等。体检可见表情淡漠，面色苍白，皮肤干燥发凉、粗糙脱屑，颜面、眼睑和手皮肤水肿，声音嘶哑，毛发稀疏，眉毛外 1/3 脱落。部分患者因甲减导致胡萝卜素转化为维生素 A 的过程受阻，从而引起高胡萝卜素血症，手脚皮肤呈姜黄色。

（2）肌肉与关节：肌肉乏力，暂时性强直、痉挛、疼痛，咀嚼肌、胸锁乳突肌、股四头肌和手部肌肉可有进行性肌萎缩。腱反射的弛缓期特征性延长，超过 350ms（正常为 240~320ms），跟腱反射的半弛缓时间明显延长。

（3）心血管系统：心肌黏液性水肿导致心肌收缩力损伤、心动过缓、心排血量下降。ECG 显示低电压。由于心肌间质水肿、非特异性心肌纤维肿胀、左心室扩张和心包积液导致心脏增大，有学者称之为甲减性心脏病。冠心病在本病中高发。10% 患者伴发高血压。

（4）呼吸系统：可有胸腔积液，少数会出现呼吸困难。阻塞性睡眠呼吸暂停较常见，在甲状腺功能恢复正常后可逆转。

（5）血液系统：可导致贫血。常见原因如下：①甲状腺激素缺乏引起血红蛋白合成障碍；②肠道吸收铁障碍引起铁缺乏；③肠道吸收叶酸障碍引起叶酸缺乏；④恶性贫血是与自身免疫性甲状腺炎伴发的器官特异性自身免疫病。

（6）消化系统：厌食、腹胀、便秘，严重者出现麻痹性肠梗阻或黏液水肿性巨结肠。

（7）内分泌系统：女性常有月经过多或闭经。长期严重的病例可导致垂体增生、蝶鞍增大。部分患者血清催乳素水平增高，发生溢乳。原发性甲减伴特发性肾上腺皮质功能减退和 1 型糖尿病者属自身免疫性多内分泌腺体综合征的一种，称为施密特综合征（Schmidt syndrome）。

（8）黏液性水肿昏迷：表情淡漠、面容虚肿苍白，皮肤呈陈旧性象牙白，粗糙，少光泽，厚而凉，多鳞屑和角化。头发干燥、稀疏、脆弱。睫毛、眉毛、腋毛和阴毛脱落。指甲生长缓慢、厚而脆，表面常有裂纹。眼裂狭窄，可伴有轻度突眼。鼻、唇增厚，发音不清，言语缓慢、语调低哑。见于病情严重的患者，多在冬季寒冷时发病。诱因为严重的全身性疾病、甲状腺激素替代治疗中断、寒冷、手术、麻醉和使用镇静药等。临床表现为嗜睡、低体温（<35℃）、呼吸徐缓、心动过缓、血压下降、四肢肌肉松弛、反射减弱或消失，甚至昏迷、休克、肾功能不全危及生命。

（三）实验室和辅助检查

（1）血红蛋白：甲状腺激素（TH）不足影响促红细胞生成素的合成，可致轻、中度正常细胞型正色素性贫血；由于月经量多而致失血及铁缺乏可引起小细胞低色素性贫血；少数由于胃酸减少，内因子、维生素 B_{12} 和叶酸缺乏可致大细胞性贫血（恶性贫血）。

（2）生化检查：原发性甲减者的血总胆固醇常升高而继发性甲减者正常或偏低。甘油三酯和 LDL-C

增高,HDL-C 降低。同型半胱氨酸增高,血清 CK、LDH 增高,血胡萝卜素增高。尿 17-酮类固醇、17-羟皮质类固醇低。糖耐量呈扁平曲线。

(3)实验室其他检查:①血清 TSH 增高、TT$_4$、FT$_4$ 降低是诊断本病的必备指标。在严重病例血清 TT$_3$ 和 FT$_3$ 减低。亚临床甲减仅有 TSH 增高,但是血清 T$_4$ 或 T$_3$ 正常。慢性淋巴细胞性甲状腺炎者的血清 TgAb 和 TPOAb 明显升高。② TRH 兴奋试验:静脉注射 TRH 后,血清 TSH 不增高者提示为垂体性甲减;延迟增高者为下丘脑性甲减;血清 TSH 在增高的基值上进一步增高提示原发性甲减。③过氯酸钾排泌碘试验:阳性见于 TPO 缺陷所致的甲减和彭德莱综合征(Pendred syndrome)。④分子生物学检查:当高度疑为遗传性甲减时,可用 *TSHR* 基因、T$_3$ 受体(*T3R*)基因、*TPO* 基因、*NIS* 基因等的突变分析来确定其分子病因。

(4)心功能检查:心肌收缩力下降,射血分数减低,左室收缩时间间期延长。心电图低电压、窦性心动过缓、T 波低平或倒置,偶见 PR 间期延长。有时可出现房室分离、QT 间期延长等。

(5)影像学检查:部分患者蝶鞍增大。心影弥漫性增大,可伴心包或胸腔积液。甲状腺核素扫描检查可发现异位甲状腺(舌骨后、胸骨后、纵隔内和卵巢甲状腺等)。先天性甲状腺缺如者的对侧甲状腺因代偿而显像增强。

(四)临床处理

1. 对症治疗　有贫血者可补充铁剂、维生素 B$_{12}$、叶酸等,胃酸不足者应补充稀盐酸,但必须与 TH 合用才能取得疗效。临床型甲减必须用 TH 替代治疗。

2. 常规替代治疗

(1)用法与用量:干甲状腺片的常用量为 40~60mg/d,该药的 TH 含量不恒定,治疗效果欠恒定。开始用量宜小(15~30mg),尤其是重症或伴心血管疾病者及年老患者要注意从低量开始,逐渐加量(如每周增加 15~30mg),当症状改善,脉率恢复正常时应将剂量减少至维持量(90~180mg/d)。已用至 240mg/d 而不见效者应考虑为周围 TH 不敏感型甲减。

甲状腺素钠(L-T$_4$)的作用较慢而持久,半衰期约 8d,口服后 40%~60% 被吸收。服药后 1 个月疗效明显。碘塞罗宁(L-T$_3$)的作用快,持续时间短,最适用于黏液性水肿昏迷的抢救。甲状腺癌及手术切除甲状腺的患者,需定期停药扫描检查者以 L-T$_3$ 替代较为方便,其维持量为 60~10μg/d。L-T$_4$ 的开始量为 25~50μg/d,以后每 1~2 周增加 50μg;最高维持量在 200~300μg/d,一般维持量在 100~150μg/d。治疗过程中如有心悸、心律不齐、心动过速、失眠、烦躁、多汗等症状应减少用量或暂停服用。

L-T$_4$ 替代治疗后 4~8 周检查血清 TSH,治疗达标后,每 6~12 个月复查 1 次,或根据临床需要决定监测频率,原发性甲减根据 TSH 水平调整 L-T$_4$ 剂量,而中枢性甲减依据 FT$_4$ 水平,而非 TSH 调整治疗剂量。

(2)注意事项:①年老患者的剂量应酌情减量,伴精神症状及冠心病者 TH 更应从小剂量开始,缓慢递增,直至适当的维持量。伴心脏病者慎用洋地黄。②甲减患者的病情轻重不一,生活环境及劳动强度经常变化,用量应强调个体化,根据具体病情调整用量。③为防止垂体功能减退者发生急性肾上腺皮质功能不全,TH 的治疗应在皮质激素替代治疗后开始。④周围 TH 不敏感型甲减治疗困难,可试用较大剂量 L-T$_3$。⑤黏液性水肿患者对胰岛素、镇静剂、麻醉剂较敏感,可诱发昏迷,故需慎用。⑥替代治疗过程中要注意避免用药过量导致临床甲亢和亚临床甲亢。

3. 黏液性水肿昏迷的治疗

(1)补充甲状腺激素首选碘塞罗宁静脉注射,首次 40~120μg,以后每 6h 5~15μg,直至患者症状改善,清醒后改为口服;或 L-T$_4$ 首次注射 200~400μg,以后每日注射 1.6μg/kg,待患者苏醒后改为口服。如无注射剂,可口服碘塞罗宁片剂,20~30μg/次,每 4~6h 1 次或 L-T$_4$ 片剂 200~400μg/d,或干甲状腺片(30~60mg/ 次,每 4~6h 1 次),经胃管给药,清醒后改为口服。有心脏病者起始量为一般剂量的 1/5~1/4。

(2)吸氧、保温、保持呼吸道通畅、必要时气管切开、机械通气。

(3)氢化可的松静脉滴注,200~400mg/d,待患者清醒及血压稳定后减量。

(4)根据需要补液。5%~10% 葡萄糖生理盐水 500~1 000mL/d,缓慢静滴,必要时输血。补液要慎重,入量不宜过多,并监测心肺功能、水电解质、血 T_3/T_4、皮质醇、酸碱平衡及尿量和血压等。

(5)酌情选用抗生素防治肺部、泌尿系感染。

(6)抢救休克、昏迷并加强护理。

4. 特殊类型甲减的治疗　①亚临床甲减的处理:无症状者不必治疗,但要追踪观察;甲状腺肿大较明显,或 TPOAb 和 TgAb 滴度升高,或甲减呈进行性加重者,高胆固醇血症、血清 TSH>10mIU/L 者需要给予 L-T$_4$ 治疗。②抗甲状腺药物过量:一般仅减少或停止应用抗甲状腺药物一段时间即可,严重甲减可短期应用 TH 制剂。③甲减合并妊娠:使血 T_3、T_4 维持在正常或正常高值,血 TSH 维持在正常低值范围内,其他与一般甲减的治疗相同。

(五)康复评估

1. 临床评估

(1)甲减的症状和体征。

(2)实验室检查血清 TSH 增高,FT$_4$ 减低,原发性甲减即可以成立。进一步寻找甲减的病因。如果 TPOAb 阳性,可考虑甲减的病因为自身免疫性甲状腺炎。

(3)实验室检查血清 TSH 减低或者正常,TT$_4$、FT$_4$ 减低,考虑中枢性甲减。做 TRH 兴奋试验证实。进一步寻找垂体和下丘脑的病变。

2. 身体结构与功能评估

(1)运动功能障碍:患者共济失调,腱反射迟钝,肌肉软弱无力、疼痛、强直,可伴有关节病变如慢性关节炎。可出现运动功能障碍。采用徒手肌力测定(MMT)和关节活动范围(ROM)评定方法。

(2)心功能障碍:患者心动过缓,心输出量减少,血压低,有时可伴有心包积液和胸腔积液。重症者发生黏液水肿性心肌病,出现心功能障碍。评定方法详见甲亢章节。

(3)心理功能障:患者记忆力减退、反应迟钝、智力低下,重者可痴呆、出现智力障碍。由于病程长,患者的心理承受能力下降,导致心理功能障碍。采用汉密尔顿抑郁和焦虑量表对患者进行相关心理测试,了解其焦虑、抑郁、情感冲突等心理和情绪障碍情况。具体方法参见本书附录 14 和附录 15。

3. 活动能力评估　运动功能障碍和心功能障碍,影响患者的行走、个人卫生及购物等日常生活活动能力。活动能力评定采用 MBI 评定量表,具体方法参见附录 4。

4. 参与能力评估　上述功能障碍最终会影响患者的生活质量、劳动、就业和社会交往等能力。人的社会功能是指人能否在社会上发挥一个公民应有的功能及其在社会上发挥作用的大小。为评定患者的社会功能,常需要评定其社会生活能力,就业能力和生活质量。

(六)康复治疗

1. 运动疗法　甲减是甲状腺激素合成与分泌不足而致的全身性疾病,导致多系统的功能障碍。因此,适量合理的运动可改善疾病的临床症状,促进功能恢复。实施运动治疗可增强肌肉力量、肌肉耐力和肌肉协调性,保持及恢复关节的活动度,促进运动系统的血液循环和淋巴循环,消除肿胀和疼痛等。运动增进食欲,促进胃肠蠕动,防止便秘的发生,对精神、心理也有良好的作用。运动类型以步行、慢跑、伸展运动和健身操等方式为主。根据年龄、性别、体力等不同情况逐步增加运动时间和运动强度。一般采取中低等运动强度,运动锻炼的时间 15~45min 不等。

2. 物理治疗　物理因子治疗的目的是改善中枢的调节机能,调整各脏器之间的相互协调与平衡,促使肿大的甲状腺缩小或恢复正常,从而减轻压迫症状,避免手术或为手术创造有利的条件。①对于甲减出现的黏液性水肿可用无热量的超短波、红外线、弱红斑量紫外线治疗,促进血液淋巴液循环减轻水肿。具体方法参见甲亢章节。②对于甲减出现的肌肉与关节系统的症状可用调制中频、超声波、蜡疗、磁疗,解除肌肉、关节疼痛,促进关节腔积液的吸收。具体方法参见甲亢章节。

3. 作业治疗　通过有目的的治疗,改善躯体功能、改善心理状态,提高日常生活活动能力和生活自理能力,提高职业技能,达到自理、自立。提高患者生活质量,早日重返家庭和社会。所用方法可根据病情,主要选择集体活动、休闲娱乐活动,以克服孤独感,恢复社会交往,培养重返社会的意识。

ADL 训练:每日 1 次,每次涉及项目 30min,每周 4 次,坚持训练。

4. 康复工程　甲减患者肌肉软弱无力、疼痛、强直,可伴有慢性关节炎,康复工程在甲减中的应用主要涉及矫形器和辅助器具,具有固定止痛、防止和矫正畸形的作用。对下肢疼痛、行走困难的患者使用拐杖或轮椅改善其步行功能和社会交往能力。

5. 心理治疗　甲减患者会出现人格的改变和社交障碍,不愿与人交往。在社交场所有局促不安感。关心患者,多与患者交谈其感兴趣的话题。鼓励患者积极参与娱乐活动,调动其参与社交活动的积极性。听活泼欢快的乐曲,使其心情愉快。嘱亲友多探视患者,使其感到温暖与关怀,以增强自信心。

（七）预后及健康教育

1. 预后　呆小病和幼年型甲减的预后不良,因此必须强调早期诊断和早期治疗,积极推广新生儿甲状腺功能普查可明显改善呆小病的预后。成年型甲减经替代治疗,预后较好。总之,大部分患者经积极的甲状腺制剂终身替代治疗对生理功能、心理功能、ADL 能力及职业能力不会产生影响,预后良好。只有部分病例不遵守医嘱会引起甲减症状加重,严重时可出现昏迷,最后导致多系统功能衰竭造成死亡的结局。

2. 健康教育

(1)饮食起居:因甲减代谢率减慢,组织消耗减少,活动量减少,排便次数减少,每 2~3d 或更长时间排便 1 次。粪便干硬,常伴有排便困难感,可发生肛裂,同时可伴有排便时肛门疼痛、腹胀及下腹部疼痛。应鼓励患者进行活动,以刺激肠蠕动,促进排便。提高饮食中纤维素的含量,多吃含纤维素高的食物,如玉米面、荞麦面、豆类、芹菜、蒜苗、萝卜、香蕉等。采用食疗方法,可用蜂蜜 60g,麻油 30mL,加糖或盐少许,开水冲服,早、晚各 1 次,或晨起空腹服用白开水 500mL。

(2)自我运动训练:宜多到户外参加文体活动,如各种球类、跳舞等全身运动。

三、甲状腺疾病术后发声障碍

（一）概述

随着人们饮食习惯、生活方式和环境的改变、健康意识增强以及检查技术的优化,甲状腺疾病发病率及检出率明显升高。甲状腺切除术是治疗甲状腺占位病变最直接、有效的方法,但同时也可能出现一些术后并发症,如进食呛咳、发声障碍、呼吸困难等。临床上甲状腺术后发声障碍常表现为声音嘶哑、发声易疲劳、声音微弱、音调低沉、发高音困难等。长期的发声障碍可严重影响患者的工作和生活,甚至产生焦虑、抑郁等不良情绪。

（二）发声障碍的原因

1. 神经损伤

(1)喉返神经(recurrent laryngeal nerve,RLN):分为前支和后支。前支支配声带的内收肌,后支支配声带的外展肌。一侧前支或全支损伤,声带处于外展位,可出现声音嘶哑症状;一侧后支损伤,声带处于内收位,可无临床症状;双侧前支或全支损伤,双侧声带处于外展位,可出现失声;双侧后支损伤,双侧声带处于内收位,可出现呼吸困难窒息。喉返神经损伤所致声带麻痹是甲状腺手术后声音嘶哑或呼吸困难的主要原因。据统计,在甲状腺手术后暂时性喉返神经损伤率为5%~6%,永久性损伤率为0.2%~2.3%。

(2)喉上神经(superior laryngeal nerve,SLN):分为外支(运动支)和内支(感觉支),外支支配环甲肌,损伤引起声带松弛、音调降低;内支损伤,喉部黏膜感觉丧失,进食饮水容易误咽发生呛咳。神经损伤的原因包括切割、结扎、热辐射损伤、钳夹及牵拉等,程度不一。其损伤分为暂时性和永久性损伤,以及单侧和双侧损伤。据统计,在甲状腺手术后喉上神经暂时性损伤率为5%~8%,永久性损伤率为0.3%~3.5%。

2. 颈前部肌肉损伤及切口组织粘连　甲状腺解剖位置偏上方的患者,术中可能需要对环甲肌等喉部肌肉进行解剖,环甲肌是一对运动环甲关节、调节声带张弛的喉内肌,发声时,可见环状软骨弓随发声而上移,说明环甲肌收缩牵引环状软骨弓上提,环状软骨板带动杓状软骨后仰,杓甲间距增宽,使声带紧张,环甲肌的直接损伤及颈前带状肌解剖后暂时性功能障碍均可导致术后声带张力受影响而声嘶。甲状腺术后切口粘连的发生率高达22%,传统甲状腺手术入路由颈前正中横切口,常规切开皮肤皮下组织,切断颈前带状肌,手术中所涉及的颈前肌群主要由胸骨舌骨肌、胸骨甲状肌、肩胛舌骨肌及甲状舌骨肌组成,术后切口易发生粘连,形成瘢痕,导致切口皮下组织牵拉引起不适感,影响喉体活动,从而出现发声障碍。

3. 麻醉气管插管导致咽喉部损伤　在全身麻醉气管插管下行甲状腺手术,气管插管球囊长时间压迫导致声带水肿及张力下降等可能导致患者术后发声嘶哑。环杓关节脱位也是全身麻醉气管插管后引起声嘶的重要原因之一。环杓关节脱位是指杓状软骨离开正常的解剖位置,与环状软骨关节面部分或完全分离,造成声带运动障碍,其导致的声嘶通常在术后立刻出现。甲状腺手术患者出现环杓关节脱位多与气管插管有关,气管插管过程中显露声门时,过度上提喉镜,使咽会厌皱襞及杓会厌皱襞张力增大;或颈部过度后伸,气管及其周围组织受到牵拉导致弹性下降,此时气管导管凸面可对杓状软骨造成直接损伤;另外,拔除气管导管时,气囊未完全放气而强行退出声门,也可损伤环杓关节。环杓关节脱位患者电子喉镜检查可见杓状软骨区黏膜充血、肿胀,双侧环杓关节不对称;后脱位表现为杓状软骨声带突和声带向后外侧移位,声带拉长,患侧声带水平略高于健侧;前脱位表现为杓状软骨声带突和声带向前内侧移位,声带变短,呈弓形,患侧声带水平略低于健侧。CT可见双侧环杓关节不对称,患侧杓状软骨移位、环杓间隙增大,患侧梨状隐窝和喉室腔增大等征象。由于多数操作者在进行气管插管时惯用右手,因此在操作中可能会导致左侧环杓关节承受更大的力量,故气管插管导致的环杓关节脱位以左前脱位为多见。

(三)发声障碍相关高危因素

1. 年龄　研究发现甲状腺术后发声障碍的发生率随年龄增加明显升高,50岁时升至高峰并趋于平稳;50岁以上的患者即使甲状腺术中无喉部神经损伤,也更易出现术后发声障碍,但这些嗓音变化仅出现在术后早期,大多数病例在术后6~12个月内自行痊愈。

2. 恶性肿瘤　甲状腺恶性肿瘤可增加喉返神经损伤的发生率,且甲状腺癌术后发声障碍持续的时间更长,45.4%患者术后1个月持续存在发声障碍,14.6%患者术后3个月时仍存在发声障碍,这可能与甲状腺癌手术范围及术中颈部淋巴结清扫范围相关。除此之外,喉返神经损伤率还与甲状腺恶性肿瘤的病理类型直接相关,未分化癌和髓样癌术后喉返神经损伤率明显高于乳头癌和滤泡状癌。

3. 甲状腺切除范围　甲状腺切除范围扩大不仅可增加甲状腺术后嗓音障碍的发生率,也影响着术后嗓音障碍的严重程度。一项回顾性研究调查了美国98所医院14 540例甲状腺切除术后患者的喉返神经损伤情况,结果发现行甲状腺部分切除术者中,4.2%患者出现了喉返神经损伤,甲状腺次全切或全切除术者中,6.6%出现了喉返神经损伤。另有研究进一步证实,甲状腺全切除术的患者比甲状腺次全切除患者术后更容易出现嗓音异常,且手术范围越大,术后3个月嗓音障碍越严重,这可能与甲状腺全切术中气管旁和甲状腺周围淋巴结清扫范围大导致较大范围创伤性炎症、静脉淤血和喉水肿有关。

4. 血糖与肥胖　神经损伤是糖尿病的常见并发症,胰岛素耐药、高血糖、血管内皮损伤、微血管功能障碍和病理性肥胖等代谢紊乱均可导致神经髓鞘和轴突结构直接退化。很多研究发现，与非糖尿病患者相比，糖尿病患者声带运动功能障碍发生率明显升高，这可能与糖尿病并发症以及喉返神经受损相关。关于肥胖与甲状腺术后并发症发生率的关系，有研究发现 BMI≥25kg/m² 和 BMI<25kg/m² 的患者甲状腺手术后喉返神经麻痹的发生率并无明显差异。

5. 呼吸及循环系统疾病　研究证实，甲状腺术后发声障碍的发生率与高血压、慢性阻塞性肺疾病、充血性心力衰竭、心肌缺血、经皮冠状动脉介入治疗、周围血管疾病、短暂性脑缺血发作及脑血管意外等疾病无明显相关性。

（四）发声障碍的评估

1. 嗓音主观评估

（1）评估者的主观听感知评估 GRBAS 法：是由日本学者 Hirano 等提出，是国际上最常用的主观听感知评估方法。主要由 5 个参数组成：①总嘶哑度（grade，G），对异常嗓音的整体嘶哑程度分级；②粗糙度（roughness，R），对异常嗓音中的发音不规律程度分级，不规律性的发音是由声带的振幅和振动周期所产生的；③气息度（breathiness，B），对异常嗓音中的气息声程度分级，这是由于声门闭合不佳致气流经声门漏出所产生的；④无力度（asthenia，A），对声音弱或无力程度分级，是由声音中高频谐音或力量缺乏所致；⑤紧张度（strain，S），对声音过度紧张程度分级，过强用力的发声会导致基频异常增高。根据 5 个参数的评估将嗓音质量各分为 4 个等级，0 级、1 级、2 级、3 级分别代表正常和轻度、中度、重度嗓音异常。虽然 GRBAS 法具有一定的主观性和不稳定性，但是 GRBAS 法简单快速，具有良好的相关性，可靠性强，适用范围广泛，不仅可显示嗓音障碍的程度，而且可间接反映发声时声带的基本特征，可协助临床诊断，有较高的临床应用价值，是目前应用最广泛的嗓音评估工具。

（2）患者的主观感受评估

1）嗓音障碍指数：嗓音障碍指数（voice handicap index，VHI）是 Jacobson 等于 1997 年提出的，是目前应用最多的患者自身评估方法，由功能、生理和情感三部分组成，每一部分包括 10 个条目，共 30 个条目，每个条目用 5 个等级反映自身感受发生的频率，0 分表示"从没有"，4 分表示"总是"，量表总分为 0~120 分，总分越高，说明患者对自己嗓音障碍主观评估越严重。因由患者主观评估自己嗓音障碍的程度，也可以进一步了解嗓音障碍对患者的生活质量、生理功能、社会适应性、情感变化的影响。

2）嗓音相关生活质量测试：嗓音相关生活质量测试（Voice-Related Quality of Life Measure，V-RQOL）是 Hogikyan 等提出的，包含与嗓音相关的 10 个条目，涉及情感、躯体和功能 3 个部分，患者根据自己的情况，1~5 分分别代表"没问题"到"最严重"，而其总分值 10~50 分。其与 VHI 有很多的相似之处，基本区别在于 VHI 主要测量嗓音障碍，而 V-RQOL 则更关注生活质量，着重于总体的评价。目前认为，VHI 总分可用于临床单例患者的评价，而 V-RQOL 总分则适用于群体评价。

2. 嗓音客观评估

（1）声带形态及运动功能检测：采用纤维电子喉镜检查声带形态、色泽及开闭运动；采用动态频闪喉镜（dynamic strobe laryngoscopy，DSL）检查发声时声带振动引起的黏膜波及声带振动的对称性、规律性、振幅大小等。

（2）电声门描记：电声门描记（electroglottography，EGG）是对声带振动模式的测量，为无创性观察声带振动模式的方法，是通过监测声带振动时的阻抗检测声带接触分开的情况，反映声带接触面积的变化及声带振动的规律。可以评估声带振动的稳定性及声门的闭合程度，初步判断病变的范围，有一定的灵敏度，可用于病变的筛选、疗效评估、随访，可作为炎症恢复的观察指标，但 EGG 具有局限性，缺乏直观性，无法提供病变的具体部位、大小、形态等，故临床上常与动态喉镜检查等配合应用，方能较全面地反映声带病变情况。

（3）嗓音声学分析：多维嗓音分析是目前常用的声学分析软件，其标准化数据基于正常与病理嗓音数据库，结果以图形、数值的形式与标准化的阈值相比较。多维嗓音分析通过一个持续的发音，可定量地分析出 33 项参数，包括标准声学分析的基本声学测量，这些参数可以定量地分析各种嗓音，如嗓音嘶哑程度、嗓音的稳定程度等。

（4）喉空气动力学检测：是通过测量发音时喉部的呼吸气流动力相关参数间接评估嗓音功能。声门下气流和压力是喉空气动力学的基本因素。目前常用的与发声相关的空气动力学参数包括声门下压（subglottal pressure，SGP）、发声阈压（phonationthreshold pressure，PTP）、发声阈气流（phonation threshold flow，PTF）、平均气流率（mean phonation flow rate，MFR）、发声阈能（phonationthresholdpower，PTW）、发声效率（vocal efficiency，VE）、声门阻力（glottal resistance，GR）、最长发声时间（maximumphonation time，MPT）等。

（5）喉肌电图分析：喉肌电图是诊断声带麻痹的良好工具，同时可用于声带麻痹预后判断。喉神经损伤患者肌电特征均有不同程度的变化，甲杓肌及环杓后肌的肌电特征反映了喉返神经的功能状态，环甲肌肌电特征反映喉上神经的功能状态。在临床上，声带运动障碍性疾病可通过常规喉肌电描记（LEMG）进行初步的定性筛查。

（6）嗓音障碍严重指数（dysphoniaseverity index，DSI）：是嗓音客观参数测试结果与主观听感知评估结果相结合而建立的嗓音客观评估方法。由 Wuyts 首次提出，是多个指标综合的结果，在西方发达国家普遍使用作为评估嗓音疾病的客观标准。采用声学分析软件根据最长发声时间、最高基频、最小音量、基频微扰计算出的客观反映嗓音功能的指标，DSI 评分 –5~+5，其中 +5 表示正常、健康的声音，–5 表示严重的病理声音。

（五）发声障碍的治疗

1. 健康教育　适当饮水，保持声带表面湿润；避免长时间、高强度用嗓；使用适当的音量、音调说话，避免大喊大叫；健康作息，避免熬夜，保证充足睡眠；戒烟酒、忌辛辣油腻食物、减少摄取含咖啡因、茶碱食物（如咖啡、浓茶）；保持心理、情绪的稳定。

2. 嗓音基础训练

（1）放松训练：通过放松练习和颈部按摩达到自觉控制和放松肌肉的目的，避免发声时全身肌肉和精神紧张。喉部按摩主要以放松喉外肌为主，目的在于协助患者开放环甲间隙，缓解喉部紧张感，加强声带张力，避免出现发声时挤喉现象。具体操作：以喉结为中心，用拇指、示指、中指的指腹分别放置于甲状软骨两侧进行按揉，然后向左右两侧轻轻来回推动喉部，来回 10 次。颈肩部的放松可通过运动、拉伸、按摩、理疗等进行。

（2）呼吸训练：嗓音是在呼气过程中发出和形成的，因此对呼气的控制是整个呼吸训练的重点；呼气要缓慢、平稳、持久，并有节奏，要控制住腹肌收缩的力量。具体方法：①腹式呼吸，在吸气过程中腹壁隆起、膈肌下降，呼气过程中腹壁下陷，膈肌上升；在感觉到呼气气流的过程中发"哈"音，注意呼吸与发音在时间上的协调。②练习协调呼吸与言语，交谈中练习腹式呼吸，训练在说话停顿是利用腹式呼吸吸气，然后控制呼气的节奏；打哈欠叹气练习和水泡音练习。③打哈欠叹气练习能使患者保持声带闭合，环甲间隙开放、发声通道松弛的良好发音行为；水泡音练习：嘱练习者放松口腔、喉部肌肉和下颌，轻轻上抬上唇及上颚，做深呼吸，然后缓慢平稳地从喉部深处发出连续不断的，犹如"水泡"的元音 /ɑ/。

（3）声带放松训练：打"嘟"练习。直立位，双脚左右分开，两脚间距约 30cm，肩下沉，双手自然下垂。深吸气后，紧闭双唇，气流由肺部发出，双唇振动并带动声带振动，持续发"嘟"音。可通过"嘟"音线性或旋转音调的变化进行声带放松练习。

(4)声带功能运动:选择元音 /a/,从低音调逐渐滑到最高音调,再从高音滑到低音,来回 10 次。

3. 嗓音共鸣训练　可以增强发音的音量及穿透力。训练的目的是找到正确的发声共鸣部位和音调,同时可以降低患者开始发音的音调。首先体会鼻腔共鸣的感觉,练习发鼻音,感受发音时面部的震动感,将鼻腔共鸣的感觉应用于元音中,练习发元音,以上动作熟练后逐渐练习在明显的鼻腔共鸣中说单字、双字词、四字词及句子。练习在发音时喉部肌肉放松,咽腔充分打开,喉位置下降;首先做叹息动作,吸气时将气道张得最大,继而呼气叹息,此时发出的声音有较好的中、低频共鸣,将示指放于甲状软骨处,找到喉的位置,感受吞咽动作时喉位置上升,咽腔打开时喉位置下降;最后在交谈中做到咽壁放松,咽腔打开。

4. 物理因子治疗　常用低频神经肌肉电刺激仪,按照喉返神经的走向,在声带麻痹侧的入喉处及锁骨水平皮肤表面置放 2 个电极片,以患者的感受调节强度,从 0 开始逐渐增加到感受到肌肉颤动为宜。每日 2~3 次,每次 20~30min。

5. 针灸治疗　主穴取舌三针(上廉泉、廉泉左、廉泉右)、咽四穴(喉结旁开约 2 寸,甲状软骨边缘,然后向上、下各 0.5 寸处为 2 个治疗点,左、右共 4 个治疗点)、人迎、水突、咽后壁穴。配穴取合谷、足三里、丰隆、列缺、曲池、风池、合谷、足三里、三阴交、照海、太溪、太冲、翳风。选穴原则是舌咽、颈部局部取穴与全身调理取穴相结合,充分体现中医治疗的整体观念。

6. 手术治疗

(1)喉神经移植术:可通过恢复声带位置和体积永久性改善因甲状腺术中喉返神经损伤引起的发声障碍,此手术安全有效,成功率较高,目前可用于神经移植手术的神经有喉返神经自身、颈袢、膈神经、舌下神经以及喉上神经等。

(2)声带内移术:甲状腺术后声带麻痹者可在局麻或全麻下通过向受累声带注射生物材料或自体脂肪来提高发声效率,但此手术仅能暂时维持疗效,若要永久改善嗓音质量可考虑行喉框架手术,如Ⅰ型甲状软骨成形术。

(闵瑜　孙巨)

第五节　骨质疏松症

一、概述

(一)定义

骨质疏松症(osteoporosis,OP)是一种以骨量减少,骨微结构损坏导致骨强度下降、骨脆性增加,易发生骨折为特征的全身代谢性骨病综合征。2001 年美国国立卫生研究院(NIH)提出骨质疏松是以骨强度下降、骨折风险增加为特征的骨骼系统疾病。

骨强度(bone strength)包括骨密度(bone mineral density,BMD)和骨质量(bone quality)两个方面。BMD 下降伴随着骨微结构的紊乱和破坏,骨丢失达到一定程度时,骨质量亦显著下降。骨质疏松可见于不同的性别和年龄,多见于绝经后妇女和老年男性,临床 OP 较常见脑卒中后偏瘫,脊髓损伤后的截瘫患者,以及各种内外科疾病需要长期制动、卧床的患者。OP 最大危害为骨强度下降所引起的脆性骨折,导致患者运动功能进一步受损,引起和 / 或加重患者残疾,是老年患者致残和致死的常见原因,严重影响着老年人群的生存质量,已被公认为严重的社会公共健康问题。

（二）分类

骨质疏松症可分为原发性和继发性两类。

1. 原发性骨质疏松症　绝大多数 OP 为原发性骨质疏松症,包括退行性骨质疏松症和特发性骨质疏松症。退行性骨质疏松症包括绝经妇女骨质疏松症(Ⅰ型)、老年性骨质疏松症(Ⅱ型)。绝经妇女骨质疏松症一般发生在妇女绝经后 5~10 年内;老年性骨质疏松症一般是指老年人 70 岁后发生的骨质疏松。特发性骨质疏松症包括特发性青少年骨质疏松症、特发性成年骨质疏松症、妊娠哺乳期骨质疏松症,病因尚不明确。

2. 继发性骨质疏松症　指由任何影响骨代谢的疾病或药物所致的骨质疏松症,如性激素和生长激素缺乏的内分泌疾病、多发性骨髓瘤、因疼痛引起运动减少的各种结缔组织疾病、长期服用糖皮质激素类药物的患者,残疾或脑卒中瘫痪卧床的患者等。

（三）病因

骨质疏松症的发生与遗传因素、营养状况、内分泌因素、物理因素以及不良生活习惯、年龄、体重等因素有关。

1. 遗传因素　峰值骨量(peak bone mass,PBM)是指骨成熟后达到最高骨矿含量,与种族、遗传关系密切。黑人峰值骨量高于白人,男性又高于女性,如果峰值骨量高,老年后发生骨质疏松症的机会就少或发病年龄推迟。近年来,随着对骨质疏松分子病因学研究,已筛选出许多对骨密度有遗传决定因素的候选基因,国际最受关注的是维生素 D 受体(vitamin D receptor, *VDR*)基因、雌激素受体(estrogen receptor, *ER*)基因和Ⅰ型胶原蛋白基因。

2. 营养状况　矿物盐的摄取对骨量的积累和维持有重要的影响,如钙、磷、维生素 D 摄入不足,将影响骨矿含量。此外,常生活饮食中蛋白质摄入过多或不足,其他一些元素如镁、氟及锌等摄入不足,亦将对骨量的维持产生不良的影响。老年人钙的肠吸收功能下降也可诱发骨质疏松。

3. 内分泌因素　绝经后妇女卵巢功能衰退,导致体内雌激素水平显著下降,其骨矿物质丢失加速。有资料表明绝经后妇女骨量将以每年 2.2%~3.0% 的速度下降。绝经后 20 年总骨量丢失可达 20%~30%。所以女性绝经年龄愈早,骨质疏松发生愈早,程度也就愈严重。雄激素缺乏或明显低下者,也会导致骨吸收和骨形成的平衡失调,骨吸收大于骨形成,出现骨质疏松。此外,甲状旁腺功能亢进症、库欣综合征、糖尿病也是骨质疏松常见的因素。年龄增长,肾脏 1,25- 二羟维生素 D_3 生成下降,PTH 相对增多促进骨吸收,亦导致骨质疏松症。

4. 物理因素　力学负荷促进骨形成,抑制骨吸收。力学负荷减少导致一过性骨吸收亢进,持续性骨形成减少,骨量迅速减少,可出现骨质疏松。见于瘫痪、制动、失重状态,如偏瘫肢体、截瘫肢体、骨折肢体的骨质疏松,各种疾病致长期卧床引起的骨质疏松,太空工作者易患骨质疏松等。缺乏日照,维生素 D 合成减少,也会影响骨代谢导致骨质疏松症。

5. 其他　吸烟,过量饮酒、咖啡、茶,长期坐办公室活动量少易患骨质疏松,体重愈低、年龄愈大其发生骨质疏松的风险也就愈大。

（四）流行病学

骨质疏松症是一种退化性疾病,随着年龄的增长患病风险增加。60 岁以上的人群中骨质疏松症的患病率明显增高,女性尤为突出。2003~2006 年一次全国性大规模流行病学调查显示,50 岁以上人群以椎体和股骨颈骨密度值为基础的骨质疏松症总患病率女性为 20.7%,男性为 14.4%。按调查估算全国 2006 年在 50 岁以上人群中约有 6 944 万人患有骨质疏松症,约 2.1 亿存在低骨量。50 岁以上人群中,1.9% 发生过髋部骨折,13.3% 发生过椎体骨折,骨质疏松并发髋关节骨折发病率在较短时间内升高近 3 倍。髋关节骨折患者 1 年内死于各种并发症者达 20%,致残率在生存患者中高达 50% 以上。

二、临床表现

(一)症状与体征

早期患者多无明显症状,少部分患者主诉腰痛或全身骨痛,经 X 线或骨密度检查发现胸、腰椎压缩性骨折、骨质疏松症。典型的临床表现包括疼痛、驼背和骨折。

1. 疼痛　腰背部疼痛为原发性骨质疏松症最常见的症状,疼痛多为脊柱及脊柱旁两侧,多呈钝痛、胀痛、冷痛;疼痛随体位变化,其严重程度可有增减,久站、久坐时疼痛加剧,卧位时疼痛可不同程度地缓解,随着骨量流失增加,疼痛逐渐发展为持续性痛,白天疼痛轻,夜间和早晨醒来时加重,弯腰、提重物、咳嗽、用力大便时疼痛明显加剧。合并骨折时,有剧烈的锐痛,局部明显的压痛和叩击痛,并伴有异常姿势等骨折阳性体征。伴有胸腰椎压缩性骨折的骨质疏松患者,常伴有腰背肌肉的疼痛,相应节段脊神经受压的下肢放射性痛等。

2. 驼背　身高缩短脊柱椎体前部主要为松质骨,老年性骨质疏松症患者脊柱椎体前部受压,以 T_{11}、T_{12} 和腰椎为主,椎体呈楔形,使脊柱前倾前屈、后凸形成驼背,身长缩短。正常人每一椎体高度约 2cm 左右,严重的骨质疏松症时脊柱长度可缩短约 10~15cm。此外,胸椎压缩性骨折尚会导致胸廓畸形,出现胸闷、气短、呼吸困难等表现,心排血量、肺活量、肺最大换气量下降,易并发上呼吸道和肺部感染。腰椎压缩性骨折也可导致便秘、腹胀、食欲减退或饱腹感等。

3. 骨折　是骨质疏松最常见和最严重的并发症。老年骨质疏松性患者常见椎体压缩骨折。骨折不仅引起急性剧痛及长期慢性疼痛,而且严重限制患者的日常活动,常导致患者长期卧床,并发肺部感染、尿路感染、压疮等,严重者危及患者生命。

一般骨量丢失 20% 以上是易发生骨折,患者骨强度下降,受到较小外力的撞击,甚至日常轻微活动,如咳嗽、打喷嚏、回头、转身等都可引发骨折,骨密度越低,发生骨折的风险越大。发生一次骨折后,再次发生骨折的风险亦明显增加。常见发生骨折的部位为胸、腰椎,股骨颈,桡骨远端(Colles 骨折)。老年人群中亦有 20%~50% 的患者发生椎体压缩性骨折后无明显症状,在无意中检查时发现。

(二)实验室检查

1. 骨密度的测量　双能 X 线吸收法(DEXA)可以测量全身任意部位的骨密度,测量速度快、精确度高、空间分辨率高、散射线少。DEXA 可明确诊断轻、中、重度骨质疏松,是目前诊断 OP 金标准。其他测定骨密度的实验室检查还包括单能 X 线吸收法、X 线吸收法、定量 CT 等。

2. X 线检查　骨 X 线检查可见骨的透光度增加,骨皮质变薄,骨小梁减少、变细以脊柱和骨盆改变较为明显,尤其是胸腰部负重节段的椎体,椎体可有不同程度的变扁、双面凹陷,椎间隙增宽,常同时伴有椎体边缘不同程度的增生,骨赘形成,也可见脊椎压缩性骨折或其他部位的骨折。X 线检查方法简便,价廉,易普及,是最早用于骨质疏松症诊断的一种方法。但诊断骨质疏松灵敏度不足,一般需骨密度降低 30%以上才能显示出骨质疏松症影像,不能早期诊断骨质疏松症。

3. 骨的生化检查指标　对骨形成和骨吸收的生化指标进行检测,可动态观察骨代谢变化,辅以诊断骨质疏松症。

(1)骨形成指标:血清骨源性碱性磷酸酶、骨钙素、原胶原伸展肽。这些指标检测可反映成骨细胞的活性,判断骨形成的状态。

(2)骨吸收指标:空腹尿羟脯氨酸/肌酐比值、空腹尿钙/肌酐比值、血浆抗酒石酸酸性磷酸酶(tartrate resistant acid phosphatase,TRAP)等,这些指标可反映破骨细胞吸收骨的状态。

(3)血钙、血磷:骨质疏松症严重时,血钙可偏低,血磷则升高。辅以诊断 OP。

(4)血雌二醇、降钙素和甲状旁腺激素:骨质疏松症时血雌二醇与降钙素较低,甲状旁腺激素则升高。

三、临床诊断与处理

(一)诊断

结合临床表现,病史以及实验室检查,比较容易明确 OP 的诊断。WHO 推荐的原发性骨质疏松的诊断标准基于双能 X 线吸收法(DEXA)测定的 BMD 结果,是骨质疏松诊断的金标准。BMD 测定值与同性别、同种族健康成人的骨量峰值标准差比较,用 T 值(T-score)表示。

T 值 $\geqslant$ –1.0St 表示正常骨量;–1.0St<T 值<–2.5St 表示骨量减少;T 值 $\leqslant$ –2.5St 诊断为骨质疏松;T 值 $\leqslant$ –2.5St 同时合并脆性骨折诊断为重度骨质疏松。

此外,临床上发生脆性骨折可诊断骨质疏松。脆性骨折指非外伤或轻微外伤发生的骨折。

诊断尚需进一步排除继发性骨质疏松,如恶性肿瘤、肾功能衰竭、风湿性疾病、糖皮质激素类药物等引起的继发性骨质疏松。

(二)药物治疗

抗骨质疏松药物种类较多,按照作用机制可分为骨吸收抑制剂、骨形成刺激剂、骨矿化促进剂和其他四大类。

1. 骨吸收抑制剂　雌激素类(结合雌激素、雌二醇)、降钙素(鲑降钙素、益钙宁)、双膦酸盐类(阿仑膦酸钠、帕米膦酸二钠、羟乙膦酸钠等)。

2. 骨形成刺激剂　甲状旁腺激素、氟化物(氟化钠、单氟磷酸钠)。

3. 骨矿化促进剂　钙剂(活性钙、碳酸钙、枸橼酸钙)、维生素 D 及其衍生物(骨化三醇、阿法骨化醇)。

4. 其他　锶盐(雷奈酸锶)、维生素 K、中药等。此外,针对骨质疏松症患者的腰背痛或全身骨痛,可选用一些非甾体抗炎药,如布洛芬、吲哚美辛、塞来昔布或双氯芬酸对症止痛治疗。

(三)手术处理

老年性骨质疏松性胸腰椎压缩性骨折,行经皮椎体后凸成形术(percutaneous kyphoplasty,PKP)能迅速缓解患者的疼痛,术后患者可尽早下床活动,大幅减少多种并发症。其他部位的骨折,及时手术复位、固定,可尽快恢复患肢及全身的活动,减少疼痛和并发症。

四、康复评定

(一)身体结构与功能

1. 身体结构评定　骨强度下降导致骨折风险增加,已经发生骨折的患者相应的脊柱、肢体运动功能减退。胸腰椎椎体压缩性骨折可致脊柱活动度受限,身高缩短,脊柱前屈、后凸形成驼背,身高缩短和驼背所致的身体姿势改变亦影响肺功能。

2. 疼痛　常见于腰背部、肩部、膝关节痛和足跟痛。当发生骨折时可有剧痛。胸椎、腰椎关节活动不同程度受限,肌力下降。疼痛评定采用视觉模拟评分法(VAS),临床操作方便快捷。

(二)活动和参与

骨质疏松患者站立、行走、上下楼梯及家务等日常活动受限,严重骨质疏松症并发骨折,长期卧床会进一步降低日常生活活动能力,可采用改良 Barthel 指数评定进行日常生活活动能力评定。

患者参与受限主要表现在对社会交往、休闲娱乐、社会环境与自然环境适应的方面。

五、康复治疗

骨质疏松症的治疗目标是缓解骨痛,促进骨折愈合,改善骨密度,降低骨折发生率,以及恢复患者日常生活活动能力,改善患者活动与参与能力,提高患者生活质量。

（一）运动治疗

运动治疗可改善 OP 患者的运动功能、平衡功能,是防治 OP 的有效方法。运动治疗方案旨在提高腰背肌、腹肌、股四头肌、小腿三头肌的肌力。腰背肌肌力训练可采用等张、等长练习,如桥式运动训练、体操训练;下肢肌力训练可采用等张抗阻训练,循序渐进增加负荷重量进行训练,亦可结合等长收缩训练。患者在肌力训练达到一定程度后,要适时加入平衡协调训练,提高患者运动功能,亦使姿势反射更敏捷,有助于预防老年骨质疏松症患者的跌倒。

脊柱压缩性骨折患者,尽早开展床上肢体运动功能训练,佩戴腰围、脊柱背心尽早下床进行运动训练。四肢骨折的患者,尽早开展健康肢体的运动训练,并争取早日下床活动。

（二）作业治疗

包括日常生活活动训练,以及患者感兴趣的作业活动,如各种球类活动、跳舞、踢毽球等,可增强患者对运动的趣味性、积极性,改善患者运动功能,防治 OP。

（三）物理因子治疗

1. 高频电疗　对骨折所引起的急性期的炎症性疼痛可采用无热量超短波和微波治疗以减轻疼痛和促进炎症的吸收。

2. 中频电疗　针对疼痛可采用调制中频电疗、干扰电治疗,同时也可以减轻肌肉萎缩。

3. 低频电疗　功能性电刺激疗法（FES）、电体操、感应电,可减轻肌肉萎缩;经皮神经电刺激疗法（TENS）可以止痛。

4. 光疗　红外线、红光、氦氖激光可改善局部血液循环,缓解疼痛,促进骨折生长。紫外线全身照射、日光浴可以增加皮肤维生素 D 的合成,促进人体肠道对钙的吸收,增加骨质的生成。

5. 磁疗　近年来的研究表明,低频脉冲电磁场疗法能够提高骨质疏松症患者的骨密度,缓解骨痛。

（四）中医治疗

1. 针灸　传统的针灸疗法以中医理论为指导,通过刺激相关的穴位,在提高原发性骨质疏松症内分泌性激素水平、调节骨代谢、增加骨密度、缓解疼痛、减轻临床症状等方面,经临床应用和动物实验已获疗效,是治疗原发性骨质疏松症的一种安全有效、副作用小、价格便宜的方法。

2. 太极拳　强调阴阳平衡,动静结合,刚柔相济,运动能量消耗低,运动强度不大,特别适合中老年人。它在保持骨量和预防骨质疏松性骨折方面效果显著,预防和治疗骨质疏松症安全、有效。

（五）心理干预

积极的心理干预可缓解 OP 患者因疼痛导致的焦虑、抑郁情绪,改善患者的睡眠,促进良好生活方式的建立和运动习惯的养成,形成防治骨质疏松的良性循环。对已经发生骨折的患者,进行心理疏导,消除患者对 OP 的恐惧,尽早下床活动,改善患者的日常生活能力,提高患者的生活质量。

（六）其他治疗

运用康复工程技术,为患者制订合适的矫形器,固定病变部位,胸腰围保护维持脊柱稳定性,减轻疼痛,有利于骨折后早期康复锻炼和治疗。

六、预后及健康教育

（一）预后

骨质疏松症的预后与骨质疏松症的类型、严重程度、治疗是否及时、有无骨折等并发症有关。绝经妇女骨质疏松症及早治疗则预后较好,继发性骨质疏松症排除继发性因素后,骨质疏松症也会改善。老年性骨质疏松症的预后主要与骨折的发生相关,若发生骨折致患者长期卧床不起,可发生呼吸系统、心脑血管系统的严重并发症,预后不良。

（二）健康教育

预防骨质疏松症从儿童、青少年开始,均衡膳食,多吃含钙、磷高的食物,提高骨峰值,增加骨密度储备,延缓骨质疏松症的发生及其严重程度。随年龄的增长,坚持合理的生活方式加强对钙、维生素 D 的摄入,禁烟酒,适量的户外运动和日晒,有条件的定期进行骨密度的检查。有腰背疼痛症状时,及时排查骨质疏松症,尽早干预处理;老年人日常生活中注意防止跌倒,加强自身和环境的保护。

（罗爱华）

13 | 第十三章 风湿性疾病康复

第一节 类风湿关节炎

一、概述

类风湿关节炎（rheumatoid arthritis，RA）是一种以侵蚀性关节炎为主要临床表现的自身免疫病。可发生于任何年龄，但高发年龄为 40~50 岁；女性多于男性，男女之比约为 1：3。其病程漫长、病情反复、致残率高。类风湿关节炎不仅造成患者身体机能、生活质量和社会参与度下降，也给患者家庭和社会带来巨大的经济负担。因此早期诊断、早期治疗以最大限度地减轻其功能障碍对于本病是至关重要的。流行病学调查显示，本病呈全球性分布，世界平均患病率 0.5%~1%；美国患病率为 1%；中国大陆地区患病率为 0.42%，总患病人群约 500 万，男女患病比约为 1：4。我国类风湿关节炎患者在病程 1~5 年、5~10 年、10~15 年及 ≥ 15 年的致残率分别为 18.6%、43.5%、48.1%、61.3%。随着病程的延长，残疾及功能受限发生率升高。

类风湿关节炎的发病机制目前尚不明确，基本病理表现为滑膜炎、血管翳形成，并逐渐出现关节软骨和骨破坏，最终导致关节畸形和功能丧失，可并发肺部疾病、心血管疾病、恶性肿瘤及抑郁症等。目前认为类风湿关节炎发病的相关因素可能有：①遗传因素；②病毒、细菌，尤其是 EB 病毒感染；③内分泌因素；④免疫系统失调；⑤其他因素，如寒冷、潮湿环境；精神社会因素等。目前有研究认为 RA 的发病机制是多种因素诱发遗传易感机体的自身免疫反应所致的一种多因素疾病。

二、临床表现及其临床处理

（一）临床表现

1. 症状与体征　类风湿关节炎的临床表现多样化，其病程、轻重、预后、结局都会有差异，类风湿关节炎从关节到全身多系统受累，为慢性、进行性、侵蚀性疾病。类风湿关节炎多呈慢性隐匿性发病，最常见的受累关节主要分布于腕关节、掌指关节、近端指关节，其次是膝关节、踝关节、足趾关节、肘关节、肩关节，颈椎的寰枢关节和下颌关节也可以受累。初期以乏力、低热、食欲减退、体重减轻、贫血、全身酸痛等全身症状为多见。关节症状以滑膜炎和关节结构破坏为主要临床表现，滑膜炎阶段应该进行积极恰当的治疗，如病情逐渐加重，发展到关节结构破坏就很难逆转了。RA 患者关节受累早期以关节疼痛与压痛、晨僵、肿胀、活动受限为主，关节畸形和功能障碍多见于晚期患者，常见关节畸形有近端指间关节梭形肿大、掌指关节半脱位、尺侧偏斜、腕和肘关节强直、"天鹅颈（swan neck）"样畸形及"纽扣花（boutonniere）"样畸形。关节肿痛和畸形导致功能障碍，严重者生活不能自理。关节病变可以致残，而关节外病变及其并发症则可以致死。类风湿关节炎常见的关节外表现有类风湿结节、类风湿血管炎以及呼吸系统、循环系统、泌尿系统、消化系统、神经系统、血液系统、视觉系统等病变，干燥综合征也是本病常见的继发性改变。

2. 实验室和影像学检查　类风湿因子（RF）尽管不是的特异性抗体，但 70%~80% 的类风湿关节炎患者血清中可检测出 RF。红细胞沉降率和 C 反应蛋白（CRP）为本病急性发作期炎性标志物,其升高多与本病的活动度有关。影像学检查是类风湿关节炎诊断、分期和监测病情变化的重要指标。X 线、CT 及 MRI 检查均可以作为类风湿关节炎的诊断依据。X 线可见关节周围软组织肿胀;骨质疏松;关节间隙早期因关节积液而增宽,关节软骨被破坏后则关节间隙变窄;关节面骨质侵蚀;晚期可见关节半脱位或脱位,骨端破坏后形成骨性融合而造成骨性强直。MRI 表现早期显示关节滑膜增厚和关节积液。CT 可以显示 X 线看不出的骨破坏。

（二）临床处理

1. 临床治疗原则　类风湿关节炎一经确诊,应及时给予规范治疗。研究显示,不规律使用改善病情抗风湿药是类风湿关节炎患者关节功能受限的独立危险因素之一。尽管类风湿关节炎无法根治,但通过达标治疗可有效缓解症状和控制病情。达标治疗指治疗达到临床缓解,即 28 个关节疾病活动度（disease activity score in 28 joints,DAS28）≤2.6,或临床疾病活动指数（clinical disease activity index,CDAI）≤2.8,或简化疾病活动指数（simplified disease activiey index,SDAI）≤3.3。对类风湿关节炎治疗未达标者,建议每 1~3 个月对其疾病活动度监测 1 次;对初始治疗和中/高疾病活动者,监测频率为每个月 1 次;对治疗已达标者,建议其监测频率为每 3~6 个月 1 次。类风湿关节炎治疗方案的选择应综合考虑关节疼痛、肿胀数量、ESR、CRP、RF 及抗环瓜氨酸肽抗体（anticyclic citrullinated peptide antibody,ACPA）的数值等实验室指标。同时要考虑关节外受累情况;注意监测常见合并症,如心血管疾病、骨质疏松、恶性肿瘤等。

2. 药物治疗　类风湿关节炎的常用治疗药物大致分为以下三类。

（1）非甾体抗炎药（NSAID）:NSAID 为镇痛消肿,改善关节炎症状的常用药,必须与改善病情的抗风湿药同用。常用的 NSAID 有:①塞来昔布:每日 1~2 次,每次 200~400mg,磺胺过敏者禁用。②美洛昔康:每日 1~2 次,每次 7.5~15mg。③萘普生:每日 2 次,每次 0.5~1.0g;还有双氯芬酸、吲哚美辛、布洛芬等,在选用此类药物时应注意其胃肠道不良反应,且应避免两种以上 NSAID 同时服用,建议遵医嘱服用此类药物。

（2）抗风湿药:抗风湿药见效慢,但可改善和控制病情进展。一般认为凡类风湿关节炎确诊病例均应使用抗风湿药。此类药物的选择应根据具体病情,在医生指导下制订个体化方案。应注意的是抗风湿药的作用机制和不良反应各不相同,在实际应用中应谨慎监测。常用的抗风湿药有:①甲氨蝶呤:一般甲氨蝶呤作为类风湿关节炎的首选药物和联合用药的基本药物。每周剂量为 7.5~25mg,可口服,也可肌内注射或静脉注射。4~6 周起效,疗程至少半年。②生物制剂:常用的生物制剂有依那西普、英夫利西单抗、阿达木单抗、阿那白滞素、利妥昔单抗等,本类药物宜与甲氨蝶呤联合应用。③免疫性治疗:口服诱导免疫耐受药等,其疗效尚有待进一步研究。血浆置换、免疫吸附等疗法只用于难治性重症。④其他抗风湿药:有金制剂、青霉胺、硫唑嘌呤等。

（3）糖皮质激素:本药抗炎作用强,可迅速改善和明显缓解关节炎症状,改善关节功能,但不能根治类风湿关节炎,快速停药可致复发。口服或关节腔注射给药。

3. 手术治疗　人工关节置换术等关节畸形矫正手术;滑膜切除术等缓解病情的手术。

三、康复评估

（一）身体健康结构与身体功能

1. 临床评估

（1）临床表现:①常见症状有乏力、低热、食欲减退、体重减轻、贫血、全身酸痛;关节疼痛、晨僵、肿胀、活动受限、关节畸形和功能障碍。②常见体征有关节压痛、关节畸形如近端指间关节梭形肿大、掌指关节半脱位、尺侧偏斜、关节强直、"天鹅颈"样畸形、"纽扣花"样畸形。

(2)辅助检查：①实验室检查：红细胞沉降率增快，类风湿因子阳性。②影像学检查：关节软组织肿胀，关节面边缘及骨端破坏，晚期纤维性强直。关节软组织梭形肿胀；关节间隙增宽、变窄；关节面骨质侵蚀；骨质疏松；关节半脱位或脱位；骨性融合；手指向尺侧偏斜畸形。MRI早期可见关节滑膜增厚和关节积液；晚期则显示关节间隙狭窄，关节软骨面破坏。CT显示关节周围软组织肿胀，密度增高；骨缺损或骨内骨质破坏。

2. 功能评估

(1)诊断标准：通常采用美国风湿病学会的诊断标准（表13-1），中华医学会风湿病学分会《2018中国类风湿关节炎诊疗指南》制订了影像技术在类风湿关节炎诊断和随诊中的价值表（表13-2），并建议临床医师根据类风湿关节炎患者的症状和体征，在条件允许的情况下，恰当选用X线、超声、CT和磁共振成像（MRI）等影像技术。

表13-1　美国风湿病学会(1987年)的类风湿关节炎诊断标准

(1)晨僵持续至1h(每天)，病程至少6周

(2)有3个或3个以上的关节肿，至少6周

(3)腕、掌指、近指关节肿，至少6周

(4)对称性关节肿，至少6周

(5)有皮下结节

(6)手X线片改变(至少有骨质疏松和关节间隙的狭窄)

(7)类风湿因子阳性(滴度>1∶20)。

凡符合上述7项者为典型的类风湿关节炎；符合上述4项者可诊断为类风湿关节炎。

美国风湿病学会将类风湿关节炎的生活能力的程度分为4级：

Ⅰ级：关节能自由活动，能正常地进行日常生活和各项工作。

Ⅱ级：关节活动中度受限或几个关节疼痛不适，可进行一般的日常生活，但社会参与能力受限。

Ⅲ级：关节活动显著受限，不能胜任工作，料理生活也有困难。

Ⅳ级：部分或完全失去活动能力，日常生活的自理和参与工作的能力均受限。

表13-2　影像技术在类风湿关节炎诊断和随诊中的价值表

技术	适用情况	优势	劣势
常规放射学检查	常规放射学检查是评估RA关节结构损害最常用的影像学工具。双手、腕关节以及其他受累关节的X线片对RA的诊断有重要意义。早期X线表现为关节周围软组织肿胀及关节附近骨质疏松；随着疾病进展可出现关节面破坏、关节间隙狭窄、关节融合或脱位等。通常使用手、足X线片对关节损伤进行定期评估。但病程小于半年的RA患者常规X线片可能是正常的	①成本低；②易获取	①三维病变的二维表现；②暴露于电离辐射；③对检测早期骨损害的灵敏度低
超声	超声检测关节结构性损害的灵敏度高于常规放射学检查。多普勒超声可用于确认滑膜炎的存在，监测疾病活动和进展，评估炎症情况。超声能清晰显示关节滑膜、滑囊、关节腔积液、关节软骨厚度及形态等；彩色多普勒血流成像和彩色多普勒能量图能直接检测关节组织内的血流分布，反映滑膜炎症情况，且具有较高的灵敏度；临床缓解后超声发现的亚临床滑膜炎，是RA复发和后续影像学进展的独立预测因素之一。超声检查还可以动态判断关节积液量及与体表的距离，用以指导关节穿刺及治疗	①成本居中；②无电离辐射；③允许对多个关节进行评估；④为诊断和治疗提供指导；⑤检测早期骨与软骨结构的损伤；⑥应用能量多普勒可检测炎症活动	①依赖操作者的技能；②对深度关节变化的检测灵敏度低(臀部、肩关节、髋关节)

技术	适用情况	优势	劣势
CT	CT 检测骨侵蚀的能力较其他技术准确,对大关节病变及肺部疾病的检测有一定的价值,但 CT 无法检测活动性炎症如滑膜炎、腱鞘炎等,故当 RA 累及大关节或 RA 患者合并肺部病变时可使用 CT 观察疾病情况;检测 RA 骨侵蚀情况也可使用 CT	①骨侵蚀病变的检测;②合并肺部病变的检测;③大关节病变的检测	①电离辐射量大;②无法检测炎症活动;③成本较高
MRI	MRI 是检测早期 RA 病变最敏感的工具。MRI 在显示关节病变方面优于 X 线,可早期发现滑膜增厚、骨髓水肿和轻微关节面侵蚀,对 RA 的早期诊断有意义。MRI 比常规放射检查能更早的检测到滑膜炎、关节间隙狭窄、骨侵蚀等变化。MRI 和超声可以检测出炎症,且对早期炎症的检测优于临床体检,是鉴别亚临床炎症的依据,可用来预测未分化关节炎是否会进展为 RA,还可在临床缓解时预测未来的关节损害,用来评估持续性炎症;MRI 骨髓水肿是早期 RA 影像学进展的强有力的独立预测因素之一,可作为预后判断的指标之一	①灵敏度高;②无电离辐射;③可用于骨髓水肿、早期骨及软骨结构损害的检测	①成本高;②设备的可及性有限;③检查持续时间长;④每次检查仅限于 1 个部位(膝、手)

(2)身体结构:关节肿胀、挛缩、强直;骨质疏松;骨破坏;关节半脱位或脱位;骨性融合;畸形及类风湿结节、腱鞘炎、血管炎、淋巴结肿胀、末梢神经障碍、胸膜炎、间质性肺炎、心包炎、结膜炎等。

(二)活动能力

握力及步行速度低下等日常生活活动(ADL)能力下降。目前国外有许多针对类风湿性关节炎患者的功能评定量表,如健康评定问卷(health assessment questionnaire,HAQ)(表 13-3)、关节炎影响测量量表(arthritis impact measurement scale,AIMS)、麦克麦斯特健康指数问卷(McMaster health index questionnaire,MHIQ),而我国目前尚无针对本国类风湿性关节炎患者设计的量表、问卷。类风湿关节炎的 ADL 评价法通常采用国际上广泛应用的健康评定问卷(HAQ)、修订的 HAQ(MHAQ)等。

表 13-3 健康评定问卷(HAQ)

(1)穿衣,系鞋带和纽扣	(11)出入浴盆
(2)洗发	(12)座便的坐起
(3)无支撑状态下从椅子上站起	(13)弯腰拾起地上东西
(4)上下床	(14)伸手摘下衣架上衣帽
(5)把盛满水的杯子放到嘴边	(15)开关水龙头
(6)切肉	(16)上下车
(7)开启瓶塞	(17)逛商店
(8)户外平地上行走	(18)做家务如打扫卫生
(9)上下 5 节楼梯	(19)步行 2 000m
(10)洗澡并擦干全身	(20)参加所喜爱的活动

注:评分标准:无困难 0 分;有些困难 1 分;很困难 2 分;无法完成 3 分。每个问题得分 0~3 分,得分越高,功能越差。

(三)患者报告的临床结局

患者报告的临床结局(patient reported outcome,PRO)量表从患者报告的角度出发,较传统的医生报告的结局测量方法在类风湿关节炎药物疗效评估、疾病监测、慢病管理等方面更能彰显优势。随着现代生物 - 心理 - 社会医学模式的回归和兴盛,医疗领域对于患者个体的关注度逐渐提高,目前国际风湿病领域在类风湿关节炎的 PRO 研究方面日益增多。来自不同国家的研究先后推出了源于患者报告的 28 个关节疾病活动度评分（patient-reported disease activity score in 28 joints，Pt-DAS28）、类风湿关节炎活动指数（rheumatoid arthritis disease activity index，RADAI）、类风湿关节炎疾病影响指数（rheumatoid arthritis impact of disease，RAID）等 RA-PRO 量表，但是其患者报告的临床结局研究尚未成熟，国际上尚无一种公认的类风湿关节炎专病患者报告的临床结局量表。国内关于 RA-PRO 的研究尚处于起步阶段，中华中医药学会风湿病分会 2018 年《中国类风湿关节炎患者报告的临床结局量表专家共识》制订了适合我国国情、符合本土文化的中国类风湿关节炎患者报告的疾病活动指数量表（表 13-4）。

表 13-4　中国类风湿关节炎患者报告的疾病活动指数量表

条目	推荐强度（0~10 分）
1. 您目前的关节疼痛程度如何？ □完全没有　□疼痛较轻　□疼痛较重，可以忍受　□疼痛很重，难以忍受	9.94
2. 您感觉关节肿胀程度如何？ □无　□很轻　□较重　□极重	9.72
3. 您感觉晨起关节僵硬持续多少时间（活动多长时间关节僵硬可以缓解）？ □无　□≤1h　□>1h，≤2h　□>2h	9.61
4. 与其他关节相比，您的疼痛关节触摸是否发热？ □不热　□触摸有热感，但不觉发热　□触摸热，且自觉发热　□触摸热，且关节局部红热	8.67
5. 您上肢关节活动（端碗、提物、梳头等）有困难吗？ □无困难　□有困难　□很困难　□完全不能	8.78
6. 您下肢关节活动（蹲起、上下楼梯、平地行走）是否有困难？ □无困难　□有困难　□很困难　□完全不能	8.60
7. 在日常生活、工作中，您疲劳吗？ □无疲劳　□有疲劳　□很疲劳　□非常疲劳，不能干任何事	8.26
8. 您是否感觉肌肉酸痛？ □无　□偶尔　□经常　□几乎总是	8.01
9. 您感觉胃口如何？ □很好　□有点差　□很差　□一点胃口都没有	7.96
10. 您近期是否感到烦躁不安或情绪低落？ □几乎没有　□偶尔　□常常　□几乎总是	7.96
11. 您日常生活或工作、学习是否有困难？ □无困难　□有困难　□很困难　□完全不能	8.57

注：各条目从无症状至症状加重 4 个等级分别计 0、1、2、3 分，总分计算公式 =1.43× 条目 1+0.93× 条目 2+0.40× 条目 3+1.09× 条目 4+0.11× 条目 5+0.18× 条目 6+0.24× 条目 7+0.04× 条目 8+1.17× 条目 9+0.19× 条目 10+0.02× 条目 11。

（四）参与（生存质量）

社会参与能力下降。

四、康复治疗

（一）一般治疗

注意生活方式的调整，包括禁烟、控制体重、长距离步行和正座，合理饮食和适当运动。每周坚持 1~2 次有氧运动，而不是高强度体育运动，不仅有助于改善患者的关节功能和提高生活质量，还有助于缓解疲劳感。

(二)炎症活动期的康复治疗

1. **休息**　炎症活动期主要针对疼痛、肿胀和为了预防关节破坏,应保持休息,禁忌关节超负荷,如搬运重物、过度的机力训练、上下楼梯及长时间端坐等。在炎症活动期不仅要保证局部安静,全身安静也是非常重要的。但是为了避免体力和肌力下降,不要完全卧床,一般每天上下午各保证 2h 安静时间即可。

2. **运动治疗**　尽早地进行 ROM 训练和增强肌力的训练对于疼痛的治疗是有效的。

(1)ROM 训练:重度炎症时 ROM 训练可提高关节内温度,使关节液中的白细胞增加而加重炎症。因此,不提倡此时进行 ROM 训练。一般在急性炎症期可以每天进行 1~2 次主动运动或辅助主动运动。以不引起疼痛为原则,在进行 5~6 次热身运动后进行 2~3 次 ROM 训练。研究结果显示如果急性炎症期绝对不进行 ROM 训练和增加肌力的训练,那么,突然开始训练时会伴有明显的疼痛反而会加重炎症。

(2)维持和增强肌力的训练:为了保护关节,一般在不引起疼痛的体位下,采用等长收缩来进行维持和增强肌力的训练。

(3)保护关节:在炎症活动期,避免关节破坏的关节保护指导也是重要的内容。炎症活动期中应尽量避免用手指提拉重物以免造成关节变形、脱位等。

3. **物理因子治疗**　针对类风湿关节炎的疼痛一般采用物理因子治疗。

(1)表面和深度温热疗法:表面温热疗法一般采用红外线、水疗等,深部温热疗法多采用超短波。温热疗法对晨僵疗效较好。因关节内温度上升可提高胶原酶的活性,可能会促进关节的破坏,不应过长时间应用温热疗法。

(2)经皮神经电刺激疗法(TENS)。

(3)水疗:气泡浴、涡流浴(图 13-1)可以改善循环障碍。

(4)冷疗:可使局部血管收缩,神经兴奋性下降、传导速度减慢,降低神经末梢的敏感性而减低疼痛。另外血管收缩使毛细血管的通透性下降,渗出减少,因而可减轻组织肿胀对神经末梢的压迫所引起的疼痛。

4. **中医治疗**　①按摩;②中药,如植物药制剂雷公藤多苷、青藤碱、白芍总苷等。

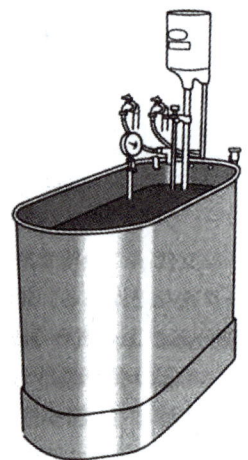

图 13-1　涡流浴槽

(三)非炎症活动期的康复治疗

1. **运动治疗**

(1)ROM 训练:针对由于炎症活动期长期安静休息导致的关节不同程度的活动受限,可以每天进行 3~4 次 ROM 训练,但为了避免关节超负荷而加速关节破坏,应注意避免过度的 ROM 训练。对于疼痛来说 ROM 训练比温热疗法更有效。

(2)增强肌力的训练:炎症期过后可能会出现关节变形、关节破坏、功能障碍、能力低下等,此时的增强肌力的训练应以等长性收缩为主,如果炎症得到了有效地控制也可以应用等张性抗阻运动。等长性肌力增强运动一般 5 次 1 组、1 天 3 组为宜。

(3)起立和步行训练:由于关节变形,特别是屈曲挛缩可以造成站位和步行姿势异常,因此,需要进行起立和步行训练。

(4)风湿体操:风湿体操是一种可以利用棍棒和绳等来进行的简便易学的体操(图 13-2)。

2. **物理因子治疗**　水疗,水的浮力可以减轻关节的负荷,利用水的压力可达到增强肌力的目的。

3. **康复工程**　由于关节变形造成功能障碍、ADL 能力下降,因此,可以利用自助具进行 ADL 训练(图 13-3、图 13-4、图 13-5)。虽然支具可以矫正和预防关节变形,但因支具可能会造成疼痛或影响 ADL 能力,更因为类风湿关节炎的功能障碍是逐渐形成的,所以患者能够逐渐适应,因此,尽管支具对类风湿关节炎是一种有效的治疗方法,但类风湿关节炎患者多半不选择支具治疗。

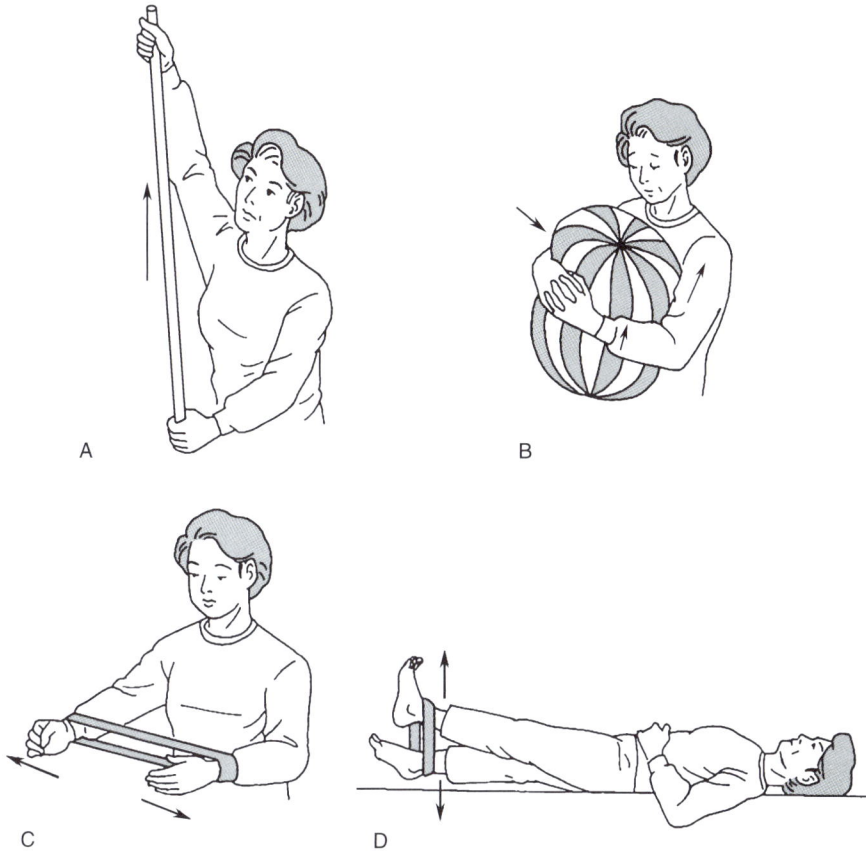

图 13-2　应用棒、线、琢等做康复体操以进行增强肌力和 ROM 训练

A.肩关节训练图;B.肘关节训练图;C.腕关节训练图;D.踝关节训练图。图中的箭头为肌力和 ROM 训练时的用力方向。

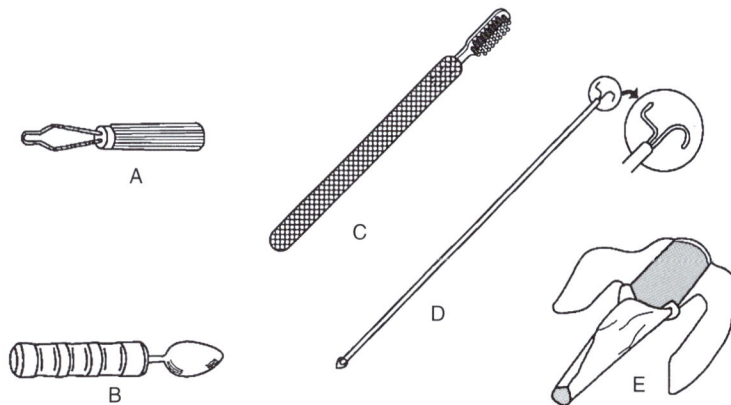

图 13-3　自助具

A.指尖精细动作困难时进行穿针引线的支具;B.容易持握的粗把勺子;C.把又长又粗可以使用的牙刷;
D.钩状多功能支具;E.手够不到脚尖时穿长袜用的辅助具。

4. 心理疗法　类风湿关节炎的心理问题主要有慢性持续性疼痛,进行性关节变形及外观问题,由于本病进行性、破坏性的病情变化带来的对未来的不安等。

5. 康复治疗的注意事项　非类固醇类消炎镇痛药、类固醇类药物、免疫抑制剂等在治疗的同时会有一定的不良反应,如骨质疏松引发骨折、易致感染性疾病、消化性溃疡、精神症状、肌力低下等。类固醇类药物关节腔注射后,为保护关节需要 24h 安静,此时应避免抗阻运动。应注意观察运动疗法、作业疗法后的疲劳、是否加重关节疼痛等现象,避免出现超负荷的过度运动。

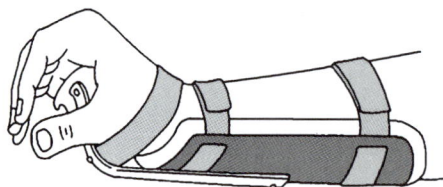

图 13-4　RA 侵犯手关节时保持手关节功能位的手支具

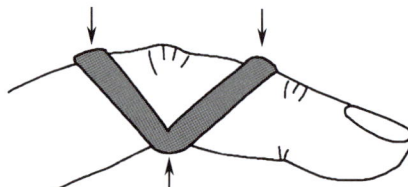

图 13-5　矫正变形关节 PIP 固定支具

五、预防后及健康教育

（一）预防

1. 预防可能导致残疾的损伤或疾病　尽管类风湿关节炎的病因与发病机制尚无定论,但目前认为类风湿关节炎的发病机制是由于遗传、病毒、细菌、内分泌、免疫系统失调以及寒冷、潮湿环境、精神社会因素等多种因素诱发遗传易感机体的自身免疫反应所致的一种多因素疾病。因此,良好的生活方式及生活环境、合理的营养饮食、适宜的健康锻炼、良好的交流与沟通、科学的优生优育等,都可以有效地预防能够造成损伤或疾病的原发疾病。

2. 预防残疾的发生　类风湿关节炎发生之后,对其早期诊断、早期干预、早期系统的治疗能够减少类风湿关节炎的残疾发生率。

3. 预防残疾的加重,提高生存质量　残疾发生后,如不采取积极有效的诊治手段,残疾的加重会造成类风湿关节炎患者的生存质量、交流能力和社会参与能力下降,从而给社会及家庭造成极大地负担。因此早期系统的康复治疗的介入,对于类风湿关节炎患者是非常重要的。

（二）预后

由于类风湿关节炎病程迁延和其多发性、进行性关节破坏等特点导致预后预测比较困难,积极正确的治疗可以使 50%~80% 以上的类风湿关节炎患者病情缓解。

1. 预后好　病情轻,病程短,受累关节少,体质较好,能够早期就诊和坚持系统综合治疗的患者。

2. 预后较差　病情较重,病程较长,受累关节较多,虽及时治疗,但不能坚持治疗或治疗不系统,病情反复发作不能治愈,实验室检查指标不稳定,常伴有全身症状,畸形和功能障碍伴随病程的延长而加重的患者。

3. 预后差　病情重,病程长,受累关节多,未进行及时恰当的治疗,病情反复发作不能治愈,RF 滴定度高,持续红细胞沉降率快和 CRP 增高,伴有严重的全身症状和关节外症状,畸形和功能障碍严重的患者。

（三）健康教育

类风湿关节炎的死因主要有内脏血管炎和感染等,虽然死亡率低,但致残率较高,常常终身受累,对人类健康危害严重,而且治疗的早晚和治疗方案的合理性对其预后有重要的影响,因此,为了防止类风湿关节炎患者出现关节畸形、功能障碍而使 ADL 能力、生活质量、社会参与能力下降,首先早期合理的治疗是至关重要的。对患者或家属的康复教育指导可根据关节变形、功能障碍的不同选择保护关节的手杖,并对家居的厕所、浴室、阶梯等进行必要的改造,以期达到尽可能减轻或延缓关节破坏的发生、提高类风湿关节炎患者的 ADL 能力之目的。其次患者应尽可能注意病变关节保暖,科学的饮食、健康的生活方式、良好的心理状态也是非常必要的。

(商晓英)

第二节　系统性红斑狼疮

一、概述

系统性红斑狼疮(systemic lupus erythematosus,SLE)是一种病因尚未阐明的累及全身多个系统的慢性复发性自身免疫性疾病。临床表现复杂,包括面部特征性蝶形红斑、发热、关节疼痛、狼疮脑病等。患者血清中产生以抗核抗体(antinuclear antibody,ANA)为代表的多种自身抗体。目前通过尽早诊断及综合康复治疗,本病 10 年生存率及生存质量已较以前明显改善。

(一) 病因

1. 遗传因素　SLE 患者的子女中 SLE 的患病率约 5%,其一级亲属中患 SLE 者 8 倍于无 SLE 患者的家庭,同卵双胞胎患 SLE 者 5~10 倍于异卵双胞胎。SLE 患者的家族中常有其他结缔组织病患者,也提示 SLE 的发病与遗传易感基因有关。已有研究表明,SLE 的发病与多个基因相关,SLE 患者有 HLA-Ⅲ类 *C2* 或 *C4* 基因缺损,HLA-Ⅱ类 *DR2*、*DR3* 频率异常。少数病例与编码 C1q 和 C4 的单基因缺陷有关。然而,现在已发现的 SLE 相关基因也只能解释大约 15% 的遗传可能性。有推测认为多个基因与某些环境因素相互作用,改变了人的正常免疫耐受性而致 SLE 发病。

2. 环境因素　阳光中的某些波长的紫外线可使皮肤上皮细胞出现凋亡,新抗原暴露成为自身抗原,刺激机体免疫系统产生大量自身抗体,诱发 SLE。某些药物(肼屈嗪、普鲁卡因胺)、化学试剂可使 DNA 甲基化程度降低,或作为半抗原与体内蛋白结合,刺激淋巴细胞活化,诱发药物相关性狼疮。某些微生物病原体、病毒感染人体破坏自身免疫耐受,也可诱发 SLE。

3. 雌激素　生育年龄女性的 SLE 发病率明显高于同年龄段的男性,也高于儿童和老年女性。妊娠常使 SLE 病情加重。长期口服含雌激素的避孕药或者接受激素替代治疗均可以增加发生 SLE 的风险。推测是由于体内的雌激素与淋巴受体结合,增进淋巴细胞的活化及生存,延长了免疫反应的持续时间。

(二) 流行病学

SLE 的患病率因人群而异,全球平均患病率为(12~39)/10 万,黑人患病率最高,约为 100/10 万,北欧约为 40/10 万。我国汉族患病率居全球第二位,为(30.13~70.41)/10 万。SLE 男女患病比例约为 1∶9,尤其以 20~40 岁的育龄女性多见。

二、临床表现

(一) 症状与体征

1. 全身症状　活动期患者大多数有全身非特异性症状,如发热,尤以低、中度发热为常见。常伴有疲倦、乏力,食欲不振,体重下降等。

2. 皮肤与黏膜症状　高达 80% 的 SLE 患者会出现皮疹,皮疹形态多样,包括颊部红斑、盘状红斑,其中鼻梁和双颧部蝶形红斑最具特征性,对 SLE 诊断具有重要意义。皮疹多无瘙痒。口腔和鼻黏膜溃疡的痛性溃疡也较常见,提示疾病活动。部分患者可出现非瘢痕性脱发和永久性斑秃。其他皮肤损害包括非特异性的改变,如手足掌面红色痛性结节、甲周红斑、网状青斑、雷诺现象等。

3. 关节和肌肉症状　大约50%患者的首发症状即为关节痛或关节炎。多为对称性多关节疼痛、肿胀、晨僵,以指、腕、膝关节最多见。10%的患者因关节周围肌腱及相关的软组织受损出现Jaccoud关节病,特点是可复位的关节半脱位,关节多无骨质破坏。SLE患者出现骨质疏松也较常见,特别是长期激素治疗可能使骨质疏松加重。部分SLE患者出现股骨头坏死,与本病血管炎性病变和长期大剂量应用糖皮质激素治疗有关,MRI可示两侧股骨头信号不均匀。SLE患者可出现肌痛和肌无力,5%~10%患者出现肌炎。

4. 浆膜炎　50%的患者在病情急性活动期出现多浆膜炎,包括胸腔积液、心包积液和腹水,病情严重者甚至可出现血性积液。大量胸腔积液影响通气功能,大量心包积液可引起心脏压塞。

5. 神经系统症状　狼疮脑病,又称神经精神狼疮。其发病机制复杂,既可累及中枢神经系统,又可累及周围神经系统。常见的狼疮脑病表现如下:

(1)中枢神经系统表现:无菌性脑膜炎、癫痫发作、脑血管病、脱髓鞘综合征、脊髓病变、运动障碍、头痛、急性精神错乱、焦虑状态、认知障碍、情感障碍及精神病。

(2)周围神经系统表现:吉兰-巴雷综合征、重症肌无力、脑神经病变、多发性神经病变、神经丛病变、自主神经系统功能紊乱。

由于狼疮脑病症状表现的多样性和非特异性,如存在上述神经精神症状,需除外感染、药物、代谢性等继发因素,结合病史、影像学、脑脊液、脑电图等检查综合判断,进行诊断,尤其要与颅内结核或真菌感染诊断相鉴别。

6. 肾脏损害症状　狼疮性肾炎(LN)是SLE最主要的系统性损害之一。临床表现为蛋白尿、血尿、管型尿,水肿,高血压,甚至可出现肾衰竭。但大多数LN起病初无临床症状,尿常规和沉渣检查有助于尽早发现肾损害。肾活检显示几乎所有SLE均有病理学改变。

LN根据组织病理学分型,不同病理分型的临床表现和病程不同,病理分型对于评价病情活动,估计预后和指导治疗都有积极意义,如无禁忌应尽可能行肾脏穿刺活检以明确病理类型。通常Ⅰ型和Ⅱ型预后较好,Ⅳ和Ⅴ型预后较差。但LN病理类型是可以转化的,Ⅰ型和Ⅱ型有可能转变为较差的类型,Ⅳ型经过免疫抑制剂的治疗也可以有良好的预后。肾脏病理还可提供LN活动性指标,如肾小球细胞增殖性改变、纤维素样坏死、核碎裂、细胞性新月体、透明栓子、金属环、炎症细胞浸润、肾小管间质炎症等,均提示LN活动;而肾小球硬化、纤维性新月体,肾小管萎缩和间质纤维化则是LN的慢性指标。

7. 血液系统症状　SLE常见、白细胞和/或血小板减少。贫血可分为免疫性贫血和非免疫性贫血。短期内出现重度贫血常是自身免疫性溶血所致,库姆斯试验(Coombs test)阳性。更常见的是慢性贫血,LN肾功能不全者还可继发肾性贫血。SLE本身可出现白细胞减少,治疗SLE的细胞毒性药物也常引起白细胞减少,需要鉴别。SLE的白细胞减少与病情活动相关,多数对激素治疗敏感;细胞毒性药物所致的白细胞减少,其发生与用药相关,停药后可逐渐恢复。血小板减少与血小板抗体、抗心磷脂抗体及骨髓巨核细胞成熟障碍等有关。部分患者在起病初期或疾病活动期伴有淋巴结肿大和脾大。SLE合并再生障碍性贫血较少见。

8. 心血管症状　患者常出现心包炎,可为纤维蛋白性心包炎或渗出性心包炎,心脏压塞少见。SLE心包炎可单独出现,亦可同时伴有胸膜炎,可表现为心前区疼痛、呼吸困难等。约10%患者出现心肌损害,可有气促、心前区不适、心律失常,严重者可发生心力衰竭导致死亡。可出现Libman-Sack心内膜炎,病理表现为瓣叶边缘的疣状赘生物,多见于二尖瓣后叶的心室侧,为无菌性瓣膜炎,往往提示SLE病情活动。瓣膜赘生物及继发血栓脱落可以引起栓塞,或并发感染性心内膜炎。SLE还可以有冠状动脉受累,表现为心绞痛和心电图缺血性改变,甚至出现急性心肌梗死,除冠状动脉炎可能参与了发病外,长期使用糖皮质激素可能加速动脉粥样硬化以及抗磷脂抗体介导的动脉血栓形成均参与其发病。

9. 肺部症状　约35%的患者有浆膜炎所致的胸腔积液,可为渗出性积液或漏出性积液。SLE所引起的间质性肺病变主要是急性和亚急性期肺间质浸润,并呈磨玻璃样改变和肺间质纤维化,临床表现为干咳、活动后气促、低氧血症,肺功能检查可显示弥漫功能下降和限制性通气障碍。SLE合并弥漫性肺泡出血在临床上比较少见,但病死率高达50%。SLE还可以出现肺动脉高压、肺梗死、肺萎缩综合征、机化性肺炎等,肺动脉高压是SLE预后不良的因素之一。肺部感染是SLE患者常见的并发症之一,其中结核感染在SLE表现呈不典型性,在持续性发热的患者,如排除SLE疾病活动及一般感染,经常规抗生素治疗无效,应警惕结核感染可能。

10. 消化道症状　25%~40%可有消化系统累及,临床症状表现为恶心、呕吐、上腹痛、吞咽困难、腹泻或便秘等。其中表现为腹泻的患者可伴有蛋白丢失性肠病(protein-losing enteropathy),并引起顽固的低蛋白血症。肠系膜血管炎是SLE严重的消化系统并发症,常威胁生命;患者可表现为间歇性下腹部疼痛,甚至类似急腹症表现,可被误诊为胃穿孔、肠梗阻而手术探查。SLE肠系膜血管炎缺乏有力的辅助检查手段,血管影像学检查有助于诊断。SLE患者常见转氨酶增高,尤其是多见于疾病活动、服用非甾体抗炎药及免疫抑制剂等患者。肝功能异常患者应注意排除病毒性肝炎及药物毒性反应。对于长期或严重肝损害和黄疸的患者,可行肝活检病理学检查。少数SLE患者可并发急性胰腺炎、腹膜炎、腹水。

11. 其他症状　SLE可继发抗磷脂抗体综合征(antiphospholipid antibody syndrome,APS),临床表现为反复动脉和/或静脉血栓形成、习惯性流产、血小板减少、皮肤网状青斑和心瓣膜赘生物,患者血清中多次检出高滴度抗磷脂抗体。SLE常伴有继发性干燥综合征,表现为口干、眼干症状,血清学具有典型SLE特异性抗体,抗SSA抗体、抗SSB抗体阳性。约15%的SLE患者的眼部受累包括眼底出血、视神经盘水肿、视网膜渗出和出血等,其原因是视网膜血管炎,多伴SLE全身病情重度活动。此外,长时间大剂量应用糖皮质激素可引起青光眼和白内障。

(二)实验室检查

1. 一般检查　约60%的活动性SLE患者血常规检查有慢性贫血,其中约10%属溶血性贫血,约40%患者有白细胞或淋巴细胞减少,大约20%患者有血小板减少。尿常规检查出现蛋白尿、血尿、各种管型尿等提示狼疮肾炎。狼疮脑病患者常有脑脊液压力及蛋白含量的升高,细胞数可轻度增多,氯化物和葡萄糖水平多正常。SLE患者的红细胞沉降率和C反应蛋白一般增高不明显,红细胞沉降率受贫血、低蛋白血症和高脂血症影响,特异性较差;以关节炎、血管炎为突出者或合并严重感染者,C反应蛋白增高更为显著。血清补体(CH50、C3和C4)降低有助于SLE的诊断,常提示SLE病情活动可能,可作为评价疗效和监测病情复发的指标之一。部分SLE患者的丙种球蛋白水平有不同程度的增高。

2. 自身抗体　血清中存在多种自身抗体是SLE的重要特征,也是诊断SLE的主要依据,还可指示疾病活动性及可能累及的脏器。常见的自身抗体为抗核抗体谱、抗磷脂抗体和抗组织细胞抗体。抗核抗体谱包括抗核抗体(ANA)、抗双链DNA抗体、抗可提取核抗原(extractable nuclear antigen,ENA)抗体。

(1)抗核抗体(ANA):是诊断SLE的筛选试验。几乎所有SLE患者在病程中可出现ANA阳性,但它特异性较低,除SLE外,其他风湿疾病、一些慢性感染、肿瘤和正常人中也可出现ANA阳性。

(2)抗双链DNA抗体:是SLE的特异性抗体,特异度达95%,灵敏度为70%,对确诊SLE有很重要的意义。抗体滴度与疾病活动密切相关,滴度增高SLE病情活动的风险高。

(3)抗ENA抗体:是一组临床意义各不相同的抗体。其中抗Sm抗体是SLE的标记性抗体,特异度高达99%,但灵敏度低,仅25%,该抗体的存在与疾病活动性无关。抗核糖体P蛋白抗体(抗rRNP抗体)也是SLE特异性较高的抗体,提示发生狼疮脑病风险高,且多表现为精神异常和情感障碍。抗U1核糖核蛋白(U1 ribonucleoprotein,U1RNP)自身抗体、抗SSB抗体(抗La抗体)、抗SSA抗体(抗Ro抗体)也均与

SLE 发病相关联。

(4)抗磷脂抗体:包括抗心磷脂抗体、抗 β2 糖蛋白抗体等对自身不同磷脂成分的自身抗体,患者常出现梅毒血清试验假阳性和狼疮抗凝物阳性。有助于 SLE 继发性抗磷脂抗体综合征的诊断。

(5)其他抗体:抗血小板相关抗体导致血小板减少,抗神经元抗体多见于狼疮脑病。少数患者出现血清类风湿因子阳性和抗中性粒细胞胞质抗体。抗组蛋白抗体亦是抗核抗体谱之一。

(三)特殊检查

1. 头颅磁共振成像(MRI)和 CT 有助于尽早发现狼疮性脑病,超声心动图对检查心包积液、心肌、心瓣膜病变和肺动脉高压等有较高敏感性;肺部 CT 有助于肺间质病变的发现和随访,肺功能检查对了解肺的弥散和通气功能等有重要价值。

2. 肾活检 对狼疮肾炎的诊断、治疗及评估预后等有重要价值。肾活检提示急性、活动性病变者,对免疫抑制剂治疗反应好;慢性病变,非活动性病变者,对免疫抑制剂治疗反应则差。

三、临床诊断与处理

(一)诊断

目前临床普遍采用美国风湿病学会(ACR)1997 年推荐的 SLE 分类标准(表 13-5)指导 SLE 的诊断。该分类标准的 11 项中符合 4 项或 4 项以上者,在除外感染、肿瘤和其他结缔组织疾病后,可诊断为 SLE。其灵敏度和特异度分别为 95% 和 85%。

表 13-5 美国风湿病学会推荐的 SLE 分类标准(1997 年)

1. 颊部红斑	固定红斑,扁平或隆起,在两颧突出部位
2. 盘状红斑	片状隆起于皮肤的红斑,黏附有角质脱屑和毛囊栓;陈旧病变可发生萎缩性瘢痕
3. 光过敏	对日光有明显反应,引起皮疹,从病史中得知或医生观察到
4. 口腔溃疡	经医生观察到的口腔或鼻咽部溃疡,一般为无痛性
5. 关节炎	非侵蚀性关节炎,累及 2 个或更多的外周关节,有压痛、肿胀或积液
6. 浆膜炎	胸膜炎或心包炎
7. 肾脏病变	蛋白尿>0.5g/24h 或 +++,或管型(红细胞、血红蛋白、颗粒或混合管型)
8. 神经病变	癫痫发作或精神病,除外药物或已知的代谢紊乱
9. 血液学疾病	溶血性贫血、白细胞减少、淋巴细胞减少、血小板减少
10. 免疫学异常	抗双链 DNA 抗体阳性、抗 Sm 抗体阳性、抗心磷脂抗体阳性(包括抗心磷脂抗体、狼疮抗凝物、至少持续 6 个月的梅毒血清试验假阳性三者中具备一项阳性)
11. 抗核抗体	在任何时候和未用药物诱发"药物性狼疮"的情况下,抗核抗体滴度异常

(二)药物治疗

1. 非甾体抗炎药(NSAID) 是通过抑制环氧化酶(COX),使花生四烯酸不能转化为前列腺素而发挥抗炎作用。NSAID 对控制 SLE 患者的轻度炎症所导致的如乏力、发热、胸膜炎及关节炎等有效,可短期应用。

2. 抗疟药 常用剂量为羟氯喹为 200~600mg/d 或氯喹 250mg/d,分次口服。可控制皮疹和减轻光过敏,更有助于 SLE 病情稳定并减少激素用量,是 SLE 的基础用药之一。用药超过 6 个月,应每年检查眼底,心动过缓或有传导阻滞者禁用抗疟药。

3. 糖皮质激素 具有强大的抗炎作用和免疫抑制作用,是治疗 SLE 的基础药。它能抑制几乎所有的细胞因子合成,从而发挥免疫抑制作用。由于不同的激素剂量的药理作用有所侧重,病情不同、患者之间对激素的敏感性也有差异,因此临床用药要个性化,正确应用激素是狼疮治疗的关键。激素用量:①小剂量泼尼松:一般指 ≤ 7.5mg/d,适用于有关节炎、皮疹等轻症 SLE 患者。②中等剂量泼尼松:20~40mg/d,适用于有高热、胸膜炎、心包炎,以及轻中度活动性间质性肺炎、系膜增生性肾炎等 SLE 患者。③大剂量泼尼松:1mg/(kg·d),适用于有重要脏器累积的如弥漫性血管炎、弥漫增生性肾炎、重症血小板减少性紫癜等患者。必要时可用泼尼松冲击治疗,可用至 500~1 000mg,一般每日 1 次,连续 3d。重症 SLE 的标准剂量是泼尼松 1mg/(kg·d),每日分 2~3 次口服,病情稳定后缓慢减量;如果病情允许维持治疗的激素剂量尽量小于 10mg/d。

感染是激素治疗的最常见不良反应,可见于那些长期用激素治疗特别是用较大剂量的患者。除此之外还包括低钾血症、骨质疏松、缺血性骨坏死、高血压、高血脂、高血糖、体重增加、水钠潴留等,也应注意防治。

4. 免疫抑制剂 大多数 SLE 患者在应用激素的同时需加用免疫抑制剂联合治疗,以利于更好地控制 SLE 的活动,保护重要脏器功能,减少复发,以及减少长期激素的需要量和不良反应。在中枢神经系统、肾脏和心肺等重要脏器受累时,建议在诱导缓解期首选环磷酰胺或吗替麦考酚酯治疗,并至少应用 6 个月以上。在维持治疗中,可根据病情选择 1~2 种免疫抑制剂长期维持。常用免疫抑制剂除上述提及的环磷酰胺、吗替麦考酚酯,还包括环孢素、甲氨蝶呤、他克莫司、硫唑嘌呤等。

5. 其他药物 病情危重或一线治疗困难的病例,可选择使用静脉注射大剂量免疫球蛋白、血浆置换治疗。近年来,生物制剂也逐渐应用于 SLE 的治疗,如抗 B 淋巴刺激因子的全人源化抗体、贝利木单抗和利妥昔单抗,但药物长期治疗的安全性、有效性问题,还有待于进一步地观察和研究;如何降低生物制剂高费用问题及如何联合传统药物治疗 SLE,都值得进一步的研究。

(三)手术治疗

临床上可见某些 SLE 患者出现严重的关节问题,通过必要的内科与康复处理后仍有关节的持续性疼痛和严重活动障碍的则需要手术的介入。对于有需要手术的患者,如严重的股骨头坏死,术前就要给予康复指导,对于髋关节置换前要进行髋外展肌的强化训练,膝关节置换前进行股四头肌的强化训练。术后着重减轻疼痛,重建肌肉骨骼功能,掌握关节保护技术,同时避免手术关节过度的紧张。

四、康复评估

(一)身体结构与功能

1. SLE 疾病活动性评估方法 SLE 疾病活动指数(SLE disease activity index,SLEDAI)是较为简明实用的评估工具(表 13-6)。

表 13-6 SLE 疾病活动指数(SLEDAI)评分

评分	表现	定义
8	癫痫发作	近期出现,除外代谢、感染、药物所导致者
8	精神病	严重现实感知障碍导致幻觉,思维不连贯、思维奔逸,思维内容贫乏、不合逻辑,行为异常、行动紊乱、紧张性精神症行为。除外尿毒症或药物所致者
8	器质性脑病综合征	认知力改变,如定向力、记忆力差和其他智能减退。起病突然并有波动性,包括意识模糊,注意力下降或对环境持续关注,加上至少下述两项:知觉力异常,语言不连贯,失眠或白天困倦,抑郁或躁狂,除外由于代谢、药物或感染引起

评分	表现	定义
8	视觉障碍	狼疮视网膜病变:包括细胞状小体、视网膜出血、脉络膜出血或渗出性病变、视神经炎。除外由于高血压、药物或感染引起
8	脑神经病变	近期出现的运动性或感觉性脑神经病变
8	狼疮性头痛	剧烈、持续的疼痛,可以是偏头痛,镇静止痛剂无效
8	脑血管意外	近期出现,除外动脉粥样硬化
8	血管炎	皮肤破溃、坏死,手指痛性结节,甲周微梗死,碎片样出血,或为活检或血管造影所证实的血管炎
4	关节炎	至少两个关节痛并有炎性体征,如压痛、肿胀或积液
4	肌炎	肢体近端肌痛、无力并有肌酸激酶升高,肌电图改变或活检证实有肌炎
4	管型尿	血红素颗粒管型或红细胞管型
4	血尿	红细胞>5/高倍视野,除外其他原因
4	蛋白尿	>0.5g/24h,近期出现或近期增加0.5g/24h以上
2	脓尿	白细胞>5/HPF,除外感染
2	皮疹	新出现或反复出现的炎性皮疹
2	脱发	新出现或反复出现的异常,斑片状或弥漫性脱发
2	黏膜溃疡	新出现或反复出现的口腔、鼻腔溃疡
2	胸膜炎	胸膜炎所致胸膜性胸痛,并有摩擦音,或胸腔积液,或胸膜肥厚
2	心包炎	心包炎导致心前区痛及心包摩擦音,或积液(心电图或超声检查证实)
2	低补体	CH50、C3、C4下降,低于正常范围下限
2	抗双链DNA抗体升高	Farr放免法检测结合率应>25%,或高于正常
1	发热	>38℃,除外感染
1	血小板减少	$<100 \times 10^9/L$
1	白细胞下降	$<3.0 \times 10^9/L$,除外药物所致

注:根据患者评估前10d内是否出现相关症状而评分,总分≤4分认为病情稳定;5~9分为轻度活动;10~14分为中度活动;≥15分为重度活动。此外,如新近出现SLEDAI未纳入的其他SLE相关症状,亦提示病情活动。

2. 身体结构　常侵犯患者中枢神经系统、肾脏、皮肤和黏膜以及关节和肌肉等详细结构损害,参见临床表现。

3. 身体功能

(1)神经系统损害:可出现中枢和周围神经系统功能异常,可出现运动感觉障碍、认知障碍、情绪失调、精神障碍、自主神经系统功能紊乱等。

(2)肾脏功能损害:可出现肾脏损害,表现为蛋白尿、血尿,严重者可出现肾衰竭。

(3)口腔溃疡:可导致患者进食困难,皮肤上的皮疹和脱发可使患者的自我认可度降低。

(4)关节和肌肉的损害:会导致关节肿痛,影响正常的关节功能,甚至发生关节畸形,如伴有股骨头坏死、骨质疏松和肌痛的话,会影响患者正常的行走、站立、抓握、书写功能。

(5)心肺功能测试:心肺功能的下降,肺功能检查显示肺部弥漫功能下降和限制性通气障碍,心功能检查显示心脏活动能力降低。

(6)消化道功能：消化系统累及可出现恶心、呕吐、上腹痛、吞咽困难、腹泻或便秘、间歇性下腹部疼痛等，少数 SLE 患者可并发急性胰腺炎、腹膜炎、腹水。

(7)眼部：眼部血管病变视力受到损害。

(8)心理功能评定：有些 SLE 患者同时存在一定的心理问题可以用相关的心理量表来评定，如情绪状态问卷（POMS）。

（二）活动和参与

由于血管炎可累及各个脏器，患者的自我活动能力包括衣、食、住、行、家务劳动、个人卫生各个方面均可有所下降。患者在家庭生活自理，与人交往，心理、社会活动的参与度等各个方面有所下降，普适性问卷 SF-36、世界卫生组织生存质量评定量表可用于评定患者的生存、生活质量。

五、康复治疗

（一）运动治疗

SLE 症状缓解期应根据每个患者自身的运动习惯，疾病所累及的部位，疾病活动程度等为患者制订个性化的运动处方，通过适量的有氧训练如行走、慢跑等，使患者的运动能力、心肺功能提高，改善患者的体质，并能减少病情的反复发作。

狼疮脑病患者合并有肢体运动功能障碍的患者，及早给予肢体主、被动运动治疗促进瘫痪肢体运动功能的康复，开始运动治疗的时间越早，肢体运动功能恢复得越好。具体可参考脑梗死运动功能障碍康复治疗。运动治疗过程中，注意劳逸结合，忌疲劳训练致疲劳感。对同时合并有关节和肌肉损害的患者，运动治疗中注意保护受累关节，合理评估关节的负重运动，运动强度不宜引起关节肌肉的疼痛。

（二）作业治疗

SLE 症状缓解期开始进行作业治疗，主要是进行日常生活活动的训练，如逐步开始训练自主进食、洗漱、穿衣、如厕等；可结合患者的兴趣，设计个性化的作业活动如折纸、球类活动等训练，对患者上下肢运动功能，平衡协调等功能进行治疗训练；必要时可借助辅助用具来进行治疗，如对股骨头坏死伴有明显关节痛的患者，可选择使用助行器具来减少负重。

（三）物理因子治疗

热疗、冷疗、TENS、中频电疗、磁疗等物理因子可治疗骨关节肌肉受累引起的关节疼痛。

（四）心理治疗

SLE 病程长，易反复以及长期服用类固醇药物所致的不良反应，患者易产生焦虑、抑郁情绪，加上对疾病的性质和转归缺乏正确的认识，心理问题会加重并可能诱发疾病复发。心理治疗中消除患者对 SLE 的错误认知，了解患者实际心理需求，减轻患者心理压力，对患者进行言语和行为的鼓励，提高患者对药物治疗的依从性，帮助患者树立战胜疾病的信心，提高患者的生活质量。

（五）中医治疗

按摩肌肉关节，可缓解肌肉关节疼痛。按压相应的穴位，可辅助改善肾脏受累的症状，补肾固摄。

六、预后及健康教育

（一）预后

目前 SLE 10 年存活率已达 90% 以上，遵嘱用药，定期复诊，合理的饮食和休息，适度的运动、作业康复训练，可保持患者无症状长期处于缓解期内，日常生活完全自理，社会参与活动正常，有比较好的生活质量。急性期患者的死亡原因主要是 SLE 的多脏器严重损害和感染，尤其是伴有严重神经精神性狼疮、急进性狼疮性肾炎者、慢性肾功能不全的患者。

（二）健康教育

SLE 患者在日常生活中应尽量避免阳光照射,阳光下活动时用遮阳伞或穿长袖长裤。饮食宜清淡,长期服用激素者,宜低盐低糖饮食,并适量补充钙质;不食用或少食用具有增强光敏感的食物,如无花果、油菜、蘑菇等,如食用后避免阳光照射。绝对禁止吸烟、饮酒和咖啡。向患者讲解医嘱用药的必要性和重要性,科学认识激素的不良反应与治疗作用。

此外,近年来的研究表明,尽管育龄期妇女在狼疮活动期不能怀孕,但当患者泼尼松用量控制在10~15mg/d 以下,病情无活动达 12 个月以上,SLE 患者可以怀孕,绝大多数 SLE 患者妊娠和分娩都能成功。

对 SLE 患者实施健康教育可缓解患者的焦虑、抑郁、恐惧心理,显著降低患者对该疾病的不确定感,健康教育自患者住院开始,应延续到出院后及门诊,医院、社区、家庭共同参与对 SLE 基本知识的宣教,让患者及家属充分了解疾病的特点和治疗规范的重要性,避免轻率地中止治疗而导致疾病加重和复发,有效降低 SLE 复发率和并发症,促使患者良好的预后转归。

（罗爱华）

第三节　强直性脊柱炎

一、概述

强直性脊柱炎(ankylosing spondylitis,AS)是一种多发于青壮年男性、以中轴关节慢性炎症为主,也可累及内脏和其他组织的慢性进展性风湿性疾病。血清阴性脊柱关节病(seronegative spondyloarthropathy)是指血清类风湿因子阴性,脊柱关节受累的一组疾病的总称。强直性脊柱炎是血清阴性脊柱关节病的原型,是血清阴性脊柱关节病的最主要疾病,它与炎症性肠病性关节炎、银屑病性关节炎、反应性关节炎、幼年脊柱关节病和未分化脊柱关节病等同为血清阴性脊柱关节病。血清阴性脊柱关节病的共同特点是:血清 RF 阴性;以骶髂关节为主的脊柱为主要受累部位;强直性脊柱炎病理改变主要见于滑膜和关节囊、肌腱、韧带的骨附着部位炎症,眼虹膜和主动脉根也可以出现炎症,其中以附着点炎为本病的特点。附着点炎是指关节囊、韧带或肌腱附着于骨的部位发生的炎症,多见于骶髂关节、椎间盘、椎体周围韧带、跟腱、跖筋膜、胸肋连接等部位;家族聚集倾向,与人类白细胞抗原 HLA-B27 有不同程度的关联。血清阴性脊柱关节病是为区别于血清 RF 阳性和主要以脊柱关节外受累的关节疾病,如类风湿关节炎等而得名。

强直性脊柱炎的患病率在各国报道不一,日本本土患病率为 0.05%~0.2%,我国患病率初步调查为0.3% 左右。本病男女之比为(2~3):1,女性发病较缓慢且病情较轻。发病年龄通常在 13~31 岁,高峰为20~30 岁,40 岁以后及 8 岁以前发病者少见。强直性脊柱炎的病因和发病机制迄今未明,从流行病学调查发现,遗传和环境因素在本病的发病中发挥作用。已证实,强直性脊柱炎的发病和 HLA-B27 密切相关,并有明显家族聚集倾向。健康人群的 HLA-B27 阳性率因种族和地区不同差别很大,如普通人群 HLA-B27阳性率为 4%~8% 左右,欧洲的白种人为 4%~13%,我国为 2%~7%,可是强直性脊柱炎患者 HLA-B27 的阳性率在我国患者高达 90% 左右。在 HLA-B27 阳性患者的亲属中,发生不同类型的脊柱关节病者高达39.6%,男性多于女性,男女发病比率为(3~5):1,发病多与遗传有关。

二、临床表现及处理

(一)临床表现

1. 症状与体征　强直性脊柱炎起病多为缓慢、隐匿性发病,男性比女性多见,且一般病情比女性重。发病年龄通常在 10~40 岁,高峰年龄为 15~30 岁。临床表现常不典型。

(1)症状:发病之初部分强直性脊柱炎可有轻度全身症状,如低热、厌食、乏力、贫血等。首发症状多为骶髂关节受累所致下腰痛,晨起腰部僵硬,弯腰受限,病情逐渐进展由腰骶部向胸、颈段脊柱发展而出现驼背畸形。由于附着点炎导致胸腰椎活动受限、胸廓活动度降低。外周关节多以下肢大关节如髋、膝、踝炎症为多发,一般为非对称性、反复发作性。关节外症状可见急性葡萄膜炎或虹膜炎;主动脉炎、主动脉瓣下纤维化、心肌炎、心包炎、肺上叶纤维化以及下肢麻木、感觉异常和肌肉萎缩等。

(2)体征:常见体征为骶髂关节、髂峰、耻骨联合部位压痛,脊柱前屈、后伸、侧弯活动受限,Schober 试验(+)。胸廓活动度减低,枕墙距离>0,弯腰时指地距离缩小。"4"字试验(+)。

2. 实验室和影像诊断

(1)实验室检查:强直性脊柱炎实验室检查无特异性指标。RF 阴性,活动期可有红细胞沉降率、C 反应蛋白、免疫球蛋白(尤其是 IgA)升高。90% 左右患者 HLA-B27 阳性。

(2)影像学检查:X 线检查是 AS 诊断的关键,约 98%~100% 病例早期即有骶髂关节的 X 线改变,为本病诊断的重要依据。因此提高其灵敏度和特异度均甚重要。①常规 X 线片:经济简便,应用最广。临床常规摄骨盆正位像,除观察骶髂关节外,还便于了解髋关节、坐骨、耻骨联合等部位病变。腰椎是脊柱最早受累部位,除观察有无韧带钙化、脊柱"竹节样"变、椎体方形变以及椎小关节和脊柱生理曲度改变等外,尚可除外其他疾病。②骶髂关节 CT 检查:CT 分辨力高,层面无干扰,能发现骶髂关节轻微的变化,有利于早期诊断。对常规 X 线片难以确诊的病例,有利于明确诊断。③骶髂关节 MRI 检查:MRI 检查能显示软骨变化,因此能比 CT 更早期发现骶髂关节炎。借助对比剂进行动态检查,还可以估计其活动程度,有利于疗效评价和预后判定。但价格较贵,尚难普及。

(3)骶髂关节活检:在 CT 导引下进行骶髂关节穿刺,获得组织进行病理检查,可在"放射学骶髂关节炎"出现以前进行诊断。

(二)临床处理

1. 治疗目标　①缓解症状和体征:消除或尽可能最大程度地减轻症状,如背痛、晨僵和疲劳。②恢复功能:最大程度地恢复患者身体功能,如脊柱活动度、社会活动能力和工作能力。③防止关节损伤:要防止累及髋、肩、中轴和外周关节的患者的新骨形成、骨质破坏、骨性强直和脊柱变形。④提高患者生活质量:包括社会经济学因素、工作、病退、退休等。⑤防止脊柱疾病的并发症:防止脊柱骨折、屈曲性挛缩,特别是颈椎。

2. 治疗原则　目前强直性脊柱炎尚无肯定的疾病控制治疗方法及根治方法。但是患者如能及时诊断及合理治疗,可以达到控制症状并改善预后的效果。应通过非药物、药物和手术等综合治疗,缓解疼痛和僵硬,控制或减轻炎症,保持良好的姿势,防止脊柱或关节变形,必要时矫正畸形关节,以达到改善和提高患者生活质量的目的。

3. 非药物治疗　强直性脊柱炎的治疗应从健康教育入手,使患者及家属了解本病,消除紧张、焦虑、抑郁和恐惧的心理,以增强其对本病治疗的信心。另外,应鼓励患者在日常生活中维持正常姿势和活动能力,如行走、坐位和站立时应挺胸收腹,睡觉时不用枕或低枕,睡硬板床,取仰卧位或俯卧位以防止脊柱畸形。坚持脊柱、胸廓、腰部和肢体的医疗休育锻炼,避免过度负重和剧烈运动。理疗对缓解症状有一定的帮助。

4. 药物治疗

(1)非甾体抗炎药(NSAID):此类药物是治疗强直性脊柱炎关节疼痛及晨僵的一线药物。具体用法请参照类风湿性关节炎的药物治疗。

(2)抗风湿药:临床研究已证明金制剂和青霉胺对强直性脊柱炎无效。目前认为柳氮磺吡啶对轻型病例尤其外周关节受累者有效。甲氨蝶呤、雷公藤多苷、环磷酰胺等对强直性脊柱炎的疗效有待肯定。上述治疗无效者可选用肿瘤坏死因子-α(TNF-α)拮抗剂进行治疗。

(3)糖皮质激素:急性葡萄膜炎和肌肉骨骼炎症可局部使用激素。对NSAID不耐受者可应用小剂量激素治疗。不主张长期大量使用糖皮质激素,但急性顽抗性病例可在CT引导下做骶髂关节内长效激素注射治疗或短期使用较大剂量激素,如泼尼松20~30mg/d,待抗风湿药发挥作用后尽快开始减量。

(4)其他:对有疲劳、失眠、抑郁等精神情绪障碍者,可应用抗抑郁药治疗。

5. 外科治疗　主要应用于强直性脊柱炎晚期脊柱强直、畸形的矫形。

三、康复评估

(一)身体结构与身体功能

1. 临床表现　①常见症状:低热、厌食、乏力、贫血等全身症状。腰痛、晨僵、驼背畸形。急性葡萄膜炎、主动脉炎、感觉异常和肌肉萎缩等关节外症状。②常见体征:Schober 试验(+),枕墙距离>0,"4"字试验(+)。

2. 辅助检查　①实验室检查:强直性脊柱炎实验室检查无特异性指标。RF 阴性。研究证明强直性脊柱炎的发病与遗传因素有关,90% 左右患者 HLA-B27 阳性。②影像学检查:强直性脊柱炎的 X 线检查是诊断的关键。常规 X 线检查骨盆正位像,可观察骶髂关节、髋关节、坐骨、耻骨联合等部位病变。也可见脊柱"竹节样"变、椎体方形变以及椎小关节和脊柱生理曲度改变等。CT 检查能发现骶髂关节轻微的变化,有利于早期诊断。MRI 检查能显示软骨变化,因此能比 CT 更早期发现骶髂关节炎。③骶髂关节活检:在 CT 导引下进行骶髂关节穿刺,获得组织进行病理检查,可尽早明确诊断。

3. 诊断标准　目前强直性脊柱炎诊断标准主要沿用 1984 年修订的纽约标准(表 13-7)。

表 13-7　强直性脊柱炎修订的纽约标准(1984 年)

1. 临床标准
(1)下腰背痛的病程至少持续 3 个月,活动改善,但休息不减轻
(2)腰椎在冠状面和矢状面活动受限
(3)胸廓扩展范围小于同年龄和性别的正常人
2. 放射学标准(骶髂关节炎分级同纽约标准)　双侧Ⅱ~Ⅳ级或单侧Ⅲ~Ⅳ级
3. 诊断
(1)肯定强直性脊柱炎:符合放射学标准和 1 项或 1 项以上 1 临床标准者即可诊断
(2)可能强直性脊柱炎:符合 3 项临床标准而不具有放射学标准,或符合放射学标准而不伴有临床标准者

4. 身体结构　驼背畸形、附着点炎、关节炎症。急性葡萄膜炎或虹膜炎、主动脉炎、主动脉瓣下纤维化、心肌炎、心包炎、肺上叶纤维化以及肌肉萎缩等。

5. 身体功能　腰痛、晨僵、胸腰椎活动受限等。

(1)颈椎功能评估:测量颈椎活动角度。正常颈椎前屈 0°~60°;后伸 0°~50°;正常颈椎侧弯 0°~50°;正常颈椎旋转 70°。

(2)胸腰椎功能评估:指尖地面距离用以评定胸腰椎前屈、侧屈功能,也可同时评定髋关节功能。用脊椎尺（spondylometer）测量来判断脊椎畸形的有无和程度。

（3）胸廓活动度的评估：测量深吸气、呼气时胸围差。

（4）脊柱功能评估：Keitel 功能试验是评定脊柱功能的试验（表 13-8）。

表 13-8　Keitel 功能试验表

试验	评分		
	3分	1分	0分
Schober 征	<2cm	2~<4cm	≥4cm
指尖与地面距离	>30cm	>10~30cm	<10cm
枕墙距	>3cm	>0~3cm	0cm
胸围呼吸差	<2cm	<4cm	≥4cm
单腿站立	完全不能	单侧能	两侧均能
下蹲	1/4 蹲	半蹲	全蹲

（二）活动能力

由于强直性脊柱炎会出现以骶髂关节为主的脊柱受累，从而造成滑膜和关节囊、肌腱、韧带的骨附着部位炎症以及眼虹膜和主动脉根炎症等，因此，造成穿衣、进食、步行、个人卫生、性功能等多方面的日常生活活动能力下降。常用的日常生活活动能力评估如 FIM、Barthel 指数等，也可采用美国斯坦福健康评定问卷（HAQ）（附录 16），强直性脊柱炎疾病活动性评估，可参考强直性脊柱炎评估问卷。

（三）参与（生存质量）

由于强直性脊柱炎患者比较多发的不良情绪如抑郁、焦虑可以加重原有的躯体症状，加之心理问题的出现，通常会引起患者的生存质量下降，与人交往及社会活动的参与能力下降。

四、康复治疗

（一）保持正确姿势

强直性脊柱炎患者应注意保持卧、坐、立、行的正确姿势，不论行、坐、站都应保持躯体伸直。站立时，头部应保持中立，下颌微收；肩取自然位，不下垂不耸肩；腹内收；髋膝踝关节均取自然位。坐位时采取直角硬靠背座椅为好，椅高度为从坐下时双脚刚好平置地面，膝关节呈 90° 屈曲为宜。不宜长期坐沙发或过软的椅子，尤其是躺椅。卧位时避免长期采用一种体位。卧床时睡硬板床、保持良好的姿势，有助于保证躯干伸直。仰卧位宜将薄枕置于颈下，枕头不宜过高或采取去枕状态（图 13-6）。侧卧时可选用合适于本人的枕头于耳下，枕头不宜过高，以保持头颈与躯干处同一水平（图 13-7）。对于强直性脊柱炎患者仰卧位较侧卧位更为适宜，但仰卧、侧卧应交替进行。睡硬板床、低枕以防止脊柱畸形的发生，每天早晚各 1 次、每次半小时的髋关节伸展、俯卧位的训练。

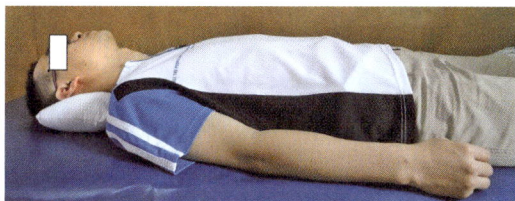

图 13-6　仰卧位正确姿势

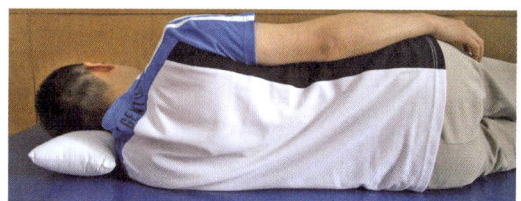

图 13-7　侧卧位正确姿势

（二）适宜的体育锻炼

强直性脊柱炎患者进行适宜的体育锻炼，可以缓解疼痛，减少畸形，增强机体抗病能力。具体方法有如下：

1. 仰卧位双脚并拢，脚尖向上，双手自然放在身体两侧，吸气时腰部、臀部向上拱起，呼气时腰、臀部向下恢复原位，每组 5~10 个，每天可根据患者具体情况做 2~3 组或遵医嘱。

2. 身体放松，取自然垂直站立位，双腿并拢，双手自然下垂，以颈部为运动点，头自然向前、向后或向左旋转、向右旋转运动各 30 次。

3. 身体放松，取自然垂直站立位，双腿并拢，双手叉腰，以腰为运动点向左、向后、向右，向前转动各 30 次。

4. 病情稳定，疼痛不明显时，可以选择对强直性脊柱炎患者有益的体育活动，如游泳、掷球、打羽毛球、打网球等。游泳既可以达到四肢运动，又可以增加肺功能，有利于脊柱生理曲度的保持，因此游泳是 AS 最适合的全身运动。

虽然鼓励患者坚持脊柱、胸廓、腰部和肢体的医疗体育锻炼，但应避免过度负重和剧烈运动，医疗体育锻炼对 AS 的治疗来说是非常重要的，因为它能够保持脊柱的生理弯曲，防止畸形；维持胸廓的正常活动度；预防骨质疏松和失用性综合征的发生等。

（三）运动治疗

正确、适度的运动疗法，如胸廓运动、肢体和椎体的伸展运动等都可以增强肌力、改善 ROM、提高脊柱伸展性。

1. 深呼吸　在自然、放松的状态下，做规律性的、均匀的呼吸运动，每天至少 3 次，每次连续呼吸 30 次。可以维持胸廓最大的活动度，保持良好呼吸功能。

2. 立位伸展运动　身体直立，双臂尽最大可能上举，直到感觉从脚趾到指尖都在伸展，持续 5~10s 后，放松，每组 3~5 次，每天 2 组。

3. 仰卧伸展运动　仰卧于床上，双臂上举过头，尽力向指、趾两端伸展，持续 5~10s 后，全身放松，每组 3~5 次，每天 2 组（图 13-8）。

4. 俯卧伸展运动　俯卧于床上，尽量将头和四肢抬起、坚持 5~10s 后，恢复原位，全身放松，每组 3~5 次，每天 2 组（图 13-9）。

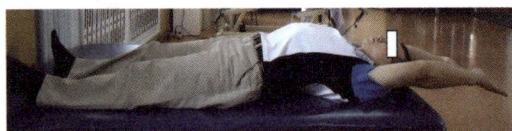

图 13-8　仰卧位伸展运动

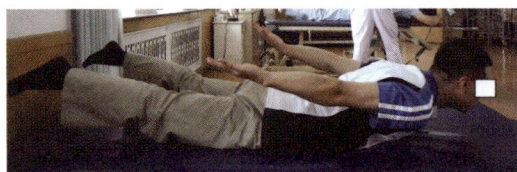

图 13-9　俯卧位伸展运动

5. 坐位伸展运动　可取坐位，一侧足跟置于适宜高度的低凳上，直腿屈踝直至下肢后侧肌肉感觉充分拉伸，恢复双足着地，放松，两侧交替进行，每组重复 5 次，每天 1~2 组，可使膝部及下肢后侧肌肉尽量伸展（图 13-10）。

运动应根据病情在医生指导下，根据受累部位和受累程度，个性化设计运动形式和运动量，应以适量、适度、不出现明显疼痛和不适为宜，不提倡过度的运动。

（四）物理因子治疗

物理因子治疗对缓解强直性脊柱炎的症状有一定的帮助。一般可选用热疗，如热水浴、温泉浴等，以增加局部血液循环,使肌肉放松,减轻疼痛,可以维持关节的正常功能,防止畸形。

（五）中医治疗

1. 中药　根据中医辨证论治理论 AS 大致可分为脾肾虚寒型、肝肾阴虚型、阴虚火旺型等型。治则以补肾壮阳、温经散寒、活血化瘀、滋补肝肾、强筋壮骨、活络通脉等为主。常用方剂有独活寄生汤、健步虎潜丸、桂枝芍药知母汤、壮腰健肾丸、二妙丸、正清风痛宁、乌头桂枝汤等,雷公藤片等单方验方也较常用于临床。常用中药为生地、熟地、续断、牛膝、寄生、杜仲、羌活、独活、防风、秦艽、白芍、赤芍、知母、黄柏、山萸肉、山药、红花、乳香、没药、乌蛇、蜈蚣、山甲、桂枝、鸡血藤、伸筋草等。另外,中药外敷、膏药等也对本病具有一定的疗效。

2. 针灸　根据中医辨证论治的理论,针灸治疗 AS,取穴原则应以局部取穴与整体辨证相结合。一般多以足少阴肾经、足太阳膀胱经以及督脉选穴为主,以局部取穴与整体辨证相结合,以补肾强

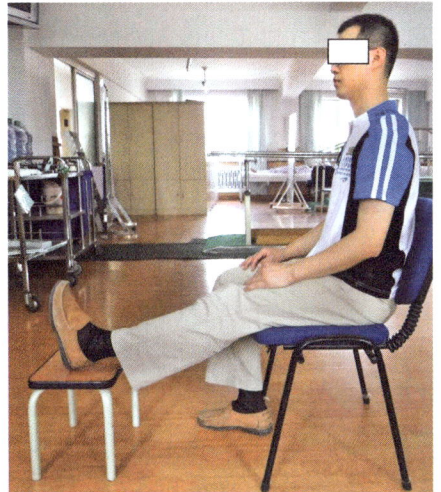

图 13-10　坐位伸展运动

腰、调和气血、舒筋活络为治法,按中医分型来取穴,如肝肾阴虚型多选肝俞、肾俞、三阴交、委中、关元、大椎、太冲等,用平补平泻法。每天 1 次,10 次为一疗程,每次留针 20~30min。还可应用灸法、耳针等,但应注意禁忌证等。

3. 按摩　可以达到改善血液循环,减轻或缓解疼痛,维持关节活动度的作用。

4. 拔罐　强直性脊柱炎的治疗一般选用走火罐,尤其对缓解疼痛和改善呼吸受限等慢性症状效果最佳。

（六）辅助具的应用

强直性脊柱炎患者出现行走困难时,可以选择性使用各种拐杖、平行杠、步行器等步行辅助用具,这样可以减轻脊柱、髋、膝、踝等负重关节的压力,减轻关节受损程度,提高患者 ADL 能力。

五、预防及健康教育

（一）预防

1. 预防可能导致残疾的损伤或疾病　一般认为 AS 的发病与遗传、环境因素、感染等因素有关。因此,良好的生活方式及生活环境、合理的营养饮食、适宜的健康锻炼等都可以有效地预防能够造成损伤或疾病的原发疾病。

2. 预防残疾的发生　强直性脊柱炎发生之后,对其早期诊断、早期干预、早期系统的治疗能够减少其残疾的发生率。

3. 预防残疾的加重,提高生存质量　AS 患者发生残疾后,应积极采取早期系统有效的康复措施,以预防残疾加重而造成患者的生存质量、交流能力和社会参与能力下降,从而给社会及家庭增加负担。

（二）预后

强直性脊柱炎为慢性进展性疾病,其特征是自发缓解和加重交替出现,一般预后较好,仅少数患者出现颈椎强直等严重残疾,本病死因主要为心力衰竭、尿毒症等。即使发生严重畸形或造成残疾者,经手术及康复治疗多能达到生活自理。

（三）健康教育

健康教育是保证强直性脊柱炎治疗成功的手段之一。健康教育是康复的基础工作,让患者了解强直性脊柱炎的致病原因、发病机制以及治疗方法、治疗原则,定期复诊随访是健康教育的重要内容。首先在日常生活中要避免寒冷及潮湿环境;保证营养的摄入;经常坚持适度的体育锻炼,避免过度的体力活动;

保持精神愉快。让患者了解强直性脊柱炎的病程、预后及长期系统治疗的临床意义，以坚定患者的康复信心，使其主动参与治疗。平时应保持良好的姿势，尽可能取仰卧位、低枕或减枕、睡硬板床。以上均为控制和缓解病情，避免和减轻畸形的良好措施。

（商晓英）

第四节　大动脉炎

一、概述

大动脉炎（takayasu arteritis，TA）是指累及主动脉及其主要分支的慢性非特异性炎症引起的不同部位动脉狭窄或闭塞，出现相应部位缺血表现，少数也可引起动脉扩张或动脉瘤。目前，对本病病名的描述还有无脉症、主动脉弓综合征等。本病在亚洲的发病率较高，多发于 5~45 岁，30 岁以内发病约占 90%，平均年龄为 22 岁。多见于年轻女性，男女之比日本为 1∶9.4，中国则为 1∶3.2。

目前，大动脉炎的确切病因及发病机制尚未明确，多认为与遗传因素、感染后机体免疫功能紊乱以及细胞因子的炎症反应有关，有可能是一种与免疫复合物沉着有关的自体免疫性疾病。

二、临床表现及处理

（一）临床表现

1. 症状与体征　大动脉炎的临床表现分为全身症状和局部症状。全身症状主要有发热、全身不适、食欲不振、易疲劳、出汗等。

临床上根据受累部位，将大动脉炎分为：①头臂动脉型：本型由于颈动脉和椎动脉狭窄引起脑部缺血症状，如头晕、头痛、肢体麻木甚至晕厥、抽搐、失语、偏瘫等。体格检查可见狭窄的部位可闻及血管杂音，患侧上肢动脉血压低于下肢血压。②胸腹主动脉型：胸腹主动脉狭窄导致下肢缺血，可见下肢麻木无力、发凉、易疲劳和间歇性跛行等。如肾动脉狭窄导致肾缺血，可出现高血压、头痛、头晕等症状。体格检查血压测不出或明显降低，上肢血压＞下肢血压，可听到狭窄区血管收缩期杂音，肾动脉狭窄者可见严重的高血压。③广泛型：本型由于病变累及上述两组或两组以上的血管，故具有上述两型的综合表现及与病变部位、程度相应的体征。④肺动脉型：单纯肺动脉受累者较少见，多与其他型并存。可有心悸、气短、发绀等症状。查体可有肺动脉瓣区第二音亢进等肺动脉高压的表现。

2. 实验室与影像诊断　大动脉炎无特异性的实验室检查，红细胞沉降率增快、轻度贫血、白细胞升高、C 反应蛋白增高、抗链球菌溶血素 O（ASO）高、血清抗主动脉抗体和抗内皮细胞抗体对本病的诊断具有一定的价值。彩色多普勒超声可探及主动脉及其主要分支狭窄、闭塞及血管壁内膜增厚等改变。X 线检查可见左心室轻度扩大，升主动脉扩张等。眼底改变是大动脉炎的一种较特异性改变，如视网膜脉络膜炎、视网膜出血和脱离、视神经乳头周围动静脉花冠状吻合等。MRI 检查可见主动脉壁增厚、僵直；管腔向心性狭窄和 / 或阻塞；管腔扩张及动脉瘤形成等。数字减影血管造影（digital subtraction angiography，DSA）可见病变处大动脉管腔狭窄，甚至阻塞。MRI 和 DSA 对大动脉炎的诊断及指导治疗意义较大。其他如动脉造影、CT 等检查也可以确定大动脉炎的血管病变部位与程度。

（二）诊断要点

1. 临床诊断　40 岁以下女性，具有下列表现 1 项以上者，应怀疑本病。①单侧或双侧肢体出现缺血症状,表现为动脉搏动减弱或消失,血压降低或测不出。②脑动脉缺血症状,表现为单侧或双侧颈动脉搏动减弱或消失,以及颈部血管杂音。③近期出现的高血压或顽固性高血压,伴有上腹部Ⅱ级以上高调血管杂音。④不明原因低热,闻及背部脊柱两侧或胸骨旁、脐旁等部位或肾区的血管杂音,脉搏有异常改变者。⑤无脉及有眼底病变者。

2. 诊断标准　1990年美国风湿病学会分类标准的灵敏度和特异度分别是90.5%和97.8%。

(1)发病年龄≤40岁:40岁前出现症状或体征。

(2)肢体间歇性运动障碍:活动时1个或多个肢体出现逐渐加重的乏力和肌肉不适,尤以上肢明显。

(3)肱动脉搏动减弱:一侧或双侧肱动脉搏动减弱。

(4)血压差>10mmHg:双侧上肢收缩压差>10mmHg。

(5)锁骨下动脉或主动脉杂音:一侧或双侧锁骨下动脉或腹主动脉闻及杂音。

(6)血管造影异常:主动脉一级分支或上下肢近端的大动脉狭窄或闭塞,病变常为局灶或节段性,且不是由动脉硬化、纤维肌发育不良或类似原因引起。

符合上述6项中的3项者可诊断本病。

(三) 临床处理

1. 大动脉炎活动期治疗　糖皮质激素是活动期大动脉炎治疗的主要药物,可以有效地改善症状、缓解病情。对糖皮质激素疗效不佳者可与免疫抑制剂合用,免疫抑制剂与糖皮质激素合用,能增强疗效。常用的免疫抑制剂有环磷酰胺、硫唑嘌呤、甲氨蝶呤等。

2. 大动脉炎静止期治疗　由于血管狭窄、闭塞,影响脏器供血可考虑手术治疗,如介入治疗、人工血管重建术、内膜血栓清除术、肾切除术、血管搭桥术等。

3. 对症治疗　扩血管、改善微循环、抗凝、降压等。

三、康复评估

(一) 身体结构及身体功能

1. 临床表现　大动脉炎的临床表现分为全身症状和局部症状。全身症状主要有发热、全身不适、食欲不振、易疲劳、出汗等。临床上根据受累部位将大动脉炎分为头臂动脉型、胸腹主动脉型、广泛型、肺动脉型等,局部表现则因部位不同而不同。

2. 辅助检查　大动脉炎无特异性的实验室检查。眼底改变是大动脉炎的一种较特异性改变。彩色多普勒超声、X线检查、MRI、DSA、动脉造影、CT等对大动脉炎的诊断及指导治疗具有一定的意义。

3. 诊断标准　目前大动脉炎的诊断标准采用1990年美国风湿病学会的分类标准(表13-9)。

表13-9　1990年美国风湿病学会关于大动脉炎的分类标准

Ⅰ.发病年龄≤40岁
Ⅱ.活动时一个或更多肢体出现间歇性运动障碍,尤以上肢为著
Ⅲ.一侧或双侧肱动脉搏动减弱
Ⅳ.双侧上肢收缩压差>10mmHg
Ⅴ.一侧或双侧锁骨下动脉或腹主动脉区闻及杂音
Ⅵ.动脉造影异常:主动脉一级分支或上下肢近端的大动脉狭窄或闭塞,病变常为局灶或节段性,且不是由动脉硬化、纤维肌发育不良或类似原因引起
符合上述6项中的3项或以上者可诊断本病

大动脉炎需要与先天性主动脉狭窄、动脉粥样硬化、血栓闭塞性脉管炎、白塞病、结节性多动脉炎等疾病鉴别。

(二) 活动能力

由于大动脉炎造成的动脉狭窄或闭塞，而引起肢体麻木、晕厥、抽搐、偏瘫、眼底改变等症状，从而导致大动脉炎患者的穿衣、进食、洗澡、二便管理、视力、移乘、步行等日常生活活动能力下降。

(三) 参与(生存质量)

由于大动脉炎患者身体结构、身体功能的变化及活动能力的下降，会不同程度地引起焦虑、抑郁等情绪变化及心理问题的发生，以上原因通常会引起患者的生存质量下降，与人交往及社会活动的参与能力下降。

四、康复治疗

(一) 一般治疗

卧床休息，减少活动。注意保暖，生活规律，适应四季变化。

(二) 饮食营养

注意营养，少食生、冷、寒凉性食物，饮食应以温补性食物如姜、牛羊肉为主。

(三) 运动治疗

根据 TA 患者病变部位、程度以及并发症的不同，制订个性化的治疗方案，以达到维持和扩大关节活动度、增加肌力，防止关节挛缩、强直及肌肉萎缩等。可根据病情在医生指导下选用风湿体操(见风湿性关节炎康复治疗)和 Codman 体操(图 13-11)等。

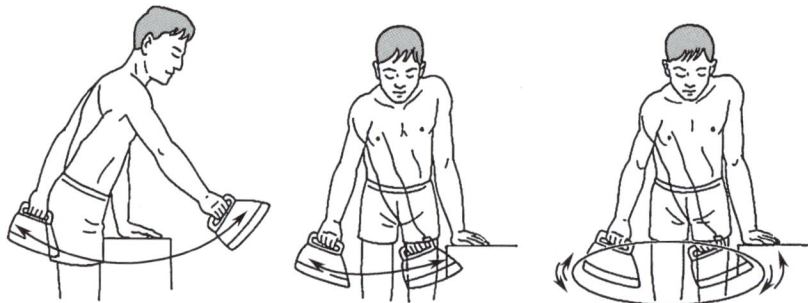

图 13-11　Codman 体操

(四) 物理因子治疗

激光疗法、超短波疗法、中频电疗法、超声波疗法等可根据病情均应用于本病的不同分型、不同阶段。采用水疗、中药熏洗疗法、温热疗法更为适宜。中药熏洗疗法可以通过药物作用，水的温热效应等，起到调和气血、平衡阴阳、疏通经脉、温经散寒、祛风除湿、清热解毒、通络止痛等作用，疗效较好，应用较广。但有感觉障碍的患者在采用水疗、中药熏蒸疗法、温热疗法时，医生应特别提醒或医生、治疗师、护理人等确定安全温度后再行治疗，以避免烫伤等。

(五) 作业疗法

重点是 ADL 训练和自助具的应用训练。

(六) 言语治疗

通过言语功能评估，针对伴有言语、交流障碍的种类与程度设定以提高听说读写能力为目的的个性化治疗方案。

（七）心理治疗

保持乐观、稳定、健康的精神状态，以提高机体抗病能力。关心患者，鼓励患者正确对待家庭、生活、工作，树立战胜疾病的信心，积极配合治疗，以收到最大的疗效。

（八）中医治疗

1. 中药　根据中医辨证论治的理论，大动脉炎多属于痹证之心痹、脉痹之范畴。临床常以活血化瘀、温经通络，补血行血并佐以清热解毒、滋阴补肾、平肝潜阳等法为主要治疗原则。大动脉炎为本虚标实，虚实夹杂之证。以当归四逆汤、补阳还五汤、羌活胜湿汤、犀角地黄汤、黄芪桂枝五物汤、天麻钩藤饮等为主方。常用中药有鸡血藤、桂枝、当归、白芍、枸杞、山萸肉、丹参、桃仁、红花、羌活、独活、双花、连翘、生地、丹皮、黄芪、大枣、赤芍、秦艽、地龙、伸筋草、川芎、天麻、钩藤、石决明、杜仲、桑寄生、牛膝等。

2. 针灸　针灸可根据各型的症状、体征等按中医理论辨证取穴。上肢病变主要以肩中俞、内关、外关、曲池、合谷、足三里为主；下肢病变主要以足三里、阳陵泉、血海、三阴交、解溪为主。

3. 按摩　针对疼痛，关节活动受限，肢体麻木、无力、发凉等可选用按摩治疗以改善循环，缓解症状，延缓病情的进展。

（九）高压氧

高压氧治疗可以改善大动脉炎患者缺血部位的血液循环，从而改善其临床症状。

五、预防及健康教育

（一）预防

1. 预防可能导致残疾的损伤或疾病　一般认为大动脉炎的发病与遗传因素、感染后机体免疫功能紊乱以及细胞因子的炎症反应有关，有可能是一种与免疫复合物沉着有关的自体免疫性疾病。因此，良好的生活方式及生活环境、合理的营养饮食、适宜的健康锻炼等都可以有效地预防能够造成损伤或疾病的原发疾病。

2. 预防残疾的发生　对大动脉炎的早期诊断、早期干预、早期系统的治疗能够减少其残疾的发生率。

3. 预防残疾的加重，提高生存质量　应积极采取早期系统有效的康复措施，可以预防大动脉炎患者功能障碍的加重，从而尽量减轻或避免造成患者的生存质量、交流能力和社会参与能力下降而给社会及家庭带来的负担。

（二）预后

大动脉炎患者晚期可能出现脑出血、心力衰竭、肾衰竭等并发症以及术后并发症，导致预后不良甚至死亡，死亡原因通常为脑血管意外、充血性心力衰竭或心肌梗死，但积极有效的治疗干预可以改善其预后。

本病为慢性进行性血管病变，多缓慢起病，呈慢性进行性进展，由于受累后的动脉较易形成侧支循环，缺血症状相对较轻，因此多数患者预后良好，没有并发症的大动脉炎患者生存率可达90%以上。虽社会参与能力下降，但一般多可参加较轻的工作。预后主要取决于高血压的程度及脑供血情况，糖皮质激素联合免疫抑制剂积极治疗可改善预后。

（三）健康教育

大动脉炎患者应适应四季变化，生活规律。做适宜的体育锻炼如散步、做操、打太极拳等相对缓和的运动，同时注意劳逸结合，冬季应注意保暖。需关心患者，鼓励患者树立信心，保持心态平和，情绪稳定。活动期、有脑部缺血症状及严重高血压者应卧床休息，减少活动。应进食富于营养、易消化、无刺激性的食物，积极鼓励戒烟，规范用药，系统治疗。

（商晓英）

第五节　雷诺现象与雷诺病

一、概述

雷诺现象（Raynaud phenomenon）是指由于寒冷刺激或情绪波动引起肢端小动脉痉挛，而使皮肤突然变白、变紫、变红，并伴有局部发冷、感觉异常和疼痛等短暂的临床现象。原发的雷诺现象称为雷诺病（Raynaud disease），出现于其他明确疾病而继发的称为雷诺现象。可伴发雷诺现象的常见疾病有：系统性硬化病、类风湿关节炎、系统性红斑狼疮等结缔组织病；闭塞性动脉硬化、血栓闭塞性脉管炎等动脉闭塞性疾病；脊髓空洞症、脊髓肿瘤、椎间盘疾病等神经系统疾病；冷凝素增多、冷球蛋白血症、真性红细胞增多症、巨球蛋白血症、阵发性血红蛋白尿等血液疾病；职业和环境因素如外伤、职业性创伤等；吸烟和药物因素等；慢性肾衰竭、恶性肿瘤、变异型心绞痛等也可出现雷诺现象。雷诺病与雷诺现象的区别在于是否存在原发病。本病好发于秋冬季节，多发于女性，男女比为1:10，发病年龄多在20~40岁。目前其病因尚无定论，多与寒冷刺激、情绪波动、交感神经功能紊乱等有关，也有与女性性腺功能有关的报道。常找不到潜在疾病。目前认为前列腺素代谢、微循环和血管内皮细胞的功能异常是本病的病理生理基础之一。

二、临床表现及处理

（一）临床表现

1. 症状与体征　雷诺现象和雷诺病的临床表现相似。本病发病多有明显的季节性，在寒冷季节发作频繁，雷诺现象的主要临床表现为初期由于四肢末端细小动脉痉挛，皮肤血管内血流量减少而出现肢端皮肤苍白、变冷、肢端麻木或疼痛。多为发作性，严重者发作频繁或呈持续状态。动脉痉挛导致受累部位缺血，继而毛细血管扩张淤血，皮肤发绀变紫，疼痛。血管痉挛解除，动脉充血，皮肤潮红，皮温及肤色逐渐恢复，疼痛等症状逐渐消失。发作持续时间不一，持续不缓解时将患肢浸于温水中可缓解症状。发作可为一个手指、多个手指或手指与足趾同时受累。反复频繁发作雷诺现象可造成肢端营养障碍，甚至出现溃疡、坏疽等。

雷诺现象的主要临床表现为肢端相继对称性出现苍白、青紫及潮红的皮肤改变等，部分患者可见肢端皮肤角化、溃疡等，肢端动脉的搏动减弱或消失，严重者晚期可见肢端皮肤溃疡或坏疽。

尽管激发试验阴性者不能完全除外雷诺现象和雷诺病，对其非典型病例仍应做激发试验。①冷水试验：将指/趾浸于4℃左右的冷水中1min，可诱发典型发作。②握拳试验：两手握拳1min后，屈肘平腰状态下松开手指。也可出现典型症状。③将手指浸泡在10~15℃水中，全身裸露于寒冷的环境中更易激起发作。指动脉压力测定、指温恢复时间测定也可作为本病的检查方法。

2. 实验室和影像学检查　甲皱微循环检查、肢端动脉造影和阻抗血流图也可观察和确定肢端动脉的状态。

（二）临床处理

雷诺现象的治疗目标是改善患者的生活质量，预防反复缺血性组织损伤。避免寒冷刺激及注意保暖、避免精神紧张和应激刺激、避免肢端创伤、戒烟、限酒等是本病的主要防治措施。钙通道阻滞剂、扩张血管药物、活血化瘀通络止痛中药等均可根据病情应用于本病。早期病因筛查、早期诊断、积极治疗原发病是本病治疗中不容忽视的。不论雷诺病或雷诺现象,均应禁用血管收缩药物,因其可诱发或加重症状。

三、康复评估

(一)身体结构与身体功能

1. 临床表现　雷诺现象和雷诺病的临床表现相似。本病发病多寒冷或情绪有关,典型发作主要为皮肤反应,即缺血期的皮肤苍白、缺氧期的皮肤青紫和充血期的皮肤潮红,伴随症状为皮温变化、疼痛,严重者可出现肢端溃疡、坏疽等。

2. 辅助检查　激发试验、指动脉压力测定、指温恢复时间测定以及甲皱微循环、肢端动脉造影和阻抗血流图也可以作为本病的诊断手段,观察和确定肢端动脉的状态。

(二)活动能力

由于疼痛、溃疡、坏疽等所致穿衣、进食、步行等日常生活活动(ADL)能力下降。主要采用视觉模拟评分法、麦吉尔疼痛问卷以及 FIM、Barthel 指数等评估方法。

1. 视觉模拟评分法(VAS)　VAS 是应用 20cm 中间放有圆形可移动物的尺,0cm 为没有疼痛的位置,20cm 为最大痛点,让患者移动圆形物至目前疼痛的位置,来评价疼痛的程度的一种方法(图 13-12)。

2. 麦吉尔疼痛问卷(MPQ)　MPQ 是一种通过患者的言语表达,即问卷的形式,主观评价疼痛强度的一种方法。它包括 4 类 20 组疼痛描述词,其中 1~10 组为感觉类;11~15 组为情感类;16 组为评价类;17~20 组为混合类。

(三)参与(生存质量)

由于疼痛、溃疡、坏疽等身体结构、身体功能的变化及活动能力的下降,会引起不同程度的情绪变化及心理问题,因此造成患者的生存质量下降,与人交往及社会参与能力下降。

四、康复治疗

(一)一般治疗

注意防寒、保暖、防止局部受寒以避免寒冷刺激;保持乐观情绪,避免各种精神因素刺激;戒烟;避免肢端创伤;应尽量避免使用缩血管药物;加强身体锻炼,促进血液循环;及时治疗可以引起血管损伤的各种疾病。

(二)运动疗法

可应用康复体操和手法治疗,进行以维持和扩大 ROM 为主的康复治疗。

图 13-12　VAS 检查法

(三)物理因子治疗

采用温热疗法、经皮神经电刺激疗法(TENS)等物理疗法可以改善血液循环,促进肢体血流,缓解痉挛、疼痛等症。

1. 温热疗法　①全身温热疗法,有药物熏蒸疗法、温泉浴、蒸汽浴等;②局部温热疗法,有红外线、蜡疗等。

2. 低中频电疗法　有经皮神经电刺激疗法(TENS)、干扰电疗法及中频电疗法、立体干扰电疗法等。

3. 其他　如中药熏洗或外敷等传统的中医疗法也可以起到改善血液循环、缓解疼痛的作用。

(四)作业治疗

以提高 ADL 能力为主。

(五)心理治疗

加强心理支持。

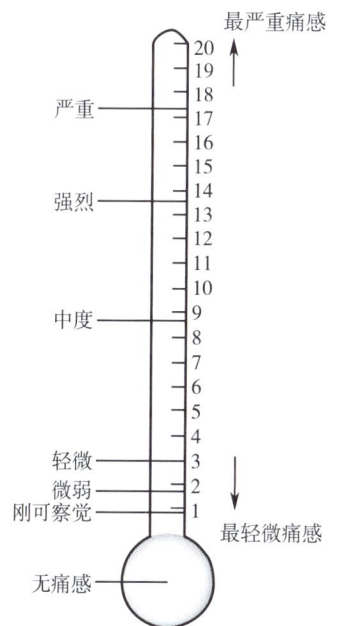

（六）中医治疗

1. 中药　依据中医理论进行辨证论治，本病寒邪凝滞，气滞血瘀，瘀久化热，热毒瘀阻，同时本病以虚为本，邪为标，故兼见气血虚弱，脾肾阳虚之证，但血瘀多贯穿于各型之中。辨证应分清标本、虚实，治则以温阳通络、清热解毒、行气活血、化瘀止痛、补益气血、温补脾肾等为主。血瘀可兼见于各型之中，故各型中均需加用活血化瘀之法。方药：血府逐瘀汤，当归四逆汤，黄芪桂枝五物汤，右归丸等为主方进行加减。

2. 针灸　针刺疗法辨证取穴以合谷、手三里、外关、三阴交、足三里、大椎、命门、中脘、关元、脾俞、肾俞等为主，选温针治疗或配合灸法。

3. 按摩　按摩患肢以改善血液循环，起到化瘀止痛之疗效。

（七）高压氧

可以改善血液循环，从而减轻或缓解疼痛等临床症状，控制溃疡、坏疽等身体结构的改变，有利于减少残疾的发生。

五、预防及健康教育

（一）预防

1. 预防可能导致残疾的损伤或疾病　由于系统性硬化病、类风湿关节炎、系统性红斑狼疮等结缔组织病；闭塞性动脉硬化、血栓闭塞性脉管炎等动脉闭塞性疾病；脊髓空洞症、脊髓肿瘤、椎间盘突病等神经系统疾病；冷凝素增多、冷球蛋白血症、真性红细胞增多症、巨球蛋白血症、阵发性血红蛋白尿等血液疾病均可伴发雷诺现象。另外，职业和环境因素如外伤、职业性创伤等；吸烟和药物因素等；慢性肾衰竭、恶性肿瘤、变异型心绞痛等也可出现雷诺现象，而且本病的病因虽尚无定论，但一般认为多与寒冷刺激、情绪波动、交感神经功能紊乱等有关，因此，戒烟、保持良好的心态、避免精神刺激、防寒保暖、避免潮湿环境等都是预防残疾发生的关键，同时避免外伤也应该引起足够重视。

2. 预防残疾的发生　早期诊断、早期干预、早期系统的治疗能够减少本病的残疾的发生率。

3. 预防残疾的加重，提高生存质量　积极采取早期系统有效的康复措施，可以预防本病功能障碍的加重，从而尽量减轻或避免造成患者的生存质量、交流能力和社会参与能力下降而给社会及家庭带来的负担。

（二）预后

本病预后相对良好，大约15%患者自然缓解，30%左右逐渐加重，仅个别病例需要手术治疗。长期持续动脉痉挛可致动脉器质性狭窄而出现不可逆病变，但极少达到截肢（指、趾）。

（三）健康教育

本病为临床常见疾病，其发生多与气候和生活环境密切相关。平素应注意防风、防寒、防潮，避免居住寒湿之地，应注意保暖，尽量避免风寒湿邪侵袭。出汗时，切勿吹风纳凉，乘热冷浴；应及时更换汗湿内衣，勤晒被褥，保持环境清洁干燥，加强体育锻炼，提高机体抗病能力，同时应保持乐观情绪，摄入富于营养、易于消化的食物，有利于疾病的康复。特别是有原发疾病或本病的发病易患因素者，如果平时能够做好戒烟，避免寒冷刺激、精神因素及肢端创伤，保暖防冻等防治措施，可以较有效地预防此病的发生，一旦出现临床症状，应积极采取药物和物理治疗相结合的方法进行治疗，同时要注意原发病的诊断与治疗。如病情进展，出现明显疼痛乃至溃疡、坏疽等症状时，应进行积极系统的综合治疗，即中西医结合临床治疗与中西医结合康复治疗相结合，以达到改善病情、减轻功能障碍程度、提高ADL能力和社会参与能力之目的。因本病是因长期肢端动脉痉挛，引起内膜增生、闭塞，发生血液循环障碍，一般治疗较困难，故总结临床经验，有学者认为早期中西医治疗是取得疗效的关键。

（商晓英）

第六节　硬　皮　病

一、概述

(一) 定义

硬皮病(scleroderma)是一种病因不明的自身免疫性的结缔组织病,以皮肤和某些内脏的小血管增生、管腔阻塞而造成皮肤广泛的纤维化和脏器不全为主要特征。本病多见于 20~50 岁,女性发病率约为男性的 3 倍。硬皮病包括局限于皮肤、皮下组织的局限性硬皮病(localized scleroderma),又称硬斑病(morphea)和累及多个内脏器官的系统性硬皮病(systemic sclerosis,SSc),区别在于前者无系统表现和雷诺现象,两者皮肤的组织病理学特征相似。1/4 局限性硬皮病患者在疾病过程中可有一个或多个皮肤外表现,局限性硬皮病患者有发展为系统性硬皮病的可能。硬皮病病理生理过程可能涉及多重分子途径紊乱,包括细胞免疫、体液免疫异常、炎症、微血管系统改变、胶原过度产生和沉积,进而出现的皮肤和内脏进行性纤维化,一般呈慢性经过,治疗困难。

(二) 病因和发病机制

硬皮病的病因和发病机制不明,可能与自身免疫、炎症和血管损伤的相互联系、相互作用,导致成纤维细胞增生,胶原过度产生、沉积及进一步的免疫激活有关,这一过程受直接和间接的遗传易感性和环境的影响。

1. 自身免疫异常和炎症　体液免疫和细胞免疫的异常、体内 ANA、皮肤、内脏炎症浸润、血及组织中促纤维化细胞因子的增加均反映了硬皮病的炎症和免疫激活。

2. 体液免疫异常　95% 硬皮病患者血清中有大量的 ANA,其中大多数有疾病特异性,包括抗 Scl-70 抗体、抗着丝点抗体(anti-centromere antibody,ACA)等,这些 ANA 可能和不同的临床亚型有关。

3. 细胞免疫异常　硬皮病皮损和受累器官中有单核细胞的浸润,主要为 T 细胞,表面标志有 IL-2R、CD69、HLA Ⅱ类分子等。B 细胞可能在发病机制中起关键性作用,被活化的 B 细胞可能通过产生过多的细胞因子直接导致皮肤硬化(IL-6 刺激细胞外基质的产生,IL-4 诱导转化生长因子 -β 有效促进纤维化),或者通过发挥其抗原呈递、共刺激调节因子调节 T 细胞活性及产生自身抗体放大免疫应答,促进组织纤维化。

4. 转化生长因子 -β　作为成纤维细胞强烈的化学诱导剂在纤维化的发病机制中起关键性作用,还有结缔组织生长因子,它能引起凋亡、趋化、血管生成、细胞外基质形成及结缔组织的结构构成。

5. 血管病变　小动脉和微血管系统的病变被认为是硬皮病发病的始动因素之一。当内皮损伤并移行至血管内膜层时,血管平滑肌细胞或者还有血液循环中的单核细胞被激活并分化成肌成纤维细胞,内皮素 -1 和血小板衍生生长因子能改变平滑肌细胞的表型而成为肌成纤维细胞,进而引起内膜增生、血管腔变窄及血流减少,导致间隙或持续的组织局部缺血,引起不适当的免疫激活和修复。

6. 组织纤维化　各种因素引起成纤维细胞合成胶原增多、分解减少,大量胶原纤维在皮肤、肺、消化道等组织器官沉积,组织器官纤维硬化,出现功能障碍。转化生长因子 -β、结缔组织生长因子等是有力的促纤维化因子。基质金属蛋白酶(matrix metalloproteinase,MMP)是降解胶原的酶系统,而在硬皮病患者成纤维细胞内 MMP 的合成显著减少。

7. 遗传易感性　患有系统性硬皮病的父母,其子女明确有患系统性硬皮病的风险。美洲印第安乔克托族人就有高患病率。

8. 环境因素　包括药物(食物抑制剂、博来霉素)、化学试剂(杀虫剂、聚乙烯氯化物)、注射(维生素K)、感染(巨细胞病毒)、职业相关性创伤、恶性肿瘤(乳腺癌、类癌和转移性黑色素瘤)和放射治疗等。

二、临床表现及处理

(一) 临床表现和检查

1. 临床表现　硬皮病是以皮肤进行性水肿、硬化至萎缩为特征,累及多脏器,一般呈慢性经过。

(1) 局限性硬皮病:单发或多发。特点是皮肤经历局限性肿胀、硬化、萎缩三个阶段。好发于躯干,其次为四肢和面部,呈圆形、椭圆形、带状、点滴状或不规则的斑片。病变初起时为淡红色斑,扩大后边缘呈紫红色环,中心渐硬化。此时病变部位呈黄白色或象牙光泽,皱纹消失,触之硬韧感。数月后皮肤干燥、无汗、毳毛消失,皮肤基底与皮下组织粘连,表面凹陷。最后患部萎缩、变薄、轻度色素沉着。

(2) 系统性硬皮病:分为肢端型和弥漫型两种类型。肢端型多见,也经历皮肤水肿、硬化、萎缩三个阶段。一般肢端型皮损开始于手、足肢体远端,躯干累及较少,进展慢,预后较好,而弥漫型多于躯体和面部先发病,向肢体远端发展,多无雷诺现象,受累脏器多且严重,尤其是肾或心脏受累严重,硬化发展快,预后差,但临床较少见。

CREST 综合征:系统性硬皮病的一种亚型,可独立出现,亦可伴随肢端型硬皮病。皮肤钙质沉着症(calcinosis cutis)多发生于关节伸侧,并可穿破于皮肤排出白垩样物,易并发感染;雷诺现象(Raynaud phenomenon)其发生率为 100%;食管蠕动异常(esophageal dysfunction)临床和 X 线表现与系统性硬皮病一致;指/趾端硬化(sclerodactyly)一般硬化局限在指/趾;毛细血管扩张(telangiectasia)多发生于面、颈、上胸、四肢及手部。一般 CREST 综合征多为良性病程,发展缓慢,较难控制。但极少数患者可发生肺纤维化、肺动脉高压和原发性胆汁性肝硬化。

(3) 雷诺现象:约 70% 患者首发症状为雷诺现象,并几乎所有发生于肢体远端的系统性硬皮病均有此现象,可先于皮肤硬化数月、数年甚至 10 多年前发生,冬重夏轻。

(4) 关节症状:晨僵和多关节痛常见。由于长期慢性指/趾缺血,可发生指骨或肢端骨溶解(图 13-13)。系统性硬皮病患者在硬化期和萎缩期可出现末节指骨的溃疡,有些患者可因溃疡并形成干性坏疽。腱鞘炎也较常见,当病变处进行活动时,特别在腕、踝、膝处可闻及皮革样摩擦音。患者在负重时可产生大腿前侧疼痛,类似股骨头无菌性坏死的症状。

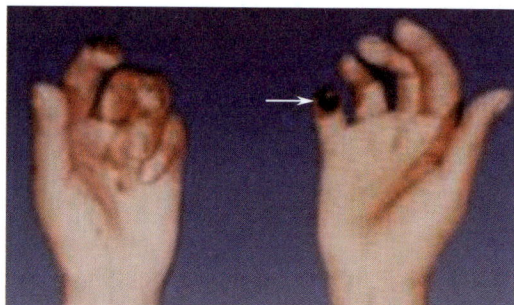

图 13-13　系统性硬皮病末节指溃疡并形成干性坏疽

(5) 消化系统:消化道任何部位均可受累,且它是最常见的内脏损害。口腔表现为张口受限、舌系带变短、牙周间隙增宽、牙龈萎缩和牙齿脱落等。因食管下 2/3 蠕动低下而出现吞咽困难、呃逆、食管反流,吞钡检查见食管蠕动明显减弱甚至消失。由于胃肠蠕动减弱或功能低下而引起腹胀、便秘、腹泻、吸收不良以及腹痛(间歇性)、肠梗阻等消化道症状。

(6) 肺部:肺部的累及最常见的是肺间质纤维化,且呈渐进性发展,由活动后气促发展至静息状态下呼吸困难和肺功能降低,可导致肺动脉高压及右心衰竭,易并发肺部感染。肺病变常是硬皮病(主要是肢端型)死亡的原因。X 线片显示肺间质纹理增加,在肺底部最为显著,严重者可布满全肺野,呈网络状、小结节状、小囊状及磨玻璃状等改变,CT 检查更为敏感。肺功能测定显示通气与弥散功能障碍,其中最敏感、出现最早的是一氧化碳弥散功能减弱。胸膜炎也较常见。

(7)心脏:心脏累及最多见的是心包炎,其次是心肌炎或心内膜炎,对治疗敏感者预后好,对治疗不敏感且预后差的是心肌病及肺动脉高压,严重者可致左心或全心衰竭,也是硬皮病的死亡原因之一。

(8)肾脏:肾脏病变较少见。

(9)其他:患者起病前可有不规则发热、胃纳减退、体重下降等。

个别系统性硬皮病患者可无皮肤表现,而仅有上述的脏器损害。

2. 辅助检查

(1)免疫学检查:已发现许多免疫学指标与硬皮病诊断有关,但特异度和灵敏度均不理想,血清学试验阴性并不能排除硬皮病的诊断。

1)抗核仁抗体:被认为是硬皮病的特异性抗体,当作为唯一类型出现时特异性更高。20% 以上系统性硬皮病患者可呈抗核仁抗体阳性。抗核仁抗体阳性者多伴有抗 Scl-70 抗体。

2)抗 Scl-70 抗体:为成人系统性硬皮病患者血清中的标志性抗体,但灵敏度不高,在弥漫型硬皮病患者中可达 75%,此抗体对诊断弥漫型硬皮病有很高价值。

3)抗着丝点抗体(ACA):ACA 是局限性系统性硬化病的标记性抗体。对 CREST 综合征诊断特异性很高,80% 以上 CREST 综合征患者和仅 10% 弥漫型硬皮病患者该抗体阳性。约 25% 原发性雷诺现象患者可出现此抗体。

抗 Scl-70 抗体和 ACA 在硬皮病中是相互排斥的,即一个患者往往只有一种抗体。出现 ACA 者其预后较好,而出现抗 Scl-70 抗体者较差。

4)抗线粒体抗体:约 25% 系统性硬皮病患者有此抗体。而其中约 79% 为 CREST 综合征。此抗体阳性的 CREST 综合征患者出现原发性胆汁性肝硬化的可能性要高。

5)抗组蛋白抗体:47% 局限性硬皮病患者有抗组蛋白抗体阳性,泛发性硬斑病高。

6)抗 RNA 聚合酶 I 或 II 抗体:存在于抗核仁抗体中,是硬皮病肾损害的危险因素。

7)其他抗体:80% 以上系统性硬皮病患者可出现抗核抗体(ANA)阳性,但滴度一般较 SLE 低,多呈核仁型及斑点型。20% 以上系统性硬皮病患者可出现抗核糖核蛋白(ribonucleoprotein,RNP)抗体阳性,但滴度较混合性结缔组织病低。抗心磷脂抗体和狼疮抗凝物可阳性,20%~50% 为阳性。

其他免疫学检查:系统性硬皮病患者 PF 阳性约 50%,滴度较低。16% 儿童局限性硬皮病可有 PF 阳性,特别是成人泛发性硬斑病患者,有 PF 阳性几乎和疾病严重性有关。另外免疫球蛋白、冷球蛋白、循环免疫复合物等也可升高或阳性。

(2)其他实验室检查:红细胞沉降率增快,显示疾病处于活动期。内分泌检查可出现血皮质醇、脑垂体分泌的促肾上腺皮质激素水平、尿 17-酮类固醇、17-羟皮质类固醇的降低。

(3)物理学检查:甲皱襞毛细血管镜显示大多数患者的视野模糊、水肿,血管襻数目显著减少,血管支明显扩张和弯曲,血流迟缓,有出血。患者可有皮肤感觉时间延长,可较正常人慢 5~9 倍。胸部 X 线检查、肺功能检查、肺部高分辨 CT 可以帮助诊断间质性肺疾病。对于胃肠道疾病,检查远端食管运动减弱的金标准是坐位和仰卧位的食管 X 线片。

(4)组织病理:皮肤活检病理表现可见早期真皮间质内水肿,胶原纤维分离,上层小血管周围有轻度淋巴细胞浸润;随后真皮和皮下组织胶原纤维增生、增厚、胶原肿胀、透明性变和均质化;血管周围和胶原纤维间质内有淋巴细胞和组织浸润,以后逐渐减少,弹性纤维破坏,基质增加;血管壁水肿、增厚、管腔狭窄,甚至阻塞。最后表皮及附属器萎缩,皮脂腺萎缩,汗腺减少,真皮深层和皮下组织钙盐沉着。内脏病理表现为间质及血管壁的胶原纤维增生、增厚及硬化。

(二)临床诊断

硬皮病的诊断主要依据典型的临床特征,与其他疾病鉴别需凭借组织病理,血清学检查有助于诊断、治疗及预后评估。

目前系统性硬皮病诊断标准还是根据 1980 年美国风湿病协会（American Rheumatism Association, ARA）提出的分类标准,分类标准如下。

(1)主要条件:近端皮肤硬化,手指及掌指(跖趾)关节近端皮肤增厚、紧绷、肿胀。这种改变可累及整个肢体、面部、颈部和躯干(胸、腹部)。

(2)次要条件:①指硬化,上述皮肤改变仅限手指。②指尖凹陷性瘢痕或指垫消失。③双肺基底部纤维化:在立位胸部 X 线检查上见条状或结节状致密影,以双肺底为著,也可呈弥漫斑点或蜂窝状肺。但要除外原发性肺病所引起的这种改变。

判定标准:具有主要条件或 2 个以上次要条件者可诊断为系统性硬皮病。此外,雷诺现象、多发性关节炎或关节痛、食管蠕动异常,皮肤活检示胶原纤维肿胀和纤维化,血清有 ANA、ACA 和抗 Scl-70 抗体,均可有助于诊断。

系统性硬皮病需与局限性硬皮病、混合性结缔组织病、嗜酸性筋膜炎、接触药物和化学物质引起的硬皮病样改变鉴别。还需要注意的是并不是所有系统性硬皮病都满足这个标准,另一方面其他疾病也可有皮肤硬化,该标准不包括嗜酸性筋膜炎及各种类型的假性硬皮病。

(三)治疗方案及原则

1. 一般治疗　戒烟、保暖、避免情绪激动、积极的皮肤护理及注重对患者病情的教育,给予积极的心理支持和鼓励。

2. 药物治疗　局限性硬皮病的皮损在 3~5 年可自发性消退。一般治疗:包括润肤剂、局部或全身使用止痒药。局部外用 5% 咪喹莫特乳膏可使红斑、硬化和色素沉着减轻。另外,皮损内可注射糖皮质激素,也有人在皮损内注射糖皮质激素和倍他米松治疗。有报道依那西普皮下注射可使皮肤软化,溃疡愈合,且肺功能保持稳定,患者感觉良好,耐受性好。

(1)抑制自身免疫和炎症药物

1)糖皮质激素:对于局限性硬皮病累及范围广泛者的可系统地应用糖皮质激素,相当于泼尼松 10~30mg/d,连续使用 1~3 个月。而系统性硬皮病水肿期用糖皮质激素效果明显,而对硬化阶段和萎缩期效果不好,用量相当于泼尼松 10~40mg/d,数周后渐减量至维持量 5~15mg/d,连续数月或数十月。对合并肌炎、急性肺间质病变及因慢性间质性肺炎而出现呼吸衰竭者可加至 1~2mg/(kg·d)。

2)细胞毒性药物:环磷酰胺(CTX)对改善肺功能有效,是急性肺间质病变和因慢性间质性肺炎而出现呼吸衰竭治疗的首选药物之一。对有弥漫性皮肤受累的患者也可能有效,可与糖皮质激素合用。甲氨蝶呤对硬化皮肤可能有效(每周 5~15mg),吗替麦考酚酯可能能改善硬皮病的皮肤和系统症状。其他细胞毒性药物如硫唑嘌呤等能否改善皮肤症状尚不确切。

(2)抑制纤维化药物:抑制纤维化也是治疗的靶点之一。

1)青霉胺:为结缔组织形成抑制剂,从 0.125g/d 起用,逐渐增加至 0.75~1.25g/d。一般在半年至 1 年后开始好转,最先好转的部位是最后累及的区域。而后渐减至维持量 0.25g/d,坚持数年,最长达十年。青霉胺还能降低远期肾损害,可能减轻肺间质纤维化。但该药主要的副作用有皮肤瘙痒、血小板和粒细胞减少、天疱疮、肾病综合征、红斑狼疮等。严重的副作用一般在服药后 3~6 个月内出现。用小剂量青霉胺,安全性高,并可有效减少糖皮质激素的用量,在停用糖皮质激素后仍应继续服用。

2)秋水仙碱:为结缔组织形成抑制剂,能阻断前胶原转化成胶原,并抑制胶原沉积,但疗效存在争议。

3)酮替芬:硬皮病时肥大细胞数量增多且呈脱颗粒状态,释放的介质能促进纤维组织形成。酮替芬能稳定肥大细胞膜,阻止颗粒释放。

(3)针对雷诺现象的治疗:血管舒张剂被证明是有效的。交感神经切除术和微血管重构治疗受累的大血管对某些患者有帮助。

1）钙通道阻滞剂：如硝苯地平，起始从小剂量开始，耐受后 30mg/d。如症状加重，有坏死倾向，可加用血管扩张剂。

2）前列环素类药物：此类药物能够舒张血管，阻止血小板黏附和聚集，包括伊洛前列素、前列腺素 E_1 等，能增加患者的外周循环，改善肢端缺血症状。

3）其他：α_1 受体阻断剂（如哌唑嗪）、5- 羟色胺受体拮抗剂（如酮色林）和血管扩张剂（硝酸甘油）都可改善血供。

（4）针对指 / 趾溃疡与感染：局部使用抗生素软膏，重者在指端加上塑料支架将病变周围固定，配合治疗雷诺现象也可有利于溃疡愈合。有感染时可口服或静脉给予抗生素，可同时配合其他措施促进溃疡愈合，如抬高患肢、溃疡处用过氧化氢浸泡等。

（5）针对关节痛和肌炎：关节痛和肌痛可用非甾体抗炎药（NSAID），但注意对胃食管反流症和肾脏的危险。如伴有肌炎时则可应用中等剂量糖皮质激素，必要的话合用甲氨蝶呤或环磷酰胺等细胞毒性药物可减少激素用量。

（6）针对心肺病变：如发生浆膜炎和心脏损害可用糖皮质激素治疗（泼尼松 15~30mg/d）。青霉胺、羟氯喹、白芍总苷可能对减轻肺间质纤维化有效。由于肺纤维化患者易患细菌性肺炎，故一旦出现支气管炎或肺炎，应及时应用抗生素。如果肺功能受损严重，特别是出现急性肺间质病变，静脉环磷酰胺冲击联合大剂量糖皮质激素治疗是目前最为有效的方法。单纯肺动脉高压经常会选用内皮素拮抗剂（波生坦），可静脉间歇性或连续性使用，效果较理想。

（7）合并妊娠的治疗：硬皮病的受孕概率较正常低，一旦妊娠可成功分娩，但发生胎儿宫内发育迟缓、低出生体重儿的概率较正常高。妊娠不会加重病情，无须特殊处理。

（8）针对其他器官和症状治疗：需保持口腔卫生，且经常做口腔运动，可服用刺激食管蠕动和预防食管反流药物（如甲氧氯普胺、法莫替丁），吃饭前后保持直立体位，睡觉需抬高床头，也可选择服用抗生素来治疗腹泻和脂肪泻。因蠕动减弱而致的便秘应用软化大便来预防。

及时发现肾危象非常重要，如有收缩压增高 ≥30mmHg 时应及时处理，建议有早期系统性硬皮病的患者数日或每周测量血压。

（9）其他药物：口服维生素 E（0.1~0.2g/d）和扩血管药物也有一定疗效。维生素 D 类似物可抑制成纤维细胞增生和胶原合成而显示出治疗硬斑病的可能性，局部应能够改善红斑、硬化、色素沉着和毛细血管扩张。异维 A 酸软胶囊对改善皮肤硬化、溃疡和胃肠道症状有帮助。

IFN-γ 有可能激活巨噬细胞并有效抑制胶原合成，可使肺功能及静止、运动状态下动脉血氧分压都增加。副作用有流感样症状、白细胞减少和转氨酶升高等。

血管活性剂如双嘧达莫、阿司匹林、尿激酶药物等对改善皮肤硬化可能有一定疗效。

3. 手术治疗　较少，如合并有股骨头坏死的患者可能需要行股骨头置换术。

三、康复评估

（一）身体结构与身体功能

1. 身体结构　指 / 趾皮肤有光泽、发紫变硬，皮温变化，指 / 趾尖变细，并常有坏死及溃疡。面部皮损呈假面具样无表情，鼻变尖，张口受限，口唇现放射性沟纹，舌系带缩短。受累皮肤可有色素沉着或色素脱失，多数患者伴有雷诺现象。可发生远端指骨或肢端骨溶解，可伴有关节肿痛。消化道任何部位均可受累，出现纤维化。肺部的累及最常见的是肺间质纤维化、肺动脉高压及胸膜炎。心脏最多见的是心包炎、心肌病，严重者可致左心或全心衰竭。

2. 身体功能

(1)皮肤硬化程度:硬皮病的皮肤硬化可见于各个部位,多见于手、前臂、面部皮肤等,可检测手指、前臂、面部等远端的皮肤移动度和软硬度,测量张口度、手掌撑开的最大距离。

(2)食管蠕动功能:可通过食管吞钡试验来观察食管的蠕动情况来检测食管的硬化累及程度,吞钡检查可见食管蠕动明显减弱甚至消失。

(3)肺功能测定:患者常可出现肺功能异常,具体表现在通气与弥散功能障碍,其中最敏感、出现最早的是一氧化碳弥散功能减弱。

(4)心功能检查:心脏超声检查可显示肺动脉高压和心功能可明显降低,必要的话可行心导管检查。

(5)痛觉调查问卷:由于缺血和坏死可以导致肢体的明显疼痛,可用相应的表格来测量。如视觉模拟评分法(VAS)和麦吉尔疼痛问卷(MPQ)。

(6)心理功能评定:有些患者存在一定的心理问题可以用相关的心理量表来评定,如情绪状态问卷(POMS)。

(二)活动能力

ADL 评定采用 Barthel 指数或功能独立性评定(FIM)。

(三)参与(生存质量)

患者在家庭生活自理,与人交往,心理、社会活动的参与度等各个方面有所下降。

四、康复治疗

(一)运动治疗

1. 关节活动度训练 由于皮肤弹性的减弱,硬皮病的患者会产生关节活动度障碍,所以要进行维持关节活动度练习,应每日 1 次或 2 次,为增加效果可同时配合物理因子或按摩治疗,而嗜酸性筋膜炎患者要注意任何紧张的运动有可能促使其发作,因此要谨慎应用并在运动过程中进行监督。

2. 呼吸训练 系统性硬皮病患者经常会有肺部累及,表现为胸膜炎、间质性肺炎和肺动脉高压等,对这些患者可以介入呼吸训练及胸壁扩张练习有助于改善换气。如肺功能明显影响患者可进行腹式呼吸训练,帮助缓解症状。

3. 物理因子治疗 在疾病早期有一阶段会出现无痛性的水肿,并且会伴有雷诺综合征,往往会导致指尖溃疡的远端动脉血管痉挛,缺血。

(1)热疗、蜡疗或超声治疗:采用热疗时要注意患者局部的温度感觉,如有感觉障碍的患者需慎用。超声治疗有助于阻止线状硬斑病发展为挛缩变性。

(2)温度生物反馈和电疗:温度生物反馈治疗有助于控制血管痉挛,调节血管的舒缩功能,如有胸壁疼痛,还可以应用经皮电刺激使疼痛减轻。

(3)温泉浴和按摩:均有一定疗效。

(4)光疗和光化学疗法:近年来的研究显示可能对治疗局限性硬皮病有良好效果,可使红斑减轻、皮肤软化、厚度下降及弹性增加。方法为:① UVA1(340~400nm):大剂量 130J/cm^2,每周 4 次,连续 5 周,此后每周 2 次,连续 5 周照射患处;或中等剂量 30~60J/cm^2,每周 3 次,连续 10 周;或小剂量 10~20J/cm^2,每周 4 次,连续 5 周,每周 3 次,连续 5 周。② PUVA:照射前 2h 口服 8- 甲氧基补骨脂素(8-methoxypsoralen,8-MOP)0.5~1.0mg/kg,UVA 起始剂量为 50%~70% 最小光毒量(MPD);或于照射前在含有 0.5~1.0mg/L 的 8-MOP、30~37℃水中沐浴 20min;也可在照射前 15~60min 局部使用含 0.001%~0.025% 8-MOP 的乳剂,UVA 起始剂量为 30%MPD,每日 1 次,每周 3 次,共 20 次。③ UVA:10~20J/cm^2,每周 3 次,共 20 次。④光动力疗法:也有个别报道硬斑病局部使用 3% 5- 氨基酮戊酸照射(40mW/cm^2,10J/cm^2),每周 1~2 次,连续 3~6 个月后皮损改善。

4. 高压氧舱治疗　有报道对于右肺动脉高压的患者行高压氧舱治疗有一定的改善作用。

（二）作业疗法

由于肌肉的纤维化，弹性下降，有些患者的咀嚼和吞咽会有困难，可以通过言语治疗师和作业疗法师的帮助来改善咀嚼和吞咽功能，另外对一般情况较差或有肺动脉高压的患者可以教患者利用能量保存技术来减少能量的消耗和介入独立性的支持性技术。

（三）中医治疗

1. 中药　中药应用通常为壮阳、通络活血、软坚。有效的中药有丹参和积雪草苷，对皮肤硬化症状特别是雷诺现象有显著疗效。具体用药应在有资质的中医师指导下，按照个体化原则，辨证论治。

2. 针灸　按照中医理论辨证取穴治疗。

（四）心理治疗

由于长期慢性的疾病特征和药物和社会观念等原因，患者会产生心理和社会问题。必要的话可进行心理疏导和治疗，做心理放松治疗，同时纠正患者对疾病错误的认识，从而能积极地配合临床和康复治疗。

五、预防及健康教育

（一）预防

1. 一级预防　系统性硬皮病可能与遗传、自身免疫异常和炎症、血管病变、组织异常的纤维化、各种药物和环境因素等有关。进行适当的运动锻炼，加强卫生宣教，调整生活方式，优生优育，合理营养和用药，避免感染和职业损伤，避免物理及化学损伤，舒缓心理压力等措施来进行预防。

2. 二级预防　早期发现，早期治疗。主要措施有疾病早期筛选，适当药物治疗，早期康复，职业教育咨询，改变社会与家庭态度等方面。

3. 三级预防　提倡正规的临床定期的随访，避免疾病的反复加重残疾，介入系统康复治疗，提供教育和合适工作；提供患者适当的居住条件和交通工具，提供社会心理方面的支持。

（二）预后

局限性硬皮病的预后较好，可自行缓解或经过治疗后消退，仅遗留萎缩性瘢痕和色素沉着。系统性硬化病大多为慢性病程，预后与确诊的时间密切相关，病变仅限于皮肤的预后较好，伴有脏器损害的会影响预后。一般男性较女性的临床过程进展快，预后差。

（三）健康教育

对于硬皮病患者来说生活方式的调整很重要，可以给予患者高蛋白饮食和足量维生素，对于吞咽困难的患者避免选择坚硬食物，必要的话可用水辅助，对于大便不畅的患者可以在调整饮食的同时，配合做肠道护理。并要避免着凉、保暖、戒烟、防止损伤、避免过度疲劳和紧张，保持良好的心态是最基本措施。系统性硬化病的患者多伴有雷诺现象，可注意适当地控制环境温度，要避免受凉并注意局部保暖，必要的话可以戴手套保暖。另外还要规范用药，定期随访，及时调整治疗方案，以免疾病的加重和反复发作。

（商晓英）

第十四章
口腔疾病康复

第一节 牙 周 炎

一、概述

(一) 定义

牙周炎(periodontitis)是由牙菌斑中的微生物所引起的慢性感染性疾病,是一种发病率高、反复出现病情缓解和急性加重的牙支持组织感染性炎症疾病。导致牙周支持组织的炎症、牙周袋形成、进行性附着丧失和牙槽骨吸收,最后可导致牙松动拔除,是我国成人丧失牙的首位因素,据有关报道西方社会无牙症被认为是一种社会残疾。

(二) 病因

病因主要为牙菌斑,以及牙石、食物嵌塞、不良修复等加重菌斑滞留的因素。当微生物数量及毒性增强,或机体防御能力削弱时,牙龈下菌斑中滋生大量牙龈卟啉单胞菌、伴放线杆菌、福赛类杆菌、螺旋体等致病菌,导致胶原破坏、结合上皮向根方增殖,牙周袋形成和牙槽骨吸收,原有的慢性牙龈炎发展成牙周组织的破坏性疾病——牙周炎。另一种原因是维生素和矿物质缺乏或全身性疾病引起的免疫反应异常。牙周病被认为是一种多因素引起的、治疗效果各异的复杂疾病。虽然牙周病毫无疑问是由细菌引起的,但最终决定多种牙周病临床表现和结果的是个体的炎症反应和其他叠加因素。具体来说,疾病的进展似乎是由特定于个人的环境和遗传因素所调节的,环境因素包括生活方式、教育水平和社会经济都可对其临床表现产生重大影响,药物(处方药和非处方药)、糖尿病、肥胖、营养不良也都是牙周病的重要因素。

(三) 流行病学

牙周炎是一种高度流行的炎症性疾病,全球有超过 10% 的人受到影响。它能破坏牙齿周围的结缔组织并引起骨吸收,使其成为成年期牙齿脱落的主要原因。更严重的是,牙周炎可能与许多系统性疾病有关,如糖尿病、不良妊娠结局、肺部疾病和心血管疾病等。大量数据表明糖尿病是慢性牙周炎的经典危险因素之一。大多数评价糖尿病与牙周病之间关系的横断面研究明确表明,随着血清糖化血红蛋白(HbA1c)水平的升高,临床牙周参数或牙周病风险显著增加。

牙周炎在儿童少见,35 岁以后患病率明显增高。由于缺乏统一有效的流行病学调查标准和指数,各地的调查报告缺乏可比性。从世界范围来看,西方发达国家的患病率低于发展中国家。

牙周炎随年龄增高而增多,病情也加重。70 岁年龄组的患病率比 20 岁年龄组增加 3~5 倍,且严重程度也增加。它虽然主要是成年人的疾病,但往往开始于青少年,由于长期得不到治疗的牙龈炎发展而来。因此,预防和及时治疗青少年中的牙龈炎对预防牙周炎有重大意义。有一些类型的牙周炎,如青少年牙周炎,发病年龄早,疾病进展快,常在 20 岁左右即已拔牙。这种类型的患病率较低,约 0.1%,在我国约为 0.4%。

影响牙周炎发病的因素除年龄因素外,流行病学调查还表明与菌斑量有高度相关性。西方国家的资料表明口腔卫生的好坏与社会经济因素、受教育程度有关,而我国由于口腔卫生知识普及不够,菌斑量与文化程度及经济收入的关系不明显。此外,是否与种族、饮食等因素有关尚待进一步研究。

二、临床表现及处理

(一)临床表现及诊断

1. 临床表现　一般侵犯全口多数牙,少数患者仅发生于一组牙(如前牙)或个别牙。活动期与静止期交替进行,病程长达十余年甚至数十年。牙面常有大量牙石,牙龈呈现不同程度的慢性炎症,颜色暗红或鲜红,质地松软,点彩消失,牙龈水肿。探诊出血溢脓。早期有牙周袋或牙槽骨吸收,因程度较轻,牙尚不松动。晚期深牙周袋形成后,出现牙松动、咀嚼无力或疼痛,甚至发生急性牙周脓肿。

临床上根据牙周袋深度、结缔组织附着丧失和牙槽骨吸收程度来确定牙周组织破坏的严重程度。①轻度:牙龈有炎症和探诊出血,牙周袋 ≤4mm,附着丧失 1~2mm;X 线片显示牙槽骨吸收不超过根长的 1/3。②中度:牙龈有炎症或探诊出血,也可有脓,牙周袋 ≤6mm,附着丧失 3~4mm;X 线片显示牙槽骨水平型或角型吸收超过根长的 1/3,但不超过根长的 1/2。牙可能有轻度松动,多根牙的根分叉区可能有轻度病变。③重度:牙龈炎症较明显可发生牙周脓肿,牙周袋>6mm,附着丧失 ≥5mm;X 线片显示牙槽骨吸收超过根长的 1/2,多根牙有根分叉病变,牙多有松动。

牙周炎晚期除有牙周袋形成、牙龈炎症、牙槽骨吸收和牙松动 4 大特征外,常可出现其他伴发症状,如,①牙移位;②食物嵌塞;③牙根暴露,对温度敏感或发生根面龋;④急性牙周脓肿;⑤逆行性牙髓炎;⑥口臭。

2. 诊断　早期牙周炎与慢性牙龈炎的区别不甚明显,需通过仔细检查而及时诊断。根据上述临床表现确定后,还应根据病情确定其严重程度、是否为活动期等,以制订治疗计划和判断预后。

诊断慢性牙周炎和预测疾病进展临床实践中使用的方法是探查牙周袋以记录探查时的出血量和测量牙周袋深度。探查牙周袋可以得到出血的阳性或阴性结果。该检查有很高的特异性如阴性结果(表明该部位健康),出血量少也是牙周稳定性的一个很好的指标。健康的牙周袋深度很少超过 3mm。放射学检查是确定牙槽骨形态及其与牙根长度关系的一种方法。

(二)临床治疗

1. 局部治疗

(1)控制菌斑:细菌感染被认为是牙周炎的主要原因,在牙周炎的进一步治疗中必须首先控制细菌感染,如机械性牙菌斑治疗程序,菌斑是牙周炎的主要病原刺激物,而且清除之后还会不断在牙面堆积。因此必须向患者进行细致的讲解和指导,使其充分理解坚持不懈地清除菌斑的重要性。此种指导应贯穿于治疗的全过程,每次就诊时均应检查患者菌斑控制的程度,并做记录。关于牙周炎预防的循证指南建议专业的机械去除牙菌斑以支持自我实施的口腔保健,有菌斑的牙面应占全部牙面的 20% 以下才算合格。由于牙石是菌斑钙化而形成,牙石的表面必然再次沉积菌斑,反复沉积菌斑是牙石形成的主要原因。牙周炎在龈上牙石被刮除以后,如菌斑控制方法未被掌握,牙石重新沉积的速度是很快的。日常使用手动或电动牙刷是最基本的方法。牙膏和漱口水中含有各种有机物质,以确保更有效的清洁和尽量减少细菌数量。另外个体的知识水平和正确生活态度会影响刷牙的规律性,也是取得有效效果的关键因素。

(2)彻底清除牙石,平整根面:牙龈上牙石的清除称为洁治术,牙龈下牙石的清除称为龈下刮治或深部刮治。龈下刮治除了刮除龈下石外,还须将暴露在牙周袋内的含有大量内毒素的病变牙骨质刮除,使根面平整而光滑。彻底的根面平整改变了龈下的环境,使细菌不易附着,牙龈结缔组织有可能重新附着于根面,形成新附着。据有关文献指出一些辅助疗法,包括局部 / 全身抗菌药物、光动力疗法和益生菌疗法可提高根面清创的效果。

(3)牙周袋及根面的药物处理:大多数患者在根面平整后,组织能顺利愈合,不需药物处理。对一些炎症严重、肉芽增生的深牙周袋,在刮治后可用药物处理袋壁。过去常用烈性药物如碘粉、三氧化铬等,现已不用。必要时可用复方碘液,它有较强的消炎、收敛作用,注意避免烧灼邻近的黏膜。

(4) 牙周手术:上述治疗后,若仍有较深的牙周袋或根面牙石不易彻底清除,炎症不能控制,则可进行牙周手术。其优点是可以在直视下彻底刮除根面的牙石及不健康的肉芽组织,必要时还可修整牙槽骨的外形或截除患根,矫正软组织的外形等。

(5) 松动牙固定术:用金属丝结扎并以复合树脂加固而制成的牙周夹板,可将一组患牙与其相邻的稳固牙齿连结在一起,以发挥该组患牙的牙周组织功能储备力,减少了个别牙承受的超重力或侧向扭转力的损害,这种固定术有利于牙周组织的修复。一般在牙周固定后,牙齿稳固,咀嚼功能改善,有些病例在治疗数月后,X线片可见牙槽骨边缘整齐,骨质致密等效果。本法的缺点是,对局部的菌斑控制措施有一定的妨碍。因此,一定要从有利于菌斑控制方面改善设计,才能使本法持久应用。

(6) 拔除不能保留的牙:严重而无法挽救的病牙必须及早拔除,因为重度病牙与邻牙共有中间骨,拔牙创口的愈合可使原来的牙周病变区破坏停止而出现修复性改变,这一转机对邻牙的治疗有着建设性的意义。

(7) 个性化牙周病学:疾病的进展似乎是由特定于个人的环境和遗传因素所调节的。因此,现代牙周病学的实践表明,在诊断、治疗和管理牙周病时,必须考虑到独特的炎症反应和相关的控制因素。个性化牙周病学是一种创新的方法,它是考虑到个人在基因、环境、生活方式和行为上的差异。将患者分成不同的组,根据患者的遗传因素或其他流行病学、社会学、分子、生理学或细胞学分析的背景来选择适当和最佳的治疗方法。

2. 全身治疗　成人牙周炎一般为慢性过程,除非出现急性症状,一般不采用抗生素类药物。对严重病例可口服甲硝唑 0.2g,每日 3~4 次,共服 1 周,或服螺旋霉素 0.2g,每日 4 次,共服 5~7d。

3. 正畸治疗　研究表明,牙周炎的发生与病牙支持组织的减少、牙齿移位和牙齿松动有关,牙齿错位会对牙周组织造成严重的损伤和牙周炎症,所以在以上治疗的基础上增加正畸治疗效果会更明显。它是采用功能矫治器和固定矫治器维持咬合创伤的消除,缓解牙拥挤,恢复牙齿的美观和功能。

三、康复评估

根据病史和临床症状及 X 线检查,对疾病作出准确的诊断和预后。病情稳定后应检查患者的上下齿咬合及面部表情肌是否正常。同时对牙周炎患者要进行改良牙科焦虑量表(modified dental anxiety scale, MDAS)的评估,有文献报道 37.3% 慢性牙周炎患者都患有牙科焦虑症。

四、康复治疗

患者在配合临床治疗的同时使用以下物理疗法,具有杀菌、消炎、促进创口愈合的作用。

(一) 物理因子治疗

1. 激光疗法　对暴露出的病牙区使用 4~20mW 的氦氖激光局部照射,每日 1 次,每次 10~15min。

2. 红外线疗法　照射时患者取舒适体位,暴露局部病牙及周围皮肤,辐射器对准照射野,距离30~60cm,剂量的大小可根据患者的感觉、局部皮肤温度和工作人员用手试验等结合起来判断,一般以患者有舒适的温热感为准,若遇瘢痕组织、感觉迟钝应适当调整灯距。每次治疗时间 20~30min,每日 1 次,连续 7~10 次为 1 个疗程。

3. 紫外线疗法　对于较表浅炎症区,选用合适的紫外线灯,暴露病牙及局部皮肤,使用合适的剂量照射。口腔黏膜的红斑剂量是根据试验的结果,用 1~1.5 倍本人上臂内侧的皮肤红斑剂量,当作一个口腔黏膜红斑剂量较为合适。照射时,应使光线中心通过石英导子对准病损区,如病损面积大可不加石英导子直接照射,其灯距为30cm,照射时间为30s~1min不等,可根据病情和照射后反应情况调整。

4. 超短波电疗法　确定病变部位,选用五官超短波小功率治疗仪,根据情况选用对置法,一电极对准患处,另一电极置于面部对侧,注意两电极与体表间隙应相同。急性炎症宜无热量,每次10min;慢性期宜微热量,每次20min;每日1次。若患者口内有金属假牙时不宜使用此疗法。

5. 磁致伸缩式超声牙周治疗仪　磁致伸缩式治疗仪为新型的超声系统,在牙周炎患者治疗中取得显著效果,通过超声高频共振产生的超声流冲击清除牙石,能使患者整个治疗过程舒适,治疗仪工作频率42 000Hz、振幅10~20μm,且磁致伸缩式超声牙周治疗仪与牙面呈15°角,能减少根面痕迹,预防微生物附着。

6. 光热疗法　光热纳米颗粒已经成为一种有前景的策略,通过近红外光照射下(金、钨、石墨烯等)产生的热诱导膜损伤和蛋白质变性来激活细菌的分解,并显示出良好的抗菌活性。

（二）心理治疗

牙科焦虑症（dental anxiety,DA）又称牙科畏惧症（dental fear,DF）,是指患者在牙科诊治过程中或其中某些环节出现不同程度的忧虑、紧张和害怕心理,以及在行为上表现为敏感性增高、耐受性降低甚至逃避治疗的现象,在人群中较为普遍。慢性牙周炎患者的牙科焦虑可能与牙周治疗有关,牙周治疗过程中的牙齿敏感、酸软不适等症状,使得牙周病患者对牙周治疗产生焦虑心理。牙周治疗的疗程一般较长,复诊次数较多,若患者对治疗感到焦虑和恐惧,可能会拖延或逃避就诊,降低依从性,进而导致牙周状况恶化;针对牙周炎患者牙科焦虑的情况,口腔医务人员在治疗过程中应重视与患者的交流,关注患者的心理状态,帮助其树立治疗的信心,从而提高患者依从性。同时,应加强口腔卫生保健知识的宣教,提高患者对口腔健康的重视、对牙周疾病的认识,从而使其能客观地评价自己的患病情况,减轻焦虑等消极情绪,更主动地参与到治疗过程中来,及时积极地就诊,形成共同参与的医患关系模式,以期达到更好的治疗效果,缓解医患矛盾。

五、预后及健康教育

（一）预后

牙周炎造成的组织破坏是不可逆的。经彻底的治疗后,能使病变停止进展或有少许修复,但难以全部恢复正常。牙周支持组织破坏除造成牙齿松动、咀嚼功能降低并影响消化功能外,长期存在的牙龈炎症造成红肿、出血、溢脓和口臭,有碍观瞻和社交活动;牙周袋内存在的大量细菌及毒素,可以通过咀嚼、刷牙等而进入血液,造成一过性菌血症,甚至成为病灶而引起远处器官的病变,如细菌性心内膜炎、肾炎、关节炎等;牙周炎晚期,深牙周袋内常形成急性脓肿,带来难忍的疼痛和全身不适。牙周炎的患病率随年龄而增高,随着我国老龄人口的迅速增加以及对患龋齿保存率的提高,今后牙周炎的患病率和严重程度均将日益增加,对牙周炎的防治需求也将日益迫切。

（二）健康教育

预防应在国家、地方、社区、家庭不同层次进行,应在儿童、青年、成年、老年不同时期进行。

1. 一级预防　是为减少各种口腔感染的发生。所采取的措施包括宣教人们正确地刷牙,漱口,定期使用牙线、牙签清除牙齿邻面的菌斑,定期口腔检查或洁治(每半年~1年1次);合理营养;合理用药;加强卫生宣教、注意精神卫生。

2. 二级预防　是限制或逆转由病损造成的后遗症,所采取的措施包括早期发现,早期治疗;及时彻底清除牙石,坚持不懈地清除牙菌斑,炎症形成后及时使用抗生素药物及物理疗法,日常保护口腔卫生。针对牙周病的个性化治疗方法应结合戒烟计划并使用传统和新的激励药理学方法减少饮酒。

3. 三级预防　主要是将患者由病变破坏带来的功能障碍降到最低,如对于拔除牙的患者应积极劝导使用义齿,使找回自信心,重返社会。

第二节　口腔颌面部间隙感染

一、概述

(一)定义

口腔颌面部间隙感染(fascial space infection of oral and maxillofacial region),又称颌周蜂窝织炎。是指发生在颌骨、肌肉、筋膜、皮肤之间的疏松结缔组织的急性化脓性炎症。间隙感染的弥散期称为蜂窝织炎,化脓局限期称为脓肿。

(二)病因

1. 病原菌的种类和作用强度　通常将口腔颌面部的细菌感染分为化脓性和特异性两种。

在化脓性感染中,常培养分离出的需氧菌或兼性厌氧菌多为革兰氏染色阳性的葡萄球菌和链球菌;其次,有革兰氏染色阴性的大肠杆菌、绿脓杆菌和变形杆菌,以及革兰氏染色阳性的肺炎双球菌和奈瑟球菌等;此外,随着近代厌氧菌的培养技术的提高,在化脓性感染中分离出多种无芽孢性的厌氧菌。

特异性感染是由某些特殊的细菌所引起的特定的病理变化。颌面部可发生结核分枝杆菌引起的结核结节、梅毒螺旋体引起的树胶样肿、破伤风梭菌引起的全身抽搐等。

细菌致病力的强弱决定于各种致病菌的生物学特性、数量和其产生的内、外毒素及酶的作用。还有一些细菌本来是不致病的常驻口腔菌,但在环境改变、机体抵抗力下降或应用大量抗菌药物后,细菌群之间的平衡失调,它们便可能成为致病菌。

2. 感染途径　口腔颌面部常驻的许多细菌,一般不引起感染,但在一定的条件下,细菌可以通过以下各种途径引起口腔颌面部感染。

(1)牙源性:若细菌存在于龋洞、牙周袋及冠周盲袋内,能分别引起牙髓炎、根尖炎、牙周炎及冠周炎,再进而扩散至颌骨或面部,引起广泛的口腔颌面部炎症。

(2)腺源性:颌面部有丰富的淋巴结,头面部任何细菌感染都可引起所属区域淋巴结的肿胀,尤其是儿童淋巴结结构不完善易感染化脓,一旦破溃,脓液扩散,可引起颌面部蜂窝织炎。此外,口腔三大唾液腺在机体抵抗力弱或导管受阻塞的情况下,常驻细菌可引起唾液腺炎,脓液破溃引起面部蜂窝织炎。

(3)损伤性:颜面皮肤、口腔黏膜的撕裂,或颌骨的开放性骨折,或异物嵌进面部很深的位置,都能带进细菌引起感染。另外,医生在进行口腔颌面部局部麻醉、手术或治疗操作时,未经严格消毒灭菌,有可能带进细菌,引起感染,这又称为医源性感染。

(4)血源性:身体其他部位有感染病灶,通过血液循环引起颌骨、软组织的感染。

(5)继发性:在口腔颌面部原有其他疾病的基础上继发细菌感染,如原有囊肿、血肿、组织营养障碍或坏死等,容易继发细菌感染。

3. 局部组织的解剖和病理因素

(1)局部解剖因素:面部血运丰富,化脓感染可以扩散成脓毒血症。面部静脉缺少瓣膜,细菌感染会逆流而上,进入颅内海绵窦,引起严重的颅内感染。头颈部筋膜间隙广泛地相互交通,一旦感染,脓液可广泛扩散,上至颅腔,下到胸膈内。

(2)防御屏障的损坏:皮肤黏膜的损伤开放,造成细菌入侵的条件。发育不完善的淋巴系统反而容易被细菌感染。

(3)组织坏死、死腔、血肿、肿瘤、异物：失去生机的组织和病理性组织都因机体的吞噬细胞和体液的免疫成分不易达到而有利于细菌的繁殖生长，如放射性颌骨骨坏死可继发细菌感染。

(4)局部血液循环障碍：一般来说，口腔颌面部血液循环丰富，抗感染能力较强，但是较深、较严重的伤口，局部血管会断裂与栓塞，或血肿与水肿的病区易受压，均可发生局部缺血、缺氧，组织抵抗力减弱，易受细菌侵犯。

4. 全身因素　机体的整体防御功能表现为各种吞噬细胞和抗体对细菌的杀灭和抑制作用。它们是在整体系统（神经系统）反射性调解下进行的。但是，某些全身因素使防御功能减弱，难以消灭入侵的细菌，因而发生感染。

(1)年龄：小儿防御功能不完善，老年组织器官功能退化，防御功能较差，易被感染。

(2)疾病：糖尿病患者易发生皮肤疖肿及痈。长期卧床不起，肾病晚期，低血容量患者都易感染。

(3)药物：皮质激素、免疫抑制剂等可使免疫系统功能减低，易患细菌感染。

(4)营养：严重的营养不良，特别是蛋白质缺乏时，抗体的生成减少，吞噬细胞的活力降低，易感染。在各种维生素 A、B、C 等缺乏时，不但影响了抗体的生成，而且也影响了巨噬细胞的活性。

(5)因情绪紧张、过度劳累、月经、妊娠等，身体抵抗力下降，易感染。

5. 外界因素及防治条件　①气候环境的改变：酷暑炎热易生疖肿，这是机体对气候突变的一种不良反应。②饮食习惯：过度辛辣、油腻的食物及饮酒，易诱发炎症。③防治条件：注意口腔卫生，定期防治龋病，牙周病及阻生齿等，可以预防口腔颌面部炎症的发生。炎症的早期正确及时的治疗可以控制炎症的发展。

二、临床表现及处理

(一) 临床表现及诊断

常表现为急性炎症过程。感染的性质可以是化脓性或腐败坏死性；感染位置可以是表浅的或深在的，可局限于一个间隙内，也可经阻力较小的组织扩散至其他间隙，形成多间隙感染，因而有不同的临床表现。口腔颌面部存在诸多潜在间隙，当颌面部发生了感染，间隙内结缔组织被破坏，炎性物质产生，口腔颌面部间隙感染形成。口腔颌面部间隙感染是口腔颌面外科常见疾病之一，单个间隙的感染可出现局部红肿热痛、张口受限、言语不清、吞咽困难、窒息等症状。由于颌面部多个间隙相互通连，并邻近颅脑等重要器官，感染若未及时控制可迅速波及邻近间隙，更有甚者，可导致多间隙感染、颅内感染、纵隔感染等严重状况，发生败血症、休克，甚至死亡。因此，不及时或不准确的诊断与治疗，可能导致不可挽回的严重后果。

颌面部间隙感染的临床表现及诊断有以下一些特点。

1. 发病之初　常有原发病的病史，应仔细查问。如牙根尖炎、牙周炎、智齿冠周炎、颌骨骨髓炎、淋巴结炎、唾液腺炎、扁桃体炎、上呼吸道感染、鼻窦炎、皮肤疖痈、眼耳鼻等感染及颌面部外伤、注射和手术等，都可以带进细菌，引起颌面部间隙感染。

2. 全身症状明显　有发冷发热、白细胞计数增高、红细胞沉降率加快、全身不适、局部淋巴结肿大等。

3. 局部症状　炎症区红肿高突，发硬，皮肤紧，捏不起皱褶，有压痛和可凹陷性水肿。这些症状是炎症细胞浸润、渗出及淋巴回流障碍的结果。在炎症区的四周则是反应性水肿区，较软、皮肤可捏起皱褶、无压痛。

4. 脓肿的诊断　脓肿时中心液化变软。表浅的脓肿，可在皮肤或黏膜侧见到红肿，扪到压痛、变软和波动感。但深部脓肿，常因被肌肉、筋膜所隔，扪之发硬而无波动感。以下是脓肿诊断的重要依据：发病已4~5d，体温和白细胞计数仍高，有跳痛，局部红肿、压痛和可凹陷性水肿明显，表示其深部有脓液聚积，应做穿刺抽脓诊断。穿刺有脓时应常规做细菌培养及药物敏感试验。

5. 并发症的判断　颌面部间隙感染常有严重的全身和局部并发症,如败血症、脓毒血症、脑膜炎及脑脓肿等,应及时诊断和处理。

6. 原发病灶的诊断　除了仔细询问病史,还要做深入的检查,包括一些特殊检查,如 X 线检查等。

(二) 临床治疗

1. 一般性支持疗法　为了增强体质,加强机体的抗菌能力,患者一般需要适当地休息。炎症部位应少运动,重症者应卧床休息。高热和脱水的患者应多补充水分,注意水电解质的补充和平衡,防止和纠正酸中毒。保证充足的水分及正常的肾排泄功能,减轻中毒症状。注意加强营养,给予高蛋白、高热量、易消化、多维生素 B 族及维生素 C 的饮食,增加抵抗力。

2. 对症疗法

(1)发热:一般发热被认为是机体抗菌的一种防御反应,不需处理或选用物理降温。高热引起患者不适时可应用一些退热药物,但注意用量不可过大以免出汗过多产生虚脱。对于高热主要应针对细菌进行抗生素的治疗,同时应探明脓肿的形成情况,需要切开引流者要及时切开引流。

(2)肿胀:炎症肿胀常常引起疼痛。皮质激素的应用可减少渗出和疼痛,但同时也降低了机体的抵抗力,故必须同时用抗菌药物。物理疗法如激光可以减轻肿胀,同时具有消炎、减轻炎性渗出的作用。如果由于肿胀造成呼吸道梗阻,应紧急进行气管切开术以解除窒息。

(3)开口困难:急性炎症引起的开口困难,一般在抗生素的应用及脓肿切开引流后可以逐渐恢复正常。但遗留慢性炎症时,开口困难长期存在,应除去病源牙及病灶的同时配合物理疗法,如热敷、红外线、超短波等,有助于增加口周组织的血液循环,减少炎性渗出,同时配合语言疗法,运用手法对口周僵硬的组织进行松解。

(4)抢救中毒性休克:中毒性休克的治疗除对休克的一般性抢救,如升压药物、输液补充血容量、给氧、注意血中水电解质的平衡之外,还要特别注意:①输液及肾功能的情况以保证细菌毒素的排泄;②当一般的收缩血管的升压药物不能维持正常血压时,应用舒张血管的药物,以改善微循环障碍,抢救休克;③同时选用足量的敏感的抗菌药物。

3. 抗菌药物的应用　细菌是引起感染的主要因素,所以抗菌药物的应用能有效地控制感染。尤其是有全身严重的并发症时,如败血症、脓毒血症、肺炎、脑炎,使用抗菌药物能控制感染,降低病死率。常用青霉素和链霉素联合治疗,大环内酯类、头孢菌素类和喹诺酮类也是首选药,病情严重者需采用静脉滴注给药,用药的剂量应足够大,浆液期炎症多可控制、消散。由于目前对青霉素产生耐药的菌株增多,因此在用药 1~2d 后,病情未见好转者应及时更换抗生素,或根据细菌培养结果和药物敏感试验来调整抗生素。对合并有厌氧菌感染,如腐败坏死性蜂窝织炎,可加用甲硝唑类药,先由静脉滴注给药,病情好转后,改为口服。患者首次就诊,在未获得其感染病原菌株之前,可先根据疾病的诊断和常见病原菌,选用已知的敏感抗菌药物,也要参考本地区近来对该病原菌耐药的和敏感的抗菌药物。病毒性感染不宜用抗菌药物,只有在合并细菌感染时才应用,而且尽量避免在皮肤、黏膜或伤口内局部应用抗菌药物,因局部用药易产生细菌耐药性。

但应特别注意,抗菌药物不能代替适时的脓肿切开引流,及病灶、死骨、异物的去除及肿物的摘除等重要措施。

4. 中草药的应用　中医的治疗分内治和外治两种方法,但都是针对炎症的病因、病机、辨证及炎症不同阶段进行治疗的。

(1)早期用消法:以清热解毒为主,配以活血散瘀;如兼有寒战发热等表证,可加祛风解表药;如兼有便秘等里实证,可加清胃通便药。例如,内服黄连解毒汤适用于痈疽火毒在里,有发热、便秘、口渴饮冷等实热痈肿证;内服消痈汤适用于化脓感染的早期及化脓期;内服五味消毒饮适用于金黄色葡萄球菌感染。外敷药用如意金黄散,将药材研成细末混匀,用茶水调成糊状,涂在纱布上,敷于患处,有清热散瘀、消肿止痛、促使脓肿局限的作用。

(2)成脓期用托法:目的是托脓外出。除用清热解毒,还要加用透脓、益气养胃的药,例如内服透脓汤,外敷如意金黄散、拔毒膏等,或切开排脓。

(3)溃破后用补法:在此期,脓毒排除但正气也受损,应调补脾胃,养阴补气血,目的是促进排脓生肌,早日收口病愈,例如内服四君子汤(补气)、四物汤(补血)、八珍汤(气血双补),局部注意换药,并去除死骨、异物及病源。

(4)毒入营血(如败血症):应清热解毒,凉血镇惊,例如应用清营汤并合用抗生素,疗效显著。

(5)虚热证:患者的正气虚弱、毒气盛,所以在炎症的各个阶段中,除应用清热解毒、活血散瘀的药物以外,还要应用滋补阴液、调补脾胃、补益气血的药物,以增加机体的抵抗力,例如内服竹叶黄芪汤,外敷冲和膏等。

5. 局部治疗

(1)药物的湿热含漱及冲洗:温热药水的含漱不仅有清洁杀菌的作用,而且还能促进局部血液循环,增强局部健康。常用含漱液有 0.05% 氯己定、0.1% 依沙吖啶液,冲洗脓腔、瘘管、盲袋,能清除脓液、残渣,有抑菌的作用。常用 1%~3% 过氧化氢液或 1:5 000 高锰酸钾液冲洗,有抑制厌氧菌生长的作用。

(2)药物外敷:外敷中药如意金黄散等有消炎止痛的作用。

(3)病灶的药物封闭及脓腔抽吸和药物灌注:某些慢性病灶可用药物在其周围进行封闭注射。对于颌骨囊肿的感染、上颌窦炎及一些局限性小脓肿,患者不愿切开引流的,可进行穿刺抽脓,再灌注抗菌药物,有可能控制感染。但要密切观察,必要时应手术。

(4)脓肿的切开引流术:一旦脓肿形成就应及时切开引流。局部红肿、压痛、可凹陷性水肿作为脓肿诊断的依据,并以穿刺脓肿来确诊。

脓肿切开引流的指征:应有利于引流通畅,不影响面容,避开中央解剖结构。①切口部位应在脓肿低位,尽可能在口内引流;必须在面部作切口引流者,应顺着皮纹方向或在面部比较隐蔽处作切口,如发际内、下颌下区、耳屏前或耳后区,术后切口瘢痕不明显。同时注意勿损伤面神经、知名动脉、静脉、腮腺导管和下颌下腺导管,避免造成大出血、面瘫、唾液瘘等并发症。切口长度应视脓肿大小、深浅和部位而定,原则上不超过脓肿边界以外,切口内外径应等大,才有利于引流通畅。②手术操作应准确、快速、轻柔,忌挤压。一般患者均可在局麻下手术。表浅脓肿也可用表面麻醉,用尖刀刺破后,再向两侧扩大切口以利引流;深部脓肿应作穿刺,可沿穿刺针找准脓腔的方向和深度,切开皮肤和皮下组织,采用钝性分离,进入脓腔。若为多间隙感染,还需做附加切口,逐个分离脓腔,置入引流管进行贯穿引流。颌周间隙脓肿引流,应将部分肌肉附着处切断,以便引流通畅,同时探查骨面是否粗糙,有无死骨形成。牙源性感染应切开相应区域的骨膜,始能达到彻底引流。③口内切开用橡皮片引流,口外切开浅层脓肿用橡皮条引流,深部脓肿用凡士林纱条或橡皮管引流。术后根据每天引流脓肿的多少,确定换药次数,脓多勤换,脓少少换。脓肿缩小变浅,无分泌物时,则停放引流物,用油纱布保护创口,促进愈合。

(5)病源及病灶的清除术:在病原菌和急性炎症被控制后,只要机体健康情况好,就应及时清除病源和病灶,否则感染会反复发作。例如:治疗或拔出病源牙和残根,去除唾液腺导管结石、异物、肿瘤等病源,刮除死骨或结核或放线菌的病灶,以及经久不愈的瘘管及炎症肉芽组织等。

6. 加速术后康复(ERAS) 是通过一系列有循证医学证据的措施对围手术期进行优化,以减轻创伤应激,减少术后并发症的发生,加速患者康复,缩短住院时间,改善患者预后。近年来,ERAS 已广泛用于骨科、心胸外科、普外科等各类手术中,取得了良好效果。研究表明 ERAS 加速康复理念,同样适用于口腔疾病患者术后优化护理。

(1)体位与活动:患者全麻清醒后6h,协助斜坡卧位15°~30°,次日晨由护士指导下床活动。先做好管道固定,再协助患者床上坐起30s,床边站立30s,无站立不耐受后协助走动,逐日增加活动量,使用手机记录监测数据。活动期间密切观察患者病情变化,及时询问患者自我感觉。对于不能耐受的患者,使用空气压力波治疗,每天2次,促进血液循环,预防深静脉血栓形成。

(2)口腔护理:麻醉清醒后即给予3~5mL温凉白开水湿润口腔,减少口腔不适。术后5d,每天使用生理盐水棉球擦洗口腔,同时给予口腔冲洗,保持口腔清洁,避免感染发生。

(3)雾化护理:口腔护理后完成。操作前向患者解释雾化治疗的目的与方法,取得患者的理解与配合。雾化液使用地塞米松5mg、庆大霉素50 000U、糜蛋白酶4 000U加无菌蒸馏水10mL混合配置。使用氧气驱动雾化法,调节氧流量为6~8L/min,雾化治疗一般1~2次/d,每次15~20min,连续使用3~5d。

(4)肠内营养:供给机体营养需要,术后第1、3天的白蛋白、前白蛋白、转铁蛋白降低,通过管饲能有效补充营养物质,维持患者肠道的黏膜屏障,加快伤口愈合,缩短平均住院时间,有利于术后康复。

(5)疼痛护理:疼痛评估点为麻醉清醒时、口腔护理后、晚间入睡前及下床活动前。当患者疼痛时,及时检查原因,给予心理干预、放松疗法,必要时使用止痛剂。有效预防、控制疼痛,提高了舒适度,促进患者早期下床。

7. 封闭负压引流　是一种新型的主动冲洗引流装置,由Fleischmann等将引流技术及封闭敷料相结合产生,将引流管放置在特制聚乙烯醇泡沫内,使得泡沫与创面接触,扩大了原有引流管接触面积,封闭敷料充分覆盖术区,形成一个内部封闭的环境,脓液及渗出物因负压吸引通过特制聚乙烯醇泡沫再经引流管排出。封闭负压引流的密闭引流装置连接负压及冲洗液,持续冲洗感染区的同时抽吸走感染物质,与常规冲洗相比,其冲洗面积更大,冲洗时间更长,更为有效地破坏了感染微生物的适宜生存环境,阻止感染的加重。同时负压引流可使得周围毛细血管增生,高效改善血运循环,有益于创面愈合。

三、康复评估

根据病史、临床症状和体征,结合局部解剖知识、白细胞总数及分类计数等,配合穿刺抽脓等方法,可以作出正确诊断和预后。同时,对患者后期恢复的功能情况应进行评估,主要评定患者开口情况,颞下颌关节活动度,面部肌肉活动及肌张力情况以及视觉、听觉、味觉、嗅觉的功能。

四、康复治疗

(一)运动治疗

使用PNF技术训练面部肌肉力量,应做双侧面部活动,强化健侧肌肉的收缩促进患侧肌的活动。先进行健侧肌肉的面部训练,后进行患侧的肌肉面部活动。在训练时可使用牵拉反射和施加阻力促进肌肉活动,增强肌力。例如,颞肌和咬肌训练时,以对角线向下到向右和向左对下颌施加阻力,如这样妨碍颞颌关节,则以垂直方向施加阻力。对颈伸肌施加阻力可增强主动下颌闭拢动作,同时给予指令:"闭上嘴,咬"(图14-1)。

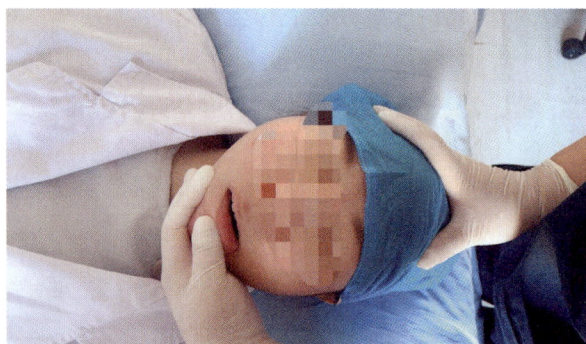

图14-1　颞肌和咬肌PNF训练

(二)物理因子治疗

物理疗法主要是通过应用天然或人工物理因子作用于人体,通过人体神经、体液、内分泌和免疫等生理调节机制,以达到治疗的目的。物理疗法种类很多,如声、光、电、热、磁和生物反馈等。各种物理因子对机体所产生的治疗作用是多种多样的,但总的来说,它有消炎、镇痛的作用,同时也有助于机体免疫功能的提高。所以说物理疗法是促进、维持与恢复人体各种功能的一种良好手段。其作用机制是通过各种物理因子直接作用于机体组织、细胞,除直接作用外还通过神经体液起反射作用。口腔的主要功能咀嚼、吞咽、语言及面部感觉及表情等。这些功能是靠牙齿、唇、颊、舌、腭等组织在中枢神经系统的支配下通过各组肌肉的舒张与收缩、下颌的运动、面部表情肌的活动来具体实现的。因此,口腔一些疾病也可以通过各种物理疗法来治愈或改善其功能。

物理因子治疗适用于口腔颌面部感染的各个阶段。尤其适合以下两种情况:①炎症早期:物理因子治疗可使炎症局限化,促进炎症吸收;该期最常用的物理治疗组合是"超短波联合紫外线",该治疗方法具有缩短病程、增加抗菌疗效,同时兼顾颌面部不同感染位置的特点。需要指出的是,在进行超短波治疗时,可通过治疗电极位置的调整,对浅表或较深层的间隙进行治疗,并且需要及时观察患者病情变化,如有任何加重迹象,仍需急诊预防性切开引流。②形成脓肿行脓肿切开引流后,仍可行上述物理因子治疗,以改善循环、促进肉芽生长,促进伤口愈合。以上两种情况的患者如果炎症逐渐控制,感染局部组织变硬,纤维化形成,并出现不同程度的功能障碍时,可在后期使用旋磁联合超声波治疗,减少组织粘连、软化硬结,促进功能完全恢复。

1. 光疗法 是利用各种光,主要是不可见光,如红外线、紫外线等的光辐射能来治疗疾病的方法。光是一种极其复杂的现象,它具有反射、折射等现象。此外,光还具有光电效应,这种现象以光量子学说来解释,就是指光能不是一种连续的电磁波,而是一种物质微粒组成的微粒流。光的频率低、光量子的能量就小,反之光的频率高、光量子的能量就大,如红外线的频率低,它的量子能量小;紫外线的频率高,其能量就大,光电效应和光化学作用就强。

(1)激光疗法:对暴露出炎症区使用4~20mW的氦氖激光局部照射,每天1次,每次10~15min,也可针对相应病症使用氦氖激光照射对应的穴位,可以促进炎症区炎性渗出物的吸收,杀菌,促使伤口愈合。

(2)红外线疗法:照射时患者取舒适体位,暴露局部皮肤,辐射器垂直于照射野上方,距离30~60cm,剂量的大小可根据患者的感觉、局部皮肤温度和工作人员用手试验等结合起来判断。一般以患者有舒适的温热感为准,若遇瘢痕组织、知觉迟钝就应适当调整灯距。每次治疗时间20~30min,每日1次,连续7~10次为1个疗程。具有促进肿胀消退、镇痛和表面干燥的作用。

(3)紫外线疗法:对于较表浅炎症区,选用合适的紫外线灯,暴露局部皮肤,使用合适的剂量照射。颌面部皮肤的生物剂量是在测定50~100名健康人的上臂内侧面,产生一度红斑所需的时间,取其平均值作为临床应用的红斑剂量;口腔黏膜的红斑剂量是根据试验的结果,用1~1.5倍本人上臂内侧的皮肤红斑剂量,当作一个口腔黏膜红斑剂量较为合适。颌面部炎症可作同心圆照射,24h后观察,如皮肤有潮红、灼痛、脱屑等可考虑隔日1次。口腔黏膜照射时,应使光线中心通过石英导子对准病损区,如病损面积大可不加石英导子直接照射,其灯距为30cm,照射时间为30s~1min不等,可根据病情和照射后反应情况来增减。其目的是杀菌,增强创口的抗感染能力。

2. 直流电药物离子导入疗法 即利用直流电场的作用,使药物离子经过皮肤和黏膜进入人体,达到治疗的目的。药物导入疗法虽然也是给药的方法之一,但还具有许多独特的优点:①药物在局部的浓度高、作用强,特别适宜表浅疾病,其疗效更佳。②有局部和全身双重作用,导入的药物离子一部分贮存在局部,另一部分则由血液和淋巴液带至全身。③有药物和直流电的双重作用,如阳极导入 Ca^{2+} 时,不仅 Ca^{2+} 有解痉镇痛作用,直流电阳极也同样有镇静止痛作用。④进入体内的为纯药物离子,即起主要治疗作用的部分。如青霉素钠盐(或钾盐),由负极导入的主要是青霉素而不是整个化合物。⑤导入的药物在局部形成离子堆,作用时间长,排出缓慢。⑥导入的离子有趋向性,如亲骨性元素钙、氟导入后,在骨、牙齿中沉积较多。⑦不损伤皮肤,患者无痛苦。特别是口服或注射不良反应较大的药物,更宜采用此法。

（1）检查患者皮肤有无知觉障碍或破损等情况,如有知觉障碍者应严格注意电流量,局部表皮有破损者应贴以胶布或涂以凡士林加以保护。

（2）根据治疗部位选择金属电极及衬垫。金属板应平整、衬垫要微温,以导线连于电疗机的输出端。

（3）将药物均匀撒在衬垫上以微湿为宜。贵重药物可撒在纱布或滤纸上,以免浪费。药物衬垫紧密贴合治疗部位,可借助于牙齿咬合、绷带、尼龙搭扣、沙袋等固定。

（4）检查治疗机,各指针及输出钮应均在零位,电位器开关指向正确,导线连接极性正确无误,带正电药物由正极导入,反之从负极导入。打开机器开关,使电流调节逐步升至所需治疗量,并参照患者的感觉以针刺感或走蚁感而不痛为宜。

（5）治疗完毕时缓慢将电流调至零点,再关闭电源。每次治疗 20min,每日 1 次,10~15 次为一个疗程。

3. 神经肌肉电刺激疗法　是指应用低频脉冲电流刺激神经或肌肉使其收缩,以恢复其运动功能的方法。治疗时让患者保持舒适体位,治疗部位露出,颌面部一般使用纽扣式电极,将两电极用绒布包好并用生理盐水浸润,放置于病损面肌的起止点,每次治疗时间 20min,每日 1 次,15~20 次为一个疗程。此疗法可用于颌面部炎症导致的组织粘连以及面部神经损伤、肌肉萎缩。

4. 共鸣火花疗法　是指用火花放电振荡产生高压、高频率、低电流的治疗方法,又称为达松伐电疗法,具有止痒、止痛、消炎等作用。共鸣火花电疗机配备有火花发生器和各种电极,电极构造为玻璃管状,内部空气稀薄,充有少量易电离的氖气,尾端有一金属插头,可插入手持器上,治疗方法分为火花法和接触法。

（1）火花法:将电极离开皮肤和黏膜,可见火花产生,使用尖端电极时更易产生火花,火花刺激较强,可使局部知觉丧失,达到止痒、镇痛的目的。治疗剂量一般为输出调节器上第三或第四格,电极管内光亮,患者有可以耐受的针刺感觉,治疗时间皮肤为每次 5~10min,黏膜为每次 3~5min,每日 1 次。

（2）接触法:电极直接接触皮肤和黏膜,刺激强度较弱,可降低神经兴奋性,有镇痛、消炎、解痉等作用。每次治疗剂量可为输出调节器上的第三或第四格,每次治疗时间,面部皮肤为 10min,黏膜为 5min,每日 1 次。

5. 超短波电疗法　确定病变部位,根据情况选用单置法、并置法或对置法。急性炎症宜无热量,短时间;慢性期宜微热量,15~20min;每日 1 次。其作用有:①改善局部血液循环,改善毛细血管的通透性,加强了营养代谢,促进炎性介质、病理产物、细菌毒素的清除以及水肿的消散。②增强了网状内皮系统的功能,促使进入病灶的白细胞和抗体增多,吞噬功能加强。③病灶内 Ca^{2+} 浓度增高,K^+ 浓度减少,使组织的兴奋性降低,炎性渗出减少;使病灶的 pH 向碱性转化,缓解酸中毒,利于炎症的逆转。④电场不利于细菌的生长,间接抑菌。⑤降低感觉神经兴奋性,抑制传导、止痛及阻断恶性循环。⑥促进结缔组织、肉芽生长,利于修复、伤口愈合。

6. 超声波疗法　使用频率大于 20kHz 以上的声波治疗疾病的方法。此疗法的机械作用、温热作用和化学作用能够产生松解粘连、消炎等作用。其操作方法如下:①患者选择坐位,声头涂抹凡士林作为接触剂;②接通电源开关,调节输出钮直至所需的剂量;③治疗时嘱咐患者匀速移动声头;④治疗完毕将输出钮调制零位,关闭电源,取下声头,清洁治疗部位及声头。每次治疗 20min,每日 1 次,15~20 天为 1 个疗程。

7. 旋磁疗法　使用圆柱小旋磁头患侧放置 30~40MT 20min/ 次,1 次 /d,7 次为 1 个疗程,2~3 疗程接触式、慢移法脉冲式 0.8~1.0W/cm² 10min/ 次,每日 1 次,10~15 次 1 个疗程,1~2 疗程。利用旋磁双向性、迟发、积累效应加速损伤愈合,减少组织粘连,减少功能障碍改善血液循环,减少炎性渗出。

8. 高压氧治疗　每日 1 次,持续治疗 2 周。

（三）作业疗法

关于口腔颌面部间隙感染患者的进食困难，我们要针对患者个体差异，找到合适的进食角度及黏稠度的食物，以少食多餐为原则，保证患者的营养供应。

（四）言语及吞咽治疗

感染后期由于炎性渗出物可能导致口腔周围关节僵硬，肌肉、肌腱等软组织相互粘连，从而导致喉或舌等活动受限，会引起器质性构音障碍、发声障碍及吞咽功能障碍。

1. 喉活动技巧　训练时，治疗人员与患者面对镜子而坐，治疗师发"ao"音并让患者边听边看，然后模仿。如果患者不能模仿又试图发声时，治疗师应把患者的手放在自己的喉部让其感觉到震动。有时需要治疗师用手帮助患者张口形成放声的口型，此过程应多次重复。由治疗师产生的和来自患者本人的听觉反馈系统加上触摸喉的触觉刺激可以促进发声控制，也可以由一个反射性的声音来建立发声，例如咳嗽、叹气、哼哼声、大笑、哼曲子等都可以促进"ao"的发声，这种声也可以通过患者自己用手使双唇形成口型得到促进。

2. 舌活动技巧　为了控制运动，治疗人员通过用单音节"la"唱一支流行歌曲表示舌如何活动，患者以同样方法唱，并对着镜子看舌是如何运动的。另外，还可以用压舌板帮助训练患者伸舌、缩舌、向侧方及上下运动。

3. 构音改善的训练　由于患者发声器官受到炎症等病理性刺激，可能会产生一定的功能障碍，从而导致患者发音不清或发音不能等，因此，需按照康复生理的途径，学者强调按：①呼吸；②喉；③腭和腭咽区；④舌体；⑤舌尖；⑥唇；⑦下颌运动的顺序一个一个地解决。

（1）舌唇运动训练：通过构音器官的检查，可以发现较多的患者由于疾病期张口困难而遗留下舌唇运动不良的问题，它们的运动不良会使所发的音歪曲、置换或难以理解。所以要训练患者唇的张开、闭合、前突、缩回，舌的前伸、后缩、上举、向两侧的运动等。训练时要面对镜子，这样便于患者模仿和纠正动作；对较重患者可以用压舌板和手法协助完成。另外，可以用冰块摩擦面部、唇以促进运动，每次 1~2 分钟，每日 3~4 次。

（2）克服鼻音化的训练：鼻音化是由于软腭运动不充分，腭咽不能适当闭合，将鼻音以外的音发成鼻音。治疗的目的是加强软腭肌肉的强度。

1）"推撑"疗法：具体的做法是患者两手掌放在桌面上向下推时、两手掌由下向上推时、两手掌相对推时或两手掌同时向下推时发"au"的声音。随着一组肌肉的突然收缩，其他肌肉也趋向收缩，增加了腭肌的功能。这种疗法可以与打哈欠和叹息疗法结合应用，效果更好。另外，训练发舌后部音如"ka""kei"等也可用来加强软腭肌力。

2）引导气流法：这种方法是引导气流通过口腔，减少鼻漏气。如吹吸管、吹乒乓球、吹喇叭、吹哨子、吹奏乐器、吹蜡烛、吹羽毛、吹纸张，都可以用来集中和引导气流。如用一张中心有洞或画有靶心的纸，用手拿着接近患者的嘴唇，让患者通过发"u"声去吹洞或靶心，当患者持续发音时，把纸慢慢移向远处，一方面可以引导气流，另一方面可以训练患者延长吹气。

（五）中医康复

1. 毫针刺法　根据中医辨证，一般选取颊车、下关、合谷等为主穴。风火外袭者加外关、风池；胃火炽盛者加内庭、二间；虚火上炎者加太溪、行间。毫针刺，实证用泻法，虚证用补法，每次 30min，每日 1 次。

2. 三棱针点刺法　一般选取四缝、金津、玉液、少商等穴，用三棱针点刺后，挤出血液或黏液少许，隔日 1 次。

（六）口腔颌面部间隙感染患者的护理

首先对患者进行健康教育，主要是为患者发放健康知识手册，开展健康知识讲座，鼓励患者去了解疾病,对疾病的相关治疗以及护理有详细的了解和认知,能够积极地配合医生以及护士的治疗和护理。

其次,对患者进行肌肉放松训练,护理人员指导患者进行情绪的调整,指导患者放松肌肉,放松的顺序按照头部、颈部、胸部、腹部、腰部、背部、腿部、足部的顺序,放松的同时要配合呼吸。使患者能够更加舒适,同时还能够放松紧张的情绪,通过对患者进行注意力的转移,从而有效提高患者的生活质量。通过对患者进行有针对性的护理方式,使患者能够更好地接受护理,减少感染的发生。

五、预后及健康教育

(一) 预后

通过对口腔颌面炎症病因的研究及炎症对人的生命危害性的了解,使大家对预防工作的重要性更明确了,因此要对牙病进行早期的防治,可杜绝颌面部感染的最大来源。其中龋病、牙周病及智齿冠周炎是三大病源。经常宣教人们刷牙、漱口、保持面部的清洁对预防牙病及面部疖肿等感染有十分重要的意义。同时还应注意上呼吸道的感染引起的颌面部腺源性炎症的防治。加强劳动保护,注意交通安全,可预防颌面部损伤及由损伤引起的感染。

口腔及颌面部的治疗要注意无菌操作,要有一定的消毒措施,以免在手术时误将细菌带入颌面部手术区,并注意在手术过程中减少创伤和消灭死腔、血肿,消除细菌生长的条件。

术后要注意加强全身营养,注意局部安静,避免不良刺激,尽量减少咀嚼、说话等局部活动。

(二) 健康教育

预防应在国家、地方、社区、家庭不同层次进行,应在胎儿、儿童、青年、成年、老年不同时期进行。

1. 一级预防　是为减少各种口腔颌面部间隙感染的发生。所采取的措施包括宣教人们正确地刷牙,漱口,保持面部的清洁;合理营养;合理用药;加强卫生宣教、注意精神卫生。

2. 二级预防　是限制或逆转由病损造成的后遗症,所采取的措施包括:早期发现,早期治疗;适当的药物治疗:如抗生素的应用;基本的手术治疗:如切开排脓。

3. 三级预防　主要是在恢复后对于遗留下的如开口困难、言语及吞咽功能障碍进行康复治疗,运用康复医疗如理疗、言语治疗等康复手段恢复患者的各种功能。对于因一些病损导致患者颜面留有痕迹的要对患者的心理进行必要的心理治疗和社会教育,使患者找回自信心,重返社会。

颌面部有许多肌肉,可分成许多个肌肉筋膜间隙。脓液可以局限在某一个间隙内,但也可以相互扩散,形成多间隙的感染。

第三节　口腔黏膜病

一、概述

(一) 定义

口腔黏膜病是发生在口腔黏膜与软组织上除肿瘤以外的多种疾病的总称,包括口腔黏膜感染及非感染性疾病、癌前病变及其他全身性疾病所引起的口腔表征。口腔黏膜疾病包括一大类涉及口腔的皮肤病以及反映非病理状态的口腔变化,也可能是其他部位疾病的一部分,例如,天疱疮可以局限于口腔黏膜或涉及其他黏膜和皮肤。

（二）病因

口腔黏膜病的病因比较复杂，除极少数病种是单纯由局部原因引起外，大多数口腔黏膜病的发病和全身状况有密切的关系。有些口腔黏膜病损是全身性疾病早期或晚期的一部分病征，还有许多口腔黏膜病病因不明，其中最常见的是复发性口疮及一些口腔黏膜和皮肤先后或同时发生病损的疾病。假丝酵母菌通过刺激过敏状态或产生毒素直接侵入组织并引起口腔黏膜疾病。有几个因素可以改变口咽环境，使个体更容易受到假丝酵母菌感染，例如唾液质量或数量的改变、牙科修复、药物、营养缺乏和免疫抑制性疾病。但无论哪种情况，口腔黏膜病往往都在身体抵抗力降低时发生。

（三）流行病学

口腔黏膜病发病率的差异可能是由于地理特征、年龄、性别、习惯、药物摄入、假牙的存在等造成的。口腔黏膜病变非常明显随着年龄的增长而变化，但这不仅是由于年龄本身，而且是由于不良习惯（如饮酒和吸烟）的长期影响。最常见的口腔黏膜病变是舌静脉曲张（13.68%）、义齿引起的炎症性纤维增生（4.21%）和鳞状细胞癌（4.21%），这些病变在老年人群中更为常见。

大多数口腔鳞状细胞来源于口腔黏膜病变，其癌变风险增加。据统计超过20.5%的澳大利亚成年人有口腔黏膜病变，最常见的是非溃疡性病变，患病率为17.2%。溃疡性病变的患病率为4.2%，疑似恶性肿瘤，患病率为0.15%。所以口腔鳞状细胞的早期检测和干预涉及在癌变前对口腔黏膜病变的识别和治疗，是提高患者生存率和减少患者发病率和病死率的最有效方法。

二、临床表现及处理

（一）临床表现及诊断

发生在口腔黏膜的病损有包括念珠菌病、单纯疱疹病毒感染、口疮性口炎、扁平苔藓、寻常性天疱疮和黏膜类天疱疮等多种表现，各种口腔黏膜病均有自己的病损特点，所以根据病损表现可以初步提示对疾病的诊断范围。口腔黏膜病常见的病损如下：

1. 斑　斑是黏膜或皮肤上的局限性颜色异常，不高于黏膜或皮肤表面，也不使黏膜变厚，其大小、形状、颜色各不相同。

2. 丘疹　丘疹是一种小的实质性突起，高于黏膜表面。直径大小可由1mm至数毫米。表面形状可能是扁平、平尖或圆形。基底形状可能是圆形、椭圆形或多角形。颜色可以是红、紫红、白或黄等。丘疹消退后不留痕迹。

3. 结节　结节病损是有组织增生，形成突起于黏膜表面的小结。

4. 疱　疱是一种小的圆形突起，内有液体贮留，如贮有脓液为脓疱，贮有血液为血疱，贮有浆液为水疱。

5. 大疱　大疱的疱疹较大，直径由数毫米至数厘米。大疱可直接发生，或由数个邻近的小疱融合而成。

6. 糜烂　糜烂是指黏膜上皮浅层破溃而不完整，但未波及上皮全层，所以病损浅，愈合后不留瘢痕。

7. 溃疡　溃疡是由于上皮坏死脱落而使组织形成凹陷。溃疡底部是结缔组织，所以溃疡面一般都有炎症细胞浸润和纤维蛋白的渗出。

8. 萎缩　萎缩是上皮（也可伴有结缔组织）的细胞体积缩小和数目减少。临床可见组织变薄。

9. 皲裂　皲裂是黏膜或皮肤发生的线状裂口，系因组织失去弹性变脆所形成。当皲裂浅，只限于上皮层时宜愈合，且不留瘢痕；如皲裂深达固有膜或黏膜下层时能引起出血和疼痛，愈后有瘢痕形成。

10. 脱屑　脱屑是上皮表层脱落成鳞屑或大片状，往往是由炎症引起。表层多为不全角化。

11. 痂　由于在黏膜或皮肤表面病损的渗出液变干而形成痂皮。但口腔内因为唾液的湿润而不能形成痂,只有唇红部可以结痂。痂是由脓液、血液、浆液加上上皮残渣以及一些体外物质干后所形成,颜色由黄至棕色或暗紫色,视其构成成分而定。

12. 假膜 假膜是由于上皮缺损形成溃疡后,由炎症渗出的纤维素形成网架,加上坏死脱落的上皮细胞和炎症渗出物集结在一起而形成。

13. 口腔黏膜病的早期筛查 自体荧光成像与反射光谱检测是一种口腔内多光谱筛查设备,具有 3 种不同的光,用于依次检查口腔组织。根据标准检查程序,在白炽灯下对所有患者进行检查,记录所有病灶的位置、大小、易见性、边界清晰度和临床诊断研究,结果用于确定是否需要复查或转诊病变。根据美国国家成人口腔卫生规范(NSAOH)27 的调查,病变也被分为 4 个临床类别:①均匀性白斑 / 角化病(即不可擦拭的均匀白色斑块,无明显病因);②非均匀性白斑或临床怀疑恶性肿瘤(即红白混合或红白混合溃疡性病变,怀疑为口腔上皮不典型增生或鳞状细胞癌);③有苔藓样特征,提示口腔扁平苔藓 / 口腔苔藓样反应的病变;④以及其他类型的病变。

(二)临床治疗

1. 局部治疗 治疗原则是保持口腔清洁,防止继发感染,除去口腔局部刺激因素,进行对症治疗,减少疼痛。并给局部抗炎及抗感染药物以促进病损愈合。

(1)消毒灭菌药物:① 0.1% 依沙吖啶溶液,有抑菌防腐作用,无刺激性。适用于各种口炎时含漱。② 0.05% 氯己定溶液,抗菌谱广,对多数革兰氏阳性、阴性细菌以及真菌都有杀灭作用,在各种感染性口炎时用于含漱。③ 1%~3% 过氧化氢溶液,为强氧化剂,适用于坏死性龈口炎、冠周炎等厌氧菌感染时冲洗牙周袋及含漱。

(2)止痛药物:① 0.5%~1% 普鲁卡因,可作为含漱剂以止痛。特别在饭前含漱可使进食时减轻疼痛。② 4% 苯甲醇:口腔溃疡或糜烂时可于病损处贴敷止痛。③ 0.5% 达克罗宁:口腔溃疡或糜烂时可以含漱局部止痛。

(3)消炎及促进愈合药物:① 1% 甲紫溶液,能防腐杀菌,有收敛作用,可保护创面,减轻疼痛,促进溃疡愈合。但不宜用于唇红部病损,以免引起干裂。②中药散剂,养阴生肌散、锡类散等局部敷撒可以起到吸附剂的作用,吸附溃疡表面的渗出液。药物本身有清热止痛作用,可用于各种溃疡及溃烂面。③药膜,用抗生素、磺胺类药、抗感染中草药或止痛药等,加入明胶、羟甲基纤维素及聚乙烯醇基质,可配制成含各种不同药物的药膜。这些药膜有药物本身的消炎镇痛功能,同时又能增加药物对病损局部的作用,并能保护溃疡面,有利于病损的愈合。④药膏,用抗生素加肾上腺皮质激素、止痛药及羊毛脂等制成药膏,可用于溃疡或糜烂面,有消炎、镇痛及促进病损愈合的作用。

(4)除去局部刺激因素:如尖锐的牙尖、牙缘应调磨,有残根、残冠应拔除。不良修复体刺激黏膜时应予修改,以促进病损愈合。

2. 全身治疗 治疗原则是消除使口腔黏膜致病的全身因素,并采取全身支持治疗、抗过敏治疗及调整免疫治疗等措施,以利于疾病的康复。

(1)支持疗法:绝大多数口腔黏膜病是在机体功能紊乱、身体虚弱的基础上发生的,所以支持治疗对每一例口腔黏膜病患者都是必需的。首先给予高营养食物及维生素类药物,维生素有助于维持正常的代谢功能,提高机体的愈合能力。

(2)调整免疫功能:不少口腔黏膜病的发病与免疫功能异常有关,需要进行调整免疫功能的治疗,临床根据情况选用免疫抑制剂、免疫增强剂或免疫调节剂。

(3)抗过敏治疗:在口腔黏膜病中如多行红斑等是与变态反应有关的疾病。因发生变态反应时,体内可释放出组胺从而使黏膜和皮肤发生血管扩张,渗透性增加等病理性变化。故治疗时除用免疫抑制剂外还需要用抗组胺药物如氯苯那敏等。

(4)抗细菌感染:口腔黏膜的细菌感染病原菌主要是革兰氏阴性及阳性球菌、梭形杆菌等。青霉素对上述细菌有较好的抑菌或杀菌作用,且毒性较小,所以治疗细菌性口炎时应首先选用青霉素,但要注意过敏问题。其他如四环素、红霉素、螺旋霉素、罗红霉素等亦可应用。必要时可做药敏试验,选择最合适的抗生素。

磺胺类药物亦有较好的抗菌作用。其抗菌谱较广,对革兰氏阴性菌及阳性菌均有作用。常用药有磺胺嘧啶、磺胺甲噁唑、磺胺间甲氧嘧啶又称长效磺胺 C 等。

中草药如小檗碱、金银花、穿心莲及鱼腥草等亦有效。

(5)抗病毒感染:口腔黏膜的病毒感染可用中草药如板蓝根、大青叶等。碘苷、吗啉胍、利巴韦林、阿昔洛韦等均为抗病毒药物,可用于疱疹性口炎、带状疱疹、手足口病等病毒感染性疾病。干扰素亦可用于病毒感染,但它本身不是直接抗病毒物质,它与细胞结合后可合成具有抗病毒活性的蛋白质,使病毒的复制受到阻遏,但并不妨碍宿主细胞的生长。干扰素无毒性,是一种很好的抗病毒药物。

(6)抗真菌感染:口腔黏膜的真菌感染主要是白念珠菌。常用的抗真菌药物是制霉菌素,其优点是在体内不易产生耐药性,可较长期使用。可以在口腔内含化后吞服,亦可配成混悬液局部涂擦。其他药物如克霉唑、氟胞嘧啶、酮康唑、氟康唑等抗真菌药物均可选用,但需要注意各种药物的不良反应。

三、康复评估

较为严重的口腔黏膜病患者由于疼痛及治疗手段会影响患者的面部、唇的功能及咬合功能,尤其是面部肌肉僵硬,在病情好转后可热敷,咬合受限者可配合手法治疗。研究中发现,口腔黏膜状况从根本上影响了健康相关的生活质量,并且伴随着很高频率的心理问题。所以对口腔黏膜病患者进行口腔健康相关生活质量评估(oral health-related quality of life,OHRQoL)。

14 项口腔健康影响量表是一个包含 14 个与前一周有关的问题的 OHRQoL 量表,总体得分是通过对每个单独问题的回答相加得出的,分数越高,OHRQoL 越差。

四、康复治疗

1. 紫外线　对于较表浅病损区,选用合适的紫外线灯,暴露受损局部,使用合适的剂量照射。口腔黏膜的红斑剂量是根据试验的结果,用 1~1.5 倍本人上臂内侧的皮肤红斑剂量,当作一个口腔黏膜红斑剂量较为合适。照射时,应使光线中心通过石英导子对准病损区,如病损面积大可不加石英导子直接照射,其灯距为 30cm,照射时间为 30s~1min 不等,可根据病情和照射后反应情况来增减。紫外线局部照射具有消炎、止痛及灭菌作用。除光化性唇炎外,可用于其他原因引起的口腔溃疡及糜烂。

2. 激光　对暴露出的病损区局部照射,每天 1 次,每次 10~15min,具有消炎、止痛、调节神经血管功能、促进正常代谢的作用。氦氖激光和二氧化碳激光对口腔溃疡、糜烂、慢性炎症等局部照射均有效。氩离子激光可用于白斑除去病损。

3. 冷冻　利用制冷剂二氧化碳或液氮产生低温,使病损组织受到破坏而被除去,可用于白斑及其他可疑癌变的病损。

五、预后及健康教育

宣教人们正确刷牙、漱口、保持面部的清洁对预防口腔黏膜病有十分重要的意义。加强劳动保护,注意交通安全,可预防颌面部损伤及由损伤引起的感染。同时,教导人们定期进行口腔体检,对于早期疾病的发现治疗有重要意义。

第四节 腮 腺 炎

腮腺炎是指发生于腮腺的炎症。临床分急性化脓性腮腺炎、儿童复发性腮腺炎、成人复发性腮腺炎、慢性阻塞性腮腺炎等。腮腺炎病毒是一种包被的单链 RNA 病毒,属于副黏病毒科,主要在儿童和青年人中引起急性传染病。流行性腮腺炎是由腮腺病毒感染引起,由呼吸道传播,人类是唯一已知的宿主。副黏病毒是一种抗原性稳定的病毒,这意味着与流感不同,两种不同的病毒株不能结合形成一个新的亚型,从而最大限度地减少了抗原的转移。与流感不同,流感每年都需要新的组合和疫苗配方来覆盖不断变化的毒株,因为副黏病毒无法转移和改变,儿童时期的一系列免疫接种通常赋予终身免疫。腮腺炎疫苗接种的有效性已得到广泛证实,世卫组织建议免疫覆盖率为 90%,以预防腮腺炎暴发。本节主要介绍康复科较为常见的儿童复发性腮腺炎。

一、概述

(一) 定义

儿童复发性腮腺炎(recurrent parotitis in children)指发生在青春期以前,以反复肿胀为特点的腮腺部炎症。

(二) 病因

至今对儿童复发性腮腺炎的病因仍不清楚,一般可分为以下几个方面:①逆行感染说;②自身免疫说;③先天发育异常——末梢导管扩张;④病毒感染;⑤与内分泌有关;⑥年龄;⑦疫苗接种状况。

二、临床表现及处理

(一) 临床表现及诊断

1. 临床表现　患者多为男性,男女比例有报告为 1.77∶1。初诊年龄为 2.5~15 岁,平均年龄为 5.3 岁;在 10 岁以前发病占 95%。

发病可突然,或逐渐发病。腮腺反复肿胀,伴不适,肿胀不如流行性腮腺炎明显,仅有中度水肿,皮肤可潮红。起病时体温可达 39℃、肌痛、厌食、头痛和非特异性上呼吸道症状。导管口挤压有脓液、胶冻样外溢,少数有脓肿形成。第一次发作持续一周左右,发病年龄越小,持续时间越长,间隙期短,易复发;以后反复发作,随儿童年龄增大,持续时间变短,间隙期变长。无口干、眼干症状。亚临床感染是也比较常见的,大约 30% 的腮腺炎患者可能没有腮腺肿胀。腮腺炎感染偶尔会引起并发症,如胰腺炎、睾丸炎、卵巢炎、无菌性脑膜炎、脑炎和感音神经性听力损失。有少数以腮腺局限性包块就诊,腮腺脓肿形成,需行切开引流。随患儿年龄增大,发作减少,持续时间缩短,一般至青春期痊愈,也有少数延至成人期而后痊愈。

2. 诊断

(1)实验室检查:末梢血象,就诊年龄越小,血红蛋白下降,红细胞沉降率升高的频率越高,表示机体状态较差,随年龄增大,异常频率减少。

(2)血清免疫学检查:10 岁以前有少数患儿电泳丙种球蛋白升高,IgG 升高,大多数无异常。

(3)唾液免疫球蛋白:分泌型免疫球蛋白 A(secretory immunoglobulin A,SIgA)、SIgG 在 1~5 岁组明显高于正常对照组,可能与患儿年幼时病较重,炎症细胞浸润较多有关。11~15 岁患儿与对照组无显著差异。

(4)X 线表现:主导管少数扩张不整,呈管炎改变,为上行感染所致;分支导管如发育,无异常所见。末梢导管呈点状、球状,也有少数呈腔状扩张(以下称点扩),分布与数量各有差异,但均呈典型的非阻塞性腮腺炎改变,排空功能迟缓,"点扩"伴局限腺泡充盈缺损较少见,均为局部有脓肿形成。

(二)临床治疗

本病有自愈趋向,目前以保守治疗为主,目的在于尽量减少发作次数,缩短发作持续时间;间隙期维持唾液正常流率,多饮水,咀嚼橡皮糖或口含酸性食物以及按摩腺体帮助排空唾液;用淡盐水漱口,保持口腔卫生。若有急性炎症表现,可用抗生素;病情较重者,可定期从导管口注入抗生素冲洗。

三、康复评估

儿童复发性腮腺炎较好治愈,临床上少见遗留功能障碍者。病愈早期一小部分患者会有一定的咀嚼功能受到影响,1~2 次康复训练及指导后状况就会得到改善。感音神经性聋是流行性腮腺炎感染的常见并发症,因此对于腮腺炎患者要进行相关的听力检测,包括耳镜检查、纯音测听、言语测听、阻抗测听等。

四、康复治疗

临床上针对儿童复发性腮腺炎,通过使用物理疗法,能达到较好的疗效,同时使用中国传统康复亦有较好的效果。

1. 超短波电疗法　在确定病变部位后,选用康复科常用五官超短波治疗仪,采用并置法,一电极置于炎症区,另一电极置于炎症区下侧,两电极应与体表平行且近端距离不能太近,应大于电极间隙之和,以免电力线短路。治疗应选用无热量,每次 15min,每日 1 次。此疗法具有较好的消炎、消肿的作用。

2. 直流电离子导入疗法　选用直流电疗机,将青霉素钠盐或青霉素钾盐等抗生素药液均匀撒在 2 个 60cm^2 大小,6~8 层白绒布制成的衬垫上,药量以湿润绒布垫为准。插好铅电极板,然后用绷带固定在两侧腮腺区。作用极选用阳电极,非作用极的面积大小应大于作用极。选用阴极铅电极板固定在患者一侧的前臂上。在进行电疗前应向患者作适当的解释,消除顾虑和紧张情绪。然后打开总开关。电位器应从零点开始调节。逐渐加大电流。电流量可根据患者的感觉来定,以有刺痒感而又不引起疼痛为宜。一般使用 2~4mA 即可,通电时间为 15~20min,每日 1 次,10 次为一个疗程。每次治疗结束前应先将电位器恢复到零位,再关总开关和取下电极。

3. 红外线疗法　脓肿切开后主要使用红外线,照射时暴露局部皮肤,辐射器垂直于照射野上方,距离 30~60cm,以患者有舒适的温热感为准,每次 20~30min,每日 1 次,具有消肿,消炎,促进伤口愈合的作用。

4. 中医康复

(1)毫针刺法:通过中医辨证,一般选取下关、合谷等为主穴。虚火上炎者加太溪、行间;风火外袭者加风池、外关。毫针刺,每次 30min,每日 1 次。

(2)三棱针点刺法:一般选取四缝、少商穴,用三棱针点刺后,挤出血液或黏液少许,隔日 1 次。

五、预后及健康教育

儿童复发性腮腺炎预后较好,大部分到青春期后自愈。有过发作史的患儿平时应注意保护口腔卫生,避免疲劳、感冒,养成良好的生活习惯有利于预防疾病的发生。腮腺炎所致的听力损失主要表现为单侧深度感音神经性听力损失,且对类固醇、血管扩张剂、维生素 B$_{12}$ 和高压氧治疗等多种治疗方法均不敏感,因此建议儿童接种腮腺炎疫苗以降低腮腺炎感染的概率。

第五节　根尖周组织病

一、急性根尖周炎

（一）概述

急性根尖周炎（acute apical periodontitis）是从根尖部牙周膜出现浆液性炎症到根尖周组织形成化脓性炎症的一系列反应过程。可发展为牙槽骨的局限性骨髓炎，严重时还将发生颌骨骨髓炎。

（二）临床表现及其处理

1. 临床表现　急性根尖周炎是从根尖周牙周膜有浆液性炎症反应到根尖周组织的化脓性炎症的一系列反应过程，由轻到重，由小范围到大范围病变的连续过程，实际上在病程发展到高峰时，已是牙槽骨的局限性骨髓炎，严重时还将发展为颌骨骨髓炎。病损的进行虽然为一连续过程，但由于侵犯的范围不同，可以划分为几个阶段。每一不同的发展阶段都有基本的临床表现，可以采用不同的治疗措施以求取得良好的效果。

（1）急性浆液期（急性浆液性根尖周炎）：这一阶段常表现为短暂时期，如果接受适当治疗，则急性炎症消退，症状缓解，否则炎症很快即发展为化脓性炎症。

开始，只在咬合时患牙轻微痛，患者反映咬紧患牙时，能缓解疼痛，这是因为咬合压力可暂时将充血血管内的血液挤出去。但很快即发展为持续性的自发性钝痛，咬合时不能缓解而是加重疼痛，因为这时牙周膜内充血和渗出的范围广泛，牙周间隙内的压力升高，咬合时更加大局部压力而疼痛。

（2）急性化脓期（急性化脓性根尖周炎或急性牙槽脓肿）：急性牙槽脓肿可根据脓液集中的区域再划分为三阶段。

1）急性根尖脓肿：由于根尖部牙周间隙内有脓液聚集，得不到引流，故有剧烈疼痛，患牙有较明显的伸长感，以致咬合时首先接触患牙，并感到剧痛。患牙根尖部黏膜潮红，但未肿胀，扣及时痛。所属淋巴结可以扣及，有轻微痛。全口牙列除下颌切牙及尖牙影响颏淋巴结外，其他牙齿均影响颌下淋巴结。

2）骨膜下脓肿：由于脓液已扩散到骨松质，且由骨松质内穿过骨壁的营养孔，在骨膜下聚集，骨膜是致密、坚韧的结缔组织，脓液集于骨膜下便产生很大的压力，患者感到极端痛苦，为持续性、搏动性跳痛。病程发展到此时，疼痛达最高峰，患者感到难以忍受。患牙浮起、松动，轻触患牙时，如说话时舌、颊接触患牙亦感到疼痛。牙龈表面在移行沟处明显红肿，移行沟变平，有明显压痛及深部波动感。所属淋巴结肿大，压痛。相应颌面部形成蜂窝织炎而肿胀，引起面容的改变，病情发展到这一阶段，逐日加剧的疼痛，影响到睡眠及进食，患者呈痛苦面容，精神疲惫。此时多伴有全身症状，白细胞增多，体温达38℃左右，若白细胞、体温继续升高，则应考虑并发颌骨骨髓炎或败血症。

3）黏膜下脓肿：如果骨膜下脓肿未经切开，在脓液压力加大时可穿透骨膜流到黏膜下。由于黏膜下组织松软，脓液达黏膜下时的压力大为降低，疼痛也随之减轻，患牙的松动度和咬合痛也明显减轻。这时所属淋巴结仍可扣及，有压痛。白细胞计数和体温升高也有所缓解。

2. 临床治疗　治疗原则是消除急性炎症以缓解疼痛，然后采用根管治疗或牙髓塑化治疗。这时消除急性炎症的措施为开髓、拔髓，使渗出液通过根尖孔沿根管引流，开放根管，通过根管间隙的液压密封防止再感染。同时给予抗生素或其他全身消炎药物，以及维生素支持疗法。

二、慢性根尖周炎

(一)概述

慢性根尖周炎(chronic apical periodontitis)是指根管内由于长期有感染及病源刺激存在,根尖周围组织呈现慢性炎症反应,表现为炎性肉芽组织形成和牙槽骨破坏。病变类型包括根尖周肉芽肿、慢性根尖周脓肿、根尖周囊肿和根尖周致密性骨炎。

(二)临床表现及其处理

1. 临床表现 ①一般无明显的自觉症状,有的患牙咀嚼时有不适感。患牙有牙髓病史、反复肿痛史或牙髓治疗史。②患牙可查及深龋洞或充填体,以及其他牙体硬组织疾病。③牙冠变色,探诊及牙髓活力测验无反应。④叩诊反应无明显异常或仅有不适感,一般不松动。⑤有瘘型慢性根尖周炎者,可查及位于患牙根尖部的唇、颊侧牙龈表面的瘘管开口。⑥根尖周囊肿可由豌豆大到鸡蛋大。较大的囊肿可在患牙根尖部的牙龈处呈半球状隆起,有乒乓球感,富有弹性,并可造成邻牙移位或使邻牙牙根吸收。

2. 临床治疗 治愈慢性根尖周炎的主要原理是消除病源刺激物,促使根尖周组织愈合、恢复健康,其主要的病源刺激物来自感染根管,因此消除根管内的感染,是治愈根尖周炎的首要条件。

在消除病源的前提下,病变才有可能治愈。病变是否能被修复,还受一些因素的影响,病变的性质、病变范围及部位、患者年龄和全身健康状况等都与病变的愈合有密切关系。破坏范围小的,局限于根尖部的病变,预后较好,采用根管治疗或牙髓塑化均易取得成功的效果。病变范围较大、发生在根分叉处者,预后较差。较大的根尖囊肿,单纯的根管治疗或牙髓塑化治疗是难以治愈的,一般应加用根尖外科手术除去病变才能成功。对于病变严重破坏牙槽骨,或牙冠严重破坏而难以修复者,则应拔除患牙。

三、康复评估

患者早期炎症及脓肿会引起患者开口受限,咬合不能或咬合时疼痛,病情好转后应及时检查患者的开口及咬合功能,必要时应选用物理疗法或手法治疗,帮助患者恢复功能。

四、康复治疗

1. 激光疗法 利用脉冲 YAG 激光对生物组织产生瞬间高强度光热作用、光化作用和光电磁作用,使组织瞬间气化、熔融或凝固,达到封闭牙本质小管、切割软组织、杀菌消炎及凝固止血的目的。

2. 超短波治疗 确定病变**部位**,使用康复科常用的 50W 五官超短波治疗机,根据情况选用对置法,一电极置于病患部位,另一电极置于对侧,两电极之间的距离应大于一个电极的横径,电极表面应与体表平行,而且两电极与皮肤的间隙应相同。急性根尖周炎宜无热量,短时间;慢性根尖周炎宜微热量,每次15~20min;每日 1 次。

3. 直流电离子导入疗法 首先检查患者皮肤有无知觉障碍或破损等情况,如有知觉障碍者应严格注意电流量,局部表皮有破损者应贴以胶布或涂以凡士林加以保护;根据治疗部位选择金属电极及衬垫,金属板应平整、衬垫要微温,以导线连于电疗机的输出端;将碘溶液均匀洒在衬垫上以微湿为宜;药物衬垫紧密贴合治疗部位,可借助于牙齿咬合、绷带、尼龙搭扣、沙袋等固定;检查治疗机、各指针及输出钮应均在零位,电位器开关指向正确,导线连接极性正确无误,带负电的碘溶液药物由负极导入;打开机器开关,使电流调节逐步升至所需治疗量,并参照患者的感觉以针刺感或走蚁感而不痛为宜;治疗完毕时缓慢将电流调制零点,再关闭电源。每次治疗 20min,每日 1 次,10~15 次为一个疗程。

4. 红外线疗法 脓肿切开后选用红外线疗法具有促进肿胀消退、镇痛和表面干燥及促进伤口愈合的作用。照射时患者取舒适体位,暴露局部皮肤,辐射器垂直于照射野上方,距离 30~60cm,剂量的大小可根据患者的感觉、局部皮肤温度和工作人员用手试验等结合起来判断,一般以患者有舒适的温热感为准,若遇瘢痕组织、知觉迟钝就应适当调整灯距。每次治疗时间 20~30min,每日 1 次,连续 7~10 次为一个疗程。

五、预后及健康教育

根尖周炎危害较大,可能引起颌骨骨髓或败血症,引起远隔器官的疾病。应以预防为主,早发现、早治疗。

1. 一级预防　是为减少各种口腔感染的发生。所采取的措施包括宣教人们正确地刷牙,漱口;合理营养。

2. 二级预防　所采取的措施包括早期发现,早期治疗;适当的药物治疗:如抗生素的应用;基本的手术治疗:如及时清除病源牙、及时切开排脓。

3. 三级预防　主要是在恢复后对于遗留下的如开口困难等功能问题进行康复治疗,运用康复治疗如物理疗法恢复患者的各种功能。对于因一些病损需切开排脓者,可能会导致患者颜面留有痕迹,要对患者的进行必要的心理治疗和社会教育,对于牙齿缺损的应行修复术,使患者找回自信心,重返社会。

(陈慧娟　王小雪)

第六节　颞下颌关节紊乱病

一、概述

(一)定义

颞下颌关节紊乱病(temporomandibular disorder,TMD)并非指单一的疾病,是一组病因尚未完全清楚的临床症状和疾病的总称,涉及咀嚼肌群和颞下颌关节或二者都涉及。

(二)病因

颞下颌关节紊乱病的发病原因比较复杂,意见不一。目前尚未完全阐明,但是近年来,多数学者接受多因素理论,即本病是由多种因素致病。1959 年 Schwartz 提出由精神因素所致的咀嚼肌痉挛和功能不协调的理论。近年来,由于肌电的应用,大多数学者认为是多因素诸如精神紧张因素、肌肉因素等共同导致此疾病的发生。此外,关节负荷过重:如偏侧咀嚼,经常喜食坚硬食物,工作紧张咬牙,夜磨牙;职业性劳损:如教师讲课说话过多,吹奏乐器时间过长,歌唱家练唱过久;突然寒冷刺激;外伤;头颈部不良姿势;两侧下颌发育不对称;医源性因素:如拔智齿开口过大,时间过长等也会导致此疾病。

(三)流行病学

TMD 的发生率国内外差异很大,一般从 8%~80% 都有报道。刘亚蕊等人针对广东省不同年龄群体的调查研究中显示,女性老年人的发病率最高,达到了 72.1%,而男性大学生的发病率最低,只有 39.2%。多篇研究报道显示,临床诊疗过程中 TMD 女性多见,以 20~40 岁居多。

二、临床表现

(一)症状与体征

颞下颌关节紊乱病的发展过程一般有三个阶段:功能紊乱阶段、关节结构紊乱阶段和关节器官破坏阶段。

这三个阶段一般显示了疾病发展的早期、中期和后期。早期的功能紊乱有的可以自愈或经治疗后痊愈;有的则逐步发展到后期的关节器官破坏即骨关节炎。但也有不少患者在某一阶段相对稳定而并不发展到另一阶段即此病有自限性;有的则即使已发展到关节结构紊乱阶段,经过适当的治疗后,仍然可以恢复到病变的早期阶段。此外,还可以见到两个阶段的症状同时存在或交替发生。

颞下颌关节紊乱病临床表现的症状极为复杂。归纳起来有 3 个主要症状。

1. 下颌运动异常　表现为下颌的偏斜和 / 或下颌活动受限。

2. 关节和周围肌肉疼痛　关节源性疼痛主要包括关节盘韧带疼痛、盘后组织炎、滑膜炎或关节囊炎、骨关节退行性改变,肌源性疼痛主要包括肌肉保护性僵直、肌筋膜痛、慢性肌炎及肌挛缩。

3. 关节运动时候杂音和弹响　常见的弹响有 3 种,分别为"咔""砰"及"摩擦音","咔"的声音一般见于关节盘移位;"砰"一般见于关节活动过度;"摩擦音"一般见于关节退行性改变。

（二）实验室检查

实验室检查主要用来排除感染及其他系统性疾病,如血细胞分析有助于区分化脓性感染,而类风湿因子系列、红细胞沉降率等用来排除类风湿性疾病。

（三）特殊检查

1. X 线、CT 和 MRI 检查　X 线可以用于观察关节骨性形态的改变,还可以排除一些病理性疾病如肿瘤、结核等,是临床上常用的一种检查方法;CT 在显像和三维重建方面有着其优越性;MRI 可清楚显示颞下颌关节的骨性结构、关节盘等附属结构及其周围软组织,当关节盘发生移位时,MRI 不但能够清晰地显示盘位移的位置,而且还能将其移动的距离和盘的外部形态清晰明了地展示出来,同时可以对髁突形态、关节结节高度、厚度等细节进行精确的比较研究。

2. 关节造影检查　是影像学检查的一项重要辅助措施,可以提高诊断灵敏度和准确率,因而在临床上广泛应用。但关节造影存在局限性,它与 CT、MRI 等相比,是有创的,有时不被患者采纳。

3. 肌电图检查　对 TMD 的诊断价值是很大的。国内外研究已经证实了肌电图在诊断、治疗效果评价等方面的应用价值,使其在颞下颌关节领域不可或缺。

4. 超声检查　相对于 CT 和 MRI 来说是一项比较经济的检测方法。但国内崔江涛等对高分辨率超声诊断关节盘前移位做了临床研究,结果假阳性率和假阴性率分别为 12.5% 和 15.0%,原因为技术局限和图像失真不易分辨,但其可作为一种临床辅助诊断方法。

三、临床诊断与处理

（一）诊断

1. TMD 的研究用诊断标准（research diagnostic criteria for TMD,RDC/TMD）　1991 年美国华盛顿大学 Dworkin 和 LeResche 教授制订了 TMD 的研究用诊断标准（RDC/TMD）,并于 1992 年正式发表,被国内外学者普遍接受。该诊断标准包括两部分,第一部分为临床诊断,第二部分为疼痛、功能障碍和心理状态评价。

2. TMD 诊断标准（diagnostic criteria for TMD,DC/TMD）　2000 年后,国际牙科研究学会多次召集专题研讨会对 RDC/TMD 进行修订,最终于 2014 发布了基于症状问卷和临床检查的常见 TMD 诊断标准,即 DC/TMD。DC/TMD 将 TMD 临床诊断分为两大类:第 I 类为疼痛性疾病,包括肌肉痛（局限性肌痛、肌筋膜痛、牵涉型肌筋膜痛）、关节痛和 TMD 头痛;第 II 类为关节疾病,包括可复性关节盘移位、可复性关节盘移位伴绞锁（简称关节盘绞锁）、不可复性关节盘移位伴开口受限、不可复性关节盘移位无开口受限、退行性关节病和关节半脱位。DC/TMD 是一种基于症状问卷和临床检查的诊断工具,仅依靠病史和临床检查做出初步判断,不依靠影像学检查,因此适合于广大医师及物理治疗师使用。

（二）药物治疗

1. 西药 ①口服地西泮:具有镇静、催眠、肌肉松弛和抗痉挛作用。每次 2.5~5mg,每日 1~3 次。②口服阿司匹林肠溶片:具有止痛和缓解关节僵硬的作用。每次 300mg,每日 3 次。

2. 外敷中药 以下中药具有止痛、通筋活血作用。适用于各种咀嚼肌痉挛、关节盘后区损伤。用法:将下述中药分成两包,用布袋装好密封,先在冷水中将布袋浸泡 1~2min,然后将药袋蒸开 15min。趁热敷于关节区和肌肉处。每日 1~2 次。每次 15min。热敷时应同时作有节律的开闭颌运动。用后将药袋悬挂在通风处下次再用。一剂可用 4~5 次。处方为:当归 15g、白芷 9g、薄荷 9g、乳香 9g、没药 9g、田三七 9g、红花 9g、香附 9g、川乌 9g、细辛 6g、丝瓜络 15g。

3. 普鲁卡因封闭治疗 有调整肌肉张力的作用,当肌肉功能亢进时可降低其兴奋性。适用于翼外肌功能亢进;关节囊扩张伴关节盘附着松弛;因翼外肌上下头功能不协调所致开口初弹响等

（三）手术处理

对于 TMD 的治疗已经形成专家共识。治疗措施应逐步升级,首先使用可逆性的保守治疗,然后使用不可逆性的保守治疗,最后选用关节镜外科和各种手术治疗。

（四）营养调理

对于疼痛明显的患者,软的食物是比较好的选择,如面条、米饭、煮熟的蔬菜、鱼、鸡蛋等,对于张口严重受限的患者,可以选择流质的食物,如稀饭、牛奶、果汁等,注意不要吃过甜的食物,因为摄入过多的糖分会影响神经系统,从而造成紧咬牙,可能会加重颞下颌关节的症状。

四、康复评估

（一）身体结构与功能

1. 疼痛 采用视觉模拟评分法（VAS）来评估患者在静息状态、张口末、咀嚼时的疼痛程度。可采用中华医学会监制的 VAS 卡,卡上印有 10cm 长线段,线段上有可移动游标,线段两边分别表示无痛（0 分）和最剧烈疼痛（10 分）,嘱患者根据自身疼痛情况移动游标至相应位置并计分。

2. 关节活动度 关节活动度可通过测量距离来体现,常用的方法为最大张口度、左右侧偏的距离、前伸的距离。

（二）活动和参与

患者一般会有口面部的活动功能障碍,肢体运动无任何影响。部分患者会因口面部活动障碍以及语言交流障碍而导致社会交往能力的下降。常用的评定量表主要有社会生活能力近况评定等。

（三）环境因素

环境因素主要考虑影响颞下颌关节紊乱的致病因素,如长时间伏案工作、长时间处于高紧张的状态等。

（四）特殊评估

1. 下颌加压测试 患者取坐位,治疗师面对患者并站在测试关节的对侧,然后治疗师一手固定患者后枕部,另一手的拇指和示指抓握下颌向后上方顶上去,如果诱发出症状或原有的症状加重为阳性。

2. 大力咬激惹测试 患者取坐位,治疗师位于患者前方,取一个棉球置于患侧后磨牙之间,嘱患者用力咬,如果诱发出症状或原有的症状加重为阳性。一般如果同侧疼痛,为肌肉问题;若对侧疼痛则为关节囊炎或滑膜炎。

五、康复治疗

基本原则：先根据 RDC/TMD 或 DC/TMD 进行诊断，再选择合适的康复治疗方法。

（一）运动治疗

1. 软组织放松　患者平卧于治疗床上，依据患者肌肉膜触诊情况，采用轻柔的手法放松患者头颈部肌肉的张力，垂直于肌纤维方向进行放松，释放颞肌、咬肌、翼内肌、翼外肌的肌肉扳机点的张力，每次治疗3~5min。

2. 关节松动技术　患者平卧于治疗床上，治疗师戴手套，一手大拇指伸入口腔内，越过下颌弓置于后臼齿区域，另一手稳定颧骨及感受下颌骨髁突的活动。分别进行长轴牵引、向前滑动及侧向滑动。应用关节松动技术Ⅰ、Ⅱ级手法改善关节疼痛，Ⅲ级手法改善颞下颌关节的活动范围，每次治疗 3~5min。

3. 关节稳定性训练　患者取立位或坐位，面前置一镜子，患者用示指或拇指分别向左、向右、向上、向内推下颌，同时嘱患者控制住下颌不要移动，下颌维持上下牙齿 3mm 的自由空间距离，进行等长收缩训练，每个方向维持 2~5s，重复 5 次为 1 组，每日训练 5 组。当患者能稳定控制下颌骨时，可以进行各个方向的离心运动训练。注意若患者训练后症状加重，应适当降低训练强度。

4. 张口控制训练　患者取坐位，面前置一镜子，患者示指与中指触摸双侧髁突，当张口时患者感觉双侧髁突向前滑动距离是否对称，同时通过镜子注意下颌骨是否有偏斜并主动纠正。若患者存在张口受限，张口控制训练之前应进行主动牵伸训练。

（二）物理因子治疗

1. 红外线　有降低周围神经兴奋性，减轻疼痛、松弛肌肉的作用，能降低交感神经的兴奋性，可缓解肌肉痉挛。选用立地式，功率为 600W 的红外治疗灯。治疗时要保护眼睛和耳部。照射时灯应垂直对准颞下颌关节区，灯距 30~50cm。红外线剂量大小可根据患者自己感觉、皮肤出现红斑反应等情况来判断，适当调整灯距，以免烫伤。每次治疗时间为 15~30min，每日 1 次，7~10 次为一个疗程。

2. 石蜡疗法　可以使局部皮肤温度迅速上升 8~12℃，可引起皮肤微小血管的扩张，促进局部血液循环，加强新陈代谢，对各种扭伤、挫伤以及各种肌肉痉挛有消炎、止痛和解痉挛的作用。将已熔好的石蜡形成蜡块敷在患处，厚约 2~3cm，加以保温。每次敷 0.5~1h，每日 1 次，每疗程 20 次。

3. 超短波疗法　患者坐于治疗椅上，取直径为 8cm 两个圆形电极对置于双侧颞下颌关节处，电极与治疗部位的间隙为 1cm，输出功率为 50W，微热量，每日 1 次，每次 15min。

4. 超声药物透入疗法　选用氢化可的松作超声导入，既有超声物理作用又有氢化可的松的药理作用，故有良好的抗炎、镇静和解痉疗效。治疗前先将患区擦净，涂上一薄层油质作为交速媒质，患侧采用 5% 氢化可的松霜剂透入。将接触剂和氢化可的松霜分别涂于健侧及患侧。然后采用超声波直接辐射移动法，即把声头紧贴于患区皮肤，声头与皮肤间尽可能避免有空隙，请患者握声头作缓慢均匀移动。声头移动方式为螺旋式，移动过程中声头对皮肤压力应均匀。所用剂量约为 0.5~1.5W/cm²，根据患者耐受程度而定，以有温热感而又不引起刺痛为宜，患侧治疗时间比健侧稍长些，一般为 5~15min，每日 1 次，5 次为一个疗程。

（三）中医康复

气功疗法是中医中具有民族特色的一种医疗保健运动。它是通过练功者发挥主观能动作用对身心进行自我调节、自我锻炼的方法。练习气功时，通过"意守丹田"、调节呼吸节律和排除杂念、入静等环节，使全身放松，过度紧张的肌肉也会得到调整。每日 1~2 次或 2~3 次，每次十几分钟或半小时不等。

六、预后及健康教育

颞下颌关节紊乱病一般预后较好，但有些病例会影响颞下颌关节的正常生理功能和颌面部的正常发育,还可以造成口腔颌面部畸形和心理障碍等不良后果。因此对于颞下颌关节紊乱病患者的健康教育就尤为重要。

健康教育属于心理治疗的范畴,也是颞下颌关节紊乱病的病因治疗之一,应该有针对性地对每一个患者进行。它包括:①通俗地讲解颞下颌关节的解剖和生理运动,使患者理解发病原因和发病机制。这种解剖生理知识是患者自我治疗所必需的。②解说本病的性质,以解除患者的焦虑、恐慌等情绪。这些精神因素如不解除,将进一步加重肌肉和关节症状。在解释关节症状时,应以患者能理解的名词作比喻,如翼外肌痉挛,可形容为"抽筋"。③告诉本病的预后一般都是良好的有助于减轻患者的精神压力。④解释精神因素,情绪紧张与关节症状的关系,使患者自己去找出发病的精神因素,从而消除不良的精神因素。在询问病史时,如果简单地询问发病期有无人事纠纷,工作纠纷或家庭纠纷等情况,患者通常是不会告诉的。但如果医生清楚地讲解精神因素如何致病,实际上已起到治疗的作用。⑤治疗教育中也包括医生启发患者对自己疾病提出疑问,然后给予解释。

同时,患者平时应注意关节区保暖、每天洗脸时局部热敷、谨防吃过硬或大团块食物、谨防用切牙啃咬大块食物、打哈欠时控制过大开口等也是自我预防、治疗的重要部分。

第七节 口 腔 癌

一、概述

(一) 定义

口腔癌是口腔部位恶性肿瘤的统称。为口腔颌面 - 头颈部最常见的恶性肿瘤之一,包括唇癌、舌癌、牙龈癌、口底癌、唾液腺癌、口咽癌、上颌窦癌等部位的癌症。以鳞状上皮细胞癌多见(占口腔癌的 90%),其次是腺源性上皮癌和未分化癌。鳞状细胞癌侵袭性强、发展较快,可能在早期即发生颈淋巴转移。口腔癌症严重而持久地影响患者的生存质量及身心健康,例如咀嚼、吞咽、发音障碍及社会交往困难等。

(二) 病因

口腔癌的发生是一个多因素、多步骤、多阶段、长时间累积的复杂过程,病因至今尚未完全清楚,目前公认的病因有:①外来刺激因素:如残根、残冠、不良修复体、烟酒、嚼槟榔等局部因素的长期慢性刺激。②内在因素:如神经精神因素、内分泌紊乱、机体免疫力下降以及遗传因素等。③由白斑、红斑、扁平苔藓、乳头状瘤和盘状红斑狼疮等癌前病变发展而来。④也可能与人乳头瘤病毒(HPV)感染有关。

(三) 流行病学

口腔癌在我国的发生率尚无确切的统计资料。据京、津、沪、穗四所肿瘤医院诊治的病例统计,口腔癌占全部恶性肿瘤的 2.7%,占头颈恶性肿瘤的 8.8%。美国和英国口腔癌占所有恶性肿瘤的 2%~3%,在印度和东南亚一些国家口腔癌占全部恶性肿瘤的比例高达 40%。

口腔癌多发生于男性,但近年有女性明显增加的趋势。美国康涅狄格州女性口腔癌的患病率已由 20 世纪 30 年代的 1.2/10 万上升到 5.3/10 万(1985 年),增加约 4.5 倍,虽然同期内男性口腔癌病例也有增长,但仅约 3 倍。男与女患病之比逐渐缩小,已由 20 世纪 50 年代的 6:1 缩小至约 2:1。女性患者的增多可能由于女性的抽烟和饮酒习惯有所增长及更多的妇女参加原本为男性所从事的体力劳动职业有关。

口腔癌患者的患病年龄,在我国以 40~60 岁为高峰。资料表明:40~59 岁约占总病例数的 58%;西方国家口腔癌的发病高峰在 50~70 岁之间,约比我国大 10 岁。但在 20 世纪 70 年代后期,特别是 80 年代以来,无论在西方国家或我国在患病年龄上都有明显愈益老龄化的趋势,西方国家65岁以上年龄组患病者增加到50%;我国60岁以上患者也明显增加,约占总病例数的29.68%,这可能与整个人群平均寿命的延长有关。

二、临床表现

(一) 症状与体征

口腔癌通常有以下共同的症状和体征:①嘴唇或口腔有慢性不愈合的溃疡;②嘴唇或口腔内部有肿块;③口腔黏膜有白斑或红斑出现;④口腔内任何一部分发生原因不明的出血、疼痛或麻木感;⑤经久不愈的咽喉疼痛,异物感;⑥吞咽、咀嚼时感困难或疼痛;⑦声音改变;⑧耳朵疼痛;⑨牙龈肿胀。

口腔癌因发生部位的不同,又呈现各自的特点,如唇癌多数发生在下唇的中外1/3部位,最重要的一项症状是水疱,并且有反复结痂的情况,随后出现一个浅表的出血溃疡。舌癌多发生在舌前2/3与舌后1/3交界处的边缘部位,逐渐出现疼痛,而且可以放射到同侧耳部,病变周围出现硬结,生长较快。颊癌好发于上下牙咬合线相对颊黏膜处,靠近口角处白齿后区,开始为溃疡,容易出血,有轻微疼痛,早期周围无硬结,但是长得快,并且向深层组织浸润,颊黏膜出现白斑也是常见癌前病变。牙龈癌多见于下颌磨牙区,早期为完整牙区或残牙逐渐松动疼痛,牙根周围的牙龈出现溃烂,流血,有臭味,拔牙、消炎治疗无效。

(二) 实验室检查和特殊检查

X线及断层摄影在口腔癌侵犯上、下颌骨及鼻腔鼻旁窦时能提供较多有价值的信息,但对口腔癌的定位信息、肿瘤侵犯范围特别是侵犯原发灶周围软组织的情况尚不能满足诊断和制订治疗计划的需要。超声检查和CT则在相当程度上弥补了上述要求。放射性核素检查除能提供舌甲状腺、口腔癌骨转移信息外,在诊断口腔癌本身中尚少见应用。脱落细胞学检查适用于病变表浅的无症状的癌前病变或病变范围不清的早期鳞癌,适用于筛选检查,然后对阳性及可疑病例再进一步作活检确诊。

三、临床诊断与处理

(一) 诊断

对口腔癌应本着明确定位、定性以及浸润范围的原则进行诊断。在临床上通常在症状和体征的基础上,结合影像学和实验室检查对口腔癌进行综合判断。

(二) 手术处理

目前口腔癌的治疗方式是以手术为主,以放疗、化疗以及生物治疗为辅的综合治疗。对于早期口腔癌患者,首选手术治疗,辅以术后化疗;对于中晚期口腔癌患者,采用术前诱导化疗、手术根治、术后化疗的综合治疗方案。早期口腔癌不主张放射治疗,因为口腔鳞癌对放疗大多数不敏感和颌骨对放射线的阻挡,疗效不佳,而且并发症较多。肿瘤病灶无法完全根除是口腔癌生存率较低的主要原因,但肿瘤的完整切除应当在阴性手术边缘与可接受的功能缺失和面部畸形两者之间取得良好平衡。

(三) 药物治疗

目前常用于口腔鳞癌化疗的有效药物主要有平阳霉素、甲氨蝶呤与顺铂等;长春新碱则多用于联合用药中。平阳霉素对高分化鳞癌效果最佳,甲氨蝶呤在临床上适用于分化较差的鳞癌。

对复发/不能手术切除/全身转移/含铂类化疗失败的晚期口腔癌患者,可考虑行免疫检测点程序性死亡受体1(programmed death 1,PD-1)/程序性死亡受体配体1(programmed death-ligand 1,PD-L1)抑制治疗,如帕博利珠单抗(pembrolizumab)、纳武利尤单抗(nivolumab)等抑制剂。

(四) 营养支持

癌症患者的营养首先是要保证足够的热量摄入,同时需考虑患者的进食能力。如果患者有吞咽困难,可以采用半流质或较稠的糊状食品,以避免误吸;完全不能进食者可以考虑静脉营养或鼻饲。通过食物补充营养:①对于有消化道功能障碍或白细胞、血小板减少者以及气血两亏、神疲力乏的患者可以采用健脾养胃、养血补气的食物以促进消化和吸收功能,如瘦猪肉、禽肉、甲鱼、蛋及乳制品、红枣、山药、人参、蜂王浆等。②对有口鼻干燥、吞咽困难等阴虚火旺的患者,可以采用滋阴降火、甘寒生津类食物,如梨、芦笋、白萝卜、白木耳等。为了减轻消化道的负担,癌症患者的进餐可以采用少量多次的方法,如每天4~6餐。对于有严重的咀嚼或吞咽功能困难的患者,可采用鼻饲或静脉营养的方式补充人体所必需的能量和营养物质。

四、康复评估

(一)身体结构与功能

1. 身体结构评估　包括颊部黏膜或皮肤缺损范围的评估,舌、唇缺损面积和深度的评估,面部水肿及颈部畸形的评估。

2. 疼痛评定　疼痛的测量方法有多种。其中视觉模拟评分法是比较常用的一种方法,即在10CM的水平线上,左端"0"表示无痛,右端"10"表示极痛,让患者在线上做标记,以表示疼痛的程度及服止痛药后疼痛的变化。视觉模拟评分法的优点是方法简单、患者容易掌握、重复性好、可记录疼痛的动态变化。

3. 构音评定　常用中国康复研究中心构音障碍评定法。其主要内容如下:

(1)评定的目的和内容:①构音障碍的有无、种类和程度判定;②原发疾病及损伤部位的推定。构音障碍常涉及运动障碍和所有语言水平(呼吸、发声、发音、共鸣、韵律等),所以构音障碍的评定包括构音器官评定和构音功能评定两部分。

(2)检查方法:构音器官检查首先观察安静状态下的构音器官的状态,然后由检查者发出指令或示范动作,让患者来执行或模仿,检查者再进行观察并作评定,要注意观察以下项:①部位:构音器官的哪一部位存在运动障碍。②形态:构音器官的形态是否异常及有异常运动。③程度:判定异常程度。④性质:如发现异常,要判断是中枢性、周围性或失调性。⑤运动速度:是否有速度低下。⑥运动范围:运动范围是否受限、协调运动控制是否不佳。⑦运动肌力:确定运动时肌力是否低下。⑧运动的精巧性、准确性、圆滑性可以通过协调运动和连续运动来判断。构音功能评定是以普通话语音为标准音结合构音类似运动对患者的各个语言水平及其已查过进行系统的评定和发现异常构音。主要通过检查专用的图卡,通过会话、单词检查、文章水平检查来评定患者的构音问题。

4. 吞咽评定　若疑有吞咽困难或预计可能出现吞咽困难,就应该进行专门的观察和检查,包括完整病例的采集书写,包括患者肿瘤发生发展的过程、手术及其他治疗的过程。另外,还要了解目前用药情况,因为某些药物的不良反应如镇静、肌无力、黏膜干燥、运动障碍等均可影响吞咽功能。详细记录出现吞咽障碍的时间、频率和加重因素及进流质、半流质或普通饮食的影响等。还应注意有无阻塞、误吸入鼻、肺,有无异样臭味,有无胃食管反流、疼痛等。检查时应仔细观察进食情况,有无神经瘫痪、有无病理反射、有无肌痉挛等。条件允许的情况下可以做X线钡剂造影检查等。

5. 全身功能状态评估　目前的评估方法多采用Karnofsky(KPS)方法,实行百分制,将患者的身体状况评为不同等级。这种方法简便、可靠、易于操作,不仅可对晚期肿瘤患者全身状况进行评估,而且可用作定量指标,作为肿瘤患者治疗前后的客观评估指标。

(二)活动和参与

口腔癌术后往往来面部外形的巨大变化,这给患者带来了很大的心理压力,产生焦虑情绪,从而影响患者的正常社交活动和工作。目前我们主要采用的是艾森克个性问卷(EPQ)来评定患者可能出现的心理问题。艾森克个性问卷问题少,易于检测,项目内容比较符合我国国情,有较好的信度和效度,其理论基础是认为个性是多维结构。ADL 侧重于最基本的能力，日常最基本的生活活动、家庭劳动及购物等。ADL 评定采用改良 Barthel 指数。

（三）环境因素

环境因素主要考虑影响口腔癌发生和发展的致病因素，如长时间伏案工作、长时间处于高紧张的状态等。

五、康复治疗

（一）全程康复

口腔肿瘤的康复首先是要通过积极的心理治疗，取得患者在康复治疗方面的主动配合，而后最重要的措施是使患者尽可能地参加功能活动，避免长期卧床所带来的一系列不良影响，改善或促进原发或继发性的活动能力的减退。吞咽训练、言语训练、关节活动度训练、皮肤护理、假肢或支具以及适应性设施后辅助具的使用，均有助于改善或提高患者的 ADL 水平；物理因子、针灸等手段可辅助止痛，有利于防治慢性疼痛及其继发性改变。在肿瘤的终末期，合理的康复治疗有助于减轻患者的疼痛，减少对护理和医疗的依赖性。对于进入恢复期的患者，康复治疗同样有重要价值，可以进行适应性训练、职业训练和防止癌症的复发，回归到社会中去。

（二）运动治疗

1. 语言训练　语言的发生时受神经和肌肉影响，姿势、肌张力、肌力和运动协调的异常也都会影响到语言的质量。通过评估，我们可以发现口腔癌语言障碍的主要原因是舌肌和唇肌的运动障碍。康复治疗的重点也是舌和唇的运动训练。舌唇的运动不良会使所发的音歪曲、置换或难以理解，所以要训练患者唇的张开、闭合、前突、缩回，舌的前伸、后缩、上举、向两侧的运动。训练时要面对镜子，这样会使患者便于模仿和纠正动作，对较重的患者可以用压舌板和手法协助他完成，另外可以用冰块摩擦面部、唇部以促进运动，每次 1~2 分钟，每日 3~4 次。待患者可以完成上述动作后，要让其尽量长时间地保持这些动作，如双唇闭合、伸舌，随后做无声构音运动，最后轻声地引出靶音。原则是先训练发元音，然后发辅音，辅音先由双唇音开始入［p］、［m］等。待能发辅音后，要训练将已掌握辅音和原音结合，也就是发无意义的音节［pɑ］、［mɑ］，这些音比较熟了后，采取元音加辅音再加元音，最后过渡到单词和句子的训练。在训练发音前，一定要依据构音检查中构音类似运动的检查结果，掌握了解靶音构音类似运动后，再能进行此音的训练。如构音检查时发现有明显的置换音可以通过手法协助使音发准确，然后再纠正其他音效果较好。转至中度的患者可能表现为绝大多数音都可以发，但因为运动不协调而使多数音发成歪曲音或失韵律，这时可以利用节拍器控制速度，由慢开始逐渐变快，患者随节拍器的节拍发音可明显增加可理解度，节拍的速度根据患者的具体情况决定。

2. 吞咽功能训练　麻痹性吞咽障碍是因为肿瘤压迫面部周围神经或手术、放化疗等损伤面部神经导致的吞咽功能障碍。此时最好住院，由专人进行护理以减少误吸性肺炎，并预防继发性失水和营养不良。在帮助患者进食时，首先必须保证头位于直立中间位和头颈屈曲，该体位可以使会厌封闭喉口，并要求患者专心致志进食。食物最好采用食糜类，易于形成食团，但不宜过稠、过硬。然后再教会患者正确的吞咽动作。在教会患者吞咽动作时，还要教会患者正确咳嗽方法，以防一旦误吸即可将食团咳出。有时可用冰水刺激咽后壁，以诱发咽喉肌收缩反射，从而改善吞咽动作。还应该注意一次吞咽通过量常从少量 3~5mL 开始，以后逐渐增加至 20mL。后者为健康人的吞咽量，过多易发生咽喉部残留物或误咽。另外，还应在一次吞咽食团后，再做几次空吞咽，使口腔中无残留物后再进食，也可在进食吞咽后饮少量水（1~2mL），此即为交互吞咽法。机械障碍性吞咽障碍是使食物或液体不能从口腔进入咽腔，主要是因为肿瘤早期的压迫或肿瘤手术治疗等机械性原因，致使吞咽异常。但是只要咽喉部和喉部的感觉和运动功能保留,就可利用一个专门的汤匙及一压舌板,将食物送至口腔后部即可。黏稠的食团可置于舌根部,利用针管或橡皮管置于悬雍垂处,即可将液体直接送入口腔后部。口腔肿瘤患者术后进行放疗时,由于破坏了唾液腺和其他小口腔腺而引起口腔干燥也会引起吞咽障碍。人造唾液可在进餐前应用,或用柠檬甘油棉签在进食前清洁口腔,对有些患者有效。此时最好选用汁、果酱、牛油等易于通过口腔的食物,对放疗后的口腔吞咽问题有时可应用局部封闭。

3. 张口度训练　张口度的测量是评估患者最大限度地张口度,将手指垂直置于上、下切牙切缘间,依据其容纳手指的数目来评估张口度分级。张口度训练有被动和主动张口训练。①被动张口训练:用橡皮擦将颌间固定物取下,患者张口,将橡皮擦窄端置于上下磨牙之间,两侧磨牙交替训练。②主动张口训练:做最大幅度的张口练习,配合训练唇部、颊部、颈部的肌肉运动。

（三）物理因子治疗

1. 激光　激光辐射（laser radiation）对软组织的作用完全是一种热效应。热损伤的程度决定于靶组织对电磁能的选择性吸收,其结果是使组织发生光凝固（photocoagulation）和小血管发生栓塞止血,如果吸收的能量高,则组织破坏发生碳化甚至汽化。激光光源主要有 CO_2 激光、Nd:YAG 激光和氩离子激光。因为 CO_2 激光能被所有的活体组织所吸收,且术后瘢痕轻微,几乎无疼痛反应,所以被广泛用于口腔肿瘤的梗阻性病变。激光医疗是一门新兴的学科,有很多问题值得研究。光辐射治疗对一些小而局限、表浅性的病变还是有一定治疗价值,也有报道配合应用血卟啉衍生物（hematoporphyrin derivative,HPD）静脉注射后再用激光照射,对唇癌及其他部位的浅表癌取得良好效果。

2. 冷冻　冷冻外科在 20 世纪 70 年代前后曾用于恶性肿瘤的治疗。生活组织大部分当温度降到 -2.2℃ 即发生冻结,细胞死亡必须降到 -20℃ 以下。现今用液氮,其沸点是 -196℃ ,经过传输到达组织的温度可低达 -50℃ 。要使肿瘤组织快速破坏必须给予迅速而充分的冷冻,随之是一个缓慢的融化过程。这种冻融的循环至少需要重复 2~3 次。冷冻外科可以缓解疼痛,但不能延长患者生命。很多研究报告指出,对原发于口腔的癌瘤不能用冷冻外科做常规治疗。

（四）中医治疗

祖国医学对癌症早有认识,如《医宗金鉴》称之为舌菌者,描述为"其症最恶,初如豆,次如菌。疼痛红烂无皮,朝轻暮重。若失于调治,以致焮肿,突如泛莲,或有状如鸡冠,舌本短缩,不能伸舒,妨碍饮食言语,时津臭涎。久久延及项颌,肿如结核,坚硬脊痛,肢色如常等。自古治法虽多,然此症百无一生,纵施药饵,不过苟延岁月而已。"在辨证论治理论的治则下,现在主要采取活血化瘀法和扶正培本法。经过筛选,动物实验表明抗肿瘤有效的药物有数十种,包括莪术、斑蝥、秋水仙碱、长春花、三尖杉、鸦胆子、草河车、重楼、天花粉、瓜蒌、龙胆草、夏枯草、白花蛇舌草等。中医中药治疗恶性肿瘤的疗法和药物还有待发掘、整理、提高。在现今情况下中医中药尚不能作为治疗肿瘤的主攻手段,但在和其他治疗如放射和化学治疗相互配合应用中,取得的效果还是相当显著的。

（五）心理治疗

患者从开始怀疑患有癌症,到确诊和治疗前后会有严重的心理变化和反应,精神状态也随之受到影响,在恶性肿瘤的治疗过程中出现的各种不良反应,也经常引起患者情绪波动和变化,这些异常的心理状态产生多是由于对疾病不了解、恐惧,甚至绝望。患者对不同治疗可产生不同的心理反应,如回避手术,寻求其他非科学的治疗方法,术后反应性抑郁,也可能出现对化疗预期性的焦虑和恶心呕吐,放疗则产生对设备和不良反应的恐惧等,可影响治疗方案的实施。

对患者的紧张和焦虑情绪及时疏导,对患者耐心细致,引导患者对疾病正确认识和理解。通过做喜欢的活动,分散注意力,消除恐惧。多给予患者精神及生活支持,鼓励其正视疾病,树立起战胜疾病的信心。

六、预后及健康教育

(一)预后

口腔癌的预后与癌肿的 TNM 分期、治疗的介入时期等有很大关系,目前,采取外科手术和放射治疗等的综合治疗方法,口腔癌的控制率也有了很大提高。口腔癌早期病变(T_1)的 3 年无病生存率为 75%~80%,T_2 为 50%~60%;晚期病变(T_3 和 T_4)放疗效果差,3 年无病生存率为 20%~30%。无淋巴结转移者 3 年无病生存率为 50%~70%,如出现淋巴结转移,治愈率则降低 1/3~1/2。

(二)健康教育

1. 减少口腔癌发生的可能性 主要有以下两方面工作:①防癌宣传:口腔癌的防癌宣传可与全身其他癌的防癌宣传结合进行,要让群众了解预防口腔癌的知识,保证适宜营养,力戒烟酒。根据我国的现实情况,宣传营养的重要性和烟酒的危害性很重要,尤其需要强调在青少年中戒烟忌酒。保持良好的口腔卫生,去除慢性刺激因素。包括不吃过烫或刺激性过大的食物;戒除咀嚼槟榔、烟草等不良习惯。及时处理残根、残冠、错位牙以及锐利的牙尖,去除不良修复体等。要向群众介绍早期口腔癌及癌前病变的知识和症状,以达到自我监护的目的。加强体育锻炼,避免精神过度紧张或抑郁。②改善环境,消除致癌因素。曾有报告饮水加氟后,不但龋病的发病有所控制,病死率也有所降低,食管癌病死率也有降低的报道。

2. 早期发现 早发现、早诊断、早治疗,采用综合措施提高患者生存率。普查是防治肿瘤的一项重要手段,通过普查可以早期发现患者,掌握流行病学资料,为病因及预防研究提供第一手资料。口腔癌的普查资料在我国尚属空白,除在特定的高发区外,应与全身肿瘤的普查工作相结合进行。近年对易感人群的追踪受到重视。例如,对有遗传倾向的人,出现癌前病变的患者,以及某些具有地区发病特异性的人员应进行定期追踪,随访监护。无论普查或易感人群追踪,都需有效而灵敏的监测手段,对此有待进一步研究。此外,为了达到三早一定(早期发现、早期诊断、早期治疗和定期检查)的要求,建立口腔颌面肿瘤专科门诊是十分需要的。对于确诊患者,综合评估患者肿瘤情况,优化治疗计划,提高治愈率。

3. 提高生活质量 在治疗前,治疗中,治疗后充分评估癌症可能带来的原发性或继发性功能障碍,综合和协同运用医学、社会、教育和职业措施,对患者进行训练和再训练,以恢复患者功能至最高水平,回归社会。

(彭 源 张顺喜)

15 第十五章 眼耳鼻喉科疾病康复

第一节 眼 部 疾 病

眼是人体十分重要的感觉器官,负责接受外部的光刺激,并将其传递到大脑,以产生视觉。约90%的外部信息是通过眼来完成的。人的视觉敏锐程度对生活、学习和工作能力影响极大。眼部结构精细,即使轻微损伤,都可能引起视觉功能减退甚至丧失。不仅给个人、家庭和社会造成沉重的经济负担,而且还会给个人生活、学习和工作带来严重的影响。因此,眼部疾病的康复具有重要意义。

一、睑腺炎

(一)概述

1. 定义　睑腺炎(hordeolum)是细菌侵入眼睑腺体而引起的一种急性炎症。通常表现为眼睑的疼痛和红斑,若感染发生在睫毛毛囊或其附属的皮脂腺或变态汗腺,称为外睑腺炎(external hordeolum),又称为外麦粒肿。如果感染发生在睑板腺,称为内睑腺炎(internal hordeolum),易被误认为睑板腺囊肿。炎症一般会持续1~2周,具有自限性,可以通过热敷和按摩疗法来治疗,有时需要局部使用抗生素,在极少数情况下需引流脓疱。

2. 病因　当Zeis腺、Moll腺或睑板腺腺体发生增厚、干燥或堵塞时,眼睛的防御能力就到损害,导致细菌感染,金黄色葡萄球菌是最常见的病原体。外睑腺炎是由皮脂腺或汗腺堵塞引起,如果阻塞发生在睫毛根部,可以表现为局部区域的红肿和疼痛,进一步发展可形成脓疱。内睑腺炎是由睑板腺阻塞所致,在眼睑内表面形成脓疱,上下睑板腺均可累及。

3. 流行病学　睑腺炎在家庭生活非常常见,且与种族、性别无关。成年人由于皮脂黏度增加,患病风险较高。患有睑缘炎、脂溢性皮炎、酒渣鼻、糖尿病和高脂血症的人群更容易患病。

(二)临床表现

1. 症状与体征

(1)外睑腺炎　患处呈现红、肿、热、痛等急性炎症的典型表现,疼痛程度常与水肿程度成正比,同侧耳前淋巴结肿大和触痛。炎症反应主要位于睫毛根部的睑缘处,可发现明显压痛的硬结,患者疼痛剧烈。2~3d后局部皮肤形成黄色脓点,可自行破溃。

(2)内睑腺炎　炎症被局限于睑板腺内,脓肿相对局限,患者疼痛明显。病变处有硬结,触之压痛,睑结膜面局限性充血、肿胀。化脓后在皮肤面或结膜面可见黄色脓头,随之炎症明显减轻,1~2d后逐渐消退。

2. 实验室　检查血常规检查可见白细胞总数和中性粒细胞增高。对顽固复发患者需要检查是否患有糖尿病。

(三)临床处理

1. 诊断　主要依据临床症状诊断。通常无眼异物或外伤史,表现为眼睑逐渐出现疼痛、红肿。若肿胀波及角膜,可能影响视力。红肿局限于受累眼睑,内睑腺炎外翻眼睑后可见脓疱。同时患者眼球不会出现疼痛,且眼球的运动范围是完整和无痛的。

2. 药物治疗　①多数情况下,睑腺炎可不经过任何治疗自行排出。我们可以选择生理盐水冲洗堵塞的管道促进阻塞物排出。外睑腺炎可用肥皂水冲洗。②持续或大面积的睑腺炎可以使用抗生素治疗,通常选择大环内酯类抗生素软膏,如红霉素眼用软膏。如果眼部肿胀严重并对角膜造成压力,可以短期局部使用类固醇。一旦感染扩散并恶化发展成眼眶周围或眶蜂窝组织炎,则需要运用全身性抗生素治疗。

3. 手术处理　持续脓肿可在局部麻醉下进行切开引流。手术标本应送病理科,以排除更严重的疾病。一般内睑腺炎的切口应与睑缘垂直,以免损伤过多的睑板腺;外睑腺炎的切口应与睑缘平行,以免眼轮匝肌受损。切开后切口放置引流条引流,每日换药至痊愈。

（四）康复治疗

1. 物理因子治疗

(1) 湿热敷疗法:本病初期局部可行湿热敷,软化肉芽肿组织并促进引流。每次 10~15min,每日 3~4 次。

(2) 超短波疗法:用小功率治疗仪,小圆电极,单极法,距离 0.5cm,急性期用无热量,每次 6~8min,每日 1~2 次;慢性期用微热量,每次 8~10min,每日 1 次,5~8 次为一个疗程。

(3) 微波疗法:用小圆柱辐射器,距离 5~8cm,功率 10~15W,每次 10~12min,每日 1 次。

(4) 等幅中频电疗法:用小条形电极并置法或眼枕法,耐受量,每次 20min,每日 1 次,一般治疗 3~5 次。主要适用于硬结形成期。

(5) 紫外线疗法:用冷光紫外线,闭合眼睑,以孔巾遮盖面部,露出患眼,对角膜和非治疗区应严密遮盖。首次用 3MED,以后每次增加 1/4,一般 2~3 次即可。主要适用于炎症的早期。必须有经验的治疗师进行操作。

2. 中医治疗

(1) 中药:辨证论治。①风热客睑证。方药:银翘散加减。②热毒壅盛证。方药:仙方活命饮加减。③脾虚夹实证。方药:四君子汤加减。

(2) 针灸:取穴太阳、风池、合谷、晴明、太冲、攒竹等。

（五）预后及健康教育

1. 预后　大多数患者通过保守治疗可控制本病。持续性病变需要抗生素治疗以缩短病程。

2. 健康教育　日常生活中,应养成良好的个人卫生习惯,避免用脏手揉眼。眼睑出现炎症,严禁挤压病灶,以免引起炎症扩散,导致颅内感染。对频发发病者,应检查是否存在糖尿病,积极治疗原发病。注意调节饮食,避免偏嗜辛辣食物。

二、睑板腺囊肿

（一）概述

1. 定义　睑板腺囊肿(chalazion)是睑板腺慢性无菌性肉芽肿性炎症,以往称为霰粒肿。表浅的睑板腺囊肿多由皮脂腺炎所致;深部的睑板腺囊肿通常由内睑腺炎发展而来。睑板腺囊肿通常是良性和自限性的,也存在发展成慢性并发症的可能性。复发性睑板腺囊肿需评估其恶性程度。睑板腺囊肿由纤维结缔组织包囊,囊内含有睑板腺分泌物及包括巨细胞在内的慢性炎症细胞的浸润。其病程长,发展缓慢,一般发生于上睑,也可上、下睑或双眼同时发生。亦常见有反复发作者。多见于青少年或中年人。

2. 病因　睑腺炎是由眼睑皮脂腺的炎症和阻塞引起的。虽然感染可引起炎症或阻塞,导致睑板腺囊肿,但睑板腺囊肿本质上也是一种炎症性病变。

3. 流行病学　睑板腺囊肿是一种常见的疾病,发病率无明显性别差异。多见于30~50岁的成人。

（二）临床表现

1. 症状　睑板腺囊肿最初表现为眼睑柔软的红斑性肿胀,晚期发展为患者和检查者可触摸到的坚硬无痛的结节。小的睑板腺囊肿无任何症状,较大的睑板腺囊肿可引起上睑下垂,若压迫眼球可导致散光使视力下降。

2. 体征　睑板上可触及坚硬肿块,但无红痛,表面皮肤隆起,硬结与皮肤无粘连,与硬结相应的睑结膜面呈紫红色或灰蓝色隆起的病灶。硬结从睑内面溃破后可在睑内形成肉芽肿,有摩擦感。如继发感染,表现与内睑腺炎相同。疾病可以出现在任何年龄阶段;裂隙灯检查可显示睑板腺疾病和伴随眼睑和睑板结膜充血的乳头状反应。手动按压眼睑边缘可能会导致睑板腺分泌出黏稠的牙膏状分泌物。患者经常描述曾患睑腺炎病史。

（三）临床诊断与处理

1. 诊断　睑板腺囊肿的诊断是需要结合病史和临床检查。复发性睑腺炎应警惕皮脂腺细胞癌,并需要对眼睑和结膜进行活检。

2. 药物治疗　小而无症状的睑板腺囊肿无须治疗可待其自行吸收。较大的睑板腺囊肿可通过向囊肿内注射糖皮质激素促进其吸收;睑板腺囊肿发生感染,治疗方案同内睑腺炎。

3. 手术处理　硬结大或已形成肉芽肿者,应在局部麻醉下行手术切开刮除术,切口应与睑缘垂直。

（四）康复治疗

1. 物理因子治疗　最初的治疗包括热敷、眼睑擦洗和眼睑按摩,以扩张腺体开口并帮助分泌凝固的睑板。局部类固醇可减轻炎症,可给予短期治疗,并进行适当的随访,以防止类固醇反应;病灶内注射类固醇,如曲安奈德,可能有效,但可能导致上覆皮肤色素减退。在裂隙灯处,分泌物和微小柔软的远端阻塞物可以通过睑板腺孔挤出,同时用棉签涂抹器按压眼睑边缘;一旦炎症消退,可利用切口和刮除术去除残留的肉芽肿性物质。

（1）按摩或湿热敷:适用于本病初期,可促其硬结消散。

（2）超短波疗法:用小功率治疗仪,小圆电极,早期无热量,每次6~8min。晚期温至微热量,每次10~15min。主要适用于继发感染者。

（3）超声波疗法:脉冲式,缓慢移动法,声强0.75W/cm^2,每次5min,接触剂可用抗生素软膏。

（4）音频疗法:用于反复发作的患者,方法同睑腺炎。

2. 中医治疗　①痰湿阻络证。方药:化坚二陈汤加减。②痰热蕴结证。方药:清胃汤加减。外治:大的睑板腺囊肿用生南星9g,研磨成面用醋调匀,敷于患处。

（五）预后及健康教育

1. 预后　注意个人卫生,如已发生继发感染应尽早就医,切勿自行挤压或挑破囊肿。定期按摩眼睑可以促使睑板腺管的分泌物排出,预防此病的发生。若老年人,术后复发且迅速增大者,须行病理检查以排除肿瘤。皮脂腺细胞癌具有潜在的致命性特点,应该对复发性睑板腺囊肿进行活检以排除其存在。

2. 健康教育　注意饮食调理,避免进食辛辣煎炸食物,注意做好眼睑卫生。

三、睑缘炎

（一）概述

1. 定义　睑缘炎（blepharitis）是指睑缘表面、睫毛毛囊及其腺体组织的亚急性或慢性炎症。临床上分为鳞屑性、溃疡性和眦部睑缘炎三种。其症状包括瘙痒、流泪、发红和肿胀。它可发生在前眼睑或后眼睑，并可能由细菌感染、脂溢性皮炎、皮脂腺功能障碍或其他皮肤疾病如酒渣鼻等疾病引起。

2. 病因　睑缘炎可分为溃疡性或非溃疡性，溃疡性由细菌感染引起，最常见的是葡萄球菌，也可能由单纯疱疹或水痘带状疱疹感染引起。非溃疡性通常是过敏反应，例如特应性或季节性的发作。

3. 流行病学　本病在 50 岁以上的人群中更为常见。

（二）临床表现

1. 鳞屑性睑缘炎（blepharitis squamousa）　患者自觉眼痒、刺痛和烧灼感，可伴有干涩畏光。睑缘充血、潮红，睫毛和睑缘表面附着上皮鳞屑，去除鳞屑后，充血的睑缘，无溃疡和脓点，睫毛易脱落，但可再生。长期慢性炎症可使睑缘肥厚及泪点肿胀外翻，导致出现溢泪（epiphora）。

2. 溃疡性睑缘炎（ulcerativeblepharitis）　患者有更为严重的眼痒、刺痛和烧灼感。睑缘有更多的皮脂，睫毛根部散在小脓疱并被痂皮覆盖，去痂后可露出溃疡面，睫毛毛囊因感染而被破坏，加之溃疡愈合后的瘢痕性收缩，引起睫毛脱落，形成秃睫，且不能再生，或睫毛乱生，重者引起睑缘外翻导致溢泪等症状。

3. 眦部睑缘炎（angular blepharitis）　本病多为双侧，主要发生于外眦部。患者自觉感到眼痒、异物感和烧灼感。外眦部睑缘和外眦部皮肤充血、肿胀，并有浸渍或糜烂。邻近结膜常伴有慢性炎症，表现为充血、肥厚、有黏性分泌物。严重者内眦部也受累。

对长期不愈或反复发作者，可进行细菌培养和药物敏感试验，以便选用敏感的抗生素。

（三）临床处理

1. 诊断　主要依靠临床诊断，通常不需特殊检测。对于慢性睑缘炎治疗失败的患者，尤其是在睫毛脱落的情况下，应进行眼睑活检以排除癌症。

2. 药物治疗　药物治疗原则：消除诱因，清洁睑缘，涂抹抗生素眼药膏。

（1）鳞屑性睑缘炎：睑缘局部用生理盐水或 3% 硼酸溶液清洁，拭去鳞屑，擦干后涂以抗生素眼膏，每日 2~3 次。痊愈后可每日 1 次，至少持续 2 周，以防复发。

（2）溃疡性睑缘炎：每日用生理盐水或 3% 硼酸溶液清洁睑缘 1 次，拭去痂皮及已松落的睫毛，清除毛囊中的脓液；然后以涂有抗生素眼膏的棉签在睑缘处轻轻按摩，每日 3~4 次；痊愈后可每日 1 次，至少持续 2~3 周，以防复发。

（3）眦部睑缘炎：滴用 0.25%~0.5% 硫酸锌滴眼液、0.3% 庆大霉素滴眼液等，每日 4 次；适当服用维生素 B_2 或复合维生素 B；如合并患有慢性结膜炎者应同时治疗。

3. 手术处理　无需手术治疗。

（四）康复治疗

1. 紫外线疗法　采用低压汞灯或通过石英导子局部直接照射，照射前先清除分泌物和鳞屑，照射时用手轻压上下眼睑，使睑缘翻出但注意不暴露角膜。首次照射由 1.5~2MED 开始，逐渐增加，每次增加 1MED，每日 1 次，3~5 次为一个疗程。适用于鳞屑性或因葡萄球菌引起的睑缘炎。

2. 超短波疗法　用小功率治疗仪，小圆电极，单极或双极并置法，气距 0.5~1cm，无热量至微热量，每次 8~15min，每日 1 次，5~8 次为一个疗程。

3. 等幅中频电疗法　小条形电极上下睑并置法，每次 10min，每日 1 次，10 次为一个疗程。可促进局部血液循环,软化瘢痕、松解粘连。

4. 超声波疗法 用接触移动法,声头接触眼睑并缓慢移动,0.5W/cm²,每次 6min,每日 1 次,10 次为一个疗程。接触剂可用青霉素或磺胺软膏,以加强疗效。如有青霉素过敏者禁用,适用于反复发作的溃疡性睑缘炎,并伴有睑缘部瘢痕组织形成的患者。

5. 中医治疗 ①风热偏盛证。方药:银翘散加减。②湿热偏盛证。方药:除湿汤加减。③心火上炎证。方药:导赤散合黄连解毒汤加减。

(五)预后及健康教育

1. 预后 睑缘炎是一种慢性疾病,具有加重和缓解的特征。虽然症状可改善,但很少完全治愈,患者需保持良好卫生习惯以防复发。

2. 健康教育 强调注意个人卫生,保持眼部清洁,避免风沙和烟尘的刺激。避免引起睑缘的各种诱因,凡有屈光不正、视疲劳者应及时矫正和注意用眼健康,注意劳逸结合。加强营养,增强体质。适当补充维生素 B₂ 和复合维生素 B。

四、眼睑瘢痕

(一)概述

眼睑瘢痕(eyelid scar)是由创伤、烧伤、化学伤、眼睑溃疡、沙眼及眼睑手术等原因引起眼睑皮肤瘢痕性收缩所致的一种疾病。眼睑瘢痕会影响眼睑的启闭功能,严重者瘢痕可能导致眼睑外翻或内翻,进而引发一系列临床症状。

(二)临床表现

1. 瘢痕性睑内翻(cicatricial entropion) 患者可出现畏光、流泪、刺痛、眼睑痉挛等症状。检查可发现睑缘部向眼球方向卷曲,倒睫摩擦角膜,致使角膜上皮脱落。严重时可进展为角膜溃疡,造成视力下降。

2. 瘢痕性睑外翻(cicatricial ectropion) 睑缘离开眼球,轻者仅有溢泪,重者眼睑闭合不全,角膜失去保护,易引起暴露性角膜炎或溃疡,视力受到影响。

通常不需要辅助检查。

(三)临床处理

1. 诊断 依据患者眼睑外伤、手术、炎症等损伤史,结合查体可见眼睑局部瘢痕及眼睑活动受限,可明确诊断。

2. 药物治疗 根据眼睑内外翻的类型采取不同处理方法。患眼有炎症时可滴抗生素眼药水或眼药膏,角膜受损应及时处理。

3. 手术处理 根据患者的症状和眼部改变选择手术方案,严重的瘢痕性睑内翻及睑外翻均需要手术矫治。内翻可采用睑板楔形切除术或睑板切断术,外翻则常用游离植皮术。

(四)康复评估

1. 视力评定 根据患者年龄采取相应的视力评定。年龄 7 岁后:使用标准对数视力表。检查时视力表灯箱悬挂于光线充足的墙上,1.0 那行视标与受检者视线平行,检查距离 2.5m,按要求检查视力。如距视力表 0.5m 仍不能分辨最大视标(0.1),则需进行手动乃至光感的视力测试,视力分别记录为 CF(数指)、HM(手动)、LP(光感)、0(无光感)。

2. 心理功能评定 眼睑瘢痕对患者心理状态的影响包括抑郁、焦虑、消沉、悲观等,其心理功能的评定常采用焦虑自评量表(SAS)和抑郁自评量表(SDS)等。具体评定参见本书相关章节。

3. 活动和参与 ADL 评定采用改良 Barthel 指数。主要进行生存质量评定、参与社会交往和社区活动评定。具体评定参见本书相关章节。

（五）康复治疗

1. 等幅中频电疗法　小条形电极，上下眼睑并置法。耐受量，每次 10min，每日 1 次，20 次为一个疗程。可重复几个疗程。

2. 超声波疗法　接触移动法。声强 0.5W/cm²，也可将碘离子加入接触剂中透入瘢痕部位；还可以用超声波 0.5% 氢化可的松透入疗法，采用小声头接触移动法或水囊法。每次 5~8min，每日 1 次，20 次为一个疗程。

3. 蜡疗法　用小蜡饼敷于瘢痕处。温热量，每次 20min，每日 1 次，20 次为一个疗程。

4. 心理干预　包括心理疏导和就医指导，必要时应用抗焦虑或抑郁药物。

（六）预后及健康教育

1. 预后　及时正确地处理眼睑损伤，及早纠正病理过程，预防继发性损伤的发生。

2. 健康教育　积极预防眼外伤，严防伤害性事件发生，尽量减少眼睑手术所造成的伤害，避免瘢痕形成。

五、上睑下垂

（一）概述

1. 定义　上睑下垂（ptosis）是指由于上睑的上睑提肌（动眼神经支配）和 Müller 平滑肌（交感神经支配）功能不全或丧失，导致上睑部分或全部下垂，即在向前方注视时，上睑缘遮盖上部角膜超过 2mm。

2. 病因　临床上分先天性和获得性。先天性主要由于动眼神经核或上睑提肌发育不良所致，为常染色体显性遗传；获得性是由霍纳综合征、衰老和白内障摘除等眼科手术、动眼神经麻痹、上睑提肌损伤、交感神经疾病、重症肌无力及机械性上睑运动障碍所致，如上睑的炎性肿胀或新生物。本病可单眼或双眼发病。在急性丛集性头痛发作和持续性偏头痛恶化期间，疼痛侧的眼睑经常下垂。

（二）临床表现及临床处理

1. 先天性上睑下垂　多见于双侧，双侧不一定对称，也可为单侧发病。表现为上睑无法提起至覆盖角膜上半部瞳孔，睑裂变窄，额纹加深，可能导致视力障碍。严重者可能伴随眼球向上运动受限，患者常仰头视物。

2. 获得性上睑下垂　通常有相关病史，多为单侧。例如，动眼神经麻痹可能伴随其他眼外肌麻痹；上睑提肌损伤通常有外伤史；交感神经损伤者可出现霍纳综合征。重症肌无力所致上睑下垂通常晨轻夜重，注射新斯的明后可明显减轻。必要时结合肌电图和新斯的明试验判断，一般用新斯的明 0.5mg，皮下或肌内注射，注射 15~30min 后，可见上睑下垂减轻或消失者，多为重症肌无力性上睑下垂。

（三）临床处理

1. 药物治疗原则　对于获得性上睑下垂，应首先进行病因治疗或药物治疗，若治疗半年以上无效，再考虑手术。对动眼神经麻痹所致的上睑下垂，不宜手术，以免术后复视影响生活。

2. 手术治疗原则　对于遮盖瞳孔的先天性上睑下垂，应尽早手术以避免弱视，尤其是单眼患儿；上睑提肌缩短术为常用手术方式。

（四）康复评定

1. 上睑下垂评定　在眼向前注视时，上睑缘的位置异常降低。轻度下垂并不遮盖瞳孔，但影响外观。重度下垂可能部分或全部遮盖瞳孔，影响视功能。

2. 视力评定　根据患者年龄采取相应的视力评定。具体评定参见本章节"视力评定"部分。

3. 心理功能评定　此病对患者心理状态的影响包括抑郁、焦虑、消沉、悲观等，其心理功能的评定常采焦虑自评量表（SAS）和抑郁自评量表（SDS）等。具体评定参见本书附录 9 和附录 10。

4. 活动能力　ADL 侧重于自我照顾、日常活动、家庭劳动及购物等,评定采用改良 Barthel 指数。

5. 参与　主要进行生存质量、社会交往及职业评定。

（五）康复治疗

1. 物理因子治疗

（1）超短波疗法：用小功率治疗仪,小圆电极,单极或双极并置法。微热量,每次 10~12min,每日 1 次,10 次为一个疗程。主要适用于外伤感染者。

（2）等幅中频电疗法：小条形电极,上下眼睑并置法。耐受量,每次 20min,每日 1 次,15~20 次为一个疗程。适用于神经麻痹或瘢痕粘连者。

（3）低频脉冲电刺激疗法：适用于神经源性上睑下垂。

2. 心理治疗　需要贯穿于治疗的全过程,帮助患者树立起治疗眼病的信心,开展心理疏导,调整心态,可适当参加社会活动,对患者的心理康复很有益。

3. 中医治疗

（1）中药：辨证论治。①先天不足证。方药：右归饮加减。②脾虚气弱证。方药：补中益气汤加减。③风痰阻络证。方药：正容汤加减。

（2）针灸：取穴行间、阳白、攒竹、丝竹空、三阴交、涌泉等。

（六）预防及健康教育

积极控制和治疗原发疾病,预防眼外伤的发生,及时到专科医院就诊。

六、泪囊炎

（一）概述

1. 定义　泪囊炎（dacryocystitis）是由鼻泪囊的细菌或真菌感染引起的病症,通常由于鼻泪管阻塞和泪道引流系统中的泪液停滞所致。主要表现为急性和慢性两种类型。急性泪囊炎（acute dacryocystitis）多在慢性泪囊炎的基础上发生,与侵入细菌毒力强大或机体抵抗力降低有关,最常见的致病菌为金黄色葡萄球菌或溶血性链球菌。慢性泪囊炎（chronic dacryocystitis）是泪囊病变中最常见的类型,多继发于鼻泪管狭窄或阻塞,致使泪液滞留于泪囊内,伴发细菌感染引起,常见的致病菌为肺炎链球菌和白色念珠菌。其发病与沙眼、泪道外伤、鼻中隔偏曲等原因有关。

2. 病因　泪囊炎可发生在任何年龄段。年轻人通常因外伤或泪腺结石而发展成泪囊炎而继发阻塞。泪囊固有的或外来的肿瘤撞击泪囊或泪管可能导致阻塞。残留的异物,例如先前的泪管插管,也可能是原因之一。阻塞导致微生物和细胞碎片在鼻泪囊内积聚,从而被感染。上呼吸道生物如乙型溶血性链球菌或葡萄球菌是常见的病原体。

3. 流行病学　先天性泪囊炎在活产婴儿中发生率为 2%~6%。后天获得性泪囊炎通常发生在 35 岁左右和 65 岁以上的人群中,且年轻女性群体的发病率相对较高。

（二）临床表现

1. 症状与体征

（1）急性泪囊炎：患眼充血、流泪,伴有脓性分泌物,泪囊区局部皮肤红肿、坚硬、疼痛、压痛明显。炎症可扩展到眼睑、鼻根和面颊部,甚至可引起眶蜂窝织炎,严重时可有畏寒、发热等全身中毒症状。同侧耳前淋巴结肿大。

（2）慢性泪囊炎：主要症状为溢泪。检查可见结膜充血,下睑皮肤出现湿疹。指压泪囊区时,可发现黏液或黏液脓性分泌物从泪点流出。泪道冲洗时,冲洗液自上、下泪点反流,同时有黏液脓性分泌物。

2. 实验室检查 急性期外周血中性粒细胞数升高。为确定致病菌可将分泌物涂片进行细胞学和细菌学检查。

3. 特殊检查 X线泪道造影可确定泪囊大小及阻塞部位,鼻部X线、CT、MRI检查均可帮助诊断。

（三）临床处理

1. 诊断 主要依据临床表现。婴儿泪囊炎可通过典型的溢泪症状诊断,并在没有结膜红斑的情况下排出。泪囊上的指压或按摩可能导致黏液脓性物质回流,这一现象对诊断具有重要意义。泪囊取分泌物培养可以进一步确认病原体并指导抗生素治疗。荧光素染料滞留测试可用于确定泪液引流是否不良并伴有阻塞。泪囊造影术在确定狭窄或阻塞位置时虽有帮助,但并非必需。

2. 药物治疗 泪囊炎治疗的主要目的是抗感染。先在局部使用或口服抗生素48~72h内没有改善,应开始静脉抗生素治疗。如果怀疑有眶隔后蜂窝织炎,应该进行CT扫描,确认有无脓肿形成。急性期应积极局部或全身应用抗生素治疗,待其炎症消退后行手术治疗;慢性期先抗感染治疗,尽早手术,以除去眼部感染病灶。

（四）康复治疗

1. 热敷 早期局部可行热敷,以促进炎症吸收。每日2次,每次10~15min。

2. 超短波疗法 用小功率治疗仪,小圆电极并置法。急性期用无热量,每次6~8min。慢性期用微热量,每次10~12min,每日1~2次,5~8次为一个疗程。

3. 微波疗法 用聚焦辐射器直接照射泪道部,急性期4~6W,每次10min,6~10次为一个疗程。

4. 氦氖激光疗法 可用低能量氦氖激光,5~10mW,局部皮肤及病侧鼻腔照射,每次5~10min,每日1次,5~8次为一个疗程。

5. 中医治疗

(1)急性期泪囊炎:①风热上攻证。方药为驱风散热饮子加减。②热毒炽热证。方药:黄连解毒汤加减。③正虚邪留证。方药为托里消毒散加减。

(2)慢性期泪囊炎:①风热停留证。方药为白薇丸加减。②心脾湿热证。方药为竹叶泻经汤加减。

（五）预后及健康教育

1. 预后 如果治疗得当,急性泪囊炎会在7~14d内痊愈。急性泪囊炎可能扩散到前眼眶,导致眼睑或眶隔后部明显肿胀,产生眶蜂窝织炎,伴有眼球移位传入神经瞳孔缺损、视神经病变和视力丧失等并发症。在最初患有急性泪囊炎的患者中,60%的患者有复发的可能性。

2. 健康教育 保持颜面部清洁卫生,注意洗脸用具的消毒和清洁用水,预防病毒和细菌感染。如有沙眼、鼻炎、鼻中隔偏曲等疾病要及时治疗,可预防慢性泪囊炎的发生,嘱患者滴眼药前,先将黏液或脓液挤出,以便药物能达到病区。红、肿、热、痛患者,切勿采用泪道冲洗及泪道探通术,也不可挤压患处,以免炎症扩散,慢性泪囊炎应尽早手术。

七、结膜炎

（一）概述

1. 定义 结膜炎（conjunctivitis）是指结膜、眼表外层和后眼睑的炎症,通常表现为血管扩张引起充血。结膜炎可分为急性和慢性结膜炎。

2. 病因 结膜大部分表面暴露于外界,与多种微生物及环境因素接触,但眼球表面的特异性和非特异性防护机制赋予其一定的抗感染能力。然而,当这些防御机制减弱或外界致病因素增强时,就会引起结膜组织的炎症。

（1）急性细菌性结膜炎（acute bacterialconjunctivitis）：又称急性卡他性结膜炎，是最常见的结膜炎类型，俗称红眼病。该病多见于春秋季节，传播方式包括散发和流行。常见病原菌包括肺炎双球菌、葡萄球菌和链球菌，流感嗜血杆菌则是儿童急性细菌性结膜炎的最常见致病菌。此病通常具有自限性。

（2）慢性结膜炎（chronic conjunctivitis）：为多种原因引起的慢性结膜炎症。发病无季节性。可由急性结膜炎治疗不当演变而来，或因泪道阻塞或慢性泪囊炎引起。环境中的各种理化因素刺激均可引起结膜慢性炎症。常见病原菌为金黄色葡萄球菌、莫-阿双杆菌、变形杆菌、大肠杆菌等。

3. 流行病学　全球结膜炎中以沙眼最为严重，约有190万人因沙眼失明或视力严重受损。

（二）临床表现

1. 急性细菌性结膜炎　潜伏期1~3d，两眼同时或相隔1~2d发病，表现为患眼红、烧灼感，或伴有畏光、流泪、结膜明显充血，结膜囊常有大量脓性和黏脓性分泌物，故又称脓漏眼。重症患者睑结膜面有假膜形成，易于擦去，但可再形成，可能伴有全身症状，如耳前淋巴结肿大等。

2. 慢性结膜炎　有眼痒、干涩、异物感、眼刺痛及视力疲劳，结膜慢性充血，乳头增生，有少量黏性分泌物。

为了进行病因诊断和指导治疗，有时需进行病原学检查，包括结膜分泌物涂片、刮片、细菌、药物敏感试验以及血培养等。

（三）临床处理

1. 诊断　对于超急性细菌性结膜炎病例，革兰氏染色和确认性培养是诊断所必需的，因为可能存在全身感染和细菌耐药性。急性细菌性结膜炎主要是通过临床症状和体征进行诊断，无需实验室研究。难治性急性结膜炎和婴幼儿严重结膜炎进行实验室研究。慢性细菌性结膜炎的诊断主要依赖病史和临床检查结果，但在难治性病例中，培养眼睑边缘和结膜的样本很重要。

2. 药物治疗　细菌性结膜炎的大多数病例是自限性的，对于不复杂的病例无需治疗。但是，由淋病或衣原体感染引起的结膜炎和佩戴隐形眼镜的结膜炎应使用抗生素治疗。病毒性结膜炎主要是支持对症处理。过敏性结膜炎可使用抗组胺药和肥大细胞稳定剂减轻症状。以眼部给药为主，辅以全身用药，切忌包扎患眼。严重的结膜炎除局部用药外，还需全身使用抗生素。

（四）康复治疗

1. 超短波疗法　用小功率治疗仪，小圆电极，双眼并置法。距0.5cm，微热量，每次8~10min，每日1次，10次为一个疗程。

2. 紫外线疗法　冷光紫外线照射，注意保护角膜，1~2MED，隔日1次，3~4次为一个疗程。适用于慢性结膜炎。

3. 眼浴及冷敷法　先将结膜囊的分泌物冲洗干净，然后用眼浴杯进行药物眼浴。常用药物有磺胺醋酰钠、青霉素等。患者仰卧位，将眼浴杯扣在患眼上，从灌注孔注入药液，使眼部充分与药液接触，并嘱患者间断的眨眼，每天1~3次，每次20min。急性结膜炎患者眼浴后给予冷敷，有止痛、减轻水肿的作用，若兼有角膜病变的患者，应改为热敷。

4. 中药辨证论治　①风重于热证。方药：银翘散加减。②热重于风证。方药：泻肺饮加减。③风热并重证。方药：防风通圣散加减。外治：洗眼法：可选用蒲公英30g、野菊花30g，黄连10g等清热解毒，煎水熏洗患眼，每日2~3次。

5. 针灸取穴　合谷、攒竹、瞳子髎、太阳、太冲等。

（五）预后及健康教育

1. 预后　超急性和急性细菌性结膜炎几乎是自限性的。如果治疗得当,病程可能会持续 1~3d,如果不治疗,则可能会持续 10~14d。葡萄球菌性结膜炎是一例外,因为它可能发展为眼睑结膜炎并进入慢性期。奈瑟菌感染会导致严重的角膜损伤。角膜混浊和周边浸润会迅速发展,随后角膜溃疡导致角膜穿孔的风险。

2. 健康教育　①注意个人和公共卫生,不用脏手、脏毛巾揉擦眼部,对学校、托儿所、游泳池等人群集中场所应进行卫生宣传,定期检查并加强管理。②急性结膜炎传染性极强,必须做好预防。急性期患者需隔离,一眼患病时应防止另一眼感染,切勿包扎患眼,严格消毒患者用过的或接触过的所有物品。③医护人员在接触患者后,必须洗手消毒,以防交叉感染。

八、角膜炎、角膜薄翳

（一）概述

角膜炎(keratitis)是指角膜防御能力减弱时,外界或内源性致病因素均可引起角膜组织的炎症发生。角膜炎可由非传染性病原体或暴露于传染性生物引起,通常会影响角膜的所有层。该病在角膜疾病中占有重要地位,病因主要分为感染源性、内源性和局部蔓延性。根据病因,角膜炎可进一步分类为细菌性、病毒性、真菌性、棘阿米巴原虫感染、免疫性、营养不良性、神经麻痹性及暴露性角膜炎等。尽管病因各异,角膜炎的病理变化过程有共同特征,分为浸润期、溃疡形成期、溃疡消退期和愈合期四个阶段。正常情况下,角膜应为透明,但炎症时透明度降低,炎症控制后常遗留不同程度混浊,薄者为角膜薄翳(corneal nebula),厚者为角膜白斑(corneal leukoma)。

（二）临床表现

1. 角膜炎　最常见症状为眼痛、畏光、流泪、眼睑痉挛和视力下降。其典型体征为睫状充血或混合充血、角膜浸润及角膜溃疡形成。严重者可能伴有虹膜睫状体炎或前房积脓,甚至引起角膜穿孔,导致眼内炎,严重影响视力。

2. 角膜薄翳　无角膜刺激征,主要表现为视力下降,角膜呈云雾状混浊,能够透视后方虹膜的纹理。

3. 实验室检查　角膜溃疡组织刮片染色(革兰氏染色和吉姆萨染色)有助于早期病因学诊断,细菌培养是确认病原体的关键,药物敏感试验有助于指导合理用药。

（三）临床处理

1. 药物治疗原则　需明确患者的药物史。应用有效的抗生素及抗病毒药物控制感染,糖皮质激素的使用需谨慎,以免加重某些感染性疾病。

(1)细菌性角膜炎:宜选用敏感的抗生素,如氧氟沙星、头孢唑林等滴眼液;对真菌性角膜炎,可用抗真菌药物,如 0.25% 两性霉素 B 滴眼液、0.5% 咪康唑滴眼液;对单纯疱疹性角膜炎,可使用高选择性疱疹病毒药物,如 0.1% 阿昔洛韦滴眼液、0.1% 碘苷滴眼液。

(2)急性期:每 1~2h 交替滴眼 1 次,睡前可涂眼药膏。对糖皮质激素要严格掌握适应证,若使用不当,可致病情恶化甚至角膜穿孔。

(3)病情严重者:可结膜下注射或全身联合用药;对伴发虹膜睫状体炎时,可用 1% 阿托品滴眼液或眼膏散瞳。

(4)角膜薄翳:可用 1%~5% 乙基吗啡滴眼液,以消除或减轻角膜瘢痕。

2. 手术治疗　药物治疗无效、溃疡穿孔或有穿孔倾向者应进行手术治疗。

（四）康复评定

1. 疼痛评定　采用简式麦吉尔疼痛问卷(Short Form McGill Pain Questionnaire,SF-MPQ),具体评定

参见本章节相关部分。

2. 视力评定　根据患者年龄采取相应的视力评定。具体评定参见本章节相关部分。

3. 心理功能评定　患者常因视力下降伴有不同程度的焦虑、抑郁等复杂的情绪问题,常用量表有汉密尔顿焦虑量表(HAHA)、焦虑自评量表(SAS),具体评定参见本书相关章节。

4. 活动与参与　ADL 侧重于自我照顾、日常活动、家庭劳动及购物等,评定采用改良 Barthel 指数。参与主要进行生存质量评定、参与社会交往和社区活动评定。

（五）康复治疗

1. 超短波疗法　采用小功率治疗仪,小圆电极,双眼并置或单极法。无热量至微热量,每次 10~15min,每日 1 次,5~10 次为一个疗程。适用于急性期。

2. 超声波疗法　采用脉冲模式,直接接触移动法。0.1~0.4W/cm²,每次 5min,10 次为一个疗程。接触剂用抗生素软膏,促进炎症吸收。为了促进瘢痕组织的消散,也可采用超声波透入 1% 氢化可的松溶液治疗。

3. 磁疗法　有明显的止痛效果,一般用旋磁,作用于太阳、阳白、百会等穴位,治疗 3~5min 后疼痛可明显减轻,10~15min 后角膜刺激症状明显减轻或消失。每次 5~10min,每日 1~2 次,10 次为一个疗程。

4. 紫外线疗法　用水冷式紫外线灯通过石英导子照射角膜病灶部位,用 1MED,不需递增,隔日 1 次,5~6 次为一个疗程。紫外线对细菌和病毒皆有灭活或抑制活性作用,对角膜上皮也有刺激作用,照射时注意保护结膜,且紫外线可以引起电光性眼炎,故不宜照射过量。

5. 微波疗法　用聚焦辐射器接触照射或者圆形辐射器,距 8cm,微热量,每次 10min,每日 1 次,10 次为一个疗程。

6. 作业治疗　严重视力障碍者需要进行日常生活能力和环境适应能力训练。

7. 心理治疗　积极开展心理支持,消除患者的焦虑心情,培养正确对待疾病的观念,增强患者抗击疾病的信心。

8. 中药辨证论治　病毒性角膜炎。①风热客目证。方药:银翘散加减。②湿热犯目证。方药:龙胆泻肝汤加减。③肝胆火炽证。方药:泻青丸加减。④阴虚夹风证。方药:地黄丸加减。角膜薄翳:①阴虚津伤证。方药:滋阴退翳汤加减。②气血凝滞证。方药:桃红四物汤加减。

9. 针灸取穴　睛明、承泣、丝竹空、合谷、阳白等。

（六）预后及健康教育

1. 增强体育锻炼　提高机体免疫力,避免感冒、发热及过度疲劳等,已发生病变的患者需配合医生积极治疗,以防止病情进一步发展。

2. 避免角膜外伤　若角膜受伤,需预防性使用抗生素以防感染并及时就医。

九、白内障

（一）概述

1. 定义　晶状体混浊称为白内障(cataract),通常是指透明的眼睛晶状体或其囊膜发生混浊或浑浊,使得光线无法通过晶状体到达视网膜。这种致盲性疾病主要影响成年人和老年人。

白内障的发展通常是渐进的,早期影响日常生活不明显,但随着时间推移,白内障可能会逐渐成熟,导致晶状体完全不透明。白内障是导致全球失明的重要原因之一,可能由多种因素引起,包括老化、遗传、代谢异常、外伤、辐射、中毒和局部营养障碍等,导致晶状体蛋白质的变性和混浊。

按晶体混浊程度分为未成熟期和过熟期。患白内障后,主要表现为视力障碍,但只有当白内障引起视力下降时才有临床意义。

2. 病因　引起白内障的多种因素包括：①先天性白内障：可以是单侧或双侧的。与孕妇营养、感染以及胎盘出血引起的缺氧之间存在密切的联系。②老年性白内障(老年性白内障)：最常见的白内障类型。③外伤：年轻人单侧白内障的最常见原因。④全身性疾病：如强直性肌营养不良、特应性皮炎、神经纤维瘤病Ⅱ型。⑤内分泌疾病：如糖尿病、甲状旁腺功能低下、克汀病。⑥原发性眼病：如慢性前葡萄膜炎(继发性白内障的最常见原因)、急性充血性角膜闭合、高度近视、遗传性眼底营养不良。⑦药物：皮质类固醇和抗胆碱酯酶抑制剂可分别引起后囊膜混浊。⑧营养不良：饮食中缺乏抗氧化剂和维生素。⑨饮酒、抽烟等。

3. 流行病学　白内障在美国白人种族中最为常见，其患病率为17%~18%。在儿童和老年群人中均有发病报道，但在老年人群中随着年龄增长而发病率增加。白内障已成为我国首位的致盲原因。

（二）临床表现

1. 老年性白内障(senile cataract)　又称年龄相关性白内障(age-relatedcataract)。通常影响双眼，但发病顺序和严重程度可能不同。主要症状包括眼前出现固定性黑影、无痛性视力逐渐下降，甚至仅能感知手动或光感。患者可能还会出现单眼复视、多视、虹视、畏光和眩光等症状。白内障最显著的特征是晶状体出现不同程度的混浊，其中皮质性白内障(cortical cataract)最为常见。按发展阶段分为四期：初发期、膨胀期、成熟期和过熟期。

2. 外伤性白内障(traumaticcataract)　多见于儿童或年轻人，常单眼发生。外伤性白内障的视力障碍程度与伤害程度有关。如果瞳孔区的晶状体受伤，视力可能迅速下降。当晶状体囊膜广泛受损时，患者不仅出现视力障碍，还可能伴随眼前段炎症或继发性青光眼。外伤的性质和程度不同可导致晶状体混浊表现出不同特征。

3. 实验室检查　对于老年性白内障，手术前应进行全身检查，如血压、血糖、心电图、胸部X线检查和眼部检查(如视功能、角膜、晶状体、眼压、角膜曲率和眼轴长度)；对于外伤性白内障，必要时可进行眼部超声扫描，以评估外伤严重程度。视觉电生理检查初步预测术后视力的恢复情况。

（三）临床处理

1. 药物治疗　老年性白内障目前尚无有效的药物治疗，当白内障影响工作和日常生活时应考虑手术治疗；对于外伤性白内障对视力影响不大的局限性混浊，可随访观察，而晶状体破裂、皮质进入前房时应尽早手术。

2. 手术治疗　通常采用白内障囊外摘出术(extracapsular extraction of cataract)、激光乳化白内障摘除术(laser phacoemulsification cataract extraction)。术中可同时植入人工晶状体，在某些情况下也可行白内障囊内摘出术(intracapsular extraction of cataract)，术后给予眼镜或角膜接触镜矫正视力。

（四）康复评定

1. 视力评定　老年性白内障的视力检查，可使用标准对数视力表，如距视力表0.5m仍不能分辨最大视标，则需进行手动乃至光感的测试。分别记录：CF(数指)、HM(手动)、LP(光感)、0(无光感)。

2. 心理功能评定　患者常因视力下降伴有不同程度的焦虑、抑郁等复杂的情绪问题，常用量表有汉密尔顿焦虑量表(HAHA)、焦虑自评量表(SAS)。具体评定参见本书相关章节。

3. 活动能力与参与　ADL侧重于自我照顾、日常活动、家庭劳动及购物等，评定采用改良Barthel指数。主要进行生存质量、社会交往及职业评定。

（五）康复治疗

1. 超声波疗法　用脉冲或直接接触法或水囊法。仰卧闭眼，剂量0.5~0.75W/cm²，每次5~7min，每日1次，10次为一个疗程，间隔1周后可行第2个疗程。适用于外伤性白内障。

2. 等幅中频电疗法　小条形电极,上下眼睑并置法。耐受量,每次 20min,每日 1 次,20 次为一个疗程。适用于外伤性白内障。

3. 作业治疗　根据患者视力评定结果选择日常生活活动项目的训练。

4. 心理治疗　加强心理疏导和感情关怀。

5. 中药辨证论治　老年性白内障。①肝热上扰证。方药:石决明散加减。②肝肾不足证。方药:杞菊地黄丸加减。③脾气虚弱证。方药:四君子汤加减。中成药治疗:杞菊地黄丸、明目地黄丸、地黄石斛丸。

6. 针灸取穴　太冲、风池、阳白、太阳、攒竹等。

（六）预后及健康教育

1. 预后　在大多数情况下,手术后的预后好,几乎占 70%~80%。如果严格遵循术后指导和眼科医生建议的用药方案,大多数患者在手术后将显示出优异的效果。

2. 健康教育　目前尚无肯定有效的方法预防老年性白内障的发生。眼部外伤可以引起外伤性白内障,故应避免眼外伤。眼部外伤后及时就医,争取时间保存视力。

十、虹膜睫状体炎

（一）概述

1. 定义　虹膜睫状体炎（iridocyclitis）是指炎症累及虹膜和睫状体,表现为前房和前玻璃体内细胞和房水闪辉。当邻近的睫状体也发生炎症时,称为虹膜睫状体炎。临床上可表现为急性（持续时间一般不超过 3 个月）、慢性（持续时间 3 个月以上）、肉芽肿性和非肉芽肿性炎症。

2. 病因　其病因多为原发性或与 HLA-B27 密切相关,少数可合并眼内其他疾病或全身性疾病。

（二）临床表现

1. 症状　患者可出现眼痛、畏光、流泪、视物模糊。

2. 体征　可见睫状充血或混合性充血、角膜后沉着物（keraticprecipitates, KP）、前房闪辉及房水中有浮游细胞、虹膜后粘连（posterior synechia of the iris）、瞳孔缩小及对光反应消失。虹膜可出现肿胀和纹理不清,前玻璃体混浊,严重时视力严重下降。并发症有继发性青光眼、并发性白内障、低眼压及眼球萎缩。

3. 实验室检查　可进行 HLA-B27、骶髂关节影像学、抗核抗体、病原体等检查,有助于确定病因和诊断。

（三）临床处理

1. 药物治疗　应立即扩瞳以防止虹膜后粘连,并快速抗炎以防止眼组织破坏和并发症的发生。使用糖皮质激素期间应监测眼压,若因感染因素所引起,应给予相应的抗感染治疗。

(1)睫状肌麻痹剂:是治疗虹膜睫状体炎的必需药物,对急性严重的虹膜睫状体炎时可给予 1% 阿托品眼膏每日 1~2 次充分扩瞳,待炎症控制后改用 1% 后马托品眼膏涂眼或短效的睫状肌麻痹剂滴眼液滴眼。

(2)糖皮质激素:常用的制剂有 0.2%~2.5% 醋酸氢化可的松、0.1% 醋酸地塞米松、0.1% 地塞米松磷酸盐悬液或溶液。早期每 15min 点眼 1 次,连续 4 次后改为每小时 1 次,连续数天后,根据炎症消退情况逐渐减少点眼次数。必要时可在球结膜下注射地塞米松 2.5mg,针对重症者应全身使用糖皮质激素治疗。

(3)非甾体抗炎药:给予吲哚美辛、双氯芬酸钠、吲哚美辛等滴眼液点眼治疗,每日 3~8 次,一般不需要口服治疗。

2. 手术治疗　继发性青光眼可给予降眼压点眼治疗,必要时可行抗青光眼手术;并发性白内障应在炎症得到很好控制的情况下行白内障摘除和人工晶状体植入术等。

（四）康复评定

1. 视力评定　根据患者年龄采取相应的视力评定。具体评定参见本章节相关部分。

2. 心理功能评定　患者常因视力下降伴有不同程度的焦虑、抑郁等复杂的情绪问题，常用量表有汉密尔顿焦虑量表（HAHA）、焦虑自评量表（SAS），具体评定参见本书相关章节。

3. 活动能力与参与　ADL侧重于自我照顾、日常活动、家庭劳动及购物等，评定采用改良Barthel指数。主要进行生存质量、社会交往及职业评定。

（五）康复治疗

1. 超短波疗法　用小功率治疗仪，小圆电极，单极法。距治疗部位1cm，急性期采用无热量，每次8~10min，每日1次，急性期后可改为微热量，每次10~15min，每日或隔日1次。但超短波治疗时可能出现一过性眼压轻度升高，故有虹膜后粘连者禁用，以防止继发性青光眼。

2. 微波疗法　小圆柱辐射器，功率10~15W，距8cm。患者取坐位或卧位，闭合眼睑。每次10min，每日1次，10~15次为一个疗程。适用于急性期或亚急性期炎症。

3. 紫外线疗法　领区照射法（第1日从下颈到肩胛中部；第2日从锁骨上部下至第2肋骨）。开始用3~4MED，每区照射2~3次，每次适当增加剂量。目的在于脱敏，反射性地改善眼部血液循环，促使炎症的吸收消散。

4. 作业治疗　严重视力障碍者需要进行日常生活能力和环境适应能力训练。

5. 康复工程　视力严重受损者，应给患者配备相应的助行器具。

6. 心理治疗　积极开展心理疏导治疗，增强患者战胜疾病的信心。

7. 中药辨证论治　①肝经风热证。方药：新制柴连汤加减。②肝胆火炽证。方药：龙胆泻肝汤加减。③风湿夹热证。方药：抑阳酒连散加减。④虚火上炎证。方药：知柏地黄丸加减。中成药治疗：龙胆泻肝丸（水丸）、知柏地黄丸、杞菊地黄丸。

8. 针灸取穴　睛明、太冲、列缺、合谷、太阳、经外奇穴如健明等。

（六）预后及健康教育

1. 预后　虹膜睫状体炎的预后取决于病因、视力损害程度和对治疗的反应。

2. 健康教育　应针对引起虹膜睫状体炎的原因进行治疗，防止虹膜后粘连，减少或减轻并发症的发生。避免长期应用糖皮质激素，需遵循医生的用药指导，以免引起并发症。

十一、玻璃体混浊

（一）概述

1. 定义　玻璃体（vitreous body）是一种透明的凝胶状结构，主要由纤细的胶原结构和亲水的透明质酸组成。因其无血管及神经，本身不会发炎。生理性玻璃体混浊即飞蚊症（muscae volitantes），一般无特殊治疗。如果玻璃体的凝胶状态破坏，变为液体，称玻璃体液化（liquefaction of vitreous），这是一种变性。由于固体成分集聚，或有血液及其他有形成分侵入，使玻璃体内出现不透明体，称为玻璃体混浊（vitreous opacity）。

2. 病因　玻璃体混浊并不是一种独立的疾病。玻璃体液化可出现混浊；一些引起液化的因素如出血、炎症等本身也是玻璃体混浊等，两者有联系又有区别。玻璃体混浊的主要病因包括由于虹膜睫状体炎、脉络膜炎、视网膜炎等炎性渗出物渗入玻璃体，或因外伤、手术的出血，从而影响视力。

（二）临床表现

1. 症状　常见症状为患者视物时眼前出现漂浮物，其形状不一，如丝网状、团块状、条索状、绒球状等,对视力的影响根据混浊之性质、大小、部位及轻重程度而异。严重时仅有光感。

2. 体征　检眼镜或裂隙灯检查可见玻璃体内有不同形状大小、不同程度的混浊。严重者看不到眼底。

3. 实验室检查　眼部 B 超检查、前房水和玻璃体的细菌学以及血清学检查有助于诊断。

（三）临床处理

1. 药物治疗　根据玻璃体混浊及视力影响程度,决定采取药物或手术治疗。

（1）局部用药:首先针对产生混浊的病因进行积极治疗,如不影响视力无需治疗。必要时球结膜下注射高渗盐水,或透明质酸酶、胰蛋白酶、乙基吗啡滴眼。

（2）全身用药:碘化钾内服或肌内注射。

2. 手术治疗　玻璃体混浊严重,或形成机化膜牵引易引起视网膜脱离时可行玻璃体切除术。

（四）康复评定

1. 视力评定　根据患者年龄采取相应的视力评定。具体评定参见本章节相关部分。

2. 心理功能评定　患者常因视力下降伴有不同程度的焦虑、抑郁等复杂的情绪问题,常用量表有汉密尔顿焦虑量表（HAHA）、焦虑自评量表（SAS）。具体评定参见本书相关章节。

3. 活动能力　ADL 侧重于自我照顾、日常活动、家庭劳动及购物等。评定采用改良 Barthel 指数。

（五）康复治疗

1. 超短波疗法　单极或斜并置法。小号电极,置患眼处,中号电极置同侧耳后,距离 4cm,无热量,每次 10~15min,每日 1 次,10~15 次为一个疗程。

2. 超声波疗法　采用脉冲式,涂以接触剂或水囊法。仰卧闭眼,声头作小圆形移动,0.5~0.75W/cm²,每次 5~7min,每日 1 次,10 次为一个疗程,需第二个疗程时应间隔 3 天。

3. 等幅中频电疗法　小条形电极,上下眼睑并置法。耐受量,每次 20min,每日 1 次,20 次为一个疗程。

4. 作业治疗　训练患者做一些家庭和环境适应性训练。

5. 心理治疗　加强心理疏通和感情关怀以及生活照顾。

6. 中药辨证论治　①肝肾亏损证。方药:明目地黄汤加减。②气血亏虚证。方药:八珍汤加减。③湿热蕴蒸证。方药:三仁汤加减。④气滞血瘀证。方药:血府逐瘀汤加减。中成药治疗:香砂六君丸、石斛夜光丸、复方血栓通胶囊。

（六）预后及健康教育

1. 预后　本病预后良好。在 3 个月内,漂浮物的症状将消失。一些患者症状可能不会减轻。如果症状没有消退并且严重影响患者的视力,则需要眼科专家评估。

2. 健康教育　积极控制原发病,避免眼外伤和眼内感染的发生,定期行视力及眼底检查。

十二、视神经炎

（一）概述

1. 定义　视神经炎（optic neuritis）指视神经的炎性脱髓鞘、感染及非特异性炎症等病症。因病变损害的部位不同而分为球内段的视盘炎（papillitis）及球后段的视神经炎（optic neuritis）。多发性硬化症常导致视神经炎,主要通过脱髓鞘和炎症造成视力改变或视力丧失。

2. 病因　该病因较为复杂,以炎性脱髓鞘最为常见;局部和全身的感染均可导致感染性视神经炎;自身免疫性疾病,如系统性红斑狼疮、Behcet 病等均可引起非特异性炎症。

多发性硬化症中的视神经炎是由视神经的炎性脱髓鞘引起。急性的 T 细胞介导的细胞因子释放导致少突胶质细胞损伤,而慢性的由 B 细胞和小胶质细胞介导。神经功能可能在数天至数周内部分恢复。钠通道的重新分布会使神经元更容易在后期损伤。

3. 流行病学　全世界每年 100 000 人中新发单侧视神经炎为 0.94~2.18 人 /10 万人,双侧视神经炎的发病率显著低于单侧视神经炎。

（二）临床表现

1. 视盘炎（papillitis）　指的是视盘局部的炎症,多为单侧。患者视力突然显著减退,眼底检查视盘充血,轻度隆起,生理凹陷消失及周围视网膜水肿。

2. 球后视神经炎　单侧或双侧发病。视力下降严重,甚至只有光感或失明,眼球转动时常感眼球后疼痛,眼底检查正常。

3. 实验室检查　检眼镜检查、视野检查、视觉诱发电位（visual evoked potential,VEP）、荧光素眼底血管造影、磁共振成像（MRI）等可以帮助诊断。

（三）临床处理

1. 诊断影像学　是主要诊断方法,特别是眼眶和大脑的磁共振成像。

2. 药物治疗　需与相关科室合作,针对病因治疗并保护视神经。全身给予大剂量糖皮质激素,若有感染则应用抗生素抗感染,同时给予扩血管和营养神经等药物作为辅助治疗。

（四）康复评定

1. 视力评定　根据患者年龄采取相应的视力检查。具体评定参见本章节相关部分。

2. 视野评定　后期可出现各种类型的视野损害,但较为典型的是中心暗点、傍中心暗点或周边视野缩小。

3. 心理功能评定　患者常因视力下降伴有不同程度的焦虑、抑郁等复杂的情绪问题,常用量表有汉密尔顿焦虑量表（HAHA）、焦虑自评量表（SAS）等。具体评定参见本书相关章节。

4. 活动能力与参与　ADL 侧重于自我照顾、日常活动、家庭劳动及购物等,评定采用改良 Barthel 指数。主要进行生存质量、社会交往及职业评定。

（五）康复治疗

1. 超短波疗法　采用小功率治疗仪,小圆电极,置患眼眶外上方,也可置颈上交感神经节,距 2cm,微热量,每次 10min,每日 1 次,10 次为一个疗程。适用于急性期。

2. 间动电疗法　小圆电极 ×2,患侧颈上交感神经节阴极,其下方阳极,密波,每次 6~8min,电流量 0.5~1mA,脉冲电"震颈感"达患侧眼角外侧的皮肤,每日 1 次,10 次为一个疗程。

3. 高压氧治疗　可增加眼组织血氧含量,增加眼组织氧弥散的距离和速度。每日 1 次,10 次为一个疗程。

4. 作业治疗　家庭和环境适应性功能训练。

5. 心理疗法　加强心理疏通和感情关怀。

6. 中药辨证论治　①肝经实热证。方药:龙胆泻肝汤加减。②肝郁气滞证。方药:逍遥散合桃红四物汤加减。③气活血阴虚火旺证。方药:知柏地黄丸加减。④气血两虚证。方药:人参养荣汤加减。中成药治疗:清开灵注射液、醒脑静脉注射液等。

7. 针灸取穴　太阳、攒竹、球后、睛明、合谷、足三里等。球后、睛明操作时可适当深刺,但注意避免伤及眼球和血管。

（六）预后及健康教育

1. 预后　视神经炎的症状通常在几天内达到高峰,完全恢复需数周时间。然而,需要警惕的是,视神经炎可能是多发性硬化症的早期表现。

2. 健康教育 调整好心态,避免悲观及急躁情绪,以免影响疗效。定期检查视力。

十三、眶蜂窝织炎

(一)概述

1. 定义 眶蜂窝织炎(orbital cellulitis)是一种威胁视力和潜在危及生命的眼窝隔膜后面的眼窝脂肪、肌肉和/或骨头的感染,儿童比成人更常见,是儿童眼球突出的最常见病因。眼眶内的炎症可能会影响眼眶组织(导致眼球突出)、眼外肌(导致运动障碍和复视)和/或眶尖的视神经(导致视力下降和传入神经瞳孔缺损)。它必须与眶隔前蜂窝织炎(眶隔前炎症)相区别,因为与眶隔前蜂窝织炎相比,眶蜂窝织炎的病死率、视力丧失风险和其他并发症更高。病原体多为溶血性链球菌或金黄色葡萄球菌。本病与年龄无关,可单眼或双眼发病。

2. 病因 眶蜂窝织炎通常继发于同侧鼻窦感染的直接延伸,尤其是筛窦,筛窦仅通过薄的纸锥板与眼眶隔开。眶蜂窝织炎的其他危险因素包括眼科或鼻窦手术、外伤、感染的黏液囊肿和附近的感染区域。历史上,金黄色葡萄球菌、链球菌、嗜血杆菌和厌氧菌是培养阳性病例中最常报告的微生物。然而,自从美国实施 b 型流感嗜血杆菌结合疫苗接种以来,这种特殊的病原体很少被报道。抗生素抗性细菌菌株,特别是耐甲氧西林金黄色葡萄球菌越来越多,并且可能更有可能出现在眼眶的非典型位置并在颅内延伸。分枝杆菌、芽孢杆菌、真菌和假单胞菌是不常见的分离物。糖尿病患者和免疫功能低下的患者易患黏膜/接合部真菌病。

3. 流行病学 眶蜂窝织炎在儿童中比在成人中更常见。相关病死率为 1%~2%,视力丧失风险高达 11%。

(二)临床表现

1. 症状 起病急骤,出现全身症状,如发热、周身不适、恶心、呕吐、头痛,眶区疼痛,压迫眼球或眼球转动时疼痛加重。视力减退,甚至视力完全丧失。

2. 体征 眼睑充血水肿,球结膜高度水肿,眼睑闭合不全。眼球突出致角膜暴露、感染、溃疡,如得不到及时处理,可发展为眼球穿孔。眼球运动障碍,眼底检查视神经盘水肿程度。如感染向颅内扩散,可危及生命。

3. 实验室检查 通过眼部超声扫描可发现眶内病变,X 线检查和 CT 扫描可发现鼻窦的炎症、骨折或异物等,可有助于诊断。

(三)临床处理

1. 诊断 临床检查(尤其是视力和运动能力)尤为重要,可以得出初步诊断并指导治疗。CT 成像可用来评估疾病的严重程度。

2. 药物治疗 诊断明确后给予全身足量抗生素控制炎症,同时争取结膜囊细菌培养及药物敏感试验,及时应用有效的抗生素;积极寻找感染源;应用脱水剂降低眶内压;眼局部同时使用抗生素滴眼液,涂眼药膏保护暴露的角膜;若发生海绵窦血栓,应按败血症的治疗原则进行抢救。

3. 手术治疗 炎症局限化脓后,可在超声引导下抽吸脓液或切开引流,切忌过早手术。

(四)康复治疗

1. 超短波疗法 采用小功率治疗仪,小圆电极,眶与颞部放置,距 1~2cm,早期用无热量,每次 6~8min,亚急性期采用微热量,每次 10~15min,每日 1 次,6~10 为一个疗程。

2. 微波疗法 用圆柱形辐射器,距离 8cm,功率 6W,每次 6~8min,每日 1 次,6~10 次为一个疗程。

3. 心理治疗 及时给予心理疏导和生活关怀。

4. 中药辨证论治 ①风热毒攻证,方药:散热消毒饮子加减。②火毒壅滞证,方药:清瘟败毒饮加减。外治:用野菊花、金银花、防风、桑叶、当归、黄连各 30g 水煎,取汁做眼部湿热敷,有物理及药物双重治疗作用。中成药治疗：牛黄千金散口服，清开灵注射液静脉滴注。

（五）预后及健康教育

1. 预后　患者的预后取决于许多因素，包括年龄、发病时的疾病严重程度、症状持续时间、微生物和免疫缺陷状态。如果及时干预，很少会出现视力丧失和死亡。

2. 健康教育　及时控制全身其他部位的感染。脓肿未形成时，不宜过早切开。严禁用力挤压排脓，避免感染向颅内扩散而危及生命，并及时到医院诊治。

（肖　晗　吴建贤）

第二节　耳　部　疾　病

一、分泌性中耳炎

（一）概述

1. 定义　分泌性中耳炎（secretory otitis media）是以传导性聋及鼓室积液为主要特征的中耳非化脓性炎性疾病。

2. 病因　多为上呼吸道感染所致，也可由头颈部肿瘤放疗后而产生，目前认为咽鼓管功能障碍，中耳局部感染和变态反应等为其主要病因。

（1）咽鼓管功能障碍：①机械性阻塞：如儿童腺样体肥大，肥厚性鼻炎，鼻咽部肿瘤或淋巴组织增生，长期的后鼻孔及鼻咽部填塞等。②功能障碍：司咽鼓管开闭的肌肉收缩无力，咽鼓管软骨弹性较差，当鼓室处于负压状态时，咽鼓管软骨段的管壁容易发生塌陷，儿童咽鼓管短而宽，近于水平，易使鼻部及咽部的感染扩散至中耳。近年来的研究证明，咽鼓管黏膜的黏液纤毛传输系统功能障碍，包括表面张力受损及变态反应也是重要的致病因素之一。

（2）中耳局部感染：过去曾认为分泌性中耳炎是无菌性炎症。近年来的研究发现分泌性中耳炎可能是中耳的一种轻型的或低毒性细菌感染。

（3）变态反应：儿童免疫系统尚未完全发育成熟，这可能也是儿童分泌性中耳炎发病率较高的原因之一。任何原因导致的全身或局部免疫功能低下，如老年人、儿童、劳累过度，均可诱发分泌性中耳炎的发生。

3. 流行病学　本病冬春季节多发，是儿童和成人常见的听力下降的原因之一。中耳积液可为浆液性分泌液或渗出性，亦可为黏液。本病的命名除分泌性中耳炎外，以往还称其为非化脓性中耳炎、渗出性中耳炎、卡他性中耳炎、浆液性中耳炎、浆液黏液性中耳炎、中耳积液、胶耳（glue ear）等。本病可分为急性和慢性两种。

（二）临床表现

1. 症状

（1）听力减退：听力下降、自听增强。头位前倾或偏向健侧时，因积液离开蜗窗，听力可暂时改善（变位性听力改善）。积液黏稠时，听力可不因头位变动而改变。小儿常因对声音反应迟钝，注意力不集中，学习成绩下降而就医。如一侧耳患病，另耳听力正常，可长期不被察觉，而于体检时始被发现。

（2）耳痛：急性者可有隐隐耳痛，常为患者的第一症状，可为持续性，亦可为抽痛。慢性者耳痛不明显。

（3）耳鸣：多为低调间歇性，如"噼啪"声，嗡嗡声及流水声等。当头部运动或打呵欠、擤鼻鼓气时，耳内可出现气过水声。

(4)耳闷:患耳周围皮肤可有阻塞感,耳内闭塞或闷胀感,按压耳屏后可暂时减轻。

2. 体征

(1)鼓膜:急性者松弛部或全鼓膜充血,内陷。鼓室积液时鼓膜失去正常光泽,呈淡黄、橙红油亮或琥珀色。慢性者可呈灰蓝或乳白色,鼓膜紧张部有扩张的微血管,短突显白垩色,锤骨柄呈浮雕状。若液体未充满鼓室,可透过鼓膜见到液平面。

(2)鼓气耳镜检查:鼓膜活动受限。

3. 实验室检查

(1)听力检查:音叉试验及纯音听阈测试结果示传导性聋。听力损失程度不一,重者可达 40dB 听力级(hearing level,HL)左右。因积液量常有变化,故听阈可有一定波动。听力损失一般以低频为主,但由于中耳传声结构及两窗的阻抗变化,高频气导及骨导听力亦可下降,积液排出后听力即改善。声导抗图对诊断有重要价值,平坦型(B 型)为分泌性中耳炎的典型曲线;负压型(C 型)示咽鼓管功能不良,部分有鼓室积液。严重者 ABR 检查可大于 100dB HL,不能据此诊断神经性耳聋,所以此类患者应同时行声导抗及听性脑干反应检查,综合判断。

(2)CT 扫描:可见中耳系统气腔有不同程度密度增高,CT 值大多为 40Hu 以下。

(三) 临床诊断处理

1. 诊断　根据病史和临床表现,结合听力检查结果,诊断一般不难。诊断性鼓膜穿刺术可以确诊。

2. 药物治疗

(1)抗生素:急性期可根据病变严重程度选用合适的抗生素。

(2)保持鼻腔及咽鼓管通畅:可用 1% 麻黄碱液和含有激素的抗生素滴鼻液交替滴鼻,每日 3~4 次,注意一定要采用头低位的滴鼻体位。

(3)促纤毛运动及排泄功能:稀化黏素类药物有利于纤毛的排泄功能,降低咽鼓管黏膜的表面张力和咽鼓管开放的压力。

(4)糖皮质激素类药物:地塞米松或泼尼松等口服,做辅助治疗。

3. 手术治疗

(1)鼓膜穿刺抽液:成人用局麻,小儿用全麻。以针尖斜面较短的 7 号针头,在无菌操作下从鼓膜前下方刺入鼓室,抽吸积液。必要时可于 1~2 周后重复穿刺,亦可于抽液后注入糖皮质激素类药物。

(2)鼓膜切开术:液体较黏稠,鼓膜穿刺不能吸尽;小儿不合作,局麻下无法做鼓膜穿刺时,应全身麻醉下做鼓膜切开术。

(3)鼓膜置管术和咽鼓管球囊扩张术:病情迁延不愈或反复发作者,中耳积液过于黏稠不易排出者,头部放疗后咽鼓管功能短期内难以恢复正常者,均可考虑做鼓室置管术,以改善通气引流,促使咽鼓管恢复功能,也可以考虑咽鼓管球囊扩张术促进咽鼓管功能恢复。

(4)鼓室探查:长期反复不愈,CT 值超过 40Hu 者,应怀疑中耳乳突腔有肉芽组织等不可逆病变形成,应酌情行鼓室探查术做相应的处理。

(四) 康复评估

1. 身体结构与功能　咽鼓管功能障碍时,外界空气不能进入中耳,中耳内原有的气体逐渐被黏膜吸收,腔内形成相对负压,引起中耳黏膜静脉扩张、淤血、血管壁通透性增强,鼓室内出现漏出液。如负压不能得到解除,中耳黏膜可发生一系列病理变化。

2. 活动和参与　活动无明显影响。听力下降明显者社会活动及社交困难、就业困难、经济困难。

(五) 康复治疗

1. 咽鼓管吹张　慢性期可采用捏鼻鼓气法、波氏球法或导管法。尚可经导管向咽鼓管咽口吹入泼尼松龙,隔日1次,每次每侧1mL,共3~6次。

2. 物理治疗　目的是改善局部血液循环,消炎、止痛,促进咽鼓管黏膜炎症的消退,增强全身免疫功能。方法有:①超短波疗法;②紫外线疗法;③激光疗法;④微波疗法;⑤共鸣火花电疗法。

3. 中医疗法中医治疗　对本病治疗有一定效果,具体用药应在有资质的中医师指导下用药。

(六) 预后及健康教育

1. 预后　分泌性中耳炎早期诊断治疗,并去除病因,预后良好。治疗不及时或不彻底可发展为粘连性中耳炎、鼓室硬化症、胆固醇肉芽肿和后天原发性胆脂瘤等,长期鼓室置管的患者更容易出现此并发症。

2. 健康教育　①加强身体锻炼,增强体质,调适温暖,注意清洁卫生,防止感冒,积极防治上呼吸道感染和呼吸道传染病。②进行卫生宣教,提高家长及教师对本病的认识,早期诊断和治疗。③对10岁以下儿童定期行筛选性声导抗检测。④积极治疗鼻、咽部疾病:如腺样体切除术、鼻中隔矫正术、鼻息肉切除术等。扁桃体炎反复发作或过度肥大,且与分泌性中耳炎复发有关者,应做扁桃体切除术。⑤保持心情舒畅,注意劳逸结合,注意饮食调理,减少肥甘饮食。

二、急性化脓性中耳炎

(一) 概述

1. 定义　急性化脓性中耳炎(acute suppurative otitis media)是由细菌所致的中耳黏膜的急性化脓性炎症。好发于儿童,冬春季多见,常继发于上呼吸道感染。

2. 病因　由各种原因引起的身体抵抗力下降,全身慢性疾病及邻近部位的病灶疾病,小儿腺样体肥大等是本病的诱因。致病菌进入中耳较常见的感染途径有咽鼓管途径和外耳道鼓膜途径。

(1)咽鼓管途径:①急性上呼吸道感染:细菌经咽鼓管侵入中耳,引起感染。②急性传染病:如猩红热、麻疹、百日咳等,可通过咽鼓管途径并发本病;急性化脓性中耳炎亦可为上述传染病的局部表现。③不当的捏鼻鼓气或擤鼻,在污水中游泳或跳水,不适当的咽鼓管吹张或鼻腔治疗等,细菌循咽鼓管侵入中耳。④婴幼儿咽鼓管管腔短、内径宽、鼓室口位置低,咽部细菌或分泌物易经此途径侵入鼓室,例如,平卧哺乳时,乳汁可经咽鼓管流入中耳。

(2)外耳道鼓膜途径:鼓膜外伤,不符合无菌操作的鼓膜穿刺、鼓室置管,致病菌由外耳道直接进入中耳。

(二) 临床表现

1. 症状

(1)耳痛:多数患者鼓膜穿孔前疼痛剧烈,如为搏动性跳痛或刺痛,可向同侧头部或牙齿放射,鼓膜穿孔流脓后耳痛减轻。少数患者可无明显耳痛症状。

(2)听力减退及耳鸣:病程初期患者常有明显耳闷、低调波动性耳鸣和听力减退。鼓膜穿孔排脓后耳聋反而减轻,原因是影响鼓膜及听骨链活动的脓液已排出。耳痛剧烈者,听觉障碍常被忽略。

(3)流脓:鼓膜穿孔后耳内有液体流出,初为脓血样,以后变为脓性分泌物。

(4)全身症状:轻重不一,可有畏寒、发热、倦怠、纳差。小儿全身症状较重,常伴呕吐、腹泻等类似消化道中毒症状。一旦鼓膜穿孔,体温很快恢复正常,全身症状明显减轻。

2. 体征

(1)耳镜检查:起病早期,鼓膜松弛部充血,锤骨柄及紧张部周边可见放射状扩张的血管。继之鼓膜弥漫性充血、肿胀、向外膨出,正常标志难以辨识,局部可见小黄点。如炎症不能得到及时控制,即发展为鼓膜穿孔。坏死型者鼓膜迅速融溃,形成大穿孔。

(2)耳部触诊:乳突部可有轻微压痛,鼓窦区较明显。

3. 实验室检查

(1)听力检查:多为传导性聋,少数患者可因耳蜗受累而出现混合性聋或感音神经性聋。

(2)血象:白细胞总数增多,中性粒细胞增加,鼓膜穿孔后血象渐趋正常。

（三）临床诊断与处理

1. 诊断　根据病史及临床表现,诊断即可确立。

2. 药物治疗

(1)全身治疗:全身及早应用足量抗生素或其他抗菌药物控制感染,务求彻底治愈。一般可用青霉素类、头孢菌素类等药物。如早期治疗及时得当,可防止鼓膜穿孔。鼓膜穿孔后取脓液做细菌培养及药敏试验,参照其结果改用敏感的抗生素。抗生素需使用10d左右,注意休息,疏通大便。全身症状重者给予补液等支持疗法。

(2)局部治疗

1)鼓膜穿孔前:可用1%酚甘油滴耳,消炎止痛。1%麻黄碱液和含有激素的抗生素滴鼻液交替滴鼻(仰卧悬头位),可改善咽鼓管通畅度,减轻局部炎症。如全身及局部症状较重,鼓膜明显膨出,经一般治疗后无明显减轻;或穿孔太小,引流不畅,应在无菌操作下行鼓膜切开术,以利通畅引流。对有耳廓后上区红肿压痛,怀疑并发急性乳突炎者,行X线片或CT扫描证实后立即行乳突切开引流手术。

2)鼓膜穿孔后:①先以3%过氧化氢溶液尽量彻底清洗并拭净外耳道脓液或用吸引器将脓液吸净(注意吸引器负压不可过大)。②局部用抗生素水溶液滴耳,如0.3%氧氟沙星滴耳液、盐酸洛美沙星滴耳液等,禁止使用粉剂,以免与脓液结块,影响引流。③脓液减少、炎症逐渐消退时,可用甘油或乙醇制剂滴耳;如3%硼酸乙醇甘油、3%硼酸乙醇、5%氯霉素甘油等。④感染完全控制、炎症完全消退后,部分患者的鼓膜穿孔可自行愈合。

3. 病因　积极治疗鼻腔、鼻窦、咽部与鼻咽部慢性疾病,如肥厚性鼻炎、慢性鼻窦炎、腺样体肥大、慢性扁桃体炎等,有助于防止中耳炎复发。

（四）康复评估

1. 身体结构及身体功能　病变常累及包括鼓室、鼓窦及乳突气房的整个中耳黏膜和骨膜,但以鼓室为主。鼓室内有炎性渗出物聚集,逐渐转为脓性,鼓室内压力随积脓增多而增加,鼓膜受压而贫血,鼓膜局限性膨出,炎症波及鼓膜,加之血栓性静脉炎,终致局部坏死溃破。鼓膜穿孔,导致耳流脓。若治疗得当,局部引流通畅,炎症可逐渐消退,黏膜恢复正常,小的鼓膜穿孔可自行修复。重症者病变深达骨质,可迁延为慢性,或合并急性乳突炎。

2. 活动和参与　日常生活明显受影响。急性期患者耳部疼痛,身体不适,社会活动困难,生活质量明显下降。

（五）康复治疗

1. 超短波治疗　对控制急性炎症有良好效果,因此特别适用于早期急性中耳炎。用小号电极,并置在病侧的耳郭前面及乳突部。两耳均有者分别进行,间隙分别为1cm,无热或微温量,每日1~2次,7~10次为一个疗程。如果病程中并发乳突炎,则仍需进行手术。鼓膜切开者脓汁引流后再行超短波治疗。

2. 半导体激光治疗　半导体激光作用于机体时会产生生物刺激效应,可以促进细胞再生,加速组织修复,改善血液循环,消炎止痛,减轻水肿,调节机体免疫功能。耳道照射每次20min,每日1~2次,7~10次为一个疗程。

3. 紫外线患侧乳突区照射　可用4~6个生物计量(中红斑),隔日或每日1次,3~5次即可。

4. 直流电离子透入疗法　常用药物为 2% 碘化钾、0.5% 小檗碱、0.5% 硫酸锌、50 000~100 000U/mL 青霉素(试敏)等。最好做脓汁菌培养,根据感染细菌的种类和其对药物的敏感性而选择药物。用棉条浸湿药液塞入耳内导入。用特制的耳用电极,先将耳内的脓性分泌物擦净,如分泌物过多,可用双氧水洗,然后擦干。让患者采用侧卧位,患耳向上,将所需药液缓缓滴入,注满中耳及外耳道内,与药液接触,并接所需要的电源电极,非作用极置于肩胛间或健侧上臂部。电流量 2~4mA,每次 15~25min,每日 1 次,7~10 次为一个疗程。

5. 光疗法主要采用紫外线疗法　红斑量,将石英导子插入外耳道内照射,每日 1 次,3~5 次为一个疗程,可与超短波疗法综合应用。

6. 红外线、太阳灯、微波等疗法。

7. 针刺疗法　翳风、合谷、风池、听宫、外关穴。中度刺激,每日或隔日 1 次。

（六）预后及健康教育

急性化脓性中耳炎经及时正确地治疗,炎症完全消退后,穿孔多可自行愈合,听力可恢复。本病应从以下方面进行预防。

1. 锻炼身体,提高身体素质,积极预防和治疗上呼吸道感染和呼吸道传染病。做好预防接种工作。

2. 普及有关正确擤鼻方法,擤鼻时按住一侧鼻孔擤,双侧鼻塞时可回吸出鼻内分泌物经口吐出。

3. 普及正确哺乳的卫生知识,哺乳时应将婴儿抱起,使头部竖直,乳汁过多时应适当控制其流出速度。

4. 有鼓膜穿孔或鼓室置管者,避免参加游泳等可能导致耳内进水的活动。

三、慢性化脓性中耳炎

（一）概述

1. 定义　慢性化脓性中耳炎(chronic suppurative otitis media)中耳黏膜、骨膜或深达骨质的慢性化脓性炎症,系急性化脓性中耳炎病程超过 6~8 周时,病变迁延造成不可逆损伤,常合并存在慢性乳突炎。慢性化脓性中耳炎是耳科常见病之一。反复耳流脓、鼓膜穿孔及听力下降为主要临床特点。严重者可引起颅内、外并发症。

2. 病因　慢性化脓性中耳炎的病因主要概括为:①急性化脓性中耳炎未获得恰当而彻底治疗,或治疗受到延误,以致迁延为慢性。②急性坏死性中耳炎,病变深达骨膜及骨质,组织破坏严重者,可迁延为慢性。③身体抵抗力差,或病菌毒性过强,都可能使急性化脓性中耳炎迁延为慢性。④鼻腔、鼻窦、鼻咽部存在慢性病灶,易导致中耳炎反复发作。⑤咽鼓管长期阻塞或功能不良。⑥乳突气化不良与本病可能有一定关系。

（二）临床表现

1. 症状

(1)反复流脓:流脓可反复发作,随着感染的控制流脓可消失,也可因机体抵抗力下降等诱因再次流脓,甚至持续流脓,如有肉芽组织生长偶可混有血迹。

(2)听力下降:听觉减退一般为传导性聋,轻者可无自觉症状,当组织粘连或听小骨破坏等病变严重时,气骨导差可至 40dB 以上,甚至会出现混合性聋。

(3)耳鸣:部分患者可有低调耳鸣,病史较长或有高调耳鸣提示内耳损伤。

2. 体征　鼓膜穿孔位于紧张部,穿孔是鼓膜连续性中断,多呈中央性穿孔,大小不一,多单发。残余鼓膜可有钙化也可伴有穿孔周围的溃疡和肉芽组织生长。部分愈合的鼓膜则显菲薄,若有感染存在可明显增厚、充血,失去正常半透明状态。鼓室内壁黏膜可充血,甚至肿胀增厚,也可形成肉芽、息肉由穿孔处凸向外耳道。外耳道与鼓室内可有脓性分泌物,应注意观察有无真菌感染。

3. 实验室检查　①听力检查:纯音听力测试为传导性聋或混合性聋,程度不一。②颞骨CT:轻者可无异常改变,严重者中耳内充满低密度影像,提示伴有黏膜增厚或肉芽形成。

(三)临床诊断及处理

1. 诊断　根据病史与查体,尤其是耳镜检查,诊断不难,但应与一些疾病鉴别。

2. 药物治疗　治疗原则为去除病因、控制感染、清除病灶、通畅引流。引流通畅者以局部用药物为主,急性发作时宜全身应用抗生素。

(1)局部用药:鼓室黏膜充血、肿胀,分泌物较多时,给予抗生素溶液或抗生素与糖皮质激素混合液滴耳。鼓室黏膜湿润、脓液较少时,可用乙醇或甘油制剂等。

(2)局部用药注意事项:清除鼓室内分泌物是慢性化脓性中耳炎治疗成功的关键之一。用药前通常用 3% 过氧化氢溶液洗耳,棉签拭干或用吸引器吸净后再滴入抗生素药水。如 0.3% 氧氟沙星滴耳液、0.25% 氯霉素液、3% 林可霉素液、盐酸洛美沙星滴耳液、利福平滴耳液等,或根据中耳脓液的细菌培养及药物敏感试验结果,选择适当的无耳毒性的抗生素药物。乙醇甘油制剂,如 3% 硼酸乙醇、3% 硼酸甘油、2.5%~5% 氯霉素甘油等。忌用氨基糖苷类抗生素药物滴于中耳局部,以免引起内耳中毒,导致听力下降。一般不主张用粉剂,因粉剂可堵塞鼓膜穿孔,妨碍引流,甚至引起严重的并发症。尽量避免滴用有色药物,以免妨碍局部观察。中耳腔内忌用含酚类、砷类腐蚀剂。

滴耳法:患者取坐位或卧位,病耳朝上。将耳廓向后上方轻轻牵拉,向外耳道内滴入药液 3~5 滴,然后以手指轻轻按捺耳屏数次,促使药液经鼓膜穿孔处流入中耳,5~10min 后方可变换体位。使用滴耳药液温度尽可能与体温接近,以免引起眩晕。抗生素水溶液不宜长期滴用。

3. 手术处理　慢性化脓性中耳炎的鼓室成形术。流脓停止耳内完全干燥后,小的鼓膜穿孔可能自愈,穿孔不愈合且 CT 证实中耳乳突腔无顽固病变者应及时行鼓室成形术,以求根治中耳慢性病变,并保留或改善听力。

(四)康复评估

1. 身体结构及身体功能　中耳细菌感染,鼓室黏膜充血、增厚,圆形细胞浸润;杯状细胞及腺体分泌活跃。炎性渗出液和肉芽组织同时存在,而肉芽组织可以吸收,听骨链及周围骨质破坏,致耳流脓、鼓膜穿孔、听力下降及颅内并发症。

2. 活动和参与能力　活动无明显影响。听力损失 40dB 以上者社交及就业困难。

(五)康复治疗

1. 抗生素离子透入　同急性中耳炎。

2. 超短波疗法　用微热量,每日 1 次,每次 10~15min。

3. 微波疗法　用小圆形辐射器对准患耳,剂量 10~15W,每次 10min,每日 1 次,10 次为 1 疗程。

4. 体腔紫外线照射　5~8 个生物剂量(中红斑),隔日 1 次,8~10 次为一个疗程。无体腔紫外线治疗机时,可采用普通紫外线灯按耳孔大小插入耳镜,光线直接照入耳孔内,为了使光线更多地照射到耳道及四周部分,可利用小镊子加制两个半圆形的金属片插入耳道,可以扩大和缩小。剂量同前,照射范围包括耳道周围 2cm 皮肤。

5. 红外线或小型太阳灯照射　每次 10~15min,每日 1 次,10~15 次为一个疗程。

6. 中波透热疗法　面积 40cm² 的电极置于乳突区。如两侧病变,用两块电极置于双侧乳突区,用双叉导线连接;另一 100cm² 的电极置于肩胛间,电流量单侧 0.2~0.3A,双侧 0.3~0.5A,每次 15~20min,每日 1 次,10~15 次为一个疗程。

7. 梅花针疗法　中度刺激颈前、后部，骶部；加刺激颈外侧部，耳周围，耳甲，耳后乳突部。

（六）预后及健康教育

1. 预后　慢性化脓性中耳炎早期诊断，早期治疗，穿孔可自行愈合，获得干耳并恢复听力；早期行鼓室成形术也可获得干耳和理想的听力。

2. 健康教育　①同急性化脓性中耳炎的预防。②彻底治疗急性化脓性中耳炎，并促使鼓膜愈合，降低慢性化脓性中耳炎的发病率。③积极治疗上呼吸道的慢性疾病，如慢性扁桃体炎、慢性腺样体炎、慢性鼻窦炎等。

四、耳聋

（一）概述

1. 定义　耳聋是听觉传导通路发生器质性或功能性病变导致不同程度听力损害（hearing impairment）的总称。程度较轻的有时也称为重听（hard of hearing），显著影响正常社交能力的听力减退称为耳聋（deafness），因听力障碍（hearing handicap）不能以言语进行正常社交者称为聋哑或聋人（deaf）。

2. 病因及分类　根据耳聋的发生部位与性质，可将耳聋分为不同类型。

（1）传导性聋：经空气传导的声波，受到外耳道，中耳病变的阻碍，到达内耳的声能减弱，致使不同程度听力减退者称为传导性聋（conductive deafness）。其病因如下：①炎症：急、慢性化脓性中耳炎，急、慢性分泌性中耳炎，粘连性中耳炎，大疱性鼓膜炎，急性乳突炎以及外耳道炎症，疖肿使外耳道狭窄甚至闭塞影响鼓膜运动者。②外伤：颞骨骨折累及中耳、鼓膜外伤、听骨链中断等。③异物或其他机械性堵塞：外耳道异物、耵聍栓塞、肿瘤、胆脂瘤等。④畸形：先天性外耳道闭锁，听骨链畸形，鼓膜缺失，前庭窗、蜗窗发育不全。

（2）感音神经性聋：内耳、听神经或听觉中枢器质性病变均可阻碍声音的感受与分析或影响声音信息传递，由此引起的听力减退或听力丧失称为感音神经性聋（sensorineural deafness）。感音神经性聋按病变部位可再分为感音性聋、神经性聋和中枢性聋，但目前临床仍将三者合称感音神经性聋。

常见的感音神经性聋有：药物性聋（如氨基糖苷类抗生素、水杨酸盐、利尿类、抗肿瘤类等）、突发性聋、遗传性聋、老年性聋、先天性聋、噪声性聋、创伤性聋、病毒或细菌感染性聋、自身免疫性内耳病、某些必需元素（如碘、锌、铁、镁等必需元素代谢障碍）及某些全身系统性疾病（如高血压与动脉硬化、糖尿病、慢性肾炎与肾衰竭、系统性红斑狼疮、甲状腺功能减退、高脂血症、红细胞增多症、白血病、镰状细胞贫血、多发性硬化、多发性结节性动脉炎等）也与感音神经性聋有关。

（3）混合性聋：传导性聋和感音神经性聋两者兼有者为混合性聋（mixed deafness）。中耳、内耳病变同时存在，影响声波传导与感受所造成的听力障碍称混合性聋。

（4）功能性聋：功能性聋（functional deafness）又称心理性聋、非器质性聋、癔症性聋、假性器质性聋、假性神经性聋、精神性聋等。由精神心理性因素引起。

（5）伪聋：伪聋（simulated deafness）即装聋，听觉系统无器质性病变，听力正常。伪聋者并无精神心理创伤，而是明知自己听力正常，因有所企图故意装聋。为使耳部病变显著，亦有自伤耳部者。纯音测听多为全聋，而客观测听检查完全正常。

3. 流行病学　耳聋是影响人类生活质量和导致终身残疾的最主要疾病之一。近些年来的临床调查研究表明，明显听力障碍者约占世界总人口的7%~10%，其中因聋致残者近1亿。我国2006年第二次全国残疾人抽样调查统计的听力言语残疾人数为2 780万人。因此，耳聋防治与听力康复不仅是本学科的重要内容，也是医学与社会发展过程中值得深入研究与探讨的交叉课题，涉及遗传学、免疫学、药物学、妇婴保健、老年医学、环保医学、预防医学、心理学、语言学、特殊教育学、生理声学、医学工程学以及劳动卫生与职业病防治等诸多学科,成为医药卫生和全社会共同关注的重要问题。

4. 耳聋分级　国内、外耳聋分级有国际标准组织(International Standard Organization,ISO)1964 年和世界卫生组织(WHO)1980、1997 年推出的标准。目前,我国临床医师普遍采用 WHO 1980 的分级方法,以 500Hz、1 000Hz 和 2 000Hz 的平均听阈为准,听力损失 26~40dB 为轻度聋;41~55dB 为中度聋;56~70dB 为中重度聋;71~90dB 为重度聋;>91dB 为极重度聋。

(二) 临床表现

1. 突发性聋与进行性聋　突然发生的听力障碍多为感音神经性聋、功能性聋和传导性聋,缓慢发生者则可能是传导性聋,感音神经性聋或混合性聋。

2. 器质性聋与功能性聋　器质性聋为听觉器官病理变化引起,而功能性聋则为功能性疾病在听觉器官的表现。

3. 先天性聋与后天性聋　先天性聋包括遗传性因素或孕期因素为病理基础的听力障碍,而后天性聋则指出生以后任何时期,任何原因引起的耳聋。

4. 耳聋与语言　先天性聋多为重度聋或全聋,患儿因不具备学习语言的实用听力而成为耳聋,耳聋程度较重的后天性聋,如发生在 3 岁以后亦可造成因聋致哑的后果。传导性聋和混合性聋多属轻度、中度或中重度聋,单侧患病常见,经治疗多可部分或完全恢复听力,故因聋致哑罕见;感音神经性聋则以双侧中重度、中度或极重度聋为主,一旦发生,很难治疗,若出现在婴幼儿、儿童或青少年,势必影响语言能力的形成与发展,是因聋致哑的主要原因。

5. 耳聋与全身疾病　耳聋的病理基础可能是听觉器官的局部病变,亦可能是全身疾病在耳部的特殊表现形式,机体整体因素对耳聋发生与发展的重要作用亦是耳聋的重要特征之一。

(三) 临床诊断与处理

1. 诊断

(1)传导性聋:病因较明确,诊断不难。

(2)感音神经性聋:诊断应该在系统收集患者病史、用药史、个人史、家族史的基础上,进行临床全面体检与听力学检查,必要的影像学、血液学、免疫学、遗传学等方面的检查,可为确诊感音神经性聋的病因与类型提供科学依据。

(3)突发性聋:首先需要排查脑卒中、鼻咽癌、听神经瘤等严重疾病,其次除外常见的局部或全身疾病,如梅尼埃病、各种类型的中耳炎,病毒感染如流行性腮腺炎、耳带状疱疹等。双侧突发性聋需考虑全身因素,如免疫性疾病、内分泌疾病、神经系统疾病、感染性疾病、血液系统疾病、遗传性疾病、外伤、药物中毒、噪声性聋等。

(4)先天性耳聋:在系统收集患者病史、个人史、家族史的基础上进行临床全面体检与听力学检查,必要的影像学、血液学、免疫学、遗传学等方面的实验室检测,可为确诊先天性耳聋的病因与类型提供科学依据。

2. 临床处理　治疗原则是早期发现、早期诊治,适时进行听觉言语训练适当应用人工听觉。

(1)药物治疗:发病初期及时正确用药是治疗成功的关键。首先应根据耳聋病因与类型选择适当药物。例如:对已在分子水平查明遗传缺陷的遗传性耳聋可探索相应的基因疗法,对病毒或细菌感染致聋的早期可试用抗病毒、抗细菌药物,对自身免疫性聋可试用皮质激素和免疫抑制剂,对因某些必需元素代谢障碍引起的感音神经性聋可试用补充缺乏元素或纠正代谢障碍的药物。此外,临床较常用的辅助治聋药物有血管扩张剂、降低血液黏稠度和血栓溶解药物、神经营养药物及能量制剂,可酌情选用。目前尚无特效药物或手术疗法,能使感音神经性聋患者完全恢复听力。

（2）高压氧疗法：单纯高压氧治疗感音神经性聋无肯定疗效，但对早期药物性聋、噪声性聋、突发性聋、创伤性聋等有一定辅助治疗作用。

（3）手术疗法：着眼于改善局部血液循环，使内耳可逆损害恢复功能。对双耳重度或极重度聋患者可选择重侧试行内耳道肌肉血管连接术（meatomyosynangiosis）或内淋巴囊血管重建术（endolymhatic sacrwvascularzation）等。

（4）佩戴助听器：助听器（hearing aid）是一种提高声音强度的装置，可帮助某些听障患者充分利用残余听力，进而补偿聋耳的听力损失，是聋人教育和提高聋人听觉不可缺少的重要工具之一。助听器选配是耳科医师与具备助听器验配资质的听力师协作，共同为听障患者进行听觉康复服务的临床实践过程。

（5）人工中耳植入：在听力辅助装置的应用上，原本助听器（针对轻度至重度耳聋）和人工耳蜗（针对极重度和部分重度耳聋）就涵盖了全部耳聋患者。但助听器具有难以避免的一些缺陷，如堵耳效应、声反馈导致的啸叫、对耳道皮肤的刺激、过敏以及有限的频响范围和声音传导的失真等。因此，人工中耳（middle ear implant）应运而生，又称植入式助听器，是经手术植入、能将震动直接传递并驱动中耳或内耳上的植入元件，不影响鼓膜及外耳道的声音传导的一种植入式助听器装置。与助听器佩戴者听到的是被放大声音（声波）不同，人工中耳植入者接收到的是机械振动。

（6）人工耳蜗植入：人工耳蜗植入是通过特殊声电能转换电子装置帮助极重度及全聋患者获得或恢复部分听觉。人工耳蜗植入适应证主要有：①双耳极重度感音神经性聋；②儿童需一套完整的教育设施以帮助其术后进行听觉言语训练；③植入对象应无其他智力障碍，无严重的全身疾病。

（四）康复评估

1. 身体结构及身体功能　由于外耳道、中耳病变的阻碍，经空气传导的声波到达内耳的声能减弱，致使不同程度听力减退，表现为传导性聋。内耳、听神经或听觉中枢器质性病变，阻碍声音的感受与分析或影响声音信息传递，引起听力减退或丧失，表现为感音神经性聋。

2. 活动和参与　肢体活动无影响。听力损失为轻度聋者社交活动轻度影响，生活质量无明显影响。听力损失为中度以上聋者，社会活动影响度逐渐增大，聋哑者不能与人正常语言交流，社交困难、就业困难、经济困难，生活质量明显下降。

（五）康复治疗

1. 一般治疗　注意休息，消除思想顾虑，避免劳累、解除噪声及耳毒性药物。

2. 听觉言语训练　先天性聋患儿不经听觉言语训练，必然成为聋哑人；双侧重度听力障碍若发生在幼儿期，数周后言语能力即可丧失。即使已有正常言语能力的较大儿童，耳聋发生以后数月，原有的言语能力可逐渐丧失。因此，对经治疗无效的双侧中重度、重度、极重度聋学龄前儿童，应及早借助助听器或人工耳蜗植入等人工听觉，运用言语仪，音频指示器等适当仪器，进行听觉言语训练，使患儿能听懂（或唇读）他人口头语言，建立接受性与表达性言语能力。

3. 高压氧疗法　单纯高压氧治疗感音神经性聋无肯定疗效，但对早期药物性聋、噪声性聋、突发性聋、创伤性聋等有一定辅助治疗作用。

4. 物理治疗　①超短波疗法：采用小功率治疗仪，两个电极斜对置于耳前后，急性早期用无热量，炎症好转时用微热量，10~15min/次，每日1次，8~15次为一个疗程。②光疗法：主要采用紫外线疗法，红斑量，将石英导子插入外耳道内照射，每日1次，3~5次为一个疗程。可与超短波疗法综合应用。

5. 中药治疗　风寒型治以辛温解表，用九味羌活饮加减。风热型治以辛凉解表，用正柴胡饮加减。暑湿型治以清暑解表、健胃化滞，用藿香正气汤加减。

6. 针灸治疗　可取百会、四神聪、率谷、听宫、听会、耳门、翳风、合谷、曲池、外关、足三里、太溪、三阴交、太冲,法以平补平泻为主。急性期可加关冲、少泽、足窍阴,法用泻法。

7. 气功　一般可选六字诀,通做一遍。体弱者可配合选用内养功、强壮功,情绪易怒者可配以放松功,练功次数和时间根据患者体质及病情决定。食疗:肾元亏损偏阴虚者,可用五味子膏,偏阳虚者可选用白羊肾羹。清气不升证,可选用补虚正气粥。痰阻心脉证,可用丹参酒。

8. 心理暗示　对突然起病且病程很短的患者,暗示疗法较有效果。查明并去除精神诱因则是暗示疗法成功的关键。但对病程长特别是起病缓慢者,一般暗示疗法可能难奏效、可试用 2% 利多卡因或 10% 葡萄糖酸钙缓慢静脉注射,同时进行言语暗示治疗。模拟手术暗示、催眠法、麻醉疗法均可试用。

（六）预后及健康教育

传导性聋经正确诊断及治疗,多数可以提高听力。感音神经性聋目前尚没有确切有效的治疗方法,因此耳聋的预防比治疗更重要,也更有效。

1. 应用遗传学、生物芯片、蛋白质组学等现代科学技术,加强孕期、产期的妇幼保健,对胎儿、婴幼儿测听筛选,力求对听力障碍进行早期预警与防治。

2. 加强老龄人口听力保健研究,探求预防老年性聋的发生或延缓其发生发展的新途径。

3. 开展与听力保健相关的营养与食品卫生学研究,积极预防营养缺乏疾病,增加机体对致聋因素的抵抗能力。

4. 加强与听力保健相关的劳动卫生学与职业病学研究。衰老是一个自然规律,迄今尚无法使其逆转,对于老年性耳聋,一是加强科普教育,提醒人们从早期开始,在生命过程中避免对听器的损害,如避免接触噪声,降低环境噪声,规范防护措施,不用耳毒性药物,不食用引起血脂和血糖升高的食物等;二是给予营养神经和改善循环等药物,试图延缓听器衰老的进程;三是老年性耳聋者佩戴助听器,帮助老年人改善交流能力,提高生活质量。

5. 尽量避免使用可能损害听力的药物,常见的耳毒性药物有:氨基糖苷类抗生素,如链霉素、庆大霉素、卡那霉素、新霉素、妥布霉素等;多肽类抗生素,如万古霉素、多黏菌素等;抗肿瘤类药物,如氮芥、卡铂、顺铂等;利尿类药物,如呋塞米、依他尼酸等;水杨酸盐类药物;含砷剂;抗疟药等。必须使用时应严格掌握适应证,并力求用药小剂量、短疗程,同时加强用药期间的听力监测,一旦出现听力受损征兆,立即停药并积极治疗。此外,乙醇中毒、烟草中毒、磷、苯、砷、铅、一氧化碳中毒等亦可损害听觉系统。

五、耳鸣

（一）概述

1. 定义　耳鸣（tinnitus）是指在周围环境中无相应声源存在的情况下,患者自觉耳内或头部有声音的一种主观症状,但也有一类耳鸣,不但患者自己能听到,他人也能够听到,相对于前者的"主观性耳鸣",后者被称为"客观性耳鸣",如血管搏动声、血液湍流声等,但临床上通常所说的耳鸣是指主观性耳鸣。

2. 病因　耳鸣病因繁多,从耳部疾病到全身系统疾病均可引起,常常是全身疾病的伴随症状,并且存在许多促发和影响因素;同时,还与患者精神心理因素相互影响,形成恶性循环,一部分患者即使通过详细的检查,也无法明确病因。

3. 分类　由于耳鸣不是一个独立的疾病,仅仅是一种症状,造成耳鸣的病因很复杂,机制不很清楚,因此耳鸣的分类很难统一。常用的分类法如下:

（1）根据能否被外人感知或记录到:可分为主观性与客观性耳鸣。客观性耳鸣又分为肌源性耳鸣、血

(管)源性耳鸣、咽鼓管源性耳鸣和颞颌关节源性耳鸣。

(2)根据病程可分为:病程<3 个月为急性耳鸣、病程为 4~12 个月之间为亚急性耳鸣、病程>1 年为慢性耳鸣。

(3)根据病变部位:可分为外耳性、中耳性、耳蜗性、神经性、中枢性以及混合性耳鸣。

(4)根据有无继发的注意力以及睡眠障碍、烦躁、抑郁等神经精神症状:可分为代偿性和非代偿性耳鸣。

(5)根据听力情况:可分为伴听力障碍:传导性、感音性、混合性。无听力障碍:单纯性。

(6)根据病因:分为外耳疾病;药物中毒;职业性;外伤性;内科疾病;颈动脉血管障碍;非血管性:伴中耳性耳聋、伴内耳性耳聋、梅尼埃病、伴耳蜗神经核或神经干性耳聋、颅内压增高性耳鸣;精神性耳鸣;客观性耳鸣。

4. 流行病学　耳鸣是临床上常见的症状,其发病率很高,占人群总数的 15.5%~18.6%,耳鸣令人严重心烦者占 0.4%~2.8%,严重影响正常生活能力者占 0.4%~0.5%。估计我国耳鸣患者接近 2 亿,而耳鸣令人心烦的人数约为 2 000 万。耳鸣对患者的影响程度不一,轻者可忽略其存在,重者可引起严重的精神心理紊乱。

5. 耳鸣分级　患者本人的主观评估耳鸣音调为低、中、高调。根据耳鸣的严重程度以及有无伴发症状,将耳鸣的程度分为 7 级。

0 级:没有耳鸣。

1 级:偶有耳鸣,但不觉得痛苦。

2 级:持续耳鸣,安静时加重。

3 级:在嘈杂的环境中也有持续耳鸣。

4 级:持续耳鸣伴注意力及睡眠障碍。

5 级:持续重度耳鸣不能工作。

6 级:由于严重的耳鸣,患者有自杀倾向。

(二)临床表现

1. 症状　在周围环境中无相应声源存在的情况下,患者自觉耳内或头部有声音,声音可为金属音、虫鸣音、风吹音、电话声等;声音的强度不同,可呈低音、中音、高音性耳鸣;根据检查者能否听到耳鸣声音而呈自觉性和他觉性耳鸣;发声部位不同可呈单耳、双耳和颅鸣;发作时间不同可呈间断性耳鸣和持续性耳鸣。有的患者不同的耳鸣可以交替存在。

2. 体征　鉴于耳鸣是很多疾病均可伴随的一种症状,致病与影响因素复杂,因此对耳鸣进行正确的评估与审慎的鉴别是非常重要的。

(1)一般全身检查:了解患者一般状况及全身性疾病情况;神经系统检查,了解和排查耳鸣相关中枢神经系统及其他周围神经系统疾病;除耳鼻咽喉科常规检查外还应注意颈部检查(包括甲状腺查体)及颞颌关节功能检查。耳部常规检查特别注意外耳道有无耵聍栓塞,鼓膜前有无耵聍片,鼓膜有无穿孔,有无各种类型的中耳炎。鼓膜前耵聍片、头发丝或其他异物也能引起耳鸣。若为波动性耳鸣,还需进行颈部及耳周听诊病进行颈部血管按压,了解耳鸣节律情况,按压颈部静脉、动脉对耳鸣的影响。

(2)电测听:明确听力情况,同时可以进行耳鸣的频率测定。低频耳鸣主要见于中、内耳病变以及颈椎病。

(3)声导抗:了解中耳情况。

(4)听觉脑干诱发电位:排除蜗后病变。

（5）耳声发射：了解耳蜗外毛细胞的功能。

（6）掩蔽试验：帮助确定耳鸣的类型及治疗方案。

（7）利多卡因试验：按体重2mg/kg的利多卡因溶于50mL 0.9%生理盐水中静滴，时间>10min。在给药完毕后如耳鸣改善，则为利多卡因阳性。利多卡因可能不是直接作用于内耳，而主要是作用于外周神经。因此，利多卡因阳性的耳鸣可以称为外周神经性耳鸣，可指导以后的用药方案。

3. 实验室检查　①必要时可行CT及MRI检查：以除外颅内特别是桥小脑角的占位性病变。②正电子发射体层成像（PET）：耳鸣的患者可以出现异常表现，有望在临床进行应用。③耳鸣测试：包括耳鸣频率、响度、后效抑制效应以及掩蔽的特征等。④掩蔽试验：耳鸣能够被声刺激所掩蔽，属于耳鸣非常重要的病理生理现象，它同时提供了一种治疗方法，也有利于耳鸣的分类。

（三）临床诊断与处理

1. 诊断　由于耳鸣病因繁多，从耳部疾病到全身系统疾病均可引起，常常是全身疾病的伴随症状，并且存在许多促发和影响因素，故耳鸣的诊断不易。因此，耳鸣的诊断我们力求做到定因、定位、定性、定量，明确耳鸣发生部位、病因和耳鸣严重程度的分级。

（1）定因：耳鸣的病因或诱发因素的确定对于耳鸣的诊断和治疗有着非常重要的意义。50%的中枢性耳鸣与自主神经功能紊乱、睡眠障碍、精神紧张、情绪波动等精神心理紊乱有关。一些与耳鸣有关的特殊情况如月经期前、进食咖啡和酒精后、某种特殊头位等对治疗有指导意义。

（2）定位：目前尚没有精确的耳鸣定位方法，可以采用耳聋的定位方法定位耳鸣的部位，可以分为传导性（病变部位位于外耳、中耳）、感音性（内耳）、神经性、中枢性以及混合性耳鸣。

（3）定性：即确定耳鸣的性质，是高调、中调或低调；是单音调还是多音调，耳鸣声具体描述，如蝉鸣、哨音、汽笛声、呼呼声、隆隆声、电流声、咔嗒声或拍击声；是波动性耳鸣还是非波动性耳鸣，有无节律，是非与脉搏同步，与呼吸有关，音调性质有无变化。

（4）定量：医生对耳鸣的评估，耳鸣的频率以及响度匹配检查。

2. 临床处理

（1）客观性耳鸣的治疗：①血管搏动性耳鸣的治疗：主要要明确病因，进行病因治疗。②肌源性耳鸣：可以口服卡马西平或苯妥英钠。严重者可以考虑手术治疗。③中耳性耳鸣：分泌性中耳炎，可以进行鼓膜穿刺、切开或置管等治疗。耳硬化症进行手术治疗能够使大多数患者耳鸣减轻。

（2）主观性耳鸣的治疗：最为关键的是要尽量明确原发病，并且治疗原发病。颈椎病引起的耳鸣，通过治疗颈椎病，可以有70%的患者耳鸣得到缓解。如果不能找到原发病，则要根据下列情况分别进行治疗。

1）急性耳鸣（<3个月）：治疗方案同突发性聋。给予扩张血管，改善微循环，营养神经等治疗。同时注意解除心理压力，注意休息。

2）亚急性耳鸣（4个月~1年）：除了可以继续采用输液治疗外，可以根据检查结果使用药物治疗，伴有听力下降者使用助听器治疗。

3）慢性耳鸣（>1年）：药物治疗效果不好，最好采用习服治疗，同时配合心理治疗。

4）代偿性耳鸣：指耳鸣较轻，患者能够耐受，未出现注意力分散、记忆力下降、睡眠障碍、头痛、过度兴奋、抑郁等神经精神症状者，可以对患者进行解释说明，不用进行特殊治疗。大多数耳鸣的特点是在安静的情况下，特别是夜间耳鸣加重。白天主要是环境噪声起到了掩蔽的作用。因此，耳鸣患者要尽量回避安静的环境，适当制作背景噪声如轻音乐、佛教音乐、金鱼缸水流的声音等。

5）失代偿性耳鸣：指耳鸣较重，患者无法忍受，出现上述一系列神经精神症状者，除了神经精神症状的对症处理外，要积极治疗耳鸣，降低耳鸣的响度。

6)低频性耳鸣:伴有听力下降或听觉过敏,耳声发射检查异常,掩蔽试验有效。对此类耳鸣应采用掩蔽治疗,同时给予扩张血管改善微循环的药物。利多卡因试验阳性者,应采用血管扩张剂、卡马西平、苯妥英钠、营养神经药物治疗。对掩蔽试验及利多卡因试验均无效。患者自己常分不清耳鸣的部位,常弥散在颅内称为颅鸣。患者常有神经衰弱病史或焦虑症。对此类患者应首先对神经衰弱或焦虑症进行治疗,药物治疗应选择谷维素、氯硝西泮、阿普唑仑、多塞平、枣仁安神、安神补心等。

(3)人工耳蜗治疗耳鸣:对于听力丧失,进行了电子耳蜗移植的患者发生耳鸣,可以用电刺激进行有效的治疗,但它至今未成为一种常规的治疗方法。其适应证比较窄,只适用于高度耳聋及完整耳聋的患者。

(4)手术治疗:原来对重度耳鸣患者使用破坏性手术(破坏内耳,切除听神经)现在已经逐渐放弃,因为这些手术的短期疗效较好,但复发率高,原因是耳鸣有部位移走、逐渐中枢化的趋势,这一点与隐痛非常相似。国外现在主要是针对血管袢压迫听神经引起的耳鸣采用手术治疗。方法是进行血管袢的减压,它是半面痉挛及三叉神经痛时的治疗方法。通过第八对脑神经的减压手术来治疗耳鸣,远期疗效欠佳,现在仍不能做常规使用。慢性化脓性中耳炎伴有耳鸣的患者手术治疗后约1/3的患者耳鸣减轻,1/3耳鸣不变,另1/3耳鸣加重。因此,中耳手术不能明显地解决耳鸣的问题。梅尼埃病行内淋巴囊减压术后,约有半数患者耳鸣减轻。

(四)康复评估

1. 身体结构与身体功能 目前尚未完全确定耳鸣的身体结构明显变化。

2. 活动和参与 4级以上耳鸣日常生活明显影响;7级耳鸣患者有自杀倾向。4级以下耳鸣对社会活动无明显影响,4级以上耳鸣社交困难、就业困难,生活质量明显下降。

(五)康复治疗

1. 助听器 有听力下降者可以通过佩戴助听器进行治疗。在听力得到改善的同时,环境噪声也会相应增加,这样耳鸣与环境噪声之间的信号强度差缩小,能够降低耳鸣的强度,改善患者生活质量。

2. 掩蔽治疗 耳蜗性耳鸣的掩蔽治疗效果好,但是对于神经性耳鸣要想进行掩蔽治疗必须使用与耳鸣同频的纯音,音量还必须超过耳鸣20dB,患者很难耐受。因此,现在多使用宽带噪声治疗,原理见耳鸣习服治疗。

3. 耳鸣习服治疗(tinnitus retrainingtherapy,TRT) 有译称耳鸣再训练疗法,TRT的基本原则是人类大脑具有极强的可塑性和适应不同刺激的能力(对一刺激的反应消失的现象在神经生理学中被称为习惯/或去条件化过程)。比如我们学习的过程,也就是原突触连接变化和新突触连接形成的过程。我们可以利用大脑的这一特点来达到对耳鸣的适应,再训练听觉系统与边缘系统和自主神经系统的联系,可以有效阻断耳鸣信号对边缘系统及自主神经系统的激活。治疗方法就是让中枢神经系统对耳鸣的敏感度下降乃至消失,即努力重建听觉系统的过滤功能,中止对耳鸣的听觉感受。习服治疗就是让中枢神经系统对耳鸣的敏感度下降乃至消失,即努力重建听觉系统的过滤功能,中止对耳鸣的听觉感受。临床上表现为患者可以感知到耳鸣的存在,但对他来讲耳鸣声和冰箱声没什么差别,并不觉得烦恼,耳鸣被忽略。临床治疗目标是让耳鸣者可以达到两种状态的适应:耳鸣者几乎意识不到耳鸣的存在,或者耳鸣者即使意识到耳鸣,也不被它所困扰。

因此,TRT的第一个重要措施是消除或减弱由耳鸣引起的不愉快、担忧的情绪,然后帮助患者进行训练以逐渐形成对耳鸣的适应。所以,TRT并不是消除耳鸣而是适应耳鸣,当感知到耳鸣时,它的响度、音调和治疗前相同,理解这一点非常重要。TRT的治疗方法包括:①咨询:TRT的第一部分耳鸣咨询,也就是通过详细解释,让耳鸣者了解耳鸣的产生机制以及了解什么是适应、采取什么方法才能达到适应,需要多长时间等。咨询中最重要的工作是解除耳鸣的神秘性,通过解释,可以减轻大脑皮层对边缘系统和自主神经系统的刺激,使这些系统的活动减弱,情绪行为反应越来越轻,从而逐步消除耳鸣对患者的负面影响。只有当患者不再对耳鸣有负面的体验时,他才有可能适应耳鸣。一旦患者的大脑皮层对耳鸣信号的评估结果是中性的,那么不需要特别的帮助就可以自然适应耳鸣。从心理学角度来看,人们往往害怕不了解的事物,而对于知道的事情即使是不愉快的也不觉得害怕。因此,作为治疗的一部分,向患者介绍与耳鸣相关的知识,有助于消除他们对耳鸣的错误理解,为进一步治疗奠定基础。②声治疗:尽管在 TRT 治疗中咨询非常重要,但声治疗在大多数病例中,对患者是很有帮助的。因为在有背景声的环境中,很难检测出某个独立的声音信号,除非该信号与周围环境有非常大的区别。增加耳鸣患者所处环境中的背景声音有助于减弱患者神经中枢对耳鸣声音的分辨,从而减弱对它的感知。

耳鸣习服治疗需要一定的强度和足够长的治疗时间。每天进行治疗要保证 4~6h,持续 1~2 年。同时注意音量不要太大,只要刚好达到听阈即可。

4. 声音治疗　是目前耳鸣综合治疗的重要一个环节,其有效性已经得到了临床的肯定。声音治疗使用的声音可以是自然界的声音也可以是不引起人情绪波动的舒缓音乐,不能有人的声音(人的声音容易引起情绪的变化)。根据自身的受教育以及个人经历、个人喜好的不同,自行选择风声、高山流水、特定的轻音乐、鸟鸣等适合自己大脑的声音。选择音质好发声装置很重要,这样才能最大限度地还原优美的声音。

声音的音量选择是非常有讲究的,这就涉及声音治疗的大脑机理,声音治疗不是掩蔽治疗,目的不是用来掩盖耳鸣,从而让大脑无从发现耳鸣,而是在大脑能够识别耳鸣的同时,让大脑处于一种放松的心境中,而不是一识别耳鸣就处于烦躁不安的状态,后者只能加重耳鸣的情绪反应,如此声音的音量应该和耳鸣差不多,此时应该是想听耳鸣就可以听到耳鸣,想听声音就可以听声音,这样处于一种放松平和的心境中,有意识地控制自己的注意力,而此时大脑的情绪系统被压制了。如此既可以训练患者的注意力转移的控制能力,又可以在一段时间里,不受耳鸣的干扰,处于一种忘却耳鸣的状态。理论上,这种状态持续时间越长,患者大脑对耳鸣的认知就会越模糊,最终达到耳鸣在不注意时成为一种大脑的默认的背景音,而加之患者通过训练提供了注意力转移的控制能力,可以轻松地在耳鸣与其他事物之间切换,两者结合就达到了治疗耳鸣的目的。

具体患者应每天听 3 次以上为好,每次应该听 20min 以上,除了时间,更为重要的是,每次听的时候应该全神贯注地沉浸其中,不能三心二意,否则适得其反。疗程较长,一般 12~24 个月,坚持治疗后疗效比较稳定,极少复发。

5. 经颅磁刺激(TMS)　是一种利用脉冲磁场,作用于大脑中枢神经系统,改变大脑皮层神经细胞的膜电位,使之产生感应电流,影响脑内代谢和神经电活动,从而引起的一系列生理、生化反应的磁刺激技术,是一种无痛、无创的绿色治疗方法。

6. 放松疗法　可以减少耳鸣引起的紧张反应。烦躁的耳鸣会引起紧张反应如神经质,过度兴奋,睡眠障碍等,可以通过有针对性地放松疗法及躯体治疗进行抑制。放松疗法如针灸、按摩、生物反馈等物理疗法等可分散患者的注意力。如果患者学会使用躯体治疗及放松疗法,就能够控制睡眠障碍及注意力过于集中的障碍。

7. 心理治疗　耳鸣可以引起恐惧、抑郁、社交困难及工作困难等一系列心理障碍。根据这些障碍的程度不同要进行相应的心理咨询及心理治疗。需要耳科医生与心理医生密切地配合。

8. 物理治疗

(1)电刺激和离子介入:在外耳道内灌注利多卡因溶液,在外耳道内放正电极,对侧小臂上放一个参照电极(负极),利多卡因可以通过鼓膜、鼓室、蜗窗 / 前庭窗进入内耳。但现在已经证实,用这种方式不能使利多卡因渗入内耳。离子介入与电刺激在内耳联合使用目前被理解为一种心理治疗。

(2)共鸣火花疗法:适合于动脉硬化、高血压病等血管系统功能障碍所致的耳鸣。每次治疗 1~3min,每日 1 次,15~20 次为一个疗程。

(3)直流电药物离子透入疗法:维生素 C 耳周离子透入,适用于神经性耳聋引起的耳鸣。每次15~20min,每日 1 次,15~20 次为一个疗程。

(4)耳内离子透入法:对慢性分泌性中耳炎引起的耳鸣有一定的疗效。药物可用 1%~2% 的碘化钾及0.15% 氯化钠等。

(5)透热疗法:用橄榄球型铅电极或用于耳郭的齿状铅版电极,把有效电极固定在耳后或放入外耳道,无效电极大小 50cm²,放在对侧颊部或颈侧部,或放在背后两肩胛之间的皮肤表面上,电流强度控制在0.2~0.7mV 之间,通电 10~15min,每日 1 次,10 次为一个疗程。

(6)针刺疗法:取听宫、翳风、外关、耳门、太溪穴,中度刺激,每日 1 次,10~15 次为一个疗程。

(7)按摩:耳屏、乳突、枕肌和颈后外侧区域按摩,时间 15min 左右,每日 2~3 次,每次要调换一个部位,10~15 次为一个疗程。

(8)超短波治疗:耳道热气流吹入、紫外线照射、离子化空气、雾化吸入、咽鼓管吹张等都是常用的方法,疗效是肯定的。

(9)催眠疗法:催眠治疗性暗示。主要应用于神经症、癔症性耳鸣等自觉性耳鸣效果非常突出。

(六)预后及健康教育

1. 预后　耳鸣的预后它实际上包括了两个概念:痊愈和适应。前者是指引起耳鸣的病因明确,病变得到治疗后,耳鸣完全消失;后者是指不管引起耳鸣的病因是否明确,原发病是否治愈,耳鸣依然存在,但通过治疗,耳鸣的负面影响完全消失,主要指对生活、工作、情绪及睡眠等方面的影响。临床上只有少部分的患者可能达到痊愈,但经过治疗大部分的慢性耳鸣患者都能达到适应。使耳鸣患者达到适应是我们的基本目标,只要最大程度地解除耳鸣的负面影响,完全适应耳鸣,那么就可以理解为耳鸣治愈,即使耳鸣依然存在。治疗耳鸣要有决心、毅力和耐心,修复之事非一日之功。特别是非手术治疗,医生要耐心向患者解释,医患要密切协作,持之以恒,长期治疗必定有效。

2. 健康教育　多数耳鸣的病因是非器质性病变,体内外环境因素是预防耳鸣的重要手段之一。

(1)讲究精神卫生:具有乐观性格的人长期保持轻松愉快的心境,有利于保护脑的功能,能促使对神经系统的兴奋和抑制的调节,促进内分泌系统、免疫系统、心血管系统、消化系统等方面发挥正常效能,并达到相互平衡,减少疾病。

(2)坚持体育锻炼:生命在于运动,运动促进健康。

(3)合理营养:做到合理配合膳食。

(4)养成良好的生活习惯:环境卫生温馨,温度适宜,不吸烟,不酗酒,兴趣广泛,生活规律。

(5)定期体检:定期健康检查,早期发现疾病,早期治疗。

(6)安全用药:用药一定严格掌握适应证,遵医嘱用药,用药期间任何不良反应及时报告或停药,切忌自行滥用药物。

六、梅尼埃病

(一)概述

1. 定义　梅尼埃病(Ménière's disease)是以原因不明、膜迷路积水为基本病理基础,反复发作性旋转性眩晕、听觉障碍、耳鸣和 / 或耳胀满感为典型特征的特发性内耳疾病。首次发病年龄以 30~50 岁居多。单耳患病者约占 85%,累及双侧者常在 3 年内先后患病。

2. 病因　本病的病因尚无定论,有下列几种学说。

(1)耳蜗微循环障碍:各种原因诱发的内耳微循环障碍均可使膜迷路组织缺氧、代谢紊乱,内淋巴液渗透压增高,致膜迷路积水。

(2)内淋巴液生成、吸收平衡失调:膜迷路中钙离子升高、前庭水管纤维化、狭窄、闭锁,前庭小管、内淋巴囊解剖与发育异常,碳酸酐酶、腺苷环化酶等酶活性改变,均可致内淋巴液生成、吸收平衡失调,最终产生膜迷路积水。

(3)膜迷路破裂:炎症或外伤引起膜迷路积水,使蜗管、球囊、椭圆囊膨胀,螺旋器、囊斑、壶腹嵴受压,膜迷路积水加重致膜迷路胀破,内、外淋巴液混合,刺激神经感觉细胞导致眩晕、耳鸣、耳聋,裂口愈合则病变暂恢复,而愈合后的膜迷路可再次破裂。膜迷路裂口较大时,可形成永久不愈的瘘管,膜迷路就不再发生积水与破裂的循环。

(4)其他学说:变态反应、自身免疫异常、内分泌功能障碍、病毒感染、微量元素缺乏、维生素C缺乏、内耳组织应激反应、中耳肌肉炎症、与患者具有家族遗传的人类白细胞抗原(HLA)某些特殊基因位点等因素亦可能与梅尼埃病的发生发展有关。

3. 流行病学　文献报道该病发病率差异较大,为7.5/10万~157/10万。发病年龄4~90岁,多发于青壮年,发病高峰为40~60岁。男女发病率为1:(1~1.3)。一般单耳发病,随着病程延长,可出现双耳受累有报道,首发症状20年后,约41.5%的患者双耳受累。

(二) 临床表现

1. 症状

(1)眩晕:典型者为无先兆的突然发作旋转性眩晕,少数患者发作前可有轻微耳胀满感、耳痒、时长者可达数日甚至数周。眩晕常同时伴恶心、呕吐、出冷汗、面色苍白及血压下降等自主神经反射症状,不伴头痛,无意识障碍。因转头或睁眼可使眩晕加重,患者多闭目静卧。发作间歇期长短不一。

(2)耳鸣:呈间歇性或持续性,多与眩晕同时出现,但眩晕发作前后可有变化。初始耳鸣为持续性低音调吹风声或流水声,后转为高音调蝉鸣声、哨声或汽笛声。眩晕发作过后,耳鸣逐渐减轻或消失,多次发作可使耳鸣转为永久性,并于眩晕发作时加重。

(3)耳聋:初次眩晕发作即可伴有单侧或双侧耳聋,发作间歇期听力常能部分或完全自然恢复,这种发作时与发作后的听力波动现象是本病的一个特征。随发作次数增多,听力损失逐渐加重,并可转化为不可逆的永久性感音神经性聋。

(4)其他症状:发作时患耳闷胀感或压迫感较多见,或有头胀满感或有头重脚轻感。有的患者可有复听(diplacusia),即双耳将同一纯音听为音调与音色完全不同的两个声音。

2. 体征　由于大多数患者就诊时发作期已过,或虽在发作期而症状已有所减轻,故一般不易观察到峰值期的体征。偶遇急性发作者可见患者卧床不起,面色苍白,精神紧张,表情恐惧。检查可见自发性水平型或水平旋转型眼球震颤,快相向患侧或健侧。发作过后,眼震逐渐消失。耳镜检查鼓膜多无异常发现。

3. 特殊检查　发作期难以对患者进行全面检查,间歇期可进行以下检查。

(1)听力测试:音叉测试林纳试验(Rinne test)阳性,韦伯试验(Weber test)居中或偏向健侧,施瓦巴赫试验(Schwabach test)骨导正常或缩短。初次发作过后纯音测听听阈曲线可能基本正常或有轻度感音神经性聋,低频听力损失为主,多次发作过后,听力曲线为轻度至重度感音神经性聋,低频、高频听力均可累及,但罕见全聋。早期听力波动明显,可有复响。声导抗鼓室曲线正常,镫骨肌声反射阈与纯音听阈差缩小。耳声发射检查DPOAE幅值降低或引不出反射。听性脑干反应测听I波、V波潜伏期延长或阈值提高。耳蜗电图SP-AP复合波增宽,-SP/AP比值异常增加。

（2）前庭功能检查：在初次发作间歇期，眼震电图检查各种自发及诱发试验结果可能正常，多次发作者可能出现前庭功能减退或丧失，或有向健侧的优势偏向。减压外耳道可能诱发眩晕与眼球震颤，称安纳贝尔征（Hennebert sign），提示膨胀的球囊已达镫骨足板下或与足板发生纤维粘连，如以强声刺激诱发眩晕与眼震，则称图利奥现象（Tullio phenomenon）。

（3）甘油试验（glycerol test）：试验前进行纯音测听，确定基准听阈，患者禁食 2h 后，按 1.2~1.5g/kg 的甘油加等量生理盐水或果汁一次顿服，3 小时内，每隔 1h 测听 1 次，如 250~1 000Hz 气导听力改善>15dB，则为甘油试验阳性，提示耳聋系膜迷路积水引起，处于波动性、部分可逆性阶段。试验前后进行耳蜗电图、耳声发射、听性脑干反应测听检查可为甘油试验提供客观依据。

（4）影像学检查：内耳道及脑桥小脑角 CT 或 MRI 检查，部分患者可显示导水管变直变细等影像，有助于本病的鉴别诊断。

（三）临床诊断与处理

1. 诊断　下列步骤对于本病的诊断是必须的。

（1）对患者主诉眩晕进行综合分析：①反复发作的旋转性眩晕，常伴恶心、呕吐、平衡障碍，无意识丧失；持续 20min~12h，至少发作 2 次以上；可伴水平或水平旋转型眼震。②至少 1 次纯音测听为感音神经性聋。③波动性听力下降、耳鸣。④耳胀满感。排除类似眩晕的非眩晕症状如头晕、头昏、站立不稳、头重脚轻以及晕厥等。

（2）区别中枢性与周围性眩晕，排除中枢性眩晕。

（3）排除非耳性疾病引起的眩晕，如颈部疾病、中枢神经系统疾病、精神性疾病等。

（4）排除其他耳蜗、前庭系统疾病。

（5）临床分期：根据患者最近 6 个月内间歇期听力最差时 0.5、1.0 及 2.0kHz 纯音的平均听阈进行分期。梅尼埃病的临床分期与治疗方法的选择及预后判断有关。双侧梅尼埃病，需分别确定两侧的临床分期。

一期：平均听阈≤25dB HL。

二期：平均听阈为 26~40dB HL。

三期：平均听阈为 41~70dB HL。

四期：平均听阈>70dB HL。

由此可见，梅尼埃病的确诊较难，必须系统询问病史，全面检查，综合分析，有时甚至需要进行长期随访观察。

2. 鉴别诊断　诊断注意与下列情况鉴别。

（1）突发性聋：常为中度、重度或全聋，可伴耳鸣、眩晕、恶心、呕吐，但无反复发作特征，耳聋无波动。初次发作的梅尼埃病应注意鉴别。

（2）前庭神经元炎：突发眩晕，伴自发性眼震、恶心、呕吐，但无耳鸣、耳聋，发病前多有上呼吸道感染史，无反复发作特征。

（3）良性阵发性位置性眩晕（benign paroxysmal positionalvertigo，BPPV）：反复发作性眩晕，伴眼震，无耳鸣、耳聋，眩晕发作往往与头部位置改变有关。

（4）药物性前庭耳蜗损害：眩晕、耳鸣、耳聋多缓慢发生，眩晕逐渐减轻或完全消失，耳聋、耳鸣则进行性加重，患者常能提供使用耳毒性药物史。

（5）亨特综合征（Hunt syndrome）：突然发生眩晕、耳鸣、耳聋，但不会反复发作，耳部带状疱疹和周围性面瘫有助于鉴别。

（6）迷路瘘管或迷路炎：眩晕、耳鸣、耳聋可突然发生，耳聋有波动性，但眩晕无反复发作特征，患者有慢性化脓性中耳炎史、中耳手术史或外伤史。

(7)耳硬化：多为无任何诱因的双耳进行性听力减退，但常不同时发生。最初听力减退轻微，发展速度缓慢，逐渐加重，患者常难以确定起病时间。外伤、过度疲劳、烟酒过度、妊娠等可致听力减退显著加剧。耳鸣可为间歇性或持续性，常见低音调耳鸣。少数患者的耳鸣出现于听力减退之前，多数与耳聋同时出现。不少患者在喧闹环境中反较在安静环境下的听觉为好，临床将此现象称为威利斯听觉倒错（paracusis of willis）或威利斯误听（Willis paracusia）。少数患者在头部活动后出现轻度短暂眩晕。

(8)听神经瘤：眩晕较轻，为逐渐发生，少有旋转性，长于起病时患侧听力下降及耳鸣，逐渐发展为重度感音神经性聋，但亦有出现突发性聋者。患侧前庭功能减退或消失。病程进展中可出现三叉神经或面神经功能障碍。颞骨CT及MRI可见内耳道扩大及肿物。脑脊液中蛋白含量多有增加。

(9)其他疾病：唯一基底动脉供血不足常导致眩晕，但多无耳鸣及听力减退。慢性脑缺血可伴发眩晕、耳鸣及听力减退，但无反复发作。急性心血管疾病、暴发性脑炎等病程初期可出现类似眩晕症状，应注意鉴别。

3. 临床处理

(1)药物治疗：尚无特效疗法。发作期按急诊处理常规，尽快缓解眩晕、恶心、呕吐，选用脱水剂、抗组胺药、镇静剂或自主神经调整药物：50%葡萄糖注射液40mL、维生素B_6注射液100mg，静脉注射；茶苯海明片50mg，3次/d；谷维素片20mg，3次/d；地西泮片5mg，3次/d；盐酸氯丙嗪片25mg，3次/d；盐酸氟桂利嗪胶囊15mg，3次/d。间歇期可试用以下几类药物或疗法：①血管扩张剂；②抗组胺药；③中效或弱效利尿剂；④钙通道阻滞剂；⑤庆大霉素等鼓室内注射（应慎用，一般限于双耳听觉功能已完全丧失者）；⑥维生素类；⑦中成药制剂。

(2)手术治疗：适用于发作频繁、症状较重、病程较长，并对工作、生活有明显影响者。耳鼻喉科可根据情况选择以下术式：①内淋巴囊手术（endolymphatic sac surgery）如内淋巴囊减压术（endolymphatic sac decompression）、内淋巴蛛网膜下腔分流术（endolymphaticsubarachnoid shunt）等；②前庭神经切除术（vestibular neurectomy）；③鼓索神经切断术（chorda tympanectomy）；④颈交感神经切除术（cervicalsympathectomy）；⑤经前庭窗减压术，如球囊切开术（sacculotomy）、耳蜗球囊造瘘术（cochleosacculotomy）；⑥迷路切除术（labyrinthectomy）。

(四)康复评估

1. 身体结构与身体功能　梅尼埃病的主要内耳病理变化：①膜迷路积水的早期阶段，蜗管与球囊膨大，前庭膜被推向前庭阶；②膜迷路积水加重可使椭圆囊及半规管壶腹膨胀；③螺旋器听毛细胞和支持细胞、神经纤维和神经节细胞退行性变，血管纹萎缩；④内淋巴囊上皮皱褶变浅或消失，上皮细胞退变，囊壁纤维化。

2. 活动能力　疾病非发作期日常生活无明显影响，但不能从事登高、驾驶等存在风险的工作。疾病发作期日常生活明显影响，重者必须卧床。

3. 参与　生存质量明显影响，社交困难、就业困难、经济困难。

(五)康复治疗

1. 一般康复治疗　发作期卧床休息，宜静卧于光线较暗的房间，嘱其卧于喜爱的位置，禁烟、酒、咖啡及浓茶，低盐、低脂肪、高蛋白、高维生素饮食。

2. 前庭康复训练　是一种物理治疗方法，适应证为稳定、无波动性前庭功能损伤的梅尼埃病患者，可缓解头晕，改善平衡功能，提高生活质量。前庭性康复训练的方法包括一般性前庭康复治疗、个体化前庭康复治疗及基于虚拟现实的平衡康复训练等。

3. 针刺治疗 常用穴位：合谷、列缺、曲池、足三里、三阴交、委中等。一般每次针刺两对穴位，上、下肢各一对，交替使用。颈部不适或有腰痛者，加针太阳、翳风、神庭、上星等。每日行针 1 次，每次留针 30min。也可在耳郭上 1cm 处的前后范围内（或称"晕听区"）进行针刺或电针刺，一般每日 1 次，每次留针 30min。耳针在发作期也能明显见效。

（六）预后及健康教育

由于本病即使不经任何治疗，症状亦可自行缓解，有些在发作数次后即自行终止，从此不再发作，有些则在间歇数年后有反复发作。健康教育应包括：①向患者解释本病是内耳疾病，不威胁生命，并介绍本病的预后情况，以解除其疑虑和恐惧。②低盐、低脂肪、高蛋白、高维生素饮食。③发作期静卧于暗室内。④鼓励患者于发作间歇期加强锻炼，增强体质和耐力，劳逸结合。⑤禁烟、酒及浓茶。

七、良性阵发性位置性眩晕

（一）概述

1. 定义 良性阵发性位置性眩晕（BPPV），又名耳石症。是以头位改变所诱发、反复发作的短暂眩晕和特征性眼球震颤为表现的外周前庭病变。常具有自限性，而被称为良性眩晕。Barany（1921年）最早在医学文献中描述了体位诱发的眩晕。Dix 和 Hallpike（1952 年）在系统总结该病临床特征的基础上，建立了一种特殊的变位诊断方法——Dix-Hallpike 试验，首次将本病命名为良性阵发性位置性眩晕。

2. 病因 约半数患者的病因不明确，属于特发性 BPPV。多见于老年人及女性，可能与年龄增长所致，耳石退化加速、吸收能力下降及耳石的稳定性降低等有关，激素水平改变、代谢紊乱及骨质疏松等也可能是易患因素。继发性 BPPV 继发于其他耳科或全身系统疾病，最常见的原因是头部外伤和前庭神经炎，其他有梅尼埃病、突发性聋、中耳或内耳的感染和手术、长期卧床等。

3. 流行病学 良性阵发性位置性眩晕是最常见的前庭周围性眩晕疾病，占外周性眩晕的 20%~40%，男女比例为 1：（1.5~2），通常 40 岁以后高发。据粗略估计，大约 2.4% 的人群一生中曾有过 BPPV 发作史。

（二）临床表现

1. 症状 发病突然，患者在头位变化时出现强烈旋转性眩晕，常持续于 60s 之内，伴眼震、恶心及呕吐。症状常发生于坐位躺下，或从躺卧位至坐位时，或出现于床上翻身时，患者常可察觉在向某一头位侧身时出现眩晕，常于睡眠中因眩晕发作而惊醒。眩晕的程度变化较大，严重者于头部轻微活动时即出现，眩晕发作后可有较长时间的头重脚轻，漂浮感及不稳定感。整个发作的病程可为数小时至数日，个别可达数月或数年。本病症状的出现，可呈现周期性加剧或自发缓解。间歇期长短不一，有时可 1 年或数年不发病，甚至可长达 10~20 年不发病者。

按受累的半规管不同，分为四种亚型：后半规管 BPPV、水平半规管 BPPV、上半规管 BPPV 和混合型 BPPV。后半规管 BPPV 最常见，约占 90%，水平半规管 BPPV 次之，上半规管 BPPV 极少。各型患者均具有 BPPV 的基本特征，但在眩晕程度及常见诱发体位略有差异。一般而言，水平半规管 BPPV 较后半规管 BPPV 症状重、持续时间长，而混合型较单一半规管受累者症状更明显。

2. 体征

（1）Dix-Hallpike 试验：为后半规管 BPPV 的特异检查。方法（图 15-1）：患者坐于检查床上，头转向一侧 45°；在检查者帮助下快速躺下，头悬床边与水平面成 20°，观察 30s 或至眼震消失后坐起。同手法检查对侧。后半规管 BPPV 患者当患耳朝下时诱发出短暂眩晕和眼震，恢复坐位时会出现相似表现，其眼震特点如下：①方向为垂直、旋转性；②眼震迅速增强而后减弱；③有潜伏期，一般为数秒；④持续时间短，一般为 5~10s，不长于 1min；⑤有疲劳性，即反复置于激发头位后眼震减弱或消失；⑥从悬头位恢复到坐位时,眼震方向发生逆转。注意:部分患者眼震减弱,需要借助 Frenzel 眼镜或红外视动眼震仪进行观察。

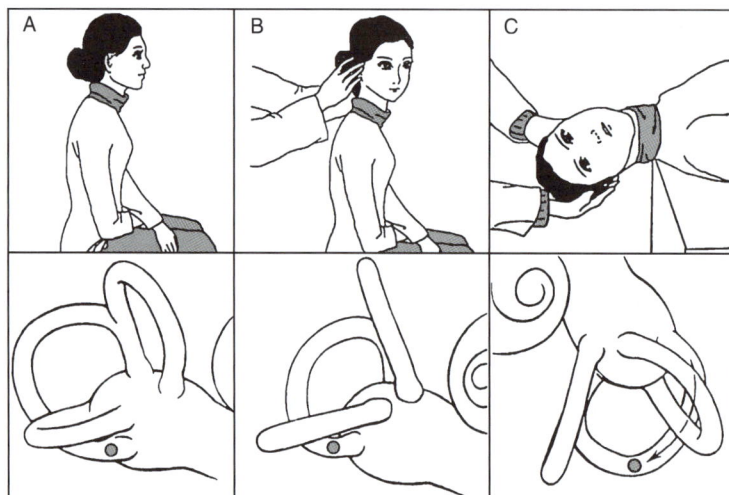

图 15-1　Dix-Hallpike 试验示意图

患者坐于检查床上(A);头转向一侧 45°(B);在检查者帮助下快速躺下,头悬床边与
水平面成 20°(C)。观察 30s 或至眼震消失后坐起。同手法检查对侧。

(2)滚转试验(roll test):是水平半规管 BVPP 的特异性检查。方法:患者仰卧于检查床上,在检查者帮助下迅速向左或右侧转头,观察 1min 或至眼震停止。如为水平半规管 BPPV,患者立刻出现(无潜伏期)旋转性眩晕和水平眼震。向地性眼震为管结石症(canalithiasis),通常持续 30~60s;离地性眼震提示为嵴帽结石症(cupulolithiasis),持续时间>1min。

3. 听力学检查　听力一般正常。

4. 前庭功能检查和影像学检查　可用于本病的病因诊断或鉴别诊断。

(三)临床诊断与处理

1. 诊断　①相对于重力方向改变头位后出现反复发作的、短暂的眩晕或头晕(通常持续不超过 1min);②位置试验中出现眩晕及特征性位置性眩晕;③排除其他疾病,如前庭性偏头痛、前庭阵发症、中枢性位置性眩晕、梅尼埃病、前庭神经炎、迷路炎、上半规管裂综合征、后循环缺血、直立性低血压、心理精神源性眩晕等;④本病诊断时需要根据病史和变位试验结果对受累半规管作出准确判断。其中后半规管 BPPV 与水平半规管 BPPV 的鉴别要点见表 15-1。

表 15-1　后半规管 BPPV 与水平半规管 BPPV 的鉴别要点

鉴别点	后半规管 BBPV	水平半规 BPPV
常见诱发体位	起、卧床,头前倾和后仰	床上翻身、转头
眩晕持续时间	多数<30s	多数 30~60s
潜伏期	一般 3~5s	无或<3s
眼震方向	垂直旋转性	水平
疲劳性	有	无
特征性变位试验	Dix-Hallpike 试验	滚转试验

2. 治疗　BPPV 有一定的自限性,自然病程数天至数月,很少超过 1 年,1 个月内自愈者约 50%,但可反复发病。最有效的方法是耳石复位。

(1)耳石复位治疗

1)Epley 复位法:是目前治疗后半规管 BPPV 最常用的手法。该法通过依次改变患者头位,使耳石在重力作用下移动,从后半规管排出(图 15-2)。

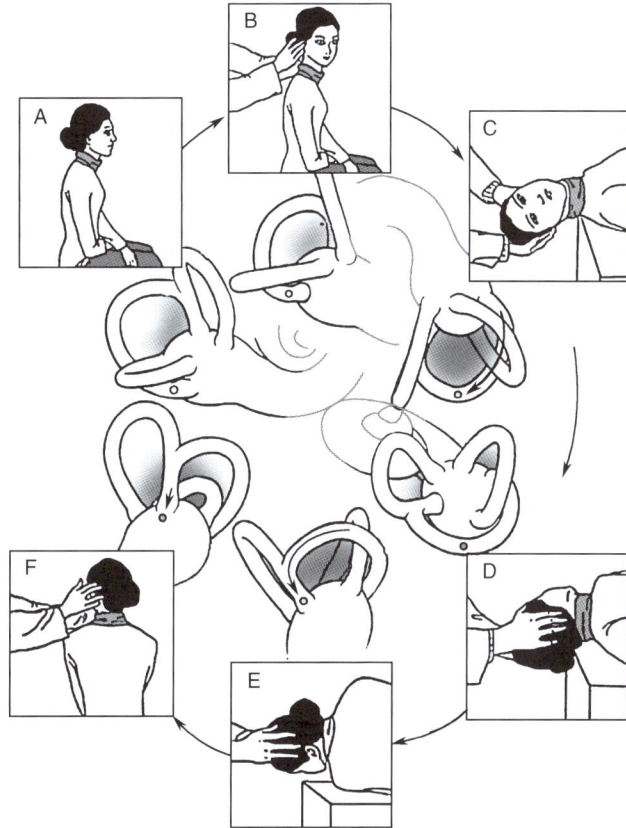

图 15-2　Eplay 法示意图

患者坐于治疗床上(A);头向患侧转 45°(B);在治疗者帮助下迅速取仰卧位,头垂于床边(C);头向健康侧 90°,此时相当于健侧 Dix-Hallpike 位(D);将患者头部连同身体一起继续向健侧旋转 90°,使其侧卧于治疗床上,此时头部偏离仰卧位达 135°(E);恢复坐位,完成一个治疗循环(F)。上述每一体位至少保持 30~60s 或维持到眼震消失为止。整个治疗过程反复进行,直到任意位置均无眩晕和眼震出现后再重复 2~3 个循环。

2)Lempert 复位法:又称 Barbecue 翻滚法、用于治疗水平半规管 BPPV。

3)耳石复位仪:可作为一种复位治疗选择,适用于手法复位困难的患者。

(2)药物治疗:原则上药物并不能使耳石复位,但当合并其他疾病时,或复位后有头晕、平衡障碍等症状时可给予改善内耳微循环的药物,如倍他司汀、银杏叶提取物等。

(3)手术治疗:适用于极少数手法复位后仍迁延不愈,对日常工作和生活有较大影响的 BPPV 患者,可考虑行半规管堵塞术。

(4)前庭康复训练:前庭康复训练通过中枢适应和代偿机制提高患者前庭功能,减轻前庭损伤导致的后遗症。前庭康复训练可作为 BPPV 患者耳石复位的辅助治疗。

（四）康复评估

1. 身体结构与功能

（1）管结石症学说：Hall、Ruby 和 McClure（1979 年）提出，由于各种原因致耳石脱落，或变性的耳石聚集于后半规管近壶腹处，当头位移动至激发位置（悬头位）时，半规管成为垂直方向，管石开始受到重力的作用，向离开壶腹的方向移动而牵引内淋巴。为了克服嵴顶的弹性以及半规管内内淋巴的惯性，需经数秒钟后，内淋巴及嵴顶才产生移位，此即为产生眩晕及眼震的潜伏期。眼震的快相朝向位置在下的耳。当管石移动至半规管近水平的位置时，对内淋巴的牵引力减少或停止，弹性使嵴顶回至中间位，故眩晕及眼震停止。头位恢复至直立位置时，管石的重力作用与悬头位方向相反，故眼震的方向与悬头位相反。当反复进行激发头位时，管石散开，在管内往返移动的次数减少，从而使眩晕感或眼震减弱或不发生。

（2）嵴帽结石症学说：Schuknecht（1962 年，1969 年）提出：变性的耳石从椭圆囊斑处脱落，此种碱性颗粒沉积于后半规管的嵴顶，引起的内淋巴与嵴顶处密度不同，从而使比重发生差异（正常情况下，两处重力作用相同），导致对重力作用的异常感知。

2. 活动能力　疾病非发作期日常生活无明显影响，但可反复发作，不能从事登高、驾驶、独自出行等有风险的工作。疾病发作期日常生活明显影响，患者可有濒死感、恐惧感，重者必须卧床，不能自理。

3. 参与　主要进行生存质量、社会交往及职业评定。

（五）康复治疗

1. 耳石复位　是目前治疗 BPPV 的主要方法。操作简便，可徒手或借助仪器完成，效果良好。复位时应根据不同半规管类型选择相应的方法。

2. 前庭康复训练　是一种物理训练方法、通过中枢适应和代偿机制提高患者前庭功能，减轻前庭损伤导致的后遗症。前庭康复训练可作为 BPPV 患者耳石复位的辅助治疗，用于复位无效以及复位后仍有头晕或平衡障碍的病例，或在复位治疗前使用以增加患者对复位的耐受性。如果患者拒绝或不耐受复位治疗，前庭康复训练可以作为替代治疗。

（1）眼训练：眼球向上、下运动 20 次；从一侧到另一侧 20 次；注视手指于一臂的距离，移动手指到 35cm 处，再回到一臂远，20 次，开始慢之后加快。

（2）头运动：睁眼头前屈后伸 20 次，从一侧转头到另一侧 20 次，开始慢后加快。眩晕消失后，闭眼做同样动作。逆时针、顺时针转头各 20 次。

（3）体位改变：坐位 - 悬头位 - 转向左；坐位 - 悬头位 - 转向右。

（4）坐位：耸肩 20 次；转肩向右再向左 20 次；向前屈，从地上捡东西再坐好，20 次。

（5）位置改变：鼻触左膝 - 右耳触左肩；鼻触右膝 - 左耳触右肩，各 20 次。

（6）体位改变：坐位 - 仰卧位 - 左侧卧位 - 右侧卧位 - 仰卧位 - 坐位，20 次。

（7）站立：睁眼从坐到立，再坐回 20 次。闭眼做同样的动作 20 次；两手之间掷橡皮球（于眼平面或膝盖以上）。

（8）走动：横穿房间走动，先睁眼，后闭眼睛 20 次，上下斜坡先睁眼后闭眼睛各 10 次，弯腰俯首 20 次。单足站立先睁眼后闭眼各 10 次。一足在另一足前行走（脚跟碰脚尖走直线），先睁眼后闭眼。

各节体操开始可缓慢，后逐渐加快。从上到下 1 次做完。每天 2~3 次，每次 15~30min。至少锻炼 2 个月方可恢复。

（六）预后及健康教育

应对患者宣教 BPPV 对自身安全的危害、疾病潜在的复发风险和随访的重要性。宣教可以通过发放纸质传单的方式,重要目的是帮助患者理解什么是 BPPV。对于年老体弱的患者,告知跌倒的风险十分重要,还包括对居家环境安全的评估,活动的限制,以及需要家庭监护的建议。告知患者随访的重要性,治疗后出现主观听力丧失、步态异常、非位置性眩晕、恶心、呕吐等均是警讯症状,提示需就诊,接受进一步检查。

(张爱华)

第三节　鼻　部　疾　病

一、急性鼻炎

(一) 概述

1. 定义　急性鼻炎(acute rhinitis)是由病毒感染引起的鼻腔黏膜急性炎症性疾病,俗称伤风、感冒,有传染性,四季均可发病,但冬季更多见。

2. 病因　病毒感染是其首要病因,常在病毒感染的基础上继发细菌感染。最常见的是鼻病毒,其次是流感病毒和副流感病毒、腺病毒、冠状病毒、柯萨奇病毒、呼吸道合胞病毒、埃可病毒及副黏病毒等。病毒传播方式主要是经过呼吸道吸入,其次是通过被污染物体或食物进入机体。机体在某些诱因影响下,抵抗力低下,病毒易侵犯鼻腔黏膜。常见诱因有:①全身因素:受凉、过劳、烟酒过度、维生素缺乏、内分泌失调或其他全身性慢性疾病(如心、肝、肾)等。②局部因素:鼻中隔偏曲、慢性鼻炎、鼻息肉等鼻腔慢性疾病;邻近感染病灶,如慢性化脓性鼻窦炎、慢性扁桃体炎等。

(二) 临床表现

1. 症状　本病潜伏期约 1~3d。初期表现鼻内干燥、灼热感或痒感和喷嚏,继而出现鼻塞、水样鼻涕、嗅觉减退和闭塞性鼻音。继发细菌感染后,鼻涕变为黏液性、黏脓性或脓性。全身症状因个体而异,轻重不一,亦可进行性加重。多数表现全身不适、倦怠、头痛和发热(37~38℃)等。小儿全身症状较成人重,多有高热(39℃以上),甚至惊厥,常出现消化道症状,如呕吐、腹泻等。

2. 体征　鼻黏膜充血、肿胀,下鼻甲充血、肿大,总鼻道或鼻底有较多分泌物,初期为水样,以后逐渐变为黏液性、黏脓性或脓性。

(三) 临床诊断与处理

1. 诊断　根据症状与体征进行诊断。注意与流感、变应性鼻炎、血管运动性鼻炎、急性传染病鉴别。

2. 药物治疗

(1) 全身应用抗生素:合并细菌感染或可疑并发症时用,可采取口服、肌肉注射或静脉注射等途径给药。

(2) 局部治疗

1) 鼻内用减充血剂:首选盐酸羟甲唑啉喷雾剂,亦可用 1%(小儿用 0.5%)麻黄碱滴鼻液滴鼻,使黏膜消肿,减轻鼻塞,改善引流。此类药物连续不超过 7d,最长不超过 10d。滴鼻方法:①仰卧法:仰卧,肩下垫枕,前鼻孔朝上(图 15-3),或仰卧头后仰悬垂于床缘外。②坐位法:坐位,背靠椅背,头后仰,前鼻孔朝上。③侧卧法:侧向患侧,头下悬垂于床缘外,此法适用于单侧患病者。体位取定后,经前鼻孔滴入药液,每侧 3~5 滴。并保持该体位 2~3min。此滴鼻方法适用于任何鼻腔和鼻窦疾病。

2) 鼻用糖皮质激素:是目前临床治疗鼻炎、鼻窦炎的首选局部用药。糖皮质激素具有抗炎作用,其抗炎机制为脂溶性的糖皮质激素分子穿过靶细胞膜进入细胞质,与糖皮质激素受体结合,通过调节基因的转录,增加抗炎基因的转录和减少炎性基因的转录而发挥抗炎作用。鼻用糖皮质激素通过在鼻黏膜局部降低鼻黏膜炎性反应程度而缓解鼻塞症状,其生物利用度低,全身副作用小,是鼻腔和鼻窦炎症性疾病的理想局部用药。鼻用糖皮质激素不良反应主要局限于鼻腔局部,如鼻部干燥感,有时可有鼻部出血、涕血,极个别使用不当的病例会出现鼻中隔穿孔。因此,掌握正确使用鼻用糖皮质激素的方法很重要,喷鼻时应注意:①喷雾器喷头应朝向鼻腔外侧(即外眦方向)。右手持药喷左侧鼻腔,左手持药喷右侧鼻腔,这样鼻喷剂的喷头均朝向鼻腔外侧,避免两侧喷药时都对着中线,即鼻中隔的部

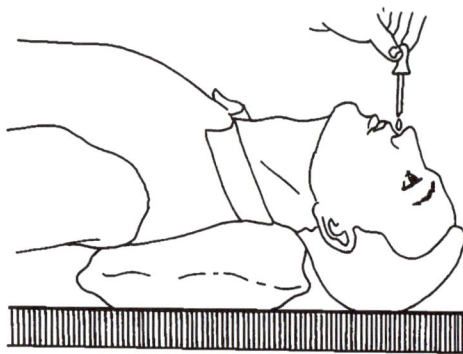

图 15-3　滴鼻药法

位,长期可导致鼻中隔损伤。②喷完后尽量使鼻孔朝天,用鼻尽量往里吸,这样可使药液向后较均匀地分布在鼻腔黏膜,充分发挥药物治疗作用。鼻用糖皮质激素喷鼻时需注意不同制剂对儿童患者可使用的年龄范围。

（四）康复评估

1. 身体结构与身体功能　发病早期,鼻黏膜血管痉挛、黏膜缺血、腺体分泌减少,鼻腔黏膜灼热感。进而血管扩张、黏膜充血、水肿、腺体及杯状细胞分泌增加、黏膜下单核细胞和吞噬细胞浸润。继发细菌感染者,黏膜下中性粒细胞浸润,纤毛及上皮细胞坏死脱落。恢复期,上皮及纤毛细胞新生,纤毛功能与形态逐渐恢复正常。

2. 活动能力　身体活动无明显影响。

3. 参与　发病期间社会活动障碍,生活质量下降,康复后社交正常。

（五）康复治疗

1. 一般治疗　发病早期用生姜、红糖、葱白煎水后服用发汗可减轻症状,缩短病程。多饮水,清淡饮食,便秘者可服缓泻剂以疏通大便,注意休息。

2. 物理治疗　①超短波治疗:小号电极于鼻翼两侧,间隙 1~2cm 无热量每次 8~12min,每天 1 次,3~5 次为一个疗程。②红光、太阳灯局部照射,每次 10~15min,每天 1 次,3~5 次即可。③体腔紫外线鼻腔内照射:4~6 个生物剂量,每天或两天 1 次。肾上腺素离子透入,对鼻通气不良或麻黄碱滴鼻效果不佳者,有一定疗效。④半导体激光治疗:半导体激光作用于机体时会产生生物刺激效应,可以促进细胞再生,加速组织修复,改善血液循环,消炎止痛,减轻水肿,调节机体免疫功能。每日 1~2 次。

3. 针灸疗法　穴位针刺主穴:迎香、合谷。配穴:列缺、印堂穴。以鼻腔通畅为度,或做迎香、鼻通穴位按摩,可减轻鼻塞。

（六）预后及健康教育

1. 增强机体抵抗能力　加强锻炼身体,提倡冷水洗脸或冷水浴,冬季增加户外活动,增强对寒冷的适应能力。此外,注意劳逸结合和合理饮食。成人注射鼻病毒疫苗可能有助于防止感染。有报告指出儿童在流行期注射丙种球蛋白或胎盘球蛋白有增强抵抗力和预防感染之效。

2. 避免传染　感冒流行期间应避免与患者密切接触,尽量不或少出入公共场所,注意居室通风。板蓝根等抗病毒中药有一定预防作用。

二、慢性鼻炎

(一) 概述

1. 定义　慢性鼻炎(chronic rhinitis)是鼻腔黏膜和黏膜下层的慢性炎症性疾病。临床表现以鼻腔黏膜肿胀,分泌物增多,无明确致病微生物感染,伴有不同程度的功能紊乱,病程持续数月以上或反复发作,间歇期也不能恢复正常为特征。慢性鼻炎是一种常见病。

2. 病因　未明。一般认为,本病不是感染性疾病,即使有感染存在,也是继发性的。目前认为,本病与很多因素相关。

(1) 局部因素:①急性鼻炎反复发作或未获彻底治疗,迁延成慢性炎症。②鼻腔及鼻窦慢性疾病:如鼻中隔偏曲阻碍鼻腔通气引流,增加鼻黏膜反复发生感染的机会,且不易彻底治愈。③邻近感染性病灶:如慢性扁桃体炎,腺样体肥大等。④鼻腔用药不当或过久:如鼻内滥用萘甲唑啉或麻黄碱滴鼻液 10d 以上或更长时间,可导致药物性鼻炎。

(2) 职业及环境因素:长期或反复吸入粉尘(如水泥、石灰、煤尘、面粉等)或有害化学气体(如二氧化硫、甲醛等),生活或生产环境中温度和湿度的急剧变化(如炼钢、烘熔、冷冻作业)均可导致本病。

(3) 全身因素:①全身性慢性疾病:如贫血、糖尿病、风湿病、结核、心肝肾疾病和自主神经功能紊乱以及慢性便秘等,可引起鼻黏膜血管长期淤血或反射性充血。②营养不良:维生素 A、C 缺乏。③内分泌疾病或失调:如甲状腺功能减退可引起鼻黏膜水肿。妊娠后期和青春期,鼻黏膜常有生理性充血、肿胀。

(4) 其他因素:烟酒嗜好,长期过度疲劳,免疫功能障碍,变应性鼻炎等。

3. 分类　根据病理类型和临床表现,慢性鼻炎可分为两种类型:慢性单纯性鼻炎(chronic simple rhinitis)和慢性肥厚性鼻炎(chronichypertrophic rhinitis)。两种临床类型在病理学上虽有不同,但实际上无明确界限,前者可发展、转化为后者。两者间临床表现略有差异,治疗亦有所区别。

(二) 临床表现

1. 慢性单纯性鼻炎

(1) 鼻塞:特点为:①间歇性:白天、夏季、劳动或运动时减轻,夜间、静坐、寒冷时加重。②交替性:变换侧卧方位时,两侧鼻腔阻塞随之交替。居下位的鼻腔阻塞,居上位者则通气。

(2) 多涕:一般多为黏液涕,继发感染时有脓涕。有时可伴有头痛、头昏、咽干、咽痛。闭塞性鼻音、嗅觉减退、耳鸣和耳闭塞感不明显。

(3) 体征:鼻腔黏膜充血,下鼻甲肿胀,表面光滑、柔软,富于弹性,探针轻压之凹陷,探针移开后立即复原,对减充血剂敏感。分泌物较为黏稠,主要位于鼻腔底、下鼻道或总鼻道。

2. 慢性肥厚性鼻炎

(1) 鼻塞:单侧或双侧持续性,无交替性。

(2) 黏涕:鼻涕不多,黏液性或黏脓性,不易擤出。

(3) 鼻音及其他:常有闭塞性鼻音、耳鸣和耳闭塞感以及有头痛、头昏、咽干、咽痛。少数患者可能有嗅觉减退。

(4) 体征:下鼻甲黏膜肥厚,鼻甲骨肥大。黏膜表面不平,呈结节状或桑葚样,尤以下鼻甲前端和后端游离缘为甚。探针轻压之为实质感,无凹陷,或虽有凹陷,但不立即复原,对减充血剂不敏感。分泌物为黏液性或黏脓性,主要见于鼻腔底和下鼻道。

(三) 临床诊断与处理

1. 诊断　依照患者病史及鼻部检查,确诊不难,但应注意与其他类型的慢性鼻炎相鉴别。

2. 慢性单纯性鼻炎　治疗原则是根除病因,恢复鼻腔通气功能。

（1）病因治疗：找出全身和局部病因，及时治疗全身性慢性疾病，鼻窦炎、邻近感染病灶和鼻中隔偏曲等。改善生活和工作环境，锻炼身体，提高机体抵抗力。

（2）局部治疗：①鼻内用糖皮质激素。慢性鼻炎首选用药，具有良好抗炎作用，并最终产生减充血效果。根据需要可较长期应用，疗效和安全性好。②鼻腔清洗。鼻内分泌物较多或较黏稠者，可用鼻腔冲洗器盛2%~3%盐水或生理盐水清洗鼻腔，以清除鼻内分泌物，消炎，改善鼻腔通气。③鼻内用减充血剂。可选择盐酸羟甲唑啉喷雾剂，连续应用不宜超过7d。若需继续使用，则需间断3~5d。长期应用0.5%~1%麻黄碱滴鼻液可损害鼻黏膜纤毛结构，应尽量避免。若不得不使用，应少量间断应用。禁用盐酸萘甲唑啉滴鼻液，因已证实其可引起药物性鼻炎。

3. 慢性肥厚性鼻炎　①药物治疗：原则同单纯性鼻炎。②手术治疗：黏膜肥厚、对减充血剂不敏感者，可试行下鼻甲黏膜下部分切除术、下鼻甲骨折外移术，鼻甲射频消融术等术式。

（四）康复评估

1. 身体结构与身体功能　早期表现鼻腔黏膜固有层动、静脉通透性增加，黏膜固有层水肿。晚期发展为黏膜、黏膜下层甚至骨膜和骨的局限性或弥漫性纤维组织增生、肥厚，或发生息肉样变。阻塞鼻通气，鼻涕增多，影响鼻窦引流。

2. 活动能力　日常生活无明显影响。

3. 参与　症状轻者社会活动无明显影响。症状严重者社交困难，就业困难。

（五）康复治疗

1. 物理治疗　作用于局部改善血液循环，促进水肿吸收炎症消散。

（1）超短波治疗：小号电极在鼻翼两侧斜对置，间隙1~2cm，微热量，每次10~12min，每天1次，10~15次为一个疗程。

（2）直流电离子透入：0.1%肾上腺素（阳极）透入适用于鼻甲肿大而对麻黄碱反应不敏感者，0.5%~1%硫酸锌（负极）透入。电流强度1~3mA，每次15~20min，每天1次，10~15次为一个疗程。治疗后症状明显减轻而较持久。

（3）鹅不食草合剂离子透入：配方：鹅不食草120g，玄参60g，苍耳子60g，诃子30g，连翘30g水煎浓缩。酒精提取为400mL，加1%尼泊金和少量糖精香料，装瓶高压消毒。治疗方法：正、负极交替，电流1~5mA，每次5~20min，每日1次。10~15次为一个疗程。

（4）紫外线鼻腔内照射：3~5个生物剂量，隔日1次，6~8次为一个疗程。

（5）脉冲电疗：适应于慢性肥厚性鼻炎。方法：棒形电极，密波300/s，150/s。穴位：双迎香、双合谷、双足三里穴5~8min。电量：耐受量。

（6）半导体激光：半导体激光作用于机体时会产生生物刺激效应，可以促进细胞再生，加速组织修复，改善血液循环，消炎止痛，减轻水肿，调节机体免疫功能。每日1次，每次20min，7次为一个疗程。

2. 经络综合疗法　取穴：中府、肺俞穴。进针3~5min，注射当归液0.5mL。每天1次，15次为一个疗程。针感要强。新针疗法：主穴为迎香穴。配穴有合谷、列缺、手三里、足三里、脾俞穴。每次针1个主穴，2个配穴。中等强度刺激，留针，萎缩性鼻炎每日1次。

3. 按摩治疗

（1）揉捏鼻部：用手指在鼻部两侧自上而下反复揉捏鼻部5min，然后轻轻点按迎香（鼻唇沟中，平鼻翼外缘中点处）和上迎香（鼻唇沟上端尽头）各1min。

（2）推按经穴：依序拇指交替推印堂（两眉中间）50次，用手的大鱼际从前额分别抹推到两侧太阳穴（外眼角与眉梢连线中点）处1min，按揉太阳肺经的中府（胸前正中线旁开6寸，平第1肋间隙）、尺泽（肘横纹上，肱二头肌腱桡侧）、合谷（在1、2掌骨间，平第2掌骨中点处）各1min，最后按揉风池（颈后侧胸锁乳突肌和斜方肌相交处凹陷中)1min。

(3)提拿肩颈:用手掌抓捏颈后正中的督脉经穴,以及背部后正中线两侧的经穴,自上而下,反复4~6次。再从颈部向两侧肩部做提拿动作。重点提揉肩井穴(两手交叉搭肩,中指尖下处),做3min,按揉肺俞穴(第3胸椎棘突下旁开1.5寸)1min。

(4)揉擦背部:用物掌在上背来回摩擦按揉,感觉到皮肤透热时为度。

以上按摩手法每天做1次,10次为一个疗程。

4. 鼻腔冲洗　用专用的鼻腔冲洗瓶或20mL注射器盛有2%~3%高渗盐水或生理盐水冲洗鼻腔每天1~2次,可以清除鼻腔的分泌物及术后的结痂,并可消除鼻腔黏膜的炎症,有利于鼻腔通气和术后鼻腔黏膜的恢复。

(六)预后及健康教育

慢性鼻炎预后良好,但多有复发,因此预防非常重要。预防方法参见急性鼻炎的预防。

三、萎缩性鼻炎

(一)概述

1. 定义　萎缩性鼻炎(atrophic rhinitis)是一种以鼻腔黏膜、骨膜及骨质萎缩退行性变为其组织病理学特征的慢性炎症。发展缓慢,病程长。多发于青壮年,青春期开始,女性多见,体质瘦弱者较健壮者多见。本病特征为鼻黏膜萎缩、嗅觉减退或消失和鼻腔多量结痂形成,严重者鼻甲骨膜和骨质亦发生萎缩。黏膜萎缩性改变可向下发展延伸到鼻咽、口咽、喉咽等黏膜。本病在发达国家日益少见,发展中国家的发病率仍然较高。在我国,发病率出现逐年下降趋势,但在贫困的山区和边远地区仍相对较多,可能与营养不良、内分泌紊乱、不良卫生和生活习惯有关。

2. 病因

(1)原发性:病因目前仍不十分清楚。多数学者认为本病是某些全身性慢性疾病的鼻部表现,如内分泌紊乱、自主神经功能失调、维生素缺乏(如维生素A、B、D、E)、遗传因素、血中胆固醇含量偏低等。细菌如臭杆菌、类白喉杆菌等虽不是致病菌,但确是引起继续感染的病原菌。近年研究发现本病与微量元素缺乏或不平衡有关,免疫学研究则发现本病患者大多有免疫功能紊乱,组织化学研究发现鼻黏膜乳酸脱氢酶含量降低,故有学者提出本病可能是一种自身免疫性疾病。

(2)继发性:目前已明确本病可继发于以下疾病和情况。①慢性鼻炎、慢性鼻窦炎的脓性分泌物长期刺激鼻黏膜;②高浓度有害粉尘、气体对鼻腔的持续刺激;③多次或不适当鼻腔手术致鼻腔黏膜广泛损伤(如下鼻甲过度切除);④特殊传染病如结核、梅毒和麻风对鼻腔黏膜的损害。

(二)临床表现

1. 症状

(1)鼻和鼻咽部干燥感:因鼻黏膜腺体萎缩、分泌减少或因鼻塞长期张口呼吸所致。

(2)鼻塞:为鼻腔内大量浓稠分泌物及痂皮堵塞所致,或因鼻黏膜感觉神经性萎缩、感觉迟钝,鼻腔虽然通气,患者自觉鼻塞。

(3)鼻出血:鼻黏膜萎缩变薄、干燥或挖鼻孔和用力擤鼻致毛细血管破裂所致。一般这种出血量不多。

(4)嗅觉丧失:嗅区黏膜和嗅神经末梢萎缩嗅神经冲动不能传到嗅觉中枢所致,或由于鼻腔脓性痂皮堵塞,空气中的含嗅微粒不能到达嗅区,因此不能产生嗅觉。

(5)呼吸恶臭:严重者多有呼吸特殊腐烂臭味,是脓痂中的蛋白质腐败分解、臭鼻杆菌的繁殖生长而产生,本人由于嗅觉减退闻不到臭味,但与其接触者,极容易闻到,又称臭鼻症。

(6)头痛、头昏:鼻黏膜萎缩后,调温保湿功能减退或缺失,吸入冷空气刺激或脓痂压迫引起。多表现为前额、颞侧或枕部头痛。

2. 体征

(1) 外鼻：鼻梁宽平如鞍状塌鼻。多因自幼发病，影响外鼻骨的发育。

(2) 鼻腔检查：鼻黏膜干燥、鼻腔宽大、鼻甲缩小（尤其下鼻甲为甚）鼻腔内大量脓痂充塞，黄色或黄绿并有恶臭。若病变发展至鼻咽、口咽和喉咽部，亦可见同样表现。

(3) X线检查：在一些患者可见鼻窦炎的表现，鼻腔外侧壁可增厚，鼻中隔软骨可骨化。

（三）临床诊断与处理

1. 诊断　严重者症状和体征明显，诊断不难，但应注意与鼻部特殊传染病，如结核、梅毒、鼻白喉、鼻麻风等鉴别。轻型者主要表现为鼻黏膜色淡、薄而缺乏弹性（鼻甲"骨感"）和鼻腔较宽敞，脓痂和嗅觉减退不明显。

2. 药物治疗

(1) 内分泌疗法：因己烯雌酚可以使黏膜发生充血、增厚，故用来治疗萎缩性鼻炎。用雌激素喷雾鼻腔，可以使痂皮减少。也有人认为萎缩性鼻炎与脑垂体功能减退有关，故以维生素E刺激脑垂体，收到一定的治疗效果。

(2) 维生素疗法：维生素A能帮助上皮修复，当维生素不足时，引起上皮萎缩，抵抗力降低。因此有人用维生素A治疗萎缩性鼻炎，取得较好的效果。剂量为50 000U，口服每日1次，或者鼻黏膜下注射，每周1次。维生素 B_2 能促进细胞的新陈代谢。可用维生素 B_2 口服，每日15~30mg。

(3) 抗生素疗法：萎缩性鼻炎的患者其分泌物中含有大量的革兰氏阴性杆菌，链霉素对它有抑制作用，另外氯霉素、金霉素、杆菌肽等也有一定效果。可局部酌情使用。

(4) 鼻内用药：①滴鼻剂，应用1%复方薄荷樟脑液体石蜡、清鱼肝油等滴鼻，以润滑黏膜、促进黏膜血液循环和软化血管脓痂以便于擤出；②1%链霉素滴鼻以抑制细菌生长、减少炎性糜烂和利于上皮生长；③1%新斯的明涂抹黏膜，可促进鼻黏膜血管扩张；④0.5%雌二醇或己烯雌酚油剂滴鼻，可减少痂皮、减轻臭味；⑤50%葡萄糖滴鼻，可能具有刺激黏膜腺体分泌作用。

3. 手术　处理主要目的是缩小鼻腔，以减少鼻腔通气量、降低鼻黏膜水分蒸发、减轻黏膜干燥及结痂形成。主要方法有：①鼻腔外侧壁内移加固定术。②前鼻孔闭锁：两侧可分期或同期进行，1~5年鼻黏膜基本恢复正常后重新开放前鼻孔。③鼻腔缩窄术：鼻内孔向后的黏膜下埋入人工生物陶瓷、人工骨、自体骨或软骨、硅橡胶等，也可采用转移颊肌瓣埋藏方法，缩窄鼻腔。④腮腺导管移植术：将腮腺导管移植于上颌窦内，使唾液直接或间接通过鼻腔湿润黏膜，减少干燥，使鼻腔分泌物容易排出。

（四）康复评估

1. 身体结构与身体功能　早期鼻黏膜仅呈慢性炎症改变，继而发展为进行性萎缩。表现为上皮变性、萎缩，黏膜和骨质血管逐渐发生闭塞性动脉内膜炎和海绵状静脉丛炎，血管壁结缔组织增生肥厚，血管腔缩小或闭塞。血供不良进一步导致黏膜、腺体、骨膜和骨质萎缩、纤维化以及黏膜上皮鳞状化生，甚至蝶腭神经节亦发生纤维变性。

2. 活动能力　身体活动无影响。

3. 参与　症状严重者社交困难、就业困难、经济困难。

（五）康复治疗

1. 鼻腔冲洗　用专用的鼻腔冲洗瓶或20mL注射器盛有温生理盐水或1:(2 000~5 000)高锰酸钾溶液，冲洗鼻腔1~2次/d。旨在清洁鼻腔、去除脓痂和臭味。

2. 离子透入疗法　是利用电离将药物导入的治疗方法，在临床上有一定的治疗作用。方法是将药物碘化钾用纱条浸湿塞入鼻腔，将一端电极包埋于浸有药物的敷料内，另一端电极放于身体的其他部位，接通电源将药物导入。

（六）预后及健康教育

加强营养，改善环境及个人卫生。补充维生素 A、B、C、D、E，特别是维生素 B_2、C、E。以保护黏膜上皮、增加结缔组织抗感染能力、促进组织细胞代谢、扩张血管和改善鼻黏膜血液循环。此外，补充铁、锌等制剂可能对本病有一定预防和治疗作用。

四、应变性鼻炎

（一）概述

1. 定义　变应性鼻炎（allergic rhinitis，AR）又称过敏性鼻炎，是一种特应性个体接触致敏变应原后导致的包含 IgE 介导的炎性介质的释放和多种免疫活性细胞、细胞因子参与的鼻黏膜慢性炎症性疾病，即发生在鼻黏膜的变态反应性疾病。

2. 病因　临床定义为接触到变应原后由 IgE 介导产生鼻黏膜炎症，而表现出一系列鼻部临床症状的疾病。在普通人群的患病率为 10%~25%，以鼻痒、喷嚏、鼻分泌亢进、鼻黏膜肿胀等为其主要特点。变应性鼻炎常伴有鼻窦的变态反应性炎症，故近年来将伴有鼻窦的变态反应者称为变应性鼻及鼻窦炎（allergic rhinosinusitis）。变应性鼻炎分为常年性变应性鼻炎和季节性变应性鼻炎，后者是对花粉过敏所致，又称花粉症（pollinosis）。引起变应性鼻炎的变应原主要为吸入物，其次是食物。本病发病机制属 I 型变态反应，但与细胞因子、细胞间黏附分子 -1（intercellular adhesion molecule-1，ICAM-1）及部分神经肽的相互作用密切相关。

3. 分类　①根据症状持续的时间分为：间歇性、持续性。②根据是否影响生活质量分为：轻度、中 - 重度。并发症主要有变应性鼻窦炎（包括变应性真菌性鼻窦炎）、支气管哮喘和分泌性中耳炎等。变应性鼻炎与支气管哮喘两者常同时存在，前者先于后者发生是哮喘的一个危险因素，故提出"一个气道，一种疾病"的概念。

（二）临床表现

1. 症状　本病以鼻痒、阵发性喷嚏、大量水样鼻涕和鼻塞为主要特征。

（1）鼻痒：是鼻黏膜感觉神经末梢受到刺激后发生于局部的特殊感觉。季节性鼻炎尚有眼痒和结膜充血。

（2）喷嚏：为反射性动作。呈阵发性动作，从几个到数十个不等。

（3）鼻涕：大量清水样鼻涕，是鼻分泌亢进的特征性表现。

（4）鼻塞：程度轻重不一，季节性变应性鼻炎由于鼻黏膜水肿明显，鼻塞常很重。

（5）嗅觉减退：由于鼻黏膜水肿明显，部分患者尚有嗅觉减退。

2. 体征　鼻镜检查常年性者的鼻黏膜可为苍白、充血或浅蓝色。季节性鼻炎患者在花粉播散期时鼻黏膜常呈明显水肿。这些变化以下鼻甲最为明显。用 1% 麻黄碱可使肿胀充血的鼻甲缩小，但严重水肿的鼻黏膜反应则较差。

3. 实验室检查　查找致敏变应原：常用三种方法：①变应原皮肤点刺试验（skin prick test，SPT）：疑为常年性变应性鼻炎的患者应做 SPT，是以适宜浓度和微小剂量的各种常见变应原浸液作皮肤点刺或皮内注射，如患者对某种变应原过敏，则在相应部位出现风团和红晕，临床最为常用。②鼻黏膜激发试验：是确定变应原比较可靠的方法。③体外变应原特异性 IgE 检测：包括血清和鼻分泌物特异性 IgE 检测。

（三）临床诊断与处理

1. 诊断　诊断依据为：①症状：打喷嚏、清水样涕、鼻痒和鼻塞等症状出现 2 个或以上，每天症状持续或累计在 1h 以上，可伴有眼痒、流泪和眼红等眼部症状。②体征：常见鼻黏膜苍白、水肿，鼻腔水样分泌物。③变应原检测：至少一种变应原 SPT 和／或血清特异性 IgE 阳性。

AR 的诊断应根据患者典型的过敏病史、临床表现以及与其一致的变应原检测结果而作出。必须认真评估与其他类型的非变应原性的常年性鼻炎相鉴别，因为治疗方法完全不同。季节性变应性鼻炎的发病具有典型的地区性和季节性。就某一地区的某一患者而言，其每年发病的时间相对固定。鼻分泌物涂片检查分泌物中的细胞，如嗜酸性粒细胞、嗜碱性粒细胞等，有助于诊断。

2. 药物治疗

(1)糖皮质激素：①鼻用激素：局部吸收，全身生物利用度低，起效快，安全性好。该类激素的局部副作用包括鼻出血和鼻黏膜萎缩等。②口服激素：主要采用短期突击疗法，多选用泼尼松，0.5~1mg/（kg·d），连续 10~14d。根据患者自身肾上腺素皮质激素分泌的昼夜规律，晨起空腹给药，以缓解症状。

(2)抗组胺药：此类药物主要通过与组胺竞争效应细胞膜上的组胺受体发挥抗 H_1 受体的作用，可以迅速缓解鼻痒、喷嚏和鼻分泌亢进。

(3)肥大细胞膜稳定剂：肥大细胞致敏后可以释放预合成和新合成的多种介质，在变应性鼻炎的发病中起重要的作用。色甘酸钠有稳定肥大细胞膜的作用，可阻止该细胞脱颗粒和释放介质，但仅适用于轻症患者或预防用药。

(4)白三烯拮抗药：白三烯是细胞膜脂质代谢产物，以往发现与支气管平滑肌收缩有关。近年研究发现亦参与变应性鼻炎的发病，因此白三烯拮抗药为治疗变应性鼻炎特别是合并哮喘患者的重要药物。

(5)减充血剂：大多数为血管收缩药，用于缓解症状。连续使用通常限制在 7d 内，长期使用将引起药物性鼻炎。

(6)抗胆碱药：胆碱能神经活性增高可导致鼻分泌物亢进，故应用抗胆碱药可以减少鼻分泌物。此类药对鼻痒和喷嚏无效。

(7)中药：某些中草药成分具有抗过敏、抗炎和免疫调节作用。临床随机、双盲、安慰剂对照试验和 meta 分析显示，中草药对改善常年性、持续性 AR 的鼻部症状有效，且安全性良好。

(8)花粉阻隔剂：可减少或阻断鼻黏膜与各种变应原接触，从而减轻或消除症状。

(9)其他：①降低鼻黏膜敏感性：如下鼻甲冷冻、激光、射频、微波等。②手术：不应作为首选治疗。选择性神经切断术包括翼管神经切除术、筛前神经切断术等，适用于部分患者。治疗后可使神经兴奋性降低，在一定时期内产生一定治疗作用。合并鼻中隔偏曲者可考虑做鼻中隔矫正术。

3. 特异性治疗

(1)避免与变应原接触：避免暴露于变应原是最有效的治疗方法。花粉症患者在致敏花粉播散季节可离开花粉播散区，但常年性变应性鼻炎的变应原大多为常年存在的吸入性变应原，有时难以避免，故特异性免疫治疗至关重要。

(2)变应原特异性免疫治疗（allergen-specificimmunotherapy）：主要用于治疗吸入变应原所致的Ⅰ型变态反应。通过用反复和递增变应原剂量的方法注射特异性变应原，提高患者对变应原的耐受能力，达到再次暴露于变应原后不再发病或虽发病但其症状却明显减轻的目的。疗程分为计量累加阶段和计量维持阶段，一般推荐总疗程在 2 年以上。

4. 手术治疗　变应性鼻炎虽然主要发病机理为局部的异常免疫反应，但其临床症状的发生仍与鼻腔的自主神经支配和神经反射密切相关，选择性地阻断鼻腔副交感神经支配，降低副交感神经的兴奋性，或降低鼻黏膜感觉敏感部位敏感性，即可阻断感觉——副交感神经反射，破坏喷嚏反射弧传入通路，使鼻黏膜血管扩张减轻，腺体分泌减少以及对外界刺激敏感性下降，从而使患者的鼻痒、喷嚏、鼻塞、流涕等症状得以缓解或消除，手术治疗即基于这一原理。

（四）康复评估

1. 身体结构与身体功能　特应性个体吸入变应原后，变应原刺激机体产生的特异性 IgE 抗体结合在鼻黏膜浅层和表面的肥大细胞、嗜碱性粒细胞的细胞膜上，此时鼻黏膜便处于致敏状态（sensitization）。当变应原再次吸入鼻腔时，继而激发细胞膜一系列生化反应，导致以组胺为主的多种介质的释放。这些介质通过其在鼻黏膜血管、腺体、神经末梢上的受体，引起鼻黏膜明显的组织反应，表现为阻力血管收缩（鼻黏膜苍白），容量血管扩张（鼻黏膜呈浅蓝色、鼻塞），毛细血管通透性增高（黏膜水肿），多型核细胞、单核细胞浸润，尤以嗜酸性粒细胞浸润明显。副交感神经活性增高，腺体增生、分泌旺盛（鼻涕增多），感觉神经敏感性增强（喷嚏连续性发作）。这些病理变化常使鼻黏膜处于超敏感状态，使某些非特异性刺激（冷、热等）易于诱发变应性鼻炎的临床症状。

2. 活动能力　身体活动无明显影响。

3. 参与　变应性鼻炎发作期患者非常痛苦，生活质量明显下降。常年性变应性鼻炎社交困难、就业困难、生活困难。

（五）康复治疗

1. 直流电药物离子透入疗法　鹅不食草合剂离子透入，鹅不食草 120g，苏叶 60g，水煎浓缩，酒精提取为 400mL 加 1% 尼泊金和少量糖精香料，装瓶高压消毒。方法：①鼻腔离子透入法。极性，正负极隔日交替。②肾上腺素或麻黄碱离子透入。③ 0.5% 硫酸锌离子透入。④ 1% 普鲁卡因离子透入，或 2% 碘化钾离子透入或 2%~10% 氯化钙离子透入。此外，钙离子也可做颈区直流电离子透入。

2. 紫外线照射　用全身照射法，按基本进度或快速进度。亦可用体腔紫外线局部直接照射。1~2 个生物剂量（弱红斑），隔日 1 次，6~8 次为一个疗程。

3. 新针疗法　①风池透风池穴、迎香穴。透风池穴时针体要接近颈椎通过，疗效较好。强刺激，不留针；每日 1 次。②上迎香、印堂、合谷、列缺、曲池穴。每日 1 次。每次 2~3 穴，强刺激，不留针，同时于迎香穴注射胶性钙 0.5mL，每周 1 次。

4. 艾灸疗法　迎香穴用悬灸，每侧 5min，每天 1 次，严重者每天 2 次，15 次为一个疗程。

5. 冷冻疗法　持长 4cm、宽 0.4cm、厚 0.15cm 大小的刀头，置于下鼻甲前端直至后端。分泌物较多者，可持冷刀置于中鼻甲后端进行交替冷冻，每次治疗 1~3min。1~2 周重复治疗 1 次。

6. 鼻腔盐水冲洗　是一种安全、方便、价廉的治疗方法。通常用于鼻腔和鼻窦炎性疾病的辅助治疗。使用生理盐水或 2% 高渗盐水进行鼻腔冲洗，可清除鼻内刺激物、变应原和炎性分泌物等，减轻鼻黏膜水肿，改善黏液纤毛清除功能。研究显示，32℃生理盐水鼻腔冲洗可明显改善 AR 患者喷嚏和鼻塞症状，并降低鼻腔冲洗液中组胺和白三烯的含量。

（六）预后及健康教育

变应性鼻炎的发病机制较复杂，目前没有一种特效的治疗方法，重症的变应性鼻炎治愈比较困难。避免接触变应原是一种非常重要的治疗及预防方法。

1. 避免接触室内变应原　控制室内的湿度，每天开窗 1h，以保持室内干燥。定期清洗床和床上用品，高温清洗可以杀死螨虫，以紧密编织物覆盖床垫和枕头是防止螨和变应原污染床的重要方法。尽量不用羽绒床上用品。尽量不养有毛的宠物，不用地毯，室内少堆积杂物。室内安装空气过滤系统。消灭蟑螂，控制蟑螂的食物来源；使用杀虫剂诱饵；封堵侵入路线及彻底清扫。

2. 避免接触室外变应原　花粉传播期关闭窗户。戴眼镜或太阳镜防止花粉进入眼睛。考虑在花粉传播期戴口罩遮住口鼻防止吸入花粉。有条件情况下安装空气调节系统和汽车花粉过滤器。

3. 避免接触霉菌　如果相对湿度较高（高于 50%），在家里使用除湿器。确保加热、空气流通及空气调节系统存在。使用 50% 氨水除去浴池和其他污染表面的霉菌。用硬地板替代地毯。用壁画替代墙纸。

立即修复水造成的室内损害。

五、急性鼻窦炎

(一)概述

1. 定义　急性鼻窦炎(acute sinusitis)多继发于急性鼻炎,其病理改变主要是鼻窦黏膜的急性卡他性炎症或化脓性炎症,严重者可累及骨质,并可累及周围组织和邻近器官,引起严重并发症。

2. 病因

(1)全身因素:多因过度疲劳、受寒受湿、营养不良、维生素缺乏等引起全身抵抗力降低。生活与工作环境不洁等是诱发本病的常见原因。此外,全身性疾病如贫血、糖尿病、甲状腺和脑垂体功能低下、上呼吸道感染和急性传染病等均可诱发本病。

(2)局部因素

1)鼻腔源性感染:如急性或慢性鼻炎、鼻中隔偏曲、中鼻甲肥大、变应性鼻炎、鼻息肉、鼻腔异物和肿瘤等。上述疾病均可阻塞窦口鼻道复合体,阻碍鼻窦的引流和通气而致鼻窦炎发生。致病菌多见化脓性球菌。

2)邻近器官病灶的感染:如扁桃体炎、腺样体炎等。此外,上列第2前磨牙和第1、2磨牙的根尖感染、拔牙损伤上颌窦、龋齿残根坠入上颌窦内等,均可引起上颌窦炎症。

3)创伤源性感染:鼻窦外伤骨折或异物射入鼻窦,游泳跳水不当或游泳后用力擤鼻致污水挤入鼻窦等,可将致病菌直接带入鼻窦。

4)医源性感染:鼻腔内填塞物留置时间过久,引起局部刺激、继发感染和妨碍窦口引流和通气。

5)气压损伤:高空飞行迅速下降致窦腔负压,使鼻腔炎性物或污物被吸入鼻窦,引起非阻塞性航空性鼻窦炎。

(二)临床表现

1. 症状

(1)鼻塞:多为患侧持续性鼻塞,若两侧同时罹患,则为双侧持续性鼻塞,是鼻黏膜炎性肿胀和分泌物积蓄所致。

(2)脓涕:鼻腔内大量脓性或黏脓性鼻涕,难以擤尽,脓涕中可带有少许血液。厌氧菌或大肠杆菌感染者脓涕恶臭(多是牙源性上颌窦炎)。脓涕可后流至咽部和喉部,刺激局部黏膜引起发痒、恶心、咳嗽和咳痰。

(3)头痛或局部疼痛:为本病最常见症状,其发生机制是脓性分泌物、细菌毒素和黏膜肿胀刺激和压迫神经末梢所致。一般而言,前组鼻窦炎引起的头痛多在额部和颌面部,后组鼻窦炎的头痛则多位于颅底或枕部(图15-4)各鼻窦引起的头痛和疼痛各有特点。

急性上颌窦炎:眶上额部痛,可能伴有同侧颌面部痛或上颌磨牙痛。晨起轻,午后重。

急性筛窦炎:一般头痛较轻,局限于内眦或鼻根部,也可放射至头顶部。前组筛窦炎的头痛有时与急性额窦炎相似,后组筛窦炎则与急性蝶窦炎相似。

急性额窦炎:前额部周期性疼痛。晨起即感头痛,逐渐加重,至午后开始减轻,晚间则完全消失,次日又重复发作。

急性蝶窦炎:颅底或眼球深处钝痛,可放射至头顶和耳后,亦可引起

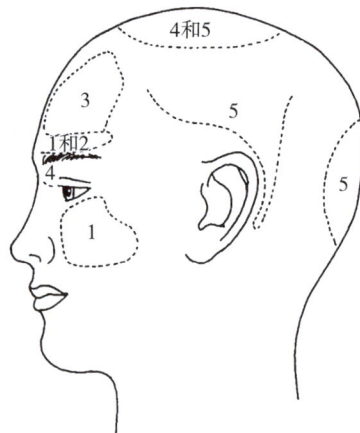

1. 急性上颌窦炎;2. 急性额窦炎;
3. 慢性额窦炎;4. 慢性筛窦炎;5. 慢性蝶窦炎。

图15-4　鼻窦炎引起的头痛部位

枕部痛。早晨轻,午后重。

(4)嗅觉改变:因鼻塞而出现嗅觉暂时减退或丧失。

(5)全身症状:因常继发于上呼吸道感染或急性鼻炎,故原症状加重,出现畏寒、发热、食欲减退、便秘、周身不适等。儿童者可发生呕吐、腹泻、咳嗽等消化道和呼吸道症状。

2. 体征

(1)局部红肿和压痛:急性上颌窦炎表现为颌面、下睑红肿和压痛;急性额窦炎则表现额部红肿以及眶内上角(相当于额窦底)压痛和额窦前壁叩痛;急性筛窦炎在鼻根和内眦处偶有红肿和压痛。

(2)前鼻腔检查:鼻黏膜充血、肿胀,尤以中鼻甲和中鼻道黏膜为甚。鼻腔内有大量黏脓或脓性鼻涕,前组鼻窦炎可见中鼻道有黏脓或脓性物,后组鼻窦炎者则见于嗅裂。若患者检查前擤过鼻涕,中鼻道、嗅裂内黏脓或脓性物可能暂时消失,应取体位引流后再做检查。若单侧鼻腔脓性分泌物恶臭,在成人应考虑牙源性上颌窦炎,在儿童则应考虑鼻腔异物。

3. 鼻内镜检查　用盐酸羟甲唑啉加 1% 丁卡因液制成的棉片收缩并麻醉鼻黏膜后,取不同视角的鼻内镜检查鼻腔各部,注意检查鼻道和窦口及其附近黏膜的病理改变,包括窦口形态、黏膜红肿程度、息肉样变以及脓性分泌物来源等。

4. 影像学检查　通常主张鼻窦 CT 扫描,可清楚显示鼻窦黏膜增厚、脓性物积蓄、累及鼻窦范围等。在没有 CT 设备的医院,可选择鼻窦 X 线片检查。

5. 上颌窦穿刺冲洗　既诊断性穿刺。须在患者无发热和在抗生素控制下施行。观察有无脓性分泌物冲出,若有应做细菌培养和药物敏感试验,以利进一步治疗。

(三) 临床诊断与处理

1. 诊断　详细询问和评估病史,如上述症状出现在急性鼻炎(可能已在缓解中)之后,应首先考虑本病,可做鼻腔通气功能评估、鼻道和窦口评估、鼻窦的影像学评估及鼻窦分泌物的评估。由于诊断技术的进步和抗生素类药物的广泛应用,近年来并发症已较少见。

2. 临床处理

(1)全身治疗:①一般治疗同上呼吸道感染和急性鼻炎,多饮水,适当注意休息。②足量抗生素,及时控制感染,防止发生并发症或转为慢性。明确致病菌者应选择敏感的抗生素,未能明确致病菌者可选择广谱抗生素。明确厌氧菌感染者应同时应用替硝唑或甲硝唑。③对特应性体质者(如变应性鼻炎,哮喘),必要时全身给予抗变态反应药物。④对邻近感染病变,如牙源性上颌窦炎或全身慢性疾病等应针对性治疗。

(2)局部治疗

1)鼻内用减充血剂:减充血剂对减轻鼻腔及窦口黏膜肿胀,改善窦口引流有显著效果,但减充血剂的疗程应少于 7d,以减少减充血剂的副作用,避免药物性鼻炎的发生。

2)鼻用糖皮质激素:是目前临床治疗鼻窦炎的首选局部药物。使用方法及注意事项参见本章急性鼻炎治疗部分。

3)体位引流:引流鼻窦内潴留的分泌物。

(3)上颌窦穿刺冲洗:用于治疗上颌窦炎。应在全身症状消退和局部炎症基本控制后施行。每周冲洗1 次,直至无脓液冲洗出为止。每次冲洗后可向窦内注入抗生素、替硝唑或甲硝唑溶液。部分患者一次冲洗即获治愈。

(4)额窦环钻引流:急性额窦炎保守治疗无效且病情加重时,为避免额骨骨髓炎和颅内并发症,需行此术。

(四) 康复评定

1. 身体结构与身体功能　鼻窦黏膜的急性卡他性炎症或化脓性炎症,严重者可累及骨质,鼻窦黏膜肿胀,鼻甲肿大,鼻塞、脓涕、头痛,并可累及周围组织和邻近器官,引起并发症。

2. 活动能力　日常身体活动正常。

3. 参与　急性发病期社会活动明显受影响,社交困难。痊愈后社交正常。

(五)康复治疗

1. 物理治疗　①半导体激光:作用于机体时会产生生物刺激效应,可以促进细胞再生,加速组织修复,改善血液循环,消炎止痛,减轻水肿,调节机体免疫功能。每天1次,10次为一个疗程。②超短波电疗:小号电极于鼻翼两侧,间隙1~2cm,无热量,每次8~12min,每天1次,3~5次为一个疗程。③红光、太阳灯局部照射:每次10~15min,每天1次,3~5次即可。④体腔紫外线鼻腔内照射:4~6个生物剂量,每天或两天1次。⑤肾上腺素离子透入:对鼻通气不良或麻黄碱滴鼻效果不佳者,有一定疗效。

2. 新针疗法　主穴:迎香、合谷。配穴:列缺、印堂穴。以鼻腔通畅为度。

3. 鼻腔冲洗　鼻腔冲洗器内盛2%~3%盐水或生理盐水冲洗鼻腔,每日1~2次,此方法有助于清除鼻腔内分泌物,减轻鼻黏膜水肿,促进炎症的消退。

4. 按摩治疗　详见慢性鼻炎。

(六)预后及健康教育

急性鼻窦炎及时诊断、正确及彻底治疗,多数两周内可获康复。日常生活中应注意以下预防。

1. 经常锻炼身体,改变身体状态,提高抵抗力,加强营养,避免过度疲劳,适时增减衣物,谨防感冒和其他急性传染病。

2. 改善生活和工作环境居处常开窗,使居室多接受阳光的照射,保持空气流通。去人员密集场所佩戴口罩。

3. 必须学会正确的擤涕方法,鼻塞多涕者,宜按塞一侧鼻孔,稍稍用力外擤,之后交替而擤鼻。使鼻腔内的分泌物充分擤出,以免通过咽鼓管而窜入中耳。

4. 禁食辛辣、烟、酒、水产食物,可多吃水果及适当补充维生素。同时养成早晚洗鼻的良好卫生习惯,降低鼻腔中病菌的总数量。不要到不卫生的游泳池、江河湖水中游泳,防止污水呛入鼻腔。鼻部外伤后要及时去医院诊治,防止感染影响鼻窦。

5. 积极治疗急性鼻炎以及鼻腔、鼻窦、咽部和牙的各种慢性炎性疾病,保持鼻窦的通气和引流,防止转为慢性鼻窦炎。

六、不伴鼻息肉的慢性鼻窦炎

(一)概述

1. 定义　慢性鼻窦炎(chronicrhinosinusitis,CRS)是发生于鼻窦黏膜的慢性炎症性疾病。慢性鼻窦炎分为不伴鼻息肉的慢性鼻窦炎(chronicrhinosinusitis without nasal polyps,CRSsNP)和伴鼻息肉的慢性鼻窦炎(chronicrhinosinusitis with nasal polyps,CRSwNP)两大类型。越来越多研究显示,CRSsNP与CRSwNP两者在免疫病理学特征、治疗、预后等方面存在诸多不同。

2. 病因　不伴鼻息肉的慢性鼻窦炎病因复杂,是遗传和环境等多种因素共同作用的结果,其发病的初始因素并不明确。

(1)微生物因素

1)细菌:细菌是否是引起CRS的初始因素尚不明确。基于细菌16sRNA的微生物群宏基因组测序技术发现细菌群落的失衡可能与CRS的发病、炎症状态及治疗效果有关。临床研究显示,常规抗生素治疗效果不佳,细菌感染和定植难以区分,CRS与细菌感染的关联性也并不显著。

单纯细菌感染可能不是CRS直接发病因素,但细菌可能通过其他途径激发鼻腔和鼻窦黏膜炎症。研究发现,细菌生物膜是细菌在不利于其生长环境下,自身产生的保护性多聚物包裹着细菌的结构,可使细菌免受宿主的免疫防御及抗生素影响,是导致 CRS 迁延不愈的原因之一。

2)真菌:大多数 CRS 患者,组织中常有嗜酸性粒细胞浸润,可培养出真菌,但不能证明真菌直接引起 CRS。也有学者认为,真菌可引起炎症反应,造成上皮破坏和细菌定植,从而导致 CRS。同时,有众多中心研究显示 CRS 抗真菌治疗无显著疗效,因此,真菌在 CRS 发病机制中的作用尚不明确。

3)病毒:病毒可破坏上气道的黏膜上皮屏障,在 CRS 发病中可能发挥一定作用。

(2)局部因素

1)纤毛功能障碍:正常鼻腔鼻窦黏膜纤毛功能在清洁鼻腔鼻窦和预防慢性炎症方面起重要作用。黏膜纤毛系统功能障碍可分为原发性纤毛运动障碍和继发性纤毛运动障碍。研究表明 CRS 患者常由于鼻腔鼻窦上皮受损,出现继发性纤毛运动障碍。随着鼻腔鼻窦炎症和感染的好转,这种继发的改变通常是可逆的。囊性纤维化患者因先天性纤毛结构和功能异常而伴发的 CRS,常以中性粒细胞浸润为主。

2)解剖异常:泡状中鼻甲、鼻中隔偏曲及钩突位置或结构异常等局部解剖结构异常,可成为 CRS 发病的潜在危险因素,但局部解剖异常与 CRS 发病并无直接因果关系。

3)上皮屏障破坏:上皮细胞破裂及坏死所致的黏膜固有层突出及上皮组织修复可能在 CRS 发生中起重要作用。上皮细胞紧密连接结构完整性破坏、宿主防御性分子表达缺乏,可能影响机体对微生物感染的有效防御,也可以影响有效获得性免疫的形成。上皮细胞分泌的胸腺基质淋巴细胞生成素(thymic stromal lymphopoietin,TSLP)、IL-25 及 IL-33 可以直接作用于先天性淋巴样细胞诱导嗜酸性粒细胞炎症反应,也可以作用于树突状细胞诱导 Th2 反应。

4)细菌生物膜:细菌生物膜不仅可作为感染性病原菌发挥致病作用,还可作为抗原、超抗原(如葡萄球菌超抗原)、佐剂、毒素和炎性因子,促进 CRS 的发生和发展。细菌生物膜的形成也是疾病产生药物抵抗和难治疗的一个重要影响因素。

(3)全身因素

1)过敏反应:流行病学数据显示,CRS 患者中过敏性鼻炎患病率增加,但过敏性鼻炎对 CRS 发病的影响仍不明确,并没有直接证据表明过敏反应是引起 CRS 的主要因素或直接原因。过敏性鼻炎与 CRS 可能是伴发关系,而非因果关系。过敏性鼻炎可影响 CRS 的炎症反应,过敏反应引起的黏膜肿胀,可导致窦口阻塞及通气障碍,进而引起黏液潴留和感染,合并过敏性鼻炎的 CRS 可表现出特有的病理特征。

2)免疫缺陷:部分 CRS 患者存在选择性 IgA 缺乏、低免疫球蛋白等免疫异常。艾滋病患者也多见合并 CRS。

(4)其他因素:①支气管哮喘:CRS 和支气管哮喘具有明显的关联性。伴发支气管哮喘的 CRS 患者术后容易复发。②幽门螺杆菌感染及胃食管反流:在 CRSsNP 患者组织中可检测到幽门螺杆菌的 DNA。有研究发现部分难治性儿童 CRS 患者存在反酸症状,予抗酸治疗后症状好转。

3. 流行病学　在西方国家 CRS 的发病率达 11%~12%,中国流行病学调查报告的发病率为 2.2%~8%,常合并哮喘及慢性阻塞性肺疾病等下呼吸道疾病,已经成为严重的公共健康问题。

(二)临床表现

1. 症状

(1)鼻塞:主要症状之一。常因鼻窦和鼻腔黏膜增厚、鼻甲反应性肿胀引起。

(2)流涕:主要症状之一。常为黏脓性,可伴鼻后滴漏。牙源性上颌窦炎常伴恶臭。

(3)头面部胀痛:次要症状之一,常见一般性的头面部胀痛、压迫感,可用于定位患侧。

(4)嗅觉功能障碍:次要症状之一。可为暂时性或永久性。

(5)其他:可伴有乏力、咳嗽等全身症状。

2. 体征前鼻镜或鼻内镜检查　可见来源于中鼻道、嗅裂的黏性或黏脓性分泌物,鼻黏膜充血、水肿。可根据鼻内镜查体来评估病情,推荐使用 Lund-Kennedy 评分。

3. 实验室检查鼻窦 CT 扫描　显示窦口鼻道复合体和/或鼻窦黏膜炎性病变,推荐使用 Lund-Mackay 评分法对鼻窦 CT 进行评分。鼻窦 CT 检查不作为诊断的必要条件。MRI 检查能够准确地观察鼻腔鼻窦内软组织占位性病变的范围、性质及与周围组织的解剖关系,从而为鉴别诊断提供依据,同样不作为诊断的必要条件。

（三）临床诊断与处理

1. 诊断　主要依据症状、查体和/或鼻窦 CT 进行。儿童患者应严格掌握鼻窦 CT 扫描的指征。

主要症状:鼻塞、黏性或黏脓性鼻涕。

次要症状:头面部胀痛,嗅觉减退或丧失。

诊断时以上述两种或两种以上相关症状为依据,其中主要症状中的鼻塞、黏性或黏脓性鼻涕必具其一。病程持续超过 12 周。通过视觉模拟评估量表(visualanalogue scale,VAS)0~10 分来量化疾病严重程度,将其分为轻度(0~3 分)、中度(>3~7 分)和重度(>7~10 分)。若 VAS>5 分,则表示患者的生活质量受到影响,也可使用鼻腔鼻窦结局测试 22 条(Sino-Nasal Outcome Test 22,SNOT-22)量表进行评估。

2. 药物治疗　治疗策略是首选药物治疗。推荐使用鼻用糖皮质激素和鼻腔冲洗治疗 3 个月,如疗效不佳则可以考虑鼻内镜手术治疗。术后应当定期随访,并继续给予鼻用糖皮质激素联合鼻腔冲洗治疗。同时,针对部分难治性患者,应根据患者具体情况酌情给予小剂量大环内酯类抗生素的个体化治疗。

若出现并发症,如眶周肿胀、眼球移位、复视或视力下降、眼肌麻痹或严重的额部头痛、额部肿胀、脑膜炎或局灶性神经系统症状等症状,应及时查明病因,必要时手术治疗。

(1)糖皮质激素:糖皮质激素具有强大的抗炎和免疫抑制作用,是 CRS 药物治疗体系中最重要的药物。术前应用糖皮质激素可以改善患者症状、减少手术出血、提高手术术野评分、缩短手术时间,术后应用糖皮质激素虽然不能改善症状,但可以提高鼻内镜评分,减少复发。鼻用激素需长期持续用药以维持疗效(>12 周),无法迅速改善症状和减轻黏膜炎症,为其在临床应用中的局限性。除鼻喷激素外,鼻用激素滴剂、鼻腔冲洗和雾化吸入等其他糖皮质激素局部给药方式同样出现在临床实践中。有别于传统鼻喷激素和口服激素,经鼻雾化吸入糖皮质激素为鼻息肉的治疗提供了一种的安全、有效的用药方式。一般不建议对 CRSsNP 应用口服糖皮质激素治疗。

(2)常规抗生素:主要用于 CRS 急性发作及鼻内镜手术后预防感染。

(3)其他:伴严重鼻塞患者可酌情短期使用减充血剂,疗程在 1 周以内。伴过敏性鼻炎或支气管哮喘的患者可使用抗过敏药物,包括抗组胺药、白三烯拮抗药等。伴有胃食管反流患者可使用质子泵抑制剂抗酸治疗。

3. 手术处理　经规范药物治疗无效、具有明显解剖学异常或发生颅内、眶内并发症的患者可考虑鼻内镜手术治疗。儿童患者的手术指征需严格把握,12 岁以下原则不宜手术。手术治疗除了术者熟练的手术技巧外,还需要配合一系列正确的术前、术后用药及随访。术前需局部用药尽量减轻鼻腔、鼻窦黏膜炎症。内镜鼻窦手术主要恢复窦口鼻道复合体区域通畅、纠正鼻腔解剖学异常、清除不可逆的病变,尽量保留健康的鼻腔鼻窦黏膜组织,从而实现鼻腔鼻窦通气引流的重建。术后需要定期随访及坚持综合药物治疗(≥12 周)。术后定期进行鼻内镜检查以及术腔清理,一般持续 3~6 个月。

（四）康复评估

1. 身体结构与身体功能　鼻腔、鼻窦黏膜表现为水肿、增厚、血管增生、淋巴细胞和浆细胞浸润、上皮纤毛脱落或鳞状化生以及息肉样变。若分泌腺管阻塞,则可发生囊性改变,亦可出现骨膜增厚或骨质被吸收,后者可致窦壁骨质疏松或变薄。此外,黏膜亦可发生纤维组织增生而致血管阻塞和腺体萎缩,进而黏膜萎缩。

2. 活动能力　无明显影响。

3. 参与　社会活动无明显影响,生活质量下降。

（五）康复治疗

1. 鼻腔冲洗　每天 1~2 次,可用生理盐水冲洗。目的是清除鼻腔内分泌物,以利鼻腔的通气和引流。

2. 物理治疗　①超短波治疗:小号电极在鼻翼两侧斜对置,间隙 1~2cm 微热量,每次 10~12min,每天 1 次,10~15 次为一个疗程。②直流电离子透入:0.1% 肾上腺素(阳极)透入适用于鼻甲肿大而对麻黄碱反应不敏感者,0.5%~1% 硫酸锌(负极)透入。电流强度 1~3mA,每次 15~20min,每天 1 次,10~15 次为一个疗程。治疗后症状明显减轻而较持久。③鹅不食草合剂离子透入:配方为鹅不食草 120g、玄参 60g、苍耳子 60g、诃子 30g、连翘 30g,水煎浓缩,酒精提取为 400ml 加 1% 尼泊金和少量糖精香料,装瓶高压消毒。治疗方法:正、负极交替,电流 1~5mA,每次 5~20min,每日 1 次。10~15 次为一个疗程。④紫外线鼻腔内照射,3~5 个生物剂量,隔日 1 次,6~8 次为一个疗程。

3. 经络综合疗法　取穴:中府、肺俞穴。进针 3~5min,注射当归液 0.5mL。每天 1 次,15 次为一个疗程。针感要强。

4. 新针疗法　主穴:迎香穴。配穴:合谷、列缺、手三里、足三里、脾俞穴。每次针 1 个主穴,2 个配穴。中等强度刺激,留针。

（六）预后及健康教育

慢性鼻窦炎的综合治疗,使临床治愈率提高到 80%~90%。手术后的药物治疗、物理治疗及定期鼻内镜复查和及时处理,可大大降低其复发率。

一级预防可以降低鼻炎和鼻窦炎发生的风险。提倡手部卫生,特别是和鼻炎患者接触后洗手,可以使人们最低程度地暴露于病原体中。使用肥皂洗手或使用含有乙醇的湿纸巾是降低病毒性鼻窦炎发生最有效的策略。

尽量消除可能的诱发因素或易感因素,如戒烟、进行空气过滤、避免接触变应原等。

七、伴鼻息肉的慢性鼻窦炎

（一）概述

1. 定义　鼻息肉起源于双侧中鼻道及鼻窦黏膜,突入鼻腔和鼻窦腔,外观为表面光滑的半透明软组织新生物。由于鼻息肉的病理改变为炎性反应,因此临床上将其分类为伴鼻息肉的慢性鼻窦炎（CRSwNP）。

鼻息肉组织的上皮以假复层纤毛柱状上皮为主,伴有杯状细胞增殖和鳞状细胞化生以及基底膜增厚。上皮下固有层以水肿为主,有不同程度的胶原纤维沉积。嗜酸性粒细胞是主要的炎症细胞,此外还有中性粒细胞、浆细胞、淋巴细胞以及肥大细胞等免疫炎性细胞浸润。

2. 病因　伴鼻息肉的慢性鼻窦炎的发病机制尚未阐明。病原微生物、遗传因素、免疫机制和组织重塑等相互作用引发疾病。

（二）临床表现

1. 主要症状　双侧进行性鼻塞,伴有清涕或黏性鼻涕,部分患者伴有嗅觉减退、头面部闷胀沉重感。

2. 体征　通过前鼻镜或鼻内镜检查可见来源于双侧中鼻甲、中鼻道黏膜的鼻息肉,嗅裂区域的鼻中隔黏膜以及上鼻道和后筛窦黏膜可以出现鼻息肉。

3. 实验室检查　主要是鼻窦 CT 扫描,但不作为诊断的必备条件。CT 检查可以显示鼻窦炎累及的范围、鼻腔鼻窦黏膜病变程度、鼻中隔偏曲及其他鼻窦有关结构的解剖变异,还可根据某些 CT 特征间接判断鼻窦炎黏膜的炎症类型。鼻窦 MRI 检查一般不用于 CRS 的诊断。

（三）临床诊断与处理

1. 诊断　主要基于上述症状、体征和影像学检查三个方面来诊断该病。

（1）严重程度划分：根据 EPOS-2012，以视觉模拟评分法（VAS）0~10 分判断：0~3 分为轻度；>3~7 分为中度；>7~10 分为重度。

（2）鼻息肉炎症类型和免疫特征的诊断：术前可以鼻分泌物涂片，必要时在手术前通过鼻息肉活检获得鼻息肉组织的嗜酸性粒细胞及其他炎症细胞的浸润情况，判断 CRSwNP 炎症类型。

2. 临床处理

（1）治疗原则：轻度 CRSwNP 先使用鼻腔局部糖皮质激素喷剂（鼻喷激素）治疗 3 个月，如果症状体征有改善，继续使用局部激素 6 个月；如果无明显改善，一方面可以考虑手术，另一方面也可以使用鼻喷激素加量或者使用滴剂，如果药物治疗依然无效则行手术治疗。中度患者使用鼻喷激素加量或者使用滴剂，治疗 3 个月后如果有效果，可以继续使用局部激素 6 个月，无效则行手术治疗。重度患者使用局部激素加短期口服激素，治疗 1 个月后如果有效可以继续使用鼻用激素进一步治疗 3~6 个月，无效则考虑手术。术后定期随访，并予局部激素＋鼻腔冲洗。

（2）药物治疗

1）局部糖皮质激素：包括糖皮质激素鼻喷剂和滴剂，术前连续使用 3 个月，如果疗效不明显，可以采用手术，术后继续长期规律使用，可以控制术后炎症反应，预防和减缓复发。

研究发现，长期使用局部糖皮质激素并不会引起鼻黏膜萎缩，治疗是安全的。而且，伴随病毒感染以及慢性鼻窦炎急性发作时，使用鼻内局部糖皮质激素并无禁忌。大量研究证实了鼻内局部糖皮质激素治疗嗜酸性粒细胞性鼻息肉的疗效。鼻内局部糖皮质激素的治疗可能已经足够控制大多数鼻息肉患者的症状，而且配合手术后作为药物治疗的方式能够减轻鼻息肉的复发。

2）全身使用糖皮质激素：一般用于围手术期。每天 20~30mg，总疗程一般不超过 2 周，可以显著缩小鼻息肉大小，改善症状，对嗜酸性粒细胞型 CRSwNP 和 IL-5 等 Th2 细胞因子阳性的 CRSwNP 效果更明显。但是要考虑到全身使用糖皮质激素的副作用，如骨质疏松、糖代谢和脂肪代谢异常、下丘脑 - 垂体 - 肾上腺轴的改变，以及心血管系统的影响，并采取相应的预防措施和定期监测。

3）抗菌药物：CRS 伴急性感染时，可以根据细菌培养和药物敏感试验结果，选择敏感的抗菌药物进行治疗，疗程不超过 2 周。

4）黏液溶解促排剂：可稀化鼻腔和鼻窦分泌物并改善鼻黏膜纤毛活性，有促进黏液排出和有助于鼻腔鼻窦生理功能恢复的作用。

5）抗过敏药物：对伴有过敏性鼻炎和 / 或哮喘的患者可应用抗过敏药物，包括口服或鼻用抗组胺药、口服白三烯拮抗药，疗程不少于 4 周。对于伴有哮喘的患者，首选口服白三烯拮抗药。

（3）生物治疗：使用 IgE、IL-5 和 IL-4 受体的单克隆抗体肌内注射已经证实可以显著缩小鼻息肉体积，改善鼻塞、流涕等症状和生活质量，但是需要针对相应的免疫特征和分型，是未来精准治疗的选择。

（4）手术处理：药物治疗无效可以进一步采用手术治疗。在鼻内镜和电视监视下，采用专用的手术器械和动力系统，切除鼻息肉，开放鼻窦，改善鼻窦通气和引流。

鼻内镜鼻窦手术：也称为功能性鼻内镜鼻窦手术，在鼻内镜和电视监视下，切除鼻息肉，开放鼻窦，纠正鼻中隔偏曲和泡状中鼻甲等鼻腔解剖学异常，尽可能保留鼻窦黏膜，重建鼻腔鼻窦通气引流，为鼻腔鼻窦黏膜炎症的良性转归创造条件。但是术后需要坚持使用鼻用糖皮质激素。

（四）康复评估

1. 身体结构与身体功能　鼻腔、鼻窦黏膜表现为水肿、增厚、血管增生、淋巴细胞和浆细胞浸润、上皮纤毛脱落或鳞状化生以及息肉样变，若分泌腺管阻塞，则可发生囊性改变，亦可出现骨膜增厚或骨质被吸收,后者可致窦壁骨质疏松或变薄。此外,黏膜亦可发生纤维组织增生而致血管阻塞和腺体萎缩,进而黏膜萎缩。

2. 活动能力　无明显影响。

3. 参与　社会活动明显影响,生活质量下降。

（五）康复治疗

1. 鼻腔冲洗　每天 1~2 次,可用生理盐水冲洗,目的是清除鼻腔内分泌物,以利鼻腔的通气和引流。

2. 物理治疗　①超短波治疗:小号电极在鼻翼两侧斜对置,间隙 1~2cm,微热量,每次 10~12min,每天 1 次,10~15 次为一个疗程。②直流电离子透入:0.1% 肾上腺素（阳极）透入适用于鼻甲肿大而对麻黄碱反应不敏感者,0.5%~1% 硫酸锌（负极）透入。电流强度 1~3mA,每次 15~20min,每天 1 次,10~15 次为一个疗程。治疗后症状明显减轻而较持久。③鹅不食草合剂离子透入:配方为鹅不食草 120g、玄参 60g、苍耳子 60g、诃子 30g、连翘 30g,水煎浓缩。酒精提取为 400mL 加 1% 尼泊金和少量糖精香料,装瓶高压消毒。治疗方法:正、负极交替,电流 1~5mA,每次 5~20min,每日 1 次。10~15 次为一个疗程。④紫外线鼻腔内照射,3~5 个生物剂量,隔日 1 次,6~8 次为一个疗程。

3. 经络综合疗法　取穴:中府、肺俞穴。进针 3~5min,注射当归液 0.5mL。每天 1 次,15 次一个疗程。针感要强。

4. 新针疗法　主穴:迎香穴。配穴:合谷、列缺、手三里、足三里、脾俞穴。每次针 1 个主穴,2 个配穴。中等刺激,留针。

（六）预后及健康教育

慢性鼻窦炎的综合治疗,使临床治愈率提高到 80%~90%。手术后的药物治疗、物理治疗及定期鼻内镜复查和及时处理,可大大降低其复发率。

一级预防可以降低鼻炎和鼻窦炎发生的风险。提倡手部卫生,特别是和鼻炎患者接触后洗手,可以使人们最低程度地暴露于病原体中。使用肥皂洗手或使用含有乙醇的湿纸巾是降低病毒性鼻窦炎发生最有效的策略。

（张爱华）

第四节　咽喉部疾病

一、急性咽炎

（一）概述

1. 定义　急性咽炎（acute pharyngitis）是咽黏膜、黏膜下组织的急性炎症。多累及咽部淋巴组织。此病可单独发生,亦常继发于急性鼻炎或急性扁桃体炎。

2. 病因　本病常见于秋、冬季及冬、春季之交的季节。病因如下:

(1)病毒感染:以柯萨奇病毒、腺病毒、副流感病毒多见。鼻病毒及流感病毒次之。通过飞沫和密切接触而传染。

(2)细菌感染:以链球菌、葡萄球菌及肺炎链球菌多见。其中以 A 组乙型链球菌感染者最为严重,可导致远处器官的化脓性病变,称之为急性脓毒性咽炎。

(3)环境因素:如高温、粉尘、烟雾、刺激性气体等均可引起本病。

（二）临床表现

1. 症状　一般起病较急，先有咽部干燥、灼热、粗糙感，继有明显咽痛，吞咽时尤重，咽侧索受累时疼痛可放射至耳部。全身症状一般较轻，但因年龄、免疫力以及病毒、细菌毒力不同而程度不一，可有发热、头痛、食欲不振和四肢酸痛等。若无并发者，一般1周内可愈。

2. 体征　口咽部黏膜呈急性弥漫性充血、肿胀。咽后壁淋巴滤泡隆起，表面可见黄白色点状渗出物。悬雍垂及软腭水肿。下颌下淋巴结肿大，压痛。鼻咽及喉咽部也可呈急性充血，严重者可见会厌水肿。

（三）临床诊断与处理

1. 诊断　根据病史、症状及体征，本病诊断不难，但应注意与某些急性传染病（如麻疹、猩红热、流感等）相鉴别，在儿童尤为重要，可行咽拭子培养和抗体测定，以明确病因。此外，如见咽部出现假膜坏死，应行血液学及全身检查，以排除血液病等严重的全身性疾病。并发症可引起中耳炎、鼻窦炎及呼吸道的急性炎症。急性脓毒性咽炎可能并发急性肾炎、风湿热及败血症等。

2. 临床处理

（1）无全身症状或症状较轻者：可局部应用复方硼砂含漱液，各种含片及中成药可酌情选用；针对病因可应用抗病毒药。

（2）全身症状较重伴有高热者：除上述治疗外，应卧床休息，多饮水及进食流质，抗病毒药可经静脉途径给药，同时应用抗生素如头孢类、大环内酯类等药物。

（四）康复评定

1. 身体结构与身体功能　咽黏膜充血、血管扩张及浆液渗出，使黏膜下血管及黏液腺周围有中性粒细胞及淋巴细胞浸润，黏膜肿胀增厚。病变较重者，淋巴滤泡肿大，突出咽壁并有黄白色点状渗出物。常有颈部淋巴结肿大。患者可有发热、头痛、食欲不振和四肢酸痛。

2. 活动能力　无明显影响。

3. 参与　发病期间社会活动影响，社交障碍，痊愈后无明显影响。

（五）康复治疗

1. 物理疗法　①超短波、紫外线疗法与急性扁桃体炎疗法相同。②普鲁卡因离子透入，可减轻疼痛。作用极放在左右两颌下处，电极浸以1%普鲁卡因，非作用极置于肩胛间，电流量3~5mA，每次治疗20min，每日1次，4~6次为一个疗程。③穿心莲或穿心莲合剂电泳。④半导体激光：半导体激光作用于机体时会产生生物刺激效应，改善血液循环，消炎止痛，减轻水肿，调节机体免疫功能。

2. 按摩　颈项部风池、风府、天突、肩井、合谷等穴。用一指禅推、按、揉、拿法，达到清热利咽、消肿止痛的目的，每穴3~5min。

3. 中药　藏青果2~3枚，用冷开水含汁吞服。或薄荷5g，牛蒡子15g，水煎服。

（六）预后及健康教育

急性咽炎多有自愈的倾向，如果没有并发症，预后较好，一般5~10d，症状逐渐消失，一般不留后遗症。急性咽炎容易复发，尤其是在疲劳过度、受凉等情况下及机体抵抗能力降低时。因此平时要加强锻炼，增强体质，加强个人卫生及防护，保持室内合适的温度和湿度，空气新鲜，居室空气干燥及过冷、过热、过湿都可影响咽部黏膜的防御机能，造成功能障碍，应劳逸结合。急性炎症要彻底治愈，否则易遗留成慢性炎症。

二、慢性咽炎

（一）概述

1. 定义　慢性咽炎（chronicpharyngitis）为咽部黏膜、黏膜下及淋巴组织的弥漫性炎症。常为上呼吸道慢性炎症的一部分,而局限性炎症则多为咽淋巴组织的炎症。本病极为常见,多见于成年人。病程长,症状顽固,易于反复发作,较难治愈。

2. 病因 ①急性咽炎反复发作所致,此为主要原因。②各种鼻病及呼吸道慢性炎症,长期张口呼吸引起黏膜过于干燥而导致慢性咽炎,以及炎性分泌物反复刺激咽部,或受慢性扁桃体炎、牙周炎的影响。③烟酒过度、粉尘、有害气体及辛辣食物的刺激,头颈部放射治疗后,唾液腺破坏等都可引起本病。④职业因素(如教师与歌唱者)及体质因素亦可引起本病。⑤全身因素:如贫血、消化不良、心脏病、慢性支气管炎、支气管哮喘、风湿病、肝肾疾病、内分泌紊乱、维生素缺乏及免疫功能低下等也可引发此病。近年,因咽喉反流导致咽喉炎的病例逐渐增多。

（二）临床表现

1. 症状 慢性咽炎一般无明显全身症状,而以局部症状为主。咽部异物感、痒感、灼热感、干燥感或微痛感,反复清嗓。常有黏稠分泌物附着于咽后壁,使患者晨起时出现频繁的刺激性咳嗽,伴恶心。咳嗽时无痰或仅有颗粒状藕粉样分泌物咳出,有时黏膜可出血,咳出或吐出的分泌物血染,常使患者惊恐,并以此就诊。萎缩性咽炎患者咽干、咽痛;声嘶、发音困难、发音疲劳;有时可咳出带臭味的痂皮,还可有吞咽困难、口臭,呼吸困难,少数患者可有喉痉挛和哮喘发作等症状。

2. 体征 各型咽炎患者咽部均较敏感,张口压舌易作呕。以慢性单纯性咽炎和慢性肥厚性咽炎为甚。

(1)慢性单纯性咽炎:黏膜充血,血管扩张,咽后壁有散在的淋巴滤泡,常有少量黏稠分泌物附着在黏膜表面。

(2)慢性肥厚性咽炎:黏膜充血增厚,咽后壁淋巴滤泡显著增生,多个散在突起或融合成块。咽侧索亦充血肥厚。

(3)萎缩性咽炎与干燥性咽炎:黏膜干燥,萎缩变薄,色苍白发亮,常附有黏稠分泌物或带臭味的黄褐色痂皮。

(4)咽喉反流:患者在喉镜下可见杓间区水肿、假声带沟、环后区水肿红斑、黏膜肥厚、声带息肉和溃疡、喉室变浅或消失、咽部卵石样改变、弥漫性喉炎、肉芽肿、声门下狭窄、环杓关节僵硬等。

（三）临床诊断与处理

1. 诊断 本病诊断不难,但应注意,许多全身性疾病早期症状酷似慢性咽炎。因此,必须详细询问病史,特别是有无反酸、嗳气及消化道疾病史。全面仔细检查鼻、咽、喉、气管、食管、颈部乃至全身的隐匿病变,特别要警惕早期恶性肿瘤。在排除这些病变之前,不应轻易诊断为慢性咽炎。

2. 临床处理

(1)病因治疗:坚持户外活动,戒断烟酒,保持室内空气清新,改善工作生活环境,积极治疗鼻炎、气管支气管炎等呼吸道慢性炎症及其他全身性疾病,增强身体抵抗力,甚为重要。

(2)单纯性咽炎:常用复方硼砂含漱液、1:5 000 呋喃西林溶液、2% 硼酸液或生理盐水含漱。含漱时头后仰、张口发"啊"声,使含漱液能清洁咽后壁。亦可含服碘喉片、薄荷喉片及中成药含片。

(3)肥厚性咽炎:除上述治疗外,可用激光治疗,若淋巴滤泡增生广泛,治疗宜分次进行。亦可用药物(硝酸银)、冷冻或电凝固法治疗,但治疗范围不宜过广。

(4)萎缩性咽炎与干燥性咽炎:用 2% 碘甘油涂抹咽部,可改善局部血液循环,促进腺体分泌。服用维生素 A、B_2、C、E,可促进黏膜上皮生长。

（四）康复评估

1. 身体结构与身体功能 黏膜充血增厚,黏膜下有广泛的结缔组织及淋巴组织增生,黏液腺周围淋巴组织增生。萎缩性咽炎常伴有萎缩性鼻炎,鼻腔黏膜腺体分泌减少,黏膜萎缩变薄。

2. 活动能力　正常。

3. 参与　社会活动无明显影响,生活质量轻度下降。

(五) 康复治疗

1. 物理治疗　①直流电离子透入疗法:穿心莲合剂电泳;青霉素电泳疗法;10% 碘化钾透入疗法。②超短波电疗:用小圆形电极置于咽部,微热量,每次 12~15min,每日 1 次。③中波透热疗法:49cm² 电极置于颈前部,80cm² 电极置于颈后部,电流强度 0.2~0.5A,每次 15~20min,每日 1 次,20~30 次为一个疗程。

2. 中医中药　对慢性咽炎的治疗效果较好,常用抗菌消炎类的中成药,可在有资质的中医师指导下,按照个体化原则进行辨证论治。

3. 穴位治疗

(1)针刺治疗:合谷、天突、下廉泉穴中度刺激。每日或隔日 1 次,10 次为一个疗程。

(2)穴位电疗:主穴:风池、天突、扶突、大椎。配穴:阿是穴(双颈三角区)。方法:先取主穴。用电疗机治疗。将电极板置双风池穴,向下向外侧移动,移至双颈三角区时加大电量。至整个咽部有流水样麻木感及咽部紧缩感、舒适感,再点状送电 2~4min。其感应电量为 5~7V。然后,以 3~4V 电量负极置天突穴,正极置大椎穴,点状送电 2~4min,将负极分别移至双侧扶突穴点状送电 1~2min。上法每日 1 次。如治疗 5 次无明显疗效,取配穴,外敷中药(山豆根、威灵仙各 10g,共为粗粉,以温盐水湿润纱布包裹),用直流电导入 10~20min。亦每日 1 次。上述方法 10 次为一个疗程。

(3)穴位敷贴:取主穴,天突。每次仅取 1 穴。用市售之伤湿止痛膏剪成直径 2cm 之圆片,局部用 75% 酒精消毒后贴敷。每日换贴 1 次,10 次为一个疗程。

(4)穴位注射:取主穴,扁桃体穴(下颌角下缘颈总动脉转动前方)。药液:当归注射液 2mL。方法:患者取坐位,头略仰,用 5 号齿科针头快速进针,进针得气,使针感放射到咽喉部,回抽无血,将药液推入双侧穴位各 1mL。隔日 1 次,10 次为一个疗程,疗程间隔 5d。

(5)耳穴压丸:取主穴,咽喉、缘中、神门、肺、肾上腺、对屏尖。配穴,心、枕、肾、皮质下、支气管。治法:主穴每次取 3~5 穴,酌加 1~2 个配穴。探测到敏感点后,以王不留行籽或磁珠(180~380 高斯磁场强度)贴敷,每次 1 侧耳,双侧交替。令患者每日自行按压 3~4 次,每次每穴 1min。隔日换贴 1 次,5~10 次为一个疗程。

(6)体针加穴位注射:取主穴分 2 组。①太冲、太溪、行间;②人迎、合谷、扶突、天鼎、照海。配穴:异物感明显加天突,舌根僵硬加廉泉,心烦、恶心加内关。治法:药液有注射用水或复方丹参注射液,任选一种。主穴第①组用于穴位注射,第②组及配穴用于针刺。先针刺,合谷、照海取双侧,余取单侧。行常规刺法,平补平泻,留针 20min,其间行针 2~3 次。除合谷继续留针,余穴届时均取针。然后在主穴第①组中选 1~2 穴,均仅取一侧穴。以配有 5 号齿科长针头之注射器,抽吸 1~2mL 药液,快速刺入缓慢提插至得气(太冲穴最好能引出肢体有轻度热感)后,回抽无血,再缓缓注入药液,每穴 1 mL,使有明显胀憋感。可令患者休息数分钟,再出合谷穴之针。3~5 日 1 次,5 次为一个疗程。

4. 气功疗法　静坐,两手轻放于两大腿,两眼微闭,舌抵上腭,安神入静,自然呼吸,意守咽部,口中蓄津,待津液满口,缓缓下咽,如此 15~20min,然后慢慢睁开两眼,以一手拇指与其余四指轻轻揉喉部,自然呼吸意守手下,津液满口后,缓缓下咽,如此按揉 5~7min。每日练 2~3 次。

(六) 预后及健康教育

1. 预后　慢性咽炎除咽部症状以外还有较多其他主诉,如有胸闷、胃纳不佳、哽噎、失眠等症状,甚至有恐癌症,但实际上不影响呼吸与进食。单纯的慢性咽炎本身不会引起其他的严重病变,精神上的放松有利于症状的减轻和病变的恢复。及时处理病因,可减少发病率。

2. 健康教育

(1)加强个人卫生及防护,保持室内合适的温度和湿度,空气新鲜,居室空气干燥及过冷、过热、过湿都可影响咽部黏膜的防御机能,造成功能障碍,咽部感觉异常,日久而成慢性咽炎病变。

(2)早晨、饭后及睡觉前漱口、刷牙,可以保持口腔清洁。同时,防治口鼻疾病消除炎性病灶,是防治慢性咽炎的有效措施。

(3)避免嗜烟及酗酒,预防上呼吸道感染和有害化学气体的吸入等。

(4)进行饮食调养,以清淡易消化饮食为宜,再辅助一些清爽去火、柔嫩多汁的食品摄入。如橘子、广柑、菠萝、甘蔗、橄榄、鸭梨、苹果等,或多喝水及清凉饮料,但饮料不宜太浓稠。忌食烟、酒、姜、椒、芥、蒜及一切辛辣之物。

(5)咽喉反流患者需注意:①睡前 3h 避免饮食饮水。②避免吃过饱或饭后立即躺下休息,直立或静坐至少 1~2h。③睡觉时把床头抬高。④不要暴饮暴食。⑤戒烟戒酒,避免吃甜食及淀粉含量高的食物(土豆、红薯等),不食咖啡、巧克力、薄荷等增加反流的刺激性食物;避免摄入加重症状的食物如橙汁、西红柿等。⑥不穿紧束衣服和紧系的腰带,少做弯腰等加腹部压力动作。⑦减肥、减少心理压力等。

三、急性扁桃体炎

(一)概述

1. 定义　急性扁桃体炎(acute tonsillitis)为腭扁桃体的急性非特异性炎症,常伴有不同程度的咽黏膜和淋巴组织炎症,是一种很常见的咽部疾病。多发生于儿童及青年,在春秋两季气温变化时最易发病。一般分为急性卡他性扁桃体炎、急性滤泡性扁桃体炎和急性隐窝性扁桃体炎。

2. 病因　乙型溶血性链球菌为本病的主要致病菌,非溶血性链球菌、葡萄球菌、肺炎链球菌、流感杆菌及腺病毒或鼻病毒、单纯疱疹病毒等也可引起本病。细菌和病毒混合感染者不少见。近年还发现有厌氧菌感染者,革兰氏阴性杆菌感染有上升趋势。

正常人咽部及扁桃体隐窝内存留着某些病原体,当人体抵抗力降低时,病原体大量繁殖,毒素破坏隐窝上皮,细菌侵入其实质而发生炎症。受凉、潮湿、过度劳累、烟酒过度、有害气体刺激、上呼吸道有慢性病灶等均可诱发本病。

急性扁桃体炎的病原体可通过飞沫或直接接触而传染。通常呈散发性,偶有群体中暴发流行。

(二)临床表现

1. 全身症状　多见于急性化脓性扁桃体炎。起病急,可有畏寒、高热、头痛、食欲下降、乏力、全身不适、便秘等。小儿可因高热而引起抽搐、呕吐及昏睡。

2. 局部症状　剧烈咽痛为主,常放射至耳部,伴有吞咽困难。下颌下淋巴结肿大,有时感到转头不便。葡萄球菌感染者,扁桃体肿大较显著,还可引起幼儿呼吸困难。

3. 体征　患者呈急性病容。咽部黏膜呈弥漫性充血,以扁桃体及两腭弓最为严重。腭扁桃体肿大,在其表面可显黄白色脓点,或在隐窝口处有黄白色或灰白色点状豆渣样渗出物,可连成一片形似假膜,常伴下颌下淋巴结肿大。

(三)临床诊断与处理

1. 诊断　根据其典型的临床表现,本病不难诊断。本病可发生并发症。①局部并发症:炎症直接波及邻近组织,常导致扁桃体周脓肿;也可引起急性中耳炎、急性鼻炎及鼻窦炎、急性喉炎、急性淋巴结炎、咽旁脓肿等。②全身并发症:急性扁桃体炎可引起全身各系统许多疾病,常见者有急性风湿热、急性关节炎、急性骨髓炎、心肌炎及急性肾炎等。

2. 临床处理

（1）一般疗法：本病具有传染性，故患者要适当隔离。卧床休息，进流质饮食及多饮水，加强营养及疏通大便，咽痛较剧或高热时，可口服解热镇痛药。

（2）抗生素应用：为主要治疗方法首选青霉素及头孢类抗生素，根据病情轻重，决定给药途径。若治疗2~3d后病情无好转，高热不退，应分析其原因，改用其他种类抗生素，或酌情使用糖皮质激素。

（3）局部治疗：常用复方硼砂含漱液、复方氯己定含漱液或1：5 000呋喃西林液漱口。

（4）手术治疗：本病有反复发作的倾向。因此，对已有并发症者，应在急性炎症消退后施行扁桃体切除术。

（四）康复评估

1. 身体结构与身体功能　炎症局限于黏膜表面或侵及扁桃体实质内的淋巴滤泡，引起扁桃体充血、肿胀甚至化脓。隐窝内充塞由脱落上皮、纤维蛋白、脓细胞、细菌等组成的渗出物，并自窝口排出。有时互相连成一片形似假膜，易于拭去。患者咽痛、发热及身体不适。

2. 活动能力　发病期间日常生活部分影响。

3. 参与　发病期间社会活动明显受影响，痊愈后身体可恢复正常。

（五）康复治疗

1. 物理治疗

（1）超短波疗法：急性效果较好。小号电极于两侧下颌局部斜对置，间隙1~2cm，无热量或微热量，每次12~15min，每日1次，7~10次为一个疗程。

（2）中波透热或短波透热电疗：中波电极作用于扁桃体区，短波透热可用电绢法，绕颈3周，中等剂量，每次15~20min，每日1次，7~10次为一个疗程。

（3）紫外线疗法：扁桃体部体腔紫外线直接照射，4~6个生物剂量，隔日1次，2~3次即可。

（4）半导体激光：半导体激光作用于机体时会产生生物刺激效应，消炎止痛，减轻水肿，调节机体免疫功能。双侧颌下照射，每日1次，每次20~30min，7次为一个疗程。

2. 中医中药　中医理论认为本病系内有痰热，外感风火，应疏风清热，消肿解毒。常用银翘柑橘汤或用清咽防腐汤。单方可选用：①薄荷5g、玄参12~24g水煎服。②玄参18g、藏青果6g泡水代茶饮。

3. 新针疗法　主穴：合谷、内庭穴。备用穴：曲池、扁桃体穴。耳针：在扁桃体及咽部反应点针刺，留针15~20min，每日1次4~5次即可。

（六）预后及健康教育

同急性咽炎。

四、急性会厌炎

（一）概述

1. 定义　急性会厌炎（acute epiglottitis）又称急性声门上喉炎，是一种危及生命的严重感染，可引起喉阻塞而窒息死亡。成人、儿童均可发生，但冬、春季节多见。

2. 病因

（1）感染：感染为本病最主要的病因。致病菌有乙型流感杆菌、葡萄球菌、链球菌、肺炎双球菌等，也可与病毒混合感染。

（2）变态反应：对某种变应原发生反应，引起会厌变态反应性炎症，可继发于细菌、病毒的感染，也可因单独变态反应性炎症引起会厌明显肿胀。有学者提出应将其单独立为一种疾病，因其发生喉阻塞的机会远高于感染所引起的急性会厌炎。

（3）其他：异物、创伤、吸入有害气体、误咽化学物质及放射线损伤均可引起会厌的急性炎症。

（二）临床表现

1. 全身症状　起病急，有畏寒发热，体温多在 38~39℃，如为老人或儿童，症状更重，可表现为精神萎靡，面色苍白。

2. 局部症状　多数患者有剧烈的咽喉痛，吞咽时加重，严重时连唾液也难咽下。讲话音含糊不清。会厌高度肿胀时可引起吸气性呼吸困难，甚至窒息。患者虽有上述局部症状，但声带多半未受累，故很少有声音嘶哑。

3. 体征　患者呈急性病容，严重者可有呼吸困难。口咽部检查多无明显改变，间接喉镜检查，可见会厌明显充血、肿胀、严重时呈球形。如会厌脓肿形成，红肿黏膜表面可见黄白色脓点。由于肿胀会厌的遮盖，前庭襞、声带等喉部结构常看不清。儿童不能配合，故不易行间接喉镜检查，喉部 X 线侧位片如能显示肿大会厌，对诊断有帮助。

（三）临床诊断与处理

1. 诊断　对主诉有剧烈咽喉疼痛，吞咽时加重，检查口咽无明显异常，间接喉镜下可见充血、肿大的会厌即可诊断为急性会厌炎。

2. 临床处理

（1）抗感染：全身应用足量抗生素和糖皮质激素，如青霉素类抗生素、头孢菌素类抗生素、地塞米松等。

（2）气管切开术：如患者有呼吸困难，静脉使用抗生素和糖皮质激素后呼吸困难无改善者应及时进行气管切开。

（3）其他：如会厌脓肿形成，可在喉镜下切开排脓。进食困难者予以静脉补液等支持疗法。

（四）康复评估

1. 身体结构与身体功能　会厌黏膜发生急性卡他性炎症，表现为会厌黏膜弥漫性充血、肿胀，由于会厌舌面黏膜下组织较松弛，故会厌舌面肿胀明显。会厌发生变态反应性炎症，黏膜病变以水肿为主。会厌肿胀明显时可呈球状，此时易引起喉阻塞。患者咽部疼痛明显，吞咽障碍，甚至呼吸困难。

2. 活动能力　发病期间日常生活部分明显影响。

3. 参与　发病期社会活动受影响，痊愈后无影响。

（五）康复治疗

1. 物理治疗

（1）超短波疗法：急性效果较好。小号电极于两侧下颌局部斜对置，间隙 1~2cm，无热量或微热量，每次 12~15min，每日 1 次，7~10 次为一个疗程。

（2）中波透热或短波透热电疗：中波电极作用于颏下区，短波透热可用电绢法，绕颈 3 周，中等剂量，每次 15~20min，每日 1 次，7~10 次为一个疗程。

（3）半导体激光：半导体激光颈前照射时会产生生物刺激效应，改善血液循环，消炎止痛，减轻水肿，调节机体免疫功能。每次 15~20min，每日 1~2 次，7~10 次为一个疗程。

（4）紫外线疗法：颈前紫外线直接照射，4~6 个生物剂量，隔日 1 次，2~3 次即可。

2. 中药　单方可选用：①薄荷 5g、玄参 12~24g 水煎服。②玄参 18g、藏青果 6g、泡水代茶饮。

（六）预后及健康教育

见急性咽炎节。

五、小儿急性喉炎

（一）概述

1. 定义　小儿急性喉炎（acute laryngitis in children）好发于 6 个月 ~3 岁的儿童，临床表现与成人有不同,原因是小儿喉部黏膜下组织疏松,炎症时容易发生肿胀,小儿的喉腔和声门又较小,因此小儿急性喉炎时容易发生喉阻塞,引起呼吸困难。小儿咳嗽力量不强,下呼吸道和喉部的分泌物不易咳出,因此小儿急性喉炎病情常比成人重,如诊断治疗不及时,会危及生命。

2. 病因 多继发于上呼吸道感染,如普通感冒,也可继发于某些急性传染病,如流行性感冒、麻疹、百日咳等。

（二）临床表现

1. 症状 起病较急,主要症状为声嘶、犬吠样咳嗽、吸气性喉喘鸣及吸气性呼吸困难。因常继发于上呼吸道感染或某些急性传染病,故还伴有上述疾病的症状及一些全身症状,如发热、全身不适、乏力等。

2. 体征 开始时声嘶不重,随着病情的加重、声嘶也逐渐加重。如炎症向声门下发展,可出现"空""空"样咳嗽。声门下黏膜水肿加重,可出现吸气性喉喘鸣。严重时出现吸气性呼吸困难,患儿鼻翼扇动、三凹征,如治疗不及时则患儿可出现面色苍白、发绀、神志不清,最终因呼吸衰竭而死亡。

如行喉镜检查,可见喉部黏膜充血、肿胀,声带由白色变为粉红色或红色,有时可见黏脓性分泌物附着。声门下黏膜因肿胀而向中间隆起。由于小儿不合作,在实际临床工作中很少对小儿行喉镜检查。

（三）临床诊断与处理

1. 诊断 由于本病起病急,诊断治疗不及时会危及患儿生命,因此在临床上遇到小儿有声嘶、"空""空"样咳嗽应立即联想到本病,如出现吸气性喉喘鸣和吸气性呼吸困难即可做出诊断。因小儿不配合,很少行喉镜检查。在诊断时还应注意和下列疾病鉴别。

（1）气管支气管异物:本病多有异物吸入史,患儿有剧烈呛咳、呼吸困难等症状。胸部听诊、X线检查及支气管镜检查有助于这两种疾病的鉴别。

（2）喉白喉:白喉现已少见,但遇小儿有急性喉炎临床表现,咽部或喉部检查见灰白色假膜时,应注意和喉白喉鉴别,后者可在假膜的涂片和培养中找到白喉杆菌。

（3）喉痉挛:本病起病急,有吸气性喉喘鸣、吸气性呼吸困难,但无声嘶和"空""空"样咳嗽。喉痉挛发作时间短,一旦喉痉挛解除,患儿即恢复正常。

2. 临床处理 本病可危及患儿生命,故一旦诊断小儿急性喉炎应立即采取有效措施解除患儿呼吸困难。

（1）控制感染:及早使用足量抗生素控制感染,用糖皮质激素减轻和消除喉黏膜的肿胀。抗生素可选用青霉素类和头孢类。根据病情,采用肌内注射或静滴糖皮质激素,如地塞米松等。

（2）气管切开:如有重度喉阻塞,药物治疗无好转,则应及时行气管切开术。

（3）支持疗法:注意补充液体,维持水电解质平衡。保护心肌功能,避免发生急性心力衰竭。还应采用超声雾化吸入或蒸气吸入。

（4）休息:尽量使患儿安静休息,避免哭闹,减少体力消耗,增加湿度,减轻呼吸困难。

（四）康复评估

1. 身体结构与身体功能 喉炎症时咽部黏膜下组织疏松易发生肿胀,小儿的喉腔和声门又较小,容易发生喉阻塞,引起呼吸困难。

2. 活动能力 患病期间自我活动明显影响。

3. 参与 患病期间生存质量明显下降。痊愈后无影响。

（五）康复治疗

1. 一般治疗 适当休息,尽量使患儿安静休息,避免哭闹,减少体力消耗,室内保持空气新鲜、增加湿度（相对湿度90%）、温度（22~24℃）,减轻呼吸困难。

2. 物理治疗 作用是消炎,减轻水肿,加速局部血液循环,改善组织营养。方法有:①超短波疗法;

②毫米波疗法；③半导体激光治疗；④等幅中频电或调制中频电疗法；⑤紫外线疗法；⑥直流电碘离子导入疗法。

（六）预后及健康教育

小儿急性喉炎经及时治疗预后良好，但有些患儿可能复发。平时应注重小儿的平衡膳食营养，增加户外活动，锻炼身体，增强免疫力和抵抗力，注意保暖保湿，尽量避免小儿去人流较多的公共场所，尤其在传染病高发期。

六、慢性喉炎

（一）概述

1. 定义　慢性喉炎（chronic laryngitis）是指喉黏膜的慢性非特异性炎症，可波及黏膜下层及喉内肌。临床上将其分为慢性单纯性喉炎（chronic simple laryngitis）、肥厚性喉炎（hypertrophic laryngitis）和萎缩性喉炎（atrophic laryngitis）。

2. 病因　慢性喉炎确切病因还不是十分明了，可能和下列因素有关。

（1）用声过度：本病多见于长期用嗓的人员，如教师、演员、歌唱家、商店营业员、纺织厂的工人等。

（2）长期吸入有害气体或粉尘：如长期吸烟，长期在粉尘、工业气体环境中工作，喉头受刺激，使声带增厚。

（3）喉周围器官的慢性炎症：鼻腔、鼻窦或咽部慢性炎症，可直接扩展到喉部，也可因喉阻塞，外界空气未经鼻腔处理直接经口吸入刺激喉黏膜。下呼吸道有慢性炎症，长期咳嗽及脓性分泌物刺激喉部黏膜。

（4）急性喉炎长期反复发作，未经及时而合理的治疗，以致病变迁延不愈。

（二）临床表现

1. 症状

（1）声音嘶哑：是慢性喉炎的主要症状，声嘶程度可轻重不等。有些患者晨起时尚正常，但讲话多了后就出现声嘶，另有一些患者晨起时声嘶较重，讲一段时间话后或喉部分分泌物咳出后声嘶反而减轻。大多数患者噤声一段时间后声嘶缓解，但讲话多了声音嘶哑又加重。

（2）喉部不适感：如烧灼感、瘙痒感、干燥感、异物感，有的患者讲话多了还有喉痛。患者经常咳嗽以求暂时减轻喉部不适感。这种咳嗽常为无分泌物的干咳，即所谓"无用之咳"，是慢性喉炎的一个特有症状。

（3）有的患者喉部分泌物增加，形成黏痰，讲话时感费力，需咳出痰后讲话才感轻松。

2. 喉镜检查

（1）慢性单纯性喉炎：喉黏膜弥漫充血，有时有轻度肿胀，声带由白色变粉红色，边缘变钝。声带表面有时可见黏痰，并在两侧声带缘之间形成黏液丝。

（2）肥厚性喉炎：以前庭襞肥厚多见。肥厚的前庭襞可遮盖部分声带，或两侧声带前部互相靠在一起，以致间接喉镜下看不到声带前部。声带肥厚，边缘变钝，严重者两侧声带前部互相靠在一起，声门不能完全打开。

（3）萎缩性喉炎：喉黏膜变薄、干燥、严重者喉黏膜表面有痂皮形成，声门闭合时有梭形裂隙。

（三）临床诊断与处理

1. 诊断　根据长期声嘶的病史，结合喉镜检查所见，通常不难做出诊断，但引起声嘶的喉部疾病较多，需进行鉴别。

2. 临床处理

（1）去除病因：如避免长时间过度用声，戒除烟酒，改善工作环境，在粉尘环境中作业者应加强防护，积极治疗鼻腔鼻窦的慢性炎症，解除鼻阻塞，控制咽部及下呼吸道的感染。

（2）雾化吸入：目前多采用糖皮质激素高压泵喷雾器吸入，常用药物为布地奈德混悬液，放入雾化器中,接上氧气或空气泵使药液雾化,让患者吸入雾化药液,每日 1~2 次,每次 1~2 支,7~10 次为一个疗程。

（四）康复评估

1. 身体结构与身体功能　喉黏膜毛细血管扩张充血、淋巴细胞浸润、间质水肿、黏液腺分泌增加。部分患者有纤维组织增生,黏膜肥厚,少数患者喉黏膜萎缩。导致发音功能障碍,声音嘶哑。

2. 活动能力　无明显影响。

3. 参与　社会活动中言语交流轻度障碍,社交困难、就业困难。

（五）康复治疗

1. 物理治疗　①直流电离子透入疗法：穿心莲合剂电泳；青霉素电泳疗法；10% 碘化钾透入疗法。②超短波电疗：用小圆形电极置于咽部,微热量,每次 12~15min,每日 1 次。③中波透热疗法：49cm^2 电极置于颈前部,80cm^2 电极置于颈后部,电流强度 0.2~0.5A,每次 15~20min,每日 1 次,20~30 次为一个疗程。④针刺治疗：合谷、天突、下廉、泉穴,中度刺激,每日或隔日 1 次,10 次为一个疗程。

2. 中药治疗　对慢性喉炎效果较好,可选用黄氏响声丸、清音丸、甘桔冰梅片等中成药,或在中医师指导下辨证论治。

（六）预后及健康教育

慢性单纯性喉炎,经早期治疗多能痊愈；否则,病变发展成慢性肥厚性喉炎,既不易恢复。声音的损害在女性及高音歌唱者较男性及低音歌唱者为重。

治疗和预防以发声休息最为重要,绝对休息不语一般很难做到,但至少应该不大声喊唱,或避免喋喋不休。可利用耳塞塞住外耳道,使声带获得适当休息。若是发声不当引起,炎症消退后需进行正确的发声方法训练。

积极治疗咽喉周围器官的疾病,清除职业性致病因子,戒除不良嗜好,养成良好的卫生习惯。

（张爱华）

第五节　发声障碍与失声

一、发声障碍

（一）概述

在所有哺乳动物中,只有人类能发出富有意义的声音,即言语的能力。发音时,在高级中枢神经系统调控之下,声门下气流振动声带产生原始的声音称为基音；后经咽腔、口腔、鼻腔及胸腔等共鸣器官的作用而增强,形成具有一定音调、音强等特征的声音；同时又经过口腔内舌、腭、唇、齿、颊等构音结构的构音作用形成最终我们所能理解的语言。因此,这一过程十分复杂,有赖于呼吸器官、发音器官、共鸣器官、构音器官及神经系统等整合协同才能完成。

1. 呼吸器官　即动力器官,主要包括气管、支气管、肺、胸廓及呼吸有关的肌群。其主要功能是提供声音产生及维持的气流动力。

2. 发音器官　又称振动器官。主要的发音器官是喉,其振动体为声带,靠呼出的气流冲击和振动闭合的声带而发出声音。声音具有 3 个主要因素,即音强、音调和音色。音强（intensity）指声音的强弱,取决于声带振动的幅度,并与声门下气流压有关,声门下压力高,声带振幅大,音强大,声音则响；反之声音就弱。音调（pitch）指声音的高低,取决于声带振动的频率,而其频率与声带长度、厚度、紧张度有关。声带短、薄而紧张者,振动频率快,音调高;反之则音调低。音色(timbre)指声音个性,因人而异,取决于人声泛音的多少和强弱。

3. 共鸣器官　以软腭为界分上部共鸣腔和下部共鸣腔。上部共鸣腔包括鼻腔、鼻窦及鼻咽腔;下部共鸣腔包括胸腔、喉腔、喉咽腔、咽腔及口腔。其作用为使微弱音量、单调难听之喉原音变成和谐、圆润、丰满的声音,并赋予声音独特个性。

4. 构音器官　包括舌、齿、唇、腭,通过改变口腔和咽腔形状或容积,发出元音和辅音。

（二）临床表现

1. 症状与体征　声音障碍有音强、音调及音质三方面的反常。

（1）音强反常:正常的声响强度范围有上下 20dB 的变化。①喉肌功能过强:常因发声时过于紧张、方法不当或唱歌时选择音域不恰当等时声带及共鸣腔肌肉过度收缩,声带张力太大,声门关闭过紧,共鸣腔变小,发出的声音尖、弱、不悦耳。发高声时,仅膜部声带振动,其中点在于声带的前中 1/3 交界处,当喉肌收缩过强时,此处声带振动最大,相互摩擦最重,所以喉肌功能过强引起慢性机械性损伤,易导致声带增厚、声带小结、息肉等。②喉肌功能过弱:多见于各种原因引起的喉瘫痪、发声方法不当或功能性病变。多继发于喉肌功能过强,也有原发性者。主要表现为喉肌张力减退、声带松弛,发出的声音如吹风样呼气声,声音嘶哑和漏气、低弱、发声不能持久、易疲劳。检查可见声带闭合不全,如双侧减弱,发声时声门裂呈梭形或三角形裂隙,单侧减退时呈弓形裂隙。

（2）音调反常:正常的音调女性约为 150~350Hz,男性约为 80~200Hz。音调的高低虽然有个体差异,但如语调超过或低于正常人一个音阶以上,属音调反常。男性青春期变声障碍为高频反常,系由于性激素分泌不足或受精神因素等影响,变声期音调不降,带着童声进入成年期。较常见于尚未发育完全的青少年。低频反常较少见。女性用雄激素治疗疾病后,可出现音调过低。

（3）音质反常:喉部病变引起的音质反常表现为声音沙哑、嘶哑、粗糙及失声等。共鸣腔病变所致的音质变化表现为开放性鼻音和闭塞性鼻音。

2. 分类

（1）前庭襞性发声障碍:是声嘶的原因之一,系发声时前庭襞内收参与发声而出现嗓音异常。较常见的病因为代偿性前庭襞内收,声带某些病变,如声带运动障碍、手术切除声带后、慢性喉炎等可致前庭襞代偿性内收或代偿性肥厚。表现为语声沉闷、沙哑、粗糙、音调低沉、发声费力,易疲劳。喉镜检查可见发声时前庭襞内收,向中线靠拢,部分或全部遮盖声带。

（2）痉挛性发声障碍:为喉肌张力障碍而至喉部发声运动紊乱引起的发声困难。分为两型:一型是内收型,较常见。其特征为发声时声带过度内收或闭合过紧,出现发声频繁中断,失去连贯性,声音震颤、挤压感,发声疲劳。另一型为外展型,较少见。表现为发声时声带外展,发声频率中断及暂时性漏气。发声时常伴有颈面部肌肉痉挛,并呈种种面部怪相,或表现颈静脉怒张。耳语、唱歌、哭笑时发声往往正常。喉肌电图检查可见喉肌异常肌电活动。

（3）声带突接触性溃疡:为声带突相对的黏膜慢性溃疡病变,溃疡面多有肉芽形成,又称声带突接触性肉芽肿。多认为与滥用嗓音及胃酸反流至喉部刺激黏膜有关。临床表现为不同程度的声音嘶哑,声音低沉,咳嗽,不自主清理咽喉动作,高音易走调等。喉镜检查见声带突内侧或上方边缘呈溃疡或肉芽形成。

（三）临床诊断与处理

1. 诊断　根据病史及相关检查进行综合评估和诊断。

（1）喉镜检查:喉镜检查注意观察声带的色泽、形态、运动及声门闭合等。应分别观察呼吸时及发声时的声带情况。

（2）共鸣器官检查:包括鼻腔、鼻窦、口腔、咽腔的检查评估。

(3)主观听觉评价方法：声嘶分为：①粗糙型：当声带肿胀变软，振动不均衡，尤其声带息肉时易出现此型。②气息型：发声时声门闭合不全，呼出的气流增大，多见于声带瘫痪。③无力型：为声带变薄，质量减轻，张力下降，多见于声带瘫痪。④紧张型：为声带异常变硬、变重时，用力发声，多见于进行性声带癌患者。每一型又分4个等级(0分正常；1分轻度；2分中度；3分重度)。

(4)客观检测分析方法：①声带运动的检测；②嗓音声学检测；③空气动力学检测；④喉肌电图检测包括平均呼气流率测定和最大发声时间。

(5)影像学检查：平静呼吸及发声时喉部影像学检查可用于嗓音病变的研究。X线喉侧位片、胸部正位片、食管吞钡透视及喉CT、MRI等检查，有助于声音障碍病因的查找和鉴别诊断。

(6)其他：动态24h双探针pH监测，可用于咽喉反流疾病的检查。

2. 临床处理

(1)发声休息：对声带炎症或手术后反应性充血、肿胀，应噤声或少说话，使声带休息，有利于炎症消退。

(2)雾化吸入：吸入药物多用抗生素、糖皮质激素、化痰及黏液促排剂。

(3)手术治疗：经音声训练治疗无效者考虑手术治疗，根据不同的病因在相关科室选择不同的术式。

(4)其他：因胃酸反流所致的疾病可服用抗酸药物。

(四)康复评估

1. 身体结构及身体功能　喉肌功能过强、喉肌功能过弱、声带突接触性溃疡、喉肌张力障碍等而致喉部发声运动紊乱引起的发声困难、音质、音调改变。

2. 活动能力　日常生活部分影响。

3. 参与　社会活动及社交困难、就业困难、经济困难。

(五)康复治疗

1. 喉肌功能过强与音调反常的矫治　当喉紧张出声沙哑时，可做局部按摩和放松动作，在颏舌骨肌和下颌舌骨肌处进行按摩或振动按摩。按摩后喉紧张降低，可继续进行发音训练，也可让患者做打哈欠动作，因为打哈欠时可以完全打开声门，停止声带的内收。

2. 喉肌功能过弱的矫治　双手握拳，举到胸水平，后双臂突然向下摆动，同时呼气，从口腔排出气体；双臂举至肩水平，肘部屈曲，双手十字交叉，后突然用力将手分开，同时呼气。要求患者尽可能地用嘴呼气，然后继续用练习发音。

3. 音质反常的矫治　①深吸气，鼓腮，维持数秒，然后呼出。②使用直径不同的麦秆，放在口中吹气，有助于唇闭合，增加唇的肌力。③练习发双唇音、舌后音等，如"ba、da、ga"。④练习发摩擦音，如"fa、sa"。⑤唇、鼻辅音交替练习，如"ba、ma、mi、pai"。

4. 物理治疗　采用红外线、紫外线、激光、微波、离子透入疗法等。

(六)预后及健康教育

坚持正确的保健和治疗，本病的预后较好。平时必须重视嗓音保健，增强体质，预防上呼吸道感染，对保护嗓音至关重要；长期使用嗓音的工作者，需懂得正确的发音方法，不要滥用嗓音，用声要适当；男性青春期变声时，适当减少练声时间；女性月经期，声带可以发生充血、水肿，亦应注意声带休息；忌烟酒，避免辛辣等刺激性食物、有害气体和粉尘的刺激，以保护发声器官。

二、功能性失声

(一)概述

功能性失声又称癔症性失声，是由于明显的心理因素引起的暂时性发声障碍。多见于青年女性。

此病与心理因素有关,一般有情绪激动或精神受刺激史,如生活事件、矛盾冲突或过度悲哀、恐惧、忧郁、紧张、激怒、生气等。

（二）临床表现

突然性失声或仅能发出耳语声,但咳嗽、哭笑的声音仍正常。喉镜检查,见声带无明显的病变,常处于轻度外展位,深吸气时更甚,咳嗽或发笑时声带能内收。嘱患者发"衣"音时声带不能完全内收。

（三）临床诊断与处理

1. 诊断　根据病史的评估、失声的评估、临床检查的评估,可做出判断,但应排除喉部器质性疾病。未经细致的检查,不可轻易做出功能性失声的诊断。

2. 临床处理　先了解其发病原因,向患者解释此病完全可以治愈,消除患者思想顾虑,建立能治愈的信心。多以暗示疗法为主。

（1）喉镜检查:嘱患者咳嗽,并发"衣"音,当患者发出声时,嘱其数 1~10 的数字既简单词语,并反复大声练习,患者多在此刻突然恢复发声功能。

（2）对情绪紧张且激动者可适当给予镇静药物。

（四）康复评估

1. 身体结构与身体功能　心理因素引起的暂时性发声障碍,身体结构无明显变化。

2. 活动能力　无明显影响。

3. 参与　无明显影响。

（五）康复治疗

1. 物理治疗　多选用共鸣火花、同步刺激电疗或强感应电刺激法。在颈前进行理疗的同时,嘱患者发声。最简单的方法是用 2mL 注射用水,在颈前做皮下注射,一面注射,一面嘱患者大声读 1、2、3、4、5 等数字。并在注射前暗示患者,此为特效药物,大部分患者能在注射中立即见效。

2. 针刺或封闭穴位疗法　常用的穴位有廉泉、人迎、合谷等。也可采用新斯的明 0.5mL 于廉泉穴处封闭治疗。

（六）预后及健康教育

功能性失声为非器质性病变,治疗效果良好,预后好。在日常生活中,保持良好和乐观的生活态度,养成良好的生活习惯,加强自身修养,自我调整情绪等有利于避免此疾病的发生。

（张爱华）

第六节　耳鼻咽喉头颈部肿瘤

耳鼻咽喉头颈部肿瘤疾病种类较多、发生部位比较特殊、解剖相对复杂、与 12 对脑神经关系密切、治疗方法比较多样,从而康复治疗方面也相对复杂,同时不同疾病又有相同的康复治疗方法。例如下咽癌术后主要是言语和吞咽训练方面康复;颈静脉球体瘤位于颈静脉孔区,术后主要是后组脑神经和听力方面康复;甲状腺肿瘤术后喉返神经麻痹可进行嗓音康复训练;腮腺肿瘤术后面瘫可进行面神经康复治疗;颌下腺肿瘤术后主要进行舌神经和舌下神经的康复治疗。随着医疗技术水平的不断发展,疾病治疗手段和康复方法的改进,对患者生活质量有很大的提高,如颈部腔镜手术的开展,甲状腺、颌下腺等颈部肿瘤可在腔镜下切除,从而避免颈部切口而形成瘢痕;术中神经监测的应用能有效对听神经瘤手术、颈静脉球体瘤手术中面神经和后组脑神经的保护;电子耳蜗植入和听觉脑干植入（针对听神经瘤术后患者）能有效解决患者听力方面问题。

耳鼻咽喉头颈部肿瘤康复属于肿瘤康复的一部分,根据肿瘤的不同时期、不同情况,肿瘤康复的目的也不同,主要有预防性康复、恢复性康复、支持性康复、姑息性康复。具体内容包括心理康复、癌痛的康复、躯体功能的康复、营养康复等,目的是最大限度提高患者生活质量和恢复患者生理、心理、社会适应、工作等能力。

一、颞骨恶性肿瘤

(一) 概述

颞骨恶性肿瘤(temporal bone malignancy)一类罕见的原发于颞骨部及颞骨处转移癌的恶性肿瘤总称。外耳道癌和中耳癌是较为罕见的原发性颞骨恶性肿瘤,大约占所有头颈部恶性肿瘤的0.2%。鳞状细胞癌是其最常见的组织学类型,其他类型还有基底细胞癌、腺样囊性癌、耵聍腺癌、腺癌等。外耳道及中耳癌主要发生于中老年患者,男性略多于女性。

(二) 临床表现和检查

常见主要症状为血性或脓性分泌物,其次为耳痛,听力减退,外耳道新生物,面瘫,张口困难等。晚期可出现其他脑神经受累,颅内与远处转移症状。因病程长短,病变部位及扩展方向不一,临床表现有所不同。耳内镜检查可见外耳道或中耳新生物,呈红色,质地脆,触之易出血。CT和MRI检查表现为外耳道或中耳乳突腔有不规则软组织影,有不规则的骨质破坏,边缘不整。病灶可累及颅中窝、颅后窝、乙状窦、颈静脉球、颈内动脉、内耳迷路、颞下颌关节、腮腺组织。

(三) 临床诊断和处理

对长期耳流脓的慢性化脓性中耳炎患者,近期出血耳痛或头痛症状,CT显示有不规则骨质破坏应高度警惕该疾病。取外耳道、中耳肿瘤组织作病理检查可明确诊断,经病理检查确诊者。早期患者多采用先手术后放疗,对晚期患者则采用先放疗缩小病灶,再进行手术切除的综合治疗。手术治疗应尽量选择能将肿瘤完整切除术式,包括外耳道切除术、乳突切除术、颞骨次全切除术、颞骨全切除术,并可根据肿瘤侵犯范围行腮腺、颞下颌关节、颈部淋巴结、硬脑膜组织切除。对肿瘤侵犯面神经患者需切除受侵面神经,可取耳大神经或腓神经桥接术,也可行面神经和舌下神经或咬肌神经吻合。术后可予以腹部脂肪填塞、转移皮瓣、游离皮瓣等修复术腔。放化疗可以明显提高治疗疗效。

(四) 康复评定

1. 身体结构及身体功能 肿瘤侵犯外耳、中耳先出现听力下降或耳堵症状,伴有外耳道流脓血或血性液体,侵犯面神经引起周围性面瘫,侵犯耳蜗、前庭引起耳鸣、听力下降、眩晕等症状。并出现颈部淋巴结转移。晚期颅内或远处脏器转移可危及生命。

2. 活动能力 早期或治愈后身体活动、日常生活无明显影响。晚期可侵犯颈内动脉、颅内引起相应并发症,或术后出现严重并发症如偏瘫而生活不能自理。

3. 参与 患者术后听力下降、面瘫等对社交有一定影响,晚期患者行手术和放化疗后生活质量明显下降,引起社交困难、就业困难、经济困难。

(五) 康复治疗

1. 康复护理 按患者全身情况给予合理均衡的营养,督促患者多食维生素、蛋白质较高的食物,对高油脂、不易消化的食物尽量杜绝。长期卧床的患者需定时翻身,做好皮肤卫生、口腔护理、大小便护理。

2. 物理治疗

(1)运动治疗:进行适于患者全身情况的运动。体质较弱者可在床上进行呼吸操、肢体和全身活动。能下地后动者可进行健身操、步行、慢跑等小强度、短时间、多次重复的耐力训练,训练的强度和时间循序渐进,逐渐增强体力。对术后出现面瘫患者可予以面部肌肉的康复运动训练。

(2)物理因子治疗:采用毫米波疗法,毫米波辐射于大椎、血海、膈俞等穴位,每穴 20~30min,总时间不超过 40min,每日 1 次,可促进放化疗后骨髓造血功能抑制、白细胞下降的恢复。针对患者术后的面瘫也可予以超短波、电刺激等物理治疗。

3. 心理治疗 在肿瘤治疗中有着十分重要的意义,需对患者心理状况评分,提高患者对疾病和治疗的认知。解除患者的忧虑,消除患者的恐惧心理、不良情绪,帮助患者树立战胜恶性肿瘤的坚定信念,对治疗要有信心。

4. 其他治疗 针灸、面部按摩等对患者术后面瘫有一定治疗作用。针对该病治疗前后的疼痛可予以药物、物理等治疗方法进行康复治疗。

(六)预后及健康教育

颞骨恶性肿瘤早期,肿瘤可完整切除,治疗效果好,晚期患者需综合治疗,治疗效果欠佳。该疾病需早发现、早治疗,对长期耳道流脓的慢性中耳炎患者需进行中耳炎治疗,减少长期流脓引起中耳、外耳道组织恶变可能。患者综合治疗后需 3~6 个月复查 1 次,每年行肺部 X 线、腹部彩超、CT 或 MRI 等全身检查 1次,持续 5 年以上。

二、鼻咽癌

(一)概述

1. 定义 鼻咽癌(nasopharyngealcarcinoma,NPC)是一种起源于鼻咽部黏膜的上皮恶性肿瘤,主要发生在鼻咽腔顶壁及侧壁特别是咽隐窝,是我国高发的恶性肿瘤之一,占头颈部恶性肿瘤发病率首位。从流行病学调查资料显示,世界各大洲均有发现。我国广东、广西、湖南、福建等省为国内鼻咽癌高发区;男性发病率约为女性的 2~3 倍,40~50 岁为高发年龄组。

2. 病因 目前认为鼻咽癌发生与遗传、病毒及环境因素等有关。

(1)遗传因素:鼻咽癌患者具有种族及家族聚集现象,如侨居国外的中国南方人后代保持着较高的鼻咽癌发病率,决定人类白细胞抗原(HLA)的某些遗传因素和鼻咽癌发生发展密切相关。

(2)EB 病毒:近年应用分子杂交及聚合酶链反应(PCR)技术,检测到鼻咽癌活检组织中有 EB 病毒DNA、特异性病毒 mRNA 或基因产物表达,证实 EB 病毒在鼻咽癌发生中的重要作用。

(3)环境因素:我国鼻咽癌高发区居民多有进食咸鱼、腊味等腌制食品的习惯,这些食物中亚硝酸盐含量较高,动物诱癌实验发现亚硝胺类化合物可在大鼠诱发出鼻咽癌。鼻咽癌高发区的大米和水中微量元素镍含量较低发区高,动物实验证实镍可以促进亚硝胺诱发鼻咽癌。

3. 病理类型 鼻咽癌的病理诊断根据世界卫生组织(WHO)分类:①角化性鳞状细胞癌。②非角化性癌:细分为分化型和未分化型。③基底样鳞状细胞癌:基底样鳞状细胞癌为 WHO(2005)新增补的分型,少有报道,临床过程呈高侵袭性,生存率差。

(二)临床表现和检查

1. 临床表现 鼻咽部解剖位置隐蔽,鼻咽癌早期症状不典型,临床上容易延误诊断,应特别提高警惕。

(1)鼻部症状:早期可出现晨起时回吸经口吐痰带血或擤鼻涕中带血,多不引起患者重视。瘤体增大可阻塞后鼻孔,引起鼻塞,始为单侧,继而呈双侧鼻塞。

(2)耳部症状:肿瘤可压迫阻塞咽鼓管咽口或侵犯咽鼓管,引起该侧耳鸣、耳闭塞感及听力下降等分泌性中耳炎症状,临床易误诊为分泌性中耳炎。

(3)颈部淋巴结肿大:颈淋巴结肿大为首发症状者约占 60%,转移常出现在颈深部上群淋巴结,呈进行性增大,质硬,无压痛,不活动,始为单侧,继之发展为双侧。

(4)脑神经症状：鼻咽癌易破坏颅底骨质或通过破裂孔和颈内动脉管侵犯颅内引起Ⅴ、Ⅵ对脑神经损害，继而累及Ⅳ、Ⅲ、Ⅱ对脑神经而出现面部麻木，偏头痛，眼球活动障碍，上睑下垂等脑神经受累症状。瘤体可直接侵犯咽旁间隙或因转移淋巴结压迫引起Ⅸ、Ⅹ、Ⅺ、Ⅻ对脑神经受损而出现软腭抬举差、误咽、声嘶、伸舌偏斜等症状。

(5)远处转移：晚期鼻咽癌可出现远处转移，常见转移部位有骨、肺、肝等部位。

2. 检查

(1)鼻咽部检查：可应用纤维/电子鼻咽喉镜、鼻内镜进行。鼻咽癌常好发于咽隐窝及鼻咽顶前壁，常呈小结节状或肉芽肿样隆起，表面粗糙不平，易出血，有时表现为黏膜下隆起，表面光滑。早期病变不典型，仅表现为黏膜充血、血管怒张或一侧咽隐窝较饱满，目前应用内镜窄带成像技术能更好地发现早期病变，以免漏诊。

(2)颈部触诊：颈上部乳突下方可触及质硬、活动度差或不活动、无痛性肿大淋巴结。

(3)EB病毒血清学检查：可以作为鼻咽癌诊断的辅助指标。目前已开展有血清EB病毒壳抗原-免疫球蛋白A（EBVCA-IgA）、EB病毒早期细胞内抗原-免疫球蛋白A（EA-IgA）、EB病毒核抗原-免疫球蛋白A（EBNA-IgA）和EB病毒DNA酶抗体等检测，还有血浆EB病毒DNA检测。EB病毒血清学检测对鼻咽癌早期筛查、辅助诊断、放疗后随访及复发转移的判定都具有重要意义。

(4)影像学检查：CT和MRI检查有利于了解肿瘤侵犯的范围及颅底骨质破坏的程度。

（三）临床诊断和处理

1. 临床诊断　本病临床表现复杂多变，详细病史（包括家族史）非常重要。若患者出现不明原因的回吸涕中带血、单侧鼻塞、耳鸣、耳闭塞感、听力下降、头痛、复视或颈上深部淋巴结肿大等症状，应尽早进行电子内镜检查，并行鼻咽部活检，特别注意咽隐窝部位的检查和咽隐窝深部的活检，以明确诊断。同时还可进行EB病毒血清学、影像学等必要的检查。必须注意，鼻咽原发癌灶可能在不影响鼻咽黏膜外观的情况下，向颅内侵犯。鼻咽部首次活检阴性或鼻咽黏膜外观正常并不能排除鼻咽癌。对鼻咽癌可疑患者，应注意密切随访，有条件可行内镜窄带成像检查，必要时应反复多次进行鼻咽部活检。鼻咽癌早期可出现颈淋巴结转移，因而常易误诊为淋巴结核、霍奇金病等。

2. 临床处理

(1)放疗：是治疗鼻咽癌的主要手段，也是未播散的鼻咽癌治疗的基本方式。由于鼻咽部解剖的特殊性，手术不适用于鼻咽癌的首选治疗方法。鼻咽癌调强适形放射治疗（IMRT）可在不使损害加剧的情况下提高疗效，且对以往限制放射剂量的该区域的不同器官提供更好的保护。局部晚期鼻咽癌的标准治疗方法为同步放化疗，与单纯放疗相比可大幅提高局部区域控制率，但肿瘤远处转移仍是治疗失败的主要原因。现调强适形放射治疗和靶向治疗的综合治疗方法也用于鼻咽癌的临床治疗。

(2)手术：仅限于残余病灶或复发的挽救以及放疗后并发症的处理。鼻内镜手术可切除鼻咽部残余病灶和放疗后引起的颅底坏死组织，并可以用鼻中隔黏膜瓣、颞肌筋膜瓣等对颅底修复。对放疗后颈部淋巴结残留的病灶可行颈淋巴结清扫术。放疗后引起的吞咽障碍者可行球囊导管扩张法、食管环咽肌切开术、颈部食管造瘘或胃造瘘等手术。

（四）康复评定

1. 身体结构及身体功能　鼻咽癌生长于鼻咽部，瘤体增大可阻塞后鼻孔，引起鼻塞，压迫或阻塞咽鼓管咽口，引起该侧耳鸣、耳闭塞感及听力下降等分泌性中耳炎症状。肿瘤易破坏颅底骨质或通过破裂孔和颈内动脉管侵犯岩骨尖引起脑神经损害，出现相应脑神经损伤症状。侵犯颈内动脉等血管，引起血管破裂而大出血。60%鼻咽癌早期就可有颈部淋巴结转移，颈部触诊颈上深部可触及质硬、活动度差或不活动、无痛性肿大淋巴结。晚期鼻咽癌可出现远处转移，常见转移部位有骨、肺、肝。

2. 活动能力　早期或治愈后肢体活动无影响,晚期出现转移活动受影响甚至不能自理。

3. 参与　病变早期或治愈后社会活动无明显影响,但放射治疗的后遗症(如鼻腔干燥、口腔黏膜炎、张口困难、吞咽困难等)会对生活质量有一定影响。晚期常出现社交困难、就业困难、生活困难。

(五)康复治疗

1. 康复护理　提倡流质、半流质、低脂、蛋白质丰富的饮食,多食用新鲜蔬菜和水果。让患者保持缓慢的、最大程度的颈部活动,以免放疗后颈部组织纤维化引起颈部活动受限。多漱口,保持口腔卫生,做好口腔护理,预防口腔黏膜炎。

2. 物理治疗

(1)运动治疗:进行适于患者全身情况的运动,训练的强度和时间循序渐进,逐渐增强体力。颈部功能训练能有效降低放疗后颈部组织纤维化的并发症。针对预防患者放疗后出现张口、吞咽困难等并发症可行康复运动训练。①冰敷刺激:在口唇四周冰敷冰块后按摩,按照噘嘴、回收、鼓腮、咧嘴和咂嘴的顺序进行唇部练习。②张口训练:按照张口、闭口、左右移动、上下牙叩齿的顺序进行训练。③口腔协调训练:使用冷冻的无菌棉签对患者软腭、咽后壁、舌根等部位进行刺激;练习平舌后缩、绕唇舔双侧舌弹响。④吞咽练习:采用门德尔松吞咽训练,有利于喉上抬,增强咽缩肌力量。⑤声门上吞咽训练:先深吸气,然后最大程度屏气,吞咽后立刻咳嗽,咳出咽喉部残留食物,以免误咽。

(2)物理因子治疗:对放疗后吞咽困难患者可行功能性电刺激舌骨上肌群和咀嚼肌方法进行电刺激康复治疗,每日 3 次,每次 30min,每周连续 6d 治疗,周日休息,每周为一个疗程,完成 10 个疗程。

3. 心理治疗　对患者进行心理引导,倾听患者的诉述,观察其表现,帮助分析,予以安慰、鼓励。从而使患者对治疗有充分认识、树立信心,积极主动配合治疗,学习和掌握正确的处理方法和康复的治疗技术。对治疗后可能出现功能障碍,治疗前应使其有足够的理解和思想准备。治疗后应使其尽快通过心理休克期、冲突期而退让、适应,给予心理支持和技术指导,可使其能尽快稳定情绪,接受和适应新的现实情况,应注意避免这类患者发生意外。

4. 其他治疗　鼻腔冲洗可缓解放疗后鼻腔干燥症状。中药治疗对鼻咽癌放疗后放射性皮肤损伤、口腔黏膜炎等并发症有一定治疗疗效。针灸疗法也可改善鼻咽癌患者放疗后的吞咽功能。针对该病治疗前后的疼痛可予以药物、物理等治疗方法进行康复。

(六)预后及健康教育

鼻咽癌行调强适形放射治疗后,5 年生存率为 80% 左右,但与肿瘤的期别、放射性的敏感度、放疗设计是否合理及个体的免疫功能有关。鼻咽癌治疗后死亡的主要原因为局部复发与远处转移,而鼻内镜鼻颅底外科和靶向治疗等治疗的发展,更好地提高鼻咽癌患者的治疗效果和生活质量。去除各种致癌诱因,了解鼻咽癌疾病相关知识,定期体检,EB 病毒筛查等方法,可早期发现,早期治疗,从而大大提高鼻咽癌的治疗效果。患者放射治疗后的前 2 年中,每 3 个月进行 1 次临床检查和鼻内镜检查,然后每半年进行 1 次检查;胸部 X 线检查、腹部彩超、甲状腺功能检、CT 或 MRI 等全身检查每年至少 1 次,直至 5 年;5 年后每年检查 1 次。

三、鼻腔及鼻窦恶性肿瘤

(一)概述

鼻腔内原发的恶性肿瘤较少见。鼻窦恶性肿瘤中以上颌窦恶性肿瘤最多见,鼻腔鼻窦恶性肿瘤(sinonasalmalignancy)占头颈部恶性肿瘤的 3%~5%。肿瘤早期可局限于鼻腔或鼻窦某一解剖部位,晚期肿瘤发展可累及多个解剖部位,很难区分是鼻腔或鼻窦恶性肿瘤。该疾病病因尚未明确。病理类型繁多主要包括嗅神经母细胞瘤、鳞癌、腺癌、未分化癌、神经内分泌癌、恶性黑色素瘤、腺样囊性癌、血管周细胞瘤、淋巴瘤和软组织肉瘤等。

（二）临床表现和检查

早期患者常有单侧鼻塞、涕血、嗅觉减退、恶臭脓涕或血性涕等。晚期肿瘤侵犯眼眶出现眼球突出、眼球活动障碍、复视、视力下降等症状；侵犯牙槽骨出现牙齿松动疼痛、硬腭下塌、牙槽骨变形等症状；侵犯翼腭窝、咬肌、三叉神经出现张口受限、面部麻木疼痛等症状；侵犯颅底引起头痛、耳痛等症状。还可出现同侧下颌下淋巴结转移。鼻内镜检查可发现鼻腔内肿瘤组织，呈红色、质地脆、触之易出血。行鼻部 CT 或 MRI 检查，显示肿瘤大小和侵犯范围。

（三）临床诊断和处理

鼻内镜下对鼻腔内肿瘤进行活检可确诊，如肿瘤在鼻窦内可行手术开放鼻窦再取活检。鼻内镜手术 + 术后放疗为鼻腔鼻窦恶性肿瘤的首选治疗方式。为保留眼眶等组织也可选择术前放疗，然后再手术治疗。随着鼻内镜技术发展，现在能更好地处理眶尖、翼腭窝、颞下窝、硬脑膜、颈内动脉等组织周围肿瘤组织，并可得到阴性切缘，从而减小手术创伤，减少了手术至面部瘢痕和畸形。化疗、靶向治疗、生物免疫治疗也成为辅助治疗手段。

（四）康复评定

1. 身体结构及身体功能　早期患者常有单侧鼻塞、涕血、嗅觉减退、恶臭脓涕或血性涕等。晚期肿瘤可出现眼球活动障碍、复视、视力下降、牙齿松动疼痛、硬腭下榻、牙槽骨变形、张口受限、面部麻木疼痛、头痛等不适。

2. 活动能力　早期或治愈后肢体活动无影响，晚期出现视力障碍、远处转移等而活动受影响甚至不能自理。

3. 参与　病变早期或治愈后社会活动无明显影响，但手术和放疗后出现面部畸形、鼻腔干燥等会对生活质量有一定影响。晚期社交困难、就业困难、生活困难。

（五）康复治疗

1. 康复护理　提倡流质、半流质、低脂、蛋白质丰富的饮食；多食用新鲜蔬菜和水果。术后保持头稍高位，有利于鼻腔伤口引流，以免误吸。保持口腔卫生，做好口腔护理。

2. 物理治疗

（1）运动治疗：进行适当运动，1 个月内避免较大运动，以免鼻内术腔出血或脑脊液漏等并发症发生。针对预防患者放疗后可能出现张口困难等并发症可行康复运动训练。详见鼻咽癌章节。

（2）物理因子治疗：可参考慢性鼻窦炎术后康复治疗。

3. 心理治疗　充分向患者说明该疾病的治疗方法，疏通、引导患者接受治疗，能理解手术后出现鼻腔干燥、面部畸形等并发症，认识术后放疗的作用，提高患者的依从性。安慰和鼓励患者适应新的现实情况，并进行各方面康复治疗。

4. 其他治疗　鼻腔冲洗可缓解术后和放疗后鼻腔干燥症状。中药治疗对放疗后放射性皮肤损伤、口腔黏膜炎等并发症有一定治疗疗效。针对该病治疗前后的疼痛可予以药物、物理等治疗方法进行康复。

（六）预后及健康教育

该疾病 5 年生存率为约 50%。对有单侧鼻塞、涕血、嗅觉减退、恶臭脓涕或血性涕，需尽早检查。早期治疗可提高治疗效果。患者综合治疗后需定期复查，详见鼻咽癌章节。

四、喉癌

（一）概述

1. 定义和病理类型　喉癌（cancer of larynx）是喉部最常见的恶性肿瘤。2015 年的中国癌症数据显示喉癌发病率占全身恶性肿瘤的 0.6%。根据 2010 年及 2014 年国家癌症中心的相关统计学分析,喉癌当年的新发病例分别为 2 万与 2.3 万左右,男女发病比例为(6~8)：1,城镇农村发病比例为 1.6：1。在喉部恶性肿瘤的病例当中,最常见的病理类型为喉鳞状细胞癌(喉癌),约占 95.7%。剩下不到 5% 的肿瘤类型包括疣状癌、乳头状鳞状细胞癌、基底样鳞状细胞癌、其他混合型鳞状细胞癌、上皮来源喉癌、非霍奇金淋巴瘤、其他间叶来源肉瘤、神经内分泌肿瘤、恶性黑色素瘤等。

2. 病因　病因迄今尚不完全明了,可能与下列因素诱发喉癌有关。

(1)吸烟:吸烟据统计约 95% 的喉癌患者有长期吸烟史,烟草燃烧时产生烟草焦油,其中有致癌物质苯并芘。烟草可使呼吸道纤毛运动迟缓或停止,黏膜水肿和充血,上皮增生和鳞状上皮化生,成为致癌的基础。

(2)饮酒:调查结果显示慢性酒精摄入与喉癌发生有一定相关性。尤其当吸烟与饮酒同时存在时,可能发生相加重叠致癌作用。

(3)环境因素:长期大量吸入生产性粉尘或废气,如石棉、二氧化硫、芥子气、镍、铬、砷等可能与喉癌发生有关。

(4)病毒感染:由人乳头瘤病毒(HPV)引起的成人型喉乳头状瘤病,目前认为是喉癌的癌前病变。尤其是高危型(HPV-16、18)已被认为与喉癌的发生、发展有关。

(5)放射线:长期接触镭、铀等放射性核素可引起恶性肿瘤。有报道在少数患者头颈部放疗可诱导喉癌、纤维肉瘤和腺癌等恶性肿瘤。

(6)性激素及其受体:目前国内外研究认为喉癌的发病可能与性激素及其受体相关,实验证明,喉癌患者体内雄激素水平相对较高,而雌激素则降低。

(二) 临床表现和检查

1. 症状喉癌的临床表现按其癌肿发生的部位不同,症状表现不一。

(1)声门上型:包括原发于会厌、前庭襞、喉室、杓状会厌襞、杓间区等处的喉癌。早期常无显著症状,可仅有喉部不适感或异物感。以后癌肿表面溃烂时,出现咽喉肿痛,放射至耳部,吞咽时疼痛加重。肿瘤侵蚀血管后痰中带血,向下侵及声带时才出现声嘶、呼吸困难等。此型喉癌分化较差,发展较快。由于该区淋巴管丰富,易向颈深上组位于颈总动脉分叉处淋巴结转移。

(2)声门型:早期症状为声嘶,随着肿物增大,声嘶逐渐加重,如进一步增大,则阻塞声门,引起呼吸困难。此型喉癌多分化较好,发展较慢。由于该区淋巴管较少,不易向颈淋巴结转移。

(3)声门下型:即位于声带以下,环状软骨下缘以上部位的癌肿。因该区位置隐蔽,早期症状不明显,常规喉镜检查不易发现。肿瘤溃烂则可出现咳嗽及痰中带血,肿瘤向上侵及声带时,可出现声嘶,肿物增大,可阻塞声门下腔出现呼吸困难,也可穿破环甲膜至颈前肌肉及甲状腺,亦可侵犯食管前壁。该区癌肿常有气管前或气管旁淋巴结转移。

(4)跨声门型:是指原发于喉室的癌肿,跨越两个解剖区域即声门上区及声门区,以广泛浸润声门旁间隙为特点,癌在黏膜下浸润扩展。早期可无症状,当出现声嘶时,常先有声带固定,而喉镜检查仍不能窥见肿瘤。癌肿向声门旁间隙扩展,侵及甲状软骨。

2. 检查

(1)喉镜检查:见喉癌的形态有菜花型、溃疡型、结节型及包块型。详细检查后的各个部位,应特别注意会厌喉面、前联合、喉室及声门下区,观察声带运动是否受限或固定。还要仔细触摸颈部有无肿大淋巴结,喉体是否增大,颈前软组织和甲状腺有无肿块。

(2)辅助检查:喉部 CT 及 MRI 检查等了解癌肿的浸润范围。

(三) 临床诊断和处理

凡有声嘶或咽喉部不适、异物感者,均需用喉镜仔细检查,以免漏诊。对可疑病变应在喉镜下活检,确定诊断。手术治疗是治疗喉癌的主要手段。原则是在彻底切除癌肿的前提下,尽可能保留或重建喉的功能,以提高患者的生存质量。手术方式主要有非开放性手术和开放性手术。非开放性手术是支撑喉镜下经口二氧化碳激光切除手术及低温等离子手术。开放性手术治疗主要包括喉垂直部分切除、喉水平部分切除、喉次全切除、其他扩大切除手术及全喉切除术。并根据肿瘤分期选择合适的颈部淋巴结清扫方式,根据手术切除范围选择合适的缺损修复方式。放疗、化疗及靶向治疗也在喉癌的治疗中发挥重要的作用。对中晚期喉癌者多主张以手术为主的综合治疗。

（四）康复评定

1. 身体结构及身体功能　癌肿侵及声带导致声音嘶哑,阻塞呼吸道致呼吸困难甚至窒息,破坏组织后引起出血和疼痛。声门上型喉癌随肿瘤增大,可引起吞咽困难,并可出现误咽等不适。沿淋巴转移和远处转移出现功能障碍,最终导致死亡。

2. 活动能力　早期或治愈后日常生活无明显影响,晚期可因呼吸困难而生活不能自理。

3. 参与　患者早期或治愈后社会活动无明显影响,声音嘶哑可引起社会活动受影响,晚期出现呼吸困难而引起社交困难、就业困难、经济困难。

（五）康复治疗

1. 康复护理　患者术后鼻饲流质,提倡低脂、高蛋白饮食,可请营养科配餐鼻饲,保证患者每天足够的热量。术后多行气管切开,定时清除气管内的分泌物,保持管内清洁通畅与造口周围组织清洁,防止感染。保持周围环境空气清新,温度、湿度适中,无烟尘刺激,也可以进行雾化吸入,保持呼吸道湿润。保持口腔卫生,行口腔护理。做好术后导尿管护理,多翻身、叩背,可预防肺部感染。

2. 物理治疗

(1)运动治疗:应进行适于患者全身情况的运动,体质较弱的卧床患者可进行床上呼吸体操、肢体躯干活动,防止坠积性肺炎、肌肉萎缩等并发症。术后1周可以开始吞咽康复训练,包括咽部冷刺激、门德尔松吞咽训练等方法。颈部和肩部的功能训练能减少颈清扫和放疗后颈肩部组织纤维化,在颈部伤口拔出引流管和拆线后即可进行。对部分喉切除术后患者,尽早进行屏气发声训练等嗓音康复训练,有利于声门闭合,改善发音质量。鼻部气流训练对全喉切除术后嗅觉康复有一定疗效。

(2)物理因子治疗:超短波、红外线照射等物理因子治疗对颈部伤口愈合和部分喉术后嗓音恢复有一定的治疗作用。功能性电刺激能有效改善患者的吞咽功能。

3. 心理治疗　喉癌患者易出现抑郁、焦虑、烦躁、恐惧等,医护人员应对患者进行心理疏导,为患者讲解手术过程、注意事项以及相关知识,使患者减少对手术的恐惧心理提高患者的依从性。术后引导鼓励患者消除心理障碍,积极配合嗓音康复训练和吞咽功能训练。

4. 其他治疗　对全喉切除术后可进行食管发音训练,患者一般吞咽功能正常后可行食管发音训练,患者需掌握吞咽气体,将气体储存在食管上段,排除气体的过程,一般经6个月专门训练即可掌握。电子喉、气动式人工喉及发音管植入术也是"无喉患者"的治疗手段。中药治疗和针灸对本病术后的各方面康复也有一定的效果。针对患者术后疼痛可用药物、物理等治疗方法进行康复。

（六）预后及健康教育

声门型喉癌5年生存率约为85%,声门上型、声门下型5年生存率分别约为70%、75%。戒掉吸烟、喝酒等不良习惯,注重身体锻炼和心理修养,加强环境保护,减少环境污染,可以明显降低喉癌的发病。对有声嘶等症状患者,早期发现,早期治疗,从而大大提高喉癌的治疗效果。患者喉癌治疗后需定期复查,前2年一般3个月复查1次,每年行颈部、肺部CT检查、甲状腺功能、电子内镜等全身检查,预防喉癌的复发,也要注意肺癌、下咽癌、食管癌等多发癌的早期发现。

（杨　宁）

16

第十六章
皮肤疾病康复

第一节　压力性损伤（压疮）

一、概述

1. 定义　2016 年 4 月美国压力性损伤咨询委员会（National Pressure UlcerAdvisory Panel，NPUAP）对压力性损伤的定义及分期进行了重新的界定，将"压疮"这一术语改为压力性损伤（pressure injuries）。压力性损伤是指身体受压部位持续受压时间过长，组织血液被超过毛细血管压（4.0~5.3kPa）的持续压力阻断，局部血运障碍，导致组织坏死的缺血性溃疡。

2. 病因　压力性损伤的发生多与医疗环境等相关，其可以表现为完整的皮肤或开放性溃疡，可能伴有疼痛，是由强烈和 / 或长期的压力或压力联合剪切力所致。软组织对压力和剪切力的耐受性可能受到微环境、营养、灌注、并发症以及软组织自身状态的影响。由于承受持续的机械负荷是导致压力性损伤进展的主要因素，因此他们通常发生在无能力自行调整压力的人群中。除持续压迫时间过长之外，全身因素如营养不良、贫血、糖尿病、水肿、神经麻痹、关节挛缩，局部因素如皮肤不卫生、破损、感染等，都能促使压力性损伤的发生。

3. 流行病学　预计到 2050 年我国 60 岁以上老龄人口总数将超过 4 亿，占比将超过 30%，随之而来的，压疮的发病率和患病率也将有所增加。我国一项针对 12 家教学医院或总医院的多中心临床观察发现，住院患者的压疮患病率为 1.58%，发病率为 0.63%。据此推测在基层医院社区门诊、养老院等地方，压疮的发病率和患病率可能会更高。

二、临床表现

1. 症状及体征　压力性损伤好发于骨突出部位，该部位对皮肤及皮下组织压力较大。仰卧位时多发部位有枕部、肩胛骨部、背部棘突、骶部、足跟等；侧卧位时有肩部、股骨大转子、膝部、外踝；俯卧位有髂骨部、耻骨、膝部等；坐位时为坐骨结节。初起时仅为皮肤轻微发红或紫黯，继而表皮出现水疱，水疱破损形成皮肤溃疡，自觉疼痛，经久难愈。

2. 实验室检查　应进行 CBC、血培养、ESR 或 C 反应蛋白的检查。骨活检和培养可证实是否伴有骨髓炎，不推荐做伤口局部细菌培养，因为所有的压力性溃疡都有大量的细菌定植。建议对压力性溃疡患者进行营养评估，特别是那些 Ⅲ 期或 Ⅳ 期的患者。推荐的试验包括 HCT 指的是红细胞压积（hematocrit）、转铁蛋白、前白蛋白、白蛋白和 CD4$^+$ 淋巴细胞计数。营养不良患者需要进一步地评估及治疗。

3. 特殊检查　MRI 可以帮助确定压力性溃疡扩展的程度，同时可以帮助识别窦道。

三、临床诊断与处理

（一）临床诊断

压力性损伤的诊断主要依靠临床评估。动脉和静脉功能不全或糖尿病性神经病性溃疡可以加重病情,特别是在下肢。治疗不充分、各种并发症将导致溃疡难以治愈。触痛、周围皮肤红斑、出现渗出物或发出难闻的气味均提示潜伏感染。

压力性损伤的深度和广度可能难以确定。对损伤的连续分期和拍照是监测溃疡愈合的重要因素。有多种量表可应用。很多机构开始使用压疮愈合量表(pressure ulcer scale for healing,PUSH)量表,这是对NPUAP分期量表的补充。

(二)药物治疗

局部伤口感染可使用外用药物如磺胺嘧啶银、莫匹罗星、多黏菌素B和甲硝唑治疗。但应谨慎使用,因为它们会影响观察底层伤口,并且可能难以清除。经过2~4周的正规治疗仍不能愈合的压力性损伤,推荐试验性使用2周的外用抗生素。伴有蜂窝织炎、菌血症或骨髓炎的患者应系统使用全身抗生素,应根据组织培养、血培养或临床症状选用抗生素,而不应根据创面表面的培养结果。

(三)手术治疗

大型缺损,尤其是有骨骼肌肉暴露的缺损,需行手术闭合创口。皮肤移植适合大而浅的缺损。但因为不能提供血供,需采取措施防止受压,以免组织缺血坏死。而皮肌片因为有丰富的血供,适合用于较大的骨性突出部位(如骶骨、坐骨和股骨转子)。手术可能迅速改善压力性溃疡患者的生活质量。如果前期经过正规的治疗营养不良和各种合并症,手术可取得最佳的治疗效果。

四、康复评估

(一)身体结构

1. 压力性损伤预测　布雷登压疮危险因素预测量表(表16-1)是NPUAP推荐使用的量表。从患者的感觉、移动、活动能力和影响皮肤耐受力的三个因素(皮肤潮湿、营养状况、摩擦和剪切力)六个方面来进行评估。每项分4个等级(1~4分),最低为6分,最高为24分。分值越少,表示患者器官功能越差,发生压力性损伤的危险性越高。在使用布雷登压疮危险因素预测量表时,如果患者是长期卧床或局限于椅上,即评分很低,表明患者处于高度发生压力性损伤的危险中,必须采取预防措施。

表 16-1　布雷登压疮危险因素预测量表

评分内容	1分	2分	3分	4分
感觉:对压迫部位的不适感受能力	完全丧失	严重丧失	轻度丧失	未受损害
潮湿:皮肤暴露于潮湿的程度	持续潮湿	非常潮湿	偶尔潮湿	很少潮湿
活动:身体活动的程度	卧床不起	局限于椅子上	偶可步行	经常步行
活动能力:改变和控制体位的能力	完全不能	严重限制	轻度限制	不受限制
营养:通常摄食状况	恶劣	不足	适当	良好
摩擦力和剪力	有	潜在	无	无
总分				

2. 压力性损伤面积测定评估　主要是测定压力性损伤体表面积和疮面的愈合进程。

3. 压力性损伤程度评定　在最新的压力性损伤分期系统中用阿拉伯数字(1、2、3、4)代替罗马数字(Ⅰ、Ⅱ、Ⅲ、Ⅳ),分为1~4期。

1期:组织表皮完整,出现指压不变白的红斑,肤色深区域可能见不到指压变白现象,但其颜色可能与周围皮肤不同。与临近组织相比,这一区域可能会疼痛、发硬、柔软、发凉或发热。颜色变化不包括紫色或褐红色变色,若出现这些颜色变化则表明可能存在深部组织损伤(图16-1)。

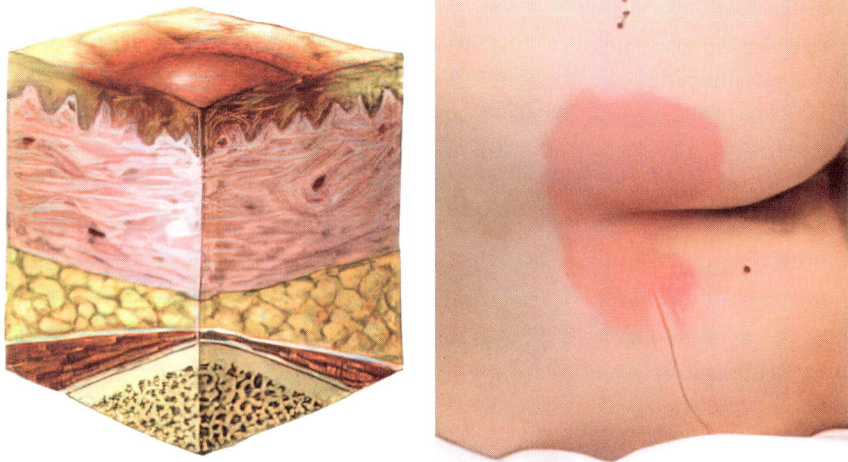

图 16-1　1 期压力性损伤

2 期：部分真皮层缺损，伤口床有活力，基底面呈粉红色或红色，可能呈现完整或破裂的血清性水疱，但不暴露脂肪层和更深的组织，不存在肉芽组织、腐肉和焦痂。在不良的环境中，骶尾骨、足跟等处受剪切力的影响通常会导致 2 期压力性损伤（图 16-2）。

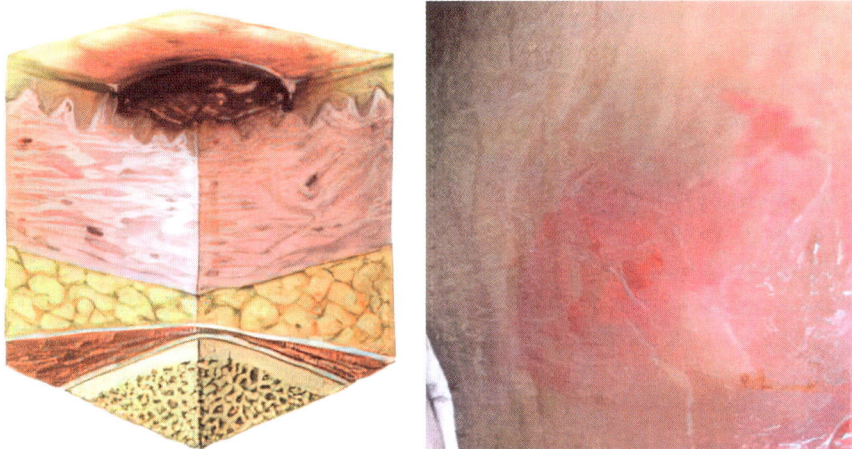

图 16-2　2 期压力性损伤

3 期：皮肤全层缺损，溃疡面可呈现皮下脂肪组织和肉芽组织伤口边缘卷边（上皮内卷）现象；可能存在腐肉和 / 或焦痂；深度按解剖位置而异；皮下脂肪较多的部位可能呈现较深的创面，在无皮下脂肪组织的部位（包括鼻梁、耳郭、枕部和踝部）则呈现为表浅的创面；潜行和窦道也可能存在；但不暴露筋膜、肌肉、肌腱、韧带、软骨和骨。如果腐肉或坏死组织掩盖了组织缺损的程度，即出现不明确分期的压力性损伤（图 16-3）。

4 期：全层皮肤和组织的损失，溃疡面暴露筋膜、肌肉、肌腱、韧带、软骨或骨溃疡。伤口床可见腐肉或焦痂。上皮内卷，潜行，窦道经常可见。深度按解剖位置而异。如果腐肉或坏死组织掩盖了组织缺损的程度，即出现不明确分期的压力性损伤（图 16-4）。

不明确分期的压力性损伤：全层皮肤和组织缺损被其表面的腐肉或焦痂掩盖了组织损伤的程度，一旦腐肉和坏死组织去除后，将会呈现 3 期或 4 期压力性损伤。在缺血性肢体或足跟存在不明确分期的压力性损伤，当焦痂干燥、附着（贴壁）、完整、无红斑或波动感时不应将其去除（图 16-5）。

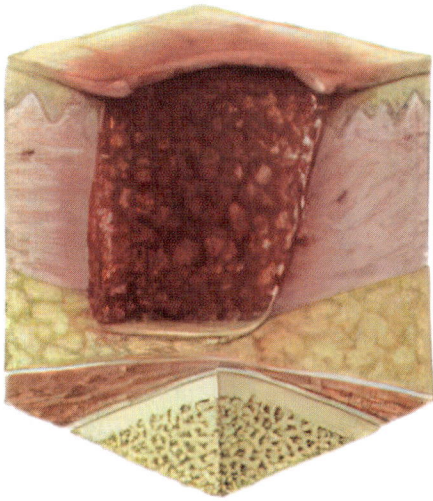

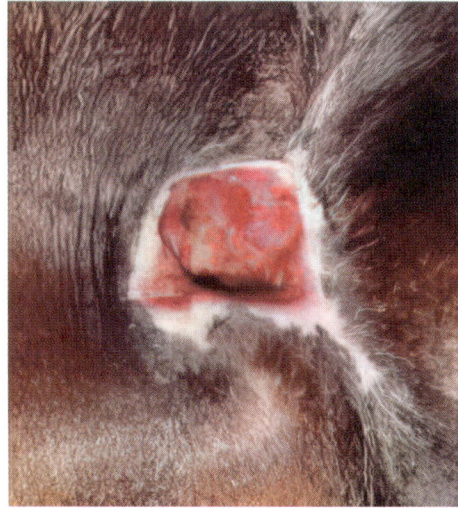

图 16-3　3 期压力性损伤

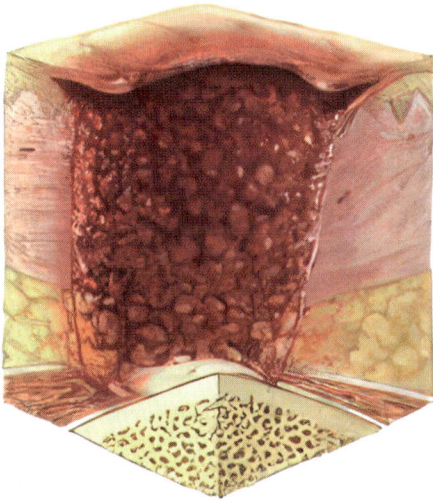

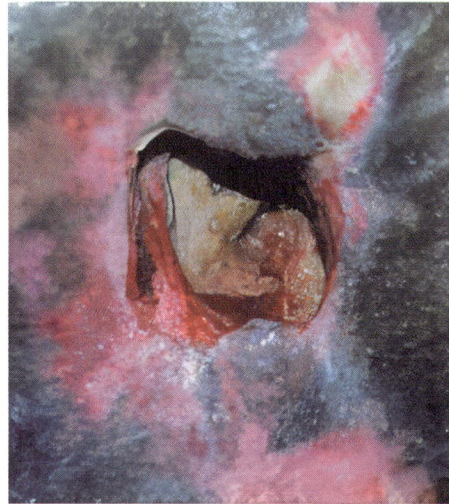

图 16-4　4 期压力性损伤

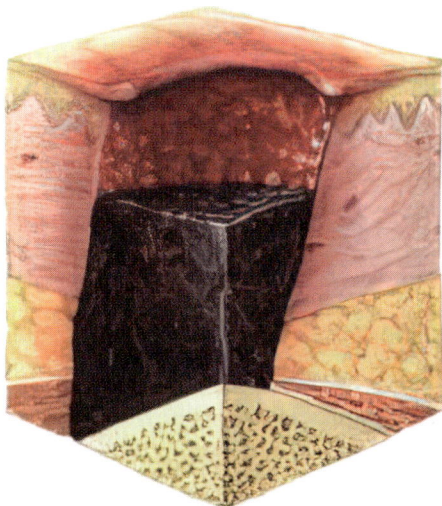

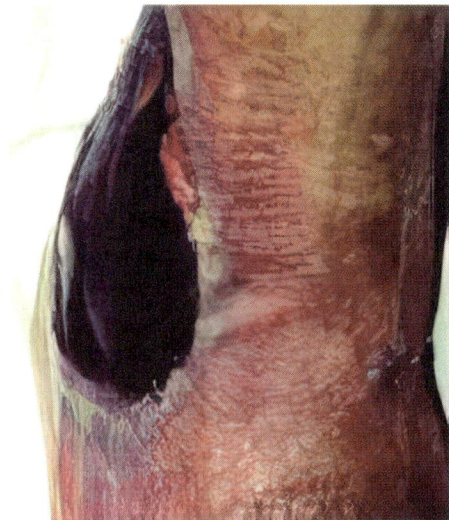

图 16-5　不明确分期压力性损伤

深部组织压力性损伤：皮肤局部出现持久性非苍白性发红、褐红色或紫色，或表皮分离后出现暗红色伤口床或感染性水疱，颜色发生改变前往往会有疼痛和温度变化。在骨隆突处强烈的压力和/或持续的压力和剪切力会致使该损伤的出现。伤口可能会迅速发展，呈现真正的组织损伤，经过处理后或可能无组织损伤。如果出现坏死组织、皮下组织、肉芽组织、筋膜、肌肉或其他潜在结构，表明全层组织损伤（不明确分期，3期或4期压力性损伤）（图16-6）。

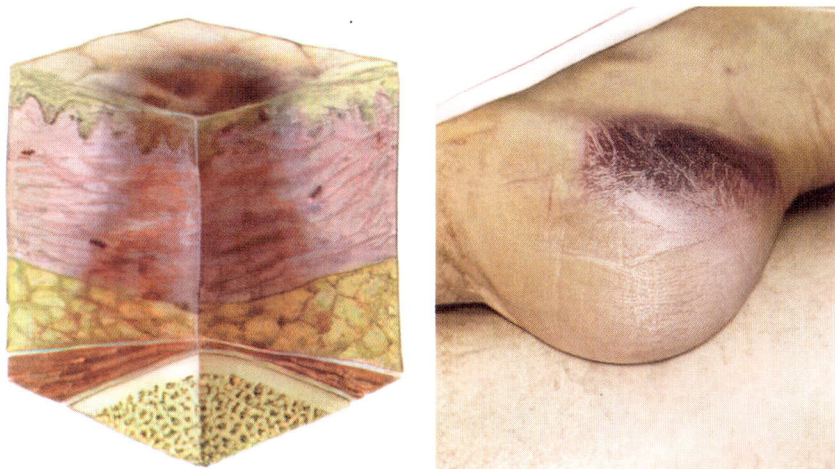

图 16-6　深部组织压力性损伤

（二）自我活动

迁延不愈的巨大压力性损伤消耗患者机体营养并限制患者的运动功能，加重关节活动度受限及肌肉萎缩，肢体部位长期压力性损伤形成可致肢体畸形，压力性损伤严重将影响患者的原发病损（肢体瘫痪等）的康复进程。可采用改良 Barthel 指数进行日常生活能力评定。

（三）参与能力评定

压力性损伤影响患者的生活质量、劳动就业和社会交往等能力。可采用社会生活能力概况评定、社会生活能力对患者参与工作、社交、娱乐活动的概况和近况进行评定，采用功能评估调查表（Functional Assessment Inventory, FAI）进行就业能力评定。

五、康复治疗

对于压力性损伤，预防比治疗重要，要以预防为基础，围绕接触压迫、创面处理和全身管理三方面积极实施康复治疗。康复治疗目的在于促进创面组织愈合，提高患者生活质量及最大限度地促进患者回归社会。康复治疗方法包括创面的换药，必要时清创处理，配合物理因子治疗、运动治疗、作业治疗、康复工程、心理治疗、健康教育等综合康复治疗措施。

（一）物理因子治疗

1. 超短波疗法　疮面渗液较多，感染严重时，利用小剂量超短波的消炎、止痛、改善局部循环的作用，采用无热量，电极对置或并置，8~10min，每日1次，10~15次为一个疗程。疮面感染基本控制后可采用微热剂量超短波治疗。

2. 微波疗法　辐射探头直接距压力性损伤 3~5cm，治疗剂量与超短波疗法相同，采用无热量或微热量，每次10min，每日1次，10~20次为一个疗程

3. 紫外线疗法　首先清除疮面周围坏死组织及脓性分泌物，并用过氧化氢及生理盐水冲洗后，照射压力性损伤病灶。急性感染疮面可采用紫外线中心重叠照射法：疮面表面用超红斑量的紫外线照射

(20MED 左右),疮面周围用红斑量紫外线照射(5~10MED),每日 1 次;经数次照射,局部红肿减轻,分泌物减少,肉芽组织开始增生,可采用弱或中等红斑量(2~7MED)照射病灶;在整个治疗期间,可选用弱红斑量(2MED)照射压力性损伤周围 1cm 区域内的健康皮肤。

4. 脉冲直流电刺激　对于难愈性 2 期、3 期或 4 期压力性损伤采用脉冲直流电刺激促进伤口愈合。

5. 激光疗法　采用氦氖激光照射局部患处,每日 1 次,每次 15~20min,10 次为一个疗程。

6. 红外线疗法　在肉芽生长阶段,红外线照射局部,每日 1 次,10 次为一个疗程。

7. 红光照射疗法　在肉芽生长阶段,红光照射仪直接照射,以疮面为中心,间距 10~20cm,照射范围尽可能大些。每次每部位照射 20min,每日 1 次,每次 15~20min,10 次为一个疗程。

（二）运动治疗

1. 定时改变体位　若病情允许,尽早开始斜床站立训练,卧位坐位转移训练等。除非有临床禁忌证,对压力性损伤或高危人群根据个性化时刻表予以定时翻身,如每小时翻身一次。根据个人活动、移动和独立翻身的能力来决定体位变换的频率;根据皮肤和组织的耐受度、总体医疗状况、总治疗目标和舒适度及疼痛等情况决定变换体位的频率;实施体位变换提醒策略来促进翻身依从性;能最大减轻骨突处压力,并最大化的压力再分布;变换体位时,通过体位变换技术和设备减少摩擦力和剪切力,缓解压力或使压力再分布;考虑使用持续床旁压力检测图作为指导体位变换的依据。

翻身时,采用 30° 侧卧比 90° 侧卧更好。保持床头越平越好。除非医疗需求避免长时间俯卧位。减少从床上爬起持续坐在椅子上的时间;当腿抬高时选择斜靠的坐位。如果不适合或者无法斜靠,确保双足得到很好的支撑,或者在椅子或者轮椅上坐直时有搁脚物;座位有足够的倾斜度,防止从椅子或轮椅上朝前滑落;教育并鼓励需保持较长时间坐姿时,进行减压动作。

实施早期活动计划,在可耐受范围内增加活动和移动能力;对于有坐骨或者骶尾压力性损伤患者,评价卧床休息对促进愈合的好处,对比新增或者原有压力性损伤恶化的风险,以及对生活方式、生理和情感健康的影响;对能翻身但是不稳定的危重者变换体位时需缓慢、逐步翻身,为血流动力学和氧合的稳定争取时间;对极不稳定无法常规翻身的危重症者,尝试身体局部小范围多次转动,也可作为常规翻身的补充;术中体位摆放,通过将压力分布到更大体表面积以减少骨突处压力来降低压力性损伤发生的危险。

2. 关节活动度　维持和扩大训练对长期卧床的患者,尽可能早地进行床上肢体关节的主动、被动活动训练,改善循环,并避免肢体长时间受压。

3. 肌力增强训练及耐力训练　在不影响疾病的前提下,尽早开展床上主动、被动运动训练,患者体力逐渐恢复后,可逐渐进行抗阻训练,增强患者肢体肌力和耐力,提高患者的心、肺功能与代谢功能。

4. 支撑训练　对截瘫、截肢等需要长期依靠轮椅生活的患者,为了减少对臀部的压迫,应练习双手支撑床面、椅子扶手等将臀部抬离椅面的动作。如双手无力,可先向一侧倾斜上身,让对侧臀离开椅面,再向另一侧倾斜。

5. 呼吸训练　对长期卧床的患者,应指导患者进行呼吸训练。通过胸廓的活动,协调各种呼吸肌的功能,增大肺活量,增加摄氧量,改善全身状况。

（三）作业治疗

主要针对瘫痪肢体进行作业治疗,提高患肢的运动功能,避免长时间地压迫皮肤。

（四）康复护理

1. 注意皮肤护理,保持皮肤适宜的湿度和温度,可使用皮肤保护剂,衣服被褥柔软,避免用力摩擦皮肤。

2. 失禁后立即清洁皮肤,避免使用碱性肥皂和清洁剂,可选择无菌生理盐水,使用皮肤屏障保护产品隔绝皮肤受潮湿的影响。

3. 对尿失禁伴有压力性损伤或风险人群,使用高吸收性失禁产品来保护皮肤;可使用低摩擦的纺织物;使用柔软的多层硅酮泡沫保护皮肤。

（五）康复工程

自动交替承托侧翻床,可使承托点变换而使卧床者消除背部压力点长时间集中,实现背部压力点变换,恢复原受伤部位血液循环,可减轻患者局部组织受压,改善血液循环。微电脑型防压气垫或压力性损伤医疗用喷气气垫,可使局部压力降至最低,达到防治压力性损伤的目的。

（六）心理治疗

压力性损伤不仅是一种躯体应激,同时可造成心理创伤,并由此引起一系列的心理行为改变。积极的暗示语言和鼓励可以提高患者大脑皮层的兴奋性,使患者精神振作、充满信心,有利于康复。因此,医护人员不要在患者床边讨论患者的病情,避免不良心理暗示和刺激,多用正面鼓励语言,让患者接受良性心理暗示。

六、预后及健康教育

（一）预后

巨大压力性损伤消耗机体,影响患者肢体康复,如不积极进行康复治疗,部分继发严重感染者病情恶化可导致死亡。久不愈合的压力性损伤患者有不同程度的抑郁、沮丧和自卑等心理障碍,影响患者日常生活能力及社会交往,劳动就业能力。

（二）健康教育

以各种方法对患者家属进行预防压力性损伤的教育,宣教经常翻身的重要性,有计划、适量地活动肢体,对受压部位适度按摩;保持患者身体及床铺的清洁卫生。神经营养不良或血液循环障碍时即使是很轻的皮肤损伤,也会发生感染,演变成与压力性损伤相似的疮面,因此康复训练中要特别注意防止皮肤的轻微损伤;大、小便失禁的患者注意使用透气的尿布或尿垫,每次大、小便后及时擦洗会阴、臀部,保持皮肤清洁和干燥;饮食上给予患者高蛋白、高热量、高维生素饮食,并注意补充多种矿物质,增强患者抵抗力。

（刘 奕　吴建贤）

第二节　瘢　痕

一、概述

1. 定义　瘢痕(scar)是创面愈合的产物和象征,各种组织受到较为严重的损伤均可能形成瘢痕,是机体较重损伤修复的必然结果,适度的瘢痕形成是机体修复创面正常的表现,是人体自卫体系的一个重要组成部分。皮肤瘢痕是皮肤组织受到损伤,愈合后形成的痕迹。本节主要介绍皮肤瘢痕康复相关内容。

从病理学方面分类,皮肤瘢痕可分为正常瘢痕和病理性瘢痕两大类。按照组织学及临床特点不同可将瘢痕分类为:扁平(表浅性)瘢痕、增生性瘢痕、萎缩性瘢痕、瘢痕疙瘩和瘢痕癌等。按照瘢痕对机体功能状态的影响,瘢痕可分为挛缩性瘢痕和非挛缩性瘢痕。

2. 病因　创伤、烧伤、手术、感染、注射等均可以引起皮肤病理性瘢痕的发生。

3. 流行病学　有关瘢痕的发生率,目前尚无确切的临床统计资料。皮肤瘢痕是临床常见病和多发病。从目前的资料来看,车祸伤是瘢痕产生的第一位原因,面颈、胸腹、四肢手术及各种门诊小手术是第二位原因,第三位原因是烧伤,也是产生严重瘢痕的重要原因。此外,一些美容性操作,如穿耳孔、重睑、隆胸、缩乳、腋臭去除术、文刺术、激光和冷冻等都可引起瘢痕。通常女性瘢痕患者多于男性,就诊比例大约是3:2。任何年龄人群均有可能发生瘢痕,其中以青少年群体较多,此年龄段是瘢痕易发生年龄阶段。胸骨前、前胸部、上臂三角肌部、肩部、上背部、双下颌部、耳垂、腹部及关节部位等受伤后容易产生瘢痕,是瘢痕的易发部位,而头部、眼睑部、结膜、红唇、乳头、生殖器、掌跖部则不容易形成瘢痕。

二、临床表现

(一)症状与体征

浅表性瘢痕皮损仅累及表皮或真皮浅层,瘢痕表面仅皮肤粗糙,与周边正常皮肤界限不清,一般无功能障碍,不需特殊处理。增生性瘢痕根据病情的发展,可分为三个时期:增生期、消退期和成熟期。早期为增生期,瘢痕局部毛细血管充血,表面呈红色或紫色,伴有明显的痒和痛,增生性瘢痕一般在6个月后开始消退,瘢痕充血减轻,颜色逐渐变浅,痒、痛减轻,之后进入成熟期,临床表现为瘢痕不再增生,维持消退后的厚度、硬度,基底松动,容易推动,痛痒消失,色泽接近正常皮肤。萎缩性瘢痕是一种最不稳定的瘢痕组织,易受外力作用而破裂出现溃疡,坚硬、平坦或略高于皮肤表面,呈淡红色或白色,表皮极薄,与深部组织如肌肉、肌腱、神经等紧密粘连,具有很大的收缩性,可牵拉邻近的组织、器官,引起功能障碍及畸形。瘢痕疙瘩明显隆出周围正常皮肤,范围超出原损伤部位,呈蟹足状向外伸展,表面光滑发亮,质地坚硬,颜色浅淡,伴有痛痒感,好发部位为胸骨区、肩部、面部、颈部、耳等处,继发于烧伤、烫伤者,可形成大面积瘢痕疙瘩。挛缩性瘢痕多见于深度烧伤愈合后,因为瘢痕收缩常导致外形改变和功能障碍。临床上常见的因瘢痕挛缩造成的畸形有睑外翻、唇外翻、颏胸粘连、手部瘢痕挛缩畸形及各关节的挛缩畸形等。

瘢痕的体格检查内容主要包括:瘢痕形态、数目、颜色、质地、厚度等,以及瘢痕的发生部位、病损范围、体温改变、畸形情况和并发症情况等。

(二)实验室检查

羟脯氨酸测定:羟脯氨酸为胶原蛋白的特征性氨基酸,羟脯氨酸在血浆中以游离、肽结合及蛋白结合3种形式存在,游离的和结合的羟脯氨酸是胶原的代谢产物,经尿排出的羟脯氨酸5%是以游离形式存在的,血清和尿中羟脯氨酸含量与瘢痕面积有关,因此血清和尿中羟脯氨酸测定可作为评价瘢痕治疗效果的客观指标之一。

(三)特殊检查

1. 光电检测技术测量瘢痕的色度变化。

2. 经皮氧分压、血管热刺激舒张指数测定等。

3. 采用硬度计行瘢痕硬度测定。

4. 采用超声行瘢痕形态、位置及厚度测定。

5. 采用半导体温度仪或红外线温度扫描仪行瘢痕表面温度测定。

三、临床诊断与处理

(一)诊断

依据病史询问、体格检查和实验室检查,瘢痕的临床诊断一般不难。

(二)药物治疗

1. 外用药物 常用的外用药物有:复方肝素钠尿囊素凝胶、瘢痕止痒软膏、硅凝胶制剂、咪喹莫特乳膏、多磺酸黏多糖乳膏等。目前最常用的外用药物是硅凝胶制剂。

2. 瘢痕内注射药物

(1)糖皮质激素类药物:被认为是目前最有效的药物。常用的药物为曲安奈德。

（2）抗肿瘤类药物：氟尿嘧啶和塞替派均是抗肿瘤药物，临床上一般采用小剂量联合其他药物（多为激素类药物）在瘢痕内局部注射治疗。

（3）生物制品类药物：目前临床上使用的药物有干扰素、玻璃酸酶，进行瘢痕内局部注射。

（4）肉毒毒素：近年来很多学者将肉毒毒素局部注射治疗瘢痕，取得了很好的效果。

（5）维拉帕米：局部注射治疗增生性瘢痕和瘢痕疙瘩。

3. 其他药物 如曲尼司特、苯海拉明抗过敏药可以减轻瘢痕瘙痒和疼痛。中药如积雪草苷、川芎嗪、丹参等被报道有抗瘢痕作用。

（三）手术处理

手术治疗是治疗成熟瘢痕和瘢痕疙瘩的主要手段，常用手术方式有瘢痕切除缝合术、皮片移植术、皮瓣移植术、皮肤磨削术、皮肤软组织扩张术、显微外科术后等。以瘢痕切除缝合术、皮片移植和皮瓣移植术最为常用。

（四）营养调理

瘢痕患者尽量避免食用刺激性食物，鼓励患者戒烟戒酒。

四、康复评估

（一）身体结构与功能

1. 常用的瘢痕评估量表

（1）温哥华瘢痕量表（Vancouver scar scale，VSS）：VSS 是目前临床上常用瘢痕评估工具。该量表从色泽、血管分布、柔软度和瘢痕厚度四个方面分别打分，对瘢痕进行评估。量表总分为 15 分，评分越高表示瘢痕越严重（表 16-2）。

表 16-2 温哥华瘢痕量表

项目	评分标准
色泽（M）	0 分，瘢痕颜色与身体正常部位皮肤颜色近似；1 分，色泽较浅；2 分，混合色泽；3 分，色泽较深
血管分布（V）	0 分，正常，瘢痕肤色与身体正常部位近似；1 分，肤色偏粉红色；2 分，肤色偏红色；3 分，肤色呈紫色
柔软度（P）	0 分，正常；1 分，柔软，很小外力即变形；2 分，较软，压力作用下能变形；3 分，坚硬，外力作用下不变形，不易被推动或呈块状移动，对压力有阻力；4 分，组织绳索状，瘢痕伸展时会退缩；5 分，挛缩，瘢痕永久性缩短，导致扭曲与畸形
瘢痕厚度（H）	0 分，正常，平坦；1 分，H≤1mm；2 分，1mm<H≤2mm；3 分，2mm<H≤4mm；4 分，H>4mm

（2）Sawada 评分法：该量表从色泽、瘢痕高度、硬度、痒、敏感或疼痛 5 个方面对瘢痕的严重程度进行打分评估，得分大于 10 分为重度，6~10 分为中度，1~5 分为轻度（表 16-3）。

表 16-3 Sawada 评分法

评估项目	评分说明	得分
色泽	赤红或鲜红伴毛细血管扩张	3
	淡红，按压后消失	2
	不红，有些灰暗	1
	正常肤色	0

评估项目	评分说明	得分
瘢痕高度	8mm 以上	3
	4~8mm	2
	1~4mm	1
	平坦或凹陷性瘢痕	0
硬度	非常坚硬,如软骨	3
	橡皮样硬度	2
	部分变软	1
	柔软似正常皮肤	0
痒	剧烈或持续性瘙痒,伴有抓痕	3
	偶尔中等程度瘙痒,能忍受	2
	有时痒	1
	不痒	0
敏感或疼痛	剧烈的激发性疼痛	3
	中度的激发性疼痛	2
	有时痛	1
	不痛	0

2. 疼痛和瘙痒的评估　可使用视觉模拟评分法和数字模拟评估工具对瘢痕疼痛或瘙痒不适进行评价。

3. 关节活动度评估　发生在手、腕或踝、膝部位的瘢痕,或大面积瘢痕可以使相应关节的活动受限,受累肢体不同程度畸形,需要对受累的关节进行关节活动评估。

4. 肌力评估　如果瘢痕受累的肢体出现肌肉萎缩、肌力下降,可采用徒手肌力测定(MMT)对受累肌肉的肌力进行评定。

5. 心肺功能评估　烧伤或烫伤患者伤后长期卧床,缺少主动活动,影响心肺活动功能,可采用心肺功能相关量表评定、心功能评定、心电运动试验、肺容积和肺通气功能评定。

6. 情绪情感障碍的评定　严重瘢痕导致患者功能受限或者容貌受损时,可能会导致患者的负性情绪。临床评定常采用抑郁自评量表(SDS)和焦虑自评量表(SAS)。

（二）活动和参与

瘢痕相关的痛痒,关节活动障碍,运动功能障碍,肢体畸形,伴有心肺功能下降等均会不同程度地影响患者的进食、穿衣、行走、个人卫生及购物活动,患者忧郁、焦虑、自卑等心理障碍,影响患者日常生活能力,可采用改良 Barthel 指数进行日常生活能力评定。

患者运动功能障碍、肢体畸形,以及由此产生的患者的悲观、抑郁甚至绝望的心理,影响患者就业及参与各种社会活动。身体外露的部位如手臂或面部的瘢痕,会令患者丧失自信,影响正常的社交活动。可采用社会生活能力评定,对患者参与工作、社交、娱乐活动的概况和近况进行评定。此外,还可采用功能评估调查表(Functional Assessment Inventory,FAI)进行就业能力评定。

五、康复治疗

(一)运动治疗

运动疗法的主要目的是促进肢体肌力、关节活动等运动功能的恢复,特别是严重创伤的患者,由于长期卧床,可能会出现肌肉萎缩、关节僵硬、心肺功能减退等,可以通过运动治疗进行防治。在进行运动治疗过程中,强调主动运动和被动运动相结合的原则。主动运动可以增强肌力、改善关节活动范围,防治关节的功能障碍。被动运动可以通过手法牵伸、推拿、按摩、关节松动训练及关节活动度训练等方法,起到软化瘢痕、松解粘连或挛缩、缓解疼痛、增加关节活动度的目的。此外,被动抗阻训练可以借助器械,在提高肌肉耐力的同时,可以提高患者的心肺功能。运动疗法最终的目的是最大限度地提高患者日常生活活动能力和社会参与能力,故在康复训练过程中,日常生活活动能力和社会参与能力的训练应贯穿运动训练的始终。

身体各部位瘢痕训练方法举例如下:

1. 颈部瘢痕康复训练　颈前部瘢痕康复训练采取仰卧位,肩背下垫软枕,患者主动进行颈后仰训练;颈一侧瘢痕的患者,患者头向健侧倾斜或者转动,或患者手提重物使患者肩关节向下牵拉。对于不能主动完成的患者,治疗师给予辅助、被动牵拉瘢痕组织,同时给予颈椎各方向的被动抗阻训练,以增加颈椎的稳定性。

2. 腋部瘢痕的康复训练　可采取上肢外展 90°,或上举过头,仰卧位时双手交叉于脑后使腋部伸展,或在墙壁头顶上方装置一滑轮和绳索,绳索两端安装把手,双手交替作上下拉动运动。

3. 肘部瘢痕的康复训练　患者主动进行伸肘练习,可以借助健手进行被动牵伸练习,也可通过手提重物的方式被动牵拉肘屈肌,通过手握门把以伸直肘并做前臂旋前旋后运动等。

4. 手部瘢痕的康复训练　鼓励患者进行腕关节、掌指关节、指间各关节主动关节活动度训练,可以借助健手的帮助进行主动被动训练,治疗师根据病情给予牵伸、关节松动手法等治疗方法,最大限度恢复手的功能。

5. 髋及臀部瘢痕的康复训练　患者仰卧位或俯卧位,主动进行髋关节屈曲、外展、内收、伸展、旋内、旋外等关节活动练习,治疗师给予被动牵拉、关节松动手法及髋关节各肌群的抗阻训练。

6. 膝关节及足部瘢痕康复训练　膝前部瘢痕,患者俯卧位,主动屈曲膝关节以牵拉瘢痕;膝后部瘢痕,患者仰卧位,膝部借助沙袋加压,增加伸膝角度。足背瘢痕患者主动练习足背屈、外翻、内翻等活动。治疗师辅助给予牵伸手法及膝关节松动术以松解瘢痕,改善关节活动度。

(二)物理因子治疗

1. 加压疗法　又称压力疗法,是指通过对瘢痕表面施加适当的机械性压力,以达到减轻和消除瘢痕的病理变化的目的。使用的加压工具主要是弹力绷带和压力衣。压力疗法通常在创面愈合后尚未形成瘢痕之前开始治疗。压力疗法的压力一般控制在 10~40mmHg。除洗涤、进食外,每天加压治疗 23~24h,持续压迫 6~12 个月。

2. 超声波疗法　中、小剂量的超声波有软化瘢痕、松解粘连的作用。接触移动法用于体表较平的部位,声头置于瘢痕组织上,用移动法,剂量 0.5~1.5W/cm²,每次 8~10min,每日 1 次,10~20 次为一个疗程。肢体远端部位如手、足、踝可用水下超声法,面部可用水囊法。

3. 石蜡疗法　蜡疗具有较强、较持久的温热作用,可减轻疼痛,加速组织的修复生长,松解粘连,软化瘢痕,促进炎症消散、消肿以及润滑皮肤。但此法不适用于肥厚性瘢痕增殖期。用蜡垫法或者刷蜡法,蜡温 50~60℃,每日 1 次,每次 30min,20 次为一个疗程。

4. 等幅中频电疗法　音频电疗对瘢痕有止痛、止痒、消炎、消肿以及软化瘢痕和松解粘连的作用。将两个电极并置于瘢痕两侧(对大面积者也可对置),剂量为耐受量,每次 20~25min,每日 1 次,20~30 次为一个疗程。

5. 冷冻疗法治疗瘢痕　通常是利用低温使瘢痕处的细胞结冰,细胞脱水皱缩,细胞内溶质浓度发生变化,造成细胞坏死、组织萎缩,进而破坏瘢痕组织的一种治疗方法。

6. 直流电离子导入法　直流电阴极有促进伤口肉芽生长、软化瘢痕、松解粘连等作用。早期、小面积瘢痕可使用 10% 氯化钾直流电阴极导入,并置法或对置法。瘢痕范围较大,可采用槽浴法碘离子导入。

7. 激光治疗　依据激光治疗瘢痕的功能不同,可将激光治疗分为:

(1)以治疗增生期症状明显的红色瘢痕为主的激光,如脉冲染料激光(pulsed dye laser,PDL)和强脉冲光(intensive pulsed light,IPL),主要吸收基团是血红蛋白。

(2)以治疗瘢痕表面色素沉着为主的激光,如 Q 开关掺钕钇铝石榴石激光等,主要吸收基团是黑色素。

(3)以改善增生性瘢痕厚度及柔软度为主的激光,如铒:钇 - 铝石榴子石激光(erbium: yttrium-aluminum garnet laser,Er: YAG 激光)、CO_2 点阵激光。

（三）作业治疗

功能性作业活动可以维持关节活动度与灵活性,保持一定的肌力和耐力。日常生活活动训练有助于提高患者的生活自理能力。可根据患者就业方面的现有和潜在功能,判断患者有无重回原工作岗位的可能,以及帮助患者重新选择适当职业,进行针对性的职业训练,成功回归社会。

运动或牵张后的瘢痕仍紧缩,可应用矫形器保持已获得的活动度,帮助拿缩关节重新获得活动功能,也可根据患者的具体情况设计适宜的矫形器,如颈部瘢痕矫形器、踝足矫形器等,矫形器应根据患者病情变化,适时调整更换。

（四）中医治疗

中医认为瘢痕跟外邪和正虚相关,病机当属"气滞血瘀、余毒未清",兼有湿热、气虚、血虚等症,治法上多为活血化瘀、清热解毒,最常用以中药外敷,根据患者体质辨证施以内服中药汤剂。

（五）心理干预

身体暴露部位的瘢痕增生影响美容,肢体关节附近的瘢痕收缩可造成关节拿缩、关节活动度受限、肢体运动功能障碍,患者易产生悲观、厌世等情绪,使用合理的心理学检查工具,提供心理咨询,进行心理疏导、安慰,必要时辅以药物治疗,帮助患者调整心理状态,坚持长期配合治疗,使肢体功能获得最佳康复,有助其早日重返家庭和社会。

（六）康复护理

护理人员应尽早对患者进行健康宣教,包括各种治疗措施干预前后的康复指导,积极对患者进行心理干预,排除患者的担忧,促进治疗效果。

（七）其他治疗

瘢痕的治疗方法还有放射疗法、生物疗法等。

六、预后及健康教育

（一）预后

肥厚性瘢痕的预后转归主要包括以下三个方面。

1. 软化多数瘢痕　到后期阶段,瘢痕组织充血消退,色泽变淡变浅,质地变软,基底松动,外形趋于平整,痛痒感逐渐减轻或消失。此种转归情况个体差异性较大,时间长短不一,由几个月到数年不等。

2. 挛缩　主要见于比较严重的创伤或发生在关节部位的瘢痕。

3. 恶变　主要见于不稳定性瘢痕,尤其是瘢痕因反复摩擦、破溃产生经久不愈的溃疡时。对于这种情况,建议及时手术治疗。

(二)健康教育

应采取各种措施,最大限度地预防瘢痕形成。人们日常生活中尽可能地避免意外伤害,防治各种皮肤感染,瘢痕体质者勿穿耳孔、勿文眉等。慢性刺激可致经久不愈的创面和不稳定性瘢痕继发癌变。因此患者平时尽量减少对患处的机械、化学、热力的刺激,内衣最好穿纯棉制品,尽量避免反复牵拉、摩擦,预防瘢痕处溃破、感染的发生。

(沈显山　吴建贤)

第三节　带状疱疹

一、概述

1. 定义　带状疱疹(herpeszoster),俗称缠腰火丹、串腰龙、蛇串疮。主要表现为沿神经走向呈带状排列,亦可蔓延成片的水泡状皮疹和皮区疼痛,常见于胸腰腹部,也可见于四肢和耳部,部分患者伴随听觉、视觉或其他严重神经系统并发症,出现听力损害、视力损害、面瘫和脏器功能异常,有些患者可遗留长时间带状疱疹后神经性疼痛。

2. 病因　带状疱疹为水痘-带状疱疹病毒感染引起的急性疱疹性皮肤病,该病毒为一种双链DNA病毒,具有嗜神经和皮肤的特性。病毒首次感染可表现为水痘或隐性感染,之后病毒可长期潜伏于脑神经节、脊髓背根神经节内,随着年龄增长或因某些外因如恶性肿瘤、感染、疲劳、使用免疫抑制剂等致免疫功能减退,此种潜伏的病毒可再次活动,生长繁殖,使受侵犯的神经发生感染炎症,同时病毒沿着神经纤维传播到皮肤,产生局部皮疹水泡和疼痛。

3. 流行病学　本病春秋季节多见。好发于成人,发病率随年龄增加而呈显著上升,免疫力低下,尤其是血液系统恶性肿瘤、HIV感染者患病风险大幅度增加。

二、临床表现

(一)症状与体征

典型症状发生之前常有轻度全身症状,如低热、全身不适、食欲不振等,在即将出现皮疹的部位皮肤不适、疼痛,全身或局部前驱症状1~4d后,局部皮肤发红,继而出现群集的小水疱或丘疱疹,中心凹陷,基底常绕以红晕,疱液澄清或血疱,沿神经走向呈带状排列,亦可蔓延成片,一般不超过躯干中线,常见于胸腰腹部、头面部、耳部、四肢等,局部淋巴结常肿痛,带状疱疹一般持续2~4周。神经痛是本病的特征之一,可在皮疹前发生或伴随皮疹出现,部分患者在皮疹消退后,可持续数月或更久。

(二)实验室检查

血常规检测,血清水痘-带状疱疹病毒抗体IgG、IgM检测,水疱底刮取物涂片可找到多核巨细胞和核内包涵体,疱液或脑脊液可分离到病毒。

三、临床诊断与处理

(一) 诊断

根据群集小水疱,沿神经走向带状排列,以单分布为主,有明显的神经痛,一般诊断不难。应与脓疱疮鉴别,实验室检查有助于确诊。

(二) 药物治疗

发病初期可口服或静脉使用抗病毒药物治疗,联合使用糖皮质激素如泼尼松;辅助使用营养神经药物、免疫增强或调解剂;如存在明显疼痛,予以对症止痛处理。对于带状疱疹后神经痛,如持续不能缓解,可行神经阻滞治疗。

(三) 营养调理

饮食以清淡为主,避免生冷油腻,尤其避免油腻、辛辣食物,平时多喝水,多吃蔬菜水果,适量多吃一些维生素含量高的食物,帮助神经组织修复。

四、康复评估

(一) 身体结构与功能

患者典型症状表现为局部皮肤出现群集的小水疱或丘疱疹损害,常伴有显著的神经痛及局部淋巴结肿痛,常累及肋间神经和三叉神经支配区域,小丘疹和水疱沿神经走向带状排列。起病初表现为轻度全身不适,1~4d 后累及的神经支配皮肤区域出现簇集成群的小丘疹,再过 1~2d 后迅速演变为水疱,数天后疱壁松弛,疱液吸收干瘪结痂。病毒侵犯三叉神经眼支,可累及角膜形成溃疡性角膜炎;病毒侵犯面神经及听神经,表现为面瘫、听力下降,病毒侵犯膝状神经节,可影响面神经的运动和感觉纤维,出现面瘫、耳痛及外耳道疱疹三联征;少数不典型者可仅表现为神经痛,而无皮疹发生,严重的播散性带状疱疹,可并发脑膜炎、肺炎、心肌炎等,危及生命。

存在疼痛患者,可采用简式麦吉尔疼痛问卷(SF-MPQ)、视觉模拟评分法(VAS)、数字分级评分法(NRS)、修订版的面部表情疼痛量表(faces pain scale-revised,FPS-R)进行疼痛评估,其中修订版的面部表情疼痛量表用 6 种不同的面部表情,从"微笑"至"哭泣"来表达疼痛程度,其优点为直观、易于理解,适合于任何年龄,尤其是儿童及老年患者;存在感觉异常的患者,可以据神经支配区域,依次进行浅感觉、深感觉和复合感觉的检查;伴随肢体运动功能障碍的患者,可采用徒手肌力测定和关节活动度评定法进行运动功能评估;存在焦虑、抑郁者,可采用汉密尔顿量表进行心理状态评估。

(二) 活动和参与

受累神经所支配皮肤持续性疼痛,夜间疼痛剧烈,使患者失眠、食欲不振、情绪焦虑,累及肢体时可出现肢体运动功能障碍,影响患者日常生活活动。如累及胸腰部可影响躯干的活动。日常生活活动能力评定可采用改良 Barthel 指数,通过直接观察患者的实际操作能力和间接询问两种方式进行评定,从而评估患者日常生活活动能力受影响情况。

疼痛、焦虑抑郁情绪影响患者就业,面部疱疹使患者因容貌受影响不愿外出,限制患者的社会交往活动,带状疱疹后遗神经痛治疗效果有限,持续时间长久,极少数患者长期的治疗费用导致家庭经济状况下降,生活质量明显下降。需对患者进行生活质量评定、劳动力评定和职业能力评定,可采用健康调查量表36(SF-36)、社会生活能力评定问卷及功能评定调查表进行评定。

五、康复治疗

（一）物理因子治疗

1. 超短波疗法　局部超短波治疗可减轻神经水肿、降低神经兴奋性、促进皮损愈合、预防带状疱疹后神经痛。可采用无热量或微热量，电极对置或并置于皮损处或对应的神经节区，每次 10~15min，每日1次，10~15次为一个疗程。

2. 微波疗法　微波具有较强的穿透力，有明显的止痛作用，同时可促进炎症吸收，促进神经功能恢复。采用直接照射法，辐射器中心对准带状疱疹区，辐射器距离病灶一般不超过 5~10cm，治疗剂量为无热量或微热量，每次 10~15min，每日1次，10~15次为一个疗程。

3. 紫外线疗法　紫外线对此病有一定疗效，可减轻疼痛、消炎、预防感染、保护局部、缩短病程等作用。治疗时照射病灶局部和相应神经根区，病灶区用Ⅱ~Ⅲ级红斑量，神经根区用Ⅰ、Ⅱ级红斑量，每日或隔日1次，5次为一个疗程。如果在头面部请注意保护眼睛。

4. 经皮神经电刺激　主要作用是止痛、减少皮损。在病灶区用双通道交叉法，双向对称方波，以患者尚能耐受的明显麻刺感为度，每次 20~30min，每日1次或2次，5~7次为一个疗程。

5. 中频电疗法　主要作用为改善循环、止痛。电极并置或对置于疼痛患处，每次 20min，每日1次，7~10次为一个疗程。

6. 超声波疗法　在病灶周围可用接触移动法，使局部止痛，水疱干燥，继之结痂、脱屑而痊愈，或在患侧相应的神经根或神经干上进行超声波治疗，亦可止痛。一般选用 $0.5W/cm^2$ 或 $1~1.5W/cm^2$ 的剂量，每次 10~15min，每日1次，5~10次为一个疗程。

7. 激光疗法　激光具有消炎、止痛等作用。氦氖激光治疗功率为 $5mW/cm^2$，直接照射皮损区，每次 5~10min，每日或隔日1次，3~5次为一个疗程。

8. 其他　共鸣火花电采用神经节段和局部治疗，有消炎、镇痛、缩短病程等作用。

9. 多源、磁热疗法、红外线疗法、威伐光疗法等局部治疗，对病灶局部有收敛和止痛作用。

（二）作业治疗

带状疱疹急性期症状减轻后，应尽早进行作业训练，主要进行日常生活活动能力的训练，比如进食、洗漱、穿衣、修饰等，以维持日常生活活动能力为主要目的。注意带状疱疹的局部要保持干燥，预防感染。

（三）中医治疗

1. 针灸治疗　主要作用为止痛，改善感觉异常。取穴合谷、曲池、足三里、三阴交，头部配风池，胸背部配太冲，腰背部配委中，每日1次，7~10次为一个疗程。

2. 梅花针疗法　主要作用为止痛。可在小的疱疹上和色素沉着区常规消毒后进行点刺或叩刺，局部可配合磁疗法照射 5min，3 天 1 次。注意治疗当天局部不能洗澡，保持干燥。

（四）心理干预

采用心理支持、疏导的方法，缓解患者紧张、焦虑、恐惧的心理，向患者详细讲解本病的病因、疼痛特点、治疗方法、大概的疗程等，使患者能够正确认识本病，消除思想顾虑，增强其战胜疾病的信心，主动积极配合治疗，使带状疱疹患者从支持系统中得到帮助、消除心理障碍。

（五）康复护理

发病初期，患者应注意休息，避免疱疹部位摩擦；累及眼部的疱疹，需注意眼部清洁，预防性使用抗生素眼药水或眼药膏。医务人员应积极向患者宣教，使患者树立战胜疾病的信心。饮食宜清淡，多吃富含纤维、维生素 C 的新鲜蔬菜水果，忌辛辣刺激食物。

六、预后及健康教育

(一)预后

带状疱疹具有自限性,大部分患者能够痊愈,预后很少复发。少数重度面瘫合并重度耳聋,极个别患者后遗神经痛伴随终身,遗留有带状疱疹后神经痛患者可有不同程度的焦虑、抑郁等心理障碍。

(二)健康教育

1. 带状疱疹一般发生于衰老、疲劳、外伤或者其他疾病导致机体免疫功能减退患者,患者发病率和严重程度随年龄增大而上升,老年人应坚持适当的户外活动或参加体育运动,以增强体质,提高抗病能力。

2. 带状疱疹患者在康复治疗的同时,需要了解是否同时有其他重大疾病,如肿瘤、艾滋病、系统性红斑狼疮等,以免延误病情。

3. 在治疗的同时应让患者了解有关本疾病的知识,比如遗留神经痛管理、皮损的护理、康复治疗的作用及有关药物的副作用等。

4. 在日常生活中患者要避免过度劳累,保证充足的睡眠,保证营养,保持心情愉快,积极参与配合治疗。

(张金牛　吴建贤)

第四节　皮炎和湿疹

一、接触性皮炎

(一)概述

1. 定义　接触性皮炎(contact dermatitis)是指皮肤或黏膜接触外界致敏或刺激性物质后引发的急性或慢性炎症性皮肤病。根据致病因素可分为三类:职业性皮炎(工业/农业相关)、光线性皮炎(日光性皮炎、多形性日光疹等)、饰物性皮炎(化妆品/首饰/染发剂相关)。该病具有明确的物质接触史和特征性临床表现。

2. 病因与发病机制　致病物质可分为两类:

(1)原发性刺激物:具有直接细胞毒性的强酸、强碱等化学物质,其致病特点为:①接触人群普遍易感;②无潜伏期;③皮损局限接触部位,边界清晰;④脱离接触后自愈倾向明显。

(2)接触性变应原:通过Ⅳ型超敏反应介导的迟发型变态反应,特点包括:①需致敏期(初次接触后1~2周);②皮损多呈对称性分布;③易复发倾向;④斑贴试验阳性。

值得注意的是,某些物质具有剂量依赖性特征:低浓度时作为变应原,高浓度时则表现为刺激物。明确该特性对临床预防和诊疗具有重要意义。

(二)临床表现

根据病程可分为急性、亚急性及慢性三种类型,各型临床表现存在显著差异:

1. 急性期表现

(1)典型体征:边界清晰的红斑(形态与接触物吻合),进展期可见张力性水疱/大疱,严重者伴表皮坏死。

(2)自觉症状:剧烈瘙痒／灼痛。

(3)特殊表现:搔抓可致自体播散,系统症状(发热、头痛等)见于重症患者。

2. 亚急性及慢性期表现

(1)亚急性特征:轻度红斑／丘疹,边界模糊。

(2)慢性化改变:苔藓样变,表皮增生,并伴有鳞屑形成。

3. 特殊类型皮损分布

(1)空间相关性:如裤形分布(染料过敏)。

(2)气源性接触:暴露部位为主(粉尘／气体接触)。

(3)职业特征性:头部(染发剂)、手部(洗涤剂)等。

(三)临床诊断与处理

1. 诊断标准

(1)必要依据:明确接触史及特征性皮损分布是诊断接触性皮炎重要依据。

(2)辅助依据:①斑贴试验阳性;②脱离接触后自愈倾向。

2. 治疗原则

接触性皮炎的治疗原则以病因消除为核心,结合局部对症治疗和系统治疗,实施阶梯化管理:

(1)首要措施:立即脱离致敏原／刺激源,彻底清洗接触部位,明确致敏物质并建立个人档案。

(2)局部治疗:①急性期:无渗出用炉甘石洗剂或中弱效激素乳膏,渗出性皮损用 3% 硼酸溶液冷湿敷。②慢性期:强效激素软膏(短期)或钙调磷酸酶抑制剂,辅以屏障修复剂。

(3)系统治疗:抗组胺药控制瘙痒,重症短期口服糖皮质激素,顽固病例可考虑免疫调节剂。

(4)长期管理:建立接触日记,指导防护霜使用,定期随访评估皮肤屏障功能,职业性皮炎患者纳入职业健康监护体系。

(四)康复评估

1. 身体结构与功能　重点包括皮肤损伤分级(红斑／水肿、水疱／渗出、表皮坏死／溃疡)、皮肤屏障功能受损程度(经皮水分丢失增加)、局部感觉异常(瘙痒／灼痛)以及系统症状(发热／乏力)和并发症(感染／湿疹样转化)等筛查。

2. 活动和参与　涉及日常生活活动受限(个人卫生、穿衣选择、睡眠质量、饮食限制),推荐使用 DLQI (皮肤病生活质量指数)或 Skindex-29 量表;职业活动影响(化学相关工种禁忌、精细操作受限)可通过职业暴露问卷(occupational exposure questionnaire,OEQ)进行评估;社会参与度下降(社交回避、公共场所活动限制)则可采用健康调查简表(SF-36)进行量化分析。

3. 环境因素评估　关注物理环境(职业潮湿／化学暴露、家居清洁剂／化妆品使用)、社会支持(家庭护理能力、雇主防护重视程度)和政策环境(职业健康保护标准、医疗保障可及性),可结合环境致敏原筛查表(environmental allergen screening tool,EAST)进行评估。通过上述标准化评估工具,全面分析患者功能障碍、活动受限及环境影响,为制订个体化康复方案提供科学依据。

(五)康复治疗

1. 运动疗法　是为了缓解接触性皮炎患者的症状或改善功能状态,根据接触性皮炎的特点进行全身或局部的运动以达到治疗目的,该类患者运动治疗方式主要以有氧训练为主,提高机体有氧代谢能力。训练方法简便、易行,运动方式对技巧的要求不高,易于推行,具体运动方式有步行、健身操、游泳、自行车、原地跑、登楼梯、跳绳等。一般采用中等强度的耐力性训练,对心肺功能有良好作用,可提高负荷量,增加携氧能力,并且对改善机体有氧的分解代谢与合成代谢的进程有促进作用,增强机体免疫力。

2. 物理因子治疗　可脱敏、消炎、止痒。

(1)紫外线疗法：采用局部照射，剂量根据皮肤病变程度灵活掌握，如皮肤出现奇痒的丘疹，可用Ⅰ级红斑量照射，如有密集水疱甚至渗出，可用Ⅱ、Ⅲ级红斑量，每日或隔日1次。经紫外线治疗后丘疹平坦、水疱吸收、渗出物减少、症状逐渐消退、落屑而愈。局部照射的同时并用全身照射，尚有较好的脱敏作用。

(2)蓝光疗法：蓝光热射线少，对皮肤的热刺激弱，具有镇静、止痛、止痒和减少渗出的作用，尤其适宜于渗出物较多的患者。如面积大，可分区照射，每次20~30min，每日1次，疗程酌情而定。

(3)水疗法：无明显水疱、糜烂、破溃者，可做温水浴、矿泉浴，全身浸浴水温一般用36~38℃，每次15~20min，每日或隔日1次，10~15次为一个疗程。

3. 作业治疗　接触性皮炎严重的患者会出现身体、精神和社会参与等各方面障碍。作业治疗着眼于帮助患者尽可能恢复正常的生活和工作能力，是患者实现回归家庭和社会的重要途径。部分职业性接触性皮炎患者因患病导致丧失工作能力，因此我们在治疗原发病的同时，进行职业能力和生活能力训练，来改善患者身体上、心理上的功能障碍。在患者身体功能不能完全代偿的情况下，作业治疗可以借助于各种辅助器械、工具来补偿功能不足或利用新的方式完成日常生活和劳动，如自助器的选择和应用、环境的改造等。

4. 传统治疗　接触性皮炎可行针灸治疗，取穴为曲池、合谷、曲泽、委中，以上穴位单侧交替应用，每天1次，每次30min。

5. 心理干预　接触性皮炎多发生在手、面、上肢、颈等暴露部位，除对劳动者生理健康造成影响外，还会对心理健康造成伤害，使其受到抑郁症、情绪障碍和睡眠紊乱等情绪上的困扰。针对患者存在的心理障碍，康复心理治疗师有计划、按步骤地对患者的心理活动、个性特征或心理问题施加影响，使之朝向预期目标变化。

6. 康复护理　做好康复护理可以有效促进皮炎患者的康复，包括避免抓挠、规律作息、保持心态和健康饮食。

(六)预后及健康教育

1. 预后　接触性皮炎的预后与早期干预和病因管理密切相关。大多数患者在脱离致敏/刺激源并规范治疗后，1~2周内皮损可完全消退，预后良好。

2. 健康教育　核心在于病因预防和长期管理，包括指导患者建立"接触日记"识别致敏原，接触化学物质时佩戴防护装备(丁腈手套、口罩)并使用防护霜，优化家居和职业环境以减少致敏原暴露。针对儿童、老年及职业暴露人群，提供个性化指导，如儿童避免镍合金玩具、老年人加强保湿、职业人群定期筛查。通过系统教育和科学管理，可降低复发率，提升生活质量。

二、湿疹

(一)概述

1. 定义　湿疹(eczema)是由多种内外因素引起的一种具有明显渗出倾向的炎症性皮肤病，伴有明显瘙痒，易复发，严重影响患者的生活质量。

2. 病因　湿疹的病因复杂且尚未完全明确，可能与遗传因素、环境因素、饮食因素、情绪因素等有关。目前认为湿疹的发病机制与免疫系统异常、皮肤屏障功能障碍、皮肤微生物群失调等有关。

3. 流行病学　湿疹全球患病率儿童为15%~20%，成人为10%。我国患病率约7.5%，2岁儿童最高(16.5%)，30~39岁最低(2.8%)。男性婴儿和70岁以上男性患病率高于女性，其他年龄段相反。亚洲和黑人患病率高于白人，2岁以下高社会经济地位婴儿患病率高。

（二）临床表现

1. 症状与体征　湿疹临床表现可以分为急性、亚急性及慢性三期。

（1）急性湿疹：发病急，皮损多形性，常对称分布，主要表现为红斑、丘疹、水疱、渗出、结痂等，瘙痒剧烈，常因搔抓而引起糜烂和渗出。

（2）亚急性湿疹：介于急性和慢性湿疹之间，皮损以小丘疹、结痂和鳞屑为主，瘙痒仍较明显，渗出较少。

（3）慢性湿疹：病程较长，皮损多为局限性增厚、粗糙、色素沉着或色素减退的斑块，伴有不同程度的瘙痒，常反复发作。

（三）临床诊断与处理

1. 诊断标准　主要根据病史、临床表现等综合判断。如典型的多形性皮损、对称分布、剧烈瘙痒、反复发作等特点，结合患者可能存在的诱发因素等，可作出诊断。鉴别诊断方面，需与接触性皮炎、神经性皮炎、银屑病等疾病相鉴别。

2. 治疗原则　湿疹治疗首要在于积极寻找并去除诱发因素。对症治疗是关键，外用药物缓解瘙痒、红肿等不适，常用糖皮质激素类等；内用药物控制炎症，可选抗组胺药等。同时，做好皮肤护理，保持皮肤清洁、湿润，避免搔抓、摩擦。还需给予患者心理支持和生活指导，促进康复。

（四）康复评估

1. 身体结构与功能　①皮肤损害程度：通过皮肤症状评分量表评估，对红斑、丘疹、水疱、渗出、结痂等的症状严重程度进行量化评分。②感觉功能：使用瘙痒视觉模拟评分（VAS），让患者在 0~10 的刻度上标记瘙痒的严重程度，0 表示无瘙痒，10 表示最严重瘙痒。

2. 活动和参与　可使用 Barthel 指数或功能独立度测定（FIM）量表进行评估，评估患者在穿衣、洗漱、进食、如厕等日常生活活动中的自理能力，根据完成情况给予相应评分。评估患者在社会、工作、学习等方面的参与情况，可采用生活质量核心问卷（QLQ-C30）

3. 环境因素　主要涵盖物理、社会、文化环境。物理环境关注空气质量、水质、温湿度等；社会环境考量社会支持、家庭关系、工作压力；文化环境涉及文化背景、生活方式、饮食习惯。评估工具如 ICF 临床检查表、环境因素问卷等。

（五）康复治疗

1. 运动治疗　该类患者运动治疗方式主要以有氧训练为主，提高机体有氧代谢能力。具体运动方式有步行、健身操、游泳、自行车、原地跑、登楼梯、跳绳等，对改善机体有氧的分解代谢与合成代谢的进程有促进作用，增强机体免疫力。

2. 物理因子治疗　具有脱敏、促进渗出物吸收、消炎、止痒、改善皮肤营养的作用。

（1）紫外线疗法：对急性湿疹渗出较多或对紫外线敏感者，禁用紫外线治疗。如为脱敏可选用亚红斑量照射，从 1/4~1/2 生物剂量开始，每次递增 1/2 生物剂量，每日或隔日照射 1 次，10 次为一个疗程，照射时一旦渗出增多，应立刻停止照射。紫外线治疗适用于亚急性有红斑或丘疹病变者，局部照射一般从 1~2 生物剂量开始，每次递增 1/2~1 生物剂量，每日 1 次，10 次为一个疗程。慢性湿疹患者，紫外线照射的目的在于脱敏、止痒、消炎、加速浸润吸收、改善皮肤营养和控制病情发展，此时宜采用全身与局部照射相结合的治疗方法，局部照射以 Ⅱ、Ⅲ 级红斑量，每日或隔日 1 次，10~15 次为一个疗程。

（2）蓝光疗法：适宜急性期或亚急性期渗出较多的患者，局部照射可促进渗出物吸收、消炎、止痒，每次照射 10~20min，每日 1 次，5~10 次为一个疗程。

（3）激光疗法：二氧化碳激光器用散焦光束，氦氖激光用原光束，局部照射，每次 10~15min，每日 1 次，5 次为一个疗程，慢性湿疹需 2~3 个疗程。

（4）共鸣火花电疗法：此疗法对控制病灶发展和止痒较好，治疗时采用局部移动法，剂量以产生较强火花为宜，每日1次，每次8~10min，10次为一个疗程。

（5）水疗法：最好应用硫磺浴等矿泉浴，水温36~38℃，对慢性、顽固性湿疹有一定疗效。

（6）其他：还可用短波电疗法、局部熏蒸疗法等。

3. 作业治疗　湿疹严重的患者会出现身体、精神和社会参与等各方面障碍。作业治疗应该以恢复患者正常的生活和工作能力为目标，行针对性的职业和生活能力训练，来改善患者身体上、心理上的功能障碍。在患者身体功能不能完全代偿的情况下，作业治疗可以借助于各种辅助器械、工具来补偿功能不足或利用新的方式完成日常生活和劳动，如自助器的选择和应用、环境的改造等。

4. 中医治疗　湿疹的传统治疗可行相应穴位的拔罐和针灸治疗，取穴为曲池、合谷、曲泽、委中。以上穴位单侧交替应用，每天1次，每次30min，以增强患者机体免疫力为主，但要注意保护好局部皮肤。

5. 心理干预　本病易复发，对患者心理健康造成伤害，使其受到抑郁、情绪障碍和睡眠紊乱等情绪上的困扰。康复心理干预需要向患者说明疾病的性质、可能转归、疾病对机体健康的影响、有无传染性、各种治疗方法的临床疗效及可能的不良反应等，指导患者寻找和避免环境中常见的变应原及刺激源，避免搔抓及过度清洗，对环境、饮食、使用防护用品、皮肤清洁方法等也应提出相应建议，激励患者治疗的信心与热情。

6. 康复护理　湿疹康复护理需保护皮肤屏障功能，因患者皮肤屏障受损，易引发刺激性皮炎、感染及过敏，加重皮损。护理时应选用无刺激治疗方法，预防并及时处理继发感染。对于皮肤干燥的亚急性及慢性湿疹患者，需加用保湿剂。同时，要指导患者避免诱发或加重因素，查找并去除病因，如干燥性湿疹应治疗导致皮肤干燥的因素，感染性湿疹应治疗原发感染。

（六）预后及健康教育

1. 预后　及时诊断和有效治疗通常可在数周内改善症状，若治疗不及时或不彻底，易反复发作，长期搔抓等可能导致皮肤苔藓化，增加治疗难度。

2. 健康教育　需向患者说明疾病性质、可能转归、对身体的影响等，指导其寻找并避免过敏原和刺激源；避免搔抓及过度清洗，保持皮肤清洁保湿；避免诱发或加重因素。同时，患者应保持良好生活习惯，如合理饮食、心理调适等，以提高免疫力，减少湿疹发作。

（冯小军　吴建贤）

第五节　皮肤附属器疾病

一、痤疮

（一）概述

1. 定义　痤疮俗称青春痘，又名粉刺，是一种好发于青春期并主要累及面部的毛囊皮脂腺单位的慢性炎症性皮肤病。

2. 病因　痤疮是毛囊皮脂腺单位慢性炎症性疾病，发病机制仍未完全阐明。遗传、雄激素诱导的皮脂大量分泌、毛囊皮脂腺导管角化、痤疮丙酸杆菌繁殖、炎症和免疫反应等因素都可能与之相关。此外，化妆品使用不当造成毛囊口的堵塞，精神因素所致的内分泌紊乱，烟、酒及辛辣食物的刺激，食入过多的糖、脂肪、药物性雄激素等均可成为加重或促发因素。

3. 流行病学　痤疮的发病率为 70%~87%，多发生于 15~30 岁的青年男女。3%~7% 痤疮患者会遗留瘢痕，对青少年的心理和社交影响超过了哮喘和癫痫。

（二）临床表现

损害主要发生于面部，尤其是前额、颊部，其次是胸部、背部及肩部，多对称分布，常伴有皮脂溢出，青春期过后，大都自然痊愈。初起皮损为与毛囊口一致的黑色圆锥形丘疹，称为黑头粉刺，以后在黑头粉刺周围形成炎性丘疹，顶端可出现小脓疱，吸收后遗留暂时性色素沉着或小凹坑瘢痕，如炎症继续扩大或深入则形成结节、囊肿等损害，多见于男性，消退后可遗留瘢痕和瘢痕疙瘩。

（三）临床诊断与处理

1. 诊断　根据痤疮好发于青年男女，皮疹为散在性粉刺、丘疹、疱疹、结节及囊肿等，对称分布于颜面、前胸及背部等特点可以诊断。依据皮损性质可将痤疮分为 3 度和 4 级：轻度（Ⅰ级），仅有粉刺；中度（Ⅱ级），炎性丘疹；中度（Ⅲ级），脓疱；重度（Ⅳ级），结节、囊肿。

2. 药物治疗　痤疮的药物治疗分为局部外用药物及口服药物。局部外用药物有：外用维 A 酸类药物、过氧苯甲酰、外用抗生素、2.5% 二硫化硒洗剂、5%~10% 硫磺洗剂、5%~10% 的水杨酸乳膏或凝胶。口服药物有异维 A 酸、抗生素类药物、抗雄激素、糖皮质激素等。

3. 手术处理

（1）粉刺清除术：可在外用药物的同时，选择粉刺挤压器挤出粉刺。挤压时，注意无菌操作，并应注意挤压的力度和方向，用力不当，可致皮脂腺囊破裂，导致炎性丘疹发生。

（2）囊肿内注射：对于严重的囊肿型痤疮，在药物治疗的同时，配合醋酸曲安奈德混悬剂加 1% 利多卡因囊肿内注射可使病情迅速缓解，每 1~2 周治疗 1 次。多次注射时需预防局部皮肤萎缩及继发细菌性感染。

4. 营养调理合理的饮食，限制那些可能诱发或加重痤疮的辛辣甜腻等食物，多吃新鲜蔬菜、水果及富含维生素类食物，控制脂肪和糖类饮食。

（四）康复评估

1. 身体结构与功能　痤疮多发于青少年，损害主要发生于面部，重度痤疮消退后可遗留瘢痕和瘢痕疙瘩，前者可以治愈，后者伴随终身，影响容貌。

2. 活动和参与　患者因皮肤外观受损，易产生自卑、抑郁心理，日常生活活动能力减低。容貌的损害影响患者就业和社会交往等能力。

（五）康复治疗

1. 物理因子治疗

（1）紫外线疗法：采用Ⅱ、Ⅲ级红斑量局部照射患部，每日或隔日 1 次，感染明显者加大剂量，5~10 次为一个疗程。面部痤疮紫外线照射剂量宜小，照射要均匀。背部痤疮紫外线照射剂量较大，可防治感染，促进吸收。

（2）超声药物透入疗法：先将治疗部位的皮肤清理干净，然后涂以 1% 甲硝唑溶液，采用频率在 2MHz 以上的超声波，脉冲式输出移动法，功率密度为 0.5~0.75W/cm^2，根据病变范围，每次治疗 10~20min，每日 1 次，10 次为一个疗程。

（3）激光疗法：氦氖激光照射局部或穴位，功率为 2~5mW，距离 30~50cm，每次照射 10~15min，每日 1 次，10 次为一个疗程。二氧化碳激光扩束照射，功率为 10~20W，距离 50~100cm，每次 5~10min，每日或隔日 1 次，10 次为一个疗程。

（4）共鸣火花电疗法：采用蕈状电极局部治疗，移动火花法。中等量或强量，每次 8~10min，每日 1 次，10~20 次为一个疗程，其主要作用是调节皮肤代谢，减少皮脂腺分泌。

（5）局部药物熏蒸法：把配好的抗菌消炎药物或洁面润肤药放入容器中加温煮沸，将需治疗部位直接熏蒸，每次20~30min，每日1次，10次为一个疗程。

（6）光动力疗法：外用5-氨基酮戊酸富集于毛囊皮脂腺单位，红光（630nm）或蓝光（415nm）照射，抑制皮脂分泌，杀灭痤疮丙酸杆菌等病原微生物，改善毛囊口角质形成细胞的过度角化和毛囊皮脂腺开口的阻塞，促进皮损愈合，预防或减少痤疮瘢痕。

2. 中医治疗　痤疮的中医药治疗，有内治法和外治法，例如外治法：耳穴贴压、耳尖点刺放血、针灸、火针、刺络拔罐等。

3. 心理干预　痤疮患者，特别是重度痤疮患者较易引起焦虑、抑郁等心理问题，因此，对这类患者还需配合必要的心理辅导。

4. 康复护理　注意面部皮肤清洁、保湿和减少皮脂分泌；要根据患者皮肤类型选择相应护肤品配合使用；忌用手挤压、搔抓粉刺和炎性丘疹等皮损。

5. 其他　治疗化学剥脱治疗：浅表化学剥脱术主要包括果酸、水杨酸及复合酸等，减少痤疮皮损同时改善皮肤质地，可用于轻中度痤疮及痤疮后色素沉着的辅助治疗。

（六）预后及健康教育

1. 预后　大多数人患者发病期在青春期，以后可逐渐自行消退。合并脓疱、囊肿性损害者，遗留下凹陷性或增生性瘢痕，影响皮肤外观。

2. 健康教育　规范治疗痤疮的同时，需将健康教育、科学护肤及定期随访贯穿于其中。①健康教育：限制高糖和油腻饮食及奶制品，适当控制体重、规律作息、避免熬夜及过度日晒等。②科学护肤：在做好皮肤护理的同时，谨慎使用或选择粉底、隔离、防晒剂及彩妆等化妆品。③定期随访：定期复诊，及时根据治疗反应情况调整治疗及护肤方案，尽量减少后遗症的发生。

二、脂溢性皮炎

（一）概述

1. 定义　脂溢性皮炎（seborrheic dermatitis，SD）是发生于头、面、眉、耳及胸、背等皮脂分泌活跃部位的一种慢性炎症性皮肤病。目前多数学者认为脂溢性皮炎和头皮屑是同一病谱性疾病，只是严重程度不同，头皮屑属轻型脂溢性皮炎。

2. 病因　该病的确切发病机制尚不完全清楚，但在马拉色菌、脂质、免疫反应、皮肤屏障等方面的研究均取得了一定进展。精神、饮食等促皮脂溢出的因素可能起到促发作用。

3. 流行病学　脂溢性皮炎好发于皮脂腺丰富的部位，在成年人中的发病率为2%~5%，尤其在男性中更为多见，发病年龄有集中在婴儿、青少年及50岁以上成年人的趋势。脂溢性皮炎和头皮屑在成年人中发病率高达50%。

（二）临床表现

脂溢性皮炎依据其临床表现不同可将其分为出现炎症的脂溢性皮炎和非炎症性的头皮屑两种。前者是指头部、颜面中央部和上背部等脂溢部位出现油腻性鳞屑，且同时伴有明显的炎症反应，其典型临床表现为油腻性鳞屑及红斑患者有不同程度的瘙痒。本病初发皮疹常表现为毛囊周围的小红丘疹，渐发展融合成暗红或黄红色斑，斑片境界清楚呈环形，覆有油性鳞屑，渗出多时可结成黄色油性痂，而非炎症的头皮屑则临床表现为肉眼可见轻重不等的头皮鳞屑的异常增多，呈糠样鳞屑，不伴有头皮的炎症反应。

（三）临床诊断与处理

1. 诊断　根据脂溢性皮炎好发于皮脂丰富部位、典型皮损、慢性病程等不难诊断，需与银屑病、湿疹、体癣鉴别。皮肤镜有助于提高临床诊断和鉴别诊断能力。

2. 药物治疗　非激素类抗炎药物开始应用于面部皮炎的治疗。抗菌药物以外用和口服为主,临床应用较多的包括伊曲康唑、特比萘芬、酮康唑等。免疫调节剂的使用以及补充 B 族维生素有助于治疗。

(四)康复评估

1. 身体结构与功能　脂溢性皮炎好发生于皮脂溢出部位,出现丘疹、糜烂等情况,皮损可扩展至全身,有不同程度的瘙痒。

2. 活动和参与　患者常因瘙痒影响患者睡眠,个人外表卫生形象受损,患者日常生活活动能力减退。身体暴露部位的皮损影响患者的外表形象,影响患者就业和社会交往能力。

(五)康复治疗

1. 物理因子治疗　可抑制或减少皮脂腺的分泌和上皮脱落,消炎、止痒。

(1)紫外线疗法:紫外线照射后可以使皮脂腺分泌减少、脂肪溶解、止痒,如头部应先剃去头发,采用Ⅱ级红斑量,每日或隔日 1 次,10 次为一个疗程。

(2)共鸣火花电疗法:电极形状的选择根据病灶部位而定,如在头部用梳状电极,其他部位可以蕈状电极,移动火花法,强剂量,每次 8~10min,每日 1 次,10 次为一个疗程。

2. 心理干预　由于脂溢性皮炎易发生于颜面部及头皮等暴露部位,给患者的容貌、心理及日常生活质量带来了一定的负面影响。

3. 其他　治疗脂溢性皮炎治可以辅以中医药治疗。

(六)预后及健康教育

1. 预后　脂溢性皮炎病程较长,容易复发。

2. 健康教育　勤洗头洗澡,注意日常护理。保持皮肤清洁,以减少微生物寄生。皮肤油脂较多者,应每天 2~3 次用温水、硫磺皂洗脸,少用或不用化妆品。饮食方面限制脂肪性食物和甜食,如肥肉、奶油蛋糕、巧克力等,多食蔬菜和水果。生活规律、睡眠充足。需耐心坚持治疗,个人物品避免交叉感染,不要滥用药物,特别是激素类药物。

三、斑秃

(一)概述

1. 定义　斑秃(alopeciaareata,AA)是一种常见的炎症性非瘢痕性脱发。

2. 病因　斑秃的病因尚不完全清楚。目前的研究认为是由遗传因素与环境因素共同作用所导致的毛囊特异性自身免疫性疾病。精神应激也可能与斑秃的发病有关。

3. 流行病学　本病可发生于任何年龄,中青年多见。无明显性别差异。流行病学研究显示我国斑秃的患病率为 0.27%,国外研究显示人群终生患病率约 2%。早发病者病情严重,病程长,有家族史,而晚发病者病情轻,病程短,家族中该病发生率低。

(二)临床表现

1. 症状与体征　患者一般多无自觉症状,常在无意中或为他人发现。主要见于头发,可发生于全身任何长毛部位。开始时是孤立圆形或椭圆形的脱发斑,大小不等,可单发或多发,脱发斑通常边界清晰,皮肤外观基本正常。随病情发展,脱发斑块面积增至钱币大,数目增加。斑秃可分进展期(活动期)、稳定期(静止期)和恢复期,大多数患者在脱发静止 3~4 个月后进入恢复期,新的细软绒毛长出,逐渐变黑,恢复正常。个别患者可发展至全部头发脱光达到全秃,甚至眉毛、胡须、腋毛、阴毛等全身毛发均脱落,称为普秃。发生全秃及普秃患者的年龄越小,恢复的可能性也随之减少。

2. 实验室检查

(1)拉发试验：患者 3d 内不洗发，以拇指和示指拉起一束毛发，大约五六十根，轻轻向外拉，计数拉下的毛发数，>6 根为阳性，表明有活动性脱发。

(2)皮肤镜检查：皮肤镜检查在斑秃的诊断、鉴别诊断和病情活动性评判中有重要价值。

(3)皮损组织病理检查：急性期仅有轻度的炎症浸润，亚急性期以毛囊周期的改变和炎症浸润为特点，慢性斑秃皮损中炎症浸润不明显。

3. 特殊检查　实验室检查：包括甲状腺功能和甲状腺自身抗体检查、抗核抗体及血清总 IgE 等。必要时可进行真菌镜检和梅毒螺旋体抗体检测等，以除外感染性疾病所致脱发。主要是为明确是否并发其他免疫异常及过敏等表现或用于鉴别诊断。

(三) 临床诊断与处理

1. 诊断　根据突然发生，圆形或椭圆形脱发，脱发区头皮正常，不难诊断。需与白癣、假性斑秃鉴别。白癣不完全脱发，毛发多数折断，残留毛根不易被拔出，附有鳞屑，断发中易查到霉菌。假性斑秃患处头皮萎缩，光滑而带有光泽，看不见毛囊开口，斑片边缘处无上粗下细的脱发。斑秃的病情严重程度评估，参考美国斑秃评估指南所推荐的斑秃严重程度评分(severity of aLopecia tool, SALT)，根据脱发面积占整个头部面积的比例和头部以外体毛脱落的程度及受累情况来进行，从而确定其严重程度。

2. 药物治疗　外用糖皮质激素是轻中度斑秃的主要外用药物，常用药物包括卤米松、糠酸莫米松及丙酸氯倍他索等强效或超强效外用糖皮质激素。皮损内注射糖皮质激素和局部免疫疗法。系统治疗：糖皮质激素和免疫抑制剂。

(四) 康复评估

1. 身体结构与功能　片状脱发，可发生于全身任何长毛部位。

2. 活动和参与　当脱发广泛，所剩头发不能够覆盖脱发区时，患者易产生抑郁、沮丧甚至绝望的情绪，影响睡眠、食欲、日常生活活动能力，尤其是女性患者，表现更为突出。对外貌的影响使患者就业和社会交往等参与能力受限。

(五) 康复治疗

1. 紫外线疗法　斑秃处用大剂量或小剂量紫外线照射，要根据红斑量评估结果选择，可隔日或每日进行，10 次为一个疗程，治疗一个疗程后，间隔 1 个月后可重复再照射一个疗程。斑秃处经紫外线照射后，出现白色毫毛，以后逐渐变粗、变黑。

2. 共鸣火花电疗法　调整自主神经系统功能，促进血液循环，改善局部代谢。用梳状电极或蕈状电极，全头皮治疗脱发处为重点。用移动火花法，中等剂量，每次 5~6min，每日或隔日 1 次，15~20 次为一个疗程。

3. 激光疗法　用小剂量氦氖激光照射脱发部位，距离 30~50cm，每次 10~15min，每日 1 次，10~15 次为一个疗程。用二氧化碳激光散焦照射脱发部位，输出功率为 20W 左右，距离 100cm 左右，患处有温热感为度，每次 10min，每日 1 次，10~15 次为一个疗程。

4. 中医辨证论治　可作为斑秃的替代治疗。中医活血养血、扶风补肾疗法，可服用神应养真丹(羌活、木瓜、天麻、白芍、当归、川芎、茧丝子、熟地)或首乌片等，头皮部梅花针弹刺疗法等。

5. 心理干预　心理治疗可去除患者紧张忧郁等精神因素，改善或消除患者焦虑、绝望和自卑的心理，树立患者战胜疾病的信心，康复治疗师应指导患者使用一些缓解压力的方法，如选择放松精神和心灵的音乐舒缓情绪，保持健康的生活方式和充足的睡眠，均衡饮食，适当参加体育锻炼释放生活、工作压力等，如并发炎症或免疫性疾病，则应积极治疗并发的炎症或免疫性疾病。

（六）预后及健康教育

1. 预后　斑秃的预后因人而异，轻度患者大部分可自愈或在治疗后痊愈；部分患者呈缓解与复发交替；部分患者脱发逐步加重，形成终生秃发状态。目前认为斑秃复发性及预后不佳的因素，主要包括儿童期发病、病程长、脱发面积大、病情反复，伴有指（趾）甲损害、并发特应性疾病或自身免疫性疾病等。

2. 健康教育　患者生活注意规律，睡觉不宜太晚，不要过度疲劳；加强运动锻炼，避免情绪波动，保持快乐心情。

（徐　梅　吴建贤）

17 第十七章 器官移植术后康复

第一节　心脏移植术后

一、概述

1. 定义　心脏移植主要是针对晚期充血性心力衰竭和严重冠状动脉疾病进行的外科移植手术,是将已判定为脑死亡并配型成功的人类心脏完整取出,植入所需受体胸腔内的同种异体移植手术。

2. 流行病学　自 1967 年首例人类心脏移植成功以来,心脏移植从试验阶段过渡到临床应用阶段,心脏移植是终末期心脏病的最有效的治疗手段。据国际心肺移植协会(International Society for Heart and Lung Transplantation, ISHLT)报告,1982 年 1 月至 2018 年 6 月全球共完成 4 884 例心肺联合移植,其中 1989 年达到高峰,当年完成 284 例;之后由于供器官短缺及外科技术的进步,许多早期需要心肺联合移植的病例都实施了肺移,20 世纪 90 年代后心肺联合移植数量逐年减少,2016 至 2018 年全球每年心肺联合移植数量分别仅 33、52 和 70 例。全世界至 2012 年已实施近 10 万例心脏移植手术,最长存活时间为 31 年。我国第 1 例人体心脏移植手术于 1978 年由上海交通大学医学院附属瑞金医院完成,在我国心脏移植上开了先河。至 2016 年,中国内地心脏移植注册登记例数共计 1 957 例。近年来我国心脏移植无论从数量上和质量上都有着长足的发展,随着技术的发展,心脏移植技术逐步成熟,心脏移植术后患者的生存率逐步提高,中国心脏移植受者院内存活率连续 3 年达 92.5% 以上。

二、临床表现及其处理

(一)症状与体征

1. 呼吸困难　心功能不全患者在早期仅在活动时出现呼吸困难,可能只是气短的加重。随着心功能不全的加重,在较少活动甚至休息时就有呼吸困难。正常人与心功能不全患者运动性呼吸困难的区别仅仅在于诱发症状所需的活动的强度。阵发性呼吸困难是指夜间发作的气短、咳嗽将患者惊醒,患者急速坐起或走近窗口进行呼吸时呼吸困难逐渐消失。随着心功能不全程度加重,患者可能在平时卧位时就有呼吸困难。而坐位时症状缓解,心力衰竭患者不能平卧,需要高枕卧位或坐位。

2. 左心功能不全　可出现心脏增大、舒张期奔马律、胎样心音、肺动脉区第二心音亢进、心尖区收缩期杂音、窦性心动过速、交替脉、肺底湿啰音或两肺广泛性湿啰音等。

3. 右心功能不全　除上述体征外,还可有皮下水肿(特别是下垂部位的皮下水肿)、腹水和胸腔积液、颈静脉怒张和肝颈静脉回流征阳性、四肢静脉膨胀、肝脏增大与压痛、发绀等。

4. 脑部症状　记忆力减退、头痛、焦虑、注意力不集中、精神错乱等,是脑部血流减少的结果。

(二)实验室检查

移植给受者生理及代谢带来巨大改变,免疫抑制剂不良反应可能引起某些器官的严重损害,因此受者必须接受详细的术前检查,确保心脏以外器官功能状况正常,或虽有损害但可经过治疗纠正,能够耐受心脏移植手术及术后免疫抑制治疗。

1. 常规检查　血常规、尿常规、大便常规及潜血、凝血功能、肝功能、肾功能(肌酐清除率)、尿蛋白测定和血脂分析。对肾功能受损的患者尽可能予以纠正，并做好术后连续肾脏替代疗法或透析的准备。

2. 糖代谢相关检查　空腹血糖、口服葡萄糖耐量试验和尿糖检测。对于空腹血糖正常但体型肥胖或有糖尿病家族史的患者应行口服葡萄糖耐量试验。隐性糖尿病患者可能仅在糖负荷较大时才出现糖代谢异常，术前明确诊断可避免术后血糖大幅度波动，并提前制订针对性营养支持方案。

3. 病原学检查　病毒学检查包括 HBV、HCV、CMV、EB 病毒、单纯疱疹病毒和 HIV 抗体检测，细菌及寄生虫检查包括荚膜组织胞浆菌、弓形虫、梅毒螺旋体、曲霉、耶氏肺孢子菌和皮炎芽生菌等，鼻腔、口腔、咽部以及尿液、痰液、皮肤和血液细菌涂片、培养甚至药敏试验。

（三）特殊检查

1. 免疫学检查　所有移植候选者均需进行群体反应性抗体(panel reactiveantibody，PRA)筛查，PRA>10% 时需进一步检查。受者需进行抗 HLA 特异性抗体检测(包括抗 HLA-A、HLA-B、HLA-Cw、HLA-DR 和 HLA-DQ 抗体)，该检测可在各移植中心进行，也可集中在一个地区认证的 HLA 检测实验室进行。高致敏候选者在接受脱敏治疗时应定期检测抗 HLA 抗体，非高致敏候选者应每 6 个月检测 1 次。接受输血的候选者，应在输血后 2~4 周内再次检测抗 HLA 抗体。对于感染后或正在接受 MCS 的受者，抗 HLA抗体检测频率尚无统一建议。

2. 多器官系统检查

(1)心电图、影像学检查等：常规检查 12 导联心电图、超声(心脏、肝胆胰脾、双肾、颈动脉、肾动脉和下肢动脉)、胸部 X 线片及肺部 CT、心脏 MRI 和肺功能测定。冠心病和恶性肿瘤患者应行 PET，终末期冠心病患者应行发射型计算机断层成像(emission computerized tomography，ECT)。对于超声检查发现的肝脏良性病变，如较小的肝血管瘤、肝囊肿等，只要不影响肝功能和手术安全，就不被视为心脏移植禁忌证。较小的肾结石等肾脏良性病变，只要不影响肾功能，可以待心脏移植术后再决定是否根治。特殊患者必要时可行消化道造影及纤维内镜检查。

(2)心肺运动试验：建议无心肺运动试验禁忌患者，采用该试验进行心脏移植入选评估，但不建议仅以 $PeakVO_2$ 作为入选依据。极量心肺运动量定义为在最佳药物治疗下呼吸交换率(RER)$\geqslant$1.05，并且达到无氧阈。①对于不能耐受 β 受体阻滞剂的患者，以 $PeakVO_2 \leqslant 14mL/(kg \cdot min)$ 为入选标准；②对于使用 1 种 β 受体阻滞剂的患者，以 $PeakVO_2 \leqslant 12mL/(kg \cdot min)$ 为入选标准；③接受心脏再同步治疗的患者也参照以上推荐；④对于年轻患者(<50 岁)和女性患者，可以考虑联合使用其他替代标准和 $PeakVO_2$ 作为入选标准，例如 $PeakVO_2 \leqslant 50\%$ 预计值。采用次极量运动方案(RER<1.05)进行试验的患者，也可将二氧化碳通气当量>35 作为移植入选标准；⑤对于肥胖患者(BMI>30kg/m^2)，可以考虑使用瘦体重校正 $PeakVO_2 < 19mL/(kg \cdot min)$ 作为评估预后的最优阈值。

无心肺运动试验设施的移植中心，可以进行 6min 步行试验，测定患者 6min 内在平直走廊里尽可能快速步行的距离，<300m 为重度受限，300~375m 为中度受限，>375~450m 为轻度受限，>450m 正常。

(3)心脏专科检查：右心导管(或 Swan-Ganz 漂浮导管)检查，主要了解肺动脉压、肺血管阻力等指标，存在右心导管检查禁忌证的患者可以参考超声心动图估测的肺动脉压。已进入移植等待名单的成人患者，尤其是存在可逆性肺动脉高压或心力衰竭症状恶化的患者应每 3~6 个月接受 1 次右心导管检查。需要注意的是，左心辅助装置植入后，为确定肺动脉高压是否可逆，再次血流动力学评估应间隔 3~6 个月。不建议儿童受者定期行右心导管监测。

三、临床诊断与处理

（一）诊断

1. 心脏移植供体的选择　移植心脏功能恢复受到供者术前状况以及供、受者匹配等多方面因素的影响。国际心肺移植协会（International Society for Heart and Lung Transplantation，ISHLT）于2010年首次制定了《ISHLT心脏移植受者管理指南》。指南中对供心选择的建议如下。

（1）供者年龄：①年龄<45岁的供者，其供心在缺血时间延长、受者存在并发症以及受者术前血流动力学变化的情况下，也能耐受心脏移植手术；②供者年龄在45~55岁，供心冷缺血时间≤4h，受者无并发症且不存在可能由于供者心功能稍弱而引起的严重并发症时可以考虑使用；③供者年龄>55岁，不建议选用或仅用于挽救生命或"边缘受者"等特殊情况。边缘供体是指供体年龄过大、供受体体重比过低、供受体血型不符、冷缺血时间过长的供心。

（2）合并感染的供者：合并重度感染的供者同时符合以下条件时可选用其供心。①供者为社区获得性感染，并且迅速死亡（96h以内）；②获取供心前重复进行血培养结果均为阴性；③供者接受针对病原微生物特异性的抗感染治疗；④供者心功能正常；⑤供心在直视下检查未发现心内膜炎。如果这类供心用于移植，受者必须在术后首日开始进行血培养监测，并且在术后一定时间内进行针对病原微生物特异性的抗感染治疗。

（3）潜在药物中毒的供者：①过去或现在有非静脉可卡因滥用史，心功能正常且无左心室肥大的供者心脏可用于移植；②基于目前对使用酒精滥用史的供者心脏进行移植的结果报道有分歧，使用这样的供心仍被认为是不明智的；③基于目前使用死于一氧化碳中毒的供者心脏的安全性未被确认，建议慎用。可以考虑选用的条件包括：心电图及心脏超声检查结果正常，心肌损伤标志物仅轻度升高，正性肌力药物应用剂量较低，心脏缺血时间短，供、受者体质量匹配良好，受者肺动脉阻力正常。

（4）存在心脏疾病的供者：心功能正常的二叶主动脉瓣供心可以用于心脏移植。供心二尖瓣和主动脉瓣解剖或者血流动力学异常，经修补或者替换后可用于心脏移植。

2. 不适宜的供体供者　心脏任何一条冠状动脉主干发生堵塞时将不被考虑使用，除非同时对受者进行冠状动脉旁路移植，方可用于对常规心脏移植手术有相对禁忌证的备选受者。此外，供者心脏有难以控制的室性心律失常，需要大剂量静脉血管活性药支持［前、后负荷调整到位后，仍需多巴胺20μg/（kg·min）或者其他相似剂量的肾上腺素类药物］，超声心动图显示轻微的室壁运动异常，或尽管在正性肌力药物应用下血流动力学稳定后左室射血分数仍<40%，不推荐用于心脏移植。

3. 供、受者心脏体积的匹配　一般原则是供者体质量不低于受者体质量的70%，进行心脏移植是安全的。男性供者平均体质量为70kg时，无论受者体质量大小如何都是安全的。但当供者为女性、受者为男性时，供者体质量不得低于受者体质量的80%。

4. 预期缺血时间　一般原则是心肌冷缺血时间应<4h。在年轻供者、心功能正常、未使用正性肌力药物支持条件下，缺血时间>4h的供心可被接受。

（二）适应证

心脏移植总的适应证是终末期心脏病（表17-1）。

表17-1　心脏移植适应证

绝对适应证
（1）血流动力学恶化
（2）难以治疗的心源性休克

绝对适应证
(3)依赖静脉血管活性药物维持器官灌注
(4)PeakVO$_2$<10mL/(kg·min),出现无氧代谢
(5)严重缺血导致持续发生的活动受限,且 CABG 和 PCI 无法解决
(6)反复发作恶性心律失常,所有治疗方法均难以终止或避免复发

相对适应证
(1)活动受限,PeakVO$_2$ 11~14mL/(kg·min)或≤55% 预计值
(2)不稳定型心绞痛反复发作,不适合给予其他干预治疗
(3)反复发生非服药依从性不好所致的体液平衡紊乱或肾功能不全

注:PeakVO$_2$:峰值摄氧量;CABG:冠状动脉旁路移植术;PCI:经皮冠状动脉介入治疗。

(三)手术处理

1. 术前评估　心力衰竭患者是否适合进行心脏移植是一个十分复杂的过程,需综合考虑心力衰竭预后、一般情况、既往病史、多器官功能和社会心理因素等多个方面。入选心脏移植等待名单的候选者,应在术前严格限水、利尿以期降低肺动脉压,同时给予控制血糖、抗感染和营养支持等多种支持治疗,最大限度地改善心功能及各器官功能状态,这对减少围手术期并发症的发生,提高术后生存率至关重要。危险因素评估见表 17-2。

表 17-2　心脏移植受者术前危险因素评估

危险因素	增加风险级别
未经治疗的活动性感染	+++
目前使用抗生素控制的感染	++
目前已治愈的感染	+
有明确靶器官损害的糖尿病	++~+++
严重的有症状的脑血管疾病	+++
轻至中度有症状的脑血管疾病	+
严重的有症状的外周血管疾病	+++
轻至中度无症状的外周血管疾病	+
活动性消化道出血	+++
已治疗的消化性溃疡	+
近期发生的憩室炎	++
慢性活动性肝炎	++~+++
慢性丙型肝炎,病毒载量低且肝穿刺活检良性	+
近期诊断的恶性肿瘤	+++
既往恶性肿瘤病史	+
心肌浸润性疾病	+++
炎性心肌疾病	++
不可逆的严重肝病	+++

危险因素	增加风险级别
中度肝功能不全,与心源性淤血关系不明确	++
转氨酶轻度升高,可能与心源性淤血相关	+
不可逆肺病,FEV_1<1L 或 FVC<50% 预计值	+++
不可逆肺病,FEV_1≤1.5L 或 FVC<65% 预计值	++
轻/中度肺病,FEV_1>1.5L 或 FVC>65% 预计值	+
近期肺梗死	++
未控制的情感性为主的精神障碍或精神分裂	+++
已控制的情感性为主的精神障碍或精神分裂	++
人格障碍	++
吸烟	++
活动期未解决的药物滥用	++
近期解决的药物滥用	++
依从性差	+++
中度肥胖(120%~140% 理想体重或体重指数 30~35kg/m²)	+~++
骨质疏松症	+~++
缺少社会支持	+~++

注:FEV_1:第 1 秒用力呼气量;FVC:用力肺活量。

2. 受体的术前维持治疗

(1)降低心脏前后负荷:①休息、镇静;②控制水钠潴留;③利尿;④血管扩张及 ACEI。

(2)加强心肌收缩力:①强心苷类(洋地黄类)药物,如地高辛、去乙酰毛花苷、洋地黄毒苷、毒毛花苷 K;②β 受体激动剂,如多巴胺和多巴酚丁胺;③磷酸二酯酶抑制药,米力农。

(3)辅助循环的使用:主动脉内球囊反搏(intra-aortic balloon pump,IABP)、左心辅助、全人工心脏。

(4)纠正心律失常。

(四)并发症及其治疗

心脏移植术后所有并发症均可严重影响心脏移植受者术后的生存质量。

1. 围手术期并发症

(1)术后出血:术后出血是心脏移植术后早期常见并发症之一,可引起术后早期死亡,多与外科操作有关。术中注意检查各吻合口是预防术后出血的有效措施,术后应监测凝血功能,及时补充鱼精蛋白,必要时给予新鲜血浆。如情况严重则应再次开胸探查及止血。

(2)低心排血量综合征:多与供心心肌保护欠佳或边缘供心有关,心肌保护和转运时间一般不宜超过4~6h。处理原则,首先要查明原因,怀疑为急性排斥反应所致,可考虑行紧急心内膜心肌活检。

(3)急性右心衰竭:主要与受者术前长期肺动脉高压有关,也与右心对心肌缺血时间及再灌注损伤的耐受性较低有关,还可能因术中右冠状动脉进入气栓所致。术前认真评估肺血管阻力很重要,肺血管阻力>6Wood 单位一般为心脏移植手术禁忌证。

(4)心律失常:心脏移植术后窦房结功能紊乱,早期可采用药物治疗,术后 1 周内静脉给予异丙肾上腺素,维持窦性心律在 110~120 次/min,或安装临时心脏起搏器。

(5)消化系统并发症:心脏移植受者因术前长期心力衰竭、胃肠道淤血、缺血缺氧以及肠道功能紊乱,加之术后早期大量使用糖皮质激素及其他免疫抑制剂,易出现消化不良及急性胃黏膜损伤。

(6)中枢神经系统并发症：心脏移植术中缺血缺氧或灌注压不稳定可造成脑缺血缺氧性损伤，一旦发生，应及时给予脱水降温、保护脑细胞等治疗。

(7)急性肾衰竭：心脏移植受者由于术前长期心力衰竭、低血压及肾灌注不良，加上长期服用利尿剂，肾储备功能差，术中体外循环、术后低心排血量以及免疫抑制剂对肾脏的损伤都是心脏移植术后肾衰竭的原因，可以采取限制液体入量，强心利尿扩血管的等措施处理。

(8)术后感染：感染是心脏移植术后死亡和发生并发症的重要原因，重在预防。术前合并感染应积极有效抗感染治疗，术中、术后严格无菌操作，术后尽早拔除气管插管及各种介入性插管，及早恢复饮食，建立正常的胃肠道菌群。常见的感染有细菌、病毒、真菌、原虫和其他感染。细菌感染可用抗生素对症治疗；病毒感染可应用阿昔洛韦、更昔洛韦治疗；真菌、原虫和其他感染可使用两性霉素 B、红霉素、氟康唑等药物治疗。

2. 肿瘤　心脏移植后肿瘤的发病率会有所增加，为正常人的 3 倍。

3. 呼吸系统病变　心脏移植后可以导致或加重血流动力学障碍，导致肺淤血、肺泡萎陷或不张，从而引起呼吸困难，可形成不正确的呼吸方式，多为胸式呼吸，呼吸浅快而且用力。严重呼吸肌疲劳时，出现错误的腹式呼吸，即吸气时收腹，呼气时鼓腹。

4. 视力改变　使用人工心肺机的视力异常发生率为 56%~100%，其机制可能是微小栓子游走至视网膜血管，造成栓塞所致。

5. 声音改变　手术后前几天，患者常出现说话的音量、速度的改变是正常现象，主要与气管插管所致的声带水肿有关。

6. 营养不良　终末期心力衰竭患者大都伴有不同程度的营养不良，再加上心脏移植术后早期不能进食，会加重营养不良的程度。

7. 认知功能障碍　术后认知功能障碍（postoperative cognitive dystunction，POCD）是心脏手术患者术后常见的并发症，常表现为麻醉手术后患者记忆力、抽象思维及定向力等方面的障碍，同时伴有社会活动能力的减退。

(五) 心脏移植排斥反应的诊断及治疗

1. 诊断　移植心脏发生的急性细胞排斥反应实质是 T 细胞介导的淋巴细胞和巨噬细胞浸润及心肌坏死。2004 年 ISHLT 病理学委员会提出简化 1990 年的诊断分级标准，目前将急性细胞排斥反应分为轻、中和重度，见表 17-3。2013 年 ISHLT 病理学委员会再次确认了抗体介导排斥反应（antibody mediated rejection，AMR）分级建议（表 17-4）。除了组织学特征，临床医师还需关注有无血流动力学异常。当出现心功能下降时，首先考虑与排斥反应相关。

表 17-3　1990 年和 2004 年 ISHLT EMB 诊断急性细胞排斥反应

排斥反应分级标准		
2004 年分级	1990 年分级	病理结果
0 级	0 级	无排斥反应
1R 级（轻度）	1a 级	血管周围或间质内有淋巴细胞浸润灶，无心肌细胞损害
	1b 级	血管周围或间质内出现弥漫性淋巴细胞浸润，无心肌细胞损害
	2 级	心肌组织中出现单个炎性浸润灶，孤立病灶内有心肌细胞损害
2R 级（中度）	3a 级	心肌组织中有多个炎性浸润灶，伴有心肌细胞损害
3R 级（重度）	3b 级	心肌组织内出现弥漫性炎症病变，除淋巴细胞外，还可见嗜酸性及中性粒细胞，伴有较多的心肌细胞损害
	4 级	弥漫性、浸润性、伴心肌细胞坏死的白细胞渗出；水肿、出血或血管炎

注：ISHLT：国际心肺移植协会；EMB：心内膜心肌活检（endomyocardial biopsy）。

表 17-4　2013 年 ISHLT 抗体介导排斥反应分级建议

级别	表现
pAMR0	组织学和免疫病理均阴性
PAMR1（H$^+$）	组织学阳性，免疫病理阴性
PAMR1（I$^+$）	组织学阴性，免疫病理阳性（CD68$^+$ 和 / 或 C4d$^+$）
PAMR2	组织学和免疫病理均阳性
PAMR3	间质出血、毛细血管及小血管纤维素样坏死，纤维蛋白和血小板沉积形成血栓、混合性炎症浸润，内皮细胞固缩和 / 或核破裂，明显的水肿和免疫病理改变；这些情况可能伴随血流动力学障碍和临床预后不良

注：PAMR：病理诊断抗体介导排斥反应（pathology antibody mediated rejection）；H：组织学（histology）；I：免疫病理（immunopathology）。

2. 心脏移植排斥反应的治疗

（1）有症状的急性细胞排斥反应：出现心功能下降的急性细胞排斥反应，均应以大剂量糖皮质激素静脉注射为首选治疗方案。出现血流动力学不稳定时，尤其是静脉使用大剂量糖皮质激素 12~24h 临床症状仍未改善时，可以加用抗胸腺细胞球蛋白（antithymocyte globulin，ATG）治疗。当应用大量糖皮质激素和 / 或加用 ATG 治疗时，需预防性使用抗生素防止机会性感染。维持免疫抑制治疗方案也应适当调整，以降低排斥反应复发风险。

（2）无症状的急性细胞排斥反应：确诊的重度急性细胞排斥反应（ISHLT 3R 级），首选静脉应用大剂量糖皮质激素。中度无症状的急性细胞排斥反应（ISHLT 2R 级），可选用静脉或口服糖皮质激素治疗；若发生于移植术后 1 年以后，也可暂时不予治疗，但需严密随访和监测临床表现、超声心动图和 EMB。绝大多数轻度（ISHLT 1R 级）无症状的急性细胞排斥反应无需治疗。中度或重度无症状急性细胞排斥反应的受者，治疗 2~4 周仍无组织学好转表现，可考虑应用 ATG。使用大剂量糖皮质激素和 / 或 ATG 治疗时，应预防性使用抗生素。维持免疫抑制治疗方案也需要调整，包括确认受者对原有方案的依从性、现有免疫抑制剂加量、转换为其他类型免疫抑制剂或增加新的免疫抑制剂。

（3）复发或糖皮质激素抵抗的急性细胞排斥反应：对于复发或糖皮质激素抵抗的急性细胞排斥反应，需考虑应用 ATG 治疗，也可加用甲氨蝶呤冲击治疗、体外光化学疗法和全身淋巴结照射等方法，并重新评估维持免疫抑制方案。建议通过超声心动图监测移植心脏功能。对心内膜心肌活检（endomyocardial biopsy，EMB）标本进行评估时，需要排除合并 AMR，并明确受者是否存在供者特异性抗体。

急性细胞排斥反应：治疗药物类型和用法见表 17-5。

表 17-5　急性细胞排斥反应治疗药物

药物	剂量和用法	使用时间 /D
糖皮质激素		
甲泼尼龙（高剂量）	250~1 000mg/d 静脉注射	3
泼尼松	1~3mg/（kg·d）	3~5*
多克隆抗胸腺细胞抗体		
胸腺球蛋白	0.75~1.50mg/（kg·d）静脉注射	5~14
抗胸腺细胞丙种球蛋白	10mg/（kg·d）静脉注射	5~14
抗胸腺细胞球蛋白	3mg/（kg·d）静脉注射	5~14

注：* 泼尼松需逐渐减量。

（4）急性 AMR：中断抗体介导的移植心脏损伤的措施包括大剂量静脉注射糖皮质激素和 ATG 治疗。

（5）迟发型急性排斥反应：发生有症状或无症状的迟发型急性排斥反应时，需重新评估受者的维持免疫抑制方案和临床随访频率。对存在迟发型急性排斥反应高危因素的受者，建议移植术后 1 年后延长 EMB 时间间隔，以减少发生血流动力学不稳定的排斥反应的风险。反复向受者宣传治疗依从性和及时汇报症状的重要性，有利于预防和及早发现远期急性排斥反应。

（6）超急性排斥反应：目前术前常规行群体反应性抗体筛查以及高敏受者与供者特异性交叉反应的筛选，由抗 HLA 抗体介导的超急性排斥反应已极为罕见。超急性排斥反应发生原因是受者体内预先存在抗供者组织抗原的抗体，包括供者 ABO 血型抗原、血小板抗原和 HLA 抗原等。超急性排斥反应一旦诊断明确，应立即治疗，最好是受者仍在手术室时就进行。术中需获取心肌组织标本，以明确超急性排斥反应的病理诊断。可考虑的治疗措施包括：①大剂量静脉注射糖皮质激素；②血浆置换；③静脉注射免疫球蛋白；④ ATG；⑤静脉注射环孢素 / 他克莫司 + 吗替麦考酚酯；⑥静脉注射正性肌力药和血管收缩药；⑦机械循环辅助支持。如果上述措施不能使移植心脏功能恢复至可接受水平，则需考虑急诊再次心脏移植，但发生超急性排斥反应的受者再次移植死亡率很高。

四、康复评估

（一）身体结构与功能

1. 心率　通常将达到最大功能的 60%~70% 时的心率称为靶心率。靶心率 =（最大心率 − 静息心率）×（0.6~0.7）+ 静息心率。但是服用 β 受体阻滞剂的患者，其心率和运动强度以及心率和摄氧量不呈线性关系，因此，此类患者不宜由心率估计运动强度或摄氧量。

2. 心功能　通过心肺运动试验获得：①最大摄氧量（VO_2max）是测定心脏功能和估计预后有效的客观指标，在康复运动评估中，用其规定强度和监测运动进程，优于常规的方法，60%~70% 最大摄氧量是理想的运动强度。②无氧阈（AT）：是运动中无氧代谢代替有氧代谢时的摄氧量。急性运动在小于和大于无氧阈的运动强度运动时，其代谢反应是不同的。不同个体在同一最大心率的百分数运动时，其无氧阈不同。通常的训练强度，应略低于此理想的训练心率，可确保训练运动是有氧的。

（二）活动和参与

1. 代谢当量（MET）　目前大多采用运动心肺功能仪直接测定活动状态耗氧量或间接测定耗氧量，由于耗氧量与体重有关，所以常用其绝对值表示 [mL/（kg·min）]，在安静状态下每分钟耗氧量为 3.5mL/kg，即 1MET，不同活动状态其能量消耗为 3.5mL/kg 的倍数。因此，MET 常规用力表示康复运动方案中运动强度大小，用来评定康复心脏功能水平以及日常生活能力。一般认为 60%~70% 最大 MET 是适量的运动强度，运动处方开始应该比其训练心率时的运动强度低 1MET，直到适应运动为止，最高运动强度不应超过 85% 最大 MET。

2. 心肺运动试验（CPET）　简称运动试验。它可以直接评定心脏的功能容量和体力活动时的安全性，并对与心脏病有关的患病率和病死率有长期的预后意义。其结果可用来确定各种治疗干预措施的作用，并与临床情况、心理社会学资料一起，精确地估计康复运动的成败。运动试验方案有以下几种：①逐步递增运动（每分钟）或者持续坡度方案（以改良 Bruce 方案为例，详见表 4-2）；②多级运动方案（每级 3min，每一级是稳定的）；③恒定功率方案（同样的功率，维持 5~30min）；④间断的方案，由几个恒定功率的短周期（3~4min）组成，中间有休息的间隔，每个运动周期的负荷逐渐增加。在心脏移植术后进行功能评定性运动负荷试验通常采用低强度，即运动时心率达到预期最大心率的 40%~50% 的运动强度。由于危险性较大，除负荷水平不宜太高外，通常应在医院中的心脏实验室中进行，要有医生在场，并有适当的监护手段和抢救手段（如除颤器、人工呼吸器及抢救药物等），观察指标为心电图和血流动力学异常。

3. 主观用力程度分级（RPE） RPE是持续强度运动中用力水平可靠的指标,可用来评定耐力训练的运动强度,分级中12~13级相当于最大心率的60%,16级相当于90%,所以大部分患者应该在12~16级的范围内运动(表4-12)。

（三）环境因素

主要进行生活质量评定、劳动力评定和职业评定。

五、康复治疗

（一）康复治疗指征

1. 适应证 心脏移植患者术后康复治疗在拔除气管插管后血流动力学平衡即开始进行运动康复。

2. 禁忌证 ①心力衰竭;②窦性心动过速,心率>120次/min;③严重心律失常,尤其是室性心律失常;④心电图ST段下移≥0.2mV等。

3. 停止康复运动治疗的指征 ①充血性心力衰竭未得到控制者;②出现心绞痛、呼吸困难;③不能维持每搏输出量;④急性全身性疾病,中度以上的发热;⑤安静休息时收缩压>220mmHg,或舒张压>110mmHg;⑥直立性低血压,直立位血压下降≥20mmHg;⑦严重室性心律失常;⑧术后出现气胸、胸腔积液、严重呼吸功能不全(PaO₂<8kPa);⑨术后近期出现体、肺静脉栓塞、下肢血栓性静脉炎、下肢水肿者;⑩切口愈合不良、感染或出血,电解质紊乱、肾功能不全者。

（二）运动治疗

心脏移植术后患者主要采用低负荷运动训练,不做耐力训练。纽约心功能分级Ⅲ级者能量消耗限制在1.5MET(代谢当量)以下。运动训练以有氧运动为主,有氧运动主要有闭链抗阻运动法,例如仰卧位抬起臀部时保持屈膝的桥式运动,其他运动包括半蹲、提踵、躯干前屈、骨盆倾斜。柔韧性的训练强调胸腔扩张,胸壁运动,包括大腿伸展,躯干旋转,肩胛骨内收运动和肩关节旋转。可依据心脏移植者康复运动水平进度表循序渐进进行康复治疗(心脏移植患者康复运动水平进度见表17-6)。

表17-6 心脏移植患者康复运动水平

水平1	水平2	水平3	水平4
神经肌肉放松练习以缓解肌肉紧张	呼吸和放松技术	锻炼(重复10次,站立)	锻炼(重复10次,站立)
胸式和腹式呼吸练习锻炼(重复10次,仰卧位)	锻炼(重复10次,坐位)病房练习同水平1	头旋转	头旋转
肩部屈曲	肩部环绕运动	上肢旋转	上肢旋转
肩部外展	躯干旋转	躯干前屈	躯干旋转
肩部水平外展	髋/膝屈曲	下蹲	躯干前屈
髋/膝屈曲和外展	膝外展	足抬高	足抬高
髋外展	踝外旋	病房练习同上	病房练习同上
踝外旋	直到能坐椅30~60min	短距离扶椅(在病房内)	肘屈曲/外展,附加0.5kg重物
直到能坐椅20~30min		直到脱离扶椅	在病房内行走,原地踏车5min,低负荷

1. 运动处方的运动强度 掌握合适的运动强度,是制订和执行运动处方的重要内容,临床常用靶心率,即最大心率70%~85%来控制运动强度。值得注意的是,心肌在移植同时去除了神经,失去交感神经支配。运动时心率增加是缓慢的,运动最初1~3min,一般患者心率并不增加。运动期间心率常常超过症

状限制性分级运动试验中达到最大心率的 85%,这使制订目标心率非常困难。在心脏移植患者术后康复中应用 Borg 分级法的主观劳累程度,或者根据身体情况来决定运动强度更加可靠。

2. 运动持续时间 在患者无不适感,各项指标正常时,病情平稳血流动力学稳定后,从最低强度开始,每次 5~15min。术后 1 周后可根据情况增加持续时间到 20~30min。运动频率,根据患者个人体质及训练反应来决定,一般为每周 2~3 次,锻炼时间应逐渐增加,并教会患者自测心率,以及自我感觉来控制活动强度。

3. 观察指标 运动时观察患者是否出现胸闷、心悸、气短、头晕、步态不稳等体征。主要监测患者的心率,心电图是否出现 ST 段改变,有无心律失常以及心肌缺血的程度。

（三）作业治疗

作业疗法是康复训练的主要方法之一。通过帮助患者选择、参与、应用有目的与有意义的活动,达到最大限度恢复躯体、心理和社会方面的功能。2001 年 5 月,世界卫生组织正式发布《国际功能、残疾和健康分类》(ICF),涉及健康及健康相关的领域,分别从身体、个人和社会等方面阐述了身体结构与功能、活动与参与等基本内容,并重视背景因素(环境因素和个人因素)作用。以 ICF 理念为指导的作业治疗,是采取个体、环境及任务相结合的理念,着重考虑患者的日常生活活动(ADL)能力和社会交往能力,为患者制订个性化的治疗目标及作业治疗方案。

作业治疗前首先需要了解患者基础信息、社会经济情况、心理情绪状态、基础病和用药情况以及过去职业情况,从而做到有针对性的训练。根据患者职业选择工作中可能经常出现的运动形式,采用逐渐增加负荷强度的治疗方案,由应激程度低、安全可行,不增加心血管负担的活动开始。在回归工作之前需要对患者进行全面的工作能力评价,模拟实际工作或选择其工作 MET 值对等的运动项目,以确保患者有足够的心肺功能安全、独立地完成工作。

（四）心理干预

患者在术前和术后都有着明显的心理特征表现,通过他们的状态可以判断他们的心理问题,主要特征有恐惧、焦虑和烦躁、消极悲观和绝望、抑郁等。医务人员在术前应对患者进行心理干预,消除患者恐惧和忧虑心理,使患者尽快熟悉环境消除陌生感。为患者讲解手术的必要性,和与疾病相关的知识,使患者对医院及医务人员充分信任,对治疗充满信心。使心脏移植受者于术前基本了解心脏移植术后可能出现的感染、排斥反应、免疫抑制剂用法及注意事项等。术后多与患者沟通交流,对于患者的提问耐心细致地解答以增加患者的信息。缓解患者的焦虑、烦躁、抑郁情绪。心理治疗师可以通过肌肉放松、中医气功等技术来完成放松训练,选择一些放松精神和心灵的音乐给患者在家里舒缓焦虑的情绪。其次,鼓励患者参加一些同病者的社会活动,减少患者的社会孤立感。

（五）康复护理

1. 心脏移植术后 对胸骨施行预防措施:①用疼痛和不适来指导手臂的安全使用;②避免用一只手推或拉;③在举重时,双臂要紧贴身体;④可以使用手臂,但要靠近身体;⑤避免同时向后伸展一只或两只手臂;⑥咳嗽时使用垫子或使用胸骨保存技术(双臂交叉成自我拥抱姿势);⑦床上转移的时候,侧躺在床的边缘,小心地使用手臂从躺着的姿势坐起来。

2. 咳嗽训练 目的是促进分泌物排泄和咳痰。方法主要有强制呼气借助法、震动法和叩击法。有条件者可由专业物理治疗师进行床旁呼吸排痰训练,适合于术后早期卧床患者。

3. 呼吸机通气下的呼吸训练及坐立训练 在呼吸机通气下,一边观察胸廓的活动和柔软性,一边进行放松训练、胸廓体操、呼吸借助手法以及体位排痰。进一步努力调整和改善呼吸模式,进行脱机。这时进行四肢和躯干的肌力强化训练以及坐位训练,当患者可以长时间取坐位时,应努力早期离床。

4. 呼吸训练 呼吸方式可分为静态的呼吸运动和配合有躯体动作的呼吸运动。呼吸训练的方式有腹式呼吸和缩唇呼吸。

（1）腹式呼吸：增大膈肌的活动范围，进行深而慢的呼吸。腹式呼吸能提高肺的伸缩性。膈肌较薄，活动时耗氧量较小，其活动每增加 1cm，可增加肺通气 250~300mL。呼吸深而慢，使呼吸频率及每分通气量减少，但一次通气量及肺泡通气量增加；提高了呼吸效能，可纠正过度通气；有利于气体交换，提高动脉血氧饱和度。物理治疗师可在床旁辅助患者进行腹式呼吸训练，物理治疗师一手扶患者肩部，另一手搭在患者腹部，配合患者腹式呼吸训练。

（2）缩唇呼吸：由鼻吸气口呼气，呼气时口唇缩成吹口哨状，可使支气管内压增高约 0.490kPa（5cmH$_2$O），防止支气管过早萎陷，减少无效腔通气。由于呼气阻力减少使呼吸耗功减少。

呼吸训练时要求：①全身放松，特别要放松颈部及肩胛带紧张的呼吸辅助肌；②纠正不正确的姿势，如耸肩，胸椎后凸、代偿性腰椎前凸；③加强颈、胸椎间小关节及肩胛部活动；④取各种体位练习腹式呼吸、深慢呼吸、吹哨式呼吸。

（六）其他治疗

辅助器具的使用，对行走困难的患者使用轮椅改善其步行功能和社会交往能力。

六、预后及健康教育

（一）预后

1. 生理功能方面　心脏移植术后患者可因排斥反应再次行心脏移植，另外以心力衰竭、死亡为结局。

2. 心理功能方面　心脏移植术后患者有不同程度的沮丧、焦虑、抑郁甚至绝望等心理障碍。

3. 社会功能方面　心脏移植术后患者 ADL 能力及其相关活动明显受限，加之焦虑和抑郁心理使心脏移植术后患者社会交往受限，由于劳动能力下降或丧失、职业受限，使心脏移植术后患者的生活质量严重下降。

（二）健康教育

1. 饮食指导　选择低盐、低脂、低胆固醇易消化饮食，多食新鲜蔬菜水果、豆类和乳制品，少食高纤维素食物，防止其降低抗凝药物的疗效，不宜过饱，忌暴饮暴食，饭后不要立即活动，适量饮酒。

2. 生活指导　舒适和谐的生活环境对心脏术后的患者的康复有积极的意义。治疗师应指导患者家属为患者营造一个温馨、舒适、和睦的生活环境，以消除患者的恐惧、悲观、抑郁、焦虑的情绪。淋浴时要注意水温温度，过冷、过热都会对患者造成一定的影响，淋浴的时间也不宜过长。

3. 药物预防　遵照医嘱按时口服免疫药物。预防呼吸道感染。中医药在我国已有几千年的历史，其"治未病"的思想早已深入人心。近年来常用一些调理气血的中药方剂作为辅助治疗，且其有效性已被临床实践所证实。

4. 戒烟指导　戒烟是能够挽救生命的有效治疗手段。面对吸烟患者，需用明确清晰的态度建议患者戒烟。药物结合行为干预疗法会提高戒烟成功率。基于戒断症状对心血管系统的影响，建议有心血管病史且吸烟的患者使用戒烟药物辅助戒烟（一线戒烟药物：伐尼克兰、盐酸安非他酮、尼古丁替代疗法），以减弱神经内分泌紊乱对心血管系统的损害。建议所有患者避免暴露在工作、家庭和公共场所环境的烟草烟雾中。

5. 自我锻炼　患者可根据自身情况自我锻炼。如气功、太极拳、保健操等。活动量不宜太大，运动时心率不应超过休息时心率的 5~10 次 /min。①指导患者了解自己在运动康复过程中身体的预警信号，包括胸部不适、头痛或头晕、心律不齐、体重增加和气喘等。②患者在运动中若出现如下症状，如胸痛、头昏目眩、过度劳累、气短、出汗过多、恶心呕吐以及脉搏不规则等，应马上停止运动，停止运动后上述症状仍持续，特别是停止运动 5~6min 后，心率仍增加，应及时就医。如果感觉到有任何关节或肌肉不寻常疼痛，可能存在骨骼、肌肉的损伤，也应立即停止运动。③强调遵循运动处方运动的重要性，即运动强度不超过目标心率或自感用力程度，并应注意运动时间和运动设备的选择。④强调运动时热身运动和整理运动的重要性,这与运动安全性有关。⑤提醒患者根据环境的变化调整运动水平,比如冷热、湿度和海拔变化。

6. 休闲性作业活动　患者可根据自身兴趣参加各种娱乐活动,如扑克、球类、下棋、购物等。治疗师定期对娱乐功能进行评定并指导,使其在娱乐中达到促进康复的目的。

7. 家庭支持干预　家属的支持对患者的康复意义重大,与患者家属沟通交流,指导患者家属保持良好心态,对患者多探视,给予细致关心和理解,使其认识到亲情支持的重要性,时刻感受到来自家属的重视和呵护,从而改善患者的不良情绪,坚定后续治疗。

8. 随访　心脏移植受者随访频率应根据术后时间和临床表现决定。若受者恢复顺利,术后随访第 1 个月每 7~10 天 1 次,第 2 个月每 14 天 1 次,术后第 2 年每个月 1 次,2 年后每 3~6 个月 1 次。如果出现免疫抑制剂血药浓度不稳定、不良反应、感染和排斥反应等并发症,以及存在棘手的医学或社会心理异常等问题,随访频率应随之增加,除了常规门诊随访以外,每 1~2 年还应行进一步的临床评估。随访项目包括:①完整的病史采集及体格检查;②血液、尿液检测;③心电图、超声心动图检查;④每 1~2 年 1 次冠状动脉造影和血管内超声或冠状动脉 CT 检查;⑤各移植中心自行制订流程进行心内膜心肌活检;⑥根据检查结果分析并进行药物调整。

(高　民)

第二节　肺移植术后

一、概述

1. 定义　肺移植是用手术方法将同种异体的健康肺植入体内以取代丧失功能的病肺。

2. 病因　许多呼吸系统疾病,如慢性阻塞性肺疾病(COPD)、特发性肺纤维化(idiopathic pulmonary fibrosis, IPF)、肺囊性纤维化、α_1-抗胰蛋白酶缺乏、特发性肺动脉高压等,在疾病终末期,肺功能严重受损,内科药物和一般外科手术治疗无效,日常活动严重受限,预期寿命有限,此时,肺移植是治疗这些终末期肺部疾病的唯一有效手段。终末期的功能严重受损的良性肺疾病,是导致肺移植的病因。

3. 流行病学　呼吸系统疾病是与高血压、糖尿病等量齐观的常见多发疾病,其疾病负担和致死率高居前列。肺移植技术广泛应用,标志着我国呼吸与危重症医学,从预防到终末期疾病治疗,全程医疗体系的构建完成。肺移植有其最适宜时机,时机适宜,患者的生命获益最大,不宜过早行肺移植,过晚实施肺移植,成功率降低,而且患者很有可能等不到移植供体。肺移植患者的康复,直接关系到手术治疗的效果。康复被公认为是促进肺移植术后功能恢复最有效的措施之一,是患者围手术期管理及术后随访应关注的重点,也是延长患者生命、提高生活质量的关键。肺移植的康复包括术前康复和术后康复两部分。肺康复具有多学科协作、个体化、注重改善患者的躯体功能和社会功能的 3 个特点。

二、临床表现

（一）症状与体征

持续呼吸困难症状,发热、乏力、咳嗽、低氧、全身不适、肺功能下降等。听诊(有无胸腔积液、肺炎、气胸),咳痰的量和形状(有无肺炎、支气管炎、胸腔积液)及肺部体检可见异常体征。

（二）实验室检查

血常规、痰检、血气分析、动脉血氧饱和度等。

（三）特殊检查

肺功能检查、呼吸肌功能检测、肺部 CT 等。

三、临床诊断与处理

（一）诊断

结合患者症状、体征、辅助检查及病史，诊断多无困难。

（二）药物治疗

所有肺移植的患者需要终身服用免疫抑制剂，主要包括免疫诱导和免疫维持。标准的免疫诱导方案包括兔或者马的抗胸腺细胞免疫球蛋白（ATG）以及鼠的单克隆抗 CD3 细胞的抗体（OKT3）。免疫维持方案常包含多种药物：钙调磷酸酶抑制药（环孢素或他克莫司）、细胞周期抑制剂（硫唑嘌呤或吗替麦考酚酯）以及激素。

（三）手术处理

肺移植的手术方式大致包括四种：单肺移植、双肺移植、心肺移植和活体肺叶移植。手术方式的选择由许多因素影响，包括受体的疾病、年龄、病情严重程度、移植中心的经验、供体的稀缺性等。

（四）营养调理

健康饮食结构，保证各类营养素的摄入。给予容易消化吸收的高蛋白、高维生素类食物。充足的营养能够帮助人体预防各种感染。

四、康复评估

（一）身体结构与功能

1. 肺功能判定常用指标　患者日常活动时的气急状况，肺活量（VC）、残气量（RV）、功能残气量（FRC）、肺总量（TLC）、时间肺活量（FVC）、最大通气量（MVV）、每分通气量（VE）、通气血流比例（V/Q）等。

2. 6min 步行试验　是评价肺移植患者功能状态的一个客观指标，它与最大耗氧量有一定的联系。试验时要求患者在 6min 内走尽可能远的路，可以自行调节步调，也可以随时休息。为了消除不熟练造成的误差，测试一般进行两次。

（二）活动和参与

1. 爬楼梯试验　要求患者尽其所能爬楼梯，可以停顿，然后记录时间、楼梯级数、停顿次数、为防止氧饱和度下降所吸的氧气量。

2. 亚极限踏板行走　在心电监护和血氧饱和度、血压、潮气末二氧化碳分压监测下，按照事先制订的方案逐步增加（每 2min）患者运动的速度或上升的坡度，或者二者同时增加，直到患者因为气急无法继续或者心率达到该年龄心率最大预计值的 85%。速度和坡度每增加 1 次，记为 1 个分级，对应 1 个代谢当量。定期复查，比较所能达到的分级数、代谢当量水平、测试期间的最大心率，评定康复治疗效果。初次强化测试终止前测定动脉血气，以便准确量化低氧血症、酸血症。

（三）环境因素

主要包括个人嗜好、吸烟史的特点、从事工作的情况以及既往和现在的锻炼情况。

五、康复治疗

肺移植康复包括术前康复和术后康复两部分。术前康复应针对患者原发疾病制订个体化的康复计划，以提高运动耐受，为手术做准备。术后康复阶段，则应以调节心血管系统和强化骨骼肌为重点，恢复肺移植受体的生活方式和活动能力。对术前康复应予足够的重视，如果没有有效的术前康复，术后患者会表现出明显的肌肉虚弱和易疲劳,呼吸、咳痰无力,影响术后康复。

（一）运动治疗

1. 下肢功能训练 主要包括屈膝抬腿、直腿抬高、踩单车、原地踏步及行走训练等。肺移植患者卧床后易造成血液在静脉腔内异常凝结而产生静脉血栓,应尽早进行下肢功能训练。在患者意识清醒后即协助进行双下肢抬举、蹬腿动作,以增加肌肉收缩的耐力。根据患者下肢肌力情况,遵循由近端到远端、由被动到主动、循序渐进的原则,逐渐增强下肢肌肉力量,提高活动耐力。对于危重患者,患者在体外膜肺氧合支持下早期运动和移动是安全的,床边 20min/d 的被动或主动运动训练可促进短期功能恢复。下肢功能训练的频率和强度,一般基于心肺运动试验,了解患者的心肺功能,根据其耐受程度和最大耗氧量的 60%~80% 设定。

2. 上下肢联合训练 具体的联合训练方式有步行或慢跑结合功率自行车、助力带等。①在有氧运动联合抗阻运动的基础上结合呼吸训练进行伸展运动,3 次 / 周,1.5~2h/ 次,可更好地提高患者平衡力和活动耐力。②在肺移植患者呼吸功能训练休息 1h 后进行上下肢联合训练,包括握拳、十指抵抗、双上肢上举、踢腿、屈膝抬腿、直腿抬高、踏车运动等。以患者的自觉感受、心率和血氧饱和度为依据,制订运动量为 15~20min/ 次,由初始时 2 次 /d 过渡到 3 次 /d,逐步提高活动耐力;运动强度以心率为标准,保持运动时心率低于(静息时心率 +20)次 /min。③采用波波球手掌抓放、哑铃扩胸、踩单车、床上直腿抬高、登梯试验来提高患者的活动耐力,每项锻炼 3 次 /d,5~10min/ 次,具体实施以患者不感到疲劳和能耐受切口疼痛为标准。肺移植患者联合训练的频率、持续时间和强度尚不统一,一般根据患者自觉感受、心率、血氧饱和度等循序渐进地调整。

（二）物理因子治疗

1. 体外膈肌电刺激 通过功能性电刺激膈神经引起膈肌收缩,锻炼呼吸肌,达到改善通气的目的。

2. 便携式高频治疗仪 促进肺部炎症吸收。

3. 呼吸肌评估及训练仪 进行肺功能评估及训练。

4. 无创咳痰机 辅助排痰。

5. 医用立式功率自行车 进行心肺功能锻炼,改善耐力。

6. 空气压力治疗仪 促进循环,防治血栓形成。

7. 呼吸容量锻炼器 改善肺功能。

（三）作业治疗

上肢功能训练可提高前臂运动能力,增强其用于辅助呼吸的力量。训练方式主要包括肩部运动、前臂运动、手的被动运动等。

1. 患者上肢肌力Ⅰ~Ⅱ级时由康复师进行床上被动运动,严密监测生命体征下遵循从简单至复杂、从近端至远端的原则,逐级训练。

2. 上肢肌力Ⅱ~Ⅲ级时,指导患者行床上主动运动。

3. 上肢肌力Ⅳ级时,协助和鼓励患者做上肢外展和扩胸运动,2 次 /d,30 个 / 次。

4. 可在呼吸功能训练休息后 1h 进行上肢功能训练,包括握拳、十指抵抗、双上肢上举,并在后期进行双手负重上举运动训练。术前即可进行上肢功能训练,1~3 次 /d,3~5min/ 次,训练强度根据患者耐受程度逐步增加。

根据患者的运动耐力和肌力情况,综合考虑训练的时间、频率、强度、类型等,给予个体化指导。

（四）中医治疗

中医辨证论治后给予中药治疗。临床应用极少,有待研究。

（五）心理干预

对于接受肺移植的患者,对其疾病及预后需进行充分的说明。移植等待的时间比较长,会导致运动耐力下降和日常生活活动能力降低,为了维持患者的身体功能,需要对患者的康复目标以及康复计划进行详细的解释。

（六）康复护理

在下地活动的同时进行适当的锻炼,锻炼前给予适当的镇痛药并协助患者咳出痰液,运动量以不引起疼痛和疲倦为度。

每天记录体温,如果超过 37.8℃ 要及时就诊,其可能是感染的早期表现。要始终保持暂住环境的干净和整洁,避免在任何建筑或者装潢的场地和设施区域逗留,因为灰尘是非常有害的。每天要仔细检查患者口腔和牙龈,因为牙龈红肿可能会是传染或者是免疫抑制药物的不良反应,特别是环孢素。

（七）其他治疗

气道廓清技术,利用物理或机械方式作用于气流,帮助气管支气管内的痰液排出或诱发咳嗽使痰液排出。

1. 缩唇呼吸　指吸气时用鼻子,呼气时嘴呈缩唇状施加一些抵抗,慢慢呼气的方法。吸气和呼气的比例在 1:2 进行,慢慢地呼气达到 1:4 作为目标。此方法气道的内压高,能防止气道陷闭,使每次通气量上升,显著增加潮气量、PaO_2,减少呼吸频率、$PaCO_2$ 和每分通气量;增加休息状态下的动脉血氧饱和度。

2. 头低前倾位　坐位时用手或肘支在膝或桌子上,行走时借助手杖或扶车,保持前倾 20°~45° 体位。保持这种体位可以使每分通气量下降 20%,患者气急症状明显缓解。

3. 腹式呼吸　患者平卧或头低位倾斜 15°~25° 仰卧,将右手放在中上腹部(左利手者用左手),左手放在前上胸部,尽量放松胸部和颈胸部的辅助呼吸肌。深慢呼吸,经鼻吸气,缩唇缓慢呼气。经鼻吸气时有意识地使用膈肌、收缩腹前壁肌肉,尽量使腹部隆起,促进膈肌运动和下胸廓的扩张,用手感知、监测这种呼吸运动。呼气时尽量收缩腹壁肌肉,使膈肌尽量向头侧移位,可以在下腹部放置或捆绑 8~10 磅的重量协助进行腹式呼吸。患者掌握卧位腹式呼吸的技巧之后,还可以在前倾坐位或立位进行同样的腹式呼吸锻炼。

4. 徒手诱发咳嗽　为了排除呼吸阻塞物并保持肺部清洁,有效的咳嗽是必须的。如果患者腹肌无力,徒手压迫腹部可以协助产生更大的腹内压,以便做更强而有力的咳嗽。患者仰卧,康复治疗师一手掌根置于患者剑突远端的上腹区,另一手盖在前一只手上,手指张开或交叉。在患者深吸气末,康复治疗师给予腹部向内向上的压迫,将横膈往上推以产生更有力且更有效的咳嗽。同时嘱患者发 "K" 的声音。如果患者的分泌物非常浓稠,可以在患者做完雾化吸入后进行咳嗽训练,这样可以加强黏膜纤毛输送系统诱发咳嗽。

5. 体位引流　是靠患者摆在各种体位,利用重力的协助在引流过程中松动 1 个或 1 个以上肺节内的分泌物进入中央气道。如果分泌物移动至较大的气道,可以利用咳嗽或吸痰来进一步清洁气道。体位引流一般在早餐前或者晚餐前进行,如果患者有大量浓稠的黏液需要每天进行 2~4 次,如果防止分泌物更进一步堆积需要每天进行 1~2 次。如果患者可以忍受的话,至少维持摆位的姿势 5~10min,或直到分泌物可以排出为止,但最多不能超过 40~45min。在体位引流期间,嘱患者轻松地深呼吸,避免换气过度或呼吸急促。

6. 叩击和振动排痰　叩击是借机械原理移除肺内浓稠或粘连的黏液以进一步松动分泌物,康复治疗师双手呈杯状置于需要排痰的部位,有节奏地交替叩击患者胸壁。叩击持续几分钟或者直到患者需要变换姿势咳嗽为止,但不应造成患者的疼痛和不舒服。为了防止刺激敏感的肌肤,患者可穿轻质睡衣或衬衫,避免叩击女性患者的乳房组织及骨突处。振动可以与体位引流和叩击合并使用,前者只在患者深呼吸的呼气时使用以将分泌物移向较大气道,康复治疗师直接将双手置于胸壁的皮肤上(或两只手交叠),在患者呼气时缓和压迫并急速地振动胸壁。

六、预后及健康教育

(一) 预后

随着肺移植技术、供体保存和围手术期处理的逐步成熟,肺移植的 1 年生存率从过去的 70% 提高到 85%,5 年生存率大约为 50%。在移植后的第 1 年里,感染是死亡的主要原因,受体对于细菌、真菌、病毒、原虫存在感染的高风险。急性感染在移植 1 年之后相对少见,移植 1 年后的主要死因是共同存在的慢性排异、感染和其他并发症。

(二) 健康教育

考虑到肌力和肌耐力下降的问题,需要指导患者在家庭生活中注意休息,慢慢增加活动范围;对于上学的患者,建议错时或利用公共交通以外的私家车出勤;对于一般企业工作,应该限制劳动时间、限制加班和出差等。在进行运动训练时需要监测动脉血氧饱和度,调节摄氧量至不低于 90%,这也是运动终止的指标。对于运动过程中心率容易增加的患者,需要在进行运动训练时进行心率监测。

肺移植的患者必须使用免疫抑制剂以预防排异的发生,因此需要教育患者注意避开人群、使用口罩等预防感染对策。宠物中鸟类是重症感染的媒介应该避免接触。免疫抑制剂与药物和食品会发生相互作用,必须注意服用的药物和食物成分。

(林子玲)

第三节　肝移植术后

一、概述

1. 定义　肝移植是指通过手术植入一个健康的肝脏到患者体内,使终末期肝病患者肝功能得到良好恢复的一种外科治疗手段。

2. 分类　按照供肝来源种群不同,可分为同种异体肝移植(人 - 人)和异种肝移植(动物 - 人)。按照供肝种植部位不同,可分为原位肝移植术和异位肝移植术。原位肝移植是治疗终末期肝病、暴发性肝衰竭、先天性肝代谢缺陷和局限于肝脏内手术无法切除的肿瘤的有效治疗方法。

3. 发展简史　1955 年美国科学家 Welch 在狗的下腹部移植了一个新的肝脏,拉开了肝移植动物实验研究的序幕。1963 年 Starzl 教授为一名 3 岁的先天性胆道闭锁患儿做了同种异体原位肝移植并获得成功,成为人类器官移植历史上的一个里程碑,但移植后不久即因出血过多死亡。1978 年,新一代强有力的免疫抑制剂环孢素 A 的问世,大大提高了肝移植的术后存活率,在应用环孢素 1 年的时间内,患者术后 6 个月的生存率提高了 1 倍。1987 年,Belzer 等提出器官间糖代谢差异的观点,并结合低温缺氧的基本原理创造了 UW 液,使得供肝体外保存时间由原来的 6~10h 提高到最长的 30h,为临床肝移植赢得了充足的时间。1998 年,美国共实施了 4 450 例的肝移植手术。截至 2005 年末,全球肝移植总数累计为 147 246 例,其中最长存活已经超过了 35 年。我国肝移植的实验研究开始于 1958 年,到 1977 年实施了临床肝移植,成为国内肝移植的一个里程碑。20 世纪 90 年代末期我国肝移植取得了较大的进步,最大的移植中心每年实施尸体原位肝移植超过 600 例,目前最长存活已经超过了 12 年。目前肝移植后 1 年生存率已经达到 85%~90%,5 年生存率达到 70% 左右。

4. 进展　近年来,肝移植外科技术已基本成熟,其围手术期管理和移植后康复的技术和理念仍在不断更新、进步，特别是加速术后康复（ERAS）的先进理念在不断引入和推进。ERAS是指采用一系列有循证医学证据的围手术期优化措施，以阻断或减轻机体的应激反应、促进患者术后快速康复、缩短患者住院时间、降低患者术后并发症发生率以及降低再入院风险和死亡风险。ERAS最早应用于结直肠手术，在肝脏外科特别是肝移植领域的应用仍处于临床探索阶段。实施这一理念是一项系统工程，涉及诊疗活动各个环节，提倡建立由临床医师、麻醉医师、护师、康复医师、治疗师、营养师、心理医师等共同参与的规范化管理团队，制订明确、标准化的目标和流程。在遵循循证医学和医疗原则的前提下，个体化、最优化地处理每一个围手术期环节，并建立持续改进措施，使肝移植受者从中获益。

二、临床表现及处理

（一）临床表现

术前表现主要为终末期慢性肝病的临床表现。典型表现为先天性胆道闭锁、先天性胆汁性肝硬化时出现顽固性瘙痒；终末期肝脏疾病出现顽固性腹水、肝性脑病；食管胃底静脉破裂出血。原发性、继发性胆汁性肝硬化血清胆红素>171μmol/L；晚期肝硬化合并肝肾综合征、复发性细菌性腹膜炎或血清白蛋白<25g/L、凝血酶原时间延长>5s、血清胆红素>85.5μmol/L。术后表现主要为并发症的表现。术后常见的并发症临床表现分为近期并发症和远期并发症表现。

1. 近期并发症

（1）手术后出血：任何手术都有术后创面出血的可能。肝移植患者通常术前就存在肝脏功能不全引起的凝血不良，同时严重的肝病还会造成血小板水平的下降和功能的减退。肝移植手术后出血可分为：①腹部手术切口出血，通常这种切口渗血会随着肝功能的好转、凝血机制的改善而逐步停止。②腹腔内出血，少量血性渗出液不需特殊处理，但必须通过引流管及时引出体外，以免发生腹水和感染；腹腔大出血主要与创面止血不严密、血管吻合口缝合缺陷、机体凝血功能紊乱等有关，需要紧急再次手术止血。③消化道出血，多因心理应激、创伤应激、药物刺激等引起的急性胃黏膜病变有关。关键要注意预防，保持心理情绪稳定，术后应用抑制胃酸分泌的药物等。

（2）免疫排斥反应：急性排斥反应主要表现为精神萎靡、嗜睡、发热、乏力、食欲减退、腹胀、肝区疼痛、肝大、胆汁排量减少、颜色变淡，转氨酶明显升高，而黄疸指数相对较低。发生原因主要与组织配型不理想、术后免疫抑制治疗不规范、患者没按医嘱服药等有关。慢性排斥反应主要表现为胆汁不能顺畅排出，碱性磷酸酶和谷氨酰转肽酶（γ-glutamyl transpeptidase，γ-GT）持续升高，并出现黄疸。确定性诊断常依赖肝穿刺组织病理学检查。

（3）原发性移植肝无功能：为肝移植术后最为严重并发症，发生率为5%~10%，常导致移植失败，并危及生命。一旦发生原发性移植肝无功能，需要再次肝移植。

（4）胆道并发症：主要有胆瘘、胆道梗阻、十二指肠乳头功能紊乱、胆管结石和胆泥形成等。胆道造影是诊断胆道并发症的金标准。

（5）血管并发症：包括肝动脉栓塞、肝动脉狭窄、肝动脉假性动脉瘤及破裂、门静脉狭窄和血栓形成、下腔静脉狭窄和梗阻等。

（6）感染：也是肝移植术后的主要并发症之一。发生率高达50%~80%，也是导致肝移植失败的主要原因。诱发感染的主要病原体有细菌、病毒、真菌、支原体、衣原体、原虫等。

2. 远期并发症

（1）神经系统并发症：包括癫痫、脑血管意外（颅内出血、脑梗死等）、药物的神经副作用（肌肉震颤、共济失调、眼球震颤等）。

（2）精神并发症：如情绪改变（焦虑、烦躁、失眠、容易激动等）、心理改变、行为改变等。

（3）高血压：高血压是器官移植术后常见并发症，肝移植术后的高血压与水钠潴留、高血脂、免疫抑制剂使用等多种因素有关。治疗肝移植术后高血压首选肾血管扩张剂、钙通道阻滞剂、利尿剂等。

（4）营养代谢性疾病：肝移植术后长期大量应用激素及免疫抑制剂等，可引起肥胖、高尿酸血症、低镁血症、高脂血症等并发症，治疗上主要是以预防为主，早期发现，合理用药，加强对症治疗。

（二）临床处理

1. 排斥反应的处理　急性排斥一般发生在术后 10d 左右，目前一般采用大剂量类固醇激素冲击治疗。当激素冲击治疗无效时，可改用 OKT3 或他克莫司等治疗。慢性排斥反应一般发生在手术 2 个月以后，关键在于预防，一旦发生，只有部分患者可通过免疫抑制剂的应用得到逆转。一般情况下，需要再次肝移植。

2. 抗感染　肝移植手术涉及胆管，并非清洁手术，术后需要常规应用抗感染药物。肝移植术后感染可发生于任何时间任何部位，其治疗原则相同。肺部感染是移植后早期最常见最严重的感染，多发生于术后早期，病情凶险，如处理不当，会迅速发展为多脏器功能衰竭，并导致患者死亡，病原体多样，早期诊断，尽早进入重症肺炎的治疗程序，实施早期综合治疗是成功的关键。

3. 运用免疫抑制剂　遵循毒副作用最小化原则和个体化原则选择运用免疫抑制剂，如他克莫司、环孢素、吗替麦考酚酯、泼尼松等，多数情况下都是联合使用，常用的是二联方案，即糖皮质激素加环孢素或他克莫司。

三、康复评定

（一）重症监护期

重症监护期为手术结束离开手术室进入重症监护室治疗的这一阶段，即所谓的 ICU 期。其持续时间长短不一，主要取决于生命体征（意识、心率、血压、呼吸等）何时能够稳定，新移植的肝脏是否开始发挥正常功能等因素。

1. 生命体征的评估　患者进入术后监护室，这是术后最危险的阶段，病情随时可能发生变化，因此应对患者实施 24h 连续监护，严密观测心电图、血压、呼吸、电解质及凝血时间。每天行床边胸部 X 线检查。

2. 排斥反应的检测　发生急性排斥反应时，血清胆红素、转氨酶、碱性磷酸酶升高，凝血酶原时间延长、多核细胞升高、T 形管引流胆汁量减少，变淡呈水样。肝活检的病理结果最具诊断价值，与移植时供肝的病理对照以鉴别胆管炎、肝炎和缺血性损伤。排斥反应的典型病理表现为汇管区炎症、小叶内胆管上皮异常和汇管区及中央静脉内膜炎。慢性排斥表现为进展性胆汁淤积伴高血红素症，ALP、γ-GT 升高，肝脏合成功能障碍。病理表现为小叶内胆管进行性消失和肝小动脉炎伴内膜纤维增生性管腔阻塞。

3. 呼吸功能评估　术后即进行呼吸机参数记录、气道状况评估、呼吸肌力量评估（有条件者可进行膈肌超声检查）、咳嗽力量评估、mMRC 呼吸困难评价，早期应每日进行动脉血气分析检查，拔除气管插管后尽早进行床旁静态肺功能测试。

4. 管道的评估　肝移植手术后会放置各种管道，如胃管、尿管、腹腔引流管、胆管引流管等，这些管道对病情的观察和治疗非常重要，需进行严密评估、妥善管理。患者术后一段时间内放置鼻饲管进行早期肠道营养，不但可以促进肠道功能的及早恢复，还可以预防腹腔感染。根据患者胃肠恢复情况及时拔出胃管。尿管的评估根据患者自主排尿情况决定停留时间，主张尽早拔除，一般情况下尿管在术后 24~48h 就可拔除。各种引流管一般术后 5~7d 内经评估后会逐步拔除，用于胆汁引流的 T 形管需要保留较长时间，一般要等到 3 个月后，经过胆管造影评估后才能拔除。

（二）移植病房期

当患者安全度过重症监护期后，就会从重症监护室转移到移植病房，接受下一步的治疗。此阶段并不意味着病情将会持续平稳，仍可能出现反复，所以在移植病房内仍需定期完善各项评估工作，才能对手术后各项治疗做到有的放矢。同时，针对患者机体功能进行针对性的康复评定，才能制订下一步个体化的康复治疗方案。

1. 生命体征测定　继续监测体温、血压、脉搏、呼吸、中心静脉压、心排血量、肺动脉压等指标。

2. 肝脏功能评定　血液生化检查、血氨检查、血清胆红素、转氨酶、碱性磷酸酶、凝血功能、肝穿刺组织活检、"T"形管胆道造影等检查。

3. 感染指标评定　如怀疑术后感染，应及时完善血常规、尿常规、炎症指标、血培养、引流物细菌培养、胸部 X 线片或 CT 检查。

4. 免疫抑制剂　血药浓度监测可准确地反映免疫抑制剂在体内的实际吸收和分布情况，临床根据药物浓度定期监测并调整药物剂量。

5. 运动功能评定　使用徒手肌力测定技术评定患者肌力情况，使用通用量角器法或方盘量角器法测定关节活动度，使用三级平衡检测法和 Berg 平衡量表（BBS）来评定患者平衡功能，使用 6min 或 10min 步行测试评定患者步行能力。

6. 吞咽功能评估　术后生命体征稳定、患者意识清醒、能主动配合，可进行饮水试验等筛查，目的是排除误吸等导致肺部感染的因素、确定吞咽障碍等级，帮助术后早期拔除胃管，经口进食，促进胃肠蠕动。

7. 日常生活活动（ADL）能力评定　ADL 是人们为独立生活而每天必须反复进行、最基本、具有共性的身体动作群，即进行衣、食、住、行、个人卫生等基本动作和技巧。临床常用 Barthel 指数（BI）、改良 Barthel 指数（MBI）和功能独立性评定（FIM）等评定。

8. 营养指标评定　推荐使用营养风险筛查 2002（NRS 2002）或危重症患者营养风险（nutrition risk in critically ill，NUTRIC）评分作为营养评估的标准，NRS 2002 ≥ 3 分，NUTRIC ≥ 5 分即提示存在营养风险。不要使用传统的内脏蛋白（血清白蛋白、前白蛋白、转铁蛋白）水平作为营养指标，营养评估还包括疾病状态评估、胃肠道功能状态评估、误吸风险评估。

9. 心理功能评定　部分移植后患者心理精神障碍表现为焦虑和 / 或抑郁。临床评定多采用汉密尔顿焦虑量表（HAMA）、汉密尔顿抑郁量表（HAMD）或 90 项症状自评量表（SCL-90）。

四、康复治疗

（一）康复目的与介入时机

1. 康复目的　肝移植术后患者康复治疗的目的是防治感染和排斥反应，减少并发症、延长生存时间、增加运动耐力、改善 ADL 能力、提高劳动力，最大限度地改善肝移植者的生活质量，促进患者回归社会。

2. 介入时机　肝移植术后患者康复治疗的介入时机为：心率 > 40 次 /min 和心率 < 120 次 /min；收缩压 ≥ 90 或 ≤ 180mmHg，和 / 或舒张压 ≤ 110mmHg，平均动脉压 ≥ 65mmHg 或 ≤ 110mmHg；呼吸频率 ≤ 35 次 /min；血氧饱和度 ≥ 90%，机械通气吸入氧浓度（FiO_2）≤ 60%，呼气末正压（PEEP）≤ 10cmH$_2$O 即可实施康复介入。生命体征稳定的患者，即使带有引流管（应有严格防止脱落措施），也可逐渐过渡到每天选择适当时间做离床、坐位、站位、躯干控制、移动活动、耐力训练及适宜的物理治疗等。

3. 注意事项　当出现以下情况时应停止运动康复：①心力衰竭未得到控制者；②出现心绞痛、呼吸困难；③严重心律失常；④急性全身性疾病，中度以上发热；⑤安静休息时收缩压 > 220mmHg，或舒张压 > 110mmHg；⑥直立性低血压，直立位血压下降 ≥ 20mmHg，或运动时血压下降者；⑦术后出现胸腔积液、严重呼吸功能不全；⑧术后近期出现体、肺静脉栓塞、下肢血栓性静脉炎、下肢水肿者；⑨切口愈合不良、感染或出血，电解质紊乱、肾功能不全者。

（二）心肺功能训练

1. 呼吸功能训练　外科术后患者常需留置气管插管接呼吸机进行复苏与保护性通气，但留置时间延长容易导致呼吸机相关性肺炎等并发症,而肝脏移植患者感染风险高,部分存在术前长期卧床的情况,术后可能存在胸腔及肺部感染导致的胸腔积液、肺不张以及痰液潴留,在控制感染、穿刺引流积液的同时,康复治疗师应积极使用康复手段帮助患者尽早脱机拔管。

(1)当存在肺不张或氧合不佳的情况,应与医生或呼吸治疗师讨论,在调整合理的呼吸机参数后调整有助于改善通气的体位,如侧卧位、半俯卧位、坐位。需注意的是,肝移植患者因手术部位特殊,面积较大,术后可能不适合进行俯卧位机械通气。

(2)在上述改善通气体位时可进行自主循环呼吸训练和使用呼吸训练器锻炼呼吸肌等。

(3)对不能配合的患者可进行胸廓牵伸和被动辅助呼吸等胸廓被动运动。

(4)如炎症较重,痰液等分泌物较多,可进行咳嗽训练、体位引流、雾化吸入、手法或器械排痰(高频振动排痰机)、纤维支气管镜治疗等。

(5)物理因子治疗可使用膈神经电刺激、肺部超短波等治疗。在撤离呼吸机拔除气管插管后仍需进行以上呼吸康复,改善术后呼吸功能障碍。

2. 心功能训练　主要以运动耐力训练为主。术后耗氧量增加,需提高心输出量并增强肌肉力量满足氧代谢,可在患者解除出血风险等禁忌证后进行低强度至中等强度的主动间歇踏车运动,待手术部位愈合较好、无其他运动禁忌、能耐受更高强度运动后,过渡至高强度间歇运动和有氧耐力运动,具体方式有功率踏车与病房内步行。

(三)躯体功能训练

可以明显提高围手术期肝移植患者的活动能力和身体耐受性,减轻相关症状,对手术的耐受性和术后康复方面大有帮助,术后患者应争取早期下床活动。

1. 若患者存在肌无力或不能配合的情况,需要进行上下肢被动活动、低频电刺激等康复治疗,以维持关节活动度、防止肌肉萎缩。待患者能主动配合后,可根据被动 - 主动辅助 - 主动抗阻的方式进行循序肌力训练。

2. 早期床上活动可进行上肢握力训练。

3. 先进行卧位抬臀与抬头离开床面的训练,激活腰背腹肌等核心肌群,增加核心肌群控制。后进行骨盆与肩部的左右移动,再进行以躯干屈曲模式为主导的左右翻身练习,加强床上活动能力。待床上移动较为熟练,排除运动禁忌后可进行侧卧位双手支撑从床边坐起,并调整坐位至双脚着地。后续进行站立及治疗性步行训练。

4. 如患者存在平衡功能障碍,则进行坐位及站立位平衡训练。

需注意的是,以上所有活动及转移训练均要采用伤口保护性姿势及动作,并尽量充分调动患者主动参与能力。

(四)体能和生活能力训练

目标是最大限度地保持或提高现有的体能水平,防止长期卧床导致的体力活动能力进一步减退及其他制动综合征的发生,预防术后并发症,并改善生活质量。可在床上洗漱、进食、床边大小便、坐在床上或床边进行膈肌呼吸练习及肢体的被动活动或简单主动运动。训练长时间坐在椅中,做较多的上下肢节律性主动运动或简单的柔软体操。在病区走廊或病房内走动、上厕所等。如耐受良好,可逐渐进行有氧训练,如步行或功率自行车训练等。开始可以取间歇休息法,并在一天中分次活动。原则上仍需坚持以下运动指征:活动时心率不超过120次/min或增加<30次/min,或控制在最大心率预计值的60%以下。在训练中可以吸氧。

(五)呼吸道管理和控制肺部感染

1. 呼吸道管理　注意呼吸道湿化,按需吸痰。呼吸道湿化是保证呼吸道通畅、促进排痰、预防呼吸道感染的重要措施。预防呼吸机相关肺炎的发生,将床头抬高 30°~40°,以减少或避免反流与误吸的发生。加强口腔护理,防止细菌下行以减少肺炎发生风险。对于留置气管套管的患者,评估是否达到拔管条件,如有可能应尽早拔除气管套管。

2. 控制肺部感染　对于有感染迹象的病例可以在实验室检查结果回报前经验性选用抗生素及抗真菌药物预防及治疗,尽早留取标本,进行病原检查,重视早期反复、多次、多部位的致病微生物的检测,尽快明确病原菌,尽早针对性用药。一旦感染得到控制及时停用抗生素,避免二重感染。

(六) 吞咽功能训练

对于术后留置鼻胃管或空肠管的患者,应尽早评估吞咽功能后进行口颜面功能训练、吞咽电刺激等吞咽训练,以帮助早日拔除胃管,恢复经口进食。但肝移植患者术前可能存在消化系统疾病或功能障碍,是否可经口进食不同性状食物,需与临床医生沟通后再行决定。

(七) 营养和饮食的管理

1. 早期肠内营养　术后 24~48h 内可给予少量肠内营养,胃潴留严重时可选择经留置空肠营养管进行营养,促进胃肠功能恢复。注意肠内营养液的温度、浓度、输入速度,刚开始建议采用低浓度、低速度的喂养方式,患者若无明显腹泻、腹胀等并发症,可逐步增量。

2. 营养方式的选择和注意事项　优先选用肠内营养方式,肠内营养时应该监测肠内营养耐受性,并需监测误吸的风险。采用连续肠内营养输注方式,必要时可使用胃肠动力药。喂养时床头抬高 30°~45°,如患者出现腹泻、腹胀、呕吐时应积极寻找病因。可配合穴位针灸、肠道运动药物、保留灌肠、加强患者早期自主运动等方法促进肠道蠕动,保持肠道通畅,避免便秘、胀气及腹泻。如果肠内营养不能实施,应尽快开始肠外营养,控制血糖在 8~10mmol/L。一旦肠内营养能部分实施,尽早实施肠内营养。

(八) 心理治疗

心理治疗具有改善或消除肝移植术后患者焦虑、抑郁、恐惧甚至绝望的作用。一般采用心理支持、疏导的治疗方法。心理干预可以心理疏导为主,由受过专业训练的人员进行。同时可指导患者进行冥想训练和放松训练,帮助患者减轻压力。鼓励患者正确认识疾病,树立战胜疾病的信心,积极配合治疗。移植者需要心理、生理、医疗、药物和家庭支持贯穿整个移植过程。应鼓励患者和家庭寻求其他途径的支持,如支持团体、与其他移植受者交谈、压力控制和放松等。对于有严重心理问题的患者,可转介至心理咨询师或精神医师处,进行专业指导。

五、健康教育及预后

(一) 健康教育

1. 免疫抑制剂的使用及毒副作用　观察免疫抑制治疗的目的是降低患者机体的免疫力,预防排斥反应。在运用免疫抑制治疗时的注意事项:①避免到人群拥挤的地方;②在医院时戴口罩;③注意伤口的护理;④注意口腔和牙齿的护理;⑤不要随便到外面就餐,避免染上各种疾病。服用免疫抑制剂应定时定量,在医生的指导下定期监测药物浓度并调整剂量,注意药物常见毒副作用如肝肾毒性、血压升高、血糖升高、神经毒性等。

2. 警惕感染和排斥反应　需要注意的异常情况包括:体温高于 38℃,特别是伴有寒战不适;全身软弱无力,食欲减退,感冒样症状;呼吸或吞咽困难;难以缓解的腹痛、腹泻、恶心、呕吐等;皮肤、巩膜发黄,深黄色或橙色尿;大便颜色变浅,发白。发现感染或排斥反应症状,应及时与医护人员联系,及早解决,不要存在任何侥幸心理,以免延误治疗时机。

3. 饮食肝移植术后　患者可恢复进食时应进食清淡易消化的食物,以低糖、低盐、低脂肪和适量的优质蛋白为原则,少量多餐,适当加强营养,重视蔬菜、水果的摄入,禁止饮用各种酒类或暴饮暴食。

4. 自我锻炼　患者出院后可以根据自身情况,进行自我锻炼。可以练习气功、太极拳及医疗体操,也可步行、骑车。如果没有 T 形管或开放性伤口,可以游泳。可以参加一些轻微的劳动,但切不可劳累过度。注意保护移植器官,防止外来损伤。

5. 休闲性作业　患者可以根据个人兴趣,参加各种娱乐活动,如玩扑克、游戏、下棋等。作业治疗师对患者的娱乐功能进行评估,并指导患者使其在娱乐活动中达到治疗疾病、促进康复的目的。

6. T 形管的护理　一部分肝移植患者体内留置着 T 形管,放置 T 形管的目的在于支撑胆道和引流胆汁。注意定期更换引流袋,引流口周围应定时换药,更换引流袋及换药时应注意无菌操作。注意记录每日引流量并观察胆汁性状,如果引流量突然明显下降、胆汁颜色变浅、混浊,T 形管周围渗出增多,并且出现发热、腹痛、黄疸等症状,应立即与移植中心联系。如果 T 形管不慎脱落,应平卧妥善保护引流口,及时通知移植中心。不要试图将脱出的 T 形管送回体内。

7. 随访　移植术后 3~6 个月,患者因需服用大剂量免疫抑制剂和激素,抵抗力较低,容易发生感染,同时容易发生急性排斥反应,故要每月随访 1 次。术后 3~6 个月是影响移植肝脏长期存活和患者生活质量的关键时刻。术后半年每 2 个月随访 1 次;术后第 2 年,每 3 个月随访 1 次。随访检查的项目主要有血常规、肝功能、药物浓度测定等。肿瘤患者还需检测肿瘤复发情况,必要时复查胸部 X 线检查、肝脏 B 超、血脂、凝血功能等。

（二）预后

一般情况下,肝移植患者在术后 1 个月可逐渐康复,各项身体指标都达到或超过术前水平。但移植术后半年内服用免疫抑制剂等药物剂量较大,各项并发症也多见于这段时期,所以须注意休息和调养,定期复查。半年之后,如感到全身情况已经逐渐接近正常,就可以恢复工作了。但工作压力和强度不要过大,避免在人群中聚集,不要抽烟、喝酒,生活规律,保持适当的锻炼和规律的生活习惯是相当重要的。

目前肝移植作为世界上第二大脏器移植,其生存率是相当令人满意的。世界上有越来越多的患者术后生存期已超过 20 年,而且这个数字正逐年上升。我国肝移植患者的生存时间也在不断提高。随着医学事业的不断发展,肝移植的患者将会迎来更加美好的明天。

（陈　曦　刘贵容）

第四节　肾移植术后

一、概述

1. 定义　肾移植是把一个来自供体的健康肾脏移植给有肾脏病变且丧失肾脏功能的患者,以代替无功能的病肾工作,发挥其正常的肾功能,是治疗慢性肾衰竭最理想的手段之一。

2. 分类　肾移植从个体成分来分,有自体肾移植和异体肾移植。从供体的来源来分,有活体肾移植和尸体肾移植。

3. 发展简史　1936 年苏联医生 Voronoy 成功完成了世界首例同种肾移植手术。1954 年美国哈佛大学 Merril 和 Murray 博士的移植小组成功地完成首例同卵双生子间的活体肾脏移植。1962 年临床应用硫唑嘌呤大幅度提高肾移植的成功率。随后,淋巴细胞免疫球蛋白制剂的普及,以及脾切除术抑制排斥等方法为移植术的成功奠定了坚实基础。1960 年,我国吴阶平院士率先实行第 1 例人体肾移植。20 世纪 70 年代肾移植已在全国正式展开。肾脏移植经历了探索、发展和逐渐成熟的过程。如今,肾移植已被确认是治疗各种终末期肾病的最佳治疗方法,成为各种器官移植中开展最多、成功率最高的器官移植,已是临床的常规手术。

4. 进展　如今,肾移植手术发展较为成熟,一般是异位移植到腹腔外髂窝处。该处髂动脉及髂静脉相对表浅,方便肾脏血管的吻合,且距膀胱较近,有利输尿管与膀胱吻合,另外距体表位置较浅,有益于术后移植肾的观察。左、右髂窝均可做肾移植。一般肾动脉与髂内动脉端端吻合,或与髂外动脉端侧吻合。肾静脉与髂外静脉端侧吻合,输尿管与膀胱黏膜吻合,基层隧道包埋,以防膀胱内尿液反流。目前,我国每年实施肾移植约6 000余例次,居亚洲第一,肾移植患者1年存活率超过95%,10年存活率已经超过60%,存活时间最长可达32年。手术技术对外科医师而言已经不再是难题,但是,由于肾移植患者术后要终生服用免疫抑制剂,移植术后患者的心血管、消化、血液等系统出现的内科问题的概率高于普通人群,这些问题会使患者移植肾失去功能,甚至造成患者的死亡。因此,肾移植内科学已成为广大肾移植工作者的必修课程。做好围手术期管理使受者早期康复,成为肾移植团队新的挑战。肾移植围手术期各种并发症发生率均较远期高,因此优化围手术期管理策略、促进快速康复,对改善肾移植预后和提高受者生存率意义重大。

加速术后康复(ERAS)是基于循证医学证据的一系列围手术期优化处理措施,以达到快速康复为目的。目前已经在骨科、心胸外科、乳腺外科和胃肠外科等多个外科学领域开展。将ERAS理念引入肾移植围手术期的康复管理,旨在结合移植麻醉、移植代谢、移植感染和移植护理等学科特点,标准化、规范化每一个细节和流程,使肾移植受者在免疫抑制状态下快速康复,减轻其心理、生理创伤应激反应,减少术后并发症,缩短住院时间,降低住院费用,提高移植术后生存率,形成多学科综合诊疗模式下的肾移植ERAS体系。因此,肾移植患者围手术期的康复治疗日益受到关注。

二、临床表现及处理

(一) 临床表现

肾移植外科术后并发症分为六类:尿路并发症、血管并发症、伤口并发症、输尿管支架管相关并发症、全身性并发症和长期并发症。

1. 尿路并发症　肾移植术后尿路并发症的发生率为4%~20%。这是术后并发症的主要原因之一,并可导致死亡。尿路并发症包括尿漏和输尿管狭窄。

(1)尿漏:尿漏常由技术性因素造成,通常在肾移植后第1周出现,可发生于输尿管膀胱吻合口漏;肾盂或输尿管坏死;膀胱造瘘口尿漏。输尿管移植处及膀胱伤口的漏尿多是移植时的技术因素造成。严重者可导致移植体失败,尿漏的表现包括突发耻骨上区疼痛,体检可在耻骨上区有局限性压痛,血肌酐升高、伤口渗尿、尿袋尿液减少、穿刺可有尿液吸出、伤口引流液增多和发热等。引流液肌酐浓度高于血肌酐浓度很多倍。

(2)输尿管狭窄:肾移植后输尿管狭窄的病因复杂,病程发展可能缓慢,并且可能在移植多年后出现症状。大多数输尿管梗阻发生在移植后1年内,最可能的病因是输尿管远端缺血和纤维化。发生在输尿管近心端或者较晚出现的输尿管狭窄,最可能的原因是尿路感染复发或者发生排斥反应。伴有肾积水,肾功能减退,也可出现急性症状,伴有少尿或无尿。

2. 血管并发症

(1)出血:肾移植术后出血的发生率为1.9%~8.3%,大量出血是最常见的血管并发症,常需要手术探查或者经皮穿刺引流。诱发出血的术前因素包括应用抗凝或抗血小板药物以及凝血功能障碍等。

(2)移植肾血管血栓形成:肾动脉或肾静脉血栓形成的发生率为0.3%~6%。由于静脉系统血流速度较低,肾静脉血栓比肾动脉血栓常见。术后最初10d内最易发生血管血栓形成,并常导致移植肾丢失,其典型临床表现是突然无尿或者少尿,伴随移植肾功能恶化。患者主诉移植肾区急性疼痛以及血尿。体检可发现移植肾区膨隆以及急性触压痛。

(3)肾动脉狭窄:移植肾动脉狭窄被认为是移植肾失败的主要原因之一,最常见的临床表现是恶性高血压或者难治性高血压,而无排斥反应、尿路梗阻或感染等情况,移植肾区可闻及杂音,最终致移植肾丢失或者受者死亡。预防、早期诊断和有效治疗肾动脉狭窄将提高移植物和受者的存活率。

3. 伤口并发症　肾移植术后伤口并发症的发生率为 5%~10%。例如手术切口可能发生感染而导致伤口裂开,淋巴囊肿影响切口愈合。其他可能导致伤口并发症的危险因素包括老年受者、肥胖和再次手术。

(1)伤口感染:伤口感染一般发生在术后 5d 左右。受者可能出现发热,伤口周围出现红斑、肿胀和压痛,伤口或引流管中出现脓液。需行抗感染治疗和伤口引流,应用针对皮肤和泌尿系统细菌感染的一线抗生素。然而,对于接受免疫抑制治疗并且以前有多次住院治疗史的肾移植受者,感染多重耐药菌的情况也较常见。

(2)淋巴囊肿:肾移植术后淋巴囊肿的发生率可高达 18%,通常发生在移植后第 1 年内。门诊患者常主诉伤口周围发紧感。体检可发现盆部局限性膨隆。如果囊肿较大,可能压迫盆壁静脉导致单侧下肢肿胀。有时患者可能表现为移植肾功能恶化,盆腔超声可显示移植肾积水。淋巴囊肿也可发生感染,表现为发热和伤口疼痛。

4. 输尿管支架管相关并发症　肾移植术中常规留置输尿管支架管的作用仍然存在争论。这一方法可降低尿路并发症如尿漏或者输尿管狭窄的发生率,但同时又可能出现支架管相关的并发症,如膀胱输尿管反流、尿路感染、血尿、支架移位、支架堵塞或者断裂等。研究发现,留置输尿管支架管的受者早期尿路并发症发生率显著降低。因此,推荐在常规给受者留置输尿管支架管,并在移植后 4 周内拔除输尿管支架管。

5. 全身性并发症

(1)感染:是肾移植的重要并发症及死亡原因。肾移植后为达到抑制排斥反应的目的,术后患者需长期口服较大剂量的免疫抑制剂,致使机体的细胞免疫和体液免疫均受到攻击,导致免疫力低下,极易发生各种致病菌感染,其中以肺部感染最常见。肾移植术后肺部感染患者不同于普通的肺部感染患者,由于患者自身免疫力差,发生肺部感染时有发病迅速、进展快等特点,易发展为重症肺炎,危及患者生命。

(2)心血管疾病:很多肾衰竭的晚期患者有广泛的动脉粥样硬化,遇有甲状旁腺功能亢进时,可伴有血管钙化,手术更加复杂化。吸烟对血管病不利,移植患者应戒烟。

(3)胃肠道并发症:包括十二指肠溃疡和憩室病。

(4)内分泌异常:包括甲状旁腺功能亢进、糖尿病、胰腺炎。

(5)骨的缺血性坏死:在初期肾移植阶段,由于长期、大剂量的应用皮质醇类免疫抑制药,出现很多长骨头的破坏。其中股骨头是最常见的病变部位,表现为股骨头的缺血性坏死,患者行走困难、疼痛。常需进行髋关节成形,股骨头置换,以恢复患者的行走功能。膝关节和肩关节亦常受累,但这些关节人工置换效果欠佳。皮质醇类制剂亦可造成骨质疏松、脊柱压缩性骨折。

6. 长期并发症

(1)尿石症:随着免疫抑制治疗的进步、移植肾存活率的增加,移植肾尿路结石也越来越常见,尿石症的发生率为 0.4%。患者可表现为尿路感染、排尿困难、血尿或者尿线变细等。由于移植肾和输尿管去神经支配,患者常无疼痛等症状,可能主诉尿少。肾结石未造成梗阻时可能无症状,直到出现尿路感染或者血尿。

(2)恶性肿瘤:移植受者发生恶性肿瘤的危险比普通人群增加 3~5 倍。主要的恶性肿瘤类型包括皮肤癌,胃肠道肿瘤和移植后淋巴细胞增生性疾病。无论接受血液透析还是腹膜透析,终末期肾脏疾病患者发生原肾肾细胞癌的危险均较高。

（二）功能障碍

1. 生理性功能障碍

（1）衰弱：慢性疾病常见的一种症状，表现为生理储备和健康应激能力下降。常用 Fried criteria 进行诊断，主要包括测量握力、步行速度和自评疲劳、体重、移动能力等。

（2）疼痛：以肾区疼痛为主。

（3）运动功能障碍：肾移植患者都存在不同程度运动功能受限。长期制动还可引起全身肌肉萎缩、肌力下降。

（4）不良的呼吸方式：肾移植后可形成不正确的呼吸方式，呼吸浅快、用力，即使能维持通气量，但肺泡通气量减少，呼吸肌耗氧量较多。

（5）营养障碍：肾移植受者由于长期接受透析治疗，往往存在不同程度的蛋白质 - 能量营养不良，影响术后康复，因此对受者进行营养评估并及时纠正尤为重要。

2. 日常生活活动受限

肾移植前后使患者活动量减少。长期患病使患者身体虚弱、肌肉萎缩，肌力及耐力下降，关节活动度不同程度地受限，严重影响患者的进食、排泄、个人卫生、散步及购物等日常活动能力。

3. 参与能力受限

由于长期患病，病情的进行性加重，反复的住院治疗等使患者生活质量下降，在病情进展的不同时期丧失社会交往、社区活动参与及工作能力。

4. 心理障碍

主要表现为焦虑、抑郁、恐惧甚至是绝望。

三、康复评估

（一）移植术前

许多终末期肾病患者在等待肾移植时会因心肺功能减退而变得衰弱，衰弱和心肺功能低下与移植围手术期和移植后病死率、发病率增加密切相关，并且低峰值 VO_2 与肾移植后的重症监护病房入院相关。

移植术前进行心功能、肺功能、躯体功能、营养、心理、睡眠和生活质量的评估，并根据评估结果判断术前是否存在部分功能减退，制订有针对性的介入方案并进行干预，改善等待期衰弱与健康状况，提高移植术前功能水平，预防或减轻术后相应并发症。

1. 术前心功能评估　首先以 6min 步行距离筛查患者是否存在相关心功能不全，同时，肾移植手术麻醉前进行心脏超声和心电图是心血管系统评估的必查项目，可以判断肾移植受者的心功能状态。年龄 >50 岁的受者，如果合并糖尿病、透析时间长，需行负荷试验或冠脉 CT 血管造影检查。如果移植受者无心功能不全，则进行随访观察并推荐合适运动维持运动耐量；若存在心功能不全，则需要进行心肺运动试验（CPET），确定心功能不全程度，得出具体数据，为外科医生评估手术风险提供参考，为术前及术后进行体能耐力恢复的运动处方设置提供依据。

心肺运动试验（CPET）是评估手术风险的金标准。心肺运动试验有助于识别手术高危患者。腹部手术前评估患者：$VO_2@AT>11$，ECG 无缺血征象，二氧化碳通气当量斜率（VE/VCO_2）<35（51%）优先接受常规监护；$VO_2@AT>11$，ECG 有缺血征象，$VE/VCO_2>35$（21%）入住过渡监护室；$VO_2@AT<11$（28%）优先入住重症监护室。

2. 术前呼吸功能评估　呼吸功能情况与手术效果及术后并发症密切相关，评估方法包括受者呼吸困难程度、气道炎症、吸烟指数及肺功能检查等。术前呼吸功能评估首先进行呼吸困难指数（mMRC）分级，为患者进行主观评估筛查。之后，在患者能够配合的情况下进行肺功能测试，根据测试结果，结合临床表现及病史，判断患者是否存在通气功能障碍、通气障碍属于何种类型以及术后发生呼吸系统并发症的风险，针对性进行术前呼吸系统的功能训练，提高呼吸储备，咳嗽能力，预防或减轻术后呼吸系统并发症。

3. 运动功能评定　可使用徒手肌力测定技术,英国医学研究委员会(Medical Research Council,MRC)六级肌力评定法评定患者肌力以及进行握力计测试,使用通用量角器法或方盘量角器法测定关节活动度,使用三级平衡检测法和 Berg 平衡量表(BBS)来评定患者平衡功能,使用"起立 - 行走"计时测试(time up and go test)评定患者功能性步行能力。

4. 日常生活活动能力评定　常用 Barthel 指数(BI)、改良 Barthel 指数(MBI)等评定患者的生活自理能力,为出院后的居家生活提供参考及指导。

5. 生活质量、劳动力及职业评定　因移植受者病程较长,患者或许随病情的加重早在数月前甚至 1 年前已出现生活方式的改变,对于生活方式改变造成的生活质量下降可采用 SF-36 与肾脏病相关生存质量(KDTA)组合起来的一般 / 特殊性量表 KDQOL2SF™ 评价尿毒症患者肾移植前生存质量。

(1)SF-36 评估:SF-36 有 8 个维度:①体能;②体力所致工作和生活受限;③疼痛;④总体健康状况;⑤精力状况;⑥社会功能;⑦情感问题对工作生活的影响;⑧情感状况。

(2)KDTA:包括针对肾脏疾病的 43 个项目,分为 11 个方面。①症状与不适;②肾病对日常生活的影响;③肾病给生活带来的负担;④认知功能;⑤工作状况;⑥性功能;⑦社交质量;⑧睡眠;⑨社会支持;⑩患者满意度;⑪透析医护人员的鼓励。经济水平、合并症、住院事件、年龄、肌酐水平是肾移植患者生存质量的独立影响因素。

在围手术期通过面谈式的询问来填写 KDQOL2SF™ 量表和一般情况表,通过查阅住院病历来获得临床资料;移植后 6 个月的 KDQOL2SF™ 量表和一般情况表通过门诊面访、信件随访、电话追踪相结合的方式来获得;移植后再次住院患者的临床资料可通过查阅病历获得,以患者反馈的信息作为补充。

6. 营养指标评定　推荐使用营养风险筛查 2002(NRS 2002)或危重症患者营养风险(NUTRIC)评分标准作为营养评估的标准,包括疾病严重程度评分、营养状态受损评分及年龄评分,NRS 2002 ≥ 3 分,NUTRIC ≥ 5 分即提示存在营养风险。如存在营养不良,则进行营养主观全面评定(SGA)和体重指数(BMI)、肌肉质量、营养摄入量、其他生化指标(如血清白蛋白、前白蛋白和胆固醇水平等)评估及计算,得出营养不良等级。对于营养状况较差的受者,应在术前进行纠正。营养评估还包括疾病状态评估、胃肠道功能状态评估、误吸风险评估。

7. 心理功能评定　多数受者存在不同程度的焦虑、抑郁,往往会影响其术后早期康复。因此,术前需通过谈话、量表等方式对受者进行心理状态评估和疏导,必要时请精神卫生专科医师参与评估和治疗。临床评定多采用汉密尔顿焦虑量表(HAMA)、汉密尔顿抑郁量表(HAMD)或焦虑自评量表(SAS)、抑郁自评量表(SDS)。焦虑和抑郁评估通常在手术前 3d 及术后 1 个月进行。

(二)移植术后重症监护期

重症监护期为手术结束离开手术室进入重症监护室治疗的这一阶段,即所谓的 ICU 期。其持续时间长短不一,主要取决于生命体征(意识、心率、血压、呼吸等)何时能够稳定,新移植的肾脏是否开始发挥正常功能等因素。

1. 生命体征的评估　患者进入术后监护室,病情随时可能发生变化,应对患者实施 24h 连续监护,严密观测心电图、血压、呼吸、电解质及凝血时间等。

2. 排斥反应的检测　目前,肾移植术后免疫抑制方案以 CNI 联合抗增殖类免疫抑制剂(霉酚酸类药物)及糖皮质激素为主。术前检测细胞色素 P450 3A5 基因型有助于术后制订 CNI 个体化用药方案,术后每日或隔日监测 CNI 及霉酚酸类药物浓度确保其在安全有效的范围内。根据供肾来源、受者免疫状态的不同可选择使用单克隆或多克隆抗体进行免疫诱导治疗。免疫抑制方案是否合理直接影响肾移植受者术后能否早期康复。免疫抑制过度容易导致感染、肾功能不全以及围手术期死亡率升高,免疫抑制不足则会导致急性排斥反应甚至移植物失功。因此,肾移植术后免疫抑制的基本原则是在移植肾功能良好前提下,尽可能实现免疫抑制个体化,并严密监测移植肾功能和免疫抑制剂血药浓度。

3. 移植肾功能监测　密切监测移植肾功能,是受者能否顺利进行ERAS、早期出院的重要前提。术后早期每日监测肾功能、血常规和尿常规,每日或隔日监测免疫抑制剂浓度,及时调整药物剂量;定期监测肝功能,预防药物性肝损伤的发生。肾移植术后第1天和出院前均需行移植肾彩色多普勒超声检查。

4. 呼吸功能评估　肾移植术后大量补液以及使用大剂量免疫抑制剂,受者容易出现胸腔积液、肺不张和肺部感染等并发症,术后即进行呼吸机参数记录,适时评估患者是否能进行脱机试验(SBT),如无法脱机,则继续记录呼吸机参数,同时进行胸肺物理治疗干预。如成功脱机,则观察更换给氧方式是否耐受。此外,还需要进行气道状况评估、呼吸肌力量评估(有条件者可进行膈肌超声检查)、咳嗽力量评估、mMRC呼吸困难评价,早期应每日进行动脉血气分析检查,拔除气管插管后尽早进行床旁静态肺功能测试。针对接受无创正压通气(NPPV)的围手术期/围操作期低氧血症患者,应进行持续的生理监测,增加流速和压力波形的监测。

5. 管道的评估　肾移植术后会放置各种管道,常见导管包括尿管、输尿管支架管、腹膜后引流管、中心静脉导管等,在管道留置期间应该进行严密评估,妥善固定、保持通畅、定时维护,操作时应注意无菌原则,防止感染。导尿管和输尿管支架管是肾移植术后留置的重要管道,拔除时间过早易发生尿漏,过晚则影响受者术后活动并增加感染风险,应进行严密的评估。建议术后2~3d拔除中心静脉导管,4~5d拔除尿管,1个月内拔除输尿管支架管,腹膜后引流量<50mL且排除积液、感染即可拔除引流管。尽早拔除各类留置的导管,有助于减少感染等并发症,减少对术后活动的影响及患者心理障碍。

(三) 移植术后普通病房期

患者转移至移植病房内仍需定期完善各项评估工作,同时针对患者机体功能进行有针对性的康复评定,以制订下一步个体化的康复治疗方案。评估内容包括身体结构与身体功能。

1. 生命体征　测定继续监测体温、血压、脉搏、呼吸、中心静脉压、心排血量、肺动脉压等指标。

2. 影像学检查　是评定结构的理想方法,如超声或者CT/MRI等均可以发现原肾形态的异常和移植后髂窝区的肾。声学造影也是临床监测移植肾微灌注血流较其他检查方法更加简便、准确、成像质量理想的技术。肾功能稳定期移植肾造影显影效果好、时间-信号强度曲线(time-signal intensity curve,TIC)拟合质量高,移植肾各时间参数与曲线斜率呈递增或递减变化。

3. 移植　肾功能及免疫抑制剂血药浓度监测方法同术后重症监护期。

4. 感染指标评定　加强受者术后引流液、尿液、血液等标本的病原菌培养,有助于制订针对性抗感染治疗方案。如怀疑术后感染,应及时完善相关生化检查及影像学检查,如胸部X线片或CT检查。

5. 血糖监测　肾移植术后糖皮质激素和CNI的应用,使移植后新发糖尿病发病率明显升高,并成为一项独立危险因素,直接影响切口愈合和感染、脓毒症等发生。因此,术后应密切监测血糖浓度。一旦发生过高,应在尽量快速撤减糖皮质激素、调整免疫抑制方案的前提下,强化胰岛素治疗。血糖控制目标建议为:晨间空腹血糖4~7mmol/L,餐前及夜间血糖4~10mmol/L,并注意避免低血糖。同时应密切监测血糖,营养液输入应注意持续、匀速,避免血糖波动。

6. 运动功能评定　具体方法同移植术前。

7. 日常生活活动(ADL)能力评定　具体方法操作同移植术前。可于患者转入普通病房后及出院前各进行1次ADL评分。

8. 吞咽功能评估　肾移植术后应尽早恢复进水、进食,无需等待肛门排气。患者术后生命体征稳定、意识清醒、能主动配合,可进行饮水试验等筛查,目的是排除误吸等导致肺部感染的因素、确定吞咽障碍等级,帮助术后早期拔除胃管,经口进食,促进胃肠蠕动。

9. 心理功能评定　具体方法同移植术前。

四、康复治疗

(一) 肾移植预康复

越来越多的研究表明,术前终末期肾病患者功能状态与围手术期预后之间的直接关系已被证实,个人的健康水平能够有力地预测选择性手术干预相关的结果。"预适应"的概念由此产生,一种以运动训练为基础的治疗计划,旨在提高患者在手术前的功能状况,降低死亡率,并最终获得更佳的术后效果。介入的理想的人群应该是那些既有不良后果又能接受干预的功能损害的终末期肾病患者。因此,肾移植预康复的关键在于识别目标人群,选择有效的锻炼方案,确定预处理的最佳时机。

以康复训练为基础的治疗计划应包括以下内容。

1. 心功能强化训练 主要以提高运动耐量的训练为主,训练的效果依赖足够的频率、强度、时间及类型。心肺运动试验(CPET)是测定运动耐量的金标准。根据受检者的峰值摄氧量(VO₂peak)和无氧阈(AT)计算出运动耐量,科学有效地制订运动处方。

(1)频率:运动频率应该包括每周大多数的日子里均参加运动,如 4~7d/ 周。对运动能力很有限的患者来说,可规定每日进行多次较短时间(1~10min)的运动。

(2)强度:可以用如下的 1 个或多个方法来制订运动强度。主观用力程度分级(RPE)在 11~16 之间;当获得最大强度运动测试数据时,用心率储备(HRR)或 Karvonen 法、储备摄氧量百分比(VO₂R)或6%VO₂peak 技术来确定的最大运动能力的 40%~80%。

(3)时间(持续时间):5~10min 的准备和整理活动,包括静力拉伸、一定范围内的运动和低强度(<40%VO₂R)有氧活动,应该分别成为每次运动和每个运动阶段前后的组成部分。有氧运动阶段的目标时间一般是 20~60min/ 次。根据患者的耐力对运动过程进行个性化设计。

(4)运动方式:每次运动的有氧运动部分应该包含有节奏的大肌肉群活动,并将重点放在增加热量消耗以保持健康体重上。为了提高包括上、下肢在内的全身体适能状况,各种各样的有氧活动和运动器械也应该纳入患者的运动项目中,不同种类的运动器械,包括上肢记功计、上下肢联合记功计、直立或斜板功率车记功计、椭圆机、划船器、台阶器、用于步行的运动平扳。

需要注意的是,肾功能不全患者进行有氧运动,会导致肾灌注及肾小球滤过率下降,引起机体保持水份能力失调。由于肾病患者通常并发贫血,他们可能没有足够力量耐受多少体力训练,运动量应当以患者耐受为准。

2. 呼吸功能强化训练 在患者能够配合的情况下进行肺功能测试,根据测试结果,结合临床表现及病史,判断患者是否存在通气功能障碍、通气障碍属于何种类型,针对性进行术前呼吸系统的功能训练,提高呼吸储备,咳嗽能力。

3. 腹部肌群强化训练 术前进行腹部肌群强化训练可以减少术后腹部脂肪液化的发生率,同时,腹部肌力的强化对于术后腹式呼吸的重建有重要意义。如,可以使用瑞士球加强平衡、核心稳定、躯干力量。

4. 其他躯体功能训练 抗阻训练、平衡与本体感觉训练以及改善胃肠动力的拉伸与柔韧性训练。

(二) 移植术后康复

肾移植术后患者康复治疗的目的是防治感染和排斥反应,减少并发症、延长生存时间、增加运动耐力、改善 ADL 能力、提高劳动力,最大限度地改善肾移植患者的生活质量,促进患者回归社会。肾移植术后患者康复治疗的介入时机为:心率>40 次 /min 和心率<120 次 /min;收缩压 ≥90 或 ≤180mmHg,和 / 或舒张压 ≤110mmHg,平均动脉压 ≥65mmHg 或 ≤110mmHg;呼吸频率 ≤35 次 /min;血氧饱和度 ≥90%,机械通气吸入氧浓度(FiO₂)≤60%,呼气末正压(PEEP)≤10cmH₂O 即可实施康复介入。生命体征稳定的患者,即使带有引流管(应有严格防止脱落措施),也可逐渐过渡到每天选择适当时间做离床、坐位、站位、

躯干控制、移动活动、耐力训练及适宜的物理治疗等。当出现以下情况时应停止运动康复：①心率衰竭未得到控制者；②出现心绞痛、呼吸困难；③严重心律失常；④急性全身性疾病，中度以上发热；⑤安静休息时收缩压>220mmHg，或舒张压>110mmHg；⑥直立性低血压，直立位血压下降≥20mmHg，或运动时血压下降者；⑦术后出现胸腔积液、严重呼吸功能不全；⑧术后近期出现体、肺静脉栓塞、下肢血栓性静脉炎、下肢水肿者；⑨切口愈合不良、感染或出血，电解质紊乱。

1. 术后积极预防并控制感染　肾移植术后使用免疫抑制剂减少急性排斥反应的同时，感染发生率呈上升趋势。外科并发症如尿漏、输尿管梗阻等，均可能导致不同程度的局部感染。同时，供者来源感染也逐渐成为移植医师重点关注的问题。首先，在密切监测移植肾功能的前提下，免疫抑制剂剂量个体化是预防移植术后感染的首要环节。其次，积极处理外科并发症，去除感染病灶；同时，仔细评估供者潜在感染风险，加强血液、体液、供肾保存液标本送检培养，必要时考虑行感染病原体基因型检测。此外，加强受者术后引流液、尿液、血液等标本的病原菌培养，有助于制订针对性抗感染治疗方案，抢先治疗可能存在的供者来源感染。最后，肾移植术后需常规预防性抗感染治疗，包括预防性抗真菌和抗病毒治疗。尽快达到抗排斥反应和抗感染的动态平衡，实现快速康复。

2. 呼吸功能训练　肾移植术后卧床时间长、大量补液以及使用大剂量免疫抑制剂，受者容易出现胸腔积液、肺不张和肺部感染等并发症，肺部感染是最常见并发症，低氧血症是围手术期和围操作期患者常见的并可能危及生命的并发症。术后早期呼吸功能锻炼是增加呼吸肌力、促进肺膨胀、减少肺部分泌物、改善呼吸能力及增加运动耐受性的有效方法，同时，康复治疗师应积极使用康复手段帮助患者尽早脱机拔管。

(1)呼吸理学疗法：当存在肺不张或氧合不佳的情况，应与医生或呼吸治疗师讨论，在调整合理的呼吸机参数后调整有助于改善通气的体位，如侧卧位、半俯卧位、坐位。需注意的是，肾移植患者因手术部位特殊，术后早期可能不适合进行俯卧位机械通气。

在上述改善通气体位时可进行主动循环呼吸训练(ACBT)和使用呼吸训练器锻炼呼吸肌，强化吸气肌训练等。对不能配合的患者可进行胸廓牵伸和被动辅助呼吸等胸廓手法被动运动。如炎症较重，痰液等分泌物较多，可进行咳嗽训练、体位引流、雾化吸入、手法或器械排痰，如高频振动排痰机、机械性吸-呼气技术、纤维支气管镜治疗等。术后呼吸功能训练方法有缩唇呼吸训练、腹式深呼吸训练和咳嗽训练。

1)缩唇呼吸训练：患者取坐位或半卧位，闭嘴，用鼻子将气吸满，屏气2~3s，然后将胸部前倾，口唇缩小呈吹口哨状，气体从口中缓慢呼出，吸气和呼气时间比为1:(2~3)，保持深吸慢呼，7~8次/min，每次训练10~20min。

2)腹式深呼吸训练：患者平卧或半坐卧位，双手放在前胸和上腹部，鼻子缓慢吸气，使腹部鼓起，置于腹部的手有向上抬起的感觉，吸气后屏气1~2s，使肺充分扩张，然后缓慢呼气，呼气深而慢，腹部内陷，置于腹部的手有下降的感觉。

3)咳嗽训练：嘱患者深吸气，屏气，使膈肌抬高以增加胸膜腔内压，肋间肌收缩，然后咳嗽，打开声门，使气体或痰液冲出，反复训练数次。

(2)物理因子治疗：可使用膈神经电刺激、肺部超短波等治疗。在撤离呼吸机拔除气管插管后仍需进行以上呼吸康复，改善术后呼吸功能障碍。

(3)心功能训练：术后耗氧量增加，需提高心输出量并增强肌肉力量满足氧代谢，可在患者解除出血风险等禁忌证后进行低强度至中等强度的主动间歇运动，待手术部位愈合较好、无其他运动禁忌、能耐受更高强度运动后，过渡至高强度间歇运动和有氧耐力运动，具体方式有功率踏车与病房内步行。运动处方可参照术前预康复的设置方法。推荐强度时，谨慎考虑下述运动强度的上限：①无症状时尽量坚持；②主观用力程度分级(RPE)<13；③术后以心率超过30次/min为上限。运动持续时间为开始时在能耐受的范围

内进行间歇运动,每组持续 3~5min;间歇期患者根据自己的情况选择慢走(或完全休息,根据患者的情况判断),且休息时间短于每段运动的持续时间。尝试以 2:1 的运动/休息时间比进行。当运动持续时间达 10~15min 时,逐渐增加强度至能够耐受的程度。

3. 躯体功能训练　长期卧床不仅增加下肢静脉血栓形成的风险,还会产生胰岛素抵抗、肌蛋白丢失致肌肉萎缩、肺功能损害及组织氧合不全等。有研究结果显示,术后早期下床活动可使 ICU 住院时间缩短 1.4d,总住院时间缩短 1.3~3.9d。应积极鼓励肾移植受者术后第 2 天或更早开始下床活动并完成每日制订的活动目标,如术后第 2 天下床活动 1~2h;若不能耐受下床,可以嘱其坐在床沿,双腿下垂并晃动,至出院时每天下床活动 8~10h。术后充分镇痛是促进受者早期下床活动的重要保障。

(1)若患者存在肌无力的情况,需要进行上下肢被动活动、低频电刺激等康复治疗,以维持关节活动度、防止肌肉萎缩。待患者能主动配合后,可进行进一步的肌力训练。

(2)早期床上活动可进行上肢握力训练。

(3)可进行卧位抬臀与抬头离开床面的训练,增加核心肌群控制。后进行骨盆与肩部的左右移动,再进行以躯干屈曲模式为主导的左右翻身练习,加强床上活动能力。待床上移动较为熟练,排除运动禁忌后可调整坐位至双脚着地。后续进行站立及治疗性步行训练。

(4)如患者存在平衡功能障碍,则进行坐位及站立位平衡训练。

需注意的是,以上所有活动及转移训练均要确保在伤口保护性姿势及动作下进行,术后早期避免过度屈髋,屈髋角度应当小于 90°,根据病情循序渐进地增加四肢抗阻训练的强度,增加步行距离,并尽量充分调动患者主动参与能力。

4. 体能和生活能力训练　目标是最大限度地保持或提高现有的体能水平,预防术后并发症,并改善生活质量。可逐渐进行 ADL 的训练,在床上洗漱、进食、床边大小便、坐在床上或床边进行膈肌呼吸练习及肢体的被动活动或简单主动运动。训练长时间坐在椅中,做较多的上下肢节律性主动运动或简单的柔软体操。在病区走廊或病房内走动、上厕所等。如耐受良好,可逐渐进行有氧训练,如步行或功率自行车训练等。

应该鼓励患者逐渐回到一般的日常活动中,如家务劳动、园艺、购物、业余爱好以及经康复小组评估并修正的运动中。便宜的计步器可以加强对走步计划的适应性,1.6km(1 英里)的行走约为 1 500~2 000 步。为了促进整体的健康和体适能,建议每天至少行走 10 000 步。

5. 吞咽功能训练　对于术后留置鼻胃管或空肠管的患者,应尽早评估吞咽功能后进行口颜面功能训练、吞咽电刺激等吞咽训练,以帮助早日拔除胃管,恢复经口进食。

6. 营养和饮食的管理　肾移植术后应尽早恢复进水、进食,无需等待肛门排气。术后 24~48h 内可给予少量肠内营养,胃潴留严重时可选择经留置空肠营养管进行营养,促进胃肠功能恢复。患者若无明显腹泻、腹胀等并发症,可逐步增量。不建议常规持续静脉补液,术后 24h 即可逐步减少静脉补液。即使进入多尿期,也可以根据尿量等指标估计出入量。优先选用肠内营养方式,肠内营养时应该监测肠内营养耐受性,并需监测误吸的风险。采用连续肠内营养输注方式,必要时可使用胃肠动力药。喂养时床头抬高 30°~45°,如患者出现腹泻、腹胀、呕吐时应积极寻找病因。可配合穴位针灸、肠道运动药物、保留灌肠、加强患者早期自主运动等方法促进肠道蠕动,保持肠道通畅,避免便秘、胀气及腹泻。如果肠内营养不能实施,应尽快开始肠外营养,控制血糖在 8~10mmol/L。一旦肠内营养能部分实施,尽早实施肠内营养。肾移植术后应注意监测受者营养状况,受者术前营养状况较差、手术刺激及移植肾植入,易使机体再次出现应激反应,发生胰岛素抵抗等情况,而营养状况不良是影响受者术后恢复的主要因素之一。术后应常规监测血糖、血清白蛋白、前白蛋白、血红蛋白、转铁蛋白、血清铁等指标,强化营养支持治疗,必要时及时补充蛋白、应用铁剂等辅助药物。

7. 术后并发症的康复治疗

(1)骨缺血性坏死的康复治疗：肾移植早期，容易出现股骨头、膝关节、肩关节等部位缺血性坏死，严重影响患者的生活治疗，宜尽早行康复训练。高压氧治疗：患者进入氧舱后取坐位，面罩吸氧法，压力为0.1~0.15MPa（2.0~2.5ATA），吸氧 1h，每日 1 次；功能锻炼：进行踝关节活动，股四头肌、腘绳肌等长收缩，膝关节伸屈，行走训练等。

(2)糖尿病：肾移植患者常表现为隐性糖尿病，要及早检查、发现。有氧运动和抗阻训练可提升血糖控制能力、抗氧化应激、改善胰岛素抵抗、提高血管内皮功能。患者可根据身体情况选择步行、活动平板上步行、踏车运动、慢跑和有限度爬楼梯等活动。

8. 心理治疗　一般采用心理支持、疏导的治疗方法。心理干预可以心理疏导为主，由受过专业训练的人员进行，帮助患者减轻压力。应鼓励患者和家庭寻求其他途径的支持，如支持团体、与其他移植受者交谈、压力控制和放松等。对于有严重心理问题的患者，可转介至心理咨询师或精神医师处，进行专业指导。

9. 中医治疗　对本病有一定的治疗效果，具体用药应由有资质的中医师指导，按照个体化原则，辨证论治。常用药有黄芪、白术、茯苓、泽泻、薏苡仁、山药、山茱萸、菟丝子、牛膝、丹参、桂枝、白茅根等。肾功能延迟恢复患者，配合中医治疗，有助于移植肾功能的恢复，减少并发症的发生。

五、健康教育及预后

(一) 健康教育

1. 移植术前宣教和准备　肾移植不仅是医疗团队高度重视的诊疗过程，也是受者家庭的重大决定。完善的移植术前准备和充分的医患沟通交流，对术后受者及家属配合实施 ERAS 意义重大。大部分肾移植受者术前对移植充满美好的期望，同时也夹杂着对移植手术能否成功、术后并发症与移植肾生存时间的担忧。因此，多种形式的个体化宣教是肾移植 ERAS 流程的重要环节，能够解除受者疑虑，缓解焦虑情绪，从而配合各项围手术期诊疗措施，促进移植术后快速康复。

患者入院后即安排多媒体宣教方式，多维度、形象化向患者介绍了疾病、诊疗及手术等情况，进行讲解有关术前和术后的康复评估与治疗措施，宣教进行相关的功能评估，包括心功能、肺功能、躯体功能、营养、心理、睡眠和生活质量，并根据评估结果判断术前是否存在部分功能减退，移植术前制订针对性的介入方案并进行干预，改善等待期疲劳与健康状况，提高移植术前功能水平，预防或减轻术后相应并发症。从而提升了患者及家属依从性，消除了手术焦虑和恐惧，有利于改善患者疼痛耐受，为术后早期康复增强了信心。

2. 移植术后　患者健康教育肾移植受者术后出院的基本标准为：无需静脉用药，恢复固体饮食，自由活动；伤口愈合佳；移植肾功能稳定，无需血液透析或腹膜透析；免疫抑制剂血药浓度适中，无排斥反应、感染等并发症发生。由于移植肾代替了病肾，体内各项指标逐渐趋于正常，部分患者易引起盲目的乐观，忽视康复期应注意的问题。应时刻提醒患者，手术的成功只是重要的一步，以后还要坚持服药；注意监测各项指标，如体温、血压、尿量、体重等，并做好记录，保持良好的生活习惯。

肾移植 ERAS 应加强受者出院后随访和监测，制订出院宣教流程，通过电话、短信或门诊指导受者；对可能存在的并发症有所预料和警惕。教育患者按时服药的重要性。肾移植后，抗排斥及保持良好的肾功能是靠药物维持的，要让患者特别是家属认识到这一点，不能因为经济困难而减少药物用量。争取亲属与社会的支持，为患者遵遗嘱服药提供保障。对因工作忙，迟服、漏服药的患者由家属及时提醒。

由于术后要长期使用免疫抑制剂，对于家庭经济状况不好的患者，价格高昂的免疫抑制剂往往使患者承受不起而产生忧郁情绪，再者担心移植肾排斥，产生过分紧张、恐惧心理，必须对患者进行耐心细致的心理疏导；同时，要做好家属的工作，不在患者面前提患者难以承受的问题，让家属认识到患者心理的重要性,动员亲友和社会的帮助,医生要为患者用价格和疗效合理的药品使患者得到更好的关爱,从而增强战胜疾病的信心,顺利度过康复期。

由于大量免疫抑制剂及细胞毒性药物的应用,患者抵抗力较差,易诱发感染,特别对刚出院的患者,身体还比较虚弱,出院后环境改变,亲朋好友的探视都可能增加很多感染的机会。因此,必须加强对患者的保护,居室要经常保持卫生,通风换气,每天用84消毒液擦拭地面及物体表面2~3次,紫外线每8h照射1次。患者不去人口密集的地方,不与传染病患者接触。改掉不良的生活习惯,饮食起居有规律,每日适当增加饮水量,保持尿量在2 000~3 000mL。

肾移植术后3个月复查1次,如出现术后移植肾排斥,发热原因不明;肾区突然胀痛或触及包块,尿路感染反复发作,肾功能异常变化,如尿少、高血压、蛋白尿,应随时去医院就诊。建立"绿色通道",满足受者因并发症再次入院的需求。设立由医护人员共同参与的肾移植随访管理小组,全程延续式管理,减少因药物、感染及意外事件引起恐惧等因素造成患者再次入院。

（二）预后

随着医学技术的不断发展进步,一般情况下肾移植患者移植后的生存率和生存期是相当令人满意的。但如果处理不当,仍有可能有意外情况发生。在生理功能方面,患者可因排斥反应再次肾移植、多脏器功能衰竭、出血、脑病、血管阻塞、心力衰竭,甚至死亡。在心理功能方面,患者可有不同程度的焦虑、抑郁甚至绝望等心理障碍。在社会功能方面,患者ADL能力及其相关活动明显受限,劳动能力下降或丧失,从而导致患者生活质量严重下降。早期、规范、针对性的康复治疗可以有效改善肾移植术后患者的生理功能、心理功能、社会功能,提高生活质量,使其能够早日重返家庭、回归社会。

（蔡　庆　陈　曦）

附录 1

国际功能、残疾和健康分类康复组合（ICF-RS）评定标准

附表 1 简易智力测试量表

该量表测试受访者的认知功能状态，简易智力测试量表（abbreviated mental test，AMT）≥ 6 分才能进入后续测评。其中，第 1 题，受访者回答的年龄在其年龄 +/–5 岁，均为正确；第 2 题，受访者回答当时具体时间或只回答上午 / 下午、夜晚，均为正确；第 3 题，受访者回答的年份在实际年份 +/–1 年，均为正确；第 9 题，受访者必须由 20 倒数至 1 并完全正确，才能记 1 分。

条目	对	错
1. 请问您今年多少岁？（+/–5 岁）	1	0
2. 请问现在是什么时间？ * 现在请您记住"上海街 42 号"一会我还要请您复述	1	0
3. 今年是二零二几年？（或今年是什么生肖年）	1	0
4. 这里是什么地方？	1	0
5. 试认出任意两人（医生、护士或其他人）	1	0
6. 您什么时候的生日？（准确到月和日）	1	0
7. 中秋节（或端午节）是农历几月几日？	1	0
8. 现任国家主席或广东省省长是谁？	1	0
9. 试由 20 倒数至 1	1	0
10. 现在请您复述我刚才让您记住的地址	1	0
总分		

注：* 提示该问题会再次出现。

附表 2 ICF 康复组合（ICF-RS）评定表

姓名：	性别：□男 □女	年龄：　　　岁
病程：	诊断：	测评时间：　年　月　日

ICF 康复组合评定表每个类目的答案选项涵义参考如下：

0：正常； 1：轻度损伤； 2：中度损伤； 3：重度损伤； 4：完全损伤；

8：未特指（信息不全，不能评价功能障碍等级）； 9：不适用（条目不适用）

维度1 身体功能

1. 类目 b130 能量和驱力功能

在过去两个星期里,您觉得您的精力充沛吗?

□ 0:所有时间都精力充沛; □ 1:绝大多数时间精力充沛;

□ 2:一半以上时间精力充沛; □ 3:一半及以下时间精力充沛;

□ 4:所有时间精力都不充沛;

□ 8:未特指; □ 9:不适用

2. 类目 b134 睡眠功能

在过去两个星期里,您存在睡眠问题吗? (在0~10中标出)

(注:需要综合考虑以下3方面因素:a. 睡眠时间;b. 睡眠质量;c. 因睡眠问题对生活、工作、学习造成的困扰)

0 1 2 3 4 5 6 7 8 9 10
完全没有问题 ————————————→ 完全有问题

□ 0:上述 NRS 评分为0分; □ 1:上述 NRS 评分为1~2分;

□ 2:上述 NRS 评分为3~5分; □ 3:上述 NRS 评分为6~9分;

□ 4:上述 NRS 评分为10分;

□ 8:未特指; □ 9:不适用

3. 类目 b152 情感功能

在过去两个星期里,请您综合评价自己产生、控制和调节情感的能力? (在0~10中标出)

(注:可否产生恰当的情感,是否存在情感倒错,可否控制、调节情绪;情绪是否稳定)

0 1 2 3 4 5 6 7 8 9 10
完全没有问题 ————————————→ 完全有问题

□ 0:上述 NRS 评分为0分; □ 1:上述 NRS 评分为1~2分;

□ 2:上述 NRS 评分为3~5分; □ 3:上述 NRS 评分为6~9分;

□ 4:上述 NRS 评分为10分;

□ 8:未特指; □ 9:不适用

4. 类目 b280 痛觉

在过去两个星期里,您身体各部位有无疼痛及疼痛程度如何? 请在下列评定标准0~10(NRS)的数字中标记出您对痛觉的一般感受。

0 1 2 3 4 5 6 7 8 9 10
完全没有问题 ————————————→ 完全有问题

□ 0:上述 NRS 评分为0分; □ 1:上述 NRS 评分为1~2分;

□ 2:上述 NRS 评分为3~5分; □ 3:上述 NRS 评分为6~9分;

□ 4:上述 NRS 评分为10分;

□ 8:未特指; □ 9:不适用

5. 类目 b620 排尿功能

在过去两个星期里,您有排尿问题吗? (请从3种排尿问题中选择一种患者最突出的排尿问题进行测评)

排尿次数增多
□ 0:正常;
□ 1:轻度,但不影响生活和睡眠;
□ 2:中度,稍微影响生活和睡眠;
□ 3:重度,生活频繁打断或睡眠中频繁起夜;
□ 4:极重度,严重影响工作生活或无法入睡;
□ 8:未特指; □ 9:不适用

尿潴留(膀胱内充满尿液不能正常排出)

☐ 0:正常; ☐ 1:轻度,但不影响生活;

☐ 2:中度,稍微影响生活; ☐ 3:重度,严重影响生活;

☐ 4:极重度,需要导尿;

☐ 8:未特指; ☐ 9:不适用

尿失禁

☐ 0:正常;

☐ 1:滴沥,弄湿内裤;

☐ 2:流尿,流少量尿液,可打湿外裤;

☐ 3:弄湿裤子,流中等量尿液,打湿外裤;

☐ 4:完全尿失禁,打湿外裤,甚至流到地上;

☐ 8:未特指; ☐ 9:不适用

6. 类目 b640 性功能

在过去两个星期里,您的性功能存在问题吗? (在 0~10 中标出)

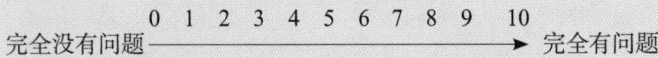

0 1 2 3 4 5 6 7 8 9 10
完全没有问题 ——————————➤ 完全有问题

☐ 0:上述 NRS 评分为 0 分; ☐ 1:上述 NRS 评分为 1~2 分;

☐ 2:上述 NRS 评分为 3~5 分; ☐ 3:上述 NRS 评分为 6~9 分;

☐ 4:上述 NRS 评分为 10 分;

☐ 8:未特指; ☐ 9:不适用

7. 类目 b455 运动耐受能力

在过去的两个星期里,您的运动耐受能力如何?
(注:使用矫形器和助行器等辅具不影响评判得分)

☐ 0:完成重度体力活动(如载物上坡行走、打篮球、踢足球、攀岩等);

☐ 1:能完成中度体力活动(如中等速度步行或跑步、跳舞、扛重物等);

☐ 2:能完成轻度体力活动(如慢走、打扫房间、划船等);

☐ 3:能完成极轻度体力活动(如坐、站、绘画、玩牌、打字等);

☐ 4:只能卧床;

☐ 8:未特指; ☐ 9:不适用

8. 类目 b710 关节活动能力

对患者活动受限关节部位划"√",然后在结果评判"☐"中选出相对应的选项。
(注:主动关节活动,一个部位只要有一个方向关节活动受限,则认为这个关节活动受限)

	肩	肘	腕	手	髋	膝	踝	足		肩	肘	腕	手	髋	膝	踝	足		颈	腰
左侧									右侧											

☐ 0:无关节活动受限; ☐ 1:1~4 个关节活动受限;

☐ 2:5~8 个关节活动受限; ☐ 3:9~17 个关节活动受限;

☐ 4:所有关节活动均受限;

☐ 8:未特指; ☐ 9:不适用

9. 类目 b730 肌肉力量功能

对患者肌肉力量小于 4 级的部位划"√",然后在结果评判"☐"中选出相对应的选项。
(注:以临床上最常用的 MMT 分级(0~5 级)中的 4 级,即能抗重力及阻力运动至测试姿位或维持此姿位,但仅能抗中等阻力为正常的最低标准)

	肩	肘	腕	手	髋	膝	踝	足		肩	肘	腕	手	髋	膝	踝	足		颈	腰
左侧									右侧											

□ 0: 无部位肌肉力量小于 4 级;   □ 1: 1~4 个部位肌肉力量小于 4 级;

□ 2: 5~8 个部位肌肉力量小于 4 级;   □ 3: 9~17 个部位肌肉力量小于 4 级;

□ 4: 所有肌肉力量均小于 4 级;

□ 8: 未特指;   □ 9: 不适用

问题 1: 请根据您的临床经验评价该患者维度 1——身体功能的整体功能水平属于下列哪个等级? (注: 本问题答案的等级划分是针对维度 1 的整体功能水平而言,请勿与单个类目的 0、1、2、3、4 等级相对应,请您在合适的选项前打"√")

□ 正常   □ 轻度   □ 中度   □ 重度

维度 2   活动功能

10. 类目 d410   改变身体基本姿势

从下列 7 种体位独立变换为其他身体姿势:①躺;②蹲;③跪;④坐;⑤站起;⑥弯腰;⑦移动身体重心。(注: 可以借助工具及扶助其他物体)

□ 0: 能独立完成 7 种;   □ 1: 能独立完成 6 种;

□ 2: 能独立完成 4~5 种;   □ 3: 能独立完成 1~3 种;

□ 4: 无法完成;

□ 8: 未特指;   □ 9: 不适用

11. 类目 d415   保持一种身体姿势

独立保持下列 4 种身体姿势:①蹲;②跪;③坐;④站。(注: 可以借助工具及扶助其他物体)

□ 0: 能独立保持全部 4 种;   □ 1: 能独立保持其中 3 种;

□ 2: 能独立保持其中 2 种;   □ 3: 能独立保持其中 1 种;

□ 4: 不能保持;

□ 8: 未特指;   □ 9: 不适用

12. 类目 d420   移动自身

过去的两个星期里,您能否完成移动自身的活动? (注: 包含从一处表面移至另一表面,如椅 / 床、轮椅 / 坐便器之间的转移等)

□ 0: 可自行移动自身,并无需别人从旁监督、提示或协助;

□ 1: 除了在准备或收拾时需要协助,被评定者可以自行移动自身;或过程中需有人从旁监督或提示,以确保安全;

□ 2: 参与大部分活动,但一半以下的过程中仍需别人提供协助才能完成整项活动;

□ 3: 某种程度上能参与,但在一半或以上活动过程中都需别人提供协助才能完成;

□ 4: 完全依赖或需要两人从旁边协助或要使用移动器具来帮助转移;

□ 8: 未特指;   □ 9: 不适用

13. 类目 d450   步行

从被评定者站立开始,在平地步行 10m(注: 被评定者在有需要时可戴上及除下支具或义肢,并能适当地使用助行器)

□ 0: 自己步行 10m,无需其他人从旁监督、提示或协助;

□ 1: 可自己步行一段距离,但不能完成 10m,或过程中需要有人从旁监督提示,以确保安全;

□ 2: 能参与大部分步行活动,但在一半以下的过程中仍需要别人提供协助才能完成整项活动;

□ 3: 某种程度上能参与步行,但在一半或以上的活动过程中都需要别人提供协助才能完成;

□ 4: 完全不能步行;

□ 8: 未特指;   □ 9: 不适用

14. 类目 d465　利用设备到处移动

在过去两个星期里,您能否利用移动设备将自身从一处移动到另外一处?

□ 0:可完全独立操控移动设备辅助自身从一处移动到另一处,不需要他人从旁监督、提示或协助;

□ 1:可操控移动设备辅助自身从一处移动到另一处,但在准备及收拾时仍需协助;或过程中需有人从旁边监督或提示,以确保安全;

□ 2:能参与大部分活动,但一半以下过程中仍需别人提供协助才能完成整项活动;

□ 3:能参与部分活动,其中一半或以上的活动过程中都需别人提供协助才能完成;

□ 4:完全不能操控辅助移动的设备;

□ 8:未特指;　　□ 9:不适用

15. 类目 d455　到处移动

独立完成下列 5 种移动方式:①爬行;②攀登;③奔跑;④跳跃;⑤游泳。

□ 0:能完成 4~5 种移动方式;　　□ 1:能完成 3 种移动方式;

□ 2:能完成 2 种移动方式;　　□ 3:能完成 1 种移动方式;

□ 4:不能完成任何一种移动方式;

□ 8:未特指;　　□ 9:不适用

16. 类目 d510　盥洗自身

在过去的两个星期里,您能否完成清洗并擦干身体各部位? (注:清洁、冲洗及擦干由头至脚的部位,包括洗脸、洗手、洗头、洗澡等,并擦干)

□ 0:可用任何适当的方法自行洗澡,而无需别人在场监督、提示或协助;

□ 1:除了在准备和收拾时需要协助,被评定者可以洗澡;或过程中需有人从旁监督或提示,以保证安全;

□ 2:能参与大部分活动,但一半以下过程中仍需别人提供协助才能完成整项活动;

□ 3:某种程度上能参与,但在一半或以上活动过程中都需别人提供协助才能完成;

□ 4:完全依赖别人完成洗澡;

□ 8:未特指;　　□ 9:不适用

17. 类目 d520　护理身体各部

在过去的两个星期里,您能否完成身体各部位的护理? (注:护理身体各部包括梳头、保持口腔清洁(包括假牙)、擦护肤品、剃须及化妆等)

□ 0:不需别人监督、提示或协助,男性可自行剃须,而女性则可自行化妆及梳头;

□ 1:除准备和收拾需要协助,可自行护理身体各部;或过程中需有人监督或提示以保证安全;

□ 2:能参与大部分的活动,但在一半以下的过程中仍需别人提供协助才能完成;

□ 3:某种程度上能参与,但在整个活动的过程中都需要别人提供协助才能完成;

□ 4:完全依赖别人处理个人卫生;

□ 8:未特指;　　□ 9:不适用

18. 类目 d530　如厕

在过去的两个星期里,您能否完成如厕及事后的清洁? (注:包括在厕盆上坐下及站起,脱下及穿上裤子,防止弄脏衣物及附近环境,使用厕纸和用后冲厕)

□ 0:可用任何适当的方法自行如厕,而无需别人在场监督、提示或协助;

□ 1:除了在准备和收拾时需要协助,可以自行如厕;或过程中需有人监督或提示以保证安全;

□ 2:能参与大部分的活动,但在一半以下的过程中仍需要别人提供协助才能完成;

□ 3:某种程度上能参与,但在一半或以上活动过程中都需别人提供协助才能完成;

□ 4:完全依赖别人协助如厕;

□ 8:未特指;　　□ 9:不适用

19. 类目 d540　穿着

在过去的两个星期里,您能否根据气候和环境选择衣物和鞋袜,并以适当的方式穿上、脱下衣物?

☐ 0:自行穿衣,不需要别人在场监督、提示或协助;

☐ 1:除了在准备和收拾时需要协助,可以自行穿衣;或过程中需有人监督或提示以保证安全;

☐ 2:参与大部分的活动,但一半以下过程中仍需别人提供协助才能完成整项活动;

☐ 3:某种程度上能参与,但在一半或以上活动过程中都需别人提供协助才能完成;

☐ 4:完全依赖别人协助穿衣;

☐ 8:未特指;　　☐ 9:不适用

20. 类目 d550　进食

在过去的两个星期里,您能否完成进食? (注:过程包括咀嚼及吞咽)

☐ 0:可自行进食,而无需别人在场监督、提示或协助;

☐ 1:除了在准备或收拾时需要协助,被评定者可以自行进食;或过程中需有人监督或提示以保证安全;

☐ 2:能运用餐具,通常是勺子或筷子,但一半以下的过程中仍需别人提供协助;

☐ 3:某种程度能运用餐具,通常是勺子或筷子,但在一半或以上的活动过程中都需别人协助;

☐ 4:完全依赖别人协助进食;

☐ 8:未特指;　　☐ 9:不适用

21. 类目 d640　做家务

在过去两个星期里,您能独立完成以下 6 项家务劳动吗? ①清洗、晾晒衣物;②清洁烹饪区和餐具;③清洁生活区;④使用家用电器;⑤储存日用品;⑥处理垃圾。

☐ 0:完成全部 6 项;　☐ 1:完成 5 项;　　　☐ 2:完成 4 项;

☐ 3:完成 1~3 项;　　☐ 4:无法独立完成 1 项;

☐ 8:未特指;　　　　☐ 9:不适用

22. 类目 d570　照顾个人的健康

在过去两个星期里,请问您能照顾好自己的饮食起居以保持身体健康吗? (注:照顾自己健康所从事的活动可举例:饮食、运动、自我保健、治疗等)

☐ 0:能很好地独自照顾个人健康;

☐ 1:基本能独自照顾个人健康;

☐ 2:能照顾个人健康,但需要别人协助(一半以下帮助);

☐ 3:能照顾个人健康,但整个过程都需要在别人协助之下(一半及以上帮助);

☐ 4:完全无法照顾个人健康;

☐ 8:未特指;　　☐ 9:不适用

23. 类目 d240　控制应激和其他心理需求

请问在过去两个星期里,在面对压力或危机时,您能调整好心态处理压力或危机吗? (注:对被评定者过去两周面对的生活、工作压力或突发危机时的心理调控能力进行评估。如被评定者近两周未曾经历过突发危机,则主要评定其面对生活、工作压力时的心理调控能力)

☐ 0:所有时间都能调整好心态,处理压力和危机;

☐ 1:绝大多数时间能调整好心态,处理压力和危机;

☐ 2:一半以上时间能调整好心态,处理压力和危机;

☐ 3:一半以下时间能调整好心态,处理压力和危机;

☐ 4:所有时间都不能调整好心态处理压力和危机;

☐ 8:未特指;　　☐ 9:不适用

问题 2:请根据您的临床经验评价该患者维度 2——活动功能的整体功能水平属于下列哪个等级? (注:本问题答案的等级划分是针对维度 2 的整体功能水平而言,请勿与单个类目的 0、1、2、3、4 等级相对应,请您在合适的选项前打"√")

☐正常　☐轻度　☐中度　☐重度

维度 3　参与功能

24. 类目 d230　进行日常事务

在过去两个星期里,您能安排每天的日常事务并按计划完成吗?

- □ 0:可计划、安排并独立完成;
- □ 1:可计划、安排并独立完成,但动作、反应迟缓;
- □ 2:可计划、安排并完成,但需要他人监督或一定程度的辅助(一半以下的帮助);
- □ 3:可计划、安排并完成,但需要他人持续的监督和很大程度的辅助(一半及以上的帮助);
- □ 4:完全依赖他人;
- □ 8:未特指;　　□ 9:不适用

25. 类目 d770　亲密关系

在过去两个星期里,您能恰当地处理夫妻 / 情侣关系吗?

- □ 0:无功能障碍;　　□ 1:轻度功能障碍;　　□ 2:中度功能障碍;
- □ 3:重度功能障碍;　　□ 4:极重度功能障碍;
- □ 8:未特指;　　□ 9:不适用

26. 类目 d470　利用交通工具

请问在过去两个星期里,您如果作为乘客,可以使用交通工具(车、船、飞机等)吗?

- □ 0:能够独自利用全部公共交通工具(例如公共汽车、出租车、地铁、高铁、船、飞机等);
- □ 1:能够独自利用至少 1 种交通工具(例如公共汽车、出租车、地铁、高铁、船、飞机等);
- □ 2:能够利用交通工具,但需要别人协助(一半以下帮助);
- □ 3:能够利用交通工具,但整个过程都需要在别人协助之下(一半及以上帮助);
- □ 4:无法利用交通工具;　　□ 8:未特指;　　□ 9:不适用

27. 类目 d660　帮助别人

在过去的两个星期里,请问您帮助他人(学习、交流、生活、活动等)的能力如何?

- □ 0:对别人有极大帮助;　　□ 1:对别人有较大帮助;
- □ 2:对别人有中等程度帮助;　　□ 3:对别人有少量帮助;
- □ 4:对别人有没有帮助;
- □ 8:未特指;　　□ 9:不适用

28. 类目 d710　基本的人际交往

在过去的两个星期内,请问您的人际交往能力如何?　(注:评定者在与受访者的接触过程中,根据受访者的积极性、恰当性、语言组织能力、表达能力做出判断)

- □ 0:人际交往极好;　　□ 1:人际交往好;　　□ 2:人际交往一般;
- □ 3:人际交往差;　　□ 4:人际交往极差;
- □ 8:未特指;　　□ 9:不适用

29. 类目 d850　有报酬的就业

在过去两个星期里,您的就业受身体功能状况的影响程度如何?

- □ 0:无影响;　　□ 1:轻度影响;　　□ 2:中度影响;
- □ 3:重度影响;　　□ 4:极重度影响;
- □ 8:未特指;　　□ 9:不适用

30. 类目 d920　娱乐和休闲

在过去两个星期里,您参加日常的娱乐和休闲活动受身体健康状况的影响程度?

- □ 0:无影响;　　□ 1:轻度影响;　　□ 2:中度影响;
- □ 3:重度影响;　　□ 4:极重度影响。
- □ 8:未特指;　　□ 9:不适用

问题3:请根据您的临床经验评价该患者维度3——参与功能的整体功能水平属于下列哪个等级?（注:本问题答案的等级划分是针对维度3的整体功能水平而言,请勿与单个类目的0、1、2、3、4等级相对应,请您在合适的选项前打"√"）

□正常　□轻度　□中度　□重度

感谢您对上述问题的回答,下面请您对患者整体功能状况及配合度做出评价。

1. 请根据您的临床经验评价该患者整体功能水平属于下列哪个等级?（注:本问题答案的等级划分是针对患者整体功能水平而言,请勿与单个类目的0、1、2、3、4等级相对应,请您在合适的选项前打"√"）

□正常　□轻度　□中度　□重度

2. 您觉得该患者配合度如何?

□非常不配合　□不太配合　□一般　□配合　□非常配合

附录 2

Berg 平衡量表（BBS）

检查项目	完成情况	评分
1. 由坐到站	不用手扶持独立稳定地站起	4
	用手扶持独立站起	3
	经过几次努力用手扶持站起	2
	需要较少的帮助站起	1
	需要中度或最大的帮助站起	0
2. 独立站立	安全站立 2min	4
	监护下站立 2min	3
	无扶持下站立 30s	2
	经过几次努力无扶持站立 30s	1
	无扶持不能站立 30s	0
3. 无靠背独立坐，双足着地	安全坐 2min	4
	监护下坐 2min	3
	坐 30s	2
	坐 10s	1
	没有支撑不能坐 10s	0
4. 从站立位坐下	少量用手帮助安全地坐下	4
	用手帮助控制身体下降	3
	后方的腿靠着椅子控制身体下降	2
	独立地坐但不能控制身体下降	1
	扶持下坐	0
5. 转移	少量用手帮助下安全转移	4
	大量用手帮助下安全转移	3
	口头提示或监护下转移	2
	需要一人帮助下转移	1
	需要二人帮助下转移	0
6. 无支持闭目站立	安全站立 10s	4
	监护下站立 10s	3
	站立 3s	2
	站立稳定但闭眼不超过 3s	1
	需要帮助以防摔倒	0

检查项目	完成情况	评分
7. 双脚并拢与支持站立	自己并拢双脚安全站立 1min	4
	自己并拢双脚监护下站立 1min	3
	自己并拢双脚站立不超过 30s	2
	帮助下并拢双脚站立 15s	1
	帮助下并拢双脚站立不超过 15s	0
8. 站立位时上肢向前伸展并向前移动	向前伸超过 25cm	4
	向前伸超过 12.5cm	3
	向前伸超过 5cm	2
	监护下向前伸手	1
	尝试向前伸手时失去平衡	0
9. 站立位时从地面捡起东西	轻松安全地捡起物体	4
	监护下捡起物体	3
	离物体 3~5cm 不能捡起物体但能独自保持平衡	2
	不能捡起物体,尝试时需要监护	1
	不能尝试或需要帮助维持平衡以防摔倒	0
10. 站立位转身向后看	看到双侧后方,重心转移良好	4
	看到一侧后方,另一侧缺乏重心转移	3
	只能轻微侧身,可维持平衡	2
	监护下尝试侧身	1
	帮助下尝试侧身	0
11. 转身 360°	安全地 360° 转身:4s 内转两个方向	4
	安全地 360° 转身:4s 内转一个方向	3
	安全地 360° 转身:但速度较慢	2
	口头提示或监护下转身	1
	帮助下转身	0
12. 无支持站立时将一只脚放在台阶或凳子上	独立安全地站立,20s 内完成 8 步	4
	独立站立,超过 20s 完成 8 步	3
	没有监护下完成 4 步	2
	少量帮助下完成 2 步或以上	1
	帮助下以防摔倒或不能尝试	0
13. 双足前后站立	双脚一前一后独立保持 30s	4
	一只脚在另一只脚稍前方独立保持 30s	3
	更小的步长独立保持 30s	2
	帮助下迈步时保持 15s	1
	站立或迈步时失去平衡	0

检查项目	完成情况	评分
14. 单足站立	单独单脚站立超过 10s	4
	单独单脚站立 5~10s	3
	单独单脚站立 3s 或以上	2
	尝试抬腿不能保持 3s 但能独立站立	1
	不能尝试或帮助下防止摔倒	0

附录 3

90 项症状自评量表（SCL-90）

指导语：以下列出了有些人可能会有的问题，请仔细地阅读每一条，然后根据最近 1 星期以内下述情况影响您的实际感觉，在每个问题后标明该题的程度得分。其中，"没有"选 1，"很轻"选 2，"中等"选 3，"偏重"选 4，"严重"选 5。

题目	程度得分
1. 头痛	1-2-3-4-5
2. 神经过敏，心中不踏实	1-2-3-4-5
3. 头脑中有不必要的想法或字句盘旋	1-2-3-4-5
4. 头昏或昏倒	1-2-3-4-5
5. 对异性的兴趣减退	1-2-3-4-5
6. 对旁人责备求全	1-2-3-4-5
7. 感到别人能控制您的思想	1-2-3-4-5
8. 责怪别人制造麻烦	1-2-3-4-5
9. 忘性大	1-2-3-4-5
10. 担心自己的衣饰整齐及仪态的端正	1-2-3-4-5
11. 容易烦恼和激动	1-2-3-4-5
12. 胸痛	1-2-3-4-5
13. 害怕空旷的场所或街道	1-2-3-4-5
14. 感到自己的精力下降，活动减慢	1-2-3-4-5
15. 想结束自己的生命	1-2-3-4-5
16. 听到旁人听不到的声音	1-2-3-4-5
17. 发抖	1-2-3-4-5
18. 感到大多数人都不可信任	1-2-3-4-5
19. 胃口不好	1-2-3-4-5
20. 容易哭泣	1-2-3-4-5
21. 同异性相处时感到害羞不自在	1-2-3-4-5
22. 感到受骗，中了圈套或有人想抓住您	1-2-3-4-5
23. 无缘无故地突然感到害怕	1-2-3-4-5
24. 自己不能控制地大发脾气	1-2-3-4-5
25. 怕单独出门	1-2-3-4-5
26. 经常责怪自己	1-2-3-4-5
27. 腰痛	1-2-3-4-5
28. 感到难以完成任务	1-2-3-4-5

题目	程度得分
29. 感到孤独	1-2-3-4-5
30. 感到苦闷	1-2-3-4-5
31. 过分担忧	1-2-3-4-5
32. 对事物不感兴趣	1-2-3-4-5
33. 感到害怕	1-2-3-4-5
34. 您的感情容易受到伤害	1-2-3-4-5
35. 旁人能知道您的私下想法	1-2-3-4-5
36. 感到别人不理解您,不同情您	1-2-3-4-5
37. 感到人们对您不友好,不喜欢您	1-2-3-4-5
38. 做事必须做得很慢以保证做得正确	1-2-3-4-5
39. 心跳得很厉害	1-2-3-4-5
40. 恶心或胃部不舒服	1-2-3-4-5
41. 感到比不上他人	1-2-3-4-5
42. 肌肉酸痛	1-2-3-4-5
43. 感到有人在监视您、谈论您	1-2-3-4-5
44. 难以入睡	1-2-3-4-5
45. 做事必须反复检查	1-2-3-4-5
46. 难以做出决定	1-2-3-4-5
47. 怕乘电车、公共汽车、地铁或火车	1-2-3-4-5
48. 呼吸有困难	1-2-3-4-5
49. 一阵阵发冷或发热	1-2-3-4-5
50. 因为感到害怕而避开某些东西、场合或活动	1-2-3-4-5
51. 脑子变空了	1-2-3-4-5
52. 身体发麻或刺痛	1-2-3-4-5
53. 喉咙有梗塞感	1-2-3-4-5
54. 感到前途没有希望	1-2-3-4-5
55. 不能集中注意	1-2-3-4-5
56. 感到身体的某一部分软弱无力	1-2-3-4-5
57. 感到紧张或容易紧张	1-2-3-4-5
58. 感到手或脚发重	1-2-3-4-5
59. 想到死亡的事	1-2-3-4-5
60. 吃得太多	1-2-3-4-5
61. 当别人看着您或谈论您时感到不自在	1-2-3-4-5
62. 有一些不属于您自己的想法	1-2-3-4-5
63. 有想打人或伤害他人的冲动	1-2-3-4-5
64. 醒得太早	1-2-3-4-5

题目	程度得分
65. 必须反复洗手、点数目或触摸某些东西	1-2-3-4-5
66. 睡得不稳不深	1-2-3-4-5
67. 有想摔坏或破坏东西的冲动	1-2-3-4-5
68. 有一些别人没有的想法或念头	1-2-3-4-5
69. 感到对别人神经过敏	1-2-3-4-5
70. 在商店或电影院等人多的地方感到不自在	1-2-3-4-5
71. 感到任何事情都很困难	1-2-3-4-5
72. 一阵阵恐惧或惊恐	1-2-3-4-5
73. 感到在公共场合吃东西很不舒服	1-2-3-4-5
74. 经常与人争论	1-2-3-4-5
75. 单独一个人时神经很紧张	1-2-3-4-5
76. 别人对您的成绩没有作出恰当的评价	1-2-3-4-5
77. 即使和别人在一起也感到孤单	1-2-3-4-5
78. 感到坐立不安心神不定	1-2-3-4-5
79. 感到自己没有什么价值	1-2-3-4-5
80. 感到熟悉的东西变成陌生或不像是真的	1-2-3-4-5
81. 大叫或摔东西	1-2-3-4-5
82. 害怕会在公共场合昏倒	1-2-3-4-5
83. 感到别人想占您的便宜	1-2-3-4-5
84. 为一些有关性的想法而很苦恼	1-2-3-4-5
85. 您认为应该因为自己的过错而受到惩罚	1-2-3-4-5
86. 感到要很快把事情做完	1-2-3-4-5
87. 感到自己的身体有严重问题	1-2-3-4-5
88. 从未感到和其他人很亲近	1-2-3-4-5
89. 感到自己有罪	1-2-3-4-5
90. 感到自己的脑子有毛病	1-2-3-4-5

附录 4

改良 Barthel 指数（MBI）

项目	分类和评分
1. 大便	0= 失禁或昏迷
	5= 偶尔控制（每周<1 次）
	10= 能控制
2. 小便	0= 失禁或昏迷或需由他人导尿
	5= 偶尔控制（每 24h<1 次，每周>1 次）
	10= 能控制
3. 修饰	0= 需帮助
	5= 独立洗脸、梳头、刷牙、剃须
4. 如厕	0= 依赖别人
	5= 需部分帮助
	10= 自理（能去厕所，无他人辅助能解衣或完成便后处理）
5. 吃饭	0= 依赖
	5= 需部分帮助（切面包、抹黄油、夹菜、盛饭）
	10= 全面自理（能进食各种食物，但不包括取饭、做饭）
6. 转移（床椅转换）	0= 完全依赖他人，不能坐
	5= 需大量帮助（2 人），能坐
	10= 需少量帮助（1 人）或指导
	15= 自理
7. 活动（步行）	0= 不能动
	5= 在轮椅上独立行动 45m 以上，能拐弯
	10= 需 1 人帮助步行（体力和语言指导）
	15= 独自步行（可用辅助器，在家及其附近走 45m）
8. 穿衣	0= 依赖
	5= 需一半帮助
	10= 自理（自己系、开纽扣，关、开拉锁和穿鞋）
9. 上楼梯	0= 不能
	10= 自理（用手杖等辅助具为能独立）
10. 洗澡	0= 依赖
	5= 自理（无指导能进出浴池并自理洗澡）

注：改良 Barthel 指数（MBI）总分 100 分。ADL 损害严重程度：0~20 分，完全残疾，生活完全依赖；20~40 分，重度功能障碍，生活依赖明显；40~60 分，中度功能障碍，生活需要帮助；≥ 60 分，生活基本自理；100 分，ADL 完全自理。

附录 5

社会功能缺陷筛选量表（SDSS）

SDSS 包括 10 个项目，均为对患者最近 1 个月内的情况调查，采用 0、1、2 三级评分法。具体内容及评分细则如下。

1. 职业和工作　指能力、质量和效率，遵守纪律和规章制度，完成生产任务在工作中与他人合作等

0 级：无异常，或仅有不引起抱怨或问题的小事

1 级：确有功能缺陷，水平明显下降，出现问题或需要减轻工作

2 级：功能严重缺陷，无法工作，或在工作中发生严重问题，或可能已被处分

2. 婚姻职能　仅评已婚者，指夫妻间相互交流，共同处理家务，对对方负责，互相支持、鼓励和爱护

0 级：无异常，或仅有不引起抱怨或问题的小事

1 级：确有功能缺陷，有争吵，不交流、不支持，逃避责任

2 级：功能严重缺陷，经常争吵，完全不理对方，或夫妻关系濒于破裂

3. 父母职能　仅评有子女者，指对子女的生活照顾，情感交流，共同活动，以及关心子女的健康和成长

0 级：无异常，或仅有不引起抱怨或问题的小事

1 级：确有功能缺陷，对子女不关心或缺乏兴趣

2 级：功能严重缺陷，根本不负责任，或不得不由别人替他照顾孩子

4. 社会性退缩　指主动回避与他人交往

0 级：无异常，或非常轻微异常

1 级：确有回避他人情况，经说明仍可克服

2 级：严重退缩，说服无效

5. 家庭外的社会活动　指和其他家庭及社会的接触和活动，以及参加集体活动的情况

0 级：无异常，或仅轻微异常

1 级：不参加某些应该且可参加的社会活动

2 级：不参加任何活动

6. 家庭内的活动过少　指在家庭中不干事，也不与人说话的情况

0 级：无，或很偶然地出现上述情况

1 级：多数日子至少每天有 2h 什么也不干

2 级：几乎整天什么都不干

7. 家庭职能　指日常家庭活动中应起的作用，如分担家务、参加家庭娱乐、讨论家庭事务等

0 分：无功能缺陷，或很轻微

1 分：确有功能缺陷，不履行家庭义务，较少参加家庭活动

2 分：功能严重缺陷，几乎不参加家庭活动，不理家人

8. 个人生活自理　指保持个人身体衣饰、住处的整洁，自行上厕所和进食等

0 分：无异常，或很轻微异常

1 分：确有功能缺陷，生活自理差

2 分:功能严重缺陷,生活不能自理,影响自己和他人

9. 对外界的兴趣和关心　了解和关心单位、周围、当地和全国的重要消息和新闻

0 分:无异常,或很轻微异常

1 分:不大关心

2 分:完全不关心

10. 责任心和计划　关心本人及家庭成员的进步,努力完成任务,发展新的兴趣或计划

0 分:无异常,或很轻微异常

1 分:对进步和未来不关心

2 分:完全不关心进步和未来,没有主动性,对未来不考虑

附录 6

健康状况调查问卷 SF-36（中文版）

下面的问题是询问您对自己健康状况的看法、您的感觉如何以及您进行日常活动的能力如何：如果您没有把握如何回答问题，尽量做一个最好的答案，并在第 10 个问题之后的空白处写上您的建议。请打一个钩。

1. 总体来讲，您的健康状况是

非常好 □ 　　　很好 □ 　　　好 □ 　　　一般 □ 　　　差 □

2. 跟 1 年前相比，您觉得您现在的健康状况是

比 1 年前好多了 □ 　　　比 1 年前好一些 □

和 1 年前差不多 □ 　　　比 1 年前差一些 □ 　　　比 1 年前差多了 □

健康和日常活动

3. 以下这些问题都与日常活动有关。您的健康状况是否限制了这些活动，如果有限制，程度如何？

	有很多限制	有一点限制	根本没限制
(1)重体力活动（如跑步\举重物、激烈运动等）	□	□	□
(2)适度活动（如移动桌子、扫地、做操等）	□	□	□
(3)手提日杂用品（如买菜、购物等）	□	□	□
(4)上几层楼梯	□	□	□
(5)上一层楼梯	□	□	□
(6)弯腰、屈膝、下蹲	□	□	□
(7)步行 1 500m 左右的路程	□	□	□
(8)步行 800m 左右的路程	□	□	□
(9)步行约 100m 的路程	□	□	□
(10)自己洗澡、穿衣	□	□	□

4. 在过去 4 个星期里，您的工作和日常活动有没有因为身体健康的原因而出现以下这些问题？（每个问题都回答有或没有）

	有	没有
(1)减少了工作或其他活动的时间	□	□
(2)本来想要做的事情只能完成一部分	□	□
(3)想要做的工作或活动的种类受到限制	□	□
(4)完成工作或其他活动有困难（比如，需要额外的努力）	□	□

5. 在过去 4 个星期里，您的工作和日常活动有没有因为情绪（如感到消沉或者忧虑）而出现以下问题？（每个问题都回答有或没有）

	有	没有
(1)减少了工作或其他活动的时间	□	□
(2)本来想要做的事情只能完成一部分	□	□

(3)做工作或其他活动不如平时仔细　□　　　　　□

6. 在过去的 4 个星期里,您的身体健康或情绪不好在多大程度上影响了您与家人朋友、邻居或集体的正常社交活动?

根本没有影响□　很少有影响□　有中度影响□　有较大影响□　有极大影响□

7. 在过 4 个星期里,您有身体上的疼痛吗?

根本没有疼痛 □　有很轻微疼痛 □　有轻微疼痛 □

有中度疼痛 □　有严重疼痛 □　有很严重疼痛 □

8. 在过去 4 个星期里,身体上的疼痛影响您的正常工作吗(包括上班工作和家务活动)?

根本没有影响□　有一点影响□　有中度影响□　有较大影响□　有极大影响□

您的感觉

9. 以下这些问题有关过去 1 个月里您的感觉如何以及您的情况如何(对每一条问题请勾出最接近您的感觉的那个答案)?

在过去 1 个月里持续的时间

	所有的时间	大部分时间	比较多时间	一部分时间	小部分时间	没有此感觉
(1)您觉得生活充实吗?	□	□	□	□	□	□
(2)您是一个精神紧张的人吗?	□	□	□	□	□	□
(3)您感到垂头丧气,什么事都不能使您振作起来吗?	□	□	□	□	□	□
(4)您觉得平静吗?	□	□	□	□	□	□
(5)您精力充沛吗?	□	□	□	□	□	□
(6)您的情绪低落吗?	□	□	□	□	□	□
(7)您觉得筋疲力尽吗?	□	□	□	□	□	□
(8)您是个快乐的人吗?	□	□	□	□	□	□
(9)您感觉疲劳吗?	□	□	□	□	□	□
(10)您的健康限制了您的社交活动(如走亲访友)吗?	□	□	□	□	□	□

总的健康情况

10. 请对下面的每一句话,选出最符合您情况的答案。

	绝对正确	大部分正确	不能肯定	大部分错误	绝对错误
(1)我好像比别人容易生病	□	□	□	□	□
(2)我跟我认识的人一样健康	□	□	□	□	□
(3)我认为我的健康状况在变坏	□	□	□	□	□
(4)我的健康状况非常好	□	□	□	□	□

您的批评或建议:

关于您:

姓名:

年龄:　　　岁

附录 7

简易精神状态检查量表（MMSE）

序号	项目	评分	
1	今年的年份	1	0
2	现在是什么季节	1	0
3	今天是几号	1	0
4	今天是星期几	1	0
5	现在是几月份	1	0
6	你现在在哪一省（市）	1	0
7	你现在在哪一县（区）	1	0
8	你现在在哪一乡（镇、街道）	1	0
9	你现在在哪一层楼上	1	0
10	这里是什么地方	1	0
11	复述：皮球	1	0
12	复述：国旗	1	0
13	复述：树木	1	0
14	100-7 等于多少	1	0
15	再减去 7 是多少	1	0
16	再减去 7 是多少	1	0
17	再减去 7 是多少	1	0
18	再减去 7 是多少	1	0
19	用右手拿纸	1	0
20	将纸对折	1	0
21	放在大腿上	1	0
22	复述：四十四只石狮子	1	0
23	辨认：铅笔	1	0
24	辨认：手表	1	0
25	说出一个完整的句子（包括主语、谓语、宾语）	1	0
26	回忆：皮球	1	0
27	回忆：国旗	1	0
28	回忆：树木	1	0
29	按图片：闭眼睛	1	0
30	按样作图	1	0

注：评分标准：满分 30 分，正确为 1 分。文盲 ≥17 分；小学 ≥20 分；初中及以上 ≥24 分。

附录 8

认知能力筛查量表（CCSE）

序号	检查内容	评分	
1	今天是星期几	1	0
2	今天是几号	1	0
3	现在是哪一月份	1	0
4	今年是哪一年	1	0
5	这儿是什么地方	1	0
6	请说出 872 这三个数字	1	0
7	请倒数刚才的数字	1	0
8	请说出 6371 这四个数字	1	0
9	请听清 649 三个数字，然后数 1~10，再重复说出 694	1	0
10	请听清 8143 四个数字，然后数 1~10，再重复说出 8143	1	0
11	从星期日倒数至星期一	1	0
12	9+3=	1	0
13	再加 6（12+6）=	1	0
14	18-5=？请记住这几个字，等一会我要问你："帽、汽车、树、26"	1	0
15	快的反面是慢，上的反面是什么	1	0
16	大的反面是什么，硬的反面是什么	1	0
17	桔子和香蕉属于水果类，红和蓝属于哪类	1	0
18	5 分和 2 分都是什么	1	0
19	我刚才要你记住的第一个字是什么（帽）	1	0
20	第二个字（汽车）	1	0
21	第三个字（树）	1	0
22	第四个字（26）	1	0
23	100-7=	1	0
24	再减 7=	1	0
25	再减 7=	1	0
26	再减 7=	1	0
27	再减 7=	1	0
28	再减 7=	1	0
29	再减 7=	1	0
30	再减 7=	1	0
总分			

注：满分 30 分；≤20 分可诊断痴呆。

抑郁自评量表(SDS)

抑郁自评量表(SDS)包含 20 个项目,分为 4 级评分,为保证调查结果的准确性,务请您仔细阅读以下内容,根据最近一个星期的情况如实回答。

填表说明:所有题目均共用答案,请在 A、B、C、D 下划 "√",每题限选一个答案。

自评题目	A. 没有或很少时间　B. 少部分时间　C. 相当多时间　D. 绝大部分时间或全部时间
1. 我觉得闷闷不乐,情绪低沉	
*2. 我觉得一天中早晨最好	
3. 我一阵阵哭出来或觉得想哭	
4. 我晚上睡眠不好	
*5. 我吃得跟平常一样多	
*6. 我与异性密切接触时和以往一样感到愉快	
7. 我发现我的体重在下降	
8. 我有便秘的苦恼	
9. 我心跳比平常快	
10. 我无缘无故地感到疲乏	
*11. 我的头脑跟平常一样清楚	
*12. 我觉得经常做的事情并没有困难	
13. 我觉得不安而平静不下来	
*14. 我对将来抱有希望	
15. 我比平常容易生气激动	
*16. 我觉得做出决定是容易的	
*17. 我觉得自己是个有用的人,有人需要我	
*18. 我的生活过得很有意思	
19. 我认为如果我死了,别人会生活得好些	
*20. 平常感兴趣的事我仍然照样感兴趣	

注:评分标准:正向计分题 A、B、C、D 按 1、2、3、4 分计;反向计分题(标注 * 的题目,题号:2、5、6、11、12、14、16、17、18、20)按 4、3、2、1 计分。总粗分的正常上限为 41 分,分值越低状态越好,总粗分乘以 1.25 取整数,即得标准分。我国以 SDS 标准分 ≥ 50 分为有抑郁症状,53~62 分者,为轻度抑郁;63~72 分者,为中度抑郁;72 分以上者为重度抑郁。

附录 10

焦虑自评量表(SAS)

焦虑自评量表(SAS)包含 20 个项目,分为 4 级评分,为保证调查结果的准确性,务请您仔细阅读以下内容,根据最近一个星期的情况如实回答。

填表说明:所有题目均共用答案,请在 A、B、C、D 下划√,每题限选一个答案。

	A. 没有或很少时间　少部分时间　C. 相当多时间　D. 绝大部分时间或全部时间
1. 我觉得比平时容易紧张或着急	
2. 我无缘无故地感到害怕	
3. 我容易心烦意乱或觉得惊慌	
4. 我觉得我可能要发疯	
*5. 我觉得一切都很好,也不会发生什么不幸	
6. 我手脚发抖、打颤	
7. 我因为头疼、颈痛和背痛而苦恼	
8. 我感觉容易衰弱和疲乏	
*9. 我觉得心平气和,并容易安静坐着	
10. 我觉得心跳得很快	
11. 我因为一阵头晕而苦恼	
12. 我有晕倒发作,或觉得要晕倒似的	
*13. 我吸气呼气都感到很容易	
14. 我的手脚麻木和刺痛	
15. 我因为胃痛和消化不良而苦恼	
16. 我常常要小便	
*17. 我的手脚常常是干燥温暖的	
18. 我脸红发热	
*19. 我容易入睡并一夜睡得很好	
20. 我做噩梦	

注:评分标准:正向计分题 A、B、C、D 按 1、2、3、4 分计;反向计分题(标注 * 的题目,题号:5、9、13、17、19)按 4、3、2、1 计分。总分乘以 1.25 取整数,即得标准分。低于 50 分者为正常,50~60 分者,为轻度焦虑;61~70 分者,为中度焦虑;70 分以上者为重度焦虑。

附录 11

Brunnstrom 六阶段评价法

阶段	上肢	手	下肢
I	无任何运动	无任何运动	无任何运动
II	出现联合反应和协同运动模式	仅有极细微的屈曲	仅有极少的随意运动
III	可随意引起协同运动	可有钩状抓握,但不能伸指	在坐和站立位上,有酸、膝、踝的协同性屈曲
IV	出现脱离协同运动的活动:①肩关节0°位,肘屈90°的情况下前臂可旋前,旋后;②在肘伸直的情况下,肩可前屈90°;③手背可触及腰骶部	能侧方捏及松开拇指,手指有半随意的小范围伸展	出现脱离协同运动的活动:①坐位,屈膝90°以上,足可向后滑动;②足跟不离地的情况下能背屈踝关节5°以上
V	协同运动成分基本消失,分离运动充分:①肘伸直时肩可外展90°;②在肘伸直时,肩前屈90°的情况下,前臂可旋前和旋后;③肘伸直,前臂中立位,上肢可上举过头	可做球状和圆柱状抓握,手指可做集团伸展,但不能单独伸展	协同运动成分基本消失,分离运动充分:①健腿站立,患腿可先屈膝,后伸髋;②站立位,患腿在前,在伸膝的情况下,可背屈踝关节
VI	协调运动近于正常,手指指鼻无明显辨距不良,但速度比健侧慢(≤5s)	所有抓握均能完成,但速度和准确性比健侧差	协调运动近于正常:①站立位,可使患侧髋外展到超出站起时该侧骨盆所能达到的范围;②坐位,可进行髋关节内外旋,同时足内外翻

简式 Fugl-Meyer 运动功能评定

第一部分 简式 Fugl-Meyer 上肢运动功能评定

项目	0分	1分	2分
1. 有无反射活动			
肱二头肌	不能引起反射活动		能引起反射活动
肱三头肌	不能引起反射活动		能引起反射活动
2. 屈肌协同运动			
肩上提	完全不能进行	部分完成	不间歇地充分完成
肩后缩	完全不能进行	部分完成	不间歇地充分完成
肩外展 ≥ 90°	完全不能进行	部分完成	不间歇地充分完成
肩外旋	完全不能进行	部分完成	不间歇地充分完成
肘屈曲	完全不能进行	部分完成	不间歇地充分完成
前臂旋后	完全不能进行	部分完成	不间歇地充分完成
3. 伸肌协同运动			
肩内收、内旋	完全不能进行	部分完成	不间歇地充分完成
肘伸展	完全不能进行	部分完成	不间歇地充分完成
前臂旋前	完全不能进行	部分完成	不间歇地充分完成
4. 伴有协同运动的活动			
手触腰椎	没有明显活动	手仅可向后越过髂前上棘	顺利完成
肩关节屈曲 90°,肘关节伸直	开始时手臂立即外展或肘关节屈曲	在接近规定位置时肩关节外展或肘关节屈曲	顺利充分完成
肩 0°,屈肘 90°,前臂旋前、旋后	不能屈肘或前臂不能旋前	肩、肘位正确,基本能旋前、旋后	顺利完成
5. 脱离协同运动的活动			
肩关节外展 90°,肘伸直,前臂旋前	开始时肘屈曲,前臂偏离方向不能旋前	部分完成动作或肘关节屈曲或前臂不能旋前	顺利完成
肩关节前屈举臂过头,肘伸直,前臂中立位	开始时肘关节屈曲或肩关节外展	肩关节屈曲时肘关节屈曲,肩关节外展	顺利完成
屈曲 30°~90°,肘伸直,前臂旋前、旋后	前臂旋前、旋后完全不能或肩肘位不正确	肩肘位置正确,基本能完成旋前、旋后	顺利完成
6. 反射亢进			
检查肱二头肌、肱三头肌、指屈肌三种反射	至少 2~3 个反射明显亢进	一个反射明显亢进或至少 2 个反射活跃	反射活跃 ≤ 1 个,且无反射亢进

项目	0分	1分	2分
7. 腕稳定性			
肩0°、肘屈90°时,腕背屈	不能背屈腕关节达15°	可完成腕背屈,但不能抗阻力	施加轻微阻力可保持腕背屈
肩0°、肘屈90°时,腕屈伸	不能随意屈伸	不能随意停顿进行	能平滑不停顿主动活动腕关节
8. 肘伸直,肩前屈30°时			
腕背屈	不能背屈腕关节达15°	可完成腕背屈,但不能抗阻力	施加轻微阻力可保持腕背屈
腕屈伸	不能随意屈伸	不能在全关节范围内主动活动腕关节	能平滑不停顿地进行
腕环形运动	不能进行	活动费力或不完全	正常完成
9. 手指			
集团屈曲	不能屈曲	能屈曲但不充分	能完全主动屈曲
集团伸展	不能伸展	能放松主动屈曲的手指	能完全主动伸展
钩状抓握	不能保持要求位置	握力微弱	能抵抗相当大阻力
侧捏	不能进行	能用拇指捏住一张纸,但不能抵抗拉力	可牢牢捏住纸
对捏	完全不能	捏力微弱	能抵抗相当大阻力
圆柱状抓握	不能保持要求位置	握力微弱	能抵抗相当大阻力
球形抓握	不能保持要求位置	握力微弱	能抵抗相当大阻力
10. 协调能力与速度(手指指鼻试验连续5次)			
震颤	明显震颤	轻度震频	无震颤
辨距障碍	明显或不规则	轻度或规则	无辨距障碍
速度	较健侧长6s	较健侧长2~5s	两侧差别<2s

注:上肢运动功能评定总分66分。

第二部分　简式 Fugl-Meyer 下肢运动功能评定

项目	0分	1分	2分
1. 有无反射活动(仰卧位)			
跟腱反射	不能引起反射活动		能引起反射活动
膝腱反射	不能引起反射活动		能引起反射活动
2. 屈肌协同运动(仰卧位)			
髋关节屈曲	不能进行	部分进行	充分进行
膝关节屈曲	不能进行	部分进行	充分进行
踝关节屈曲	不能进行	部分进行	充分进行
3. 伸肌协同运动(仰卧位)			
髋关节伸展	没有运动	微弱运动	几乎与对侧相同
髋关节内收	没有运动	微弱运动	几乎与对侧相同
膝关节伸展	没有运动	微弱运动	几乎与对侧相同
踝关节跖屈	没有运动	微弱运动	几乎与对侧相同

项目	0分	1分	2分
4. 伴有协同运动的活动（坐位）			
膝关节屈曲	无主动运动	膝关节能从微伸位屈曲，但<90°	屈曲>90°
踝关节背屈	不能主动背屈	主动背屈不完全	正常背屈
5. 脱离协同运动的活动（站位）			
膝关节屈曲	在髋关节伸展位时不能屈膝	髋关节0°时，膝关节能屈曲，但<90°，或进行时髋屈曲能部分背屈	能自如运动
踝关节背屈	不能主动活动	能部分背屈	能充分背屈
6. 反射亢进（坐位）			
检查跟、膝腱和膝屈肌三个反射	2~3个反射明显亢进	1个反射明显亢进或2个反射活跃	活跃反射≤1个且无反射亢进
7. 协调能力与速度（跟-膝-胫试验，快速连续作5次，仰卧位）			
震颤	明显震颤	轻度震颤	无震颤
辨距障碍	明显不规则	轻度规则	无辨距障碍
速度	较健侧长6s	较健侧长2~5s	比健侧长2s

注：下肢运动功能评定总分34分。

附录 13

世界卫生组织生存质量评估简表（WHOQOL-BREF）

填表说明：

这份问卷主要了解您的生存质量、健康情况以及日常活动的感觉如何，请您一定回答所有问题。如果某个问题您不能肯定如何回答，就选择最接近您自己真实感觉的那个答案。所有问题都请您按照自己的标准、愿望或者自己的感觉来回答。注意所有问题都只是您最近 2 个星期内的情况。

请您根据两周来您从他人处获得所需要的支持的程度，在最适合的数字处打"√"。请阅读每一个问题，根据您的感觉，选择最适合您情况的答案。

有关您个人的情况：

1. 性别　　　　　　　　　　a. 男　　　　　　　　　b. 女
2. 年龄　　　　　　　　　　（　　　）岁
3. 出生日期　　　　　　年　　月　　日
4. 最高学历　a. 小学　b. 初中　c. 高中或中专　d. 大专　e 大学本科　f. 研究生
5. 婚姻状况　a. 未婚　b. 已婚　c. 同居　d. 分居　e. 离异
6. 现在您正在生病吗？　a. 是　b. 否
7. 目前您有什么健康问题？
8. 您的职业是？　a. 工人　b. 农民　c. 行政工作者　d. 服务行业　e. 知识分子

总体评价：

1. 您如何评价您的生存质量？

很差①　差②　不好也不差③　好④　很好⑤

2. 您对自己的健康满意吗？

很不满意①　不满意②　既非满意也非不满意③　满意④　很满意⑤

下列问题是有关您在过去 2 周中经历某些事情的感觉：

3. 您觉得疼痛妨碍您去做自己需要做的事情吗？

根本不妨碍①　很少妨碍②　有妨碍（一般）③　比较妨碍④　极妨碍⑤

4. 您需要依靠医疗的帮助进行日常生活吗？

根本不需要①　很少需要②　需要（一般）③　比较需要④　极需要⑤

5. 您觉得自己的生活有乐趣吗？

根本没乐趣①　很少有乐趣②　有乐趣（一般）③　比较有乐趣④　极有乐趣⑤

6. 您觉得自己的生活有意义吗？

根本没意义①　很少有意义②　有意义（一般）③　比较有意义④　极有意义⑤

7. 您能集中注意力吗？

根本不能①　很少能②　能（一般）③　比较能④　极能⑤

8. 日常生活中您感觉安全吗？

根本不安全①　有安全②　安全（一般）③　比较安全④　极安全⑤

9. 您的生活环境对健康好吗？

根本不好①　很少好②　好（一般）③　比较好④　极好⑤

下列问题有关您在过去 2 周中做某些事情的能力：

10. 您有充沛的精力去应付日常生活吗？

根本没精力①　很少有精力②　有精力（一般）③　多数有精力④　完全有精力⑤

11. 您认为自己的外形过得去吗？

根本过不去①　很少过得去②　过得去（一般）③　比较过得去④　完全过得去⑤

12. 您的钱够用吗?

根本不够用① 很少够用② 够用(一般)③ 多数够用④ 完全够用⑤

13. 在日常生活中您需要的信息都能齐备吗?

根本不齐备① 很少齐备② 齐备(一般)③ 多数齐备④ 完全齐备⑤

14. 您有机会进行休闲活动吗?

根本没机会① 很少有机会② 有机会(一般)③ 多数有机会④ 完全有机会⑤

下面的问题是关于2周来您对自己日常生活各个方面的满意程度:

15. 您行动的能力如何?

很差① 差② 不好也不差③ 好④ 很好⑤

16. 您对自己的睡眠情况满意吗?

很不满意① 不满意② 既非满意也非不满意③ 满意④ 很满意⑤

17. 您对自己做日常生活事情的能力满意吗?

很不满意① 不满意② 既非满意也非不满意③ 满意④ 很满意⑤

18. 您对自己的工作能力满意吗?

很不满意① 不满意② 既非满意也非不满意③ 满意④ 很满意⑤

19. 您对自己满意吗?

很不满意① 不满意② 既非满意也非不满意③ 满意④ 很满意⑤

20. 您对自己的人际关系满意吗?

很不满意① 不满意② 既非满意也非不满意③ 满意④ 很满意⑤

21. 您对自己的性生活满意吗?

很不满意① 不满意② 既非满意也非不满意③ 满意④ 很满意⑤

22. 您对自己从朋友那里得到的支持满意吗?

很不满意① 不满意② 既非满意也非不满意③ 满意④ 很满意⑤

23. 您对自己居住地的条件满意吗?

很不满意① 不满意② 既非满意也非不满意③ 满意④ 很满意⑤

24. 您对您能享受到的卫生保健服务满意吗?

很不满意① 不满意② 既非满意也非不满意③ 满意④ 很满意⑤

25. 您对自己的交通情况满意吗?

很不满意① 不满意② 既非满意也非不满意③ 满意④ 很满意⑤

下列问题是关于您在过去2周中经历某些事情的频繁程度:

26. 您有消极感受吗? (如情绪低落、绝望、焦虑、忧郁)

没有消极感受① 偶尔有消极感受② 时有时无③ 经常有消极感受④ 总是有消极感受⑤

此外,还有3个问题:

27. 家庭摩擦影响您的生活吗?

根本不影响① 很少影响② 影响(一般)③ 有比较大影响④ 有极大影响⑤

28. 您的食欲怎么样?

很差① 差② 不好也不差③ 好④ 很好⑤

29. 如果让您综合以上各方面(生理健康、心理健康、社会关系和周围环境等方面)给自己的生存质量打一个总分,您打多少分? (满分100分)_____分

您是在别人的帮助下填完这份量表的吗? 是 否

您花了多长时间来填完这份量表的吗? ( )分钟

您对本问卷有何建议:

感谢您的帮助!

填表日期:

附录 14

汉密尔顿焦虑量表（HamiltonAnxiety Scale，HAMA）

汉密尔顿焦虑量表（Hamilton Anxiety Rating Scale，HAM-A）是一种用于评估焦虑症状严重程度的临床评估工具。它包含 14 个项目，每个项目根据症状的严重程度进行评分，HAMA 所有项目采用 0~4 分的 5 级评分法，各级的标准为：0 分：无症状；1 分：轻；2 分：中等；3 分：重；4 分：极重。

请在下表中符合近 1 周来具有的身心症状的分数后打勾：

项目	评分				
1. 焦虑心境：担心、担忧，感到有最坏的事情将要发生，容易被激惹	0	1	2	3	4
2. 紧张：紧张感、易疲劳、不能放松，情绪反应，易哭、颤抖、感到不安	0	1	2	3	4
3. 害怕：害怕黑暗、陌生人、一人独处、动物、乘车或旅行及人多的场合	0	1	2	3	4
4. 失眠：难以入睡、易醒、睡得不深、多梦、梦魇、夜惊、睡醒后感到疲倦	0	1	2	3	4
5. 认知功能：或称记忆力、注意力障碍。注意力不能集中，记忆力差	0	1	2	3	4
6. 抑郁心境：丧失兴趣、对以往爱好的事务缺乏快感、忧郁、早醒、昼重夜轻	0	1	2	3	4
7. 肌肉系统症状：肌肉酸痛、活动不灵活、肌肉经常抽动、肢体抽动、牙齿打颤、声音发抖	0	1	2	3	4
8. 感觉系统症状：视物模糊、发冷发热、软弱无力感、浑身刺痛	0	1	2	3	4
9. 心血管系统症状：心动过速、心悸、胸痛、血管跳动感、昏倒感、心搏脱漏	0	1	2	3	4
10. 呼吸系统症状：时常感到胸闷、窒息感、叹息、呼吸困难	0	1	2	3	4
11. 胃肠消化道症状：吞咽困难、嗳气、食欲不佳、消化不良（进食后腹痛、胃部烧灼痛、腹胀、恶心、胃部饱胀感）、肠鸣、腹泻、体重减轻、便秘	0	1	2	3	4
12. 生殖、泌尿系统症状：尿意频繁、尿急、停经、性冷淡、过早射精、勃起不能、阳痿	0	1	2	3	4
13. 植物神经系统症状：口干、潮红、苍白、易出汗、易起"鸡皮疙瘩"、紧张性头痛、毛发竖起	0	1	2	3	4
14. 与人谈话时的行为表现： (1)一般表现：紧张、不能松弛、忐忑不安、咬手指、紧握拳、摸弄手帕、面肌抽动、不停顿足、手发抖、皱眉、表情僵硬、肌张力高、叹息样呼吸、面色苍白 (2)生理表现：吞咽、频繁打嗝、安静时心率快、呼吸加快（20 次 / 分钟以上）、腱反射亢进、震颤、瞳孔放大、眼睑跳动、易出汗、眼球突出	0	1	2	3	4
总分					

说明：

1. 焦虑因子分析：HAMA 将焦虑因子分为躯体性和精神性两大类。躯体性焦虑：七至十三项的得分比较高。精神性焦虑：一至六和十四项得分比较高。

2. HAMA 总分能较好地反映焦虑症状的严重程度：0~7 分：无焦虑；8~13 分：轻度焦虑；14~19 分：中度焦虑；20~29 分：重度焦虑；30 分及以上：极重度焦虑。总分可以用来评价焦虑和抑郁障碍患者焦虑症状的严重程度和对各种药物、心理干预效果的评估。

3. HAMA 的使用应由专业医疗人员进行，以确保评估的准确性和适当性。

附录 15

汉密尔顿抑郁量表（HamiltonDepression Scale，HAMD）

汉密尔顿抑郁量表（Hamilton Depression Scale，HAMD、HDRS）是临床上评定抑郁状态时应用得最为普遍的量表，由 Hamilton 于 1960 年编制，后经过多次修订，版本有 17 项、21 项和 24 项三种，HAMD-24 项在临床应用较多。

项目	评分
1. 抑郁情绪 0 没有 1 只在问到时才诉述 2 在访谈中自发地表达 3 不用言语也可以从表情 - 姿势 - 声音或欲哭中流露出这种情绪 4 患者的自发言语和非语言表达几乎完全表现为这种情绪	
2. 有罪感 0 没有 1 责备自己，感到自己已连累他人 2 认为自己犯了罪，或反复思考以往的过失和错误 3 认为目前的疾病，是对自己错误的惩罚，或有罪恶妄想 4 罪恶妄想伴有指责或威胁性幻觉	
3. 自杀 0 没有 1 觉得活着没有意义 2 希望自己已经死去，或常想到与死有关的事 3 消极观念自杀念头 4 有严重自杀行为	
4. 入睡困难（初段失眠） 0 没有 1 主诉有入睡困难，上床半小时后仍不能入睡（要注意平时病人入睡的时间） 2 主诉每晚均有入睡困难	
5. 睡眠不深（中段失眠） 0 没有 1 睡眠浅，多恶梦 2 半夜（晚 12 点钟以前）曾醒来（不包括上厕所）	
6. 早醒（末段失眠） 0 没有 1 有早醒，比平时早醒 1 小时，但能重新入睡，应排除平时习惯 2 早醒后无法重新入睡	

项目	评分
7. 工作和兴趣 0 没有 1 提问时才诉说 2 自发地直接或间接表达对活动、工作或学习失去兴趣,如感到无精打采、犹豫不决、不能坚持或需强迫自己去工作或活动 3 活动时间减少或成效下降,住院病人每天参加病房劳动或娱乐不满 3 小时 4 因目前的疾病而停止工作,住院者不参加任何活动或者没有他人帮助便不能完成病室日常事务(注意不能凡住院就打 4 分)	
8. 阻滞(指思维和言语缓慢,注意力难以集中,主动性减退) 0 没有 1 精神检查中发现轻度阻滞 2 精神检查中发现明显阻滞 3 精神检查进行困难 4 完全不能回答问题木僵	
9. 激越 0 没有 1 检查时有些心神不定 2 明显心神不定或小动作多 3 不能静坐,检查中曾起立 4 搓手、咬手指、扯头发、咬嘴唇	
10. 精神性焦虑 0 没有 1 问及时诉说 2 自发地表达 3 表情和言谈流露出明显忧虑 4 明显惊恐	
11. 躯体性焦虑(包括:口干、腹胀、腹泻、打呃、腹绞痛、心悸、头痛、过度换气和叹气,以及尿频和出汗) 0 没有 1 轻度 2 中度,有肯定的上述症状 3 重度,上述症状严重,影响生活或需要处理 4 严重影响生活和活动	
12. 胃肠道症状: 0 没有 1 食欲减退,但不需他人鼓励便自行进食 2 进食需他人催促或请求和需要应用泻药或助消化药	
13. 全身症状: 0 没有 1 四肢,背部或颈部沉重感,背痛、头痛、肌肉疼痛、全身乏力或疲倦 2 症状明显	
14. 性症状(指性欲减退,月经紊乱等): 0 没有 1 轻度 2 重度 3 不能肯定,或该项对被评者不适合(不计入总分)	

项目	评分
15. 疑病 0 没有 1 对身体过分关注 2 反复考虑健康问题 3 有疑病妄想 4 伴幻觉的疑病妄想	
16. 体重减轻 0 没有 1 患者诉说可能有体重减轻或一周内体重减轻超过 0.5 公斤； 2 肯定体重减轻或一周内体重减轻超过 1 公斤。	
17. 自知力 0 知道自己有病,表现为抑郁 1 知道自己有病,但归咎伙食太差,环境问题,工作过忙,病毒感染或需要休息 2 完全否认有病	
18. 日夜变化(如果症状在早晨或傍晚加重,先指其一,后按其变化程度评分) 0 早晚情绪无区别 1 早晨或傍晚轻度加重 2 早晨或傍晚严重	
19. 人格解体或现实解体(指非真实感或虚无妄想) 0 没有 1 问及时才诉述 2 自然诉述 3 有虚无妄想 4 伴幻觉的虚无妄想	
20. 偏执症状 0 没有 1 有猜疑 2 有牵连观念 3 有关系妄想或被害妄想 4 伴有幻觉的关系妄想或被害妄想	
21. 强迫症状(指强迫思维和强迫行为) 0 没有 1 问及时才诉说 2 自发诉说	
22. 能力减退感 0 没有 1 在询问时诉说 2 病人主动表示有能力减退感 3 需鼓励、指导和安慰才能完成病室日常事务或个人卫生 4 穿衣、梳洗、进食、铺床或个人卫生均需他人协助	
23. 绝望感 0 没有 1 有时怀疑情况是否会好转,但解释后能接受 2 持续感到没有希望,但解释后能接受 3 对未来感到灰心、悲观和失望,解释后不能解除 4 自动地反复诉述"我的病不会好了"或诸如此类的情况	

项目	评分
24. 自卑感	
0 没有	
1 在询问时诉说	
2 自发诉说	
3 病人主动说自己一无是处或低人一等	
4 自卑感达妄想的程度,如"我是废物"等类似情况	

总分

说明:

1. 在量表中的第 8、9 及 11 项,依据对患者的观察进行评估;其余各项则根据患者自己的口头叙述评分;其中第 1 项需两者兼顾。此外,第 7 和 22 项,需要向患者家属或病房工作人员收集资料;而第 16 项必要时可根据体重记录,也可依据病人主诉及其家属或病房工作人员所提供的资料评定。

2. 汉密尔顿抑郁量表(HAMD)结果判定:总分<8 分 正常;8~20 分可能有抑郁症;21~35 分可确诊抑郁症;>35 分 严重抑郁症。

3. 其他结果分析:因子分(HAMD 可归纳为 7 类因子结构):

(1)焦虑 / 躯体化:由精神性焦虑、躯体性焦虑、胃肠道症状、疑病和自知力 5 项组成。

(2)体重:即体重减轻一项。

(3)认识障碍:由自罪感,自杀,激越,人格解体和现实解体,偏执症状和强迫症状 6 项组成。

(4)症状昼夜变化:仅昼夜变化一项。

(5)迟缓:由抑郁情绪,工作和兴趣,阻滞、性症状 4 项组成。

(6)睡眠障碍:由入睡困难、睡眠不深和早醒 3 项组成。

(7)绝望感:由能力减退感、绝望感和自卑感 3 项组成。

附录 16

斯坦福健康评定问卷（HAQ）

项目和内容	评分			
	不能完成（0分）	有困难（1分）	需他人帮助（2分）	不能完成（3分）
Ⅰ.穿衣和梳饰				
ⅰ.你能从柜和抽屉中取出衣服吗？				
ⅱ.你能自己穿上衣服（包括扣纽扣、拉上拉锁和按合子母扣）吗？				
ⅲ.你能自己洗头吗？				
Ⅱ.站起				
你能不用上肢支撑就从椅上站起吗？				
Ⅲ.进食				
ⅰ.你能切熟肉吗？				
ⅱ.你能将一满杯饮料送到口上吗？				
Ⅳ.步行				
你能在户外的平地上走路吗？				
Ⅴ.卫生				
ⅰ.你能洗和擦干全身吗？				
ⅱ.你能用浴盆洗澡吗？				
ⅲ.你能开关水龙头吗？				
ⅳ.你能使用抽水马桶吗？				
Ⅵ.探				
ⅰ.你能梳头吗？				
ⅱ.你能探及并取下头上方 4.5kg 的一袋砂糖吗？				
Ⅶ.握				
ⅰ.你能打开有按压式开头的门吗？				
ⅱ.你能旋开瓶盖吗？				
ⅲ.你能用笔和铅笔吗？				
Ⅷ.活动				
ⅰ.你能骑自行车吗？				
ⅱ.你能上街购物吗？				
Ⅸ.性生活				
你能正常地过夫妻生活吗？				

中英文对照索引